CB002561

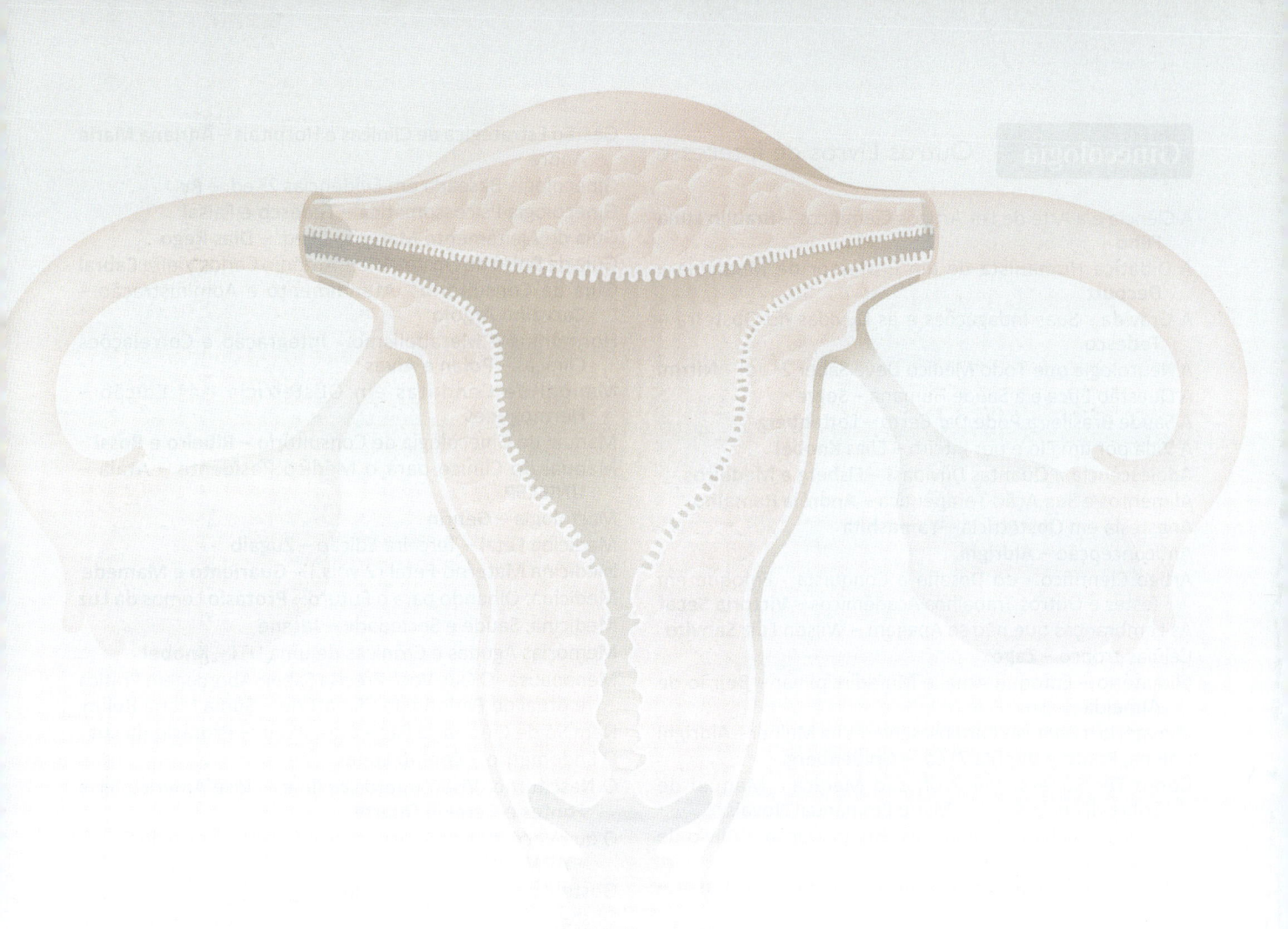

Tratado de Ginecologia

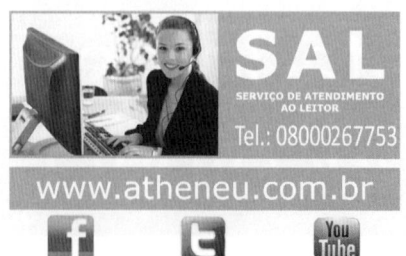

Tratado de Ginecologia

Volume 1

Editores

Manoel João Batista Castello Girão

Edmund Chada Baracat

Geraldo Rodrigues de Lima

Editores associados

Afonso Celso Pinto Nazário

Gil Facina

Marair Gracio Ferreira Sartori

Zsuzsanna Ilona Katalin de Jármy Di Bella

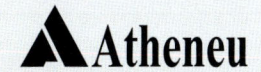
Atheneu

EDITORA ATHENEU

São Paulo — Rua Jesuíno Pascoal, 30
Tel.: (11) 2858-8750
Fax: (11) 2858-8766
E-mail: atheneu@atheneu.com.br

Rio de Janeiro — Rua Bambina, 74
Tel.: (21)3094-1295
Fax: (21)3094-1284
E-mail: atheneu@atheneu.com.br

Belo Horizonte — Rua Domingos Vieira, 319 — conj. 1.104

PRODUÇÃO EDITORIAL/CAPA: Equipe Atheneu
PROJETO GRÁFICO/DIAGRAMAÇÃO: Triall Editorial Ltda.

CIP-BRASIL. CATALOGAÇÃO NA PUBLICAÇÃO
SINDICATO NACIONAL DOS EDITORES DE LIVROS, RJ

G433t

Girão, Manoel João Batista Castelo
Tratado de ginecologia / Manoel João Batista Castello Girão, Edmund Chada Baracat, Geraldo Rodrigues de Lima, editores associados Afonso Celso Pinto Nazário...[et al.]. - 1. ed. - Rio de Janeiro : Atheneu, 2017.
il.

Inclui bibliografia
ISBN 978-85-388-0822-0

1. Ginecologia. 2. Aparelho genital feminino - Ultrassonografia. I. Baracat, Edmund Chada. II. Lima, Geraldo Rodrigues de. III. Nazário, Afonso Celso Pinto. I. Título.

17-43947

CDD: 618.1
CD: 618.1

07/08/2017 08/08/2017

Editores

Manoel João Batista Castello Girão

Professor Titular do Departamento de Ginecologia da Escola Paulista de Medicina da Universidade Federal de São Paulo (EPM/Unifesp).

Edmund Chada Baracat

Professor Titular da Disciplina de Ginecologia do Departamento de Obstetrícia e Ginecologia da Faculdade de Medicina da Universidade de São Paulo (FMUSP). Professor Titular Aposentado da Escola Paulista de Medicina da Universidade Federal de São Paulo (EPM/Unifesp).

Geraldo Rodrigues de Lima

Professor Titular Aposentado do Departamento de Ginecologia da Escola Paulista de Medicina da Universidade Federal de São Paulo (EPM/Unifesp).

Editores associados

Gil Facina

Professor Adjunto, Livre-Docente da Disciplina de Mastologia do Departamento de Ginecologia da Escola Paulista de Medicina da Universidade Federal de São Paulo (EPM/Unifesp).

Afonso Celso Pinto Nazário

Professor-Associado Livre-Docente da Disciplina de Mastologia do Departamento de Ginecologia da Escola Paulista de Medicina da Universidade Federal de São Paulo (EPM/Unifesp).

Marair Gracio Ferreira Sartori

Professora-Associada Livre-Docente do Departamento de Ginecologia da Escola Paulista de Medicina da Universidade Federal de São Paulo (EPM/Unifesp).

Zsuzsanna Ilona Katalin de Jármy Di Bella

Mestre e Doutora pela Escola Paulista de Medicina da Universidade Federal de São Paulo (EPM/Unifesp). Professora Adjunta Livre-Docente do Departamento de Ginecologia da EPM/Unifesp.

Sobre os Colaboradores

Acary Souza Bulle Oliveira

Professor Afiliado da Disciplina de Neurologia da Escola Paulista de Medicina da Universidade Federal de São Paulo (EPM/Unifesp). Mestrado e Doutorado em Neurologia pela EPM/Unifesp. Pós-doutorado na Columbia University (EUA). Responsável pelo Setor de Investigação em Doenças Neuromusculares da EPM/Unifesp.

Adriana Bitencourt Campaner

Mestre e Doutora em Tocoginecologia pela Faculdade de Ciências Médicas da Santa Casa de São Paulo (FCMSCSP). Médica Chefe da Clínica de Patologia do Trato Genital Inferior e Colposcopia da Santa Casa de São Paulo. Diretora Científica da Associação Brasileira de Patologia do Trato Genital Inferior e Colposcopia (ABPTGIC).

Agnaldo Pereira Cedenho

Professor Titular da Disciplina de Urologia e Coordenador do Setor de Reprodução Humana da Escola Paulista de Medicina da Universidade Federal de São Paulo (EPM/Unifesp).

Alexander Kopelman

Doutor em Ginecologia pela Escola Paulista de Medicina da Universidade Federal de São Paulo (EPM/Unifesp). Membro do Setor de Algia Pélvica e Endometriose do Departamento de Ginecologia da EPM/Unifesp.

Alexandra Raffaini Luba

Anestesista com Área de atuação em Dor – Associação Médica Brasileira (AMB). Assistente da Equipe do Centro Multiprofissional de Tratamento de Dor do Instituto do Câncer do Estado de São Paulo (ICESP). Assistente da Equipe de Tratamento da Dor da Santa Casa de Misericórdia de São Paulo (SCMSP).

Alexandre Guilherme Rossi

Doutor em Medicina pela Disciplina de Endocrinologia Ginecológica do Departamento de Ginecologia da Escola Paulista de Medicina da Universidade Federal de São Paulo (EPM/Unifesp).

Alexandre Vicente de Andrade

Professor-Assistente da Disciplina de Ginecologia da Faculdade de Medicina da Pontifícia Universidade Católica de São Paulo (PUC-SP). Membro da Comissão Nacional Especializada de Mamografia da Federação Brasileira das Associações de Ginecologia e Obstetrícia (Febrasgo). Diretor Técnico da Pró-Femme Diagnósticos.

Amanda Begatti Victorino

Biomédica formada pela FMU. Doutora em Ciências pela Escola Paulista de Medicina da Universidade Federal de São Paulo (EPM/Unifesp). Embriologista responsável pelo Serviço de Reprodução Humana da Sociedade Paulista para o Desenvolvimento da Medicina/Hospital São Paulo.

Amanda Neves Machado

Graduada em Medicina pela Universidade Federal do Triângulo Mineiro (UFTM). Médica Mastologista – Especialista pela Sociedade Brasileira de Mastologia (SBM). Mestre em Ginecologia pela Escola Paulista de Medicina da Universidade Federal de São Paulo (EPM/Unifesp).

Ana Carolina Carvalho Scopin

Graduação e Residência Médica em Obstetrícia e Ginecologia pela Faculdade de Medicina de Ribeirão Preto da Universidade de São Paulo (FMRP/USP). Especialista em Patologia do Trato Genital Inferior e Colposcopia pela Escola Paulista de Medicina da Universidade Federal de São Paulo (EPM/Unifesp). Pós-Graduanda, Nível de Mestrado em do Departamento de Ginecologia da EPM/Unifesp.

Ana Carolina Silva Chuery

Mestre e Doutor em Ciências pela Escola Paulista de Medicina da Universidade Federal de São Paulo (EPM/Unifesp). Médica Colaboradora, Responsável pelo Ambulatório da Vulva do Núcleo de Prevenção de Doenças Ginecológicas do Departamento de Ginecologia da EPM/Unifesp.

Ana Claudia Quintana Arantes

Medica Formada pela Escola Paulista de Medicina da Universidade Federal de São Paulo (EPM/Unifesp). Residência em Geriatria e Gerontologia pelo Hospital das Clínicas da Faculdade de Medicina da Universidade de São Paulo (HCFMUSP). Formada em Cuidados Paliativos pelo Instituto Pallium e Universidade de Oxford. Sócia Fundadora da Associação Casa do Cuidar – Prática e Ensino em Cuidados Paliativos. Autora do Livro – *A morte é um dia que vale a pena viver* – Casa da Palavra, 2016.

Ana Flávia Araujo Litwinczuk

Ginecologista. Pós-Graduanda da Disciplina de Ginecologia Oncológica da Escola Paulista de Medicina da Universidade Federal de São Paulo (EPM/Unifesp).

Ana Katherine Gonçalves

Professora-Associada do Departamento de Tocoginecologia da Universidade Federal do Rio Grande do Norte (UFRN). Doutorado, Pós-Doutorado e Livre-Docência pela Universidade Estadual de Campinas (Unicamp).

Ana Lívia Garcia Pascom

Pós-Graduanda pela Escola Paulista de Medicina da Universidade Federal de São Paulo (EPM/Unifesp), Departamento de Ginecologia, Setor de Uroginecologia e Cirurgia Vaginal.

Ana Maria Homen de Mello Bianchi

Doutora em Ciências pela Escola Paulista de Medicina da Universidade Federal de São Paulo (EPM/Unifesp). Atualmente, atua como Pesquisadora no Departamento de Ginecologia da EPM/Unifesp, Setor de Uroginecologia e Cirurgia Vaginal. Especialista em Ginecologia e Obstetrícia pela Federação Brasileira de Ginecologia e Obstetrícia (Febrasgo 2007) e Certificado de Atuação na Área de Endoscopia Ginecológica – Histeroscopia e Laparoscopia. Especialista em Acupuntura.

Ana Maria Kemp

Graduada em Medicina pela Faculdade de Ciências Médicas da Santa Casa de São Paulo (FCMSCSP). Especialista em Ginecologia e Obstetrícia pela Federação Brasileira das Associações de Ginecologia e Obstetrícia (Febrasgo). Especialista em Mastologia pela Sociedade Brasileira de Mastologia (SBM). Mestranda em Mastologia pela Escola Paulista de Medicina da Universidade Federal de São Paulo (EPM/Unifesp).

Ana Paula Spadella

Pós-graduanda, Nível de Doutorado, na Disciplina de Endocrinologia Ginecológica do Departamento de Ginecologia da Escola Paulista de Medicina da Universidade Federal de São Paulo (EPM/Unifesp).

Anamaria da Silva Facina

Professora Afiliada do Departamento de Dermatologia da Escola Paulista de Medicina da Universidade Federal de São Paulo (EPM/Unifesp). Doutora em Dermatologia pela EPM/Unifesp.

Anastasio Berrettini Junior

Professor Convidado pela Universidade São Francisco (USF). Especialista em Mastologia pelo Centro de Referência de Saúde da Mulher (CRSM) – Hospital Pérola Byington – São Paulo – SP. *Fellow* pelo European Institute of Oncology.

Andrea Yumi Watanabe

Médica Mastologista. Graduada em Medicina, Especialista em Mastologia e Mestre em Ciências Médicas pela Escola Paulista de Medicina da Universidade Federal de São Paulo (EPM/Unifesp).

Andrei Alves de Queiroz

Graduação em Medicina pela Universidade Federal de Santa Catarina (UFSC). Residência Médica em Ginecologia e Obstetrícia na Maternidade Carmela Dutra – Florianópolis – SC. Residência Médica em Mastologia na Escola Paulista de Medicina da Universidade Federal de São Paulo (EPM/Unifesp). Pós-graduando da Disciplina de Mastologia do Departamento de Ginecologia da EPM/Unifesp.

Andressa Melina Severino Teixeira

Doutora em Ciências pela Disciplina de Ginecologia Oncológica da Escola Paulista de Medicina da Universidade Federal de São Paulo (EPM/Unifesp).

Ângela Flavia Logullo Waitzberg

Médica Patologista. Graduada em Medicina pela Faculdade de Ciências Médicas de Santos (FCMS). Especialista em Patologia pela Sociedade Brasileira de Patologia (SBP). Doutora em Patologia pela Faculdade de Medicina da Universidade de São Paulo (FMUSP). Professora Adjunta do Departamento de Patologia da Escola Paulista de Medicina da Universidade Federal de São Paulo (EPM/Unifesp).

Angélica Medeiros Claudino

Mestre e Doutora em Ciências pela Escola Paulista de Medicina da Universidade Federal de São Paulo (EPM/Unifesp). Pós-doutoramento no King's College London, Reino Unido. Professora do Programa de Pós-Graduação do Departamento de Psiquiatria da EPM/Unifesp. Coordenadora do Programa de Atenção aos Transtornos Alimentares (Proata).

Arlley Cleverson Belo da Silva

Médico Residente do Programa de Obstetrícia/Ginecologia Escola Paulista de Medicina da Universidade Federal de São Paulo (EPM/Unifesp). Graduado em Medicina pela Universidade Federal do Maranhão (UFMA). Aluno do Programa de Pós-graduação em Tecnologias e Atenção à Saúde, Saúde Materno-Infantil. Nível Mestrado Profissional na EPM/Unifesp.

Augusta Morgado Ribeiro

Médica formada pela Escola Paulista de Medicina da Universidade Federal de São Paulo (EPM/Unifesp). Especialista em Tocoginecologia pela Federação Brasileira de Ginecologia e Obstetrícia (Febrasgo). Residência em Ginecologia e Obstetrícia e ano opcional com enfoque em Uroginecologia e Cirurgia Vaginal pela EPM/Unifesp.

Auro del Giglio

Professor Titular de Hematologia e Oncologia da Faculdade de Medicina do ABC (FMABC). Livre-Docente pela Faculdade de Medicina da Universidade de São Paulo (FMUSP).

Beatriz Daou Verenhitach

Médica Mastologista. Graduada em Medicina e Especialista em Ginecologia e Obstetrícia pela Universidade Estadual de Londrina (UEL). Especialista em Mastologia e Mestre em Ginecologia pela Escola Paulista de Medicina da Universidade Federal de São Paulo (EPM/Unifesp). Membro Titular da Sociedade Brasileira de Mastologia (SBM).

Benedito Borges da Silva

Professor Titular da Universidade Federal do Piauí (UFPI). Especialista em Mastologia e Ginecologia. Doutorado em Medicina pela Escola Paulista de Medicina da Universidade Federal de São Paulo (EPM/Unifesp). Pós-Doutorado em Medicina pela Universidade Estadual de Campinas (Unicamp). Professor e Orientador do Programa de Pós-Graduação em Ciências e Saúde/UFPI e do Doutorado em Biotecnologia da Rede Nordeste de Biotecnologia (RENORBIO). Bolsista de Produtividade do CNPq nível 1B.

Benedito de Sousa Almeida Filho

Professor Substituto do Departamento de Ginecologia, Obstetrícia e Mastologia e Doutorando do Programa de Pós-graduação em Ginecologia, Obstetrícia e Mastologia da Faculdade de Medicina de Botucatu da Universidade Estadual Paulista Júlio de Mesquita Filho.

Bernardo Peres Salvajoli

Rádio-Oncologista do Hospital do Coração (HCor) – Associação do Sanatório Sírio e do Instituto do Câncer do Estado de São Paulo (ICESP).

Bruna Salani Mota

Doutora em Medicina Baseada em Evidências pela Escola Paulista de Medicina da Universidade Federal de São Paulo (EPM/Unifesp). Mastologista do Setor de Mastologia do Hospital das Clínicas do Instituto do Câncer do Estado de São Paulo (HC/ICESP). Mastologista pela Sociedade Brasileira de Mastologia (SBM).

Bruno Eduardo Pereira Laporte

Médico Mastologista. Graduado em Medicina pela Universidade Federal de Juiz de Fora (UFJF). Especialista em Mastologia pela Sociedade Brasileira de Mastologia (SBM) e Associação Médica Brasileira (AMB). Residência Médica em Mastologia no Hospital Santa Marcelina – SP. *Fellowship* do Departamento de Mastologia do Instituto Europeu de Oncologia – Milão – Itália. Mestre em Saúde Brasileira pela UFJF.

Carla Delascio Lopes

Ginecologia e Obstetrícia Nutrologia

Carla Ferreira Kikuchi Fernandes

Mestrado em Ciências da Saúde pela Escola Paulista de Medicina da Universidade Federal de São Paulo (EPM/Unifesp)

Carlos Antonio Del Roy

Doutor em Ciências da Saúde pela Escola Paulista de Medicina da Universidade Federal de São Paulo (EPM/Unifesp). Coordenador GO Hospital e Maternidade Sepaco. Núcleo de Disfunções do Assoalho Pélvico HM Santa Joana. Hospital Ipiranga.

Carolina Carvalho Ambrogini

Médica Ginecologista e Obstetra. Especialista em Sexualidade Feminina. Mestre em Ginecologia pela Escola Paulista de Medicina da Universidade Federal de São Paulo (EPM/Unifesp). Médica Coordenadora do Projeto Afrodite – Centro de Sexualidade Feminina da Disciplina de Ginecologia Endocrinológica da EPM/Unifesp.

Caroline Ferreira do Nascimento Neri

Fisioterapeuta, Mestre em Ciências pela Escola Paulista de Medicina da Universidade Federal de São Paulo (EPM/Unifesp).

Celia Regina Barbosa Sakano

Especialista em Ginecologia pela Federação Brasileira das Associações Brasileiras de Ginecologia e Obstetrícia (Febrasgo/Associação Médica Brasileira (AMB). Mestre em Ginecologia pela Escola Paulista de Medicina da Universidade Federal de São Paulo (EPM/Unifesp). Título de Especialista em Citopatologia pela Sociedade Brasileira de Patologistas /AMB. Citopatologista do Departamento de Patologia da EPM/Unifesp.

Celso Kazuto Taniguchi

Graduado em Medicina pela Faculdade de Ciências Médicas de Santos (FCMS). Médico Mastologista – Especialista pela Sociedade Brasileira de Mastologia (SBM). Mestre em Ginecologia pela Escola Paulista de Medicina da Universidade Federal de São Paulo (EPM/Unifesp). Médico Assistente do Centro de Referência da Mulher (CRSM) do Hospital Pérola Byington, São Paulo – SP.

César Augusto Alvarenga

Título de Doutorado em Tocoginecologia na Área de Patologia Mamária pela Universidade Estadual de Campinas (Unicamp).

Cesar Cabello dos Santos

Professor-Associado Livre-Docente do Departamento de Tocoginecologia (DTG) da Faculdade de Ciências Médicas (FCM) da Universidade Estadual de Campinas (Unicamp). Coordenador da Área de Mastologia do DTG-FCM-Unicamp – Hospital da Mulher Prof. Dr. José Aristodemo Pinotti – Centro de Atenção Integral à Saúde da Mulher (CAISM).

Cesar Eduardo Fernandes

Professor Titular da Disciplina de Ginecologia da Faculdade de Medicina do ABC (FMABC). Presidente da pela Federação Brasileira das Associações Brasileiras de Ginecologia e Obstetrícia (Febrasgo).

Christine Plöger-Schor

Fisioterapeuta. Doutoranda do Departamento de Ginecologia da Escola Paulista de Medicina da Universidade Federal de São Paulo (EPM/Unifesp). Mestre em Ciências da Saúde pelo Departamento de Ginecologia da EPM/Unifesp, Especialização em Reabilitação do Assoalho Pélvico pelo Departamento de Ginecologia da EPM/Unifesp.

Cicero Urban

Cirurgião Oncológico e Mastologista (TEMa). Chefe do Serviço de Cirurgia do Hospital Nossa Senhora das Graças e Coordenador Acadêmico do Curso de Medicina na Universidade Positivo – Curitiba – PR.

Cinira Assad Simão Haddad

Fisioterapeuta. Doutorado em Ciências da Saúde pela Disciplina de Mastologia da Escola Paulista de Medicina da Faculdade de Medicina da Universidade de São Paulo (EPM/Unifesp). Mestrado em Ciências da Saúde pela Disciplina de Vascular da EPM/Unifesp. Especialista em Fisioterapia na Saúde da Mulher pela Associação Brasileira de Fisioterapia em Saúde da Mulher (ABRAFISM). Coordenadora da Especialização de Fisioterapia em Ginecologia da EPM/Unifesp. Coordenadora do Ambulatório de Fisioterapia em Mastologia da EPM/Unifesp. Coordenadora do Setor de Fisioterapia da Disciplina de Vascular e Endovascular da EPM/Unifesp. Docente no Curso de Graduação em Fisioterapia – UNILUS – Centro Universitário Lusíada.

Cintia Irene Parellada

Médica Titulada pela Federação Brasileira de Ginecologia e Obstetrícia e pela Associação Brasileira de Patologia do Trato Genital Inferior e Colposcopia. Doutorado em Ciências pela Escola Paulista de Medicina da Faculdade de Medicina da Universidade de São Paulo (EPM/Unifesp). Gerente Médica da MSD.

Claudia Cristina Takano

Mestre em Ginecologia e Doutora em Ciências pela Escola Paulista de Medicina da Universidade Federal de São Paulo (EPM/Unifesp). Coordenadora do Setor de Malformações Genitais do Departamento de Ginecologia da EPM/Unifesp.

Claudia de Carvalho Ramos Bortoletto

Doutora em Ciências pelo Departamento de Ginecologia da Escola Paulista de Medicina da Universidade Federal de São Paulo (EPM/Unifesp). Mestre em Ginecologia pelo Departamento de Ginecologia da EPM/Unifesp. Médica Assistente da Disciplina de Ginecologia Oncológica da EPM/Unifesp. Coordenadora de Ambulatório e Centro Cirúrgico da Disciplina de Ginecologia Oncológica da EPM/Unifesp.

Cláudia Lima Rocha

Especialista em Endoscopia Ginecológica e Pós-graduanda do Setor de Mioma Uterino do Departamento de Ginecologia da Escola Paulista de Medicina da Universidade Federal de São Paulo (EPM/Unifesp).

Claudinei Alves Rodrigues

Médico. Doutorado em Ginecologia pela Escola Paulista de Medicina da Universidade Federal de São Paulo (EPM/Unifesp).

Claudio Emilio Bonduki

Professor-Adjunto Doutor do Departamento de Ginecologia da Escola Paulista de Medicina da Universidade Federal de São Paulo (EPM/Unifesp). Coordenador do Setor de Endocrinologia Ginecológica e Corresponsável pelo Setor de Leiomioma Uterino do Departamento de Ginecologia da EPM/Unifesp.

Claudio Rodrigues Pires

Mestrado e Doutorado pela Escola Paulista de Medicina da Universidade Federal de São Paulo (EPM/Unifesp). Professor e Diretor do Centro de Ensino em Tomografia, Ressonância e Ultrassonografia (CETRUS).

Cristiane Decat Bergerot

Graduada em Psicologia pelo Centro Universitário de Brasília (UniCEUB). Especialista em Psicologia da Saúde e Hospitalar pela Associação de Combate ao Câncer de Goiás (ACCG). Mestre e Doutora em Psicologia da Saúde pela Universidade de Brasília (UnB). Pós-Doutora pela Escola Paulista de Medicina da Universidade Federal de São Paulo (EPM/Unifesp) e *Fellowship* no City of Hope Comprehensive Cancer Center. Preceptora/Tutora do Programa de Residência Multiprofissional em Oncologia (Área: Psicologia) da EPM/Unifesp.

Cristiane Nimir

Patologista formada pela Universidade Federal de Goiás (UFG) com Residência Médica pelo Hospital das Clínicas da Faculdade de Medicina da Universidade de São Paulo (HCFMUSP). Patologista do Laboratório PhD.

Cristina Aparecida Falbo Guazzelli

Professora-Associada Livre-Docente em Obstetrícia pela Escola Paulista de Medicina da Universidade Federal de São Paulo (EPM/Unifesp).

Daniel Guimarães Tiezzi

Professor-Associado Livre-Docente da Faculdade de Medicina de Ribeirão Preto da Universidade de São Paulo (FMRPUSP), Departamento de Ginecologia e Obstetrícia – Divisão de Mastologia e Oncologia Ginecológica.

Daniel Luiz Gimenes

Pós-graduação em Ciências pelo Centro de Tratamento e Pesquisa do Hospital do Câncer AC. Camargo. Médico Supervisor Oncologista Clínico na Casa de Saúde Santa Marcelina. Médico Titular do Centro de Tratamento e Pesquisa do Hospital do Câncer AC. Camargo.

Daniel Suslik Zylbersztejn

Urologista Titular da Sociedade Brasileira de Urologia desde 2008. Especialista em Reprodução Humana em 2008 pela Escola Paulista de Medicina da Universidade Federal de São Paulo (EPM/Unifesp). Doutor em Ciências pelo Programa de Pós-Graduação da Urologia pela EPM/Unifesp em 2011. Médico responsável pelo Laboratório de Análise Seminal do Grupo Fleury desde 2012. Médico do Setor Integrado de Reprodução Humana da EPM/Unifesp desde 2009.

Daniela Francescato Veiga

Professora Afiliada, Livre-Docente da Disciplina de Cirurgia Plástica da Escola Paulista de Medicina da Universidade Federal de São Paulo (EPM/Unifesp). Orientadora do Programa de Cirurgia Translacional da EPM/Unifesp. Bolsista de Produtividade em Pesquisa CNPq Nível 2. Membro Titular da Sociedade Brasileira de Cirurgia Plástica (SBCP).

Danielle Ramos Martin

Graduada em Medicina pela Escola Paulista de Medicina da Universidade Federal de São Paulo (EPM/Unifesp). Especialista em Ginecologia, Obstetrícia e Mastologia pela EPM/Unifesp. Doutoranda em Medicina pela EPM/Unifesp.

Débora Garcia y Narvaiza

Graduada em Medicina pela Faculdade de Ciências Médicas da Santa Casa de São Paulo (FCMSCSP). Médica Mastologista, Especialista pela Sociedade Brasileira de Mastologia (SBM). Mestre em Ginecologia e Doutora em Ciências pela Escola Paulista de Medicina da Universidade Federal de São Paulo (EPM/Unifesp). Médica Colaboradora do Ambulatório de Mastologia do Hospital Universitário – Hospital São Paulo – Associação Paulista para o Desenvolvimento da Medicina (HU-HSP/SPDM).

Denise Belleza Haiek

Pós-Graduanda em nível de Doutorado do Departamento de Ginecologia da Escola Paulista de Medicina da Universidade Federal de São Paulo (EPM/Unifesp).

Diego Adão Fanti Silva

Mestrado pela Escola Paulista de Medicina da Universidade Federal de São Paulo (EPM/Unifesp). Preceptor da Residência de Emergência e Cirurgia Geral da EPM/Unifesp.

Donato Callegaro

Médico Oncologista Clínico, Titular do Centro de Oncologia e Hematologia do Hospital Albert Einstein – São Paulo – SP.

Ediléia Bagatin

Professora Adjunta do Departamento de Dermatologia da Escola Paulista de Medicina da Universidade Federal de São Paulo (EPM/Unifesp). Mestre e Doutora pelo Departamento de Dermatologia da EPM/Unifesp. Graduada em Medicina pela Pontifícia Universidade Católica de São Paulo (PUC-SP). Especializada em Dermatologia pela EPM/Unifesp.

Edson Guimarães Lo Turco

Médico Veterinário formado pela Universidade Estadual de Londrina (UEL). Mestre em Reprodução Animal pela Universidade Estadual Paulista "Júlio de Mesquita Filho" (Unesp). Doutor em Ciências pela Escola Paulista de Medicina da Universidade Federal de São Paulo (EPM/Unifesp). Responsável pelo Laboratório Experimental de Fertilização *in vitro* e Células-Tronco do Centro de Pesquisa em Urologia da EPM/Unifesp.

Eduardo Borges Coscia

Professor-Assistente da Disciplina de Ginecologia da Faculdade de Medicina da Pontifícia Universidade Católica de São Paulo (PUC-SP).

Eduardo Carneiro De Lyra

Professor-Associado da Disciplina de Ginecologia do Departamento de Cirurgia da Faculdade de Ciências Medicas e da Saúde Sorocaba PUC-SP. Doutor pelo Departamento de Radiologia e da Faculdade de Medicina da Universidade de São Paulo – USP. Coordenador da Residência de Mastologia do IBCC

Eduardo Carvalho Pessoa

Doutor em Mastologia pela Universidade Estadual Paulista "Júlio de Mesquita Filho" (Unesp).

Eduardo Cordioli

Mestre em Ciências pela Escola Paulista de Medicina da Universidade Federal de São Paulo (EPM/Unifesp).

Eduardo Leme Alves da Motta

Professor-Adjunto Doutor do Departamento de Ginecologia da Escola Paulista de Medicina da Universidade Federal de São Paulo (EPM/Unifesp). Corresponsável pelo Setor Integrado de Reprodução Humana da Escola Paulista de Medicina da Universidade de São Paulo (EPM/Unifesp). Médico da Huntington Medicina Reprodutiva

Eduardo Martella

Rádio-oncologista do Hospital do Coração (HCor Onco) e da Escola Paulista de Medicina da Universidade Federal de São Paulo (EPM/Unifesp) (Disciplina de Mastologia). Doutor em Medicina pela Faculdade de Medicina da Universidade de São Paulo (FMUSP).

Eduardo Schor

Professor Livre-Docente, Professor Afiliado do Departamento de Ginecologia

Eduardo Yukio Tanaka

Médico Assistente do Grupo de Uro-Oncologia da Escola Paulista de Medicina da Universidade de São Paulo (EPM/Unifesp).

Edvaldo Cavalcante

Doutor em Ginecologia pela Escola Paulista de Medicina da Universidade Federal de São Paulo (EPM/Unifesp). Mestre em Ginecologia pela Universidade de Santo Amaro (Unisa).

Edvane Birelo Lopes de Domenico

Doutora em Enfermagem pela Escola de Enfermagem da Universidade de São Paulo (EE/USP). Professora-associada do Departamento de Enfermagem Clínica e Cirúrgica da Escola Paulista de Medicina da Universidade Federal de São Paulo (EPM/Unifesp).

Eiko Fukazawa

Mestranda do Departamento de Ginecologia no Setor de Infecções do Trato Genital e Imunologia do Hospital das Clínicas da Faculdade de Medicina da Universidade de São Paulo (HC/FMUSP).

Elesiário Marques Caetano Jr.

Mestrado e Doutorado pela Escola Paulista de Medicina da Universidade de São Paulo (EPM/Unifesp). Médico do Setor de Coloproctologia da EPM/Unifesp.

Eliana Suolotto Machado Fonseca

Enfermeira Mestre em Ciências da Saúde da Mulher pelo Departamento de Ginecologia da Escola Paulista de Medicina da Universidade de São Paulo (EPM/Unifesp). Enfermeira Responsável pelos Ambulatórios de Uroginecologia e Cirurgia Vaginal, Oncoginecologia e Algia Pélvica do Departamento de Ginecologia da EPM/Unifesp.

Eliana Viana Monteiro Zucchi

Mestre em Ginecologia e Doutora em Medicina pela Escola Paulista de Medicina da Universidade de São Paulo (EPM/Unifesp).

Eline Maria Stafuzza Gonçalves

Ginecologista, Doutora em Ciências da Saúde pela Escola Paulista de Medicina da Universidade de São Paulo (EPM/Unifesp).

Elisa Kokuba

Mestre em Ciências pelo Programa de Cirurgia Translacional da Escola Paulista de Medicina da Universidade de São Paulo (EPM/Unifesp). Aluna de Doutorado do Programa de Cirurgia Translacional da EPM/UNIFESP. Colaboradora do Setor de Cirurgia das Mamas da Disciplina de Cirurgia Plástica da EPM/Unifesp. Membro Titular da Sociedade Brasileira de Cirurgia Plástica (SBCP).

Elisabeth Hirth

Arquiteta, Professora, Especialista em Arquitetura Hospitalar em Gestão de Projetos.

Elizabeth Deak

Médica Cirurgiã Gastroenterológica e Mestre em Ciências pela Escola Paulista de Medicina da Universidade de São Paulo (EPM/Unifesp). Preceptora do Ambulatório de Combate às Doenças Sexualmente Transmissíveis da EPM/UNIFESP.

Fabiano Callegari

Graduado em Medicina pela Universidade do Espírito Santo (UFES). Médico Patologista do Departamento de Patologia da Escola Paulista de Medicina da Universidade de São Paulo (EPM/Unifesp). Especialista em Anatomia Patológica e em Punção Aspirativa com Agulha Fina (PAAF) pela EPM/Unifesp. Estágio Observacional pela Oslo University, Ulleval Hospital, Noruega.

Fabio Fernando Araujo

Professor Adjunto Aposentado do Departamento de Ginecologia da Escola Paulista de Medicina da Universidade Federal de São Paulo (EPM/Unifesp).

Fabio Fernando de Araujo

Professor Adjunto Aposentado do Departamento de Ginecologia da Escola Paulista de Medicina da Universidade de São Paulo da Universidade Federal de São Paulo (EPM/Unifesp).

Fabio Luiz Malisano

Médico Anestesiologista do Corpo Clínico do Hospital Israelita Albert Einstein (HIAE).

Fábio Oliveira Bitencourt Filho

Arquiteto, Professor, Doutor em Ciências da Arquitetura, Mestre em Conforto Ambiental.

Fátima Faní Fitz

Doutoranda em Ciências da Saúde pela Escola Paulista de Medicina da Universidade de São Paulo da Universidade Federal de São Paulo (EPM/Unifesp). Fisioterapeuta. Mestre em Ciências da Saúde pela EPM/Unifesp.

Felipe Paraventi

Médico e Psiquiatra pela Escola Paulista de Medicina da Universidade Federal de São Paulo (EPM/Unifesp). Mestre em Psiquiatria e Psicologia Médica pela EPM/Unifesp. Preceptor da Residência Médica em Psiquiatria EPM/Unifesp.

Fernanda Cristina Antunes de Araujo Pepicelli

Pós-Graduanda pelo Departamento de Ginecologia da Escola Paulista de Medicina da Universidade Federal de São Paulo (EPM/Unifesp). Especialista em Acupuntura pela Associação Médica Brasileira de Acupuntura (AMBA).

Fernanda de Paula Rodrigues

Pós-Graduanda da Disciplina de Endocrinologia Ginecológica do Departamento de Ginecologia da Escola Paulista de Medicina da Universidade Federal de São Paulo (EPM/Unifesp). Médica da Huntington Medicina Reprodutiva.

Fernanda Kesserling Tso

Médica Ginecologista e Doutor em Ciências pela Escola Paulista de Medicina da Universidade Federal de São Paulo (EPM/Unifesp). Médica Assistente do Núcleo de Prevenção às Doenças Ginecológicas do Departamento de Ginecologia da EPM/Unifesp. Preceptora do Ambulatório de Combate às Doenças Sexualmente Transmissíveis da EPM/Unifesp.

Fernanda Teresa de Lima

Geneticista Clínica. Responsável pelo Setor de Oncogenética do Departamento de Mastologia da Disciplina de Ginecologia da Escola Paulista de Medicina da Universidade Federal de São Paulo (EPM/Unifesp). Geneticista Clínica do Centro de Aconselhamento Genético do Hospital Israelita Albert Einstein – São Paulo – SP.

Fernando Franciolli Guastella

Residência Médica em Ginecologia e Obstetrícia pelo Hospital das Clínicas da Faculdade de Medicina da Universidade de São Paulo (HC-FMUSP). Título de Especialista em Medicina Fetal pela Federação Brasileira das Associações Brasileiras de Ginecologia e Obstetrícia (Febrasgo). Membro Titular do Colégio Brasileiro de Radiologia e Diagnóstico por Imagem (CBR) com área de atuação em Ultrassonografia.

Fernando Prado Ferreira

Doutor pela Escola Paulista de Medicina da Universidade Federal de São Paulo (EPM/Unifesp) e pelo Imperial College London, Reino Unido. Médico Colaborador do Departamento de Ginecologia da EPM/Unifesp.

Fernando Y. Asanuma

Pós-Graduando (Mestrado). Membro do Setor de Algia Pélvica e Endometriose do Departamento de Ginecologia da Escola Paulista de Medicina da Universidade Federal de São Paulo (EPM/Unifesp).

Filomena Marino Carvalho

Professora Livre-Docente da Disciplina de Patologia Ginecológica do Departamento de Patologia da Faculdade de Medicina da Universidade de São Paulo (FMUSP).

Flavia Gabrielli

Rádio-Oncologista do Instituto do Câncer do Estado de São Paulo (ICESP) e da Rede D'Or.

Flávia Kuroda

Mastologista (TEMa) na Unidade de Mama do Hospital Nossa Senhora das Graças. Mestre em Biotecnologia na Universidade Positivo – Curitiba – PR.

Franciele Vigo

Pós-Graduanda do Setor Integrado de Reprodução Humana da Escola Paulista de Medicina da Universidade Federal de São Paulo (EPM/Unifesp).

Francisco Pimentel Cavalcante

Mastologista Titular do Hospital Geral de Fortaleza (HGF). Presidente da Sociedade Brasileira de Mastologia – Regional Ceará. Membro da Comissão do Título de Especialista em Mastologia (TEMa) da Sociedade Brasileira de Mastologia (SBM). Membro da Comissão de Oncoplastia da SBM. Membro da Comissão de Mastologia da Medicina Fetal pela Federação Brasileira das Associações Brasileiras de Ginecologia e Obstetrícia (Febrasgo).

Franco Loeb Chazan

Médico. Especialização em Perinatologia pelo Instituto de Ensino e Pesquisa (IEP) do Hospital Albert Einstein – São Paulo – SP. Pós-Graduando, Nível de Doutorado, da Disciplina de Endocrinologia Ginecológica da Escola Paulista de Medicina da Universidade Federal de São Paulo (EPM/Unifesp).

Gabriela Halpern

Nutricionista Pós-Graduanda. Membro do Setor de Algia Pélvica e Endometriose do Departamento de Ginecologia da Escola Paulista de Medicina da Universidade Federal de São Paulo (EPM/Unifesp).

Gabriela Possa

Nutricionista. Mestre em Ciências da Saúde pela Universidade Federal de Ciências da Saúde de Porto Alegre (UFCSPA).

Georgia Mouzinho

Qualificação em Patologia do Trato Genital Inferior e Colposcopia pela Associação Brasileira de Patologia do Trato Genital Inferior e Colposcopia (ABPTGIC). Especialização em Patologia Genital e Colposcopia no Núcleo de Prevenção de Doenças Ginecológicas (NUPREV) da Escola Paulista de Medicina da Universidade Federal de São Paulo (EPM/Unifesp). Médica Ginecologista e Obstetra do Hospital Universitário da Universidade Federal do Maranhão (HUUFMA). Médica Ginecologista do Hospital São Domingos – São Luís – MA.

Giancarlo Cavalli Polesello

Professor Adjunto Doutor da Faculdade de Ciências Médicas da Santa Casa de São Paulo (FCMSCSP). Associate Master Instructor da Arthroscopy Association of North America (AANA). Membro Fundador da (International Society for Hip Arthroscopy (ISHA). Membro do Corpo Diretivo da Sociedade Brasileira do Quadril (SBQ). Membro da Sociedade Brasileira de Artroscopia e Trauma do Esporte (SBRATE).

Gil Kamergorodsky

Mestre em Tocoginecologia pela Faculdade de Ciências Médicas da Santa Casa de São Paulo (FCMSCSP). Doutor em Ginecologia pela Escola Paulista de Medicina da Universidade Federal de São Paulo (EPM/Unifesp). Colaborador do Setor de Algia Pélvica do Departamento de Ginecologia e Obstetrícia da EPM/Unifesp.

Gisela Rodrigues da Silva Sasso

Pós-Doutoranda do Departamento de Ginecologia da Escola Paulista de Medicina da Universidade Federal de São Paulo (EPM/Unifesp).

Giselle Guedes Netto de Mello

Médica Radiologista, Especialista pelo Colégio Brasileiro de Radiologia e Diagnóstico por Imagem (CBR). Coordenadora do Setor de Mama do Departamento de Diagnóstico por Imagem da Escola Paulista de Medicina da Universidade Federal de São Paulo (EPM/Unifesp).

Giselly Encinas

Doutora em Ciências pelo Departamento de Radiologia e Oncologia da Faculdade de Medicina da Universidade de São Paulo (FMUSP).

Guilherme Bicudo Barbosa

Especialista em Ginecologia Oncológica pela Escola Paulista de Medicina da Universidade Federal de São Paulo (EPM/Unifesp). Médico Assistente da Ginecologia Oncológica do Centro de Referência da Saúde da Mulher (CRSM) do Hospital Pérola Byington – São Paulo – SP.

Gustavo Anderman Silva Barison

Especialista em Endoscopia Ginecológica e Pós-Graduando do Setor de Mioma Uterino do Departamento de Ginecologia da Escola Paulista de Medicina da Universidade Federal de São Paulo (EPM/Unifesp).

Gustavo Arantes Rosa Maciel

Professor Livre-Docente pela Faculdade de Medicina da Universidade de São Paulo (FMUSP). Responsável pelo Laboratório de Ginecologia Estrutural e Molecular (LIM58) da Disciplina de Ginecologia da FMUSP.

Gustavo Rubino de Azevedo Focchi

Professor Adjunto Doutor do Departamento de Patologia da Escola Paulista de Medicina da Universidade Federal de São Paulo (EPM/Unifesp). Médico Patologista da Divisão de Citopatologia Ginecológica do Laboratório Salomão & Zoppi Diagnósticos.

Gustavo Zucca-Matthes

Breast Unit Barretos (BUB). Coordenador do Departamento de Mastologia do Hospital de Câncer Barretos (HCB). Coordenador do Centro de Treinamento em Oncoplástica Mamária (HCB). Head of Breast Surgery Department. Barretos Cancer Hospital. Breast Unit - Barretos (BUB). Coordinator of Breast Unit Barretos - BUB of Barretos Cancer Hospital (HCB). Head of Breast Surgery and Reconstruction Department (HCB). Coordinator of Oncoplastic Training Center (HCB). Coordinator of Oncoplastic Training in Mastotrainer Course.

Helena Regina Comodo Segreto

Professora-Associada do Departamento de Oncologia Clínica e Experimental, Setor de Radioterapia da Escola Paulista de Medicina da Universidade Federal de São Paulo (EPM/Unifesp).

Hélio S. A. Camargo Jr.

Especialista em Imagenologia Mamária. Título de Especialista em Radiodiagnóstico – Colégio Brasileiro de Radiologia e Diagnóstico por Imagem (CBR). Especialista em Mastologia pela Sociedade Brasileira de Mastologia (SBM). Especialista em Ginecologia e Obstetrícia pela Federação Brasileira das Associações Brasileiras de Ginecologia e Obstetrícia (Febrasgo). Diretor do CDE Breast Center em Campinas, SP.

Henrique Andrade Sayeg

Graduado em Medicina pela Universidade de Santo Amaro (UNISA). Pós-graduação em Ginecologia Oncológica pela Escola Paulista de Medicina da Universidade Federal de São Paulo (EPM/Unifesp).

Iara Moreno Linhares

Livre-Docente do Departamento de Obstetrícia e Ginecologia da Escola Paulista de Medicina da Universidade Federal de São Paulo (EPM/Unifesp).

Isa de Pádua Cintra

Nutricionista, Professora Adjunta do Setor de Medicina do Adolescente do Departamento de Pediatria da Escola Paulista de Medicina da Universidade Federal de São Paulo (EPM/Unifesp).

Isabel Cristina Espósito Sorpreso

Professora Adjunta da Disciplina de Ginecologia do Departamento de Obstetrícia e Ginecologia, Hospital das Clínicas da Faculdade de Medicina da Universidade de São Paulo (HC-FMUSP) e Coordenadora do Ambulatório de Climatério e de Atenção Primária da Disciplina de Ginecologia do Departamento de Obstetrícia e Ginecologia do HC-FMUSP.

Ismael Dale Cotrim Guerreiro da Silva

Professor Adjunto Livre-Docente do Departamento de Ginecologia da Escola Paulista de Medicina da Universidade Federal de São Paulo (EPM/Unifesp). Pós-Doutorado em Biologia Molecular aplicada ao Câncer pelo Fox Chase Center – Filadélfia, Pensilvânia – EUA. Coordenador do Laboratório de Ginecologia Experimental e Molecular (Biologia Molecular, Cultura de Células e Proteômica) da EPM/Unifesp.

Ivaldo Silva

Professor Adjunto Livre-Docente do Departamento de Ginecologia da Escola Paulista de Medicina da Universidade Federal de São Paulo (EPM/Unifesp). Pós-Doutorado pela Yale University (EUA). Doutorado pela EPM/Unifesp/Yale University. Mestrado pela EPM/Unifesp. MBA em Administração Hospitalar e Gestão em Saúde pela UniSãoPaulo.

Jade Cury Martins

Médica Dermatologista e Doutor em Ciências pela Escola Paulista de Medicina da Universidade Federal de São Paulo (EPM/Unifesp). Preceptora do Ambulatório de Combate às Doenças Sexualmente Transmissíveis da EPM/Unifesp.

Japy Angelini Oliveira Filho

Professor-Associado da Escola Paulista de Medicina da Universidade Federal de São Paulo (EPM/Unifesp). Livre-Docente em Cardiologia. Chefe do Setor de Ergometria e Exercício da Disciplina de Cardiologia. Chefe do Ambulatório de Cardiologia do Esporte da Disciplina de Medicina Esportiva. Full Professor and Associated Professor of Federal University of São Paulo/Paulista School of Medicine. Chief of Exercise Testing Laboratory and Sports Cardiology Clinics.

João Henrique Rodrigues Castello Girão

Aluno da Faculdade de Ciências Médicas da Santa Casa de São Paulo (FCMSCSP) e Bolsista de Iniciação Científica do CNPq pela Universidade Federal de São Paulo/Escola Paulista de Medicina (PIBIC) (EPM/Unifesp).

João Norberto Stávale

Professor Afiliado do Departamento de Patologia da Escola Paulista de Medicina da Universidade Federal de São Paulo (EPM/Unifesp). Médico do Serviço de Anatomia Patológica do Hospital Israelita Albert Einstein (HIAE).

João Pádua Manzano

Professor Afiliado do Departamento de Urologia da Escola Paulista de Medicina da Universidade Federal de São Paulo (EPM/Unifesp).

João Victor Salvajoli

Coordenador Médico dos Serviços de Radioterapia do Hospital do Coração do Instituto do Câncer do Estado de São Paulo (ICESP), do Instituto de Radiologia do Hospital das Clínicas da Faculdade de Medicina da Universidade de São Paulo (InRad – HCFMUSP).

Joaquim Teodoro de Araujo Neto

Graduação em Medicina na Universidade Federal de Uberlândia (UFU). Residência Médica de Obstetrícia/Ginecologia e Mastologia no Hospital do Servidor Público Estadual (IAMSPE/SP. Mestrado em Ciências da Saúde pela Disciplina de Mastologia da Escola Paulista de Medicina da Universidade Federal de São Paulo (EPM/Unifesp). Título de Especialista de Ginecologia e Obstetrícia da Federação Brasileira de Associações de Ginecologia e Obstetrícia (TEGO/Febrasgo) e Título de Especialista em Mastologia da Sociedade Brasileira de Mastologia (TEMa/SBM). Coordenador do Ambulatório de Patologia Benigna e Alto Risco da Disciplina de Mastologia da EPM/UNIFESP. Coordenador do Centro de Estudos do Instituto Brasileiro de Controle do Câncer (IBCC).

Joji Ueno

Doutor em Medicina pela Faculdade de Medicina da Universidade de São Paulo (FMUSP).

José Carlos Truzzi

Doutor em Urologia pela Escola Paulista de Medicina da Universidade Federal de São Paulo (EPM/Unifesp). Chefe do Departamento de Uroneurologia da Sociedade Brasileira de Urologia (SBU). Chefe do Setor de Urologia da Fleury Medicina e Saúde.

José Eleutério Jr.

Professor-Associado do Departamento de Saúde Materno-Infantil da Faculdade de Medicina da Universidade Federal do Ceará (UFC). Mestre em Patologia pela UFC. Doutor em Tocoginecologia pela Universidade Estadual de Campinas (Unicamp). Membro da Academia Internacional de Citologia.

José Focchi

Professor Adjunto Doutor do Departamento de Ginecologia da Escola Paulista de Medicina da Universidade Federal de São Paulo (EPM-Unifesp). Membro Honorário do Núcleo de Prevenção de Doenças Ginecológicas (NUPREV). Consultor na Área de Patologia do Trato Genital Inferior da Empresa Salomão & Zoppi Diagnósticos.

José Maria Cordeiro Ruano

Doutorado em Medicina pelo Departamento de Ginecologia da Escola Paulista de Medicina da Universidade Federal de São Paulo (EPM/Unifesp).

José Maria Soares Júnior

Professor-Associado da Disciplina de Ginecologia do Departamento de Obstetrícia e Ginecologia, Hospital das Clínicas da Faculdade de Medicina da Universidade de São Paulo (HC-FMUSP). Supervisor do Setor de Ginecologia Endócrina e Climatério da Disciplina de Ginecologia do Departamento de Obstetrícia e Ginecologia do HC-FMUSP. Vice-Chefe do Departamento de Obstetrícia e Ginecologia (HC-FMUSP).

José Roberto Filassi

Chefe do Setor de Mastologia do Hospital das Clínicas do Instituto do Câncer do Estado de São Paulo (HC/ICESP). Disciplina de Ginecologia da Faculdade de Medicina da Universidade de São Paulo (FMUSP).

José Tadeu Nunes Tamanini

Mestre e Doutor em Urologia pela Universidade Estadual de Campinas (Unicamp). Professor Adjunto VI do Departamento de Medicina da Universidade de São Carlos (UFSCar). Professor PG em Uroginecologia e Cirurgia Reconstrutiva Pélvica da Escola Paulista de Medicina da Universidade Federal de São Paulo (EPM/Unifesp).

Joziani Beghini Junqueira de Carvalho Ferreira

Doutoranda em Tocoginecologia pela Faculdade de Ciências Médicas da Universidade Estadual de Campinas (FCM/Unicamp). Médica Ginecologista Assistente do Ambulatório de Infecções Genitais Femininas do Centro de Atenção Integral à Saúde da Mulher/Universidade Estadual de Campinas (CAISM/Unicamp). Realiza pesquisas na Área de Imunologia Vaginal e Higiene Genital.

Juarez Antônio de Sousa

Mestrado e Doutorado pela Escola Paulista de Medicina da Universidade Federal de São Paulo (EPM/Unifesp). Médico Mastologista e Ginecologista.

Juliana Aoki Fuziy

Mestranda do Departamento de Ginecologia da Escola Paulista de Medicina da Universidade Federal de São Paulo (EPM-Unifesp).

Juliana Barros do Valle

Mestranda em Saúde e Meio Ambiente pela Universidade da Região de Joinville (UNIVILLE).

Juliana da Silva Fernandes

Graduada em Medicina pelo Centro Universitário Lusíada (UNILUS). Residência Médica em Ginecologia & Obstetrícia e Mastologia na da Escola Paulista de Medicina da Universidade Federal de São Paulo (EPM/Unifesp). Especialista em Ginecologia e Obstetrícia pela Federação Brasileira de Associações de Ginecologia e Obstetrícia (Febrasgo). Especialista em Mastologia pela Sociedade Brasileira de Mastologia (SBM).

Juliana Moyses Leite Abdalla

Médica Palestrante do Cetrus.

Juliana Nonato Medeiros

Graduada em Medicina pela Escola Paulista de Medicina da Universidade Federal de São Paulo (EPM/Unifesp). Médica Ginecologista, Obstetra e Mastologista pela EPM/Unifesp. Especialista em Sexualidade Humana pela Faculdade de Medicina da Universidade do Estado de São Paulo (FMUSP).

Juliana Rocha

Oncologista Clínica e ex-residente de Oncologia Clínica da Faculdade de Medicina do ABC (FMABC).

Julio Elito Junior

Mestre em Obstetrícia pela Escola Paulista de Medicina da Universidade Federal de São Paulo (EPM-Unifesp). Doutor em Obstetrícia pela EPM/Unifesp. Professor Livre-Docente em Obstetrícia pela EPM/Unifesp. Professor-Associado do Departamento de Obstetrícia da EPM/Unifesp. Chefe do Setor de Gravidez Ectópica e Gravidez Múltipla da EPM/Unifesp.

Julisa Chamorro Lascasas Ribalta

Professor Sênior, Livre-Docente do Departamento de Ginecologia. Membro Colaborador do Núcleo de Prevenção de Doenças Ginecológicas (NUPREV) da Disciplina de Ginecologia Geral do Departamento de Ginecologia da Escola Paulista de Medicina da Universidade Federal de São Paulo (EPM-Unifesp).

Jurandyr Moreira de Andrade

Professor Titular de Ginecologia da Faculdade de Medicina de Ribeirão Preto da Universidade de São Paulo (FMRP/USP). Coordenador da Divisão de Mastologia e Oncologia Ginecológica do Hospital das Clínicas da FMRP/USP.

Karen Borrelli Ferreira Alves

Graduada em Medicina pela Escola Paulista de Medicina da Universidade Federal de São Paulo (EPM/Unifesp). Médica Mastologista, Especialista pela Sociedade Brasileira de Mastologia (SBM). Mestre em Ciências pela EPM/Unifesp. Médica Colaboradora do Ambulatório de Mastologia do Hospital Universitário – Hospital São Paulo – Associação Paulista para o Desenvolvimento da Medicina (HU-HSP/SPDM).

Karen Gerencer

Membro do Setor de Algia Pélvica e Endometriose do Departamento de Ginecologia da Escola Paulista de Medicina da Universidade Federal de São Paulo (EPM/Unifesp).

Karla Calaça Kabbach Prigenzi

Médica graduada pela Faculdade de Ciências Médicas de Santos (FCMS). Especialista em Anatomia Patológica e Citopatologia pela Escola Paulista de Medicina da Universidade Federal de São Paulo (EPM/Unifesp). Titulada pela Sociedade Brasileira de Patologia e Sociedade Brasileira de Citopatologia.

Katia Franco Quaresma de Moura

Pós-Graduanda do Departamento de Ginecologia, na Disciplina de Ginecologia Endocrinológica

Laíse Veloso Veras e Silva

Especializada em Fisioterapia em Ginecologia pela Escola Paulista de Medicina da Universidade Federal de São Paulo (EPM/Unifesp). Especializada em Sexualidade Humana pela Faculdade de Medicina da Universidade de São Paulo (FMUSP). Fisioterapeuta do Setor de Neurodisfunções Pélvicas da Unifesp. Fisioterapeuta do Setor de Sexualidade Feminina da EPM/Unifesp. Preceptora do Curso de Especialização em Fisioterapia em Ginecologia da EPM/Unifesp. Fisioterapeuta Pélvica do Instituto de Cuidados, Reabilitação e Assistência em Neuropelveologia e Ginecologia – Increasing.

Lea Mina Kati

Graduação em Medicina pela Escola Paulista de Medicina da Universidade Federal de São Paulo (EPM/Unifesp). Residência Médica em Ginecologia e Obstetrícia pela EPM/Unifesp. Título de Especialista em Ginecologia e Obstetrícia (TEGO-1999). Mestre em Ginecologia pelo Setor de Uroginecologia do Departamento de Ginecologia da EPM/Unifesp. Membro do Setor de Videoendoscopia Ginecológica do Departamento de Ginecologia da EPM/Unifesp.

Leniza Claro de Andrade

Residência Médica em Ginecologia e Obstetrícia pela Universidade São Francisco – Bragança Paulista – SP. Especialização em Patologia Genital e Colposcopia no Núcleo de Prevenção de Doenças Ginecológicas (NUPREV) da Escola Paulista de Medicina da Universidade Federal de São Paulo (EPM/Unifesp).

Leonardo Ribeiro Soares

Médico do Departamento de Ginecologia e Obstetrícia do Hospital das Clínicas da Universidade Federal de Goiás (UFG). Médico Assistente do Instituto de Mastologia e Oncologia, Goiânia – GO.

Leopoldo de Oliveira Tso

Mestrado em Ginecologia pela Escola Paulista de Medicina da Universidade Federal de São Paulo (EPM/Unifesp). Especialização em Reprodução Humana pela EPM/Unifesp.

Letícia Maria de Oliveira

Mestre em Ginecologia e Doutora em Ciências pela Escola Paulista de Medicina da Universidade Federal de São Paulo (EPM/Unifesp). Médica do Setor de Uroginecologia do Departamento de Ginecologia da EPM/Unifesp.

Liliana Stüpp

Doutorado pelo Departamento de Ginecologia da Escola Paulista de Medicina da Universidade Federal de São Paulo (EPM/Unifesp). Especialização em Fisioterapia nas Disfunções do Assoalho Pélvico.

Liliane Costa Rodrigues

Doutor em Ciências pela Escola Paulista de Medicina da Universidade Federal de São Paulo (EPM/Unifesp). Médica Colaboradora do Núcleo de Prevenção de Doenças Ginecológica do Departamento de Ginecologia da EPM/Unifesp.

Luciana Cintra

Mestrado em Patologia Experimental e Comparada pela Faculdade de Medicina da Universidade de São Paulo (FMUSP).

Luciano de Melo Pompei

Professor Auxiliar da Disciplina de Ginecologia da Faculdade de Medicina do ABC (FMABC). Livre-Docente pela Faculdade de Medicina da Universidade de São Paulo (FMUSP).

Luis Carlos Zeferino

Professor Titular de Ginecologia pela Universidade Estadual de Campinas. Diretor da Divisão de Oncologia do Hospital da Mulher Prof. Dr. José Aristodemo Pinotti – Centro de Atenção Integral à Saúde da Mulher – CAISM da Universidade Estadual de Campinas (Unicamp).

Luis Felipe Barreiras Carbone

Residente de Ginecologia do Departamento Ginecologia da Escola Paulista de Medicina da Universidade Federal de São Paulo (EPM/Unifesp).

Luiz Alberto Sobral Vieira Jr.

Professor de Ginecologia do Departamento de Ginecologia e Obstetrícia da Universidade Federal do Espírito Santo (UFES). Doutorado em Ginecologia pela Escola Paulista de Medicina da Universidade Federal de São Paulo (EPM/Unifesp). Superintendente do Hospital Universitário Cassiano Antonio Moraes.

Lydia Masako Ferreira

Professora Titular da Disciplina de Cirurgia Plástica da Escola Paulista de Medicina da Universidade Federal de São Paulo (EPM/Unifesp). Coordenadora da MED 3 da CAPES. Pesquisadora CNPq 1A. Membro Titular da Sociedade Brasileira de Cirurgia Plástica (SBCP).

Maíta Poli de Araujo

Professora da Faculdade de Medicina da Universidade Anhembi Morumbi. Chefe do Setor de Ginecologia do Esporte da Escola Paulista de Medicina da Universidade Federal de São Paulo (EPM/Unifesp). Pós-Doutorado pela Universidade do Porto – Portugal.

Manuel de Jesus Simões

Professor Titular de Histologia e Biologia Estrutural do Departamento de Morfologia e Genética da Escola Paulista de Medicina da Universidade Federal de São Paulo (EPM/Unifesp).

Mara Alicia Huidobro Navarrete

Graduada em Medicina pela Organização Santamarense de Educação e Cultura (OSEC) da Faculdade de Medicina de Santo Amaro. Especialista em Ginecologia e Obstetrícia e em Mastologia pelo Hospital Ipiranga. Mestre em Ginecologia e Doutora em Medicina pela Escola Paulista de Medicina da Universidade Federal de São Paulo (EPM/Unifesp). Médica Colaboradora do Ambulatório de Mastologia do Hospital São Paulo – Hospital Universitário de Unifesp – Associação Paulista para o Desenvolvimento da Medicina (HSP/HU/SPDM).

Marcela Balseiro de Freitas

Graduada em Medicina pela Faculdade de Medicina de Botucatu (FMB). Especialista em Ginecologia e Obstetrícia pela Federação Brasileira das Associações de Ginecologia e Obstetrícia (Febrasgo). Especialista em Mastologia pela Sociedade Brasileira de Medicina (SBM). Certificado de Atuação na Área de Mamografia - CBR

Marcela Balseiro de Freitas

Graduada em Medicina pela Faculdade de Medicina de Botucatu (FMB). Especialista em Ginecologia e Obstetrícia pela Federação Brasileira das Associações de Ginecologia e Obstetrícia (Febrasgo). Especialista em Mastologia pela Sociedade Brasileira de Mastologia (SBM). Certificado de Atuação na Área de Mamografia do Colégio Brasileiro de Radiologia e Diagnóstico por Imagem (CBR).

Marcelo Alvarenga

Professor Titular de Ginecologia e Obstetrícia da Faculdade de Medicina do Centro Universitário São Camilo. Mestre e Doutor em Ciências da Saúde pelo Departamento de Ginecologia da Escola Paulista de Medicina da Universidade Federal de São Paulo (EPM/Unifesp).

Marcelo Cavalheiro de Queiroz

Mestre pela Faculdade de Ciências Médicas da Santa Casa de São Paulo (FCMSCSP). Médico Ortopedista, Assistente do Grupo de Quadril do Departamento de Ortopedia da Irmandade da Santa Casa de São Paulo.

Marcelo Cunio Machado Fonseca

Professor Afiliado do Departamento de Ginecologia da Escola Paulista de Medicina da Universidade Federal de São Paulo (EPM/Unifesp). Doutor em Medicina pelo Departamento de Ginecologia da EPM/Unifesp. Mestre em Economia e Gestão da Saúde pela EPM/Unifesp. Coordenador do Núcleo de Avaliação de Tecnologias em Saúde da Mulher do Departamento de Ginecologia da EPM/Unifesp, membro da Rede Brasileira de Avaliação de Tecnologias em Saúde (Rebrats).

Marcelo Tanaka

Médico Oncologista. Graduado em Medicina e Especialista em Oncologia Clínica pela Escola Paulista de Medicina da Universidade Federal de São Paulo (EPM/Unifesp). Preceptor de Oncologia da EPM/Unifesp. Diretor Médico da Clínica Oncologistas Associados – Centro Integrado de Oncologia.

Márcia Barbieri

Professora Afiliada do Departamento de Enfermagem na Saúde da Mulher da Escola Paulista de Medicina da Universidade Federal de São Paulo (EPM/Unifesp).

Marcia Fernanda Roque da Silva

Professora I da Faculdade Santa Marcelina e Médica Mastologista da Associação Paulista para o Desenvolvimento da Medicina (SPDM).

Marcia Gaspar Nunes

Ginecologista, Doutor em Ciências da Saúde pela Escola Paulista de Medicina da Universidade Federal de São Paulo (EPM/Unifesp). Coordenadora do Ambulatório de Ginecologia da Infância e Adolescência da EPM/Unifesp.

Márcia Lika Yamamura

Mestre em Ciências, Supervisora do Programa de Residência em Acupuntura da Escola Paulista de Medicina da Universidade Federal de São Paulo (EPM/Unifesp).

Marcia Maria Dias

Doutorado em Ciências pela Escola Paulista de Medicina da Universidade Federal de São Paulo (EPM/Unifesp).

Marcia Maria Gimenez

Fisioterapeuta, Mestre em Ciências na Saúde pela Escola Paulista de Medicina da Universidade Federal de São Paulo (EPM/Unifesp). Especializada no Tratamento da Incontinência Urinária e Disfunções do Assoalho Pélvico para Fisioterapeutas pela EPM/Unifesp.

Marcia Soares de Melo

Advogada formada pela Universidade de São Paulo (USP). Ex-Juíza do Tribunal de Impostos e Taxas da Secretaria da Fazenda do Estado de São Paulo (2010/2011). Especialista em Direito Processual Civil pelo Centro de Extensão Universitária do Instituto Internacional de Ciências Sociais (CEU-IICS). Professora dos Cursos de Especialização da Coordenadoria Geral de Especialização, Aperfeiçoamento e Extensão da Pontifícia Universidade Católica de São Paulo (COGEAE/PUC). Autora de diversos artigos em matéria tributária.

Marco Antônio Barão

Ginecologista Obstetra. Mestre em Ciências pela Escola Paulista de Medicina da Universidade Federal de São Paulo (EPM/Unifesp).

Marco Antônio Pereira

Médico Assistente da Disciplina de Ginecologia Oncológica do Departamento de Ginecologia da Escola Paulista de Medicina da Universidade Federal de São Paulo (EPM/Unifesp).

Marcos Desiderio Ricci

Professor Livre-Docente pela Faculdade de Medicina da Universidade de São Paulo (FMUSP), Doutor e Mestre pela FMUSP. Mastologista do Setor de Mastologia do Hospital das Clínicas do Instituto do Câncer do Estado de São Paulo (HC/ICESP).

Marcos Fernando de Lima Docema

Graduado em Medicina pela Escola Paulista de Medicina da Universidade Federal de São Paulo (EPM/Unifesp). Especialista em Radiologia pelo Colégio Brasileiro de Radiologia. Doutor em Ciências pela EPM-Unifesp. Médico Colaborador do Ambulatório de Mastologia do Hospital Universitário – Hospital São Paulo – Associação Paulista para o Desenvolvimento da Medicina (HU-HSP/SPDM).

Marcus Nascimento Borges

Médico graduado pela Faculdade de Medicina da Universidade Federal do Rio de Janeiro (UFRJ). Doutor em Ciências da Saúde pelo Programa de Pós-Graduação em Medicina (Ginecologia), da Escola Paulista de Medicina da Universidade Federal de São Paulo (EPM/Unifesp). Membro Titular da Federação Brasileira de Ginecologia e Obstetrícia (Febrasgo). Membro Titular da Sociedade Brasileira de Mastologia (SBM). Título de Habilitação em Mamografia pela SBM, Febrasgo e Colégio Brasileiro de Radiologia (CBR). Ex-Presidente da SBM-Regional de Goiás. Diretor Clínico do Hospital do Policial Militar do Estado de Goiás.

Marcus Vinicius de Nigro Corpa

Médico Patologista do Hospital Israelita Albert Einstein (HIAE).

Maria Alicia de la Luz Huidobro Navarrete

Médica Colaboradora da Disciplina de Mastologia do Departamento de Ginecologia da Escola Paulista de Medicina da Universidade Federal de São Paulo (EPM/Unifesp). Mestre em Ginecologia e Doutor em Ciências pela EPM/Unifesp.

Maria Aparecida Azevedo Koike Folgueira

Professora-Associada do Departamento de Radiologia e Oncologia da Faculdade de Medicina da Universidade de São Paulo (FMUSP).

Maria Augusta Tezelli Bortolini

Professora Afiliada do Departamento de Ginecologia da Escola Paulista de Medicina da Universidade Federal de São Paulo (EPM/Unifesp). Pós-Doutora em Ciências pela EPM/Unifesp. Ex-*Fellow* em Medicina Pélvica Feminina e Cirurgia Pélvica Reconstrutiva do Mount Sinai Hospital, Universidade de Toronto – Canadá.

Maria Candida Pinheiro Baracat

Assistente da Disciplina de Ginecologia do Departamento de Obstetrícia e Ginecologia do Hospital das Clínica da Faculdade de Medicina da Universidade de São Paulo (HC-FMUSP). Pós-graduanda do Programa de Pós-graduação em Obstetrícia e Ginecologia da FMUSP.

Maria Christina dos Santos Rizzi

Médica Palestrante no Cetrus.

Maria Claudia de Oliveira Lordello

Psicóloga e Sexóloga. Especialista em Psicoterapia Psicanalítica pela Universidade de São Paulo (USP). Mestre em Ciências da Saúde pela Escola Paulista de Medicina da Universidade Federal de São Paulo (EPM/Unifesp), com tese em Sexualidade Humana. Docente de Psicologia da Universidade Nove de Julho (Uninove). Colaboradora do Projeto Afrodite do Ambulatório de Sexualidade da UNIFESP e Psicóloga em consultório particular.

Maria Gabriela Baumgarten Kuster Uyeda

Graduada em Medicina pela Universidade Federal do Espírito Santo (Ufes). Doutoranda do Departamento de Ginecologia da Escola Paulista de Medicina da Universidade Federal de São Paulo (EPM/Unifesp).

Maria Helena Louveira

Médica Radiologista. Membro Titular do Colégio Brasileiro de Radiologia e Diagnóstico por Imagem (CBRM). Doutora em medicina pela Escola Paulista de Medicina da Universidade Federal de São Paulo (EPM/Unifesp). Médica Radiologista responsável pelo Setor de Mama do Hospital de Clínicas da Universidade Federal do Paraná (UFPR) e da Clínica Cetac – Diagnóstico por Imagem, Curitiba – PR.

Maria Marta Martins

Professora Adjunta da Faculdade de Ciências Médicas da Santa Casa de São Paulo (FCMSCSP). Mastologista do Setor de Mastologia do Departamento de Ginecologia e Obstetrícia da Irmandade da Santa Casa de Misericórdia de São Paulo.

Maria Tereza Costa

Médica, doutora em Saúde Pública IFF /Fiocruz. Professora da Graduação em Medicina e do Mestrado de Saúde da Família da Universidade Estácio de Sá, Rio de Janeiro.

Mariano Tamura Vieira Gomes

Doutor pelo Departamento de Ginecologia da Escola Paulista de Medicina da Universidade Federal de São Paulo (EPM/Unifesp). Responsável pelo Setor de Mioma Uterino do Departamento de Ginecologia da EPM/Unifesp.

Marina Silva Fernandes

Mestranda em Ginecologia pela Escola Paulista de Medicina da Universidade Federal de São Paulo (EPM/Unifesp).

Mario Luiz Vieira Castiglioni

Médico Especialista em Medicina Nuclear pelo Colégio Brasileiro de Radiologia e Diagnóstico por Imagem (CBR) e pela Sociedade Brasileira de Medicina Nuclear e Imagem Molecular (SBMNIM). Chefe da Coordenadoria de Medicina Nuclear do Departamento de Diagnóstico por Imagem da EPM-Unifesp

Marisa Teresinha Patriarca

Médica Assistente Doutora do Departamento de Ginecologia da Escola Paulista de Medicina da Universidade Federal de São Paulo (EPM/Unifesp).

Marise Samama

Doutora em Medicina pela Escola Paulista de Medicina da Universidade Federal de São Paulo (EPM/Unifesp) e Universidade de Paris-França. Mestre em Ginecologia pela EPM/Unifesp.

Marta Maria Kemp

Médica Ginecologista/Obstetra do Departamento de Ginecologia da Escola Paulista de Medicina da Universidade Federal de São Paulo (EPM/Unifesp). Pós-graduanda do Programa de Pós-Graduação do Departamento de Ginecologia da EPM--UNIFESP

Mauricio de Aquino Resende

Mastologista do Hospital Universitário da Universidade Federal de Sergipe (UFS). Coordenador do Curso de Oncoplastia e Reconstrução Mamária da Sociedade Brasileira de Mastologia (SBM-Jaú. Ex-Coordenador do Curso de Oncoplastia e Reconstrução Mamária da SBM-Brasília. Ex-Presidente do Congresso Latino-Americano de Oncoplastia Mamária – 2011.

Maurício Magalhães Costa

Mestre e Doutor em Ginecologia pela Universidade Federal do Rio de Janeiro (UFRJ). Coordenador do Núcleo de Oncologia Mamária do Americas Centro de Oncologia Integrado. Especialização em Oncologia Ginecológica no Instituto Karolinska – Suécia. Ex-Presidente da Federação Latino-Americana de Mastologia (FLAM). Presidente Eleito da Senologic International Society (SIS). International Delegate e Membro do Liaison Committee National Consortium of Breast Centers. Board of Directors International Gynecologic Cancer Society (IGCS).

Mauro Abi Haidar

Professor Livre-Docente do Departamento de Ginecologia da Escola Paulista de Medicina da Universidade Federal de São Paulo (EPM/Unifesp).

Mauro Fisberg

Professor-Associado Doutor do Setor de Medicina do Adolescente do Departamento de Pediatria da Escola Paulista de Medicina da Universidade Federal de São Paulo (EPM/Unifesp). Coordenador do Centro de Nutrologia e Dificuldades Alimentares do Instituto Pensi – Fundação Jose Luiz Setubal – Sabará Hospital Infantil. Coordenador da Força-Tarefa Estilos de Vida Saudável ILSI Brasil. Membro dos Departamentos de Nutrologia da Sociedade Paulista e Brasileira de Pediatria.

Max Manno

Professor-Assistente do Departamento de Radiologia e Oncologia da Faculdade de Medicina da Universidade de São Paulo (FMUSP). Chefe do Grupo de Câncer de Mama do Instituto do Câncer do Estado de São Paulo (ICESP). Oncologista Titular, Hospital Sírio-Libanês – São Paulo – SP.

Mayara Karla Figueiredo Facundo

Doutora em Ciências pela Escola Paulista de Medicina da Universidade Federal de São Paulo (EPM/Unifesp). Especialista em Ginecologia e Obstetrícia pela Federação Brasileira de Ginecologia e Obstetrícia (Febrasgo). Especialista em Patologia do Trato Genital Inferior e em Histeroscopia pela EPM/Unifesp. Médica Colaboradora e Responsável pelo Ambulatório de Infecções Genitais do Núcleo de Prevenção de Doenças Ginecológicas (NUPREV) do Departamento de Ginecologia da EPM-Unifesp.

Miguel Sabino Neto

Professor Adjunto Livre-Docente da Disciplina de Cirurgia Plástica da Escola Paulista de Medicina da Universidade Federal de São Paulo (EPM/Unifesp). Coordenador do PPG de Cirurgia Translacional da EPM/Unifesp. Coordenador do Setor de Cirurgia das Mamas da Disciplina de Cirurgia Plástica da EPM/Unifesp. Membro Titular da Sociedade Brasileira de Cirurgia Plástica (SBCP).

Mônica Leite Grinbaum

Mestre em Ginecologia e Obstetrícia pela Faculdade de Ciências Médicas da Santa Casa de São Paulo (FCMSCSP).

Morgana Domingues da Silva

Residente de Ginecologia do Departamento de Ginecologia da Escola Paulista de Medicina da Universidade Federal de São Paulo (EPM/Unifesp).

Nathalia Franco de Godoy Pereira

Especialista em Ginecologia e Obstetrícia pela Escola Paulista de Medicina da Universidade Federal de São Paulo (EPM/Unifesp). Pós-graduanda do Departamento de Ginecologia da EPM/Unifesp.

Neila Maria de Góis Speck

Professor Adjunto Doutor do Departamento de Ginecologia da Escola Paulista de Medicina da Universidade Federal de São Paulo (EPM/Unifesp). Especialista em Ginecologia e Obstetrícia pela Federação Brasileira das Sociedades de Ginecologia e Obstetrícia (Febrasgo/AMB). Qualificada em Patologia do Trato Genital Inferior e Colposcopia pela Associação Brasileira de Patologia do Trato Genital Inferior e Copolcospia (ABPTGIC). Especialização em Laserterapia em Patologia do Trato Genital Inferior pelo Instituto de Tumori di Milano (ITM), Itália. Presidente da Comissão Nacional Especializada (CNE) de Trato Genital Inferior pela Febrasgo. Coordenadora do Núcleo de Prevenção de Doenças Ginecológicas (NUPREV) da Disciplina de Ginecologia Geral do Departamento de Ginecologia da EPM/Unifesp.

Nilciza Maria de Carvalho Tavares Calux

Médica Graduada em Medicina pela Faculdade de Medicina de São José do Rio Preto (FAMERP). Especialista em Ginecologia e Obstetrícia pela Federação Brasileira das Sociedades de Ginecologia e Obstetrícia (Febrasgo). Mestre e Doutora em Medicina (Ginecologia) pela Escola Paulista de Medicina da Universidade Federal de São Paulo (EPM/Unifesp).

Nilson Roberto de Melo

Professor Livre-Docente da Faculdade de Medicina da Universidade de São Paulo (FMUSP). Presidente da Federação Brasileira das Sociedades de Ginecologia e Obstetrícia (Febrasgo), e Presidente da Federação Latinoamericana das Sociedades de Ginecologia e Obstetrícia (FLASOG).

Nucelio Luiz de Barros Moreira Lemos

Professor-Associado do Departamento de Obstetrícia e Ginecologia da Faculdade de Medicina da Universidade de Toronto.
Chefe do Setor de Neurodisfunções Pélvicas do Departamento
de Ginecologia da Escola Paulista de Medicina da Universidade Federal de São Paulo (EPM/Unifesp). Presidente do Comitê
Científico e de Educação da Associação Latino-Americana de
Piso Pélvico (ALAPP).

Omero Benedicto Poli Neto

Professor-Associado do Departamento de Ginecologia e Obstetrícia da Faculdade de Medicina de Ribeirão Preto da Universidade
de São paulo (FMRP/USP). Diretor Geral do Centro de Referência
da Saúde da Mulher de Ribeirão Preto (CRSMRP-MATER).

Patricia Napoli Belfort

Mestre e Doutor em Ciências pela Escola Paulista de Medicina
da Universidade Federal de São Paulo (EPM/Unifesp). Médica
Colaboradora do Núcleo de Prevenção de Doenças Ginecológicas do Departamento de Ginecologia da EPM/Unifesp.

Paula de Azevedo Brant Saldanha

Mastologista pelo Hospital Universitário Clementino Fraga Fi-
lho da Universidade Federal do Rio de Janeiro (HCFF/UFRJ).
Mastologista do Núcleo de Oncologia Mamária do Americas
Centro de Oncologia Integrado.

Paula Fernanda Santos Pallone Dutra

Especialista em Ginecologia e Obstetrícia pela Federação Brasileira das Sociedades de Ginecologia e Obstetrícia (Febrasgo) e Qualificada em Patologia do Trato Genital Inferior pela
Associação Brasileira de Patologia do Trato Genital Inferior e
Copolcospia (ABPTGIC). Médica Colaboradora do Núcleo de
Prevenção de Doenças Ginecológicas do Departamento de Ginecologia da Escola Paulista de Medicina da Universidade Federal de São Paulo (EPM/Unifesp).

Paulo Cesar Giraldo

Professor Titular de Ginecologia do Departamento de Tocoginecologia da Universidade Estadual de Campinas (Unicamp).
Presidente da Sociedade de Obstetrícia e Ginecologia do Estado de São Paulo (SOGESP).

Paulo Cezar Feldner Jr.

Professor Afiliado do Departamento Ginecologia da Escola
Paulista de Medicina da Universidade Federal de São Paulo
(EPM/Unifesp).

Paulo Cossi

Ultrassonografista. Membro do Setor de Algia Pélvica e Endometriose do Departamento de Ginecologia da Escola Paulista de
Medicina da Universidade Federal de São Paulo (EPM/Unifesp).

Paulo Roberto Pirozzi

Professor de Mastologia da Faculdade de Medicina do ABC
(FMABC). Doutorado em Medicina, na Área de Concentração

em Tocoginecologia pela Faculdade de Ciências Médicas da
Santa Casa de São Paulo.

Pedro Luiz Lacordia

Médico Assistente da Disciplina de Ginecologia Oncológica do
Departamento de Ginecologia da Escola Paulista de Medicina
da Universidade Federal de São Paulo (EPM/Unifesp). Mestre
em Ciências Medicas pela EPM/Unifesp.

Pedro Vitor Lopes Costa

Professor Adjunto da Universidade Federal do Piauí (UFPI).
Especialista em Mastologia e Ginecologia. Mestrado em Ciências e Saúde pela UFPI. Doutorado em Biotecnologia e Saúde
pela Rede Nordeste de Biotecnologia (Renorbio). Professor e
Orientador do Mestrado em Ciências e Saúde da UFPI.

Priscila Beatriz Oliveros dos Santos

Graduada em Medicina e Residência Médica na Escola Paulista de Medicina da Universidade Federal de São Paulo (EPM/
Unifesp). Especialista em Ginecologia e Obstetrícia pela Federação Brasileira das Associações de Ginecologia e Obstetrícia
(Febrasgo). Especialista em Mastologia pela Sociedade Brasileira de Mastologia (SBM). Certificado de Atuação na Área de
Mamografia pelo Colégio Brasileiro de Radiologia e Diagnóstico por Imagem (CBR).

Priscila de Paulo Giacon

Medica Colaboradora da Disciplina de Ginecologia Oncológica
da Escola Paulista de Medicina da Universidade Federal de São
Paulo (EPM/Unifesp). Médica Assistente do Setor de Oncologia Cirúrgica Pélvica do Hospital Perola Byington. Médica do
Setor de Ginecologia do Hospital AC Camargo.

Rafael Calil Salim

Medico Graduado pela Universidade Federal do Espírito Santo
(UFES). Residência em Patologia pela Escola Paulista de Medicina da Universidade Federal de São Paulo (EPM/Unifesp). Especialista em Patologia pela Sociedade Brasileira de Patologia
(SBP) da Associação Médica Brasileira (AMB).

Raquel Martins Arruda

Doutora em Ciências da Saúde pela Escola Paulista de Medi-
cina da Universidade Federal de São Paulo (EPM/Unifesp).
Encarregada do Setor de Uroginecologia e Cirurgia Vaginal do
Hospital do Servidor Público Estadual de São Paulo Francisco
Morato de Oliveira.

Rebecca Sotelo

Graduação em Medicina pela Universidade Federal do Rio de
Janeiro (UNIRIO). Residência Médica em Ginecologia e Obste-
trícia no Hospital Universitário Clementino Fraga Filho da Uni-
versidade Federal do Rio de Janeiro (HUCFF/UFRJ). Título de
Especialista em Ginecologia e Obstetrícia pela Federação pela
Federação Brasileira das Sociedades de Ginecologia e Obstetrí-
cia (Febrasgo). Pós-Graduação em Uroginecologia pelo Instituto
Fernandes Figueira da Fundação Oswaldo Cruz (IFF/Fiocruz).

Régis Resende Paulinelli

Sócio Titular da Sociedade Brasileira de Mastologia (SBM). Mestre e Doutor em Ciências da Saúde pela Universidade de Brasília (UnB). Preceptor da Residência Médica em Mastologia no Hospital das Clínicas da Universidade Federal de Goiás (UFG). Organizador do Programa Teórico-Prático em Oncoplastia e Reconstrução Mamária da SBM no Hospital Araújo Jorge da Associação de Combate ao Câncer em Goiás.

Renata G. Martello dos Santos

Médica. Mestre em Ciências pela Escola Paulista de Medicina da Universidade Federal de São Paulo (EPM/Unifesp).

Renata Robial

Mestre em Ciências pela Faculdade de Medicina da Universidade de São Paulo (FMUSP) e Médica da Fundação Faculdade de Medicina.

Renata Sobreira Brito

Residência Médica no Hospital Pérola Byington. Especialista em Ginecologia e Obstetrícia pela Federação Brasileira das Sociedades de Ginecologia e Obstetrícia (Febrasgo). Qualificação em Patologia do Trato Genital Inferior e Colposcopia pela Associação Brasileira de Patologia do Trato Genital Inferior e Copolcospia (ABPTGIC). Especialização em Patologia Genital e Colposcopia no Núcleo de Prevenção de Doenças Ginecológicas (NUPREV) da Escola Paulista de Medicina da Universidade Federal de São Paulo (EPM/Unifesp).

Renato Fraietta

Urologista, Doutor, Médico Assistente do Setor Integrado de Reprodução Humana e Professor Afiliado do Departamento de Cirurgia da Escola Paulista de Medicina da Universidade Federal de São Paulo (EPM/Unifersp).

Renato Moretti Marques

Doutor em Ciências pela Disciplina de Ginecologia Oncológica da Escola Paulista de Medicina da Universidade Federal de São Paulo (EPM/Unifesp) e Cirurgião Ginecológico do Centro de Oncologia e do Programa de Cirurgia Robótica do Hospital Albert Einstein – São Paulo – SP.

Renato Zucchi

Médico Ginecologista e Obstetra, Especialista em Endoscopia Ginecológica pela Associação de Medicina Brasileira (AMB).

René Aloisio da Costa Vieira

Diagnóstico em Mastologia; Imaginológico; Rastreamento; População Geral.

Ricardo Caponero

Médico Oncologista Clínico. Mestre em Oncologia Molecular. Coordenador do Centro Avançado em Terapia de Suporte e Medicina Integrativa. Centro de Oncologia – Hospital Alemão Oswaldo Cruz – São Paulo – SP. Membro do Corpo Docente da European Society for Medical Oncology (ESMO) para Cuidados Paliativos e de Suporte para o período de 2017-2018. Editor Associado do site http://qualityoflife.elsevierresource.com/. Presidente do Conselho Técnico-Científico da FEMAMA.

Ricardo Costa Pinto

Mastologista. Sócio Titular da Sociedade Brasileira de Mastologia e Responsável pelo Serviço de Cirurgia Reparadora da Disciplina de Mastologia Escola Paulista de Medicina da Universidade Federal de São Paulo (EPM/Unifesp).

Ricardo dos Santos Simões

Médico Assistente, Doutor, do Departamento de Ginecologia e Obstetrícia da Faculdade de Medicina da Universidade de São Paulo (FMUSP).

Ricardo Shiratsu

Coordenador do Serviço de Combate às Doenças Sexualmente Transmissíveis da Escola Paulista de Medicina da Universidade Federal de São Paulo (EPM/Unifesp). Vice-Presidente da Sociedade Brasileira de Dermatologia – Regional São Paulo.

Rinaldo Flôrencio da Silva

Pós-Doutoranda do Departamento de Morfologia e Genética da Escola Paulista de Medicina da Universidade Federal de São Paulo (EPM/Unifesp).

Rita de Cassia de Maio Dardes

Professora Adjunta da Disciplina de Endocrinologia Ginecológica/Climatério da Escola Paulista de Medicina da Universidade Federal de São Paulo (EPM/Unifesp). Coordenadora do Ambulatório de Alto Risco do Climatério da EPM/Unifesp.

Rita Oliveira da Silva

Mestre em Ciências pelo Departamento de Ginecologia da Escola Paulista de Medicina da Universidade Federal de São Paulo (EPM/Unifesp).

Roberta de Lucena Ferretti

Nutricionista. Doutorado (em andamento) em Oncologia Pediátrica no Instituto de Oncologia Pediátrica da Escola Paulista de Medicina da Universidade Federal de São Paulo (IOP/EPM/Unifesp). Mestrado em Pediatria e Ciências Aplicadas à Pediatria (EPM/Unifesp). Especialização em Adolescência para Equipe Multidisciplinar pelo Centro de Atendimento e Apoio ao Adolescente (CAAA/EPM/Unifesp). Docente do Curso de Nutrição da Universidade de Taubaté/Hospital Universitário. Docente em Cursos de Pós-Graduação em Nutrição Clínica e de Ciências da Saúde.

Roberto Araujo Segreto

Professor-Associado, Livre-Docente do Departamento de Oncologia Clínica e Experimental, Setor de Radioterapia da Escola Paulista de Medicina da Universidade Federal de São Paulo (EPM/Unifesp). Médico Rádio-Oncologista do Hospital Alemão Oswaldo Cruz e do Hospital Albert Einsten – São Paulo – SP.

Roberto Zamith

Professor Adjunto Doutor da Disciplina de Ginecologia Geral do Departamento de Ginecologia da Escola Paulista de Medicina da Universidade Federal de São Paulo (EPM/Unifesp).

Rodrigo Cerqueira de Souza

Mestre pela Escola Paulista de Medicina da Universidade Federal de São Paulo (EPM/Unifesp). Professor-Assistente do Departamento de Saúde da Mulher, Disciplina de Ginecologia, da Faculdade Santa Marcelina. Preceptor em Uroginecologia e Cirurgia Vaginal no Conjunto Hospitalar do Mandaqui.

Rodrigo de Aquino Castro

Professor-Associado Livre-Docente do Departamento de Ginecologia da Escola Paulista de Medicina da Universidade Federal de São Paulo (EPM/Unifesp).

Rodrigo de Morais Hanriot

Diretor do Serviço de Radioterapia do Hospital Alemão Oswaldo Cruz. Membro Internacional das Sociedades Americana e Europeia de Radioterapia.

Rodrigo Gregório Brandão

Médico Mastologista – Especialista pela Escola Paulista de Medicina da Universidade Federal de São Paulo (EPM/Unifesp)/ Sociedade Brasileira de Mastologia/SBM. Mestre em Ciências pela EPM/Unifesp. Médico Colaborador do Ambulatório de Mastologia do Hospital São Paulo – Hospital Universitário da Unifesp – Associação Paulista para o Desenvolvimento da Medicina (HSP/HU/SPDM).

Rodrigo Souza Dias

Médico Rádio-Oncologista. Graduado em Medicina, especialista em Rádio-Oncologia. Mestre e Doutor em Radiologia Clínica pela Escola Paulista de Medicina da Universidade Federal de São Paulo (EPM/Unifesp). Chefe do Setor de Radioterapia do Departamento de Oncologia Clínica e Experimental da EPM/Unifesp.

Rogério Fenile

Doutorado em Ciências Médicas e Biológicas pela Escola Paulista de Medicina da Universidade Federal de São Paulo (EPM/Unifesp). Médico Mastologista do Centro de Referência da Saúde da Mulher.

Rogério Grossmann

Mestre e Doutor FFFCMPOA. Chefe do Centro de Mama do Hospital Santa Rita – Santa Casa de Misericórdia de Porto Alegre. Preceptor em Mastologia do Hospital Materno-Infantil Presidente Vargas.

Roney Cesar Signorini Filho

Doutor em Ginecologia Oncológica pela Escola Paulista de Medicina da Universidade Federal de São Paulo (EPM/Unifesp). Diretor da Oncologia Cirúrgica do Centro de Referência da Saúde da Mulher (CRSM) do Hospital Pérola Byington – São Paulo – SP.

Rosangela Tiengo Marino

Médica da Faculdade de Medicina do ABC (FMABC).

Rosemar Macedo Sousa Rahal

Professora Adjunta do Departamento de Ginecologia e Obstetrícia da Universidade Federal de Goiás (UFG).

Rosemary Aparecida Villela de Freitas

Psicóloga Clínica. Mestre em Ciências da Saúde pela Escola Paulista de Medicina da Universidade Federal de São Paulo (EPM/Unifesp). Especialista em Sexualidade Humana, Terapia Corporal reichiana e EMDR. Coordenadora e Professora do Curso de Sexualidade Humana e Corpo em Movimento pelo Instituto Sedes Sapientiae.

Rudinei Diogo Marques Linck

Médico Residente em Oncologia Clínica pelo Hospital Sírio Libanês (HSL). Residência em Clínica Médica pela Escola Paulista de Medicina da Universidade Federal de São Paulo (EPM/Unifesp). Graduação em Medicina pela Universidade de Passo Fundo (UPF).

Ruffo de Freitas Jr.

Professor-Associado 2 da Universidade Federal de Goiás (UFG). Coordenador do Programa de Mastologia da UFG. Médico Titular do Serviço de Ginecologia e Mama do Hospital Araújo Jorge da Associação de Combate ao Câncer em Goiás.

Samantha Karlla Lopes de Almeida Rizzi

Fisioterapeuta graduada pela Universidade Federal de São Carlos (UFSc). Doutoranda em Ciências da Saúde pela Disciplina de Mastologia da Escola Paulista de Medicina da Universidade Federal de São Paulo (EPM/Unifesp). Mestre em Ciências da Saúde pela Disciplina de Mastologia da EPM/Unifesp. Especialista em Fisioterapia em Oncologia pela Associação Brasileira de Fisioterapia em Oncologia/Conselho Federal de Fisioterapia e Terapia Ocupacional (ABFO/COFFITO). Especializada em Fisioterapia em Uroginecologia pelo CBES. Coordenadora da Especialização de Fisioterapia em Ginecologia pela EPM/Unifesp. Coordenadora do Ambulatório de Fisioterapia em Mastologia da EPM/Unifesp. Fisioterapeuta do Hospital Universitário da EPM/Unifesp.

Sarhan Sydney Saad

Professor-Associado Livre-Docente da Disciplina de Gastroenterologia Cirúrgica da Escola Paulista de Medicina da Universidade Federal de São Paulo (EPM/Unifesp). Chefe do Grupo de Coloproctologia da Disciplina de Gastroenterologia Cirúrgica da EPM/Unifesp. Membro TItular da Sociedade Brasileira de Coloproctologia. Membro Associado da American Society of Colon and Rectal Surgeons.

Sebastião Marques Zanforlin Filho

Médico Palestrante do Cetrus.

Sérgio Augusto Matsumoto Senaga

Especialista em Ginecologia e Obstetrícia pela Federaço Brasileira das Associações de Ginecologia e Obstetrícia (FEBRASGO). Videolaparoscopia Ginecológica pela Escola Paulista de Medicina da Universidade Federal de São Paulo (EPM/Unifesp)

Sergio Brasileiro Martins

Mestre e Doutor pela Escola Paulista de Medicina da Universidade Federal de São Paulo (EPM/Unifesp).

Sergio Elias Nassar De Marchi

Especialização em Medicina Interna na Escola Paulista de Medicina da Universidade Federal de São Paulo (EPM/Unifesp). Especialista em Radiologia e Diagnóstico por Imagem pelo Colégio Brasileiro de Radiologia (CBR). Especialização em Radiologia e Diagnóstico por Imagem no Hospital do Servidor Público Estadual (IAMSPE). Graduação em Medicina pela Faculdade de Ciências Médicas de Santos – Centro Universitário Lusíada.

Sergio Mancini Nicolau

Professor Adjunto Livre-Docente e Chefe da Disciplina de Ginecologia Oncológica do Departamento de Ginecologia da Escola Paulista de Medicina da Universidade Federal de São Paulo (EPM/Unifesp).

Sergio Podgaec

Professor Livre-Docente pela Universidade de São Paulo (USP).

Sheila R. Niskier

Mestre em Pediatria. Pós-Graduanda, Nível Doutorado em Pediatria na Escola Paulista de Medicina da Universidade Federal de São Paulo (EPM/Unifesp).

Silmara da Costa Pereira Cestari

Professora-Associada do Departamento de Dermatologia da Escola Paulista de Medicina da Universidade Federal de São Paulo (EPM/Unifesp).

Silvana Maria Silva Fernandes

Médica Especialista em Ginecologia e Obstetrícia pela Federação Brasileira de Ginecologia e Obstetrícia (Febrasgo)/Associação Médica Brasileira (AMB). Médica Especialista em Patologia do Trato Genital Inferior e Colposcopia pela Associação Brasileira de Patologia do Trato Genital Inferior e Colposcopia (ABPTGIC). Médica especialista em Histeroscopia e Videolaparoscopia pela Febrasgo/AMB. Médica Especialista em Acupuntura pelo Colégio Médico Brasileiro de Acupuntura (CMBA)/AMB. Médica Preceptora do Setor de Acupuntura do Departamento de Ortopedia e Traumatologia da EPM/Unifesp. Pós-Graduanda, Nível Doutorado, do Departamento de Ginecologia da EPM/Unifesp.

Silvio Eduardo Bromberg

Professor Afiliado da Disciplina de Mastologia da Escola Paulista de Medicina da Universidade Federal de São Paulo (EPM/Unifesp). Pós-Doutorado em Mastologia pela EPM-Unifesp. Doutorado em Cirurgia pela Faculdade de Medicina da Universidade de São Paulo (FMUSP). Mastologista do Centro de Oncologia do Hospital Israelita - São Paulo – SP. Einstein. Autor: *Aperfeiçoamento em Mastologia* pelo I.N.T. – Milão – Itália.

Simone Elias

Médica Mastologista, Especialista pela SBM. Mestre em Ginecologia, Doutora em Medicina e Pós-Doutora em Radiologia Clínica pela Escola Paulista de Medicina da Universidade Federal de São Paulo (EPM/Unifesp). Professora Adjunta do Departamento de Ginecologia da EPM/Unifesp. Coordenadora do Ambulatório de Mastologia Hospital Universitário – Hospital São Paulo – Associação Paulista para o Desenvolvimento da Medicina (HU-HSP/SPDM).

Suzan Menasce Goldman

Professora-Associada Livre-Docente da Escola Paulista de Medicina da Universidade Federal de São Paulo (EPM/Unifesp). Responsável Técnica – Ressonância Magnética do CURA – Imagem e Diagnóstico.

Suzan Menasce Goldman

Professora-Associada Livre-Docente da Escola Paulista de Medicina da Universidade Federal de São Paulo (EPM/Unifesp). Responsável Técnica – Ressonância Magnética do CURA – Imagem e Diagnóstico.

Tatiana Carvalho de Souza Bonetti

Professora Afiliada da Disciplina de Endocrinologia Ginecológica do Departamento de Ginecologia - UNIFESP. Coordenadora Científica da Huntington Medicina Reprodutiva.

Tatiana Megale

Especialista em Ginecologia e Obstetrícia pela da Escola Paulista de Medicina da Universidade Federal de São Paulo (EPM/Unifesp) (Federação Brasileira de Ginecologia e Obstetrícia – Febrasgo). Qualificação em Patologia do Trato Genital Inferior e Colposcopia pela Associação Brasileira de Patologia do Trato Genital Inferior e Colposcopia (ABPTGIC). Doutoranda pelo Departamento de Ginecologia da Escola Paulista de Medicina da Universidade Federal de São Paulo (EPM/Unifesp).

Tatila Ferreira Sanches Arduino

Graduação em Medicina pela Escola Paulista de Medicina da Universidade Federal de São Paulo (EPM/Unifesp). Residência Médica em Ginecologia e Obstetrícia EPM/Unifesp. Título de Especialista em Ginecologia e Obstetrícia pela Federação Brasileira das Associações de Ginecologia e Obstetricia (FEBRASGO). Médica Colaboradora do Setor de Videolaparoscopia do Departamento de Ginecologia da EPM/Unifesp.

Teresa Raquel Embiruçu de Araújo Gonzaga

Doutorado em Ginecologia pela Escola Paulista de Medicina da Universidade Federal de São Paulo (EPM/Unifesp).

Thais Heinke

Professor Adjunto Doutor do Departamento de Patologia da Escola Paulista de Medicina da Universidade Federal de São Paulo (EPM/Unifesp). Gerente Técnica da Colpocitologia da Salomão Zoppi Diagnósticos.

Thais Koch

Pós-Graduanda (Mestrado). Membro do Setor de Algia Pélvica e Endometriose da Escola Paulista de Medicina da Universidade Federal de São Paulo (EPM/Unifesp).

Thais Sanches Domingues

Médica da Disciplina de Endocrinologia Ginecológica do Departamento de Ginecologia da Escola Paulista de Medicina da Universidade Federal de São Paulo (EPM/Unifesp). Médica da Huntington Medicina Reprodutiva.

Thais Suelotto Machado Fonseca

Acadêmica de Medicina da Faculdade de Medicina do ABC (FMABC).

Thiago Kreutz Grossmann

Discente do Curso de Medicina da Universidade Federal de Ciências da Saúde de Porto Alegre (UFCSPA)

Thiers Deda Goncalves

Professor Adjunto do Departamento de Medicina da Universidade Federal de Sergipe (UFS). Doutor em Medicina pela Escola Paulista de Medicina da Universidade Federal de São Paulo (EPM/Unifesp). Título de Especialista em Mastologia – TEMa. Título de Especialista em Ginecologia e Obstetrícia – TEGO. Residência Médica em Ginecologia e Obstetrícia pela EPM/Unifesp. Especialização em Mastologia pela EPM/Unifesp. Ex-Presidente da Regional Sergipe da Sociedade Brasileira de Mastologia (SBM). Ex-Membro da Comissão de Mastologia da Federação Brasileira de Ginecologia e Obstetrícia (Febrasgo).

Valeria Grisolia de Freitas

Mestre em Medicina (Ginecologia) pela Escola Paulista de Medicina da Universidade Federal de São Paulo (EPM/Unifesp). Especialista em Ginecologia e Obstetrícia pela da Escola Paulista de Medicina da Universidade Federal de São Paulo (EPM/Unifesp) (Federação Brasileira de Ginecologia e Obstetrícia – Febrasgo)/Associação Médica Brasileira – AMB). Qualificação em Patologia do Trato Genital Inferior e Colposcopia pela Associação Brasileira de Patologia do Trato Genital Inferior e Colposcopia (ABPTGIC). Medica Colaboradora do Núcleo de Prevenção de Doenças Ginecológicas da EPM-Unifesp.

Valéria Petri

Professora Titular do Departamento de Dermatologia da Escola Paulista de Medicina da Universidade Federal de São Paulo (EPM/Unifesp).

Valéria Vieira Chida

Mestrado em Patologia Experimental e Comparada pela Faculdade de Medicina da Universidade de São Paulo (FMUSP).

Vamberto Oliveira de Azevedo Maia Filho

Doutor pela Escola Paulista de Medicina da Universidade Federal de São Paulo (EPM/Unifesp). Médico do Setor de Ginecologia Endócrina da EPM/Unifesp. Responsável pelo Ambulatório de Hirsutismo do Setor de Ginecologia Endócrina da EPM/Unifesp.

Vanessa Mollaco da Cruz

Médica Palestrante do Cetrus.

Vanessa Monteiro Sanvido

Graduada em Medicina pela Faculdade de Medicina de Ribeirão Preto da Universidade de São Paulo (FMUSP). Especialista em Ginecologia e Obstetrícia e em Mastologia pela Escola Paulista de Medicina da Universidade Federal de São Paulo (EPM/Unifesp). Mestre em Ginecologia pela EPM/Unifesp. Pós-graduanda Nível Doutorado pela EPM/Unifesp.

Vanessa Rodrigues Apfel

Mestre em Ciências pela Escola Paulista de Medicina da Universidade Federal de São Paulo (EPM/Unifesp).

Vera Lucia da Cruz

Membro da Disciplina de Ginecologia e Obstetrícia da Faculdade de Medicina do ABC (FMABC). Mestre em Ciências pela FMABC. Preceptora da Residência Médica de Mastologia da Fundação Universitária do ABC.

Vinicius Adami Vayego Fornazari

Doutorando do Departamento de Radiologia e Diagnóstico por Imagem (DDI) da Escola Paulista de Medicina da Universidade Federal de São Paulo (EPM/Unifesp).

Vinicius Milani Budel

Professor-Associado Doutor do Departamento de Ginecologia da Universidade Federal do Paraná (UFPR). Oncologista pela Universidade Livre De Bruxelas Instituto Jules Bordet-Belgica. Chefe do Serviço e Disciplina de Mastologia da UFPR. Membro Titular da Sociedade Brasileira de Medicina (SBM). Presidente da Escola Brasileira de Mastologia.

Vivian Ferreira do Amaral

Professora Titular de Ginecologia da Escola de Medicina da Pontifícia Universidade Católica do Paraná (PUC-PR).

Wagner Horst

Mestrado em Saúde e Meio Ambiente na Universidade da Região de Joinville – Univille.

Walter Ricioli Junior

Mestre pela Faculdade de Ciências Médicas da Santa Casa de São Paulo (FCMSCP). Médico Ortopedista, Assistente do Grupo de Quadril do Departamento de Ortopedia da Irmandade da Santa Casa de São Paulo.

Wendel Ferreira Costa

Graduado em Medicina na Universidade Federal de Campina Grande (UFCG). Residência de Clínica Médica no Hospital Universitário Onofre Lopes – Universidade Federal do Rio Grande do Norte (UFRN). Especialista em Cancerologia Clínica pela Escola Paulista de Medicina da Universidade Federal de São Paulo (EPM/Unifesp)/Liga Contra o Câncer do Rio Grande do Norte. Especialização em Medicina da Família pela EPM/Unifesp.

Wesley Pereira Andrade

Mestre e Doutor em Oncologia. Mastologista e Cirurgião Oncologista. Médico Titular da Sociedade Brasileira de Mastologia (SBM). Médico Titular da Sociedade Brasileira de Cirurgia Oncológica (SBCO). Coordenador do Comitê de Oncologia Mamária da SBCO. Membro da Sociedade Americana de Cirurgia Oncológica | Society of Surgical Oncology – SSO. Membro da Sociedade Europeia de Cirurgia Oncológica | European Society of Surgical Oncology – ESSO.

Ysao Yamamura

Professor Afiliado Livre-Docente e Chefe do Setor de Medicina Chinesa – Acupuntura do Departamento de Ortopedia e Traumatologia da DOT/EPM/UNIFESP.

Apresentação

A Ginecologia apresentou, nas últimas décadas, grande evolução no diagnóstico e na terapêutica das diferentes afecções.

Ao aceitarmos o desafio e idealizarmos este *Tratado de Ginecologia*, procuramos elaborar um livro moderno, com linguagem simples e direta e que fosse o mais abrangente possível. Além disso, que tivesse como foco a prática de nossa especialidade.

Aprendemos muito durante a sua elaboração, procurando incorporar novos temas e os avanços diagnósticos e terapêuticos, sempre com uma visão holística. Buscamos a imparcialidade e a visão mais plural possível de cada assunto.

Esperamos que nosso *Tratado de Ginecologia* possa contribuir de modo significativo com a disseminação do conhecimento de nossa especialidade.

Assim, dedicamos este livro a todos os ginecologistas de nosso país.

Os Editores

Sumário

Seção 3 Uroginecologia 567

- Rodrigo de Aquino Castro - Sergio Brasileiro Martins

Seção 4   Dor Pélvica Crônica 639

- Eduardo Shor ■ Nucelio Luiz de Barros Moreira Lemos

Seção 5   Endometriose 713

- Alexander Kopelman ■ Eduardo Schor

Seção 6   Ginecologia Oncológica   815

■ Auro Del Giglio ■ Cláudia de Carvalho Ramos Bortoletto

VOLUME 2

Seção 7   Transição Menopausal 893

▪ Ivaldo Silva ▪ Mauro Abi Haidar

Seção 8   Ginecologia Endócrina 901

▪ Claudio Emilio Bonduki

Seção 11   Planejamento Familiar 1263

▪ Zsuzsanna Ilona Katalin de Jármy Di Bella ▪ Fabio Fernando de Araujo

Seção 12   Leiomioma Uterino 1399

- Mariano Tamura Vieira Gomes

Seção 13 Videoendoscopia Ginecológica 1481

▪ José Maria Cordeiro Ruano ▪ Lea Mina Kati

Seção 14   Reprodução Humana 1543

- Eduardo Leme Alves da Motta - Renato Fraietta

Seção 15   Malformações Genitais 1595

- Claudia Cristina Takano - Vanessa Rodrigues Apfel

Seção 16   Infecções Genitais 1647

▪ Maria Augusta Tezzeli Bortolini ▪ Roberto Zamith

Seção 17   Pele e Afecções Ginecológicas 1695

▪ Marisa Teresinha Patriarca

Aspectos Básicos

- Eliana Viana Monteiro Zucchi
- Paulo Cezar Feldner Jr.

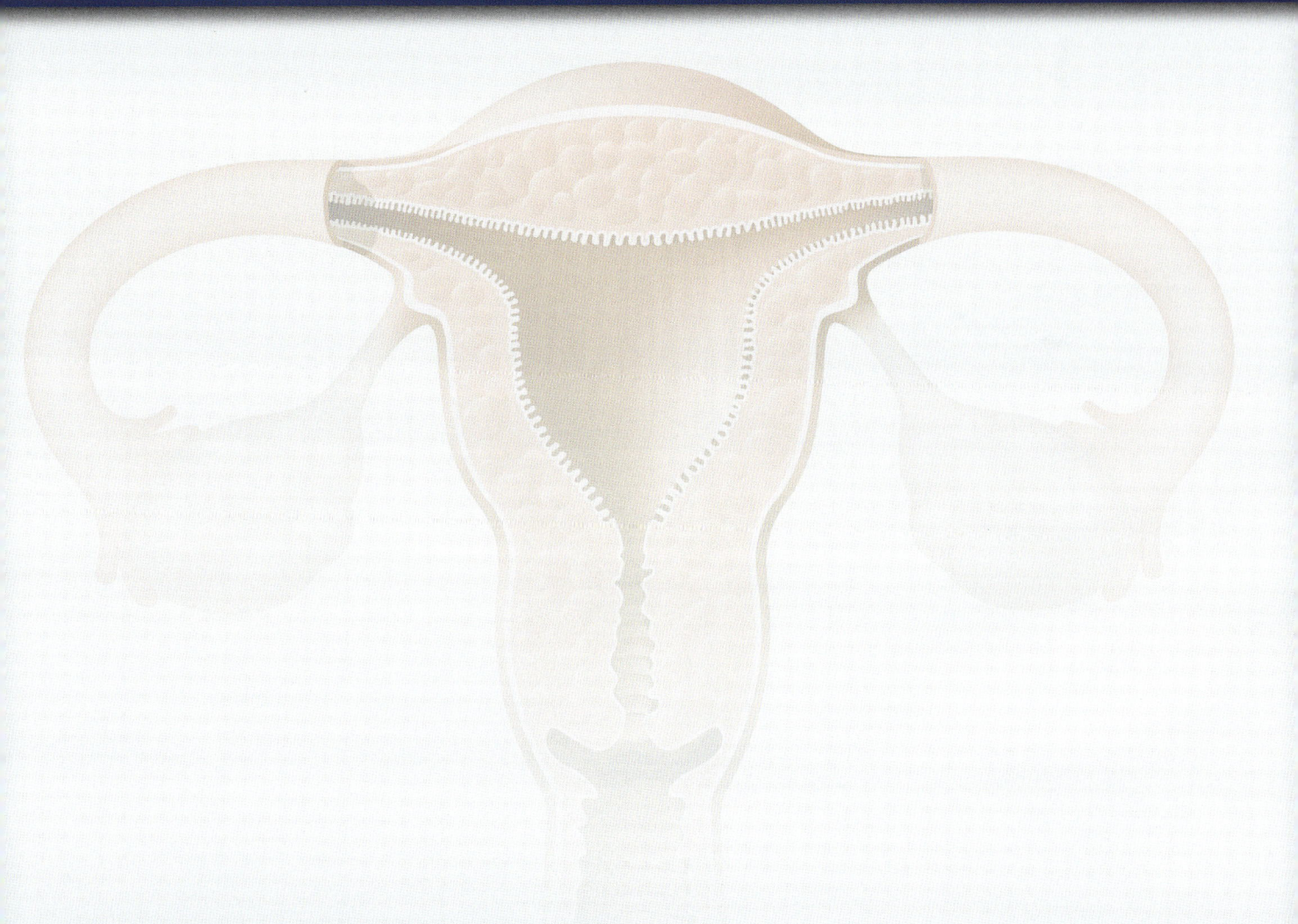

Capítulo 1

■ Paulo Cezar Feldner Jr. ■ Luis Felipe Barreiras Carbone
■ Morgana Domingues da Silva ■ Geraldo Rodrigues de Lima

Propedêutica Clínica

■ INTRODUÇÃO

A história clínica e o exame pélvico são partes fundamentais da propedêutica ginecológica. Ginecologistas são os primeiros a serem procurados pelas mulheres para resolver suas doenças e se aconselharem em face de repercussão na saúde e de outras dificuldades da vida. Também para esclarecimentos sobre a função reprodutiva, a contracepção, a infertilidade, as inadequações sexuais, o preparo para a gravidez, as orientações sobre hábitos de vida saudável e o calendário vacinal.[1]

Usualmente, a assistência ginecológica tem início precoce, desde a adolescência, pois a mulher visita regularmente o ginecologista e lhe concede a oportunidade de iniciar seu atendimento e, muitas vezes, continuá-lo pelo resto da vida. As evidências apontam que a atuação do ginecologista, ao atender mulheres nas diferentes faixas etárias, será como rastreador de doenças e orientador dos vários aspectos da saúde. Deve começar, sempre que possível, em idade precoce. A partir da terceira década e, mais ainda, após a menopausa, quando os cuidados devem ser redobrados. O ginecologista é um dos poucos profissionais que é consultado com maior regularidade, tendo oportunidade ímpar na prevenção de morbidades em esclarecer as normas básicas de saúde.[1]

■ ANAMNESE GINECOLÓGICA

A anamnese em ginecologia, embora siga as normas gerais da propedêutica, apresenta algumas peculiaridades, tanto na sequência das perguntas como em questões específicas.

A história deve ser obtida em ambiente reservado. É fundamental não fazer suposições sobre opções pessoais da paciente, como, por exemplo, se ela é sexualmente ativa, heterossexual ou homoafetiva, etc. Deve-se começar a história com uma pergunta aberta que irá suscitar preocupações ginecológicas da mulher. Ela deve ser incentivada a descrever a situação com suas próprias palavras e sem interrupções frequentes. Importante manter contato com os olhos e transmitir atenção para suas questões e direcionar as perguntas para prosseguir a avaliação.

Identificação da paciente

- Nome e idade;
- Cor;
- Estado civil;
- Naturalidade e procedência.

Queixa e duração

Descrever as queixas da paciente, que representam os sinais e sintomas que motivaram a consulta. Os principais sintomas ginecológicos são:

- Dor abdominal ou pélvica;
- Corrimento genital;
- Alteração menstrual.

História pregressa da moléstia atual

Evolução referida dos sinais e sintomas ao longo do tempo.

Interrogatório sobre os diversos aparelhos

Indagar sobre as queixas, sinais e sintomas, segundo as normas da propedêutica geral, com destaque para:

Interrogatório ginecológico

- Características do ciclo menstrual;
- Intervalo entre o início das menstruações;
- Duração e quantidade do fluxo;

- Dismenorreia: presença de dor ou outros sintomas extragenitais acompanhando a menstruação;
- Data da última menstruação;
- Síndrome pré-menstrual;
- Frequência de relações sexuais;
- Sangramento ao coito;
- Dispareunia (dor ao intercurso sexual): de penetração ou superficial (surge quando se inicia a penetração vaginal) ou de profundidade (ocorre por ocasião da penetração profunda);
- Libido e orgasmo;
- Métodos anticoncepcionais;
- Prurido vulvar;
- Sintomas do climatério (ondas de calor, vagina seca, etc.).

Dor pélvica

A caracterização da dor deve incluir a hora de início, duração, localização, qualidade e rigor. A relação entre a dor da menstruação, atividade física ou atividade sexual e alívio da dor com analgésicos, anticoncepcionais hormonais ou mudança de posição são componentes úteis. Sintomas gastrointestinais e urinários também devem ser pesquisados.

Corrimento genital

- Duração;
- Quantidade;
- Odor;
- Dor ou ardor;
- Prurido;
- Relação com a menstruação ou com a atividade sexual.

Muitas mulheres em idade reprodutiva referem corrimento vaginal diário. Importante lembrar que o conteúdo vaginal normal é composto de secreções endocervicais mucoides em conjunto com a descamação do epitélio vaginal e bactérias normais. O corrimento fisiológico é tipicamente claro, branco ou amarelo claro. O volume varia consideravelmente entre as mulheres e segundo o dia do ciclo menstrual. Secreções com odor fétido, pruriginosas, abundantes, purulentas, sanguinolentas ou acompanhadas de febre requerem melhor investigação.

Alteração do fluxo menstrual

O sangramento vaginal, na maioria das vezes, provém do útero, contudo a fonte pode ser qualquer parte do trato genital, urinário ou gastrointestinal. A gravidez deve ser excluída em qualquer mulher em idade reprodutiva com sangramento genital anormal.

Os dados pertinentes são o início da mudança do padrão de sangramento, a quantidade, a duração e a frequência da perda sanguínea. Em mulheres em idade reprodutiva ou na transição menopausal, avaliar o padrão de sangramento é útil para determinar se as mudanças são suficientemente anormais para justificar investigação. O sangramento irregular ocorre normalmente durante a transição menopausal e pode ser sintoma de enfermidade subjacente.

Sexualidade

Muitas dificuldades sexuais resultam ou podem ser causas de problemas ginecológicos. Incluem a prevenção de infecções sexualmente transmissíveis, contracepção, disfunção sexual, prevenção e orientações sobre agressão sexual.

Muitas mulheres são relutantes em expressar suas preocupações sexuais, todavia a consulta ginecológica é oportunidade para discuti-las. A importância da função sexual foi avaliada pelo questionário em mais de 1.000 mulheres atendidas para cuidados primários: 98% relataram uma ou mais preocupações sexuais, mas apenas 18% dos médicos perguntaram sobre elas.[2] Aquelas que conversaram sobre suas preocupações sexuais relataram que a discussão foi útil. Em outro estudo, entre 3.000 mulheres com algum problema sexual causador de angústia, apenas 6% delas especificamente se queixaram e cerca de 80% das vezes a mulher que iniciou a conversa, e não o médico.[3]

Além de questões relacionadas com a saúde ginecológica básica, contracepção e práticas de sexo seguro, devem ser feitas questões em aberto, tais como: "você tem alguma preocupação ou dúvida sobre sua vida sexual?". Esse questionamento fornece oportunidade para discutir essas questões.

Sintomas mamários

- Nódulos;
- Fluxo papilar;
- Mastalgia (dor mamária): cíclica no período pré-menstrual ou acíclica.

Sintomas urinários

- Número diário de micções;
- Disúria, polaciúria;
- Incontinência urinária;
- Urgência miccional;
- Hematúria;
- Noctúria.

Sintomas intestinais

- Hábito intestinal;
- Incontinência fecal.

Outros dados

- Medicações em uso;
- Alergias;
- Citologia cervical (Papanicolau) – data e resultado do último teste.

Antecedentes familiares

Deve ser perguntado especificamente o histórico familiar de câncer genital e mamário (incluindo a idade de acometimento), coronariopatias, osteoporose etc.

Antecedentes pessoais

- Cirurgias prévias;
- Medicações;
- Tratamentos realizados: doenças sexualmente transmissíveis (DSTs), terapêutica de reposição hormonal, endometriose etc.;
- Histórico de diabetes, hipertensão arterial sistêmica, tabagismo, etc.;
- Antecedentes de cirurgias ou infecção;
- Histórico de outros problemas ginecológicos, como cistos ovarianos, miomas uterinos, infertilidade, endometriose, prolapso genital, incontinência urinária ou síndrome do ovário policístico – modalidade de diagnóstico e tratamento;
- Histórico de procedimentos ginecológicos (por exemplo, uma biópsia do endométrio, laparoscopia, histerectomia): data, indicação, complicações.

Antecedentes menstruais

- Idade por ocasião da telarca (início do desenvolvimento mamário), pubarca (aparecimento de pilificação pubiana de característica sexual) e menarca (primeira menstruação);
- Época da menopausa.

Antecedentes sexuais

- Idade por ocasião da primeira relação sexual (coitarca);
- Número de parceiros;
- Tipo de contracepção: passado e atual;
- Antecedentes obstétricos;
- Número de gestações;
- Número de partos (acima de 23 semanas de gestação ou com conceptos pesando mais de 500 g);
- Número de abortamentos;
- Tipo de partos (normal, fórcipe ou cesárea).
- Idade por ocasião dos partos ou abortamentos;
- Complicações ocorridas no ciclo gravídico-puerperal (hipertensão arterial, diabetes gestacional, hemorragia, infecção puerperal etc.);
- Peso dos filhos ao nascer;
- Amamentação.

■ EXAME PÉLVICO

O Colégio Americano de Obstetras e Ginecologistas (ACOG) recomenda a primeira consulta ginecológica entre 13 e 15 anos.[4-6] O exame em adolescentes depende das necessidades individuais, podendo ser limitado à educação da saúde reprodutiva. O exame pélvico não está indicado, a menos que existam sintomas sugestivos para a investigação de doenças sexualmente transmissíveis (DSTs).

Antes do primeiro exame pélvico, os benefícios devem ser explicados, bem como o detalhamento do exame. Esforços devem ser feitos para tranquilizar a paciente. O exame deve ser interrompido quando houver muita ansiedade ou se tornar desconfortável.

O *Gynecologic Practice Comittee on N 534* sugere que este exame seja repetido a cada 12 meses. De outro lado, o exame passa a não mais ser feito quando, ao se diagnosticar qualquer doença, o médico já sabe que a paciente, geralmente de mais idade, rejeitará o tratamento. Caso contrário, as visitas ao ginecologista e os exames rotineiros devem continuar, sendo feitos enquanto a mulher estiver saudável e até quando ela desejar.[1]

O exame ginecológico de rotina em mulheres assintomáticas é assunto controverso.[7] Tradicionalmente, também é feito em mulheres assintomáticas, como parte do exame anual combinado com a coleta da citologia cervical e com o rastreio de DSTs.

Houve mudança nos padrões de prática e nas diretrizes para os exames periódicos com o exame físico geral, com a recomendação de não ser realizado anualmente para a maioria das pacientes. As recomendações de rastreio de câncer do colo do útero mudaram e muitas mulheres necessitam rastreio apenas a cada três anos. Acrescente-se que alguns métodos de rastreio para infecção por clamídia e doença gonocócica não requerem o exame pélvico.

Segundo o ACOG, o exame pélvico em adolescentes e mulheres assintomáticas deve ser realizado apenas quando indicado pela história clínica em pacientes menores de 21 anos. Para aquelas com idade superior a 21 anos, o exame pélvico anual parece lógico. Contudo, ainda faltam dados científicos para suportar a sua frequência. A decisão de realizar ou não o exame pélvico completo no momento da inspeção de saúde periódica, na paciente assintomática, deve ser compartilhada após discussão entre a paciente e o médico.[5,6,8]

O *American College of Physicians* (ACP) não aconselha o exame pélvico de triagem em mulheres adultas não grávidas e assintomáticas.[9]

Historicamente, o exame pélvico era exigido como pré-requisito para se prescreverem contraceptivos hormonais. No entanto, não é mais parte da prática corrente.[10,11] Em alguns casos, a paciente pode solicitar o exame pélvico como rotina ou *check-up*. Além disso, muitas mulheres têm dificuldade em expressar suas preocupações ou seus sintomas relacionados ao trato genital ou função sexual.

A nosso ver, pacientes e médicos devem se envolver no processo de tomada de decisão compartilhada sobre o exame pélvico. As pacientes devem ser informadas se este exame for planejado e ele não deve ser feito se a paciente assim decidir.

Os potenciais efeitos adversos do exame pélvico são ansiedade, desconforto e resultados falsos positivos resultando em mais testes. Além disso, alguns fatores clínicos também não foram avaliados, como a frequência e o nível de conforto ao exame.

Recomenda-se o exame pélvico em todas as mulheres sintomáticas. Em assintomáticas, alguns autores aconselham-no nas seguintes situações:

- Se a condição ginecológica, que pode ser assintomática, é suspeitada pela história ou fatores de risco;
- Se for o desejo de rotina de *check-up* ginecológico;
- Na consulta pré-natal inicial e, quando indicado, durante os cuidados obstétricos;
- No momento da triagem para DSTs genital ou o rastreio do câncer do colo do útero;
- Para as mulheres com antecedente de lesões pré--neoplásicas do colo do útero, vagina ou da vulva;
- Para as mulheres com dificuldade na detecção de lesão vulvar (por exemplo, idosos, visão ou mobilidade limitadas);
- Como parte do rastreio de câncer de ovário em mulheres de alto risco (mutação BRCA, síndrome de Lynch II) que não tenham se submetidas à salpingo-oforectomia bilateral de redução de risco;
- No âmbito da supervisão pós-tratamento após câncer do trato genital.

Deve-se sempre pedir permissão antes de iniciar o exame pélvico.[12] O consentimento por escrito não é necessário, com exceção do exame sob narcose.

Não existem diretrizes universais sobre a necessidade de acompanhante durante o exame. Estudos demonstraram preferências variáveis.[13,14] Sugerimos que ginecologistas, de ambos os sexos, devam considerar a presença de um acompanhante.[15]

Quando da realização do exame ginecológico e mamário, após o exame físico geral, devem ser observados os seguintes procedimentos.

Exame das mamas

As mamas, por sistematização, são divididas em quadrantes, a saber: quadrante súpero-lateral, quadrante súpero-medial, quadrante ínfero-lateral, quadrante ínfero-medial.

Além desses quadrantes, existe o prolongamento axilar da mama, que contém tecido mamário e pode ser sede de doenças.

Inspeção

- **Estática:** observar e descrever se as mamas são simétricas, se a circulação venosa superficial é normal e simétrica, se existem abaulamentos, retrações ou alterações de pele (hiperemia, edema ou ulceração) ou das papilas (descamação ou erosão). Descrever se as papilas mamárias (mamilos) são salientes ou invertidas.
- **Dinâmica:** solicitar que a paciente faça as manobras e observar se se evidenciam abaulamentos ou retrações.

Palpação

- **Dos linfonodos:** com a paciente sentada, palpar os linfonodos cervicais, supraclaviculares, infraclaviculares e axilares.
- **Das mamas:** com a paciente em decúbito dorsal horizontal, com as mãos atrás da nuca, palpar todos os quadrantes, detalhadamente, pesquisando nódulos.

Expressão

Fazer a expressão suave da mama, desde a base até o complexo aréolo-papilar. Ocorrendo a saída de fluxo, observar se é uni ou bilateral e monoductal ou poliductal. Para verificar adequadamente a cor do fluxo, deve ser absorvido em gaze.

Exame abdominal

No exame do abdome, deve-se utilizar a técnica padrão de inspeção, auscultação, palpação e percussão.

Inspeção estática

Observar se o abdome é plano ou globoso e se existem assimetrias ou abaulamentos. Descrever cicatrizes cirúrgicas.

Inspeção dinâmica

Ao esforço, verificar se surgem sinais de hérnia ou fraqueza da parede abdominal.

Palpação

Por meio da palpação superficial e profunda, verificar se existem sinais de ascite (que pode estar presente nos casos de tumor de ovário). Palpar o fígado e o baço. Os órgãos genitais internos normalmente não são palpáveis por via abdominal. Sendo possível identificá-los, indica existir aumento do seu volume (útero ou anexos).

Exame ginecológico

O exame pélvico tradicionalmente inclui os órgãos genitais externos e internos. Inclui também a avaliação de alguns componentes das vias urinárias e gastrointestinais, incluindo a uretra, o ânus e o reto.

Órgãos genitais externos

- **Inspeção estática:** descrever a pilificação, as formações labiais (grandes lábios, pequenos lábios e clitóris), a uretra, as glândulas parauretrais e o períneo (observando se existe rotura). Tracionar os grandes lábios para facilitar a inspeção;
- **Inspeção dinâmica:** ao esforço solicitado, verificar se há procidência das paredes vaginais anterior ou posterior, ou mesmo do útero, identificando-se eventual perda de urina.

Órgãos genitais internos

- **Exame especular:** examinar o conteúdo vaginal, descrevendo o aspecto, a quantidade, a cor, o odor e a presença de bolhas. Descrever o colo uterino e a forma do orifício externo, bem como de possíveis lesões.
- **Toque vaginal:** Descrever a permeabilidade da vagina, a rugosidade e a elasticidade; a posição e consistência do colo uterino; a posição e o volume do corpo uterino; os anexos e os paramétrios. Às vezes é interessante praticar o toque retal.

O equipamento básico necessário para realizar o exame pélvico inclui:

- Mesa ginecológica;
- Boa fonte de luz (luz fria, de preferência);
- Espéculo de tamanho adequado;
- Material para coleta de citologia;
- Material para testar as infecções comuns (clamídia, gonorreia, herpes);
- Cotonetes para a obtenção de amostras de secreção vaginal e tocar a vulva (vulvodínia);
- Papel indicador de pH;
- Frascos conta-gotas de solução salina e de hidróxido de potássio para a realização de exame a fresco;
- Gazes para absorver o excesso de corrimento vaginal ou sangue;
- Lubrificante solúvel em água e luvas descartáveis;
- Microscópio para avaliação de exame a fresco.

REFERÊNCIAS BIBLIOGRÁFICAS

1. Bagnoli VR, et al. O Ginecologista deve ou não ser o clínico da mulher? In: Lima R, editor. Ginecologia clínica. São Paulo: Atheneu; 2015. 401p.
2. Nusbaum MR, et al. The changing nature of women's sexual health concerns through the midlife years. Maturitas. 2004;49(4):283-91.
3. Shifren JL, et al. Help-seeking behavior of women with self-reported distressing sexual problems. J Womens Health (Larchmt) 2009; 18(4):461-8.
4. Committee opinion no. 460: the initial reproductive health visit. Obstet Gynecol. 2010;116(1):240-3.
5. ACOG Committee Opinion No. 483: Primary and preventive care: periodic assessments. Obstet Gynecol 2011; 117(4):1008-15.
6. Committee opinion No. 534: well-woman visit. Obstet Gynecol 2012; 120(2 Pt 1):421-4.
7. Stormo AR, et al. The pelvic examination as a screening tool: practices of US physicians. Arch Intern Med 2011; 171(22):2053-4.
8. http://www.acog.org/About-ACOG/News-Room/College-Statements-and-Advisories/2014/ACOG-Practice-Advisory-on-Annual-Pelvic-Examination-Recommendations.
9. Qaseem A, et al. Screening pelvic examination in adult women: a clinical practice guideline from the American College of Physicians. Ann Intern Med 2014; 161(1):67-72.
10. Stewart FH, et al. Clinical breast and pelvic examination requirements for hormonal contraception. Current practice vs evidence. JAMA 2001; 285(17):2232-9.
11. Harper C, et al. Provision of hormonal contraceptives without a mandatory pelvic examination: the first stop demonstration project. Fam Plann Perspect 2001; 33(1):13-8.
12. Gupta S, et al. Experience of the first pelvic examination. Eur J Contracept Reprod Health Care 2001;6(1):34-8.
13. Ekeroma A, et al. Women's choice in the gender and ethnicity of her obstetrician and gynaecologist. Aust N Z J Obstet Gynaecol 2003; 43(5):354-9.
14. Patton DD, et al. Patient perceptions of the need for chaperones during pelvic exams. Fam Med 1990 22(3):215-8.
15. ACOG Committee Opinion No. 373: Sexual misconduct. Obstet Gynecol 2007;110(2 Pt 1):441-4.

Capítulo 2

Propedêutica Subsidiária em Ginecologia

2.1

Introdução

■ **Zsuzsanna Ilona Katalin de Jármy Di Bella**

A Ginecologia é considerada uma especialidade clínica-cirúrgica que envolve aspectos anatômicos, funcionais, hormonais e metabólicos do sistema reprodutor feminino. A origem da palavra é grega e significa a ciência que estuda a mulher.

Além disso, mister se faz comentar que o ginecologista é considerado o clínico da mulher, ou seja, com frequência, é o único médico que a mulher costuma visitar. Comumente, o acompanhamento ginecológico inicia-se entre os 12 e 15 anos (a ACOG – *American College of Obstetricians and Gynecologist* indica entre 13 a 15 anos), nos primeiros anos da menarca e muitas vezes próximo do início da vida sexual.[1] Acrescenta-se ainda que, nos primeiros anos, as consultas são reservadas mais para orientações do que propriamente para o exame ginecológico (realizado apenas quando necessário), não se indicando a coleta de material para citologia cervicovaginal antes da segunda década de vida, muito menos em mulheres que ainda não iniciaram a vida sexual.[2]

Aliás, embora a consulta ginecológica anual seja recomendada por diversas diretrizes, não se indicam exames subsidiários anuais em mulheres saudáveis de baixo risco, tão pouco se observa diminuição na incidência de afecções ginecológicas.[3,4]

Dessa forma, a consulta rotineira em Ginecologia deve envolver os aspectos psíquicos e gerais da saúde, como o acompanhamento do peso corporal e da pressão arterial sistêmica. Cabe, também, orientações quanto aos aspectos da saúde metabólica, hormonal (níveis glicêmicos, colesterolêmicos, trigliceridêmicos e funcionamento da tireoide) e sexual.

Os aspectos preventivos são tão importantes quanto os curativos. Qualquer atendimento consta de anamnese e exame físico geral e ginecológico. O exame de toque digital (exame pélvico) e o especular são fundamentais para a boa avaliação da genitália. As mamas também sempre devem ser examinadas pelo ginecologista.

Embora o exame clínico detecte várias anomalias como nódulos de mama, tumores ovarianos e miomas uterinos, além de cistos da glândula de Bartholin, malformações genitais, leucorreias, ectopias, vulvovaginites e gestações iniciais, cresce a cada dia o número de exames subsidiários disponíveis para a especialidade.[5]

Não há dúvidas de que os exames auxiliares muitas vezes complementam o exame físico e elucidam o diagnóstico. São particularmente importantes na diferenciação de tumor abdômino-pélvico detectado ao exame ginecológico e para investigar as causas de sangramento genital.

Existem quatro exames, que na atualidade complementam o exame ginecológico no próprio consultório ou ambulatório, que são a coleta da citologia cervicovaginal, a colposcopia, a ultrassonografia endovaginal e o exame a fresco do conteúdo vaginal. Embora alguns desses exames sejam realizados frequentemente, eles não são recomendados de forma rotineira ou anual por nenhuma diretriz.[6]

Ao longo do capítulo, apresentar-se-ão minuciosamente os métodos laboratoriais, os métodos de imagem na mama, a ultrassonografia pélvica, os testes genéticos e a biologia molecular.

Cabe, neste momento, apenas a análise do quão importante é a integração entre o exame clínico ginecológico e o complementar. Fundamental apontar a importância do exame das genitálias e reforçar que certos aspectos do palpar manual e do toque digital são insubstituíveis. Nenhum exame subsidiário fornece informações sobre a consistência de determinado nódulo ou o tipo de dor ao palpar uma estrutura aumentada, inflamada e/ou infectada.

Embora os exames subsidiários sejam largamente solicitados na atualidade, vale ressaltar que todos apresentam resultados falso-negativos e falso-positivos, que são melhor esclarecidos quando se aliam à avaliação clínica.

De forma didática, podemos dividir os principais exames subsidiários conforme o órgão avaliado (Tabela 2.1) ou os tipos de exames (Tabela 2.2).

Alguns exames subsidiários são indicados para todas as mulheres independentemente da idade, outros, para faixa etária específica, como, por exemplo, a mamografia e a pesquisa do sangue oculto nas fezes para aquelas com 40 anos ou mais.

A incontinência urinária e o prolapso genital também são diagnosticados por meio de anamnese e exame ginecológico. Algumas situações não necessitam de exames complementares, porém, quando existe associação dessas afecções ou incontinência urinária mista, indica-se a realização de exame de urina tipo I e urocultura para descarte de infecção urinária e, a seguir, o estudo urodinâmico.

Tabela 2.1 Principais exames subsidiários em Ginecologia, conforme o órgão avaliado.

Mamas	• Ultrassonografia de mamas • Mamografia bilateral • Ressonância magnética de mamas • Punção aspirativa de nódulo/cisto com agulha fina • Punção aspirativa de nódulo com agulha grossa • Punção aspirativa a vácuo de nódulo/microcalcificações de mama
Útero – corpo	• Ultrassonografia pélvica endovaginal • Ressonância magnética pélvica • Histeroscopia • Histerossonografia • Histerossalpingografia
Útero – colo Vagina Vulva	• Colposcopia • Vulvoscopia • Citologia cervicovaginal • Métodos específicos para detecção de lesões provocadas por HPV (captura híbrida, PCR, hibridização molecular) • PCR para clamídia, ureaplasma, micoplasma, gonorreia, herpes • Bacterioscopia (exame a fresco ou corado) do conteúdo vaginal • Cultura do fluido vaginal
Tubas	• Histerossalpingografia • Histerossonografia
Ovários	Ultrassonografia pélvica endovaginal e suprapúbica Ressonância magnética da pelve Marcadores tumorais (CA-125, H.E-4) Estradiol, progesterona Testosterona FSH, LH Hormônio antimulleriano

Tabela 2.2 Principais tipos de exames subsidiários em Ginecologia.

Exames de imagem	■ RX da pelve ■ Ultrassonografia pélvica endovaginal ■ Ressonância magnética da pelve ■ Histerossalpingografia ■ Ultrassonografia de mamas ■ Mamografia bilateral ■ Ressonância magnética de mamas ■ Histeroscopia diagnóstica ■ Colposcopia ■ Vulvoscopia
Exames laboratoriais	■ Hemograma completo ■ Colesterol total e frações ■ Triglicérides ■ Glicemia de jejum ■ Ferritina ■ Vitamina 25(OH)D ■ Tipagem sanguínea ■ Urina I ■ Urocultura ■ Protoparasitológico de fezes ■ Sangue oculto nas fezes
Exames hormonais	■ FSH, LH ■ Estradiol, progesterona ■ T4 livre, TSH
Exames de sorologia	■ Rubéola ■ Hepatite A, B, C ■ HIV ■ VDRL ■ Herpes I e II
Exames de biologia molecular	■ PCR/captura híbrida/hibridização *in situ* HPV ■ PCR para clamídia, ureaplasma, micoplasma, herpes, gonococo

O estudo urodinâmico simula as fases de enchimento e esvaziamento vesical mediante sonda uretral e anal, e a monitorização do volume e pressões vesicais.

Por sua vez, nos prolapsos genitais recidivados ou complicados também podemos complementar a avaliação com a ultrassonografia tridimensional do assoalho pélvico ou com a ressonância magnética do assoalho pélvico.

Portanto, conclui-se que em Ginecologia os exames subsidiários têm grande importância tanto na prevenção e detecção precoce de doenças ginecológicas quanto de algumas afecções do trato urinário, gastrointestinal e das doenças metabólicas e da tireoide.

REFERÊNCIAS BIBLIOGRÁFICAS

1. ACOG Committee Opinion No. 598: Committee on Adolescent Health Care: The initial reproductive health visit. Obstet Gynecol 2014; 123 (5): 1143-7.

2. Olchanski N, et al. A role for research: an observation on preventive services for women. Am J Prev Med 2013; 44(1 Suppl I):S12-5.

3. Gold E, et al. Clinical inquiry: do anual pelvic exams benefit asymptomatic women who receive regular Pap smears? J Farm Pract 2015;64(1):51.

4. Committee on Gynecologic Practice. Committee opinion No. 534: well woman visit. Obst Gynecol 2012; 120(2 Pt 1):421-4.

5. Xavier NL, et al. Consulta ginecológica. In: Freitas F, Menke CH, Rivoire WA, Passos EP. Rotinas em ginecologia. 6 ed. Porto Alegre: Artmed; 2011. p. 23.

6. Brasil. Ministério da Saúde. Instituto Nacional de Câncer. Prevenção do câncer do colo do útero: normas e recomendações do INCA. Rev Bras Cancerol 2003; 49(4):205.

2.2 Métodos de Imagem

2.2.1 Mamografia e Ultrassonografia da Mama

■ Simone Elias

■ INTRODUÇÃO

A mama é órgão glandular formado por estrutura epitelial complexa que experimenta importantes influências hormonais no decorrer da vida da mulher e, consequentemente, grande variação morfológica. Assim, o aspecto radiológico "normal" é muito variável. A proporção entre os diferentes tecidos que a compõem (epitelial, conjuntivo e adiposo), mediada pelo crescimento, divisão e apoptose, é que determinará a substituição do tecido fibroglandular pelo adiposo e, consequentemente, seu padrão de densidade. Esse processo de lipossubstituição é multifatorial, podendo relacionar-se à idade, paridade, etnia, índice de massa corpórea entre outros, e a fatores genéticos ainda pouco conhecidos.[1,2,3]

O estudo radiológico tem por objetivo informar as características de alterações em uma área específica sobre o restante do tecido e, também, de forma comparativa com a mama contralateral. Isso é possível graças à diferença nos coeficientes de absorção dos feixes de raios-X entre os diferentes tecidos da glândula. Esse fato também está diretamente relacionado à maior limitação deste método em mamas densas.[4]

A mamografia é a única modalidade de exame de rastreamento do câncer que permite efetiva diminuição da mortalidade, pois detecta o tumor na fase pré-clínica, ou seja, quando ainda é impalpável.[4]

Pode-se classificar a mamografia, conforme a situação clínica, em dois tipos: de rastreamento e de diagnóstico.

Mamografia de rastreamento

Considera-se mamografia de rastreamento quando o exame é realizado sem queixa clínica. A idade inicial do rastreamento leva em conta o pico da incidência do câncer e o padrão mamográfico. Com o avançar da idade,

há diminuição da densidade mamária associada à maior incidência de câncer.[4]

A maioria dos ensaios clínicos evidenciou redução significativa da mortalidade, apesar dos diferentes métodos. O programa de rastreamento sueco foi o que mostrou melhor condição de estudo e com maior tempo de seguimento. Evidenciou redução da mortalidade de 34% nas mulheres entre 50 e 74 anos, e de 13% nas de 40 a 49 anos; também concluiu que o rastreamento de 300 mulheres durante 10 anos evita uma morte em consequência do câncer.[5]

A periodicidade do exame também é fator determinante sobre a mortalidade e depende da velocidade do crescimento tumoral. Em mulheres jovens, o tempo de duração da fase pré-clínica é menor, pois a velocidade de crescimento é maior; dessa maneira, o intervalo de rastreamento deve ser menor para produzir impacto na mortalidade.[5]

O Quadro 2.1 resume época de início e periodicidade do rastreamento para população com risco habitual, de acordo com algumas instituições.

Quadro 2.1 Mamografia de rastreamento para a população geral.		
Orientação	**Paciente**
Anual	A partir 40 anos (FEBRASGO, SBM e CBR)
Bienal	Esse intervalo pode ser considerado a partir dos 50 anos em mulheres sem terapia hormonal e mamas não densas
Individualizar	Mulheres acima de 70 anos, de acordo com expectativa de vida

Nota: Orientação do INCA – mamografia de rastreamento deve ser bienal a partir dos 50 anos.

Mamografia diagnóstica

Em mulheres sintomáticas, o exame é considerado diagnóstico e pode ser solicitado a qualquer momento, quando o achado clínico for suspeito, e pode ser associado a outros métodos propedêuticos, como ultrassonografia ou ressonância magnética nuclear (RMN).

Após a menopausa, com a diminuição dos hormônios sexuais, ocorre involução progressiva dos componentes ducto-alveolares. Esses diminuem em tamanho e número, tornam-se atróficos e são substituídos por tecido gorduroso. Nesta fase, a mamografia torna-se imbatível como exame de rastreamento ou para o diagnóstico de lesões.[4]

Neste período da vida, a introdução de terapia hormonal poderá induzir a alterações no padrão mamográfico, que deverão ser conhecidas e reconhecidas para adequada interpretação do exame.[4]

As alterações mais comuns são o aumento de densidade, seja global ou focal (assimetrias) e a formação de cistos. Estudos mamográficos sobre a densidade glandular de mulheres na pós-menopausa em terapia hormonal mostram que cerca de 25% das mulheres que receberam o esquema combinado (Etp) apresentam, ao final de um ano, aumento da densidade do parênquima fibroglandular focal ou difuso. Naquelas com estrogenioterapia isolada, o aumento é menor.[6,7,8,9]

Em razão da importância da mamografia, o Ministério da Saúde lançou, em 2012, a Portaria nº 531, que institui o Programa Nacional de Qualidade em Mamografia (PNQM), com o objetivo de garantir a qualidade do exame oferecido à população. O PNQM tem abrangência nacional e aplica-se a todos os serviços de diagnóstico por imagem que realizam mamografia, públicos ou privados, participantes ou não do Sistema Único de Saúde (SUS). Em 28 de novembro de 2013, o PNQM foi atualizado pela Portaria nº 2.898.[10]

■ CARACTERÍSTICAS TÉCNICAS[11]

Compressão

É fator importantíssimo para uma boa imagem radiográfica. Diminuir a espessura da mama por meio da compressão permite que a paciente receba menor dose de radiação; diminui a somação de elementos fibroglandulares e também o movimento durante a aquisição da imagem. Com a compressão, o tecido mamário normal usualmente se espalha, enquanto as lesões verdadeiras persistirão, diminuindo a probabilidade de resultados falso-positivos.

Fotocélula

Os melhores equipamentos têm o chamado controle automático de exposição (AEC). Ele calcula alguns parâmetros técnicos do exame, mas, para tal, a técnica que fará o exame deve estar habilitada para escolher corretamente a fotocélula. A fotocélula deve ser posicionada logo abaixo da área de maior densidade da glândula. É esse sensor fotoelétrico que calcula as características do exame: **kV, mA/s e filtro.**

Grade antidifusora

É constituída por linhas de chumbo separadas por material radiotransparente. Sua movimentação é acionada e sincronizada com emissão de raios-X. Sua principal função é diminuir a radiação secundária melhorando a definição da imagem (principalmente para o estudo das microcalcificações).

■ POSICIONAMENTO (INCIDÊNCIAS)

- **Médio-Lateral Oblíqua (MLO):** essa incidência visualiza a maior parte da mama, além de melhor observar o tecido junto à parede torácica e à cauda axilar. Para bom posicionamento, o músculo peitoral deve ser visível até a altura do mamilo, o sulco inframamário deve ser delineado, o tecido glandular deve estar bem espalhado e o mamilo bem nítido e centrado.

- **Craniocaudal (CC):** esta incidência complementa a incidência médio-lateral oblíqua; o feixe vai da porção superior à inferior. Esta incidência deve incluir todo o corpo da glândula com a gordura retromamária e o mamilo bem centralizado e visível. Em cerca de 30% das vezes, pode-se observar o músculo peitoral. Nesta incidência, o quadrante medial é o mais importante, pois trata-se de área "cega" na incidência médio-lateral oblíqua.

■ PRINCIPAIS INCIDÊNCIAS ADICIONAIS

- **Compressão localizada (seletiva):** é realizada com um compressor de acrílico pequeno no intuito de avaliar se a lesão é real ou se é uma somação de imagens. Auxilia ainda no estudo do contorno da lesão ou presença de tecido gorduroso entremeado, por isso é mais utilizada para estudo das assimetrias.

- **Ampliação:** esta incidência é usada para avaliar a morfologia das calcificações agrupadas. As chamadas "leite-de-cálcio", que representam grãos de cálcio no interior de microcistos, são facilmente diagnosticadas na incidência ampliada em perfil. Para aplicar essa técnica, é necessário aumentar a distância entre o receptor de imagem e a mama (por meio de uma plataforma de acrílico específica para esse fim), ponto focal de

0,1 mm (chamado de foco fino), e retirar a grade antidifusora. Deve ser usada com parcimônia, pois aumenta a dose de radiação quase cinco vezes.

- **Perfil absoluto 90 graus (perfil verdadeiro):** o feixe de raios-X geralmente entra medial com o mamógrafo a um ângulo de 90 graus. É particularmente útil em mamas submetidas a cirurgias ou mamas heterogeneamente densas, pois permite um espalhamento mais efetivo do tecido, ao invés de realizar várias compressões localizadas.

■ SEQUÊNCIA PARA ANÁLISE DA MAMOGRAFIA[4]

1. **Posicionamento:** verificar itens da OML e CC (descritos acima) e simetria;
2. **Pele:** verificar se está normal, espessada ou retraída;
3. **Mamilo e região retroareolar:** analisar a forma e a posição do mamilo e da aréola, espessamento ou retrações;
4. **Elementos anatômicos:** observar a densidade, a relação simétrica entre o parênquima e o tecido fibroadiposo bilateral (avaliar assimetrias) e a harmonia arquitetural glandular (se existe distorção do parênquima);
5. **Áreas de atenção:** são as topografias de maior incidência de câncer, como a cauda axilar, a região retroareolar e a transição glândula/gordura retromamária. Os quadrantes mediais não devem conter elementos fibroglandulares;
6. **Nódulos:** formações que se destacam no tecido adiposo e/ou no tecido fibroglandular e que apresentam forma;
7. **Calcificações:** podem ser classificadas como microcalcificações e macrocalcificações;
8. **Linfonodos axilares:** devem ser ovoides e com hilo gorduroso central. O tamanho dessas estruturas, desde que essas características estejam mantidas, não é critério de suspeição.

■ SISTEMATIZAÇÃO DO LAUDO MAMOGRÁFICO[12]

Em 1998, o BI-RADS® – ACR (*Breast Imaging Reporting and Data System – American College of Radiology*) foi incorporado no Brasil, em uma reunião de consenso promovida pelo CBR, com participação da SBM e da FEBRASGO, tendo como principal objetivo padronizar a nomenclatura utilizada nos relatórios de mamografia.

Além da padronização, algumas observações relevantes destacam-se no BI-RADS®:

- O relatório deve ser conciso e organizado;
- Constar a indicação do exame (que pode ser rastreamento, reconvocação, achado clínico ou seguimento);
- Descrição da composição mamária, pois o padrão mamográfico constitui importante fator de risco para câncer de mama. Mulheres que apresentam o padrão mamográfico D (mamas extremamente densas) têm risco relativo aumentado em cerca de quatro vezes;
- O exame clínico das mamas é parte integrante da propedêutica mamária e deve ser realizado. Alguns cânceres de mama palpáveis não têm representação mamográfica;
- Achados clínicos suspeitos deverão ser avaliados independentemente dos achados mamográficos;
- Nenhum exame ou conjunto de exames pode assegurar a ausência de câncer;
- Mesmo em casos de mamas densas, as pacientes devem se submeter à mamografia de rastreamento nos intervalos recomendados;
- Descrição objetiva de qualquer achado significante (nódulo, calcificações, assimetria, distorção). Deverá constar (quando aplicável) sua morfologia, distribuição, achados associados e localização;
- Comparação com exames anteriores: assume especial importância se surgirem novos achados e para avaliar a evolução de achados anteriores;
- Impressão final, que deverá classificar a lesão descrita – categorias de 0 a 6;
- Se uma anormalidade suspeita for diagnosticada, o relatório deverá sugerir biópsia;
- O estudo complementar com ultrassonografia em mamas densas e sem achados mamográficos pode ser efetivo em populações de maior risco se realizado com equipamento adequado, por profissional qualificado e deve sempre complementar a mamografia. O aumento de resultados falso-positivos deve ser considerado.

O BI-RADS® é dividido em seis seções, sendo duas delas vocabulário e sistematização do laudo, as mais importantes na prática do ginecologista e mastologista. As categorias visam dividir os exames em **negativos, suspeitos** e **inconclusivos**. Ao final de cada relatório, cada exame deve ser classificado em uma das seis categorias (Quadro 2.2) e cada uma delas inclui sugestão de conduta de acordo com o risco esperado para câncer.

Quadro 2.2

A **categoria BI-RADS® 1 e 2** são exames considerados sem achados relevantes e, portanto, negativos para câncer de mama.

A **categoria BI-RADS® 4** inclui os achados suspeitos, onde o risco oscila entre 3% e 94%. São lesões que não têm características clássicas de malignidade, mas também não podem ser classificadas como provavelmente benignas. Nessa categoria, inclui-se a maioria das indicações de procedimentos intervencionistas de mama. Está subdividida em:

- 4 A – baixa suspeição (maior que 2% mas até 10%)
- 4 B – suspeição intermediária (> que 10% e < ou igual a 50)
- 4 C – alta suspeição (> que 50% e inferior a 95%)

A **categoria BI-RADS® 5** inclui as imagens altamente sugestivas de malignidade (> ou igual a 95%). Essa categoria anteriormente envolvia lesões para as quais um tratamento cirúrgico em um só tempo poderia ser considerado sem uma biópsia preliminar. Atualmente, devido à ampla disponibilidade das biópsias por agulha, proceder à cirurgia sem diagnóstico cito-histológico prévio raramente ocorre. Portanto, a razão atual para se classificar um exame como categoria 5 é identificar lesões para as quais qualquer diagnóstico não maligno em biópsia por agulha seja automaticamente considerado **discordante**, resultando na recomendação de repetição da biópsia (geralmente cirúrgica).

A **categoria BI-RADS® 0** (zero) revela um exame que deverá ser complementado (com US/ampliação ou compressão da imagem inconclusiva). Após estudo complementar, a categoria BI-RADS® 0 deverá ser reclassificada.

A **categoria BI-RADS® 3** é um exame inicialmente classificado como BI-RADS® 0 (zero) e que após complemento revela lesão com risco de malignidade inferior a 2%. Sugere-se pedir um **controle em intervalo inferior a um ano** para avaliar a estabilidade da lesão (são achados os quais não se esperam alterações, já que são considerados benignos, porém, é preferível avaliação precoce). **É importante realizar o estudo completo (ampliação, compressão e/ou USG) antes de classificar o achado nessa categoria**, diminuindo o risco de resultados falso-negativos. Se durante o controle os achados mostrarem aumento do tamanho, número ou extensão, a biópsia estará indicada. São exemplos: fibroadenoma não calcificado, assimetria focal e calcificações redondas agrupadas. Orienta-se o primeiro controle unilateral em seis meses, após o exame inicial. Mantendo-se inalterado, realizar outro exame, bilateral, em 12 meses. Estabilidade confirmada, o próximo controle deverá ser feito 24 meses após o exame inicial – podendo então ser reclassificado como Categoria 2 ou 3.
Nota: na disciplina de Mastologia-Unifesp, lesões palpáveis até 3,0 cm, com aspecto clínico e imaginológico provavelmente benigno, em mulheres com idade inferior a 35 anos e sem fatores de risco pessoal ou familiar, são classificadas na categoria BI-RADS® 3 e não requerem biópsia.

Finalmente, **a categoria BI-RADS® 6**, que foi instituída para situações específicas (p.e., após uma biópsia com resultado positivo, mas ainda antes da terapêutica cirúrgica).

No Quadro 2.3 estão organizados os vocábulos que devem ser utilizados para a descrição dos achados no exame.

As principais características dos nódulos são: forma, margens (ou contorno) e densidade. O Quadro 2.4 mostra como os nódulos devem ser classificados dentro da categoria BI-RADS®.

A grande maioria das calcificações mamárias é benigna, identificada e classificada sem dificuldades na categoria BI-RADS® 2. O Quadro 2.5 mostra como as calcificações devem ser classificadas conforme a categoria BI-RADS®.

Assimetrias são frequentemente lesões benignas, mas devem ser estudadas criteriosamente, pois podem ocultar um câncer. Na disciplina de Mastologia, a sequência de estudo das assimetrias é:[13]

- Comparação com exame anterior, se disponível;
- Compressão seletiva em incidência diferente da incidência padrão inicial (em mamas não densas);
- Ultrassonografia dirigida (primeira opção, se mamas densas, ou após a compressão, caso a assimetria não se atenue ou desapareça).

Por fim, o BI-RADS® é um sistema que sugere padronizar a nomenclatura e os relatórios dos métodos de imagem que estudam as mamas. Isso não substitui ou define condutas individualmente.

Quadro 2.3 Léxico mamográfico segundo BI-RADS® 5ª edição.		
Composição mamária	**a.** Mamas quase completamente substituídas por tecido gorduroso **b.** Há áreas de tecido fibroglandular disperso **c.** As mamas são heterogeneamente densas, o que pode obscurecer pequenos nódulos **d.** As mamas são extremamente densas, o que diminui a sensibilidade da mamografia	
Nódulos	Forma	ovalada
		redonda
		irregular
	Margens	circunscritas
		obscurecidas
		microlobuladas
		indistintas
		espiculadas
	Densidade (em relação ao TFG)	hiperdenso
		isodenso
		hipodenso
		conteúdo de gordura
Calcificações	Tipicamente benignas	cutâneas
		vasculares
		grosseiras (em pipoca)
		bastonete
		redonda
		anelar (periférica)
		distrófica
		leite-de-cálcio
		sutura
	Suspeitas	amorfas
		grosseiras e heterogêneas
		pequenas e pleomórficas (microcalcificações)
		pequenas e lineares ou pequenas e ramificadas
	Distribuição	difusa
		regional
		agrupada
		linear
		segmentar

(Continua)

Quadro 2.3 Léxico mamográfico segundo BI-RADS® 5ª edição. *(Continuação)*

Distorção arquitetural	
Assimetrias	Assimetria – identificada em única incidência
	Assimetria global – mais de um quadrante (geralmente benigna)
	Assimetria focal – menos de um quadrante
	Assimetria em desenvolvimento (necessária comparação com exames anteriores)
Linfonodo intramamário	
Lesão de pele	
Achados associados (outros achados associados, mas secundários à lesão principal)	Retração de pele
	Retração de papila
	Espessamento de pele
	Espessamento trabecular
	Adenopatia axilar
	Distorção arquitetural
	Calcificações
Localização da lesão	Lateralidade
	Quadrante e face do relógio
	Profundidade
	Distância da papila

Fonte: BI-RADS© – *Committee American College of Radiology* (ACR). The BI-RADS lexicon. Breast Imaging Reporting and Data System. 5th edition. Reston: ACR; 2013.

Quadro 2.4 Classificação dos nódulos, segundo BI-RADS®.

Categoria 2	Categoria 3	Categoria 4	Categoria 5
a. Nódulos com densidade de gordura (lipomas e cistos oleosos) **b.** Nódulos com componente parcial de gordura (densidade mista) = hamartomas ou fibroadenolipomas, galactoceles, linfonodos intramamários e abscessos **c.** Nódulos com calcificações "em pipoca" (fibroadenoma parcialmente ou totalmente calcificado) **d.** Cistos = nódulo visto na MMG e após complemento com US mostram-se anecoicos, com reforço acústico posterior e paredes finas	Nódulos redondos ou ovoides, com margens circunscritas ou obscurecidos pelo tecido adjacente, sem calcificações, impalpáveis, sólidos à US (e sem nenhuma característica ecográfica de suspeição)	Nódulos sólidos com forma irregular ou verticalizados na US ou com contornos microlobulados, maldefinidos ou espiculados ou qualquer nódulo com calcificações que não sejam leite-de-cálcio em microcistos ou grosseiras, típicas do fibroadenoma. Pode ser dividido em 4A/4B/4C, de acordo com o grau de suspeição. Na prática, essas lesões têm indicação de estudo cito ou histológico	Nódulos com forma irregular e contornos espiculados

Quadro 2.5 Classificação das calcificações, segundo BI-RADS®.		
Categoria 3	**Categoria 4**	**Categoria 5**
Consiste em um grupo bem específico, com probabilidade de malignidade muito baixa (<2%). São calcificações redondas, ovaladas ou puntiformes, agrupadas em arranjo circular ou ovoide O importante nessas calcificações é que elas só devem ser classificadas na categoria 3 após estudo com incidências ampliadas em duas projeções (CC e ML) e se obedecerem rigorosamente aos critérios de morfologia e distribuição descritos acima Obs.: devem ser biopsiadas, se apresentarem aumento em número, distribuição linear ou segmentar e estiverem adjacentes a um câncer	4 A – VPP menor de 10%: incluem as calcificações gros- seiras e heterogêneas, que são calcificações bem definidas, irregulares, maiores de 0,5 mm, que tendem a coalescer 4 B – VPP de 10% a 50%: incluem as calcificações amorfas ou indistintas, que são muito pequenas e tênues para permitir um estudo adequado de sua morfologia. Calcificações amorfas agrupadas ou com distribuição linear ou segmentar são indicativas de biópsia 4 C – VPP maior de 50%; incluem as calcificações pleomórficas agrupadas, diferentes em forma e tamanho e menores que 0,5 mm de diâmetro, e as calcificações com distribuição linear ou segmentar, independentemente de sua distribuição	São calcificações com valor preditivo de malignidade acima de 95% e incluem as microcalcificações com morfologia arboriforme (moldando os ductos), linear ou pleomórfica e distribuição linear ou segmentar

Quadro 2.6 Classificação das assimetrias, segundo BI-RADS®.		
Tipo de assimetria	**Características**	**BI-RADS®**
Assimetria	Vista somente em uma incidência Pode precisar de compressão ou ultrassonografia Pode representar sobreposição de tecido	1
Assimetria global	Geralmente normal, se impalpável Ocupa área maior que um quadrante Não está associada a nódulo, distorção ou calcificações	2
Assimetria focal	Forma similar nas duas incidências Contorno côncavo Pode precisar de complementos para excluir nódulo, distorção ou calcificações (compressão/US)	3
Nova assimetria ou assimetria em desenvolvimento	Nova ou apresentou aumento quando comparada com exames prévios. Complemento obrigatório. É suspeita, a menos que um cisto simples seja identificado no local	4

■ ULTRASSONOGRAFIA

As primeiras referências sobre a utilização da ultrassonografia (US) para a avaliação do parênquima mamário são de 1951, quando Wild e Neal introduziram a US utilizando o Modo A e, posteriormente, em 1954, Howry, com o Modo B.[14]

Mas os primeiros trabalhos demonstrando o aspecto ultrassonográfico do câncer mamário surgiram apenas no início da década de 1970 por Kobayashi, que associou a sombra acústica posterior aos nódulos malignos.[15]

Decorrente de sua baixa especificidade, a mamografia necessita de outros métodos de imagem para reduzir os achados falso-positivos e, dentre os métodos disponíveis, a US é seu principal auxiliar.[16]

Há muito sua indicação deixou de ser apenas o diagnóstico diferencial entre lesões císticas e sólidas. A evolução dos equipamentos (monitores e transdutores de alta resolução), além de estudos que associaram as características da imagem com o valor preditivo (de benignidade ou malignidade), possibilitou a redução de procedimentos desnecessários e melhorou a efetividade do método.[16]

Assim, a combinação desses métodos pode reduzir o número de biópsias, pela capacidade da US esclarecer pseudolesões visualizadas na mamografia, diferenciar cistos de nódulos sólidos e, principalmente, por possibilitar avaliação mais detalhada dos nódulos sólidos, diferenciando-os.[17,18]

A aplicação da US como método complementar à mamografia de rastreamento, em pacientes com mamas densas, tem sido objeto frequente de discussão, visto que incrementa a detecção de cânceres, muito embora aumente o número de resultados falso-positivos.[19]

Características técnicas da US[20]

Na US, as ondas são emitidas e recebidas alternadamente, e os equipamentos processam os sinais refletidos que podem ser apresentados da seguinte forma: gráficos de amplitude (Modo A), imagens bidimensionais (Modo B de brilho), ou gráficos de movimentação temporal (Modo M de movimento).

Os ecos produzidos são interpretados e processados em tons de cinza, que geram imagens transmitidas ao monitor.

A qualidade da imagem depende de alguns tipos de resolução apresentados pelo equipamento: resolução espacial axial, espacial lateral, resolução de elevação, temporal e resolução de contraste.

Também de grande importância no resultado final da imagem, a frequência do transdutor, que depende basicamente da espessura do material piezoelétrico (cristal) utilizado na construção. Quanto maior a frequência, melhor a resolução espacial, porém menor a penetração, o que permite a avaliação das estruturas mais superficiais. Por isso, os transdutores de maior frequência são os mais adequados para o exame das mamas.

Assim, a formação da imagem ultrassonográfica é resultado da interação som-meio de uma onda mecânica, que é transformada em pulso elétrico pelo cristal (efeito piezoelétrico), enviada então a um amplificador e demonstrada em monitor com intensidades proporcionais à sua energia. Essa variação da intensidade é representada em escala de cinzas.

Técnica do exame[4,21]

Recomenda-se empregar o transdutor linear de alta frequência, acima de 7,5 MHz, ideal para avaliação de órgãos e estruturas superficiais. Quanto maior a frequência, melhor a resolução, até o limite máximo de 12 MHz.

O exame ultrassonográfico das mamas deve ser realizado em decúbito dorsal, mantendo-se os membros superiores elevados ou apoiados atrás da cabeça. Uma discreta rotação do tronco para o lado oposto ao da mama a ser examinada, com o auxílio de uma almofada apoiada sob o ombro da paciente, auxilia muito no estudo de mamas de maior volume.

O exame deve iniciar pelo ajuste do ganho e do foco do equipamento. O foco deve estar posicionado na camada mamária, podendo ainda ser modificado para qualquer área de maior interesse no decorrer do exame. Também deve ser ajustada a profundidade de penetração do feixe sonoro, que pode variar segundo o tamanho da mama, devendo ser incluídas na imagem todas as camadas mamárias até a parede óssea.

As mamas devem ser avaliadas em sua totalidade, o que inclui os quadrantes e as regiões retroareolares. As regiões e prolongamentos axilares também devem ser avaliados, já que o câncer de mama pode acometer os linfonodos regionais ou ainda se manifestar primariamente como linfonodomegalia axilar (câncer oculto da mama).

O transdutor deve percorrer toda a mama, utilizando-se de movimentos de varredura radial da periferia da mama à papila. Frente a uma área suspeita, manobras de rotação e compressão e descompressão irão auxiliar no estudo da lesão.

Ressalta-se que o exame ultrassonográfico, sempre que possível, deve ser realizado orientado pela mamografia, uma vez que a associação destes métodos com o exame clínico amplia a possibilidade de detecção de sinais precoces do câncer.

Sistematização do laudo ultrassonográfico[22]

Em 2003, na penúltima edição, o BI-RADS® estendeu-se também para a US. As categorias do BI-RADS®-US conferem os mesmos valores de risco de malignidade que o mamográfico, embora a validação dos valores preditivos ainda seja alvo de estudos no mundo inteiro.[12]

O BI-RADS®-US foi subdividido em alguns tópicos, os quais devem ser avaliados e classificados segundo critérios específicos. Foram distribuídos em: padrão ecotextural do parênquima mamário (composição mamária), nódulos, calcificações e casos especiais.

Além da padronização, algumas observações devem ser feitas com relação às informações que devem constar no laudo, facilitando a comunicação entre o operador do exame ultrassonográfico e o médico assistente. As seguintes informações devem ser disponibilizadas:

- Equipamento utilizado no estudo;
- Descrição das alterações encontradas;
- Caracterização das lesões segundo os critérios apresentados e descrição da localização e dimensões;
- Classificação final do estudo segundo as seis categorias;

- Se o estudo for considerado incompleto, deve ser feita referência ao método que deverá ser utilizado para sua complementação;
- Comparação com exames anteriores;
- Correlação com dados clínicos e de outros métodos (mamografia e ressonância magnética – RM);
- Sugestão de conduta.

Os critérios incluídos neste sistema para avaliação dos achados ultrassonográficos estão resumidos no Quadro 2.7.

O principal objetivo dos critérios específicos para a classificação dos nódulos é identificar as lesões com alta probabilidade de benignidade, para as quais o acompanhamento ultrassonográfico seja seguro. Assim, evita-se a biópsia, reduz-se os custos e a ansiedade

Quadro 2.7 Léxico ultrassonográfico segundo BI-RADS® 5ª edição.		
Composição tecidual	**a.** padrão de fundo homogêneo e ecotextura adiposa **b.** padrão de fundo homogêneo e ecotextura fibroglandular **c.** padrão de fundo heterogêneo	
Nódulos	Forma	ovalada
		redonda
		irregular
	Orientação	paralela à pele
		não paralela à pele
	Margens	circunscritas
		não circunscritas ■ indistintas ■ anguladas ■ microlobuladas ■ espiculada
	Padrão ecogênico	anecoico
		hiperecoico
		complexo (cístico-sólido)
		hipoecoico
		isoecoico
		heterogêneo
Nódulos	Fenômenos posteriores	ausentes
		realce
		sombra
		padrão combinado
Calcificações	Calcificações dentro do nódulo	
	Calcificações fora do nódulo	
	Calcificações intraductais	

(Continua)

Quadro 2.7 Léxico ultrassonográfico segundo BI-RADS® 5ª edição.		(Continuação)
Achados associados (outros achados associados, mas secundários à lesão principal)	Distorção arquitetural	
	Alterações ductais	
	Alterações de pele (espessamento ou retração)	
	Edema	
	Vascularização (ausente/interna/periférica)	
	Avaliação da elasticidade (suave/intermediária/dura)	
Casos especiais	Cisto simples	
	Microcistos agrupados	
	Cisto de conteúdo espesso	
	Nódulo dérmico ou epidérmico	
	Corpo estranho (incluindo implantes)	
	Linfonodos intramamários	
	Linfonodos axilares	
	Alterações vasculares (malformações arteriovenosas/pseudoaneurismas/Síndrome de Mondor)	
	Coleção pós-operatória	
	Necrose gordurosa	

Fonte: BI-RADS© – Committee American College of Radiology (ACR). The BI-RADS lexicon. Breast Imaging Reporting and Data System. 5th edition. Reston: ACR; 2013.

da paciente. Tem ainda o objetivo de buscar sinais ultrassonográficos precoces de malignidade em nódulos que não são visualizados ou de difícil caracterização na mamografia.

Embora existam vários critérios no sistema BI-RADS®-US, nem todos são identificados na mesma lesão. Na prática, os critérios de maior aplicabilidade são: a forma e as margens.

O critério de sombra acústica posterior é considerado importante sinal de suspeição para malignidade, apesar de ocorrer também em alterações benignas, como em áreas de fibrose e necrose gordurosa. No entanto, convém ressaltar que a ausência deste sinal não deve ser considerada excludente para malignidade. Portanto, a sombra acústica só deve ser valorizada quando presente.

Cada um dos parâmetros apresentados pelo BI-RADS®-US deve ser buscado e analisado, e deve-se estar atento a qualquer característica que indique malignidade, mesmo que isolada. Na presença de qualquer critério

de malignidade, o nódulo é considerado suspeito, e uma avaliação cito/histopatológica deve ser sugerida para esclarecimento do seu diagnóstico.

Um nódulo classificado como provavelmente benigno (BI-RADS® 3, portanto com valor preditivo negativo de 98%) deve conter as seguintes características: forma ovalada, orientação paralela, margens circunscritas, padrão interno hipoecogênico, sem sombra posterior. Se o nódulo divergir de alguma destas características, não deverá ser considerado provavelmente benigno, estando indicada a avaliação tissular.

Como todo método de propedêutica complementar, deve-se conhecer o principal objetivo que motiva sua indicação e, também, se o resultado implicará em alteração da conduta.

Preconiza-se que a US seja realizada após a mamografia (em pacientes onde esta última esteja indicada) e preferencialmente direcionada para uma dúvida específica (mamográfica ou clínica). Apenas esse detalhe aumenta a sensibilidade do método em cerca de 10%.

■ INDICAÇÕES DA ULTRASSONOGRAFIA MAMÁRIA

Dúvida ao exame clínico	Poderá ser a primeira opção em pacientes jovens, onde a mamografia apresenta sua sensibilidade diminuída devido ao parênquima denso.
Achados mamográficos inconclusivos	Podem necessitar de avaliação ultrassonográfica os nódulos isolados e circunscritos, nódulos parcialmente circunscritos ou indefinidos, assimetrias focais em mamas densas.
Evitar biópsias desnecessárias	Evidenciando características de benignidade e excluindo características de malignidade em lesões sólidas passíveis de seguimento.
Evitar mamografias em curto prazo desnecessárias	Esclarecendo aspecto cístico ou sólido benigno de lesões detectadas na mamografia.
Orientar procedimentos por agulha	Direcionando biópsias de lesões identificáveis por esse método.
Avaliação de implantes de silicone	Evidenciando rutura extra (siliconomas) e intracapsular (linhas paralelas no interior da prótese).
Second-look após RNM	Visibilizando lesões detectadas na RNM que não foram identificadas na US anteriormente.
Dopplervelocimetria	É fraco preditivo de malignidade e seu uso está indicado em associação a outras características.

O papel mais importante da ultrassonografia é agregar informações relevantes ao diagnóstico após avaliação clínica e mamográfica, em pacientes selecionadas (aquelas com achados clínicos ou mamográficos incaracterísticos). O objetivo geral é realizar diagnóstico não invasivo mais específico do que seria possível apenas com a MMG e exame clínico. Desta forma, pode reforçar um diagnóstico benigno e assim evitar biópsias ou cirurgias desnecessárias ou, ainda, pode reforçar o diagnóstico de malignidade em lesões suspeitas e contribuir para a indicação de biópsia. Importa ressaltar que a maior efetividade da US é alcançada quando esta é feita para o esclarecimento de dúvidas.

REFERÊNCIAS BIBLIOGRÁFICAS

1. Moura Ramos EH, et al. Association between estrogen receptor gene polymorphisms and breast density in postmenopausal women. Climacteric 2009;12(6):490-501.

2. Baldisserotto FDG, et al. The relationship between estrogen receptor gene polymorphism and mammographicdensity in postmenopausal women. Climacteric 2013; 16(3):369-80.

3. Souza MA, et al. Clinical factors associated with high mammographic density in postmenopausal women and their relationship with dinucleotide gtn repeat polymorphism in the estrogen receptor alpha gene. J Cancer Sci Ther. 2014; 6: 142-7.

4. Kopans DB. Breast Imaging. 2nd ed. Philadelphia: Lippincott-Raven; 1988. p.232.

5. Tabár L, et al. Swedish two-county trial: Impact of mammographic screening on breast cancer mortality during 3 decades. Radiology 2011; 260(3):658-63.

6. Laya MB, et al. Effect of postmenopausal replacement therapy on mammographic density and parenchymal pattern.Radiology 1995; 196(2):433-7.

7. Litherland JC, et al. The effect of hormone replacement therapy on the sensitivity of screening mammograms. Clin Radiol 1999; 54(5):285-8.

8. Lundström E, et al. Mammographic breast density during HRT-effects of continuous combination, unopposed transdermal and low-potency oestrogen regimens. Climateric 2001; 4(1):42-8.

9. Santos CC. Efeitos da terapia hormonal na densidade mamográfica de mulheres na pós-menopausa [editorial]. Rev Bras Mastol 2000; 10(4):165-7.

10. Brasil. Ministério da Saúde. Portaria n. 2.898, de 28 de novembro de 2013, Institui o Programa Nacional de Qualidade em Mamografia (PNQM). Disponível em: http://bvsms. saude.gov.br/bvs/saudelegis/gm/2013/ prt2898_28_11_ 2013. htmlacessado em: 16/03/2016.

11. Perry N, et al. European guidelines for quality assurance in breast câncer screening and diagnosis. Ann Oncol. 2008;19(4):614-22.

12. American College of Radiology (ACR). Breast Imaging and Reporting Data System (BI-RADS®): Breast Imaging Atlas. 5th. ed. Reston (VA): American College of Radiology; 2013.

13. Louveira MH, et al. Densidade mamográfica assimétrica: como investigar? (Revisão de literatura e apresentação de rotina de investigação). Radiol Bras 2004; 37 (3):199-205

14. Basset LW. Breast sonography. AJR 1991; 156(3):449-55.

15. Kobayashi T. Ultrasonic detection of breast cancer. Clin Obstetr Gynecol.1982; 25 (2):409-23.

16. Sickles EA, et al. Breast cancer detection with sonography and mammography: comparison using state-of-art equipment. AJR Am J Roentgenol. 1983;140(5):843-5.

17. Stavros AT, et al. Solid breast nodules: use of sonography to distinguish between benign and malignant lesions. Radiology 1995; 196(1):123-34.

18. Rahbar G, et al. Benign versus malignant solid breast masses: US differentiation. Radiology 1999; 213(3):889-94.

19. Kolb TM, et al. Comparison of the performance of screening mammography, physical examination, and breast US and evaluation of factors that influence them: an analysis of 27,825 patient evaluations. Radiology 2002; 222 (1): 165-75.

20. Aldrich, JE. Basic physics of ultrasound imaging. 35(5 Suppl):S131-7.

21. Dudiak CM, et al. Sonographic evaluation of the breast. Radiographics. 1994; 14(1):29-50.

22. Mendelson EB, et al. Toward a stardardized breast ultrasound lexicon, BI-RADS: Ultrasound. Seminars in Roentgenology 2001; 36(3):217-25.

2.2.2 Ultrassonografia da Pelve

■ Claudio Rodrigues Pires ■ Sebastião Marques Zanforlin Filho
■ Fernando Franciolli Guastella ■ Maria Christina dos Santos Rizzi
■ Vanessa Mollaco da Cruz ■ Juliana Moyses Leite Abdalla

■ INTRODUÇÃO

Os órgãos do aparelho reprodutor apresentam modificações fisiológicas marcantes nas diferentes faixas etárias e durante o ciclo menstrual. A ultrassonografia permitiu a observação das mudancas morfológicas das estruturas pélvicas, notadamente após a introdução do exame endovaginal e da Dopplervelocimetria adicionada ao método ultrassonográfico convencional. Já a introdução da ultrassonografia tridimensional complementou o arsenal de técnicas disponíveis para a avaliação pélvica, contribuindo sobremaneira para o esclarecimento de várias características funcionais e processos patológicos.

■ O EXAME ULTRASSONOGRÁFICO

A ultrassonografia ginecológica deve ser realizada, preferencialmente, pela via transvaginal (USTV), com transdutor de alta frequência, o qual fornece imagens de melhor resolução.

No exame pélvico transabdominal (USTA), utiliza-se transdutor com frequências menores que possuem melhor penetração, porém menor resolução. Essa modalidade de exame é indicada para pacientes virgens e para aquelas que possuem grandes massas pélvicas à palpação. Para sua realização é necessário que a paciente mantenha a repleção vesical.

Para a ultrassonografia transvaginal não se solicita a ingestão prévia de água e tampouco o esvaziamento total da bexiga minutos antes do exame, pois é adequada a mínima quantidade de urina na bexiga para facilitar a visibilização.

A avaliação ultrassonográfica bidimensional (US2D) dos órgãos pélvicos, por ambas as vias (USTA e USTV), é feita por uma sequência de varreduras longitudinais, transversais e oblíquas; por conseguinte, é possível estudar em tempo real a localização, a forma, o contorno, a textura, o conteúdo, as eventuais lesões e mensurar todos os achados.

A ultrassonografia tridimensional (US3D), por via transabdominal ou transvaginal, com a avaliação multiplanar, permite adicionar o corte coronal que melhora ainda mais a caracterização da anatomia.

A identificação da vascularização das estruturas pode ser feita com o *Doppler* colorido ou o *Doppler* de amplitude, e a análise dopplervelocimétrica desses vasos, com o *Doppler* espectral.

A histerossonografia com USTV bi ou tridimensional permite estudo apurado da cavidade endometrial.

■ ASPECTOS ANATÔMICOS NORMAIS

O útero é a estrutura com textura estratificada e regular, ele é bem delimitado e razoavelmente compressível. Em corte longitudinal, apresenta forma piriforme; e, em corte transversal, elíptica. O contorno do útero normal é regular e identificado por uma linha hiperecogênica que corresponde à serosa.

O volume normal do útero varia de acordo com a idade, a paridade e outros fatores. Considera-se normal o volume de 30 cm^3 até 90 cm^3 para nuligestas e de até 180 cm^3 para mulheres com quatro ou mais filhos. Esse volume pode ser calculado pela aplicação da fórmula do elipsoide: diâmetro longitudinal × diâmetro anteroposterior × diâmetro transversal × 0,52 (Figura 2.1). Atualmente, com equipamentos de melhor qualidade, pouca relevância tem-se dado ao volume do útero, visto que o conceito de normalidade baseia-se principalmente na

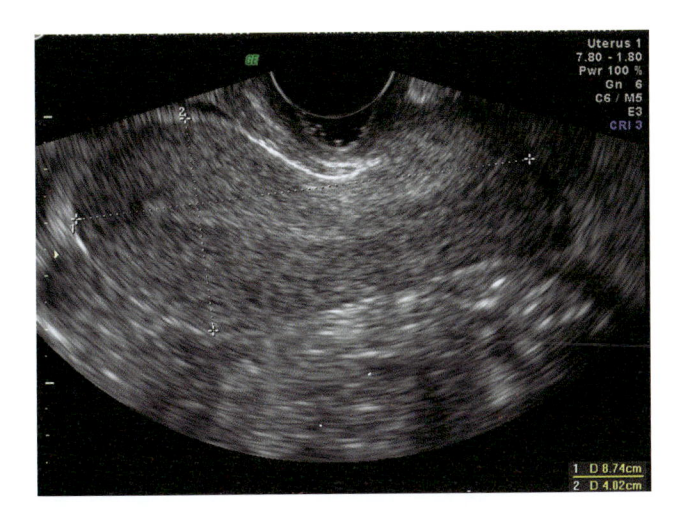

Figura 2.1 Imagem ultrassonográfica obtida por via vaginal, evidencia útero antevertido em corte longitudinal. Mensurações do diâmetro longitudinal e anteroposterior.

observação da sua imagem e ausência de doenças evidenciáveis.

O miométrio, na infância e na nulípara, aparece homogêneo e de média ecogenicidade. Nas multíparas e na pós-menopausa, tende a ser mais heterogêneo. Na USTV é possível observar a vascularização e a estratificação do miométrio; a camada mais interna, o arquimétrio, que delimita a zona juncional com o endométrio, se mostra hipoecogênica, formando um halo escuro que contrasta com a basal do endométrio, usualmente hiperecogênica. As veias arqueadas contornam todo o miométrio entre o terço externo e o médio, de um lado ao outro, e aparecem como pequenas estruturas tubulares hipoecoicas de 1 a 2 mm de espessura, que mostram fluxo ao *Doppler*. Na pós-menopausa, esses vasos frequentemente apresentam calcificações.

O colo uterino possui comprimento entre 3 e 5 cm, o estroma exibe ecogenicidade semelhante ao miométrio e, centralmente, vê-se a imagem relativa ao canal cervical e o epitélio glandular endocervical (Figura 2.2). A região do canal e aquela próxima do orifício externo do colo podem mostrar imagens císticas (anecoicas), por retenção de muco. Essas imagens referem-se aos cistos de retenção, cistos de Naboth, são causados pela obstrução glandular por metaplasia do epitélio[1]. Posteriormente ao colo uterino, observa-se a escavação retrouterina, habitualmente com diminuta quantidade de líquido, representado por pequena coleção anecoica.

As tubas uterinas e ligamentos redondos e útero-ováricos são observados como prolongamentos da região cornual, notadamente do corte transverso (Figura 2.3). Em situações de normalidade, apresentam-se como estruturas delgadas e alongadas, sem manifestação dolorosa à compressão do transdutor.

Os ovários estão localizados lateralmente ao útero, embora possamos também encontrá-los atrás ou ao fundo do útero. São estruturas hipoecoicas, heterogêneas em decorrência dos folículos, elípticas e bem delimitadas. Apresentam mobilização à pressão e têm dimensões variadas, de acordo com a idade e a fase do ciclo reprodutivo. Em crianças, o volume normal é de 0,5 a 2 cm³; na adolescência, de 2,0 a 5,0 cm³; na menacme, de 3 a 9 cm³ (na fase proliferativa inicial) e na menopausa não deve ultrapassar 5,0 cm³.[2,3]

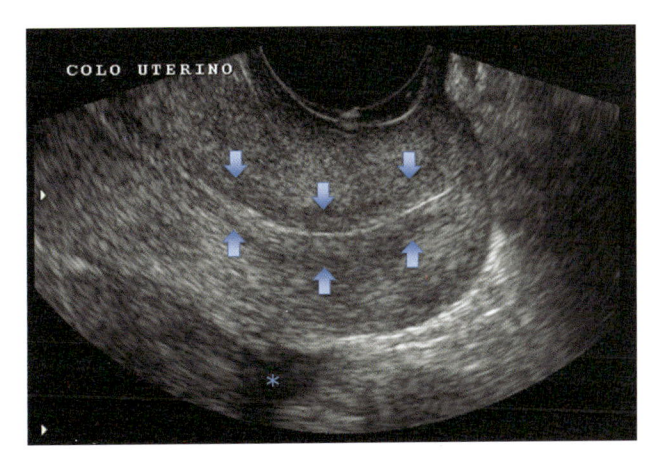

Figura 2.2 Imagem ultrassonográfica do colo uterino em corte longitudinal. Observa-se o canal cervical representado pela linha hiperecogênica (brilhante) central, circundada pelo epitélio endocervical (setas). Posteriormente ao colo, detecta-se pequena coleção anecoica na escavação retrouterina (*).

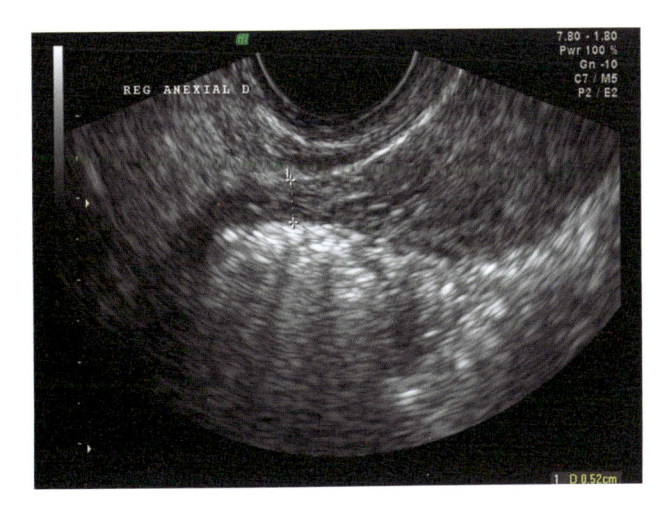

Figura 2.3 Imagem ultrassonográfica da região cornual em corte transverso. Observa-se o prolongamento da referida região, representada pela tuba e ligamentos.

◼ CICLO MENSTRUAL E MONITORIZAÇÃO DA OVULAÇÃO

Nos últimos anos, observou-se rápido desenvolvimento das técnicas de monitorização do ciclo ovulatório e do diagnóstico etiológico da infertilidade. A ultrassonografia transvaginal tem atualmente importante função e é método fundamental na avaliação ovariana e endometrial, não apenas no que tange à sua estrutura, mas, sobretudo, na correlação entre os achados ovarianos, endometriais e endocervicais, que permitem o reconhecimento *in vivo* das ações dos esteroides sexuais, propiciando controle apurado e manejo dos ciclos espontâneos e induzidos.

A avaliação ultrassonográfica ao longo do ciclo menstrual deve contemplar o estudo endometrial, do canal endocervical e dos ovários.

Endométrio

O endométrio deve ser estudado quanto a sua espessura e ecogenicidade e, desta forma, é possível correlacioná-lo com a fase do ciclo. A camada basal, situada junto ao miométrio, exibe ecogenicidade hiper-refringente durante todo o ciclo, ao passo que a camada funcional varia em espessura e ecogenicidade de acordo com a fase estudada. Cabe lembrar que o miométrio justa-basal apresenta ecogenicidade hipoecoica e não deve ser confundido com o endométrio.

No período pós-menstrual imediato, por volta do quinto ou sexto dia, após a descamação da decídua, observa-se o eco tênue e linear com visibilização imprecisa (Figura 2.4). Em situações normais, a espessura dos folhetos endometriais não devem ultrapassar 5 mm,

que corresponde ao somatório das camadas basais. Essa fase do ciclo constitui um período muito importante para avaliação do endométrio, pois, diante de irregularidades do eco, pode-se suspeitar de lesões focais, como pólipos e proliferações.

Com a evolução da primeira fase, verifica-se progressivo aumento da espessura endometrial, que reflete pouco os feixes ultrassonográficos em decorrência dos vasos e glândulas retificadas, apresentando, assim, aspecto hipoecoico quando comparado ao miométrio. Tal aspecto é característico da ação estrogênica sobre o endométrio na primeira fase (Figura 2.5).

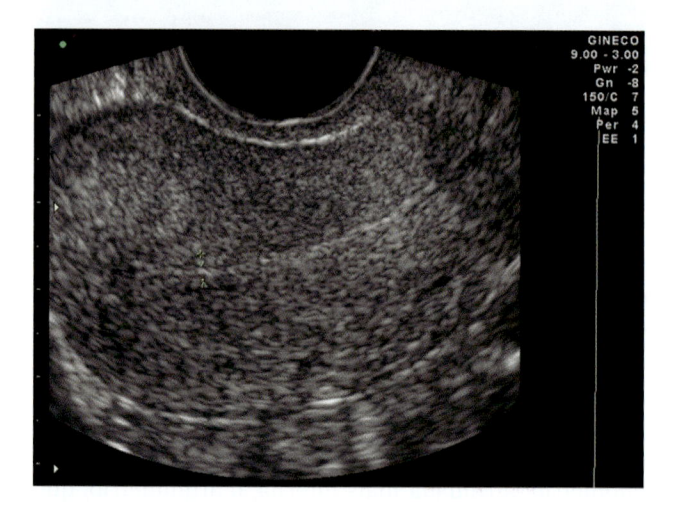

Figura 2.4 Imagem ultrassonográfica obtida por via vaginal, mostra útero antevertido em corte longitudinal. Observa-se o eco endometrial tênue e linear, característico do período pós-menstrual.

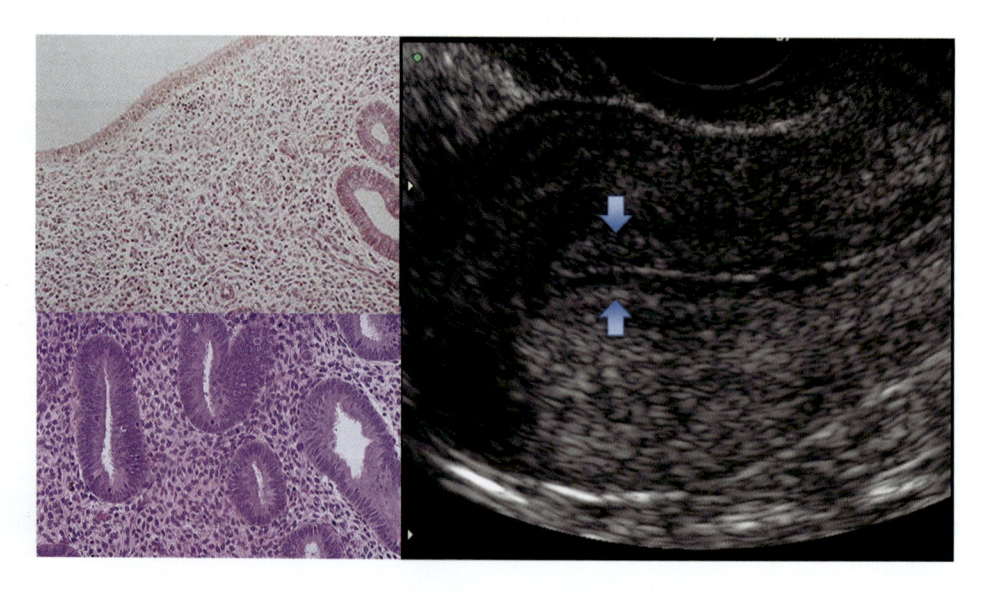

Figura 2.5 As imagens à esquerda revelam cortes histológicos do endométrio na fase proliferativa (1ª fase) com proliferação inicial de glândulas retas com diminuto número de interfaces. Na imagem ultrassonográfica à direita, evidencia-se a camada basal hiper-refringente (setas) e a decídua hiporrefringente, característica da primeira fase do ciclo.

No período periovulatório, a ação estrogênica máxima produz discreto aumento da refringência tissular, produzindo aspecto "trilaminar" e aumento ainda maior da espessura do eco, a qual deverá ser superior a 7 mm (Figura 2.6). Tais achados são considerados critérios de receptividade endometrial.

Outros critérios de receptividade foram estudados, como a presença de fluxo no interior do endométrio no período pré-ovulatório, mas não utilizados rotineiramente. Segundo Nargund *et al.*, uma avaliação endometrial com *Doppler* colorido pode demonstrar as artérias espiraladas estendendo-se na camada tripla

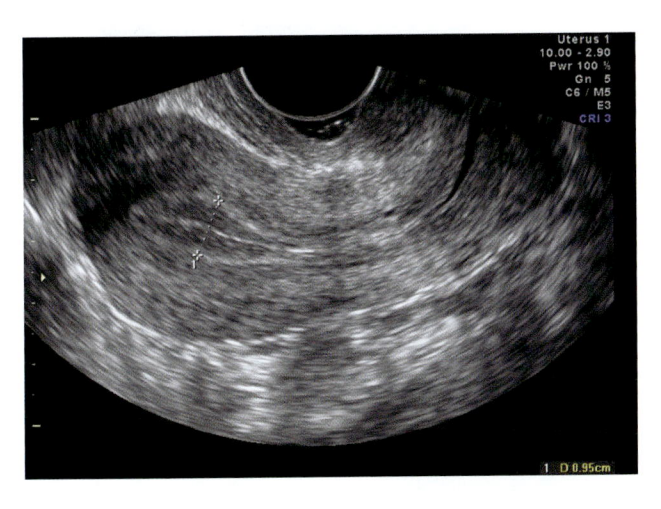

Figura 2.6 Imagem ultrassonográfica obtida por via vaginal mostra útero antevertido em corte longitudinal. Detecta-se o eco endometrial bem proliferado (espessura > 7mm) com aspecto trilaminar e muco anecoico no canal endocervical, compatíveis com a fase periovulatória.

(Figura 2.7). O mesmo grupo relata que as medidas do índice de pulsatilidade (IP) da artéria uterina poderiam ser úteis para predizer a receptividade do endométrio para implantação do embrião, onde o fluxo sanguíneo deve mostrar elevada velocidade diastólica com IP médio inferior a 3.[4] Contudo, realizado por Hoozemans *et al.* não demonstra alterações no IP das artérias uterinas durante o ciclo menstrual, não podendo, portanto, predizer o sucesso da implantação embrionária pelo estudo dopplervelocimétrico.[5]

Observa-se com frequência nessa fase do ciclo a movimentação do eco endometrial de forma vigorosa no sentido do colo para o fundo do útero, movimentos estes promovidos pelo miométrio justa-basal. A intensidade e o direcionamento de tais movimentos têm sido estudados recentemente como fatores envolvidos com a fertilidade, contudo não fazem parte da prática diária da monitorização do ciclo.

Na segunda fase, sob a ação da progesterona, o epitélio endometrial torna-se secretor, as glândulas e vasos adquirem aspecto tortuoso refletindo intensamente os feixes ultrassônicos. A mucosa torna-se marcadamente hiper-refringente e ricamente vascularizada (Figura 2.8).

Jokubkiene *et al.* realizaram estudo com ultrassom 3D e *Doppler* para avaliar o volume endometrial e a vascularização subendometrial durante o ciclo menstrual. Foi observado aumento da vascularização do endométrio e miométrio justa-basal durante a fase folicular, a qual diminuiu dois dias após a ruptura folicular e aumentou novamente na fase lútea. Quanto ao volume endometrial, notou-se rápido aumento durante a fase folicular e

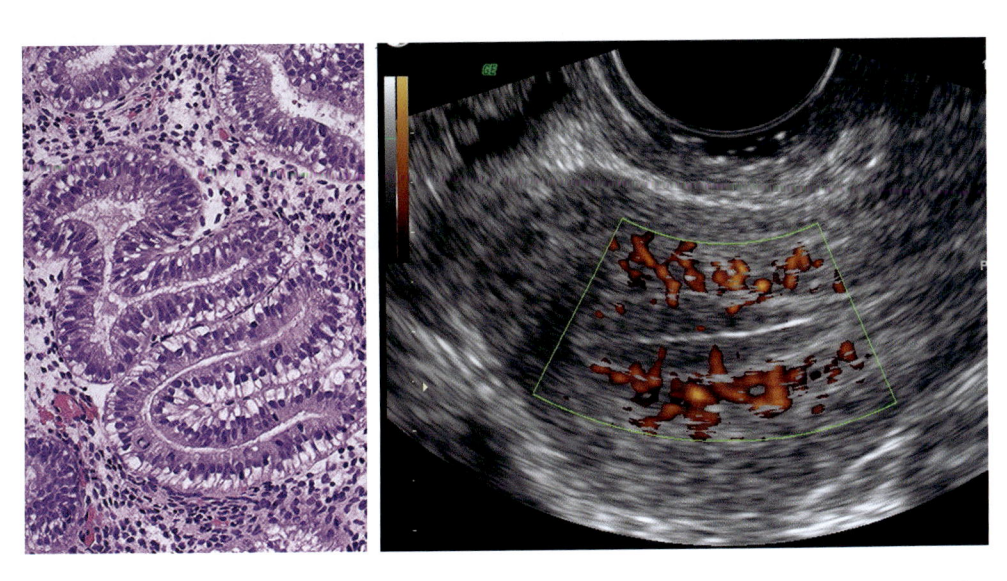

Figura 2.7 A imagem à esquerda exibe corte histológico do endométrio na fase periovulatória e vasos sanguíneos no interior. O sonograma à direita revela fluxo sanguíneo no interior do endométrio ao estudo dopplervelocimétrico.

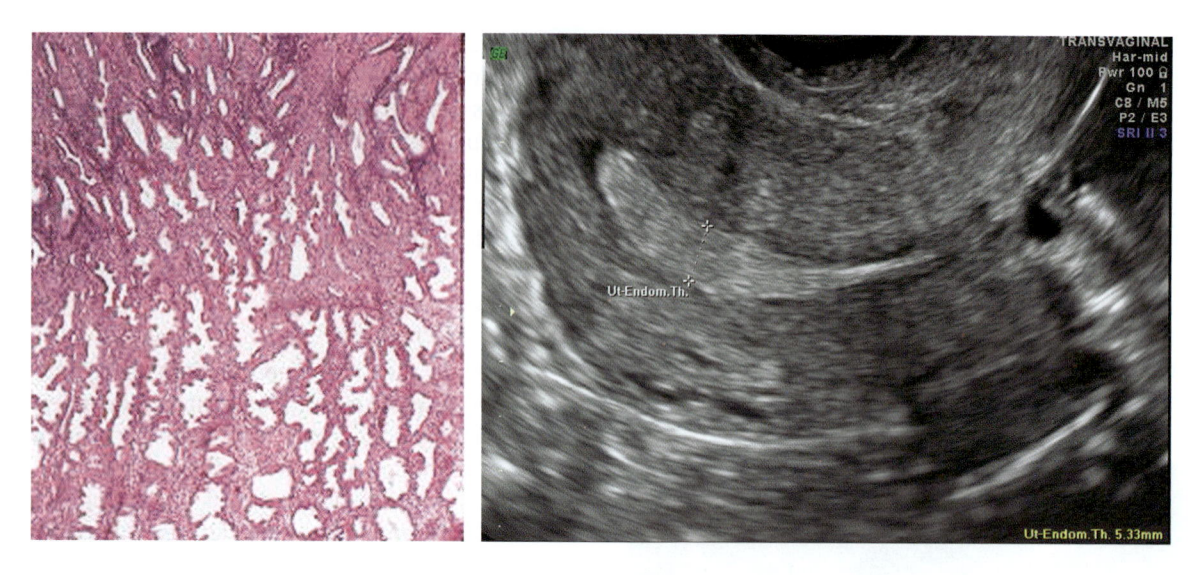

Figura 2.8 A imagem à esquerda revela corte histológico do endométrio na fase secretória (2ª fase) com nítida proliferação glandular e grande conteúdo no interior das glândulas com grande número de interfaces. Na imagem ultrassonográfica à direita, evidencia-se a camada decídua hiper-refringente, característica da segunda fase do ciclo.

permaneceu quase inalterado durante a lútea. Os autores sugerem potencial uso da ultrassonografia 3D na avaliação de doenças associadas à infertilidade feminina.[6]

Colo uterino

Os aspectos do canal endocervical e de seu muco têm sido pouco descritos, contudo, na prática diária, tais aspectos parecem relacionar-se muito bem com os níveis de estradiol, tanto em mulheres com ciclos espontâneos como com estimulados. Ao longo da fase proliferativa, o canal endocervical apresenta-se como uma fina linha ecogênica. Com a elevação dos níveis de estrogênio, observa-se, um ou dois dias antes da rotura folicular, o aparecimento de muco anecoico no interior do canal (Figura 2.6). Esse sinal é tomado como marcador de estímulo estrogênico intenso. A principal utilização desse sinal se dá no seguimento de ciclos estimulados com citrato de clomifeno, onde mais frequentemente se observam sinais de hipoestrogenismo relativo, e a ausência do muco anecoico deve ser comunicada ao esterileuta. Aproximadamente um dia após a rotura folicular, quando os níveis de progesterona se elevam significativamente, o muco torna-se ecogênico e em quantidade muito menor.

Ovários

Os ovários devem ser observados quanto sua localização, volume e aspecto do aparelho folicular. Os folículos antrais são habitualmente visibilizados a partir de 2 mm de diâmetro como imagens anecoicas de paredes lisas entre o terceiro e sétimo dias. (Figura 2.9)

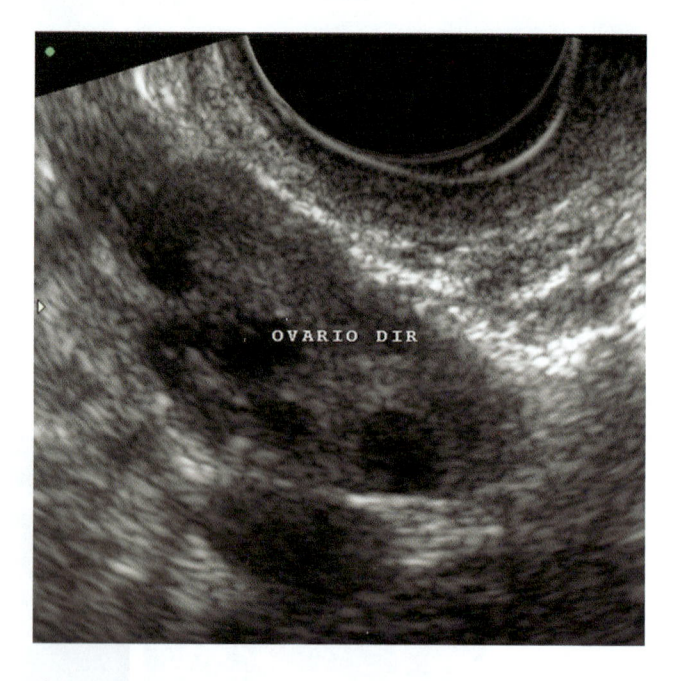

Figura 2.9 Imagem ultrassonográfica do ovário obtida pela via vaginal em paciente no período da menacme. Detectam-se os folículos antrais dispersos pelo estroma.

Durante a menacme, o volume ovariano e o número de folículos apresentam relação inversa com a idade, ou seja, ao longo da segunda década de vida, a contagem de folículos antrais e o volume ovariano são habitualmente superiores aos observados na quarta e quinta décadas.

A avaliação da reserva ovariana é útil na determinação da resposta ovariana e pode determinar a dose de início das gonodotrofinas. Mulheres que têm menos de cinco folículos antrais medidos entre o terceiro e sétimo dias apresentam menor probabilidade de boa resposta ovariana (contagem de folículos antrais – CFA).[7] Há relação clara entre o volume ovariano reduzido, a contagem de folículos antrais baixa (< 5), a idade avançada, o FSH elevado e o hormônio antimülleriano (HAM) baixo.[8]

A partir do oitavo dia, usualmente detecta-se folículo dominante (diâmetro igual ou maior a 10 mm) que possui ritmo de crescimento de 1 a 2 mm por dia (Figura 2.10).

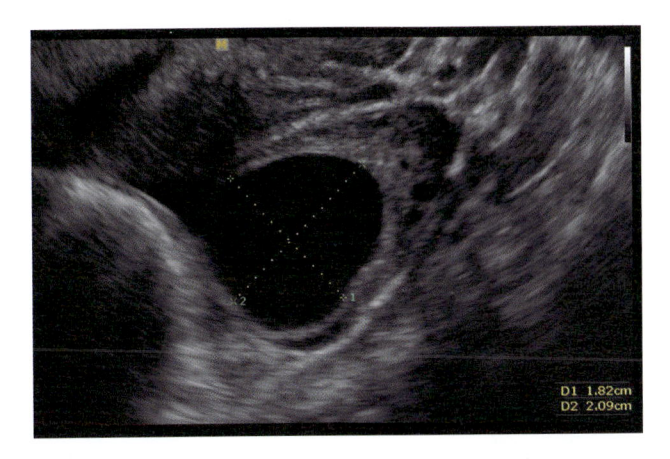

Figura 2.11 Imagem de exame ultrassonográfico endovaginal que evidencia ovário com folículo pré-ovulatório. A mensuração do diâmetro médio do folículo deve ser obtida pela média dos maiores diâmetros perpendiculares.

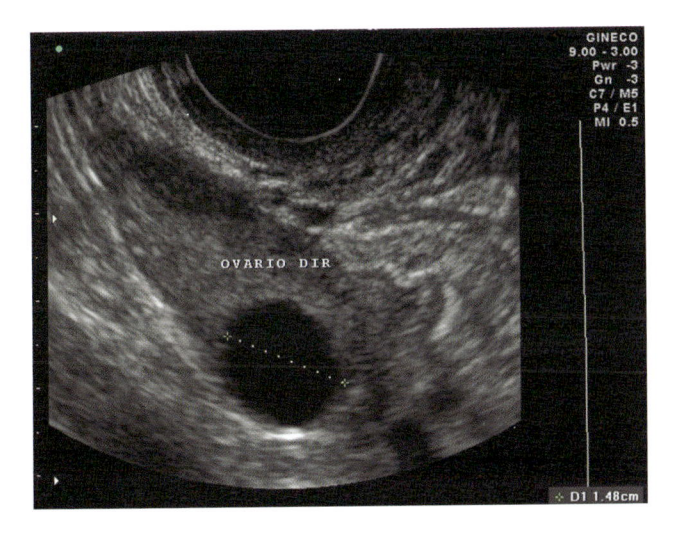

Figura 2.10 Imagem de exame ultrassonográfico endovaginal que exibe ovário com folículo dominante (diâmetro médio entre 10 e 17mm).

Ao atingir 18 mm de diâmetro médio, o folículo passa a denominar-se pré-ovulatório. Nessa fase, o ritmo de crescimento torna-se ainda mais intenso, 2 a 3 mm por dia. A biometria folicular permanece como o principal marcador do período que antecede a rotura folicular que ocorre entre 18 e 26 mm. O diâmetro pode ser mensurado de forma isolada quando o folículo mostrar aspecto arredondado. Diante de folículos ovalados, deve-se mensurar seu maior diâmetro seguido da biometria do maior diâmetro perpendicular ao primeiro e considera-se a média das medidas efetuadas (Figura 2.11).

Em decorrência da neovascularização desenvolvida na região perifolicular, o estudo dopplervelocimétrico colorido poderá auxiliar na identificação do folículo pré-ovulatório, pois verifica-se nesse período intenso fluxo periférico com reduzidos índices de resistência (Figura 2.12).

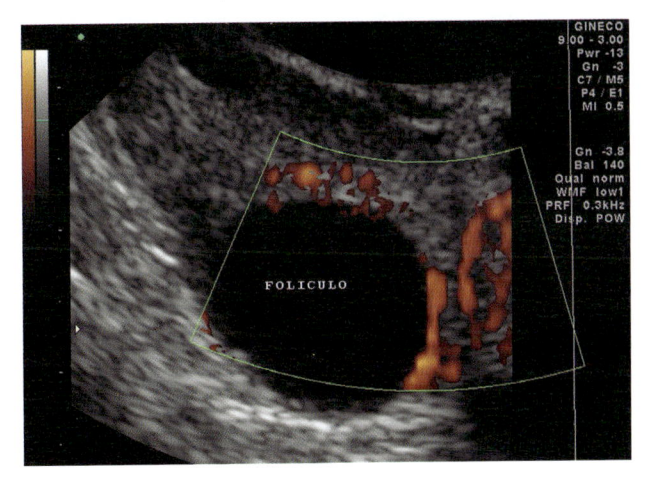

Figura 2.12 Sonograma transvaginal com Doppler de amplitude demonstra vascularização perifolicular evidente, característica da neovascularização exuberante que se segue à liberação do hormônio luteinizante (LH), na fase periovulatória.

A vascularização folicular na estimulação de ciclos de fertilização *in vitro* usando a tecnologia *Doppler* pulsado tem sido motivo de numerosos trabalhos na literatura. De acordo com análise dos dados, o pico de velocidade sistólica (PVS) imediatamente antes da aspiração folicular guiada pelo ultrassom apresentava relação importante com a recuperação do oócito e subsequente produção de embriões de boa qualidade na pré-implantação. Os autores observaram que se o PVS folicular fosse maior do que 10 cm/s havia 70% de probabilidade de sucesso na produção de um ou dois embriões, e, caso a velocidade de fluxo sanguíneo não fosse detectada, a probabilidade seria reduzida para 18%.[9,10]

O mesmo grupo também demonstrou que, após a administração de gonadotrofina coriônica (hCG), o aumento do PVS foi significativamente maior nos folículos que, posteriormente, produziram embriões de boa qualidade.

Além da biometria, podem ser observados marcadores morfológicos de rotura folicular iminente. Pequena projeção sólida entre 2 e 3 mm para o interior do antro folicular corresponde ao *cumulus oophorus* e prediz rotura folicular em até 36 horas. (Figura 2.13) O descolamento da camada granulosa (Figura 2.14) em decorrência do edema perifolicular pode ser observado a partir de 24 horas antes da rotura e a camada granulosa (interna) formando "espinhos de roseira" ou sinal da crenação junto ao antro folicular indica rotura em até 12 horas. (Figura 2.15).

Habitualmente, nos processos de reprodução assistida, o ginecologista aplica a gonadotrofina coriônica quando o folículo ou os folículos dominantes atingem 17-18 mm e planeja a coleta dos óvulos para 36 ou 48 horas seguintes.

Em ciclos espontâneos, observa-se correlação direta entre o diâmetro folicular e a concentração sérica de estradiol. Em ciclos induzidos não se vê tal correlação.[11]

Após a rotura folicular, o folículo apresenta transformações morfológicas e funcionais. A imagem globosa com paredes lisas e regulares torna-se irregular com paredes ecogênicas, interior com pontos ecogênicos em suspensão em decorrência da coleção hemática, usualmente encontrada no interior do corpo lúteo (Figura 2.16). Ao estudo *Doppler* detecta-se intensa vascularização periférica (aspecto em "anel de fogo") e reduzidos índices de resistência (Figura 2.17). Os aspectos morfológicos e dopplervelocimétricos descritos anteriormente são bem evidenciados até cerca de 10 dias após a rotura folicular; há diminuição progressiva das dimensões e da vascularização até o final do ciclo, caso a paciente não tenha engravidado.

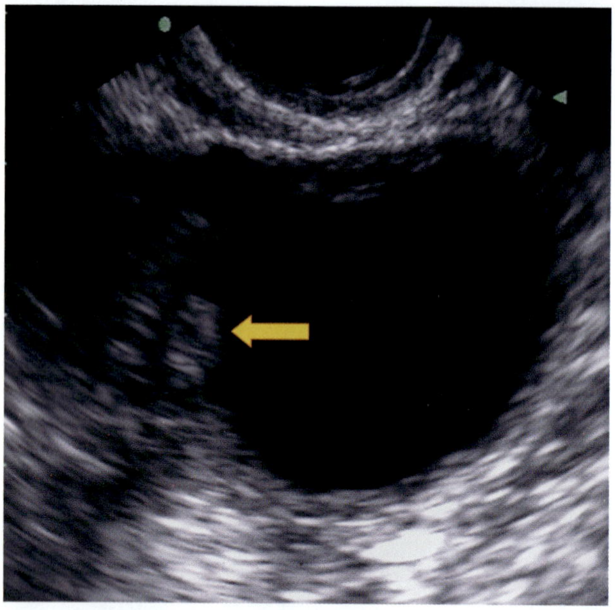

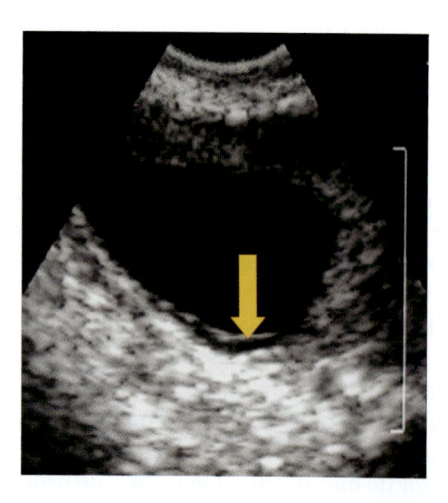

Figura 2.13 A imagem ultrassonográfica evidencia folículo pré-ovulatório com o *cumulus oophorus* (seta), indicativo de ovulação em até 36 horas.

Figura 2.14 Sonograma transvaginal revela folículo pré-ovulatório com discreto descolamento da camada granulosa (seta), indicativo de ovulação em até 24 horas.

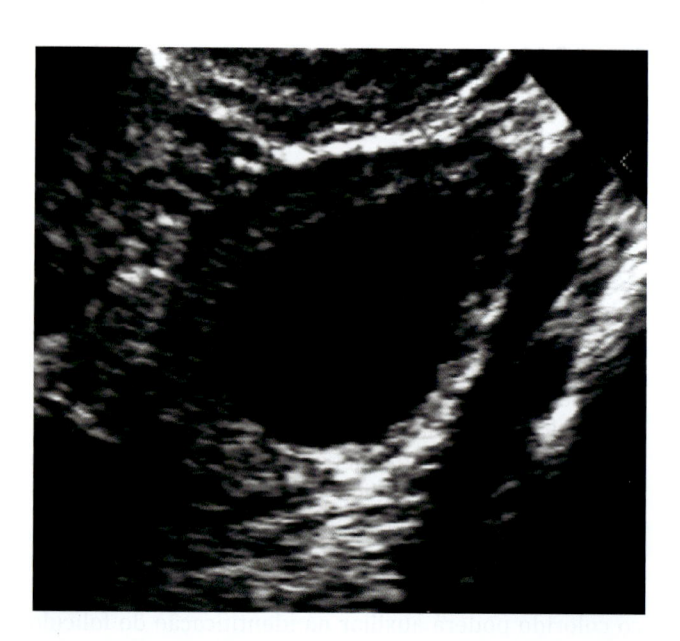

Figura 2.15 Sonograma transvaginal revela folículo pré-ovulatório com serrilhamento da camada granulosa (sinal da crenação), indicativo de ovulação em até 12 horas.

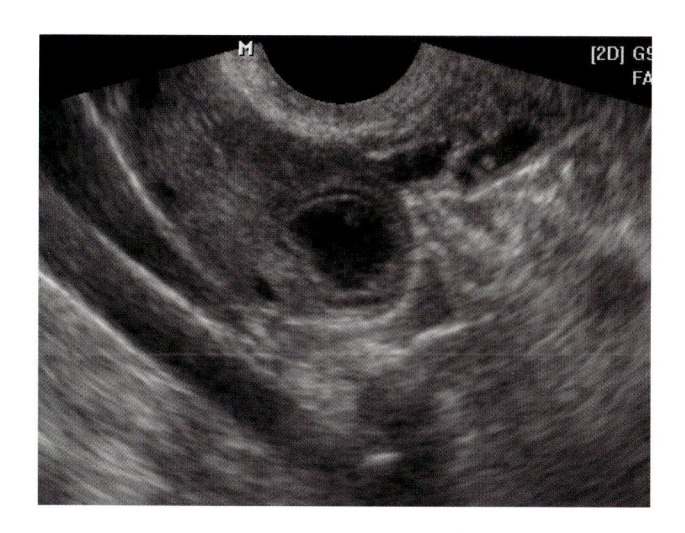

Primeira fase 5º dia	■ Contagem de folículos antrais ■ Estudos do endométrio (regular com espessura < 5mm)
Primeira fase 8º–10º dia	■ Identificação do folículo dominante
Período periovulatório	■ Biometria folicular e sinais foliculares ■ Endométrio (aspecto trilaminar com espessura > 7 mm) ■ Canal endocervical com muco anecoico
Segunda fase	■ Presença do corpo lúteo ■ Endométrico com aspecto secretor/hiper-refringente

Figura 2.16 O sonograma demonstra o corpo lúteo com paredes espessas, hiperecogênicas e irregulares, interior anecoico com pontos ecogênicos.

Cronograma de exames

Os exames seriados por via vaginal são fundamentais para a adequada monitorização do ciclo ovulatório. Embora descritos múltiplos cronogramas para seguimento, sugere-se ao menos quatro exames distribuídos da seguinte forma:

O laudo ecográfico deve incluir em todos os exames menção às características endometriais (espessura, ecogenicidade, compatibilidade com a fase do ciclo), ovarianas (localização, volume, folículos antrais, folículo pré-ovulatório, corpo lúteo) e do canal endocervical (características do muco: anecoico ou ecogênico).

Casos especiais

■ **Contraceptivos hormonais:** pacientes usuárias de contraceptivos hormonais não apresentam as

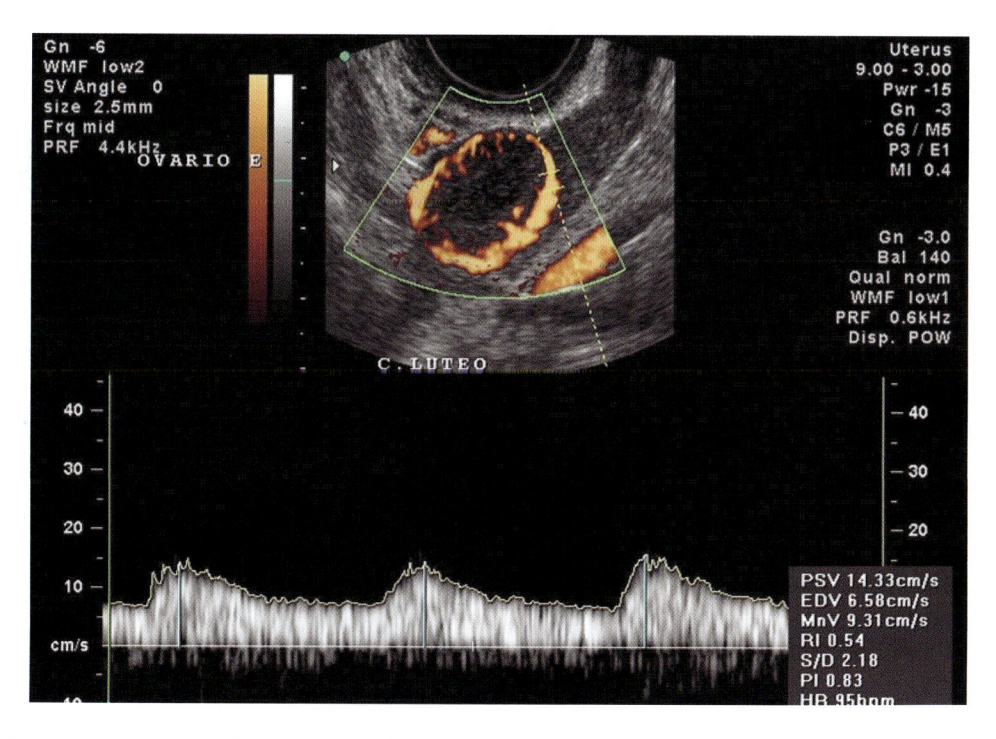

Figura 2.17 Sonograma transvaginal com *Doppler* de amplitude exibe vascularização exuberante na periferia do corpo lúteo (sinal do "anel de fogo"). O estudo espectral indica baixa resistência ao fluxo, com reduzidos índices de resistividade, característicos do corpo lúteo.

modificações morfológicas descritas anteriormente. Nelas, a espessura do eco endometrial permanece delgada em decorrência da ação progesterônica sobre o endométrio desde o início do ciclo. Da mesma forma, não se espera ver folículo dominante, pré-ovulatório ou corpo lúteo.

- **Aspiração folicular:** A aspiração de oócitos por via vaginal guiada por ultrassonografia substituiu de forma eficaz, segura e rápida o procedimento por via laparoscópica. A proximidade da ponta do transdutor ao ovário, bem como a ausência de alças intestinais interpostas facilitam tal procedimento. Utiliza-se um guia de agulha sobre o transdutor transvaginal. A dopplervelocimetria colorida facilita a visibilização das estruturas vasculares evitando-se desta forma os acidentes hemorrágicos. Uma agulha longa de calibre habitualmente de 16 ou 18 Gauge é introduzida sequencialmente nos folículos desenvolvidos, evitando-se, sempre que possível, sua retirada da cavidade peritoneal entre uma punção e outra. A agulha é introduzida pelo interior de um guia acoplado ao transdutor transvaginal. Esse procedimento colaborou de forma significativa para a segurança e eficiência que a fertilização *in vitro* possui atualmente. A agulha pode conter apenas um lúmen ou lúmen duplo, no qual uma via infunde e outra aspira o líquido folicular e o óvulo.

- **Transferência de gametas ou embriões:** a cateterização do canal endocervical, da cavidade endometrial e do lúmen tubáreo pode ser monitorizada pela ultrassonografia transvaginal, a qual permite avaliação do posicionamento do cateter, tornando o procedimento mais rápido e de controle mais preciso. Por meio desse controle, o cateter contendo os gametas ou embriões pode ser posicionado no interior da cavidade uterina ou do lúmen tubáreo, onde podem ser transferidos com êxito e segurança.

- **Hiperestímulo ovariano:** a intensidade da resposta ovariana aos indutores da ovulação apresenta variação muito ampla. A síndrome da hiperestimulação ovariana (SHO) tende a ocorrer quando há concentrações elevadas de estradiol. Pacientes jovens, com índice de massa corporal baixo, portadoras de ovários policísticos e antecedentes de cistos funcionais constituem grupos de risco para o hiperestímulo. O quadro completo se estabelece caso seja administrado hCG, particularmente quando ocorrer ovulação espontânea e gravidez. Ecograficamente, o diagnóstico de hiperestimulação é simples e auxilia de maneira decisiva tanto na prevenção do desenvolvimento da

síndrome quanto no seu tratamento. A suspeita de desenvolvimento da SHO deve ser feita quando do desenvolvimento de múltiplos folículos com acentuado aumento do volume do órgão. O aspecto ecográfico característico dessas condições incluem ovários com diâmetro médio superior a 5,0 cm, várias imagens anecoicas (cistos tecaluteínicos) de paredes lisas formando um aglomerado de cistos (sinal da "roda de carroça") que praticamente impede a visibilização do parênquima ovariano (Figura 2.18). Na forma grave, os ovários apresentam aspectos anteriormente citados de forma exacerbada, com significativo aumento dos diâmetros médios, superiores a 10 cm, havendo, portanto, risco de rotura ou torção do órgão. Os ovários assim aumentados podem migrar para a região posterior do útero e ali encontrarem-se (*kissing ovaries*) (Figura 2.19). A ascite, derrame pleural e pericárdico são também facilmente evidenciados pela ecografia, contudo, os níveis plasmáticos de estradiol constituem parâmetro mais seguro para tal avaliação. São descritas várias classificações para a SHO que incluem parâmetros clínicos, laboratoriais e ecográficos.

Os riscos de gestação ectópica decorrente de ciclo espontâneo e fertilização natural são de 0,5% a 1,0%, entretanto, nos processos de reprodução assistida, a probabilidade eleva-se para 2,0% a 3,0%. A prevalên-

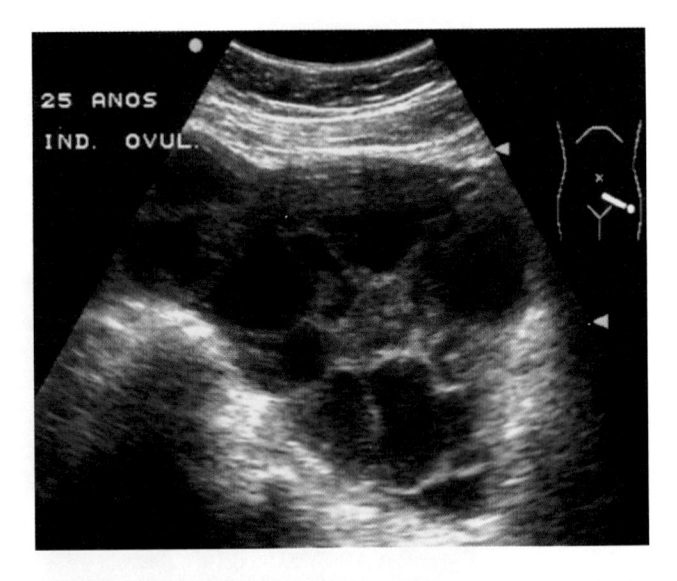

Figura 2.18 Imagem ultrassonográfica transvaginal obtida de paciente jovem, em uso de indutores da ovulação, revela acentuado aumento do volume ovariano com múltiplos folículos dominantes e aspecto em "roda de carroça", típicos dos processos de hiperestímulo ovariano.

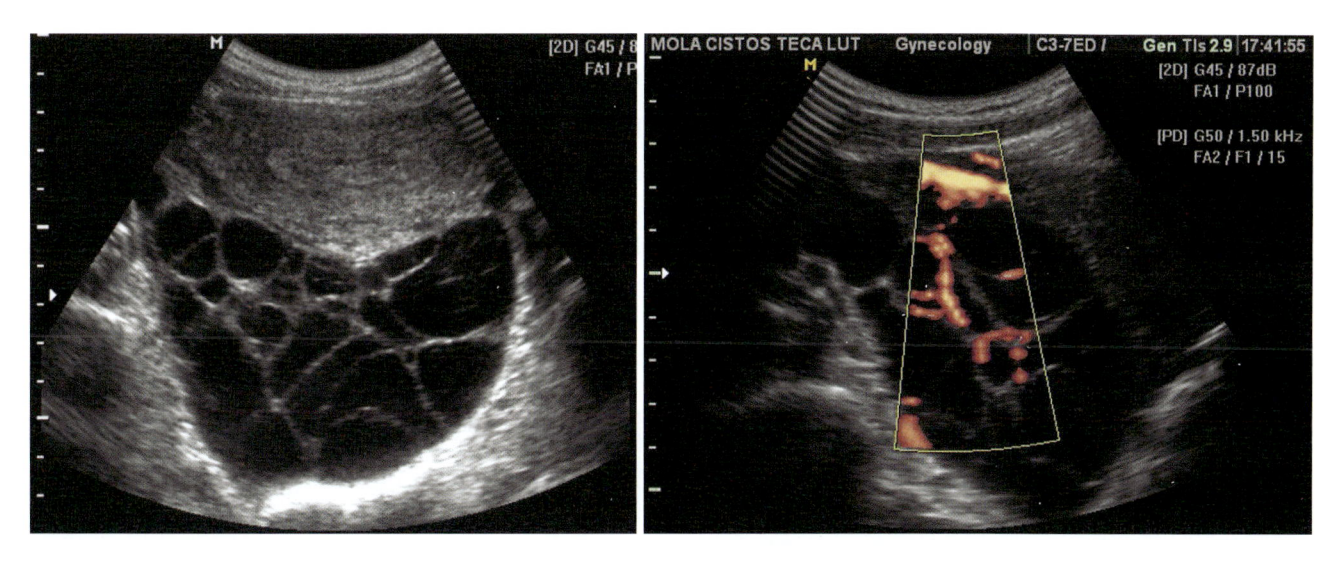

Figura 2.19 Sonograma à esquerda apresenta ambos os ovários aumentados de volume, hiperestimulados, adjacentes um ao outro (*kissing ovaries*), localizados na região retrouterina. O sonograma à direita obtido do mesmo exame evidencia acentuado aumento da vascularização entre os cistos tecaluteínicos.

cia de gestação heterotópica, ou seja, gestação tópica e ectópica concomitantes é da ordem de 1 caso em 1.000 decorrentes da reprodução assistida, cerca de 30 vezes superior à prevalência em gestações naturais. Desta forma, faz-se necessária a investigação ultrassonográfica cuidadosa das regiões anexiais, particularmente em situações de fertilização assistida.

A ultrassonografia transvaginal assumiu papel decisivo nesse campo, constituindo método preciso e eficaz na avaliação do desenvolvimento folicular, lúteo e endometrial. A técnica permitiu acesso fácil e seguro aos ovários na coleta de gametas, bem como nas transferências de gametas e de embriões ao útero e às tubas. As dopplervelocimetrias pulsátil e colorida despontam de forma promissora como métodos auxiliares no esclarecimento de outras variáveis envolvidas na infertilidade, ainda por ser desvendadas.

■ MALFORMAÇÕES CONGÊNITAS

A prevalência das malformações congênitas do sistema reprodutor feminino é de 1% a 4%. Embora grande parte das vezes não causa sintomas clínicos, as manifestações mais comuns relacionadas são o abortamento de repetição, parto prematuro e a endometriose. Observa-se associação frequente com anomalias do trato urinário, notadamente a agenesia renal unilateral em até 30% das pacientes.[12]

A avaliação ultrassonográfica endovaginal se reveste de relevante importância no diagnóstico dessas anormalidades. A sua avaliação precisa pode ser feita com a US por meio da sucessão de cortes transversais

seriados, verificando-se a integridade muscular e se há separação da cavidade endometrial. A ultrassonografia tridimensional (3D) tem na pesquisa das malformações müllerianas sua principal aplicação em Ginecologia, notadamente na observação dos cortes coronais. Especial atenção deve ser dedicada ao estudo da superfície serosa do fundo uterino e ao formato da cavidade ou cavidades endometriais. Para tanto, o exame realizado na segunda fase do ciclo possui maior acurácia, em decorrência do contraste com o miométrio (Figura 2.20).

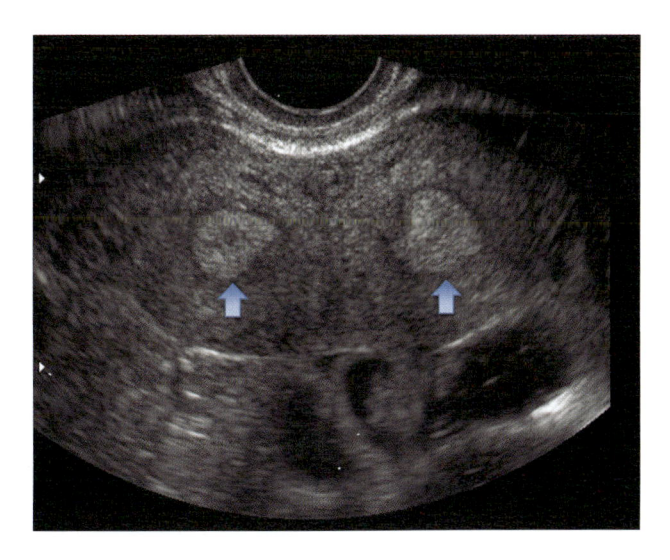

Figura 2.20 Sonograma transvaginal realizado na segunda fase do ciclo evidencia corte transverso do corpo uterino e eco endometrial duplicado (setas) compatível com malformação mülleriana.

As alterações do desenvolvimento do sistema reprodutor feminino podem ser classificadas, segundo a Sociedade Americana de Medicina Reprodutiva, em sete classes.[13]

Hipoplasia e agenesia (classe I)

A agenesia dos dois terços superiores da vagina, associada à agenesia do corpo uterino, é a anomalia mais característica desse grupo, sendo também conhecida como síndrome de Mayer-Rokitansky-Kuster-Hauser[12]. (Figura 2.21). Muitas variações anatômicas com agenesias segmentares dos órgãos reprodutores internos foram descritas.

Útero unicorno (classe II)

A principal característica é a cavidade uterina que exibe formato fusiforme, semelhante a uma "banana. Pode ser subdividida em quatro tipos: comunicante, não comunicante, sem cavidade e sem corno[12] (Figura 2.10) (Figuras 2.22 e 2.23).

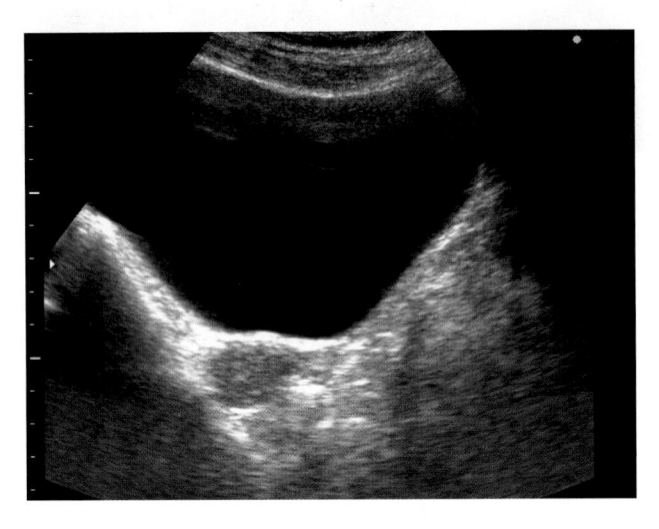

Figura 2.21 Sonograma transabdominal em paciente de 18 anos com amenorreia primária. O corte longitudinal do útero mostra órgão de reduzidas dimensões sem eco endometrial evidente, compatível com hipoplasia uterina.

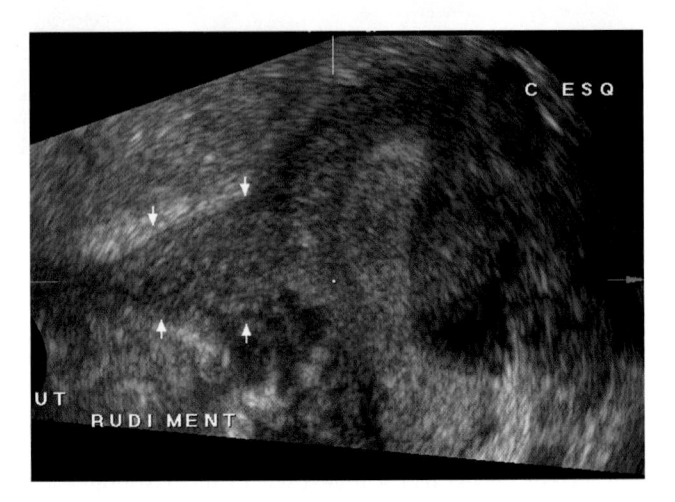

Figura 2.23 Útero unicorno em reconstrução coronal evidencia corno rudimentar à direita (setas) sem eco endometrial detectável.

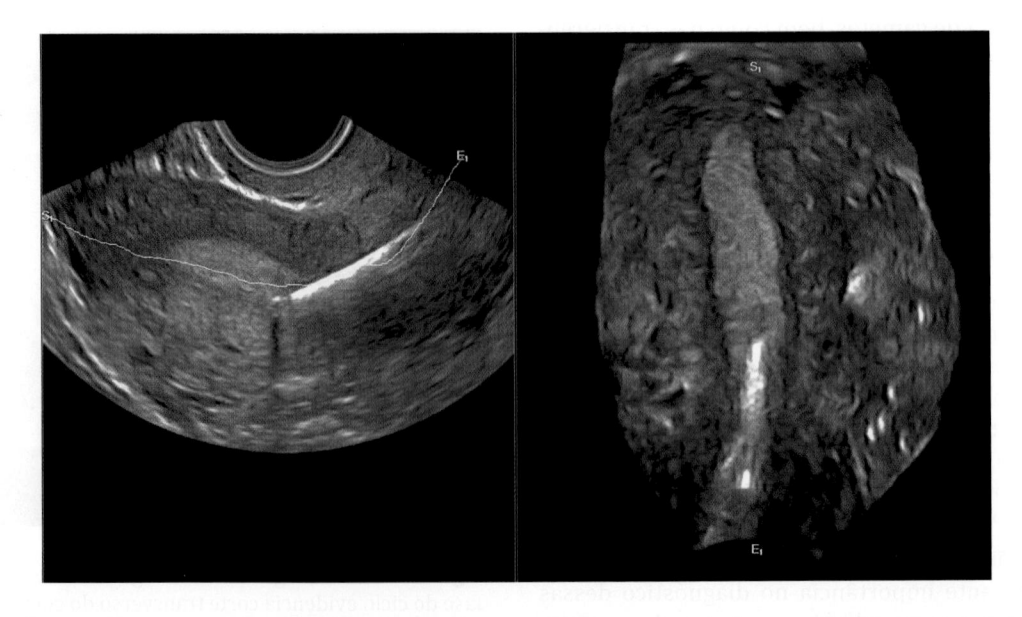

Figura 2.22 Útero unicorno em corte longitudinal sagital à esquerda e em reconstrução coronal à direita, associado a dispositivo intrauterino mal localizado.

Útero didelfo (classe III)

É caracterizada por dois colos e dois corpos uterinos. Pode-se ainda identificar, especialmente no exame físico, um septo vaginal longitudinal em 75% das pacientes, determinando duas cavidades vaginais[12] (Figura 2.24).

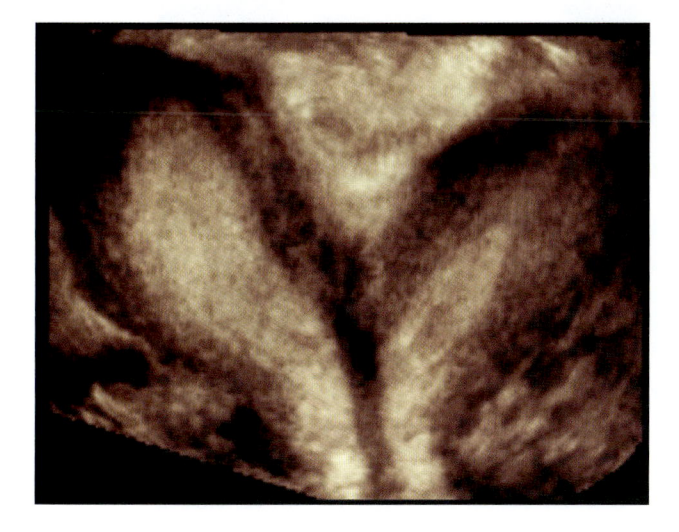

Figura 2.24 Útero didelfo visibilizado em reconstrução coronal US-3D. Os dois corpos uterinos encontram-se nitidamente separados. Observa-se duplicação endometrial e dos canais cervicais.

Útero bicorno (classe IV)

Apresenta como principal característica o fundo uterino com uma incisura superior a 1 cm. A cavidade uterina é dividida por um tecido fibromuscular e, pelo ângulo de divergência das cavidades ser frequentemente superior a 105°, o septo é espesso e a distância intercornual maior que 4 cm[14] (Figura 2.25).

Útero septado (classe V)

É a alteração congênita mais prevalente depois do útero arqueado, sendo a anomalia com pior prognóstico obstétrico. Caracteriza-se pelo fundo uterino arredondo ou com uma pequena incisura (menor que 1 cm). A cavidade apresenta-se dividida por um tecido fibroso (septo), com um ângulo de divergência habitualmente menor que 75°, determinando um septo fino e uma distância intercornual menor que 4 cm[14] (Figuras 2.26 e 2.27).

Útero arqueado (classe VI)

Considerada uma variação da normalidade, é caracterizada por uma pequena proeminência apenas no fundo da cavidade uterina[14] (Figura 2.28).

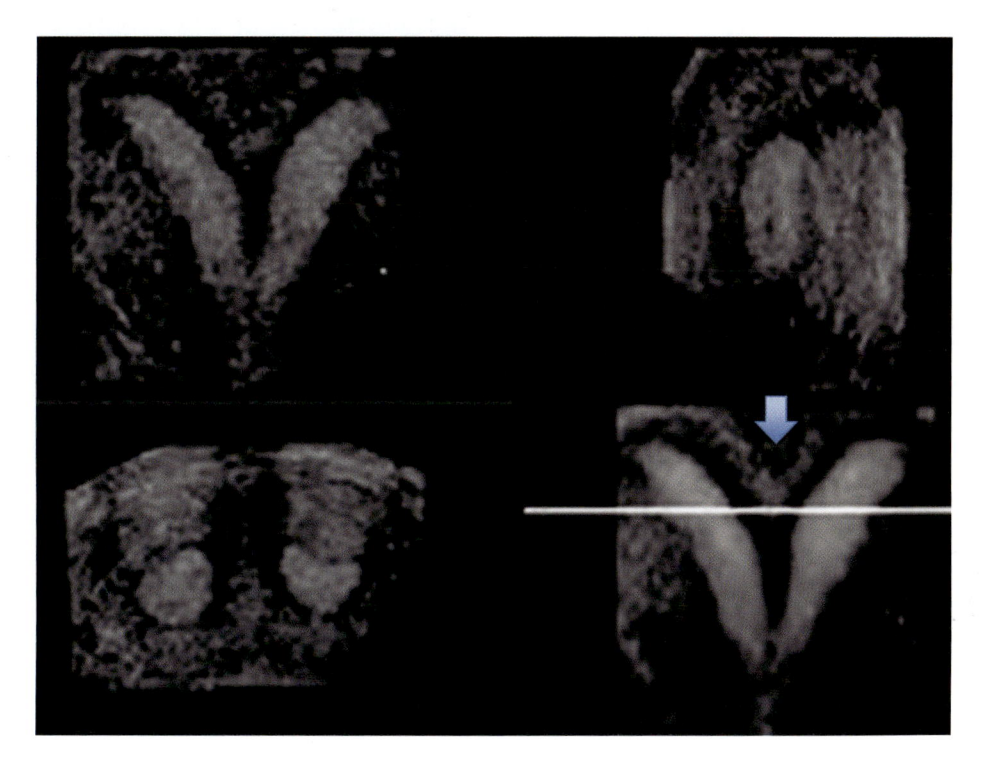

Figura 2.25 Sonograma transvaginal 3D realizado na segunda fase do ciclo evidencia duplicação endometrial e depressão da suferfície serosa do fundo uterino (seta), compatível com útero bicorno.

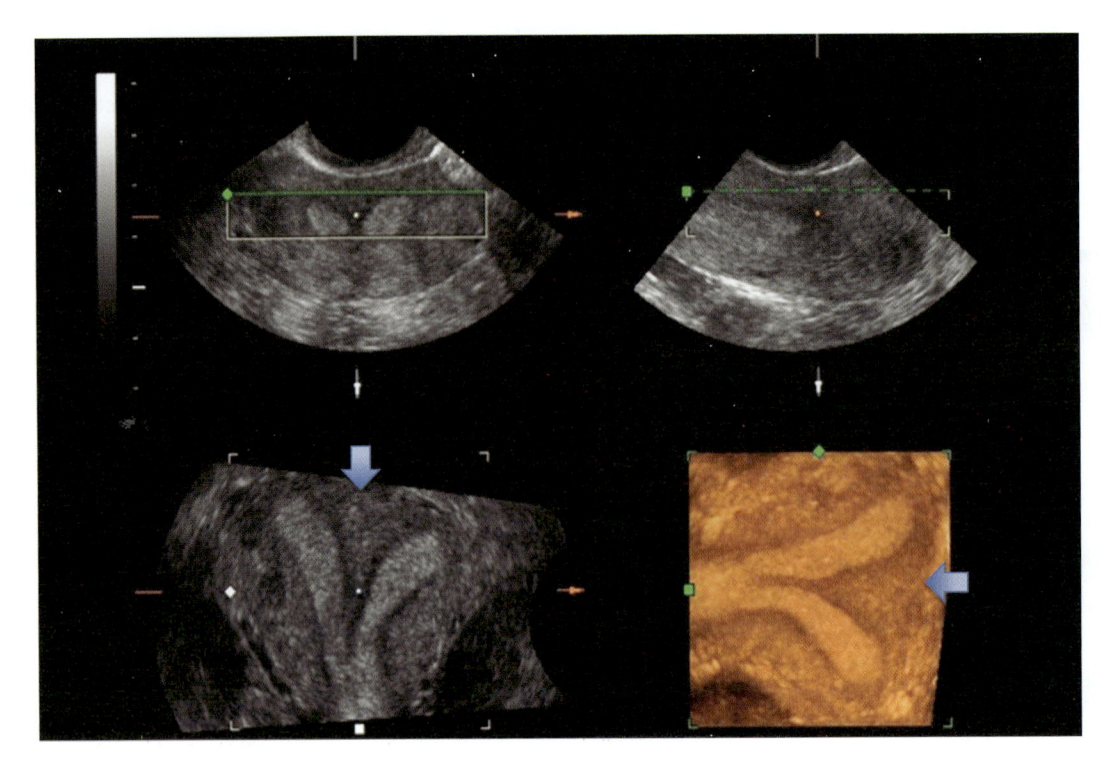

Figura 2.26 Sonograma transvaginal 3D realizado na segunda fase do ciclo evidencia duplicação endometrial e ausência de depressão da suferfície serosa do fundo uterino (seta), compatível com útero septado.

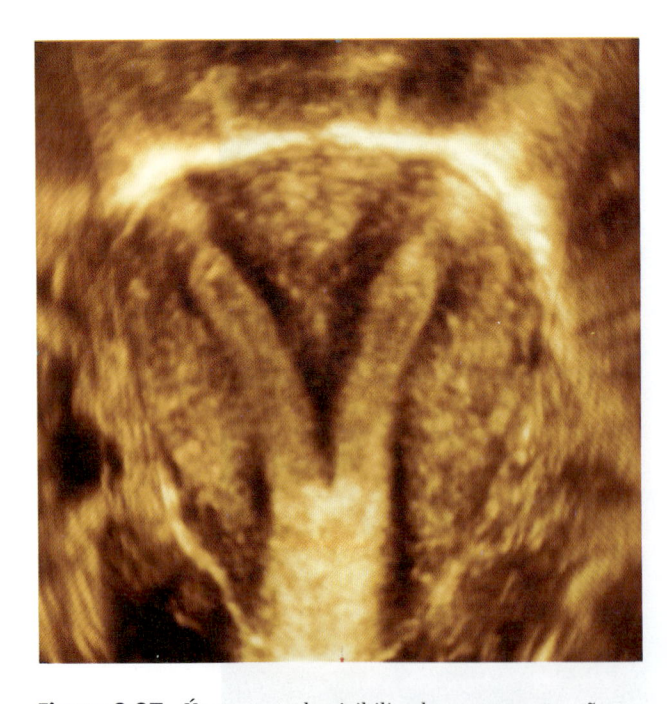

Figura 2.27 Útero septado visibilizado em reconstrução coronal US-3D. A superfície serosa apresenta superfície convexa e a cavidade uterina apresenta-se dividida por septo fino.

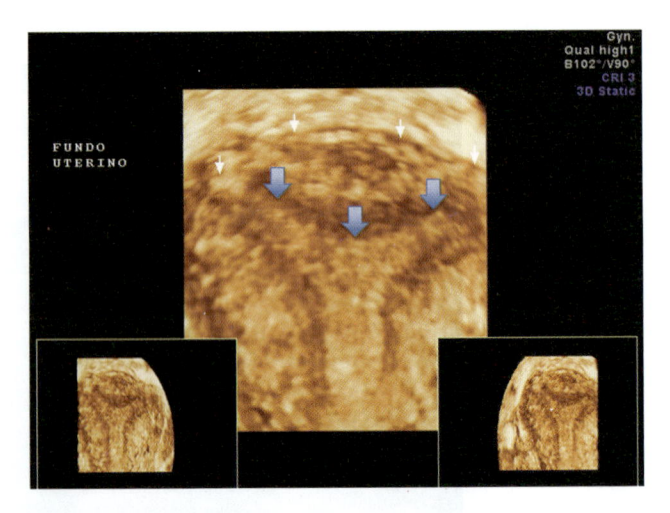

Figura 2.28 Sonograma transvaginal 3D evidencia endométrio único, porém com o fundo do eco endometrial com aspecto arqueado (setas) e ausência de depressão da superfície serosa do fundo uterino.

Alterações decorrentes do uso de dietilestilbestrol (classe VII)

O dietilestilbestrol é um estrogênio sintético que foi usado até a década de 1970 para evitar abortamentos e determinava nos fetos femininos uma hipertrofia miometrial, sendo a anomalia mais característica o útero em formato de "T"[12] (Figura 2.29).

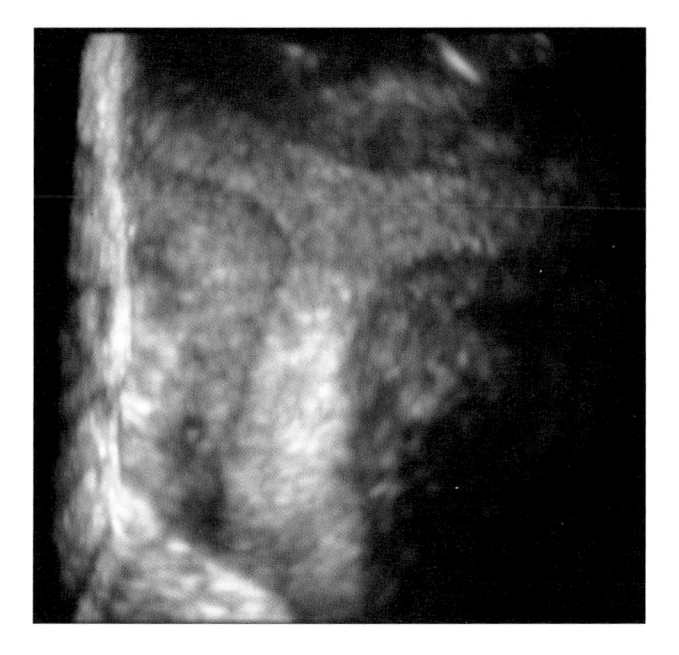

Figura 2.29 US transvaginal 3D mostra endométrio com área reduzida e aspecto em "T".

■ DOENÇAS MIOMETRIAIS

A alteração miometrial modifica a ecogenicidade do útero de forma focal ou difusa, tornando-o heterogêneo, e, amiúde, modifica o contorno interno e/ou externo do órgão.

A descriçao ultrassonográfica das lesões miome triais deve ser clara e consistente, com termos padronizados que facilitem a compreensão e a comparação dos estudos, preceito este difundido pela Federação Internacional de Ginecologia e Obstetrícia (FIGO),[15] e mais recentemente pelo *Morphological Uterus Sonographic Assessment Group* (MUSA).[16]

A seguir, são descritas as principais doenças, passíveis de avaliação ultrassonográfica, que acometem o miométrio.

Infecção

O processo inflamatório agudo frequentemente é associado à endometrite puerperal. A cavidade uterina pode conter estruturas ecogênicas amorfas e conteúdo líquido com ecos em suspensão, em quantidades variadas. A detecção de focos hiperecoicos com reverberação acústica posterior sugere infecção por anaeróbios. O miométrio habitualmente encontra-se hipoecogênico difusamente. A sequela do processo inflamatório, quando presente, se

manifesta por calcificações na camada basal do endométrio associada ao miométrio heterogêneo.

Adenomiose

A evaginação e proliferação de glândulas e estroma endometriais no interior do miométrio é definida como adenomiose. O comprometimento miometrial pode ser difuso ou focal. Quando focal, a sua localização é descrita da mesma forma que os leiomiomas.

Entre os principais achados ecográficos, encontram-se: aumento difuso do volume uterino para a paridade; desproporção entre as paredes anterior e posterior (Figura 2.30); miométrio heterogêneo com áreas hipoecogênicas (Figura 2.31); área de hiperecogenicidade

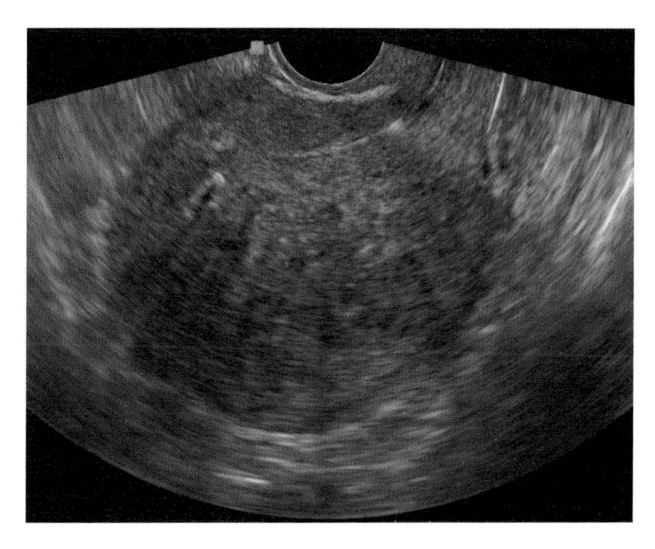

Figura 2.30 Útero globoso, heterogêneo, com paredes assimétricas.

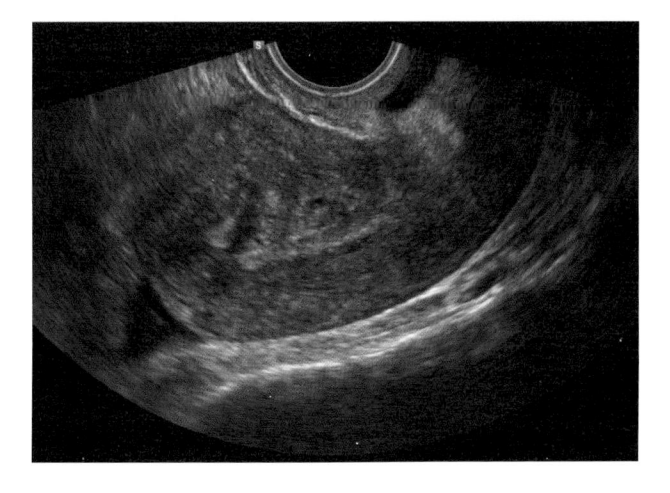

Figura 2.31 Miométrio heterogêneo com áreas hipoecogênicas e alguns focos hiperecoicos.

isolada no miométrio (Figura 2.32); cistos intramiometriais que podem ter (ou não) um halo hiperecogênico e que são diferenciadas dos vasos por não apresentarem fluxo ao *Doppler* (Figura 2.33); estrias ecogênicas e lineares que partem do endométrio para o miométrio;[17] alteração da zona juncional (camada subendometrial) como espessamento irregular, interrupção ou má delimitação, que pode ser melhor estudada com US-3D multiplanar [18] (Figura 2.34).

O miométrio também pode estar comprometido por invasão de implantes de endometriose profunda na serosa, formando uma lesão extensa, em manto, caracterizada por tecido espessado, hipoecogênico e irregular.

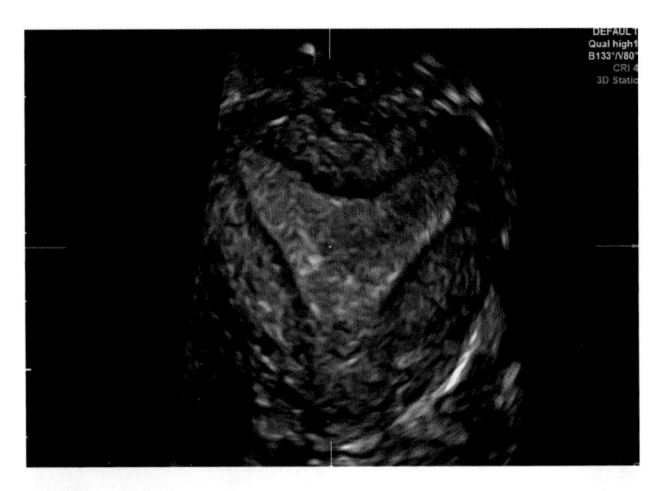

Figura 2.34 USTV com 3D. Corte coronal mostrando irregularidade da zona juncional no fundo uterino.

Sequela cirúrgica

Usualmente, as sequelas de cirurgias estão relacionadas às cesáreas ou mais raramente à miomectomia. O hematoma é visto no pós-operatório imediato. A aparência ecográfica depende do tempo de evolução e aparece como massa heterogênea com quantidade variável de conteúdo líquido com ecos em suspensão no local da cicatriz cirúrgica. A referida massa pode desaparecer totalmente ou formar granuloma cicatricial, que se caracteriza como uma nodulação heterogênea.

A istmocele, caracterizada pela diminuição da espessura miometrial no local da histerorrafia, também é uma sequela tardia frequente. Essa retração forma uma tenda no miométrio, com a ponta direcionada para a serosa (Figura 2.35), onde o sangue menstrual fica habitual-

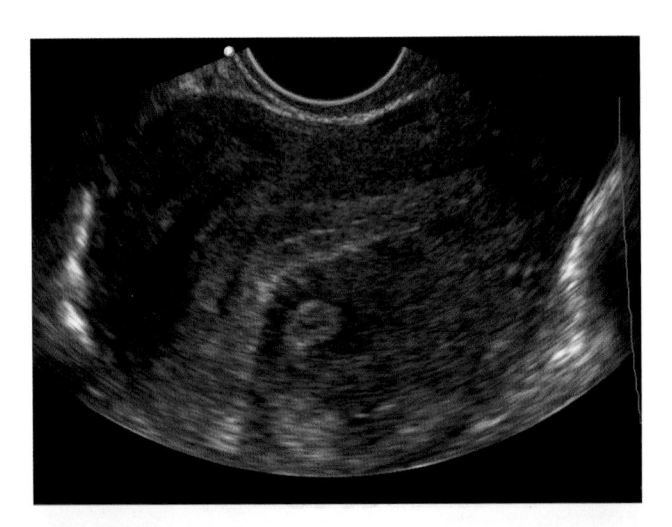

Figura 2.32 Adenomiose apresentando áreas de hiperecogenicidade isolada.

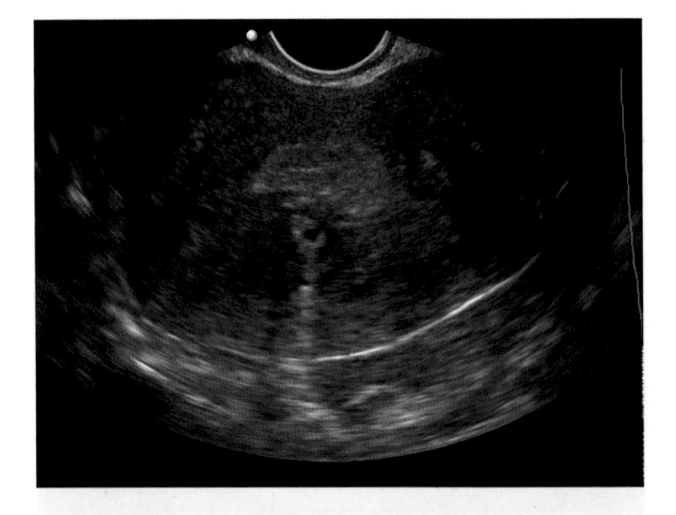

Figura 2.33 Presença de pequeno cisto intramiometrial, com halo egocêntrico ao redor, sugestivo de foco de adenomiose.

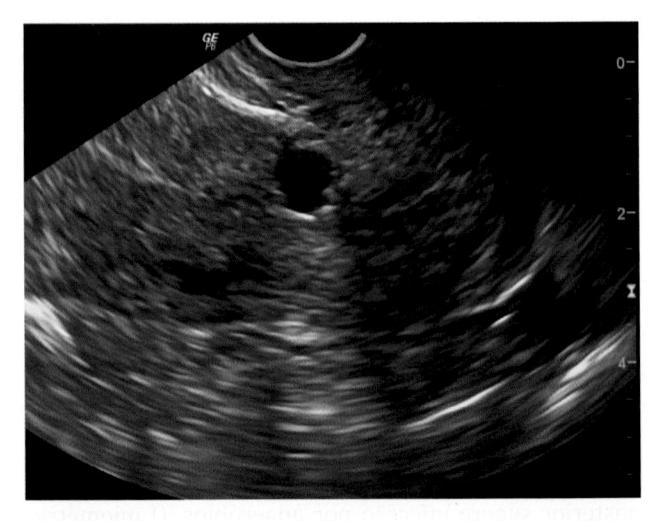

Figura 2.35 USTV. Istmocele. Retração do miométrio na cicatriz da histerorrafia, que causa a retenção de líquido no local.

mente retido, o que explica a queixa clínica de pequeno sangramento irregular após a menstruação. Raramente observa-se a formação de uma fístula vesicouterina (Figura 2.36).

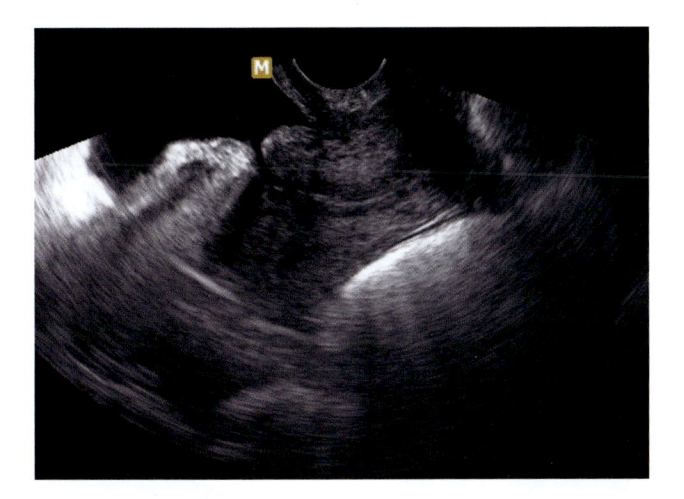

Figura 2.36 A bexiga parcialmete distendida facilita a visibilização da fístula vésico-uterina.

Neoplasia benigna

A enfermidade mais prevalente do miométrio é o leiomioma. À ultrassonografia, apresenta-se como um nódulo sólido, bem delimitado, hipoecogênico, homogêneo, arredondado ou ovalado, com sombra lateral e pequena vascularização periférica, de tamanho e localização variável, características estas descritas como típicas. Contudo, há grande variabilidade das expressões ecográficas.

Os leiomiomas devem ser analisados à ecografia em relação: ao número, à localização, ao contorno, à forma, à textura, à vascularização e ao tamanho.

Quando único ou em pequeno número, a descrição pormenorizada está indicada. Entretanto, quando em grande número, esse detalhamento das características de todos os leiomiomas só está indicado se houver intenção de se efetuar miomectomia (mapeamento pré-cirúrgico), para preservação do útero para gestações futuras. Múltiplos nódulos em paciente com a prole definida ou já laqueada, bem como em pacientes na perimenopausa, não necessitam de caracterização pormenorizada. Nesses casos, geralmente, são citados os vários nódulos, ou é feito uma estimativa do seu número total, e destacam-se os dois ou três maiores ou aqueles que possam ter maior relevância clínica, como, por exemplo, miomas submucosos.

Quanto à localização, são classificados como corporais, ístmicos, fúndicos e cervicais. A definição da parede uterina também deve ser especificada concomitantemente como: anterior, posterior, fúndica, lateral direita ou lateral esquerda[19] (Figura 2.37).

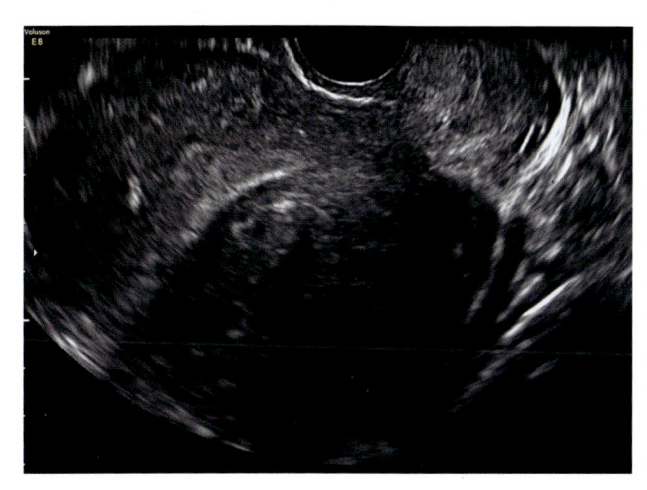

Figura 2.37 Grande leiomioma localizado na parede posterior, abaulando a mucosa e a serosa. Tipo 2-5.

Para localização miometrial das lesões bem delimitadas, utiliza-se a classificação da FIGO [20] (Esquema 2.1).

A caracterização de ambos os ovários é importante para o diagnóstico diferencial dos leiomiomas pediculados (Figura 2.38) ou intraligamentares com as massas anexiais.

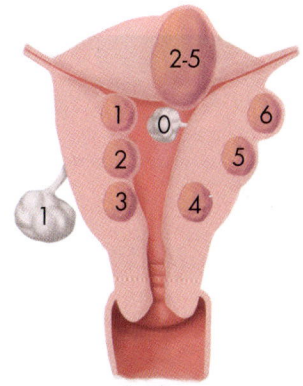

Tipo	Localização
0	intracavitária pediculada
1	submucosa, < 50% de intramural
2	submucosa, ≥ 50% de intramural
3	100% intramural, mas em contato com o endométrio
4	intramural
5	subserosa, ≥ 50% intramural
6	subserosa, < 50% intramural
7	subserosa pediculada
8	outras (cervical, parasita)
2-5	submucosa e subseroso

Esquema 2.1 Classificação da localização dos miomas uterinos (Munro *et al.,* 2011 – FIGO).

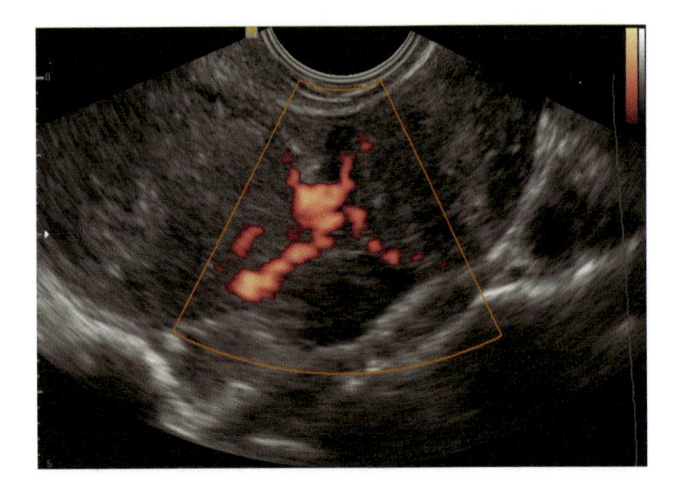

Figura 2.38 US-TV evidencia nódulo pediculado na parede lateral esquerda. O *Doppler* de amplitude identifica a vascularização que parte do corpo uterino e contorna o nódulo.

Os contornos dos leiomiomas são geralmente bem delimitados. As lesões de adenomiose e os adenomiomas usualmente são mal definidas.

A maioria dos nódulos apresenta forma arredondada (Figura 2.39), alguns ovalados, lobulados ou ainda irregulares.

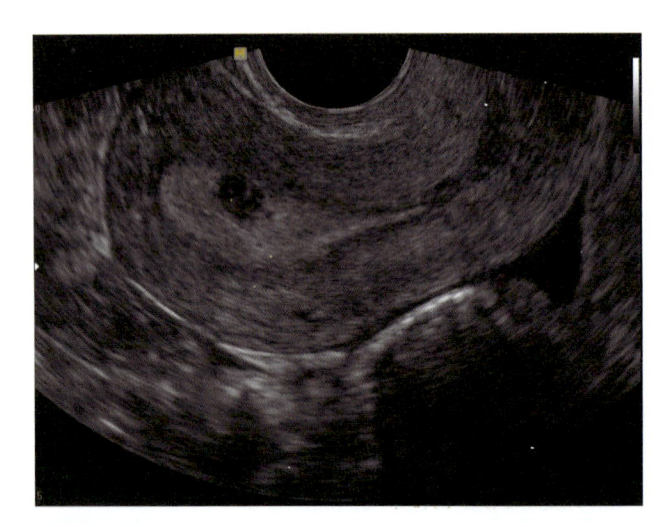

Figura 2.39 Corte longitudinal do útero observado por US--TV. Nódulo bem delimitado, arredondado, hipoecogênico, localizado na cavidade uterina. Leiomioma tipo 0.

A ecotextura dos leiomiomas é relatada como homogênea (uniforme) ou heterogênea (não uniforme). A ecogenicidade do nódulo é comparada a do miométrio e depende da sua composição. Nos nódulos homogêneos hipoecogênicos (Figura 2.40) em geral há predomínio do tecido muscular. Já os nódulos hiperecogênicos podem ser por degeneração lipomatosa ou à dominância

de tecido fibroso (Figura 2.41). Os nódulos isoecogênicos, com composição semelhante ao miométrio, são os mais difíceis de se diferenciar. O nódulo não uniforme ou heterogêneoeo pode ter ecogenicidade mista; ter calcificações (Figura 2.42) ou ainda ter área cística pela degeneração cística ou hialina[16] (Figura 2.43).

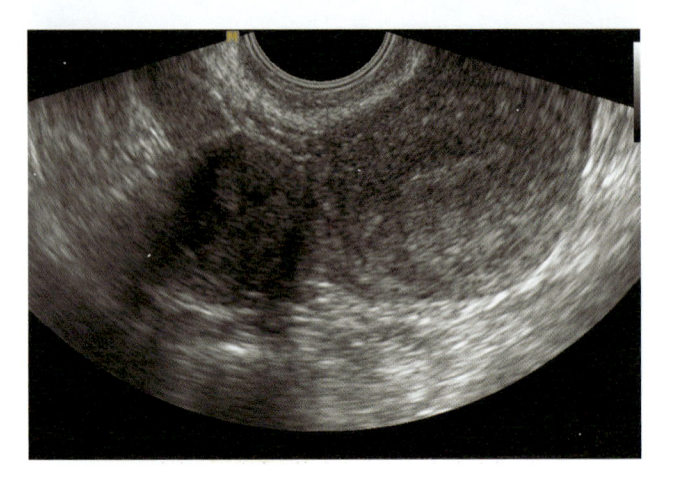

Figura 2.40 US-TV revela leiomioma subseroso, heterogêneo, localizado na parede lateral direita. Tipo 6.

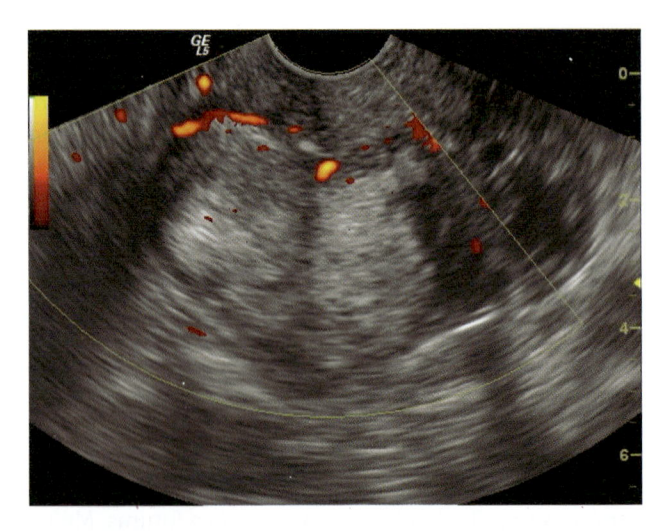

Figura 2.41 Nódulo ecogênico revelado por US-TV com pequena vascularização periférica ao estudo *Doppler*. Tipo 5.

O estudo da vascularização miometrial e/ou da lesão deve ser executado preferencialmente com o *Doppler* de amplitude pela sua maior sensibilidade em detectar pequenos vasos com baixo fluxo. Os recursos do *Doppler*, como ajuste do tamanho da janela, o ganho, a escala de velocidade, entre outros, devem ser utilizados. A vascularização habitual do miométrio é uniforme, com as veias arqueadas distribuídas paralelamente à serosa e os vasos radiais perpendiculares ao endométrio. As lesões focais podem não apresentar vasos evidentes; podem ter pequena, moderada ou vascularização acentuada (Figura 2.44).

O tamanho da lesão é estimado pela mensuração do maior diâmetro para nódulo de até 4 cm; já para lesões maiores, pelos três maiores diâmetros ortogonais. A margem livre interna da lesão, que é a distância mínima entre a borda interna da lesão e o endométrio, e a margem livre externa, que é a menor distância entre a borda externa da lesão e a serosa, também devem ser medidas (Esquema 2.2). A medida da espessura total do miométrio também deve ser relatada, assim como a porcentagem de penetração do nódulo no miométrio.

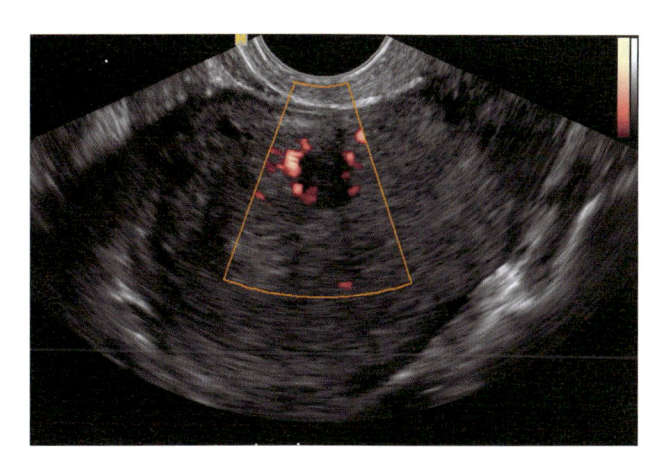

Figura 2.44 US-TV evidencia nódulo intramural com moderada vascularização periférica ao *Doppler* colorido.

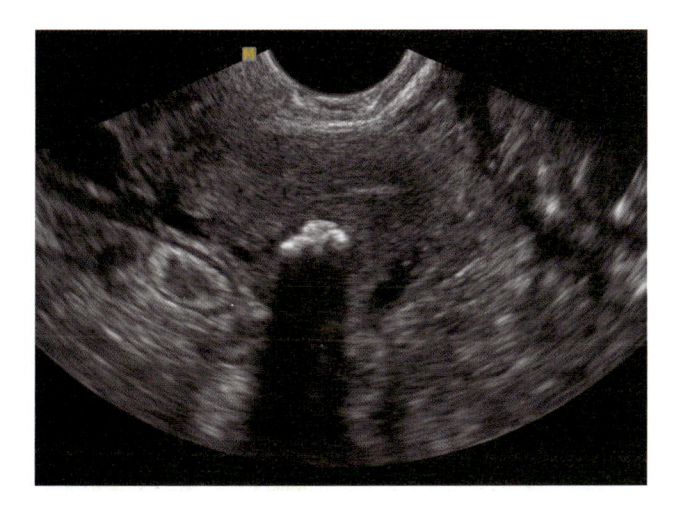

Figura 2.42 Mioma localizado na parede posterior com calcificação grosseira. Tipo 4.

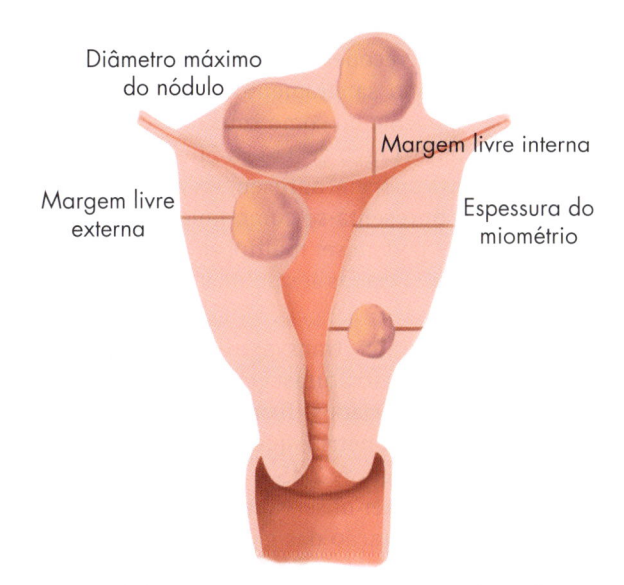

Esquema 2.2 Mensurações importantes a serem descritas nas lesões miometriais.

Neoplasia maligna

O diagnóstico ultrassonográfico diferencial entre os tumores benignos (leiomiomas) e os malignos, como os sarcomas, é difícil, pois a avaliação ecográfica mostra nódulo miometrial heterogêneo que pode corresponder a qualquer uma das duas entidades. Os dados da literatura são escassos, retrospectivos e com pequena amostragem, impedindo orientações definitivas.[21]

O quadro clínico é inespecífico. Todavia, o aparecimento e/ou crescimento de rápida evolução de um nódulo uterino com vascularização exuberante, em torno da sexta década de vida, associado a sangramento vaginal ou a sinais de invasão miometrial, do colo, ou de paramétrios, é altamente suspeito de lesão maligna.

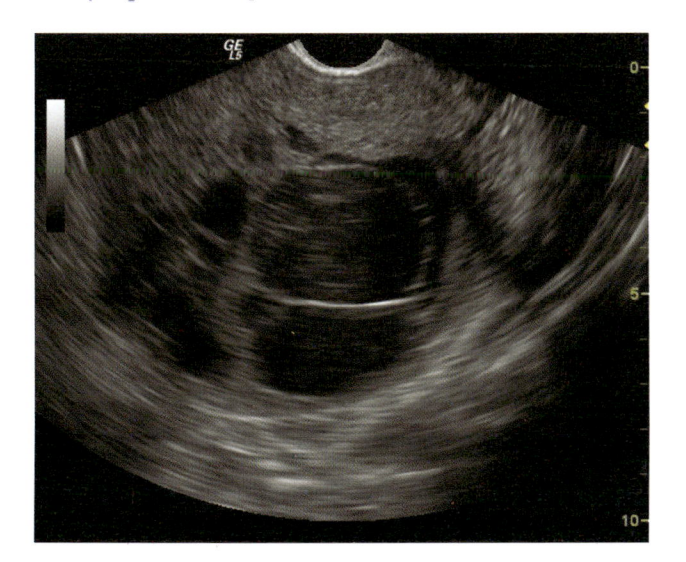

Figura 2.43 US-TV mostra leiomioma com degeneração cística, submucosa. Tipo 2.

■ DOENÇAS ENDOMETRIAIS

A ultrassonografia transvaginal constitui excelente método para estudo direcionado do endométrio, pela sua alta resolução, capaz de identificar por menores sutis no interior da cavidade uterina. Durante a menacme, o exame ultrassonográfico deve ser realizado preferencialmente durante o início da fase proliferativa do ciclo menstrual, entre o 4º e o 6º dia. Em mulheres na pós-menopausa, em uso de terapia de reposição hormonal, recomenda-se a feitura do exame cinco a dez dias após a interrupção da progesterona.[22] A seguir, são descritas as principais enfermidades endometriais e sua correlação com o método ultrassonográfico.

Pólipos

Os pólipos são lesões benignas que histologicamente se mostram como áreas focais vascularizadas de crescimento endometrial recobertas de epitélio. Clinicamente, manifestam-se como sangramento intermenstrual em mulheres na menacme ou como causa de sangramento na pós-menopausa. Cerca de 13% a 50% das mulheres com sangramento anormal apresentam pólipos. A maioria dos pólipos apresenta-se como único, aproximadamente 20% deles podem ser múltiplos. A prevalência de lesões malignas associadas aos pólipos é baixa, variando entre 1% e 3 %.[23]

Na ultrassonografia transvaginal, os pólipos são visibilizados como estruturas ecogênicas arredondadas, de tamanhos variados, fixas no folheto anterior ou posterior do endométrio, que deslocam a interface entre os folhetos (Figuras 2.45 e 2.46). Pequenas imagens císticas podem ser observadas no seu interior, que correspondem à dilatação das glândulas endometriais.

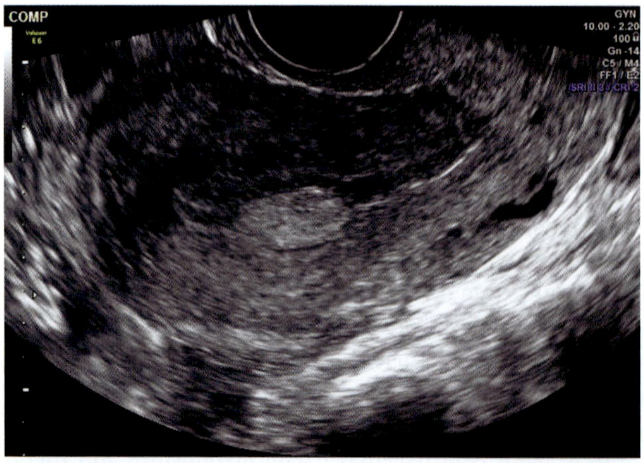

O estudo *Doppler* adicional confirma o diagnóstico pela identificação de um pedículo vascular único, achado característico (Figura 2.47). Podem também ser visibilizados como espessamento endometrial focal inespecífico, notadamente após infusão salina na cavidade endometrial (histerossonografia) (Figura 2.48).

O tamanho do pólipo parece ser um fator de risco relevante na progressão da doença para maliginidade. O ponto de corte varia entre os autores, mas pólipos acima de 15 mm possuem maior associação com hiperplasias.[24] O uso complementar do estudo *Doppler* no rastreamento de pólipos hiperplásicos não está bem estabelecido.

As melhores fases do ciclo menstrual para o estudo ultrassonográfico direcionado para a pesquisa de pólipos são o período pós-menstrual (endométrio fino) e próximo ao período ovulatório (aspecto trilaminar), facilitando a identificação dos limites de suas paredes internas.

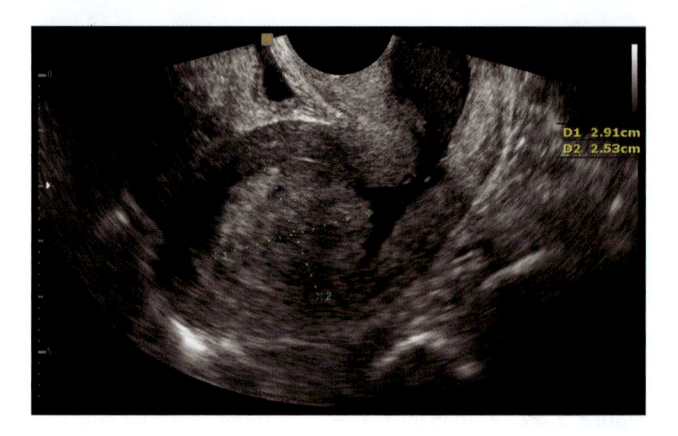

Figura 2.46 Paciente com estenose do orifício externo do colo ao exame físico, US-TV mostra grande formação hiperecogênica (pólipo) e conteúdo líquido no interior da cavidade endometrial e do canal cervical.

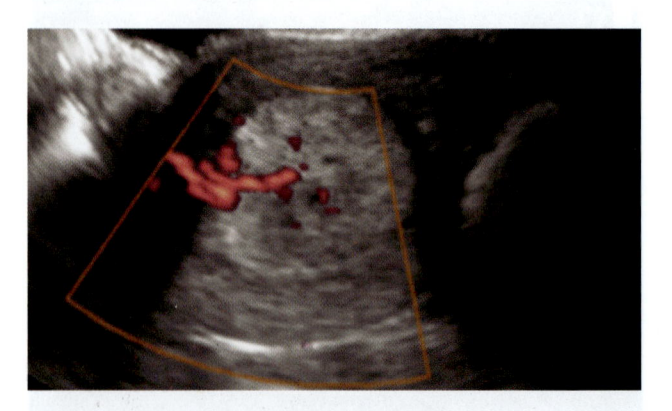

Figura 2.47 O estudo com *Doppler* colorido na mesma paciente da figura anterior revela vaso central, compatível com hipótese de pólipo endometrial.

Figura 2.45 Exame US-TV evidencia no corte longitudinal do útero, formação hiperrefringente identificada no folheto endometrial posterior compatível com pólipo endometrial.

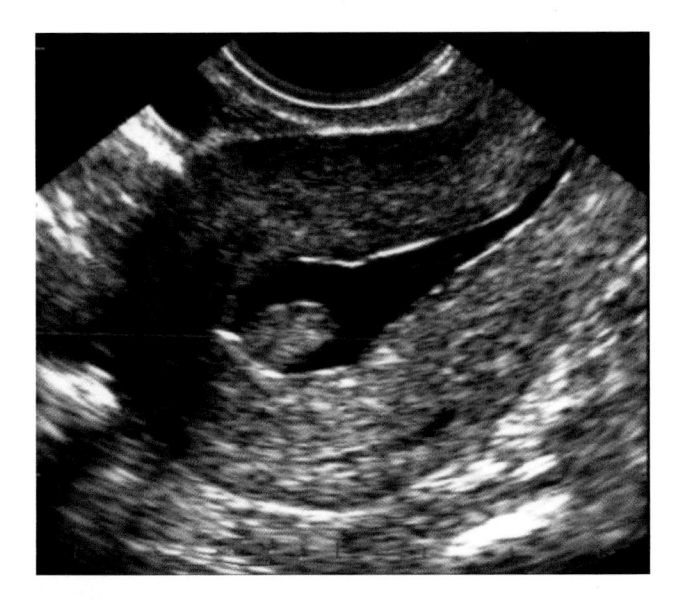

Figura 2.48 Exame US-TV com infusão de solução salina no interior da cavidade endometrial revela projeção polipoide no fundo da mesma.

Calcificações

São incomuns e podem apresentar-se de forma grosseira ou como pequenos pontos ecogênicos no interior da cavidade endometrial. As imagens grosseiras associam-se com história prévia de aborto e aproximadamente 80% das pacientes relatam história de perdas gestacionais. Tais calcificações podem representar produtos ósseos residuais fetais após aborto ou mais provavelmente metaplasia óssea causada por inflamação ou irritação do endométrio pós-procedimentos de curetagens. Com relação às manifestações clínicas, 70% das mulheres apresentam-se com queixas de infertilidade, 30% alterações menstruais e 10% com dor pélvica. A histeroscopia apresenta papel estabelecido no diagnóstico e tratamento dessas lesões em mulheres sintomáticas. Metade das pacientes submetidas à histeroscopia pela associação de calcificações com infertilidade secundária ganham retorno da fertilidade após o procedimento.[25]

As microcalcificações são oriundas de projeções papilares epiteliais ou degeneração das glândulas endometriais. Acometem principalmente mulheres após a pós-menopausa, faixa etária de 50 anos. Podem ser assintomáticas ou manifestar sangramento uterino anormal. A extensão das calcificações se correlaciona diretamente com pólipos endometriais, terapia hormonal de reposição e atrofia endometrial. Calcificações encontradas acidentalmente em exames de rotina não estão associadas a alterações malignas e não requerem a adoção de medidas terapêuticas.[26]

Sinéquias

São aderências que acometem as camadas do endométrio e do miométrio decorrentes de procedimentos pós-cirúrgicos e/ou endometrites e se manifestam como infertilidade ou perda gestacional recorrente. Foram inicialmente descritas no final do século XIX por Heinrich Fritsch, mas foi Joseph Asherman, em 1948, que associou essa condição à amenorreia traumática causada por procedimentos mecânicos pós-partos ou abortos, o que consagrou o uso do termo "síndrome de Asherman".

As sinéquias uterinas apresentam prevalência mundial que varia entre 0,3% a 21,5%;[27] as mais elevadas taxas são descritas na América do Sul, Israel e Grécia. Essa variação geográfica pode ser explicada pelo alto número de mulheres submetidas a curetagens uterinas após abortos e também às altas taxas de infecções puerperais. A história de curetagens repetidas é o fator de risco mais importante na gênese das sinéquias. Cerca de 67% das mulheres submetidas à curetagem pós-aborto, 22% submetidas à curetagem pós-parto, 2% após cesareana e 0,6% após evacuação de mola hidatiforme desenvolvem aderências.[27]

As sinéquias são consequentes à remoção mecânica da camada estromal que passa a ser substituída por tecido fibroso, avascular, não responsivo ao estímulo hormonal.

A ultrasonografia transvaginal constitui o instrumento de primeira linha a ser solicitado na suspeita de sinéquias. Além disso, permite a avaliação da morfologia do endométrio e da identificação de bandas hipoecoicas miometriais que atravessam a cavidade uterina. Essas bandas podem ser espessas e se apresentam com a mesma ecogenicidade do miométrio. A integridade da camada basal está interrompida e pode ser verificada por meio de disrupções na junção endométrio-miométrio.

Recomenda-se o estudo ultrassonográfico do endométrio durante a segunda fase do ciclo, quando ele se apresenta espessado e hipercogênico, facilitando a identificação das aderências, que podem obstruir a cavidade. A obliteração da cavidade pode ser focal, parcial ou completa. As focais ocorrem apenas nos locais de maior injúria, podendo ser assintomáticas e diagnosticadas em exames ultrassonográficos rotineiros. As aderências parciais e completas resultam de dano acentuado. As parciais devem ter sua localização avaliada pela ultrassonografia, pois, quando próximas aos óstios tubários, podem favorecer a gestação ectópica ou infertilidade. Mulheres com obstrução completa cursam com amenorreia e infertilidade.

A histerossonografia foi considerada por muito tempo o método de imagem padrão ouro para o rastreamento das sinéquias (Figura 2.49), sendo hoje substituída pela histeroscopia, método que permite a confirmação

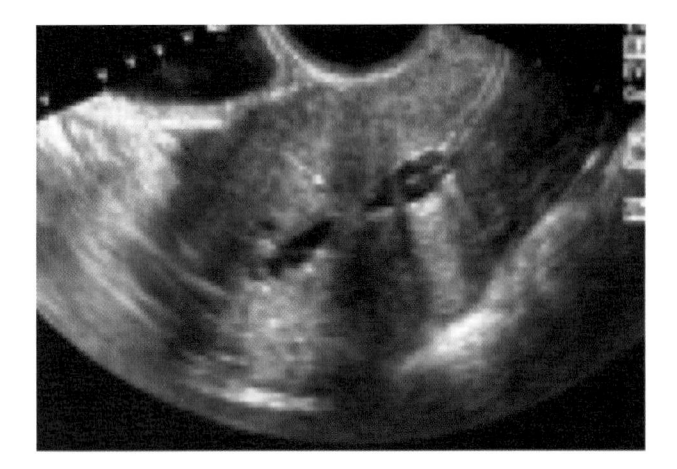

Figura 2.49 US-TV Histerossonografia, demonstra no corte longitudinal do útero a presença de aderências entre os folhetos endometriais, sinéquias uterinas.

do diagnóstico e o tratamento pela ressecção das pontes aderenciais.

Dispositivos intrauterinos

O dispositivo intrauterino (DIU) pode ser identificado na ultrassonografia transvaginal e suas características ultrassonográficas variam conforme a sua composição. O DIU constituído por cobre pode ser facilmente visibilizado porque produz uma linha fortemente ecogênica com sombra acústica posterior no interior da cavidade endometrial. Já o DIU composto por levonorgestrel requer avaliação ultrassonográfica mais cuidadosa, porque não apresenta uma linha ecogênica tão evidente quanto o do DIU de cobre, dificultando a avaliação do seu posicionamento (Figura 2.50)

Para considerar um DIU adequadamente posicionado, sua extremidade superior deve estar no interior da cavidade e a inferior acima do orifício interno do colo; isso garante elevadas taxas de efeito contraceptivo (Figura 2.51). A ultrassonografia permite identificar o DIUs posicionado indevidamente, como localizado no colo uterino ou perfurando o miométrio (Figura 2.52). DIU localizados no colo permitem 14 vezes mais gestação do que os dispositivos localizados próximos ao fundo uterino.[28]

Em casos em que o DIU não é identificado no interior da cavidade uterina, a complementação com a radiografia auxilia no diagnóstico diferencial entre a expulsão e a migração para a pelve.

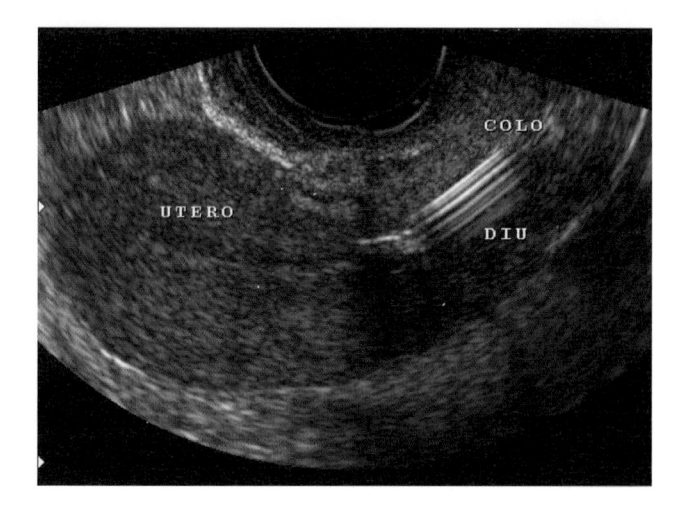

Figura 2.51 DIU T de cobre situado no interior do canal cervical.

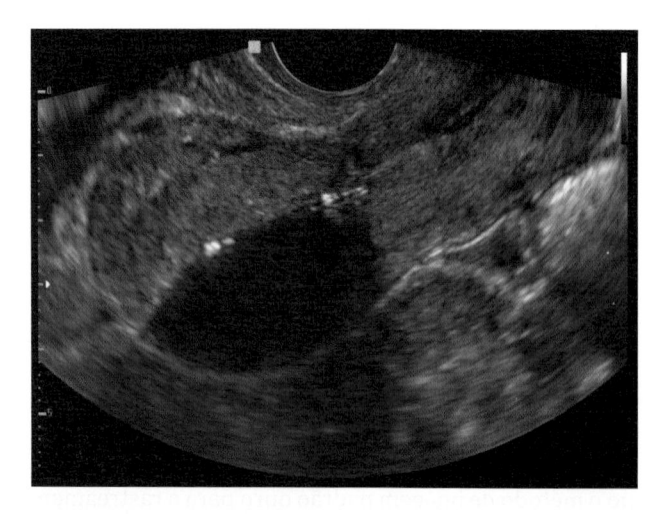

Figura 2.50 DIU de levonogestrel com localização adequada na cavidade endometrial.

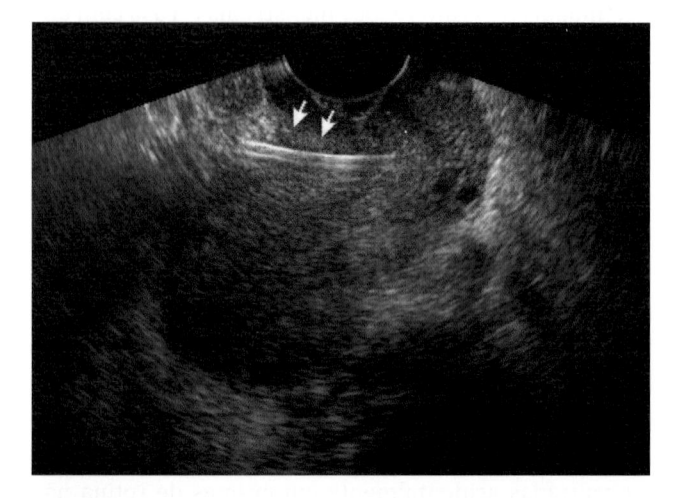

Figura 2.52 DIU T de cobre transfixa a parede anterior do útero.

Hiperplasias endometriais

São lesões proliferativas da camada funcional, de caráter não neoplásico, com participação de glândula, estroma e vasos. Na ultrassonografia transvaginal, vê-se um espessamento difuso do endométrio, com aspecto ecogênico, com perda da interface entre os folhetos endometriais e presença de áreas císticas intraendometriais. A interface endométrio-miométrio, também denominada zona de junção subendometrial, está preservada (Figura 2.53).

Trata-se de espessamento endometrial quando a sua medida é superior a 5 mm em pacientes na pós-menopausa sem uso de hormônios. O ponto de corte de 5 mm tem uma sensibilidade de 90% e especificidade de 54%. Em pacientes na pós-menopausa em tratamento hormonal, o ponto de corte é 10 mm.[29]

O diagnóstico ultrassonográfico do espessamento endometrial em mulheres assintomáticas leva a um dilema clínico (Figura 2.54). Pela elevada taxa de falsos positivos, muitas vezes fazem-se tratamentos desnecessários, levando ansiedade a paciente e a possíveis complicações dos procedimentos cirúrgicos adotados.

Carcinoma de endométrio

A ultrassonografia transvaginal é o primeiro exame a ser solicitado na investigação das mulheres com sangramento uterino anormal. O câncer é suspeitado quando o endométrio é espessado e de aspecto heterogêneo. Os critérios de espessamento são os mesmos utilizados nos quadros de hiperplasia acima referidos, ou seja, espessura de até 5 mm em pacientes na pós-menopausa e até 10 mm em pacientes na pós-menopausa em uso

de terapia de reposição hormonal. A perda da interface é o sinal ultrassonográfico fundamental que auxilia no diagnóstico diferencial de hiperplasia (Figura 2.55). O uso complementar do *Doppler* pode auxiliar, pois a identificação de fluxo no interior do endométrio espessado, com vasos de baixa resistência, sugere malignidade (Figura 2.56).

Em mulheres assintomáticas na pós-menopausa não há indicação de exame ultrassonográfico transvaginal para o rastreamento do câncer de endométrio, já que sua incidência é extremamente baixa.[30]

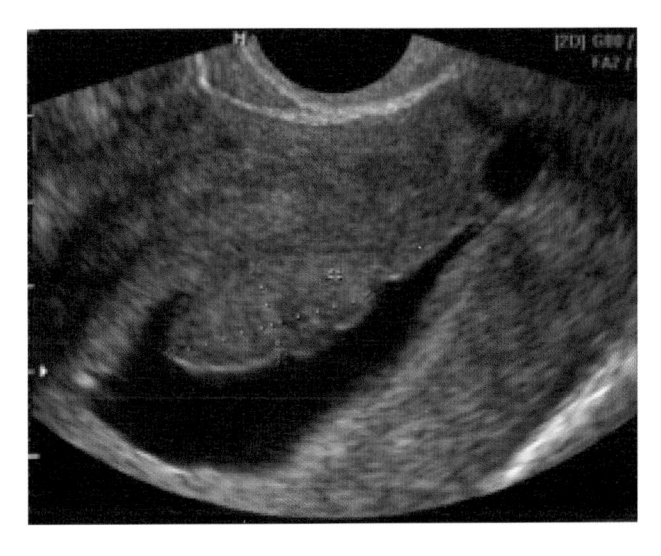

Figura 2.54 Exame UT-TV com infusão salina (histerossonografia) evidencia lesão focal séssil no folheto endometrial anterior.

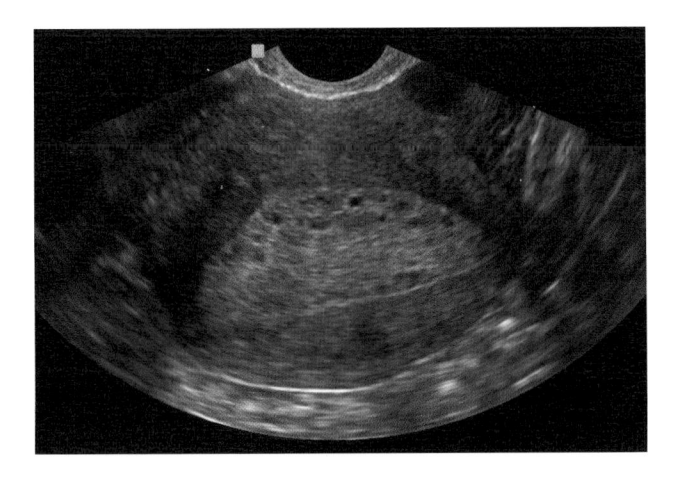

Figura 2.53 Espessamento endometrial associado a áreas císticas com perda da interface entre os folhetos endometriais. Observa-se integridade da zona de junção subendometrial, compatível com hiperplasia endometrial.

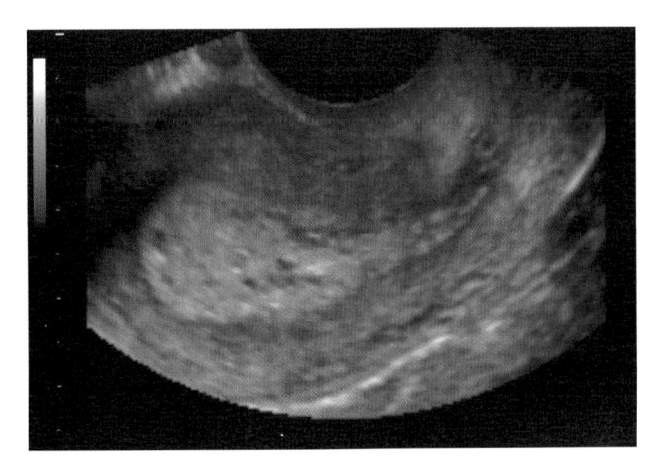

Figura 2.55 Exame UT-iV de paciente com 57 anos, revela acentuado espessamento endometrial e perda da delimitação miométrio – endométrio em algumas áreas.

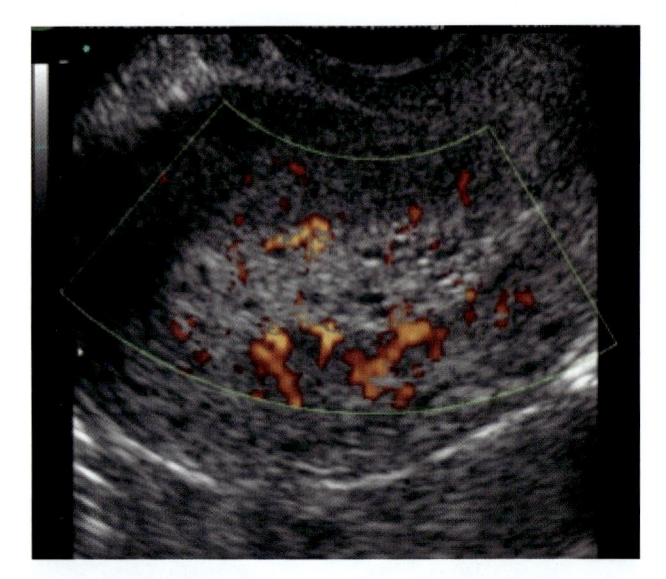

Figura 2.56 O estudo com *Doppler* colorido na mesma paciente da figura anterior revela endométrio com múltiplos focos de cor, sugestivo de processo neoplásico.

Atenção especial deve ser dada às pacientes que tomam tamoxifeno para o tratamento do câncer de mama. O tamoxifeno é composto antiestrogênico não esteroidal que pode ter efeito estrogênico no endométrio. Ele associa-se a aumento do risco de hiperplasia endometrial, pólipos e de carcinoma. Espessamento endometrial associado a alterações císticas são os achados mais frequentes, havendo uma correlação direta entre a duração do tratamento e o grau de espessamento.

■ DOENÇAS CERVICAIS

A ultrassonografia não constitui método adequado para a avaliação do colo. Tal fato se deve à dificuldade de foco que os equipamentos apresentam nos primeiros centímetros do transdutor. Lesões que se encontram no plano do orifício cervical externo dificilmente são detectadas, tais como pólipos ou lesões malignas. A infiltração maligna do adenocarcinoma habitualmente não tem boa definição (Figuras 2.57 e 2.58).

Os achados mais positivos da ultrassonografia cervical são relacionados às alterações internas, como os pólipos não exteriorizados, que se apresentam como imagens hiperecogênicas vegetantes de pedículo alongado, e podem ter fluxos ao *Doppler* (Figura 2.59). Um grande facilitador de sua observação é a presença frequente de grande quantidade de muco anecoide.

Outros achados usuais são as lesões císticas, que traduzem os cistos de retenção, por obstrução de criptas, seja pela metaplasia, quando associados à zona de transição (cistos de Naboth) ou à obstrução das criptas endocervicais.

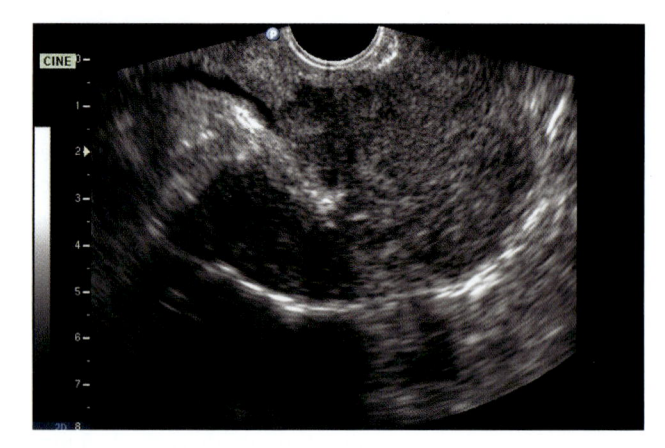

Figura 2.57 Corte longitudinal do colo uterino por US-iV demonstra deformação do colo e presença de massa hipoecoica de limites imprecisos que dificulta a identificação do canal medular. A biópsia cervical revelou carcinoma de colo.

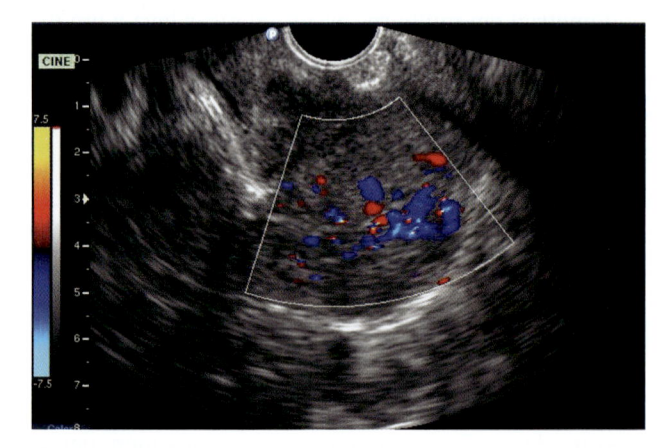

Figura 2.58 Corte longitudinal do colo uterino por US-TV da mesma paciente da figura anterior evidencia acentuado aumento da vascularização local.

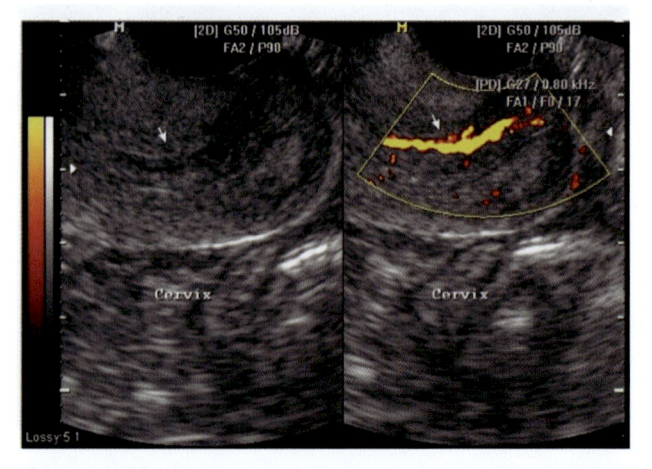

Figura 2.59 Corte longitudinal do colo uterino por US-TV revela formação alongada no interior da cavidade cervical. O estudo com *Doppler* colorido mostra vaso central à formação compatível com pólipo endocervical.

■ DOENÇAS ANEXIAIS

As entidades nosológicas que acometem os anexos uterinos são variadas e exibem aspectos diversos ao exame ultrassonográfico. A seguir, são apresentadas as principais condições mórbidas ovarianas e tubáreas, divididas em cistos funcionais, ovários policísticos, doença inflamatória, endometrioses e neoplasias.

Cistos funcionais

Os cistos funcionais são mais frequentes em mulheres nos extremos da vida reprodutiva; pela diversidade de seu aspecto, podem simular neoplasias ovarianas. Esse grupo incluem os cistos foliculares, cistos de corpo lúteo e folículos luteinizados não rotos.

Cistos foliculares

A maioria dos cistos foliculares, também denominados folículos hidrópicos, é detectada em mulheres assintomáticas, porém podem causar sangramentos vaginais irregulares e, quando grandes, podem provocar dor pélvica e ocasionalmente vê-se rotura ou torção anexial.

Esses cistos possuem aspecto ecográfico similar ao folículo, contudo são maiores, geralmente entre 3 e 8 cm no maior diâmetro,[31] e normalmente regridem espontaneamente entre três e seis meses após sua formação.

As características ultrassonográficas incluem cápsula delgada, sem projeções sólidas ou irregularidades internas na parede. O conteúdo é habitualmente anecoico, o que tipicamente sugere líquido fluido em seu interior, e pobremente vascularizados ao *Doppler* (Figura 2.60). Tecido ovariano em formato de "crescente" em sua periferia constitui achado usual.

Cistos hemorrágicos

Também nomeados de cisto de corpo lúteo hemorrágico, surgem a partir de sangramento dentro do corpo amarelo. Normalmente a paciente sente dor aguda em um dos quadrantes inferiores do abdome.

O cisto hemorrágico passa por transformações estruturais relacionadas ao tempo de formação do coágulo, lise, retração e resolução.[32] Sua aparência, então, depende do estágio de evolução. Se um cisto hemorrágico é proveniente de um corpo lúteo, tem a vascularização periférica ao estudo color *Doppler* descrita como "anel de fogo".

No início do seu desenvolvimento, aparece massa sólida, com parede fina e boa transmissão de som (Figura 2.61). O conteúdo tem variável ecogenicidade com linhas finas e reticulares. Com a evolução, ocorre retração do coágulo e surge no interior área anecoica, compatível com a sua lise (Figura 2.62). Depois, o coágulo diminui gradativamente de tamanho e revela-se como uma projeção papilar no interior do cisto (Figura 2.63). Pode-se diferenciá-los de massas malignas pelas seguintes características:

1. O coágulo não possui vascularização ao color *Doppler* (avaliação deve ser realizada com baixa escala de velocidade, entre 5 e 10 cm/s). A falta de fluxo não confirma o diagnóstico, porém a presença é indicativa de uma projeção sólida, e não de um coágulo.
2. O coágulo pode sofrer leve movimentação quando pressionado pelo transdutor.
3. A posição tende a se alterar com a mudança de decúbito.
4. Apresenta usualmente papila única, enquanto massas neoplásicas, papilas múltiplas.

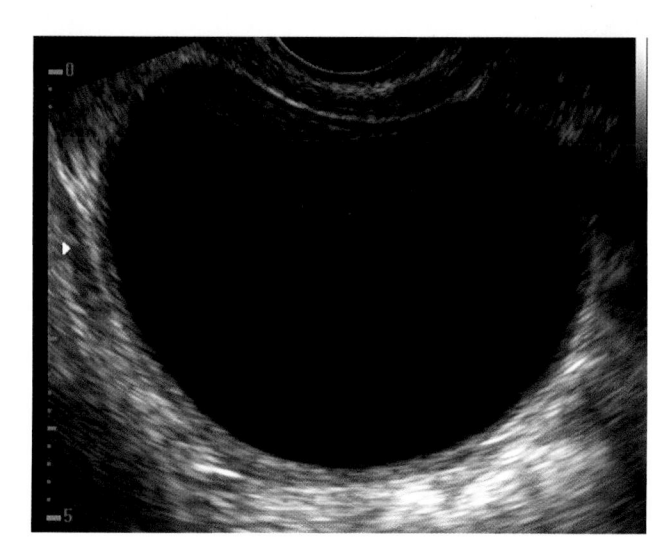

Figura 2.60 Cisto simples folicular demonstra cápsula fina sem irregularidade e conteúdo anecoico.

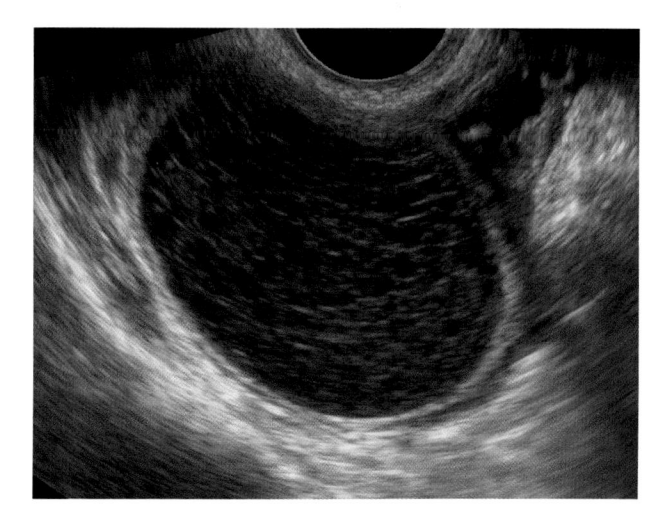

Figura 2.61 Cisto de corpo lúteo hemorrágico apresenta no interior linhas finas e reticulares.

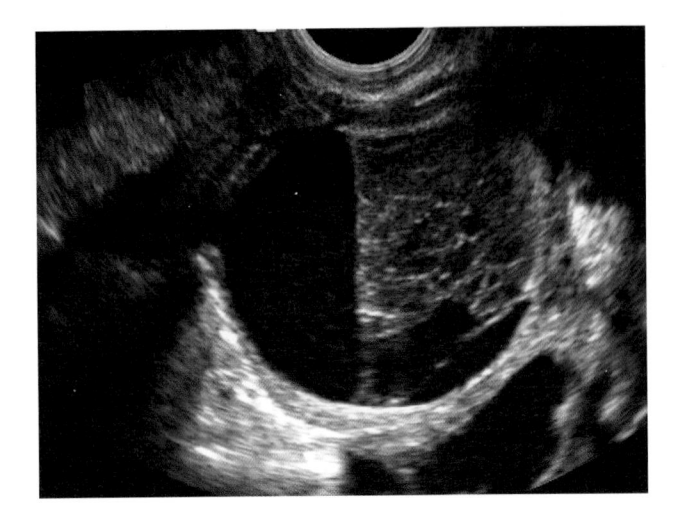

Figura 2.62 Cisto de corpo lúteo hemorrágico com aspecto misto, área sólida e àrea anecoica.

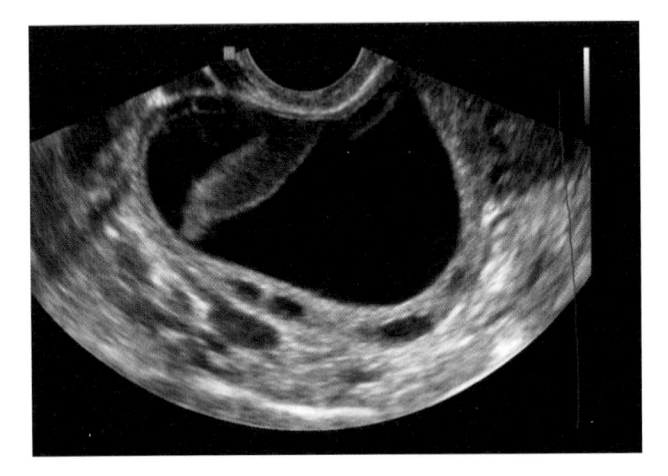

Figura 2.63 Cisto de corpo lúteo apresenta papila única decorrente da regressão de coágulo, que mimetiza projeção sólida.

5. Seguimento após seis semanas das pacientes que exibem essas imagens é muito importante, porque os cistos hemorrágicos sofrem regressão e resolução com o tempo, enquanto as massas malignas são estáveis e, mais frequentemente, crescem.

Folículo luteinizado não roto (LUF)

O crescimento do folículo dominante e pré-ovulatório pode não culminar com a sua rotura, ou seja, pode ocorrer luteinização sem ruptura folicular. Para o diagnóstico confirmatório de LUF, faz-se necessário o acompanhamento ultrassonográfico do ciclo ovulatório. O folículo luteinizado não roto tem aspecto ultrassonográfico de cisto simples, anecoico, com parede vascular espessa e diâmetros de até 3 cm. O estudo longitudinal do crescimento folicular não revela rotura e a ecogenicidade endometrial é compatível com a segunda fase do ciclo. Dosagens séricas de hormônio luteinizante e progesterona podem ser úteis para confirmação do diagnóstico.[33]

Ovários policísticos

A síndrome dos ovários policísticos é a mais comum endocrinopatia da mulher em idade reprodutiva.[34] É caracterizada por anovulação crônica, hiperandrogenismo (acne/hirsutismo ou bioquímico) e ovários com aspecto policístico ao exame ultrassonográfico.

O critério morfológico para a caracterização de ovários policísticos ao ultrassom tem mudado ao longo dos anos. Recentes trabalhos apontam[35,36] que 12 folículos entre 2 e 9 mm são de grande sensibilidade para o diagnóstico (Figura 2.64). Como recomendação para esse valor, é necessário equipamentos com transdutores endocavitários de alta frequência (superior a 8 MHz). Quando essa tecnologia não é disponível, o valor de 10 cm³ ou mais deve ser utilizado.

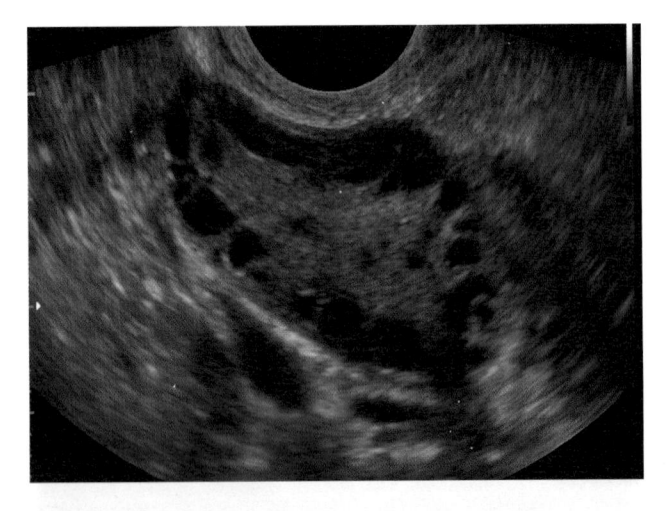

Figura 2.64 Ovário policístico revela múltiplos folículos antrais e estroma denso central.

Doença inflamatória pélvica

Decorre de infecção ascendente, ou seja, colpite/cervicite, endometrite, anexite e peritonite pélvica. Os achados ultrassonográficos podem ser normais no início da doença e, à medida que a infecção progride, vários achados podem ser vistos.

Hidrossalpinge

A tuba uterina, quando preenchida por líquido ou material purulento, é facilmente evidenciada como uma imagem tubular com paredes finas (Figura 2.65) e septos incompletos, indicativo de doença ativa[37] (Figura 2.66). A peristalse não é observada, o que a difere das alças intestinais. Líquido anecóico no seu interior indica hidrossalpinge, enquanto ecos internos de baixo nível podem ser resultados de pus (piossalpinge). No plano transversal, uma estrutura anecoica com paredes espessas e diminutas projeções para o lúmen retratam o epitélio tubáreo na forma de "roda dentada" (Figura 2.67).

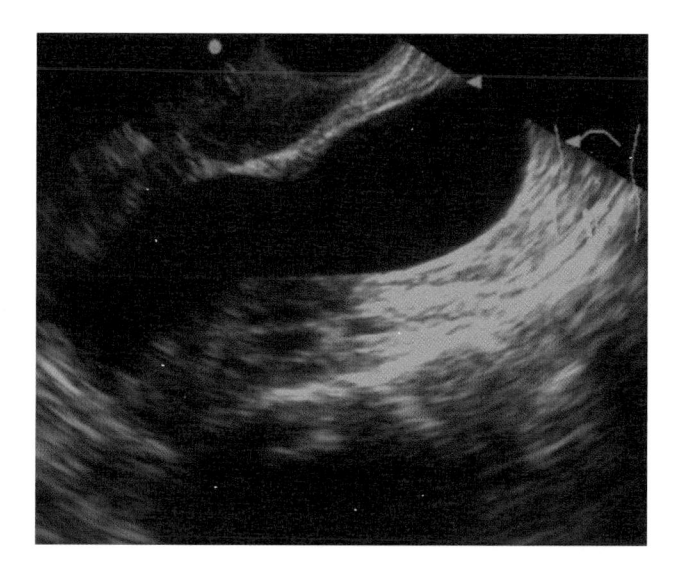

Figura 2.65 Formação anexial anecoica com aspecto tortuoso e alongado adjacente ao ovário, compatível com hidrossalpinge.

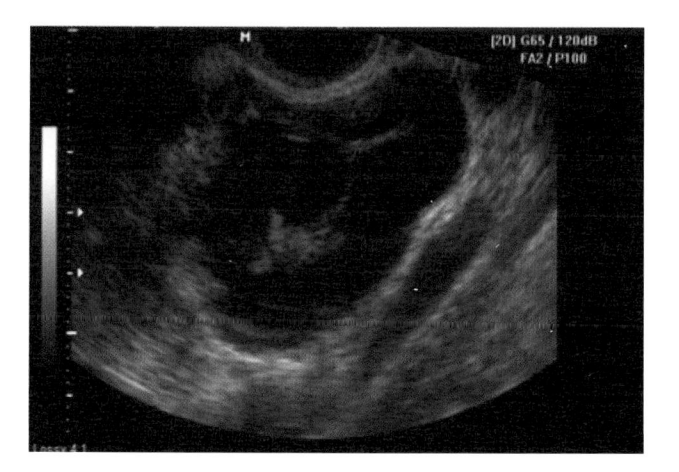

Figura 2.66 Formação anexial anecoica com aspecto irregular e septos incompletos no interior, compatível com hidrossalpinge.

Abscesso tubo-ovariano

Ocorre quando a infecção envolve a tuba e o ovário como parte aguda do processo. As pacientes são normalmente sintomáticas, apresentam febre e dor pélvica acentuada, notadamente com a mobilização do transdutor.

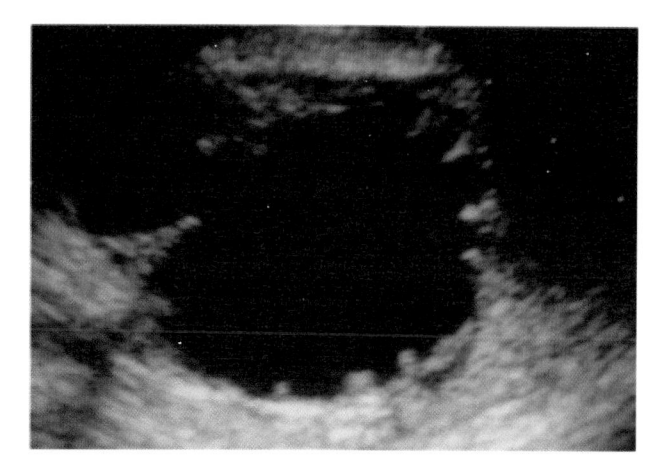

Figura 2.67 Imagem anexial anecoica com aspecto globoso e pequenas projeções para o lúmen, sinal da "roda dentada", sugestivo de hidrossalpinge.

As características ultrassonográficas incluem massa multilocular com parede espessa e septo incompleto preenchido por fluido com aparência de vidro moído. A diferenciação de um abscesso tubo-ovariano de outros abscessos pélvicos pode ser difícil. O envolvimento do ovário no processo é útil para essa diferenciação. Na doença inflamatória crônica, fibrose e aderências podem dificultar a visibilização dos contornos dos órgãos pélvicos (Figura 2.68).

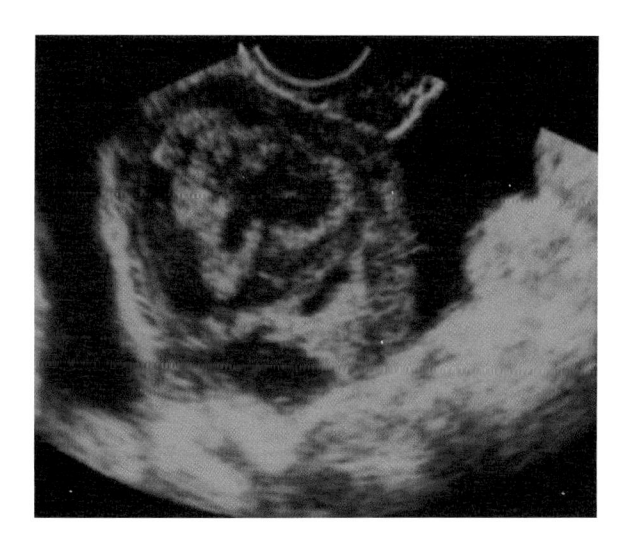

Figura 2.68 Paciente com intensa dor pélvica, leucorreia e febre. O exame US-TV evidencia formação anexial anecoica com aspecto globoso e irregular. Interior heterogêneo e presença de líquido livre na cavidade peritoneal, compatível com abscesso tubo-ovariano.

Cisto de inclusão peritoneal

Cisto de inclusão peritoneal, também denominado pseudocisto peritoneal, é estrutura pélvica e/ou abdominal que aprisionam fluido. Esses cistos podem ser secundários a procedimentos cirúrgicos ou infecção e resultam em aderências pélvicas que armazenam fluido. Normalmente as pacientes são assintomáticas. As características ultrassonográficas incluem cistos uniloculares ou múltiplas e finas septações que aderem aos órgãos pélvicos, como útero, intestino e ovários (Figura 2.69). O fluido é tipicamente anecóico e normalmente aderências entre os ovários (*looking ovaries*) podem confirmar o diagnóstico.

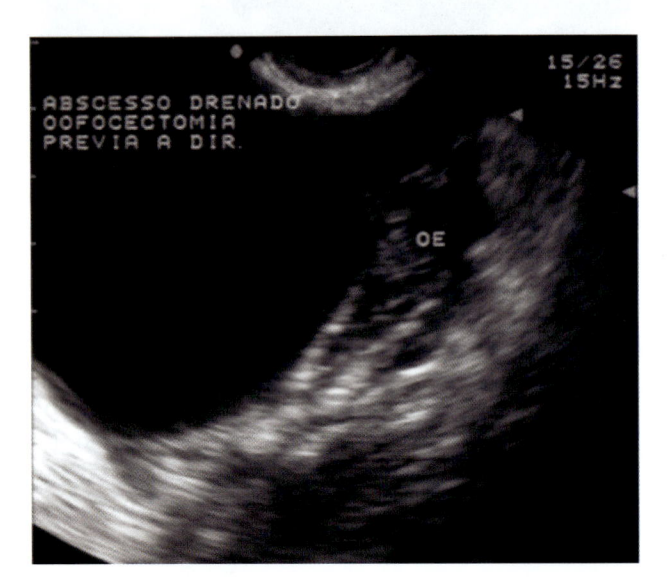

Figura 2.69 Paciente de 32 anos com história de abscesso pélvico drenado e ooforectomia prévia a direita. Imagem anexial anecoica com aspecto unilocular adjacente ao ovário esquerdo. Correlação clínico-ecográfica compatível com pseudocisto peritoneal.

Endometriose

A ultrassonografia é atualmente a principal modalidade diagnóstica para a endometriose, pela grande sensibilidade e baixos índices de falso positividade. O método ultrassonográfico também permite o estadiamento pré-operatório e, dessa forma, o planejamento cirúrgico. Torna-se fundamental o conhecimento das vantagens e limitações do exame para os diferentes tipos de endometriose, a saber: endometriose profunda, ovariana e superficial.[38]

A principal vantagem da ultrassonografia com preparo intestinal em relação à ressonância magnética (RM) é a maior sensibilidade e especificidade para detecção de lesões retrocervicais, paracervicais e, especialmente, intestinais. A RM possui vantagens na avaliação de lesões ureterais e nas lesões que invadem o assoalho pélvico.[39]

Na pesquisa de endometriose, dá-se preferência para a ultrassonografia transvaginal com preparo intes-

tinal. O protocolo do exame deve incluir os locais mais frequentemente acometidos, os quais em ordem decrescente de frequência são: a região retrocervical (inclui também as regiões paracervicais), o intestino, a vagina e o compartimento anterior (representado pela escavação vesicouterina e a bexiga). As lesões no ureter e no septo retovaginal são os locais menos prevalentes.[40]

Endometriose profunda

Diz-se endometriose profunda quando a invasão do peritônio é de 5 mm ou mais.[41]

Na ultrassonografia, observam-se lesões hipoecoicas e frequentemente espiculadas. Às vezes, em lesões isoecoicas, na vagina e na bexiga. É frequente a visibilização de áreas císticas.

As lesões na região retrocervical podem ser evidenciadas em até 71% das pacientes, sendo 43% das vezes à esquerda, 26% à direita e 31% bilaterais. Esse achado mais frequente à esquerda é possivelmente relacionado com a posição do retossigmoide predominantemente à esquerda na pelve[40] (Figura 2.70).

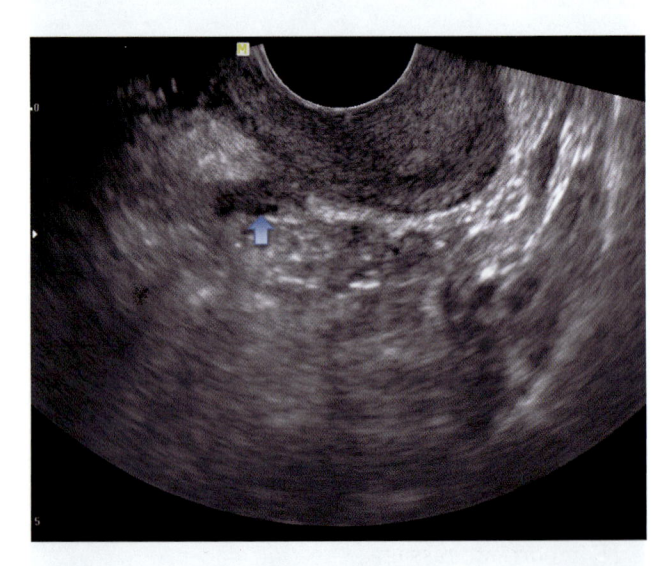

Figura 2.70 Corte transverso do colo uterino. Observa-se endometriose profunda caracterizada por tecido hipoecoico na região paracervical à direita (seta).

Para o entendimento das lesões no intestino, é importante conhecer a estratificação da parede das alças intestinais pela ultrassonografia (Figura 2.71). As lesões intestinais são definidas quando a invasão acomete pelo menos a camada muscular. O acometimento da musculatura pode ser determinado, quando a sua espessura é maior que 3 mm (Figura 2.72).[38] Os locais mais comumente acometidos pelas lesões intestinais são o reto (66%), o sigmoide (17%), o apêndice (6%), o ceco (4%) e o intestino delgado (5%).[40]

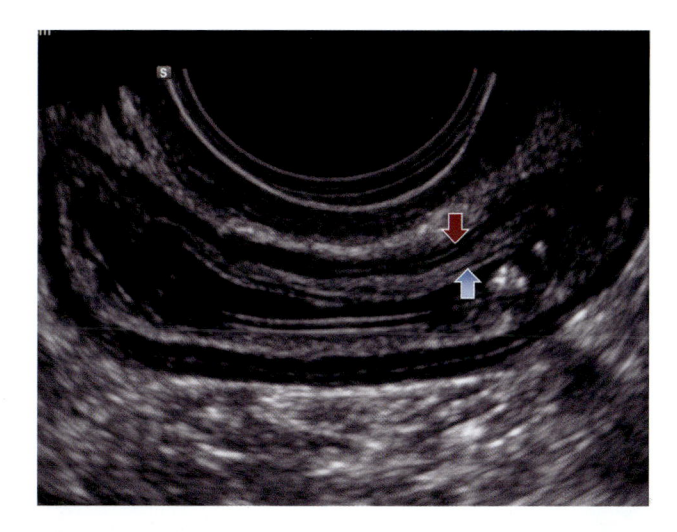

Figura 2.71 Estratificação da parede intestinal evidenciada pela US-TV. A camada hipoecoica assinalada pela seta vermelha representa a muscular própria da parede anterior. A camada hiperecoica assinalada pela seta azul representa a submucosa.

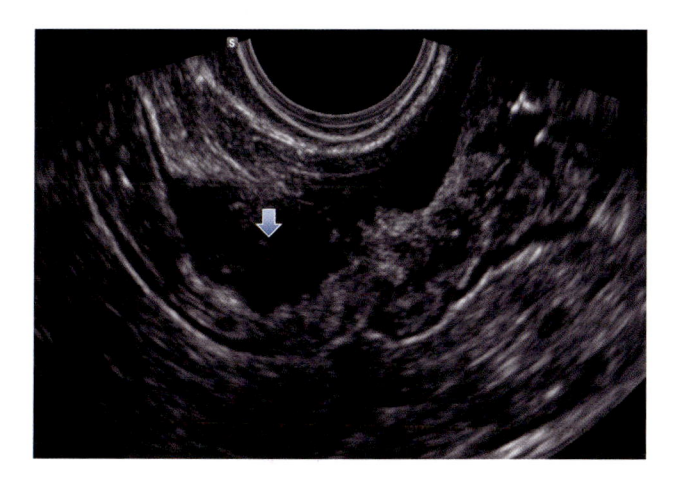

Figura 2.72 US-TV revela espessamento hipoecoico da muscular própria na parede retal anterior.

É importante ressaltar que a maior parte das lesões intestinais está associada às retrocervicais ou paracervicais, sendo possível observar a aderência entre o intestino e o colo uterino.

Deve-se ainda relatar qual a porcentagem da circunferência acometida, a distância da borda anal e as três medidas da lesão, visto que essas informações são importantes no planejamento cirúrgico. Um reparo anatômico importante para a definição da distância da borda anal é a reflexão peritoneal, que é de 7 cm.[38]

Para facilitar a identificação das lesões vaginais, pode-se utilizar 40 cm³ de gel de ultrassonografia colocado por meio de sonda de alívio e no fórnice vaginal posterior (Figura 2.73).

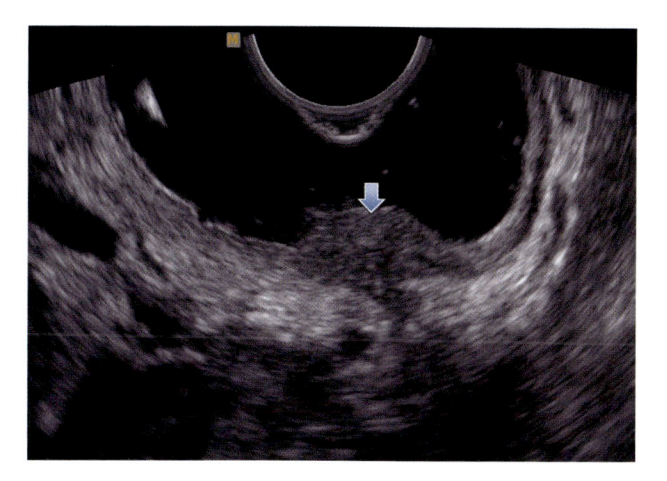

Figura 2.73 US-TV demonstra fórnice vaginal posterior distendido por gel, associado a uma lesão de endometriose (seta).

A identificação das lesões no compartimento anterior é facilitada quando a bexiga contém quantidade moderada de urina. Nesse sentido, deve-se orientar que a ingestão de água comece antes da aplicação do enema, para que até o final do exame a bexiga tenha a quantidade desejada de urina.

As lesões vesicais tipicamente apresentam-se como nódulos hipoecoicos, eventualmente com algumas áreas císticas, sendo possível identificar, na maior parte dos casos, traves hipoecoicas que se estendem para a parede anterior do útero, determinando inclusive invasão miometrial e intenso processo aderencial no compartimento anterior (Figura 2.74).

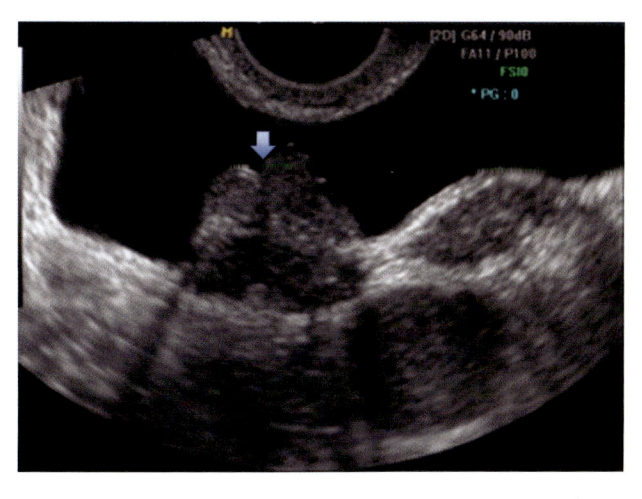

Figura 2.74 Exame US-TV revela formação hipoecoica irregular (seta) na parede vesical posterior que se projeta para o interior do lúmen vesical, compatível com endometriose vesical.

As lesões ureterais são mais comuns associadas a lesões paracervicais com extensão superior a 3 cm ou próximo da fosseta ovárica. Observa-se usualmente lesão espiculada no trajeto ureteral, com dilatação do segmento proximal e hidronefrose ipsilateral.

As lesões do septo retovaginal são caracterizadas por acometerem o terço médio da vagina e o reto extraperitoneal.

Resumo do preparo intestinal e do protocolo para a pesquisa de endometriose profunda:

- Dieta leve na véspera, associado a laxativo, como o bisacodil na dose de 5 mg às 8 horas e 5 mg às 14 horas.
- O exame deve ser realizado preferencialmente no período da manhã, estando a paciente em jejum. Imediatamente antes da aplicação do enema, ela deve ingerir pelo menos seis copos de água de 200 mL cada um.
- Aplicação de Phosfoenema®; o exame deve ser iniciado em até uma hora, para assegurar que a ampola retal esteja vazia.

Protocolo do exame

Avaliação de:

- Septo retovaginal, reto e sigmoide.
- Região retrocervical e paracervical bilateral.
- Medidas do útero, endométrio e ovários.
- Compartimento anterior e ureteres.
- Fórnice vaginal, no qual deve-se colocar o gel especial.
- Por via abdominal dos rins, bexiga, sigmoide, ceco, íleo distal e apêndice, quando possível a sua identificação.

Endometriose ovariana

As lesões endometrióticas ovarianas são tipicamente caracterizadas por cisto de conteúdo espesso, hipoecóico e homogêneo, denominado pelo grupo IOTA como padrão vidro fosco[42] (Figura 2.75).

É frequente a aderência desses cistos na região retrocervical e ao ovário contralateral, neste caso, chamado de *kissing ovaries*; ao estudo *Doppler* as lesões são frequentemente pouco vascularizadas ou sem fluxo.

O grupo IOTA publicou quatro recomendações para caracterizar endometriomas, sendo assim descritas:[43]

- Pacientes na menacme.
- Cisto de conteúdo espesso do tipo vidro fosco.
- Até quatro loculações.
- Projeções sólidas sem vascularização ao *Doppler*.

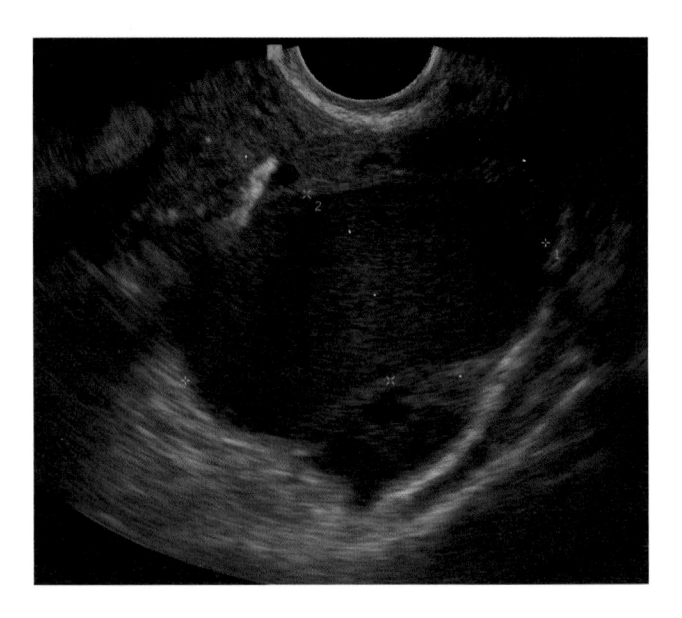

Figura 2.75 Endometriose ovariana. Imagem no interior do ovário esquerdo de paredes regulares e conteúdo do tipo "vidro fosco", segundo denominação do grupo IOTA.

Em um estudo com 324 pacientes que apresentavam endometriose ovariana, foram encontradas 15 tumores no interior dos endometriomas, sendo quatro tumores *borderlines* e 11 carcinomas. A principal característica foi que nos 15 tumores identificaram-se papilas, todas vascularizadas.[44]

Endometriose superficial

Definida por implantes na superfície do peritônio, que não apresentam relevo significativo e invadem a superfície do peritônio em até 1 mm[41]. O seu diagnóstico é cirúrgico, preferencialmente laparoscópico, pois as lesões refletem a luz branca em lesões predominantemente avermelhadas, brancas ou marrons. Não há alterações evidentes no reflexo do som para as lesões superficiais. Desta forma, seu diagnóstico ultrassonográfico não pode ser estabelecido na maior parte das pacientes.

Neoplasias ovarianas

A ultrassonografia pélvica transvaginal desempenha papel fundamental no diagnóstico e na avaliação do risco de malignidade nos tumores anexiais. Por esse motivo, torna-se essencial uma padronização na descrição desses tumores e a utilização de uma classificação que avalie o potencial de malignidade, com o objetivo de auxiliar o ginecologista na conduta clínica e cirúrgica.

A literatura médica contém muitas publicações com o objetivo de estimar a probabilidade de malignidade das massas anexiais, dentre esses, o grupo IOTA (*International Ovarian Tumor Analysis*) apresenta grande destaque.

Em uma das primeiras publicações do grupo IOTA foram padronizados os termos que devem ser utilizados para se descrever e classificar as massas anexiais.[42]

Descrição ultrassonográfica

Devem ser avaliadas as seguintes características nos tumores anexiais:

1. Septos
2. Projeções sólidas
3. Paredes
4. Conteúdo
5. Vascularização

1: Septo: definido como fina linha de tecido que cruza a superfície interna de um cisto.

2: Projeção sólida: tecido sólido com altura maior ou igual a 3 mm (Figura 2.76).

3: Paredes: as paredes internas das imagens císticas são classificadas em regulares ou irregulares. Quando a altura de uma área sólida for menor que 3 mm, indica irregularidade interna. Se maior ou igual a 3 mm, projeção sólida.

Quando o tumor anexial for sólido, deve-se avaliar o contorno externo e classificá-lo em regular ou irregular.

4: Conteúdo: o conteúdo de um cisto pode ser anecoico ou exibir ecos em suspensão. Nessa situação, deve ser classificado em:

- **Vidro fosco:** comumente encontrado em endometrioma. O conteúdo é nitidamente espesso, hipoecoico, homogêneo e, na maior parte das vezes, não se observa movimento das partículas em seu interior (Figura 2.75).

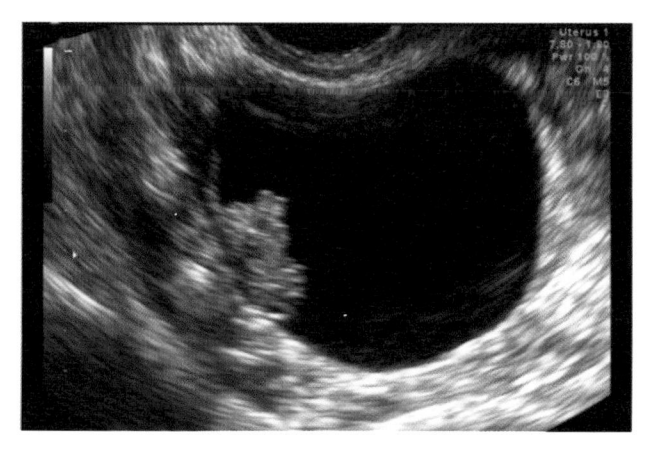

Figura 2.76 Imagem no interior do ovário esquerdo de paredes irregulares, projeção sólida conteúdo anecoico. Cisto unilocular com projeção sólida.

- **Hemorrágico:** amiúde encontrado em corpo lúteo hemorrágico. Em seu interior, notam-se finas traves ecogênicas (Figura 2.61).
- **Baixa ecogenicidade:** frequentemente encontrado em tumores mucinosos e no processo de reabsorção de um cisto de corpo lúteo hemorrágico. A percepção dos ecos em suspensão torna-se mais evidente com o aumento do ganho (Figura 2.77).
- **Misto:** quando há dois ou mais tipos de conteúdo no interior de um cisto, como eventualmente encontrado em teratomas, abcessos e corpo lúteo hemorrágico.

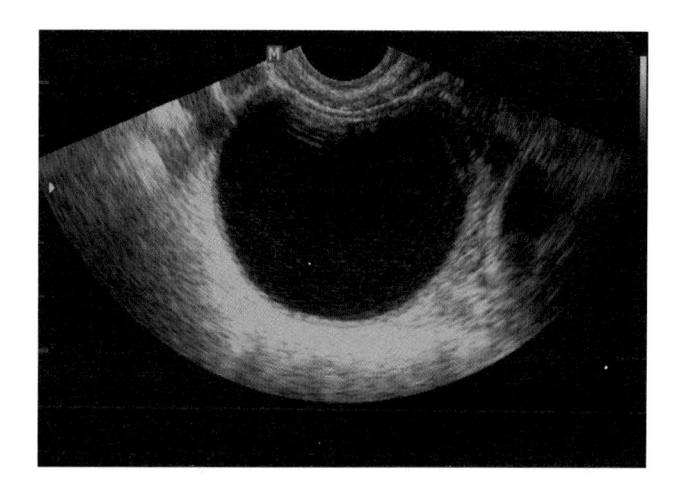

Figura 2.77 Imagem no interior do ovário direito de paredes regulares e conteúdo do tipo baixa ecogenicidade, segundo denominação do grupo IOTA.

5: Vascularização: deve ser avaliada em relação a sua intensidade de maneira subjetiva.

1. Ausência (escore 1)
2. Pouca (escore 2)
3. Moderada (escore 3)
4. Muita (escore 4)

Classificação proposta com base em septos e áreas sólidas

Classificação IOTA	Risco de malignidade
1. Unilocular	1,3%
2. Multilocular	10,3%
3. Unilocular com projeção sólida	37,1%
4. Multilocular com projeção sólida	43,0%
5. Sólido	65,3%
6. Não classificáveis	0%

Risco de malignidade:[45]

1. **Tumores uniloculares:** ausência de septos e áreas sólidas. Quando for identificado um septo incompleto, o tumor permanece sendo classificado como unilocular.

2. **Tumores multiloculares:** presença de pelo menos um septo completo e ausência de áreas sólidas.

3. **Tumores uniloculares com componente sólido:** Ausência de septos completos e pelo menos uma área sólida.

4. **Tumores multiloculares com componente sólido:** presença de pelo menos um septo completo associado a pelo menos uma projeção sólida.

5. **Tumor sólido:** quando pelo menos 80% do tumor apresentar aspecto sólido.

6. **Tumores não classificáveis:** o exemplo mais frequente dessa categoria é o teratoma, caracterizado à ultrassonografia por uma imagem sólida ou mista. O segmento da imagem que define o teratoma é a região sólida, que habitualmente é hiperecoica, produtora de sombra ou atenuação e sem fluxo ao estudo *Doppler*. A parte cística pode ter aspecto variável (Figura 2.78).

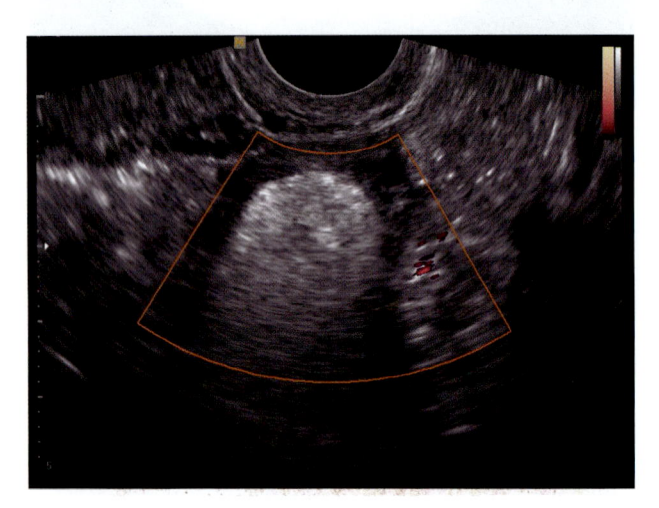

Figura 2.78 Imagem hiperecoica produtora de atenuação e sem vascularização ao *Doppler*, compatível com teratoma em ovário esquerdo.

Com a intenção de melhorar ainda mais a avaliação do risco de malignidade, foram propostos cinco critérios (regras) de malignidade e cinco de benignidade.[46]

Critérios de malignidade

- Tumor sólido irregular
- A ascite
- Pelo menos quatro estruturas papilares

- Tumor multilocular com componente sólido e diâmetro > ou igual a 100 mm
- Vascularização intensa (escore 4) (Figuras 2.79 e 2.80)

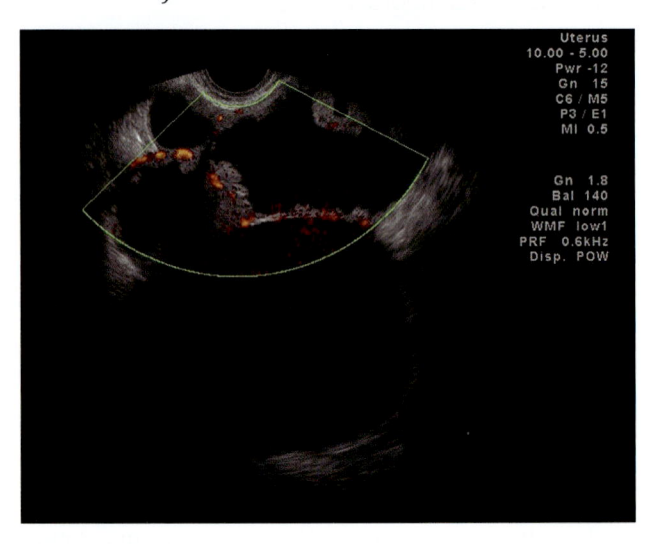

Figura 2.79 US-TV paciente de 68 anos. Ovário direito acentuadamente aumentado de volume, multiloculado com componente sólido e vascularização marcante.

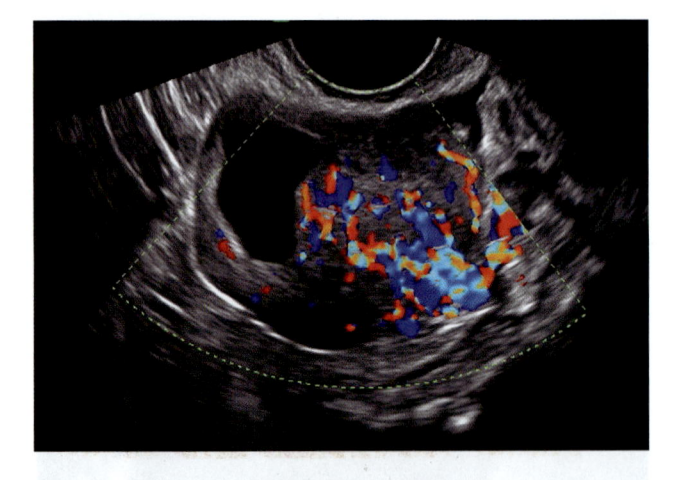

Figura 2.80 US-TV paciente de 48 anos, com aumento do volume ovariano ao toque vaginal. O exame US endovaginal revela formação sólida com vascularização intensa.

Critérios de benignidade

- Unilocular
- Presença de componente sólido menor que 7 mm
- Presença de sombra acústica posterior
- Tumor multilocular regular com diâmetro menor que 100 mm
- Ausência de fluxo ao *Doppler* (escore 1)

Como utilizar os critérios (regras):

1. Se o tumor apresentar pelo menos uma característica M (malignidade) e nenhuma característica B (benignidade), é provavelmente maligno.
2. Se o tumor apresentar uma ou mais características B e nenhuma característica M, é provavelmente benigno.
3. Se o tumor exibir características B e M ou nenhuma característica B ou M, resultado será inconclusivo.

Resultados do estudo:

- Sensibilidade de 92% e especificidade de 96%
- As regras 1 e 2 se aplicam a 77% das massas anexiais.
- Sensibilidade de 95% quando se incluem resultados inconclusivos, como malignos.

REFERÊNCIAS BIBLIOGRÁFICAS

1. Fogel SR, et al. Sonography of nabothian cysts. AJR 1982; 138(5):927-30.
2. Campbell S, et al. Real-time ultrasonography for determination of ovarian morphology and volume: a possible early screening test for ovarian cancer? Lancet 1982;1(8269):425-6.
3. Cohen HL, et al. Ovarian volumesmeasured by US: bigger than we think. Radiology 1990;156(1):22-31.
4. Nargund G. Time for an ultrasound revolution in reproductive medicine. Ultrasound Obstet Gynecol 2002;20(2):107-11.
5. Hoozemans R, et al. Serial uterine artery Doppler velocity parameters and human uterine receptivity in IVF\ICSI cycles. Ultrasound Obstet Gynecol 2008;31(4):432-8.
6. Broekmans FJ, et al. A systematic review of tests predicting ovarian reserve and IVF outcome. Hum Reprod Update. 2006;12(6):685-718.
7. Erdem M, et al. Comparison of basal and clomiphene citrate induced FSH and inhibin B, ovarian volume and antral follicle counts as ovarian reserve tests and predictors of poor ovarian response in IVF. J Assist Reprod Genet. 2004;21(2):37-45.
8. Nargund G, et al. Associations between ultrasound indices of follicular blood flow, oocyre recovery and pre-implantation embryo quality. Hum Reprod 1996;11(1):109-13.
9. Nargund G, et al. Ultrasound derived indices of follicular blood flow before hCG administration and the prediction of oocyte recovery and pre-implantation embryo quality. Hum Reprod 1996;11(11):2512-7.
10. Van Blerkom J. Intrafollicular influences on human oocyte developmental competence: perifollicular vascularity, oocyte metabolism and mitochondrial function. Hum Reprod 2000;15(Suppl 2):173-88.
11. Requena A, et al. Endocrinological and ultrasonographic variations after immature oocyte retrieval in a natural cycli. Hum Reprod 2001;16(9): 1833-7.
12. Troiano RN, et al. Mullerian duct anomalies: imaging and clinical issues. Radiology. 2004;233(1):19-34.
13. Allen S, et al. Pelvic disease classifications. Fertil Steril. 1989;51(1):199-201.
14. Bermejo C, et al. Three-dimensional ultrasound in the diagnosis of Müllerian duct anomalies and concordance with magnetic resonance imaging. Ultrasound Obstet Gynecol. 2010;35(5):593-101.
15. Munro MG, et al. FIGO classification system (PALM-COEIN) for causes of abnormal uterine bleeding in non-gravid women of reproductive age. Int J Gynaecol Obstet 2011;113(1):3-13.
16. Van den Bosch T, et al. Terms, definitions and measurements to describe sonographic features of myometrium and uterine masses: a consensus opinion from the Morphological Uterus Sonographic Assessment (MUSA) group. Ultrasound Obstet Gynecol 2015; 46(3):284-98.
17. Gordts S, et al. Uterine adenomyosis: a need for uniform terminology and consensus classification. Reprod Biomed Online 2008;17(2):244-8.
18. Exacoustos C, et al. The uterine junctional zone: a 3-dimensional ultrasound study of patients with endometriosis. Am J Obstet Gynecol 2013;209(3):248. e1-7.
19. McLucas B. Diagnosis, imaging and anatomical classification of uterine fibroids. Best Pract Res Clin Obstet Gynaecol 2008;22(4):627-42.
20. Munro MG, et al. The FIGO classification of causes of abnormal uterine bleeding in the reproductive years. Fertil Steril 2011;95(7):2204-8.
21. Ip PP, et al. Uterine smooth muscle tumors other than the ordinary leiomyomas and leiomyosarcomas: a review of selected variants with emphasis on recent advances and unusual morphology that may cause concern for malignancy. Adv Anat Pathol 2010;17(2):91-112.
22. Leone FPG, et al. Terms, definitions and measurements to describe the sonographic features of the endometrium and intrauterine lesions: a consensus opinion from the International Endometrial Tumor Analysis (IETA) group. Ultrasound Obstet Gynecol 2010;35(1):103-12.
23. Lieng M, et al. Prevalence, 1-year regression rate, and clinical significance of asymptomatic endometrial polyps: cross sectional study J Minim Invas Gynecol 2009;16(4):465-71.
24. Lasmar B, et al. Endometrial polyp size and polyp hyperplasia. Int J Gynecol Obstetrics 2013:123(3):236-9.
25. Pereira MC, et al. Uterine cavity calcifications: a report of 7 cases and a systematic literature review. J Minim Invas Gynecol 2014;21(3):346-52.
26. Truskinovsky AM, et al. Endometrial microcalcifications detected by ultrasonogradephy: clinical associations, histopathology, and potential etiology. Int J Gynecol Pathol 2008;27(1):61-7.

27. Amin TN, et al. Ultrasound and intrauterine adhesions: a novel structured approach to diagnosis and management. Ultrasound Obstet Gynecol 2015;46(2):131-9.

28. Nowitzki KM, et al. Ultrasonography of intrauterine devices. Ultrasonography 2015;34(3):183-194.

29. Morice P, et al. Endometrial cancer. Lancet. 2016;387 (10023):1094-108.

30. Breijer MC, et al. Capacity of endometrial thickness measurement to diagnose endometrial carcinoma in asymptomatic postmenopausal women: a systematic review and meta-analysis. Ultrasound Obstet Gynecol 2012; 40(6):621-9.

31. Atri M, et al. Endovaginal Sonographic appearance of benign ovarian masses. RadioGraphics 1994;14(4):747-60.

32. Jain KA. Sonographic spectrum of hemorrhagic ovarian cysts. J Ultrasound Med 2002;21(8):879-86.

33. Merce LT, et al. Intraovarian Doppler velocimetry in ovulatory, dysovulatory and anovulatory cycles. Ultrasound Obstet Gynecol 1992; 2(3):197-202.

34. Legro RS, et al. Diagnosis and treatment of polycystic ovary syndrome: an Endocrine Society clinical practice guideline. Journal of Clinical Endocrinology and Metabolism 2013;98(12):4565-92.

35. The Rotterdam ESHRE/ASRM-sponsored PCOS consensus workshop group. Revised 2003 consensus on diagnostic criteria and long-term health risks related to polycystic ovary syndrome (PCOS). Hum Reprod 2004;81(1):19-25.

36. Dewailly D, et al. Definition and significance of polycystic ovarian morphology: a task force report from the Androgen Excess and Polycystic Ovary Syndrome Society. Hum Reprod Update. 2013;20(3): 334-9.

37. Timor-Tritsch IE, et al. Transvaginal sonographic markers of tubal inflammatory disease. Ultrasound Obstret Gynecol 1998;12(1):56-66.

38. Gonçalves MO, et al. Transvaginal ultrasonography with bowel preparation is able to predict the number of lesions and rectosigmoid layers affected in cases of deep endometriosis, defining surgical strategy. Human Reproduction 2010;25(3):665-71.

39. Abrão MS, et al. Comparison between clinical examination, transvaginal sonography and magnetic resonance imaging for the diagnosis of deep endometriosis. Human Reproduction 2007;22(12):3092-9.

40. Chapron C, et al. Deeply infiltrating endometriosis: pathogenetic implications of the anatomical distribution. Human Reproduction 2006;21(7):1839-41.

41. Cornillie FJ, et al. Deeply infiltrating pelvic endometriosis: histology and clinical significance. Fertil Steril 1990;53(6):978-81.

42. Timmerman D, et al. Terms, definitions and measurements to describe the ultrasonographic features of adnexal tumors: a consensus opinion from the international ovarian tumor analysis (IOTA) group. Ultrasound Obstet Gynecol 2000;16(5):500-5. Review.

43. Van Holsbeke C, et al. Endometriomas: their ultrasound characteristics. Ultrasound Obstet Gynecol 2010;35(6):730-40.

44. Testa AC, et al. Ovarian cancer arising in endometrioid cysts: ultrasound findings. Ultrasound Obstet Gynecol. 2011;38(1): 99-106.

45. Timmerman D, et al. Simple ultrasound-based rules for the diagnosis of ovarian cancer. Ultrasound Obstet Gynecol 2008;31(6):681-90.

46. Timmerman D, et al. Simple ultrasound rules to distinguish between benign and malignant adnexal masses before surgery: prospective validation by IOTA group. BMJ 2010;341:c6839.

Capítulo 3 ■ Fernanda Teresa de Lima

Genética Aplicada à Ginecologia (Aconselhamento/Métodos Diagnósticos/Intervenções)

■ INTRODUÇÃO

O desenvolvimento de novas tecnologias genômicas tem revolucionado a prática da medicina, e, neste momento, é importante que todos os profissionais de saúde tomem conhecimento de conceitos básicos desta disciplina, que adquire um caráter matricial e perpassa por todas as especialidades médicas. O Colégio Americano de Obstetrícia e Ginecologia considera essencial que ginecologistas e obstetras estejam conscientes dos avanços no conhecimento de doenças genéticas e dos princípios fundamentais do rastreamento genético e investigação molecular à medida que a genética se torna parte integral da prática médica rotineira (*American College of Obstetrics and Gynecology*, 2014).

■ GENÔMICA CLÍNICA

A genômica descreve o estudo das interações entre genes e o ambiente,[1] e aponta-se para o futuro o uso da informação genômica por todas as especialidades médicas. Tem o potencial de melhorar o cuidado em quase todos os aspectos da medicina, e os dados de sequenciamento do DNA podem ser utilizados para a tomada de decisão médica.[2]

História familiar

A coleta do histórico familiar é ferramenta fundamental, com excelente custo-benefício, que permite a identificação de susceptibilidade hereditária tanto para doenças raras como para doenças comuns do adulto, que possuem uma natureza multifatorial. A história familiar reflete a interação complexa entre fatores genéticos e outros fatores que são compartilhados entre os membros da família e que podem influenciar ou causar o desenvolvimento de doenças.[3]

O heredograma é uma ferramenta que permite o diagnóstico de condições genéticas e a distinção entre condições genéticas e não genéticas, auxilia na decisão de estratégias de investigação molecular, permite o estabelecimento de padrões de herança e a identificação de familiares em risco, bem como o cálculo de riscos e a determinação de opções reprodutivas. A coleta adequada da história familiar permitirá a tomada de decisões de rastreamento e manejo, além de ter caráter educacional, tanto para o paciente quanto para os seus familiares.[3]

A importância da história familiar somente aumentará com o uso disseminado das técnicas genômicas, pois a interpretação destes achados somente será completa à luz do contexto biológico e ambiental no qual é expresso.[4,5]

O heredograma é uma representação gráfica, autoexplicativa, do histórico familiar, normalmente registrada de forma mais rápida do que descrições escritas, que permite fácil atualização, e deve conter todas as informações essenciais sobre os membros da família. Na Tabela 3.1, encontra-se uma referência rápida dessas informações.[3]

De forma ideal, deve-se utilizar a nomenclatura internacional padronizada para confecção do heredograma, de modo a reduzir inconsistências e facilitar a interpretação e comunicação. Na Tabela 3.2, encontram-se os símbolos mais comuns, e demais símbolos podem ser encontrados em literatura específica.[6]

Aconselhamento genético

Entende-se por aconselhamento genético um processo que ajuda os pacientes a entender e se adaptar às implicações médicas, psicossociais e familiares das contribuições genéticas às doenças. Esse processo integra a

Tabela 3.1 Informações essenciais em um heredograma.
Informações essenciais em um heredograma
Idade ou ano de nascimento
Idade ou ano do óbito
Causa do óbito
Sexo e idade dos familiares, em três gerações, distinguindo irmãos de meios-irmãos
Informação médica relevante
Idade dos diagnósticos realizados
Identificação dos indivíduos afetados para cada uma das condições investigadas
Identificação das gestações e respectivas idades gestacionais, bem como complicações obstétricas e perdas gestacionais
Identificação de infertilidade
Distinção entre condições que foram pessoalmente avaliadas daquelas informadas por meio de documentação ou relato
Ancestralidade, para cada um dos avós
Identificação de desconhecimento da história familiar por simbologia adequada
Consanguinidade
Dados sobre a coleta do heredograma: quando foi coletado e atualizações, razão para coleta, informante e identificação do profissional que o coletou
Legendas e informações que permitam a interpretação do heredograma

Fonte: modificada de Bennett, 2010.[3]

interpretação da história médica e familiar do paciente para avaliar o risco da ocorrência e recidiva de doenças; educação sobre hereditariedade, testes moleculares, manejo, prevenção e pesquisa e aconselhamento para promover escolhas informadas e adaptação ao risco ou condição.[7]

Entre os princípios do aconselhamento genético estão: o uso voluntário dos serviços; acesso igualitário; educação do paciente; divulgação completa de informações; aconselhamento não diretivo; atenção às dimensões afetivas e psicossociais; confidencialidade e proteção da informação.[8]

As etapas do aconselhamento genético incluem coleta da informação familiar e médica, com elaboração do

Tabela 3.2 Símbolos e linhas comumente usados na confecção do heredograma.

Fonte: modificada de Bennett et al., 2008.[6]

heredograma; estabelecimento ou verificação do diagnóstico; avaliação de risco; fornecimento da informação; aconselhamento psicológico e suporte.[8]

Métodos diagnósticos: testes genéticos

Com o aumento da disponibilidade de testes moleculares, o aconselhamento genético pré e pós-teste passa a ter papel fundamental para garantir os benefícios trazidos pelos resultados destes exames. Os testes moleculares podem trazer benefícios importantes, tanto do ponto de vista clínico quanto psicológico, para os pacientes e suas famílias, que vão desde a definição de diagnóstico e prognóstico à identificação de indivíduos assintomáticos e testes pré-natais e pré-implantacionais. O processo de solicitação de testes moleculares pode ser complexo e trazer desafios como a seleção do exame mais apropriado, a escolha do laboratório, a verificação de padrões de qualidade e implicações éticas.[9]

Entende-se por testes genéticos uma gama variada de estudos complementares que envolvem análise de cromossomos humanos, ácidos desoxirribonucleicos e ribonucleicos, genes ou produtos gênicos, para detectar mutações hereditárias ou somáticas, genótipos ou fenótipos associados a saúde e doença.[10] Esses testes podem ser utilizados para confirmar o diagnóstico de doenças genéticas, como testes preditivos ou pré-sintomáticos, para identificar portadores, como forma de rastreamento neonatal, para diagnóstico pré-natal ou pré-implantacional, para definir prognóstico ou para predição de resposta a drogas.[9]

Na Tabela 3.3, apresenta-se alguns dos principais testes genéticos em uso e suas aplicações.

A interpretação do resultado dos testes também deve ser cuidadosa, em especial quando há risco de resultados falso-positivos ou falso-negativos e quando variantes moleculares de significado desconhecido são identificadas. Os resultados negativos podem ter uma interpretação complexa, especialmente quando o *status* mutacional da família não for conhecido, quando os resultados não descrevem todas as variantes encontradas ou quando há sobre elas limitado conhecimento científico.[9]

Os resultados de testes genéticos devem seguir uma nomenclatura padronizada. Para cariótipo, FISH e CGH-array, esta nomenclatura é definida pelo *International System for Human Cytogenetic Nomenclature*, sendo a última edição a de ISCN 2016.[11]

Os testes moleculares seguem também nomenclatura padrão. Entende-se por variante molecular qualquer mudança na sequência gênica, devendo o termo mutação ser evitado, por ter uma conotação negativa, associada a doenças.[12] A nomenclatura para a descrição das variantes é descrita pela *Human Genome Variation Society*,[13] disponível em <http://varnomen.hgvs.org/versioning/>. Os laudos devem seguir a padronização do *American College of Medical Genetics*, que recomenda o uso de terminologia específica padronizada – "patogênica", "provavelmente patogênica", "variante de significado desconhecido", "provavelmente benigna" e "benigna" – para descrever variantes identificadas em doenças Mendelianas e descreve o processo para a classificação das variantes dentro destas cinco categorias, com base em evidências.[14]

Implicações éticas e legais

As implicações éticas, legais e sociais da investigação genética e genômica foram reconhecidas desde o início do Projeto Genoma Humano e, em 1990, o *National Institute of Health* confirmou formalmente sua importância com o estabelecimento do *National Center for Human Genome Research* (NCHGR) – *Ethical, Legal and Social Implications* (ELSI) *Program*, com prioridades de pesquisa em implicações psicossociais e éticas na pesquisa genômica e na medicina genômica. O termo ELSI tem sido usado de forma imprecisa, confundindo as

Tabela 3.3 Principais testes genéticos em uso.

Testes genéticos em uso	Aplicações
Citogenéticos e citogenômicos	
Cariótipo com bandas	Identificação de alterações numéricas e estruturais em cromossomos
FISH	Identificação de regiões-alvo em cromossomos
CGH-array	Identificação de variação de número de cópias, microdeleções e microduplicações cromossômicas
Moleculares	
Sequenciamento de Sanger	Identificação de alterações de ponto, pequenas deleções ou inserções na sequência gênica
Sequenciamento de nova geração	Identificação de alterações de ponto, pequenas deleções ou inserções em múltiplos genes, exoma ou genoma total
MLPA – *multiplex ligation probe amplification*	Detecção de deleções e duplicações de éxons em genes

Fonte: Giovanni, Babyatsky & Murray, 2015; Faucett & Ward, 2009.[9]

iniciativas do NCHGR ELSI com implicações éticas, legais e sociais encontradas diariamente na prática clínica.[15]

Do ponto de vista ético, o aconselhamento genético deve se basear nos princípios de beneficência, não maleficência, autonomia e justiça. A *National Society of Genetic Counselors* enfatiza os principais pontos éticos a serem observados pelos praticantes de aconselhamento genético em termos pessoais, e no relacionamento com colegas, profissionais, pacientes e sociedade.[16]

A falta de regulamentações e consistência legal nos diversos países (e, eventualmente, nos diferentes estados de um país, como ocorre nos Estados Unidos) é um aspecto que torna vulnerável a aplicação da medicina genômica e do aconselhamento genético. Para diminuir essa vulnerabilidade, é recomendável a regularização do aconselhamento genético como profissão, um processo ainda em curso no Brasil, mas já bem estabelecido em outros países, e a adoção de padrões de condutas, preservação da confidencialidade das informações, adoção de seguros profissionais e atitude pró-ativa em relações insatisfatórias.[17]

Particularidades éticas e legais não são incomuns durante o aconselhamento genético reprodutivo, pré-natal ou pré-implantacional, áreas bastante próximas do ginecologista. Não só este aconselhamento se tornou mais complicado com a proliferação e a melhoria das técnicas laboratoriais, mas também tem migrado dos grandes centros universitários para os consultórios médicos.[8]

Os testes genéticos pré-natais não invasivos (NIPT), baseados na avaliação de DNA livre circulante fetal, estão disponíveis comercialmente desde 2011, com uso crescente, em razão da baixa taxa de falso-negativos e a ausência de necessidade de procedimentos invasivos. As condições testadas, inicialmente aneuploidias cromossômicas, crescem em número e diversidade, o que traz preocupações éticas, legais e sociais. Várias sociedades profissionais enfatizam a necessidade de indicação adequada do exame somente a mulheres com alto risco de apresentação das condições testadas, consentimento informado, fornecimento adequado de orientações e informações sobre o exame e a necessidade de aconselhamento pré e pós-teste, de forma a minimizar estas implicações.[18]

■ ATUAÇÃO DA GENÉTICA EM GINECOLOGIA

Bases hereditárias ou alterações genéticas existem em muitas alterações ginecológicas e, por vezes, condicionam características fisiológicas comuns. Não é objetivo deste capítulo destrinchá-las todas, mas sim, por meio de alguns exemplos, demonstrar os benefícios de ação sinérgica transdisciplinar entre as duas especialidades.

Infertilidade

Entre as múltiplas causas de infertilidade, encontram-se anomalias cromossômicas, malformações genitais e síndromes hereditárias, tais como síndrome de Kallmann, síndrome do sítio frágil do cromossomo X, mucopolissacaridoses, fibrose cística, pseudo-hipoparatireoidismo tipo 1A, entre outras. Mutações raras em genes codificadores de receptores hormonais também são causas de infertilidade, como as presentes na síndrome de insensibilidade androgênica. Estima-se que anomalias genéticas estejam presentes em cerca de 10% das mulheres inférteis e 15% dos homens inférteis. A avaliação do histórico familiar, incluindo três gerações, e o exame dismorfológico, para identificar dismorfias e/ou malformações, devem ser realizados durante a avaliação de infertilidade.[19]

De forma ideal, o aconselhamento genético deveria ser realizado em todas as mulheres submetidas a técnicas de reprodução assistida. O aconselhamento genético nesta ocasião teria o objetivo de revisar a história familiar, identificar riscos associados à idade materna e/ou paterna avançada, identificar possíveis condições genéticas, orientar sobre sua transmissibilidade e orientar sobre riscos genéticos associados com determinadas tecnologias.[20]

Síndrome dos ovários policísticos

Existe alta prevalência da síndrome dos ovários policísticos, uma doença genética complexa altamente prevalente, entre membros da mesma família, chegando a afetar até 40% dos familiares de primeiro grau das mulheres afetadas e uma concordância de mais de 71% entre gêmeos monozigóticos. Vários diagnósticos diferenciais incluem condições genéticas, entre eles: resistência à insulina tipo A, síndrome de Rabson-Mendenhall, leprechaunismo, hiperplasia suprarrenal congênita não clássica. Muitos polimorfismos de nucleotídeo único já foram associados com a síndrome dos ovários policísticos e alguns de seus sintomas, mas, até o momento, não são recomendados testes genéticos na sua investigação, assim como rastreamento de membros da família de mulheres com síndrome dos ovários policísticos.[5]

Predisposição hereditária ao câncer ginecológico

Aproximadamente 5% dos tumores de endométrio e 10% dos tumores de ovário são associados à predisposição hereditária ao câncer (Holman & Lu, 2012). A predisposição hereditária ao câncer de mama e ovário causada por mutações nos genes BRCAs responde pela maior parte dos tumores hereditários, mas síndromes mais raras também podem estar associadas (Holman & Lu, 2012).

Identificação de risco hereditário para câncer

Para identificação de risco hereditário para câncer é importante avaliar o histórico familiar de câncer, em três gerações, confirmando local e idade de início dos tumores com documentação, sempre que possível. Tumores hereditários são comumente mais precoces e, muitas vezes, múltiplos ou bilaterais, e alterações em genes específicos podem estar associadas a determinados tipos histológicos Cybulski *et al.* (2014).

Tumores ginecológicos hereditários

Sabe-se que os tumores de ovário têm grande componente hereditário. Sabe-se que há risco aumentado em três vezes de desenvolvimento da doença em mulheres com uma parente de primeiro grau diagnosticada com câncer de ovário. Alterações em genes de predisposição hereditária ao câncer de alta penetrância respondem por cerca de 40% do excesso de risco observado em tumores ovarianos epiteliais, enquanto variantes em genes de penetrância moderada e baixa contribuem em menos de 5%.[20]

Entre os genes de alta penetrância, as alterações nos genes BRCA1 e BRCA2 são as que mais contribuem para os tumores ovarianos hereditários, sendo responsáveis por cerca de 48% e 27% dos tumores, respectivamente. Cerca de 2% a 4% dos tumores são associados à síndrome de Lynch. A síndrome de Peutz-Jegher é rara, de alta penetrância, que está associada a tumor de cordão sexual com túbulos anulares ou outros subtipos que incluem: células de Sertoli, mucinoso, seroso, teratoma maduro.[21]

Tecnologias genômicas permitiram a identificação de novos genes associados à predisposição hereditária ao câncer de ovário. Mutações no gene RAD51C estao associadas a uma razão de risco de 5,2 (CI 95% 1,1 a

24), e mutações no gene RAD51D conferem uma razão de risco de 12 (CI 95% 1,5 a 90) (Song *et al.*, 2015). Mutações no gene BRIP1 estão associadas com um aumento de 8,1 vezes de risco para câncer de ovário (CI 95% 4,7 a 14).[22]

Os tumores de endométrio, especialmente os endometrioides, também podem estar associados à predisposição hereditária ao câncer. A síndrome de Lynch está associada a um alto risco de desenvolvimento de câncer de endométrio, que pode chegar a 40% ao longo da vida. O risco varia de acordo com os genes alterados, sendo maior para mulheres com mutações nos genes MLH1, MSH2 e MSH6 e menor naquelas com mutação nos genes PMS2 e EPCAM (estes associados a um risco ao longo da vida de 15% e 12%, respectivamente). Recentemente, foi preconizado o rastreamento universal de síndrome de Lynch para todos os pacientes com tumores endometriais por imuno-histoquímica e/ou instabilidade de microssatélites. A síndrome de Cowden é também predisposição associada ao câncer de endométrio, que ocorre numa idade mais precoce, com um risco estimado ao longo da vida de 28%.[23]

Miomas uterinos podem ser encontrados na síndrome de leiomiomatose hereditária associada a carcinoma renal, causada por mutações no gene FH. Nessa síndrome, os leiomiomas tendem a ser mais precoces e associados a complicações e leiomiomas cutâneos, bem como carcinoma de células renais papilífero tipo 2 também ocorre.[23]

As principais síndromes de predisposição hereditária ao câncer ginecológico, causadas por mutações de alta penetrância, estão listadas na Tabela 3.4, onde também são apresentadas as características tumorais mais comumente associadas a elas.

Tabela 3.4 Síndromes de predisposição hereditária a tumores ginecológicos.

Síndrome	Genes	Tumor ginecológico associado risco	Principais tumores associados
SMOH	BRCA1 e BRCA2	Ovário – seroso de alto grau	Câncer de mama, ovário, pâncreas, próstata
Lynch	MSH2 MLH1 MSH3 PMS2	Endométrio – endometrioide e não endometrioide, segmento uterino baixo Ovário – não seroso, endometrioide	Colo, intestino delgado, estômago, uroepitélio, SNC, trato hepatobiliar
Peutz-Jegher	STK11	Ovário – tumor de cordão sexual com túbulos anulares Endométrio – endometrioide Colo do útero – adenoma maligno	Mama, pâncreas, estômago, intestino delgado, colo, pulmão, cérvice e testículo

(Continua)

Tabela 3.4 Síndromes de predisposição hereditária a tumores ginecológicos. *(Continuação)*

Síndrome	Genes	Tumor ginecológico associado risco	Principais tumores associados
Cowden	PTEN	endométrio – endometrioide	Tireoide não medular, renal
Leiomiomatose hereditária e carcinoma de células renais	FH	Leiomiomas uterinos	Leiomiomas cutâneos Carcinoma de células renais papilífero tipo 2

Fonte: Weissman, Weiss, Newlin, 2015; Daniels, 2015.

REFERÊNCIAS BIBLIOGRÁFICAS

1. Guttmacher AE, et al. Genomic medicine--a primer. N Engl J Med 2002; 347(19):1512-20.

2. Giovanni MA, et al. Clinical genomics: an introduction. In: Murray MF, Babyatsky MW, Giovanni MA. Clinical genomics: practial applications in adult patient care. New York: McGraw Hill; 2014. p.1-2.

3. Bennett RL. The practical guide to the genetic family history. 2nd ed. [Hoboken, NJ: Wiley-Blackwell; 2010. 355p.

4. Pyeritz RE. Family history and genetic factors. Forward to the future. JAMA 1997; 278(15):1284-5.

5. Ketefian A, et al. Polycystic ovary syndrome. In: Murray MF, Babyatsky MW, Giovanni MA. Clinical genomics: practial applications in adult patient care. New York: McGraw Hill; 2014. p.1-2.

6. Bennett RL, et al. Standardized human pedigree nomenclature: udadate and assessment of the recommendations of the National Society of Genetic Counselor. J Genet Couns 2008; 17(5):424-33.

7. Resta R, et al. A new definition of genetic counseling National Society of Genetic Counselor's Task Force Report. J Genet Couns 2006; 15(2):77-83.

8. Walker AP. The Practice of Genetic Counseling. In: Ulhmann WR, Schuett JL, Yashar BM. A guide to genetic counseling. Hoboken, NJ: Wiley-Blackwell; 2009. p.1-35.

9. Faucett WA, et al. Understanding genetic testing. In: Ulhmann WR, Schuett JL, Yashar BM. A guide to genetic counseling. Hoboken, NJ: Wiley Blackwell; 2009. p.283-311.

10. Ferreira-Gonzalez A, et al. US system of oversight of genetic testing: a report from the Secretary of Health and Human Services. Per Med. 2008; 5(5):521-8.

11. McGowan-Jordan J, et al. ISCN 2016. An international system for human cytogenetic nomenclature. Otawa: Karger; 2016. 140p.

12. Cotton RG. Communicating "mutation": modern meanings and connotations. Hum Mut. 2002;19(1):2-3.

13. Den Dunnen, et al. HGVS recommendations for the description of sequence variants: 2016 update. Hum.Mutat. 2016;37(1):564-9.

14. Richards S, et al. Standards and guidelines for the interpretation of sequence variants: a joint consensus recommendation of the American College of Medical Genetics and Genomics and the Association for Molecular Pathology. Genet Med 2015;17(5):405-24.

15. McEwen JE, et al. The ethical, legal, and social implications Program of the National Human Genome Research Institute: reflections on an ongoing experiment. Annu Rev Genomics Hum Genet. 2014;15:481-505.

16. National Society of Genetic Counselors. The Code of Ethics of The National Society of Genetic Counselors. J Genet Couns 2006; 15(5): 309-12.

17. Schmerler S. Ethical and legal issues. In: Ulhmann WR, Schuett JL, Yashar BM. A guide to genetic counseling. Hoboken, NJ: Wiley Blackwell; 2009. p.363-99.

18. Minear MA, et al. Noninvasive prenatal genetic testing: current and emerging ethical, legal and social issues. Annu Rev Genomics Hum Genet. 2015; 16:369-98.

19. Dukhovny S, et al. Genetic basis off emale infertility. In: Murray MF, Babyatsky MW, Giovanni MA. Clinical genomics: practial applications in adult patient care. New York: McGraw Hill; 2014. p.515-7.

20. Song H, et al. Contribution of germline mutations in the RAD51B, RAD51C, and RAD51D genes to ovarian cancer in the population. J Clin Oncol. 2015;33(26):2901-7.

21. Weissman SM, et al. Genetic testing in ovarian cancer. In: DeVita VT Jr, Lawrence TS, Rosenberg SA. Cancer-- principles & practice of oncology: primer of the molecular biology of cancer. 2nd ed. Alphen aan den Rijn, Netherlands: Wolters Kluwer; 2015. p. 429-37.

22. Daniels MS. Genetic testing in uterine câncer. In: DeVita VT Jr, Lawrence TS, Rosenberg SA. Cancer-- principles & practice of oncology: primer of the molecular biology of cancer. 2nd ed. Alphen aan den Rijn, Netherlands: Wolters Kluwer; 2015. p. 451-5.

23. Rafnar T, et al. Mutations in BRIP1 confer high risk of ovarian cancer. Nat Genet 2011;43(11):1104-7.

Introdução de Novas Tecnologias em Ginecologia

■ INTRODUÇÃO

As tecnologias permeiam o nosso dia a dia, sendo parte extremamente importante na vida profissional. Cotidianamente somos chamados a utilizar, nos mais diversos procedimentos, novas tecnologias disponíveis no mercado. Não há como evitá-las. Mas quando usá-las? Quando não usá-las?

Inovação ocorre em todos os campos de atividade humana. Nas artes, a denominamos criatividade. Segundo Theodore Levitt, editor da *Harvard Business Review*, criatividade é pensar coisas novas e inovar é fazer coisas novas. O cirurgião inovador vai ao laboratório e desenvolve um produto, faz acontecer! Traz para a realidade física.

As inovações chegam até os pacientes e profissionais de saúde na forma que denominamos genericamente de produtos. Em realidade, designar as inovações de produtos é bastante coerente visto que definimos tecnologia como a maneira pela qual os insumos são transformados em produto no processo produtivo ou ainda como a aplicação do conhecimento para uma finalidade prática, sendo essa finalidade o produto.

Clayton Christensen, professor da *Harvard Business School*, em seu trabalho seminal, divide as inovações em dois tipos: inovação sustentadora e a inovação disruptiva. A inovação sustentadora realiza aperfeiçoamentos, adiciona funcionalidade e qualidade às tecnologias que já utilizamos.[1] A disruptiva é aquela que modifica abruptamente o pensamento, a forma pela qual realizamos algo, introduzindo uma certa simplicidade e conveniência chegando a transformar um mercado existente redefinindo o *status quo*.[2] Um exemplo de inovação disruptiva foi a introdução, na década de 80, da laparoscopia, quando houve então uma ruptura do *status quo*, visto que os médicos não precisariam mais abrir o abdômen para realizar cirurgias a céu aberto. Por outro lado, a maioria dos aprimoramentos dos equipamentos laparoscópicos é inovação sustentadora.

■ PRODUTOS PARA SAÚDE

Os chamados "produtos para a saúde" representam uma miríade de artefatos com níveis variáveis de complexidade tecnológica, desde uma luva para exame até um coração artificial, que são utilizados para o diagnóstico, a monitoração, o tratamento e a reabilitação de pacientes.

■ CLASSIFICAÇÃO DOS PRODUTOS PARA SAÚDE

Os produtos são classificados de acordo com o risco que eles podem impor aos pacientes e profissionais de saúde. O risco, por sua vez, é avaliado conforme a indicação de uso do produto, as consequências de suas possíveis falhas, a necessidade (ou não) de se associar em outras tecnologias, e também a duração do contato dessa tecnologia com o organismo humano, o seu grau de invasividade e a parte do corpo humano na qual ele será utilizado (Figura 4.1).

Nos EUA, os produtos para saúde são classificados em relação ao risco; em baixo, médio e risco alto o que originará, respectivamente, as classes de produtos I, II e III:

- **Classe I:** são produtos como as luvas para exame, abaixadores de língua, curativos, cadeira de rodas mecânica. Ou seja, são produtos de risco baixo.
- **Classe II:** são produtos com risco intermediário. Temos aqui, por exemplo, as bombas de infusão, parafusos para fixação óssea, os *kits* de monitoração da pressão arterial.
- **Classe III:** são de particular interesse para os ginecologistas, pois são os produtos que trazem maior risco para as pacientes e profissionais de saúde, como os marca-passos, lasers, válvulas cardíacas e os implantes.

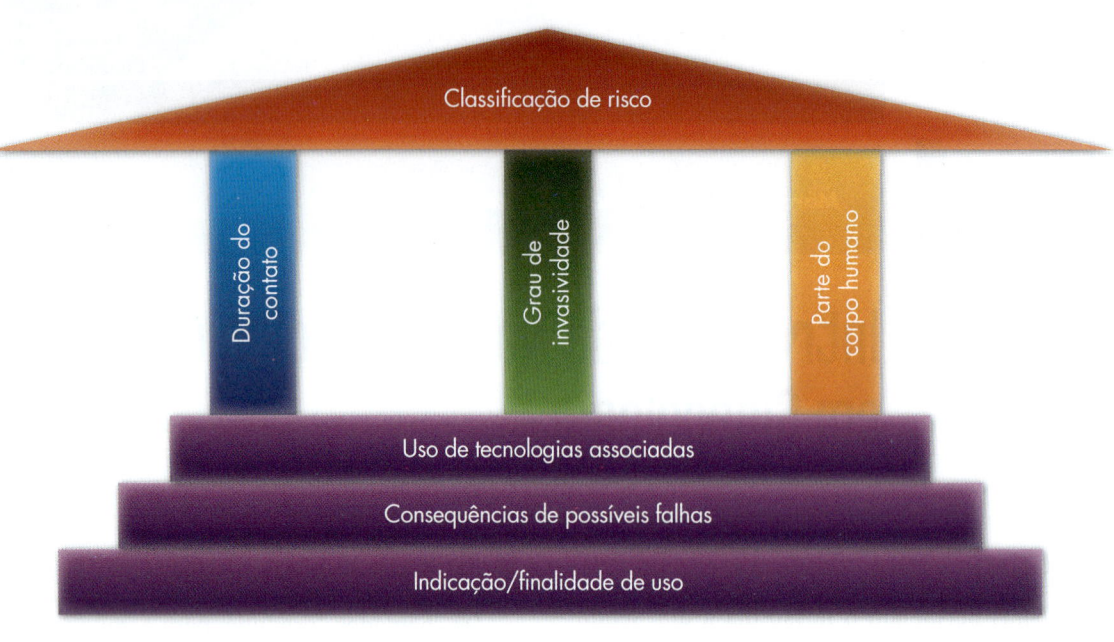

Figura 4.1 Bases para a classificação de risco dos produtos para saúde.

Esta classificação, no entanto, não apresenta limites bem definidos havendo, discussão a respeito do que constitui um produto classe II ou classe III. Por vezes, esta decisão não é pautada em dados técnicos, e sim políticos. Em algumas situações, somente se consegue vislumbrar a correta classificação de um produto tardiamente, havendo casos de reclassificação de um produto de classe II para III, por exemplo.

■ DESENVOLVIMENTO DOS PRODUTOS

A partir da pesquisa básica dirigida à compreensão dos processos biológicos e patológicos fundamentais, temos a base para o desenvolvimento de protótipos de produtos que serão utilizados na fase pré-clínica.

Caso a fase pré-clínica seja superada, parte-se para o desenvolvimento clínico do produto que, caso seja bem-sucedido, será submetido ao FDA (*Food and Drug Administration*) e, no Brasil, à Anvisa (Agência Nacional de Vigilância Sanitária). Denominamos pesquisa translacional os esforços científicos multidisciplinares dirigidos a "acelerar o desenvolvimento do produto", movimentando as descobertas básicas para a clínica mais eficientemente. Assim, os conceitos advindos das descobertas básicas alcançam a clínica, muitas vezes focados em doenças específicas ou conceitos terapêuticos. Quando tratamos do desenvolvimento clínico das drogas, falamos em estudos das fases I, II e III. Com relação aos produtos para a saúde, falaremos de estudos de viabilidade e de eficácia (Figura 4.2).

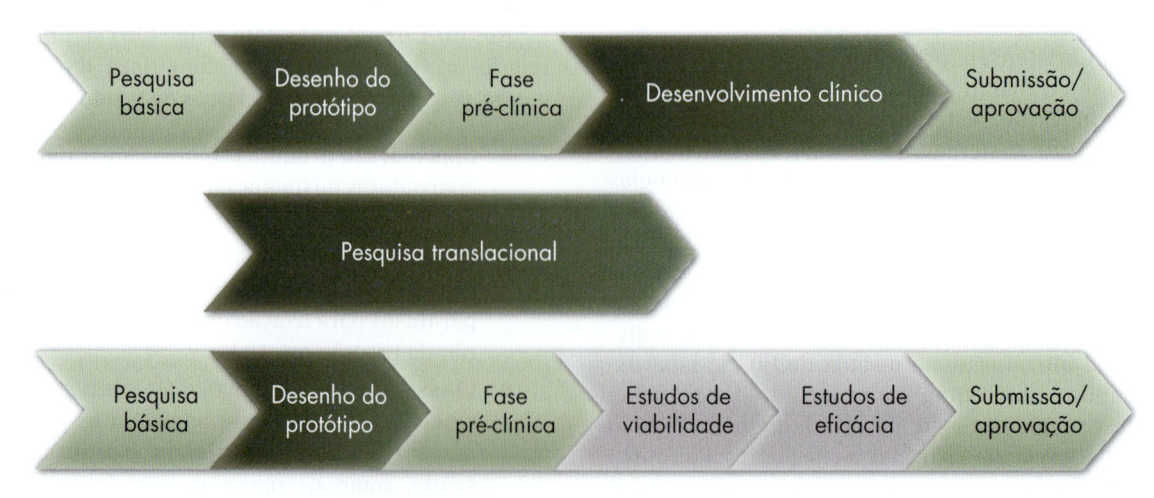

Figura 4.2 Fases do desenvolvimento dos produtos para saúde.

As dimensões que deverão ser avaliadas durante o desenvolvimento de um produto para saúde, especialmente aqueles da classe III, segundo o FDA, estão apresentados na Tabela 4.1.

A segurança, habitualmente, é a dimensão que recebe maior destaque. Até alcançarmos a fase pré-clínica, a segurança é avaliada em relação ao desenho do protótipo, os materiais em utilização e a inter-relação deles com os seres humanos; na fase pré-clínica temos os testes *in vitro* e em animais para analisar se o produto é seguro para os estudos iniciais em humanos; já na fase de desenvolvimento clínico serão realizados estudos para verificar as complicações, os riscos e os efeitos adversos da utilização do produto em questão. A monitoração da segurança desses produtos estende-se para além da fase de desenvolvimento clínico, sendo obrigatoriamente contínua após a aprovação sanitária, estabelecendo-se aqui um paralelo com a chamada farmacovigilância que se realiza com os produtos farmacêuticos. Enfim, a análise da segurança procura responder se um produto é seguro o suficiente para ser comercializado e utilizado em larga escala em humanos.[3]

A dimensão benefício clínico pode ser traduzida mais tecnicamente como eficácia. Na fase do desenho do protótipo, o objetivo é selecionar qual o melhor *design* para o produto oferecer um desempenho mais adequado possível, utilizando-se de modelos computadorizados e *in vitro*. Na fase pré-clínica, além de testes *in vitro* são também realizados modelos com animais. Na fase clínica, vamos demonstrar a eficácia desses produtos em seres humanos. Isso será feito inicialmente por meio de estudos de viabilidade e, a seguir, por estudos de eficácia.[3]

Os estudos de viabilidade são prospectivos, não comparativos, e realizados com o intuito de identificar e selecionar os melhores pacientes candidatos a utilizar esse produto, além de objetivarem desenvolver e aperfeiçoar a técnica de sua utilização, otimizando a eficácia e reduzindo complicações, riscos e outros eventos adversos.[4]

Os estudos de eficácia devem ser randomizados controlados com cegamento e preferencialmente multicêntricos. Os estudos randomizados controlados com cegamento são de escolha para avaliar uma intervenção em saúde, visto que são a forma mais rigorosa de determinar se há uma relação de causa-efeito entre uma intervenção e um desfecho. Outros tipos de estudo podem detectar associações entre a intervenção e o desfecho, porém não se pode excluir a possibilidade da associação decorrer por outros fatores ligados à intervenção ou ao desfecho.[5]

Esses estudos de eficácia devem preferencialmente ser multicêntricos pela curva de aprendizado que difere centro a centro, pessoa a pessoa. Por conta da curva de aprendizado, quando se introduz um produto de saúde no mercado, se observa inicialmente eficácia menor e mais eventos adversos, mas essa tendência vai esvaecendo à medida que fazemos mais uso e aprendemos a utilizá-lo mais acuradamente. Adicionalmente, os estudos multicêntricos facilitam o recrutamento e são mais generalizáveis por conta das diversas curvas de apren-

Tabela 4.1 Dimensões a serem avaliadas no desenvolvimento de um produto para saúde classe III.[3]

Dimensão	Definição	Atividades
Segurança	O produto é adequadamente seguro para cada estado de desenvolvimento?	**Fase pré-clínica:** o produto é seguro para estudos iniciais em humanos? Eliminar precocemente produtos com problemas de segurança **Fase de desenvolvimento clínico:** o produto é seguro o suficiente para ser comercializado?
Benefício clínico	O produto beneficia os pacientes?	**Fase pré-clínica:** Selecionar o *design* apropriado ou candidato com maior probabilidade de ser efetivo **Fase de desenvolvimento clínico:** demonstrar efetividade em pacientes
Industrialização	Ir do conceito ou protótipo até um produto manufaturável	Desenvolver produto de alta qualidade • *Design* físico • Caracterização • Especificações Ter capacidade de produção em massa • Intensificar a produção • Controle de qualidade

dizado. A Tabela 4.2 apresenta as principais características de um estudo de eficácia para um produto para saúde classe III do FDA.

Tabela 4.2 Características dos parâmetros de um bom estudo de eficácia para um produto para saúde.

Parâmetro	Característica
Objetivo principal	Claro, pertinente, específico
Desfecho	Único, consistente com o objetivo, de preferência clínico, pertinente e validado
Elegibilidade	Pacientes que usarão o produto na vida real
Design	Grupos paralelos
Controle	Tratamento de referência (literatura, mercado)
Centros	Multicêntrico facilita recrutamento, período de inclusão mais curto, mais "generalizável"
Curva de aprendizado	Estável

Embora os estudos randomizados sejam poderosos a sua utilização, especialmente quando consideramos os produtos para saúde, é matéria de debate. A tese defendida, principalmente pelos produtores desses produtos, para a não realização de estudos randomizados controlados e um rápido processo de aprovação sanitária, baseia-se nas diferenças entre os produtos para a saúde e as drogas. Na Tabela 4.3 estão as principais diferenças aludidas entre produtos para saúde complexos e as drogas.

No cerne deste debate, está a crescente pressão para acelerar o acesso a terapias promissoras e diminuir as necessidades de pesquisa e de requerimentos regulatórios dos fabricantes, visto que, segundo esta argumentação, há demandas dos pacientes e necessidades médicas não atendidas que exigem uma abordagem flexível para as drogas de prescrição e regulação dos produtos para saúde.

Assim, há manifesta tensão entre o nível de evidência clínica necessária para a aprovação e a preocupação em não limitar a inovação de produtos para saúde potencialmente inovadores.[6] Entretanto, a não realização de estudos adequados pré-comercialização pode aprovar produtos com menor eficácia que o esperado como pode ser exemplificado no estudo SYMPLICITY sobre a denervação renal para o controle de hipertensão arterial resistente[7] ou com problemas de segurança não

Tabela 4.3 Diferenças entre produtos para a saúde e drogas.

Produto para saúde complexo	Droga
Físico, baseado em engenharia ou componentes	Formulação química
Mecanismo de ação direto	Mecanismo de ação bioquímico indireto
Terapia local/órgão específico	Geralmente tratamento sistêmico
Resposta do paciente à terapia é geralmente similar não dose dependente	Respostas dos pacientes são variáveis (benefícios e AE) e dose dependente
Alto custo inicial do produto é amortizado ao longo da vida de serviço	Custos do produto acumulam ao longo do tratamento
Aplicação requer profissional com *expertise*; uso pelo paciente pode ser complexo	Aplicação ou uso frequentemente simples e controlado pelo paciente
Refinamento contínuo e ciclo de vida curto podem melhorar a efetividade e reduzir custos	Produto (molécula básica) não modificado, ciclo de vida do produto longo
Custo de desenvolvimento moderado ou alto	Custo de desenvolvimento alto
Poucas patentes básicas, várias patentes incrementais e produtos	Patente básica, poucas patentes incrementais ou produtos

previstos como os detectados com as telas para reparação de prolapso genital[8] e os morceladores em histerectomia e miomectomia.[9]

■ REGULAÇÃO DOS PRODUTOS

A maioria dos produtos inovadores que utilizamos é introduzida no mercado por empresas estrangeiras, na maior parte das vezes, multinacionais. Habitualmente, as empresas tomam como padrão a documentação regulatória apresentada para a FDA dos Estados Unidos da América, tornando interessante conhecer o processo regulatório norte-americano. Esse processo, nos EUA, conforme o *Safe Medical Devices Act* de 1990, se inicia com a classificação do produto, apresentada em seção anterior, e, dependendo de sua classificação, tomam-se as providências necessárias.

Um produto classe I não necessita de aprovação da FDA. Faz-se apenas uma simples aplicação no site do FDA. Os produtos classe II necessitam da notificação ou aplicação 510k. Essa notificação é bastante interessante, pois demanda que o produto a ser inserido no mercado norte-americano tenha evidência científica de que ele é substancialmente equivalente a outro produto anteriormente registrado. No entanto, esse outro produto ao qual a nova tecnologia terá que ser substancialmente equivalente, na maior parte das vezes, não tem dados científicos de substancial equivalência disponíveis publicamente. De fato, recentemente demonstrou-se que somente 16% dos produtos e 3% dos seus predicados têm dados científicos publicamente disponíveis.[10] Já para os produtos que estão na classe III, faz-se necessário comprovar, com pelo menos um estudo clínico, cujo protocolo deve ser aprovado pela FDA, que o produto é razoavelmente seguro e eficaz para o uso pretendido. Faz-se, então, uma submissão de aprovação pré-marketing.

No Brasil, o processo regulatório se encontra regulamentado nas RDCs (Resolução da Diretoria Colegiada da Anvisa) nº 56 e nº 185, de 2001. Resumidamente, a RDC 185 cria uma nova classe de segurança, a IV, fazendo com que, no Brasil, as classes III e IV correspondam à classe III da FDA, e a RDC 56 dispõe sobre os requisitos mínimos para comprovar a segurança e eficácia de produtos para saúde. A comprovação da eficácia e da segurança dos produtos para saúde deverá se basear em dados clínicos, particularmente quando se tratar de produtos para saúde das classes III ou IV. Os dados clínicos, por sua vez, devem se basear na compilação da bibliografia científica de publicações indexadas relativas a pesquisas clínicas, sobre o uso proposto do produto para saúde e, quando for o caso, relatório escrito contendo uma avaliação crítica dessa bibliografia, ou seja, uma revisão sistemática ou uma metanálise.

Alternativamente, os dados clínicos podem ter resultados e conclusões de uma pesquisa clínica especificamente desenvolvida para o produto em questão.

O Brasil apresenta, ainda, uma peculiaridade. O fato de um produto para saúde ser aprovado pela agência sanitária não significa que ele estará disponível para os pacientes do Sistema Único de Saúde (SUS). Para tanto, faz-se necessário um processo adicional de submissão e aprovação pela Conitec (Comissão Nacional de Incorporação de Tecnologias no SUS). O fluxo deste processo encontra-se na Figura 4.3.

Interessante notar que, para um novo produto para saúde ser avaliado em relação à possibilidade de ser coberto pelo SUS, a Conitec formalmente solicita:

- Informação sobre a doença com a sua descrição, número de pacientes e número de pacientes que serão afetados pelo novo produto.
- Evidência clínica apresentada na forma de revisão sistemática ou metanálise.
- Avaliação econômica apresentando uma análise de custo efetividade ou custo utilidade ou custo minimização. O modelo deve ser adequado ao cenário brasileiro e refletir o ambiente do SUS.
- Avaliação de impacto orçamentário desenvolvida de acordo com as diretrizes brasileiras.

Concluindo, as inovações cirúrgicas nos são apresentadas na forma de produtos para a saúde que são diferentes dos produtos farmacêuticos. Via de regra, a avaliação da eficácia e da segurança dos produtos para saúde é baseada em evidência científica insuficiente.

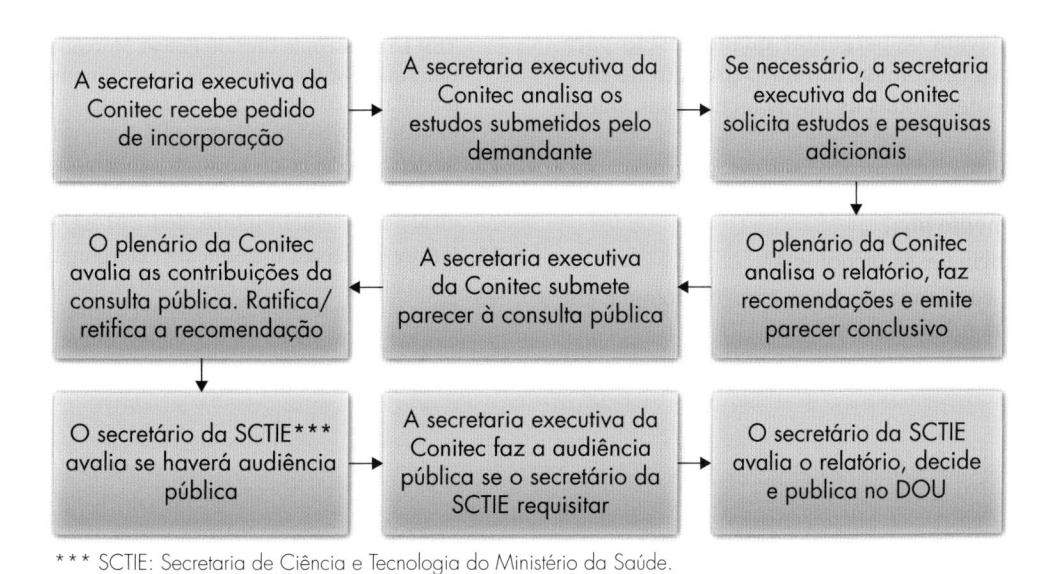

*** SCTIE: Secretaria de Ciência e Tecnologia do Ministério da Saúde.

Figura 4.3 Fluxograma da decisão de incorporação.

Por um lado, devemos ter em mente que, por vezes, as dificuldades na realização de estudos de qualidade estão ligadas às particularidades dos produtos para saúde. Por outro, precisamos ter a clareza de que um posicionamento mais firme das agências regulatórias faz com que os estudos necessários para a demonstração da segurança e do benefício clínico sejam realizados, sendo que a comprovação de eficácia deve ser, sempre que possível, baseada em um estudo randomizado controlado. Devemos também considerar que, diferentemente dos medicamentos, a curva de aprendizado da equipe de saúde influencia a eficácia e a incidência de complicações dos produtos para saúde.

O aperfeiçoamento do processo que permite o acesso de inovações para os pacientes depende de várias medidas:

- Melhorar a transparência do processo, delimitando com critérios pré-especificados, por exemplo, como decidimos a qual classe de risco um determinado produto pertence.
- Realizar estudos demonstrando a eficácia e a segurança com desenho e estatística robustos, tempo de acompanhamento adequado, desfechos clinicamente relevantes e controle concomitante, que enfatizem a importância clínica e não estatística, avaliando a segurança e a eficácia separadamente, e não em conjunto. Ademais, o estudo deverá demonstrar superioridade do novo produto para saúde, e não inferioridade.[4]

O presidente da *American Society for Gastrointestinal Endoscopy e da Society of American Gastrointestinal Endoscopic Surgeons* e *chairman* da *American Board of Surgery* em uma palestra, enumerou o que os profissionais de saúde devem se perguntar quando estão para utilizar uma nova tecnologia, um novo produto de saúde, uma vez que nem todas as novas tecnologias valem a pena:[11]

- Estou convencido de que a tecnologia seja comprovadamente boa?
- Eu investiria nessa tecnologia?
- Eu teria confiança de usar essa tecnologia em mim ou na minha família?

REFERÊNCIAS BIBLIOGRÁFICAS

1. Christensen CM, et al. Inovação disruptiva para a mudança social. Harvard Business Review – Brasil [acesso em 07 mar 2016]. Disponível em http://hbrbr.com.br/inovacao-disruptiva-para-a-mudanca-social/

2. Wharton University of Pennsylvania [homepage na internet]. A "inovação disruptiva" chegou ao fim? Ainda não... [acesso em 07 mar 2016]. Disponível em: http://www.knowledgeatwharton.com.br/article/inovacao-disruptiva-chegou-ao-fim-ainda-nao/

3. Food Drug Administration [homepage na internet]. Innovation or Stagnation: Challenge and Opportunity on the Critical Path to New Medical Products [acesso em 07 mar 2016]. Disponível em: http://www.fda.gov/downloads/ScienceResearch/SpecialTopics/CriticalPathInitiative/CriticalPathOpportunitiesReports/ucm113411.pdf

4. Bernard A, et al. How to assess new medical devices. J Chir (Paris). 2009;146(2):129-35.

5. Sibbald B, et al. Understanding controlled trials. Why are randomized controlled trials important? Review. BMJ. 1998;316(7126):201.

6. World Health Organization [homepage na internet]. Clinical evidence for medical devices: regulatory processes focussing on Europe and the United States of America [acesso em 07 mar 2016]. Disponível em: http://apps.who.int/iris/bitstream/10665/70454/1/WHO_HSS_EHT_DIM_10.3_eng.pdf

7. Bhatt DL, et al. A controlled trial of renal denervation for resistant hypertension. N Engl J Med. 2014;370(15):1393-401.

8. Food Drug Administration [homepage na internet]. Update on Serious Complications Associated with Transvaginal Placement of Surgical Mesh for Pelvic Organ Prolapse: FDA Safety Communication [acesso em 07 mar 2016]. Disponível em: http://www.fda.gov/MedicalDevices/Safety/Alertsand Notices/ucm262435.htm

9. Food Drug Administration [homepage na internet]. UPDATED Laparoscopic Uterine Power Morcellation in Hysterectomy and Myomectomy: FDA Safety Communication [acesso em 07 mar 2016]. Disponível em: http://www.fda.gov/MedicalDevices/Safety/AlertsandNotices/ucm424443.htm

10. Zuckerman D, et al. Lack of publicly available scientific evidence on the safety and effectiveness of implanted medical devices. JAMA Intern Med. 2014;174(11):1781-7.

11. Jeffrey L. Ponsky. Introducing emerging technologies – timing and process. In: SAGES 2014 Meeting; Symposium: Ethics of Innovation [acesso em 21 mar 2016] Disponível em: http://www.sages.org/video/introducing-emerging-technologies-timing-process/

Aspectos Legais da Especialidade (Legislação – Obrigações Tributárias e Trabalhistas)

■ INTRODUÇÃO

A saúde é direito de todos e dever do Estado, garantido mediante políticas sociais e econômicas que visem à redução do risco de doença e de outros agravos e ao acesso universal e igualitário às ações e serviços para a sua promoção, proteção e recuperação (Constituição Federal – CF, artigos 6º e 196).

Destaca-se a relevância pública das ações e serviços de saúde, cabendo ao Poder Público dispor, nos termos da lei, sobre sua regulamentação, fiscalização e controle, devendo sua execução ser feita diretamente ou por intermédio de terceiros e, também, por pessoa física ou jurídica de direito privado (CF, art. 197).

A Constituição Federal de 1988 assegura a liberdade de exercício da atividade profissional, atendidas as qualificações profissionais que a lei estabelecer (CF, art. 5º, XIII).

O profissional que exerce a atividade médica, seja como empregado ou de forma autônoma (pessoa física), ou mesmo por meio de uma clínica ou hospital (pessoa jurídica) ficará sujeito ao cumprimento de obrigações impostas por lei, de natureza tributária ou trabalhista, entre outras.

O *Direito Tributário* é o "ramo do direito que se ocupa das relações entre o fisco e as pessoas sujeitas a imposições tributárias de qualquer espécie, limitando o poder de tributar e protegendo o cidadão contra abusos desse poder".[*]

As normas de direito tributário estão previstas na CCF, no Código Tributário Nacional (CTN), além de leis esparsas (federais, estaduais, distritais e municipais) e outras espécies normativas.

De um lado, figurará o *ente público estatal* (União, Estado, Município ou Distrito Federal) e, de outro, o *contribuinte* (ou *responsável*); a obrigação tributária deverá estar sempre prevista em lei e consistirá em uma obrigação de *dar* (dinheiro), *fazer* ou não *fazer* (emitir notas fiscais, entregar declarações etc.).

Importante ressaltar que a validade da instituição e o aumento de qualquer espécie tributária dependem de sua veiculação por lei (princípio constitucional da legalidade; CF, art. 150, I), assim como também devem estar nela previstos os demais elementos da obrigação tributária (sujeito; fato gerador; alíquota; base de cálculo; cominação de penalidades; hipóteses de exclusão, suspensão e extinção de créditos tributários ou de dispensa ou redução de penalidades).

Os tributos, como regra (salvo exceções previstas na CF, que não se aplicam ao objeto deste estudo), não podem ser cobrados no mesmo exercício financeiro (ano civil) em que haja sido publicada a lei que os instituiu ou aumentou (princípio da anterioridade; CF, art. 150, III, "b" e "c"); este mecanismo objetiva evitar a "surpresa fiscal", de forma que o contribuinte possa refletir a forma e o meio como irá contribuir para o custeio financeiro.

O *Direito Trabalhista*, por sua vez, regula as relações existentes entre empregadores e empregados; sendo certo que, a partir da Emenda Constitucional n. 45/2004, a Justiça do Trabalho passou a ser competente para o julgamento também das lides decorrentes do trabalho autônomo.

Nos termos da Consolidação da Lei do Trabalho (CLT, Decreto-lei n. 5.452, de 1.5.1943), *empregado* "é toda pessoa física que prestar serviços de natureza não eventual a empregador, sob a dependência deste e mediante

---

[*] *Curso de Direito Tributário*, Hugo de Brito Machado, 29ª ed., p. 49.

salário" (art. 3º, CLT), *trabalhador autônomo*, por outro lado, é todo aquele que exerce atividade profissional sem vínculo empregatício, por conta própria, assumindo seus próprios riscos.

O trabalhador autônomo se distingue do empregado pela circunstância de poder prestar os respectivos serviços a mais de uma empresa e sem subordinação econômica ou jurídica, mediante o recebimento de remuneração.

Considerando que o profissional (ginecologista, obstetra) pode desenvolver sua atividade sob a forma de autônomo, cooperado, empregado ou sociedade, um corte metodológico é necessário, para que seja analisada, separadamente, cada uma das formas laborativas apontadas e as respectivas obrigações nos âmbitos tributários e trabalhistas.

■ AUTÔNOMO (PESSOA FÍSICA)

O profissional autônomo tem como principal característica a *independência*, já que não se subordina a um empregador – podendo prestar serviços a vários contratantes ou em consultório próprio.

Por conseguinte, no exercício profissional, incidirão as exigências fiscais seguintes.

Imposto sobre a renda e proventos de qualquer natureza – pessoa física (IRPF)

Auferindo renda no desempenho desta atividade, ficará sujeito ao Imposto sobre a renda e proventos de qualquer natureza – pessoa física (IRPF), de competência da União Federal (art. 153, III, CF; Decreto Federal n. 3.000, de 26.3.1999), arrecadado pela Secretaria da Receita Federal do Brasil (SRFB).

A base de cálculo do imposto (IRPF) será composta pelos rendimentos auferidos; configurando-se como despesas dedutíveis os dispêndios com dependentes, pensão alimentícia, empregados, locação, condomínio, energia elétrica, contribuição previdenciária etc.

Por conseguinte, a base do imposto devido no *ano-calendário* será a diferença entre a soma de todos os rendimentos percebidos e de todas as deduções e abatimentos.

Sobre referida base de cálculo, incidirão alíquotas progressivas (7,5%; 15%; 22,5% e 27,5%), estipuladas conforme a renda percebida pelo contribuinte.

O recolhimento *mensal* obrigatório do IRPF (carnê-leão) deverá ocorrer na hipótese em que o autônomo receber de outra pessoa física, ou de fontes situadas no exterior, rendimentos que não tenham sido tributados na fonte (origem), no país.

É imprescindível que o autônomo registre todos os recebimentos e pagamentos efetuados em um "Livro Caixa", de forma que, ao final de cada período, apure o IRPF considerando o valor *líquido* dos rendimentos (rendimento total bruto menos despesas dedutíveis).

Caso não proceda à escrituração por meio do "Livro Caixa", o IRPF ser-lhe-á exigido sobre o valor *bruto* dos rendimentos, o que implicará, inevitavelmente, em maior ônus financeiro.

Contribuição para a seguridade social (INSS)

A contribuição previdenciária a cargo do segurado individual (caso do autônomo) e facultativo, instituída pela União Federal (CF, art. 195, I) e cobrada pela Secretaria da Receita Federal do Brasil, fora inicialmente fixada em 20% sobre a respectiva remuneração (Lei n. 8.212/91).

Em razão da necessidade de maior adesão ao regime previdenciário, a Lei Complementar (LC) n. 123/06, promoveu alteração na Lei n. 8.212/91 (art. 21), reduzindo, facultativamente, o referido percentual (20%) para 11%, sobre o valor do limite mínimo do salário de contribuição; desde que o segurado optasse pela exclusão do direito ao benefício de aposentadoria por tempo de contribuição.

Entre as vantagens do recolhimento reduzido (11%), apontam-se: redução no valor dispendido; direito à aposentadoria por idade, invalidez, pensão por morte, auxílio-desemprego e auxílio-reclusão; poder optar, no futuro, pela sistemática de recolhimento a maior (quando então voltará a fazer jus à aposentadoria por tempo de contribuição).

A grande desvantagem do recolhimento pela alíquota menor consiste na exclusão do direito à aposentadoria por tempo de contribuição; inobstante, como já fora dito, caso queira optar, no futuro, por este benefício, deverá realizar o pagamento dos acréscimos pertinentes (diferença de 9% faltantes; juros de 0,5% ao mês; e multa de 10%).

Contribuição social – categorias profissional ou econômica

As contribuições sociais de interesse das categorias profissionais ou econômicas, de competência da União Federal (art. 149, CF), são devidas pelos profissionais vinculados a classes ou conselhos, a saber:

"Art. 149. Compete exclusivamente à União instituir contribuições sociais, de intervenção no domínio econômico e de interesse das categorias profissionais ou econômicas, como instrumento de sua atuação nas respectivas áreas, observado o disposto nos arts. 146, III, e 150, I e III, e sem prejuízo do previsto no art. 195, § 6º, relativamente às contribuições a que alude o dispositivo."

As contribuições-anuidade pagas pelos médicos ao CRM configuram captação de recursos a serem direcionados para o implemento de benefícios para a própria categoria.

Imposto sobre serviços de qualquer natureza (ISS)

O serviço prestado está sujeito à incidência do ISS, de competência do Município (art. 156, III, CF; Decreto-Lei n. 406/68; e LC n. 116/03), cujo contribuinte é o prestador do serviço (médico autônomo).

Convém ressaltar, porém, que *não* são contribuintes do ISS os que prestam serviços nas seguintes situações: i) relação de emprego; ii) trabalhadores avulsos; iii) diretores e membros de conselho consultivo ou de conselho fiscal de sociedades e fundações; e iv) sócios-gerentes e gerentes-delegados.

No município de São Paulo, os serviços prestados pelo profissional de ginecologia e obstetrícia pertencem ao grupo de *"serviços de saúde, assistência médica e congêneres"*, nos termos da Lista de Serviços anexa à Lei Complementar n. 116, de 31.07.2003, sob os itens seguintes:

"**Item**

(...)

4.01 – Médico e biomédico (profissional autônomo)
alíquota: 2%;
base de cálculo: preço do serviço;
período de apuração: mensal;
data de vencimento: dia 10 do mês seguinte ao de incidência;

4.11 – Obstetra (profissional autônomo)
alíquota: 2%;
base de cálculo: preço do serviço;
período de apuração: mensal;
data de vencimento: dia 10 do mês seguinte ao de incidência."

Relativamente à "base de cálculo" do ISS, esta deverá corresponder ao preço do serviço, como tal considerada a receita bruta a ele correspondente, sem nenhuma dedução, excetuados os descontos ou abatimentos concedidos independentemente de qualquer condição.

A LC 116/03 estabelece que "considera-se estabelecimento prestador o local onde o contribuinte desenvolva a atividade de prestar serviços, de modo permanente ou temporário, e que configure unidade econômica ou profissional, sendo irrelevantes para caracterizá-lo as denominações de sede, filial, etc." (art. 4º).

A circunstância de o serviço médico ser executado habitual ou eventualmente fora do consultório (no domicílio do paciente, por exemplo) não o descaracterizará para fins de incidência do ISS.

A conjugação – parcial ou total – dos seguintes elementos legitimaria a exigência do ISS: a) manutenção de pessoal, material, máquinas, instrumentos e equipamentos próprios ou de terceiros necessários à execução dos serviços; b) estrutura organizacional ou administrativa; c) inscrição nos órgãos previdenciários; d) indicação como domicílio fiscal para efeito de outros tributos; e e) ânimo de permanência no local para exploração econômica de prestação de serviços, exteriorizada inclusive por meio de impressos, formulários, correspondências, *site* na internet, publicidade, contratos, conta em nome do prestador etc.

Importante mencionar que por ser o ISS tributo de âmbito *municipal*, poderá vir a ser instituído pelos diferentes municípios nacionais contendo regras diferentes das que foram aqui apresentadas – válidas apenas para o município de São Paulo.

■ SOCIEDADE (PESSOA JURÍDICA)

O processo de constituição da sociedade (pessoa jurídica) contempla, necessariamente, as fases de redação do contrato sociale o respectivo registro no órgão competente.

O art. 997 do Código Civil elenca o rol de cláusulas cuja previsão é obrigatória no contrato social, sendo certo que o *conteúdo* destas irá determinar o tipo de sociedade constituído: a) sociedade empresária; ou b) sociedade simples.

A sociedade médica será "empresária" quando o objeto do contrato social contiver também elementos estranhos à atividade médica, que denotem aspectos comerciais (por exemplo: gestão, controle e prestação de outros serviços estranhos à área da saúde, como no caso de clínicas ou hospitais que ofereçam serviços de hotelaria e transporte aos seus pacientes).

A "sociedade simples", por outro lado, é a figura societária mais usualmente utilizada na execução dos serviços nos quais prepondera a atividade intelectual, de caráter personalíssimo (caso dos médicos), razão pela qual será examinada neste estudo.

Os integrantes da sociedade deverão decidir, no momento de sua formação, entre outras providências, sobre: i) a quota de cada sócio no capital social e o modo de realizá-la; ii) as prestações a que se obriga o sócio, cuja contribuição consistirá em serviços; iii) as pessoas incumbidas da administração da sociedade e seus poderes e atribuições; iv) a participação de cada sócio nos lucros e nas perdas; v) se os sócios respondem, ou não, subsidiariamente pelas obrigações sociais.

O contrato social, nos trinta dias subsequentes à constituição da sociedade, deverá ser inscrito no Registro Civil das Pessoas Jurídicas do local da sua sede (art. 998, Código Civil).

A sociedade médica recém-criada – que possui personalidade jurídica e patrimônio distintos da personalidade jurídica e patrimônio das pessoas físicas dos médicos que a integram – ficará sujeita ao cumprimento de obrigações tributárias e trabalhistas.

No tocante às obrigações fiscais, estará sujeita, basicamente, às seguintes exigências: Imposto Sobre a Renda e Proventos de Qualquer Natureza – Pessoa Jurídica – IPRJ; Contribuição Social sobre o Lucro Líquido – CSLL; Contribuição ao Programa de Integração Social – PIS; Contribuição para o Financiamento da Seguridade Social – Cofins; Imposto Sobre Serviços – ISS; Contribuição ao INSS sobre Folha de Pagamentos; Contribuição ao INSS sobre os Pagamentos Efetuados aos Sócios.

Obrigações tributárias

Imposto sobre a renda e proventos de qualquer natureza (IRPJ)

O fato gerador do imposto de renda pessoa jurídica (IRPJ), de competência da União Federal (art. 153, III, CF; Decreto Federal n. 3.000, de 26.3.1999, art. 44, CTN), arrecadado pela Secretaria da Receita Federal do Brasil (SRFB), é o *lucro* (periodicidade trimestral), que poderá obedecer aos critérios da apuração *real, arbitrada* ou *presumida*.

Na apuração do lucro, para fins de apuração da base de cálculo do IRPJ, poderá optar-se entre: a) **lucro real**: que retrata a contabilidade real, resultando da diferença da receita bruta, menos as despesas operacionais (critério obrigatório para hipóteses da Lei nº 9.718/98); e b) **lucro presumido**: consiste na presunção legal de que o lucro da sociedade é aquele por ela estabelecido com base na aplicação de um percentual sobre a receita bruta, em determinado período de apuração; e c) **lucro arbitrado**: é imposto pela autoridade fiscal, face à prática de irregularidades pelo contribuinte, que impossibilitem a apuração pelo lucro real ou presumido.

A sistemática da apuração da base de cálculo pelo "lucro presumido" tem sido a normalmente adotada pelas sociedades formadas por profissionais liberais – aquelas nas quais todos os sócios exercem a mesma atividade (também denominadas de *"uniprofissionais"),* correspondendo a alíquota aplicável a 15%, mais adicional de 10%, sobre os valores que excederem a R$ 20.000,00 (vinte mil reais) por mês.

Relativamente aos empregados que possuir, a sociedade deverá, ainda, calcular o Imposto de Renda Retido na Fonte – IRFF, conforme a tabela progressiva da Secretaria da Receita Federal do Brasil.

Contribuição social sobre o lucro líquido (CSLL)

A Contribuição Social Sobre o Lucro Líquido (CSLL), de competência da União Federal (art. 195, I, "c", CF; art. 28, Lei nº 9.430/96) e arrecadada pela Secretaria da Receita Federal do Brasil, destina-se ao financiamento da seguridade social e tem como fato gerador a obtenção de *lucro* (real ou presumido), após certos ajustes, mediante a aplicação da alíquota de 9%.

Contribuição ao PIS

As contribuições para o PIS, de competência da União Federal (art. 239, CF; LC 7/70; Lei n. 10.637/02) e arrecadadas pela Secretaria da Receita Federal do Brasil, objetivam custear o programa de seguro-desemprego e abono-salarial do governo.

A base de cálculo do PIS é o *faturamento mensal*, assim entendido como a "totalidade das receitas auferidas pela pessoa jurídica" (receita bruta), independentemente de sua denominação ou classificação contábil, observadas as exclusões admitidas em lei.

Para a sociedade que opte pelo recolhimento do IRPJ com base no *lucro presumido*, o PIS incidirá, cumulativamente, à alíquota de 0,65%. Na hipótese em que o mesmo recolhimento for realizado pelo *lucro real*, o PIS será devido na modalidade não cumulativa, à alíquota de 1,65%.

Contribuição ao financiamento da seguridade social (Cofins)

A Contribuição ao Financiamento da Seguridade Social (Cofins), prevista no art. 195, I, "b", da CF, de competência da União Federal e arrecadada pela Secretaria da Receita Federal do Brasil, incide sobre a *receita ou faturamento* mensais, auferidos pela sociedade.

Para a sociedade que opte pelo recolhimento do IRPJ com base no lucro presumido, a Cofins incidirá, cumulativamente, à alíquota de 3%. Na hipótese em que o mesmo recolhimento for realizado pelo lucro real, o PIS será devido na modalidade não cumulativa, à alíquota de 7,6%.

Contribuições ao INSS (folha de salário)

A contribuição social sobre a folha de salário, também denominada "contribuição social patronal", de competência da União Federal (e arrecadada pela Secretaria da Receita Federal), é devida mensalmente pelo empregador, empresa e equiparado, incidindo à alíquota de 20% sobre a *folha de salário e demais rendimentos pa-*

gos ou creditados, a qualquer título, a pessoa física" (art. 195, I, "a", CF; Decreto 3.048/99).

Referida contribuição social patronal deverá ser descontada da remuneração paga e recolhida aos cofres da Secretaria da Receita Federal do Brasil (SRFB), sob pena de sua indevida retenção (pelo empregador), sem o posterior recolhimento à SRFB, configurar crime de apropriação indébita previdenciária (art. 168-A, Código Penal).

Além da contribuição sobre a folha de salário, prevista no Regulamento Geral da Previdência Social (Decreto Federal n. 3.048/99), também há a previsão de incidência de contribuição de 15% sobre o valor bruto da nota fiscal ou fatura de prestação de serviços, relativamente a serviços que lhe são prestados por cooperados por intermédio de cooperativas de trabalho.

São consideradas "remunerações as importâncias auferidas em uma ou mais empresas, assim entendida a totalidade dos rendimentos pagos, devidos ou creditados a qualquer título, durante o mês, destinados a retribuir o trabalho, qualquer que seja a sua forma, inclusive os ganhos habituais sob a forma de utilidades (salvo exceções específicas), e excetuado o lucro distribuído ao segurado-empresário".**

Imposto sobre serviços de qualquer natureza (ISS)

O arquétipo do Imposto sobre Serviços de Qualquer Natureza – ISS, já fora desenhado no item I.3 acima, ao ser examinada a tributação do profissional autônomo.

Todavia, no que concerne ao recolhimento do ISS pela pessoa jurídica, assume especial importância o conceito de *sociedade uniprofissional*, criado pelo DL n. 406/68, com previsão na Lei n. 13.701/03, a saber:

"Art. 15. Adotar-se-á regime especial de recolhimento do Imposto:

I – (...)

II – quando os serviços descritos nos subitens 4.01, 4.02, 4.06, 4.08, 4.11, 4.12, 4.13, 4.14, 4.16, 5.01, 7.01 (exceto paisagismo), 17.13, 17.15, 17.18 da lista do *caput* do artigo 1º, bem como aqueles próprios de economistas, forem prestados por sociedade constituída na forma do parágrafo 1º deste artigo, estabelecendo-se como receita bruta mensal o valor de R$ 800,00 (oitocentos reais) multiplicado pelo número de profissionais habilitados.

§ 1º As sociedades de que trata o inciso II do *caput* deste artigo são aquelas cujos profissionais (sócios, empregados ou não) são habilitados ao exercício da mesma atividade e prestam serviços de forma pessoal, em nome da sociedade, assumindo responsabilidade pessoal, nos termos da legislação específica."

** *Curso de Direito Tributário*, José Eduardo Soares de Melo, 10ª ed., Ed. Dialética, 2012, p. 134/135.

Por conseguinte, ostentando a natureza de sociedade *uniprofissional*, a sociedade ficará sujeita à tributação fixa do ISS (no município de São Paulo, atualmente, vigora a sistemática que fixa como receita bruta mensal o valor de R$ 800,00, multiplicado pelo número de profissionais habilitados; valor este que deverá ser atualizado nos termos da Lei n. 13.105/2000).

Estariam excluídas do benefício da tributação fixa do ISS – impondo-se-lhes o ISS calculado pela receita bruta do efetivo preço dos serviços prestados – as sociedades que não revelassem natureza *uniprofissional*, mas nítidos contornos empresariais, nos termos da lei:

"Art. 15.

I (...)

II (...)

§1º (...)

§ 2º Excluem-se do disposto no inciso II do *caput* deste artigo as sociedades que:

I – tenham como sócio pessoa jurídica;

II – sejam sócias de outra sociedade;

III – desenvolvam atividade diversa daquela a que estejam habilitados profissionalmente os sócios;

IV – tenham sócio que delas participe tão somente para aportar capital ou administrar;

V – explorem mais de uma atividade de prestação de serviços."

Não é raro acontecer de a prefeitura do município de São Paulo – a quem compete a instituição e a arrecadação do imposto –, verificando que determinada sociedade, embora recolhendo o ISS pelo benefício da tributação fixa, não preenche os requisitos constantes da lei (incidindo numa das hipóteses constantes do art. 15, §2º, Lei n. 13.701/2003), proceder ao seu *desenquadramento* como sociedade *unifprofissional*, exigindo-lhe o ISS sobre as receita bruta do efetivo preço dos serviços prestados, além de juros e multa.

Nunca é demais lembrar que o ISS, por ostentar a natureza de tributo municipal, poderá apresentar regramento diferenciado em cada município em que for instituído, sendo certo que as regras supramencionadas referem-se ao município de São Paulo.

Contribuição ao INSS – pró-labore do sócio

Os sócios integrantes de uma pessoa jurídica podem optar dois tipos de remuneração: a) recebimento de um *pró-labore*; ou b) distribuição de lucros.

O *"pró-labore"* (do latim, "pelo trabalho") significa que o sócio receberá determinado valor previamente estipulado, ao final de cada mês (ou outro período acordado), pelo trabalho executado na sociedade, independentemente dos resultados por ela obtidos.

A "distribuição de lucros" somente é feita após o pagamento de todos os custos, despesas, tributos etc.; ocorrendo, normalmente, em intervalos superiores a um mês.

Verificando-se o recebimento de *pró-labore* por parte do sócio, este terá que recolher, sobre o valor recebido, aplicada a alíquota de 11%, contribuição ao INSS, arrecadada pela Secretaria da Receita Federal.

O tomador dos serviços do contribuinte individual (autônomo ou empresário) fica obrigado a descontar do valor da remuneração devida o equivalente a 11% (onze por cento), a título de contribuição previdenciária (art. 173 da Lei n. 5.172/1966; art. 4º da Lei n. 10.666/2003; *caput* e inciso V do art. 47; *caput* e inciso II do art. 65, *caput* e inciso I do art. 72, *caput* e inciso III do art. 78; *caput* e inciso II do art. 190 da Instrução Normativa RFB n. 971/2009; com redação dada pelas Instruções Normativas RFB 1.027/2010, 1.071/2010 e 1.080/2010; Súmula Vinculante n. 8 do Supremo Tribunal Federal (STF).

■ EMPREGADO (DIREITOS E OBRIGAÇÕES TRABALHISTAS)

A proteção constitucional aos direitos trabalhistas, sobretudo a partir do advento da CF-88, impõe que a pessoa jurídica, na contratação de empregados, observe não apenas as normas constitucionais (fundamentalmente as do art. 7º, CF), mas também as disposições da Consolidação das Leis do Trabalho (CLT), leis trabalhistas, acordos e convenções coletivas de trabalho.

Dada a extensa gama de normas a respeito da matéria, não há a pretensão, neste singelo estudo, de se esgotar o tema, mas apenas de se apontar algumas obrigações trabalhistas relevantes à espécie.

A relação de emprego é formalizada pelo "contrato de trabalho", o qual poderá ser acordado tácita ou expressamente, verbalmente ou por escrito, e, ainda, por prazo determinado ou indeterminado (art. 443, CLT).

O contrato por prazo determinado só será válido nas hipóteses seguintes: a) de serviço cuja natureza ou transitoriedade justifique a predeterminação do prazo; b) de atividades empresariais de caráter transitório; c) de contrato de experiência (até 90 dias).

O empregador terá o prazo de 48 horas para proceder à anotação na "Carteira de Trabalho e Previdência Social – CTPS", relativamente à data de admissão e remuneração do empregado, bem como às condições especiais, se houver, sob pena de lavratura de auto de infração pelo Fiscal do Trabalho (art. 29, § 3º, CLT)

Se o consultório, clínica, hospital etc. empregar mais do que 10 (dez) trabalhadores, deverá anotar, obrigatoriamente, os horários de entrada e saída destes (registro manual, mecânico ou eletrônico), com observância do descanso entre jornadas de trabalho (no mínimo de 11 horas).

Durante a vigência do contrato de trabalho, os pagamentos efetuados deverão ser feitos mediante a emissão dos respectivos "recibos", contendo o nome do empregado; indicação da respectiva função; partes integrantes e não integrantes da remuneração; vencimentos; indicação da base de cálculo do INSS, IRRF e FGTS, bem como descontos incidentes; e, finalmente, o valor líquido a ser recebido.

Será também obrigatória a emissão do "recibo", quando forem pagas *férias* aos empregados, nele devendo constar: período aquisitivo; período de gozo; valores pagos (férias com o acréscimo de 1/3 constitucional) e descontados (INSS, IRRF e pensão alimentícia, se for o caso); sendo certo que o pagamento deverá ocorrer, com no mínimo, dois dias de antecedência.

A concessão de férias deverá ser comunicada ao empregado, por escrito, com antecedência de, no mínimo, 30 dias (art. 135 CLT).

Na hipótese de desligamento do empregado, desde que conte com até um ano na empresa, terá direito a 30 dias de aviso prévio; caso esteja há mais de um ano, serão acrescidos 3 dias por ano completo de serviço prestado na empresa, até o máximo de 60 dias, perfazendo um total de até 90 dias (Lei nº 12.506/2011).

O rompimento do contrato de trabalho, além de ser anotado na CTPS do empregado, deverá ser objeto de "Termo de Rescisão de Contrato de Trabalho" – TRCT; o qual documentará a quitação das respectivas verbas rescisórias, além de servir para que o empregado proceda ao saque do FGTS, e deverá ser homologado junto ao Ministério do Trabalho e Emprego.

As verbas rescisórias devidas em caso de dispensa *sem* justa causa são as seguintes: saldo de salário; aviso-prévio (trabalhado ou indenizado, e proporcional ao tempo de serviço, conforme explicado supra); férias vencidas e proporcionais, acrescidas de 1/3; 13º salário; liberação dos valores depositados na conta vinculada do FGTS, acrescidos da multa de 40%; e entrega das guias para solicitação do seguro-desemprego.

Se a rescisão for motivada (*com* justa causa), o empregado terá direito apenas ao saldo de salário e às férias vencidas, com adicional de 1/3.

Nos termos da legislação (art. 482 CLT), constituem justa causa para a rescisão do contrato de trabalho pelo empregador: a) ato de improbidade; b) incontinência de conduta ou mau procedimento; c) negociação habitual por conta própria ou alheia sem permissão do empregador, e quando constituir ato de concorrência à empresa para qual trabalha o empregado ou for prejudicial ao serviço; d) condenação criminal do empregado passada em julgado, caso não tenha havido suspensão da execução da pena; e) desídia no desempenho das respectivas funções; f) embriaguez habitual ou em serviço; g) violação de segredo da empresa; h) ato de indisciplina ou de insubordinação; i) abandono de emprego.

■ COOPERATIVA E MÉDICOS COOPERADOS

A cooperativa de trabalho médico é pessoa jurídica cujo objeto social básico consiste na congregação dos integrantes da profissão médica, para a sua defesa econômico-social, proporcionando-lhes condições para o exercício de suas atividades e aprimoramento dos serviços de assistência médica.

O médico que presta serviços a uma cooperativa é um autônomo por definição; sendo certo que o que o distingue do empregado, nesta relação, é a ausência de subordinação.

Nesse sentido, o parágrafo único do art. 442 da CLT, *verbis*:

> "Qualquer que seja o ramo da sociedade cooperativa, não existe vínculo empregatício entre ela e seus associados, nem entre estes e os tomadores daquela."

Na consecução de suas atividades, a Cooperativa (pessoa jurídica) poderá assinar, em nome dos seus cooperados (médicos), contratos para a execução dos serviços, convencionando a concessão de assistência médico-hospitalar aos próprios contratados, e também aos empregados e dependentes (no caso de pessoas jurídicas), compreendendo a respectiva cobertura, inclusive serviços médicos.

Nesse sentido, os cooperados executam os serviços que lhes forem concedidos pela cooperativa, exclusivamente nos seus estabelecimentos individuais ou em serviço credenciado, observando-se o princípio da livre escolha de todos os usuários, havendo obrigatoriedade da obediência aos termos do Código de Ética Médica e às normas baixadas pelo Conselho de Administração.

As atividades desenvolvidas pela cooperativa observam as normas constantes da Lei Federal n. 5.764, de 16.12.1971, que define a Política Nacional de Cooperativismo e institui o regime jurídico das sociedades cooperativas, cuja característica marcante reside na inexistência de finalidade lucrativa.

As diretrizes consignadas no Estatuto do Cooperativismo enquadram-se rigorosamente aos princípios assentados na Constituição Federal de 1998, que determinam "adequado tratamento tributário ao ato cooperativo praticado pelas sociedades cooperativas" (art.

146, III, c), e estabelecem apoio e estímulo ao cooperativismo" (art. 174, § 2º).

O objetivo central das sociedades cooperativas é atingir o interesse comum dos associados, sem almejarem finalidade lucrativa, em razão do que estas Sociedades – que agem em nome e no interesse exclusivo de tais associados – não possuem efetivas receitas (mas meras entradas), uma vez que os valores auferidos apenas transitam por seu caixa, porque, em realidade, pertencem exclusivamente aos próprios associados.

A natureza civil das Cooperativas denota singularidade em sua forma associativa (integrada por pessoas, e não por capitais), despida de interesses mercantis, uma vez que seu objetivo fundamental é possibilitar o melhor exercício das atividades profissionais de seus associados.

Em razão dos referidos postulados constitucionais e das diretrizes legais – que serão analisados no tópico seguinte –, as cooperativas de assistência médica não deveriam se sujeitar à apuração das contribuições para a Seguridade Social – Cofins nem para o Programa de Integração de Social – PIS sobre a totalidade da receita, devido às circunstâncias básicas seguintes:

a) inexistência de prestação de serviços de terceiros;
b) ausência de capacidade contributiva em razão de não objetivarem finalidade lucrativa;
c) inexistência de receita bruta (base de cálculo), em razão de incorrer remuneração pelo fato de atender seus próprios associados.

Os atos cooperativos principais e auxiliares (exames laboratoriais, clínicas de fisioterapia, exames de diagnose, terapia, radiológicos, hospitais, enfermagem, farmácias etc.) só possibilitariam calcular as contribuições ao PIS sobre a "folha de salários".

Todavia, a jurisprudência do Superior Tribunal de Justiça e do Supremo Tribunal Federal, em recentes decisões, vem manifestando-se em sentido contrário a tal entendimento, a saber:

> "PROCESSUAL CIVIL. EMBARGOS DE DECLARAÇÃO EM RECURSO ESPECIAL. OMISSÃO OBSCURIDADE, CONTRADIÇÃO OU ERRO MATERIAL. DIREITO TRIBUTÁRIO. COOPERATIVA DE TRABALHO MÉDICO. UNIMED. ATO COOPERATIVO. REPASSES PELOS SERVIÇOS PRESTADOS PELOS COOPERADOS (HONORÁRIOS MÉDICOS). RECEITAS DA COOPERATIVA E NÃO DOS COOPERADOS (MÉDICOS). SERVIÇOS PRESTADOS A TERCEIROS. INCIDÊNCIA DAS CONTRIBUIÇÕES AO PIS E COFINS. TEMA JÁ JULGADO EM SEDE DE REPERCUSSÃO GERAL PELO STF.
>
> 1. Em recentes julgamentos em sede de repercussão geral do RE n. 599.362 e do RE n. 598.085, na sessão do dia 06.11.2014, o Tribunal

Pleno do Supremo Tribunal Federal -STF abraçou a ideia de que as sociedades cooperativas têm a sua receita bruta submetida às contribuições ao PIS e COFINS, na forma da legislação em vigor, incidindo tais tributos sobre os atos praticados pelas cooperativas com terceiros tomadores de serviços dos cooperados por intermédio das cooperativas de serviços profissionais, respeitando-se as exceções legais previstas no art. 15, da Medida Provisória n. 2.158-35, de 2001.

2. Desse modo, os ingressos decorrentes dos repasses aos médicos cooperativados dos honorários provenientes dos serviços por eles prestados à clientela que lhes é angariada pelas cooperativas de trabalho são sim receitas das cooperativas e não meros lucros dos médicos cooperativados, integrando a base de cálculo das contribuições ao PIS e COFINS. Precedentes: REsp 635.986/PR, Segunda Turma, Rel. Min. Eliana Calmon, DJe de 25.9.2008; e REsp 1081747/PR, Segunda Turma, Rel. Min. Eliana Calmon, 15.10.2009.3. Diante do julgamento proferido pelo STF em sede de repercussão geral, restam superados os precedentes AgRg no REsp. n. 645.261 – MG (Segunda Turma, Rel. Min. Mauro Campbell Marques, julgado em 16.06.2009) e EDcl nos EDcl no REsp. n. 853.877 – RS (Segunda Turma, Rel. Min. Eliana Calmon, julgado em 1º.09.2009) onde foi definido que a cooperativa não se sujeitaria à incidência tributária sobre a parcela da receita que repassa aos médicos cooperados.

4. Em razão de se tratar de matéria revisitada pelo Supremo Tribunal Federal – STF importando em alteração jurisprudencial do Superior Tribunal de Justiça – STJ, afasto a incidência da multa de 1% fixada nos aclaratórios anteriores.

5. Embargos de declaração parcialmente acolhidos, com efeitos infringentes, apenas para afastar a multa aplicada.

(Edcl no Resp 780386/MG, STJ, 2ª T, Rel. Min. Mauro Campbell Marques, j. 25.11.14, DJe 2.12.14, *in* www.stj.jus.br)

Em conclusão, este singelo estudo não pretendeu efetuar uma abordagem profunda acerca das obrigações tributárias e trabalhistas incidentes em cada uma das modalidades de prestação de serviços médicos – até porque esbarraria em inevitável limitação física – mas apenas traçar um panorama geral, objetivo e esquematizado, para o profissional não afeto às ciências jurídicas.

REFERÊNCIAS BIBLIOGRÁFICAS

1. Machado BH. Curso de direito tributário. 29 ed. São Paulo: Malheiros; 2008. p. 49.
2. Soares de Melo JE. Curso de direito tributário. 10. ed. Rio de Janeiro: Dialética; 2012. p.134-5.

Capítulo **6**

■ **Fábio Oliveira Bitencourt Filho** ■ **Maria Tereza Costa** ■ **Elisabeth Hirth**
■ **Eliana Suelotto Machado Fonseca** ■ **Eliana Viana Monteiro Zucchi**

Aspectos Básicos de como Montar e Manter um Consultório

■ ARQUITETURA EM CONSULTÓRIOS DE GINECOLOGIA: FUNDAMENTOS E REFERÊNCIAS PROJETUAIS

O planejamento de ambientes assistenciais exige uma contínua atualização sobre os impactos que podem produzir na qualidade dos cuidados em saúde que ali serão realizados. Tais impactos podem ser avaliados pelo nível de segurança, conforto, bem-estar e resultados diretamente relacionados às respectivas atividades e práticas que serão desenvolvidas.

A arquitetura proposta para estabelecimentos assistenciais de saúde (EAS) não pode ser definida sem considerar uma forte relação com a previsão das atividades de atenção à saúde, das práticas médicas e dos conceitos de segurança para seus usuários, médicos, equipe e, sobretudo, os pacientes.

O Brasil tem uma regulamentação relativamente recente para a adequação das atribuições físicas e funcionais e compatibilização dos projetos arquitetônicos com cada atividade assistencial. As publicações do "Regulamento Técnico para Planejamento, Elaboração, Avaliação de Projetos Físicos de Estabelecimentos Assistenciais de Saúde", Resolução RDC nº 50, de 21 de fevereiro de 2002, e suas posteriores modificações (RDC nº 307, de 14/11/2002, e RDC nº 189, de 18/07/2003), pela Agência Nacional de Vigilância Sanitária do Ministério da Saúde (Anvisa, 2004), incorporaram expressivas alterações, procedimentos e recomendações legais que permitem a adequação dos ambientes aos serviços propostos em cada caso.

Dentro de tais aspectos e face às diversas necessidades e características de edificação, o texto original destaca que "A presente norma não estabelece uma tipologia de edifícios de saúde como, por exemplo, posto de saúde, centro de saúde, hospital etc., aqui se procurou tratar genericamente todos esses edifícios como sendo Estabelecimentos Assistenciais de Saúde – EAS, que devem se adequar às peculiaridades epidemiológicas, populacionais e geográficas de cada região onde estão inseridos. Portanto são EAS diferentes..." (Anvisa, 2004).

Dessa forma, deve-se considerar as particularidades das atividades de saúde com as necessidades e soluções ergonômicas, de equipamentos, mobiliário e especificidades locais nos projetos de arquitetura para consultórios de ginecologia, visando ao melhor conforto e desempenho humanos no ambiente. Entende-se que, não raras vezes, a implantação de novos consultórios de ginecologia ou as reformas dos já existentes costuma associar a possibilidade também de espaços para acompanhamento ambulatorial de obstetrícia. Além desse fato, poderão existir clínicas onde ambientes de consultórios se caracterizam como de multiuso, isto é, utilizados por diferentes especialidades em horários diversos. Porém, essas especificidades locais não poderão limitar a adequação plena aos interesses do atendimento em ginecologia.

O presente capítulo visa contemplar o espaço destinado à assistência ginecológica com as particularidades que os seus diferentes usuários exigem nas etapas de trabalho previstas para o consultório médico. Destacamos que, ao se utilizar o termo usuários, estes estão aqui definidos como médicos, pacientes, demais profissionais da equipe de saúde, familiares, acompanhantes ou visitantes, alunos e prestadores de serviço. Essa multiplicidade de possíveis usuários precisa ser bem analisada em cada caso específico.

Os autores selecionaram fundamentos e referências indispensáveis para a gestão do planejamento e do projeto de arquitetura, nos investimentos voltados para consultórios de ginecologia, subdivididos em partes que compõem o diálogo técnico necessário: planejamento e aprovação do projeto, soluções projetuais, gestão de resíduos, acessibilidade e segurança do paciente e conforto humano.

Pode-se relacionar que o ambiente de atendimento e realização da prática ginecológica se expressasse, no final do século XVII, tendo como local de atendimento a residência do profissional ou da cliente. Essa situação de atendimento médico em saúde da mulher era realizada na maioria das vezes por homens, embora sofresse restrições socioculturais até os séculos seguintes (Figura 6.1). As definições sobre esse endereço assistencial alteram-se significativamente somente ao longo do século XX.

■ PLANEJAMENTO E APROVAÇÃO DO PROJETO DE ARQUITETURA

Torna-se necessário conhecer os instrumentos disponíveis, normas atualizadas e legislação vigente, para que se alcance um patamar de discussões privilegiado na elaboração das premissas projetuais arquitetônicas, nos ambientes de estabelecimentos de saúde. Para tal, as orientações da RDC nº 50, de 21/2/2002 (Anvisa, 2004), referida anteriormente, servem como indispensável

elemento de auxílio no planejamento, na programação de etapas articuladas, na organização e elaboração dos projetos de arquitetura e de engenharia, quando existe o objetivo de implantação de um novo consultório de ginecologia ou em casos de reformas para ambientes já em uso.

Os desafios do ajuste entre a demanda funcional e a elaboração do projeto de consultórios para serviços de saúde podem ser atenuados com a adequada caracterização e organização das necessidades arquitetônicas, orientando os objetivos centrais do projeto. As razões que definiram a tomada de decisão sobre um novo consultório ou a reforma de um já existente, os profissionais envolvidos nesse investimento, assim como o perfil quantitativo, histórico e sociocultural do público a ser atendido devem orientar o alinhamento de objetivos específicos, os quais serão articulados aos parâmetros e normas a serem observadas desde o planejamento inicial do projeto.

Nesse momento inicial, constitui-se um processo onde é muito importante o aprimoramento contínuo do diálogo entre os responsáveis pelo projeto, arquitetos e engenheiros, e os diferentes técnicos da equipe de saúde, em geral com representativa liderança do médico responsável pelo serviço ou pela gestão. Portanto, é necessário estabelecer um relatório preliminar sobre os objetivos do investimento e do que deverá conter esse

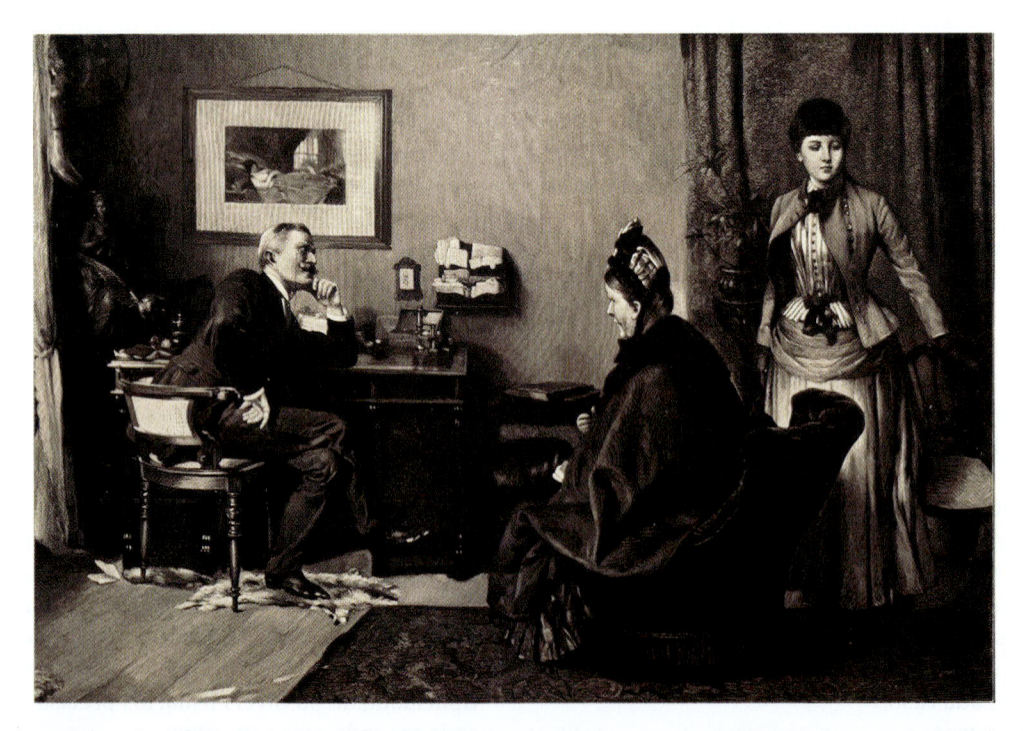

Figura 6.1 Consultório de médico na sua residência em Berlin, Alemanha, do século XIX. Xilogravura de Willelm Heuer (1813-1890), cerca de 1883.

Fonte: *National Library of Medicine*, 2016.

ambiente. Essa etapa, que procura descrever objetivamente as atividades que ali serão realizadas, é definida pela RDC nº 50/2002 como Programa de Necessidades:

> "Conjunto de características e condições necessárias ao desenvolvimento das atividades dos usuários da edificação que, adequadamente consideradas, definem e originam a proposição para o empreendimento a ser realizado. Deve conter a listagem de todos os ambientes necessários ao desenvolvimento dessas atividades" (Anvisa, 2004).

Definido o Programa e o local, o profissional de arquitetura, em interação com a equipe de saúde, deverá considerar os recursos e as demandas relacionados à funcionalidade desejada, na elaboração das respectivas etapas sequenciais do projeto: Estudo Preliminar, Projeto Básico e Projeto Executivo.

- **Estudo Preliminar:** Estudo efetuado para assegurar a viabilidade técnica a partir dos dados levantados no Programa de Necessidades, bem como de eventuais condicionantes do solicitante.
- **Projeto Básico:** Conjunto de informações técnicas necessárias e suficientes para caracterizar os serviços e obras, elaborado com base no Estudo Preliminar, que apresenta o detalhamento necessário para a definição e quantificação dos materiais, equipamentos e serviços relativos ao empreendimento.
- **Projeto Executivo:** Conjunto de informações técnicas necessárias e suficientes para realização do empreendimento, contendo, de forma clara, precisa e completa, todas as indicações e detalhes construtivos para a perfeita instalação, montagem e execução dos serviços e obras.

Para atender aos aspectos que serão verificados durante a avaliação do Projeto Básico de Arquitetura (PBA) pela Vigilância Sanitária (VISA), quando da sua submissão à aprovação legal, o planejamento e elaboração propriamente dita do projeto deverão considerar (Anvisa, 2004):

- Adequação do projeto arquitetônico:
  O projeto deverá mostrar-se adequado e coerente com as atividades propostas para o ambiente e a edificação, para serviços de saúde, seja um consultório, uma clínica ou um hospital.
- Funcionalidade e Fluxos:
  A funcionalidade do edifício deve considerar e identificar os fluxos de trabalho/materiais/insumos, propostos no projeto físico, visando à prevenção e ao controle de infecção originada nos ambientes de saúde e evitando problemas futuros de funcionamento.

- Dimensionamento mínimo:
  Deve-se cumprir do dimensionamento mínimo ao máximo desejado para os ambientes propostos, sendo verificadas as exigências das normas técnicas de cada especialidade assistencial, assim como as da nº RDC 50/2002. De acordo com esta Regulamentação: *"observando uma flexibilidade nos casos de reformas e adequações, desde que justificadas as diferenças e a não interferência no resultado final do procedimento a ser realizado".*
- Instalações ordinárias e especiais:
  Verificação da adequação dos pontos de instalações prediais ordinárias (elétrica, telefonia, lógica, hidráulica, sanitária, climatização e de gás natural) e, eventualmente, instalações especiais (oxigênio, nitrogênio, vácuo, ar comprimido, sistema de ar-condicionado central adotado nas áreas críticas, sistema de fornecimento de energia geral e de emergência).
- Especificação básica dos materiais:
  Verificação da adequação dos materiais de acabamento propostos com as exigências normativas de uso por ambiente e conjunto do EAS, visando adequar os materiais empregados com os procedimentos a serem realizados.

Importante ressaltar a obrigatoriedade legal da aprovação do projeto para o ambiente relacionado à respectiva prática de assistência médica, na Vigilância Sanitária regional, antes que se inicie a execução de obras. Nenhuma *"obra nova, de reforma ou de ampliação de estabelecimento assistencial de saúde – EAS"* poderá ser realizada sem a aprovação legal, através do projeto de arquitetura ou de inspeção local, com vistas à obtenção da licença para sua execução e posterior autorização de funcionamento (Anvisa, 2004).

■ SOLUÇÕES PROJETUAIS

Dentre os aspectos relacionados ao projeto de arquitetura para consultórios e ambientes de assistência médica em ginecologia, pode-se destacar os componentes de Dimensões e de Fluxos, como elos fundamentais como base para garantirem-se os aspectos ergonômicos ideais à clientela e aos seus acompanhantes, aos médicos, demais membros da equipe de saúde e ao profissional administrativo de recepção, entre outros. Para tal, é necessário considerar-se as relações funcionais que interliguem consultórios diferenciados (ginecologia, proctologia e urologia) com a recepção, sala de preparo da paciente e o "sanitário *para pacientes anexo a esses*", como estabelecido nas normas vigentes (Anvisa, 2004) e representado na Figura 6.2.

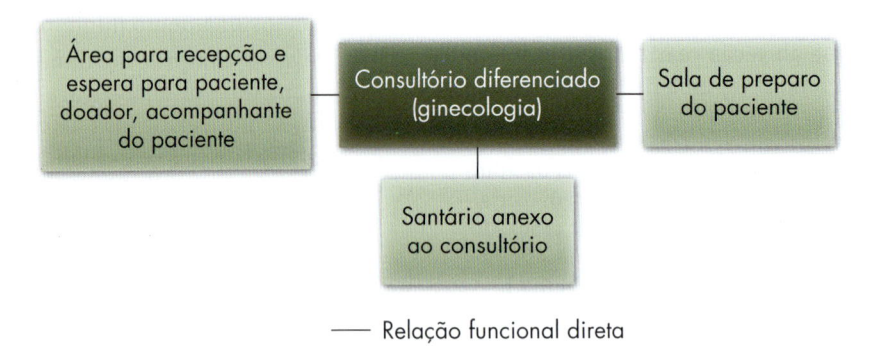

—— Relação funcional direta

Figura 6.2 Relação funcional direta do consultório e demais ambientes periféricos, adaptados a partir de exemplo do Somasus, AMB24.

Fonte: Somasus, AMB24, 2016.

Adaptada pelos autores.

Nos casos de área total restrita ou limites de recursos no empreendimento, sendo necessária a utilização da mesma sala para anamnese e preparo/exame, assim como o sanitário dedicado à paciente, por mais de um Consultório de Ginecologia, devem ser atentamente analisadas as condições e organização possíveis dos fluxos de pessoas e materiais. Portanto, considerar fortemente o controle dos riscos para a segurança, a prevenção de infecções nos ambientes de saúde, a utilização racional e adequada dos tempos de consultas e, fundamentalmente, a garantia de total privacidade e ética nos procedimentos assistenciais.

Com relação aos sanitários dedicados à paciente, obrigatórios na nº RDC 50/2002 (Anvisa, 2004), as demandas de sanitários para o pessoal da equipe de saúde, funcionários, assim como para os acompanhantes, deverão ser contempladas levando-se em conta as possibilidades especificamente encontradas na análise de cada contexto predial e funcional.

Os condicionantes para tipologias de consultórios em Ginecologia podem ser muito diversificados, tendo em vista as diferenças regionais e institucionais – públicas, filantrópicas ou privadas. Da mesma forma, podem estar implantados dentro de policlínicas ou como investimento para a atividade liberal de um médico nas atividades previstas pela nº RDC 50/20012. Na Parte II: Programação Físico-funcional dos Sistemas de Saúde (Anvisa, 2004), destacam-se as atividades possíveis para um consultório de atendimento ginecológico:

a) Recepcionar, registrar e fazer marcação de consultas;

b) Proceder à consulta;

c) Prestação de atendimento individual ou coletivo de prevenção à saúde;

d) Realizar vigilância epidemiológica por meio da coleta sistemática de dados, investigação epidemiológica, informação sobre doenças;

e) Orientar ações e procedimentos terapêuticos;

f) Realizar procedimentos médicos, de enfermagem e de outras atividades profissionais de saúde;

g) Realizar procedimentos diagnósticos que requeiram preparação e/ou observação médica posterior, por período de até 24 horas;

h) Realizar procedimentos terapêuticos que requeiram preparação e/ou observação médica posterior, por período de até 24 horas;

i) Realizar treinamento especializado para aplicação de procedimento terapêutico e/ou manutenção ou uso de equipamentos especiais;

j) Executar e registrar a assistência médica por período de até 24 horas.

Ainda como apoio inicial a um projeto, a representação da Programação Físico-funcional das áreas de preparo, exame e atendimento médico da paciente em Consultório de Ginecologia, apresenta-se na representação gráfica em planta baixa (Figura 6.3).

Os códigos e nomenclaturas constantes na Figura 6.3 referem-se ao mobiliário e a equipamentos propostos conforme apresentados a seguir (Tabela 6.1).

Com base na RDC 50/2002, as dimensões mínimas requeridas para a implantação de um Consultório de Ginecologia situam-se em uma área mínima de 9,00 m² (Anvisa, 2004). No entanto, é recomendável que seja considerada a área média de 14,40 m² (Tabela 6.2), na medida em que os ambientes de consulta e exame da paciente exijam mobiliário, lavatório para as mãos e equipamentos específicos, além das condições ergonômicas de circulação periférica à paciente.

A seguir, é apresentada solução de arquitetura para consultório de ginecologia com ambientes complementares e necessários à assistência (Figura 6.4) e respectivos fluxos com as relações funcionais específicas (Figura 6.5). O projeto apresenta características de fluxos, acessibilidade e mobiliário que devem se assemelhar a situações recorrentes para consultórios privados de ginecologia em diversas regiões do Brasil.

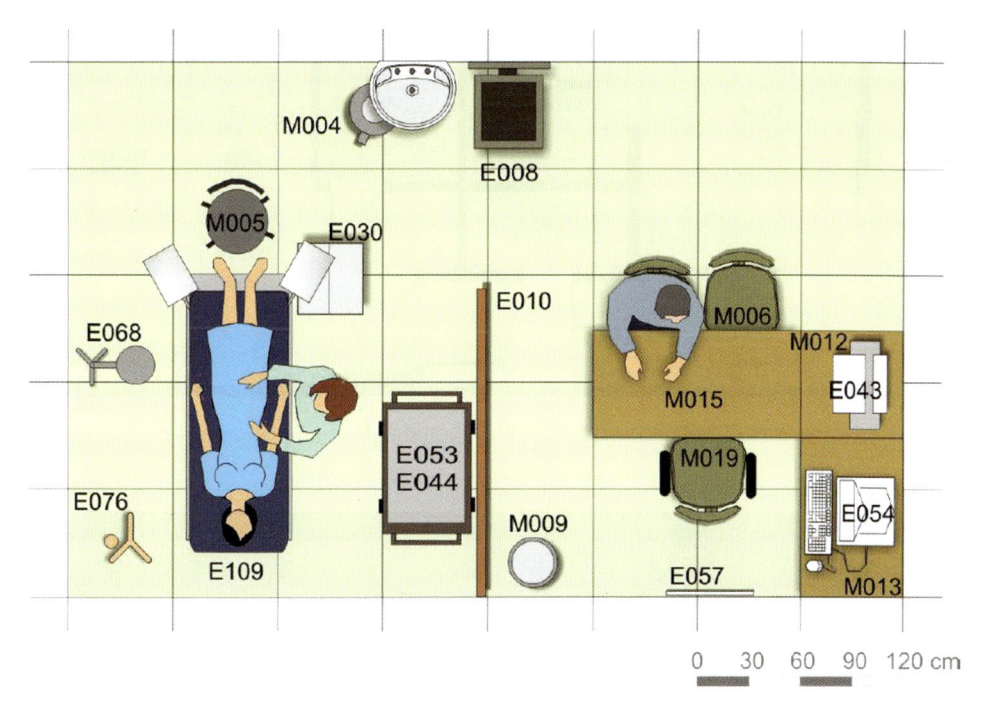

Figura 6.3 Representação gráfica em planta baixa de consultório diferenciado de ginecologia (AMB24).
Fonte: Somasus, AMB24. 2016.
Adaptada pelos autores.

Tabela 6.1 Mobiliário e equipamentos descritos a partir da nomenclatura da Figura 6.3.

Apoio médico-assistencial	Quantidade	Mobiliário	Quantidade
EO44 – Caixa básica de instrumentais cirúrgicos	1	M019 – Cadeira giratória	1
Equipamento e material em geral	Quantidade	E109 – Mesa ginecológica	1
E075 – Suporte de Hamper	1	E263 – Fita métrica	1
E054 – Computador	1	E030 – Escada com 2 degraus	1
E043 – Impressora	1	M001 – Armário vitrine	1
E010 – Biombo	1	M004 – Balde com podal	1
M009 – Cesto de lixo	1	M005 – Banqueta giratória	1
Infraestrutura	Quantidade	M006 – Cadeira	2
M021 – Lavatório	1	E053 – Mesa auxiliar para instrumental	1
Médico-assistencial de diagnóstico e terapia	Quantidade	M012 – Mesa para impressora	1
E008 – Balança antropométrica	1	M013 – Mesa para computador	1
E036 – Estetoscópio	1	M015 – Mesa de escritório	1
E068 – Foco refletor ambulatorial	1	E057 – Negatoscópio	1
E093 – Detector fetal	1	E076 – Suporte de soro	1
E522 – Colposcópio	1		

Fonte: Somasus, AMB24, 2016.

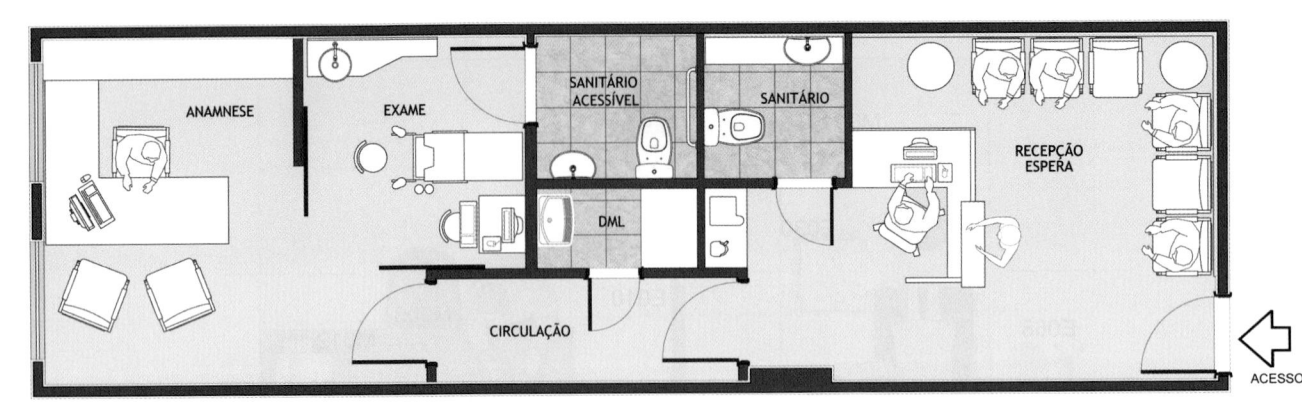

Figura 6.4 Planta baixa de consultório diferenciado de ginecologia e ambientes complementares.
Fonte: arquiteta Elisabeth Hirth, 2016.

Tabela 6.2 Características do espaço físico, condicionantes ambientais e infraestrutura necessária para o consultório diferenciado de ginecologia.

Atividades	1.7 – Proceder à consulta médica, odontológica, psicológica, de assistência social, de nutrição, de farmácia, de fisioterapia, de terapia ocupacional, de fonoaudiologia e de enfermagem. 1.8 – Realizar procedimentos médicos e odontológicos de pequeno porte, sob anestesia local (punções, biópsia etc).	
Características do espaço físico	Área mínima	A depender do equipamento utilizado.
	Pé direito mínimo	14.40 m
	Área média	Ver código de obras local.
	Piso	Liso (sem frestas), de fácil higienização e resistente aos processos de limpeza, descontaminação e desinfecção.
	Teto	Deve ser resistente à lavagem e ao uso de desinfetantes.
	Parede	Lisa (sem frestas), de fácil higienização e resistente aos processos de limpeza, descontaminação e desinfecção.
	Porta	Revestida com material lavável. Vão mínimo de 0,80 x 2,10 m.
	Bancada	Não se aplica.
Condicionantes ambientais	Temperatura ideal	Ver condição de conforto.
	Umidade ideal	Ver condição de conforto.
	Nível de iluminamento	150 a 300 lux-geral/300 a 750 lux-mesa ginecológica.
	Condição de ventilação	Ver código de obras local.
	Risco de transmissão	Área semicrítica
Infraestrutura necessária	Instalações elétrica e eletrônica	Sem necessidade específica.
	Instalações de climatização	Sem necessidade específica.
	Instalações de proteção contra descarga elétrica	Instalação padrão (sem requisitos específicos).
	Instalação hidráulicas e sanitárias	Água fria – lavatório para as mãos.
	Instalações de prevenção e combate a incêndio	Ver código de obras local.
	Instalações elétricas de emergência	Sem recomendações específicas.
	Instalações fluido-mecânicas	Não se aplica.
Resíduos gerados	Ver as recomendações do Manual de segurança do paciente e qualidade em serviços de saúde: limpeza e desinfecção de superfícies da Agência Nacional de Vigilância Sanitária (Anvisa, 2012) e RDC nº 306, de 7 de dezembro de 2004, Regulamento técnico para o gerenciamento de resíduos de serviços de saúde (Anvisa, 2004).	

Fonte: adaptada a partir de Somasus, 2016.

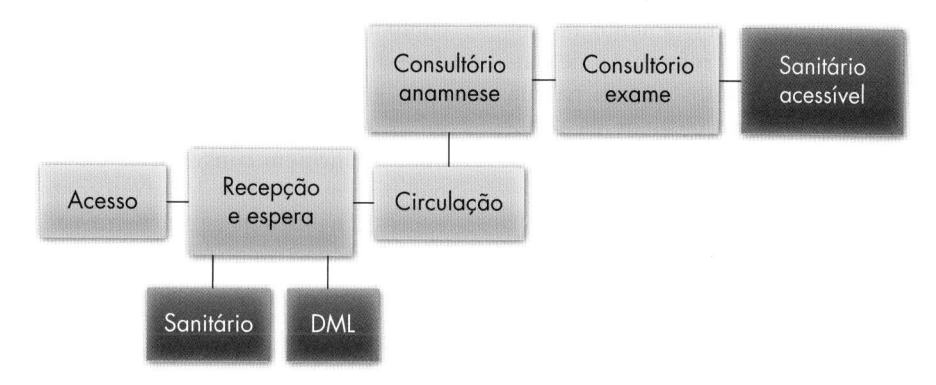

Figura 6.5 Relações funcionais entre os ambientes do consultório da Figura 6.4.
Fonte: arquiteta Elisabeth Hirth, 2016.

Os lavatórios para higienização das mãos podem ser de coluna, fixos à parede ou inseridos em bancadas conforme projeto. No entanto, é recomendável que tenham *"dimensões suficientes (diâmetro e profundidade) para a higienização das mãos sem o risco de encostá-las novamente nas superfícies do lavatório"* (Bicalho, 2010). Iguais cuidados são recomendáveis para a instalação das torneiras, que devem contemplar distância suficiente entre o ponto de escoamento da água para que não haja contato entre a mão e a superfície do lavatório e, por consequência, o risco de recontaminação.

Da mesma forma e como medida de controle e prevenção de contaminação, deve ser observada a orientação da RDC nº 50/2002:

> "Esses lavatórios/pias/lavabos cirúrgicos devem possuir torneiras ou comandos do tipo que dispensem o contato das mãos quando do fechamento da água. Junto a estes deve existir provisão de sabão líquido degermante, além de recursos para secagem das mãos. Para os ambientes que executem procedimentos invasivos, cuidados a pacientes críticos e/ou que a equipe de assistência tenha contato direto com feridas e/ou dispositivos invasivos tais como cateteres e drenos, deve existir, além do sabão citado, provisão de antisséptico junto as torneiras de lavagem das mãos. Nos lavabos cirúrgicos a torneira não pode ser do tipo de pressão com temporizador" (Anvisa, 2004).

A altura de piso a teto, pé-direito, deve ser outra dimensão importante a ser considerada e que depende do código de obras do município onde o consultório seja implantado. É recomendável, no entanto, que o pé-direito não seja inferior a 2,50 m, devido às condições de conforto (iluminação, ventilação, ergonomia, mobiliário e segurança) necessárias ao profissional e às pacientes (Tabela 6.2).

O acesso ao ambiente também deverá considerar a dimensão mínima de 80 cm de largura e 2,10 m de altura para a porta, assim como não deve ter dimensões inferiores a 80 cm de largura em circulações dentro do ambiente. É recomendável, sem ser obrigatório, que seja utilizada uma porta com 1,10 m de vão livre por 2,10 m de altura para a eventualidade da passagem de macas ou camas (Anvisa, 2004).

Para o sanitário previsto e obrigatório para os consultórios diferenciados, duas recomendações apresentam-se como fundamentais: acessibilidade e disponibilidade de uso para a paciente. A acessibilidade deve ser garantida pela largura da porta, mínimo de 80 cm por 2,10 m de altura, e abertura para fora do sanitário. Essa condição de arranjo arquitetônico permitirá a acessibilidade de eventuais pacientes com deficiência ou mobilidade reduzida com segurança e autonomia (ABNT, 2015). A disponibilidade do uso do sanitário para a paciente é outra condição estabelecida pela RDC nº 50/2002 (Anvisa, 2004).

O custo por metro quadrado para a adequação, reforma ou construção de estabelecimentos de saúde são variáveis em função da região geográfica do Brasil e mercado local. Assim como devido às escolhas de material para instalações, metais, ferragens, revestimentos mobiliários, os custos finais também podem apresentar significativa alteração.

A responsabilidade técnica de um arquiteto ou engenheiro no desenvolvimento de um projeto de arquitetura para Consultório de Ginecologia é obrigatória para a aprovação na Vigilância Sanitária (VISA). Esse serviço poderá ter um custo específico muito variável na dependência do perfil de profissional, das dimensões e complexidade do projeto e, principalmente, nos determinantes do contexto de mercado de trabalho local.

■ SEGURANÇA E ACESSIBILIDADE

A segurança dos edifícios hospitalares vai ocupar a agenda de interesse e preocupações com intensidade cada vez maior neste século, sobretudo para os profissionais de engenharia, arquitetura e gestão dos estabelecimentos assistenciais de saúde.

Essa exigência de cuidado e planejamento de segurança comporá gradativamente o referencial de cuidados tanto na elaboração de projetos quanto na sua construção, exigindo compromissos técnicos na construção e manutenção, assim como responsabilidades sobre eventuais impactos na saúde dos pacientes.

Segundo a Organização Mundial de Saúde (OMS), o conceito dos Hospitais Seguros deveria ser adotado como uma política nacional, como um símbolo da atitude intersetorial para a redução de riscos. A redução da vulnerabilidade dos edifícios hospitalares passou a ser, portanto, uma prioridade mundial nos últimos anos e tende a ser considerada de modo mais amplo, mesmo para os ambientes de atendimento ambulatorial.

Os elementos mais importantes da segurança incluem diretrizes e protocolos médicos, assim como boas práticas, respeito aos direitos dos pacientes nas decisões sobre sua saúde, prevenção e controle de eventos adversos e infecções do ambiente de saúde. Entretanto, os projetos arquitetônicos para consultórios médicos podem ser essenciais para a correção de não conformidades, adequação de fluxos e previsão da diminuição de riscos nos novos serviços.

Um dos aspectos exemplares relaciona-se ao controle de descarte e eliminação de resíduos, os quais devem contemplar as exigências básicas contidas no Manual de Segurança do Paciente e Qualidade em Serviços de Saúde: limpeza e desinfecção de superfícies da Agência Nacional de Vigilância Sanitária (Anvisa, 2012). Exigências e orientações contidas na Resolução da Diretoria Colegiada RDC nº 306, de 7 de dezembro de 2004, que dispõe sobre o Regulamento Técnico para o gerenciamento de resíduos de serviços de saúde (Anvisa, 2004). Tais recomendações devem ser priorizadas na elaboração dos projetos arquitetônicos para consultórios médicos, como oportunidade para diminuição de riscos ou danos às diferentes pessoas envolvidas nesse tipo de assistência.

Para todos os usuários, ou seja, pacientes, profissionais de saúde, acompanhantes ou visitantes, alunos e prestadores de serviço, devem estar consideradas as demandas de Acessibilidade a Edificações, Mobiliário, Espaços e Equipamentos Urbanos previstas na Norma Brasileira NBR 9050 da Associação Brasileira de Normas Técnicas (ABNT) revisadas e em vigor a partir de 11 de outubro de 2015. Caracteriza-se a acessibilidade como uma "possibilidade e condição de alcance, percepção e entendimento para utilização, com segurança e autonomia, de espaços, mobiliários, equipamentos urbanos, edificações, transportes, informação e comunicação, inclusive seus sistemas e tecnologias, bem como outros serviços e instalações abertos ao público, de uso público ou privado de uso coletivo, tanto na zona urbana como na rural, por pessoa com deficiência ou mobilidade reduzida" (ABNT, 2015).

Assim, isso implica que os responsáveis por projetos de arquitetura e pela gestão dos ambientes de saúde, onde se incluem consultórios e ambulatórios médicos, não podem deixar de levar em conta a regulamentação expressa nesta norma brasileira, cada vez mais solicitada na perspectiva de uma sociedade inclusiva e de cidadania plena para as pessoas com deficiências.

■ CONFORTO HUMANO

Nas edificações para serviços de saúde, onde é frequente a ocorrência de situações críticas e estressantes envolvendo relações interpessoais e indivíduos com algum grau de sofrimento físico e/ou psíquico, os fatores ambientais que definem as condições de conforto (acústica, visual, higrotérmica, olfatória e ergonômica) assumem responsabilidades significativas durante o desenvolvimento da concepção arquitetônica (Bitencourt, 2014).

Estudos desenvolvidos sobre os aspectos de conforto humano têm demonstrado que condições ambientais desfavoráveis, como excesso ou a ausência de calor, umidade, ventilação e renovação do ar, ruídos intensos e constantes, condições inadequadas de iluminação, podem representar uma grande fonte de tensão no desenvolvimento das atividades de trabalho. Para cada uma das variáveis ambientais (luz, clima, ruídos, odores), há características específicas que são mais ou menos facilitadoras. No entanto, quanto mais complexas as ações executadas pelo indivíduo, maior a responsabilidade sobre os riscos envolvidos e mais cuidados se tornam necessários com essas questões na elaboração do projeto e na sua implantação (Bitencourt, 2014).

O conforto pode ser capaz de produzir relevantes resultados para a humanização da assistência à saúde, segundo Romano Del Nord, pesquisador, arquiteto e professor da *Università de Firenze*, Itália, que publicou em 2006 o resultado de pesquisa sobre "O ambiente e os fatores perceptivo-sensoriais" (NORD, 2006):

- Promover a redução do estresse e da fadiga dos profissionais de saúde e melhoria da eficácia assistencial;
- Melhorar a segurança do paciente;
- Reduzir o estresse no paciente e ampliar a possibilidade do êxito clínico;
- Promover melhoria ampla da qualidade da prestação da assistência.

As distintas demandas fisiológicas, a idade, a atividade e o vestuário de cada indivíduo estão relacionados a diversos fatores que evidenciam a complexidade para encontrar o equilíbrio do conforto ambiental. Outro importante aspecto para os profissionais das diversas áreas que se propõem a debater ou buscar soluções para o planejamento e a aplicação do conforto ambiental, particularmente nos ambientes de saúde: encontrar o equilíbrio entre as exigências das diversas legislações edilícias e da prática médica, evitando-se resolver alguns problemas por meio da criação sequencial de novos problemas, a ponto de os malefícios de alguns criarem dificuldades ou mesmo anularem os benefícios de outros.

A decisão sobre mobiliário nos projetos de consultórios, assim como a escolha de materiais para revestimentos de paredes ou pisos, a previsão de pontos de instalações hidráulicas, elétricas e digitais, a climatização adequada ao usuário médio, tanto como os condicionantes de segurança, merecem ser estudados e contemplados relacionados à elaboração dos projetos arquitetônicos para consultórios de ginecologia.

O conforto e a segurança do paciente acompanharão essas preocupações de percepção cada vez mais próxima do usuário médio na medida em que esses referenciais já fazem parte do cenário de obrigatoriedades exigidas pela Organização Mundial de Saúde (OMS) e pela Agência Nacional de Vigilância Sanitária (Anvisa). A publicação do Manual de Conforto em Estabelecimentos Assistenciais de Saúde (Anvisa, 2014) e as orientações para implantar o direito às condições saudáveis no ambiente interno publicados no *The Right to Healthy Indoor Air* (WHO, 2013) podem ser vistos como relevantes contribuições, dentre outras.

■ MOBILIÁRIO E MATERIAL MÉDICO-HOSPITALAR

No consultório onde podem ser realizadas, além de consultas médicas, colposcopias, cauterizações e coleta de espécimes para biópsia sob anestesia local (passíveis de realização ambulatorial – conforme Tabela Descritiva de Procedimentos Ambulatoriais do SIA/SUS – Portarias SAS/MS nº 156/94 e nº 206/96), curativos e colocação e retirada de dispositivos intrauterinos, devemos ter em mente que serão necessárias documentações específicas, pagamentos de taxas e registros, por isso, é aconselhável a contratação de um contador/contabilista experiente.

A secretária é essencial para ajudar na organização e funcionamento do consultório, uma vez que é necessário contar com a ajuda de alguém que possa estar durante o dia à disposição de seus pacientes recebendo as ligações, conferindo os horários na sua agenda, confirmando a presença dos pacientes nas consultas, esclarecendo eventuais dúvidas sobre o funcionamento do consultório e ajudando a criar um fluxo contínuo de atendimento, sem atrasos e sem confusões. É extre-

mamente importante que ela esteja sempre disponível, mesmo em situações de estresse, pois será o primeiro contato do seu paciente no consultório.

Após uma minuciosa etapa já descrita, de adequação do consultório médico, alguns itens básicos devem ser destacados, como o mobiliário, que deve ser de fácil limpeza, funcional e prático. Quanto aos materiais médico-hospitalares (produtos de higienização, equipamentos e materiais), estes devem ser preferencialmente descartáveis.

Os sanitários devem conter: lavatório, dispensador com sabão líquido, suporte com papel-toalha, lixeiras com saco plástico branco e preto com tampa de acionamento por pedal e recipiente rígido para descarte de material perfurocortante.

Caso o consultório tenha uma sala de consulta de enfermagem, deverá conter uma bancada com pia para manuseio e limpeza de material, balança antropométrica devidamente calibrada segundo normas do fabricante e seu órgão regulatório, o IPEM, esfigmomanômetro, estetoscópio e termômetros, todos devidamente certificados e calibrados por empresa credenciada pela RBC (Rede Brasileira de Calibração). Além disso, é recomendado um armário com chave para colocação de medicamentos, com especial atenção à data de validade destes e os critérios e registros de temperatura (25 °C a 30 °C) e teor de umidade que não deve exceder 60% no ambiente. Caso haja relatos de eventos adversos aos medicamentos ocorridos durante o tratamento, estes devem ser notificados (por qualquer profissional de saúde) ao Programa Municipal de Uso Racional de Medicamentos (PROM-MED) no site: www.prefeitura.sp.gov.br/covisa ou no fax 3350.6737.

Nessa sala também deve haver uma autoclave onde são acondicionados os instrumentais para esterilização em embalagens específicas, como envelope de papel grau cirúrgico de polipropileno. Todos os pacotes deverão ser identificados com a data da esterilização e o nome do profissional que os preparou. Os pacotes devem ser colocados no equipamento, de modo que permita a devida circulação do vapor; e a esterilização deve ser realizada de acordo com a orientação do fabricante para cada tipo de equipamento. O controle biológico com amostras do *Bacillus stearothermophilus* também deve ser realizado periodicamente (no mínimo uma vez por semana), além do controle químico com integrador, sendo estes registrados em livro ou pasta apropriada.

Quanto aos resíduos de saúde, todo material descartável contaminado com material biológico deve ser desprezado em saco de lixo apropriado – branco leitoso e identificado com símbolo de material infectante. Já os materiais perfurocortantes precisam ser desprezados em recipientes rígidos e identificados como infectante, e colocados onde não ofereçam risco, sendo, posteriormente, colocados dentro de saco branco leitoso também. Os resíduos comuns devem ser mantidos em recipiente com tampa, acionada por pedal, separados dos infectantes e em áreas próprias a esse fim. Os medicamentos com prazo de validade expirado devem ser descartados segundo a resolução Anvisa RDC nº 306/2004, que prevê que o consultório deverá ter um Plano de Gerenciamento de Resíduos, especificando onde o material será depositado e que empresa fará o transporte desse material. Tanto o transporte como a destinação devem ser realizados por empresas licenciadas nos órgãos ambientais estaduais competentes. Deve-se levar em conta que os medicamentos sob controle especial (psicotrópicos e entorpecentes) necessitam de autorização prévia da vigilância sanitária para serem descartados; porém não são comuns em consultórios de ginecologia. Importante salientar que não é permitida a utilização de qualquer espaço, tanto nas salas, *hall*, escadas ou áreas de circulações horizontais e verticais como depósito de materiais ou de equipamentos em desuso.

Para o consultório médico, a sala de consulta deve estar equipada com: mesa com gavetas ou armário baixo, cadeira giratória para o médico, cadeiras confortáveis para o paciente e o acompanhante, negatoscópio, computador, impressora e telefone. Na sala de exame, uma mesa ginecológica com mocho (banco giratório), biombo, caso a sala de exame esteja no mesmo ambiente, esfigmomanômetro e estetoscópio, foco de pedestal, mesa auxiliar com rodinhas, armário auxiliar para colocação de material esterilizado e descartável, e balde para lixo com pedal e tampa.

Quanto aos instrumentais, devemos dar preferência aos descartáveis. Porém, em alguns casos, tesouras, pinças de Pozzi, pinças de Cheron, pinças de biopsias, entre outras, devem ser de aço inoxidável e passar pelo processo de desinfecção, lavagem e esterilização.

Sempre ao final do atendimento deve ser feita a limpeza das superfícies, conforme recomendação do "Manual de Processamento de Artigos e Superfícies", M.S., 1994.

O consultório médico é considerado uma área semicrítica (classificação de Spaulding) e a limpeza rotineira das superfícies (pisos, paredes, tampos e peitoris) deve ser realizada com água e sabão. Se houver contaminação com sangue, secreções ou excreções, a descontaminação prévia com o hipoclorito de sódio a 1% (10.000 ppm) é necessária e prévia à limpeza de rotina.

Nos sanitários deve ser utilizado o hipoclorito de sódio a 1% (10.000 ppm) para a desinfecção.

Quanto aos equipamentos, como macas, balanças, refletores, aparelhos telefônicos e outros, a limpeza é realizada com água e sabão, seguida da fricção com álcool 70%.

Os aparelhos no consultório, como estetoscópio e termômetro clínico usado para aferição da temperatura axilar, não são considerados críticos e devem ser submetidos à desinfecção de baixo nível (álcool 70% e fricção por três vezes consecutivas).

O esfigmomanômetro deve ter o manguito lavado, sempre que necessário. As roupas utilizadas no consultório (lençóis para a forração de macas de exames) também podem ser consideradas artigos não críticos quando em contato com pele íntegra, sem a presença de fluídos corpóreos, e precisam ser lavadas com água e sabão ou descartadas, caso sejam de uso único.

■ PRONTUÁRIO MÉDICO

O atendimento em saúde, muitas vezes, inclui a participação de diferentes profissionais, como médicos, enfermeiros, psicólogos, fisioterapeutas, nutricionistas, entre outros, e em diferentes locais. O prontuário médico registra, além da consulta médica (anamnese e conduta), importantes informações administrativas.

As múltiplas informações geradas em um prontuário devem permitir às equipes envolvidas no processo de atendimento a um paciente, apoio para a tomada de decisão sobre a melhor conduta, em cada situação.

Quando usado nas grandes instituições, o prontuário promove o apoio ao ensino e às pesquisas (clínicas e epidemiológicas), além de gerenciar custos e serviços.

O prontuário eletrônico é o registro computadorizado de informações dos pacientes, sejam elas clínicas ou administrativas, armazenadas ao longo da sua vida e disponíveis para diferentes usuários legítimos.

Dentre os inúmeros benefícios, podemos destacar o acesso rápido, remoto e simultâneo para os vários profissionais. Os registros são legíveis e integrados a outros sistemas de informação, como exames laboratoriais e de imagem. Além disso, o sistema deve ser bem projetado, a fim de que os dados permaneçam seguros de danos e perdas de forma confiável, não permitindo acessos não autorizados e garantindo a confidencialidade e a privacidade do paciente.

O uso do prontuário eletrônico requer mudança de comportamento por parte do usuário e a incorporação dos novos recursos.

Apoiados em normas nacionais e internacionais, o Conselho Federal de Medicina (CFM) e a Sociedade Brasileira de Informática em Saúde (SBIS) realizaram estudos que permitiram a legalização desse documento eletrônico por meio de mecanismos seguros, autênticos e éticos. Para tal, criaram a Certificação para Sistemas de Registro Eletrônico em Saúde (S-RES), processo de auditoria em sistemas informatizados que verifica se este atende a 100% dos requisitos obrigatórios definidos pelo Manual de Certificação.

Quanto ao prontuário digitalizado (escaneado) e o uso de sistemas informatizados para a guarda e o manuseio dos prontuários, os chamados sistemas de Gerenciamento Eletrônico de Documentos (GED), a eliminação do papel já é norma técnica normatizada e aprovada pela resolução CFM nº 1821/2007.

Hoje, a informática em saúde é uma realidade. Embora o investimento seja grande do ponto de vista humano, organizacional e financeiro, o ganho em qualidade no atendimento torna-o justificável.

Um espaço físico dimensionado e adequado às exigências legais e ao atendimento ginecológico de qualidade e um arsenal disponível para que os procedimentos a serem realizados o sejam com segurança são, sem dúvida, itens indispensáveis ao bom funcionamento de um consultório.

REFERÊNCIAS CONSULTADAS

1. Agência Nacional de Vigilância Sanitária. Conforto ambiental em estabelecimentos assistenciais de saúde. Brasília: ANVISA; 2014. 165p.

2. Agência Nacional de Vigilância Sanitária. Segurança do paciente e qualidade em serviços de saúde: limpeza e desinfecção de superfícies. Brasília: ANVISA; 2012. 120p.

3. Agência Nacional de Vigilância Sanitária. Normas para projetos físicos de estabelecimentos assistenciais de saúde. 2 ed. Brasília: ANVISA; 2004.160p.

4. Agência Nacional de Vigilância Sanitária. Legislação em vigilância sanitária. Disponível em: http://www.anvisa.gov.br/. Acesso em: 09 jan. 2016.

5. ABNT – Associação Brasileira de Normas Técnicas. Acessibilidade a edificações, mobiliário, espaços e equipamentos urbanos; NBR 9050. 3 ed. Rio de Janeiro: ABNT; 2015. 162p.

6. Bicalho FC. A arquitetura e a engenharia no controle de infecções. Rio de Janeiro: Rio Books; 2010. 128p.

7. Bitencourt F, et al. Arquitetura e engenharia hospitalar: planejamento, projetos e perspectivas. Rio de Janeiro: Rio Books; 2014. 410p.

8. Bitencourt F. Conforto acústico em ambientes de saúde: música, paisagismo e materiais de revestimento como soluções humanizadoras. Rev IPH (Edição Especial 60 Anos). 2014; 10: 27-60.

9. Cartilha sobre Prontuário Eletrônico. São Paulo: SBIS; 2012.

10. Carvalho AP. Introdução à arquitetura hospitalar. Salvador: Quarteto Editora; 2014. 172 p.

11. Araújo F. Prontuário eletrônico do paciente (http://www.infoescola. com/medicina/ prontuario-eletronico-do-pacienet- pep/) Infoescola.

12. FGI – The Facility Guidelines Institute. Guidelines for Design and Construction of Health Care facilities – 2010 Edition. Chicago: ASHE American Society for Healthcare Engineering of the American Hospital Association; 2010. 411p.

13. Guia definitivo de como montar seu consultório. Disponível: em https://iclinic.com.br (acesso em dez 2015)

14. Guia de Orientação para Estabelecimentos de Assistência à Saúde-2006 http://www.prefeitura.sp.gov.br/cidade/ secretarias/saude/ vigilancia: em_saude/2006.

15. Ida I. Ergonomia, projeto e produção. 2 ed. São Paulo: Edgard Blücher; 2005. 465p.

16. Lanier C, et al. Computers in the consultation: can we stay patient-centered? Rev Med Suisse. 2015;11(474):1056-9.

17. Nord, RD. Lo stress ambientale nel progetto dell'ospedale pediatrico: Indirizzi tecnici e suggestioni architettoniche. Milano: Motta architettura, 2006, 360 p.: il, Color.

18. SEBRAE/ES. Ideias de negócios: clínica de saúde. Disponível em: http://www.sebrae.com.br/. Acesso em: 09 jan. 2016.

19. WHO – World Health Organization – Guidelines for the global surveillance of severe acute respiratory syndrome (SARS) Updated recommendations – october 2004, 40.

Capítulo **7**

- Iara Moreno Linhares - Eiko Fukazawa
- Edmund Chada Baracat

Fisiologia Microbiana Vaginal

■ O ECOSSISTEMA VAGINAL

Os primeiros estudos sobre a microflora vaginal foram realizados por *Albert Sigmund Gustav Doderlein* (1860-1941), que estudou o conteúdo vaginal de mulheres no puerpério; observou ao microscópio a presença de bacilos longos (posteriormente denominados *Lactobacillus*) nas mulheres saudáveis e a sua ausência nas mulheres com infecção puerperal. Sem dúvida, essa foi a primeira caracterização da diferença entre o estado de normalidade e de não normalidade da flora vaginal. Paulatinamente, o desenvolvimento das técnicas laboratoriais, basicamente de microscopia e de cultura, foi possibilitando a identificação de novos componentes da flora vaginal; diferentes meios de cultura revelaram a diversidade de micro-organismos aeróbios, anaeróbios e microaerófilos como componentes da microflora do trato reprodutivo.[1]

Assim, durante muito tempo, a flora vaginal considerada "saudável" era a composta por uma variedade de bactérias, aeróbias, anaeróbias e microaerófilas, porém com predomínio de espécies de *Lactobacillus*. Também foi demonstrado que tais populações microbianas eram passíveis de variações durante a menarca, gestação, puerpério, menopausa e trauma pós-operatório. Adicionalmente, alguns autores já questionavam o papel do dispositivo intrauterino como fator modificador da flora e enfatizavam o impacto dos distúrbios do ecossistema vaginal no aparecimento de doenças.[2]

Ainda pelos métodos de cultura, a análise de espécimes obtidos sequencialmente durante o ciclo menstrual mostrou significativas alterações qualitativas e quantitativas nas concentrações de micro-organismos aeróbios e anaeróbios, sugerindo ser a flora vaginal um ecossistema dinâmico. Foram também apontadas diferenças nos nichos ecológicos microbianos da cérvix e da vagina.[3]

Entretanto, mais recentemente, técnicas independentes dos meios de cultura para a identificação de bactérias têm revolucionado o estudo dos micro-organismos. Essas técnicas, realizadas por meio de amplificação de genes, permitem o estudo de um fragmento do 16S rRNA do DNA do genoma bacteriano. Assim, tem sido possível a identificação de elevado número de clones bacterianos que eram até então desconhecidos no fluido vaginal de mulheres saudáveis e de mulheres com infecções genitais.[4] Embora tais técnicas sejam mais complexas e dispendiosas do que as que utilizam apenas meios de cultura, a contribuição desses novos conhecimentos, sem dúvida, tem extrema importância para o melhor entendimento dos processos fisiopatológicos que acometem o trato genital.

■ ÁCIDO LÁTICO E pH VAGINAL

Uma importante influência na composição microbiana da vagina é o pH. Este, por sua vez, é dependente do estado hormonal da mulher, mais especificamente da concentração vaginal de estrogênio. Esse hormônio estimula a deposição de glicogênio nas células epiteliais vaginais. As células epiteliais vaginais e os micro-organismos degradam o glicogênio em glicose. Os *Lactobacillus* e também as células do epitélio vaginal metabolizam a glicose em ácido lático. Isso resulta em pH vaginal igual ou menor a 4,5 na maioria das mulheres assintomáticas na idade reprodutiva com ciclos menstruais normais.[5] Os *Lactobacillus* possuem vantagem seletiva e constituem a espécie microbiana mais frequente sob estas condições fisiológicas ácidas. Estima-se que existam aproximadamente 10^8 a 10^9 *Lactobacillus* na vagina de mulheres saudáveis. Outros micro-organismos, como o fungo *Candida albicans* e o *Streptococcus sp* aeróbico, também são tolerantes ao pH ácido.[6] Em uma minoria de mulheres que não possuem *Lactobacillus,* outras bactérias produtoras de ácido lático, como *Atopobium, Megasphaera* e *Leptotrichia,* podem estar presentes.[4]

Estudos mais recentes demonstraram que a produção de ácido lático vaginal não depende apenas da ação dos micro-organismos. A segunda fonte independente de ácido lático são as células da mucosa vaginal de mulheres em idade reprodutiva. Tal estrutura possui um suprimento sanguíneo limitado e recebe glicose, oxigênio e nutrientes essenciais por meio da difusão dessas substâncias do tecido submucoso adjacente. Isso resulta na manutenção do meio ambiente vaginal relativamente anaeróbico. A mucosa vaginal é metabolicamente ativa, tendo ciclos de atividade recorrentes que incluem proliferação da camada basal, maturação e descamação celular no lúmen vaginal, com um *turnover* de aproximadamente 96 horas.[7] A energia para tal processo é provida pelo metabolismo anaeróbico da glicose. A glicose é armazenada nas células da mucosa como glicogênio. Quando a energia, sob forma de ATP, se torna necessária, o glicogênio é convertido em glicose e então metabolizado em ácido pirúvico e, depois, em ácido lático.[8] O ácido lático é difundido para fora das células e acumulado no lúmen vaginal. O metabolismo da glicose ocorre principalmente nas células da camada intermediária, sendo este sítio considerado como a principal fonte de ácido lático na mucosa. A produção de ácido lático pelas células da mucosa vaginal é estrogênio-dependente e explica, ao lado da diminuição da população de *Lactobacillus,* a elevação do pH em mulheres na pós-menopausa que não estejam recebendo terapia de reposição hormonal.[9-11]

Outra potencial fonte que contribui para o acúmulo de ácido lático na vagina é a sua liberação pelos leucócitos polimorfonucleres pró-inflamatórios ativados[8] e também de mulheres que são obesas ou que sofrem de hipertensão arterial ou diabetes tipo 2.[12,13]

Assim, o pH final da vagina é determinado pela somatória da produção de ácido lático pelas células epiteliais, pela flora endógena bacteriana e por fatores individuais específicos. A contribuição relativa de cada um desses fatores para o valor do pH final ainda permanece como matéria de debate e provavelmente varia entre diferentes mulheres pelo número de variáveis intrínsecas (fatores genéticos) e extrínsecas (fatores ambientais).[14,15]

■ BACTÉRIAS PRODUTORAS DE ÁCIDO LÁTICO

De maneira geral, considera-se que a produção de ácido lático, peróxido de hidrogênio (H_2O_2), bacteriocinas e outras subtâncias microbicidas pelos *Lacto-*

bacillus sp inibe o crescimento de patógenos e outros micro-organismos oportunistas. Além disso, os *Lactobacillus sp* competem por nutrientes (arginina) e receptores, por ocasião da adesão no epitélio. Quando o pH vaginal se desvia dos seus níveis normais (3,8 a 4,5), as bacteriocinas perdem sua efetividade, o peróxido de hidrogênio é degradado, e os *Lactobacillus sp* não conseguem competir com as outras bactérias, gerando um ambiente favorável para proliferação de micro-organismos oportunistas e desenvolvimento de infecções.[16]

Importante avanço possibilitado pela identificação de micro-organismos por métodos genéticos foi a identificação de diversas espécies de *Lactobacillus,* além do já conhecido *Lactobacillus acidophilus,* como principais constituintes da flora vaginal saudável. Assim, em mulheres cuja flora é dominada por *Lactobacillus,* as espécies mais frequentemente detectadas por amplificação gênica são *L crispatus* e *L.* Inners[17,18] ou *L. crispatus* e *L. gasseri.*[19] Outras espécies, como *L. jensinii, L. gallinarum* e *L. vaginalis,* também têm sido identificadas em algumas mulheres.[8,9] Um estudo demonstrou que, em mulheres saudáveis, o ecossistema normal pode ser mantido mesmo na ausência de *Lactobacillus*; em uma mulher identificou-se o *Atopobium vaginae* como o micro-organismo dominante na flora e, em duas outras mulheres, as bactérias *Atopobium, Megasphaera* e *Leptotrichia,* todas produtoras de ácido lático, de maneira semelhante aos *Lactobacillus.*[19,20] Portanto, o ambiente ácido da vagina, reconhecido como importante mecanismo de defesa contra a proliferação de patógenos, pode ser mantido por outras bactérias, não apenas pelos *Lactobacillus.* É possível que, quando os *Lactobacillus* não sejam capazes de predominar no meio vaginal por qualquer razão, outras bactérias produtoras de ácido lático sejam capazes de ocupar o seu nicho. Deve-se ressaltar que as bactérias *Megaesphaera* e *Laptotrichia* são também capazes de produzir metabólitos com odor desagradável.[18] Assim, a detecção de odor vaginal em mulheres que não possuam flora vaginal dominada por *Lactobacillus* não é conclusiva para fazer o diagnóstico de entidades patológicas como, por exemplo, a vaginose bacteriana, especialmente em mulheres assintomáticas.

■ BIOFILMES

Biofilmes recobrem uma superfície sólida ou recobrem colônias microbianas. Os biofilmes já foram identificados nas superfícies das células vaginais, sendo mais conhecidos em mulheres com vaginose bacteriana.[21] Um aspecto interessante a ser estudado é a caracterização dos biofilmes em mulheres saudáveis. É provável que os

Lactobacillus constituintes da flora fisiológica também possam ter a capacidade de produzir biofilmes, que os recobririam e manteriam sua estabilidade no meio vaginal. Entretanto, tal questão ainda não foi respondida e merece ser estudada.

■ VARIAÇÕES NA FLORA VAGINAL

A flora vaginal sofre variações em sua composição na dependência de fatores endógenos ou exógenos. As diferentes fases do ciclo menstrual, gestação, uso de contraceptivos, frequência de intercurso sexual, uso de duchas ou produtos desodorantes, antibióticos ou outras medicações com propriedades imunossupressivas podem alterar as condições endovaginais, aumentando ou diminuindo as vantagens seletivas para micro-organismos específicos.[22-24]

A ação do intercurso sexual desprotegido sobre a microflora vaginal ainda é controversa; um estudo relatou a perda de *Lactobacillus*;[25] outro estudo não demonstrou efeito sobre os *Lactobacillus*, mas sim elevação dos níveis de *Escherichia coli* e de bacilos Gram negativos facultativos.[26]

As variações hormonais do ciclo menstrual interferem no substrato de diferentes micro-organismos, talvez por levarem a alterações no pH vaginal. Os níveis de *Lactobacillus* permanecem constantes durante o ciclo, as espécies não *Lactobacillus* aumentam durante a fase proliferativa e as concentrações de *Candida albicans* se tornam mais elevadas no período pré-menstrual.[8]

Antibióticos certamente podem alterar a flora vaginal, portanto, o tratamento de mulheres assintomáticas, mas cuja bacterioscopia não mostra *Lactobacillus*, é discutível, já que pode induzir perturbação em uma microflora que pode ser a endógena e levar à proliferação de micro-organismos que estavam sendo inibidos no meio ambiente saudável.[18]

■ O MICROBIOMA VAGINAL

O conceito de "microbioma humano" foi inicialmente sugerido pelo microbiologista Joshua Lederberg, que criou tal termo para significar a comunidade ecológica de micro-organismos comensais, simbióticos e patogênicos, que literalmente compartilham conosco os espaços em nosso corpo. Ou seja, um microbioma é a totalidade de micróbios, seus elementos genéticos (genoma) e interações com determinado ambiente. Os microbiomas têm sido caracterizados em outros ambientes, tais como o solo, os oceanos e os sistemas aquáticos. No homem, o microbioma se inicia com o nascimento e, na idade adulta, o corpo humano contém um número 10 vezes maior de células microbianas do que células humanas.[25] Assim, cada local do corpo inclui comunidades ecológicas de espécies microbianas que coexistem com o hospedeiro. Os tipos de micro-organismos são altamente dependentes das condições ambientais que prevalecem naquele sítio e também dos fatores relacionados ao hospedeiro, e por isso variam de local para local. Além disso, variam de pessoa para pessoa e, com o tempo, para uma mesma pessoa.[27]

O conceito de microbioma altera o paradigma aceito durante muito tempo nas ciências médicas que considera os micro-organismos como "invasores" e que a eliminação de um "patógeno" predominante levaria à melhora de determinada doença. Tal visão discorda das recentes verificações de que os humanos servem como hospedeiros para grandes comunidades de micro-organismos residentes.

As informações sobre o microbioma levam a reconsiderar o que tem sido até hoje definido como "flora vaginal normal", dominada por uma ou duas espécies de *Lactobacillus*. O microbioma genital tem sido estudado em situações de saúde e de doença e existem muitas questões a serem respondidas, como, por exemplo: quais seriam as maneiras de manipular tais populações bacterianas para manter a situação fisiológica ou mesmo tratar os estados alterados? Pressupõe-se que o estilo de vida, genótipo, resposta imune do hospedeiro, meio ambiente e condições patológicas possam afetar o microbioma.[25]

No estudo dos microbiomas, o DNA bacteriano é extraído das amostras e amplificado utilizando reação de polimerase em cadeia (PCR). O sítio mais comum para a identificação da bactéria é uma pequena subunidade ribossômica do 16S rRNA gene. Esse gene é muito útil porque está presente em todas as bactérias e pode ser identificado por *primers* específicos. Uma vez que o gene 16S rRNA tenha sido sequenciado, as regiões variáveis podem ser utilizadas para PCR específicos de maneira qualitativa ou quantitativa. Tais sequências obtidas são alinhadas e comparadas com extensas bases de dados de sequências de 16S rRNA.[28] Entretanto, a diversidade da flora microbiana vaginal está escassamente representada nos bancos de dados, quando comparados com dados de outros sítios, como o trato gastrointestinal.

É importante ressaltar que as funções de tais comunidades microbianas ainda são pouco conhecidas. Estudos indicam que a baixa diversidade microbiana no intestino parece estar relacionada com obesidade e doença inflamatória intestinal e que a alta diversidade vaginal estaria relacionada à vaginose bacteriana.[29]

Estudos já demonstraram que o microbioma vaginal é, na grande maioria das vezes, dominado por uma ou duas espécies de *Lactobacillus*, sendo os mais frequentes *Lactobacillus inner*, *Lactobacillus crispatus*, *Lactobacillus gasseri* ou *Lactobacillus jensinii*.[17] Até o momento, a espécie de *Lactobacillus* identificada com maior frequência tem sido a *inners*, seguida pelas espécies *crispatus, gasseri* e *jensinii*.[17] Entretanto, algumas mulheres assintomáticas e saudáveis albergam um meio vaginal com predomínio não dos *Lactobacillus*, mas sim de outras bactérias, incluindo espécies de *Prevotella, Gardnerella, Atopobium* e *Magasphaera*.

Ravel *et al.* avaliaram a composição do microbioma de mulheres norte-americanas assintomáticas representantes de quatro diferentes etnicidades: asiática, caucasiana, negra e hispânica. Os objetivos foram avaliar a composição do ecossistema vaginal e correlacioná-lo com os valores do pH. De acordo com os resultados, as comunidades bacterianas vaginais foram agrupadas em cinco principais grupos: I, II, III, IV e V. O grupo I tinha como dominante o *Lactobacillus crispatus*, enquanto os grupos II, III e V tinham como dominante os *Lactobacillus gasseri, inners* e *gensinii*, respectivamente. O grupo IV não tinha predominância de *Lactobacillus*, mas sim de espécies de anaeróbios como *Prevotella, Dialaster, Atopobium, Gardnerella, Megasphaera* e outros. As mulheres cujas comunidades vaginais foram classificadas no grupo I tinham os valores mais baixos de pH (4,0 +/– 0,3). As mulheres do grupo IV tinham os valores mais elevados de pH (5,3 +/– 0,6), enquanto as com predominância de *Lactobacillus* de espécies diferentes da *crispatus* apresentavam pH vaginal variando de 4,4 a 5,0, indicando que tais comunidades provavelmente eram menos produtoras de ácido lático do que as do grupo I ou o ácido lático estava sendo consumido por outras bactérias.[30]

Com relação à etnicidade, as comunidades dominadas por *Lactobacillus* (I, II, III, V) foram mais prevalentes em mulheres asiáticas e caucasianas, aparecendo em menores proporções em negras e hispânicas. Os valores de pH vaginal mais elevados em negras e hispânicas corroboram com a maior prevalência de comunidades não dominadas por *Lactobacillus*. Entretanto, cumpre lembrar que todas as mulheres incluídas no estudo eram saudáveis, sem sinais ou sintomas de infecções. Tal fato leva a questionar os critérios de "normalidade" de flora, que incluem *Lactobacillus* e valor de pH vaginal igual ou abaixo de 4,5. Os autores questionam se a maior prevalência de "vaginose bacteriana" atribuída a mulheres de raça negra seria real ou se representaria apenas uma visão distorcida do que é um ecossistema normal para tais mulheres. Certamente, tal questionamento será respondido por meio de novas pesquisas utilizando métodos não cultiváveis para a identificação de micro-organismos. Provavelmente essas diferenças no microbioma vaginal são devidas a particularidades dos sistemas imunes inato e adaptativo, da composição e quantidade das secreções na vagina e dos ligantes ("*Toll-like receptors*") na superfície das células epiteliais do trato genital. Os hábitos e práticas sexuais e de higiene e métodos contraceptivos provavelmente também interferem em tais variações.[30]

Analogamente a outras comunidades microbianas, acredita-se que o microbioma vaginal encontra-se em estado de equilíbrio dinâmico e que existam mecanismos homeostáticos que facilitam a resistência desses micro-organismos. Provavelmente as relações entre as espécies interferem em ambos os aspectos, assim como o fazem os micro-organismos invasores, incluindo oportunistas e patógenos. Aspecto importante a ser considerado é a cuidadosa reflexão sobre os padrões estabelecidos de "saúde" e "doença" vaginal; o que classicamente não se enquadra dentro do que é considerado como "normalidade", podendo apenas representar uma característica individual saudável, cujas tentativas de alteração pelo uso de medicamentos provavelmente irão conduzir ao estado de doença. Certamente, tais estudos conduzirão à pratica de medicina personalizada, onde as diferenças individuais serão consideradas de maneira prioritária, ao invés da mera aplicação de "protocolos de tratamento" em situações onde não existe um estado patológico que deva ser "tratado".

■ CONSIDERAÇÕES FINAIS

Cumpre lembrar as considerações dos honorários professores Steven S. Witkin e Willian J. Ledger (*Cornell University – EUA*), que, na excelente publicação "*Complexities of the Unequely Human Vagina*", discutem os mais importantes pontos relacionados ao ecossistema vaginal e concluem dizendo das dúvidas que dois filosóficos espermatozoides podem ter sobre conseguirem ou não passar através de mecanismos vaginais tão complexos para atingirem o seu objetivo final, que é a fertilização.[31] Tais reflexões, associadas ao estudo constante da microflora vaginal por métodos cada vez mais elaborados, certamente devem orientar a prática clínica do ginecologista sobre a maneira mais adequada de prestar os cuidados à saúde genital das pacientes, sempre que tais cuidados se fizerem necessários. Entretanto, o reconhecimento da complexidade da microflora vaginal saudável, que nem sempre é composta pelo predomínio de *Lactobacillus sp,* é importante para que não ocorram indicações de "tratamentos" onde eles absolutamente não são necessários e que podem destruir a microflora saudável, possibilitando o desenvolvimento de micro--organismos patogênicos.

Não há dúvida de que a descoberta da associação entre a presença de um determinado tipo de micro-organismo com o estado de saúde vaginal no puerpério e da ausência do mesmo com estados de infecção puerperal, por *Albert Sigmund Gustav Doderlein* (1860-1941), foi de imensurável importância para os cuidados com a saúde da mulher. Durante muito tempo, a flora vaginal protetora tem sido denominada "flora de *Doderlein*" ou "*Lactobacillus* de *Doderlein*", como justa homenagem ao descobridor. Entretanto, frente à identificação de outras espécies de *Lactobacillus* e à complexidade do microbioma vaginal mesmo em mulheres saudáveis, a designação de "flora de *Doderlein*" para caracterizar o estado de normalidade vaginal merece ser revista, particularmente frente aos estudos do microbioma. Adicionalmente, a incorporação de métodos laboratoriais mais acurados na prática clínica do ginecologista e a correta intepretação dos resultados de estudos da flora vaginal certamente possibilitarão melhor caracterização dos estados de saúde e doença e, consequentemente, o aprimoramento da atenção ginecológica à paciente.

REFERÊNCIAS BIBLIOGRÁFICAS

1. Larsen B, et al. Understanding the bacterial flora of the female genital tract. Clin Infect Dis. 2001; 32(4):e69-77.
2. Paavonen J. Physiology and ecology of the vagina. Scand J Infect Dis Suppl 1983;40:31-5.
3. Bartlett JG, et al. Bacterial flora of the vagina: quantitative study. Rev Infect Dis 1984; 6(Suppl 1):S67-72.
4. Zhou X, et al. Characterization of vaginal microbial communities in adult healthy women using cultivation-independent methods. Microbiology. 2004; 150(Pt 8):2565-73.
5. Verhelst R, et al. Cloning of 16S rRNA genes amplified from normal and disturbed vaginal microflora suggests a strong association between Atobobium vaginae, Gardnerella vaginalis and bacterial vaginosis. BMC Microbiology. 2004;4:16
6. Fredricks DN, et al. Molecular identification of bacteria associated with bacterial vaginosis. N Engl J Med. 2005; 353(18):1899-911.
7. Elias PM, et al. Skin barrier. New York: Taylor & Francis; 2006.
8. Linhares IM, et al. Contemporary perspectives on vaginal pH and Lactobacilli AM J Obstet Gynecol 2010; 204(2):120.e1-5.
9. Ayre WB. The glycogen-estrogen relationship in the vaginal tract. J Clin Endocrinol Metab 1951; 11(1):103-10.
10. Gross M. Biochemical changes in the reproductive cycle. Fertil Steril 1961; 12:245-62.
11. Bo WJ. The effect of progesterone and progesterone-estrogen on the glycogen deposition in the vagina of the squirrel monkey. Am J Obstet Gynecol 1970; 107(4):524-30.
12. DiGirolamo M, et al. Lactate production in adipose tissue: a regulated function with extra-adipose implications. FASEB J 1992; 6(7):2405-12.
13. Haji-Michael PG, et al. Leukocyte glycolysis and lactate output in animal sepsis and ex vivo human blood. Metabolism 1999; 48(6):779-85.
14. Gorodeski GI, et al. Estrogen acidifies vaginal pH by up-regulation of proton secretion via the apical membrane of vaginal-endocervical epithelial cells. Endocrinol 2005; 46(2):816-24.
15. Boskey ER, et al. Origins of vaginal acidity: high D/L lactate ratio is consistent with bacteria being the primary source. Hum Reprod 2001; 16(9):1809-13.
16. Giraldo PC, et al. Mecanismos de defesa da mucosa genital feminina. In: Peixoto S. Infecção genital na mulher. São Paulo: Rocca; 2007. p.37.
17. Pavlova SI, et al. Genetic diversity of vaginal lactobacilli from women in different countries based on 16S rRNA gene sequences. J Appl Microbiol. 2002; 92(3):451-9.
18. Ledger JL, et al. Microbiology of the vagina. In: Ledger JL, et al. Vulvovaginal infections. London: Manson Publishing; 2010. p.128.
19. Antonio MA, et al. The identification of vaginal Lactobacillus species and the demographic and microbiologic characteristics of women colonized by these species. J Infect Dis. 1999;180(6):1950-6.
20. Rodriguez JM, et al. Characterization of a novel atopobium isolate from the human vagina: description of atopobium vaginae sp.nov. Int J Syst Bacteriol. 1999; (9 Pt 4):1573-6.
21. Swidsinski A, et al. Adherent biofilms in bacterial vaginosis. Obstet Gynecol. 2005; 106(5 Pt 1):1013-23.
22. Eschenbach DA, et al. Influence of the normal menstrual cycle on vaginal tissue, discharge and microflora. Clin Infect Dis. 2000; 30(6):901-7.
23. Schwebke JR, et al. Correlation of behaviors with microbiological changes in vaginal flora. J Infect Dis 1999; 180(5):1632-6.
24. Eschenbach DA, et al. Effects of vaginal intercourse with and without a condom on vaginal flora and vaginal epithelium. J Infect Dis. 2001; 183(6):913-8
25. Turnbaugh PJ, et al. The human microbiome project. Nature 2007; 449(7164):804-10.
26. Witkin SS. Immunology of recurrent vaginitis. Am J Reprod Immunol Microbiol 1987; 15(1):34-7.
27. Costello EK, et al. Bacterial community variation in human body habitats across space and time. Science 2009; 326(5960):1694-7.
28. Tunbaugh PJ, et al. A core gut microbiome gene catalogue established by metagenomic sequencing. Nature 2009, 480.
29. Qin J et al. A human gut microbial gene catalogue established by metagenomic sequencing. Nature 2010; 464(7285):59-65.
30. Ravel J, et al. Vaginal microbiome of reproductive-age women. Proc Natl Acad Sci USA 2011;108 (Suppl I):4680-7.
31. Witkin SS, et al. Complexities of the uniquely human vagina. Sci Transl Med 2012,4(132):11fs.

Capítulo 8

- Carolina Carvalho Ambrogini ■ Maria Claudia de Oliveira Lordello
- Teresa Raquel Embiruçu de Araújo Gonzaga ■ Ivaldo Silva

Disfunções Sexuais Femininas

■ INTRODUÇÃO

A sexualidade acompanha o desenvolvimento do ser humano desde a fase intrauterina e é indissociável da sua estrutura mental. Ao longo de cada etapa da vida, a sexualidade se ajusta às circunstâncias físicas, psíquicas, sociais, culturais, religiosas e aos movimentos intra e interpessoais. Ela está vinculada com elementos da personalidade, constituição biológica e com um senso geral de ser, configurando um comportamento sexual humano complexo.[1]

A compreensão da sexualidade feminina não seria possível sem o entendimento da história. A mulher vivenciou um papel passivo, submisso e de inferioridade nos cenários socioeconômicos e culturais quando comparada aos homens, e nas experiências sexuais não poderia ser diferente. Ignorava-se o desejo e prazer sexual feminino. Freud ressaltava a importância do falo, descrevendo o sexo masculino como "modelo". As mudanças do século XX e a descoberta da pílula anticoncepcional permitiram à mulher a independência financeira (e sexual) e a desvinculação do sexo apenas para a procriação.[2]

O comportamento sexual feminino sofre influências de diversos fatores, isolados ou concomitantes. A expressão da sexualidade feminina se modifica com a idade, com a fase de vida, com alterações hormonais, presença de comorbidades patológicas, situações afetivas intra e interpessoais, imagem corporal e autoestima. O interesse e a satisfação sexual são vulneráveis a todos esses fatores. A partir do momento que a atividade sexual pode estar inadequada diante dessas circunstâncias, causando sofrimento, pode-se caracterizar uma disfunção ou desordem sexual.[3]

Antes de descrever, diagnosticar e tratar qualquer desordem, deve-se ter o entendimento sobre o que se espera da resposta sexual feminina. William Masters e Virginia Johnson foram os pioneiros na elucidação dos processos fisiológicos da resposta sexual humana com a teoria das quatro fases: excitação, platô, orgasmo e resolução. Em 1979, Kaplan sugere acrescentar a fase do desejo, mas foi a partir do detalhamento da resposta sexual feminina proposto pela Rosemary Basson, em 2000, que ela ganhou os conceitos mais atuais.[4]

Os modelos "tradicionais" (apetência ou atividade de desejo sexual, excitação, orgasmo, resolução ou relaxamento) são aplicáveis às mulheres no início do relacionamento sexual. A situação se modifica com o tempo, uma vez que as mulheres podem entrar no estado de "neutralidade" sexual. A mulher pode sair desse estado de "neutralidade" ficando receptiva a estímulos que possam despertar o desejo erótico e, motivada pela recompensa da intimidade emocional e do bem-estar do parceiro, ativar voluntariamente seu ciclo de resposta sexual (Figura 8.1). Quando a apetência sexual aparece, a receptividade aos estímulos sexuais aumenta a excitação, que se torna mais intensa, podendo alcançar o estado de satisfação.[5,6]

Os estímulos sexuais (visuais, táteis, olfativos, auditivos, emocionais) podem ser diversos. Eles entram via córtex cerebral frontal para que, por meio do sistema límbico e do tronco cerebral (substância reticular), modulem uma reação. A estimulação das zonas erógenas, por meio de carícias, toques, beijos e abraços, produz a estimulação de receptores sensitivos somatoestésicos. Essa estimulação gera um influxo eferente que chega ao centro reflexo espinhal e, através de tratos ascendentes e descendentes na medula espinhal, produzem efeito inibitório ou facilitador. O desejo e a estimulação induzem a uma série de mudanças orgânicas, através dos sistemas neurovegetativo, simpático e parassimpático,

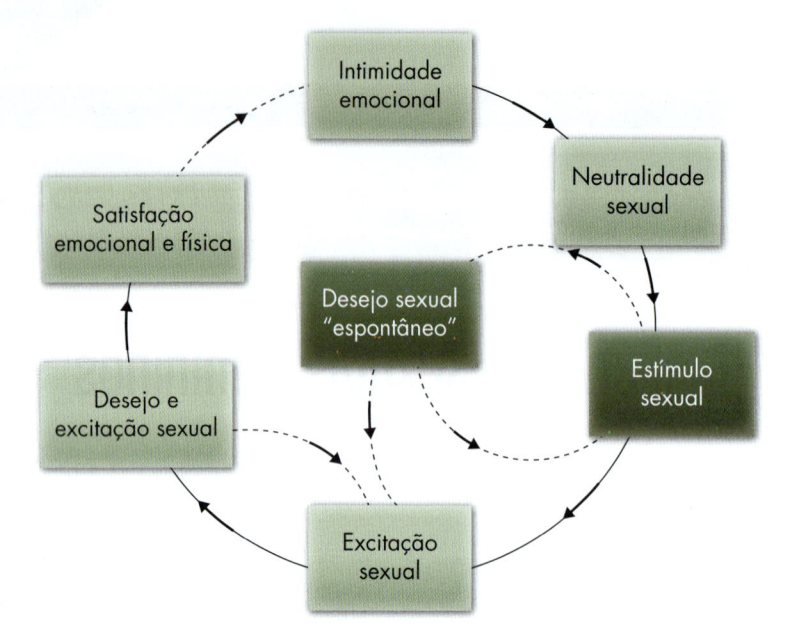

Figura 8.1 Ciclo de resposta sexual.
Fonte: adaptada da Basson, *et al.* 2004.

que têm o objetivo de preparar os órgãos para o coito propriamente dito.[7]

A persistente ou recorrente alteração nesse ciclo de resposta pode causar desconforto ou insatisfação sexual, caracterizando as disfunções. Essas podem afetar 20% a 50% das mulheres, com considerável impacto na qualidade de vida e nos relacionamentos interpessoais.[8-10] No Brasil, Abdo e *et al.* (2004), no Estudo da Vida Sexual do Brasileiro (EVSB), estimam uma prevalência de 28,5% dentre a população feminina estudada.

O Manual Diagnóstico e Estatístico de Transtornos Mentais (DSM-5), na última edição, definiu e classificou as disfunções sexuais femininas em três grupos: desordens da atividade do desejo e excitação, orgasmo e transtornos de dor e/ou dificuldades na penetração.

■ DESORDENS DA ATIVIDADE DO DESEJO E EXCITAÇÃO

As desordens do desejo e excitação foram recentemente englobadas em único tópico na edição mais recente do DSM-5.[11] Essa disfunção caracteriza-se por diminuição persistente de pensamentos eróticos e da motivação para se iniciar uma atividade sexual, e ainda a dificuldade de obter respostas fisiológicas, como a congestão dos genitais e consequente lubrificação, causando sofrimento pessoal ou interpessoal. Estima-se que 20% da população feminina apresente, como queixa principal, o desejo sexual hipoativo (diminuição do desejo ou baixa de libido).

Alguns fatores podem interferir na atividade de desejo sexual, como alguns destes:

Anticoncepcionais hormonais

Apesar da tranquilidade e segurança que os métodos anticoncepcionais hormonais oferecem ao casal no momento da relação sexual, as pílulas, adesivos, injeções e anel vaginal podem causar nas mulheres diminuição do desejo sexual. Acredita-se que esses hormônios utilizados na anticoncepção aumentam a quantidade de proteínas carregadoras dos hormônios sexuais (SHBG), diminuindo o nível de testosterona livre sérica, podendo causar baixa de libido.[12]

Ciclo gravídico-puerperal

A gestação causa alterações fisiológicas pelos hormônios, modifica o corpo da mulher e altera a dinâmica psicológica do casal, podendo causar diminuição do desejo. A mulher, em geral, sente-se confusa entre os papéis de mãe e amante e modifica seu padrão sexual. Às vezes, ocorre o medo de prejudicar a gestação com as relações sexuais, principalmente nos últimos meses. No puerpério, fica mais suscetível a sentimentos depressivos, e a chegada do filho, ao exigir atenção total, pode gerar cansaço e diminuir o interesse sexual. Na amamentação, a prolactina, fisiologicamente, diminui a libido para evitar que a mulher deixe de nutrir o filho para gerar outro, diminuindo as chances de nova procriação. A prolactina diminui o desejo sexual, inibe a ovulação e diminui a lubrificação vaginal devido ao hipoestrogenismo que causa.[10,12]

Esterilidade

A esterilidade conjugal gera muita ansiedade. A frustração do casal que se sente incapaz de conceber pode refletir no relacionamento sexual. O coito passa a ser programado e com a finalidade principal da reprodução, reduzindo sua espontaneidade e ocasionalidade. Os tratamentos demandam períodos de abstinência e relações com horários previamente programados, o que frequentemente levam a alterações da atividade de desejo.

Transição menopausal e pós-menopausa

A queda dos níveis de testosterona e estrogênios são os grandes responsáveis pelas queixas sexuais dessa fase de vida. Níveis baixos de testosterona causam adinamia, desânimo e diminuição do desejo, enquanto o hipoestrogenismo diminui a lubrificação vaginal, gerando dispareunia e a esquiva para o coito. Além desses fatores físicos, o sentimento de inutilidade e incapacidade que algumas mulheres assumem com a chegada da senilidade e a mudança da imagem corporal podem causar baixa autoestima, depressão e, como causa ou consequência, as desordens sexuais. Entretanto, vale ressaltar que as mulheres na transição menopausal ou na pós-menopausa podem ter impacto variável na sua sexualidade, não sendo regra o aparecimento de disfunções.[10,13]

- **Drogas:** sedativos, hipnóticos, ansiolíticos, narcóticos, antidepressivos, psicoestimulantes, alucinógenos (a maioria das drogas psicoativas), alguns anti-hipertensivos e álcool.[10]
- **Desordens neurológicas dos centros superiores e dos centros inferiores:** esclerose múltipla, cirurgias neurológicas e traumas medulares.[10]
- **Endocrinopatias:** diabete *mellitus*, hipotireodismo, doença de Addison, hipopituitarismo.[10]
- **Outras patologias clínicas:** doenças oncológicas, insuficiência hepática, insuficiência renal, outras doenças degenerativas.[10]
- Estresse.[10]

Ao contrário dos homens, que têm níveis hormonais constantes em grande parte da vida, as mulheres têm flutuações mensais, ficam grávidas, amamentam e sofrem com a queda brusca dos hormônios após a menopausa (cirúrgica e ou espontânea). Além disso, a mulher contemporânea luta por igualdade no mercado de trabalho, busca realização profissional e ainda é a responsável pelos cuidados domésticos e pela educação dos filhos. A dinâmica do cotidiano da mulher e do casal também merecem profunda investigação. Deve-se acrescentar na anamnese sexual perguntas sobre discussões conjugais, traições, sentimentos de mágoas/rancor e outros fatores que podem afetar a vida sexual.

A anamnese deve abordar a presença de atividade de desejo espontâneo ou receptivo, a estimulação erótica prévia, os sinais físicos e subjetivos do processo de excitação, as sensações orgásmicas e a plena satisfação sexual. Deve-se analisar as fantasias eróticas, as motivações para o coito, o grau e a frequência de intimidade e a capacidade do casal de de dialogar sobre sexo.[14,15]

A atividade sexual sofre alterações ao longo do tempo de um relacionamento, sem caracterizar disfunção. Uma situação comum é a mulher comparar o desejo que tinha no início do relacionamento. Deve-se questionar a presença ou não de desejo responsivo a estímulos eróticos, e a presença ou não de sinais de excitação. Se não houver receptividade ou se houver movimentos de esquiva sexual, a disfunção está caracterizada.

A atividade diminuída pode ser primária ou secundária. A primária é quando a queixa de falta de desejo coincide com o início da atividade sexual, e a secundária quando a queixa aparece após algum tempo de atividade sexual satisfatória. Na primária, os aspectos emocionais parecem mais evidentes, já que a influência de traumas, abuso sexual, educação rígida e religião castradora são mais relevantes, assim como características da personalidade como timidez acentuada e baixa autoestima também são frequentemente associados. Já na secundária, o momento do aparecimento da queixa deve ser mais detalhado para o raciocínio clínico, tentando levar em consideração a fase de vida, as questões biológicas e emocionais, além dos fatos marcantes do relacionamento conjugal.[11]

O diagnóstico das desordens do desejo e excitação é clínico. Alguns exames laboratoriais podem auxiliar na avaliação mais completa, na condução e no tratamento, como hemograma, glicemia, lipidograma, enzimas hepáticas, função tireoidiana, hormônio folículo-estimulante, hormônio luteinizante, estradiol, prolactina, testosterona total e livre, SHBG, albumina e função tireoidiana.[11]

■ TRATAMENTO

O direcionamento da terapêutica depende dos dados relevantes observados no interrogatório clínico, e a avaliação multidisciplinar é sempre recomendada.

A terapia sexual pode ser individual, de casal (quando existem inadequações conjugais) ou em grupo. A terapia em grupo mostrou-se eficaz, uma vez que as mulheres identificam-se nos problemas e soluções umas das outras.

A mulher deve ser incentivada a se descobrir sexualmente com exercícios de autoconhecimento corporal, masturbação e formulação de fantasias eróticas. Uma postura mais ativa com relação à própria sexualidade reflete em melhora na autoestima. Literatura e filmes eróticos são boas ferramentas para a elaboração de fantasias.[16] Os exercícios buscam explorar as sensações não genitais e genitais com o próprio corpo e, aos poucos, a reaproximação do casal. O tipo e o tempo do estímulo considerado erótico e eficaz é individual para cada mulher.

A orientação sobre a resposta sexual feminina fisiológica e a psicoterapia são extremamente importantes para a melhora do quadro de desejo hipoativo. Entretanto, em alguns casos, há necessidade de tratamento medicamentoso.

Vários estudos correlatam a queda dos níveis séricos de estrogênio e testosterona com uma incidência de disfunções sexuais, porém nem sempre a terapia medicamentosa é a melhor ou primeira alternativa para a questão. As diversas técnicas de terapia sexual podem fornecer bons resultados, mesmo quando os exames laboratoriais mostram baixos níveis hormonais. Algumas mulheres se beneficiam com o tratamento hormonal, mas existe grande preocupação com os efeitos adversos e as contraindicações. As possibilidades são as seguintes.

Medicamentos hormonais

Os hormônios sexuais interagem com os neurotransmissores no sistema nervoso central, onde um equilíbrio de fatores excitatórios e inibitórios controlam o funcionamento sexual, corroborando para o desejo e a resposta excitatória genital.

Terapia hormonal estrogênica

Relevante estudo publicado por Dennerstein *et al.* mostra um acompanhamento prospectivo da vida sexual de 340 mulheres antes da menopausa até oito anos após ela, utilizando questionários anuais de avaliação. Como resultados, os pesquisadores observaram que o fator de maior relevância na satisfação sexual daquelas mulheres era seu *status* de satisfação antes da menopausa. Ou seja, se a mulher experimentava uma vida sexual satisfatória antes de menopausa, ela teria mais chances de manter-se sem disfunções após ela. No entanto, esse estudo mostra um declínio das funções sexuais ao longo do tempo, também relacionado à queda dos níveis de estrogênios, muito mais do que ao declínio dos androgênios. Portanto, o impacto do hipoestrogenismo comparado ao hipoandrogenismo seria maior na sexualidade das mulheres na pós-menopausa recente.[13]

Segundo Park *et al.*, as menopausadas com disfunção sexual e que não se utilizam de terapia hormonal com estrogênio são particularmente mais vulneráveis ao que os autores chamam de síndrome vasculogênica genital. Os baixos níveis de estrogênios circulantes causariam mudanças vasculares que diminuiriam o ingurgitamento genital em resposta a um estímulo sexual, levando à secura vaginal e à dispareunia. Em contrapartida, outros estudos sugerem a hipótese de que queixas como secura vaginal e dispareunia são decorrentes muito mais da falta de estímulo adequado do que por alterações hormonais, tanto em mulheres na pré quanto na pós-menopausa.

Alguns artigos correlacionam ainda a frequência de atividade sexual com a atrofia genital na pós-menopausa, sendo que as mulheres que mantêm mais relações sexuais têm menos atrofia, independentemente da questão hormonal.[17,18]

Sintomas gerais como fogachos, transtornos do sono e do humor podem interferir negativamente na vida sexual. Sendo assim, a terapia estrogênica melhora a qualidade de vida na pós-menopausa, contribuindo de modo indireto para a sexualidade.[19]

Antes de indicar terapia hormonal em mulheres na pós-menopausa, deve-se analisar se ela encontra-se na chamada "janela de oportunidade" para a terapia hormonal sistêmica. Esta seria na fase de transição menopausal e para a mulher sintomática com prejuízo da sua qualidade de vida. Recomenda-se a terapia hormonal sistêmica primeiro para depois avaliar se há necessidade de terapia com androgênios, nos casos de DSH na pós-menopausa.[19]

Tibolona

Essa substância tem características estrogênicas, progestagênicas e androgênicas por diminuir as proteínas hepáticas de transporte dos hormônios sexuais (SHBG), aumentando os níveis de testosterona livres circulantes. Alguns trabalhos demonstram o efeito positivo na dose de 2,5 mg, na sexualidade em geral de mulheres na pós-menopausa, além de melhorar os sintomas vasomotores.[18,19]

Terapia androgênica

Ao longo dos últimos 50 anos, o conceito do papel fundamental dos androgênios na manutenção de boa resposta sexual de mulheres tornou-se claro no mundo da medicina. No entanto, embora muitos trabalhos fossem publicados, a maioria tinha pequeno número de pacientes e, muitas vezes, usando doses suprafisiológicas de hormônios, de forma que tornou-se difícil a recomendação da terapia androgênica pela medicina baseada em evidências. No começo do século XXI, importantes trabalhos começaram a surgir, culminando com um consenso de terapia androgênica em 2002. Quatro anos depois, um guia da Sociedade Norte-americana de Endocrinologia desvalorizou o consenso, apontando as deficiências metodológicas que existiam para determinar as quantidades de androgênios no soro, a falta de homogeneidade e resultados diferentes dos artigos publicados, concluindo pela necessidade de se obterem mais dados antes de confirmar o diagnóstico e tratamento dessas mulheres.[20]

Essa publicação causou diferentes reações nas sociedades científicas e grupos de opiniões, coincidindo com vários estudos bem desenvolvidos. Assim, pela primeira vez, uma agência de saúde europeia – Agência Europeia de Medicamentos (EMA) – aprovou um androgênio para o tratamento de DSH em mulheres.[20,21]

Metabolismo dos androgênios na mulher

Há numerosos receptores de androgênios no cérebro humano, mais especificamente no hipotálamo e no sistema límbico. A testosterona livre é aromatizada no citoplasma das células gliais, se transformando em dihidrotestosterona, a forma ativa do hormônio. Esse hormônio age nos neurônios dopaminérgicos, intensificando a síntese e liberação da dopamina. Esse neurotransmissor é o modulador da função sexual e de enorme importância para o desejo sexual.[66]

As fontes dos androgênios na pré-menopausa são: os ovários, as suprarrenais e a conversão periférica. Estima-se que os ovários produzam 50% da testosterona e androstenediona, que é convertida em testosterona perifericamente; as suprarrenais produzam a dehidroepiandrostenediona (DHEA), o seu sulfato (S_DHEA) e androstenediona, sendo que também todas sofrem conversão em testosterona nos tecidos periféricos, de forma que são responsáveis por 50% da testosterona circulante.[12]

Na pós-menopausa, os ovários continuam sintetizando testosterona junto com os tecidos periféricos, porém essa produção progressivamente diminui, de forma que na pós-menopausa tardia os níveis circulantes caem pela metade, comparados aos da menacme.

A produção dos precursores sintetizados na suprarrenal, por sua vez, já começam a diminuir a partir dos 40 anos, de forma que a mulher não sente queda abrupta dos androgênios como ocorre com os estrogênios. Essa diminuição acontece lentamente, porém mais precoce que a queda estrogênica.[22,23] Já é bem estabelecida na literatura a importância dos ovários para a produção androgênica na pós-menopausa, já que muitos estudos observaram que mulheres ooforectomizadas têm maior incidência de disfunção sexual.

Apenas 10% da testosterona circulante está na forma biodisponível, o restante é inativo por estar ligada à proteína hepática de transporte (SHBG). Tudo que interfere na produção (aumento ou diminuição) dessa proteína interfere no metabolismo dos androgênios. Destacam-se algumas situações clínicas e drogas que podem diminuir os níveis de testosterona (Figura 8.2).[12]

- Ovários: pós RT, QT, ooforectomia, menopausa natural
- Suprarrenal: adrenalectomia, sd. Addison
- Hipotálamo-hipofisária: hipopituitarismo
- Medicamentosa:
    - Corticosteroides
    - Antiandrogênicos
    - Anticoncepcionais hormonais
    - Terapia hormonal

Figura 8.2 Causas de diminuição de androgênios.

QT: quimioterapia. RT: radioterapia. Sd: síndrome.

Nos tecidos-alvo, a testosterona é convertida em dihidrotestosterona (DHT) pela ação da enzima 5-alfarredutase, os tecidos sensíveis ao DHT são: o folículo piloso, a pele, os genitais, as mamas, os músculos, o tecido adiposo e o sistema nervoso central.[12]

Dosagens séricas de testosterona

A interpretação das dosagens séricas de testosterona é discutível. Existem algumas dificuldades, como: os valores não são sensitivos para detectar baixas concentrações em mulheres; valores considerados normais variam em diferentes grupos etários e não são bem definidos; a dosagem de testosterona livre seria o mais indicado, porém o método ideal (equilíbrio dialítico) é pouco utilizado; os níveis séricos não refletem a sensibilidade, a receptividade e a ação nos tecidos-alvo (dependente da 5-alfarredutase, da aromatase).[24,25] Algumas orientações para a análise dos valores séricos de testosterona (Figura 8.3).

- Testosterona total
    - Menacme – < 20 nmol/L ou < 0,6 pg/dL
    - Menopausa – < 10 nmol/L ou
    - ¼ inf. níveis de normalidade
- Testosterona livre
    - Índice de testo L = Testo T × ShBG/100

Figura 8.3 Orientações para avaliação dos índices de testosterona sérica.

Testo L: testosterona livre; Testo T: testosterona total.

Deve-se lembrar que índices baixos de testosterona nem sempre cursam com diminuição da atividade de desejo sexual, assim como a falta de interesse sexual pode acontecer com índices normais desse hormônio, demonstrando as causas multifatoriais que interferem na atividade sexual.

■ SÍNDROME DA DEFICIÊNCIA ANDROGÊNICA FEMININA

A sigla FADS para o termo em inglês *Female Androgenic Deficience Syndrome* pode acontecer tanto na pós-menopausa como no período de menacme e é definida como a deficiência de androgênios em mulheres adequadamente estrogenizadas (Figura 8.1). Deve-se atentar aos sintomas, pois além da queixa de falta de desejo sexual, a mulher pode relatar: fadiga, diminuição de pelos pubianos, perda de massa muscular e diminuição da sensibilidade clitoriana, levando à anorgasmia. Geralmente, a FADS é acompanhada pela diminuição dos níveis séricos de testosterona, mas, devido às dificuldades descritas na sua mensuração, o quadro clínico ainda é o principal fator a ser considerado.[24,25]

Antes da reposição de testosterona, deve-se averiguar se a mulher está adequadamente estrogenizada, não ter hipotireoidismo e afastar outras causas para a diminuição da atividade de desejo sexual com anamnese sexual bem detalhada. Ressalta-se a importância das orientações sobre a resposta sexual feminina e o estímulo à erotização, mesmo com a terapia hormonal.

Antes de recomendar androgênios, investigar contraindicações e abordar os possíveis efeitos colaterais[24,25] (Figuras 8.4 e 8.5).

Na avaliação da mulher candidata aos androgênios, além das dosagens de testosterona total e livre, devem ser solicitadas as dosagens de androstenediona e S-DHEA, para a avaliação global do metabolismo androgênico; SHBG, pois a administração de androgênios faz diminuir essa proteína carreadora dos hormônios sexuais, podendo potencializar a ação androgênica e, consequentemente, os efeitos virilizantes; enzimas hepáticas, devido à metabolização hepática dos hormônios sexuais, e o possível efeito hepatotóxico dos ésteres de testosterona; lipidograma, já que a dislipidemia é contraindicação relativa à terapia androgênica, pois dimi-

nui os níveis de HDL. Os exames ginecológicos de rotina também devem ser atualizados, pois as neoplasias hormônio-dependentes contraindicam os androgênios.[25]

A maioria das formulações com androgênios para tratamento de disfunções sexuais femininas é *off-label*, ou seja, é usada pela experiência e prática clínica que comprovam a boa resposta. Ressalta-se que a agência reguladora de medicações brasileira ainda não aprovou androgênios para esse fim. Importante atentar para os riscos de todas as medicações manipuladas, já que são sujeitas a inúmeras variantes, de acordo com o local e as matérias-primas utilizadas.

O metabolismo do androgênio varia de acordo com a via de administração da droga. As vias de administração podem ser:[21,24-26]

Intramuscular

Existem formulações injetáveis que agrupam alguns ésteres de testosterona e são comercializados para tratar insuficiência androgênica masculina. Devem ser administrados mensalmente e podem causar maior incidência de virilização, pois suas doses não são ajustadas para mulheres.

Oral

A principal droga prescrita na terapia androgênica é a metiltestosterona, que pode ser nas doses de 2,5 a 5 mg por dia. A desvantagem é a droga sofrer duas passagens hepáticas, causando impacto maior no fígado e nos níveis de colesterol.

Os estudos de segurança sugerem o uso contínuo por até um ano, devendo haver monitorização com os exames séricos das enzimas hepáticas, hemograma (para prevenção da policitemia) e lipidograma a cada três meses.

No Brasil, existe o decanoato de testosterona na dose de 40 mg por comprimido, que é vendido comercialmente com o nome de Androxon®. Ele tem a vantagem

Contraindicações absolutas	Contraindicações relativas
• Gravidez	• Acne moderada a severa
• Lactação	• Hisurtismo moderado a grave
• Policitemia	• Alopecia androgênica
• Insuficiência hepática	• Dislipidemia grave
• Insuficiência renal	• Resistência insulínica
• Câncer de mama	• Distúrbios do humor com agressividade
• Câncer de endométrio	

Figura 8.4 Contraindicações absolutas e relativas para terapia androgênica.

Efeitos colaterais
• Acne
• Aumento da oleosidade da pele e cabelo
• Hisurtismo
• Hipertrofia muscular
• Alterações da voz
• Hipertrofia de clitóris
• Diminuição dos níveis de HDL
• Policitemia
• Agressividade

Figura 8.5 Principais efeitos colaterais dose-dependentes da terapia androgênica.

de ter absorção linfática intestinal, não sendo hepatotóxico, porém tem a meia-vida curta, exigindo o uso de três a quatro comprimidos ao dia.

Sublingual

A metiltestosterona pode ser formulada também para uso sublingual, o que evita a primeira passagem hepática, além de permitir tatear a dose de acordo com a melhora ou não dos sintomas.

Transdérmico

Gel ou cremes transdérmicos com testosterona natural na dosagem de 1% a 2% podem ser prescritos e não afetam o perfil lipídico nem são hepatotóxicos, no entanto, a adequada absorção da droga depende da qualidade do creme ou gel.

Em alguns países da Europa e na Oceania era comercializado o Intrinsa®, que é um adesivo com liberação diária de 300 mcg de testosterona. Até agora era a via mais estudada, existindo vários artigos demonstrando sua segurança a longo prazo, não sendo relacionado com nenhuma neoplasia ou efeito adverso importante. Como se inferiu, foi retirado do mercado.

Implantes

Existem poucos estudos sobre os implantes com testosterona. Eles podem ser formulados com testosterona isolada ou com estrogênios e progesterona para terapia hormonal na pós-menopausa e como contracepção na menacme, porém não existem formulações padronizadas que nos permitem ter segurança nessa via de administração.

■ MEDICAMENTOS NÃO HORMONAIS

Medicamentos de ação central

Algumas medicações que estimulam os receptores de dopamina e noradrenalina são chamadas de drogas pró-sexuais. Nesse sentido, alguns antidepressivos, como a bupropiona, têm sido investigados no sentido de promover o aumento da atividade do desejo, porém os estudos são controversos em afirmar sua ação exclusiva para esse fim. Atualmente, essa droga é indicada como "antídoto" para disfunções sexuais causadas por outros antidepressivos, principalmente os antidepressivos serotoninérgicos, podendo ser usada conjuntamente com outras drogas ou em substituição para tratar uma depressão leve com disfunção sexual.[26,27]

Outro antidepressivo interessante é a trazodona, que age estimulando os níveis de noradrenalina e dopamina nas doses de 100 a 150 mg/dia, tendo alguns estudos

que mostram a não interferência ou a melhora do desejo na troca por outro antidepressivo.[22]

Há alguns anos, uma outra substância de ação central tem sido pesquisada para o tratamento exclusivo do desejo sexual hipoativo. A flibanserina foi recentemente aprovada pelo FDA (*Food and Drug Administration*) e também pela agência reguladora brasileira. Essa substância tem ação agonista nos receptores de dopamina e noradrenalina. Os estudos mostraram aumento de 30% nas escalas de sexualidade utilizadas para o desejo sexual com a dose de 100 mg/dia e 50% de melhora nos eventos sexuais satisfatórios. Os principais efeitos colaterais foram tontura e sedação em 10% das mulheres.[25] É prescrita apenas para pacientes na menacme.

Fitoterápicos

As isoflavonas são fitoestrogênios amplamente utilizados para tratar sintomas vasomotores (fogachos) nas mulheres na pós-menopausa, podendo melhorar indiretamente as queixas sexuais.[28]

O *Tribulus terrestris* é outro fitoterápico utilizado para tratar o DSH. Esse extrato aparentemente causaria o aumento das gonadotrofinas, LH e FSH, levando indiretamente ao aumento nos níveis de testosterona. Estudo em ratas mostrou aumento da camada de células tecais no ovários, responsáveis pela produção de androgênios. No entanto, poucos estudos duplos-cego e placebo controlados comprovam a real eficácia no tratamento das desordens do desejo sexual em mulheres. Um estudo iraniano, placebo controlado, com 60 mulheres com DSH, mostrou melhora de todos os parâmetros medidos por questionário de função sexual (FSFI).[29]

Vasodilatadores

O uso de algumas substâncias com ação vasodilatadora como os inibidores da enzima 5-fosfodiesterase, sendo o medicamento mais estudado em mulheres o sildenafil, teria efeitos indiretos no desejo sexual, já que promoveria um aumento da vascularização pélvica e clitoriana, facilitando o orgasmo. Alguns estudos mostraram efeitos benéficos na vida sexual das mulheres pesquisadas como um todo, outros se mostraram inconclusivos. A vantagem desses medicamentos é a possibilidade do uso eventual, o que diminui a incidência de efeitos colaterais.[26]

■ ANORGASMIA

A anorgasmia é uma disfunção sexual que se caracteriza pela ausência persistente de orgasmo após uma fase normal de excitação. É uma desordem das mais prevalentes em mulheres, correspondendo a 26,2% de toda a população brasileira, de acordo com um grande estudo sobre a sexualidade, realizado em 2004. No entanto, existem dados de prevalência distintos que variam de 10,3% em uma pesquisa feita em Massachusetts[31] até 29% em outra, em clínicas ginecológicas da Grã-Bretanha.[32] Embora haja consenso entre os profissionais da área, de que a anorgasmia é uma disfunção comum em mulheres, existem poucos estudos bem controlados que ofereçam sobre ela dados mais atuais.

O orgasmo é uma experiência psicofísica de curta duração, podendo durar de três a dez segundos, mas de grande satisfação física e psíquica. A mulher pode levar de dez a 20 minutos para atingir um orgasmo durante a relação sexual, ou até menos de quatro minutos, se estiver suficientemente excitada.[4]

Devemos lembrar que o orgasmo se refere a um estado crescente de excitação, chegando a um ponto em que a tensão é tão intensa que detona um reflexo de alívio, gerando agradável sensação de prazer físico e psicológico. Do ponto de vista biológico, um pouco antes do orgasmo, a tensão muscular e a vasocongestão atingem o seu auge e a miotonia se transforma em espasmos. O orgasmo, assim como todos os reflexos, pode variar de intensidade.[4]

O orgasmo também é definido como experiência subjetiva para cada indivíduo. As descrições das mulheres sobre a sensação orgásmica incluem a ideia de atingir um pico após uma sensação de grande tensão, seguida de liberação de energia prazerosa, acompanhada de contrações da região genital, que acompanham posteriormente um relaxamento inteiro do corpo.[33]

Masters e Johnson, em suas pesquisas em laboratório, documentaram que todo o corpo estava envolvido na experiência do orgasmo, havendo contrações rítmicas do útero, da vagina e do esfíncter anal. Expressão facial alterada, miotonia generalizada, espasmos carpopedais e contrações dos músculos abdominais e dos glúteos também ocorrem, apesar de não serem necessários para a experiência do orgasmo.

As pesquisas sobre sexualidade ganharam espaço no século XX, buscando estudar o comportamento sexual de pessoas "comuns" em seu dia a dia. Inicialmente, Alfred Kinsey e, depois, Masters e Johnson quebraram grandes mitos relacionados à sexualidade. Um dos mais importantes foi aquele que dizia sobre a primazia do orgasmo vaginal sob o clitoriano, criado por Freud a partir do desenvolvimento da teoria psicanalítica. Afirmava Freud que as mulheres mais maduras psiquicamente obtinham orgasmos vaginais, e não clitorianos.[3] É inegável a contribuição de Freud para a compreensão dos processos psíquicos humanos, embora, nesse aspecto, devamos levar em consideração o contexto histórico de grande repressão sexual feminina da época que em suas obras foram publicadas. Tanto Kinsey como Masters e

Johnson afirmaram que, na realidade, o clitóris, quando estimulado, é a fonte principal de excitação para o orgasmo, a vagina tendo papel secundário. E argumentaram que os orgasmos são iguais, independentemente da fonte de estimulação.

Em 1950, um ginecologista alemão, Ernst Grafenberg, descobriu a poucos centímetros da entrada da vagina, na parede vaginal posterior, uma área de cerca de 1 cm de diâmetro, que foi nomeada de "ponto G". Teorizou-se que a estimulação desse ponto resultaria em maior excitação sexual e ajudaria as mulheres a alcançar orgasmos mais intensos e satisfatórios. Apesar da descoberta ter sido documentada, a natureza exata dessa área não foi completamente confirmada, tampouco sua interferência na sexualidade.[4]

A anorgasmia pode ser primária ou secundária. A primária, sendo aquela em que a mulher nunca obteve um orgasmo; e a secundária, em que a mulher já experimentou e, a partir de algum momento, deixou de tê-lo. Para o critério fenomenológico, temos a anorgasmia situacional, que depende do parceiro ou da circunstância em que ocorre a falta do orgasmo; e a anorgasmia total, em que a mulher nunca o sente, independentemente do tipo ou da qualidade do estímulo.[4]

■ FATORES ETIOLÓGICOS

Biológicos

Diversos fatores biológicos podem levar a dificuldades na obtenção do orgasmo nas mulheres. Alterações neurológicas graves, como esclerose múltipla e amiotrófica lateral, ou lesões cirúrgicas da medula ou dos nervos periféricos que participam do reflexo orgásmico podem determinar essa dificuldade. A associação entre fibromialgia e anorgasmia nas mulheres foi encontrada por Kalichman.

A arteriosclerose e seus fatores de risco, como tabagismo, diabetes, hipertensão e doença vascular periférica, estão relacionados com a dificuldade de obter orgasmo porque o fluxo sanguíneo genital alterado é crítico para a resposta sexual. A doença renal crônica foi fortemente associada às disfunções sexuais, sendo a anorgasmia a queixa sexual mais prevalente (80,7%).[37]

A redução da capacidade de atingir o orgasmo foi observada também em mulheres que são medicadas com psicotrópicos, especialmente os antidepressivos, antipsicóticos e estabilizadores de humor.[38] Mudanças hormonais características da pós-menopausa ou do hipotireoidismo podem diminuir a sensação genital e a capacidade de resposta sexual, dificultando o orgasmo.[39]

Outros fatores como tamanho do clitóris também podem interferir na capacidade orgásmica feminina. Uma pesquisa realizada nos EUA constatou que mulheres com anorgasmia possuíam a glande do clitóris menor do que daquelas que regularmente conseguiam orgasmos.[40]

Psicossociais

Embora tenhamos inúmeros fatores biológicos associados à anorgasmia, o que observamos é que na maioria dos casos de disfunção sexual existe importante interação entre os aspectos biológicos, psicológicos e sociais. Na anorgasmia, diversos fatores psicossociais estão envolvidos. Dentre eles estão as experiências de infância, educacionais, de personalidade e fatores relacionais com o parceiro.

Alguns estudos revelam que a idade pode ser determinante para a anorgasmia, pois, quanto mais nova a mulher, mais possibilidade de apresentar a disfunção. Com o amadurecimento, a mulher tende a superar sua dificuldade, desenvolvendo sua capacidade de atingir o orgasmo. Basson sugere que a mulher mais velha, por sua vez, experimente dificuldades de atingir o orgasmo em decorrência das mudanças do próprio corpo, acreditando que apenas um corpo jovem tem direito à sexualidade plena e satisfatória. Além da idade, crenças religiosas rígidas e inibições familiares quanto ao tema sexualidade influenciam na anorgasmia.[41]

Baixa autoestima e autoimagem corporal estão entre os aspectos que também causam mais dificuldades. Muitas mulheres com esse perfil demonstram atitudes negativas em relação ao sexo em geral, incluindo a masturbação, e tendem a se sentir culpadas por tais atividades.[42]

A falta de comunicação entre os parceiros está entre os fatores que causam incapacidade de atingir o orgasmo. Parceiros que se sentem mais desconfortáveis para conversar sobre a vida sexual e sobre técnicas de estimulação do clitóris durante a relação podem aumentar as chances de anorgasmia feminina.[43]

Os tipos de personalidade também estão associados a essas dificuldades. Fisher descobriu que as mulheres anorgásmicas frequentemente tinham experimentado seus primeiros objetos de amor, especialmente os pais, como não confiáveis e tendiam a experimentar seus objetos de amor, na vida adulta, da mesma forma. Essas mulheres sentiam forte necessidade de controlar situações que envolviam alta excitação e possibilidade de perda de controle.

Sob o ponto de vista psicanalítico, a capacidade de experimentar o prazer durante a relação sexual e o orgasmo vem sendo associada à habilidade feminina de se relacionar intimamente com uma pessoa. Um estudo realizado por Brody e Costa mostrou que o orgasmo vaginal sem masturbação clitoriana foi associado a mulheres com menor uso de defesas psíquicas imaturas, tais como somatização, dissociação e deslocamento.

Sob o ponto de vista cognitivo-comportamental, as disfunções sexuais dependem da aprendizagem e dos processos cognitivos em relação à sua sexualidade. A ansiedade tem sido associada à dificuldade de relaxamento, que impede a excitação e causa inibição da resposta orgásmica.[46]

■ TRATAMENTOS

A literatura ainda é limitada e contraditória quanto às formas de tratamento para a anorgasmia. Pela falta de estudos randomizados para os distúrbios de orgasmo, é necessário extrapolar os resultados a partir dos estudos clínicos de outros problemas sexuais. Contudo, as principais intervenções baseiam-se na ação da farmacologia e da psicoterapia.

Farmacoterapia

Os principais androgênios que têm sido estudados para melhorar a função sexual são a testosterona e a metiltestosterona. A administração de testosterona em gel ou *patch*, em mulheres na pós-menopausa, proporcionou melhora da obtenção do orgasmo em diversos estudos.[47-49] A tibolona também ampliou o domínio do orgasmo em mulheres na pós-menopausa.[50]

A reavaliação e a troca de medicamentos que causam distúrbios de orgasmo podem revertê-los, tais como alguns antidepressivos. Outra estratégia sugerida é a suspensão temporária do medicamento causador do distúrbio orgásmico ou a administração conjunta de drogas como a sildenafila.[51]

Existem vários estudos sobre a sildenafila como tratamento da anorgasmia, porém os resultados são variados e, por isso, inconclusivos.[33]

Psicoterapia

As psicoterapias com enfoque na sexualidade são indicadas para o tratamento das disfunções sexuais, assim como para a anorgasmia. Para tanto, é necessária a completa anamnese para que se identifique corretamente a etiologia da disfunção, sendo descartadas todas as causas orgânicas.

Psicoterapias psicodinâmicas ou com base psicanalítica

Em psicoterapia de base psicanalítica, a ênfase não está diretamente ligada à remoção dos sintomas, mas em trabalhar os conflitos que levaram a esse sintoma. O conteúdo simbólico e a utilidade do sintoma são explorados. No entender psicanalítico, os sintomas possuem uma função psíquica para o paciente. Outro aspecto importante da psicoterapia psicanalítica é a investigação dos relacionamentos afetivos da infância e a interpretação das vivências marcantes infantis.[33] A maioria das pesquisas em psicoterapia psicanalítica é qualitativa, e não quantitativa.

Terapia cognitiva-comportamental

A psicoterapia de abordagem cognitiva-comportamental tem como objetivo promover mudanças cognitivas, modificações de atitudes e redução de ansiedade. Para isso, vários exercícios comportamentais são prescritos para serem feitos em casa. A masturbação dirigida (DM, *Directed Masturbation*) é geralmente a mais aconselhada para as mulheres que têm anorgasmia primária.[33] A seguir encontram-se as etapas dessa técnica, que pode ser aplicada em consultório pelo terapeuta sexual.

Background sexual – história, contexto e significado da sexualidade

Consiste em rever as experiências relacionadas à sexualidade durante a vida da paciente.

O corpo e os genitais

Orientar que a paciente, em casa, olhe seu corpo em um espelho, buscando avaliar o que pensa sobre ele. Na sequência, incentivar o toque no corpo e na região genital, apenas para verificar as possíveis sensações, sem objetivar orgasmo.

Exploração da excitação sexual

Incentivar que a paciente toque seus genitais buscando ter sensações de prazer. Orientá-la a pensar em imagens, cenas, gestos ou toques que aumentem o seu desejo sexual. Cabe orientar sobre o ciclo de resposta sexual e que nem sempre a excitação pode ser percebida conscientemente. Considerar a possibilidade de vibradores.

Formas de inclusão do parceiro(a)

Discutir com a paciente sobre as possíveis formas de comunicar ao parceiro(a) sobre suas novas descobertas, e como colocá-las em prática durante o ato sexual.

Algumas mulheres, porém, são capazes de experimentar orgasmo durante a masturbação, mas não durante a relação com o parceiro(a). Isso ocorre por todos os fatores interpessoais envolvidos no ato sexual. Medo e vergonha de se expor e principalmente a incapacidade de se entregar e relaxar frente ao parceiro(a) podem ocasionar esse transtorno. Nesses casos, são necessárias técnicas de estimulação clitoriana adicionais, para que, durante a relação, a paciente possa receber suficiente estímulo para sentir o orgasmo.[33]

■ TRANSTORNOS DE DOR E/OU DIFICULDADES NA PENETRAÇÃO

Os transtornos de dor e/ou dificuldades na penetração eram classicamente diferenciadas em vaginismo e dispareunia. Recentemente, o DSM-V reuniu esses dois termos em um único diagnóstico: dor gênito-pélvica/penetração (DGPP), com o objetivo de facilitar a definição e o tratamento.[11]

Basson *et al.*, durante as discussões para o consenso sobre disfunções sexuais, propuseram a seguinte definição para vaginismo: "persistente ou recorrente dificuldade da mulher em permitir a entrada na vagina do pênis, dedo e/ou qualquer objeto, apesar de ser esta a sua vontade. Existe evitação fóbica, contração involuntária da musculatura pélvica e antecipação da experiência de dor. Anormalidades físicas devem ser descartadas".[6] O espasmo muscular utilizado para a definição do vaginismo é muito questionado, por isso a mudança na terminologia foi realizada no DSM-5.[11] Na literatura, a incidência das mulheres que não conseguem a penetração vaginal varia de 0,5% a 1,5%.[52] Já o termo dispareunia atualmente é definido de forma sucinta como "dor recorrente ou persistente durante a atividade sexual com tentativas de penetração peniana parciais ou completas". Sua prevalência varia de 0,4% a 61% (Hayes, 2009). Essa grande variação reflete a heterogeneidade do quadro clínico e a inconsistência na definição de caso nos estudos relacionados.[53]

A classificação em vulvodínia permite caracterizar todas as dores vulvares. Essa condição, sem etiologia e sem tratamento claros, deve ser diferenciada de causas orgânicas que acometem a pele e a mucosa (Tabela 8.1) e tratadas de acordo com o fator causal específico. É classificada em subtipos que são diferenciados em função da localização da dor e pelo fator desencadeante (Tabela 8.2).[54]

Tabela 8.1 Causas orgânicas de dor pélvica.	
Endometriose	Reação enxerto x hospedeiro
Doença inflamatória pélvica	Malformações
Deficiência de estrogênio	Hidradenite supurativa
Prolapso de órgãos pélvicos, incontinência urinária	Fibrose uterina
Cistite intersticial	Síndrome do intestino irritável
Tratamento de câncer ginecológico	Radiação pélvica
Quimioterapia	Mutilação genital

Tabela 8.2 Subtipos de vulvodínias.
• **Vulvodínia localizada:** restrita a uma parte da vulva, tais como o vestíbulo ou clitóris.
• **Vulvodínia generalizada (VDG):** quando afeta toda a região vulvar.
• **Vulvodínia provocada (VDP):** quando ocorre em resposta a estímulos externos (por exemplo, pressão), anteriormente conhecida como síndrome de vestibulite vulvar.
• **Vulvodínia não provocada (VGNP):** dor espontânea, independentemente da estimulação.
• **Vulvodínia mista:** combinação de dor provocada e não provocada.

Vulvodínia provocada (VDP)

A VDP é uma das causas mais comuns de dor genital superficial em pré-menopáusicas, com prevalência estimada de 12%. O toque leve da mucosa ao redor da abertura vaginal (pelo teste do cotonete ao exame físico) e a penetração vaginal são sempre dolorosos. A etiologia é multifatorial, desde fatores psicológicos a trauma físico, responsáveis por causar reação inflamatória. Ou seja, uma lesão inicial do tecido libera mediadores inflamatórios, conduz a uma sensibilização periférica e o limiar da dor fica reduzido. Há também evidências de sensibilização central com amplificação da resposta à dor sistêmica nas mulheres afetadas, sendo comum a presença de outros distúrbios da dor, assim como transtornos ansiosos e depressivos. Tem sido epidemiológica e experimentalmente comprovado que a contracepção oral pode aumentar a prevalência de VDP.[54]

Vulvodínia generalizada (VDG)

Os sintomas generalizados partilham muitas características com as condições de dor neuropática e podem ser desencadeados por trauma ou desordens dos músculos e ligamentos do abdome inferior ou pélvicos. Também está relacionado com a história de candidíase de repetição.[53,54]

Vulvodínia generalizada e não provocada (VGNP)

A VGNP é menos comumente vista e, em casos típicos, afeta as mulheres na pós-menopausa. A dor é contínua, difusa e descrita como queimação. Estruturas vulvares têm aparência normal ao exame físico e a atividade sexual pode ser, muitas vezes, realizada sem dor.[53,54]

Diversos sistemas de classificação enfatizam a experiência ou a antecipação da dor como fatores relevantes

nos casos de vaginismo, como a Organização Mundial de Saúde (CID-10),[55] a Sociedade Internacional para os Estudos da Dor[56] e o Colégio Americano de Ginecologia e Obstetrícia.[57]

Estudos aplicados no contexto de dor musculoesqueléticas têm constatado que a catastrofização da dor e as crenças de medo-esquiva contribuem para o desenvolvimento e manutenção da dor. A catastrofização da dor, na literatura "*pain catastrophizing*" (PC), é amplamente concebida como um estado mental negativo que ocorre durante a experiência atual ou antecipatória de dor, contribuindo para experiência de dor mais intensa e sofrimento.[58] É um traço multidimensional onde a ativação, a avaliação, a atenção e o enfrentamento estão inter-relacionados quando do contato com algum evento nocivo. Trabalhos recentes demonstraram que a predisposição à PC possui valor preditivo para a intensidade da dor induzida experimentalmente. Uma explicação possível entre a PC e o desenvolvimento de dor à penetração vaginal pode ser atribuída à sensibilidade individual aos sinais de punição (como a dor), definida como evitação de danos.[59]

No vaginismo, o sintoma de dor durante o intercurso e a antecipação da dor levam ambos à ideação catastrófica (p. ex., a penetração vaginal será dolorosa) e ao medo da penetração. A antecipação da dor leva à hipervigilância com relação aos estímulos sexuais dolorosos e aos estímulos preditores de dor, o que não só reduz o limiar para sensações físico-táteis negativas, mas também contribui para avaliações negativas e comportamento de fuga quanto a tudo que esteja relacionado ao sexo. Adicionalmente, o aumento do tônus ou a contração da musculatura pélvica quando das tentativas de penetração vaginal confirmaram expectativas e cognições previamente negativas.[57-59]

■ TRATAMENTO

Apesar dos prejuízos pessoais e sexuais, metade dessas mulheres nunca procura tratamento, e mais de 50% das que procuram permanecem sem diagnóstico. Como os transtornos de dor sexual femininos podem resultar de várias condições, recomenda-se uma avaliação completa dos possíveis fatores médicos, sexuais, sociais e psicológicos que contribuem para o diagnóstico, sendo importante uma abordagem multidisciplinar[6,52,54.]

Mulheres com dor genital, especialmente as com vaginismo, são muitas vezes relutantes em se submeter ao exame ginecológico, e várias visitas podem ser necessárias antes de uma tentativa. Sendo assim, o profissional de saúde deve estar ciente da importância de criar um vínculo antes do procedimento a ser realizado. Essa avaliação requer uma abordagem sistemática incluindo a inspeção da vulva, do vestíbulo, do hímen e da vagina. Sítios de alodínia precisam ser mapeados, utilizando-se um *swab* úmido para tocar o vestíbulo em quatro áreas, anteroposterior e laterais (Figura 8.6).[54,60]

Ao avaliar os músculos do assoalho pélvico, uma contração involuntária pode ocorrer devido à ansiedade e ao medo, muitas vezes falseando um diagnóstico de hipertonia muscular. Isso pode ser evitado ao explicar o exame para a paciente, instruindo-a a relaxar seus músculos abdominais.[60]

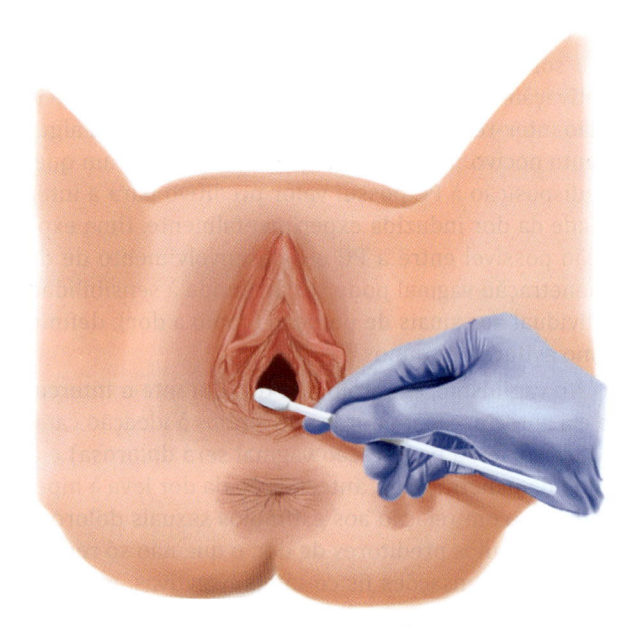

Figura 8.6 Avaliação dos pontos de alodínia (teste do *swab*).

Mulheres com dor sexual muitas vezes possuem sentimentos de rejeição, agressividade, hostilidade, vergonha ou culpa, ansiedade, experiências de trauma psicológico, bem como conflitos não resolvidos. Algumas pacientes (e casais) se beneficiarão da psicoterapia, que deve ser indicada quando questões sexuais, psicológicas e/ou de parceria são os problemas predominantes. A psicoterapia pode ser fornecida como indivíduo, casal, ou terapia de grupo. Estudos sobre o efeito da psicoterapia sobre a vulvodínia e o vaginismo são limitados. A psicoterapia de grupo propicia muitos benefícios, principalmente para fortalecimento do grupo. Estudos (níveis 1b e 2b) demonstraram que, no longo prazo, a terapia de grupo pode ser equivalente à terapia farmacológica ou cirúrgica.[4,5,61]

Elementos educativos (gerenciamento de dor), exercícios do assoalho pélvico, medicação profilática, bem como mudanças no comportamento sexual, são essenciais no planejamento terapêutico. Para cada paciente, oferecer um tratamento individualizado, em que ela se sinta aceita e compreendida. Várias modalidades de tratamento são, na maior parte das vezes, utilizados em conjunto, e isso sublinha a importância de abordagem multidisciplinar. No entanto, o nível de evidência científica para o tratamento de dor sexual feminina é baixo, sendo poucos os ensaios clínicos randomizados (ECR).[61]

O manejo da dor geralmente inclui a terapia farmacológica sistêmica e/ou tópica e cirurgia. Anteriormente, a cirurgia era o tratamento de escolha para VDP, mas atualmente é recomendada como a última opção e em casos selecionados.[62] Injeção de toxina botulínica tem se mostrado ineficaz tanto para reduzir a dor quanto para melhorar a função sexual, porém deve ser usada apenas nos quadros refratários aos tratamentos tradicionais.[63] Em todo o mundo, atualmente, os antidepressivos tricíclicos são frequentemente utilizados. Amitriptilina 50 mg a 75 mg à noite pode ser prescrita, e as mulheres com VDG geralmente respondem bem, provavelmente pela característica constante da dor. Em mulheres com VDP, o efeito é variável. Lidocaína tópica à noite ou várias vezes durante o dia, numa tentativa de reduzir a dor e a sensibilização periférica, mostrou efeito moderado.[61,62]

A abordagem ao vaginismo e aos sintomas de medo/ansiedade da dor à penetração tem como foco o alívio da hipertonicidade e envolve dilatação progressiva da vagina. Uma variedade de métodos tem sido descrita, incluindo dessensibilização progressiva com o uso dos dedos, dilatadores (Figura 8.7), terapia cognitivo-comportamental (TCC), ensino e terapia de relaxamento.[64,65]

Para finalizar, ressalta-se que a reabilitação do assoalho pélvico é considerado parte essencial do processo de tratamento para a DSG e pode ser realizada seguindo diferentes referenciais teóricos, quer utilizando fisioterapia ou EMG por *biofeedback*. Independentemente da abordagem utilizada, o acompanhamento em longo prazo é de suma importância.[52,53,61]

Muito trabalho ainda precisa ser feito para a compreensão de um distúrbio tão complexo e multifacetado como os transtornos de dor sexual feminina, e cada vez mais a comunidade científica tem se aprimorado em melhor conhecer a etiologia e o tratamento para tais condições. Anamnese e exame físico minuciosos, assim como a exclusão de possíveis causas orgânicas são muito importantes no esclarecimento diagnóstico. Com relação ao tratamento, as evidências ainda são muito limitadas, sendo muitas vezes necessário reunir estratégias multidisciplinares como farmacológica, fisioterápica e psicoterápica.

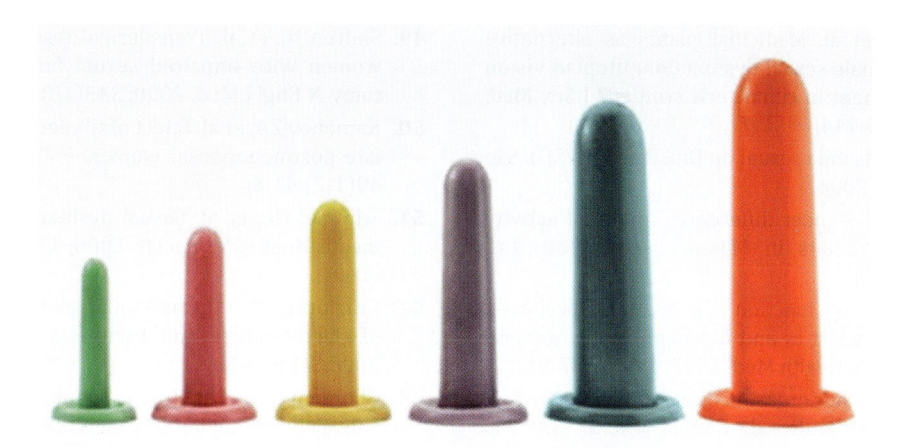

Figura 8.7 Exemplo de dilatadores vaginais.

REFERÊNCIAS BIBLIOGRÁFICAS

1. Abdo CHN. Sexualidade humana e seus transtornos. 2 ed. São Paulo: Lemos Editorial; 2000.

2. Abdo CHN, et al. A mulher e sua sexualidade. In: Cordás TA, et al. Saúde mental da mulher. São Paulo: Atheneu; 2004.

3. Freud. S. Obras completas. Madrid: Biblioteca Nueva;1972. v.3.

4. Cavalcanti R, et al. Tratamento clínico das inadequações sexuais. 3 ed. São Paulo: Roca; 2006.

5. Basson R. Women's sexuality and sexual dysfunction. In: Gibbs RS, et al. Danforth's obstetrics and gynecology. 10th ed. Philadelphia: Lippincott Williams & Wilkins; 2008. 742p.

6. Basson R, et al. Revised definitions of women's sexual dysfunction. J Sex Medicine 2004;1(1):40-8.

7. Abdo CN. Sexualidade humana e seus transtornos. 2 ed. São Paulo: Lemos-Editorial; 2001.

8. Fleury HJ, et al. Disfunção do desejo sexual feminino. Diagn Tratamento. 2005; 10 (3):158-62.

9. Laumann EO, et al. Sexual dysfunction in the United States. JAMA. 1999; 281(6):537-44.

10. Shifren JL, et al. Sexual problems and distress in United States women: prevalence and correlates. Obstet Gynecol. 2008;112(5): 970-8.

11. Manual diagnóstico e estatístico de transtornos mentais: DSM -5. 5 ed. Porto Alegre; Artmed; 2014.

12. Mazer NA. Androgen fisiology. Int J Fertil 2002; 47(2):77-86

13. Dennerstein L, et al. Hypoactive sexual desire disorder in menopausal women: a survey of western European women. J Sex Med. 2006;3(2):212-22.

14. Harding A. Rosemary Basson: working to normalise women's sexual reality. Lancet; 2007;369(9559):363-5.

15. Basson R. Women's sexual dysfunction: revised and expanded definitions. CMAJ. 2005;172(10):1327-33.

16. Basson R, et al. Summary of the recommendations on sexual dysfunctions in women. J Sex Med. 2010; 7(1 Pt 2):314-26.

17. Dennerstein L, et al. Modeling mid-aged women's functioning: a prospective, population-based study. J Sex Marital Ther. 2004; 30(3): 173-83.

18. Park K, et al. Vasculogenic female sexual disfunction: the hemodynamic basis for vaginal engorgement insufficiency and clitoral erectile insufficiency. Int J Impot Res. 1997;9(1):27-37.

19. Al-Azzawi F, et al. Therapeutic options for postmenopausal female sexual dysfunction. Climacteric 2010;13(2):103-10.

20. Wierman ME, et al. Androgen therapy in women: an Endocrine Society Clinical Practice guideline. J Clin Endocrinol Metab. 2006; 91(10):3697-710.

21. Bachmann G, et al. Female androgen insufficiency: the Princeton consensus statement on definition, classification and assessment. Fertil Steril 2002; 77(4):660-5. Review.

22. Cameron DR, et al. Androgen replacement therapy in women. Fertil Steril 2004; 82(2): 273-6.

23. Guay AT, et al. Decreased free testosterone and dehydroepiandrosterone-sulfate (DHEA-S) levels in women with decreased libido. J Sex Marital Ther. 2002;28(Suppl 1):129-42.

24. Chu MC, et al. Formulations and use of androgens in women. Mayo Clin Proc 2004; 79(4 Suppl):S3-7.

25. Papalia MA, et al. What is the rationale for androgen therapy for women? Treat Endocrinol 2003; 2(2):77-84.

26. Palacios S. Hypoactive sexual desire disorder and current pharmacotherapeutic options in women. Women's Health (Lond). 2011;7(1):95-107.

27. Segraves RT, et al. Bupropion sustained release for the treatment of hypoactive sexual desire disorder in premenopausal women. J Clin Psychopharmacol. 2004; 24(3):339-42.

28. North American Menopause Society (NAMS). Isoflavones report. The role of soy isoflavones in menopausal health: report of The North American Menopause Society/Wulf H. Utian Translational Science Symposium in Chigaco, IL (October, 2010). Menopause 2011; 18(7):732-53.

29. Mazaro-Costa R, et al. Medicinal plants as alternative treatments for female sexual dysfunction: utopian vision or possible treatment in climacteric women? J Sex Med. 2010;22(11):3695-714.

30. Abdo CH. Estudo da vida sexual do Brasileiro (EVSB). São Paulo: Bregantini; 2004.

31. Johannes CB, et al. Gender differences in sexual activity among mid-aged adults in Massachusetts. Maturitas. 1997; 26(3):175-84.

32. Read S, et al. Sexual dysfunction in primary medical care: prevalence, characteristics and delection by the general practitioner. J Public Health Med. 1997; 19(4):387-91.

33. Heiman JR. Transtornos orgásmicos em mulheres. In: Leiblum S. Princípios e prática da terapia sexual. 4 ed. São Paulo: Roca; 2011.

34. Masters W, et al. Human sexual response. In: Masters W, et al. Human sexual inadequacy. Boston: Little Brown; 1966.

35. Kinsey AC. Sexual behavior in the human female. Bloomington(Indiana): University Press; 1953.

36. Kalichman L. Association between fibromyalgia and sexual dysfunction in women. Clin Rheumatol. 2009; 28(4):365-9.

37. Zorzon M, et al. Sexual dysfunction in multiple sclerosis: A case-control study. I. Frequency and comparison of groups. Mult Scler. 1999;5(6):418-27.

38. Stimmel GL, et al. Sexual dysfunction and psychotropic medications. CNS Spectr. 2006; 11(8 Suppl 9):24-30. Review.

39. Berman JR, et al. Female sexual dysfunction: Incidence, pathophysiology, evaluation, and treatment options. Urology. 1999; 54(3):385-91. Review.

40. Oakley SH, et al. Clitorial size and location in relation to sexual function using pelvic MRI. J Sex Med. 2014; 11(4):1013-22.

41. IsHak WW. The guidebook of sexual medicine. Beverly Hills: A&W Publishing Group; 2007.

42. Wade LD, et al. The incidental orgasm: the presence of clitoral knowledge and the absence of orgasm for women. Women Health. 2005; 42(1):117-38.

43. Kelly MP, et al. Attitudinal and experiential correlates of anorgasmia. Arch Sex Behav. 1990;19(2):165-77.

44. Fisher S. The female orgasmo. New York: Basic Books; 1973.

45. Brody S, et al. Vaginal orgasm is associated with less use of immature psychological defense mechanisms. J Sex Med. 2008; 5(5):1167-76

46. Barlow DH. Causes of sexual dysfunction: The role of anxiety and cognitive interference. J Consult Clin Psychol. 1986;54(2):140-8.

47. Davis SR, et al. Testosterone for low libido in postmenopausal women not taking estrogen. N Engl J Med. 2008; 359(19):2005-17.

48. Nathorst-Boos J, et al. Treatment with percutanous testosterone gel in postmenopausal women with decreased libido--effects on sexuality and psychological general well-being. Maturitas. 2006; 53(1):11-8

49. Shifren JL, et al. Transdermal testosterone treatment in women with impaired sexual function after oophorectomy. N Engl J Med. 2000; 343(10):682-8.

50. Kamenov ZA, et al. Effect of tibolone on sexual function in late postmenopausal women. Folia Med (Plovdiv).2007; 49(1-2):41-8.

51. Stimmel GL, et al. Sexual dysfunction and psychotropic medications. CNS Spectr. 2006; 11(8 Suppl 9):24-30. Review.

52. Graziottin A. Dyspareunia and vaginismus. Review of the literature and treatment. Curr Sex Health Rep 2008;5(1):43-50.

53. Ghoniem GM, et al. Practical guide to female pelvic medicine. London; Taylor & Francis; 2006.

54. Hayes R. The prevalence of dyspareunia. In: Goldstein AT, et al. Female sexual pain disorders: evaluation and management. Oxford(UK): Wiley-Blackwell; 2009. p.4.

55. Goldstein AT, et al. Provoked vestibulodynia. In: Goldstein AT, et al. Female sexual pain disorders: evaluation and management. Oxford(UK): Wiley-Blackwell; 2009: p.43.

56. CID-10. Classificação dos transtornos mentais e de comportamento da CID- 10: descrições clínicas e diretrizes diagnósticas--Organização Mundial da Saúde. Porto Alegre: Artes Médicas; 1993.

57. Merskey H, et al. Classification of chronic pain. 2nd ed. Washington, DC: IASP Press; 1994.

58. American College of Obstetricians and Gynecologists. ACOG technical bulletin: Sexual dysfunctions. Intern J Gynecol Obstetr 1995; 51:265-77.

59. Borg C, et al. Vaginismus: heightened harm avoidance and pain catastrophizing cognitions. J Sexl Med 2012; 9(2):558-67.

60. Sullivan MJ, et al. Theoretical perspectives on the relation between catastrophizing and pain. Clin J Pain 2001; 17(1):52-64.

61. Goetsch MF. Vulvar vestibulitis: prevalence and historic features in a general gynaecologic practice population. Am J Obstet Gynecol 1991; 164(6 Pt 1):1609-14

62. Fugl-Meyer, et al. Standard operating procedures for female genital sexual pain. J Sex Med. 2013;10(1):83-93.

63. Simonelli C, et al. Female sexual pain disorders: dyspareunia and vaginismus. Current opinion in psychiatry, 2014; 27(6):406-12.

64. Petersen CD, et al. Botulinum toxin type A--a novel treatment for provoked vestibulodynia? Results from a randomized, placebo controlled, double blinded study. J Sex Med 2009; 6(9):2523-37

65. Van Lankveld JJ, et al. Women's sexual pain disorders. J Sex Med 2010; 7(1 Pt 2):615-31

66. Van Lankveld JJ, et al. Cognitive-behavioral therapy for women with lifelong vaginismus: a randomized waiting--list controlled trial of efficacy. J Consult Clin Psychol 2006; 74(1):168-78.

67. Rodrigues LG. Ginecologia clínica. São Paulo: Atheneu; 2015. p.381.

Aspectos Psicossomáticos das Ginecopatias

■ INTRODUÇÃO

O estresse, ou melhor, o distresse, é um conjunto de manifestações clínicas provocadas por diferentes estímulos aferentes exteroceptivos e/ou interoceptivos que, trafegando por diferentes fascículos nervosos, atingem o sistema nervoso central (córtex, sistema límbico/hipotalâmico, tronco encefálico). O distresse pode ser agudo ou crônico, este de maior importância clínica. A magnitude do distresse depende de vários fatores, dentre os quais destacam-se a natureza do estímulo detonador (distressor), de sua intensidade e do tempo de ação. Já é amplamente conhecido por todos que alterações emocionais desencadeiam doenças ou agravam o curso clínico daquelas preexistentes; o que não se conhece habitualmente é o seu mecanismo de ação.

O mecanismo íntimo é complexo, podendo envolver diferentes fatores. O estímulo detonador do distresse atinge os neurônios que sintetizam a pró-opiomelanocortina e faz aumentar o CRH (hormônio liberador do ACTH), o hormônio melanocítico e a β-lipotrofina. Esta, por sua vez, se responsabiliza pelo aumento do ACTH e da hiperatividade do sistema opiodérgico na hipófise e no hipotálamo. Em outras palavras, a β-lipotrofina constitui a matéria-prima para a síntese das pró-dinorfinas, das pró-encefalinas e das endorfinas α, β e Y. O aumento de CRH (sua síntese e liberação) pode ser diretamente provocado pelo estímulo distressor ou por meio da β-lipotrofina.[1]

No hipotálamo, o CRH inibe os pulsos de GnRH (frequência e amplitude), de maneira direta ou mediada pelos opioides. O CRH, cuja síntese e liberação se dão no núcleo paraventricular (estimuladas pela vasopressina), aumenta ainda mais o ACTH hipofisário, portanto, eleva o estímulo da córtex das suprarrenais e os teores de cortisol plasmáticos. Os níveis elevados de cortisol não conseguem bloquear o CRH e o ACTH, que permanecem sempre elevados, porque há certa resistência hipotalâmica ao retrocontrole negativo.[1-3]

As taxas elevadas de cortisol ajudam a inibir a responsividade do gonadótropo aos pulsos de GnRH. Os opióides bloqueiam a secreção e a liberação de dopamina pelos neurônios encontrados nos núcleos periventriculares. O CRH pode estimular os núcleos paraventricular e supraóptico de maneira direta ou por meio dos opiodes, daí a maior secreção e liberação de ocitocina e de vasopressina. Há sinapses da rede neuronal ovariana com os núcleos paraventriculares; vê-se, pois, a influência do tromboxano e de PGs sobre os vasoespasmos.

A queda dos pulsos de GnRH (frequência/amplitude) reduz, por via de consequência, os pulsos de gonadotrofinas (LH e FSH), prejudicando o crescimento folicular, a ovulação e a fertilidade.

Os glicocorticóides cronicamente aumentados alteram o humor (depressão, irritabilidade etc.) e o metabolismo de carboidratos (aumentam a resistência periférica à insulina) e gorduras. Inibem o sistema imunológico – ao bloquear a ativação de linfócitos e a síntese e a ação da IL-1, da IL-2, do interferon e do TNF. Além disso, aumenta o fator inibidor de migração de macrófagos (MIF). Por conta disso, há maior possibilidade de infecções e de processos proliferativos (neoplasias). Por outro lado, os glicocorticoides e aldosterona aumentam as células CK5, que são cancerígenas.[3]

A vasopressina e a ocitocina provocam contração miometrial e vasoespasmos. A vasopressina aumenta os leucotrienos e, o CRH, o tromboxano e as prostaglandinas. O CRH, a β-endorfina e as encefalinas modulam a atividade catecolaminérgica ao agirem nos núcleos vasoativos localizados na medula oblonga, onde há neurônios pré-ganglionares. Isso faz aumentar as catecolaminas (adrenalina) por estímulo das células cromafins da medula da suprarrenal. No distresse agudo, há súbito estímulo do eixo hipotámo-hipófise e aumento de CRH, do ACTH e do cortisol, podendo haver perda do ciclo circadiano de suas liberações. O CRH, o ACTH, os glicocorticóides e as catecolaminas são chamados de hormônio de estresse.[1,3]

Em resumo: no distresse crônico, há maior atividade dos opioides, do CRH e da melanocortina, diminuição dos pulsos de GnRH e de gonadotrofinas; e aumento dos níveis de cortisol, de vasopressina, de ocitocina e de adrenalina (Figura 9.1).

O distresse, como já adiantamos, pode ser agudo ou crônico. No crônico, há maior comprometimento endócrino e nervoso (sistema autônomo), que causa vários sintomas e/ou doenças que veremos a seguir. Importante saber que nem sempre o quadro clínico surge logo após o estímulo distressor, mas pode demorar muito tempo, até vários meses, o que dificulta à paciente e ao médico fazerem a devida conotação. O distresse crônico tem muito mais importância clínica do que o agudo. É relevante saber que, na maioria das vezes, essa disforia espontaneamente se cura, pois desaparece a sua causa.

■ ALTERAÇÕES DOS PULSOS DE GNRH

Ocasionam disfunção ovulatória, com insuficiência lútea (endométrio fora de fase) e, depois, amenorreia, tudo a depender da intensidade das alterações pulsáteis (baixa frequência e amplitude ou ausência). São chamadas de amenorreias hipotalâmicas, disfuncionais ou psicogênicas. São a causa mais comum de amenorreia secundária. Entre elas, destacam-se as simples e as que se acompanham de distúrbios do apetite.

Amenorreia simples

É a que surpreende jovens que permanecem algum tempo fora de seu *habitat* (estudos fora do país); alteram-se a luminosidade, a temperatura, os odores, a alimentação, a afetividade (saudade), e surge ansiedade; o mesmo se dá em face de competições esportivas ou intelectuais (exames, vestibulares).

Enquanto as pacientes estiverem nesse ambiente (de distresse), não menstruam e, quando voltam às condições anteriores, retornam a ovular e a menstruar. Entretanto, há casos que demoram até anos para, espon-

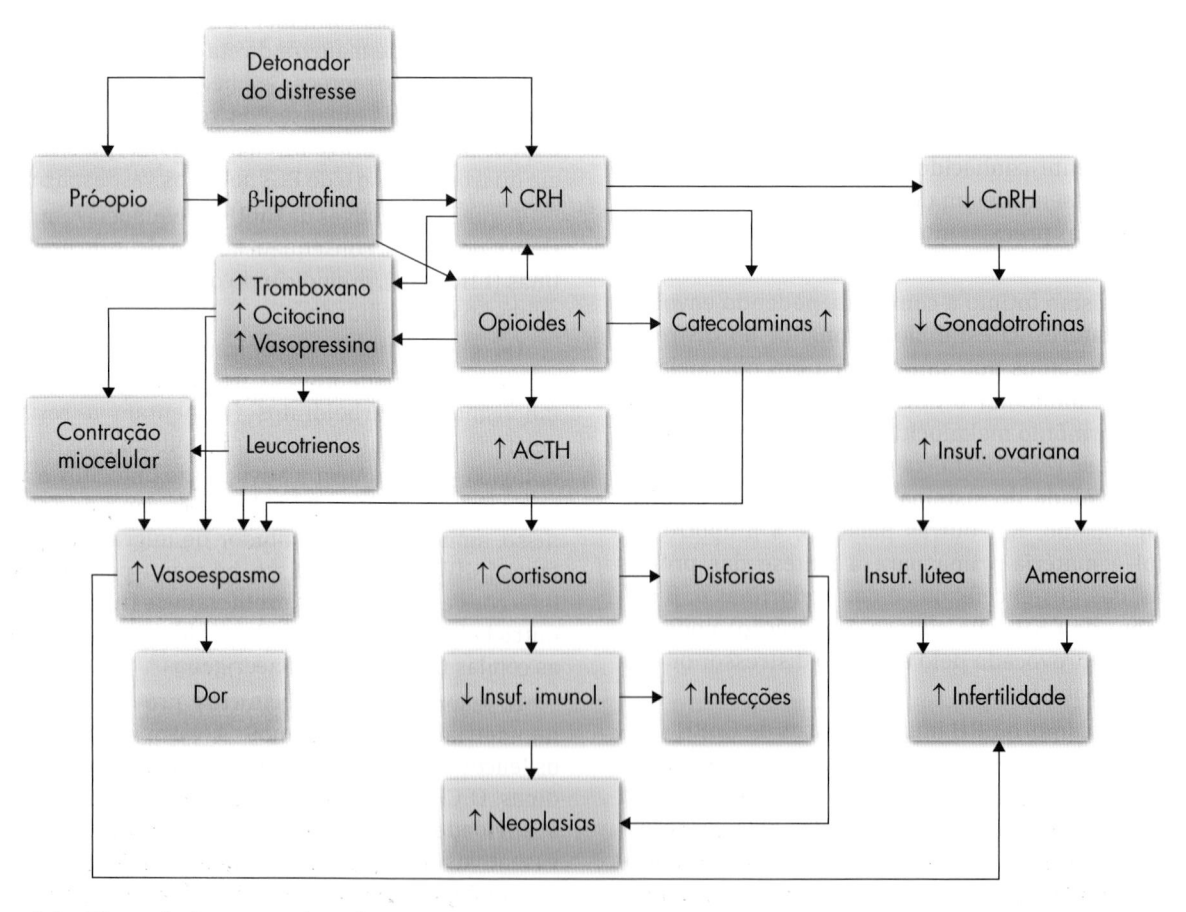

Figura 9.1   Efeitos do distresse crônico".

taneamente, as menstruações se normalizarem. Não há outras queixas como fogachos, vagina seca, distúrbios do sono etc. Os estrogênios estão moderadamente baixos, o FSH e o LH estão praticamente normais, porém, têm menor bioatividade. Com frequência, o FSH é maior do que o LH, tal como ocorre na fase pré-puberal. Os valores do cortisol podem estar aumentados. A sela turca é normal pela RNM com contraste. Às vezes, encontram-se microprolactinomas, mas o diagnóstico de amenorreia psicogênica não muda se não houver hiperprolactinemia importante. Em geral, entre 10% e 15% dos microprolactinomas são inertes (visto por necrópsias) e são simplesmente achados por exames de imagem.

Quando a paciente sabe a razão do estresse e os níveis de cortisol são ligeiramente elevados ou normais, a resolução do processo é mais rápida. Quando o tempo de amenorreia for muito longo, há necessidade de reposição hormonal (estroprogestativa contínua ou esquema cíclico longo) para evitar a disfunção endotelial, neuronal e a perda de massa óssea (cálcio, vitamina D, exercícios físicos). Se houver desejo de gravidez, pode-se induzir a ovulação.[1]

Alguns casos respondem ao tratamento com naloxona (naltrexona-Révia®) que, ao bloquear os receptores de opióides, permitem a volta dos pulsos hipotalâmicos.[4]

Anorexia nervosa

Além da amenorreia, há inapetência com progressiva perda de peso porque as doentes querem sempre perder mais e mais e nunca encontram o corpo físico que almejam. Chegam a perder 75% do peso ideal. É comum em jovens de melhor classe social, inteligentes, competitivas etc.

A inapetência se deve a vários fatores; o principal é o aumento do CRH e da melanocortina, que são anorexígenos e elevam o gasto energético. Há queda da insulina e da leptina, elevação da grelina e do T3-reverso. O TSH, o T4 livre e a prolactina são normais. O CRH e/ou as endorfinas restringem os pulsos de GnRH (amenorreia). O CRH aumenta o cortisol, que intensifica o metabolismo (maior perda de peso). O NPY, que é oroxígeno, está elevado, porém não age devido ao aumento maior e competitivo do CRH.[1,4]

No quadro clínico há sinais de hipoglicemia, hipotermia, bradicardia, secura da pele e lanugo no dorso e nas nádegas.

É de muita relevância saber que há vários graus da moléstia, mas o primeiro sintoma é a amenorreia. Daí a importância do ginecologista, que, em geral, é o primeiro médico a ver esse tipo de doente.

O tratamento é complexo e deve ser precoce, intensivo e multidisciplinar. Além da medicação psiquiátrica, a reposição hormonal é importante na tentativa de evitar os efeitos danosos do hipoestrogenismo, o que nem sempre se consegue. A volta ao peso normal regulariza todas as alterações neuroendócrinas e as doentes recomeçam a ovular e a menstruar. Porém, em 25% das enfermas, apesar da normalização das gonadotrofinas, ainda permanece o quadro amenorreico. A evolução pode ser fatal em função dos profundos desequilíbrios metabólicos, quase sempre porque o diagnóstico é tardio.

Atualmente, há muitos casos dessa moléstia (em graus mais leves) e, por causa da amenorreia ser o primeiro sintoma, as doentes logo procuram o ginecologista, que deve estar sempre atento para não postergar o tratamento e, assim, agravar o prognóstico. Alguns desses casos regridem com a leptina recombinante.[5]

Outra desordem do apetite por causa emocional é a bulimia; as pacientes comem, porém provocam logo o vômito, tomam laxativos, diuréticos, anorexígenos e exageram nos exercícios com o intuito de perder peso. Não apresentam, contudo, amenorreia.

Pseudociese

Há amenorreia e aumento progressivo de peso por hiperfagia (estimulação do núcleo procumbens e maior prazer efeito hedenônico dos alimentos). Portanto, é também uma amenorreia hipotalâmica com distúrbio de apetite (ativação do NPY). Pode haver hiperprolactemia e galactorreia discreta. A paciente tem absoluta certeza de que está grávida e até marca a data do parto; não é incomum que sejam internadas com falso trabalho de parto. O mecanismo é idêntico ao das demais amenorreias hipotalâmicas. O tratamento deve ser precoce e aos cuidados do psiquiatra.

Síndrome anovulatória crônica

As adolescentes com alterações menstruais e com ditúrbios emocionais (particularmente perturbações do sono) têm maior risco de sofrer de anovulação crônica.

Sangramento uterino anormal

Os distúrbios emocionais, ao causarem disfunção ovulatória, podem ser responsáveis por sangramento uterino anormal não estrutural (SUA-O/E). Às vezes, uma paciente, ao experimentar qualquer emoção desagradável (uma má notícia, p. ex.), perde, logo em seguida, sangue em quantidade igual ou maior do que a da sua menstruação. Trata-se, possivelmente, de redução súbita dos pulsos de liberação hipofiseotrófica (pelo CRH ou mediado pelos opióides); há queda repentina de gonadotrofinas, de estrogênio e/ou de progesterona; daí a descamação endometrial (é um fluxo endometrial inesperado e precoce). Não requer tratamento porque a perda de sangue é autolimitante.

Menóstase

É a cessação repentina do fluxo menstrual. O que ocorre, provavelmente, é uma ativação súbita de fatores vasoconstritores (vasopressina, tromboxano, leucotrienos, ocitocina, prostaglandinas) que se incumbem de causar espasmo das arteríolas do endométrio. Sabe-se, como antecipamos, haver uma inervação ovariana simpática que faz sinapse com os núcleos paraventriculares; seu estímulo aumenta o CRH e, pois, a produção de tromboxano e de postraglandinas. É o caso, por exemplo, de uma mulher que está menstruando e recebe inesperada notícia, em geral desagradável: seu fluxo se interrompe instantaneamente para depois se restabelecer. É também autolimitante e não desperta maior preocupação.

Hiperprolactinemia

Os opioides aumentados diminuem a síntese e a liberação de dopamina e, daí, a hiperprolactinemia, a queda dos pulsos de GnRH e os distúrbios menstruais. O aumento de prolactina é discreto, menor que 40 ng/mL. Muitos casos são erroneamente rotulados como hiperprolactinemia idiopática. A queda crônica da dopamina pode ser uma causa para o crescimento de prolactinomas. Devemos lembrar que a prolactina já é um hormônio de estresse e que, em geral, não requer terapêutica, porque a hiperprolactinemia é tansitória e de resolução espontânea.[6]

Hirsutismo

O aumento do CRH e do ACTH eleva os níveis de androgênios secretados pelas suprarrenais, os quais se responsabilizam pelo aparecimento ou pelo agravo da acne e de hirsutismo preexistente. O tratamento se faz com corticosteróides para deprimir a glândula, até que desapareça o distresse.

Dismenorreia

Pode surgir ou piorar a já existente. Em face de um distúrbio emocional, há aumento do teor local de tromboxano causado pelos níveis elevados do CRH, de ocitocina e de leucotrienos (pela vasopressina), que provocam contrações uterinas, vasoespasmo, isquemia e dor. Aumentar a dose dos anti-inflamatórios não hormonais ou usá-los por via parenteral é o que se deve fazer, além de tranquilizar a paciente.

Tensão pré-menstrual

Deve-se a alterações nos neurotransmissores, em particular, da serotonina, do GABA e dos opióides. O quadro clínico é muito variável, dado a numerosos sintomas sobejamente conhecidos. Se agrava com a disforia superposta (maior queda de serotonina). Aumentar a dose dos medicamentos em uso, em especial, a de antidepressivos.

Infertilidade

No distresse crônico, há disfunção ovulatória e até amenorreia, o que já é o suficiente para explicar a dificuldade de engravidar. Na síndrome da anovulação crônica, a etiologia é desconhecida, mas pode haver um componente emocional. Existem espasmos tubários (noradrenalina, prostaglandinas, tromboxano, vasopressina, ocitocina) e também das arteríolas que nutrem os folículos; há prejuízo do seu crescimento, por lhes chegarem menos gonadotrofinas. Aguardar que o distresse desapareça. É melhor engravidar sem distresse, para não abortar e não ter outras complicações no decurso da prenhez.

Climatério

O distresse pode agravar os fogachos já existentes ou provocá-los nas pacientes que não os sentem, por alterações no centro termorregulador. Para comprovar, pode-se dosar o estradiol naquelas que já estão recebendo hormônios. Se a taxa estiver dentro das previstas, os fogachos correm por conta do distresse. Aumentar temporariamente as doses dos hormônios ou começá-los. Esclarecer à paciente.

Distúrbios imunólogicos

Como já foi relatado, o hipercortisolismo crônico diminui a capacidade imunológica local, celular e humoral. Os inúmeros elementos de defesa vaginal encontram-se deficitários. Isso provoca maior frequência de infecções genitais e mais surtos de levedurose, de herpes genital e de vaginose bacteriana. Aliás, deve-se ressaltar que a causa mais comum de levedurose recorrente é o distresse.[7] Há alterações nos elementos do sistema imune inato (polimorfismo da lecitina ligadora de manose, menor capacidade de fagocitose imposta por maior produção de citoquinas anti-inflamatórias-TH2 e aumento da PGE2) e do adquirido (menor produção de IgG e IgA).[7] Lesões provocadas pelo HPV tornam-se mais proeminentes e de mais rápida evolução. O distresse pode aumentar a descamação epitelial da vagina e daí um corrimento inofensivo (leucorreia).

Descreve-se maior frequência de câncer de mama invasivo em pacientes com depressão importante, por perda de um ente querido, quase sempre filhos (50% dos casos). Além da queda da capacidade imunológica, pode haver estimulação de genes específicos relacionados à apoptose, diminuindo-a e, dessa forma, aumentando a proliferação celular e a invasão. Há alteração das interleucinas e do interferon.[8] O mastologista deveria sempre lembrar desse fato e, talvez, instituir alguma terapêutica preventiva, medicamentosa ou comportamental.

Na endometriose, o estado emocional já tem importância na etiologia da moléstia, de tal forma que a adição de outros agravantes pode intensificar o quadro clínico. Isso porque o distresse, pelo hipercortisolismo, aumenta as limitações imunológicas no tocante à limpeza da cavidade pélvica de células endometriais. Aumentar as doses dos anti-inflamatórios e dar mais suporte psicológico.

Aparelho urinário

Os sintomas da bexiga hiperativa tornam-se mais evidentes; a síndrome uretral e as infecções urinárias são mais comuns. Há interferência de prostaglandinas na contratilidade da bexiga e da uretra.

Dores pélvicas e vulvares

Com frequência, são provenientes de doenças da coluna e ou de má postura corporal, que pioram com a instabilidade emocional. As algias nascem na coluna e se irradiam para a pelve, a vulva e o assoalho pélvico. Pode haver vulvodínia ocasionada somente pelo distresse, assim como prurido local.

Disfunção sexual

A diminuição da dopamina pelos opioides explica, em parte, a hipoatividade do desejo sexual vista em mulheres com estresse crônico.[9]

O vaginismo tem sempre um componente emocional e se deve à contração involuntária dos músculos do assoalho pélvico, produzido em parte pela ocitocina. O medo está relacionado com a vasopressina. O vaginismo é tratado com métodos que auxiliam o relaxamento da musculatura do assoalho pélvico.

O tratamento de todas essas condições acima revistas deve ser conduzido pelo ginecologista e, se necessário, com o auxílio de psiquiatras e/ou de psicoterapeutas.

REFERÊNCIAS BIBLIOGRÁFICAS

1. Fritz MA, et al. Clinical gynecological endocrinology and infertility. Philadelphia: Lippincott, Willians & Wilkins; 2011.
2. Silveira VLF, et al. Glândulas suprarrenais. In: Fisiologia endócrina. Barueri (SP): Manole; 2012. p.127.
3. Valença MM, et al. Anatomia e fisiologia da hipófise e da glândula pineal. In: Cukiert A, et al. Neuroendocrinologia clínica e cirúrgica. São Paulo: Lemos Editorial; 2002. p.21.
4. Mehier P. Anorexia in adults and adolescente--medical complication and their managment. UpToDate. Philadelphia: Wolters Kluver; 2014.
5. Velt CK, et al Recombinant leptina in women with hypothalamic amenorrhea. New Eng J Med 2004; 351(10):987-97.
6. Snyder PJ. Causes of hyperprolactinemia. UpToDate. Philadelphia: Wolters Kluver; 2014.
7. Linhares IM, et al. Infecções do trato genital inferior. In: Baracat EC, et al. Investigação cínica e molecular em ginecologia. São Paulo: Atheneu; 2014. p.207.
8. Matos V, et al. Depressão e ansiedade em pacientes com câncer de mama. Rev Psiquiatr Clín (São Paulo). 2000; 27(4):207-14.
9. Shifen JL. Sexual problems and distress in USA women: prevalence and correlates. Obstet Gynecol 2008; 112(5):970-8.

Hormonioterapia

■ INTRODUÇÃO

Inúmeros são os hormônios e anti-hormônios que podem ser empregados em terapêutica de moléstias ginecológicas, e os veremos em sequência.

■ ESTROGÊNIOS

Produzem o estro em roedores, mimetizam a morfologia do endométrio da primeira fase do ciclo menstrual, constroem e mantêm os caracteres sexuais secundários.

Podem ser naturais ou artificiais, esteroidicos ou não. Os naturais são todos esteroidicos e são encontrados na natureza ou sintetizados. Derivam da estrana, são metabolizados, inativados e excretados pelo fígado e também eliminados pelos rins. Os principais estrogênios são o 17 β-estradiol, a estrona, o estriol e os estrogênios equíneos conjugados (EEC).

- **Estradiol:** é potente, e quando tomado por via oral, é parcialmente destruído pelo suco gástrico e inativado no fígado, sobrando apenas 1/5 de sua atividade original. Contudo, na sua forma micronizada, ao não sofrer a ação do suco gástrico, guarda sua potência, e por isso é bastante usado em terapêutica. Na forma parenteral (intramuscular) são esterificados (sulfatos, valeratos, benzoatos etc.).
- **Estrogênios equíneos conjugados:** contêm diversos hormônios, predominando o sulfato de estrona (ver composição adiante).
- **Estriol:** tem discreta atividade, por permanecer curto tempo no receptor.
- **Estrogênios artificiais:** o principal é o dietilestilbestrol (Destibenol®), não mais usado em Ginecologia.
- **Mecanismo de ação:** ao acoplarem-se aos receptores, a transcrição é lenta e demora dias para que exerçam seu efeito; ao acoplarem-se aos receptores de membrana (GPR30), a resposta é rápida (minutos), e ao atuarem diretamente sobre genes especiais, é imediata (segundos). Operam em várias partes do corpo que não só a genitália e as mamas, como no tecido colágeno (das artérias, das articulações, dos ossos, dos músculos), nas células nervosas e nas células musculares lisas e estriadas. Em outras palavras, em todos os tecidos que possuem receptores de estrogênios.
- **Vias de administração:** podem ser a oral e a parenteral (pele, subcutânea, muscular e pelas mucosas nasais e vaginais).
- **Via oral:** os estrogênios são absorvidos pelo intestino fino e pela veia porta, chegam ao fígado (primeira passagem hepática) onde executam várias funções; são parcialmente metabolizados e, após conjugação (sulfatos e glucoronatos), para transformar os compostos em hidrofílicos, são parcialmente excretados pela bile; outra parte volta à circulação e é eliminada pelos rins. Da bile, caem no intestino e são reabsorvidos, retornando ao fígado pela veia porta (circulação êntero-hepática).

A circulação êntero-hepática é muito importante porque prolonga as ações dos estrogênios sobre os hepatócitos, aumentando seus efeitos biológicos e farmacológicos. Desta forma os estrogênios incrementam a síntese de várias proteínas (SHBG, CBG, TBG, substrato de renina, IGFs, proteínas carreadoras de IGFs) e de fatores de coagulação (reduzindo inclusive a antitrombina III); e interferem no metabolismo lipídico, pois aumentam a HDL2-C e os triglicérides e facilitam a eliminação da LDL-C (exacerbam os receptores hepáticos).

Agem também no metabolismo de carboidratos, por meio do receptor de insulina, atenuando sua resistência periférica. Circulam ligados à SHBG, a albuminas ou no modo livre.

- **Via transdérmica:** empregam-se os estrogênios na forma de gel, de adesivos e de *spray* (ainda indisponível). Aplica-se o gel em qualquer zona da pele longe das mamas (braços, face interna das coxas, abdome, nádegas etc.). A dose pode ser dividida em duas ou mais regiões, e é sempre conveniente variá-las. Aqui, a própria pele funciona como reservatório do hormônio. Nos adesivos, ele é liberado da matriz. Deposita-se o adesivo na pele longe das dobras (para não se descolar), nos mesmos locais antes apontados.

- **Implantes:** são *pellets* (25 mg) depositadas no subcutâneo que liberam 40 pg/mL a 60 pg/mL de estradiol por dia. O efeito é cumulativo e taxas inconvenientemente elevadas (taquilafixia) podem surgir: eles podem permanecer até dois anos após sua inserção, depois devem ser inseridos novamente. Há quem associe à testosterona, mas corre o risco de hiperproliferação endometrial, além de efeitos arrenominéticos.

- **Via vaginal:** existem os anéis que liberam regularmente o estradiol ainda indisponíveis. Podemos contar com os cremes ou óvulos; Premarim® (EEC), Ovestrion® (estriol), Stele® (estriol). Colpotrofine (promestrieno=3propil 17β metil-éter de estradiol). A grande indicação são as vaginites atróficas do puerpério, e mormente da pós-menopausa. Usam-se também para melhorar as condições locais e conseguir bom material para esclarecer citologias duvidosas e facilitar a colposcopia (inclusive exame ginecológico rotineiro) em mulheres com hipoestrogenismo; por fim, para preparar (vascularizar) a vagina para cirurgias "por via baixa". De modo geral, a dose é 20 aplicações, uma por noite (antes de cirurgias); ou, para a vaginite atrófica a mesma dose de ataque, seguida de duas ou três aplicações semanais por tempo indefinido. Para a citologia, uma aplicação por cinco ou seis dias basta. O aplicador deve estar cheio. O promestrieno pouco é absorvido da vagina (1%), o estriol é estrogênio fraco (permanece pouco tempo no receptor), assim, não proliferam o endométrio. Já o EEC, a depender da dose, pode causar mastalgia e até atenuar os fogachos (reduzem o LH e o FSH). Nesse caso, é prudente medir o eco endometrial antes do início do tratamento e a cada seis meses, ou quando houver inesperados sangramentos. (Tabela 10.1).[1,2]

Nos estrogênios equíneos conjugados, encontram-se substâncias progestínicas, androgênicas e estrogênicas. Dentre essas, predominam o sulfato de estrona (49,3%),

Tabela 10.1	Estrogênios mais prescritos.
Orais	
Estrelle®, Estrofem®, Natifa® (estradiol 1 ou 2 mg); Premarin® e Repogen® EEC (0,3 e 0,625 mg), Primogyna® (valerato de estradiol, 1 mg).	
Transdérmicos	
Oestrogel®, Estrelle gel®, Estreva gel®, Sandrena gel®	
Adesivos	
Estradot®, Systen® (25, 50,100 mcg)	
Cremes	
Premarin® (EEC); Ovestrion® (estriol); Colpotrofine® (promestrieno)	

o sulfato de equilina (22,4%) e o sulfato de 17α-di-idroequilina (13,8%). Esse *pool* de hormônios pode, é possível, em certos tecidos (epitélio mamário), promover algum efeiro antiestrogênico (funcionaria como um SERM). Ratas em estro permanente, por exemplo, têm proliferação dos dutos mamários, porque vivem em constante hiperestrogenismo. Quando tratadas por tamoxifeno (antiestrogênio), a desproliferação do epitélios dutal é igual à provocada pelos estrogênios equíneos conjugados. (3) Esse efeito antiestrogênico se deve a um composto designado sulfato de delta 8,9 di-idroestrona (3,5%) que, após metabolização, atinge significativas concentrações no sangue. Atualmente, encontram-se disponíveis estrogênios conjugados sintéticos; uma mistura, a Cenestina (contém 9 estrogênios) e a Enjúvia (10 estrogênios).

Via transdérmica

Gel, adesivo, (não disponíveis no país); cremes formuláveis.

Receptores de estrogênio (RE)

São moléculas proteicas com numerosos aminoácidos sintetizados no citoplasma e encontrados no núcleo e ou na parte interna da membrana das células-alvo ou efetoras, distribuídas por todo o organismo. Existem três formas: o receptor α (o primeiro descrito) e o β localizados no núcleo e, o terceiro, chamado de GPR30, situado na membrana plasmática e acoplado à proteína G (interagem com receptores de glutamatos, proteína-quinase e canais de cálcio). Há inter-relações funcionais ente eles; mas este último nada tem a ver com a transcrição gênica e, por isso mesmo, se responsabiliza pelas respostas (ou efeitos) mais rápidas aos estrogênios.

Os RE são universalmente distibuídos, alguns tecidos tendo mais α; e outros, mais β. O que importa é o predomínio de um sobre o outro no tocante ao efeito final. Por exemplo, se um determinado tecido contiver mais RE-β do que RE-α, pode haver redução da atividade hormonal. Esses conhecimentos são importantes para entender as ações dos SERM, como se verá adiante.

■ CONTRAINDICAÇÕES

Citam-se: moléstia hepática descompensada, hipertrigliceridemia (via oral), após câncer de mama, de endométrio, leiomiossarcomas e de sarcomas endometriais (quando são receptores positivos), endometriose na pós-menopausa, sangramento vaginal de etiologia desconhecida, lesão precursora de câncer de mama e de endométrio, porfiria, doença coronariana e cerebrovascular estabelecida, lupus eritematoso e doença trombótica (para pessoas idosas, obesas e por terapêutica oral) e doenças neuro-oftalmológicas. Não aumenta o risco de melanoma maligno e nem de carcinoma endometrioide de ovário. Não há contraindicação para mulheres com meningeoma (não pode ser administrado com progestagênios) nem para aquelas com doenças hematológicas malignas.[1]

■ PROGESTAGÊNIOS

Progestagênios, progestógenos, progestágenos ou progestínicos são hormônios que impedem a proliferação do endométrio provocada pelo estrogênio e, ao mesmo tempo, lhe imprimem o caráter secretor, preparando-o para o aninhamento do ovo; mantêm a prenhez em roedores (daí o nome *progestare*).

Atuam ligados aos seus receptores. Importante saber que os estrogênios produzem os receptores de progesterona que, por sua vez, diminuem os receptores de estrogênios e aumentam os seus próprios. Os progestagênios circulam ligados a globulinas (CBG), a albuminas e na forma livre. Podem ser naturais ou sintéticos. O único natural é a própria progesterona, sendo os demais sintéticos. Estes são relevantes, dado a sua maior potência em relação à progesterona e são preferíveis em terapêutica de muitas situações clínicas. A sequência de aminoácidos do domínio de ligação do DNA possui estrutura semelhante ao dos estrogênios, dos glicocorticoides, dos mineralocorticoides e dos androgênios, o que permite uma ação cruzada ou compartilhada. Existem três tipos de receptores de progesterona, sendo os principais o A e o B. Na maioria das células, o receptor A inibe o B, e, no fim, a atividade dependerá da concentração de cada receptor.

Os primeiros sintetizados e com finalidade contraceptiva foram os noresteroides (noretindrona, noretisterona, noretinodrel, acetato de noretisterona, linestrenol, acetato de etinodiol), considerados de primeira geração.

Depois surgiram o norgestrel, o levonorgestrel e a norelgestromina (segunda geração). A seguir, o norgestimato, o gestodeno e o desogestrel, ditos de terceira geração. Por fim, sintetizaram-se a trimegestona, o nomegestrol, a nestorona e a drospirenona (derivada da 17α-espironolactona), conhecidos como de última geração (Tabela 10.2).[5,6]

Tabela 10.2 Progestagênios sintéticos.		
Relacionados com a progesterona		
Deriv. pregnana	Deriv. espironolactona	Deriv. norpregnana
■ drospirenona ■ trimegestona ■ nestorona		■ nomegestrol
Acetilados	**Não acetilados**	
■ didrogesterona ■ 17α hidroxi progesterona ■ acetato de medroxi-progesterona ■ acetato de megestrol ■ acetato de clormadinona ■ acetato de ciproterona ■ medrogestona		
Relacionados com a testosterona		
Etilenados	Não etilenados	
Deriv. estrana	Deriv. gonano dienogeste	
■ levonorgestrel ■ desogestrel ■ gestodeno ■ norelgestromina ■ noretindrona ■ acetato de noretindrona ■ acetato de noretinodrel ■ linestrenol ■ diacetato de etinodiol		

Além de serem usados na contracepção, são de utilidade na reposição hormonal e para evitar e tratar as hiperplasias e o adenocarcinoma de endométrio.[7-10]

Efeitos benéficos e adversos, indicações e contraindicações

Podem expressar diferentes sinais e sintomas, a depender do receptor a que o hormônio se ligar, isto é, se de estrogênio, de androgênio, de mineralocorticoide ou se de glicocorticoide. Diz-se ser puro ou mais seletivo, quando se acopla só aos receptores de progesterona, como os de quarta geração, e inclui aqui também a didrogesterona. Em outras palavras, quanto mais puro o progestagênio, mais se identifica com a progesterona natural. A drospirenona, além disso, ocupa os receptores de aldosterona, dificultando a retenção de sódio e de água. Os demais produtos causarão efeitos secundários ou adversos, de acordo com o tipo de receptor a que se ligam.

Destarte, podem produzir sinais de androgenismo (redução da SHBG, acne, hirsutismo), de corticosolismo, como retenção de sódio e água, produzindo edema, mastalgia, temporário aumento de peso, e dos carboidratos, como é o caso do acetato de megestrol, que pode até causar, a depender da dose, a síndrome de pseudo-Cushing; por fim, alterações no metabolismo de carboidratos. A drospirenona possui atividade antimineralocorticoide e leve antiandrogênica. O noretinodrel, o acetato de etinodiol e a clormardinona têm certa atividade estrogênica; porém, é o acetato de ciproterona o mais antiandrogênico, o que lhe justifica lugar especial no tratamento das síndromes hiperandrogênicas. Alguns progestagênios têm tal afinidade pelo receptor de androgênio que, por conta disso, provocam intensa atividade arrenomimética. É o caso do danazol. Os progestagênios não devem ser administrados para pacientes com meningeomas (muito rico em receptores de progesterona). Também devem-se evitá-los em adolescentes porque alteram o desenvolvimento das mamas (contornos). Evitar os noresteroides como a medroxiprogesterona (junto a estrogênios) em pacientes com mais de 60 anos de idade porque podem eventualmente acelerar a invasão do carcinoma *in situ* da mama.

Os progestagênios podem também ser administrados parenteralmente (transdérmico, subcutâneo-pellets, intramuscular, vaginal e cremes dérmicos). Circulam no sangue ligado a proteínas, ou livres como a progesterona natural, a drospirenona, o dienogeste e a nortisterona, razão pela qual agem com mais efetividade. São metabolizados e inativados no fígado em diferentes subprodutos, a maioria inerte. A progesterona se converte em pregnanediol, em pregnanetriol e, especialmente, em pregnenolona e allopregnanolona, de intensa atividade sedativa no SNC. A propósito, os cremes de progesterona aplicados na pele não protegem o endométrio contra a sua proliferação. As Tabelas 10.3 e 10.4 mostram os principais produtos disponíveis para o uso. A dose de estrogênios na Tabela 10.3 é quase sempre de 1 ou 2 mg e a do progetagênio é variável.

Tabela 10.3 Progestagênios + estradiol (os mais usados).

Activelli®	nortisterona + estradiol
Angeliq®	drospirenona + estradiol
Avaden®	gestodeno + estradiol
Cicloprimogyna®	levonorgestrel + valerato de estradiol
Cliane®	norestisterona + estradiol
Climene®	ciproterona + valerato de estradiol
Elamax®	ciproterona + valerato de estradiol
Femoston®	didrogesterona + estradiol
Femoston Conti®	didrogesterona + estradiol
Primossiston®	norestisterona + etinilestradiol
Repogen Ciclo®	medroxiprogesterona + EC (estrogênios conjugados)
Repogen Conti®	medroxiprogesterona + EC
Selecta®	medroxiprogesterona + EC
Totelle®	trimegestona + estradiol
Totelle ciclo®	trimegestona + estradiol

Tabela 10.4 Alguns progestagênios mais prescritos.

Allurene®	dienogeste
Crinone®	progesterona
Duphaston®	didrogesterona
Cerazette®, Juliet®	desogestrel
Nactali®	desogestrel
Evocanil®	progesterona natural micronizada
Utragestan®	progesterona natural micronizada
Farlulal®	medroxiprogesterona
Lutenil®	nomegestrol
Medroxon®	acetato de medroxiprogesterona
Megestate®	acetato de megestrol
Mirena®	levonorgestrel
Primolut-Nor®	noretisterona
Provera®	medroxiprogesterona
Elcometrina®	
Ladogal®	danazol

SIU-LNG ou SIU (sistema de liberação intrauterina de levonorgestrel)

Um dos primeiros dispositivos ativos ou medicados com hormônios foi o Progestassert®, que continha 38 mg de progesterona natural, a qual era liberada na dose de 50 mcg/dia. Tivemos oportunidade de com ele tratar algumas ginecopatias que adiante comentaremos.

Atualmente, contamos com o SIU com levonorgestrel (Mirena®) que, por sua vez, possui 52 mg do hormônio e o libera na dose de 20 µg/dia diretamente sobre o endométrio. É denominado SIU-LNG 20 (Mirena®). Essa liberação cai com o tempo de tal maneira que, após cinco anos, é de 10 µg/dia a 14 µg/dia. Existem outros sistemas que liberam menor quantidade de levonorgestrel e também são menores em tamanho (Femilis, Skyla®, Fibroplant®), mais fáceis de serem aplicados e de efeito terapêutico mais curto, ainda indisponíveis no Brasil.[2]

O resultado mais evidente da descarga maciça de levonorgestrel é a pseudodecidualização e a exagerada atrofia endometrial, celular e vascular; isso se deve à supressão do IGF1 por meio da IGFBP-1 (proteína ligadora do IGF-1), porque esta compete com o IGF1 no receptor e, talvez também por queda do VEGF, e igualmente por ativação de outros fatores apoptóticos.

O SIU-LNG 20 causa amenorreia em 50% dos casos, pouca perda de sangue em 25% e "manchas" em 10% (sangramento iatrogênico (SUA-I); 15% a 20% das usuárias exibem eumenorreia. A ovulação ocorre em até 75% após um ano da inserção. Essas cifras são aproximadas e sofrem variações de acordo com a fonte. No início, nos meses que postergam a inserção, há de fato maiores sangramentos que vão diminuindo com o tempo até haver amenorreia (em geral, ao redor de um ano). Contudo, há casos em que o sangramento não cede e, ocasionalmente, exige a remoção do dispositivo (17% em 5 anos).

É plausível admitir que, nos casos onde não ocorre amenorreia, a descarga de levonorgestrel se concentre mais na porção superior do corpo, deixando livre o endométrio da parte mais baixa (istmo). O endométrio dessa região passaria a responder normalmente aos hormônios do ciclo ovariano; daí as menstruações que podem ser mais volumosas e mais prolongadas. A repetição regular de fluxos endometriais prolongados explicaria, pelo menos em parte, os sangramentos que acompanham o sistema liberador. Seria um sangramento proveniente de disfunção menstrual (o endométrio do istmo é pouco responsivo a hormônios). Da mesma forma quando o útero cresce e o SIU permanece no local correto, há maior superfície endometrial, daí o sangramento. Mas isso é apenas uma especulação, aguardamos estudos que comprovem essa possibilidade.

Como adiantamos, esse sangramento é mais comum nos primeiros meses (até um ano), quando o istmo ainda não responderia ao levonorgestrel. Para a terapêutica das perdas de sangue, pode-se tentar antifibrinolíticos, anti-inflamatórios e, principalmente, pílulas estroprogestativas para bloquear a ovulação; por algum tempo até que o istmo passe a responder ao levonorgestrel. Esse dispositivo pode permanecer por até cinco anos para uns e até oito para outros.[7-10]

Além dos renitentes sangramentos, surgem outros efeitos adversos, como mastalgia, acne, alterações do humor e constipação instestinal, que, a propósito, não são motivos para a sua retirada. Quando aparecerem sinais androgênicos faciais, tratá-los com espironolactona (Aldactone®). É relativamente comum o achado ultrassonográfico de cistos ovarianos (foliculares) que regridem espontaneamente. Caso provoquem dores, administrar analgésicos.[10,11]

Essa ação hormonal localmente intensa enfraquece de modo drástico a síntese de prostaglandinas, e daí a melhora sensível da dismenorreia (primária e secundária) e das dores provocadas pela endometriose (principalmente da profunda). Quando a paciente sofre uma cirurgia para aliviar a dor pela endometriose, e em não havendo o desejo imediato de gravidez, a inserção do SIU-LNG 20 já no fim do ato cirúrgico permite alongamento do intervalo sem dor e, caso ela volte, será mais suportável. Em pacientes com SUA-O/E, o sistema liberador reduz o sangramento, assim como o volume do útero naquelas com adenomiose e ou com pequenos fibromiomas submucosos, às vezes postergando ou mesmo substituindo a histerectomia. O SIU-LNG 20 permite queda de até 90% de perda de sangue e, por isso, há economia de ferro e de hemoglobina. Mesmo pacientes com distúrbios de coagulação, como a doença de von Willebrand, e até aquelas que tomam anticoagulantes ou quimioterápicos se beneficiam.

Por criar quase sempre um muco cervical muito espesso, hostil aos espermatozoides e aliado à atrofia endometrial, o seu efeito contracepcional é muito eficaz, de tal maneira que as falhas são apenas de 0,6% em cinco anos, quase igual às da laqueadura das tubas uterinas. Some-se a isso o distúrbio da ovulação que, a propósito, se responsabiliza por formação constante de cistos ovarianos. Melhora a tensão pré-menstrual (principalmente a irritabilidade), na maioria dos casos.

Quando o objetivo for apenas a contracepção, o SIU pode ser retirado logo após a menopausa (diagnosticada por fogachos e/ou teores elevados de FSH). Quando se pretende fazer TH somente com estrogênios, deixá-lo por mais tempo, para proteger o endométrio; mas qualquer sangramento mais intenso ou duradouro, principalmente após um período longo de amenorreia, exige a sua investigação para afastar malignidade (o endométrio da porção inferior pode não estar bem protegido). Quando na menacme a paciente menstruar apesar do SIU, na pós-menopausa deve-se acrescentar um progestagênio de modo sequencial (de curta ou longa duração) para proteção adicional do endométrio.

Por conta das alterações impostas pelo progestagênio ao muco cervical e da atrofia endometrial, as infecções do trato genital superior são absolutamente raras (endometrite e salpingite), assim como a gravidez ectópica.

Esse SIU previne polipos, hiperplasias típicas e atípicas e anomalidades endometriais causadas pelo tamoxifeno; aliás é o único procedimento para tanto eficiente.[7,8] Não impede o desenvolvimento de sarcomas endometriais.

Registram-se, na literatura, alguns casos de adenocarcinoma do endometrétrio confirmando, de certa forma, que parte dessa mucosa não sofre a atrofia, como foi acima especulado.[2]

Em face de hiperplasias atípicas e de adenocarcinomas no estadio 1A-G1, pode-se, em casos bem selecionados, tratá-los com o SIU-LNG 20, com sucesso, sendo mesmo a terapia de escolha após sua remoção histeroscópica.[7]

A colocação do dispositivo é fácil, porém exige certo treino; fazê-la de preferência durante o fluxo ou no meio do ciclo, onde o colo se encontra menos fechado; alguns usam anestesia local e outros acham-na desnecessária. Certificar-se de sua posição correta pela ultrassonografia, devendo ser a distância entre a serosa do útero à porção mais proximal do dispositivo menor do que 25 mm. Porém, caso o SIU encontrar-se na cavidade uterina, acima do orifício interno do colo, já se considera-o bem posicionado. A atrofia endometrial observada ao US é testemunha da boa posição do SIU.

As ovulações e as menstruações voltam ao normal logo após a retirada do SIU, permitindo, assim, a gravidez.[11,12]

Tibolona

Assemelha-se estruturalmente aos noresteroides. Sua atividade final depende do seu metabolismo, dele podendo resultar três subprodutos, ou seja, o 3α-hidroxi, o 3β-hidroxi (de efeitos estrogênicos) e o delta 4-isômero (efeitos progestacionais e androgênicos). Essa metabolização se processa no fígado, nos intestinos e, especialmente, no endométrio, onde a tibolona se converte no delta4-isômero (de intensa ação progestacional). Pelo efeito estrogênico melhora os sintomas vasomotores da pós-menopausa e prolifera o epitélio vaginal amenizando a secura. O delta4-isômero provoca efeitos androgênicos no cérebro e no fígado. Por conta disso e dos maiores níveis de testosterona livre (faz cair a SHBG), estimula

o desempenho sexual. Apesar de reduzir a HDL-C (pela ação hepática do delta4), não é aterogênica porque tal risco é compensado por menores teores de endotelina e de lipoproteína (a). Tem relevante ação sobre a massa óssea, aumentando a densitometria e diminuindo fraturas, e também reforçando a massa muscular.[13]

Não prolifera os dutos mamários porque cria um ambiente hipoestrogênico nas glândulas, à mercê da inibição da 17β hidroxiesteroide desidrogenase e da sulfatase, ao mesmo tempo que bloqueia a sulfotransferase. No estudo LIFT, apesar da idade avançada das pacientes (60 a 85 anos), a tibolona (1,25 mg/dia por 3 anos) diminuiu em 68% o risco de câncer de mama, mas aumentou o de acidente vascular encefálico. Não se deve prescrevê-la para pacientes já tratadas de câncer de mama, pois pode aumentar a frequência de metástases, especialmente se administrada junto ao tamoxifeno. Algumas publicações acusam a tibolona de aumentar o risco de câncer de mama, porém aguardam-se melhores ensaios clínicos para essa confirmação, pois contradiz os efeitos antiestrogênicos locais acima apontados.

É excelente droga para combater os sintomas vasomotores da insuficiência estrogênica. No mercado, encontra-se com os nomes de: Livial®, Libiam® e Livolon®, e outros, em comprimidos de 1,25 mg e, principalmente, de 2,5 mg, que são as doses usualmente prescritas.

■ ANDROGÊNIOS

Podem exercer suas ações genômicas de três modos distintos; conversão intracelular de testosterona (T) em dihidrotestosterona (DHT); a testosterona agir por ela mesma (como nos derivados wolffianos); se aromatizar em estrogênios. Além disso, existem meios não genômicos de atuação, através de moléculas sinalizadoras intracelulares, como a proteína ativadora mitogênio-quinase (MAPK) e a ativação de proteína-quinases A e C (PKA/PKC), que permitiriam ação mais rápida dos androgênios.[14]

Existem dois tipos de receptores (A e B), que são funcionalmente diferentes. A sequência de aminoácidos do domínio de ligação do DNA do receptor de androgênio se parece com a do estrogênio, com a de mineralocorticoides, a de glicocorticoides e, especialmente, com a da progesterona; assim, os androgênios podem causar sintomas progestacionais, reterem sódio e água e interferirem no metabolismo dos carboidratos e dos lipídeos.

São pouco usados em terapêutica porque exercem efeitos masculinizantes, cuja intensidade varia de acordo com a dose, a duração do tratamento e a sensibilidade individual. Esses efeitos, principalmente na pele, dependem da atividade da 5α-redutase, ou seja, dos teores de di-hidrotestosterona nas células do folículo piloso.

Invertem a relação HDL/LDL e, dessa forma, aumentam o risco de coronariopatias e de trombose encefálica. Podem elevar a glicemia (aumento da resistência periférica à insulina), perturbar a função hepática e causar colestase intra-hepática por alterações nos canalículos biliares; diminuem a SHBG, aumentando a fração livre de testosterona e de estradiol. Descreve-se que podem ocasionar câncer de mama e de endométrio (este ainda não comprovado), mas isso depende da atividade de aromatase local. É, pois, prudente não prescrevê-los junto com estrogênios para não intensificar a atividade proliferativa. É necessário, aqui, associá-los a um progestagênio, ante tratamentos prolongados.

Os androgênios são empregados para atenuar os fogachos na falha dos estrogênios, porque se convertem em estrogênios nas células da glia e têm ação direta sobre os neurônios que regulam a temperatura corpórea; igualmente para melhorar a atividade do desejo sexual ao agirem no hipotálamo anterior (área pré-óptica)[1].

Tabela 10.5 Androgênios mais usados.

Via oral

Undecilato de testosterona (Androxon® test cap), mesterolona (Proviron®), metiltestosterona (é preciso formulá-la).

Via intramuscular

Associação de fempropionato, isocaproato, propionato e decanoato de testosterona (Durateston®), cipionato de testosterona (Deposteron®) e undecilato de testosterona (Nebido®). Os últimos dois são para uso masculino e, se forem precritos para mulheres, as doses deverão ser reduzidas.

Via transdérmica

Gel, adesivo, spray (não disponível); cremes formuláveis.

■ ANTIESTROGÊNIOS

Os receptores de estrogênios são moléculas proteicas com numerosos aminoácidos sintetizados no citoplasma e encontrados no núcleo das células-alvo ou efetoras, distribuídas por todo o organismo.

Os antiestrogênios podem ser completos ou incompletos (ou parciais), estes cognominados de SERM (moduladores seletivos de receptores de estrogênios).

Os antiestrogênios completos impedem que o RE se desloque do citoplasma para o núcleo e, ali ficando retido, sofre autólise; isto acontece porque bloqueiam o domínio D (responsável por essa mobilização). Também impedem a dimerização. Seu representante é o fulvestranto.

Os antiestrogênios incompletos ou SERM impedem a mudança da conformação (as proteínas coativadoras não mais se ligam aos aminoácidos do receptor): atraem moléculas repressoras ao RE, mantendo-o em estado inativo. Interrompe-se, dessa forma, a função do receptor, isto é, não mais existem transcrição e síntese proteica. A depender do tecido, pode haver predominância de proteínas coativadoras (TGFα, IGFs) ou correpressoras (TGFβ), daí ter-se mais atividade estrogênica ou antiestrogênica. Os estrogênios ativam os fatores de transcrição via FAT1 e FAT2. Os SERM, via FAT2, bloqueiam a transcrição (transativam). Em outros termos, o tamoxifeno, por exemplo, age no domínio de ligação do receptor, altera sua conformação, mantendo-o inativo. Os receptores β têm mais FAT2; e os α, FAT1. Assim, poder-se-ia admitir que, nos tecidos ricos em receptores β, os SERM atuariam plenamente, isto é, expressariam sua ação antiestrogênica (p. ex. mamas). Ao inverso, quando existir maiores teores de TAF-1, há menor inibição do receptor, daí maior atividade antiestrogênica (p. ex. endométrio, ossos etc.). Em alguns tecidos, pode haver atividade mista.[1,12]

Em resumo, são drogas que reduzem a atividade estrínica e são divididas em quatro classes, de acordo com o modo de agir:

1. Diminuem o número de receptores de estrogênios, como os progestagênios, os androgênios, os antagonistas e os agonistas de GnRH.
2. Impedem os receptores de se translocarem do citoplasma para o núcleo (antiestrogênios puros ou completos).
3. Dificultam a transcrição, uma vez no núcleo (SERM).
4. Bloqueiam a atividade de aromatases. São os denominados inibidores de aromatase.

Citrato de clomifeno

É usado para induzir a ovulação.

Tamoxifeno

É administrado por via oral, tem meia vida de sete horas e o pico sérico após três horas. Sua excreção é lenta. Metaboliza-se no fígado com formação de vários subprodutos ativos, sendo os principais metebolitos o β (4-hidroxitamoxifeno) e o X (N-desmetiltamoxifeno). O β tem muita afinidade com o receptor de estrogênio (fica longo tempo acoplado) e é altamente antiestrogênico, apesar de atingir discretas concentrações plasmáticas. O X é pouco antiestrogênico. O tamoxifeno reduz a incidência de carcinoma in situ e de invasor da mama (RE+).

Em outras palavras, impede a converção de hiperplasias atípicas em carcinoma *in situ* e, deste, para o invasor, porque inibe diversos fatores de crescimento e reforça a apoptose. Além disso, reduz recidivas e óbitos quando administrado nos estadios iniciais como terapia adjuvante e como paliativo nas doenças metastáticas; sempre quando o tumor é RE+. Oferece resistência primária em alguns casos e secundária (metástases) em outros.[15]

Descreve-se que a droga pode causar várias anormalidades endometriais, tais como pólipos, hiperplasias atípicas, adenocarcinomas (até os indiferenciados) e vários tipos de sarcomas. Entretanto, é raro acontecer. Calcula-se que o risco relativo para adenocarcinoma seja de 7,5 em cinco anos. É prudente medir a espessura endometrial antes de se iniciar, e de forma periódica, no transcurso da terapia pelo tamoxifeno, assim como em face de qualquer sangramento endometrial. Espessura além de 5 mm merece melhor investigação, mormente se há perda de sangue.[12] Em estudo na EPM (Unifesp), Gonçalves mostrou que 20 mg de tamoxifeno ao dia em mulheres mastectomizadas, acompanhadas por histeroscopia semestral por dois anos, produzem atrofia cística do endométrio sem sinais de proliferação indevida, contrariando, portanto, até certo ponto os dados da literatura, talvez pelo tempo curto de observação. O SIU-LNg pode proteger a mucosa do útero na vigência do tamoxifeno, o que não se consegue com qualquer outro progestagênio por outras vias. Por outro lado, o tamoxifeno pode causar sarcomas do útero, dois a cinco anos após início do tratamento, felizmente em baixa frequência de 17/100.000. O tamoxifeno não protege o endométrio contra sarcomas.

O tamoxifeno age por meio de dois metabolitos muito ávidos pelo receptor de estrogênio; o 4 hidroxitamoxifeno e o endoxifeno. A não formação desses compostos faz com que a droga seja inoperante. É preciso genotipar o CYP2D6 para certificar-se do seu poder terapêutico. A paroxetina, a fluoxetina e a sertralina não devem ser prescritas com o tamoxifeno porque reduzem seu efeito antiestrogênico. Parece que o mesmo ocorre com a duloxetina e a bupropiona. O risco para doença tromboembólica é 2 a 3 casos/10.000. É prescrito nas doses de 10 a 20 mg/dia, porém pode ser efetivo em doses menores, particularmente como preventivo de neoplasias mamárias malignas ou no tratamento da moléstia cística.[17]

Raloxifeno

É também idêntico ao tamoxifeno e inicialmente foi indicado para prevenir e tratar a perda óssea. O risco de moléstia tromboembólica é raro e igual ao do tamoxifeno. Câimbras, secura vaginal, edema e sintomas gripais podem ser queixas de algumas pacientes. O fogacho, igual ao causado pelo tamoxifeno, é a maior dificulda-

de, porém, nunca ao ponto de a paciente abandonar o tratamento. Não prolifera a mucosa do útero, pelo contrário, diminui em 50% a possibilidade de câncer. O toremifeno é quase igual ao raloxifeno (não diminui o lobular *in situ*) e ao raloxifeno nas mamas, mas prolifera o endométrio. O arzoxifeno não prolifera o endométrio. Outros SERM (droloxifeno, idoxifeno, lasoxifeno) estão sendo mais empregados para melhorar a massa óssea (apoptose de osteoclasto). O ospemifeno (Ophena®) melhora a secura vaginal na insuficiência ovariana, porque ali tem ação estrogênica. O ormeloxifeno é usado para contracepção (1 comp. /semana).[1]

O basedoxifeno é um agonista /antagonista do estrogênio; melhora o perfil lipídico, mantém a massa óssea, não prolifera o endométrio e não aumenta a sensibilidade mamária. O basedoxifeno (20 mg/dia) associado aos EEC (0,4 mg/dia) pode ser empregado na TH. Essa associação é chamada de TSEC (*tissue selective estrogen complex*).[2] Esse novo tipo de droga pode incluir outros SERM, como o raloxifeno ou similar que não prolifere o endométrio. O objetivo é combater os fenômenos vasomotores, não proliferar o endométrio, proteger as mamas, melhorar a atrofia vaginal, o perfil lipídico e manter a massa óssea. Se administrados na menacme, podem causar amenorreia. Outra indicação dos SERM (e a dos TSEC) é a reposição hormonal em pacientes tratadas de meningioma.

Os antiestrogênios puros ou completos, como já se comentou, agem no domínio D (dobradiça); além disso, ao impedirem a passagem do estrogênio para o núcleo, sofrem autólise e desaparecem. Essas drogas são indicadas para tratar as moléstias estrogênio dependentes que não respondem aos demais antiestrogênos, inclusive aos inibidores de aromatase, como alguns cânceres de mama. Igualmente é útil para tratar a puberdade prematura constitucional, no sentido de impedir a atividade estrogênica. A sua consequência mais desagradável é a perda de massa óssea que exige outras medidas para minimizá-la; exercícios físicos de resistência, dietas ricas em cálcio, carbonato de cálcio, vitamina D, SERM, bisfosfonatos etc.

■ FITO-SERM

Os fitoestrogênios contêm atividade estrogênica e são encontrados em vegetais. Classificam-se em quatro grupos: fenólicos, esteroidais, saponinas e terpenoides. Os fenólicos são os mais importantes porque, além de serem os mais encontrados, possuem a estrutura química (anel fenólico) similar a do estradiol. Variações nessa estrutura dão origem a seis subfamílias: flavona, isoflavona, flavonois, coumestanas, lignanas e chalconas. As duas isoflavonas principais são a genisteína e a daitzeína; depois, a biochanina e a formononetina).[18, 19]

As isoflavonas são os flavonoides mais estudados e encontrados em grande número de plantas, mormente nas leguminosas. Os legumes (soja, feijões, grão-de-bico, *red clover – trifolium platense L*) são ricos em isoflavonas; a soja e o *red clover* (trevo vermelho) são os mais ricos em genisteína e em daidzeína. O conteúdo de isoflavonas nos alimentos é bastante variável, mas dizem que os derivados da soja, como tofu, semente tostada, leite de soja, possam ser benéficos em reduzir fogachos, secura vaginal etc.[19] Nos países asiáticos e do mediterrâneo, há maior consumo de legumes (20 a 150 mg/dia de isoflavona ou 50 mg/dia de proteína de soja). Acredita-se que essa dieta possa reduzir os sintomas vasomotores e até a incidência de câncer de mama, mas outros fatores podem estar em jogo como a menor ingestão de gordura e o menor volume parênquima.

A partir dessa constatação, tem-se aconselhado a dieta rica em isoflavonas ou o produto extraído das plantas. Todavia, as variações técnicas de extração, a falta de uniformidade de doses e a inexistência de ensaios clínicos controlados de longo prazo colocam em dúvida o seu real valor terapêutico. Han *et al.*, na EPM/Unifesp, testaram uma isoflavona em pós-menopausadas e depois de quatro meses notaram melhora do índice de Kupperman (usado para quantificar os vários sintomas na pós-menopausa); apesar de leve aumento dos triglicérides, houve discreta elevação da HDL-C e queda da LDL-C. Há quem acredite que possa reduzir metástases de câncer de mama já tratado.

Outras plantas podem ter alguma atividade estrogênica, tais como: *ginseng, fenugreek licorice, sarsparilla, gotu kola, dong quai, primrose, kava, sage, ginkgo biloba,* erva de São João *(hypericum perfuratus), cramberry, melissa officinalis, chaste tree (vitex agnus casus)* etc. O valor terapêutico varia individualmente entre as pacientes e é sempre bom lembrar que fogachos leves nem sempre requerem tratamento, além do valor placebo aqui não desprezível.

As isoflavonas sofrem modificações no fígado e nos intestinos, de tal forma que as biochenanas e as formononetinas se metabolizam (metilação) em genisteína e dadzeína. No intestino, 30% a 70% das isoflavonas se convertem em outros metabólitos igualmente estrogênicos (equol, 4-etilfenol, dehidodadzeína etc.) pela flora bacteriana. Por isso, a resultante atividade dependerá do tipo de microflora intestinal e, principalmente, da capacidade de produzir o equol (potente subproduto da dadzeína). Das mulheres, só 50% conseguem produzi-lo. É possível dar equol sintético às não produtoras, porque é um produto bastante estrínico,[12] e por isso mesmo convém evitá-lo em mulheres que tiveram (foram já tratadas) câncer de mama.

Os fitoestrogênios têm alta afinidade pelos receptores β; por exemplo, a genisteína tem seis vezes mais afinidade do que o estradiol. Parecem ter algum efeito sobre os ossos, pois melhoram os marcadores de reabsorção e até a densitometria. É possível exercerem ação antiproliferativa sobre as mamas, em particular, na menacme. Em macacas, previnem o câncer de mama induzido por carcinógenos. Quando se administram estradiol e isoflavonas concomitantemente, estas impedem o efeito proliferativo do estrogênio (efeito TSEC-símile). Pelo efeito protetor sobre as mamas e o endométrio, permite-nos classificar os fitoestrogênios como fito-SERM. Podem-se prescrever Aplause®, Isoflavine®, Soyfemme®, Menop® etc.[1]

■ INIBIDORES DE AROMATASE

A aromatase é um complexo enzimático responsável pela conversão da androstenediona em estrona e da testosterona em estradiol. Localiza-se no retículo endoplásmatico e consiste da proteína citocromo P450 aromatase e da NADPA P450 redutase.

A aminoglutetimida foi o primeiro produto desenvolvido, mas se acompanhava de inúmeros efeitos adversos, o que motivou a procura por outros. O fadrazol (Arensin®) e o letrazol (Femara®) são derivados imidazólicos (muito mais potentes do que a aminoglutetimida, assim como o fadrozol, o vorozol, e o anastrozol (Arimidex®) (contêm o anel triazólico, que é antifúngico). O exemestano (Aromasin®) age de modo diferente dos triazólicos (formam compostos alquilantes que inativam a aromatase). Os mais empregados são o anastrozol e o letrozol.

Os inibidores de aromatase são empregados no tratamento hormonal complementar do câncer de mama antes ou depois do tamoxifeno e também na sua profilaxia. Por igual, são indicados na terapêutica da endometriose, da adenomiose, da maturação sexual precoce e na indução da ovulação. Em geral, são bem tolerados e, ao provocarem queda da atividade estrínica, causam fogachos, secura vaginal, perda da massa óssea, dores articulares, devendo o médico tomar as devidas providências para contornar o problema; acrescentar pequenas doses de estrogênios equíneos conjugados (0,3 a 0,45 mg/dia), antidepressivos ou isoflavonas.

■ ANTIPROGESTAGÊNIOS

Podem ser antagonistas ou agonistas/antagonistas. Essas drogas são conhecidas como SPRM, à semelhança dos SERM. O primeiro a ser sintetizado foi a miprefistona, que possui grande afinidade pelo receptor de progesterona. Nas células granulosas, bloqueia a 3β-hidroxiesteroide desidrogenase, suprimindo a síntese de progesterona e alterando o fim da maturação folicular e a ovulação. No hipotálamo, distorce a liberação de LH e de FSH, por isso possui força contraceptiva e altera o endométrio, perturbando eventual implantação do ovo. Pode também funcionar como contraceptivo de emergência, quando dado nas primeiras 120 horas após o coito desprotegido (Uliprostol®), indisponível entre nós.

Por desarranjar a morfologia e a função endometrial, os antiprogestagênios têm sido empregados para interromper a gravidez de até oito semanas. Como o aborto é quase sempre incompleto, deve-se adicionar uma prostaglandina (Misoprostol®), aí torna-se completo, em 95% dos casos, às custas das contrações uterinas. Outras indicações: sangramentos iatrogênicos provocados por hormônios (contracepção, reposição pós-menopausal), para reduzir pequenos leiomiomas (Asoprisnil®), para tratar endometriose e o sangramento não estrutural do endométrio. Também para inibir o surto prematuro de LH e, assim, a luteinização precoce em reprodução assistida. A gestrinona (Dimetrose®) é um antiprogestínico com forte atividade androgênica, por conta de sua intensa afinidade com o receptor de androgênio.[1]

■ ANTIANDROGÊNIOS

Os estrogênios são antiandrogênios porque ocupam os receptores de androgênios e elevam a SHBG (reduzem a testosterona livre); em alguns tecidos os androgênios se convertem em estrogênios pela aromatase. Alguns progestagênios têm atividade antiandrogênica por inibirem a 5α-redutase e/ou ocuparem os receptores de androgênios. É o caso da drospirenona e, particularmente, do aceteto de ciproterona.[1]

■ GONADOTROPINAS

São produzidas naturalmente na hipófise (LH, FSH), na placenta (hCG, biologicamente igual ao LH). São indicadas para a maturação folicular (FSH) e para romper o folículo (hCG).

À disposição, encontram-se: Bravelle®, Gonal F®, Puregon®, entre os folículos estimulantes, e Menegon®, Menopur®, entre os luteinizantes.

■ ANÁLOGOS DO GNRH

O GnRH é decapeptídio com a seguinte sequência de aminoácidos: Glu-His-Trp-Ser-Tyr-Gly-Leu-Arg-Pro-Gly. A molécula apresenta-se em forma de V, o que facilita a ligação com o receptor de membrana. O GnRH tem vida curta (2 a 4 min) porque há rápida clivagem dos aminoácidos 5-6, 6-7 e 9-10. Se mudarmos os aminoácidos nas suas posições, poderemos sintetizar numerosos análogos, com diferentes propriedades. Podem ser agonistas ou antagonistas. Por exemplo, se substituirmos os aminoácidos na posição 6 ou 10, teremos um agonista; se o fizermos nas posições 2 ou 3, teremos um antagonista; e o mesmo acontecerá se substituirmos mais de três aminoácidos. A substituição da glicina por D-aminoácidos na posiçao 6 e a substituição de Gly-NH2 no C terminal pelo NH2-etilamida ligada à prolina na posição 9 produz um nonapeptídio com maior meia-vida e maior afinidade com o receptor, tornando-o mais potente[21] (Tabela 10.6).

O antagonista mais usado é cetrorrelix (Cetrotide®). O tratamento prolongado pelo aGnRH provoca *down regulation* dos receptores de GnRH no gonadótropo, resultando na "decapitação funcional da hipófise" e em hipoestrogenismo grave, conhecido como "gonadectomia química", onde os níveis de estradiol caem a valores de 10 pg/mL a 15 pg/mL. A aplicação inicial, se feita na primeira fase do ciclo, causa brusco e intenso incremento de estrogênios, conhecido como *flare up*, consequente a uma aguda estimulação da hipófise. Isso não ocorre com os antagonistas de GnRH, porque têm efeito apenas inibitório.

Tabela 10.6 Principais análogos do GnRH.										
	1	2	3	4	5	6	7	8	9	10
GnRH	Pyro Glu	His	Trp	Ser	Tyr	Gly	Leu	Arg	Pro	Gly NH$_2$
Superagonistas										
Buserelin	Pyro Glu	His	Trp	Ser	Tyr	DSer(But)	Leu	Arg	Pro NHET	
Leuprorelin	Pyro Glu	His	Trp	Ser	Tyr	DLeu	Leu	Arg	Pro NHET	
Goserelin	Pyro Glu	His	Trp	Ser	Tyr	DSer(But)	Leu	Arg	Pro Az	Gly HN$_2$
Antagonistas										
Cetrorelix	Ac-D-Nal	D-(pCl)Phe	D-Pal	Ser	Tyr	D Cit	Leu	Arg	Pro	D-Ala HN$_2$

Os agonistas podem ser administrados por via nasal, subcutânea, intramuscular ou por implantes. Por via oral são prontamente destruídos, portanto sem valor. Sua maior aplicação reside no tratamento de moléstias estrogênio dependentes. As indicações mais habituais são: puberdade precoce constitucional, endometriose, leiomioma, adenomiose, carcinoma da mama e do endométrio em estadios clínicos avançados. Substitui a ooforectomia e, por isso, é muito conveniente nas disforias pré-menstruais graves. Melhora a dor pélvica crônica mesmo não sendo causada pela endometriose. Atualmente, sua grande indicação é para preservar a função ovariana e, pois, a fertilidade em jovens com câncer de mama ou outras neoplasias, que se submeterão à quimioterapia. Aplicar o GnRH 10 dias antes do seu início.

Os agonistas de GnRH bloqueiam o ciclo celular, diminuem a síntese de DNA e produzem apoptose. O seu valor terapêutico depende dessas ações. Além disso, parece que 50% dos carcinomas mamários e 80% dos de ovário têm células com sítios específicos para o GnRH, intensificando localmente a proliferação celular. Dessa forma, o agonista ou o antagonista exerce efeito antiproliferativo direto.

Como efeitos colaterais indesejáveis, citam-se os sintomas vasomotores, a secura vaginal (dispareunia), a depressão e a cefaleia. A mais temível é a perda de massa óssea. Exatamente para evitar essas complicações, faz-se a terapêutica *add-back*, isto é, acrescentam-se estrogênios, estrogênios mais progestagênios ou tibolona. As doses são as mesmas aconselhadas na TH da pós-menopausa, mesmo porque esse esquema terapêutico cria um estado de pseudomenopausa. Para contornar o *flare up*, aplica-se a injeção inicial no 24º dia do ciclo ou após sete a dez dias da paciente receber qualquer contraceptivo hormonal. A depender da doença, as doses são repetidas mensalmente ou a cada três meses, como no caso da gosserrelina (Zoladex® LA, 10,8 mg). Existem vários produtos disponíveis: acetato de triptorrelina (Gonapeptyl®), acetato de leucoprolide (Lupron®), de bussorrelina (Suprefact®), gosserrelina (Zoladex® 3,6 mg) etc.

REFERÊNCIAS BIBLIOGRÁFICAS

1. Lima RG, et al. Hormonoterapia. In: _____Ginecologia clínica. São Paulo: Atheneu; 2015; p. 175.
2. Fritz MA, et al. Clinical gynecologic endocrinology, and infertility. Philadelphia:, Lippincott Williams & Wilkins; 2011. p. 44, 769, 783.
3. Silva BB. Estudo morfológico e morfométrico de mama de ratas em estro permanente tratadas com tamoxifeno e estrogênios conjugados. Tese (Doutorado) – Escola Paulista de Medicina, UNIFESP,1998.
4. Soares Júnior JM, et al. Bases moleculares de ação dos estrogênios. In: Baracat EC, et al. Investigação clínica e molecular em ginecologia. São Paulo: Atheneu; 2015. p.41.
5. Sitruk-Ware R. Pharmacology of different progestogens: the special case of drospirenone. Climateric 2003; 8 (Suppl3):4-12.
6. Rowlands S. Newer progestogens. Fam. Pla Reprod HealthCare 2003; 29(1):13-6. Review.
7. Basbaum C, et al. Ação tópica da progesterona sobre a hiperplasia adenomatosa do endométrio. J Bras Ginecol 1997; 107(3):195-8.
8. Basbaum C, et al Tratamento da dismenorreia com DIU liberador de progesterona (Progestassert). J Bras Ginecol 1978; 86:33-7.
9. Dean G, et al. An overview in intrauterine contraception. UpToDate Philadelphia: Wolters Kluwer; 2013.
10. Magalhães J, et al. Contracepção intrauterina. In: Fernandes CE, et al. Endocrinogia feminina. Barueri (SP): Manole; 2015. p.387.
11. Dean G, et al. Management of problems related to intrauterine contraception. Philadelphia: Wolters Kluwer; 2013.
12. Fritz MA, et al. Postmenopausal hormone treatment. In: Endocrinologia ginecológica clínica e infertilidade. 8 ed. São Paulo: Revinter; 2014. 805p.
13. Cummings SR, et al. The effects of tibolone in older postmenopausal women. N Engl J Med 2008; 359(7):697-708.
14. Simões RS. Esteroides sexuais: angrogênios. In: Baracat EC, et al. Investigação clínica e molecular em ginecologia. São Paulo: Atheneu; 2014. p. 33.
15. Ellis M, et al. Mechanism of action of selective estrogens receptors modulators. Philadelphia: Wolthers Kluver; 2015.
16. Gonçalves M. Histeroscopia seriada em mulheres mastectomizadas em uso de tamoxifeno. Tese (Doutorado) - Escola Paulista de Medicina, UNIFESP. São Paulo, 2004.
17. Lima GR, et al. Tamoxifen effects on normal breast. Eur J Cancer. 2003; 39(7):891-8.
18. Clapauch R, et al Fitoestrogênios. Posicionamento do Departamento de Endocrinologia Feminina da SBEM. Arq Endocrinol Metab 2002; 46(6): 679-95.
19. Clarson TH, et al. Clinical efficacy of the fitoestrogens. In: Lobo RA. Treatment of the postmenopausal women. Phyladelphia: Lippincott; 1999. p.577.
20. Han KK, et al. Benefits of soy isoflavone therapeutic in postmenopausal women. Obstet Gynecol, 2002; 99(3):389-94.
21. Soares Júnior JM, et al. Análogos do hormônio liberador de gonadotrofina. In: Baracat EC, et al. Investigação clínica e molecular em ginecologia. São Paulo: Atheneu; 2014. p. 54.

Mastologia

- **Gil Facina**
- **Simone Elias**

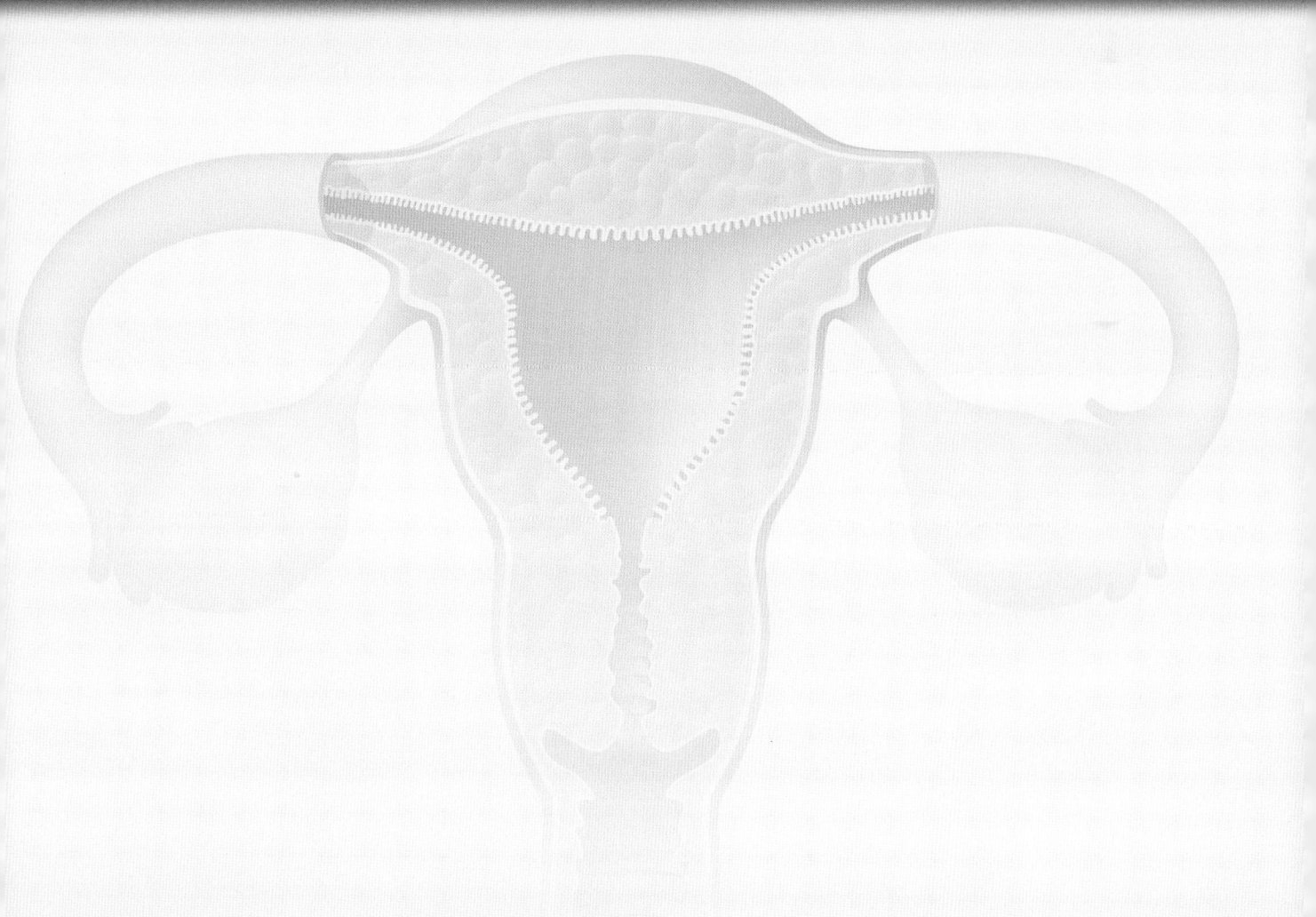

Capítulo **11**

■ **Bruno Eduardo Pereira Laporte**
■ **Gil Facina**

Propedêutica Clínica das Mamas

■ INTRODUÇÃO

O diagnóstico correto de qualquer doença mamária se inicia com a execução de anamnese detalhada. Os métodos imaginológicos são complementares e reserva-se à propedêutica clínica o papel primordial capaz de fundamentar o raciocínio lógico para a formulação das hipóteses diagnósticas.

■ ANAMNESE

Primeiramente, faz-se a anamnese geral, tal como postulada a todas as especialidades médicas. Neste momento é importante a identificação de fatores de risco para as doenças da mama, em especial os cânceres dela e das tubas/ovários.

Λ propedêutica mamária é dividida didaticamente em etapas, a saber:

Identificação

Devem ser informados os seguintes itens:

Sexo

O sexo feminino é o principal fator de risco para o câncer de mama. Sabe-se que a incidência desta enfermidade em mulheres é cerca de 100 vezes maior que a observada nos homens.

Idade

A idade é relatada como importante fator de risco para inúmeros cânceres, principalmente para o de mama. Entretanto, a idade também é considerada fator prognóstico, pois neoplasias mamárias em pacientes idosas tendem a ser menos agressivas e a ter melhores prognósticos quando comparadas àquelas que acometem as jovens.[1]

Raça

A etnia está relacionada às diferentes taxas de sobrevida ao câncer de mama e às mutações. Estudos epidemiológicos mostram que judeus apresentam taxa de SHMO (Síndrome Hereditária Mama Tuba-ovário) maiores que a população geral.[2]

Naturalidade

Segundo o relatório Globocan (2012) da Agência Internacional de Pesquisa do Câncer da Organização Mundial de Saúde, a incidência do câncer de mama em países desenvolvidos é superior à dos em desenvolvimento.[3] No Brasil, segundo dados do INCA (2016) do Ministério da Saúde, a incidência é maior nas regiões Sul e Sudeste e menor no Norte.[4]

Queixa e duração

Perguntar à paciente qual o problema que a levou a procurar atendimento e há quanto tempo existe. Nesse item, deve ser incluída somente a queixa principal, de preferência com as próprias palavras da paciente.

As principais queixas são: nódulos, mastalgia, fluxo papilar, linfonodomegalia axilar e alterações cutâneas, além de achados em exames de imagem. Atualmente nota-se o aumento do número de mulheres que procuram o médico para a prevenção secundária, mesmo na ausência de sintomas.

História pregressa da moléstia atual

Deve-se esmiuçar as particularidades dos sintomas e sinais, tal como seu início, duração e intensidade. É preciso anotar a localização, lateralidade, a evolução dos sinais e sintomas, além dos fatores agravantes e atenuantes.

Interrogatório sobre os diversos aparelhos

Avaliar queixas relativas aos aparelhos cardiovascular, respiratório, gastrointestinal, neurológico e ósseo. Deve-se atentar aos sintomas que possam estar relacionados às repercussões clínicas causadas pelas metástases. Os principais sítios de acometimento secundário são, respectivamente, ósseos, pleuras/pulmões, fígado e cérebro.

Antecedentes familiares

Cinco a 10% dos cânceres de mama são hereditários. Dentre as principais síndromes podem-se citar: SHMO, Li-Fraumeni, Peutz Jeghers, Li-Fraumeni *like* e Cowden. A SHMO está relacionada a 40% dos cânceres de mama hereditários. Assim, é importante que durante a anamnese se pergunte sobre casos de neoplasias malignas na família, dando maior importância para aquelas ocorridas em parentes de primeiro grau, idade jovem (< 40 anos), em homem ou bilaterais, além de antecedente familiar de cânceres de ovário e da tuba uterina.[5]

Antecedentes pessoais

Doenças prévias

Avaliar a presença de hipertensão, diabetes, cardiopatias, pneumopatias e tromboembolismo. Qualquer aspecto patológico ou terapêutico deve ser anotado.

Algumas moléstias sistêmicas provocam sinais e sintomas nas mamas e podem fazer parte do diagnóstico diferencial de câncer, tal como ocorre com a tuberculose, que clinicamente é caracterizada pelo abscesso subagudo e fístulas resultantes da infecção por organismos piogênicos.[6]

Outras enfermidades podem afetar o risco futuro para o desenvolvimento do câncer. Pacientes que foram submetidas à radioterapia torácica, por exemplo, para o tratamento de linfoma na juventude (10 a 30 anos), apresentam elevado risco para desenvolver câncer de mama, à semelhança daquelas com síndromes hereditárias.

A paciente com lúpus em atividade possui contraindicação relativa para submeter-se à reconstrução mamária com próteses de silicone e tratamento com radioterapia. Nestas situações há maior chance de ocorrer fibrose intensa, o que dificultaria o seguimento adequado e possivelmente atrasaria o diagnóstico precoce de eventual recidiva.

Cirurgias prévias

Mulheres que já se submeteram a cirurgias estéticas podem apresentar alterações em exames de imagem. Já aquelas submetidas à biópsia com resultado de lesão precursora, tais como as hiperplasias atípicas (ductal ou lobular) e neoplasia lobular *in situ* possuem aumento do risco relativo para desenvolvimento do câncer de 4 e 10, respectivamente.[7] Cirurgias abdominais ou torácicas podem comprometer o suprimento sanguíneo de áreas doadoras de retalhos miocutâneos que poderiam ser empregados em reconstruções mamárias.

Medicações

Alguns medicamentos podem causar sintomas e sinais mamários. Vários fármacos podem aumentar a prolactina acarretar derrame papilar lácteo (galactorreia).

Hábitos de vida

Tabagismo

Apesar de controverso, o tabagismo é aceito por alguns autores como fator de risco para este câncer. Essa relação fica mais evidente dependendo da duração do hábito, exposição cumulativa e início antes da primeira gravidez a termo.[8]

Macacu *et al.* evidenciaram, por meio de estudo de metanálise, que existe maior risco em fumantes. Da mesma forma, existem evidências de elevação moderada do risco em fumantes passivas.[9]

Etilismo

Jayasekara *et al.* confirmaram, por meio de metanálise, a associação entre a quantidade e o uso prolongado de álcool e de câncer.[10]

Atividade física

O sedentarismo também pode ser considerado fator de risco, visto que Thune *et al.* evidenciaram maior incidência de câncer de mama entre as mulheres acostumadas à vida sedentária.[11]

Antecedentes ginecológicos

Deve-se perguntar sobre questões ginecológicas que possam influenciar o diagnóstico e o tratamento de doenças mamárias.

- **Idade da menarca e da menopausa:** quanto maior o tempo em que a mulher estiver exposta ao estrogênio e à progesterona endógenos, maior o risco de desenvolvimento deste câncer. Portanto, menarcas precoces e menopausas tardias aumentam o risco, assim como ciclos menstruais mais curtos e frequentes.
- **Número de gravidezes:** nuliparidade ou oligoparidade estão associados a maior risco.
- **Aborto:** quando antes da primeira gestação a termo, estimulam o lóbulo mamário sem permitir sua completa diferenciação, que ocorre apenas no final da gravidez e lactação, levando ao aumento de risco.

- **Idade em que teve o primeiro filho:** primeira gestação a termo antes dos 30 anos é considerada como fator protetor.
- **Data da última menstruação, duração e regularidade dos ciclos:** o exame físico pode estar dificultado pelo edema que ocorre na fase lútea do ciclo menstrual. O melhor período para a propedêutica mamária é durante a segunda semana do ciclo menstrual (7º ao 14º dia).
- **Terapia hormonal (TH):** cinco anos ou mais de terapia estroprogestativa eleva significativamente a chance para desenvolver câncer de mama. Sabe-se que este risco diminui após a interrupção do tratamento e retorna ao seu nível basal cerca de cinco anos depois. Em outros capítulos serão discutidos mais detalhes sobre esse importante tema.

EXAME FÍSICO

A técnica do exame físico das mamas é semelhante na mulher e no homem, havendo diferença principalmente quanto à consistência e ao maior volume das femininas.

Nos homens, os achados mais comuns ao exame físico são: espessamento retroareolar uni ou bilateral, com consistência fibroelástica, sugestivos de ginecomastia ou nódulos endurecidos e pouco móveis, também em região retroareolar, que são suspeitos de carcinoma.

Por ser o mais frequente, vamos, neste capítulo, detalhar a técnica e as peculiaridades da propedêutica mamária no sexo feminino.

Para tanto, a paciente deve estar despida da cintura para cima e usando camisola com abertura na frente.

Inspeção estática

A inspeção deverá ser realizada com a paciente sentada e com os braços estendidos ao longo do corpo (Figura 11.1). Primeiramente deve-se atentar para o volume e a simetria glandular. Pequenas diferenças são comuns, não constituindo sinal de doença. Frente à assimetria deve-se perguntar à paciente há quanto tempo existe essa diferença e se vem aumentando. Neste caso, deve-se ter como hipóteses neoplasias benignas ou malignas. Assimetria congênita importante (menor volume) pode decorrer da rara Síndrome de Poland, que causa também deformidade torácica pelo subdesenvolvimento ou ausência do músculo peitoral maior (Figura 11.2).

A anomalia congênita mais frequente é a politelia (Figura 11.3).

Retrações de pele também podem ser observadas, apesar de mais evidenciadas à inspeção dinâmica.

Os mamilos devem ser atentamente examinados. Sabe-se que neles, diversas doenças podem gerar sinais

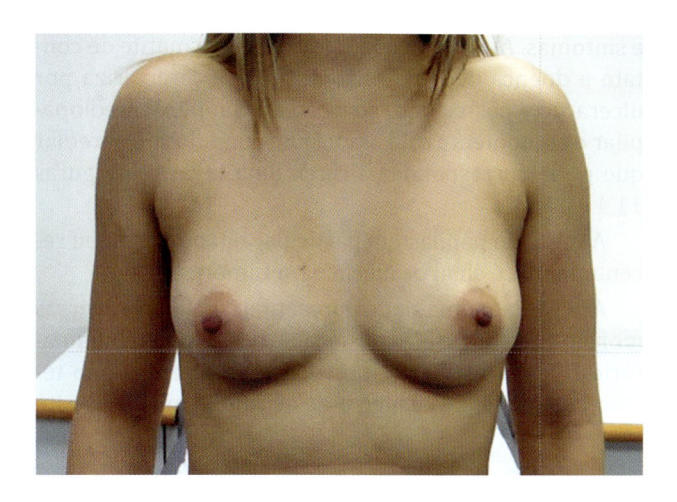

Figura 11.1 Inspeção estática.

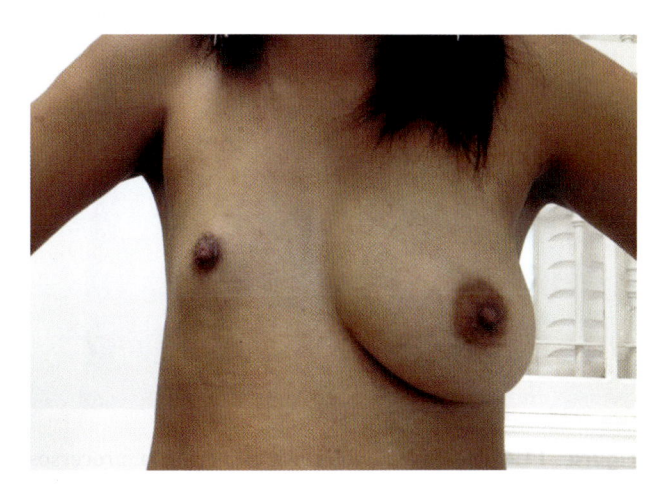

Figura 11.2 Assimetria mamária devido à síndrome de Poland.

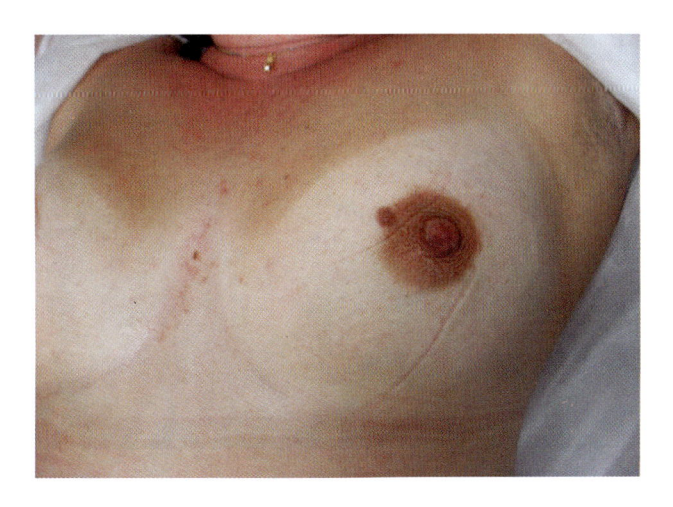

Figura 11.3 Politelia (mamilo extranumerário).

e sintomas. As principais são: eczema, dermatite de contato e doença de Paget. Esta última se caracteriza por ulceração e posterior destruição do complexo areolopapilar e comumente está associada a nódulo retroareolar que pode corresponder a carcinoma invasivo (Figuras 11.4 e 11.5).

A retração papilar, em particular quando ocorreu recentemente, é sinal de alerta para tumores.

A pele da mama pode apresentar sinais de diversas morbidades. Entre elas destaca-se o carcinoma inflamatório (Figura 11.6), que provoca extenso edema do tecido subcutâneo. O aspecto deste linfedema é descrito classicamente como em casca de laranja (*peau d'orange*). O diagnóstico diferencial principal é com mastite, que também pode cursar com edema de pele e eritema.

A pele também pode ser acometida por lesões vesiculares em dermátomos, típicas de infecção viral por herpes Zoster (Figura 11.7).

Após o término da inspeção estática, com os braços estendidos ao longo do corpo, deve-se solicitar à paciente que levante seus membros superiores para que se possa inspecionar as porções inferiores das mamas, principalmente quando volumosas e com ptose. Neste momento, retrações e abaulamentos podem ficar evidentes.

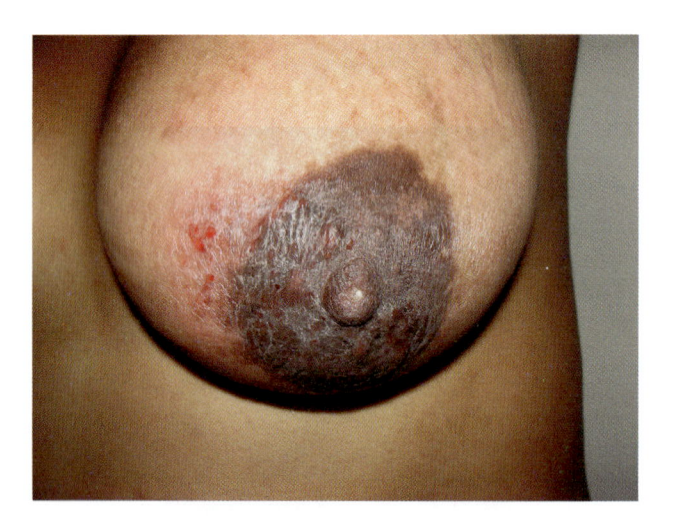

Figura 11.4 Eczema. Geralmente associado a processos alérgicos por contato com tecidos sintéticos. Há remissão rápida com corticoterapia tópica.

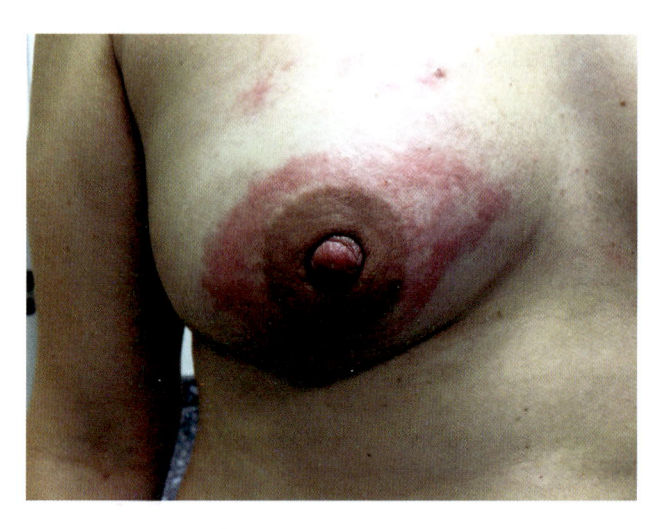

Figura 11.6 Carcinoma inflamatório com linfedema e hiperemia cutânea acometendo pelo menos 1/3 da mama.

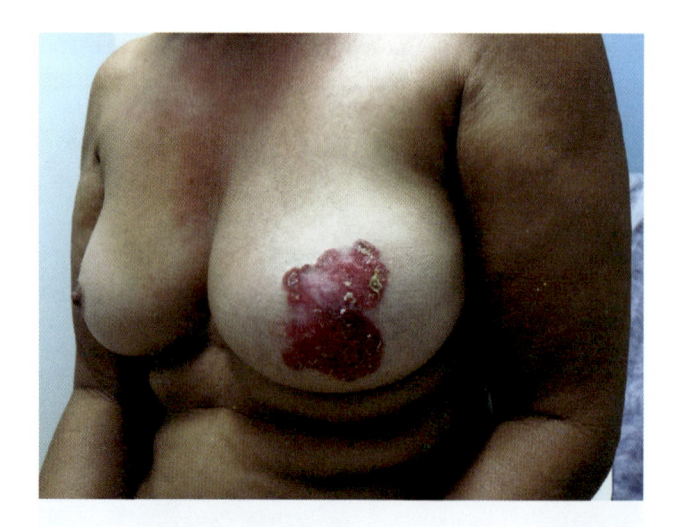

Figura 11.5 Doença de Paget com destruição completa do complexo areolopapilar.

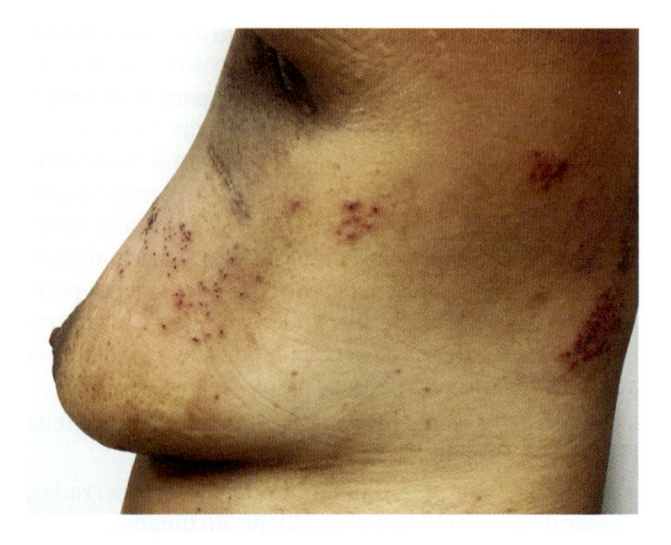

Figura 11.7 Lesões vesiculares com distribuição em dermátomo, típica de infecção viral por Herpes Zoster.

Inspeção dinâmica

Solicita-se à paciente que coloque as duas mãos na cintura e a comprima (Figura 11.8). A manobra permite a detecção de retrações não aparentes na inspeção estática por meio da contração da musculatura peitoral. Com esta manobra, a fáscia que recobre o músculo tracionará os ligamentos de Cooper que, por sua vez, puxarão a pele de forma homogênea. Quando há lesão que infiltra esses ligamentos, pode-se observar retrações cutâneas. Complementa-se este tempo propedêutico projetando-se o tronco para a frente, deixando as mamas pendentes; isso permite acentuar as retrações.

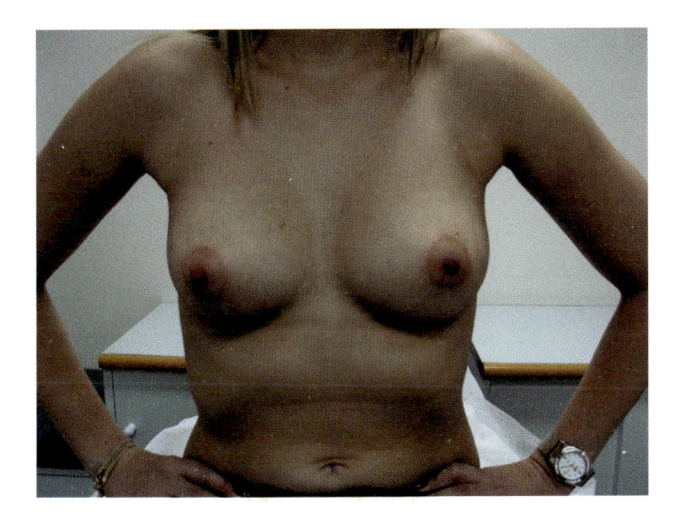

Figura 11.8 Inspeção dinâmica.

Palpação das cadeias linfonodulares axilares, supra e infraclaviculares

As cadeias linfáticas são melhor examinadas com a paciente sentada. Sabe-se que a principal via de disseminação das metástases do carcinoma é a linfática e, em casos avançados é usual levar às linfonodomegalias axilares e também às fossas supra e infraclaviculares. É raro o acometimento de linfonodos cervicais.

Na presença de linfonodos palpáveis descreve-se o seu número, tamanho, consistência e mobilidade. Na doença avançada os linfonodos podem se tornar coalescentes e esta característica deve ser enfatizada.

Exame: cadeias linfáticas axilares

O examinador deve apoiar o membro superior da paciente sobre o seu braço homônimo e com a polpa digital da mão oposta palpar a axila (Figura 11.9). Tal manobra deve ser repetida em ambos os lados. Linfo-

nodos móveis e fibroelásticos não representam sinal de suspeição. Os principais diagnósticos diferenciais para linfonodomegalias axilares são: linfonodos reacionais, metástase de carcinoma mamário e linfoma. Ressalta-se que esses linfonodos podem ser sítio de metástase de diversos tipos de neoplasias malignas.

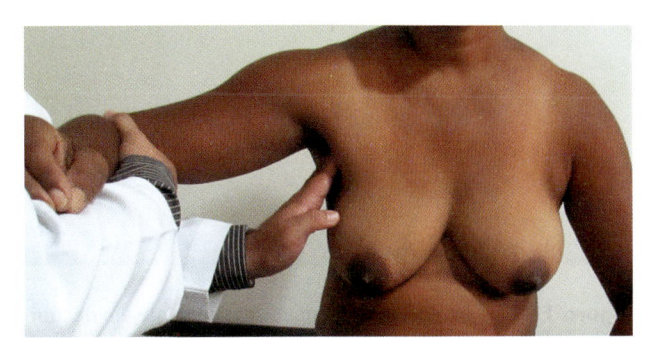

Figura 11.9 Exame dos linfonodos axilares.

Exame: cadeias linfáticas supra e infraclaviculares

Deve sempre fazer parte da propedêutica clínica em Mastologia. Sua principal função é detectar possíveis metástases de carcinoma. Também é realizada com as polpas digitais (Figura 11.10).

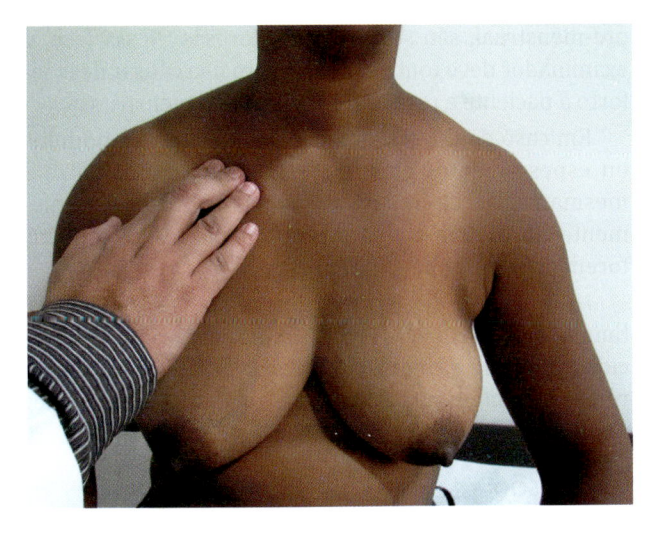

Figura 11.10 Exame das cadeias linfáticas supraclaviculares.

Palpação

Deve ser praticada com a paciente em decúbito dorsal, com os membros superiores fletidos e as mãos apoiadas sob a cabeça (Figura 11.11).

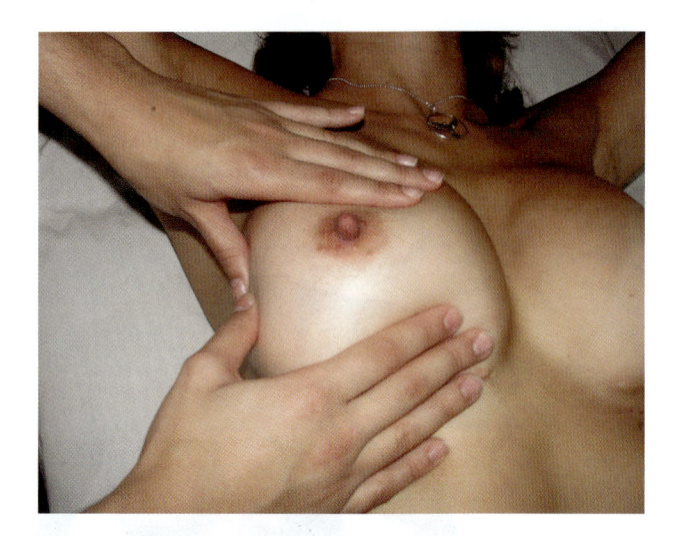

Figura 11.11 Palpação das mamas com paciente em decúbito dorsal, membros superiores fletidos e as mãos apoiadas sob a cabeça. Palpação bilateral simultânea.

Com as polpas digitais das mãos o examinador deve examinar toda a mama, tendo como limites a clavícula, o sulco inframamário, a borda medial do esterno e a linha axilar média. Pode ser feito por meio de técnica radial ou concêntrica. Em um primeiro momento, este exame deve ser executado com pouca pressão, a fim de permitir a detecção de nódulos superficiais, e, depois, com mais vigor, para procurar nódulos profundos. Deve-se ressaltar que as mamas das mulheres, principalmente em período pré-menstrual, são sensíveis e dolorosas. Nessa fase, o examinador deve tomar cuidado para não causar desconforto à paciente e repetir o exame após a menstruação.

Em caso de dúvida, em face da presença de nódulos ou espessamentos glandulares, a comparação entre a mesma região de ambas as mamas pode ser enormemente elucidativa (palpação em espelho). Se os achados forem diferentes, deve-se aprofundar a investigação.

Na presença de nódulo palpável, a sua localização, tamanho, consistência (fibroelástica, cística ou endurecida), superfície (regular, lobulada ou irregular) e aderências a planos superficiais ou profundos devem ser anotadas.

Expressão

A expressão mamária integra o exame físico e pode identificar a saída de secreção papilar. Anota-se as características como coloração (sero-hemorrágica, citrina, serosa, láctea, esverdeada, acastanhada etc.),, lateralidade, se ocorre exteriorização por ducto único ou múltiplos e motivação do fluxo (espontânea ou à expressão). A pesquisa do ponto-gatilho, que nada mais é do que a digitopressão realizada de forma circular ao redor da aréola, pode auxiliar na identificação da topografia do ducto acometido. Como regra geral, fluxos papilares contendo sangue ou aqueles espontâneos são considerados suspeitos e deve-se prosseguir à investigação, geralmente por meio de biópsia excisional (ressecção seletiva de ducto ou setorectomia retroareolar). A abordagem cirúrgica permite obtenção de amostra tecidual suficiente para o diagnóstico, visto que procedimentos minimamente invasivos, tais como a punção, *core biopsy* e mamotomia podem fornecer resultados falsos e inconclusivos frente às lesões papilíferas (Figuras 11.12 e 11.13).

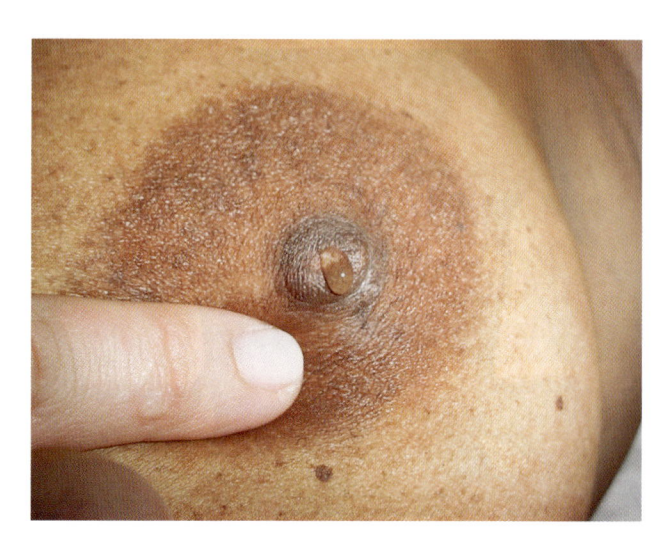

Figura 11.12 Pesquisa do ponto-gatilho com identificação de ducto acometido.

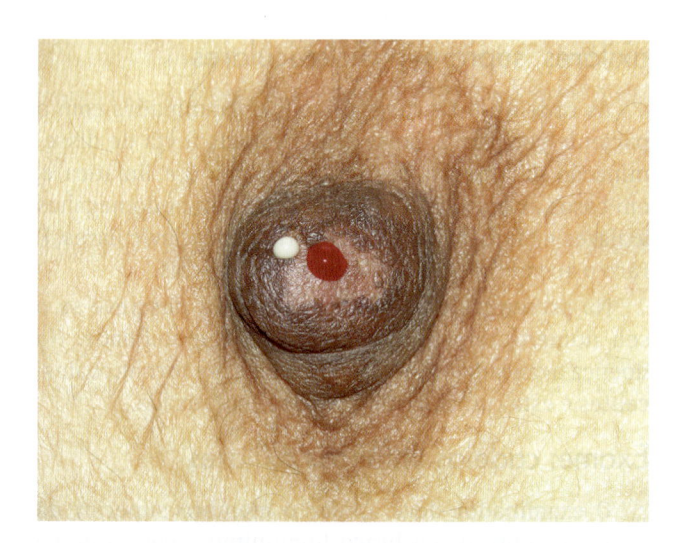

Figura 11.13 Fluxo hemorrágico espontâneo. O papiloma intraductal é a causa mais usual em pacientes jovens.

REFERÊNCIAS BIBLIOGRÁFICAS

1. National Cancer Institute. [Atualizado em 2016 Jan 18] Disponível em: http://www.cancer.gov/types/breast/patient/breast-treatment-pdq

2. Ferla R, et al. Founder mutations in BRCA1 and BRCA2 genes. Ann Oncol 2007;18(Suppl 6):vi93-8.

3. Ferlay J, et al. Globocan 2012: estimated cancer incidence, mortality and prevalence wordwide in 2012. International Agency for Research on Cancer. World Helath Organization. [Atualizado em 2016 Jan 18] Disponível em: http://globocan.iarc.fr/Default.aspx

4. Facina T. Estimativa 2014: incidência de câncer no Brasil. Rio de Janeiro: INCA; 2014.

5. Jatoi I, et al. Management of women who have a genetic predisposition for breast cancer. Surg Clin N Am. 2008; 88(4):845-61.

6. Dixon JM. ABC of breast disease. Locally advanced breast cancer. BMJ 1994; 309(6966):1431-3.

7. Morrow M, et al. Current management of lesions associated with an increased risk of breast cancer. Nat Rev Clin Oncol 2015; 12(4):227-38.

8. Cui Y, et al. Cigarette smoking and breast cancer risk: update of a prospective cohort study. Breast Cancer Res Treat. 2006; 100(3):293-9.

9. Macacu A, et al. Active and passive smoking and risk of breast cancer: a meta-analysis. Breast Cancer Res Treat. 2015;154(2):213-24.

10. Jayasekara H, et al. Long-term alcohol consumption and breast, upper aero-digestive tract and colorectal cancer risk: a systematic review and meta-analysis. Alcohol Alcohol. 2015; 51(3):315-30.

11. Thune I, et al. Physical activity and the risk of breast cancer. N Engl J Med 1969; 336(18):1269-75.

Capítulo 12

Diagnóstico em Mastologia

12.1

Introdução

12.1.1 Rastreamento

12.1.1.1 População Geral

■ René Aloisio da Costa Vieira

■ INTRODUÇÃO

O câncer de mama é o principal tipo de câncer na mulher, sendo estimado para 2012 1.7 milhões de casos e cerca de 522 mil óbitos. Metade de todos os casos e 38% dos óbitos ocorre em países desenvolvidos.[1] O prognóstico desse câncer é considerado bom. Verifica-se que a sobrevida aos cinco anos é de 73% nos países desenvolvidos, 58% no Brasil,[2] 84% nos EUA, local em que a elevação da incidência tem se associado à diminuição da mortalidade.[3] Em países com recursos limitados, o câncer de mama é diagnosticado em estadios avançados, pelo *déficit* na capacidade de promover a detecção precoce e o diagnóstico.[4]

O rastreamento constitui-se na aplicação de um teste com potencial de detecção de câncer em uma população sem sinais ou sintomas, sendo uma prevenção secundária. O rastreamento não é diagnóstico, porém um teste que identifica, em indivíduos assintomáticos, alterações radiológicas que indicam probabilidade elevada de associação com neoplasia. O rastreamento ideal deveria detectar todos os cânceres prevalentes em uma população, e nos subsequentes rastreamentos haveria a detecção dos tumores incidentes (casos novos). Assim, no início dos programas de rastreamento, há maior número de tumores detectados (*first round*), sendo considerado rastreamento de prevalência, e nos anos subsequentes, tem-se o rastreamento de incidência. Quando na mesma população se repete a mamografia dentro de um programa de rastreamento, denomina-se de ciclo de rastreamento (*round*).[3]

A simples realização de mamografia, principalmente em sintomáticas, constitui um exame diagnóstico. No rastreamento mamográfico oportunístico, as pessoas são convidadas a se submeterem à mamografia, e nessa população avaliam-se os resultados dos exames em relação ao número de casos diagnosticados. No rastreamento populacional organizado, avalia-se uma população finita, e sobre esta se desenvolvem medidas para a realização de uma cobertura populacional, isto é, estratégias para a feitura de um exame de maneira regular, observando-se percentuais de adesão aos múltiplos ciclos da mamografia. Porém, o principal objetivo do rastreamento é a demonstração de que no grupo a ele submetido há uma queda na mortalidade por câncer em relação ao grupo não rastreado.[3] Os benefícios observados nas curvas de sobrevida não são imediatos, ocorrendo anos após o início da doença.

O autoexame (AE) e o exame clínico das mamas (ECM) foram, durante muito tempo, considerados como métodos importantes a serem implementadas em nível populacional. Contudo, atualmente não há evidências científicas da eficácia do ECM ou do AE na redução da mortalidade pelo câncer. Estudos randomizados desestimularam o autoexame como método de detecção precoce, visto que não se observou diferença estatística na mortalidade por câncer.[5] Neste contexto, as mulheres devem ser encorajadas a estar atentas a qualquer alteração nas mamas, sendo que o exame clínico faz parte de um processo de conscientização, levando a mulher a uma melhor avaliação diagnóstica. Não se deve encorajar o AE ou o ECM como métodos isolados, mas sempre associados à mamografia, principalmente em mulheres acima dos 40 anos.[6]

O rastreamento do câncer pela mamografia, consiste no melhor método de prevenção secundária, promovendo a detecção precoce na fase assintomática e implicando na redução substancial da morbimortalidade vista quando o diagnóstico é tardio. Metanálise de estudos realizados pela Cochrane mostrou que a redução da mortalidade é da ordem de até 15%.[7] A maior redução da mortalidade vista em vários países desenvolvidos pode ser atribuída aos programas de rastreamento e à evolução da terapêutica adjuvante.[8]

A alteração da mortalidade ocorre principalmente a partir dos 50 anos, sendo a idade limite 69 a 74 anos. Uma questão que permaneceu muito tempo em debate foi a população na faixa etária dos 40 aos 49 anos, devido a características distintas e ao menor número desses cânceres. Porém, embora não haja consenso, a literatura dá suporte à realização da mamografia nessa faixa etária. Por outro lado, apesar das mulheres com mais de 70 anos apresentarem maior probabilidade de desenvolver o câncer, geralmente o tumor é mais indolente, e as comorbidades influenciam o tratamento, observando-se mortalidade por outros fatores. Assim, é sugerido que após os 70 anos o rastreamento deve ser individualizado e baseado na expectativa de vida.[6,9]

Estudo feito em população americana observou que, ao se realizar a mamografia em 1.000 mulheres na faixa 50 a 69 anos, 70 foram convocadas para exames adicionais, 24 foram submetidas a biópsia e nove casos foram diagnosticados com câncer, sendo destes dois carcinomas *in situ*,[10] fato que faz melhor entender os números associados ao rastreamento mamográfico. Apesar da proporção entre os números e dificuldades na organização logística do rastreamento organizado, muitos consideram que os benefícios justificam, visto elevação do número de casos em estadio precoce e diminuição dos casos em estadio avançado. Outros já consideram que toda essa logística não traz benefícios, pelo aumento no número de biópsias, presença de exames falsos positivos, desconforto gerado à paciente, hiperdiagnóstico, levando a possível descoberta de tumores indolentes, principalmente o carcinoma *in situ*. Nos Estados Unidos, observou-se que, após o início do rastreamento mamográfico, o número de casos detectados para cada 100.000 mulheres duplicou, porém a taxa de pacientes em estadio avançado decresceu apenas 8%, estimando-se um hiperdiagnóstico em cerca de 31% da população.[11] Porém, esse tema permanece controverso, discutindo-se a limitação de estudos contrários à realização da mamografia de rastreamento.[12]

A Sociedade Americana de Câncer recomenda a realização da mamografia a partir dos 40 anos,[13] a Sociedade Brasileira de Mastologia recomenda o rastreamento mamográfico na faixa etária de 40 a 69 anos,[6] e a União Europeia recomenda na faixa de 50 a 69 anos.[14] O Ministério da Saúde recomenda o rastreamento mamográfico na faixa de 50 a 69 anos, pelas controvérsias observadas na faixa etária de 40 a 49 anos e limitados estudos com população nacional.[5]

Em nível populacional, devem-se considerar a base instalada de mamógrafos e a capacidade de atender toda a população frente ao diagnóstico e tratamento. Assim, o *Breast Health Global Initiative* (BHGI) avalia a complexidade do sistema de saúde em nível básico, em que se estimula a realização do autoexame; nível limitado, em que a mamografia é diagnóstica; nível aumentado, em que se observa rastreamento oportunístico; e nível máximo na presença de rastreamento mamográfico organizado.[4] Consideram-se barreiras ao rastreamento as limitações associadas à não realização regular da mamografia, fato este que pode estar relacionado ao sistema de saúde, à educação ou à atitude de fazer o exame.[15]

■ INDICADORES DE QUALIDADE

O rastreamento mamográfico organizado indica a realização da mamografia em mulheres assintomáticas, de uma maneira periódica (anual ou bianual), associada a uma estrutura logística de exames complementares, diagnóstico e tratamento. O programa deve atender a uma população finita referenciada, devendo estar associado a metas de resultados, programas de qualidade e equipe multidisciplinar. A mamografia de rastreamento deve ser aplicada em mulheres assintomáticas, e as sintomáticas devem ser separadas desse grupo. A avaliação da mamografia deve ser focada na presença de sinais sugestivos de neoplasia, em nível populacional, não sendo considerada um exame diagnóstico frente a lesões mamárias. Tal fato reflete nas taxas de reconvocação, visto que esse número deve ser inferior a 7%, fato contrário ao que se observa ao se considerar a mamografia como exame diagnóstico individual.

A experiência europeia demonstra que, para se atingir os benefícios do rastreamento e da detecção precoce, faz-se necessário que as unidades de tratamento sejam acreditadas, aplicando critérios de controle de qualidade adequados e, preferencialmente, com diagnóstico e tratamento padronizados para o câncer, e realizadas em Unidades de Mama. Assim, sugere-se indicadores relacionados à radiologia, à técnica radiológica, ao cirurgião, à anatomia patológica e ao programa como um todo.[14] Tais indicadores preconizam quesitos básicos do tratamento e intervalos adequados dentre as diversas etapas. Os critérios de controle de qualidade europeus foram definidos para a faixa etária de 50 a 69 anos, partindo do princípio que esse é o grupo de mulheres assintomáticas que mais se beneficia do rastreamento mamográfico. Uma boa revisão sobre o tema e contextualização nacional pode ser observada na Revista Brasileira Mastol, 2013, volume 23, números 1 e 2. Na Tabela 12.1, apresentam-se alguns parâmetros gerais a serem considerados no rastreamento mamográfico. Não se deve

Tabela 12.1 Indicadores de qualidade utilizados pela EUSOMA para rastreamento mamográfico organizado.		
Indicador	Aceitável	Desejável
Proporção de mulheres convidadas que participaram do rastreamento	> 70%	> 75%
Proporção de mulheres com avaliação radiológica aceitável	> 97%	> 97%
Proporção de mulheres que repetiram o exame por problemas técnicos	< 3%	< 1%
Proporção de mulheres que realizaram exames adicionais no rastreamento visando a melhor caracterização das anormalidades mamográficas	< 5%	< 1%
Taxa de reconvocação para avaliação radiológica no rastreamento inicial	< 7%	< 5%
Taxa de reconvocação para avaliação radiológica nos rastreamentos subsequentes	< 5%	< 3%
Taxa de detecção no rastreamento inicial	3 × IB	> 3 × IB
Taxa de detecção nos rastreamentos subsequentes	1,5 × IB	> 1,5 × IB
Proporção de câncer de intervalo (0-11 meses)	30%	< 30%
Proporção de tumores invasivos nos casos diagnosticados	90%	80-90%
Especificidade da biópsia core	> 75%	> 85%
Relação benigno/maligno de biópsias abertas	≤ 1 : 2	≤ 1 : 4
Intervalo de dias de trabalho entre a mamografia de rastreamento e o resultado	15	10
Intervalo de dias de trabalho entre a decisão de operar e a data da cirurgia	15	10

IB: Incidência de base.

esquecer que a incidência do câncer de mama na União Europeia, Estados Unidos e Brasil é de 77.1, 76.0 e 42.3 por 100.000 mulheres, respectivamente, fato que pode refletir na taxa de detecção para cada 1.000 exames.[2]

■ TUMOR DE INTERVALO

O tumor de intervalo constitui uma entidade cada vez mais presente no cotidiano, devido à realização regular da mamografia. Por definição, corresponde a tumores de mama diagnosticados em um programa de rastreamento mamográfico organizado, com a periodicidade, faixa etária e população-alvo preestabelecidas. Em sua definição, observa-se a necessidade de mamografia prévia, em que a paciente encontrava-se assintomática. Representa até 30% dos tumores encontrados dentro de um programa de rastreamento organizado. Podem ser classificados em tumores de intervalo verdadeiro, achado com sinal mínimo; tumor proveniente de exames falso negativo, que pode ser decorrente de falha relacionada à qualidade da mamografia ou falha relacionada ao observador. Seu conhecimento é de fundamental importância na prática clínica, visto que podem ser evitados com padrões elevados de controle de qualidade.[16]

■ NO BRASIL

O cenário é de demora na realização de exames diagnósticos, baixa taxa de tumores precoces, fato que se reflete em elevadas taxas de mastectomia.[2] O Sistema Único de Saúde (SUS) é responsável por ações de Saúde Pública, porém, apesar do conhecimento dos processos relacionados à elevação do número de mamografias, diagnóstico e tratamento, há dificuldade na formalização de sistemas de referências efetivas. O Inquérito Domiciliar sobre Comportamentos de Risco e Morbidade Referida de Doenças e Agravos não Transmissíveis (PNAD/2003), do Ministério da Saúde, mostrou que, no Brasil, a cobertura estimada de mamografia variou entre 37% e 76%. Entretanto, o percentual de realização desse exame exclusivamente pelo SUS variou entre 17% e 54% do total.[17] A cobertura insuficiente e a dificuldade no controle e na avaliação dos serviços de mamografia disponíveis pelo SUS retardam o diagnóstico. O Brasil é um país continental, fato que implica em diferenças na distribuição e qualidade dos serviços de saúde pública pelas diversidades geográficas, étnicas e socioeconômicas. Como um país de médios recursos em relação às estratégias de saúde,[4] observa-se uma estruturação progressiva do SUS, porém fazendo-se necessário estabelecer uma efetiva rede de serviços, capaz de atender à demanda populacional.[3]

A experiência nacional em rastreamento mamográfico é limitada, observando-se a realização de mutirões ou análise de resultados de mamografias aplicadas à população geral. Programa de rastreamento mamográfico feito no interior paulista, na faixa de 40 a 69 anos, observou que nos dois primeiros anos do projeto, 42,1% das mulheres nunca haviam se submetido à mamografia em suas vidas. Dos tumores diagnosticados, 43,3% eram precoces (EC O e I), número este superior à série histórica de 14,5%.[18] Aos cinco anos de andamento do projeto, observou-se uma taxa de detecção de cinco casos para cada 1.000 mulheres avaliadas.[19]

Comparando-se a sobrevida em dez anos, de pacientes com tumores invasivos, na população americana (SEER) e brasileira (HCB), em momentos semelhantes, utilizando o mesmo sistema de estadiamento, observou-se que as brasileiras têm maior tempo de história clínica, tumores de maiores dimensões, estadio clínico mais avançado ao diagnóstico (Figura 12.1A) e maior número de linfonodos comprometidos. Dessa forma, a sobrevida global foi inferior na população brasileira, onde a diferença aos dez anos foi de 19.5 pontos percentuais, respectivamente (Figura 12.1B). Porém, ao se comparar a sobrevida global por câncer em função do estadiamento TNM, observou-se que esta foi semelhante entre as duas populações, fato que nos faz refletir que um dos principais problemas do Brasil relacionado à sobrevida não constitui o tratamento, mas o estadio clínico avançado com que as pacientes chegam aos serviços. Concluiu-se que o problema no Brasil não estaria diretamente relacionado ao tratamento, mas, sim, ao diagnóstico tardio, fazendo-se necessário aprimorar o sistema de diagnóstico precoce desse câncer no país.[20]

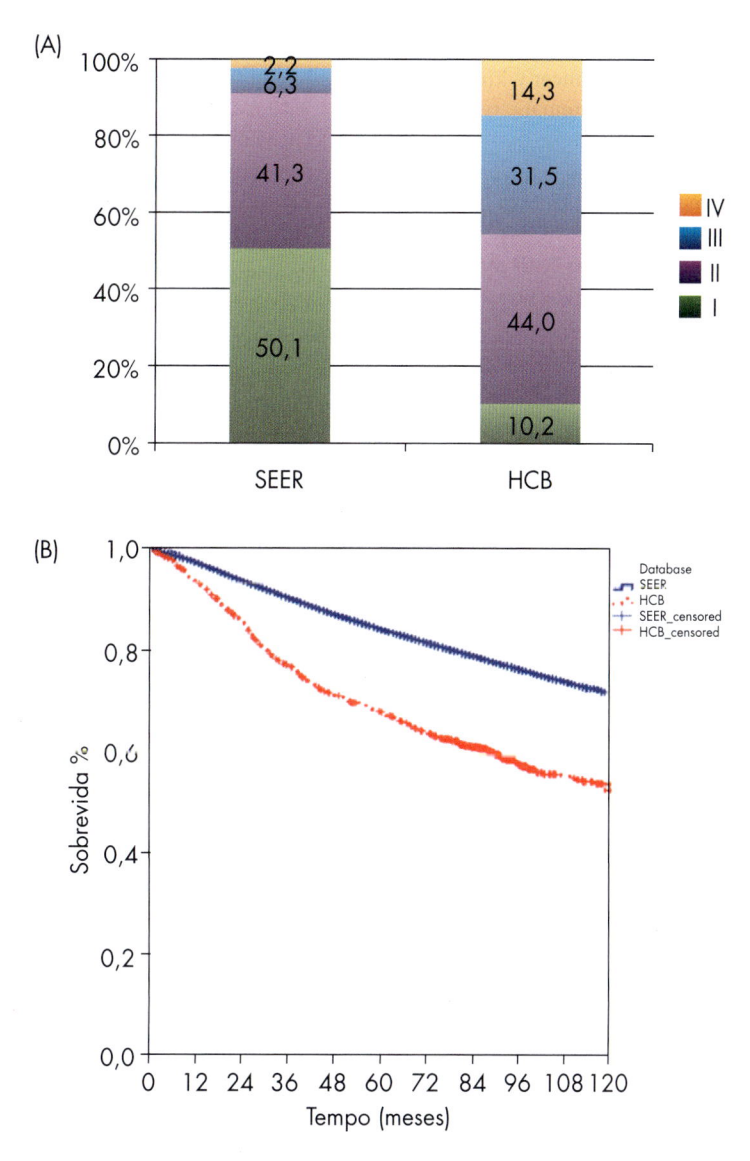

Figura 12.1 Diferenças entre Estados Unidos (SEER) e Hospital Oncológico Brasileiro (HCB). **(A)** Estadiamento TNM (3ª edição) ao diagnóstico; **(B)** sobrevida global.

REFERÊNCIAS BIBLIOGRÁFICAS

1. Torre LA, et al. Global cancer statistics, 2012. CA Cancer J Clin. 2015;65(2):87-108.

2. Lee BL, et al. Breast cancer in Brazil: present status and future goals. Lancet Oncol. 2012;13(3):e95-102.

3. Vieira RAC, et al. P. Rastreamento mamográfico: começo – meio – fim. Rev Bras Mastol. 2010;20(2):92-100.

4. Anderson BO, et al. Breast cancer in limited-resource countries: an overview of the Breast Health Global Initiative 2005 guidelines. Breast J. 2006;12(Suppl 1):S3-15.

5. Thuler LC. Considerações sobre a prevenção do câncer de mama feminino. Rev Bras Cancerol.49(4):227-31.

6. Sociedade Brasileira de Mastologia. Recomendações da X Reunião Nacional de Consenso. Rastreamento do câncer de mama na mulher brasileira. São Paulo, 28 de novembro de 2008.

7. Gotzsche PC, et al. Screening for breast cancer with mammography: the Cochrane database of systematic reviews. 2009(4):CD001877.

8. Berry DA, et al. Effect of screening and adjuvant therapy on mortality from breast cancer. N Engl J Med. 2005;353(17):1784-92.

9. Nystrom L, et al. Breast cancer screening with mammography: overview of Swedish randomised trials. Lancet. 1993;341(8851):973-5.

10. Kerlikowske K, et al. Positive predictive value of screening mammography by age and family history of breast cancer. JAMA. 1993;270(20):2444-50.

11. Bleyer A, et al. Effect of three decades of screening mammography on breast-cancer incidence. N Engl J Med. 2012;367(21):19985-6.

12. Kopans DB. Arguments against mammography screening continue to be based on faulty science. The oncologist. 2014;19(2):107-12.

13. Smith RA, et al. Cancer screening in the United States, 2015: a review of current American cancer society guidelines and current issues in cancer screening. CA Cancer J Clin. 2015;65(1):30-54.

14. Perry N, et al. European guidelines for quality assurance in breast cancer screening and diagnosis. Fourth edition--summary document. Ann Oncol. 2008;19(4):614-22.

15. Lourenco TS, et al. Barriers in the breast cancer screening and the role of nursing: an integrative review. Rev Bras Enferm. 2013;66(4):585-91.

16. Houssami N, et al. Radiological surveillance of interval breast cancers in screening programmes. Lancet Oncol. 2006;7(3):259-65.

17. Lima-Costa MF, et al. Prevalence and factors associated with mammograms in the 50-69-year age group: a study based on the Brazilian National Household Sample Survey (PNAD-2003). Cad Saude Publica. 2007;23(7):1665-73.

18. Vieira RA, et al. Barriers related to non-adherence in a mammography breast-screening program during the implementation period in the interior of Sao Paulo State, Brazil. J Epidemiol Glob Health. 2015;5(3):211-9.

19. De Castro Mattos JS, et al. The impact of breast cancer screening among younger women in the Barretos Region, Brazil. Anticancer Res. 2013;33(6):2651-5.

20. Vieira RA, et al. Evaluating breast cancer health system between countries: the use of USA/SEER and Brazilian women as a cohort sample. Breast J. 2015;21(3):322-3.

12.1.1.2 Alto Risco

■ Simone Elias

■ INTRODUÇÃO

A adequada identificação da paciente de risco é essencial para que um rastreamento intensificado seja instituído. Essa avaliação inclui a história familiar (considerando os testes genéticos), história pessoal (biópsias anteriores) e avaliação da densidade mamográfica.

Ainda, modelos matemáticos também podem ser uma ferramenta auxiliar, tais como o de Gail modificado e o de Claus e testes de estimativa de portador de gene de alta penetrância (modelo de Tyrer-Cuzick, modelo de Shattuck-Eidens, BRCAPRO).[1]

Uma vez estimado o risco, o rastreamento dessa população específica irá incluir outros métodos de imagem, além de intervalos e idade de início díspares da população geral.

Esse rastreio visa identificar precocemente o câncer (ou lesões com potencial de progressão e/ou invasão) com o objetivo principal de impactar na morbidade e na mortalidade por essa doença.[2]

A mamografia é o método eleito para essa finalidade. No entanto, para as mulheres com risco aumentado, outras tecnologias de rastreamento serão necessárias, especialmente em algumas situações como mulheres abaixo dos 40 anos e com mamas densas, nas quais a mamografia é menos sensível.[2]

Deve-se considerar, no entanto, que as mulheres de alto risco podem ser mais sensíveis à radiação ionizante, e o rastreio iniciado em idade mais precoce tem um potencial de aumentar o risco de câncer radioinduzido. O câncer induzido pela radiação é uma preocupação nas mulheres que realizam triagem. O risco cumulativo estimado de morte por câncer pela radiação no rastreamento mamográfico é de um a dez por 100.000 mulheres, dependendo da idade, da frequência e da duração da triagem. É um risco muito menor que a estimativa de 100 mortes por câncer de mama que são evitadas pela mamografia.[3]

Uma série de estudos observacionais têm avaliado a sensibilidade, a especificidade, a taxa de incremento de detecção do câncer de mama e os resultados falsos positivos associados com várias técnicas de imagem em mulheres de alto risco. Existe extensa literatura mostrando que a ressonância magnética (RM) associada à mamografia aumenta significativamente a sensibilidade do rastreio em mulheres com alto risco familiar e portadoras da mutação BRCA1 ou BCRA2, quando comparada apenas com a mamografia, mas a adição de MRI também diminui a especificidade, pelos achados falsos positivos.[4]

A RM apresenta alta sensibilidade (de 86% a 100%) para detecção de câncer de mama em mulheres de alto risco (assintomáticas ou sintomáticas), porém a especificidade do método pode variar entre 37% e 97%. Essa variação é decorrente do padrão morfológico e cinético não habitual desses tumores. A sensibilidade da RM não sofre influência da densidade mamária, de cirurgias prévias (incluindo os implantes) ou da idade da paciente. Porém, seu uso deve ser ponderado pelo alto custo e principalmente aumento dos diagnósticos falsos positivos. E essa associação mamografia e ressonância magnética apresentou evidência muito mais fraca em outros grupos de alto risco.[5]

Convém ressaltar que a sensibilidade de ultrassonografia é menor do que a de mamografia e foi consistentemente mais baixa do que a de RM. Nessas populações, a ultrassonografia mamária deverá ser indicada apenas quando não houver RM disponível, em situações onde a paciente apresenta contraindicações ou para avaliar achados na RM (ultrassonografia *second look*).[6]

Outras tecnologias não possuem ainda evidências para permitir conclusões.[3]

Na Tabela 12.2 estão as diretrizes revisadas do ACR – *American College of Radiology*, que analisam de modo objetivo quais os métodos que devem ser considerados para o rastreamento do câncer de mama, de acordo com o grau de risco estimado.

Lowry *et al.* calcularam a expectativa de vida projetada para portadoras de mutação BRCA1 e BRCA2 com diferentes combinações de métodos de imagem, tipos de alternância e também a idade de início. Observaram que a melhor projeção de expectativa média de vida foi aquela onde o rastreamento iniciou-se aos 25 anos, com mamografia digital e RM realizadas em intervalo anual e alternadamente para portadoras de mutação do BRCA2.[8]

Em novembro de 2014, especialistas de 16 países se reuniram na Agência Internacional de Pesquisas em Câncer (IARC) para avaliar os diferentes métodos de rastreamento do câncer de mama, suas evidências e efeitos adversos.[3] Sobre a população de alto risco, foi concluído o que se segue na Tabela 12.3.

Convém ainda ressaltar algumas características frequentes dos cânceres de mama em mulheres de alto risco: acometimento de mulheres mais jovens (em período anterior à menopausa), baixa incidência de microcalcificações e carcinoma ductal *in situ*, alta incidência de tumores invasivos acima de 1,0 cm, alta taxa de comprometimento linfonodal, maior frequência de cânceres de intervalo, tumores com alto grau histológico, além de taxas de recidiva, doença metastática e mortalidade maior que na população geral.[9,10]

Tabela 12.2 Critérios de adequação de vários métodos de rastreio do câncer da mama.[7]

Método de rastreamento	Escala	Comentários
Mulheres de médio risco (mulheres com < 15% risco de desenvolver câncer de mama, mamas não densas).		
Mamografia anual	9	
RM com contraste	3	
US	2	
Mulheres de risco intermediário (mulheres com histórico pessoal de câncer de mama, neoplasia lobular, hiperplasia ductal atípica, ou 15-20% de risco de desenvolver câncer de mama).		
Mamografia anual	9	
RM com contraste	6	
US	5	
Mulheres de alto risco (mulheres com mutação do gene BRCA ou com parentes de primeiro grau mutados, mulheres com história de irradiação torácica entre as idades de 10-30, mulheres com risco de 20% ou mais de desenvolver câncer de mama).		
Mamografia anual	9	Iniciar entre 25-30 anos ou 10 anos antes da idade da manifestação da doença no parente de 1º grau ou 8 anos após a RT.
RM com contraste	9	MMG e RM são complementares, ambos devem ser realizados.
US	6	Se a paciente não puder realizar ou se não tiver acesso a RM.
Escala de classificação: 1,2,3 rotineiramente não adequado/4,5,6, pode ser adequado/7,8,9, comumente adequado		

Fonte: Freimanis R, Yacobozzi M. N C Med J. 2014;75(2):117-120. Epub March 11, 2014.

Tabela 12.3 Rastreamento de mulheres de alto risco.	
Método	**Força da evidência***
Ressonância magnética associada à mamografia	
Redução da mortalidade por câncer de mama portadoras da mutação BRCA1 e BRCA2.	inadequada
Aumento da detecção por câncer de mama em mulheres com carcinoma ductal *in situ* ou lesões proliferativas com atipias.	inadequada
Exame clínico das mamas associada à RM/MMG	
Aumento da taxa de detecção de câncer de mama em mulheres de alto risco familiar.	inadequada
Ultrassonografia associada à mamografia	
Aumento da taxa de detecção de câncer de mama em mulheres com história pessoal de câncer de mama.	inadequada
Aumento da proporção de resultados falsos positivos no rastreamento de mulheres com histórico pessoal de câncer de mama quando comparado àquelas sem histórico.	inadequada
RM associada à mamografia e ultrassonografia	
Aumento da proporção de resultados falsos positivos no rastreamento de mulheres com histórico pessoal de câncer de mama quando comparado àquelas sem histórico.	inadequada
RM associada à mamografia *vs.* mamografia isolada	
Aumento da proporção de resultados falsos positivos no rastreamento em mulheres com carcinoma lobular *in situ* ou lesões proliferativas com atipias.	limitada

* Nota: para detalhes dos critérios de avaliação, acesse IARC Handbooks of Cancer Prevention (http://handbooks.iarc.fr/workingprocedures/index.php).

REFERÊNCIAS BIBLIOGRÁFICAS

1. Elias S, et al. Diretrizes de rastreamento do câncer de mama na população geral e de alto risco. In: Elias S, et al. Mastologia: condutas atuais. Barueri (SP): Manole; 2014. p. 9-16. (Nazario ACP, editor; Série Mastologia)

2. American Cancer Society (ACS). Breast cancer: early detection. ACS Web site. http://www.cancer.org/acs/groups/cid/documents/ webcontent/003165-pdf.pdf. [Acessado julho, 2016]

3. IARC hand- books of cancer prevention. International Agency for Research on Cancer. Breast cancer screening. Lyon, France: IARC Press; 2015. v.15.

4. Phi X-A, et al. Magnetic resonance imaging improves breast screening sensitivity in BRCA mutation carriers age ≥ 50 years: evidence from an individual patient data meta-analysis. J Clin Oncol 2015;33(4):349-56.

5. Warner E, et al. Systematic review: using magnetic resonance imaging to screen women at high risk for breast cancer. Ann Intern Med 2008;148(9):671-9.

6. Lord SJ, et al. A systematic review of the effectiveness of magnetic resonance imaging (MRI) as an addition to mammography and ultrasound in screening young women at high risk of breast cancer. Eur J Cancer 2007;43(13):1905-17.

7. Freimanis R, et al. Breast cancer screening. N C Med J. 2014;75(2):117-120.

8. Lowry KP, et al. Annual screening strategies in BRCA1 and BRCA2 gene mutation carriers. Cancer. 2012;118(8):2021-30.

9. Hagen AI, et al. Sensitivity of MRI versus conventional screening in the diagnosis of BRCA-associated breast cancer in a national prospective series. Breast. 2007;16(4):367-74.

10. Plevritis SK, et al. Cost-effectiveness of screening BRCA1/2 mutation carriers with breast magnetic resonance imaging. JAMA. 2006;295(20): 2374-84.

12.1.2 Exames de Diagnóstico

12.1.2.1 Mamografia

■ Simone Elias ■ Karen Borrelli Ferreira Alves ■ Débora Garcia y Narvaiza

■ INTRODUÇÃO

Nos capítulos anteriores, foram descritas as indicações da mamografia, a importância e a condução do rastreamento populacional, além do de mulheres com alto risco de câncer.

Este capítulo se concentrará no ACR BI-RADS® mamográfico (BREAST IMAGING REPORTING AND DATA SYSTEM – AMERICAN COLLEGE OF RADIOLOGY),[1] importante documento que tem por finalidade padronizar a nomenclatura e os laudos mamográficos, tornando-a clara e facilmente compreensível entre médicos imaginologistas e aqueles responsáveis pelo cuidado com os pacientes.

Idealizado em 1992, pelo American College of Radiology (ACR) em colaboração com outros comitês médicos americanos, foi introduzido no Brasil em 1998, em uma reunião de consenso promovida pelo CBR (Colégio Brasileiro de Radiologia), com participação da SBM (Sociedade Brasileira de Mastologia) e da FEBRASGO (Federação Brasileira das Associações de Ginecologia e Obstetrícia). Pela grande aceitação, a quarta edição (2003)[2] incluiu a sistematização dos relatórios de ultrassonografia e ressonância magnética das mamas. Mais recentemente, a quinta edição, publicada em 2013,[3] pode ser considerada como uma extensão da quarta edição. Esta nova edição foi projetada para a prática diária e procura fazer o possível para evitar descrições ambíguas. Também foi incluída uma seção de seguimento.

Algumas observações relevantes destacam-se no BI-RADS®:

■ o exame clínico faz parte da propedêutica mamária e deve ser realizado; alguns cânceres são palpáveis, porém não têm representação mamográfica;

■ achados clínicos suspeitos devem ser avaliados independentemente dos mamográficos;

■ nenhum exame ou conjunto de exames pode assegurar a ausência de câncer;

■ mesmo em casos de mamas densas, o que é um fator limitante para o diagnóstico, as pacientes devem se submeter à mamografia de rastreamento nos intervalos recomendados;

■ o estudo complementar com ultrassonografia pode ser efetivo; no estudo de Kolb *et al*,[4] a mamografia como método isolado detectou 48% de todos os casos de cânceres encontrados em mamas densas, e, quando associada à ultrassonografia, 97%.

■ SEÇÕES DO BI-RADS®

O BI-RADS® é dividido em seis seções. Descreveremos as duas primeiras, pois são as mais utilizadas na prática diária.

1. Vocabulário das imagens – termos descritivos uniformizados das imagens e localização das lesões.
2. Sistematização do laudo.
3. Monitoração do seguimento.
4. Capítulo-guia.
5. Coleta de dados.
6. Apêndice.

■ VOCABULÁRIO PADRÃO PARA RELATÓRIO DE IMAGENS DAS MAMAS (BI-RADS®)

Os termos descritivos têm a função de uniformizar a descrição dos achados, facilitando a classificação do exame e a conduta. Os achados mamográficos são descritos na Tabela 12.4.

1. **Nódulos:** lesões identificadas em duas projeções diferentes devem ser descritas conforme sua forma, margem e densidade. Circunscrito, quando há uma margem abrupta entre o nódulo e o tecido adjacente; e deve ser visível em pelo menos 75% da área; caso contrário, classifica-se como encoberta. A margem mal definida em qualquer porção do nódulo pode indicar infiltração do tecido adjacente, já a margem espiculada caracteriza-se por linhas que se irradiam do nódulo. A densidade do nódulo é relativa à densidade do tecido fibroglandular; a maioria dos cânceres de mama que se expressam como nódulos é hiperdensa ou isodensa (Figuras 12.2 e 12.3).
2. **Calcificações**: as tipicamente benignas são de fácil caracterização na mamografia e podem ser de pele, vasculares, grosseiras ou "em pipoca", bastonetes, redondas, reniformes, distróficas, leite de cálcio e de sutura (Figuras 12.4 a 12.7).

Tabela 12.4 Léxico da mamografia – BI – RADS®.		
Composição mamária	**A.** Mamas quase completamente substituídas por tecido gorduroso **B.** Há áreas de tecido fibroglandular disperso **C.** As mamas são heterogeneamente densas o que pode obscurecer pequenos nódulos **D.** As mamas são extremamente densas, o que diminui a sensibilidade da mamografia	
Nódulos	Forma	Ovalada
		Redonda
		Irregular
	Margens	Circunscritas
		Obscurecidas
		Microlobuladas
		Indistintas
		Espiculadas
	Densidade (em relação ao TFG)	Hiperdenso
		Isodenso
		Hipodenso
		Conteúdo de gordura
Calcificações	Tipicamente benignas	Cutâneas
		Vasculares
		Grosseiras (em pipoca)
		Bastonete
		Redonda
		Anelar (periférica)
		Distrófica
		Leite de cálcio
		Sutura
	Suspeitas	Amorfas
		Grosseiras heterogêneas
		Pequenas e pleomórficas (microcalcificações)
		Pequenas e lineares ou pequenas e ramificadas
	Distribuição	Difusa
		Regional
		Agrupada
		Linear
		Segmentar

(Continua)

Tabela 12.4 Léxico da mamografia – BI – RADS®.		(Continuação)
Distorção arquitetural		
Assimetrias	Assimetria – identificada em única incidência	
	Assimetria global – mais de um quadrante	
	Assimetria focal – menos de um quadrante	
	Assimetria em desenvolvimento	
Linfonodo intramamário		
Lesão de pele		
Achados associados (outros achados associados, mas secundários à lesão principal)	Retração de pele	
	Retração de papila	
	Espessamento de pele	
	Espessamento trabecular	
	Adenopatia axilar	
	Distorção arquitetural	
	Calcificações	
Localização da lesão	Lateralidade	
	Quadrante e face do relógio	
	Profundidade	
	Distância da papila	

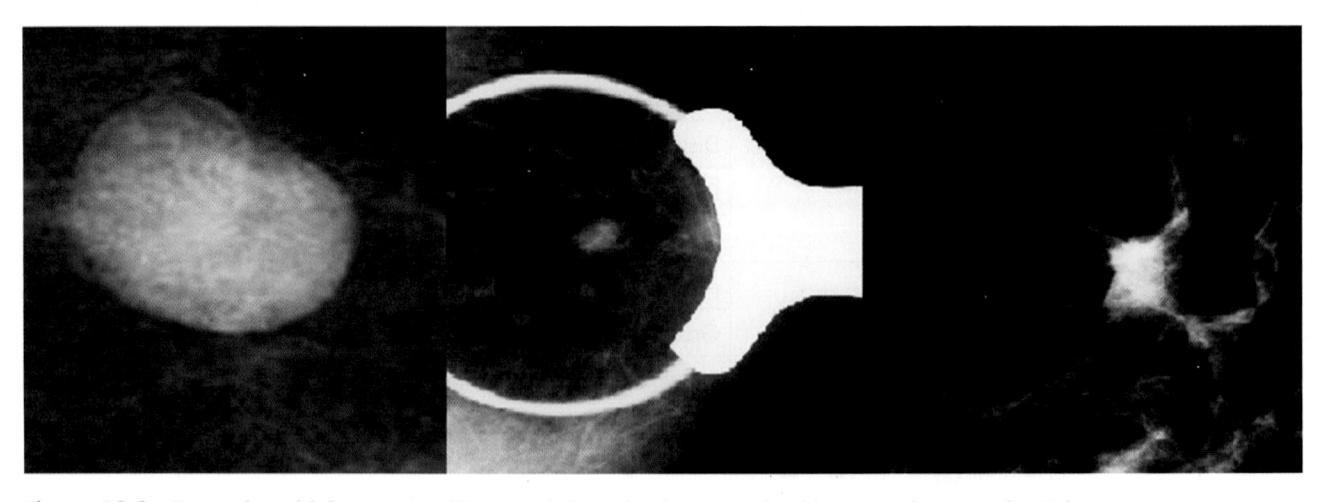

Figura 12.2 Forma dos nódulos mamográficos: ovalado, redondo e irregular (da esquerda para a direita).

As calcificações suspeitas costumam ser pequenas e necessitam de ampliação para melhor avaliação. Podem ser amorfas, grosseiras heterogêneas, pequenas e pleomórficas e pequenas e lineares ou ramificadas. Vale ressaltar que a descrição das calcificações deve incluir a sua forma e a sua distribuição,[5] que pode ser difusa, regional, agrupada, linear e segmentar.

3. **Distorção arquitetural**: ocorre quando a arquitetura normal da mama está distorcida sem haver massa definida; pode estar associada a microcalcificações, assime-

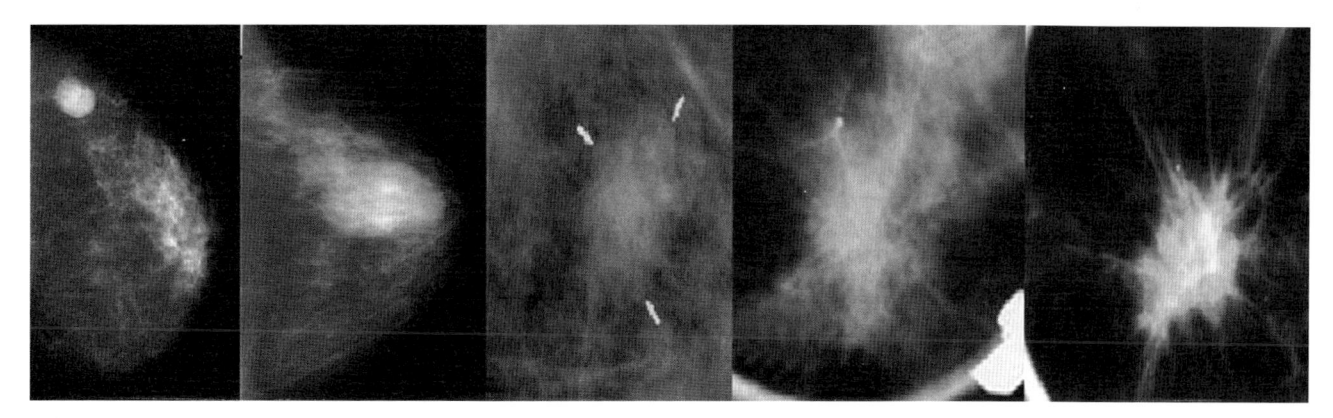

Figura 12.3 Margens dos nódulos mamográficos: circunscrita, obscurecida, microlobulada, indistinta e espiculada (da esquerda para a direita).

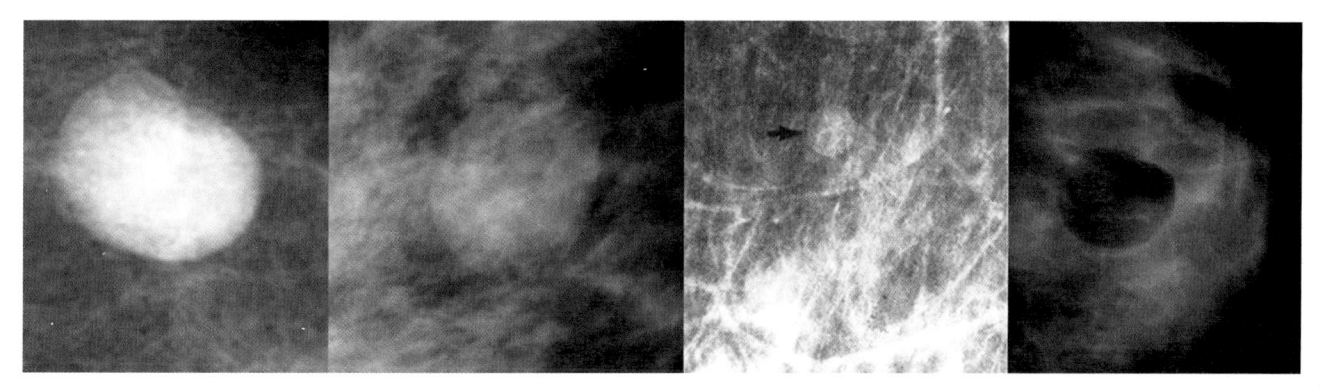

Figura 12.4 Densidade dos nódulos mamográficos: hiperdenso, isodenso, hipodenso e contendo gordura (da esquerda para a direita).

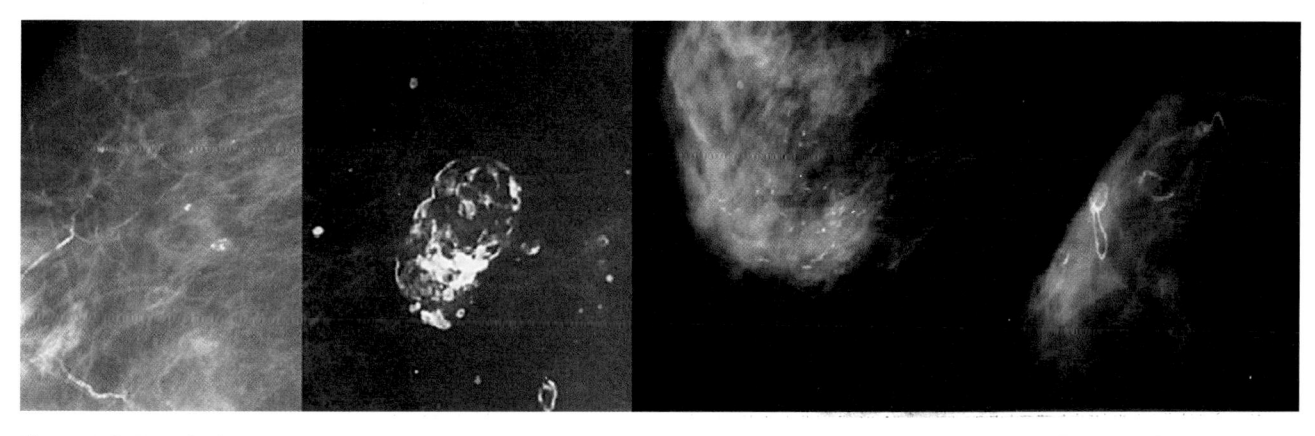

Figura 12.5 Calcificações tipicamente benignas: vasculares, "em pipoca", bastonetes, sutura (da esquerda para a direita).

tria (Tabela 12.2) ou nódulo; na ausência de trauma ou cicatriz, é um achado suspeito (Figuras 12.8 a 12.10).

4. **Casos especiais**: ducto solitário dilatado, linfonodo intramamário e assimetrias.

5. **Achados associados**: retração de pele, retração de mamilo, espessamento cutâneo, espessamento trabecular, lesões cutâneas, adenopatia axilar.

6. **Localização da lesão**: especificar o quadrante e a profundidade da lesão, que pode ser anterior, mediana ou posterior.

■ SISTEMATIZAÇÃO DO LAUDO MAMOGRÁFICO

O relatório deve ser conciso e organizado.

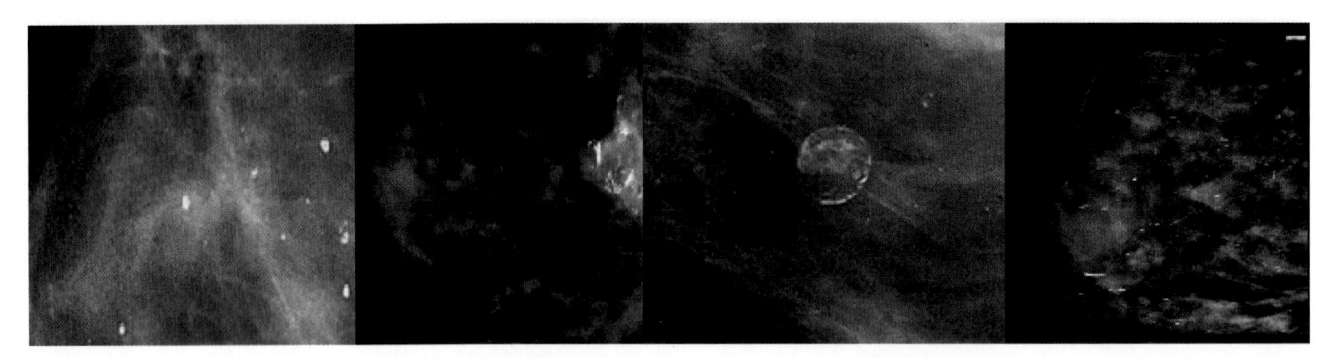

Figura 12.6 Calcificações tipicamente benignas: redondas, distróficas, reniformes, leite de cálcio (da esquerda para a direita).

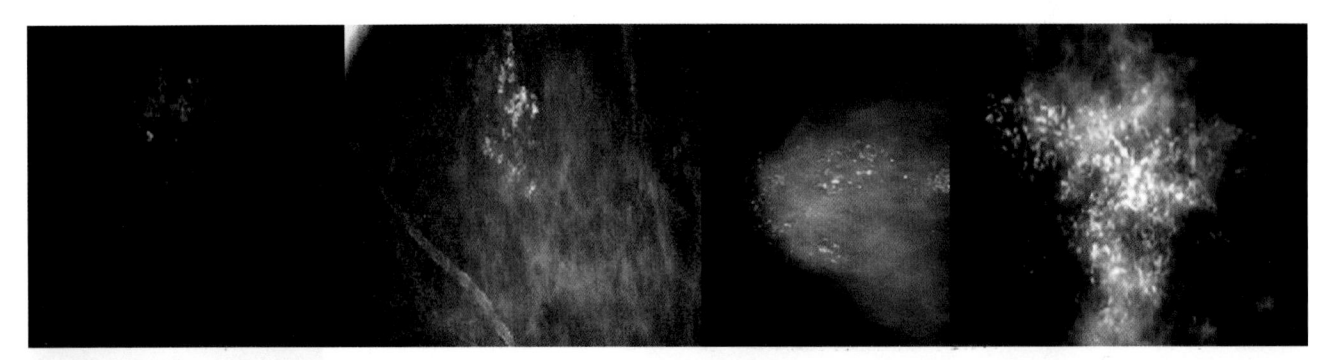

Figura 12.7 Microcalcificações suspeitas: amorfas, grosseiras heterogêneas, pleomórficas finas, lineares e ramificadas (da esquerda para a direita).

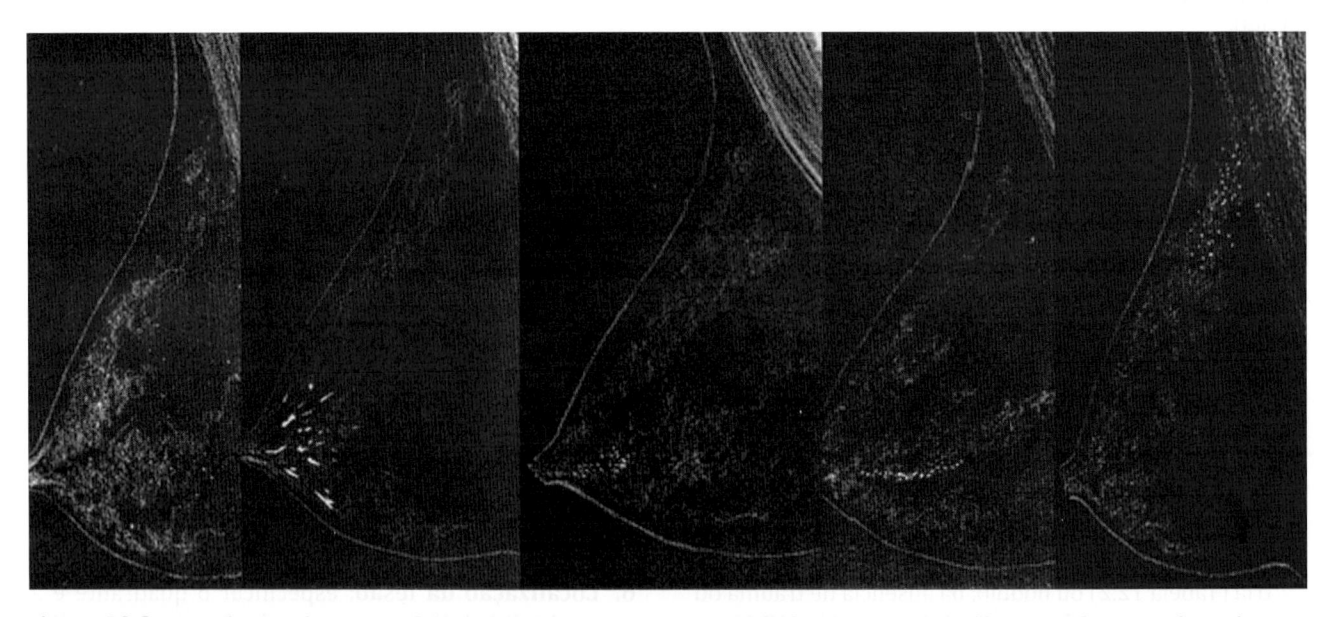

Figura 12.8 Distribuição das microcalcificações: difusa, regional, agrupada, linear, segmentar (da esquerda para a direita).

Tabela 12.5 Descrição das assimetrias mamográficas.		
Assimetrias	Características	BI-RADS®
Assimetria	Vista somente em uma incidência Pode precisar de compressão ou ultrassonografia Pode representar sobreposição de tecido	1
Assimetria global	Geralmente normal, se impalpável Ocupa mais de um quadrante Não está associada a nódulo, distorção ou calcificações	2
Assimetria focal	Forma similar nas duas incidências Ocupa um quadrante Contorno côncavo Pode precisar de complementos para excluir nódulo, distorção ou calcificações	3
Assimetria em desenvolvimento	Nova ou apresentou aumento quando comparada com exames prévios Devem ser realizados complementos É suspeita, a menos que um cisto simples seja identificado na mesma topografia	4

Fonte: BI-RADS® 5ª ed. (2013).

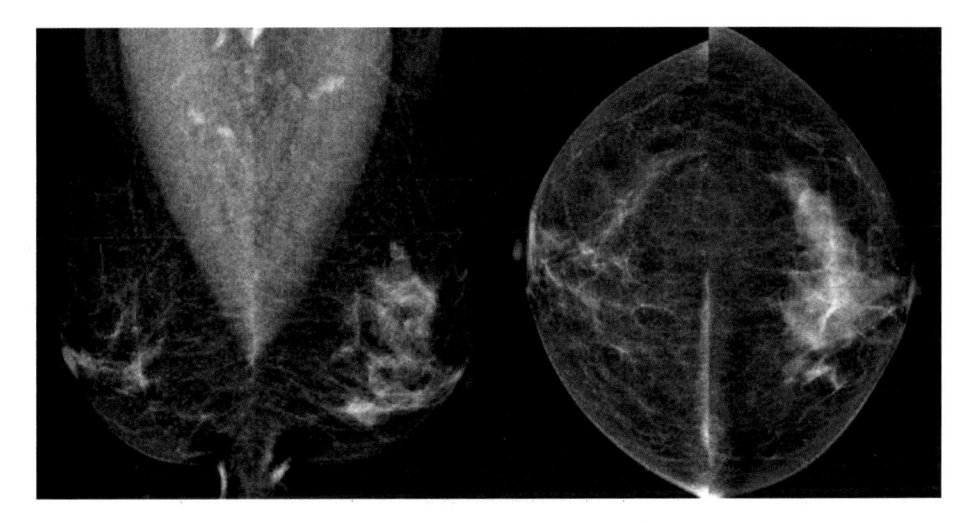

Figura 12.9 Assimetria global: nota-se maior quantidade de tecido fibroglandular na mama esquerda.

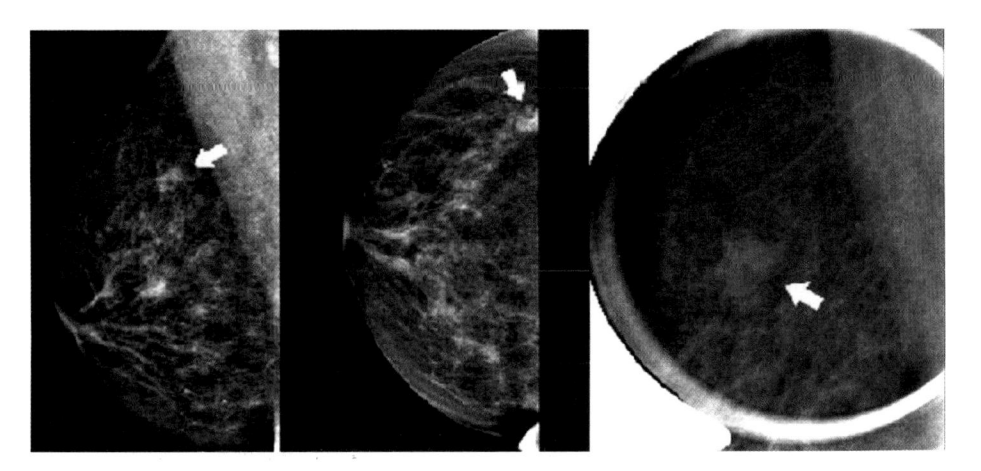

Figura 12.10 Assimetria focal localizada no quadrante superolateral da mama direita nas incidências médio lateral oblíqua, crânio caudal e compressão localizada (da esquerda para a direita).

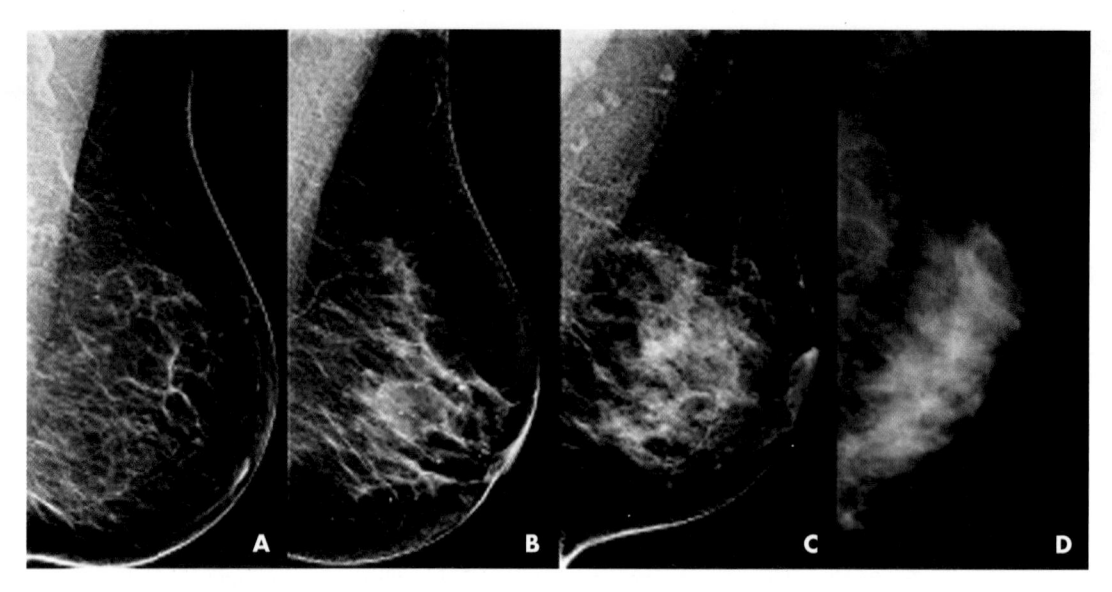

Figura 12.11 Exemplos de padrões de densidade mamária mamográfica, da esquerda para direita: padrões **(A, B, C e D)**.

O relatório do exame deverá ser composto pelos seguintes itens:

1. **Indicação do exame:** pode ser rastreamento, reconvocação, achado clínico ou seguimento pós-tratamento conservador de câncer.
2. **Descrição da composição mamária (padrões de densidade):** é de suma importância, pois se relaciona diretamente com maior ou menor sensibilidade do exame; mamas densas podem esconder lesões, o que torna o exame clínico fundamental nesses casos. (Tabela 12.6) O padrão mamográfico constitui importante fator de risco para câncer de mama, uma vez que mulheres que apresentam o padrão mamográfico D (mamas densas) têm risco relativo aumentado em cerca de quatro vezes.
3. Descrição objetiva de qualquer achado significante (nódulo, calcificações, assimetria e distorção). Deverá constar (quando aplicável) sua morfologia, distribuição, achados associados e localização, como mostrado na Tabela 12.4.
4. **Comparação com exames anteriores:** assume especial importância se surgirem novos achados e para avaliar a evolução de achados anteriores. Deverá estar incluída a comparação com mamografias anteriores; caso não esteja citado, presume-se que não foi realizada.
5. Impressão final, que deverá classificar a lesão descrita nas categorias de 0 a 6.
6. Se uma anormalidade suspeita é diagnosticada, o relatório deverá sugerir biópsia.

■ DESCRIÇÃO DA COMPOSIÇÃO MAMÁRIA (PADRÕES DE DENSIDADE)

Tabela 12.6 Padrões mamários de densidades.		
Padrão	Descrição	% de tecido fibroglandular
A	Mamas gordurosas	< 25%
B	Mamas com tecido fibroglandular disperso	entre 25% e 50%
C	Mamas heterogeneamente densas	entre 50% e 75%
D	Mamas extremamente densas	> que 75%

Classificação BI-RADS®

Ao final de cada relatório, cada exame deve ser classificado em uma das seis categorias. Basicamente as categorias visam dividir os exames em negativos, suspeitos e inconclusivo e cada uma inclui sugestão de conduta de acordo com o risco esperado para câncer (Tabela 12.7).

■ ACHADOS NEGATIVOS

As categorias BI-RADS® 1 e 2 são exames considerados sem achados relevantes e, portanto, negativos para câncer. A categoria 2 inclui os achados benignos.

Categoria	Achado	Conduta	Risco
0	**MMG** = estudo incompleto	Complemento	Não se aplica
1	Negativo	Rotina para idade	Zero
2	Achados benignos	Rotina para idade	Zero
3	Achados provavelmente benignos	Controle precoce	< 2%
4	Suspeito. Subdividido em A/B/C		> 2% e < 95%
4A	Baixa suspeição	Considerar biópsia	> 2% a ≤ 10%
4B	Suspeição intermediária	Considerar biópsia	> 10% a ≤ 50%
4C	Alta suspeição	Sugerir biópsia	> 50% a ≤ 95%
5	Altamente sugestivo de malignidade	Biópsia	> 95%
6	Biópsia prévia – positiva	Conduta adequada	Não se aplica

Tabela 12.7 Categorias e risco de câncer estimado para câncer de mama – BI-RADS®.

ACHADOS SUSPEITOS

A categoria BI-RADS® 4 inclui os achados suspeitos, em que o risco oscila entre 3% e 95%. São imagens que não têm características clássicas de malignidade, mas também não podem ser classificadas como provavelmente benignas. Nessa categoria, está incluída a maioria das indicações de procedimentos intervencionistas de mama. Está subdividida em:

- 4 A – baixa suspeição (maior que 2% mas até 10%). A intervenção deve ser considerada. Exemplos de lesões incluídas nesta categoria: nódulo circunscrito (ao menos 75%) palpável, cuja ecografia complementar sugere fibroadenoma; calcificações grosseiras e heterogêneas. (*)
- 4 B – suspeição intermediária (> que 10% e < ou igual a 50%). A intervenção deverá ser realizada e, caso resulte ser análise benigna, é altamente recomendável a correlação com os achados radiológicos para definir a conduta. Exemplos: calcificações amorfas, microcalcificações pleomórficas e nódulo com margens indistintas.
- 4 C – alta suspeição (> que 50% e inferior a 95%). A intervenção deverá resultar em confirmação de malignidade. Exemplos desta categoria: nódulo irregular e margens indistintas, microcalcificações com distribuição linear.

Altamente suspeitos para malignidade

A categoria BI-RADS® 5 inclui as imagens altamente sugestivas de malignidade (> ou igual a 95%). Essa categoria anteriormente envolvia lesões para as quais

um tratamento cirúrgico em um só tempo poderia ser considerado sem uma biópsia preliminar. Atualmente, pela ampla disponibilidade das biópsias por agulha, proceder a cirurgia sem um diagnóstico cito-histológico prévio raramente ocorre. Portanto, a razão atual para se classificar um exame como categoria 5 é identificar lesões para as quais qualquer diagnóstico não maligno em biópsia por agulha seja automaticamente considerado discordante, resultando na recomendação de repetição da biópsia (geralmente cirúrgica). Exemplo de lesões: nódulo irregular e espiculado de alta densidade associado com microcalcificações ou microcalcificações lineares ramificadas com distribuição segmentar.

Inconclusivos

A categoria BI-RADS® 0 (zero) revela um exame que deverá ser complementado (com US/ampliação ou compressão da imagem inconclusiva). Após estudo complementar, a categoria BI-RADS® 0 deverá ser reclassificada.

A **categoria BI-RADS® 3** é um exame inicialmente classificado como BI-RADS® 0 (zero) e que, após complemento, revela uma lesão com risco de malignidade inferior a 2%. Sugere-se pedir um controle em intervalo inferior a um ano para avaliar a estabilidade da lesão (são achados dos quais não se espera alterações, já que considerados benignos, porém é preferível avaliação precoce). É importante realizar o estudo completo (ampliação, compressão e/ou ultrassonografia) antes de classificar o achado nessa categoria, diminuindo o risco de falsos negativos. Essa categoria do BI-RADS é a que apresenta maior nível de discrepância interobservadores, como mostraram Rosen et al.[7] que, ao revisa-

(*) Complemento = estudo adicional ou exame anterior.

rem 52 casos de câncer inicialmente classificados como BI-RADS 3, verificaram que nenhum deles preencheu todos os critérios para lesões provavelmente benignas.

Se durante o controle os achados mostrarem aumento do tamanho, número ou extensão, a biópsia estará indicada. São exemplos:

- fibroadenoma não calcificado;
- assimetria focal;
- calcificações redondas agrupadas.

Orienta-se o primeiro controle unilateral em seis meses, após o exame inicial. Mantendo-se inalterado, solicitar outro exame, bilateral, em 12 meses. Quando a estabilidade for confirmada, o próximo controle deverá ser feito 24 meses após o exame inicial – podendo então ser reclassificado como CATEGORIA 2. Leung e Sickles[8] concluíram não ser necessário o acompanhamento periódico de pacientes com múltiplos nódulos circunscritos de características semelhantes (BI-RADS 3), pois apresentaram probabilidade de malignidade de 0,14%.

Finalmente, a categoria BI-RADS® 6, que foi instituída na quarta edição, é utilizada para situações específicas, como, por exemplo, quando sabidamente o diagnóstico de uma lesão é positivo para câncer, mas ainda antes da terapêutica cirúrgica.

REFERÊNCIAS BIBLIOGRÁFICAS

1. American College of Radiology (ACR). Breast Imaging and Reporting Data System (BI-RADS®): Breast Imaging Atlas. 4th ed. Reston(VA): American College of Radiology; 2003.

2. American College of Radiology (ACR). Breast Imaging and Reporting Data System (BI-RADS®): Breast Imaging Atlas. 5th ed. Reston (VA): American College of Radiology; 2013.

3. American College of Radiology (ACR). Breast imaging and Reporting Data System BIRADS Atlas. 5th edition Changes. Disponível na internet:http.www.acr.org/~/media/ACR/PDF/Quality/Resources/BIRADS/BIRADS%20V5%Changes.pdf (7/11/2015).

4. Kolb TM, et al. Comparison of the performance of screening mammography, physical examination, and breast US and evaluation of factors that influence them: an analysis of 27,825 patient evaluations. Radiology. 2002;225(1):165-75.

5. Tabár L, et al. Breast cancer: the art and science of early detection with mammography. Stuttgart: Georg Thieme; 2000.

6. McCormack VA, et al. Breast density and parenchymal patterns as markers of breast cancer risk: A Meta-analysis. Cancer Epidemiol Biomarkers Prev. 2006;15(6):1159-69.

7. Rosen EL, et al. Malignant lesions initially subjected to short-term mammographic follow-up. Radiology 2002;223(1):221-8.

8. Leung JW, et al. Multiple bilateral masses detected on screening mammography: assesment of need for recall imaging. AJR Am J Roentgenol 2000:175(1):23-9.

12.1.2.2 Ultrassonografia Mamária

■ Giselle Guedes Netto de Mello

■ INTRODUÇÃO

A avaliação por imagem tornou-se essencial em todas as etapas de avaliação do câncer de mama, desde a detecção e caracterização da doença, até a avaliação da resposta e vigilância pós-tratamento. Progressos tecnológicos recentes e contínuos dos métodos de imagem oferecem novas oportunidades para melhorar ainda mais o atendimento clínico.

A ultrassonografia (US) é o método de imagem mais utilizado como adjuvante na avaliação das doenças mamárias. A ampla utilização da US nos últimos anos deve-se a vários fatores: baixo custo, ampla disponibilidade, não sofrer influência da sobreposição tecidual ou densidade mamária, acesso a lesões posteriores ou no prolongamento axilar, nas mamas com implantes, além de permitir exame em tempo real para orientação dos procedimentos percutâneos.[1] É fundamental, entretanto, que o médico interpretador seja experiente em anatomia e patologia mamária, assim como nos outros métodos de imagem da mama (mamografia e ressonância), além de dominar os requisitos técnicos dos aparelhos de ultrassonografia (Quadro 12.1; Figura 12.12).[2]

■ INDICAÇÕES DA ULTRASSONOGRAFIA MAMÁRIA[2,3]

- **Avaliação de pacientes sintomáticas**: melhor estudo para avaliação de achados palpatórios, além de ser muito útil no estudo do fluxo papilar, alterações axilares e inflamatórias. Corresponde ao exame de escolha para as pacientes abaixo dos 35 anos, tendo em consideração a densidade das mamas à mamografia. Também deve ser o exame de escolha para avaliar gestantes e lactantes, por não haver radiação ionizante;
- **Avaliação de achados inconclusivos à mamografia**: é o principal método adjuvante para caracterizar as alterações focais não palpáveis detectadas durante o rastreamento mamográfico, pois permite a diferenciação entre nódulos sólidos e císticos, além de fornecer dados adicionais para distinguir nódulos benignos dos malignos;
- **Estadiamento locorregional do câncer de mama**: auxilia a detecção de multifocalidade, multicentricidade e bilateralidade. Embora a

ultrassonografia possa ser empregada para esses fins, a ressonância, se disponível, apresenta maior sensibilidade;
- **Acompanhamento de mama operada por câncer**: complementa a mamografia, principalmente em mulheres com mamas densas, no estudo do sítio cirúrgico, para pesquisa de recidivas e estudo das regiões axilares, supra e infraclaviculares;
- **Avaliação dos implantes**: principalmente para excluir rupturas intracapsulares, que não fazem parte do domínio da mamografia e detecção de coleções peri-implante. Entretanto, a ressonância ainda é método de escolha para esse grupo de pacientes;
- **Rastreamento de pacientes assintomáticas com mamas densas**: permite detectar tumores não palpáveis que não são visualizados pela MG, porém apresenta um baixo valor preditivo para as lesões biopsiadas (cerca de 11%), o que ainda gera controvérsias quanto à utilidade no rastreamento complementar;
- **Rastreamento de pacientes assintomáticas de alto risco**: deve ser reservado para as pacientes em que a ressonância não pode ser realizada, como nas claustrofóbicas, com marca-passo ou implantes cocleares. O estudo ACRIN 6666 avaliou os resultados do rastreamento ecográfico em pacientes de alto risco e demonstrou taxa de detecção de 11,8/1.000 contra 7,6/1.000 na mamografia, entretanto, com aumento dos falsos positivos de 10,4% com ultrassom e 4,4% com mamografia, desencorajando a utilização em larga escala.
- **Orientação de procedimentos percutâneos**: permite guiar, em tempo real, biópsias percutâneas como punção aspirativa, *core-biopsy* e biópsia a vácuo, assim como agulhamentos pré-operatórios;

■ LIMITAÇÕES DA ULTRASSONOGRAFIA

Apresenta como principal limitação ser um método operador e aparelho dependente. Também possui menor sensibilidade nos casos de mamas adiposas, devido à textura similar dos nódulos e do tecido adiposo. A avaliação de distorção arquitetural também é limitada, pois

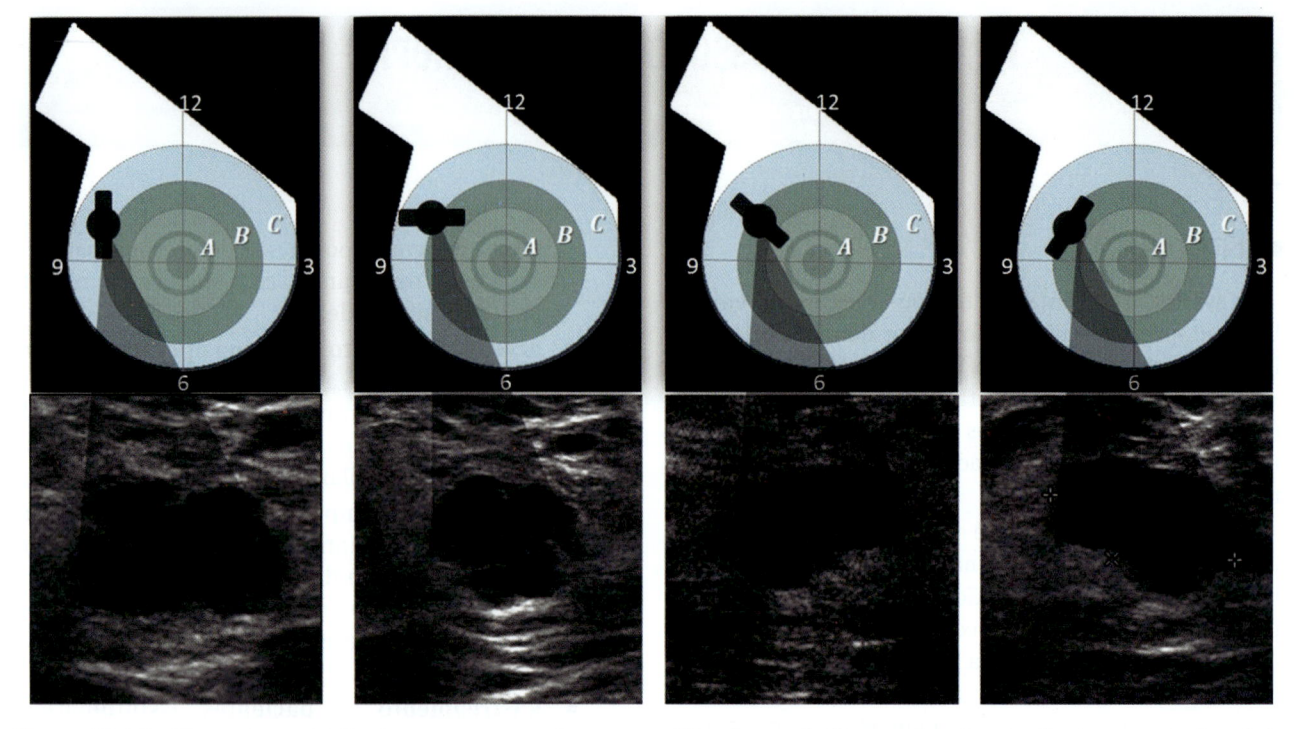

Figura 12.12 Planos de aquisição no escaneamento ultrassonográfico de uma lesão mamária: longitudinal, transversal, radial e antirradial.

mesmo que a área de distorção não apresente tradução na US, mas seja suspeita à MG, persiste a indicação de biópsia. Não deve ser utilizado como método inicial de rastreamento, pela dificuldade de visualizar e caracterizar as calcificações suspeitas, que representam a principal manifestação do carcinoma intraductal.[4,5]

■ PARÂMETROS TÉCNICOS E ESCANEAMENTO

Quadro 12.1 Principais parâmetros técnicos para a realização da ultrassonografia mamária.[2,5] (Figura 12.2).

Aspecto técnico	Parâmetro
Transdutor	Linear
Modo	B
Frequência	7,5-13 MHz
Faixa Dinâmica	50-70 dB
Zona Focal	Pelo menos 2-3 pontos focais
Profundidade de Penetração	Igual ou maior do que 4,0 cm
Redução de Artefatos	Harmônica codificada e composição espacial
Planos de Aquisição	Transversal, longitudinal, radial e antirradial

■ ANATOMIA ECOGRÁFICA NORMAL[2,3]

A zona pré-mamária ou subcutânea contém tecido adiposo subcutâneo e ligamentos de Cooper, juntamente com pequeno número de unidades ducto-lobulares terminais na base do ligamento. A zona intermediária ou zona mamária contém ductos e lóbulos, e, portanto, corresponde à sede da maioria das doenças mamárias; anatomicamente é delimitada pelas fáscia anterior e retromamária ou posterior. A composição e o aspecto ecográfico dessa região sofrem influência da idade, aspectos hormonais, gravidez e lactação.

A zona retromamária é composta da gordura retroglandular e permite a mobilidade da mama sobre o músculo peitoral. Este aparece como uma camada com ecos lineares paralelos (Figura 12.13).

Os ligamentos Cooper são compostos por duas reflexões da fáscia mamária anterior inserida na fáscia superficial. Os ligamentos são estruturas ecogênicas que podem produzir faixas de sombra acústica posterior, que costumam desaparecer após compressão da área durante o exame (Figura 12.14).

Os ductos mamários são estruturas lineares com parede ecogênica, melhor caracterizadas em sua porção mais proximal ou retroareolar pela fibrose periductal que é altamente reflexiva. O lúmen terá ecogenicidade variável dependendo do calibre e conteúdo. O calibre normal é de 1 a 2 mm (Figura 12.15).

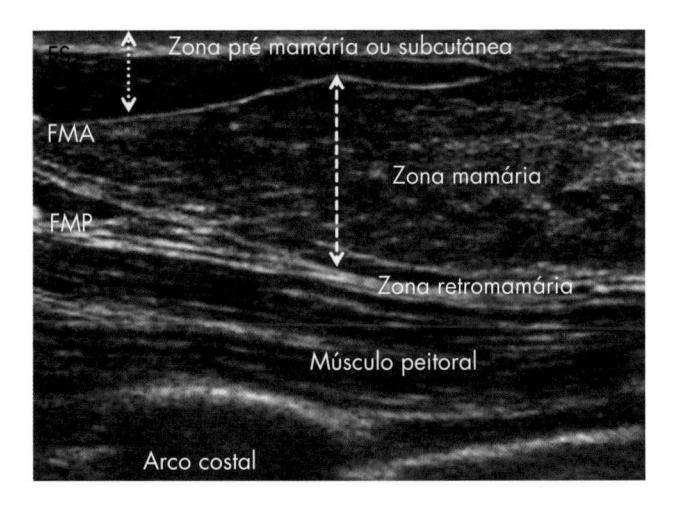

Figura 12.13 Anatomia mamária ecográfica.

FS: fáscia superficial; FMA: fáscia mamária anterior; FMP: fáscia
mamária posterior.

COMPOSIÇÃO TECIDUAL[5]

Assim como na mamografia, o aspecto ultrassonográfico da mama também varia de acordo com a sua composição. A ecotextura se dá pela combinação do tecido
fibroglandular (ecogênico), gorduroso (hipoecogênico)
e de sustentação (ligamentos de Cooper – ecogênico).
Esses padrões de ecotextura podem afetar a sensibilidade para descobrir lesões, diminuindo a sensibilidade
para a detecção dos nódulos sólidos nas mamas muito
lipossubstituídas, ou mesmo simular alterações em mamas heterogêneas, que devem ser avaliadas e diferenciadas durante o exame em tempo real e com manobras
adequadas (Figura 12.16).

São descritos três padrões de ecotextura, de acordo
com o sistema BI-RADS®:

- **Ecotextura de fundo homogênea — adiposa:**
  Lóbulos de gordura e faixas uniformemente ecogênicas de estruturas de sustentação representam o maior componente do tecido mamário.

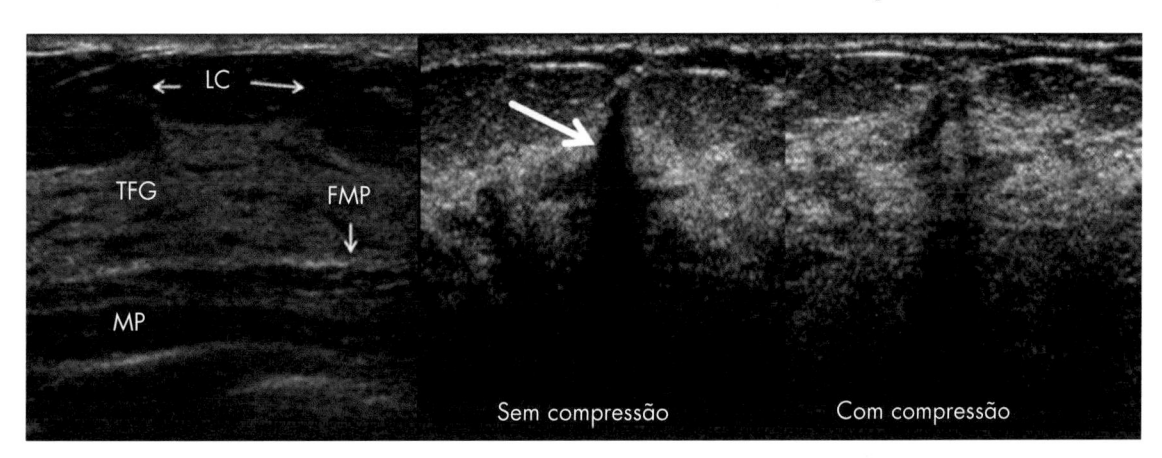

Figura 12.14 Ligamento de Cooper (LC). Sombra acústica na inserção do LC (seta), com desaparecimento após compressão com
transdutor.

TFG: tecido fibroglandular; FMP: fáscia mamária posterior; MP: músculo peitoral.

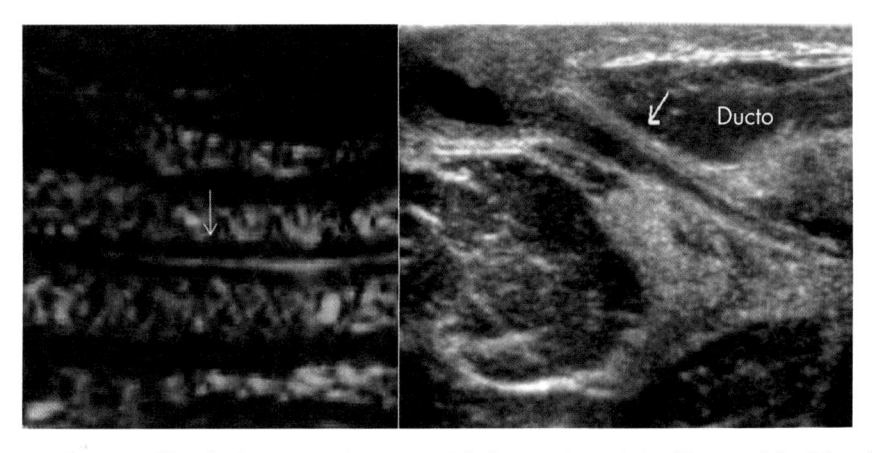

Figura 12.15 Representação ecográfica do ducto mamário normal: linha ecogênica única (ducto colabado) ou linha ecogênica dupla.

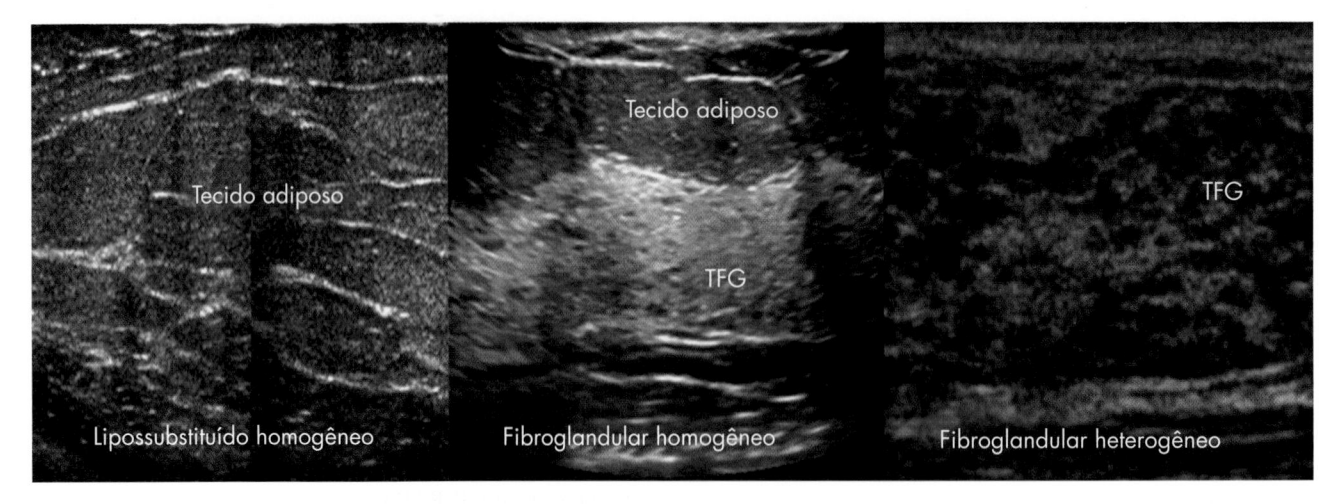

Figura 12.16 Composição tecidual mamária de acordo com avaliação ultrassonográfica.

TFG: tecido fibroglandular.

- **Ecotextura de fundo homogênea — fibroglandular:** Uma espessa zona de parênquima fibroglandular homogeneamente ecogênico estende-se sob uma fina camada hipoecogênica de lóbulos de gordura.
- **Ecotextura de fundo heterogênea — fibroglandular:** A heterogeneidade pode ser focal ou difusa. A ecotextura de mama é caracterizada por múltiplas pequenas áreas de hipo e hiperecogenicidade. Atenuação pode ocorrer nas interfaces dos lóbulos de gordura e do parênquima. Esse padrão ocorre em mamas de mulheres mais jovens e naquelas com parênquima heterogeneamente denso observado à mamografia. Estudos adicionais são necessários para determinar se esse padrão verdadeiramente afeta a sensibilidade da US, mas a experiência clínica sugere que a detecção de lesões pequenas e tênues pode ser dificultada.

CRITÉRIOS ULTRASSONOGRÁFICOS PARA A AVALIAÇÃO DE LESÕES[4,5]

Nódulos

A avaliação de nódulos, detectados tanto na mamografia quanto no exame físico, é a indicação mais frequente e mais eficiente da US. As calcificações são pobremente avaliadas pelo método, pois sua detecção torna-se mais difícil, além de não ser possível sua análise morfológica. Outros achados com características morfológicas específicas à ecografia são os microcistos agrupados, cistos complicados, nódulos cutâneos, linfonodos intramamários e axilares.

Um nódulo é tridimensional e, portanto, ocupa espaço. À ultrassonografia 2D deve ser visto em dois planos diferentes e, com aquisição volumétrica (3D), deve ser visto em três. Os nódulos devem ser distinguidos das estruturas anatômicas normais, tais como costelas ou lóbulos de gordura, usando duas ou mais incidências e varredura em tempo real.

Os nódulos são descritos ecograficamente, de acordo com a forma, margem, orientação, padrão de ecogenicidade, aspecto acústico posterior e relações sobre o tecido adjacente. A forma pode ser definida como redonda, oval e irregular. A interpretação quanto à benignidade e malignidade do nódulo é similar à da mamografia, sendo os irregulares os mais suspeitos. O achado de uma pseudocápsula ecogênica ao redor da lesão deve ser interpretado juntamente com a forma do nódulo (oval ou levemente lobulada), para aumentar a certeza de benignidade (Figura 12.17).

A orientação é um aspecto particular da US. A orientação paralela ou "mais larga do que alta" é uma propriedade da maioria dos nódulos benignos, particularmente fibroadenomas, entretanto, não são específicos e podem aparecer em tumores malignos, dessa forma, não deve ser utilizado como parâmetro único na caracterização de malignidade. Nódulos que são apenas ligeiramente oblíquos podem ser considerados paralelos.

Quando a orientação é vertical, ou seja, mais alta que larga, há maior grau de suspeição para malignidade (Figura 12.18). Nódulos redondos não são paralelos em sua orientação.

A margem é a borda da lesão. Os descritores de margem, assim como aqueles de forma, são importantes preditores de malignidade ou benignidade. Uma margem circunscrita é aquela bem definida, com uma transição abrupta entre a lesão e o tecido circunjacente. Para que um nódulo seja considerado como circunscrito

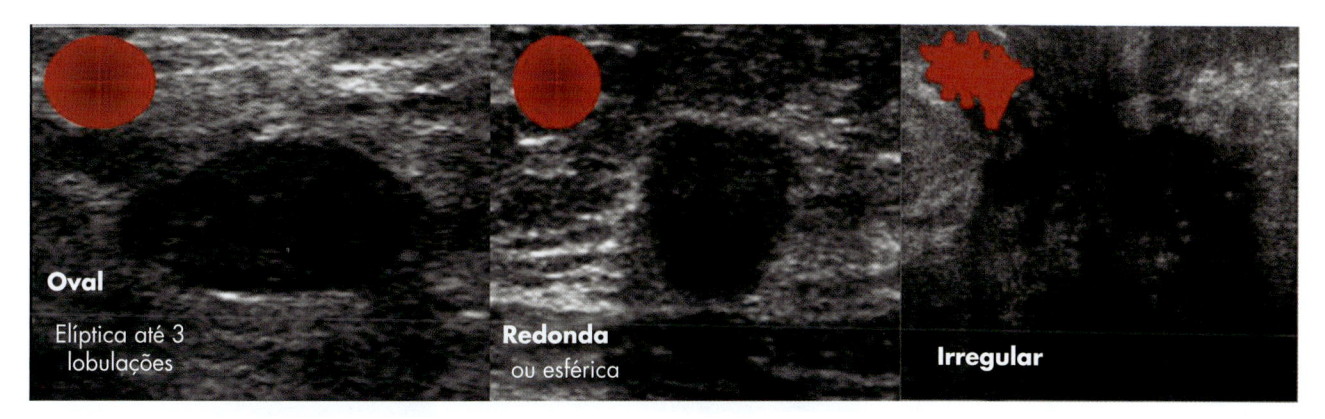

Figura 12.17 Léxico em ultrassonografia: forma.

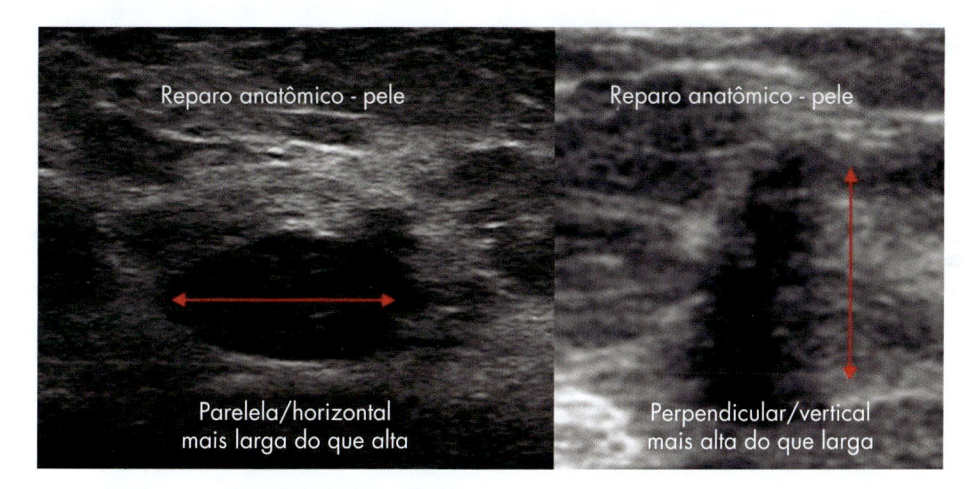

Figura 12.18 Léxico em ultrassonografia: orientação.

à US, toda a sua margem deve ser nitidamente definida. A maioria das lesões circunscritas tem forma redonda ou oval.

Se qualquer porção de margem não for bem delimitada, o nódulo deve ser denominado não circunscrito. Um nódulo que é não circunscrito pode ser descrito como tendo margens indistintas, anguladas, microlobuladas ou espiculadas.

As margens espiculadas e/ou microlobuladas são as que apresentam o maior valor preditivo para malignidade (Figura 12.19).

O padrão de ecogenicidade auxilia primariamente na diferenciação entre nódulo cístico (anecoico) e sólido (hipoecoico, isoecoico e hiperecoico), sendo definido em relação à gordura. Os nódulos homogeneamente hiperecoicos são considerados de maior valor preditivo para benignidade, pela alta probabilidade de conteúdo adiposo, porém devem ser confirmados fazendo-se a correlação mamográfica. Os nódulos sólidos hipoecoicos e isoecoicos necessitam de outras características para serem avaliados quanto à malignidade (Figura 12.20).

Os fenômenos acústicos posteriores decorrem das características de atenuação do nódulo. Esses fenômenos incluem reforço acústico, ou seja, área posterior mais ecogênica, encontrada principalmente em cistos. Também se observa sombra acústica, ou seja, área central posterior mais escura, estando associada a calcificações, fibrose ou neoplasias com alta resposta desmoplásica. Alguns nódulos não causam alteração do feixe acústico por meio do nódulo e, finalmente, outros têm um padrão combinado. Esses aspectos não são confiáveis na definição de benignidade ou malignidade e devem ser considerados em correlação com os outros aspectos (Figura 12.21).

■ CALCIFICAÇÕES

Focos ecogênicos que são mais bem caracterizados quando associados a uma massa hipoecogênica como plano de fundo. Os transdutores de alta frequência e alta resolução hoje em uso podem mostrar calcificações intraductais, particularmente se elas forem superficiais. Quando malignos, são geralmente associados à carcinoma

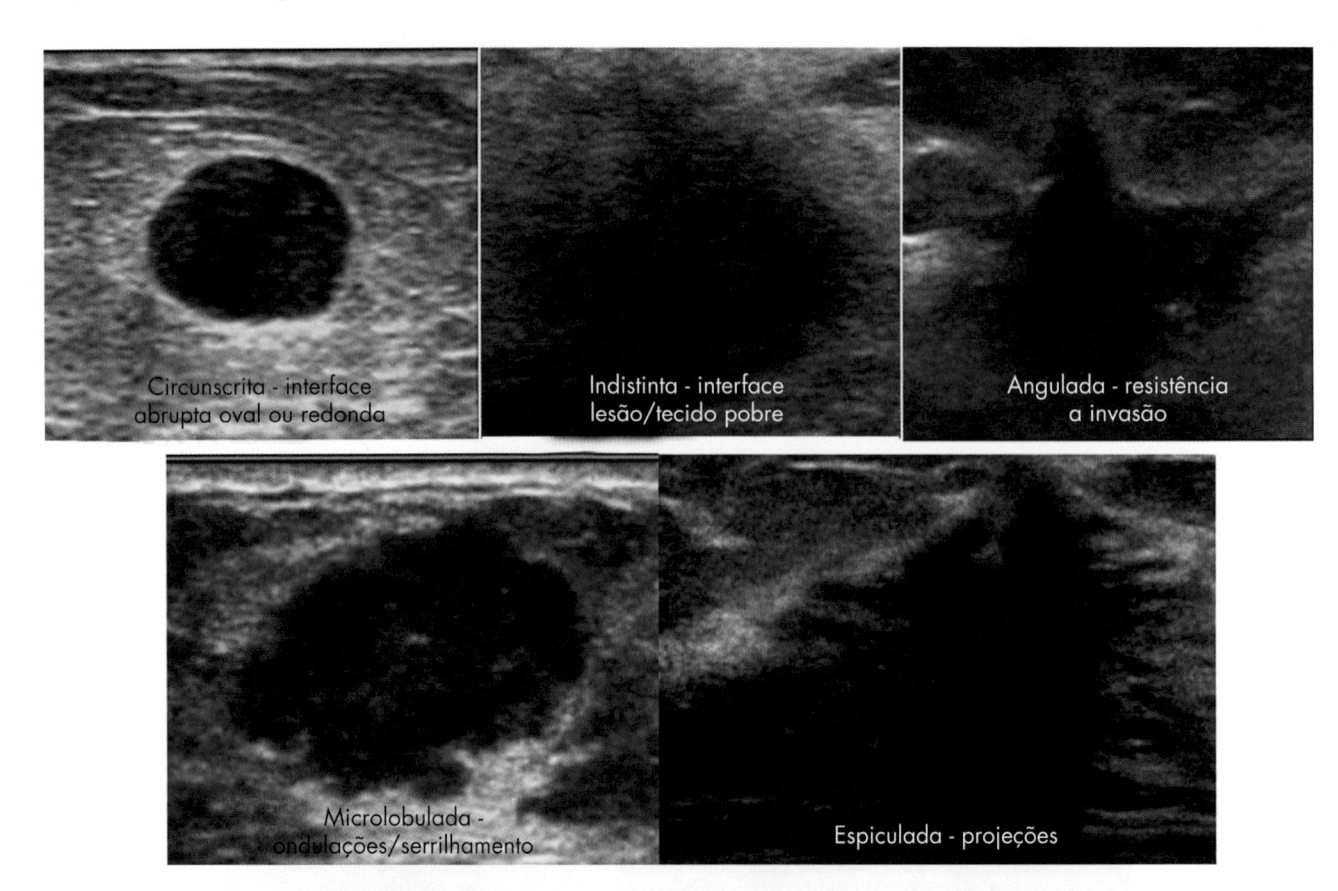

Figura 12.19 Diferentes margens dos nódulos à ultrassonografia.

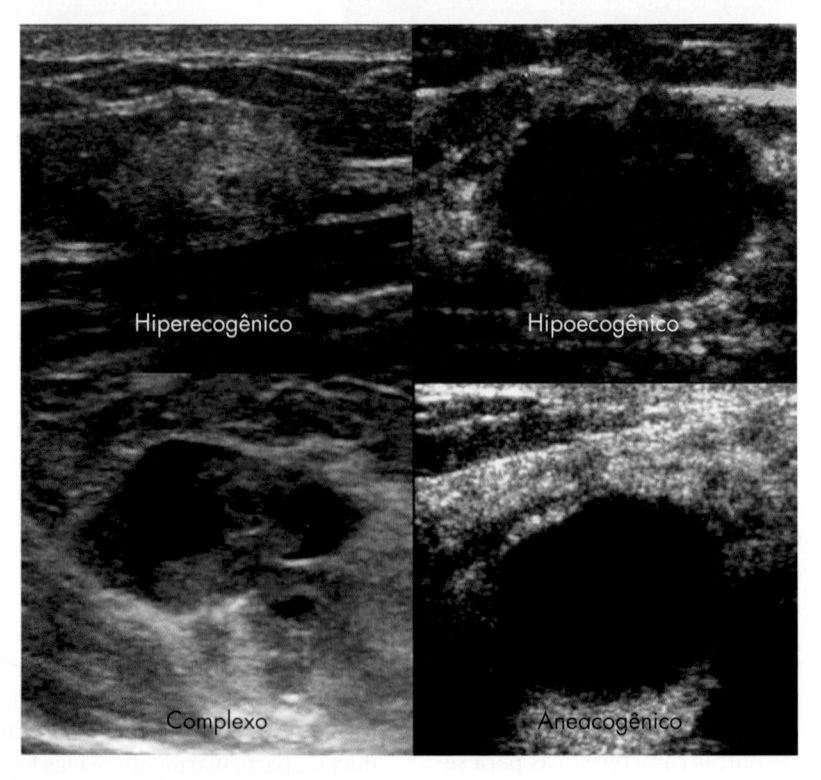

Figura 12.20 Padrão de ecogenicidade dos nódulos/cistos.

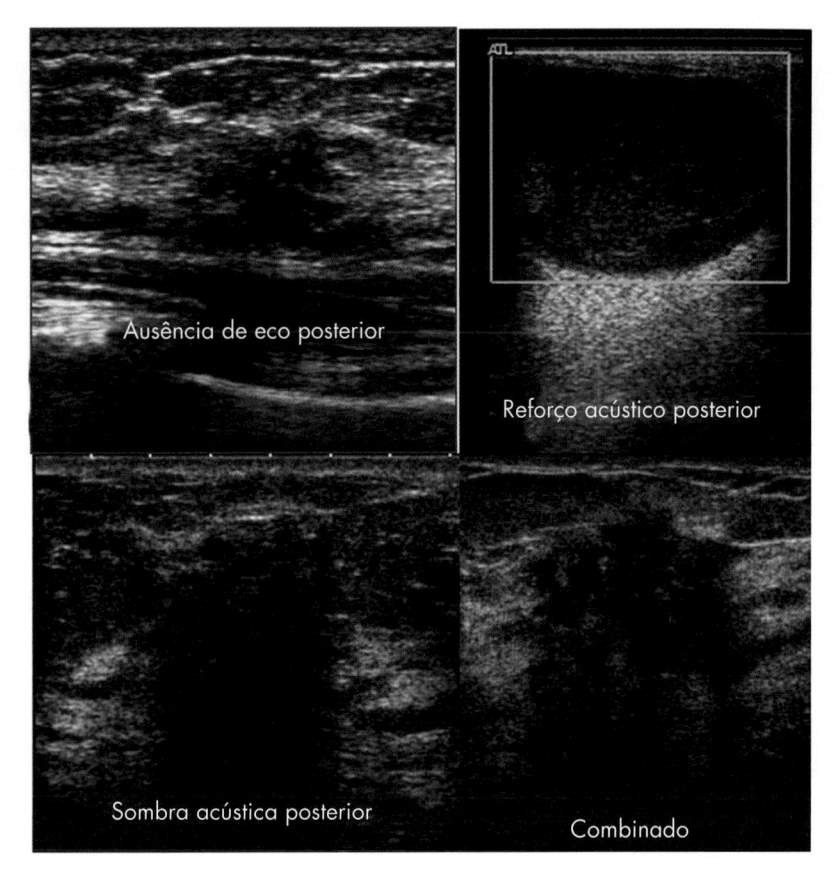

Figura 12.21 Fenômenos acústicos posteriores.

ductal *in situ*, porém melhor definidos pela mamografia. Em geral, não produzem sombra acústica, pois o tamanho da partícula é menor do que o feixe ecográfico, o que as torna, muitas vezes, indistinguíveis dos ruídos. Calcificações grosseiras ou mais robustas poderão produzir sombra acústica (Figura 12.22).

■ ACHADOS ASSOCIADOS

Alterações ductais

Ductos normalmente se ramificam de forma suave, regular e gradual, tornando-se progressiva e distalmente menos calibrosos. Alterações anormais nos ductos manifestam-se por: dilatação cística, irregularidades no calibre e/ou na sua ramificação, extensão de um ducto em direção (ou partindo) de um nódulo, presença de nódulo, trombo ou conteúdo no interior do ducto. Extensão ductal é mais bem demonstrada em planos radiais em relação aos ductos. Esse sinal pode associar-se a carcinoma *in situ* puro, componente *in situ* de um tumor invasivo ou papilomas intraductais (Figura 12.23).

Classificação: Categoria 4.

Distorção arquitetural

Compressão do tecido periférico, interrupção dos planos teciduais por lesão infiltrativa, retificação ou espessamento dos ligamentos de Cooper, alterações dos padroes ductais, e halo ecogênico (Figura 12.24).

Classificação:

- Categoria 2 – se associada à cirurgia.
- Categoria 4 – sem associação com cicatriz cirúrgica.

Alterações cutâneas

Espessamento da pele pode ser focal ou difuso, e é definido como sendo maior do que 2 mm. Entretanto, na área periareolar e nas pregas inframamárias, a espessura normal da pele pode ser de até 4 mm. Outros achados cutâneos incluem retração, edema (rede de linhas hipoecoicas representando vasos linfáticos dilatados ou fluído intersticial). Achados tais como edema de mama e espessamento cutâneo podem ser causados por carcinoma inflamatório, radioterapia, mastite ou por um processo sistêmico tal como insuficiência cardíaca congestiva (Figura 12.25).

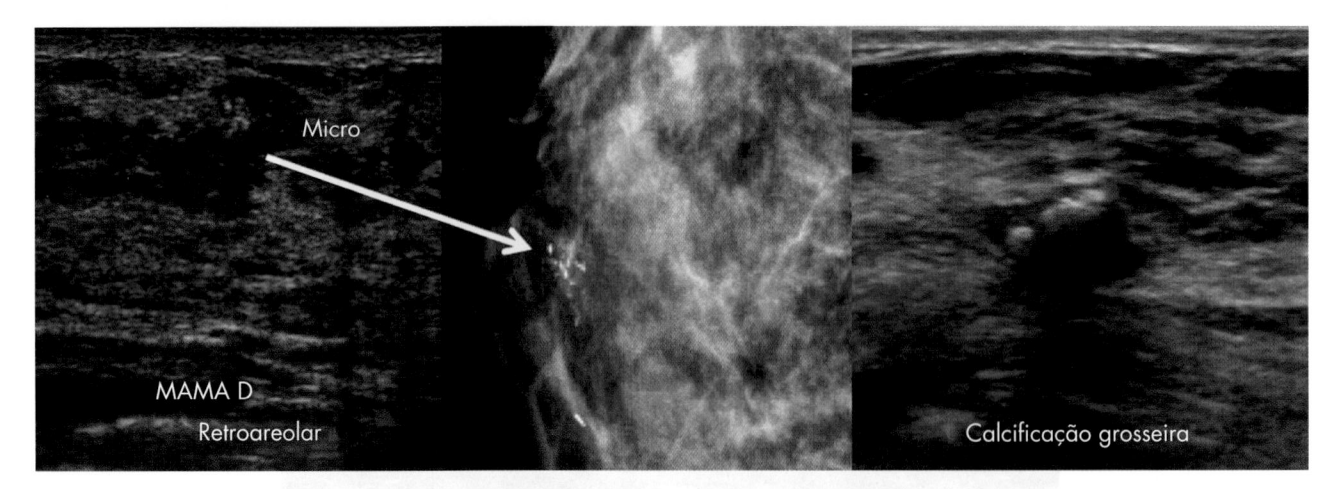

Figura 12.22 Manifestação ecográfica das calcificações.

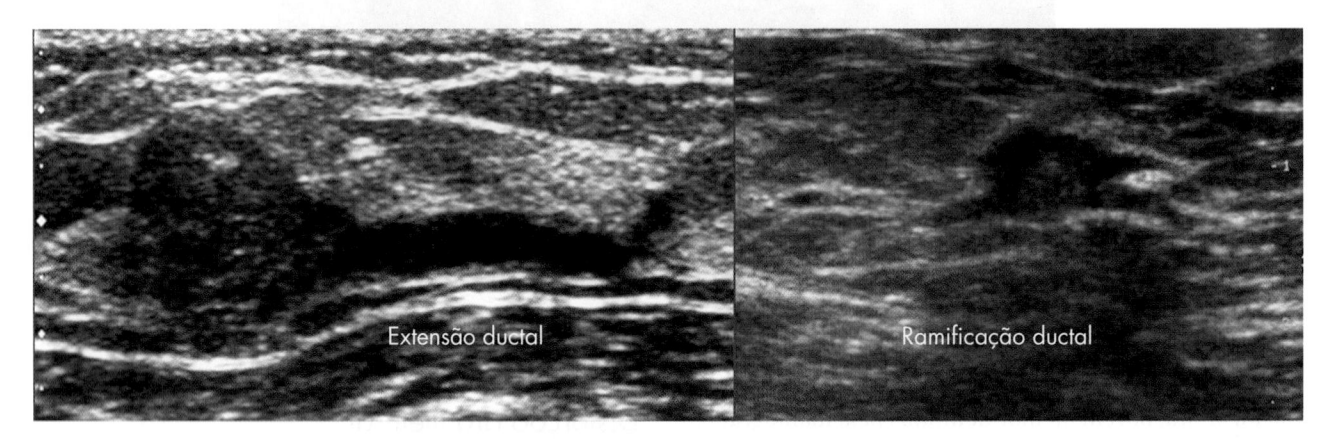

Figura 12.23 Manifestação ductais na avaliação ecográfica.

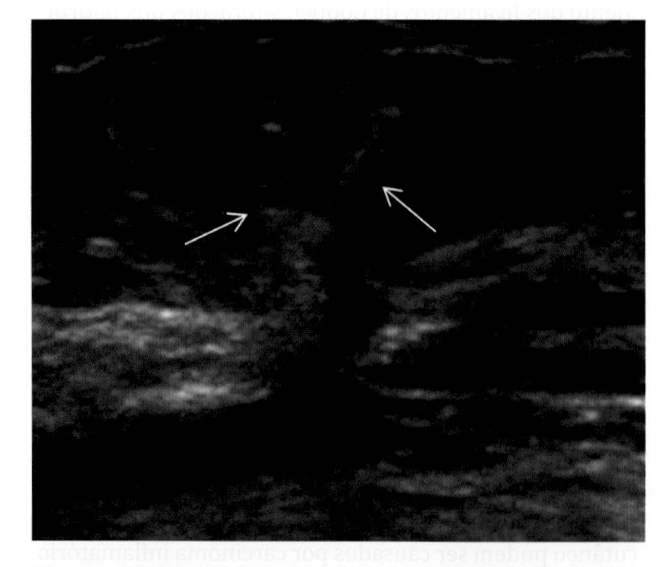

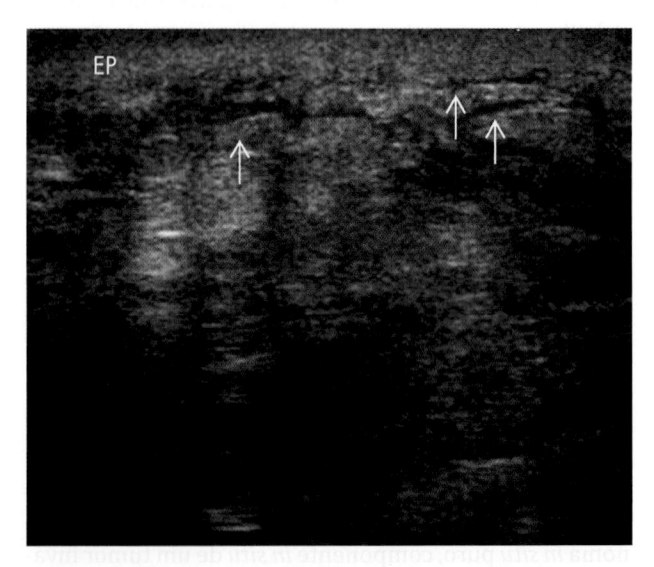

Figura 12.24 Nódulo associado a distorção arquitetutal: confluência do ligamento de Cooper (setas).

Figura 12.25 Espessamento cutâneo (EP) associado à edema (setas).

Vascularização

Os tumores formam novos vasos sanguíneos (neo-angiogênese), que podem ser avaliados com *Doppler*, *Doppler* colorido, power *Doppler* e fluxo pulsado espectral. A técnica de varredura é importante, sendo importante também controlar a compressão que pode reduzir o fluxo local. A presença de fluxo, o número de vasos sanguíneos por unidade de área e o padrão de fluxo (periférico ou central) poderiam ajudar em caraterizar a lesão. Entretanto, nenhum padrão vascular é específico para diferenciar malignidade ou benignidade, lesões malignas podem não ser hipervascularizadas, enquanto algumas benignas, tais como papilomas e processos inflamatórios, podem ser altamente vasculares. A vascularização pode ser util em determinar a agressividade de uma lesão, lesões de baixo grau são paucicelulares com intensa desmoplasia e, portanto, expressam menor vascularização, enquanto as de alto grau são hipervasculares (Figura 12.26).

Elastografia

O endurecimento, como uma característica de nódulos e tecidos circunjacentes, pode ser considerado como dado adicional na avaliação ecográfica. Esse achado pode ser obtido por meio de tensão do nódulo (compres-

são ou *strain*) ou por aplicação de energia ultrassônica em um nódulo (onda de cisalhamento ou *shear wave*). Os dados obtidos podem melhorar a capacidade de classificação da lesão, principalmente das categorias 3 e 4a, podendo evitar biópsias desnecessárias. Os descritores apliváveis incluem: macio (lesões provavelmente benignas), intermediário e duro (lesões suspeitas). Deve-se enfatizar que os critérios ultrassonográficos morfológicos são muito mais preditivos de malignidade do que a consistência à lesão, e a avaliação por elastografia não deve sobrepujar os achados morfológicos mais preditivos de malignidade (Figura 12.27).

■ CASOS ESPECIAIS

Cisto simples

Um cisto simples apresenta quatro características: é circunscrito, redondo ou ovoide, anecoico e exibe reforço acústico posterior. Quando todas essas características aparecem, estabelece-se o diagnóstico de cisto simples, um achado tipicamente benigno (Categoria 2).

Microcistos agrupados

A lesão consiste em um agrupamento de nódulos anecoicos, cada um medindo < 2–3 mm, entremeados com finas septações (< 0,5 mm) e nenhum componente

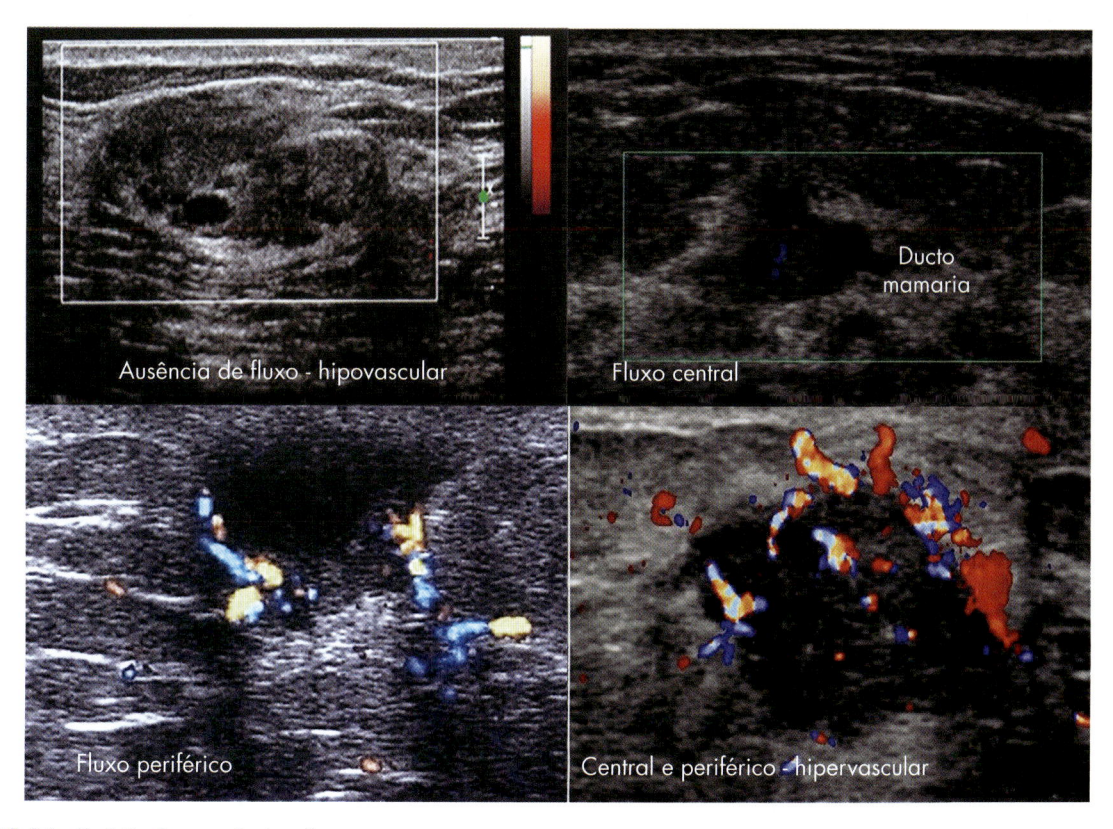

Figura 12.26 Padrão de vascularização.

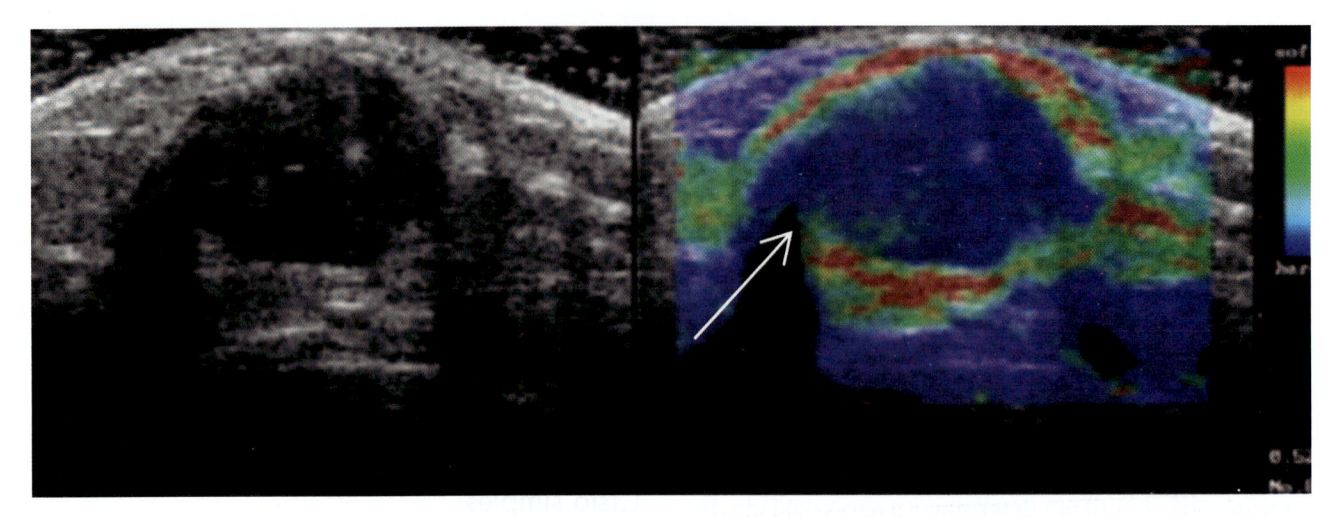

Figura 12.27 Avaliação da consistência de nódulo. Cânceres e tecido adjacente tendem a ser rígidos (seta), enquanto as lesões benignas são macias, mas há significativa sobreposição.

sólido distinto. Embora as margens possam refletir microlobulação por pequenos cistos individuais, a margem não deve ser indistinta. Diagnósticos histológicos associados com microcistos agrupados incluem alteração fibrocística e metaplasia apócrina.

Classificação:

- Categoria 2 – lesões múltiplas.
- Categoria 3 – lesão única.
- Categoria 4 – lesão não compressível associada à vascularização ou a componente sólido evidente, o que a torna lesão sólido-cística ou nódulo complexo.

Cisto complicado

São cistos que contêm debris, frequentemente se manifestam com ecos de baixo nível, homogêneos, sem componente sólido distinto, e com parede fina. Na varredura em tempo real, esses ecos podem apresentar aparência de camadas que podem alterar-se lentamente com mudanças na posição da paciente.

Classificação:

- Categoria 2 – lesões múltiplas.
- Categoria 3 – lesão única.

Nódulos cutâneos

São geralmente benignos e incluem cistos sebáceos ou de inclusão epidérmica, queloides, nervos, espinhas, neurofibromas e papilas acessórias.

Classificação: Categoria 2.

Corpo estranho incluindo implantes

Corpos estranhos incluem clipes de marcação, fios, válvulas de cateteres, silicone injetado ou silicone livre pós rotura do implante, metal ou vidro relacionado a trauma e implantes. O histórico é geralmente útil para se estabelecer a presença e a natureza do corpo estranho dentro da paciente. Silicone dentro do parênquima tem aparência de "tempestade de neve" à ultrassonografia, retratada como ruído ecogênico ou "sombra suja", que se propaga posteriormente ao nódulo e obscurece estruturas profundas. Silicone extravasado podem percorrer vasos linfáticos e se alojar em linfonodos que, então, exibirão as mesmas características do silicone livre no parênquima.

Classificação: Categoria 2.

Linfonodos intramamários

São nódulos circunscritos, ovoides frequentemente reniformes e contêm gordura hilar. A aparência ecográfica demonstra córtex hipoecogênico e centro ecogênico decorrente do hilo adiposo. Linfonodos existem em toda a mama, mas são frequentemente vistos no quadrante superior lateral (especialmente no prolongamento axilar), adjacentes à estrutura vascular. O tamanho normal de linfonodos intramamários varia entre 3-4 mm a 1 cm.

Classificação:

- Aspectos típicos – Categoria 2.
- Aspectos atípicos – Categoria 4.

Linfonodos — axilares

A avaliação ecográfica do linfonodo deve conter, preferencialmente, tamanho, forma (ovalada, redonda ou irregular), margem circunscrita (ou não), espessamento cortical (uniforme ou focal) e deslocamento ou obliteração hilar. Embora não exista um consenso específico sobre medidas, o linfonodo axilar normal pode medir até

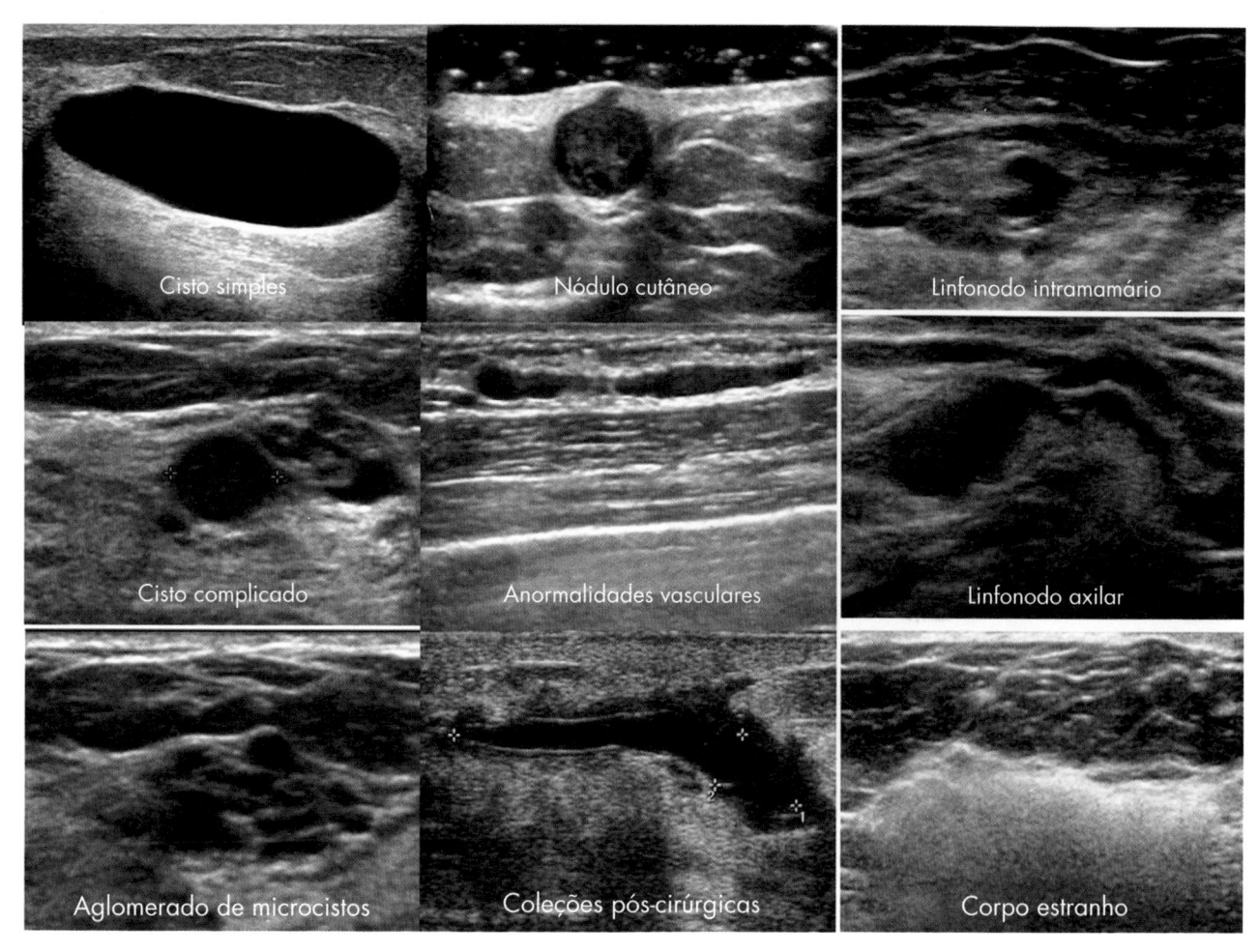

Figura 12.28 Casos especiais.

2 cm em sua maior dimensão e conter áreas hilares gordurosas hiperecoicas. Linfonodos muito maiores que 2 cm podem ser normais quando a espessura cortical muito tênue é vista em volta de uma grande coleção de gordura hilar. Um linfonodo sem nenhum hilo gorduroso ou com um hilo gorduroso comprimido pode ser anormal, considerando que a imagem de um abaulamento cortical ou de uma área cortical com ecogenicidade alterada sugere metástase. Entretanto, não há achado ultrassonográfico específico que diferencie com segurança uma metástase nodal de um nódulo reacional benigno. Devido à variabilidade individual no tamanho e no número de linfonodos axilares, a avaliação da simetria pode ser útil.

Classificação:

- **Categoria 2:** alterações linfonodais bilaterais ou unilaterais de causa clínica inflamatória conhecida.
- **Categoria 4:** alterações linfonodais bilaterais ou unilaterais de causa clínica desconhecida.

Anomalias vasculares

1. MAVs (Malformações Arteriovenosas/Pseudoaneurismas)
2. Doença de Mondor

Classificação: Categoria 2.

Coleções líquidas e alterações pós-cirúrgicas

Os achados ultrassonográficos pós-cirúrgicos que são tipicamente benignos correspondem a coleções líquidas, especialmente seromas (completamente cístico), hematomas (contendo produtos de sangue móveis na avaliação em tempo real) e eventualmente abscessos (coleção associada a sinais clínicos inflamatórios).

A maioria dos demais achados pós-cirúrgicos, especialmente aqueles envolvendo tecido cicatricial: fibroses, esteatonecrose e cistos oleosos, usualmente mostram achados ultrassonográficos suspeitos ou indeterminados, tais como atenuação posterior, hipoecogenicidade, margem irregular e ocasionalmente espiculada, distorção arquitetural e lesões aparentemente complexas (Figura 12.29). Para evitar uma biópsia desnecessária, a correlação com achados mamográficos, com estudos anteriores e dados do tipo de cirurgia são bastantes úteis.

Classificação: Categoria 2.

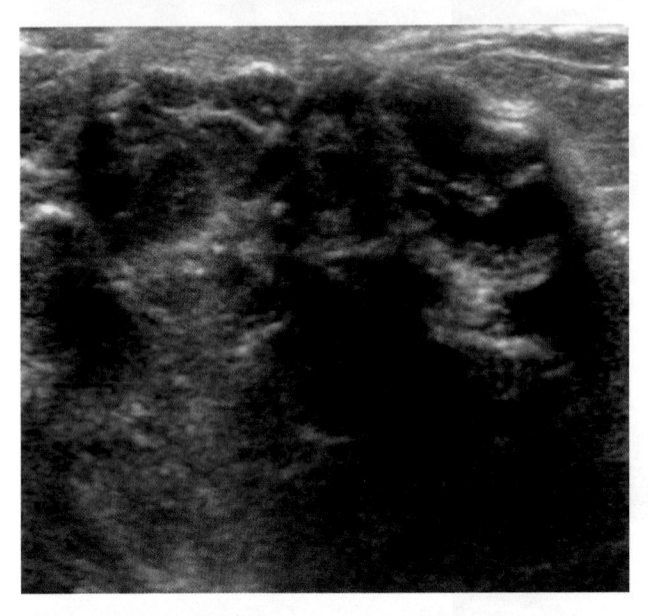

Figura 12.29 Esteatonecrose – apararência de lesão complexa na avaliação ecográfica.

REFERÊNCIAS BIBLIOGRÁFICAS

1. Basset LW, et al. Breast sonography. AJR 1991; 156(3):449-55. Review.
2. Kopans DB. Ultra-som e avaliação da mama. In: Kopans DB. Imagem da mama. 2 ed. Rio de Janeiro: Revinter; 1998. p.409-44.
3. Venta LA, et al. Sonographic evaluation of the breast. Radiographics 1994; 14(1):29-50.
4. Stavros AT, et al. Solid breast nodules: use of sonography to distinguish between benign and malignant lesions. Radiology 1995;196(1):123-34.
5. ACR BI-RADS®-US. Breast Imaging Reporting and Data-System- Ultrasound. American College of Radiology; 2013.

■ HISTÓRICO

Os cientistas Bloch e Purcell publicaram, em 1930, a descoberta de que átomos submetidos a forte campo magnético emitiam sinal de rádio. Tal relato lhes valeu o Prêmio Nobel de Física de 1952. Desde a década de 1940, já se sabia que o tempo de resposta dos átomos excitados pelo campo magnético varia bastante dependendo do material que estiver sendo examinado.[1]

Damadian, em 1970, utilizou pela primeira vez a ressonância magnética (RM) como instrumento diagnóstico. Notou que tecidos cancerosos exibiam sinais mais longos do que os sadios. Concluiu que as diversas doenças afetavam a duração dos sinais de maneiras diferentes.[2]

Em 1971, o químico Lauterbur aperfeiçoou a descoberta de Damadian, criando a técnica dos gradientes que está em uso até hoje, e o físico Mansfield mostrou como os sinais da RM poderiam ser processados matematicamente para a geração de uma imagem tridimensional. Ambos foram agraciados com o Prêmio Nobel Medicina de 2003.[1]

Heywang-Köbrunner *et al.* realizaram a primeira ressonância magnética das mamas em 1985, o primeiro exame com estudo dinâmico e injeção de contraste em 1987,[2] além da primeira biópsia a vácuo orientada por RM em 1999.[3]

Após entusiástico início da aplicação da RM mamária no início dos anos 1990, inúmeros obstáculos retardaram a transferência da modalidade para a prática clínica, com a falta de padronização dos equipamentos e acessórios, a não uniformidade de protocolos de exames, a ausência de critérios para interpretação dos achados, a dificuldade e a impossibilidade de realização de intervenções guiadas pela ressonância magnética, além da falta de evidências científicas sobre a acurácia diagnóstica.[4]

Esses aspectos eram agravados pelo seu alto custo frente aos métodos convencionais disponíveis e a inexistência de regras para remuneração específica dos exames.

Em 2003, o Colégio Americano de Radiologia (ACR) padronizou um protocolo mínimo para a realização de exames incluindo equipamentos e acessórios. Definiu taxas controladas de absorção de radiofrequência, controle do nível de ruído acústico; sistematizou a análise e interpretação dos exames, criando o BIRADS específico para ressonância magnética; e negociou junto às fontes pagadoras a remuneração dos exames de RM das mamas que atendessem aos critérios de qualidade estabelecidos.[5]

A partir disso, houve grande avanço tecnológico, com desenvolvimento de bobinas específicas para estudo simultâneo das mamas com qualidade, disponibilização de sequências de pulso volumétricas com cortes mais finos e de alta resolução espacial, técnicas de aquisição de imagens mais rápidas e com maior homogeneidade, bem como dispositivos para feitura de biópsias, orientadas por RM.[4]

■ TECNOLOGIA

A RM das mamas é tecnicamente dependente de alta tecnologia e bastante beneficiada pelas estratégias avançadas de aquisição de imagens, como alto campo magnético (no mínimo 1,5T) (Figura 12.30), e utilização de gradientes potentes, que proporcionam exames mais rápidos e menos ruidosos (Figura 12.31).

O exame depende de bobinas com múltiplos canais e aquisição paralela de imagem, que conferem ótima relação sinal/ruído, melhor saturação do sinal da gordura, possibilidade de avaliação bilateral simultânea das mamas e redução do tempo de exame (Figura 12.32).

Associando-se estes aspectos às técnicas avançadas de imagem, como aquisição paralela, calibragem dupla simultânea, estudo dinâmico com injeção endovenosa de contraste paramagnético (gadolínio – Gd) e subtra-

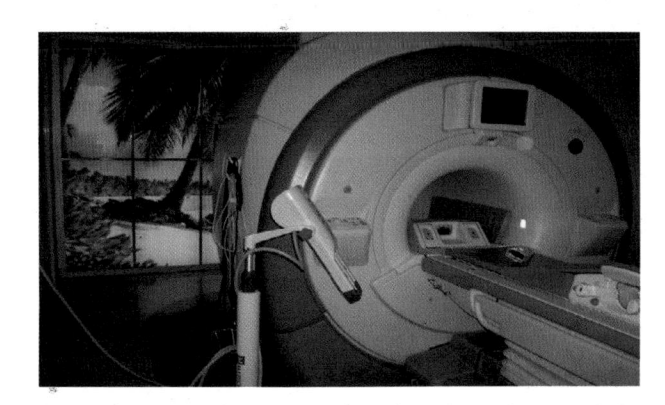

Figura 12.30 Equipamento de ressonância magnética de campo fechado.
Fonte: HSL.

ção automática das imagens, a ressonância magnética das mamas atingiu o "estado da arte", com exames de alta resolução espacial e temporal, na primeira década deste novo século (Figura 1233).[4]

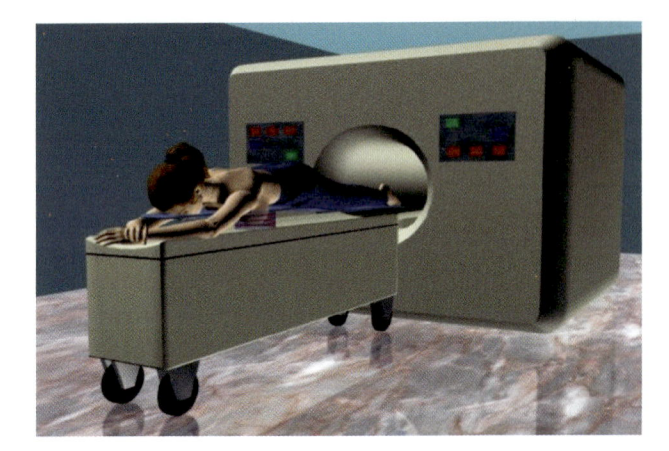

Figura 12.31 Bobina dedicada à avaliação das mamas. Posição da paciente em decúbito ventral durante o exame, proporcionando maior conforto, menor sensação de claustrofobia e menos artefatos de movimentos.

Fonte: GE Healthcare.

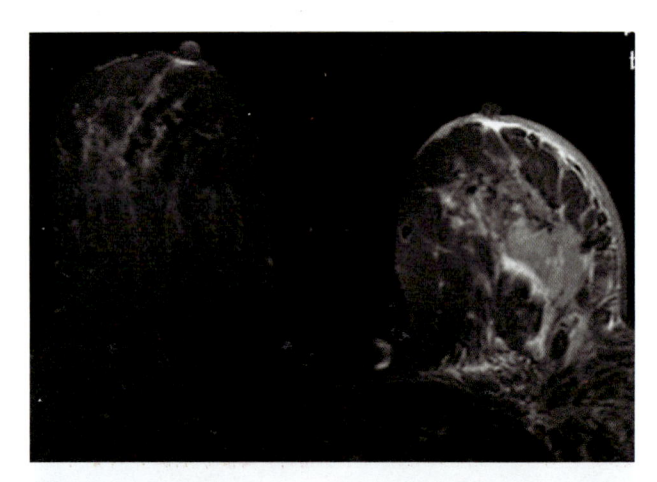

Figura 12.32 Técnica avançada com saturação homogênea do sinal da gordura.

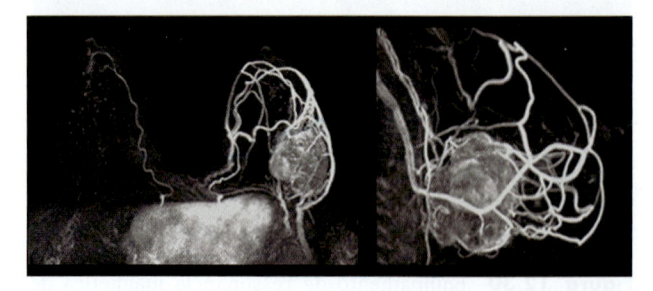

Figura 12.33 Aquisição de imagem simultânea das mamas com alta resolução espacial.

■ EXAME

A formação da imagem em ressonância magnética se dá por diferenças baseadas nas propriedades de relaxamento do núcleo de hidrogênio da água ou da gordura tecidual após excitação com pulso de radiofrequência.

A técnica de subtração de imagens do estudo dinâmico com contraste (Figura 12.34), que é obtida por meio de um pós-processamento com subtração da imagem correspondente antes da injeção de contraste para cada uma das imagens adquiridas após o procedimento, atenua o sinal dos diferentes tecidos e confere ainda maior destaque às potenciais áreas de realce pelo contraste.[4]

Mamas com diferentes concentrações de tecido fibroglandular, que refletem em densidades diversas à mamografia, não interferem na acurácia diagnóstica da ressonância magnética pela utilização da técnica de subtração de imagens.

O realce fisiológico do parênquima mamário e de achados benignos é o principal fator de "obscurecimento" de lesões malignas ao exame de ressonância magnética. O melhor momento para a realização da RM das mamas é na segunda semana do ciclo menstrual, minimizando realces benignos que possam trazer maior dificuldade à interpretação dos achados.[6]

O maior contraste entre as lesões malignas e o tecido fibroglandular adjacente ocorre entre 60 e 120 segundos pós administração da constante. A melhor definição das características morfológicas também ocorre na fase precoce pós-contraste (Figura 12.35).

O estudo dinâmico com contraste e subtração de imagens define diferentes padrões de cinética de realce, que podem favorecer o diagnóstico diferencial das lesões.

O sucesso do exame de ressonância magnética das mamas depende do trabalho dos diversos profissionais envolvidos. Uma entrevista complementar explicativa antecedendo o exame deve ser realizada enfocando o motivo do exame e seus diferentes aspectos, a importância da manutenção da posição e respiração tranquila durante a aquisição das imagens, esclarecendo dúvidas sobre a sua aplicação e enfatizando as questões de segurança inerentes ao método. Punção venosa antecubital de médio calibre deve ser efetuada e testada previamente.

A injeção endovenosa de contraste paramagnético durante o estudo dinâmico deve ser feita preferencialmente *em bolus* com bomba injetora, na dose de 0,1 mmol/kg, seguida de infusão de cerca de 20 mL de solução fisiológica.[4]

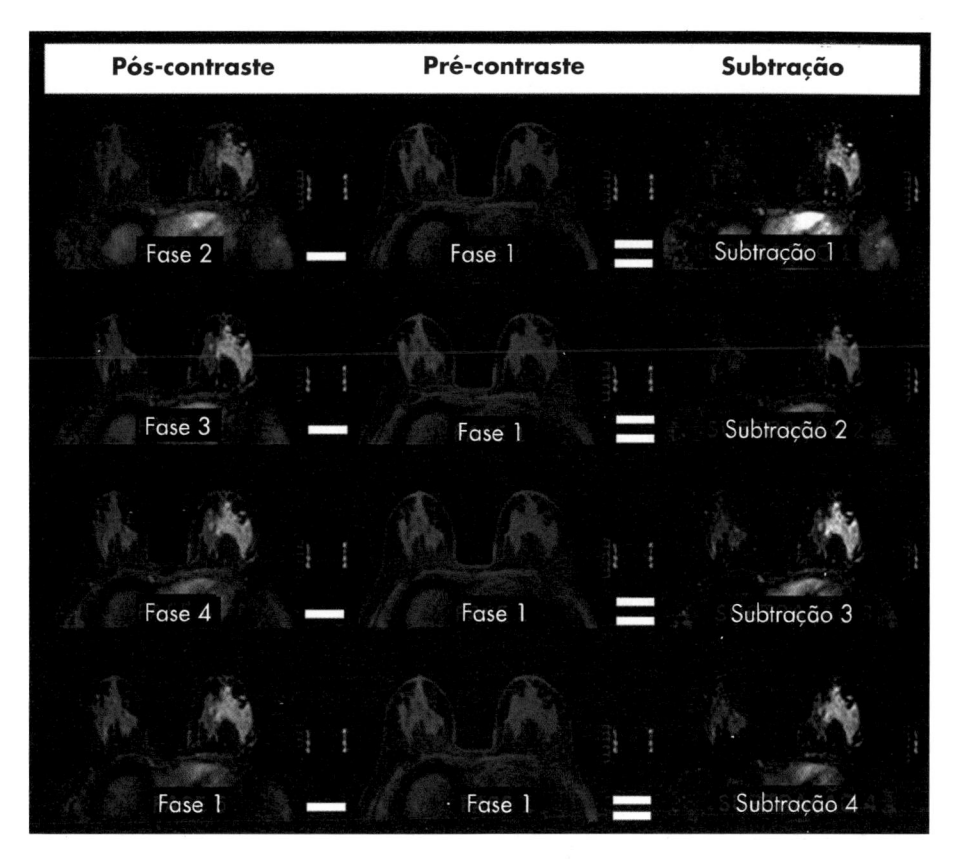

Figura 12.34 Imagens de exame realizado em nosso serviço, demonstrando cinco fases do estudo dinâmico. A fase 1 pré-contraste, as quatro demais após a injeção de contraste e a técnica de subtração de imagens. Um *software* específico reconhece as imagens de cada fase pós-contraste e subtrai das suas correspondentes pré-contraste, gerando quatro séries de imagens subtraídas.

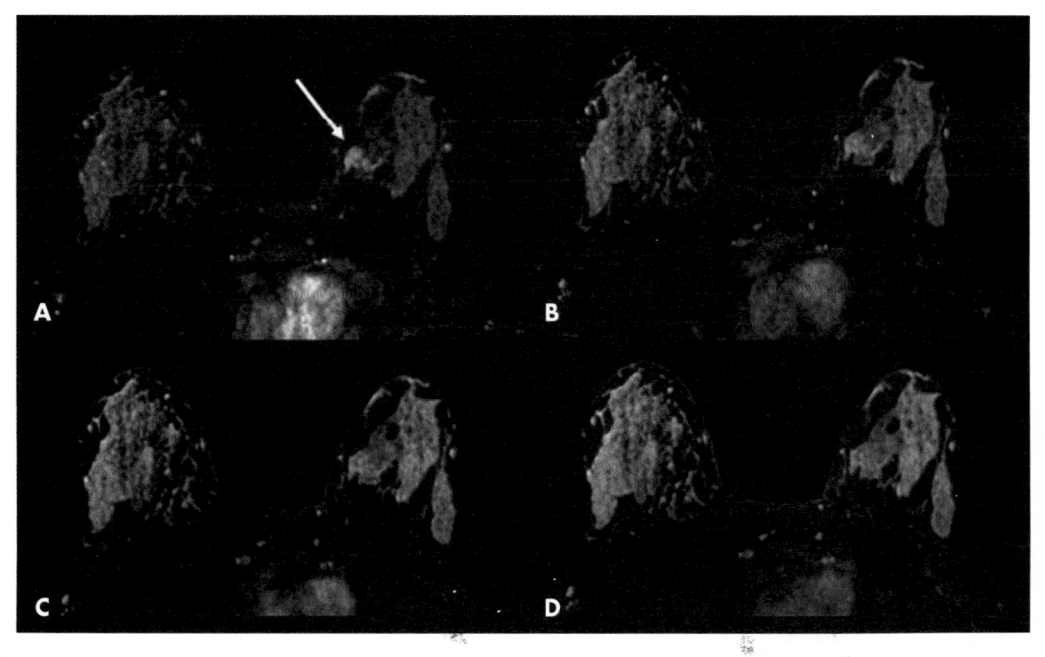

Figura 12.35 Estudo dinâmico com contraste da mesma topografia em 4 momentos distintos, desde a fase mais precoce **(A)** até a mais tardia **(D)**. Carcinoma invasivo **(seta em A)** somente visualizado na fase precoce do estudo dinâmico. O realce do parênquima e o fenômeno de *wash-out* do tumor dificultam a caracterização do nódulo nas demais fases **(B, C e D)**.

■ INTERPRETAÇÃO DOS ACHADOS

Segundo o Colégio Americano de Radiologia, o laudo deve estar de acordo com o *ACR Lexicon for Breast MRI* e sempre correlacionado com a mamografia.[7] Durante a última década, foram definidos os critérios preditivos de malignidade e benignidade dos achados nas mamas em exames de ressonância magnética. A especificidade da RM das mamas aumenta quando características morfológicas e da cinética de realce são consideradas na interpretação; portanto, técnicas de alta resolução espacial e temporal devem ser empregadas.

Atualmente, as características das margens das lesões e a intensidade de realce até o segundo minuto da injeção de contraste são os principais fatores considerados para diagnóstico.[8] Lesões com margens irregulares ou espiculadas têm valor preditivo positivo para malignidade de 84% a 91% (Figura 12.36).[9]

Lesões malignas tendem a realçar precocemente e as benignas apresentam realce lento e progressivo pelo contraste. As curvas de realce em *plateau* ou *wash-out*, o comportamento de sinal em T2, a arquitetura interna das lesões, presença de septos que realçam ou não, tornaram-se fatores menos preditivos frente aos contornos das lesões e ao comportamento de realce na fase precoce do estudo dinâmico, que são fundamentais para a distinção entre os achados de exames. Nódulos benignos são caracterizados por contornos circunscritos e realce lento pelo contraste (Figura 12.37).

A interpretação dos exames é baseada no realce pelo contraste ao estudo dinâmico com subtração de imagens e a sistematização segue o BI-RADS® específico para res-sonância magnética, definido pelo Colégio Americano de Radiologia (ACR) em 2003 e revisado em 2008.[7]

A ausência de realce nas mamas à RM corresponde a um valor preditivo negativo de malignidade de cerca de 98%, ou seja, mama sem realce anormal é virtualmente negativa para carcinoma invasor.[9]

Os achados de exames definidos pelo ACR são o foco, o nódulo e o realce não nodular. Foco é definido como realce de pequenas proporções e natureza inespecífica, pois não é possível atribuir-lhe características morfológicas. Podem ser isolados ou múltiplos, geralmente bilaterais, e não apresentam distribuição característica. São comumente encontrados em mulheres jovens.[4]

Liberman *et al.* fizeram estudo com biópsia de focos incidentais em pacientes submetidas a exames de RM, encontrando malignidade em menos que 2% das lesões à biópsia a vácuo por meio da ressonância magnética.[10] Langer *et al.* reavaliaram as pacientes com achados suspeitos exclusivamente em exames de ressonância magnética, submetidas a biópsias e com resultados falsos negativos. Concluíram que lesões inferiores a 5 mm de diâmetro correspondiam a achados benignos e poderiam ser acompanhadas em vez de biopsiadas.[11]

O nódulo tem representação tridimensional, apresenta forma, contornos, arquitetura interna e cinética de realce. Quando à forma, podem ser redondos, ovais ou irregulares. Possuem contornos circunscritos, irregulares ou espiculados. Têm arquitetura interna caracterizada por realce homogêneo, heterogêneo, anelar periférico, central, com septos internos, que podem realçar ou não.[7]

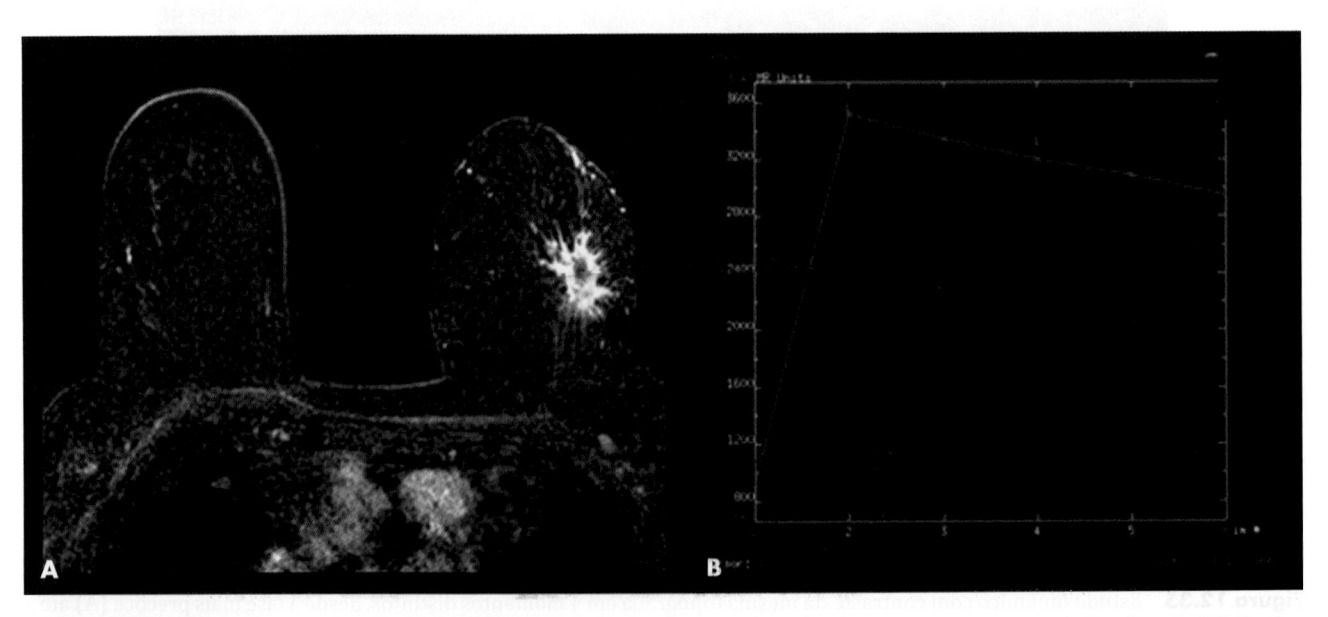

Figura 12.36 (A) Subtração do estudo dinâmico com contraste demonstra nódulo de contornos espiculados **(seta)**. (B) Realce precoce caracterizado pelo rápido aumento de sinal **(curva ascendente em B)**.

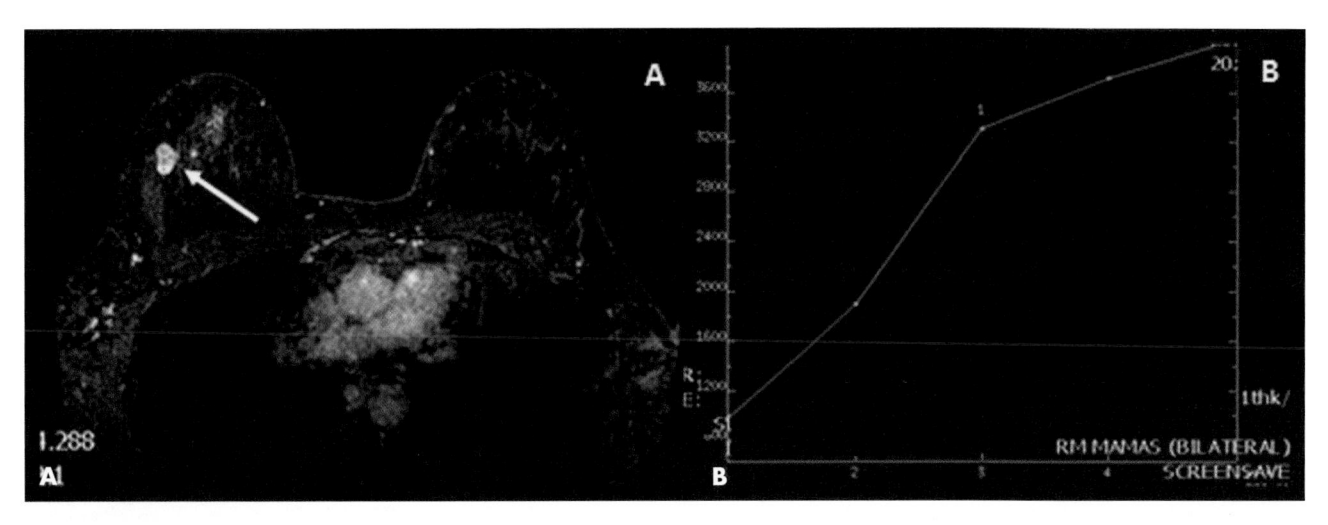

Figura 12.37 **(A)** Subtração do estudo dinâmico com contraste demonstra nódulo de contornos circunscritos **(seta)**. **(B)** Realce lento e progressivo.

A cinética de realce dos nódulos é subdividida em curva tipo I: ascendente, lenta e progressiva; curva tipo II: realce precoce seguida de estabilização em *plateau*; e tipo III: realce precoce seguido de perda de sinal em *wash-out*.[7]

Como mencionado anteriormente, nódulos malignos apresentam contornos irregulares ou espiculados e realce precoce pelo contraste.[8]

Nódulos sólidos de contornos circunscritos guardam valor preditivo negativo para malignidade (VPN) de 95%. Se seus contornos forem lobulados e apresentarem septos internos que não realçam com o contraste, o VPN para malignidade é de 98%, e nódulos de contornos lobulados, sem realce ou com mínimo realce pelo contraste, apresentam VPN para malignidade de 100% (Figura 12.38).[8]

O maior desafio está na dificuldade de caracterização morfológica dos nódulos pequenos, normalmente não evidenciados em exames convencionais iniciais. A associação de informações sobre a paciente, correlação com outros métodos de imagem, análise multiparamétrica da ressonância magnética e mesmo uma nova avaliação dirigida por ultrassonografia podem melhorar a caracterização dos achados (*Second-Look US*).[12]

O realce não nodular é o achado de ressonância magnética de maior dificuldade diagnóstica, exigindo exames de alta qualidade, correlação com os demais métodos de imagem, conhecimento do histórico da paciente e treinamento do radiologista. Podem ser isolados ou múltiplos. São caracterizados de acordo com a distribuição em simétricos ou assimétricos. Podem ser focais, multifocais, lineares, ductais, segmentares, regionais, multirregionais ou difusos, apresentando padrão de realce interno homogêneo, heterogêneo, pontilhado ou reticular. Quando associado a malignidade, o realce não nodular mais comumente corresponde ao carcinoma ductal *in situ* (CDIS), normalmente de grau nuclear que varia de intermediário a alto.[13]

Thomassin-Naggara *et al.* publicaram estudo com achados de realces não nodulares à ressonância magnética, enfatizando a importância da análise conjunta com os dados clínicos e epidemiológicos das pacientes, além de informações fornecidas pelos métodos convencionais de imagem. Descreveram o realce de distribuição segmentar como a característica mais preditiva de malignidade das lesões não nodulares à RM, na sua maioria na forma de CDIS. Outras características preditivas de malignidade foram microcalcificações em mamografia correspondentes ao território do realce não nodular à RM, e massa suspeita ipsilateral, achado maior que 31 mm, presença da anormalidade ao ultrassom e de sintomas clínicos associados. Por sua vez, as características mais preditivas de benignidade para lesões não nodulares foram o realce de distribuição linear, o realce interno homogêneo e a distribuição focal.[14]

Pela falta de reprodutibilidade de análise da curva de realce pelo contraste, os parâmetros cinéticos não são tão úteis para distinguir lesões benignas de malignas, seja por "contaminação" da amostra por tecido normal circunjacente, ou mesmo pela dificuldade de demonstrar o fenômeno da neoangiogênese, pois as células tumorais podem mais facilmente obter os nutrientes dos vasos que alimentam o parênquima mamário normal adjacente.[14]

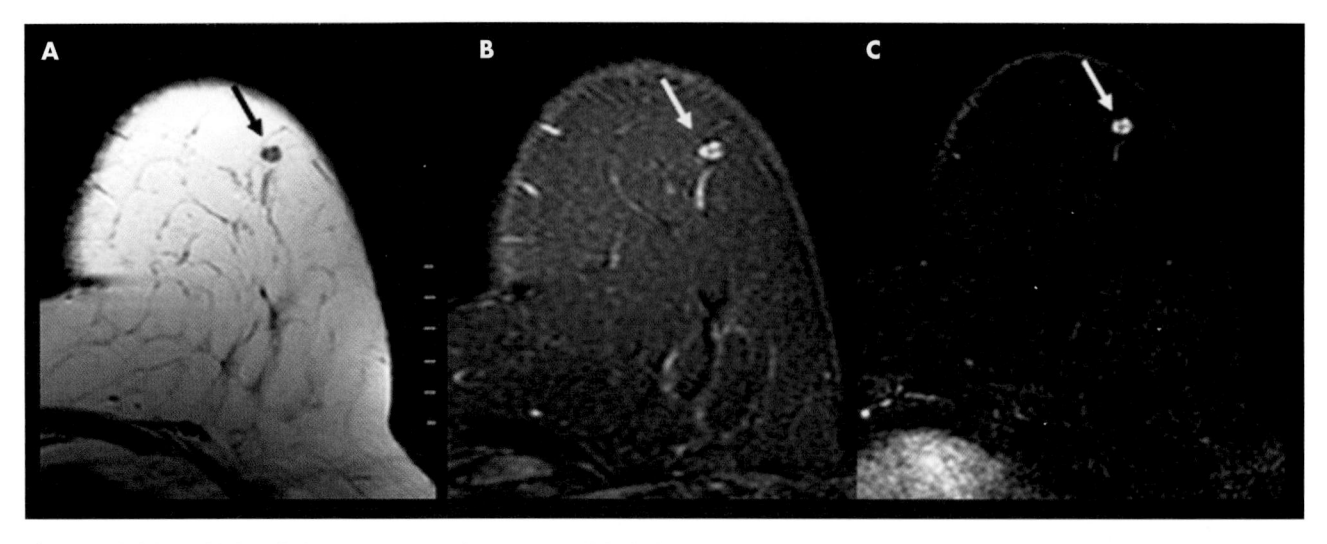

Figura 12.38 Nódulo sólido circunscrito, de contornos lobulados e com septos internos que não realçam pelo contraste (setas), nas sequências **(A)** T1, **(B)** STIR e **(C)** após contraste com subtração.

◼ UTILIZAÇÃO DA RESSONÂNCIA MAGNÉTICA (RM)

Como já mencionado na última década, a ressonância magnética atingiu o "estado da arte" com a evolução das técnicas e dispositivos disponíveis.[4] Foram definidos critérios para padronização dos exames e interpretação dos achados, melhorando a sua acurácia diagnóstica. Resta saber quais são as pacientes e em que situações está indicada.

As mulheres com alto risco para câncer de mama constituem o subgrupo cuja indicação da ressonância é consenso. De acordo com a Revisão Sistemática realizada pelo *Program in Evidence-based Care* (PEBC), do Centro de Câncer de Ontário (CCO), há evidências de que a adição de ressonância magnética à mamografia é custo-efetiva para mulheres com alto risco para câncer e naquelas em que a mamografia é menos sensível.[15]

Diferentes grupos em todo o mundo tentam continuamente buscar evidências para a utilização racional da RM, levando-se em consideração a sua maior complexidade e custos envolvidos. Enquanto a melhor evidência não está disponível, condutas têm sido baseadas em consensos de sociedades internacionais e na análise individual da paciente em questão. Inúmeros relatos de séries de casos disponíveis na literatura mundial demonstram que a RM tem maior acurácia em relação aos métodos convencionais, detecta o CDIS mais precocemente e proporciona o diagnóstico do carcinoma invasor em tamanho reduzido e com menor taxa de metástase linfonodal. Apesar de ainda não existir evidências científicas suficientes para indicar ou contraindicar a ressonância magnética nas diferentes circunstâncias, tem sido incorporada na prática clínica.[16]

Sabidamente, a ressonância magnética determina a extensão da doença de forma mais acurada em relação aos métodos convencionais e ao exame físico. Ela pode detectar doença oculta aos demais métodos em cerca de 15% a 30% das pacientes com diagnóstico recente de câncer.[17,18]

Diversos estudos estabeleceram correlações entre os achados de RM mamária e resposta à QT neoadjuvante. Mudança no tamanho do tumor após o segundo ciclo é o fator preditivo de maior acurácia. Mudanças precoces no volume tumoral (após o primeiro ciclo) estão associadas a maior sobrevida livre de doença.[19]

O carcinoma oculto com metástase linfonodal axilar é condição clínica rara e sem consenso quanto à biologia, conduta e evolução da doença. A RM pode localizar o tumor primário e definir a extensão da doença, facilitando o planejamento do tratamento e, em alguns casos, proporcionando a possibilidade da cirurgia conservadora. Pentheroudakis *et al.* realizaram revisão sistemática da literatura, reunindo 24 estudos retrospectivos, incluindo séries de pacientes com carcinoma oculto aos métodos convencionais. Um tumor primário foi identificado em 72% dos casos tratados com mastectomia. A mamografia diagnosticou 20% dos tumores, a ultrassonografia 4% e a ressonância magnética 59%. Apesar de 10% a 20% dos casos de câncer não palpáveis serem identificados por mamografia, muitos tumores ocultos não são identificados pelas pequenas dimensões ou por seu obscurecimento pelo tecido fibroglandular.[20]

Apenas 5% das pacientes com doença de Paget não têm doença subjacente. Em 65% delas, encontra-se extensão intraductal; e tumor invasivo, em 30%. A mamografia fornece resultado falso negativo em 50% das pacientes.[21] A RM pode identificar lesões subjacentes em pacientes com mamografia negativa.[22]

Ensaios clínicos demonstraram que a RM aumenta significativamente a detecção de câncer oculto em relação aos demais métodos. Pode detectar um foco adicional de câncer na mama contralateral em cerca de 3% a 5% das pacientes com diagnóstico recém-estabelecido de câncer de mama. Na detecção do câncer, a RM apresenta sensibilidade para mama contralateral de 91%, especificidade de 88% e valor preditivo negativo de 99%.[23] Kuhl *et al.* demonstraram que os focos adicionais de câncer pela RM têm alto grau nuclear e tendem a exibir características associadas à alta agressividade biológica.[17]

Nas diferentes situações da RM, podemos ter achado incidental suspeito para malignidade, não evidenciado ao exame físico e aos métodos convencionais de imagem. A RM tem maior sensibilidade que a mamografia para a detecção do câncer, independentemente de seu grau ou histologia. Embora não altere a sobrevida global ou livre de doença, com frequência provoca mudança da estratégia cirúrgica, inicialmente proposta com base no exame físico e nos achados da mamografia.[4,16,17,18]

A localização radioguiada de lesões ocultas (*Radio-guided Occult Lesion Localization* – ROLL), descrita em 1998, é uma técnica para a remoção de lesões mamárias impalpáveis suspeitas.[24] É realizada com a injeção de dextran marcado com Tecnécio (99mTc) diretamente na área a ser removida, guiada por ultrassonografia ou localização estereotáxica (mamográfica).[25] Embora o método de agulhamento com fio metálico ainda seja utilizado para biópsias cirúrgicas de lesões impalpáveis, o ROLL tem sido progressivamente mais empregado em todo o mundo para biópsia cirúrgica. A injeção do radiofármaco permite a localização precisa de anormalidades subclínicas e elimina alguns dos inconvenientes de uma localização com fio metálico.[26] O dextran marcado com Tecnécio injetado próximo à área de interesse é absorvido pelo sistema linfático e acumula-se no linfonodo por meio de fagocitose. No entanto, a maior parte da dose injetada permanece no local da injeção. A radioatividade retida permite a localização do tumor com a ajuda de uma sonda de detecção de radiação gama.[27]

É bem estabelecido que a biópsia do linfonodo sentinela pode prever de forma acurada a presença ou ausência de metástase linfonodal axilar em pacientes com câncer em estadio inicial, sendo apropriadas a localização com radioisótopo do tumor primário e a ressecção radioguiada do linfonodo sentinela, em eventos simultâneos (*Sentinel Node Occult Lesion Localization*; SNOLL).[24]

Aproximadamente 10% dos cânceres de mama são exclusivamente visibilizados na RM.[28] Como prosseguir na investigação de lesões suspeitas para malignidade identificadas somente pelo exame de ressonância magnética é sempre um dilema na prática clínica. As técnicas diagnósticas disponíveis para avaliar lesões suspeitas de malignidade, caracterizadas exclusivamente por exames de ressonância magnética, são a biópsia a vácuo por RM ou o agulhamento por RM, com posterior biópsia cirúrgica excisional.

Neste contexto, foi descrita uma nova técnica de localização pré-operatória para lesões impalpáveis suspeitas, ocultas ao exame físico e aos métodos de imagem convencionais. Trata-se da injeção de radiofármaco orientada por ressonância magnética, com posterior biópsia cirúrgica radioguiada e identificação do linfonodo sentinela, que, frente à confirmação de malignidade, proporcionará tratamento cirúrgico em um único procedimento.[29]

REFERÊNCIAS BIBLIOGRÁFICAS

1. Madihally SV, et al. Principles of biomedical engineering. Norwood (MA): Artech House; 2010. (Artech House Series, Engineering in Medicine & Biology)

2. Heywang SH, et al. MR imaging of the breast using Gd-DTPA. J Comput Assist Tomogr. 1990;14(3):348-56.

3. Heywang SH, et al. Breast Coil for MR-guided Needle Localization – first experiences. J Comput Assist Tomogr 1994; 18(6):876-81.

4. Kuhl C. The current status of breast MR imaging. Part I. Choice of technique, image interpretation, diagnostic accuracy, and transfer to clinical practice. Radiology 2007;44(2):356-78

5. Kestelman FP, et al. Breast imaging reporting and data system (BI-RADS). Radiol Bras 1998;40(3):1-5.

6. Delille JP, et al. Physiologic changes in breast magnetic resonance imaging during the menstrual cycle: perfusion imaging, signal enhancement, and influence of the t1 relaxation time of breast tissue. Breast J 2005;11(4): 236-9.

7. D'Orsi CJ, et al. ACR BI-RADS® Atlas, Breast Imaging Reporting and Data System. Reston (VA): American College of Radiology; 2013.

8. Macura KJ, et al. Patterns of enhancement on breast MR images: interpretation and imaging pitfalls. RadioGraphics 2006;26(6):1719-34.

9. Nunes LW, et al. Update of breast MR imaging architectural model. Radiology 2001;219(2):484-94

10. Liberman L, et al. Does size matter? Positive predictive value of MRI-detected breast lesions as a function of lesion size. AJR Am J Roentgenol. 2006;186(2):426-30.

11. Langer SA, et al. Pathologic correlates of false positive breast magnetic resonance Imaging findings: which lesions warrant biopsy Am J Surg. 2005;190(4):633-40.

12. Candelaria R, et al. Second-look US examination of MR- detected breast lesions. J Clin Ultrasound 2011;39(3):115-21.

13. Kuhl CK, et al. MRI for diagnosis of pure ductal carcinoma-in-situ: a prospective observational study. Lancet. 2007;370(9586):485-92.

14. Thomassin-Naggara T. et al. Nonmasslike enhancement at breast MR imaging: the added value of mammography and US for lesion categorization. Radiology 2011;261(1):69-72.

15. Lord SJ, et al. A systematic review of the effectiveness of magnetic resonance imaging as an addition to mammography and ultrasound in screening of women at high risk for breast câncer. Eur J Cancer 2007;43(13):1905-17.

16. Silverstein MJ, et al. Image-detected breast cancer: state of the art diagnosis and treatment. J Am Coll Surg 2005;201(4):586-97. Review.

17. Kuhl C, et al. Pre-operative staging of breast cancer with breast MRI: one step forward, two steps back? Breast 2007;16(Suppl 2):S34-44.

18. Houssami N, et al. Accuracy and surgical impact of magnetic resonance imaging in breast cancer staging: systematic review and meta-analysis in detection of multifocal and multicentric cancer. J Clin Oncol. 2008;26(19):3248-58.

19. Loo CE, et al. Dynamic contrast-enhanced MRI for prediction of breast cancer response to neoadjuvant chemotherapy: initial results. AJR Am J Roentgenol. 2008;191(5):1331-8.

20. Pentheroudakis G, et al Axillary nodal metastases from carcinoma of unknown primary (CUPAx): a systematic review of published evidence. Breast Cancer Res Treat 2010;119(1):1-11.

21. Burke ET, et al. Paget disease of the breast: a pictorial essay. Radiographics 1998; 18(6):1459-64.

22. Amano G, et al. MRI accurately depicts underlying DCIS in a patient with Paget's disease of the breast without palpable mass and mammography findings. Jpn J Clin Oncol. 2005;35(3):149-53.

23. Lehman CD, et al. MRI evaluation of the contralateral breast in women with recently diagnosed breast cancer. N Engl J Med 2007; 356(13):1295-303.

24. Feggi L, et al. An original approach in the diagnosis of early breast cancer: use of the same radiopharmaceutical for both non-palpable lesions and sentinel node localization. Eur J Nucl Med 2001, 28(11): 1589-96.

25. Barros A, et al. Radioguided localization of non-palpable breast lesions and simultaneous sentinel lymph node mapping. Eur J Nucl Med 2002;29(12):1561-5.

26. Barros AC, et al. Combined radioguided nonpalpable lesion localization and sentinel lymph node biopsy for early breast carcinoma. Ann Surg Oncol 2007;14(4):1472-7.

27. Tanis PJ, et al. Single intralesional tracer dose for radio-guided excision of clinically occult breast cancer and sentinel node. Ann Surg Oncol 2001;8(10):850-5.

28. Fischer U, et al. Breast carcinoma: effect of preoperative contrast-enhanced MRI on the therapeutic approach. Radiology 1999; 30(5): 501-7.

29. Docema MF, et al. Magnetic resonance imaging-guided occult breast lesion localization and simultaneous sentinel lymph node mapping. World J Surg Oncol. 2014;12:320.

12.1.2.4 Novas Tecnologias em Imagem Mamária

■ Simone Elias

■ INTRODUÇÃO

O estudo da imagem do câncer de mama tem evoluído rapidamente nos últimos anos. Assim, face aos progressos obtidos na mamografia, ultrassonografia, ressonância magnética e medicina nuclear, uma avaliação multimodal é frequentemente necessária.[1,2]

Uma revisão descritiva será realizada sobre as novas ferramentas das tecnologias já estabelecidas, aqui denominadas de tecnologias derivadas. Os resultados clínicos e/ou diagnósticos atingidos até o momento serão analisados.

Talvez algumas dessas novas modalidades caibam no cenário do rastreio da população geral; outras, no rastreio de populações específicas; e outras, ainda, como auxiliares na resolução de problemas. O objetivo será destacar o que há de mais novo neste campo, alguns em estágios muito iniciais e ainda sem uma indicação clínica precisa.

As tecnologias derivadas serão descritas dentro de cada uma das principais tecnologias: mamografia, ultrassonografia, ressonância magnética e medicina nuclear.

■ MAMOGRAFIA

Em 2002, o *Working Group do International Agency for Research on Cancer* (IARC), baseando-se em ensaios clínicos controlados, concluiu que a eficiência do rastreamento mamográfico em reduzir a mortalidade por câncer de mama foi adequada na faixa etária entre 50 e 69 anos, limitada na faixa entre 40 e 49 anos e inadequada abaixo dos 40 ou acima dos 69 anos.[3]

Em outubro de 2015, apesar de toda controvérsia e de várias sociedades apoiarem a mamografia anual de rastreamento a partir dos 40 anos, a *American Cancer Society* (ACS) recomendou que as mulheres com risco habitual iniciem seu rastreamento mamográfico a partir dos 45 anos. Considerou também que nas mulheres entre 45 e 55 anos pode-se realizar mamografia com intervalo bienal e, após essa idade, intervalo anual. As mulheres entre 40 e 44 anos devem ter a oportunidade do acesso ao rastreio, assim como as mais idosas, com expectativa de vida acima de 10 anos. Também não mais recomenda o exame clínico das mamas para as mulheres com risco habitual em qualquer idade.[4]

Toda essa discussão se perpetua principalmente por um motivo: a inabilidade da mamografia em detectar isoladamente maior porcentagem de cânceres que ainda apresentam-se "ocultos", principalmente nas mamas mais jovens e densas. Outro detalhe geralmente esquecido é a falta de controle de qualidade das mamografias. É necessário que posicionamento, técnica radiológica e relatório tenham qualidade aceitável para que o exame efetivamente desempenhe seu papel.

De qualquer modo, é constante a busca por novas tecnologias, métodos ou ferramentas que possam melhorar tanto a sensibilidade quanto a especificidade da mamografia, até o momento definido como o método padrão para o rastreio populacional.

■ TOMOSSÍNTESE (MAMOGRAFIA TRIDIMENSIONAL – 3D)

A mamografia 3D ou tomossíntese (no inglês denominada de *Digital Breast Tomosynthesis – DBT*) é uma evolução da mamografia digital. A mamografia 3D permite a aquisição de várias imagens (cortes) da mama, à semelhança da tomografia, por meio da rotação em arco de 25° do tubo de raios-X (Figura 12.39). Essas fatias de espessura variável são reconstruídas por meio de um programa de computador, proporcionando uma imagem tridimensional da mama.[5]

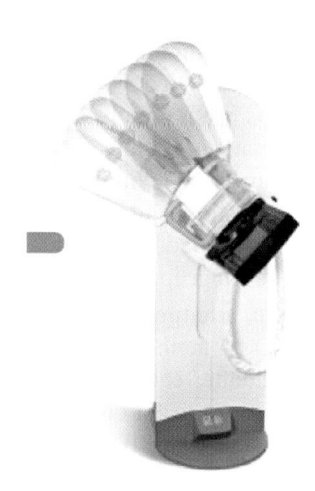

Figura 12.39 A mamografia 3D permite a aquisição de várias imagens (cortes) da mama, à semelhança da tomografia, por meio da rotação em arco de 25° do tubo de raios-X.

O maior desafio da tomossíntese era não ultrapassar a dose total permitida. Inicialmente, era necessária a aquisição da imagem 2D (digital biplanar) e da 3D também, o denominado *"combo"*. Mesmo cada exposição de raios-X utilizando apenas uma fração da dose total, a dose glandular média final era maior que a da mamografia convencional.

Atualmente, os equipamentos permitem que o exame 3D seja realizado diretamente e as imagens da mamografia digital (2D) sejam sintetizadas a partir das imagens "fatiadas" (*software* denominado C-view). Assim, são disponibilizadas as exposições em 3D (imagens tridimensionais) e também as convencionais (2D), sem necessidade de outra exposição. A tomossíntese dispõe ainda de algoritmos de reconstrução específicos para determinadas lesões, por exemplo, para calcificações.

Os benefícios potenciais da mamografia 3D são minimizar a sobreposição de tecido que causa resultados falsos positivos e falsos negativos, permitindo assim uma detecção superior de imagens nodulares e menor taxa de reconvocação. O impacto na taxa de reconvocação foi maior nos estudos americanos que nos europeus, assim, esse benefício foi reduzido na Europa.[6,7]

Um ensaio clínico denominado TOMMY *trial* foi realizado pelo *UK-NHS (National Health System of United Kingdon)* e publicado em janeiro de 2015. Entre os objetivos estavam comparar a precisão do diagnóstico da 3D em conjunto com a mamografia bidimensional (2D) ou mamografia 2D sintética, contra mamografia 2D padrão, e ainda determinar se a 3D melhora a precisão da detecção de diferentes tipos de lesões. A população estudada incluiu mulheres entre 47 e 73 anos convocadas para uma avaliação após a rotina de rastreio da mama e também mulheres com idade entre 40 e 49 anos com risco moderado ou alto para desenvolver câncer. Todas as participantes foram submetidas aos dois tipos de mamografia. A leitura foi retrospectiva, cega e independente para cada caso, e os profissionais não tiveram acesso a mamografias originais ou exames anteriores. Os grupos de avaliação foram assim divididos: (1) apenas a 2D, (2) 2D + 3D e (3) a 2D sintetizada + 3D. Sensibilidade e especificidade foram calculadas para cada braço de leitura e por análises de subgrupo.

De modo suscinto, a leitura mostrou que o desempenho da 2D com 3D foi melhor do que 2D isolada em termos de especificidade, com melhora marginal na sensibilidade. A 2D sintética foi comparável à 2D convencional quando usada com 3D. Observou-se que 2D + 3D foi igualmente eficaz em todos os grupos etários e densidades de mama (em especial para as mulheres com idade entre 50 e 59 anos e para aquelas com as mamas densas).[8]

Alguns outros estudos mais recentes têm mostrado que a 3D apresenta maior sensibilidade na detecção de nódulos em mulheres com mamas densas e sensibilidade semelhante em lesões calcificadas. Diferentes aplicações clínicas da 3D têm sido estudadas para sua utilização na prática.

Embora a maioria das pesquisas tenha mostrado resultados favoráveis, ainda não se recomenda seu uso para rastreio. Mais pesquisas são necessárias para avaliar os aspectos práticos e custos de implementação 2D + 3D no cenário de rastreamento. Também a comparação com 2D e 2D sintética para diferentes tipos de lesão e densidades de mama e diferentes fabricantes precisa ser validada.

Estudos com técnica de modelagem estatística para analisar o conjunto de dados existentes podem ser usados para prever o impacto sobre os resultados e a mortalidade. Além disso, o desempenho dos sistemas de 3D de diferentes fabricantes precisa ser avaliado.

■ MAMOGRAFIA ESPECTRAL COM CONTRASTE (MEC)

Outra ferramenta recentemente incorporada à MD é a possibilidade do uso de contraste. Essa técnica baseia-se na neoangiogênese tumoral, à semelhança da ressonância magnética. A técnica mais estudada é a da dupla energia, que explora diferentes espectros de raios-X.

O equipamento de mamografia necessita ser adaptado e receber um filtro de cobre, além dos filtros habituais de molibdênio e ródio. A incorporação do filtro de cobre possibilita a obtenção de um espectro de raios-X de alta energia (entre 45 e 49 kV) acima do espectro da MD, que é de 26 a 32 kV (Figura 12.40). Assim, geram-se raios-X com energia acima da energia da camada K do iodo (que tem energia acima de 33 keV). Habitualmente, para uma glândula de 5 cm de espessura, 50% densa, a dose glandular média aumenta em 20%.[9]

Utiliza-se o contraste iodado não iônico, idêntico ao empregado nos exames de tomografia e em mesma dose (1 a 2 mL/kg) e concentração (300 mg de iodo/mL). A administração deve ocorrer por meio de bomba injetora com fluxo de 3 mL/min. As contraindicações, os riscos e as precauções são idênticos aos da tomografia computadorizada, necessitando de preparo semelhante.[10]

Cerca de dois minutos após a administração do contraste, a mamografia é realizada normalmente, e se obtêm as incidências oblíqua médio-lateral e crânio-caudal bilateralmente. No entanto, o equipamento adquire um par de imagens (uma de baixa e outra de alta energia) em cada exposição. Ao final do exame, são disponibilizados no monitor da estação de trabalho dois tipos de imagem: imagem de MD convencional e imagem dinâmica

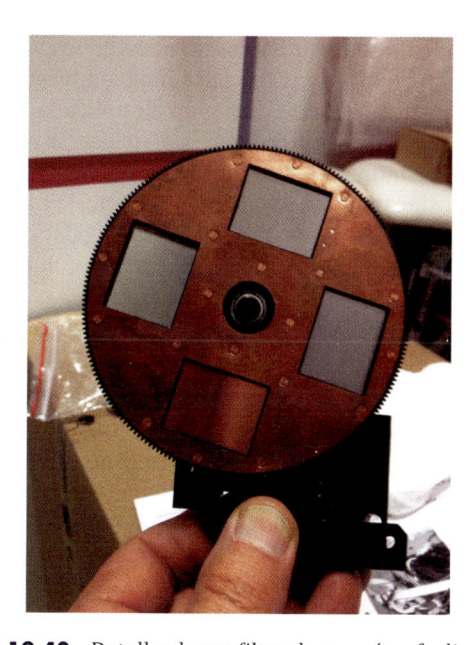

Figura 12.40 Detalhe de um filtro do mamógrafo digital que permite realizar a mamografia com contraste – além dos filtros habituais de molibdênio e ródio. A incorporação do filtro de cobre possibilita a obtenção de um espectro de raios X de alta energia.

subtraída (resultado do processo de subtração entre as iamgens de alta e baixa energia) (Figura 12.41).[11]

A principal vantagem da imagem da MEC é ser independente da densidade glandular e também valer-se da imagem espectral para melhor caracterizar nódulos. O aumento da densidade da mama é reconhecidamente um fator de risco independente para o desenvolvimento de câncer e também para diminuição da sensibilidade e especificidade da MD.

As desvantagens da MEC são os riscos do contraste iodado intravenoso (ainda que o contraste não iônico tenha diminuído a frequência de reações entre 0,2 e 3,1%), o aumento do tempo do custo e da dose de radiação (em cerca de 20%), quando comparados com a mamografia digital padrão.[12]

A questão da maior dose de radiação parece estar solucionada, pois um estudo recente mostrou que as imagens de baixa energia da MEC são equivalentes às imagens padrão da MD, apesar da presença de contraste iodado intravenoso. Assim, concluíram que as imagens de baixa energia da MEC podem ser utilizadas para interpretação no lugar da MD, reduzindo, assim, a dose.[13]

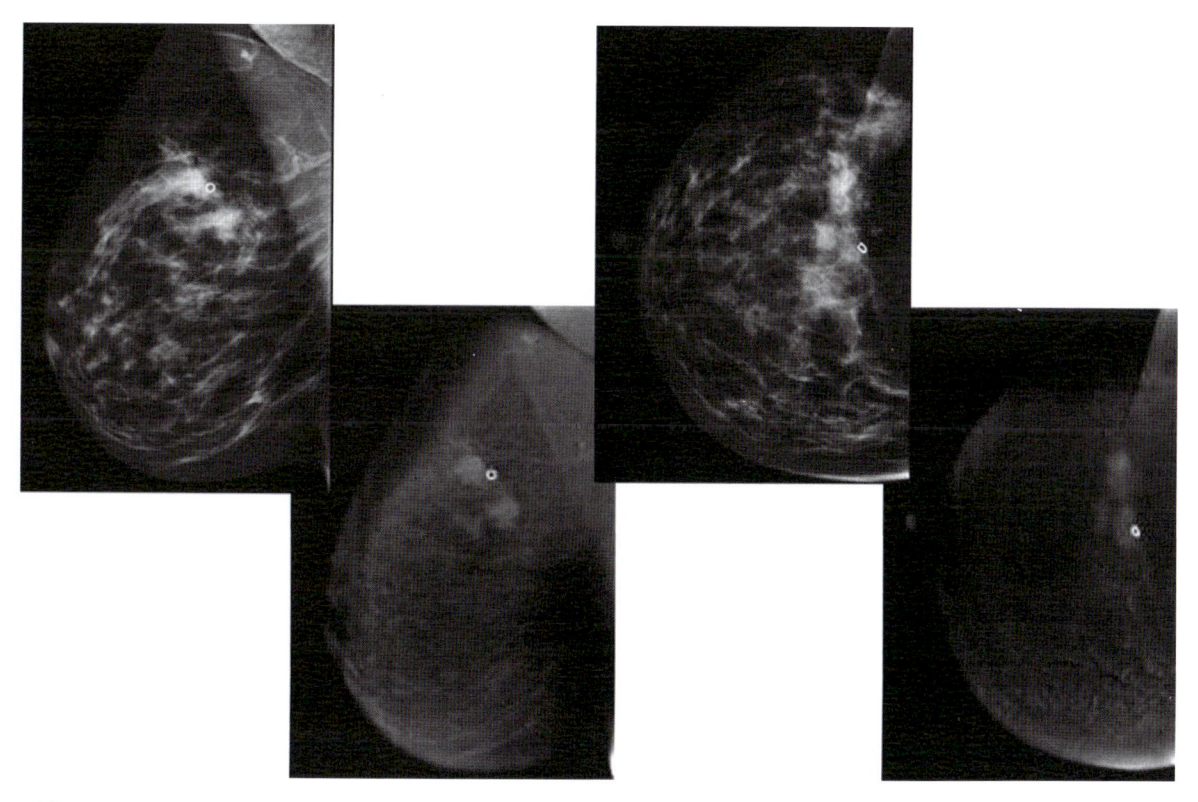

Figura 12.41 Na mamografia espectral com contraste, o equipamento adquire um par de imagens. Ao final do exame, são disponibilizados no monitor da estação de trabalho dois tipos de imagem: imagem de mamografia digital convencional (acima) e imagem com contraste subtraída (abaixo).

A MEC é uma técnica reprodutível e rápida. Apresenta grande potencial no diagnóstico das doenças da mama e tem se mostrado capaz de revelar as lesões malignas, além de evidenciar a extensão da doença (multifocal, multicêntrica ou bilateral). No entanto, não parece ser útil para o estudo de microcalcificações que não estejam associadas a nódulo ou em mamas com silicone.[9]

Numerosos estudos e análises estão sendo feitos em todo o mundo para se obterem conclusões mais sólidas e confiáveis.

Ainda, por se tratar de nova ferramenta, faltam critérios diagnósticos e protocolos para a sua realização e relatório. Essas questões precisam ser definidas antes da incorporação da MEC na prática clínica.

■ ULTRASSONOGRAFIA

A ultrassonografia é um instrumento indispensável no complemento do rastreio mamográfico e na investigação da maioria das lesões mamárias. No entanto, possui ainda limitações na diferenciação entre lesões sólidas benignas e malignas. Outro fator muito importante é a dependência da expertise do operador. Assim, na tentativa de minimizar essas deficiências, ferramentas complementares foram desenvolvidas: dopplerfluxometria, ultrassonografia tridimensional, ultrassonografia automatizada e elastografia.

Dopplerfluxometria

Os resultados dos estudos para avaliar a acurácia da ultrassonografia com *doppler* colorido foram muito divergentes.

Alguns trabalhos americanos, utilizando de critérios morfológicos *vs.* critérios quantitativos, mostraram variação na sensibilidade muito ampla (entre 68,0% e 91,2%) e boa especificidade (entre 92,7% e 95%). Outros estudos acrescentaram agente de contraste, o que aumentou a sensibilidade em vários relatórios até 100%.

No entanto, na prática clínica, a especificidade varia muito, de 5,6% a 100%, pelo aumento da detecção de pequenos vasos. Além disso, o uso de agentes de contraste exige mais tempo de experiência, dificultando sua incorporação na rotina.[14]

Tentou-se ainda padronizar uma pontuação (com base no número de vasos e na presença de vasos penetrantes), no entanto, a concordância interobservadores foi muito baixa e, portanto, pouco reprodutível.

Pela baixa reprodutibilidade do método e também à sensibilidade muito variável, a dopplerfluxometria de lesões mamárias mostrou-se pouco efetiva e não foi incorporada como tecnologia custo-efetiva.

Elastografia

A elastografia foi introduzida em 1991, e tem sido utilizada rotineiramente em alguns países desde 1997.

Essa técnica baseia-se na compressividade das lesões. As lesões malignas tendem a ser mais endurecidas (ou menos elásticas) que as benignas. É aplicada pequena pressão com o transdutor sobre a área a ser investigada. Em seguida, monitora-se o movimento produzido no tecido. O deslocamento da distância a partir do transdutor é convertido em imagens a cores e sobreposto sobre as imagens em modo B padrão para criar uma imagem mapeada da compressividade dos tecidos.

A rigidez da lesão detectada com a elastografia correlaciona-se com o potencial maligno da lesão. No entanto, em técnicas à mão livre, a sensibilidade do método está limitada pela questão da variabilidade interobservador. A nova técnica emergente de elastografia onda de corte (SWE – *shave wave elastography*) visa a reduzir substancialmente a dependência do operador em comparação à elastografia estática padrão (Figura 12.42).[15] Essa técnica (SWE) permite mensurar as mudanças de velocidade que ocorrem quando as ondas passam através dos tecidos de rigidez diferentes e tem mostrado ser altamente reprodutível. Um estudo multinacional recente apontou resultados promissores, com a adição de SWE aumentando a especificidade da avaliação da massa de nódulos. No estudo, a técnica SWE ajudou a identificar as poucas doenças malignas entre lesões bem circunscritas que seriam avaliadas na

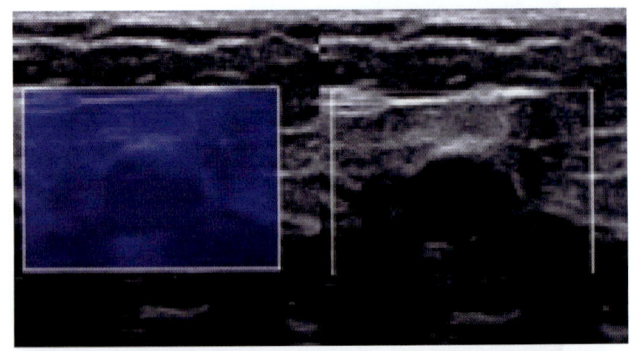
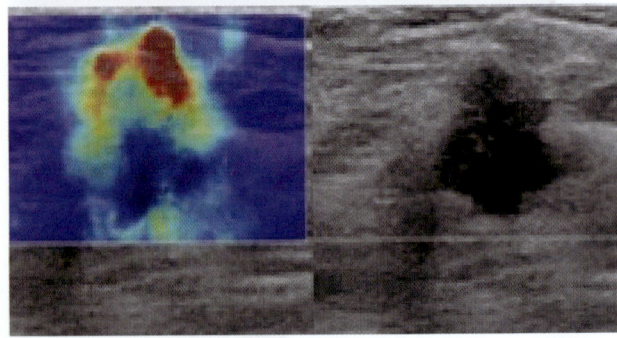

Figura 12.42 Imagens de elastografia tipo onda de corte (SWE). Na foto superior, observa-se lesão com características benignas; e, na foto inferior, uma lesão suspeita. A cor azul indica maior compressividade da lesão (*soft*); e a cor vermelha, lesões mais endurecidas, logo, menos compressíveis (*hard*).

ultrassonografia como lesões de baixa suspeita e, portanto, permitiu a redução de biópsias desnecessárias de lesões categoria 4a BI-RADS.[16]

■ ULTRASSONOGRAFIA AUTOMATIZADA

Denominada pelo acrônimo ABUS – *Automated Breast UltraSound*, é uma ultrassonografia realizada com o auxílio de um sistema dedicado recentemente desenvolvido (Figura 12.43). Esse aparelho permite a aquisição de dados de modo padronizado e constante, o que visa diminuir a variabilidade interobservador. Possibilita ainda a visualização das imagens com reconstrução tridimensional, disponibilizando uma imagem volumétrica. Também se propõe a otimizar o tempo do radiologista na interpretação das imagens, uma vez que elas podem ser adquiridas por um técnico.[17] Alguns estudos têm mostrado melhor acurácia e precisão de medidas quando comparados ao US tradicional à mão livre (*hand-held*).

O estudo *SomoInsight* avaliou o impacto do ABUS como método complementar à mamografia em mulheres assintomáticas com mamas densas.

Foram diagnosticadas 112 mulheres com câncer: 82 com a mamografia de rastreio e 30 com a mamografia + ABUS. Assim, a adição de ABUS ao rastreio mamográfico produziu um adicional de 1,9 cânceres detectados por 1.000 mulheres com mamas densas rastreadas, mas também aumentou o número de resultados falsos positivos.[18]

Em resumo, a ABUS é uma nova tecnologia promissora que pode ser útil para o rastreio do câncer em mulheres com tecido mamário denso. Recentemente foi aprovada pelo FDA dos EUA para triagem. Pode, potencialmente, substituir o US à mão livre na detecção de lesões suspeitas encontradas na ressonância magnética. Portanto, a ABUS deverá tornar-se uma opção preferencial caso seu uso seja validado como US de triagem ou *second look* após RNM.[19]

■ RESSONÂNCIA MAGNÉTICA

A ressonância magnética tem seu papel cada vez mais estabelecido na imagiologia do câncer da mama. O desenvolvimento de bobinas dedicadas para a superfície da mama, agentes de contraste e sequências de imagens rápidas tornaram a sensibilidade e a especificidade cada vez maiores. Embora não seja rotineiramente utilizada para o rastreio, a RNM com contraste mostrou benefício em grupos de pacientes selecionados: carcinoma oculto da mama, avaliação de tratamento neoadjuvante, rastreamento complementar em pacientes de alto risco e recidiva ou recorrência de doenças quando há dúvida em outros métodos de imagem. Também novas ferramentas da RNM têm se mostrado promissoras.[20]

Imagem ponderada em difusão

A imagem ponderada em difusão (DWI) pode ser usada para avaliar o câncer de mama, proporcionando informações funcionais e anatômicas complementares. Quando usada em conjunto com o coeficiente de difusão, pode auxiliar na detecção e caracterização de tumores. A aplicação de DWI em imaginologia mamária iniciou-se há mais de 20 anos, mas só recentemente estudos têm mostrado que a DWI pode melhorar a precisão diagnóstica de RNM convencional, diferenciando lesões malignas de benignas. Pesquisas recentes têm usado a DWI para determinar a resposta do tumor à quimioterapia neoadjuvante, bem como para prever a resposta do tumor ao tratamento.[21]

Espectroscopia de ressonância magnética

A espectroscopia na ressonância magnética é uma técnica utilizada para avaliar os níveis de metabólitos de tecidos *in vivo*. São adquiridas sequências para a aquisição de sinais e medir a distribuição de um metabólito particular, dentro de um volume de interesse. Vários estudos têm mostrado que lesões malignas têm níveis mais elevados de compostos contendo colina do que as benignas. Mais pesquisas são necessárias, no entanto,

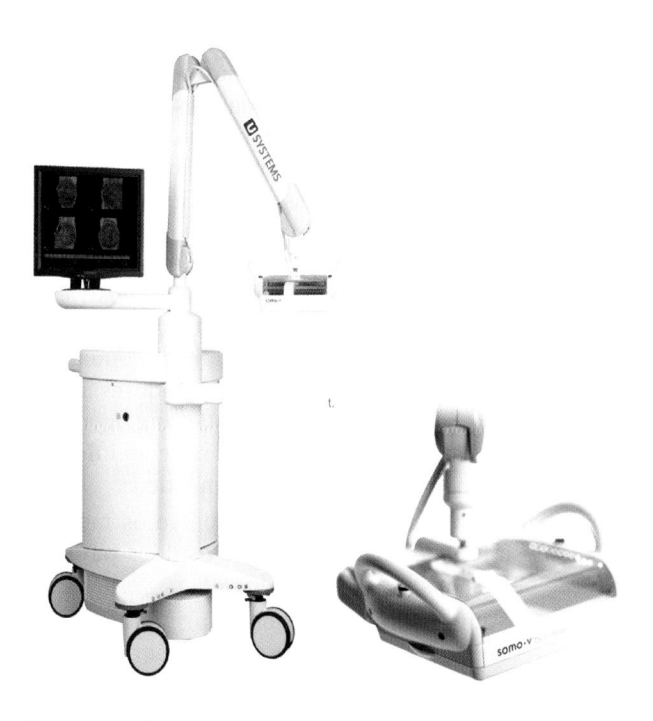

Figura 12.43 Equipamento de ultrassonografia automatizada. A foto menor mostra detalhe do dispositivo onde o transdutor desliza e faz a varredura de forma automática, o que visa diminuir a variabilidade interobservador. Na foto maior, observa-se o monitor onde as imagens são visualizadas com reconstrução tridimensional, disponibilizando imagem volumétrica.

antes que essa técnica seja aplicada em um ambiente clínico.[22]

■ MEDICINA NUCLEAR

Já há muitos anos a medicina nuclear tem sido empregada em imaginologia oncológica, tanto para o diagnóstico quanto para o planeamento do tratamento e também para avaliação da resposta terapêutica. Radiotraçadores (ou radiofármacos) são injetados por via venosa, oral, inalatória ou subcutânea e, após um período, as imagens são adquiridas usando gamacâmeras planares (cintilografia) ou sistemas de tomografia computadorizada por emissão de fóton único (SPECT). O radiotraçador é a união de um radioisótopo (átomo emissor de onda eletromagnética do tipo raio gama) com uma molécula fisiológica (traçador) que é escolhida de acordo com o órgão ou função a ser estudado. A radiação gama é uma onda semelhante à luz, porém seu brilho ou cintilação é apenas visível através de gamacâmera. São obtidos dados sobre a resposta fisiológica e funcional, bem como informações anatômicas. Usualmente, utiliza-se o tecnécio marcado () sestamibi, um ligante marcado que tem afinidade pelas mitocôndrias.

Cintilografia mamária convencional

É aplicada desde a década de 1990, quando foram observadas lesões mamárias durante a cintilografia miocárdica. Apresenta a vantagem de não ser influenciada pela densidade mamária, mas, em função da distância da mama em relação ao detector e da falta de compressão, sua sensibilidade é baixa para lesões menores que 1 cm.[9]

Imagem molecular mamária (MBI)

Para superar as deficiências da cintilografia convencional, foram desenvolvidos detectores com melhor resolução, com sensibilidade para detectar lesões de até 0,2 cm. O termo MBI (*molecular breast imaging*) foi criado para diferenciá-la do sistema já existente. Estudos têm demonstrado que a MBI tem sensibilidade semelhante e especificidade melhor do que a RNM em pacientes que apresentam mamografias inconclusivas. Esses resultados sugerem que a MBI pode desempenhar importante papel em pacientes com mamas densas, onde a sensibilidade mamográfica é reduzida (Figura 12.44).

No entanto, a dose de radiação é muito mais elevada do que a necessária para mamografia digital. Além da radiação da mama, existe também a radiação para todo o corpo (em especial, os ovários), que embora pequena, não é desprezível. Não se sabe se a precisão é a mesma com uma dose mais baixa de traçador.[23]

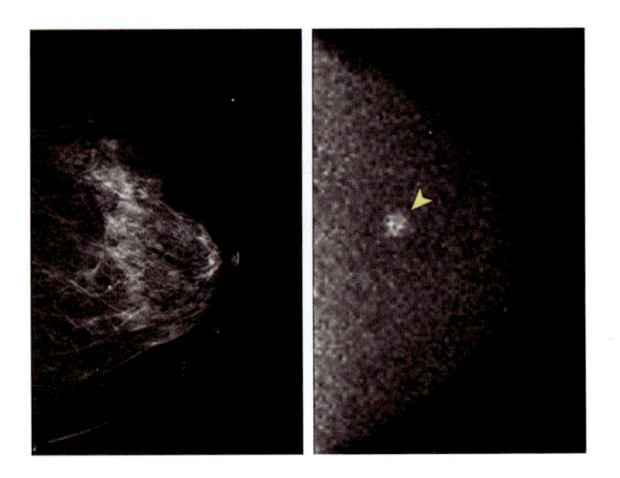

Figura 12.44 Imagem molecular da mama (MBI) – Imagem de mamografia digital à esquerda sem achados anormais, e imagem de MBI à direita, da mesma paciente, mostrando um carcinoma invasor.

Mamografia por emissão de pósitrons (PEM)

A mamografia por emissão de pósitrons é usada para a detecção e estadiamento do câncer de mama. Também pode avaliar a resposta ao tratamento, mas está limitada devido a sua sensibilidade em detectar pequenas lesões. Esse método segue um princípio semelhante ao da tomografia com emissão de pósitron (PET-CT), usando 18-FDG (traçador fluordesoxiglicose) para caracterização das lesões malignas. A revelação das lesões melhorou com detectores colocados diretamente na mama permitindo compressão, à semelhança do que ocorreu com a cintilografia mamária e MIB. Essa evolução também permitiu que as imagens do PEM pudessem ser comparadas com as imagens da mamografia digital e, assim, fazer melhor correlação anatômica. Os resultados mostraram elevada precisão diagnóstica para a detecção de lesões da mama, incluindo carcinoma ductal *in situ*. Além disso, o desenvolvimento de novos radiotraçadores, com o intuito de identificar proliferação celular, angiogênese e receptores de estrogênio, pode colaborar com informações para o manejo terapêutico e prognóstico.[24]

Os problemas de dose de radiação são os mesmos que os descritos para cintilografia, e estudos para sua redução precisam ser desenvolvidos.[25]

A seguir, um quadro resumindo os principais aspectos das tecnologias para estudo da imagem mamária. (Quadro 12.2).

Várias tecnologias emergentes estão em estudo, principalmente para avaliar qual subpopulação de mulheres e qual situação clínica (rastreio ou diagnóstico) é a mais adequada antes da sua incorporação para uso clínico. Esse avanço continuado da imagem mostra a complexidade da detecção precoce do câncer da mama.

Modalidade	Descrição	Vantagens	Desvantagens
Mamografia (MMG)	Método difundido primeira opção > 35 anos	Boa acurácia baixo custo	Exposição radiação Sensibilidade/especificidade limitada depende da densidade mamária
Ultrassonografia (US)	Achados palpáveis ou MMG Cat B0 Cisto × Sólido/Benigno × Maligno controverso para rastreio	Boa sensibilidade baixo custo	Especificidade limitada para rastreio Operador dependente
Tomossíntese (3D)	MMG em múltiplos ângulos exposição em 2D + 3D mais recente: 2D sintetizada	< taxa de reconvocação > detecção em densas (?) < sensibilidade microcalcificações	Radiação 2-3 (dentro dos limites) muitas imagens para leitura sem cobertura seguro-saúde
Ressonância magnética (RM)	Bobina dedicada uso de contraste não iodado	Sensibilidade > MMG Especificidade > MMG Não depende da densidade	Custo elevado Limitação de peso e tamanho CI: marca-passos/claustrofobia
Mamografia espectral com contraste (MEC)	MMG usa diferentes níveis de energia contraste iodado não iônico	Qualquer tamanho paciente Dose radiação similar MMG Upgrade equipamento digital	Injeção de contraste Acurácia ainda não comprovada Muitos estudos, resultados favoráveis
Imagem molecular mamária (MIB)	Med. Nuclear Sestamibi Tc99m detector dedicado	Estudos recentes > E que RM Pode qualquer tamanho/peso Pode marca-passos	Radiação 20 × > MMG Pequenas lesões (?) Exame 2-3 horas/duração
Mamografia por emissão de pósitrons (PEM)	Med. Nuclear PET-CT detector dedicado 18 fluordesoxiglicose (18-FDG)	Estudos recentes > E que RM Pode qualquer tamanho/peso Pode marca-passos	Radiação 20 × > MMG Pequenas lesões (?) Exame 2-3 horas/duração

Quadro 12.2 Tecnologias disponíveis para estudo da imagem mamária: vantagens e desvantagens.

REFERÊNCIAS BIBLIOGRÁFICAS

1. Kilburn-Toppin F, et al. New Horizons in Breast Imaging. Clinical Oncology 2013;25(2):93 100.
2. Holloway C, et al. Technology as a force for improved diagnosis and treatment of breast disease. Can J Surg 2010;53(4):268-77.
3. Lauby-Secretan B, et al. Breast-Cancer Screening--viewpoint of the IARC Working Group. N Engl J Med 2015; 372(24):2353-5.
4. Oeffinger KC, et al. Breast Cancer Screening for Women at Average Risk: 2015 Guideline Update From the American Cancer Society. JAMA 2015;314(15):1599-101.
5. Kopans DB. Digital breast tomosynthesis from concept to clinical care. Am J Roentgenol 2014;202(2):299-308.
6. Friedewald SM, et al. Breast cancer screening using tomosynthesis in combination with digital mammography. JAMA 2014;311(24):2499-507.
7. Zuley ML, et al. Comparison of two dimensional synthesised mammograms versus original digital mammograms alone and in combination with tomosynthesis images. Radiology 2014,271(3).664-71.
8. Gilbert F, et al. The TOMMY trial: a comparison of TOMosynthesis with digital MammographY in the UK NHS Breast Screening Programme - a multicentre retrospective reading study comparing the diagnostic performance of digital breast tomosynthesis and digital mammography with digital mammography alone. Health Technol Assess. 2015;19(4):i-xxv, 1-136.
9. Barra FR, et al. Novos métodos funcionais na avaliação de lesões mamárias. Radiol Bras 2012;45(6): 340-8.
10. Juchem BC, et al.. Reações adversas imediatas ao contraste iodado intravenoso em tomografia computadorizada. Rev Latino-Am Enfermagem 2007;15(1):1-7.
11. Travieso Aja MM, et al. Utility of spectral mammography with contrast enhancement in the diagnosis of breast disease. Radiologia 2014; 56(5):390-9.

12. Jeukens CR, et al. Radiation Exposure of Contrast-Enhanced Spectral Mammography Compared With Full-Field Digital Mammography. Invest Radiol 2014;49(10):659-65.

13. Francescone MA, et al. Low energy mammogram obtained in contrast-enhanced digital mammography (CEDM) is comparable to routine full-field digital mammography (FFDM). Eur J Radiol 2014; 83(8):1350-5.

14. Raza S, et al. Solid breast lesions: evaluation with power Doppler US. Radiology 1997;203(1):164-3.

15. Cosgrove D, et al. Shear wave elastography for breast masses is highly reproducible. Eur Radiol 2012; 22(5):1023-32.

16. Berg WA, et al. Shear-wave elastography improves the specificity of breast US: the BE1 multinational study of 939 masses. Radiology 2012;262(2):435-49.

17. Shin JH, et al. Current status of automated breast ultrasonography. Ultrasonography 2015;34(3):165-72.

18. Brem RF, et al. Assessing improvement in detection of breast cancer with three-dimensional automated breast US in women with dense breast tissue: The SomoInsight Study. Radiology 2015;274(3):663-73.

19. Golatta M, et al. Evaluation of an automated breast 3D--ultrasound system by comparing it with hand-held ultrasound (HHUS) and mammography. Arch Gynecol Obstet 2015;291(4):889-95

20. Huang W, et al. Detection of breast malignancy: diagnostic MR protocol for improved specificity. Radiology 2004;232(2): 585-91.

21. Sonmez G, et al. Value of diffusion-weighted MRI in the differentiation of benign and malignant breast lesions. Wien Klin Wochenschr 2011; 123(21-22):655-9.

22. Meisamy S, et al. Adding in vivo quantitative 1H MR spectroscopy to improve diagnostic accuracy of breast MR imaging: preliminary results of observer performance study at 4.0 T. Radiology 2005; 236(2): 465-8.

23. Brem RF, et al. Approaches to improving breast cancer diagnosis using a high resolution, breast specific gamma camera. Phys Med 2006;21(Suppl 1):17-21.

24. Berg WA, et al. High-resolution fluorodeoxyglucose positron emission tomography with compression (positron emission mammography) is highly accurate in depicting primary breast cancer. Breast J 2006; 12(4):309-12.

25. Hendrick RE. Radiation doses and cancer risks from breast imaging studies. Radiology 2010;257(1):246-53.

12.2
Procedimentos Invasivos

12.2.1 PAAF – Punção Aspirativa por Agulha Fina da Mama

■ Fabiano Callegari ■ Simone Elias

■ INTRODUÇÃO

A punção aspirativa por agulha fina (PAAF) é utilizada há mais de 50 anos, como método diagnóstico de lesões mamárias. As vantagens são inúmeras e aplicáveis até hoje. É procedimento simples, utilizando-se de material de baixo custo e realizada em ambiente ambulatorial. Inicialmente era indicada para diagnóstico de lesões palpáveis, porém logo foi aplicada para a análise de lesões impalpáveis, especialmente após a ampla difusão da ultrassonografia mamária.[1]

A PAAF tem demonstrado sensibilidade e especificidade variáveis, respectivamente 35% a 95% e 48% a 100%.[1,2] Esses índices podem ser melhorados quando se estabelece o tripé diagnóstico (clínica – imagem – citologia). Assim, a coleta adequada do material, preparo e fixação adequados e a leitura por citopatologista experiente constituem uma dificuldade e são acessíveis em poucos locais. Infelizmente, a ausência de um desses fatores constitui a causa mais frequente de resultados díspares.

Em face de concordância diagnóstica, uma conduta clínica pode ser estabelecida com segurança, porém, na sua ausência, uma nova amostra da lesão deverá ser obtida, por exemplo, por meio da "*core needle biopsy*".[2]

O ambulatório da disciplina de Mastologia da EPM/Unifesp funciona no modelo de "*one stop clinic*".[3] Trata-se de um serviço especializado, composto por uma unidade clínica (mastologistas e oncologistas) e outra de diagnóstico (radiologistas e patologistas). No mesmo local, é possível o acesso a atendimento clínico, serviços de imagem e biópsias.

Nessa logística, o patologista é membro-chave da equipe multidisciplinar de especialistas e tem papel primordial, já que o manejo do paciente é, em grande parte, baseado nos achados patológicos.

Assim, esse profissional deve ter conhecimento geral dos princípios do tratamento do câncer e também de imagem das lesões mamárias. Deve ainda possuir conhecimentos específicos na classificação de lesões malignas não invasivas e invasivas, na correlação radiológica e patológica das lesões benignas e malignas e, principalmente, na interpretação da citologia aspirativa por agulha fina (Figura 12.45).

Esses requisitos devem ser respeitados para se constituir o modelo ideal de um centro de referência de diagnóstico de doenças da mama.[4]

Em nosso serviço, a opção pela PAAF como primeiro teste para diagnóstico das lesões mamárias apresenta vantagens como baixo custo e diagnóstico rápido.[2] Ainda, a PAAF pode ser realizada sem o auxílio de métodos de imagem (no caso de lesões palpáveis) ou guiada por ultrassonografia ou mamografia (estereotaxia), quando lesões impalpáveis.[5]

No Quadro 12.3, enumeramos as principais indicações e limitações da punção com agulha fina:

Materiais utilizados

- citoaspirador: onde se acopla a seringa e dá estabilidade ao movimento do procedimento, impedindo que o aspirador sinta a pressão negativa exercida;
- seringa (10 ou 20 mL);
- agulha de fino calibre: preferencialmente a de 23 Gauge (25 × 0,6 mm);
- lâminas para microscopia;
- material para assepsia.

Técnica de punção de lesão impalpável[6]

a) com uma das mãos, o examinador posiciona o transdutor sobre a área a examinar, de modo a orientar a visibilização do trajeto da agulha até o interior da lesão;

b) com o auxílio de um cabo especial (citoaspirador) acoplado a uma seringa de 20 mL agulha fina (25/6),

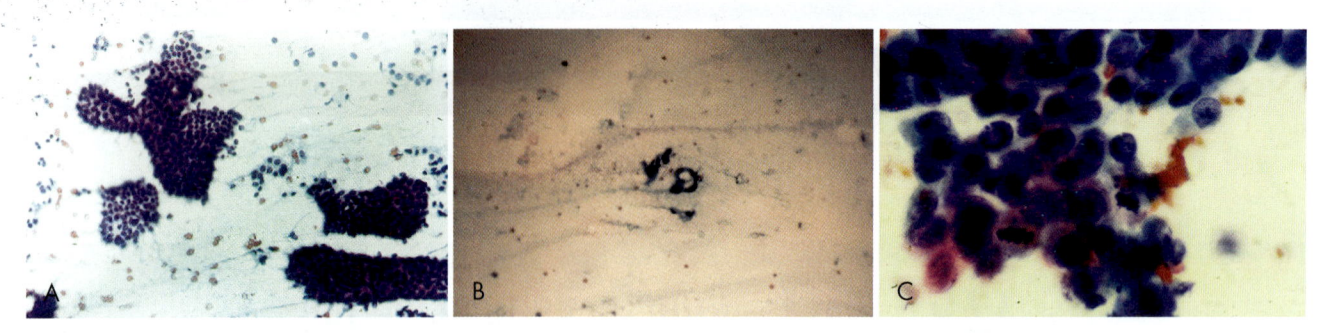

Figura 12.45 Exemplos de esfregaços de PAAF de mama: **(A)** células epiteliais em arranjo de dedo-de-luva ", material provenien-te de um fibroadenoma; **(B)** material escasso impedindo o diagnóstico citológico; e **(C)** citologia positiva de um carcinoma.

Quadro 12.3   Indicações e limitações da PAAF.

Indicações

- Lesões sólidas suspeitas (BI-RADS® 4 ou 5) de qualquer dimensão (a acurácia da core *biópsia* é menor em lesões inferiores a 1,0 cm de diâmetro, por erro do alvo)
- Lesões complexas (com conteúdo cístico/sólido), o objetivo da PAAF aqui é obter material da área ecogênica para análise
- Lesões redondas circunscritas (aqui destacadas, embora essas lesões já estejam incluídas como BI-RADS® 4)
- Adenopatias (axilares, supra e infraclaviculares ou cervicais)
- Lesões em leito cirúrgico (cirurgias oncológicas ou estéticas) para surpreender recidivas locorregionais
- Confirmar benignidade em lesões categoria BI-RADS® 3 em situações especiais (como cancerofobia ou dificuldade de seguimento)
- Cistos simples que coincidam com topografia de queixa dolorosa

Limitações

- Lesões espiculadas, sem centro denso (constituem lesões com alvo de difícil identificação. Geralmente são menos celulares, o que dificulta a obtenção de material adequado)
- Microcalcificações agrupadas sem área de assimetria associada ou sem expressão ecográfica

Fonte: Callegari FM & Elias S.

---

a mão firma-se para dirigir a agulha para o interior do nódulo;

c) no caso de cisto, o procedimento é diagnóstico e tera-pêutico e, na lesão sólida, aspira-se o material mo-vimentando-se a agulha no seu interior, em várias direções, tomando-se o cuidado de não ultrapassá-la;

d) a seguir, o material obtido é encaminhado para análi-se citológica.

Técnica do esfregaço[7]

a) remova a agulha da seringa;

b) encha a seringa de ar puxando o êmbolo;

c) conecte novamente a agulha;

d) expila o material coletado sobre uma lâmina de mi-croscopia, empurrando o êmbolo através da seringa;

e) coloque a lâmina com o material coletado na mão não dominante;

f) com a mão dominante, coloque uma outra lâmina limpa em posição de cruz, em ângulo, repousando-a sobre a lâmina com o material coletado;

g) deixe o material se espalhar entre as lâminas;

h) delicadamente, movimente a lâmina da mão domi-nante para a extremidade inferior, espalhando o ma-terial coletado sobre a superfície da lâmina.

■ FIXAÇÃO E COLORAÇÃO

É importante saber qual a coloração adotada pelo patologista que vai examinar os esfregaços coletados, pois isso implica em métodos diferentes de fixação.

Os métodos de coloração de Papanicolaou e a hema-toxilina-eosina (HE) exigem fixação dos esfregaços em álcool absoluto (96°) ou citofixadores. Já no método de coloração May-Grünwald-Giemsa e outros similares, como o Panótico Rápido® ou Diff-Quik®, os esfregaços devem ser secos ao ar, sem nenhuma fixação.

A vantagem do Panótico Rápido® ou Diff-Quik® é que permitem a avaliação imediata dos esfregaços, em torno de 20 minutos.

Categorias diagnósticas[8]

Em nosso serviço, o relatório final contempla a descrição das características celulares do esfregaço, a impressão diagnóstica e também a categoria diagnóstica. Atualmente, adotamos a classificação recomendada pela *National Health Service Breast Screening Programme* (NHSBSP Publication nº 50/2001).

Categorias diagnósticas da citologia mamária	
C1	Inadequado
C2	Benigno
C3	Atipia/provavelmente benigno
C4	Suspeito para malignidade
C5	Maligno

■ ESTUDOS COMPLEMENTARES[9]

Além da análise citológica propriamente dita, material adicional pode ser coletado para estudos ancilares que podem complementar as informações obtidas com a análise morfológica.

As coletas adicionais devem ter seu material obtido fixado cm formol tamponado a 10% para que o laboratório faça o blocado em parafina (*"cell block"*). Neste *"cell block"*, podemos realizar o estudo imuno-histoquímico (RE, RP, HER2 e Ki-67). Nos casos duvidosos para o HER2 na imuno-histoquímica, pode-se realizar a hibridização *in situ* neste *"cell block"* (CISH – *Chromogenic In Situ Hybridization*).

PAAF de linfonodo axilar[10]

Excelente método para pesquisa de metástase axilar em pacientes com câncer de mama. O procedimento é realizado seguindo os mesmos preceitos descritos acima.

Dicas gerais importantes

- Evitar, sempre que possível, introduzir a agulha na região da aréola e mamilo por serem regiões muito inervadas e vascularizadas. Assim, são consequentemente mais dolorosas e maior o risco de acidente de punção (sangramento).

- Em regiões próximas à parede torácica, deve-se direcionar a agulha paralelamente, no intuito de evitar o pneumotórax.

- No caso de exame guiado pela ultrassonografia, deve-se remover o excesso de gel no local da penetração da agulha, pois suas partículas podem causar artefatos no esfregaço.

- Pacientes em uso de anticoagulantes podem ser submetidas ao procedimento, sem necessidade de suspender a medicação.

- Em mãos experientes, a utilização de anestesia local não é obrigatória. O desconforto do anestésico é semelhante ao do procedimento.

REFERÊNCIAS BIBLIOGRÁFICAS

1. Willems SM et al. Diagnosis of breast lesions: fine-needle aspiration cytology or core needle biopsy? A review. J Clin Pathol 2012; 65(4): 287-92.
2. Garg S, et al. A comparative analysis of core needle biopsy and fine-needle aspiration cytology in the evaluation of palpable and mammographically detected suspicious breast lesions. Diagn Cytopathol 2007;35(11):681-9.
3. Eltahir A, et al. The accuracy of "one stop" diagnosis for 1110 patients presenting to a symptomatic breast clinic. J R Coll Surg Edinb 1999; 44(4):226-30.
4. Perry N, et al. European guidelines for quality assurance in breast cancer screening and diagnosis. Fourth edition--summary document. Ann Oncol 2008; 19(4):614-22.
5. Callegari FM, et al. Punção aspirativa por agulha fina da mama. In: Elias S, et al. Mastologia: condutas atuais. Baueri (SP): Manole; 2015. p.51.
6. Kemp C. Intervenção percutânea mamária dirigida pela ultrassonografia. In: Krmp C, et al. Lesões impalpáveis da mama: diagnóstico e tratamento. Rio de Janeiro: Revinter; 2003. p. 91.
7. Ljung BM. Techniques of fine-needle aspiration, smear preparation and principles of interpretation. In: Koss LG, et al. Koss' diagnostic cytology and its histopathologic bases. Philadelphia: Lippincott Williams & Wilkins; 2006. p. 1056.
8. Andrew HS, et al. Non-operative diagnosis subgroup of the national coordinating group for breast screening pathology. guidelines for non-operative diagnostic procedures and reporting in breast cancer screening. Sheffield, NHS Breast Screening Programme, 2001 (NHSBSP Publication No 50).
9. Hammond ME, et al. American Society of Clinical Oncology/College of American Pathologists guideline recommendations for immunohistochemical testing of estrogen and progesterone receptors in breast cancer. Arch Pathol Lab Med 2010;134(6):907-22.
10. Al-Hilli Z, et al. Axillary ultrasound in the management of the newly diagnosed breast cancer patient. Breast J 2015;21(6):634-41.

12.2.2 Biópsia por Agulha Grossa

■ Hélio S. A. Camargo Jr.

■ DEFINIÇÃO E SINONÍMIA

A biópsia por agulha grossa é uma técnica de coleta tecidual que permite estudo histológico, assim como a biópsia vácuo-assistida (mamotomia) e a cirúrgica, em oposição à biópsia de agulha fina, que é uma técnica que só permite estudo citológico. Além disso, é uma técnica percutânea, isto é, não cirúrgica.

Ela é simples, confortável, de rápida execução e amplamente disponível. Além disso, é versátil, podendo ser usada sob orientação palpatória, ultrassonográfica, mamográfica ou por ressonância magnética.

Seus sinônimos são: biópsia de fragmento, *core biopsy*, *tru-cut* ou até mesmo *core* biópsia, que mistura as línguas inglesa e portuguesa. Eu prefiro o termo biópsia de fragmento, pois entendo que biópsia por agulha grossa sugere uma punção aspirativa com agulha calibrosa, o que não é verdade, já que não se trata de biópsia aspirativa. Além disso, algumas pacientes ficam mal impressionadas com o termo "agulha grossa" e presumem que o procedimento será doloroso. Às vezes, quando nos referimos a esse tipo de biópsia, acrescentamos o termo biópsia de fragmento *simples* para diferenciá-la de biópsia vácuo-assistida, que não deixa de ser uma forma de biópsia de fragmento mais sofisticada.

Em comparação às outras técnicas de coleta tecidual, ela é menos invasiva e mais barata que a mamotomia e a cirurgia. Por esses motivos, já foi sugerido que ela se torne padrão para países em desenvolvimento,[1] embora, em nossa opinião, ela deva ser considerada padrão também em países desenvolvidos, para a maioria das situações clínicas.

Com relação à biópsia de agulha fina, a de fragmento é vantajosa por oferecer maior acurácia e requerer um grau menor de especialização do patologista.

■ MECANISMO DE FUNCIONAMENTO

O mecanismo inclui disparo/propulsão/corte/apreensão e recuperação do fragmento. Para isso, o sistema utiliza dois componentes, um disparador e uma agulha.

O disparador, que também chamamos de pistola (Figura 12.46), é um dispositivo reutilizável acionado com molas que propulsionam a agulha através da lesão. A pistola precisa ser adquirida uma vez só. Ela custa aproximadamente 10 vezes menos que o equipamento para biópsia vacuoassistida, dura indefinidamente e raramente precisa de manutenção.

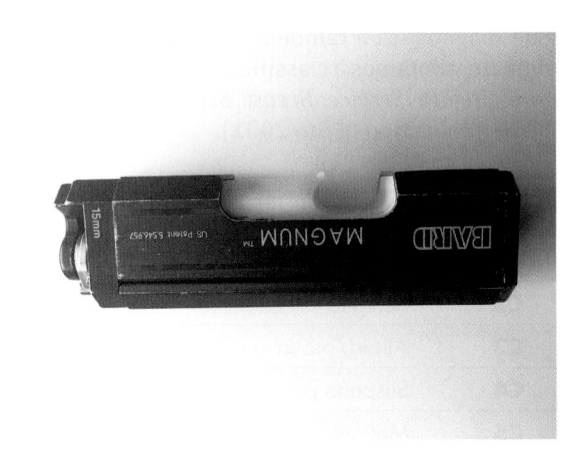

Figura 12.46 Pistola disparadora.

A agulha, que é descartável, tem dois componentes que se encaixam de forma coaxial. Um estilete interno (Figura 12.47 A), que é disparado primeiro (Figura 12.47 B) e que tem próximo à sua ponta uma reentrância, e uma cânula cortante (Figura 12.48 A) que é disparada após o estilete e corre em volta dele cortando o tecido que se acomodou dentro da reentrância. O tecido cortado fica preso dentro do sistema para que ele possa ser recolhido (Figura 12.48 B). Essa agulha é descartável e custa também cerca de 10 vezes menos que a agulha de biópsia vacuoassistida.

Os fragmentos obtidos têm um diâmetro de cerca de 2 mm e um peso médio de aproximadamente 17 gramas (Figura 12.49).

■ PRINCIPAIS INDICAÇÕES

O nódulo sólido é a principal indicação para a biópsia de fragmento. Hoje, biópsia de nódulo é sinônimo de biópsia de fragmento.[2] Sendo o nódulo a lesão mamária mais comum, essa forma de biópsia também é a mais utilizada. Geralmente é orientada pela ultrassonografia. Mesmo em lesões palpáveis frequentemente se opta por orientação ultrassonográfica, pois há evidências de que isso melhore a precisão da amostragem.[3]

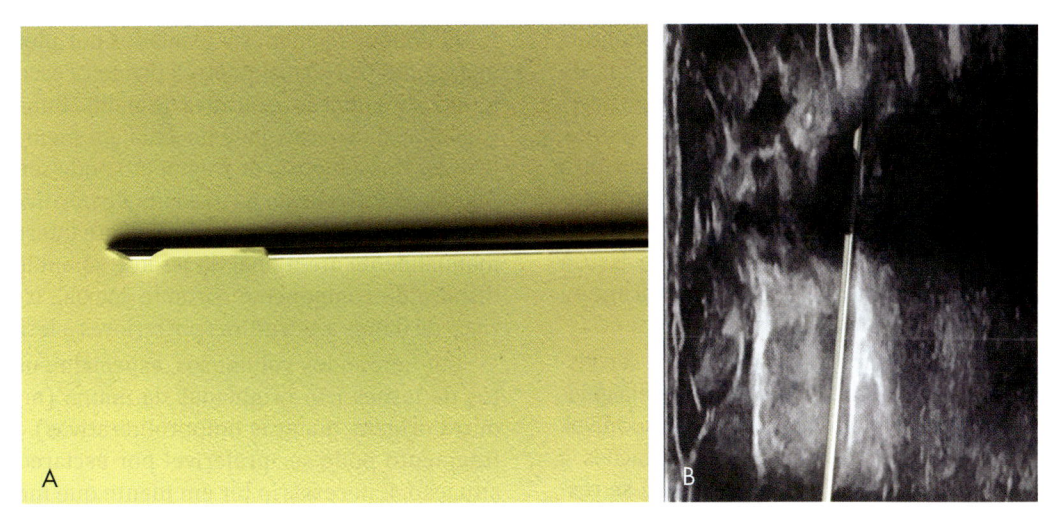

Figura 12.47 **(A)** Estilete com reentrância. **(B)** Aspecto do estilete dentro da lesão.

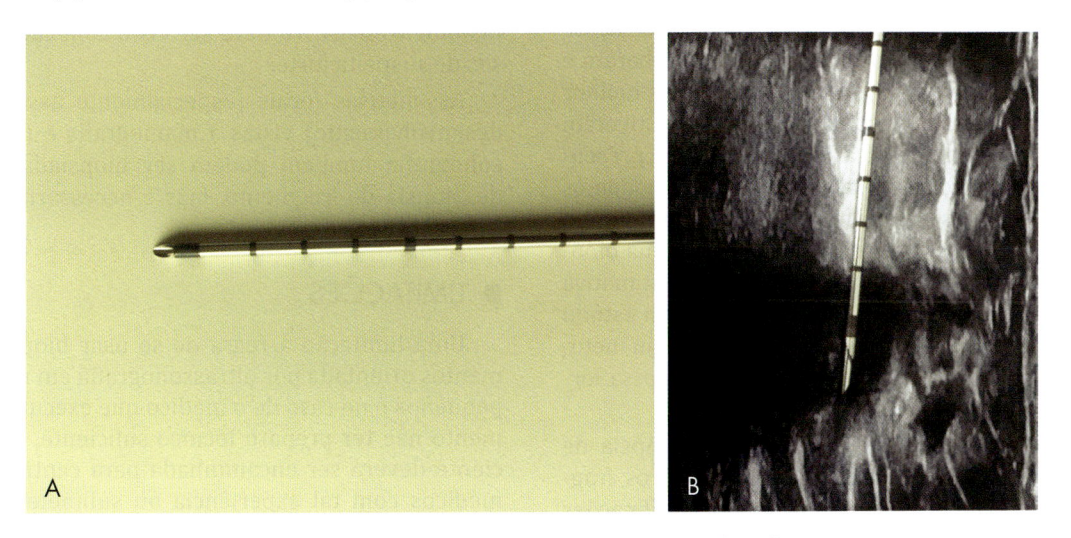

Figura 12.48 **(A)** Cânula coaxial que correrá em torno do estilete. **(B)** Aspecto após o disparo.

O tamanho do nódulo não importa. No passado, pensava-se que nódulos com menos de 1 ou 2 cm seriam biopsiados com melhor precisão pela biópsia vácuo-assistida (mamotomia), que colhe uma quantidade maior de tecido. No entanto, evidências posteriores mostraram que não é necessário obter mais material no caso de nódulos. A mamotomia é mais cara e mais invasiva, e sua acurácia de amostragem pode até ter menor precisão que a biópsia de fragmento em nódulos pequenos, por razões técnicas.[4,5,6,7]

As microcalcificações são outra indicação de biópsia de fragmento. Para isso, será necessário um aparelho adicional à mamografia, para direcionar a agulha, chamado estereotaxia. Com relação à mamotomia e à cirurgia, porém, a biópsia de fragmento de microcalcificações tem duas desvantagens: menor precisão e menor tama-

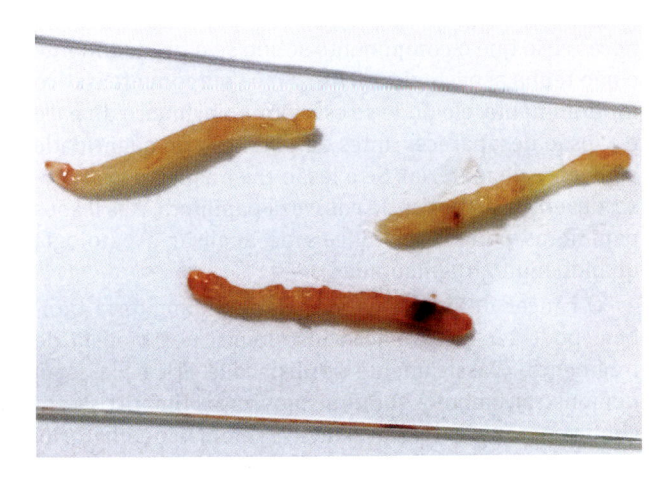

Figura 12.49 Aspecto dos fragmentos colhidos.

nho da amostra. Além de podermos errar totalmente a lesão (especialmente em agrupamentos pequenos de microcalcificações), mesmo quando o alvo foi bem acertado, é maior a possibilidade de subestimativa (isto é, quando a biópsia percutânea mostra hiperplasia atípica e a cirurgia definitiva mostra carcinoma *in situ*, ou quando a biópsia percutânea mostra carcinoma *in situ* e a cirurgia definitiva mostra carcinoma invasor). Por isso, a mamotomia, quando disponível, tende a ser a primeira escolha, no caso de microcalcificações.

Algumas vezes, as microcalcificações podem ser vistas à ultrassonografia, permitindo que a biópsia seja guiada por esse método, que é muito mais barato e disponível. Um estudo conseguiu demonstrar microcalcificações à ultrassonografia em 37,1% dos casos,[8] mas deve-se ressalvar que nesse estudo o ultrassonografista tinha muita experiência, e esses resultados podem não ser reprodutíveis entre todos os médicos. Biopsiar microcalcificações sob orientação ultrassonográfica, além de mais barato e disponível, tem uma vantagem adicional. Vemos melhor microcalcificações à ultrassonografia se elas estiverem dentro de uma área hipoecoica. Essas tendem a representar componente sólido da lesão, de forma que podemos especular que a biópsia tenha maior chance de atingir um eventual componente invasor da lesão do que uma biópsia dirigida às calcificações, diminuindo a subestimativa (ressalva: essa especulação nunca foi testada em estudo bem elaborado, mas é interessante pensar que um método mais barato e disponível e menos invasivo possa fornecer resultados mais precisos).

Qualquer que seja o método usado na biópsia de microcalcificações, é fundamental radiografar os fragmentos para confirmar a obtenção de calcificações representativas.

Lesões complexas (que têm elementos sólidos e elementos císticos) podem ser biopsiadas pela biópsia de fragmento simples em casos selecionados. Para isso, é necessário que o componente sólido seja predominante e não tenha aspecto verrucoso. Se o componente cístico for dominante, ele pode se esvaziar no primeiro disparo e a lesão desaparecer antes da obtenção de quantidade suficiente de material. Se a lesão tiver aspecto verrucoso, devemos suspeitar de natureza papilífera, e as lesões papilíferas podem ser difíceis de analisar à patologia quando muito fragmentadas.

O câncer de mama na variedade inflamatória também pode ter confirmação histológica por biópsia de fragmento. Classicamente se dizia que era necessário demonstrar êmbolos tumorais nos vasos linfáticos para confirmar que se tratava de carcinoma inflamatório, mas hoje se aceita que, havendo confirmação histológica de doença maligna, o componente inflamatório é diagnosticado clinicamente.

Linfonodos podem ser avaliados por meio da biópsia de fragmento. Normalmente, a primeira escolha para linfonodos é a punção aspirativa de agulha fina, mais fácil de trabalhar na concavidade da axila em meio a vasos calibrosos. Mas a biópsia de fragmento pode ser empregada. Alguns serviços usam na axila um dispositivo especial de biópsia de fragmento no qual o estilete interno é inserido manualmente até o final da lesão e só então se efetua o disparo do componente cortante coaxial. Isso diminui o risco de danos a estruturas posteriores à lesão.

Em linfonodos volumosos, especialmente se suspeitos de lesões não originadas da mama (metástases de outra origem, doenças linfoproliferativas), a biópsia de fragmento pode ser preferível por esclarecer melhor a situação. É necessário ter em mente que mesmo a biópsia de fragmento pode resultar em falsos negativos no caso de doenças linfoproliferativas, então, um resultado histológico negativo deve ser visto com cautela, em casos de suspeita forte.

Assimetrias focais (especialmente assimetrias em desenvolvimento) vistas à mamografia e não à ultrassonografia também podem ser biopsiadas por meio de biópsia de fragmento, mas é necessária orientação estereotáxica.

■ LIMITAÇÕES

Uma limitação à regra de se usar biópsia de fragmentos orientada por ultrassonografia em nódulos bem pequenos é no caso de o médico que executa o procedimento não ter preparo técnico suficiente. Assim, a paciente deverá ser encaminhada para centro onde haja médicos com tal experiência ou submeter-se a outra forma de biópsia. Levar em conta que essa outra forma de biópsia provavelmente terá que ser cirúrgica, pois, se o médico não tiver experiência suficiente para biopsiar uma lesão difícil com biópsia de fragmento simples, ele também não terá experiência com biópsia vacuoassistida, que tecnicamente é mais difícil de realizar.

Outra limitação é a biópsia de nódulos que apareçam exclusivamente à ressonância magnética. Essas lesões têm que ser biopsiadas sob orientação da própria ressonância magnética. Como tendem a ser lesões pequenas e a ressonância magnética não possui grande precisão para localizá-las, normalmente é necessário usar biópsia vacuoassistida.

■ TÉCNICA

A técnica é a mesma de qualquer biópsia orientada por ultrassonografia. Identifica-se a lesão e o seu melhor caminho de acesso. Após antissepsia, a agulha será introduzida em posição adjacente a um dos lados menores do transdutor com uma orientação oblíqua (Figura 12.50). O

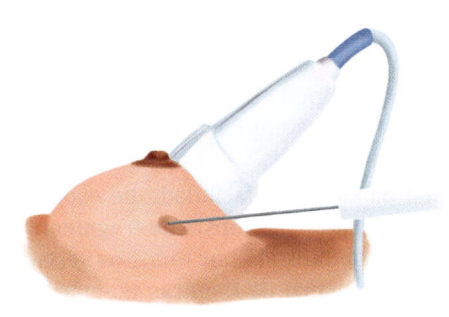

Figura 12.50 Demonstração da orientação ultrassonográfica. É essencial que a agulha e o nódulo estejam no mesmo plano de corte, e isso depende de uma boa coordenação entre a mão que segura o transdutor e a que introduz a agulha. Essa coordenação é o aspecto mais importante a ser aprendido por quem se inicia no método.

operador cuidará para que o trajeto da agulha fique sempre dentro do mesmo plano em que está a lesão.

O transdutor é envolto em um plástico esterilizado. É necessário utilizar uma substância que garanta o contato entre o transdutor e a pele. Pode ser um gel estéril, mas preferimos usar álcool, que serve também para a antissepsia.

A anestesia local é feita na pele, no trajeto até a lesão e ao seu redor, sob visão ultrassonográfica. Geralmente são empregados cerca de 5 a 10 mL de anestésico, mas esse volume varia com o tamanho e profundidade da lesão (algumas biópsias podem ser feitas com apenas 1 mL de anestésico). Então se pratica um corte de 1 a 2 mm na pele, geralmente com bisturi lâmina 15.

Introduz-se a agulha de biópsia sob monitorização ultrassonográfica até que ela esteja quase encostando na lesão (Figura 12.51 A) e efetua-se o disparo (Figura 12.51 B). A agulha é então retirada e o fragmento recolhido de dentro dela e inspecionado. O procedimento é então repetido, buscando regiões diferentes do nódulo (Figura 12.51 C).

O número de fragmentos depende principalmente da lesão. Cada fragmento colhido é examinado, para tentar saber se a agulha atingiu a lesão e não passou tangencialmente a ela. As lesões tendem a produzir fragmentos mais duros, em especial as malignas. A observação de um fragmento duro fala a favor de que o nódulo foi atingido. Em alguns casos, um ou dois fragmentos podem ser suficientes. Para nódulos menores ou mais difíceis, é preferível colher mais fragmentos, às vezes até mesmo sete ou oito.

Algumas marcas de pistolas oferecem a opção de fragmentos com comprimento de 2,2 cm ou de 1,5 cm (nesse último, a excursão da agulha é um pouco menor e, portanto, o trauma para a paciente também será menor). Temos que ajustar o tamanho da excursão escolhido antes do disparo de acordo com o tamanho da lesão (lesões muito pequenas não precisam de excursão maior que 1,5 cm) e a sua profundidade (a excursão maior da agulha aumenta a chance de atingir inadvertidamente estruturas posteriores à lesão).

Há algumas dicas técnicas que podem ser mencionadas. Em nódulos muito profundos ou próximos a implantes de silicone, podemos injetar uma quantidade maior de anestésico sob o nódulo, provocando uma hidrodissecção que o afasta das estruturas profundas. Uma dica para nódulos muito pequenos é o operador fixar bem o dispositivo alinhado com o nódulo e pedir para um auxiliar apertar o botão do disparo, evitando que a pequena oscilação que ocorre no momento do disparo prejudique a precisão da biópsia. O fragmento pode grudar um pouco na agulha, portanto é útil ter uma pinça ou agulha esterilizada para ajudar a destacá-lo. Ele pode também grudar nessa pinça ou agulha, portanto, é útil termos uma lâmina esterilizada para colocar os fragmentos antes de transferi-los para o formol. Alguns nódulos duros podem não permitir a difusão adequada do anestésico e serem dolorosos. É útil deixar anestésico preparado para, caso uma colheita seja dolorosa, seja possível usá-lo sob orientação ultrassonográfica exatamente no trajeto feito pela agulha. Uma lesão muito dura pode entortar uma agulha, não permitindo a obtenção de material. Uma solução é aplicar uma agulha de calibre maior (normalmente, utiliza-se agulha 14G, mas, nesses casos, podemos usar uma 12G).

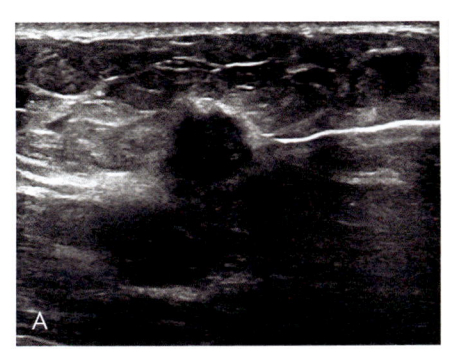
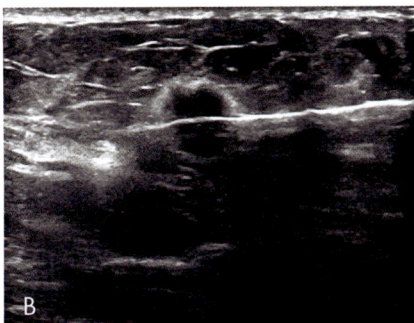
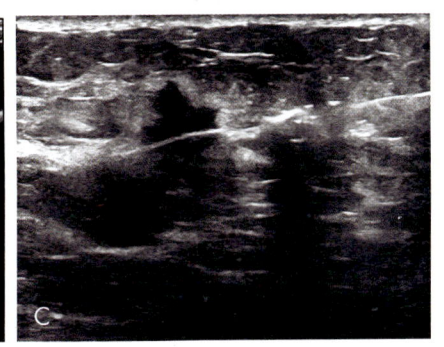

Figura 12.51 **(A)** Pré-disparo. **(B)** Pós-disparo. **(C)** Pós-disparo dirigido a uma região diferente da lesão.

No caso de sangramento, a compressão por 10 minutos costuma ser suficiente (às vezes uso gelo na compressão, mas nunca precisei dar pontos). Não é necessário que o curativo seja compressivo.

A biópsia de fragmento raramente retira a lesão inteira (na minha prática eu nunca vi isso acontecer). Caso haja essa preocupação ao biopsiar uma lesão muito pequena, um clipe pode ser colocado no leito da biópsia. Existem clipes que podem ser usados com a biópsia de fragmento, e não há necessidade de realizar mamotomia apenas para colocar um clipe.

No caso de orientação mamográfica, há necessidade de servir-se da estereotaxia, que aplica técnicas sofisticadas de triangulação para calcular os três eixos da lesão a partir de duas radiografias realizadas com angulações. A estereotaxia tem um guia por onde a agulha será introduzida de maneira que, ao ser disparada, esteja dentro da lesão (Figura 12.52). Em geral, são feitos 10 disparos, sendo dois centrais e oito ao seu redor, a cerca de 2 mm de distância, mas aproveitando sempre o mesmo orifício de entrada na pele.

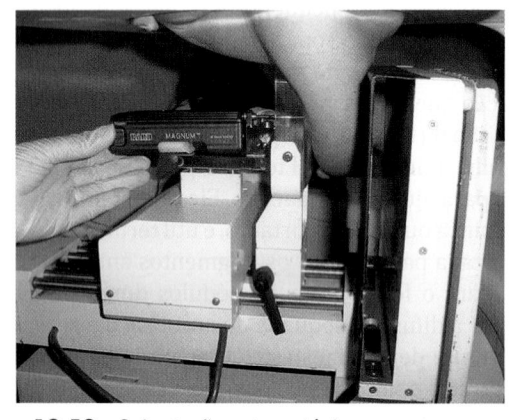

Figura 12.52 Orientação estereotáxica.

■ CONCLUSÃO

A biópsia de fragmento orientada por ultrassonografia é o método de escolha para biopsiar nódulos de qualquer tamanho, além de algumas lesões complexas sólido-císticas, carcinoma inflamatório e alguns linfonodos. Além disso, pode ser útil nas microcalcificações, seja orientada por estereotaxia ou mesmo ultrassonografia em casos especiais.

Pelo seu baixo custo, facilidade de execução e prevalência de indicação, a biópsia de fragmento deve ser facilmente disponibilizada por todos os serviços envolvidos com diagnóstico de doenças mamárias (no próprio serviço ou com encaminhamento facilitado).

Como com qualquer tipo de biópsia mamária, inclusive a exérese cirúrgica, é fundamental analisar a compatibilidade dos achados anatomopatológicos com os imaginológicos e clínicos.

REFERÊNCIAS BIBLIOGRÁFICAS

1. Joulaee A, et al. Trucut biopsy of breast lesions: the first step toward international standards in developing countries. Eur J Cancer 2012;48(5):648-51.
2. Wallis M, et al. Guidelines from the European Society of Breast Imaging for diagnostic interventional breast procedures. Eur Radiol 2007;17(2): 581-9.
3. Bruening W, et al. Comparative effectiveness of core-needle and open surgical biopsy for the diagnosis of breast lesions [Internet]. Rockville (MD Agency for Healthcare Research and Quality (US); 2009 Dec.
4. Camargo HSA, et al. Biópsia de fragmento em nódulos mamários suspeitos com até 10 mm. Rev Bras Ginecol Obstet 2007;29(6):317-21.
5. Parker SH, et al. Percutaneous large-corebreast biopsy: a multiinstitutional study. AJR Am J Roentgenol 1993;161(2):319-22.
6. Takayoshi U. How to choose needles and probes for ultrasonographically guided percutaneous breast biopsy: a systematic approach. Breast Cancer 2012;19(3):238-41.
7. Anania G, et al. Percutaneous large core needle biopsy versus surgical biopsy in the diagnosis of breast. Int Surg. 1997;82(1):52-5.
8. Castro FS. Ultra-sonografia mamária na identificação e orientação de biópsia percutânea das microcalcificações agrupadas.Tese [Doutorado] - Faculdade de Medicina, USP; 2003.

12.2.3 Biópsia a Vácuo

■ Amanda Neves Machado

■ INTRODUÇÃO

Por meio de recomendações, com o intuito de diminuir a mortalidade por câncer de mama, as mulheres, cada vez mais, submetem-se a exames que permitem a detecção de anormalidades que não podem ser distinguidas sem estudo histológico. Considerando todo o estresse que a possibilidade de um procedimento cirúrgico causa, principalmente na ausência de um diagnóstico definitivo, cabe ao mastologista eleger o método mais eficiente para o estudo do achado de imagem em questão, considerando segurança e qualidade do material obtido, conforto da paciente e precisa correlação entre resultado cito/histológico e imunológico.

A biópsia a vácuo (BAV) foi introduzida por Parker em 1995 com o objetivo de minimizar algumas limitações da punção aspirativa com agulha fina (PAAF) e da biopsia por agulha grossa (BAG) no que diz respeito à concordância diagnóstica.[1] A acurácia da punção aspirativa com agulha fina (PAAF) varia consideravelmente, pois depende de inúmeras variáveis. Além disso, a PAAF não diferencia carcinoma ductal *in situ* (DCIS) do invasivo (CDI). A biópsia por agulha grossa (BAG) atinge uma sensibilidade de 85% a 97% e uma especificidade que se aproxima de 100%. No entanto, exige alta correlação entre imagem e achados histológicos, visando a minimizar resultados falsos negativos. A discordância entre avaliação mamográfica e histológica requer nova BAG ou biópsia cirúrgica. A BAG é excelente método para biópsia de nódulos, porém apresenta limitações na avaliação das microcalcificações, principalmente por obter amostra insuficiente. É nessa condição que a biópsia vácuo-assistida (BAV) mostra sua melhor indicação (Figura 12.53).[2-6]As principais vantagens da BAV são:

- Inserção única;
- Aquisição de amostras de tecidos contíguos e maiores;
- Capacidade direcional na obtenção dos fragmentos;
- Possibilidade de deixar um marcador no lugar biopsiado, que servirá para orientar a exérese da área quando houver achados de atipia ou malignidade.[7]

Inicialmente, era utilizado um dispositivo de biópsia de calibre 14, que foi substituído, posteriormente, por um instrumento de calibre 11 para se obter amostras

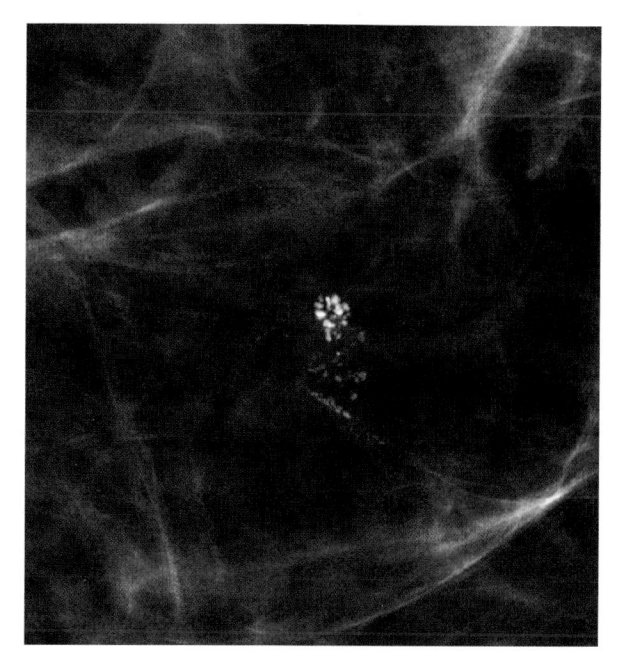

Figura 12.53 Calcificações irregulares e agrupadas em pequena área (< 2,0 cm) – categoria BI-RADS© 4. Exemplo de lesão ideal para indicação de biópsia a vácuo. Nesse procedimento, a lesão será bem amostrada e, em caso de resultado negativo, a paciente prescindirá de cirurgia. Em caso positivo, toda a estratégia do tratamento cirúrgico poderá ser planejada.

maiores. Em comparação com a BAG, um volume de tecido 10 vezes maior pode ser conseguido com BAV (Figura 12.54). Pode-se concluir, portanto, que a BAV tem maior acurácia do que a BAG na avaliação de microcalcificações (Figura 12.55).[8 10] Como os demais procedimentos invasivos, a BAV, embora em situações pouco frequentes, também apresenta eventuais limitações:

- Localização da lesão: quando muito posteriores, próximas ao músculo peitoral e prolongamento axilar, podem dificultar o posicionamento;
- Condições anatômicas: cifose torácica, deformidade no esterno, mamas muito delgadas que não possuem espessura suficiente e implantes de silicone podem inviabilizar o procedimento.

Embora a BAV tenha sua melhor indicação para investigar microcalcificações, ela pode ser executada tanto por estereotaxia, nos casos das microcalcificações,

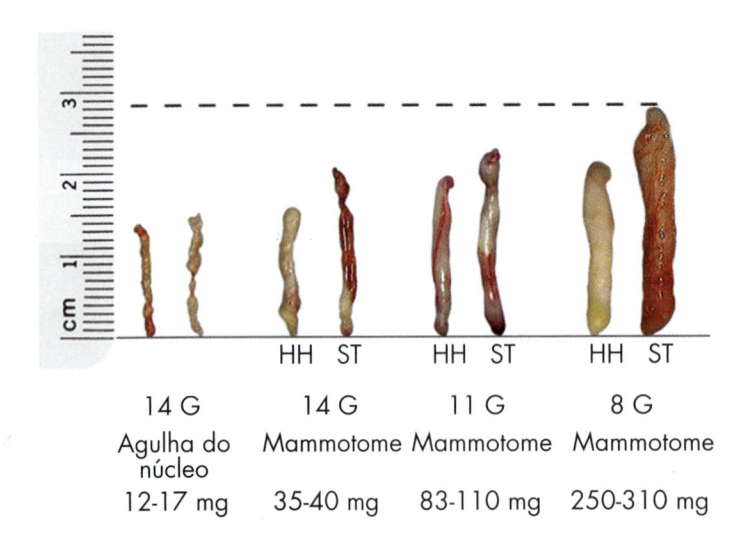

Figura 12.54 Comparação de volume de fragmentos obtidos com BAG e BAV.

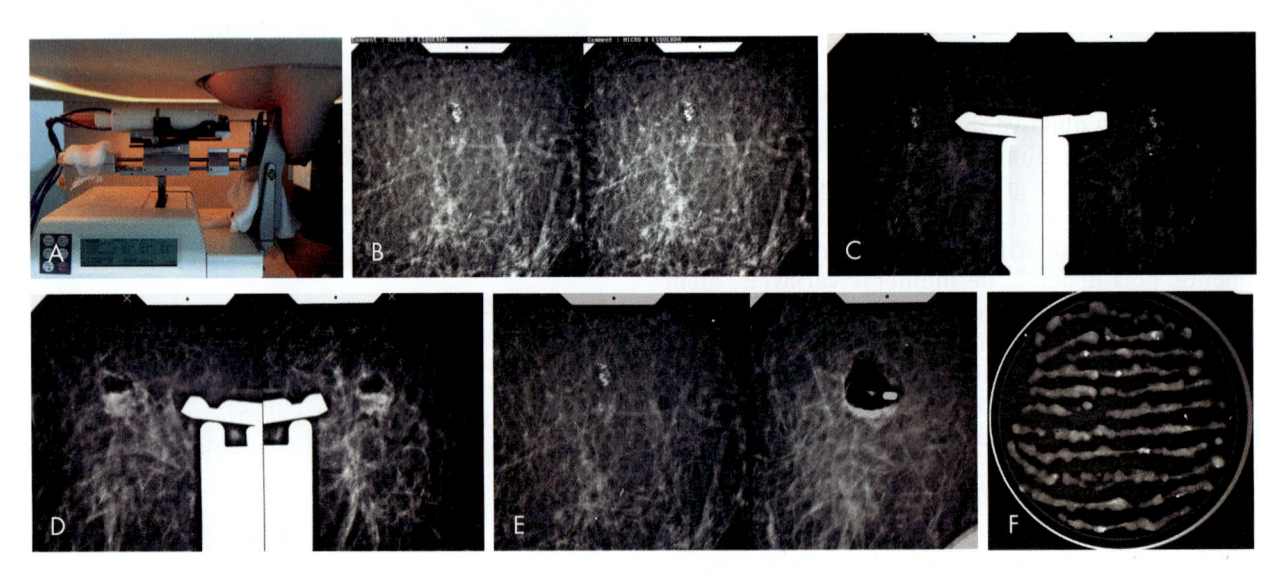

Figura 12.55 Calcificações irregulares e agrupadas – categoria BI-RADS© 4. **(A)** Posicionamento da paciente. **(B)** Radiografia estereotáxica mostrando área de interesse. **(C)** Radiografia estereotáxica com agulha de biopsia na posição pré-tiro. **(D)** Radiografia estereotáxica mostrando área biopsiada, sem calcificações residuais. **(E)** Radiografia estereotáxica mostrando lesão de interesse antes da biopsia e clipe ancorado após o procedimento. **(F)** Radiografia dos fragmentos confirmando a presença de microcalcificações.

assimetrias e distorções, quanto por ultrassom e ressonância magnética. A via de escolha de um procedimento invasivo deve sempre estar pautada no tipo de exame em que a lesão é melhor identificada e no conforto da paciente (Figura 12.56).

A indicação de BAV guiada por US ainda não possui um consenso; mas, geralmente lesões identificadas por US podem ser adequadamente amostradas pela BAG, com ótima relação custo-benefício. Como a BAG possui um disparo que vai de 15 a 22 mm e a BAV trabalha com um sistema a vácuo onde não existe progressão da agulha, podemos dizer que os melhores resultados

com menores taxas de subestimação com a BAV serão encontrados nas lesões pequenas (menores que 1 cm).[11] Muitos estudos têm investigado a utilidade de BAV para o diagnóstico precoce do câncer de mama.

Pelo fato de a hiperplasia ductal com atipia (HDA) e do DCIS desempenharem papéis importantes no que tange as decisões terapêuticas, é importante conhecer a taxa de subestimação da HDA e DCIS. Uma metanálise recente sobre BAV mostrou taxas médias de subestimação da HDA e do DCIS de, respectivamente, 20,9% e 11,2%.

Com alta sensibilidade (98%) e alta especificidade (quase 100%), a BAV fornece promissora alternativa para

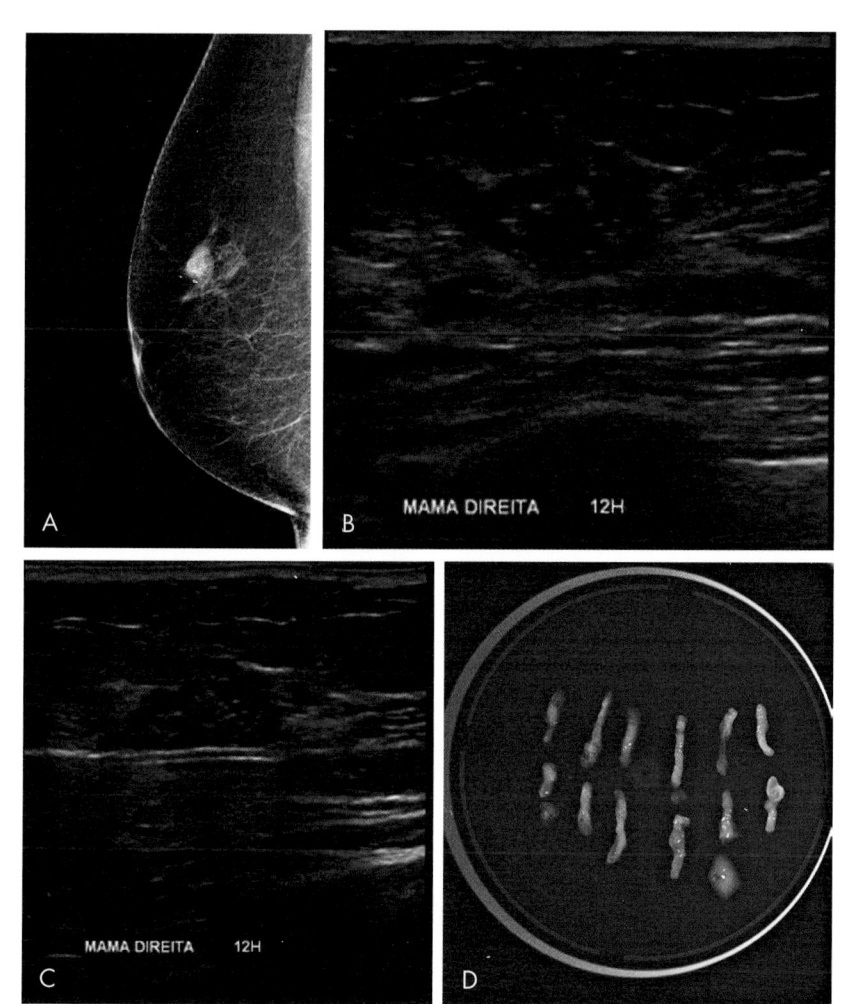

Figura 12.56 Calcificações amorfas e agrupadas – categoria BI-RADS© 4. **(A)** Mamografia com microcalcificações suspeita. **(B)** Lesão correspondente à ultrassonografia (nódulo com microcalcificações). **(C)** Opção por BAV guiada por ultrassonografia. **(D)** Radiografia dos fragmentos comprovando a retirada das microcalcificações.

a biópsia cirúrgica e permitir melhor planejamento do tratamento. No entanto, em virtude desse método poder subestimar a HDA e o CDIS, diante desses diagnósticos, é mandatório proceder à excisão cirúrgica. Nos casos de neoplasia lobular (hiperplasia lobular atípica e carcinoma lobular *in situ*) e de atipia epitelial plana, também se procede à excisão cirúrgica pelo risco de subestimação.[12-15] Atualmente existem três sistemas de biópsia a vácuo: Mammotome®, Suros® e Enspire®.

REFERÊNCIAS BIBLIOGRÁFICAS

1. Parker SH, et al. A practical approach to minimally invasive breast biopsy. Radiology 1996;200(1):11-20.
2. Brenner RJ, et al. Percutaneous core biopsy of the breast: effect of operator experience and number of samples on diagnostic accuracy. AJR Am J Roentgenol 1996;166(2):341-6.
3. Ciatto S, et al. Accuracy of fine niddle aspiration cytology (FNAC) of axillary limph nodes as a triage test in breast cancer staging. Breast Cancer Res Treat 2007;103(1):85-91.
4. Fahrbach K, et al. A comparison of the accuracy of two minimally invasive breast biopsy methods: a systematic literature review and meta analysis. Arch Gynecol Obstet 2006;274(2):63-73.
5. Pisano ED, et al. Rate of insufficient samples for fine needle aspiration for nonpalpable breast lesions in a multicenter clinical trial: the Radiologic Diagnostic Oncology Group 5 Study. The RDOG5 investigators. Cancer 1998;82(4):679-88.
6. Verkooijen HM, et al. Diagnostic accuracy of large core needle biopsy for non palpable breast disease: a meta-analysis. Br J Cancer 2000; 82(5):1017-20.
7. Yu YH, et al. Diagnostic value of vaccum-assisted breast biopsy for breast carcinoma: a meta-analysis and systematic review. Breast Cancer Res Treat 2010;120(2):469-79.
8. Burbank F, et al. Stereotactic breast biopsy: improved tissue harvestingwith the Mammotome. Am Surg 1996;62(9):738-44.
9. Liberman L, et al. Analysis of cancers not diagnosed at stereotactic core breast biopsy. Radiology 1997;203(3):673-7.
10. Verkooijen HM, et al. Impact of stereotactic large-core needle biopsy on diagnosis and surgical treatment of nonpalpable breast cancer. Eur J Surg Oncol 2001;27(3):244-9.

11. Mueller-Holzner E, et al Ultrasound-guided core needle biopsy of the breast: does frozen section give an accurate diagnosis? Breast Cancer Res Treat 2007;106(3):399-101.

12. Liberman L, et al. Calcifications highly suggestive of malignancy: comparison of breast biopsy methods. AJR Am J Roentgenol 2001; 177(1):165-72.

13. Page DL, et al. Atypical hyperplastic lesions of the female breast: a long-term follow-up study. Cancer 1985;55(11):2698-708.

14. Page DL, et al. Combined histologic and cytologic criteria for the diagnosis of mammary atypical ductal hyperplasia. Hum Pathol 1992;23(10):1095-7.

15. Tavassoli F, et al. Comparison of the results of long- term follow-up for atypical intraductal hyperplasia and intra--ductal hyperplasia of the breast. Cancer 1990;65(3): 518-29.

12.2.4 Localização Pré-operatória de Lesões Impalpáveis

12.2.4.1 Agulhamento

■ Celso Kazuto Taniguchi

■ INTRODUÇÃO

A localização pré-cirúrgica de uma lesão não palpável de mama pode ser feita com fio metálico, marcada com carvão ativado, ou de forma mais atual, radioguiada com a injeção de radiofármaco, o tecnécio –99. O agulhamento, no entanto, se firmou em nosso meio pela sua facilidade de manuseio, bem como por ser de baixo custo, sendo ainda método bastante utilizado.

Inicialmente, vale lembrar que a obtenção da biópsia cirúrgica necessita de análise cuidadosa dos exames que levaram a sua indicação; nas microcalcificações, se não ocorreu nenhum artifício técnico ou no caso de uma assimetria focal dessa superposição de imagens.

O agulhamento pode ser orientado pela mamografia, pela ultrassonografia e por ressonância magnética, sendo realizado pelo sistema de fio-gancho. Esse sistema é constituído por um fio-guia metálico, com a extremidade "em gancho" ou "em anzol", cujo desenho tem a função de fixação na área a ser estudada. Após o posicionamento adequado da agulha na lesão, o fio-guia é introduzido pela agulha e, quando se exterioriza por sua ponta, libera o gancho ancorando o fio nos tecidos adjacentes. Existem diversos conjuntos de agulhas e fios-guia desenvolvidos para a localização pré-operatória por agulha (Figura 12.57).[1-4]

Localização pré-operatória por agulha guiada por mamografia

O agulhamento guiado por mamografia pode ser realizado pelos métodos biplanar ou estereotáxico, tanto com a técnica analógica quanto a digital. A localização sempre se inicia com a obtenção das incidências ortogonais craniocaudal e de perfil absoluto da mama para confirmar a lesão-alvo, definir sua localização espacial e planejar o procedimento optando sempre pelo trajeto mais curto da agulha.[5,6]

Apesar da possibilidade de leve deslocamento e perda da definição da lesão a ser localizada, optamos sempre pela anestesia local para introdução do fio-guia.

Método biplanar

Utiliza-se placa de compressão perfurada ou fenestrada, com bordas marcadas e colimador com marcador óptico (Figura 12.58).

Existem muitas variações de placas que geralmente possuem furos e recortes, algumas com as coordenadas

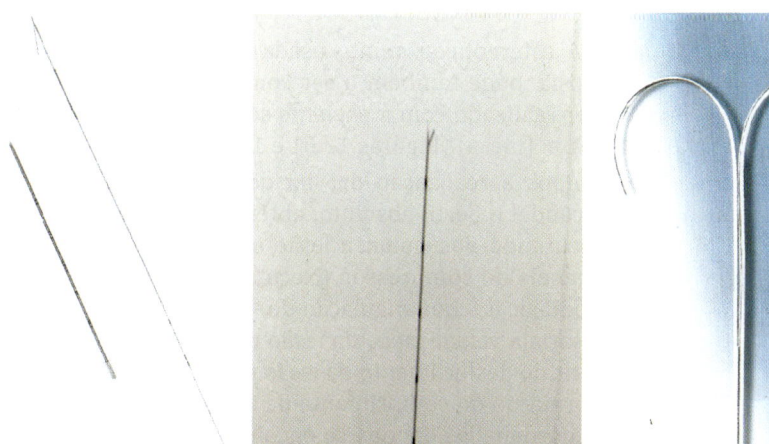
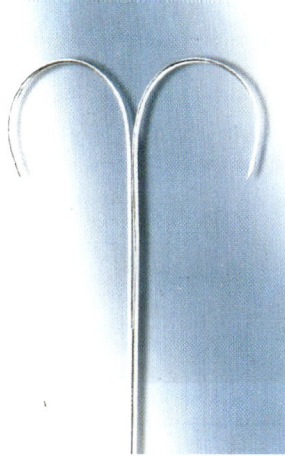

Figura 12.57 Tipos de fio-guia.

x e y indicadas por letras e números nas bordas da fenestra do compressor.[7]

A lesão suspeita deve ser identificada nas duas incidências ortogonais iniciais. Deve-se obter radiografia com a placa de compressão na incidência onde a distância da lesão à superfície cutânea seja a mais curta, com a lesão se projetando o mais centralmente possível nos compressores alfanuméricos (Figura 12.59).

Após a identificação da lesão, determinam-se as coordenadas alfanuméricas de sua projeção e procede-se à assepsia da pele. Faz-se, então, pequeno botão anestésico, mantendo-se a mama comprimida, e, com o auxílio do colimador óptico, a agulha é introduzida perpendicularmente ao plano do filme, procurando-se transfixar a lesão (Figura 12.60).

Após a descompressão da mama e conservando-se a agulha inserida, ela deve ser reposicionada e radiografada no plano ortogonal para estimar a pro-

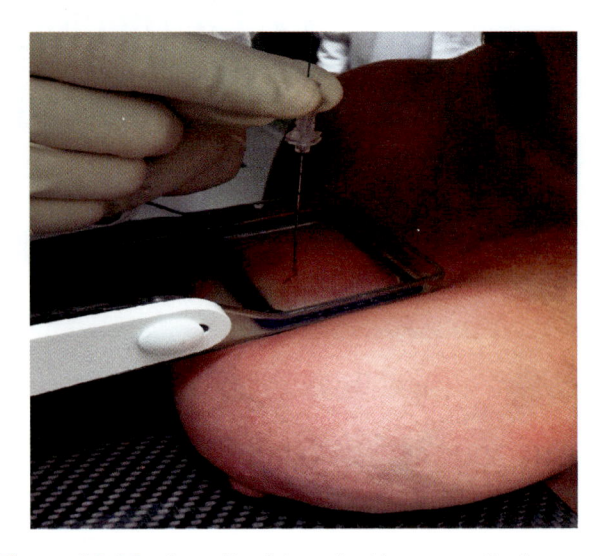

Figura 12.60 A agulha é introduzida perpendicularmente ao plano do filme.

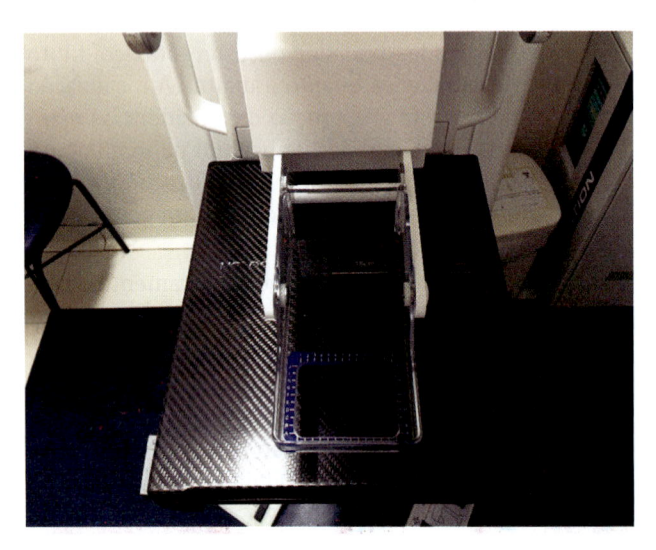

Figura 12.58 Exemplo de compressor fenestrado.

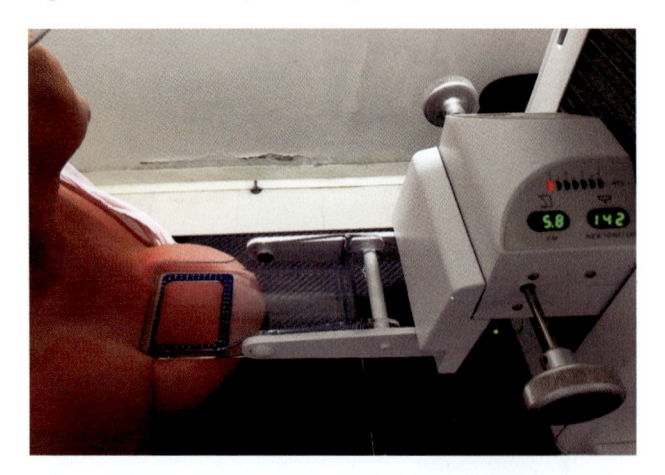

Figura 12.59 Lesão se projetando o mais centralmente possível nos compressores alfanuméricos.

fundidade da lesão (eixo z). Para a obtenção desta última coordenada, a agulha deve ser retrocedida ou introduzida ainda mais, para correta aproximação da lesão. Confirmando-se o posicionamento adequado da agulha com nova exposição radiográfica, procede-se então a introdução do reparo ou liberação do gancho. Após esse passo, certifica-se o correto posicionamento do fio-guia com incidências radiográficas craniocaudal e perfil absoluto obtidas no final do procedimento. Em algumas situações pode-se optar pelo controle mediante apenas uma incidência para verificação da profundidade, principalmente quando a localização da lesão feita pelo compressor ficou adequada, evitando-se o deslocamento do fio.

O fio deve ser fixado na pele por meio de um adesivo, de maneira frouxa, para que o gancho não sofra tensão. A documentação fotográfica, bem como o relatório do procedimento devem acompanhar a paciente ao centro cirúrgico.

Método estereotáxico

A estereotaxia, muito usada como instrumento de biópsia, pode também o ser como método localizador, e ser realizado com a paciente sentada ou em decúbito ventral (mesa) (Figuras 12.61 e 12.62).

Após a realização das incidências ortogonais craniocaudal e perfil absoluto, obtém-se a projeção inicial procurando posicionar a lesão o mais central possível na janela do compressor. Executam-se as projeções estereotáxicas, com angulação de +15° e −15°, sendo necessária a visualização da lesão nas duas incidências. A partir do deslocamento da lesão nessas incidências e da informação do comprimento da agulha, determinam-se as coordenadas em que se encontram a lesão, estimando sua posição espacial (tridimensional) e definindo-se

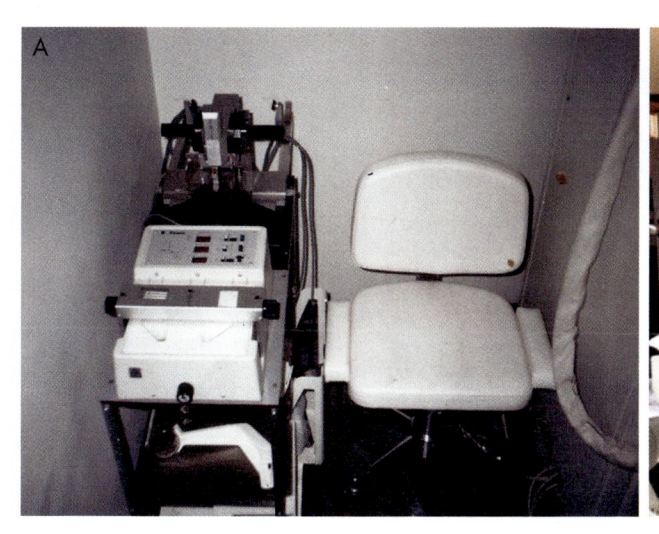 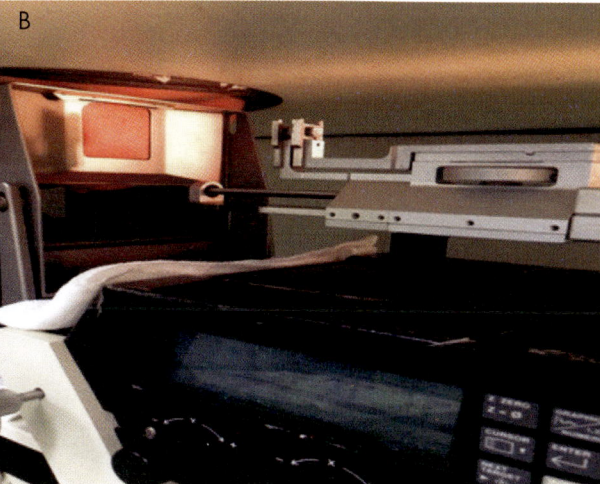

Figura 12.61 Método estereotáxico, com a paciente sentada e em decúbito.

o local da punção (eixos x e y) e a profundidade a ser alcançada (eixo z) (Figura 12.60).[8-10]

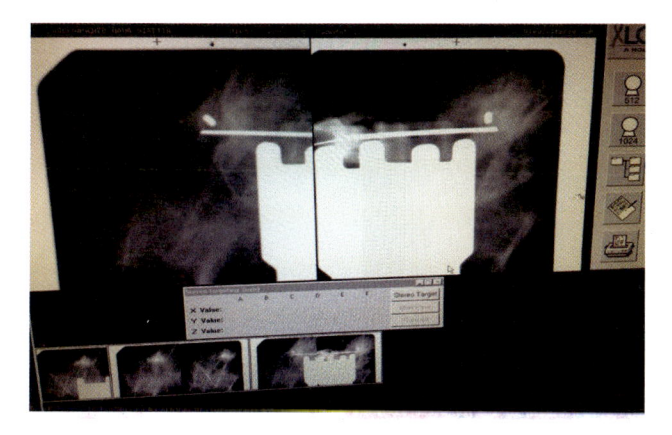

Figura 12.62 Projeções estereotáxicas, com angulação de +15° e –15°.

Após a introdução da agulha, novas incidências estereotáxicas são obtidas para confirmar o seu correto posicionamento. A posição do fio-guia deve ser confirmada pela incidência ortogonal que orientou a localização, para evitar transvio do guia. Ou seja, se a localização foi feita em compressão craniocaudal, não é necessária a confirmação nessa incidência, pois a exatidão dos eixos x e y já foi assegurada no início do procedimento; é apenas necessário confirmar, após a descompressão da mama, se o guia está bem posicionado na incidência de perfil absoluto (eixo z).

Controle da peça cirúrgica

É fundamental comprovar a remoção da lesão (microcalcificações, nódulos, distorções e clipe marcador) após a ressecção cirúrgica. Isso normalmente é por meio de mamografia da peça retirada, com magnificação e leve compressão para reduzir a sobreposição tecidual. É importante realizar em duas incidências ortogonais para que se demonstre qual a relação da lesão com as margens da ressecção.

Localização pré-operatória por agulha guiada por ultrassonografia

A ultrassonografia é o método de escolha para localizar qualquer lesão identificável pela ecografia (principalmente nódulos, cistos complexos e até clipes metálicos), pelo menor tempo para a sua realização e maior conforto da paciente.[11,12]

A paciente é posicionada em decúbito dorsal, com elevação do membro superior do lado a ser puncionado, posicionando a mão atrás da cabeça, e leve rotação do hemitórax ipsilateral. Identifica-se a lesão e opta-se pela menor distância entre ela e a pele ou pelo acesso mais favorável. Após anestesia, a agulha é introduzida e monitorizada em todo o trajeto, o mais paralelo possível à parede torácica para evitar atingi-la, devendo-se transfixar a lesão. A extremidade do fio-guia deve estar localizada junto ou no interior da lesão (Figuras 12.63 e 12.64).

A documentação fotográfica e o relatório do procedimento devem também acompanhar a paciente. É importante informar ao cirurgião o quanto a lesão dista da pele, bem como da papila, para adequada programação cirúrgica (Figura 12.65).

Localização pré-operatória por agulha guiada por ressonância magnética

A ressonância magnética mamária possui ótima sensibilidade para o diagnóstico do câncer, detectando casos que passam desapercebidos à mamografia e à ultrassono-

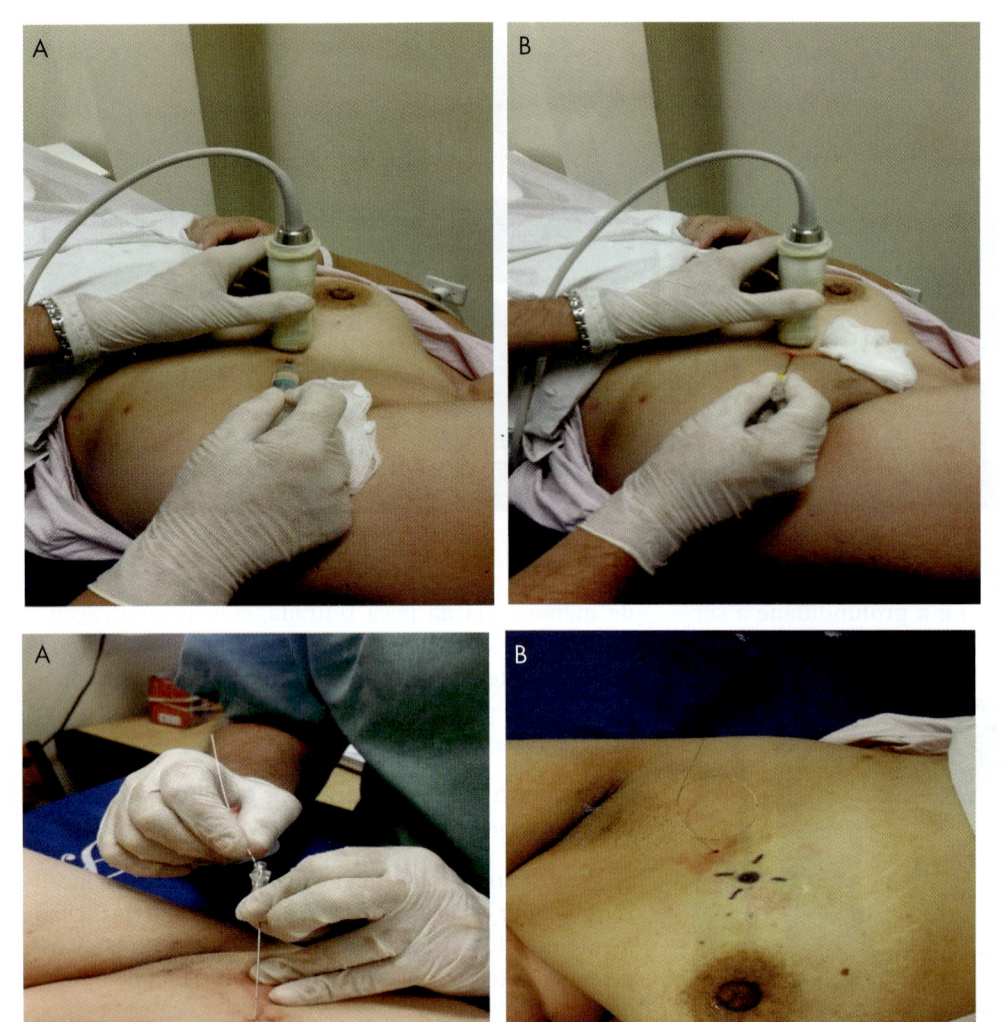

Figura 12.63 (A e B) Anestesia e introdução da agulha em paralelo ao transdutor para melhor visualização da transfixação da lesão.

Figura 12.64 (A e B) Desarmando a agulha e aspecto final.

grafia. Um exame de ultrassom pós-ressonância (*second look*) só encontra a lesão em cerca de 23% dos casos.[13,14]

Já lesões suspeitas identificadas e biopsiadas em meio da ressonância magnética podem ser submetidas à localização pré-operatória por agulha orientada por ressonância de forma segura e efetiva.

A paciente é posicionada em decúbito ventral entre duas placas vazadas (para a introdução da agulha). Em local próximo da lesão, coloca-se um marcador de alto sinal (comprimido de vitamina E). A estação de trabalho do aparelho permite que se coloque um marcador eletrônico na altura em que se encontra a lesão, demonstrando seus eixos craniocaudal e anteroposterior, de modo que, ao ser feita a varredura em cortes sagitais na direção da placa fenestrada, o marcador permaneça na imagem. Ao se

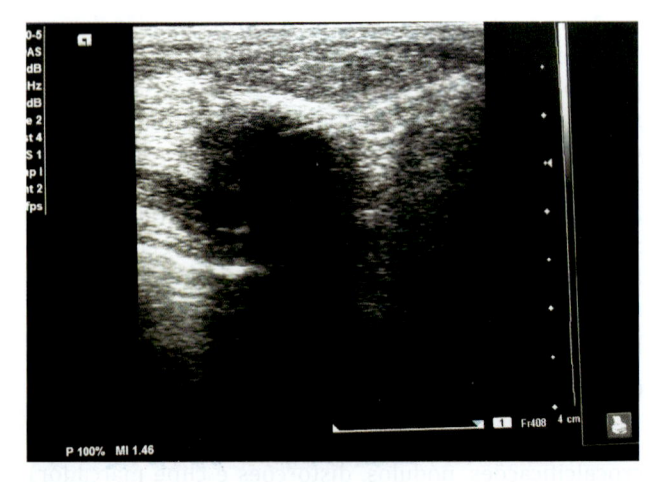

Figura 12.65 Documentação fotográfica.

atingir o corte que demonstra a grade fenestrada, tem-se na mesma imagem a cápsula de vitamina E e o marcador eletrônico. É analisada, então, a relação entre esses dois marcadores, estabelecendo-se em qual das fenestras da placa está a lesão. Coloca-se, então, o guia da agulha na fenestra escolhida. Esse guia possui várias perfurações para a passagem da agulha, escolhendo-se a perfuração mais íntima à lesão. Os cortes da ressonância são numerados sequencialmente, assim como cortes do exame. O resultado da subtração do número do corte em que está a lesão, do número daquele corte em que está a grade fenestrada multiplicado pela espessura do corte dará a distância laterolateral que a agulha terá de percorrer (acrescida da espessura do guia, que é de 2 cm).

Após a introdução da agulha, a paciente, ainda sem se mexer, é colocada novamente dentro do tubo para realizar nova sequência de imagens. A agulha aparecerá como pequeno artefato de suscetibilidade magnética. São então feitos cortes sagitais para demonstrar em que ponto a agulha termina. Multiplicando-se o número de cortes por sua espessura, pode-se avaliar a necessidade de ajustes na profundidade da agulha antes de se introduzir o arpão.[15,16]

É necessário o uso de material não ferromagnético na ressonância. Em geral, é empregado material de titânio.

A confirmação da retirada da lesão não é possível na cirurgia, pois a lesão é um realce ao meio de contraste, e este, portanto, não estará presente na peça cirúrgica. A confirmação da retirada da lesão se dá repetindo-se o exame um tempo depois, prazo que gira em torno de um mês (Figuras 12.66 e 12.67).[17-19]

Complicações do agulhamento

a. Sangramento

O sangramento exagerado é raro, porém, quando ocorre, pode dificultar o procedimento por obscurecer as imagens.

b. Reação vagal

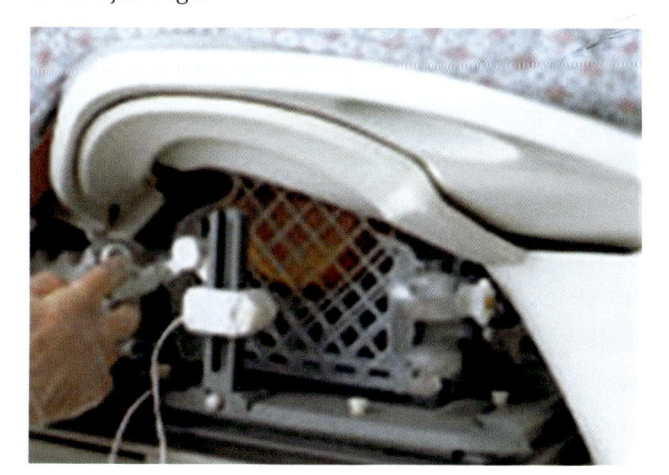

Figura 12.66 Paciente posicionada em decúbito ventral.

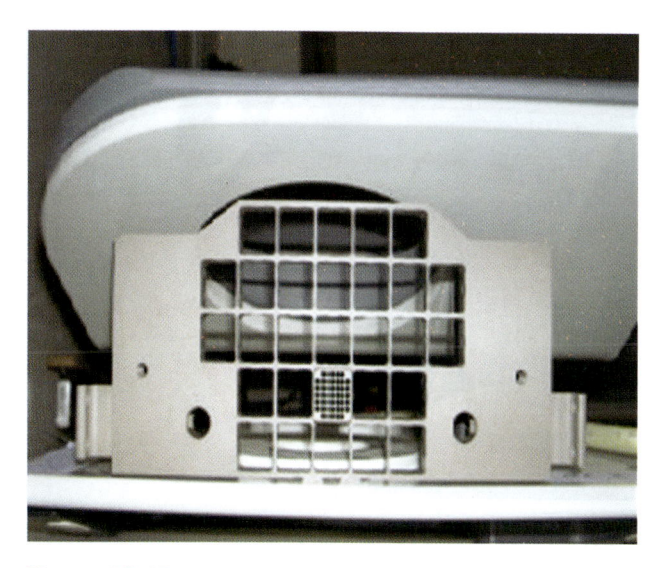

Figura 12.67 Compressor fenestrado para ressonância de mama.

O reflexo vasovagal pode ocorrer levando à bradicardia, hipotensão e síncope.

c. Deslocamento do fio.

É muito comum em mamas extremamente lipossubstituídas.

d. Complicações raras

Introdução inadequada em estruturas como músculo peitoral, pleura e pulmão, e infecções.

e. Fragmentação do fio-guia.

Recomenda-se a ressecção da peça com bisturi (frio ou elétrico) dada a maior possibilidade de o fio metálico ser cortado com tesoura. Não parece haver nenhum dano decorrente de pequenos fragmentos do fio permanecerem na mama, mas há relatos de migração de fragmentos longos para outras partes do corpo (pleura, pulmão, mediastino e outras). Tal fato ocorre somente dez vezes em mais de 6 mil procedimentos.[20-22]

Aspectos cirúrgicos práticos da biópsia orientadas por fio-guia (Figuras 12.68 a 12.72)[23]

A. Secção com tesoura do excesso de fio.

B. Marcação na pele da projeção da lesão suspeita.

C. Incisão na pele.

D. Identificação a céu aberto do fio metálico.

E. Tração do fio metálico e exteriorização pela incisão.

F. Dissecção e ressecção da região correspondente à lesão mamográfica.

G. Exploração digital da loja dissecada.

H. Estudo radiológico da peça.

I. Hemostasia e fechamento da pele.

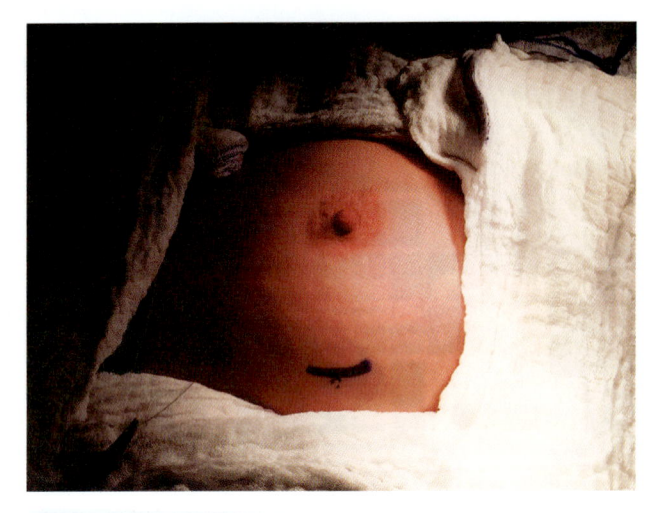

Figura 12.68 Secção com tesoura do excesso de fio e marcação na pele da projeção da lesão suspeita.

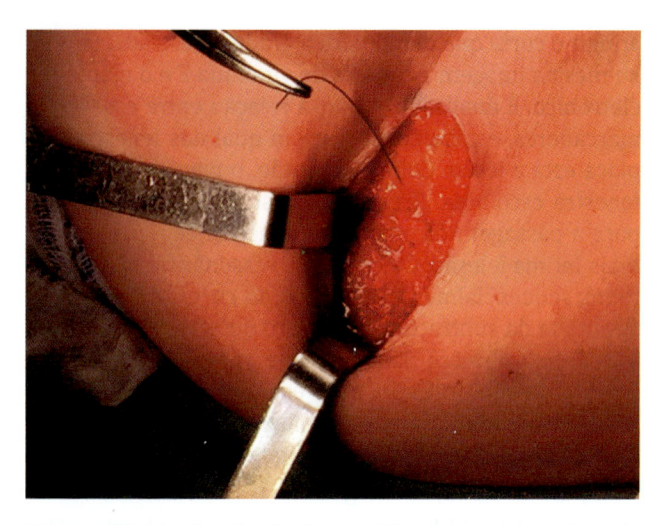

Figura 12.70 Tração do fio metálico e exteriorização pela incisão.

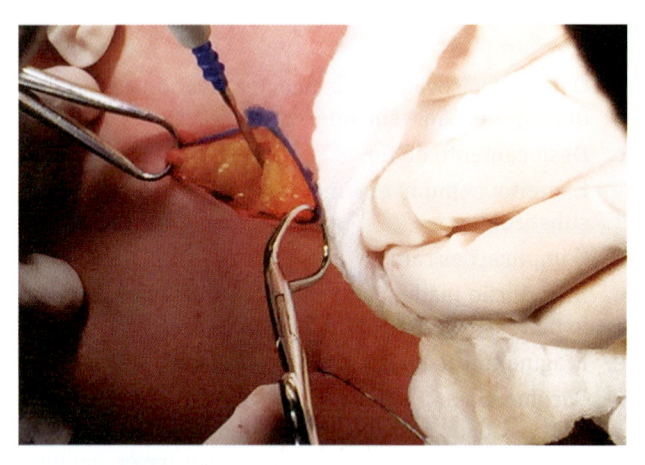

Figura 12.69 Incisão na pele sempre próxima à lesão, e não junto da entrada da agulha.

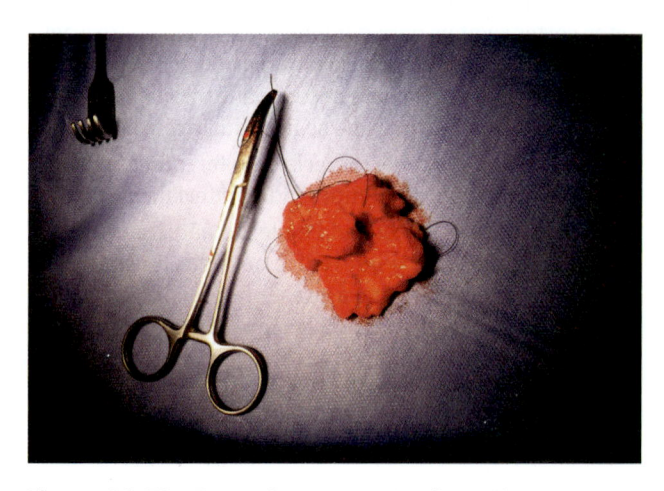

Figura 12.71 Dissecção e ressecção da região correspondente à lesão mamográfica.

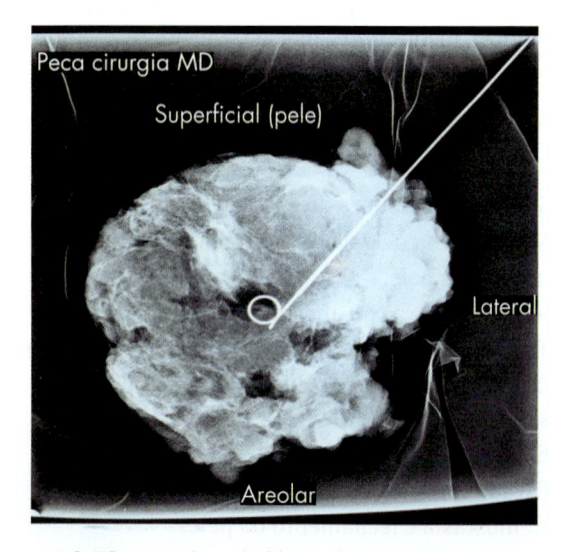

Figura 12.72 Estudo radiológico da peça.

REFERÊNCIAS BIBLIOGRÁFICAS

1. Kopans DB, editor. Imagem da mama. 2 ed. Rio de Janeiro: Revinter; 2000. p. 637.

2. Homer MJ, et al. Prebiopsy needle localization: methods, problem and expected results. Raiol Clin North Am 1992; 30(1):139-53.

3. Heywang-Köbrunner SH, et al. Mama--diagnóstico por imagem. Rio de Janeiro: Revinter; 1999. p.112.

4. Basset LW, et al. Presurgical needle localization. Philadelphia: WB Saunders; 1997. p. 243.

5. Agulillar V, et al. Norma Medicis mama--diagnóstico por imagem: mamografia, ultra-sonografia-ressonância magnética. Rio de Janeiro: Revinter; 2009. p. 587.

6. Kemp C, et al. Lesões não palpáveis da mama: diagnóstico por imagem. Rio de Janeiro: Revinter; 2003. p.173.

7. Chen HH, et al. Needle localization of nonpalpable breast lesions with a portable dual-grid compression system. Radiology 1989;170(3 Pt 1):687-90.

8. Bolmgren J, et al. Stereotaxic instrument for needle biopsy of the mamma. AJR Am J Roentgenol 1977;129(1):121-5.

9. Fajardo LL, et al. A comprehensive approach to stereotactic breast biopsy. Cambridge (MA): BlackwellScience; 1999.

10. Hendrik RE, et al. Principles of stereotatic mammography and quality assurance. In: Parker SH, et al. Percutaneos breast biopsy. New York: Raven Press; 1993. p. 49.

11. D'Orsi CJ, et al. Interventional breast ultrasonography. Semin Ultrasound CT MR 1989;10(2):132-8.

12. Fornage BD. Interventional ultrasound of the breast. In: MCGahan JP, editor. Interventional ultrasound. Baltimore: Willians & Wilkins; 1990. p.71.

13. Latrenta LR, et al. Breast lesions detected with MR imaging: utility and histopathologic importance of identification with us. Radiology 2003;227(3):856-8.

14. Morris EA. Review of breast MRI: indications and limitations. Semin Roentgenol 2001;36(3):226-9.

15. Camargo Júnior HS. Agulhamento por ressonância magnética: descrição da técnica. Rev Bras Mastol 2008;18(3):122-7.

16. Brandão A, editora. Ressonância magnética da Mama. Rio de Janeiro: Revinter; 2010. p.521.

17. Heerdt A. The surgeons's perspective. In: Morris E, et al. Breast MRI: diagnosis and intervention. New York: Springer; 2005. p.273.

18. Frei KA. et al. MR imaging of breast patients with positive margins after lumpectoy: influence of the time inerval between lumpectomy and MR imaging. AJR Am J Roentgenol. 2000;176(6):1577-12.

19. Liberman L. Magnetic ressonance imaging guided needle localization. In: Morris E, et al. Breast MRI: diagnosis and intervention. New York: Springer; 2008. p.280.

20. Tykka H, et al. Pneumothorax caused by hooked wire localization of impalpable breast lesion detected by mammography. Breast 1993; 109(3):227-30.

21. Homer MJ. Transection of the localization hooked wire during biopsy. AJR Am J Roentgenol 1983;141(5):929-30.

22. Helvie MA, et al. Localization and needle aspiration of breast lesions: complications in 370 cases. AJR Am J Roentgenol 1991; 157(4):711-4.

23. Barros AC, et al. Aspectos práticos da biópsia de lesões mamárias não palpáveis orientada por fio guia. Rev Bras Mastol 1996;6(3):133-7.

12.2.4.2 Roll – Localização Pré-Operatória de Lesões Impalpáveis

■ **Mario Luiz Castiglioni** ■ **Simone Elias** ■ **Juliana Silva Fernandes**

ROLL (*radioguided occult lesion localization*) ou cirurgia radioguiada

É um método de localização intraoperatória de lesões impalpáveis por uma sonda de detecção de radiação gama, que recebe o sinal de radiação do material previamente injetado na lesão a ser retirada.[1,2]

SNOLL (*sentinel node and occult lesion localization*)

É a mesma técnica da cirurgia descrita antes, acrescentando-se a localização e biópsia do linfonodo sentinela, assim permitindo sua exérese.[1,2]

Linfonodo sentinela (LS)

É o primeiro linfonodo que recebe a linfa proveniente da drenagem da mama e representa o estado do conjunto linfonodal. Sua utilização baseia-se na premissa de que são os linfonodos de maior risco para metástases do câncer e que, se forem negativos, os linfonodos remanescentes serão também negativos. Seu principal objetivo é evitar a dissecção linfonodal locorregional ampla. O mesmo material radioativo injetado para a cirurgia radioguiada drenará para o primeiro linfonodo da base de drenagem da lesão, possibilitando a identificação seguida de sua exérese para biópsia e o planejamento cirúrgico.[3]

Sondas Gama (*Gamma Probe*)

É um equipamento composto por duas partes: um sistema de detecção de radiação gama, (a própria sonda que contém um cristal cintilador); e um sistema eletrônico, em que o sinal é amplificado, processado e visualizado por meio de um *display* analógico ou digital. Os cristais cintiladores mais utilizados nas sondas gama são à base de iodeto de sódio [NaI(Tl)] e iodeto de césio [CsI(Tl)]. Esses cristais apresentam a vantagem de possuir elevado número atômico e alta massa específica, o que contribui para o aumento do coeficiente de absorção para a radiação gama. Ainda, a presença de um colimador na janela de entrada da sonda incrementa o seu poder de resolução, contribuindo para a precisa identificação do LS.[1,2]

Radiotraçadores

O radiotraçador ideal deve permitir a visualização de um único linfonodo sentinela, no entanto, pode ocorrer visualização de mais de um. A modalidade e o tempo de visualização do LS, como forma de área hipercaptante, variam conforme a dimensão da partícula utilizada.[4,5]

O emprego de microcoloides de pequeno diâmetro (inferior a 50 mm) possibilita a visualização rápida do LS e, sucessivamente, da cadeia linfática restante. Os traçadores de maior diâmetro (partículas de albumina humana de diâmetro < 80 mm) se movem mais lentamente no interior dos vasos linfáticos; sendo assim, o LS capta de maneira seletiva o radiofármaco e reduz a difusão aos linfonodos sucessivos. O uso de partículas coloidais de dimensões maiores permite a visualização, na maioria dos casos, exclusivamente de um LS. Moléculas muito grandes como o macroagregado de albumina (MAA) possuem mobilidade quase nula, e por isso são ideais para ROLL.

Assim, as moléculas principais a serem utilizadas por um serviço de Mastologia são: MAA (molécula muito grande, ideal somente para ROLL), dextran-70 (polissacarídeo composto por várias moléculas de glicose) e fitato (ácido fítico em forma de sal). Fitato e dextran-70 apresentam bons resultados para ROLL (mas inferiores aos resultados do MAA) e para SNOLL (sendo que o fitato apresenta melhores resultados para LS por permitir identificação de menor número de LS).[4,5]

Pré-operatório: administração do material radioativo

De preferência no mesmo dia ou no fim do dia anterior à cirurgia, procede-se à injeção do material marcado com o isótopo radioativo (radiocoloide marcado com ^{99m}Tc). Essa injeção poderá ser intralesional ou perilesional. Em situações em que apenas a marcação do LS for indicada, a injeção intradérmica sobre a lesão ou periareolar será suficiente. Nestas duas últimas, quando há necessidade somente da localização do linfonodo sentinela. A introdução do material marcado pode ser realizada à mão livre, sob orientação ultrassonográfica ou estereotáxica (mamografia).[6,7] Após a injeção, o material radioativo drena com a linfa numa velocidade que é inversamente proporcional ao tamanho da sua partícula. As partículas de tamanho maior ficam retidas indefinidamente no local da injeção, e as partículas menores tendem a migrar e até ultrapassar o primeiro linfonodo, dirigindo-se para os linfonodos do segundo e do terceiro nível. Esse processo de drenagem pode durar horas.

Radiocoloides com grandes partículas são adequados para ROLL (estanho coloidal, macroagregado de albumina) pelo seu tempo de permanência no local da injeção. Já para SNOLL, os de menor partícula (fitato, dextran-70) são mais eficazes.[4,5]

A atividade ideal é de 10 a 15 MBq, em um volume de 0,2 a 0,3 mL. Para injeção no mesmo dia do procedimento, o volume utilizado deverá ser de 0,1 a 0,2 mL, com atividade de 37 a 55,5 MBq, no máximo.[1,2]

> **Nota:** Becquerel (Bq) é a unidade de medida de atividade no sistema internacional (l MBq = 10^3 Bq). O Curie (Ci) era utilizado primeiramente como medida, e é mantido por conveniência e tradição na referência da atividade em alguns centros (1 mCi = 37 MBq)

Aquisição das imagens

Faz-se uma imagem do tórax na gamacâmera para se visibilizar o local de injeção e da drenagem linfática com os braços completamente abduzidos. A maioria da linfa drena para os linfonodos axilares, e apenas 3% drenam para a cadeia mamária interna.

O linfonodo sentinela é marcado sobre a pele, preferencialmente em dois planos (anterior e lateral) para auxiliar na posterior manipulação cirúrgica.

Técnica cirúrgica

ROLL e SNOLL são, basicamente, a mesma técnica em leitos cirúrgicos distintos (mama e axila). Durante a cirurgia, a sonda de detecção de raios gama deverá ser encoberta com uma capa estéril para sua utilização no campo operatório. A confirmação do local da lesão deve ser feita rastreando-se sobre a pele o ponto de maior atividade, a partir das marcas previamente feitas, orientando sua excisão. Após a remoção, a sonda é direcionada para a peça cirúrgica (agora colocada afastada do campo operatório) para comprovar a retirada da área correta.

Posteriormente, a sonda é direcionada para a cavidade cirúrgica a fim de verificar a presença de eventual atividade radioativa persistente. Na presença de atividade radioativa acima de 10% da máxima captação, nova dissecção deve ser realizada para a completa remoção da lesão. Os mesmos procedimentos deverão ser realizados para a exérese do LS.

Proteção radiológica

É procedimento seguro tanto para a paciente como para os profissionais envolvidos no processo de realização do método.

A equipe médica, de enfermagem e os técnicos envolvidos no procedimento poderão utilizar dosímetros pessoais, embora a exposição para os níveis de atividade empregados seja extremamente baixa.

A dose de radiação estimada para as mãos do cirurgião é de 5 a 94 μSv por paciente, que fica muito abaixo, por exemplo, da radiação recebida anualmente de fontes naturais, que é de 3 mSv.[1,2]

Descarte do material

Todo o material utilizado durante o procedimento (seringa, agulhas e luvas) deverá ser segregado em compartimento blindado e assim permanecer, sendo monitorado e liberado quando a atividade atinge níveis que permitem o seu descarte no lixo hospitalar comum, o que ocorre geralmente após 48 horas. Essa etapa deverá ser adequadamente orientada pelo profissional de radioproteção.[1,2]

■ ATUALIZAÇÃO

Desde 2004, alguns autores têm utilizado uma técnica alternativa para a identificação de linfonodo sentinela, dispensando a linfocintilografia, com excelentes resultados.[8,9] Em nosso meio, Delazeri *et al.* (2010) avaliaram a eficácia da injeção intraoperatória do dextran 500 marcado com ^{99m}Tc em 73 pacientes. Realizaram a injeção após a indução anestésica na região periareolar e, após um período máximo de 20 minutos, verificaram a marcação com a sonda gama. A taxa de identificação foi de 100%.[10]

O serviço de Mastologia da Unifesp adota essa prática como mais uma alternativa para marcação do LS, desde 2013. Com uma logística interessante, essa opção, além da segurança oncológica, permite maior conforto à paciente e agilidade à equipe médica.

REFERÊNCIAS BIBLIOGRÁFICAS

1. Kemp C, et al. Localização pré-cirúrgica de lesões não palpáveis e pesquisa do linfonodo sentinela. In: Girão MJBC, et al. Ginecologia. Barueri (SP): Manole; 2009.

2. Castiglioni MLV, et al. Mastologia: condutas atuais. Editor da série: Nazario ACP. São Paulo. Manole, 2014. p.269-74. (Série Mastologia, Nazario ACP, editor)

3. Veronesi U, et al. A randomized comparison of sentinel-node biopsy with routine axillary dissection in breast cancer. N Engl J Med 2003;349(6):546-53

4. Masiero PR, et al. Scintigraphic sentinel node detection in breast cancer patients: paired and blinded comparison of

99mTc dextran 500 and 99mTc phytate. Nucl Med Commun 2005;26(12):1087-91.

5. Dauphine CE, et al. Intraoperative injection of technetium--99m sulfur colloid is effective in the detection of sentinel lymph nodes in breast cancer. Am J Surg 2006;192(4):423-6.

6. Maza S, et al. Peritumoural versus subareolar administration of technetium-99m nanocolloid for sentinel lymph node detection in breast cancer: preliminary results of a prospective intra-individual comparative study. Eur J Nucl Med Mol Imaging 2003;30(5):651-6.

7. Gray RJ, et al. A concordance study of subareolar and subdermal injections for breast cancer sentinel lymph node mapping. Am J Surg 2004;188(4):423-5.

8. Layeeque R, et al. Intraoperative subareolar radioisotope injection for immediate sentinel lymph node biopsy. Ann Surg 2004;239(6):841-5.

9. Stell VH, et al. Effect of intraoperative radiocolloid injection on sentinel lymph node biopsy in patients with breast cancer. Ann Surg Oncol 2009;16(8):2300-4.

10. Delazeri GJ, et al. Injeção intraoperatória de dextran-500--99m-tecnécio para \identificação do linfonodo sentinela em câncer de mama. Rev Bras Ginecol Obstet. 2010; 32(10):486-90.

12.2.4.3 Ultrassom Intraoperatório

■ Eduardo Carvalho Pessoa ■ Benedito de Sousa Almeida Filho

■ INTRODUÇÃO

A ultrassonografia intraoperatória é um método não invasivo, dinâmico, simples e confortável para localizar lesões intramamárias com transdutor ultrassonográfico no ato cirúrgico. Foi inicialmente desenvolvida no final da década de 1980 por Schwartz *et al.* como uma alternativa para localização de tumores não palpáveis e, desde a sua introdução, várias pesquisas têm sido realizadas para validação de seu uso em inúmeras outras situações, como no auxílio de exérese de lesões palpáveis e na obtenção de margens livres em caso de lesões malignas.[1]

O grande atrativo do ultrassom (US) neste contexto se deve às propriedades inerentes ao método, uma vez que a propagação de onda ultrassônica é altamente dependente das características do tecido, incluindo estrutura celular, densidade e heterogeneidade da microestrutura histológica; sendo, portanto, capaz de diferenciar com precisão o tecido mamário normal do patológico. Além disso, possibilita um controle contínuo e imediatamente disponível para o cirurgião tanto durante o ato cirúrgico quanto após a retirada da lesão, por meio de avaliação direta da peça *ex vivo*.[2]

A seguir, apresentamos uma avaliação detalhada dos benefícios atuais desse método para lesões palpáveis e não palpáveis, bem como sua técnica e limitações.

■ LESÕES PALPÁVEIS

Lesões mamárias benignas e malignas palpáveis comumente são retiradas com base nas percepções tácteis do cirurgião. Especificamente em relação a lesões malignas, já foi demonstrado que a estimativa precisa do seu tamanho é importante fator preditivo quanto à necessidade de reexcisões. Além disso, sabe-se que o método de orientação com base na palpação tem grande risco de sub ou superestimação desta variável, o que pode comprometer o desfecho tanto clínico quanto cosmético do tratamento. Considerando que lesões palpáveis são geralmente detectadas por US, esse método acaba se tornando excelente ferramenta para orientação intraoperatória. De fato, estudos demonstram que a exérese guiada por US fornece melhores taxas de resultado cirúrgico, maiores taxas de margens livres e consequente redução da necessidade de reexcisões. Eggemann *et al.* observaram que a taxa de ampliação de margens duran-te a cirurgia foi de 28,5% para lesões guiadas por palpação e apenas 11,1% para aquelas guiadas por US. Além disso, a excisão guiada por US foi associada a maior sensibilidade (52,7%) e especificidade (97,5%) em comparação com a guiada por palpação (15,5% e 65,9%, respectivamente).[3]

Com relação ao volume de tecido removido, há maior tendência na retirada de menos quantidade com a cirurgia guiada por US intraoperatório. Um recente estudo multicêntrico, COBALT (*cosmetic outcome of the breast after lumpectomy treatment*), em que 134 pacientes com câncer palpável de estadiamento T1 ou T2 foram submetidas à cirurgia conservadora guiada por palpação ou US, mostrou que o auxílio ultrassonográfico reduziu de forma dramática a taxa de margem comprometida, ao passo que o volume removido foi duas vezes maior no grupo submetido à cirurgia guiada por palpação.[4] Já no estudo de Moore *et al.*, observou-se que o volume de produtos de exérese em cirurgia conservadora de carcinomas ductais invasivos palpáveis foi menor no grupo guiado por US ($104~cm^3$) em relação ao guiado por palpação ($114~cm^3$), com maior média de margens livres (7,6 *vs* 4,8 mm, respectivamente).[5] De forma semelhante, Krekel *et al.* relataram que a cirurgia guiada por US propiciou menores volumes de excisão em comparação com aquela cirurgia guiada por palpação em pacientes com câncer palpável (38 *vs* 57 cm^3; p = 0,002).[4]

A baixa acurácia do método guiado por palpação poderia ser explicada em parte pelo fato de que, em face de tecido mamário denso ou alterações benignas, como fibrose, poderiam limitar a discriminação tátil do cirurgião, aumentando o volume de tecido removido.[6]

■ LESÕES NÃO PALPÁVEIS

Vários métodos têm sido preconizados para localização e exérese de lesões não palpáveis, tais como agulhamento, ROLL (localização radioguiada de lesão não palpável) e carvão ativado.[7] Assim como esses métodos, desde os primeiros estudos da década de 1980, a ultrassonografia intraoperatória tem se mostrado viável e segura; apresentando superioridade em obter margens livres em relação à exérese guiada por agulhamento.

Os resultados de séries atuais de estudos vêm se mostrando ainda mais satisfatórios quando os dois métodos são associados; técnica essa que consiste no agulhamento da lesão guiado por US no momento do ato cirúrgico, sem os incômodos e desvantagens inerentes ao procedimento pré-operatório (como maior desconforto para a paciente, risco de mobilização e deslocamento da agulha e ausência do cirurgião no ato do agulhamento).[8]

■ TÉCNICA

- Análise de imagens ultrassonográficas pré-operatórias, caso sejam disponíveis, para correlação com os achados no ato cirúrgico;
- Regulação das propriedades do ultrassom, como frequência, brilho, profundidade e foco. Certificar que o transdutor está posicionado no sentido correto da imagem;
- Localizar a lesão, avaliar os eixos transverso e craniocaudal e determinar o centro. Especialmente para avaliação da distância da lesão à pele e planos profundos, evitar compressão pelo risco de subestimar ou deslocar o tecido (Figura 12.73);
- Dermatografia (Figura 12.74) – marcação cutânea correspondente às bordas da lesão ou margens desejáveis em pelo menos dois planos perpendiculares com posterior planejamento da incisão cutânea (no caso da técnica combinada com agulhamento, pode-se inserir a agulha direcionada de forma paralela ao maior eixo do transdutor neste momento);
- Os procedimentos devem ser realizados com técnicas adequadas de antissepsia, incluindo o encapamento estéril do cabo e ponta do transdutor, uso de gel acústico (por exemplo, xilocaína gel)

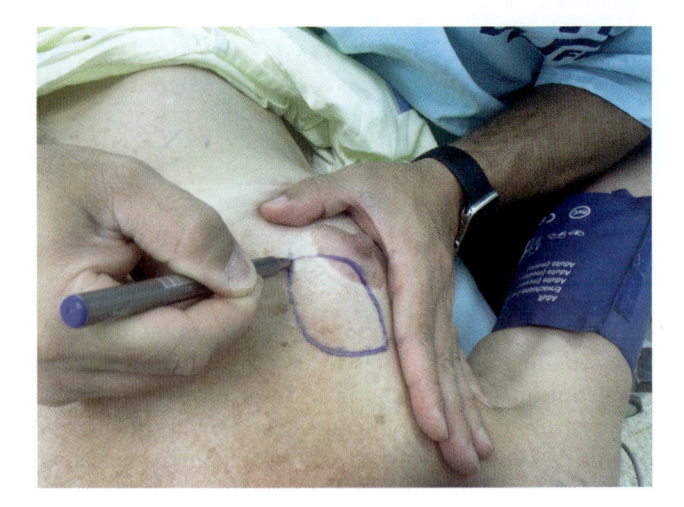

Figura 12.74 Marcação cutânea.

na interface entre o transdutor e a camisinha e solução estéril entre o transdutor e o tecido (por exemplo, solução de digliconato de clorexidina degermante 2%) (Figura 12.75);

- Incisão e delimitação do retalho cutâneo com posterior confirmação por US do local e limites da lesão (Figura 12.76);
- Durante todo o ato cirúrgico, repetidas avaliações ultrassonográficas podem ser praticadas com diferentes posicionamentos do transdutor para confirmação e adequação de margens;
- Após exérese e marcação da lesão, pode-se avaliar *ex vivo* a peça para confirmar sua exérese completa e/ou demarcar margens livres (Figura 12.77).

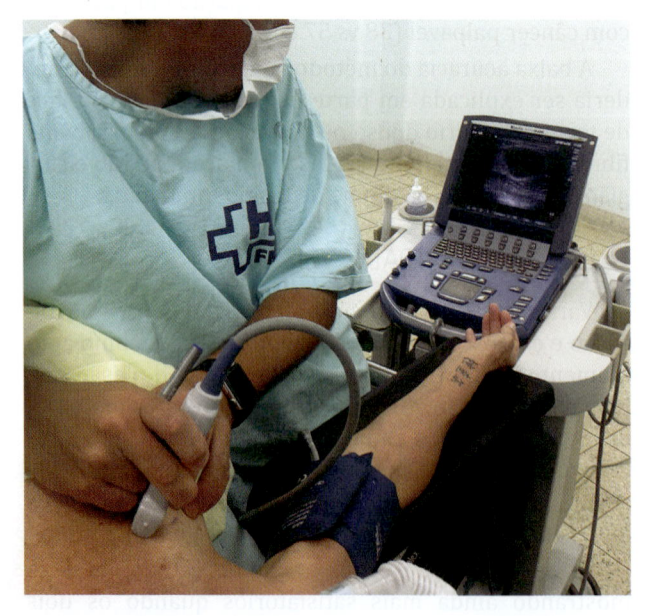

Figura 12.73 Localização da lesão.

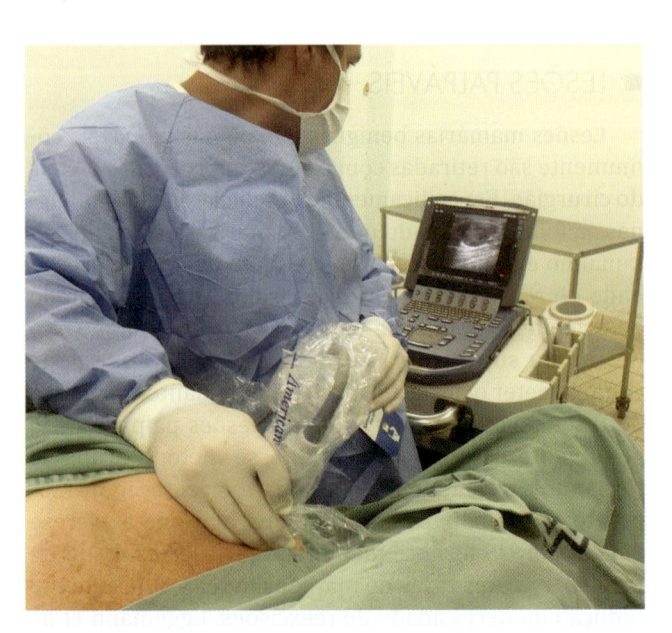

Figura 12.75 Localização da lesão em campo estéril.

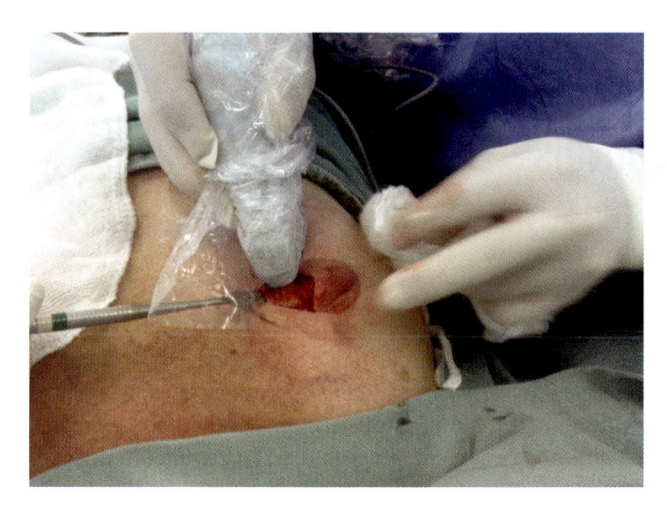

Figura 12.76 Incisão cutânea e confirmação da localização.

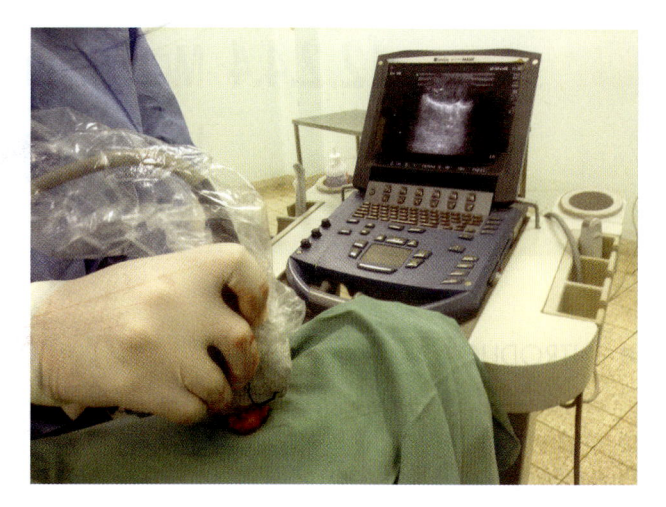

Figura 12.77 Controle ultrassonográfico pós-exérese.

Nesse momento, deve-se ter o cuidado de verificar diversos eixos e posicionamentos da peça para evitar subestimação das margens axiais por compressão excessiva.

■ LIMITAÇÕES

Importante limitação do método são certamente as propriedades da avaliação, que dependem tanto das características e qualidade de imagem pelo aparelho quanto da capacidade e experiência do operador. Alguns estudos mostram que, diferentemente da qualificação do US de rastreamento ou diagnóstico, o método intraoperatório (por ser mais específico e com menor número de variáveis) tem menor curva de aprendizagem, sendo necessárias de 10 a 15 práticas para adequada capacitação em casos de lesões palpáveis.[9,10]

Outra limitação importante do método é que, em lesões não palpáveis, o US intraoperatório tem viabilidade apenas quando elas são claras e completamente visíveis, comprometendo seu uso, em especial, em casos de microcalcificações ou lesões com componente intraductal. Nesses casos, outros métodos de imagem como a mamografia ou a técnica combinada (agulhamento pré-operatório e US intraoperatório) poderiam ser indicados.[11]

■ CONCLUSÃO

Em resumo, o uso intraoperatório da ultrassonografia permite uma avaliação direta, dinâmica e adequada tanto de lesões palpáveis quanto não palpáveis da mama, fornecendo resultados clínicos e estéticos comparáveis e até melhores que outros métodos de localização. Além disso, por ser exame realizado pelo próprio cirurgião, tem a vantagem de garantir uma melhor impressão da localização, características e profundidade da lesão, possibilitando a abordagem cirúrgica, desde a incisão até a avaliação *ex vivo*.

REFERÊNCIAS BIBLIOGRÁFICAS

1. Pan C, et al. Intraoperative ultrasound guidance is associated with clear lumpectomy margins for breast cancer: a systematic review and meta-analysis. Plos One 2013;8(9):e74028.
2. Eichler C, et al. Intraoperative ultrasound: improved resection rates in breast-conserving surgery. Anticancer Res 2012;32(3):1051-6.
3. Eggemann H, et al. Ultrasonography-guided breast-conserving surgery is superior to palpation-guided surgery for palpable breast cancer. Clin Breast Cancer 2014;14(1):40-5.
4. Krekel NM, et al. Intraoperative ultrasound guidance for palpable breast cancer excision (COBALT trial): a multicentre, randomised controlled trial. Lancet Oncol 2013;14(1):48-54.
5. Moore MM, et al. Intraoperative ultrasound is associated with clear lumpectomy margins for palpable infiltrating ductal breast cancer. Ann Surg 2001;233(6):761-8.
6. Atkins J, et al. Positive margin rates following breast-conserving surgery for stage I-III breast cancer: palpable versus nonpalpable tumors. J Surg Res 2012;177(1):109-15.
7. Olsha O, et al. Resection margins in ultrasound-guided breast-conserving surgery. Ann Surg Oncol 2011;18(2):447-52.
8. Bouton ME, et al. Intraoperative ultrasound can facilitate the wire guided breast procedure for mammographic abnormalities. Am Surg 2011;77(5):640-6.
9. Haloua MH, et al. Ultrasound-guided surgery for palpable breast cancer is cost-saving: results of a cost-benefit analysis. Breast. 2013; 2(3):238-43.
10. Davis KM, et al. Intraoperative ultrasound can decrease the re-excision lumpectomy rate in patients with palpable breast cancers. Am Surg 2011;77(6):720-5.
11. Fisher CS, et al. Ultrasound-guided lumpectomy for palpable breast cancers. Ann Surg Oncol 2011;18(11):3198-203.

12.2.4.4 Marcação Pré-operatória de Lesões Impalpáveis – Carvão

■ Vinicius Milani Budel ■ Maria Helena Louveira

■ INTRODUÇÃO

O uso dos métodos de imagem, particularmente da mamografia, no rastreamento do câncer de mama, tornou possível a identificação de um número cada vez maior de lesões iniciais, de pequenas dimensões e, em sua maioria, impalpáveis. E sempre que a análise criteriosa da imagem de uma lesão indicar sinais que sugiram algum risco de malignidade, sua avaliação cito ou histopatológica torna-se imprescindível.[1,2,3]

Em se tratando de lesões impalpáveis, a biópsia percutânea ou a biópsia cirúrgica precedida por marcação representam as duas técnicas possíveis de serem utilizadas com o objetivo de obter material da lesão para análise histológica, e ambos os procedimentos dependem da orientação de alguma modalidade de imagem.

O método de imagem que irá guiar o procedimento será aquele onde a lesão é melhor identificada, podendo ser a mamografia, a ultrassonografia ou a ressonância magnética.

A marcação pré-cirúrgica, por definição, é a demarcação de uma lesão mamária por meio de um marcador, previamente ao ato cirúrgico, de forma a torná-la visível e identificável pelo cirurgião. O marcador pode ser um fio metálico, radioisótopo ou suspensão de carvão. Dessa forma, o cirurgião consegue identificar o alvo preciso a ser removido, poupando o máximo de tecido não acometido e permitindo um bom resultado estético nas cirurgias conservadoras.[3,4]

Os primeiros relatos do uso do carvão vegetal estéril para marcação pré-cirúrgica de lesões mamárias impalpáveis datam de 1979. No entanto, a literatura publicou o método em 1987, quando Dagnelli et al. descreveram a utilização do carvão com esse intuito, demonstrando sua inocuidade no tecido mamário e algumas vantagens em relação ao agulhamento pré-cirúrgico.[5,6,7]

Embora o agulhamento pelo fio metálico seja considerado padrão ouro na marcação pré-operatória de lesões mamárias impalpáveis, a marcação com suspensão de carvão a 4% tem sido empregada em todo o mundo e no Brasil, principalmente na região Sul. Alguns autores relatam maior facilidade técnica para a visualização e retirada cirúrgica das lesões quando da marcação pré-operatória com carvão.[2,3,4,8]

A injeção da suspensão de carvão pode ser direcionada pelas diversas modalidades de imagem (mamografia, ultrassonografia ou ressonância magnética) e sua técnica de aplicação é semelhante à efetuada no agulhamento pré-cirúrgico, diferenciando-se apenas na fase final, quando, ao invés de deixar o fio metálico delimitando a lesão, faz-se a injeção de pequena quantidade da suspensão de carvão adjacente a ela, suficiente para que o cirurgião tenha acesso visual à zona de interesse (Figura 12.78).

■ INDICAÇÕES DA MARCAÇÃO PRÉ-CIRÚRGICA COM CARVÃO

As indicações do uso de carvão para marcação pré-operatória são as mesmas relacionadas aos outros métodos de marcação, ou seja, utilizando o fio metálico (agulhamento) ou radiofármaco (*Radioguided occult lesion localization* – ROLL), e estão listadas a seguir:[1,3,4,9]

1. Lesão maligna impalpável, confirmada por biópsia percutânea prévia;
2. Lesões mamárias submetidas à biópsia percutânea com resultado inconclusivo ou com possibilidade de subestimação diagnóstica, que necessitam de excisão para melhor diagnóstico histológico (por exemplo, hiperplasia ductal atípica, neoplasia lobular, lesão papilífera);
3. Discordância entre o resultado histopatológico obtido por biópsia percutânea com o aspecto de imagem;
4. Material insuficiente obtido por biópsia percutânea;
5. Lesões mamárias suspeitas para malignidade e que não puderam ser avaliadas por biópsia percutânea pelas dificuldades técnicas, como lesões muito profundas ou muito próximas da pele em mama com pequena espessura.

Outra aplicação do carvão é a marcação de lesões malignas extensas, cujo tratamento incluirá quimioterapia neoadjuvante.

Está em andamento no setor de Mastologia do Hospital de Clínicas da UFPR, trabalho que utiliza suspensão de carvão para marcar lesões mamárias extensas com diagnóstico de câncer em pacientes

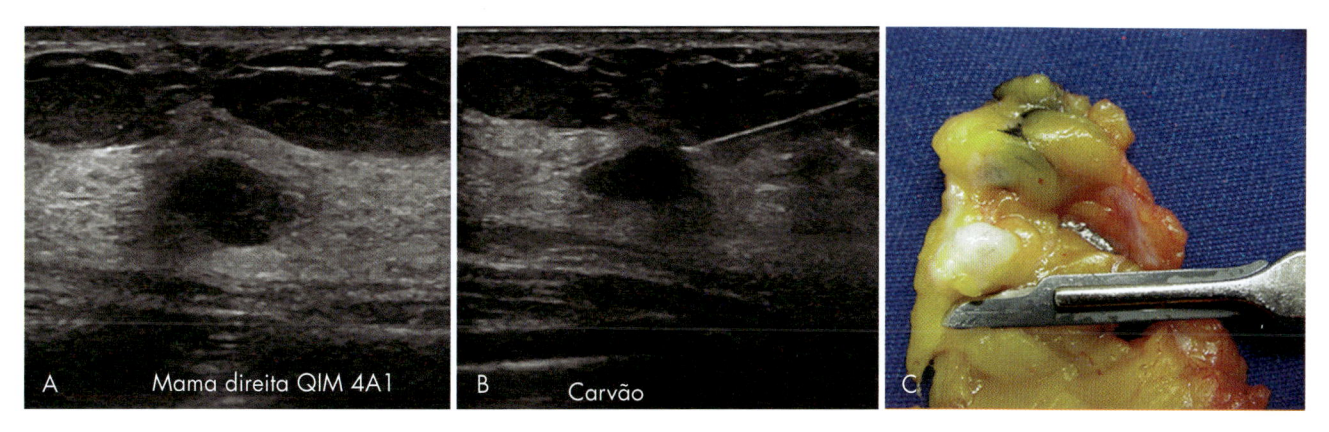

Figura 12.78 Marcação com carvão a 4% orientada por ultrassonografia. **(A)** Nódulo mamário sólido e circunscrito na mama direita, **(B)** posicionamento da agulha junto ao contorno da lesão para a injeção do carvão e **(C)** peça cirúrgica demonstrando a retirada do nódulo que se associa à presença de suspensão de carvão nas suas adjacências.

que serão submetidas a tratamento com QT-neoadjuvante. O intuito é demarcar a lesão antes do início do tratamento, prevendo que a lesão deverá reduzir ou mesmo desaparecer nos métodos de imagem pelo tratamento, o que dificultará sua localização no ato cirúrgico. Esse procedimento também é acompanhado, em alguns casos, de marcação de linfonodo da cadeia axilar, após confirmação por citologia do seu comprometimento secundário por meio de punção aspirativa por agulha fina (PAAF) para posterior remoção cirúrgica (Figura 12.79).

■ TÉCNICA DE INJEÇÃO DO CARVÃO (PASSO A PASSO DO PROCEDIMENTO)

Como em qualquer procedimento, mesmo que minimamente invasivo, aplica-se questionário e termo de consentimento à paciente.

O consentimento informado é a maneira de estabelecer contato com a paciente e prepará-la para o procedimento, esclarecendo dúvidas e fazendo uma anamnese resumida, sobre medicações em uso e histórico de alergias. O documento deve também expor possíveis complicações que, embora de pouca importância clínica, devem ser de conhecimento da paciente.

A injeção do carvão pode ser guiada pela ultrassonografia (US), pela mamografia (MMG) ou pela ressonância magnética (RM), sendo o método de escolha aquele que melhor demonstrar a lesão.[2,4,10,11]

Ressalta-se, porém, que em lesões que são identificadas em mais de um método e que inclua a US, a opção pelo direcionamento por este último é preferível, uma vez que permite realização mais rápida do procedimento, com maior conforto à paciente e segurança quanto à posição da agulha; esta, pela possibilidade de acompanhamento

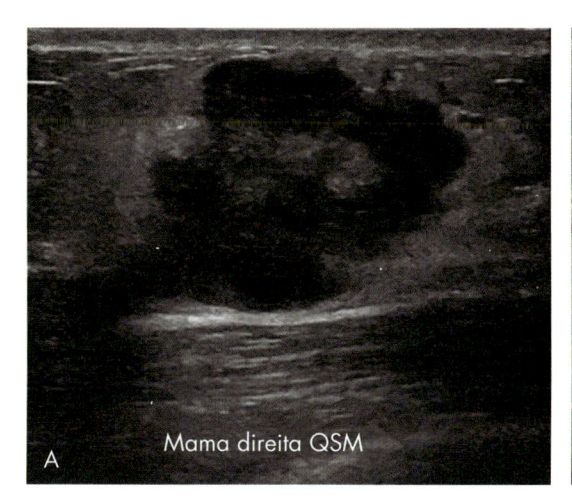
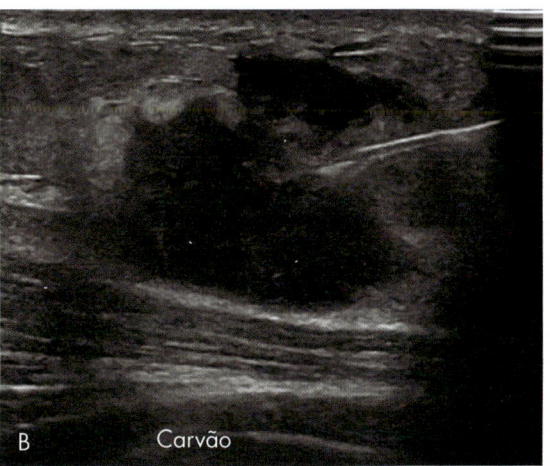

Figura 12.79 Técnica de marcação com carvão de lesão maligna previamente a QT-neoadjuvante. **(A)** Ultrassonografia demonstrando extenso nódulo sólido, irregular, que já foi avaliado histologicamente, compatível com carcinoma ductal infiltrante, e **(B)** posicionamento da agulha-guia no interior da lesão para injeção de carvão previamente ao início do tratamento quimioterápico.

da injeção em tempo real, com a vantagem ainda de proporcionar menor trajeto entre a pele e a lesão.

O carvão não é visível à ultrassonografia no momento da sua injeção. Sua forma de apresentação em suspensão a 4% se difunde adjacentemente à lesão e não pode ser definida. Porém, pode-se observar sua localização na lesão-alvo pela mobilidade dos ecos promovida pela pressão durante sua injeção.

A injeção do carvão é feita após assepsia e anestesia local (lidocaína a 2% sem vasoconstricor – 1 mL) e o material de injeção (agulha) varia de acordo com o método de imagem escolhido. Quando dirigida pela US, emprega-se agulha 16 gauge de 30 mm; quando pela MMG (há necessidade de equipamento de estereotaxia acoplado), utiliza-se agulha para punção espinhal com 20 gauge e 10 cm de comprimento, enquanto na RM há a necessidade de agulha não ferro magnética com 10 cm de comprimento. Faz-se a injeção de 0,5 a 0,7 mL da suspensão de carvão a 4% junto à borda da lesão, e o acesso à agulha deve ser o mais próximo possível da lesão, evitando grandes trajetos (Figura 12.80).

A técnica inicialmente descrita da marcação pré-cirúrgica com carvão orientava a injeção de carvão também no trajeto da lesão até a pele (aproximadamente 1,5 mL). Porém, atualmente, com o domínio da técnica cirúrgica com esse material, os cirurgiões têm preferido o uso do carvão apenas no local da lesão.

Após a injeção, faz-se breve e leve compressão local para evitar refluxo do carvão para a pele e a paciente é liberada.

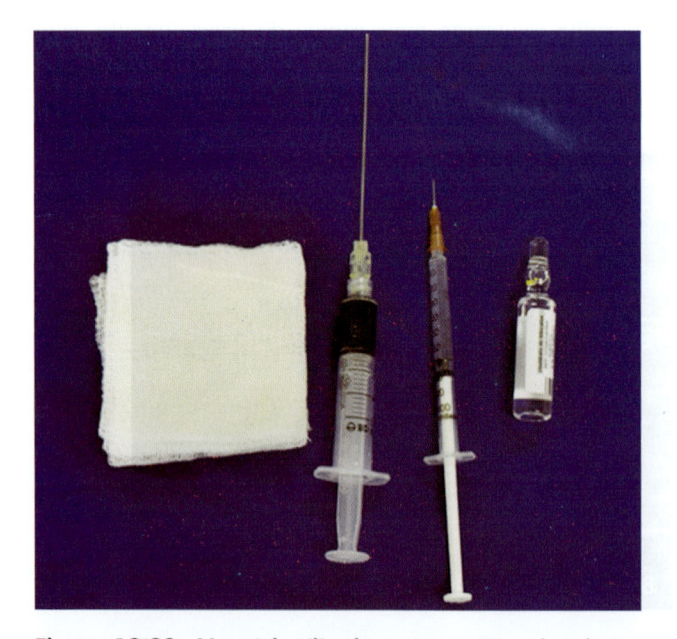

Figura 12.80 Material utilizado na marcação pré-cirúrgica com suspensão de carvão, quando orientada pela mamografia (estereotaxia).

Embora resquícios de carvão possam ser encontrados meses após sua injeção, recomenda-se que a marcação com carvão seja feita até, no máximo, um mês antes da cirurgia.

A técnica cirúrgica para excisar a lesão após a marcação é considerada simples e de alta precisão. O acesso quase sempre é periareolar, buscando-se a identificação visual da área de acúmulo do carvão previamente injetado, que é removido com pequena quantidade de tecido mamário. Faz-se inspeção da peça cirúrgica para verificar a presença de lesão que, eventualmente, pode ser visível macroscopicamente e, no caso de microcalcificações, a realização de incidência mamográfica é recomendada para garantir sua remoção total.

Deve-se esclarecer que a excisão de uma lesão impalpável nem sempre é bem-sucedida. Estudos descrevem índices de insucesso entre 1% e 10% e até 17,9%, porém, com as técnicas mais modernas, esses índices podem ser reduzidos a 1%-3%.[12]

A razão para a falha em remover a lesão pode decorrer de erro no procedimento de localização, sobretudo de pequenos grupos de microcalcificações, pela profundidade da lesão, por haver mais de uma lesão localizada em uma mesma mama, pelo pequeno volume de tecido retirado pela cirurgia e até pela falta de comunicação entre o radiologista e o cirurgião.[2]

O tipo de corante aplicado para marcação é suspensão de carvão de madeira, marca Dideref, com 5 micras de diâmetro ativo diluído em solução salina 0,9%, que é introduzido em pequena quantidade (0,5 a 0,7 mL) a fim de evitar o acúmulo, formando pequena coleção ou a difusão da suspensão no parênquima mamário.

O carvão também pode ser depositado imediatamente após a biópsia com agulha grossa (tipo *core-biopsy*) ou após a biópsia vácuo-assistida, substituindo o clipe metálico e permitindo ao cirurgião identificar a zona biopsiada caso pequenas lesões sejam muito reduzidas ou totalmente retiradas durante a biópsia percutânea.[6]

■ COMPLICAÇÕES DA MARCAÇÃO COM CARVÃO

As complicações clínicas relacionadas à injeção do carvão nas mamas são raras e menos frequentes que nos demais procedimentos diagnósticos da mama (biópsia, por exemplo). Eventualmente pode ocorrer a formação de hematoma ou de processo inflamatório local.[13]

Quando comparado ao deslocamento que pode ocorrer com o fio metálico, o que impossibilita localizar a lesão, na marcação com carvão vegetal isso não ocorre.[14,15]

Quando da exérese cirúrgica de uma lesão mamária, o carvão injetado é totalmente removido. No entanto, por vezes, pode restar pequena quantidade na área cirúrgica e, uma vez que permaneça na mama, o carvão quase nunca interfere nos exames de imagem e passa despercebido na maioria dos estudos.

Porém, a literatura que trata da descrição desse método, suas complicações e seus efeitos tardios nos métodos de imagem é escassa, não havendo referência quanto à demonstração das eventuais imagens formadas pelos granulomas tardios decorrentes da permanência do carvão.

O estudo histopatológico da área onde o carvão foi injetado na mama e que não foi removido cirurgicamente, porque a paciente desiste da excisão cirúrgica após ter afastado o diagnóstico de malignidade, pode demonstrar alterações inflamatórias em diferentes graus relacionadas à reação a corpo estranho.[7]

A intensidade do processo inflamatório pode variar na dependência do seu tempo de exposição e de fatores inerentes a cada paciente que pode desencadear diferentes graus de reação inflamatória. Em período mais tardio, ocorre a formação de um granuloma de corpo estranho.[7]

Na prática, os exames de imagem de pacientes que foram submetidas à marcação de carvão, mas sem remoção cirúrgica posterior, podem, em raras situações, demonstrar sinais relacionados ao carvão, fenômeno mais observado na US.

A forma de apresentação dessas alterações nos métodos de imagem também vai depender de alguns fatores, como: 1) tempo decorrido da injeção do carvão, 2) quantidade de material injetado e 3) grau de reação inflamatória inerente à paciente.

Na US, o granuloma de carvão se mostra como área hiperecogênica indefinida e pode haver sombra acústica posterior. O desconhecimento quanto ao procedimento realizado pode levar ao ultrassonografista uma suspeita diagnóstica, já que essa alteração ultrassonográfica pode ser confundida com carcinoma.

Na MMG, os achados secundários à permanência do carvão costumam ser sutis. Dificilmente sua presença representa fator que dificulta a interpretação mamográfica. Os achados mamográficos visíveis em algumas pacientes são relacionados àqueles característicos dos granulomas e podem estar relacionados à formação de nódulos ou a calcificações agrupadas (Figura 12.81).

A correlação com os exames anteriores e o conhecimento de todo o histórico da paciente obtido por anamnese direcionada, assim como a correlação com a US, podem facilitar o diagnóstico dessas alterações, evitando-se biópsias desnecessárias.

Também a RM pode demonstrar alterações relacionadas à presença do carvão. Nesse caso específico, essas lesões se expressam como nódulos, que podem estar associados à intensa impregnação pelo contraste paramagnético, e o estudo dinâmico do contraste pode demonstrar curva tempo/intensidade de sinal do tipo 3.

Essas características, se dissociadas dos exames anteriores e correlatos (mamografia e US) e de informações relativas ao histórico da paciente, são consistentes, com lesões malignas, o que pode exigir desnecessária biópsia para esclarecimento diagnóstico.

Para evitar esses eventuais transtornos com imagens de permanência da marcação, recomenda-se que a remoção do carvão seja prática de rotina em todos os

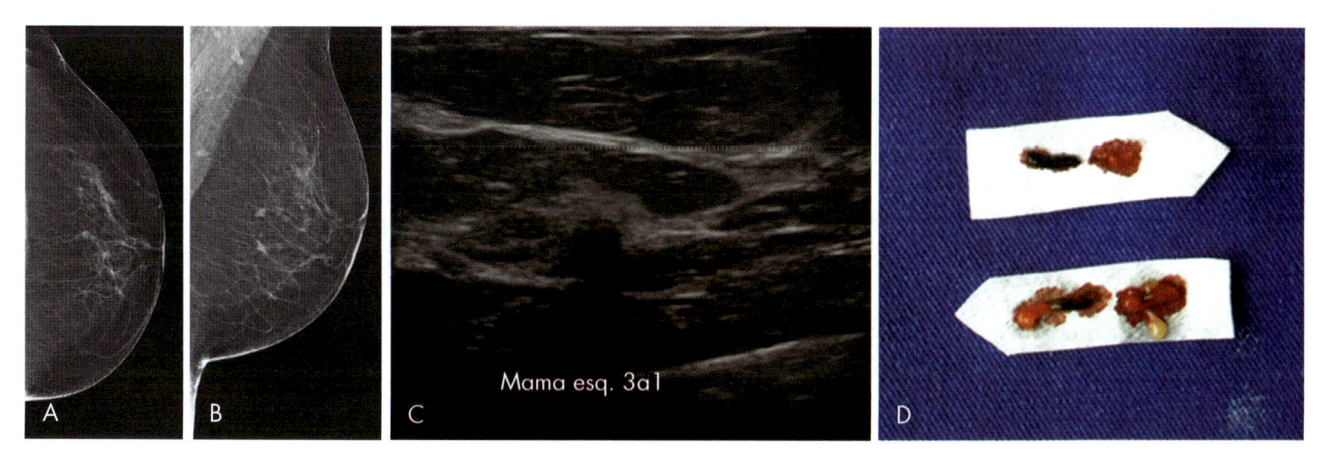

Figura 12.81 Pequeno granuloma de carvão (residual) formando imagem de nódulo na mamografia. **(A e B)** incidências mamográficas craniocaudal e médio-lateral oblíqua demonstrando pequeno nódulo discretamente irregular e com alta densidade na região central da mama esquerda em paciente submetida a marcação com carvão para exérese de microcalcificações, **(C)** ultrassonografia demonstrando correlação com pequeno nódulo hiperecogênico, com intensa sombra acústica posterior e **(D)** fragmentos do nódulo obtidos após biópsia por agulha grossa (*core biopsy*) mostrando material escuro compatível com carvão residual.

casos de marcação prévios, da mesma forma como procedemos no agulhamento prévio.[15]

A Tabela 12.8 resume as principais vantagens e desvantagens de cada método de marcação pré-cirúrgica de lesões mamárias.

Deve ser ressaltado que as três técnicas cirúrgicas envolvendo marcação pré-operatória têm demonstrado bons resultados práticos, e a escolha do tipo de marcação deve ser do cirurgião, na dependência da sua experiência e do seu conhecimento técnico, visando sempre ao acesso seguro à lesão, assim como à remoção da menor quantidade possível de tecido mamário saudável, para que seja alcançado também um bom resultado estético.

Tabela 12.8 Principais vantagens e desvantagens práticas referentes às técnicas de marcação pré-operatória.

Método	Desvantagens	Vantagens
Agulhamento (fio metálico)	■ Possibilidade de deslocamento do fio, dificultando a localização da lesão ■ O fio metálico deve ser posicionado na lesão, no máximo, 24 horas antes da cirurgia	■ Biópsia cirúrgica precedida por agulhamento é considerada padrão-ouro na avaliação de lesões impalpáveis ■ Técnica cirúrgica amplamente difundida ■ Custo médio
Marcação com carvão a 4%	■ Técnica cirúrgica pouco difundida ■ Discute-se se a reação de corpo estranho na área da lesão pode dificultar a avaliação patológica ■ Formação de granuloma de carvão residual pode ter expressão nos métodos de imagem em casos raros	■ Injeção fácil ■ Material inócuo, se não retirado em sua totalidade ■ A injeção pode ser realizada após biópsia, prevendo possibilidade de excisão da lesão. Reduz necessidade de retorno para outro procedimento ■ Baixo custo
Marcação com radiofármaco – ROLL (*Radioguided occult lesion localization*)	■ Necessita logística envolvendo o setor de Imagem e o setor de Medicina Nuclear ■ O radiofármaco deve ser injetado 12 horas antes da cirurgia ■ Alto custo. Envolve o uso do gama-probe	■ Técnica cirúrgica difundida ■ Considerada altamente eficaz na remoção de lesões mamárias impalpáveis

REFERÊNCIAS BIBLIOGRÁFICAS

1. Kopans DB. Interventional procedures in the breast: imaging-guided needle placement for biopsy and the preoperative localization of clinically occult lesions. In: Kopans DB. Breast imaging. 3rd ed. Philadelphia: Lippincott Williams & Wilkins; 2007. p. 890-974.

2. Liberman L, et al. Bracketing wires for preoperative breast needle localization. AJR Am J Roentegenol 2001;177(3):565-72.

3. Paganelli G, et al. Radioguided occult lesion localization in the breast. In: Strauss HW. Radioguided surgery: a comprehensive team approach. New York: Springer; 2008. p. 226-32.

4. Frasson A, et al. Manejo das lesões mamárias não-palpáveis. In: Rietjens M, et al. Cirurgia da mama--estética e reconstrutora. Rio de Janeiro: Revinter; 2007. p. 364-78.

5. Riedl CC, et al. Comparison of wire versus carbon localization of non-palpable breast lesions. Rofo 2002;174(9):1126-31.

6. Mullen DJ, et al. The use of carbon marking after stereotatic large-core-needle breast biopsy. Radiology 2001;218(1):255-60.

7. Budel VM, et al. Lesões impalpáveis da mama marcadas com suspensão de carvão: avaliação de aspectos anatomopatológicos, viabilidade de interpretação e resposta inflamatória. In: 54º Congresso Brasileiro de Ginecologia e Obstetrícia, 2011. Curitiba, PR, 2011. (Resumo).

8. Martinez AM, et al. Radioguided localization of nonpalpable breast lesions: Randomized comparison with wire localization in patients undergoing conservative surgery and sentinel node biopsy. AJR Am J Roentegenol 2009;193(4):1001-9.

9. Paganelli G, et al. Radioguided occult lesion localization (ROLL) in breast cancer: maximizing efficacy, minimizing mutilation. Ann Oncol 2002;13(12):1839-40.

10. Morris EA, et al. Preoperative MR imaging-guided needle localization of breast lesions. AJR. 2002; 178(5):1211-20.

11. Liberman L. Magnetic resonance imaging guided needle localization. In: Morris EA, et al. Diagnosis and intervention. New York: Springer; 2005. p. 280-96.

12. Jackman RJ, et al. Needle-localized breast biopsy: why do we fail? Radiology 1997;204(3):677-84.

13. Helvie MA, et al. Localization and needle aspiration of breast: complications in 370 cases. AJR Am J Roentegenol 1991;157(4): 711-4.

14. Davis OS, et al. Migration of breast biopsy localization wire. AJR Am J Roentegenol 1988;150(4):787-8.

15. Cavalcanti TS, et al. The use of charcoal suspension labeling as an adjunct in the detection of non-palpable breast lesions. In: 33rd Annual San Antonio Breast Cancer Symposium, Texas, 2010. Cancer Res 2010;70:420. (Resumo)

12.2.5 Manejo em Situações Especiais

■ Alexandre Vicente de Andrade ■ Eduardo Borges Coscia

■ INTRODUÇÃO

Embora as biópsias percutâneas de mama apresentem diversas vantagens em relação à cirúrgica na obtenção de material para diagnóstico histológico de uma lesão, alguns cuidados merecem atenção, principalmente em relação à possibilidade de subestimação diagnóstica.

Na biópsia percutânea, nem sempre é retirado material em quantidade adequada para o exame histopatológico, por isso a exérese cirúrgica da lesão é indicada. As lesões que mais frequentemente se encaixam nessa categoria são: as papilíferas, as atípicas e as esclerosantes.

■ LESÕES PAPILÍFERAS

Abrangem um espectro que varia desde o papiloma intraductal ao carcinoma papilífero, com situações intermediárias compostas de graus variáveis de hiperplasia e atipia. Nas lesões papilíferas benignas, incluem-se o papiloma intraductal solitário, papilomas múltiplos intraductais e a hiperplasia ductal atípica dentro de um papiloma. As lesões papilíferas malignas incluem o carcinoma ductal *in situ* (CDIS) associado ao papiloma, o CDIS papilífero, o carcinoma papilífero intracístico e o carcinoma papilífero invasivo.

Os papilomas solitários originam-se em um duto central, são mais comuns em mulheres na fase de transição menopausal e clinicamente podem provocar descarga papilar. Os papilomas múltiplos se originam na unidade dutotubular terminal e, portanto, tendem a ser mais periféricos. Ambas as lesões estão associadas ao aumento no risco de câncer, sendo o risco relativo maior nos papilomas múltiplos do que no papiloma solitário. Pacientes com papiloma solitário ou papilomas múltiplos com atipias apresentam risco mais elevado para câncer de cinco e sete vezes, respectivamente.[1] O papiloma solitário é observado na mamografia como um nódulo redondo ou oval, circunscrito e retroareolar, que pode estar associado à dilatação ductal. Lesões pequenas podem ser ocultas e as calcificações são incomuns. Ecograficamente, podem se apresentar como um nódulo intracístico, no interior de um duto dilatado, ou como um nódulo hipoecoico, circunscrito, mimetizando um fibroadenoma. O *Color Doppler* pode seu útil ao detectar o eixo vascular no interior da lesão.

O papel da ressonância magnética ainda não está bem definido na avaliação dessas lesões. Pode ser útil na avaliação pré-operatória quanto à extensão dos papilomas múltiplos. A ductografia, comumente feita no passado, tem sua importância reduzida no atual arsenal propedêutico. Os exames de imagem têm papel fundamental na identificação, orientação para biópsia e no seguimento das lesões papilíferas. Possuem, no entanto, limitada capacidade de diferenciação entre as lesões papilíferas benignas e malignas.

A característica histológica padrão das lesões papilares é uma proliferação epitelial com um eixo fibrovascular, suportado ou não por uma camada de células mioepiteliais. A ausência de uma camada uniforme de células mioepiteliais sugere malignidade. A diferenciação entre uma lesão papilífera benigna ou maligna pela hematoxilina-eosina pode ser difícil, principalmente diante de material fragmentado, obtido pela biópsia percutânea. A imuno-histoquímica pode ser útil nesse aspecto. Citoqueratinas de alto peso molecular, marcadores de células mioepiteliais e da membrana basal são utilizadas na diferenciação do espectro das lesões papilíferas.[2] O tipo papilífero representa menos de 2% de todos os carcinomas mamários.

A melhor conduta frente a um diagnóstico histológico obtido pela biópsia percutânea de uma lesão papilífera ainda é debate na literatura médica. A presença de atipias celulares nos fragmentos obtidos requer a remoção cirúrgica de toda a lesão, com pouco questionamento sobre a possibilidade de outra alternativa melhor. A maior controvérsia está em relação à conduta que se segue ao diagnóstico de uma lesão papilífera benigna, pois alguns autores apresentam séries com alto índice de subestimação e, portanto, defendem a necessidade de sua exérese.[3] No entanto, outras séries mostram a segurança em um seguimento rigoroso por imagem.[4] Algumas variáveis têm sido associadas a maior taxa de subestimação nas biópsias percutâneas de lesões papilíferas como: tamanho (> 1,5 cm)[5], distância da aréola (> 3 cm) e idade (> 50 anos).[6] Uma metanálise mostrou taxa de subestimação de 15,7% nas biópsias percutâneas de lesões papilíferas, sendo de 7% nas lesões sem atipias e de 37% quando atipias celulares estão presentes[7]. Alguns autores defendem a exérese de pequenos papilomas benignos pela biópsia percutânea a vácuo (mamotomia) como alternativa ao seguimento por imagem ou à exérese cirúrgica sistemática.[8-9]

O tipo de procedimento também pode afetar a taxa de subestimação diagnóstica em tecido obtido pela biópsia percutânea. A punção aspirativa por agulha fina (PAAF) é uma opção diagnóstica. No entanto, a análise citológica das lesões papilíferas requer experiência do citopatologista.[10] O carcinoma papilífero tende a apresentar maior celularidade com monomorfismo celular, fragmentos papilares mais complexos e acentuada falta de coesão celular. O diagnóstico diferencial pode incluir até mesmo lesões benignas de outra natureza, como os fibroadenomas.[11]

■ HIPERPLASIAS ATÍPICAS

A hiperplasia atípica (HA) é uma lesão benigna que confere elevado risco de desenvolvimento de futuro carcinoma. São encontradas em cerca de 10% das biópsias com achados benignos. Existem dois tipos de HA, com base na sua aparência microscópica: a hiperplasia ductal atípica (HDA) e a hiperplasia lobular atípica (HLA). Ambas ocorrem com igual frequência e conferem riscos similares de posterior desenvolvimento de um câncer.

Em modelos de carcinogênese mamária, as hiperplasias ocupam uma zona de transição entre as alterações benignas e malignas.

Os critérios para o diagnóstico histológico das HA foram definidos por Dupont e Page, em 1985. A HDA se caracteriza por um padrão arquitetural complexo, com formações cribriformes ou micropapilares, formado por células epiteliais monomórficas que preenchem e distendem os dutos.

Na HLA, os ácinos da unidade lobular estão ocupados com células monomórficas, pequenas, redondas ou poligonais, que preenchem toda a sua luz. A expressão da E-caderina pode ser demonstrada por meio da análise imuno-histoquímica e tem sido utilizada na diferenciação entre as HLA e HDA, visto que nas HLA costuma estar ausente ou com fraca expressão.

A relação entre HA e o risco aumentado para desenvolvimento do câncer foi primeiramente estabelecido pelo clássico trabalho de Dupont e Page, em 1985.[12] Na coorte desse estudo com 3.303 mulheres, submetidas à biópsia mamária por alterações benignas, foram identificadas 232 mulheres com HA. O risco relativo desse grupo para o desenvolvimento posterior de um câncer foi de 4.4 (IC 95% de 3.1 a 6.3). Outros estudos posteriormente publicados confirmaram essa associação. Em uma coorte de pacientes da Clínica Mayo com diagnóstico de HDA, o risco de desenvolver câncer foi de 30% após 25 anos de seguimento.[13]

Chae e et al.[14], em uma série com 45 pacientes, tentaram avaliar variáveis que pudessem estar relacionadas a maior risco de subestimação diagnóstica pela biópsia percutânea nas HDA. Identificaram apenas a idade (> 50 anos) como um fator preditivo independente.

Ko et al.[15] testaram um sistema de pontuação para predizer a possibilidade de malignidade em biópsias percutâneas com HDA, efetuadas sob orientação ultrassonográfica. Identificaram cinco variáveis independentes na análise multivariada utilizadas na composição desse sistema de pontuação: idade > 50 anos, microcalcificações na mamografia, tamanho > 15 mm, palpabilidade e multifocalidade. A área sob a curva ROC foi de 0.903, com um VPN de 100% para um escore < 3.5. No entanto, poucas pacientes dessa coorte apresentaram um escore baixo.

Polat et al.[16] apresentaram 450 pacientes cujo diagnóstico percutâneo foi compatível com HA. O procedimento percutâneo foi orientado pela estereotaxia em 82% das vezes, com número de fragmentos médio de 8,6. O diagnóstico mais comum foi de HDA (73%), seguido pela HLA (19%) e associados em 8%. A taxa de subestimação nessa coorte foi de 11%, sem a identificação de um fator independente de risco.

A melhor conduta que se segue ao diagnóstico histológico da HA por meio da biópsia percutânea é pouco controverso, principalmente no que se refere a HDA. Diversos autores mostram taxas de subestimação diagnóstica importante, independentemente do tipo de biópsia percutânea. Essas taxas chegam até a 50%. Já para a HLA, a taxa de subestimação diagnóstica é menor, porém significativa. Portanto, o diagnóstico inicial de HDA ou HLA requer a remoção cirúrgica da área suspeita.

■ LESÕES ESCLEROSANTES

A lesão esclerosante, também conhecida como cicatriz radial (CR), é incomum e pode mimetizar um carcinoma na mamografia, principalmente o tubular. A prevalência da cicatriz radial em mulheres assintomáticas que fazem rastreamento mamográfico é de 0,04%.[17] Estudos em autópsias detectam a presença incidental da CR em até 16% das mulheres.

A cicatriz radial caracteriza-se microscopicamente por um centro fibroelástico contendo alguns elementos glandulares entremeados, com dutos que irradiam centrifugamente. Isso confere a esse tipo de lesão um aspecto estrelado. Os critérios para o diagnóstico radiológico da cicatriz radial são: lesão com centro transluscente ou com uma pequena densidade central, espículas finas alongadas radialmente, aparência variável em diferentes projeções e ausência de alterações palpáveis ou lesões cutâneas. O diagnóstico radiológico é desafiador, visto que sua aparência, como dito anteriormente, confunde-se com do carcinoma invasivo. Em razão disso, historicamente as lesões com aparência radiológica de cicatriz radial eram frequentemente submetidas à excisão cirúrgica. Recentemente, em razão da disponibilidade de novas modalidades para a obtenção de tecido para estudo histológico, a opção pela biópsia percutânea tornou-se mais aceitável como diagnóstico inicial. Os estudos realizados na era anterior à biópsia percutânea mostram uma variação de 10% a 41% na taxa de malignidade nas lesões detectadas pela mamografia. Na última década, o uso mais alargado das biópsias vácuo-assistidas com agulhas entre 9G e 14G está associado a menor taxa de subestimação diagnóstica.

A necessidade de cirurgia permanece inquestionável nas lesões atípicas. No entanto, a literatura tem apresentado alguns autores que defendem a possibilidade de seguimento radiológico em lesões inicialmente diagnosticadas pela biópsia percutânea, na ausência de atipias celulares. Conlon e et al.[18] apresentam em sua casuística um número baixo de subestimação diagnóstica na ausência de atipias na biópsia percutânea vácuo-assistida (2%).

A maior série publicada,[19] com 329 casos mostrou uma taxa da carcinoma após o diagnóstico histológico percutâneo de cicatriz radial de 9% para as lesões sem atipias e de 39% para as lesões com atipias. Duas outras séries importantes,[20,21] com 153 e 103 pacientes, mostraram taxas semelhantes de subestimação diagnóstica, tanto para as lesões sem atipias como para as atípicas.

Não há, até o momento, uma correlação significante entre variáveis clínico-epidemiológicas e um maior risco de malignidade na biópsia cirúrgica das CR.

REFERÊNCIAS BIBLIOGRÁFICAS

1. Lewis JT, et al. An analysis of breast cancer risk in women with single, multiple, and atypical papilloma. Am J Surg Pathol 2006;30(6): 665-9.

2. Ueng S-H, et al. Papillary neoplasms of the breast: a review. Arch Pathol Lab Med 2009;133(1):893-907.

3. Fu C-Y, et al. Papillary breast lesions diagnosed by core biopsy require complete excision. Eur J Surg Oncol. 2012;38(11):1029-34.

4. Bennett LE, et al. Is surgical excision of core biopsy proven benign papillomas of the breast necessary? Acad Radiol 2010;17(5):553-7.

5. Chang JM, et al. Risk of carcinoma after subsequent excision of benign papilloma initially diagnosed with an ultrasound (US)-guided 14-gauge core needle biopsy: a prospective observational study. Eur Radiol 2010;20(5):1093-8.

6. Youk JH, et al. Benign papilloma without atypia diagnosed at US-guided 14-gauge core-needle biopsy: clinical and US features predictive of upgrade to malignancy. Radiology 2011;258(1):81-5.

7. Wen X, et al. Nonmalignant breast papillary lesions at core-needle biopsy: a meta-analysis of underestimation and influencing factors. Ann Surg Oncol 2013;20(1):94-8.

8. Youk JH, et al. US-guided vacuum-assisted percutaneous excision for management of benign papilloma without atypia diagnosed at US-guided 14-gauge core needle biopsy. Ann Surg Oncol 2012;19(3): 922-7.

9. Kibil W, et al. Mammotome biopsy in diagnosing and treatment of intraductal papilloma of the breast. Pol Przegl Chir 2013;85(4):210-8.

10. Field A, et al. A prospective study of the diagnostic accuracy of cytological criteria in the FNAB diagnosis of breast papillomas. 2007;35(8):465-8.

11. Michael CW, et al. Can true papillary neoplasms of breast and their mimickers be accurately classified by cytology? Cancer Cytopathol 2002;96(2):92-100.

12. Dupont WD, et al. Risk factors for breast cancer in women with proliferative breast disease. N Engl J Med 1985;312(3):146-7.

13. Hartmann LC, et al. Understanding the premalignant potential of atypical hyperplasia through its natural history: a longitudinal cohort study. Cancer Prev Res 2014;7(2):211-7

14. Chae BJ, et al. Predictive factors for breast cancer in patients diagnosed atypical ductal hyperplasia at core needle biopsy. World J Surg Oncol. 2009;7:77.

15. Ko E, et al. Scoring system for predicting malignancy in patients diagnosed with atypical ductal hyperplasia at ultrasound-guided core needle biopsy. Breast Cancer Res Treat. 2008;112(1):189-92.

16. Polat AK, et al. Atypical hyperplasia on core biopsy : is further. 2012;344(1):28-31.

17. Egyed Z, et al. Radial scar-significant diagnostic challenge. Pathol Oncol Res. 2008;14(2):123-7.

18. Conlon N, et al. Radial Scar at Image-guided Needle Biopsy Is Excision Necessary ? Am J Surg Pathol. 2015; 39(6):779-85.

19. Rakha EA, et al. Characterization and outcome of breast needle core biopsy diagnoses of lesions of uncertain malignant potential (B3) in abnormalities detected by mammographic screening. Int J Cancer. 2011;129(6):1417-9.

20. El-Sayed ME, et al. Predictive value of needle core biopsy diagnoses of lesions of uncertain malignant potential (B3) in abnormalities detected by mammographic screening. Histopathology. 2008;53(6):6507-8.

21. Brenner RJ, et al. Percutaneous core needle biopsy of radial scars of the breast: when is excision necessary? AJR Am J Roentgenol. 2002; 179(5):1179-84.

Capítulo 13

Doenças Benignas da Mama

13.1

Alterações Funcionais Benignas das Mamas

■ **Andrea Yumi Watanabe** ■ **Marcela Balseiro de Freitas**

A Alteração Funcional Benigna da Mama (AFBM) define uma entidade clínica caracterizada por dor e nodularidades palpáveis nas mamas, que representam a heterogeneidade do tecido mamário ou a presença de macrocistos. A AFBM aparece na menacme, intensifica-se no período pré-menstrual e tende a desaparecer após a menopausa.[1]

Os sinônimos para a síndrome são numerosos e foram largamente utilizados nas últimas décadas: displasia mamária, doença fibrocística, mastopatia fibrocística, entre outros. Entretanto, tais expressões carregavam a conotação de doença, contrastando com a natureza funcional das alterações encontradas.[2]

Na década de 1990, na tentativa de aproximar a denominação de sua origem fisiológica, um grupo do País de Gales propôs a nomenclatura Alteração Normal do Desenvolvimento e Involução da Mama (ANDI), estabelecendo uma correlação entre as etapas evolutivas e involutivas das mamas, cujos graus extremos é que seriam considerados patológicos (por exemplo, as hiperplasias, fibroadenomas, mastites, entre outros).[3]

Finalmente, em 1994, a Sociedade Brasileira de Mastologia, em reunião de consenso, recomendou o termo Alterações Funcionais Benignas da Mama, o qual, mesmo classificado como imperfeito pela redundância das expressões *funcionais* e *benignas*, trouxe como benefícios imediatos: salientar a natureza funcional das alterações, descartar a necessidade do tratamento cirúrgico e unificar os termos que confundiam e ainda confundem muitos ginecologistas e pacientes.[4,5]

A AFBM acomete aproximadamente 70% das mulheres, além de estar presente em 54% das mamas normais à necropsia e em 34% das biópsias efetuadas nas glândulas.[2]

As alterações representam a resposta efetora funcional às oscilações cíclicas dos hormônios na menacme e não têm relação de risco aumentado para o câncer. De fato, o sinergismo do estrógeno e da progesterona na unidade ducto-lobular terminal leva à proliferação do epitélio e do estroma, causando as nodularidades e a dor na fase pré-menstrual. Já no final da fase lútea, com a redução desses hormônios, tem-se a regressão do epitélio lobular por apoptose e também do estroma intra e interlobular, melhorando os sintomas com o início do fluxo menstrual.[6]

Quanto ao quadro histológico, a AFBM contempla processos diferentes, encontrados isolados ou concomitantes, sendo os mais frequentes:

a) **Adenose:** proliferação dos ductos, com discreta hiperplasia e hipertrofia das células;
b) **Fibrose:** proliferação do estroma mamário;
c) **Papilomatose:** processo proliferativo da parede ductal;
d) **Dilatação ductal:** resulta das modificações involutivas fisiológicas, representadas pelos cistos e ectasias ductais.

Qualquer sinal de atipia celular exclui o diagnóstico de AFMB, constituindo entidade patológica à parte.[2]

O diagnóstico é predominantemente clínico, relacionando-se a mastalgia e nodularidades, de caráter progressivo, intensificando-se no período pré-menstrual. Os sintomas podem ser generalizados ou localizados na mama, geralmente nos quadrantes superiores e laterais – região de maior concentração de tecido fibroglandular, unilaterais ou bilaterais. Os exames de imagem (mamografia e ultrassonografia) devem ser reservados para a pesquisa de alterações localizadas, que persistem mesmo após a involução das alterações mamárias do período menstrual.[7]

■ MASTALGIA

Mastalgia ou *mastodínia* são os termos empregados para a descrição da dor mamária, caracterizada como qualquer quadro álgico que se apresenta na região torácica ocupada pela mama. É o sintoma mais comum nos consultórios de ginecologistas e mastologistas; sua frequência varia de 45% a 84%[2], e dados epidemiológicos apontam que cerca de 70% das mulheres apresentarão o quadro ao longo da vida, sendo severa em 10% a 20% delas. É mais encontrada no menacme e tende a diminuir após a menopausa, mostrando certa relação com os ciclos estroprogestativos.[2,8]

Trata-se de importante causa de ansiedade e angústia, pois pode ser confundida com o câncer, pela severidade da dor, e afetar a qualidade de vida.

Mastalgia é raro sintoma do câncer. Um estudo de Edinburgo envolvendo 8.504 pacientes com mastalgia como principal sintoma mostrou que em somente 220 (2,7%) encontrou-se câncer.[9]

Classificação

A dor mamária pode ser classificada didaticamente em três grupos:[3,10,11]

- **Mastalgia cíclica:** quando a dor varia ao longo do ciclo menstrual, na menacme. Inicia-se cerca de dois a sete dias que antecedem a menstruação e melhora após. A dor é comumente difusa e bilateral, acometendo, principalmente, os quadrantes superiores laterais (maior concentração de tecido fibroglandular), e pode irradiar-se para axila e braços. Resolve-se espontaneamente em cerca de 22% das pacientes, e é mais comum entre 30 e 40 anos de idade.
- **Mastalgia acíclica:** não há associação com o ciclo menstrual, sendo usualmente unilateral e localizada. Ocorre em pacientes na perimenopausa, com cerca de 40 a 50 anos, e as causas variam entre cistos, mastites periductais, traumas, doença de Mondor (tromboflebite superficial), mastopatia diabética, entre outros. Pode ocorrer resolução espontânea em até 50% dos casos, mas seu tratamento pode ser mais difícil que a mastalgia cíclica.
- **Dor extramamária:** tem origem em sítios fora da glândula, mas para ela se irradia. Pode ter origem na parede torácica, tendo-se como exemplos as costocondrites (síndrome de Tietze), neurites e fraturas de arcos costais. Outras causas como doença isquêmica cardíaca, doenças biliares e úlcera péptica também podem causar dor na mama. Tem curso crônico e localizado, geralmente unilateral, atingindo todas as faixas etárias.

Etiopatogenia

A fisiopatologia desta dor não é completamente conhecida; maior ocorrência na menacme e sua relação com os ciclos menstruais evidenciam um fator hormonal desencadeante, porém as pesquisas não mostram alterações que possam ser determinantes.

Na fase lútea, o estrogênio promove a vasodilatação e maior teor de GAGs (glicosaminoglicanas), a progesterona aumenta a permeabilidade vascular, tudo facilitando o edema do espaço intersticial e o aumento do volume das mamas, causando a sensação de peso e desconfor-to. Entretanto, estudos e metanálises demostraram que não há diferença nos níveis séricos de estrogênio ou de progesterona em pacientes com e sem mastalgia, levando à hipótese de aumento na sensibilidade dos receptores locais aos hormônios sexuais.

Nas pacientes com mastalgia cíclica, demonstrou-se que a secreção de prolactina está alterada, com picos noturnos mais elevados e redução da amplitude da variação normal.[6,10]

O estresse é outro fator relacionado ao agravamento do quadro, pois estimula a liberação central de opioides, reduzindo a secreção de dopamina e, consequentemente, levando ao aumento da produção de prolactina.

O metabolismo dos ácidos graxos também tem sido implicado na gênese da dor; os níveis elevados de ácidos graxos saturados e insaturados apresentados por mulheres com mastalgia aumentam a afinidade dos receptores da membrana celular aos esteroides sexuais, resultando em resposta efetora exacerbada na mama, mesmo com níveis hormonais normais.[6]

Cafeína e metilxantinas não foram associadas significativamente com a mastalgia.

Pode existir relação entre algumas medicações e a dor, como anticoncepcionais orais, terapia de reposição hormonal, citrato de clomifeno, ciproterona, alguns antidepressivos (sertralina, venlafaxina, amitriptilina) e outras (espironolactona, metildopa, domperidona, prostaglandinas).[11]

Diagnóstico

A anamnese detalhada e o exame clínico são suficientes para a elucidação diagnóstica. É primordial definir se a dor é de origem mamária e, assim sendo, se é cíclica ou contínua, além de desvendar os possíveis fatores desencadeantes. Além disso, classificar a intensidade da dor em *leve* (não interfere na qualidade de vida), *moderada* (pouca interferência na qualidade de vida e nas atividades diárias habituais) ou *severa* (interfere nas atividades diárias) auxilia no plano terapêutico.

Os exames de imagem, como a ultrassonografia e a mamografia, devem ficar restritos às pacientes que apresentem suspeitas de lesões focais ou qualquer alteração do exame físico palpatório, pois têm pouca validade diagnóstica.[7]

Na suspeita de dor extramamária, deve-se dispor de exames específicos para avaliação de outros órgãos.

Tratamento

O uso rotineiro de medicações deve ser evitado, visto que se trata de afecção benigna e sem maior risco para o câncer, e é aconselhado nos casos refratários e persistentes à abordagem inicial.

A mastalgia cíclica se resolve espontaneamente em cerca de 20% a 30% das pacientes em três meses.[10]

A explicação quanto à origem funcional e fisiológica da dor e de sua não relação com o câncer promovem o alívio dos sintomas em cerca de 70% e 80% das pacientes, e em até 52% dos casos graves.[6,7,12]

Outras medidas comportamentais, como sutiãs nas numerações adequadas e com bom suporte das mamas, acupuntura e técnicas de relaxamento, são aliadas importantes do tratamento, propiciando o alívio em cerca de 60% das pacientes.[8,12]

O tratamento medicamentoso deve ser avaliado nos casos graves e que persistem por período maior que seis meses. Entre os agentes farmacológicos, destacam-se:[2,4,6,7,10,12]

a) **Anti-inflamatórios não hormonais:** o uso tópico, em forma de gel, aplicado cerca de três vezes ao dia, por período de seis meses, mostrou-se bastante efetivo na melhora da sintomatologia, tanto nos casos de mastalgia cíclica quanto não cíclica;

b) **Moduladores seletivos do receptor de estrógeno (SERM):** a principal droga é o tamoxifeno, na dose de 10 mg/dia, por três a seis meses. É a droga preferencial com índices de sucesso de cerca de 70% a 90%. Os efeitos colaterais (fogachos, alterações menstruais, alopecia e irritabilidade) ocorrem em 20% das pacientes, porém têm pouca probabilidade de surgirem;

c) **Agentes antigonadotrópicos:** a principal droga é o danazol, na dose de 200 mg/dia, na fase lútea do ciclo. Promove resposta no alívio dos sintomas em 50% a 75% das pacientes. Seus efeitos colaterais são irregularidade menstrual, hirsutismo, aumento de peso, acne, engrossamento da voz, e ocorrem em 30% dos casos, além de ser teratogênico;

d) **Agentes antidopaminérgicos:** a principal droga é a bromocriptina, na dose de 2,5 mg duas vezes ao dia (dose máxima), por três a seis meses. Age na adeno-hipófise, diminuindo a produção de prolactina, com boa resposta em 70% dos casos. É pouco utilizada devido aos seus efeitos colaterais (náusea, cefaleia, hipotensão postural, obstipação e tontura) vistos em até 40% dos casos;

e) **Análogos do GnRH:** a principal droga é a gosserelina, na dose de 3,6 mg/mês via subcutânea. Sua ação se dá pela inibição das gonadotrofinas e, consequentemente, queda da produção de esteroides ovarianos. Os efeitos colaterais são frequentes, como fogachos, queda da libido, ressecamento genital, alterações menstruais e redução da massa óssea. É eficaz nos casos de mastalgia refratária aos demais tratamentos de bloqueio hormonal.

Outras drogas como ácido gamalinoleico, óleo de prímula, vitamina E, diuréticos, progestagênios e antibióticos não possuem evidência científica de efetividade sobre o placebo, não devendo ser aconselhadas na prática clínica.

O tratamento cirúrgico não tem papel no manejo das mastalgias e deve ser desencorajado.

■ MACROCISTOS

Outra manifestação comum da AFBM são os cistos mamários, que podem ser divididos quanto ao tamanho em microcistos (menores ou iguais a 3,0 mm) e macrocistos (maiores que 3,0 mm).[4]

Os macrocistos incidem em 7% a 10% das mulheres, principalmente na faixa etária entre 35 e 55 anos, sendo raros antes dos 30 anos e após a menopausa.[2,4] São lesões benignas, não apresentando relação com o câncer.[13]

Diagnóstico

Podem se apresentar como únicos ou múltiplos, uni ou bilaterais, palpáveis ou não palpáveis. Quando múltiplos, exibem tamanhos variáveis. E, quando palpáveis, surgem como nódulo de aparecimento súbito, móvel, bem delimitado, por vezes doloroso, de consistência macia ou fibroelástica.

À mamografia mostram-se nódulos arredondados ou ovalados, circunscritos, de tamanhos variados. A ultrassonografia é o exame mais sensível, já que o cisto se apresenta caracteristicamente como imagem ovalada ou arredondada, de margens circunscritas, anecoica, formadora de reforço acústico posterior.

Tratamento

Pela sua etiologia functional e benigna, os cistos simples não necessitam de investigação ou tratamento específicos.

A punção aspirativa pode ser utilizada para diagnóstico de nódulos palpáveis, quando não se dispõe da ultrassonografia, e nos casos de cistos maiores que estejam causando dor, para alívio a sintomatologia.

De forma geral, não há necessidade de estudo citológico do conteúdo aspirado, com exceção dos casos em que o volume aspirado for maior que 50 mL, conteúdo hemorrágico ou presença de massa residual após punção, devido à chance de associação do cisto com carcinoma, nessas situações.[14]

Existe baixa evidência científica que corrobore a exérese cirúrgica de cistos recidivados, já que cistos com aparecimento na mesma região podem ter se originado de unidades ducto-lobulares diferentes, não se tratando da mesma lesão.[14]

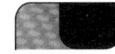 **REFERÊNCIAS BIBLIOGRÁFICAS**

1. Nazário AC, et al. Nódulos benignos da mama: uma revisão dos diagnósticos diferenciais e conduta. Rev Bras Ginecol Obstetr. 2007; 29(4): 211-8.

2. Kurbet S, et al. Alterações funcionais benignas da mama: aspectos atuais (displasia mamária). RBM Rev Bras Med. 2006; 61(1/2):47-52.

3. Menke CH, et al. Rotinas em mastologia. 2 ed. Porto Alegre: Artmed; 2007. p. 103.

4. Esteves V, et al. Alterações funcionais benignas das mamas. In: Chagas CR, et al. Tratado de mastologia da SBM. Rio de Janeiro: Revinter; 2011. p. 452.

5. Relatório da 1ª Reunião de Consenso em Mastologia. São Paulo. 1994.

6. Nazário ACP, et al. Mastologia: condutas atuais. Barueri (SP): Manole; 2016. p. 83.

7. Harris JR, et al. Diseases of the breast. 4nd ed. Philadelphia: Lippincott Williams & Wilkins; 2010. p. 52.

8. Iddon J, et al. Mastalgia. BMJ. 2013;347:f3288.

9. Dixon JM, et al. Risk of breast cancer in women with palpable breast cysts: a prospective study. Lancet. 1999; 353(9166):1742-5.

10. Boff RA, et al. Mastologia moderna: abordagem multidisciplinar. Caxias do Sul, 2006. p. 301.

11. Frasson A, et al. Doenças da mama: guia prático baseado em evidências. São Paulo: Atheneu; 2011. p.101.

12. Kataria K, et al. A systematic review of current understanding and management of mastalgia. Indian J Surg. 2014;76(3):217-22.

13. Jones BM, et al. The presentation and progress at macroscopic breast cysts. Br J Surg. 1980;67(9):669-71.

14. Nazario ACP, et al. Lesões benignas das mamas. In: Chagas CR, et al. Tratado de mastologia da SBM. Rio de Janeiro: Revinter; 2011. p. 431.

13.2

Mastites

■ **Mara Alicia Huidobro Navarrete**

■ MASTITE PUERPERAL

É um processo inflamatório ductal que acomete aproximadamente 10% a 30% das mulheres que amamentam. Inicia-se ao redor da segunda a sexta semana do pós-parto, por meio de fissuras mamárias e/ou estase láctea, que favorece o crescimento bacteriano.[1] A incidência diminui até o sexto mês por aprimoramento do sistema imune e competência com outros microrganismos da nasofaringe. O agente etiológico predominante é o *Staphylococccus aureus*, proveniente da pele ou da orofaringe do lactente, ou por contaminação em berçários e bancos de leite. *Streptococcus pneumoniae, Haemophilus, Escherichia coli*, bacterioides, pseudomonas e *Proteus* sp são também descritos.[1]

Os sinais inflamatórios são locais e geralmente unilaterais, incluindo: dor, edema, calor e hiperemia, geralmente precedidos por mal-estar, taquicardia, febre, calafrios, anorexia e cefaleia.[1,2]

A antibioticoterapia precoce diminui a incidência de complicações, como a formação de abscessos e fístulas e o comprometimento sistêmico da paciente.[3]

Casos raros de endurecimento mamário progressivo bilateral, com sinais flogísticos, que persistem após o tratamento, merecem avaliação histopatológica para exclusão de diagnóstico de linfoma de Burkitt.[4]

Conduta

Os esquemas terapêuticos (risco B, compatíveis com a amamentação) podem ser:

- Clindamicina 300 mg, a cada 8 horas, ou a cada 6 horas, por 14 dias. Dose máxima: 2,4 g/24 horas; ou
- Amoxicilina/clavulanato 825/125 mg, a cada 12 horas, por 14 dias; ou
- Cefalexina 500 mg, a cada 6 horas, por 14 dias; ou
- Vancomicina 1 g, endovenosa (EV), a cada 12 horas, ou sulfametazol/trimetropina 800/160 mg, a cada 12 horas, 7 dias, na suspeita da *S. aureus* penicilinase-resistente;

- Analgésicos/anti-inflamatórios.

Orientações gerais

1. Manter amamentação;
2. Orientar a paciente a realizar compressas geladas, hidratar-se, esvaziar e elevar as mamas com sutiã firme, tratar fissuras e repousar;
3. Reavaliação clínica e ultrassonográfica em intervalos regulares;
4. Internação para tratamento parenteral na ocorrência de febre e comprometimento sistêmico, drenagem de abscessos e exérese de fístulas.

■ ESTEATONECROSE

É uma reação do tecido adiposo ao trauma, principalmente cirúrgico e eventualmente após radioterapia.[5] Acomete mulheres com idade média de 52 anos e é mais comum em pacientes obesas com mamas pendentes.[6]

Do ponto de vista clínico, pode produzir nódulo indolor, consistência endurecida e relativamente circunscrito à palpação, geralmente nos quadrantes superiores.[7] Eventual espessamento e retração da pele mamária podem ser identificados. Raramente ocorre na região axilar.

A esteatonecrose pode cursar com cistos oleosos e posterior calcificação parcial ou total, distorção do parênquima e microcalcificações ou macrocalcificações. Nas lesões de evolução crônica, geralmente ocorre fibrose.[7]

Os aspectos clínicos, mamográficos e ultrassonográficos sugerem tumor sólido ou misto de contornos parcialmente definidos.

O diagnóstico diferencial é feito com carcinoma. A biópsia por agulha grossa (BAG) e a punção aspirativa são úteis para tanto.[7]

O tratamento engloba exérese da lesão, pois pode coexistir ou mimetizar o carcinoma.[6,7]

Entretanto, em geral, não é necessária intervenção terapêutica, eventualmente se utilizam anti-inflamatórios e analgésicos se a queixa de dor for significativa.

■ INFARTO MAMÁRIO

Associado ao ciclo gravídico-puerperal. Geralmente ocorre no terceiro trimestre da gestação ou logo após o parto. Afeta o parênquima mamário com etiopatogenia incerta, sem relação a traumas.[8]

Nos focos de infartos mamários podem exigir lesões proliferativas como adenomas, fibroadenomas (0,5% dos casos) e papilomas.[9]

Quadro clínico

Massa palpável, indolor, de crescimento rápido, compatível com nódulo(s) de 1 cm ou mais. Linfonodomegalia axilar e reacional à necrose glandular.[8]

A avaliação citológica por punção por agulha fina (PAAF) nos infartos mamários gestacionais geralmente apresenta atipia nuclear, refletindo a atividade metabólica elevada, especialmente se o processo isquêmico-necrótico for recente. A fibrose, a distorção do parênquima residual e as calcificações no tecido necrosado ocorrem na fase crônica.[9]

- Diagnóstico diferencial: Carcinoma.
- Conduta: Exérese da lesão.
- Na perimenopausa e menacme:

1. O infarto mamário está geralmente associado ao uso de anticoagulantes cumarínicos (varfarina, acenocumarol) em pacientes submetidas ao tratamento de tromboflebite e de tromboembolismo pulmonar;[10,11]
2. Dor, edema e alterações na coloração da pele mamária ocorrem uma semana após a terapia anticoagulante;
3. Os focos de infarto comprometem o parênquima, o subcutâneo e a pele, que assume aspecto necrótico característico. A progressão do quadro clínico sugere reação de hipersensibilidade, persistindo independentemente da interrupção da administração do anticoagulante oral;
4. Essa síndrome parece estar relacionada à deficiência heterozigótica da proteína C. Nesse caso, o cumarínico interfere na síntese das proteínas C e S e dos fatores de inibição da coagulação dependentes da vitamina K;
5. Os infartos são uma complicação rara dos fibroadenomas e a etiopatogenia é incerta;
6. Tratamento: Ressecção da área demarcada pela necrose.

■ MASTITE CRÔNICA SUBAREOLAR

É uma inflamação periductal de origem desconhecida e com sequência de eventos incerta. Está associada a fatores imunológicos e inflamatórios. Nas alterações patológicas, observa-se ectasia ductal, inflamação periductal, fibrose e metaplasia escamosa.[12,13] A reação inflamatória contribui para o processo obstrutivo e a dilatação ductal, provavelmente decorrentes da ectasia ductal. Há ruptura de ductos, desencadeando uma reação do tipo "corpo estranho" no tecido adjacente.

O processo inflamatório decorre de colonização bacteriana secundária com formação de abscessos. A metaplasia escamosa do epitélio dos ductos terminais, observada em alguns pacientes, contribui para a obstrução e formação eventual de fístulas periareolares. Há destruição das fibras musculares dos ductos lactíferos. A drenagem ocorre eventualmente por via canalicular, produzindo fluxo papilar purulento.[12,13]

Acomete pacientes entre 30 e 45 anos, e o tabagismo tem sido associado a essa doença, pela alteração da flora bacteriana e efeito tóxico direto nos ductos mamários.[13]

O uso crescente de *piercing* na região do complexo areolopapilar pode provocar um aumento do risco de infecção, em virtude do tempo de cicatrização (6 a 12 meses), ocasionando uma reação inflamatória tardia recorrente.[14]

Quadro clínico

1. Fluxo papilar sebáceo e/ou purulento, sinais flogísticos, nódulo retroareolar e retração papilar decorrente da fibrose periductal, principalmente quando associada à cronicidade do processo infeccioso;
2. Na fase aguda, predominam os abscessos;
3. As recidivas frequentes, com formação de vários pertuitos fistulosos, provocam destruição glandular, distorção arquitetural do parênquima mamário e retrações cicatriciais intensas;
4. As alterações mamográficas incluem microcalcificações, nódulos espiculados e lobulados.

Diagnóstico

1. **Clínico:** A dilatação ductal e eventuais abscessos podem ser observados pelo exame ultrassonográfico;
2. **Diagnóstico diferencial:** Carcinoma inflamatório e mastites específicas.

Conduta

Esquemas terapêuticos

- Clindamicina 300 mg, a cada oito horas ou a cada seis horas, por 14 dias. Dose máxima: 2,4 g/24 horas;
- Amoxicilina/clavulanato 825/125 mg, a cada 12 horas, por 14 dias;
- Cefalexina 500 mg, a cada 6 horas por 14 dias;

- Levofloxacino 500 a 750 mg ao dia, por 14 dias, associado à clindamicina na dosagem anterior, nos casos graves.

Orientação cirúrgica

- Indica-se drenagem cirúrgica de abscessos volumosos;
- Após a regressão dos sinais flogísticos da fase aguda, exérese da área afetada por incisão circumareolar expondo os ductos dilatados, secção destes na base da aréola e ressecção cônica do tecido adjacente.

■ MASTITES CRÔNICAS

Mastite da ectasia ductal

Afecção comum, também conhecida como mastite obliterante, comedomastite e mastite das células plasmáticas.[15] Acomete os ductos lactíferos subareolares, caracterizada por dilatação ductal com acúmulo de detritos celulares e material lipídico, inflamação periductal e fibrose. Com a evolução da ectasia, pode haver ruptura da parede ductal e extravasamento do material intraluminal para o tecido conjuntivo adjacente, desencadeando processo inflamatório e fibrose.[13]

Acomete ampla faixa etária com maior incidência na perimenopausa e pós-menopausa.[15]

A etiologia é desconhecida. Alguns autores sugerem que o processo involutivo e a atrofia glandular, próprios da menopausa, promovem dilatação ductal, ectasia de secreções com extravasamento de material pastoso, contendo detritos celulares de descamação e material lipídico. A eventual ruptura da parede ductal provoca uma reação inflamatória do tipo "corpo estranho" do estroma periductal circundante, produzindo tumor ou espessamento retroareolar e retração papilar, infiltração de linfócitos, macrófagos e predominância focal de células plasmáticas. A formação de granulação oblitera os ductos e a ulceração do epitélio promove sangramento intraductal.[13]

Alguns autores não distinguem a mastite periareolar recidivante da ectasia ductal, considerando ambas como afecção clínica única com espectro variável de acordo com a idade.

- Diagnóstico: Observar quadro clínico. A ultrassonografia e a mamografia não são conclusivas.
- Tratamento: Exérese ampla.

Mastite granulomatosa idiopática

É uma doença idiopática benigna, também denominada mastite granulomatosa lobular, de incidência rara e etiologia desconhecida.[16] Afeta mulheres de 17 a 42 anos, geralmente com paridade pregressa de dois a 10 anos, antes do início do quadro clínico. A distribuição perilobular e o caráter granulomatoso da inflamação sugerem uma reação mediada por células às substâncias concentradas na secreção mamária das células lobulares, relacionada ao processo autoimune.[17] Quando associado a processo infeccioso supurativo, é indicado antibiótico.[18]

Quadro clínico

Nódulo palpável de consistência endurecida, de 1 a 8 cm, de localização variável ou abscesso mamário e eventual fistulização.[18] Acometimento bilateral em 25% dos casos.

Diagnóstico

Mamografia: Assimetria focal e/ou nódulos coalescentes mal definidos sem calcificação ou espículas.

Ultrassonografia: Múltiplos nódulos hipoecoicos contíguos.

Ambos os métodos (mamografia e ultrassonografia) são inconclusivos.

PAAF inespecífica. Macrófagos epitelioides, células gigantes e neutrófilos também são encontrados na avaliação citológica de mastites granulomatosas de outras etiologias, como a tuberculose.

Diagnóstico de exclusão, por avaliação histopatológica. Há formação de granulomas não caseosos ao redor de lóbulos (lobulite granulomatosa), que confluem e afetam a arquitetura lobular, com formação de abscessos, fibrose e necrose gordurosa. Presença de polimorfonucleares, células epitelioides, plasmáticas e gigantes, tipo "corpo estranho" ou Langerhans.

Diagnóstico diferencial: Carcinoma, outras doenças inflamatórias granulomatosas, como sarcoidose, tuberculose e doença da arranhadura do gato, infecções fúngicas e parasitárias.

Tratamento

Prednisona 40 mg ao dia por duas semanas. Nos pacientes resistentes ao corticosteroide, alguns autores preconizam o metotrexato® (MTX), 15 mg por semana, e ácido fólico 5 mg ao dia. Após seis semanas, aumentar a dose do MTX para 20 mg por um ano.[17] Tetraciclina 500 mg de seis em seis horas por duas a quatro semanas.[18]

■ SARCOIDOSE

É uma doença granulomatosa sistêmica de etiologia desconhecida, provavelmente imune e que afeta, em particular, os pulmões e raramente compromete a mama.[19,20] Caracteriza-se por linfonodomegalia e granulomas não caseosos em mulheres entre 20 e 50 anos de idade. Acredita-se que a resposta imunológica à exposição ambiental específica, em indivíduos suscetíveis, seja a causa dessa doença. Na sarcoidose mamária, a lesão nodular tem consistência endurecida, geralmente, móvel.[19,20]

Quadro clínico

Citológico, mamográfico, ultrassonográfico e ressonância magnética são inespecíficos.

Diagnóstico

Critérios clínicos, radiológicos (radiografia de tórax com adenopatia hilar bilateral, doença pulmonar nodular intersticial), anatomopatológicos (granuloma não caseoso, histiócitos) e, no Brasil, exclusão de tuberculose (TB) e doenças fúngicas.

Diagnóstico diferencial: Carcinoma e outras doenças granulomatosas.

Tratamento

Exérese da lesão mamária e avaliação do comprometimento sistêmico. Corticosteroides nas pacientes sintomáticas e eventual uso de Metotrexato®.[21] Avaliação e tratamento multidisciplinar.

Comorbidades: maior incidência de câncer de pulmão e linfoma. Disfunção da imunidade celular.

■ MASTITES ESPECÍFICAS

Tuberculose

Caracteriza-se por mastite granulomatosa, com formação de nódulos e/ou fístulas, que afeta mulheres entre 20 e 50 anos de idade.[22] A inoculação direta na mama pelo *Mycobacterium tuberculosis* é rara (1% a 3%) e, geralmente, é secundária a foco pulmonar ou axilar.[22-25]

A disseminação linfática de foco torácico pode ocorrer por meio de fluxo retrógrado, sugerido pela presença de pigmentos antracóticos nos linfonodos axilares ou, ainda, proveniente de linfonodos traqueobrônquicos e parenquimais em direção aos linfonodos intramamários e plexo linfático subareolar. É possível a disseminação retrógrada a partir de linfáticos cervicais.[24-25]

Atualmente, acomete com mais frequência nas pacientes com o vírus da imunodeficiência humana (HIV-positivas) ou portadoras de síndrome da imunodeficiência adquirida (AIDS). A disseminação hematogênica é fonte de infecção primária da mama e/ou axilas. Lesões da parede torácica ou provenientes de ossos e cartilagens podem, por extensão, afetar a glândula mamária.[24]

Quadro clínico

Há várias formas de apresentação clínica, que por vezes dificultam ou retardam o diagnóstico. São manifestações usuais: nódulo indolor de crescimento lento, próximo à pele com formação de fístula, retração mamilar e eventual secreção branco-amarelada ou fluxo papilar. A mastite tuberculosa difusa, porém, cursa com múltiplos nódulos mamários, geralmente dolorosos. Nas pacientes mais idosas, ocorre espessamento e esclerose do parênquima mamário afetado.

Diagnóstico

Ultrassonografia: nódulo sólido heterogêneo com áreas císticas. Imagens hiperdensas e difusas ou nódulos que sugerem carcinoma, porém, sem calcificações na mamografia. Ambos os métodos são inconclusivos.

Biópsia: pode demonstrar o bacilo (coloração Ziehl-Nielsen), assim como a cultura.

Citologia: geralmente é inespecífica. O teste de ácido nucleico (reação de cadeia de polimerase – PCR) identifica o agente etiológico pertencente ao complexo *M. tuberculosis* em laboratórios com tecnologia avançada.

Diagnóstico diferencial: carcinoma, mastite periductal, abscesso mamário, mastite fúngica, sifilítica e infecções parasitárias.

Conduta

Esquema proposto na primeira fase do tratamento inclui: etambutol, rifampicina, isoniazida e pirazinamida por dois meses, seguido de rifampicina e isoniazida por quatro meses.

Terapêutica em regime ambulatorial, supervisionado no serviço mais próximo da residência do paciente.[23]

Orientação rigorosa para o efetivo controle dessa doença endêmica de notificação obrigatória.

Realizar exame sorológico anti-HIV com o consentimento da paciente, observando-se o sigilo e a confidencialidade do teste.[23,24]

Eventualmente, é necessária exérese ampla da lesão e, em alguns casos, a mastectomia.[22]

A adesão ao tratamento e o seguimento rigoroso da paciente são fatores essenciais para o sucesso terapêutico.[23]

■ MASTITE DIABÉTICA

É uma doença autolimitada, provavelmente autoimune e caracterizada por proliferação estromal formando nodulações fibróticas em mulheres diabéticas, principalmente na pré-menopausa.[26,27] Essas alterações no tecido conjuntivo podem ser também observadas em doenças com formação de autoanticorpos que incluem hipotireoidismo, lúpus eritematoso sistêmico, tireoidite de *Hashimoto* e síndrome de *Sjögren*. O acometimento mamário pode ter início após anos de pobre controle glicêmico. Em 50% dos casos, afeta ambas as mamas de maneira sincrônica ou metacrônica.[28,29]

Quadro clínico

Caracteriza-se por tumor palpável de consistência endurecida, de limites indefinidos, indolor, semelhante ao carcinoma.

Diagnóstico

Não há consenso que estabeleça critérios específicos nos aspectos clínicos e radiológicos.

Mamografia: assimetrias, parênquima heterogêneo ou nódulo sugestivo de fibroadenoma ou carcinoma. Essas características podem ocultar ou dificultar o diagnóstico de carcinoma.

PAAF inconclusiva. Presença de células epiteliais ductais, linfócitos e fibroblastos epitelioides.

Biópsia com Agulha Grossa (BAG) mostra achados histológicos característicos: esclerose difusa (expansão do estroma), onde se observam fibroblastos aumentados com núcleos ovoides e citoplasma abundante. Grupamentos linfocíticos perivasculares e pericanaliculares.

Diagnóstico diferencial: carcinoma lobular invasivo e carcinoma inflamatório, mastite das células plasmáticas, linfoma não Hodgkin.

Conduta

1. Tratamento: exérese da lesão e antibioticoterapia por seis a 12 meses;
2. Drenagem percutânea de eventuais abscessos;
3. Pode ser necessária a ressecção parcial ou total da mama;
4. Esquemas terapêuticos:
   - Penicilina EV para pacientes imunodeprimidos em doses de 3 a 4 milhões de unidades a cada quatro horas, ou
   - Ampicilina 2 g EV a cada seis horas, por até seis meses, ou
   - Amoxicilina 500 mg via oral (VO) a cada seis horas, ou
   - Eritromicina 500 mg a cada seis horas, ou
   - Clindamicina 900 mg EV a cada oito horas, ou 300 a 450 mg VO, a cada seis horas.

As lesões recorrentes ou residuais devem ser estudadas com ressonância magnética (RM).

■ ACTINOMICOSE

Infecção indolente, de progressão lenta produzida pela bactéria Gram-positiva anaeróbica ou microaerofílica *Actinomyces* sp, geralmente *A. israelli*, que normalmente coloniza a cavidade oral, o trato gastrointestinal e o sistema geniturinário.[30]

A ruptura da barreira mucosa parece ser determinante na patogênese desta infecção crônica que apresenta maior incidência na cavidade oral, associada a doença dentária ou periodôntica.[30]

Na mama, a porta de entrada geralmente é a papila, por meio de laceração cutânea. Há formação de abscessos próximos ao complexo areolopapilar. Pode cursar com nódulos endurecidos que simulam carcinoma. A fistulização desses nódulos pode ocorrer para a pele ou progredir para a parede torácica. A disseminação hematogênica é rara.

Entre as comorbidades estão o HIV e as doenças linfoproliferativas.

Diagnóstico: geralmente o patologista observa grânulos de enxofre em filamentos ou colônias de organismos Gram-positivos em cortes histológicos ou na secreção purulenta.

A ultrassonografia geralmente revela nódulos hipoecoicos no tecido subcutâneo, fístulas e espessamento dérmico.

A cultura em meio anaeróbio e aeróbio oferece resultados positivos em menos de 50% dos casos. A utilização de uma única dose de antibióticos pode inutilizar

Quadro 13.1	Esquemas terapêuticos propostos.	
Antibiótico	**Posologia**	
Penicilina EV (pacientes imunodeprimidos)	3 a 4 milhões de unidades	de 4 em 4 horas
Ampicilina EV	2 g	de 6 horas/6 meses
Amoxicilina VO	500 mg	de 6 em 6 horas
Eritromicina VO	500 mg	
Clindamicina VO	300 mg a 600 mg	
Clindamicina EV	900 mg	de 8 em 8 horas

este método diagnóstico pela sensibilidade desta bactéria a vários antimicrobianos.

Diagnóstico diferencial: carcinoma, nocardiose e infecções fúngicas.

Conduta

Tratamento: exérese da lesão e antibioticoterapia por seis a 12 meses.

Drenagem percutânea de eventuais abscessos.[30]

Pode ser necessária ressecção parcial ou total da mama.

As lesões recorrentes ou residuais devem ser estudadas com ressonância magnética.

■ NOCARDIA

Patógeno saprófita do meio ambiente que promove infecção por inoculação direta na pele mamária, com formação de abscessos cutâneos e subcutâneos e eventual formação de micetomas.[31,32] A contaminação usual ocorre pela inalação de partículas contaminadas com a disseminação para o cérebro.[33,34] Afeta principalmente pacientes imunodeficientes, com valores de CD4 menores que 50 células.[33]

Diagnóstico: cultura e reação de cadeia de polimerase (PCR).

Tratamento:
- Exérese da lesão;
- Sulfametoxazol-trimetoprima por seis a 12 meses;
- Amoxicilina-clavulanato para as infecções cutâneas de cepas produtoras de beta-lactamase;
- No Brasil, ambos os esquemas são indicados para a *Nocardia brasiliensis*.

■ DOENÇA DA ARRANHADURA DO GATO

Infecção causada pelo bacilo *Bartonella henselae*. O reservatório natural é o gato e o ser humano torna-se hospedeiro incidental, geralmente por meio da mordida ou arranhadura de felino infectado.[35]

Afeta principalmente os linfonodos ipsilaterais ao local da inoculação, em geral regiões cervical, intramamárias, inguinal e axilar.

A linfonodomegalia pode ser assintomática ou levemente dolorosa, regredindo espontaneamente após alguns meses. Eventualmente, ocorre necrose central e drenagem de secreção purulenta. Cursa em metade das pacientes, com sinais e sintomas inespecíficos: febre, cefaleia, dor abdominal, anorexia e fadiga. Em aproximadamente 25% das pacientes ocorre comprometimento sistêmico com hepatoesplenomegalia, comprometimen-

to ocular e leucocitose, principalmente com linfócitos e neutrófilos.

Diagnóstico de exclusão de outras causas de linfanedite, história clínica, eventual localização do local da inoculação, sorologia seriada, coloração de prata Warthin-Starry e eventual PCR em tecido parafinado.

Diagnóstico diferencial: Carcinoma, doenças linfoproliferativas, toxoplasmose, infecções por micobactérias.

Tratamento: exérese de linfonodos intramamários e axilares que apresentam flutuação e drenagem de secreção purulenta. Antibioticoterapia com azitromicina 500 mg por 5 dias.[36,37]

■ MASTITES FÚNGICAS

Histoplasmose

Agente etiológico: *Histoplasma capsulatum* encontrado no ar atmosférico de cavernas, minas ou túneis, associado à reforma de construções antigas, limpeza de porões ou galinheiros. Produz macronídios e micronídios facilmente dispersados por vias aéreas, tendo sido valorizado recentemente, com potencialidade de arma biológica. Sua disseminação ocorre por meio de pássaros.[38,39] No Brasil, ocorre em todas as regiões, nas formas clínicas e subclínicas.[40]

Acredita-se que a porta de entrada seja a via respiratória, com disseminação linfática ou hematogênica afetando vários órgãos, principalmente os pulmões. O comprometimento mamário é raro.

Quadro clínico: nódulo único, geralmente doloroso a palpação, com sinais inflamatórios.

Diagnóstico: ao exame anatomopatológico apresenta nódulo contendo abscessos com tecido necrótico. Histologicamente são granulomas necrotizantes contendo o fungo. A elevação de títulos de anticorpos específicos é de aparecimento tardio.

Tratamento: exérese da lesão. Uso de itraconazol. A anfotericina B é administrada nos casos de comprometimento sistêmico grave.[38,41]

Criptococose

Micose primária da mama ou secundária à doença sistêmica.[41,42]

Agente etiológico: *Criptococcus neoformans* associado a pacientes imunocomprometidos. *Criptococcus gatti* (pacientes sem doença de base, endêmica no Norte e Nordeste do Brasil). Encontra-se em poeira doméstica e em locais como parques públicos com fezes de pombos e de outras aves.[43]

Via de entrada: inalatória, com disseminação linfática e hematogênica, principalmente para o sistema nervoso central (SNC) e pulmões, raramente por inoculação direta em mama (pele) e partes moles.

Quadro clínico: na mama, apresenta pápulas (semelhantes a molusco contagioso), nódulos subcutâneos e ulcerações.

Diagnóstico: histopatológico, utilizando a coloração da levedura com prata ou mucicarmim (específica para *C. neoformans*), exame a fresco de tecido afetado com tinta da China, cultura e imunodiagnóstico.[44,45]

Tratamento: anfotericina B, fluconazol por seis a oito semanas.

Aspergilose

Infecção oportunista com crescimento de hifas e invasão vascular, necrose hemorrágica, infartos e disseminação sistêmica; acomete pulmões e seios paranasais.[46] Raramente afeta a mama, quando pode produzir formação nodular e lesões cutâneas com necrose.[41,45] Associado a implantes mamários, principalmente em pacientes imunocomprometidos.[47,48]

Exames radiológicos geralmente são inespecíficos.

Diagnóstico: anatomopatológico.

Tratamento: anfotericina B 0,8 a 1,15 mg/kg/dia EV; itraconazol 200 mg a cada oito horas, por quatro dias; a seguir 200 mg a cada 12 horas.

Cromomicose

Infecção da pele e do tecido subcutâneo com formação de pápulas que evoluem para lesões verrucosas formando placas. Ocorre por solução de continuidade da pele; e a disseminação, por contiguidade.[49,50]

Diagnóstico: anatomopatológico.

Tratamento: terbinafina 500 mg ao dia, por seis a 12 meses.

Coccidiomicose

Fungo dimórfico *C. immitis*, na forma de micélio ou esférula, endêmico no solo de certas regiões. Sua inalação provoca pneumonia aguda ou crônica sete a 21 dias após a exposição. Eventualmente, ocorre inoculação cutânea traumática e linfonodomegalia. A disseminação hematogênica extrapulmonar para a pele acomete principalmente pacientes imunodeprimidos. São lesões maculopapulares, queróticas ou ulcerações verrucosas e abscessos flutuantes subcutâneos. Ocorre linfonodomegalia supraclavicular e cervical.[51]

Diagnóstico: identificação de esférulas de coccidiomicose ou pela detecção de anticorpos séricos específicos.

Tratamento: anfotericina B 50 mg ao dia, fluconazol 400 mg ao dia ou itraconazol 200 mg a cada 12 horas.

Candidíase

A *Candida albicans*, fungo causador prevalente e organismo comensal normal, pode ser encontrada como parte da flora cutânea, da mucosa genital e do trato gastrointestinal.[52] Acomete, eventualmente, o complexo areolopapilar durante a lactação.[52,53] Está associada a infecções após inserção de implantes mamários.[53,54]

No puerpério, pode ser afecção superficial ou atingir os ductos lactíferos e o parênquima mamário.

Quadro clínico: prurido, dor em queimação, mamilos hiperemiados. Eventualmente são encontrados nódulos de 0,5 a 1 cm de diâmetro isolados ou confluentes, avermelhados e disseminados na pele da mama.

Diagnóstico: clínico e por meio de biópsia da lesão nodular.

Tratamento: tópico com nistatina, miconazol ou cetoconazol por duas semanas. Fluconazol oral 150 mg ao dia, por 14 a 18 dias.

■ MASTITE POR PARASITAS

Filariose

Causada pelo nematódeo *Wuchereria brancroft*, transmitido por meio de inseto. No Brasil, seu vetor é o *Culex quinquefascious*.[55] Cursa com formação de granulomas e esclerose do sistema linfático e reação inflamatória local. Clinicamente, há linfedema de mamas, regiões axilares, inguinais e de extremidades.[55,56]

Diagnóstico: clínico, sorológico e parasitológico com identificação de microfilárias no sangue periférico ou de vermes adultos. Pode-se pesquisar o DNA do parasita.

Tratamento: dietilcarbazina (DECA), albendazol e ivermectina. Essas drogas devem ser evitadas em gestantes e durante o período de lactação. A DECA apresenta efeito comprovado na erradicação da microfilaremia, embora sem eficácia contra vermes adultos. Controle de eventuais infecções bacterianas secundárias.

Dosagem da DECA: 4 a 6 mg/kg em dose única diária, por 14 a 21 dias. Para as filarioses linfáticas, é recomendável a repetição do esquema em um mês. A manutenção de ciclos repetidos da droga evitaria as formas das filarioses linfáticas.

Reações sistêmicas: cefaleia, artralgias, anorexia, febre e vômitos.

Reações locais: linfonodite, linfangite, abscesso, ulcerações e linfedema transitório.

Esquistosomose mansônica

Doença produzida pelo *Schistosoma mansoni*, transmitida através da água por moluscos do gênero *Biomphalaria*. Na mama, é descrita a forma pseudoneoplásica, com formação de nódulo de consistência endurecida.[57,58]

Diagnóstico: anatomopatológico. Formação de granulomas com ovos intravasculares e intenso processo eosinofílico.[59]

Tratamento: oxamniquina, dose única oral de 15 mg/kg; praziquantel oral na dose de 50 a 60 mg/kg/dia dividido em duas vezes.

■ MASTITE POR SILICONE

Reação ao implante mamário contendo silicone, polímero sintético ou soro fisiológico em invólucro de poliuretano ou elastômero de silicone com formação de cápsula fibrosa e alterações pseudossinoviais na superfície da cápsula.

O silicone pode extravasar por meio de implantes intactos ou na eventual ruptura da prótese, contendo gel de polímero sintético, promovendo dor, reação de corpo estranho, formação de nódulos ou granulomas, retração da pele, inversão do mamilo e linfonodomegalia axilar homolateral. A migração da reação granulomatosa é facilitada pela condição lipossolúvel do polímero de silicone, biodegradação e diminuição da viscosidade. Essas alterações podem dificultar a detecção clínica de carcinoma mamário ou ocultar metástase axilar.

Não existem estudos conclusivos em relação aos implantes e ao aumento do risco de câncer de mama ou de doenças do tecido conjuntivo.[60]

Aspectos imaginológicos: Apresentam nódulos de alta densidade, comumente com calcificações e cápsula fibrosa. À ultrassonografia, esses nódulos apresentam aspecto de "tormenta de neve" e distorção do parênquima. A RM auxilia no diagnóstico de ruptura intracapsular e extracapsular.[61,62]

Na ruptura intracapsular do implante de silicone, podemos observar linhas serpentiformes (sinal do "linguine"), que representam partes do invólucro colapsado flutuando no silicone. Outros sinais de ruptura do implante são sinal da lágrima e siliconomas.[62,63]

Diagnóstico diferencial: carcinoma, necrose gordurosa e lipossarcoma.

Tratamento: dependendo do comprometimento cosmético e das complicações inflamatórias, preconiza-se a retirada do implante mamário e eventual mastectomia profilática nas pacientes de alto risco.[64]

■ MASTITES POR DEPÓSITO DE PIGMENTOS DE TATUAGENS CUTÂNEAS NOS LINFONODOS AXILARES E MAMÁRIOS

Os pigmentos das tatuagens extensas em membros superiores, ombros e dorso podem migrar para os linfonodos axilares e intramamários, simulando calcificações ao exame mamográfico.[64,65] A maioria desses pigmentos é composta por tinturas orgânicas, metais e solventes. Predominam o alumínio, o titânio e o ferro na maioria dos pigmentos, que são fagocitados pelos macrófagos e podem lentamente migrar para os linfonodos axilares. Dependendo da quantidade e da composição de pigmentos em cada cor utilizada, pode-se observar o efeito radiopaco que simula calcificações intramamárias e/ou axilares. Ressalta-se, também, que a RM está contraindicada nesses casos, em função do risco de queimadura secundária aos pigmentos metálicos.[65]

A drenagem linfática de pigmentos de tatuagens cutâneas extensas pode provocar a coloração dos linfonodos axilares e intramamários simulando melanoma ou, mais recentemente, mimetizando a identificação de linfonodo sentinela por azul patente.[66]

O diagnóstico realizado pelo patologista após punção ou exérese da lesão demonstra ausência de malignidade e depósito de pigmento nos linfonodos axilares e intramamários.

O diagnóstico diferencial é feito com lesões neoplásicas malignas e benignas, depósito de ouro após tratamento sistêmico (crisoterapia) para artrite reumatoide, tuberculose e necrose gordurosa.[65]

REFERÊNCIAS BIBLIOGRÁFICAS

1. Amin AL, et al. Benign breast disease. Surg Clin North Am. 2013; 93(2):299-308.
2. Abou-Dakn M, et al. inflammatory breast diseases during lactation: milk stasis, puerperal mastitis, abscesses of the breast, and malignant tumors – current and evidence-based strategies for diagnosis and therapy. Breast Care (Basel). 2010; 5(1):33-37.
3. Jahanfar S, et al. Antibiotics for mastitis in breastfeeding women. Cochrane Database Syst Rev. 2013;2: CD005458.
4. Solano-López G, et al. Indurated breast during lactation. JAMA Dermatol. 2015;151(2):223-4.
5. Rosai J. Breast. In: _____ Rosai & Ackerman's surgical pathology. 10th ed. Philadelphia: Elsevier; 2011. p.1659.
6. Tan PH, et al. Fat necrosis of the breast: a review. Breast. 2006; 15(3):313-8.
7. Russo AL, et al. Fat necrosis of the breast in the accelerated partial breast irradiation era: the need for a universal grading system. Breast Cancer Res Treat. 2013;140(1):1-11.
8. Han B, et al. Breast infarction during pregnancy and lactation: a case report. Exp Ther Med. 2015;10(5):1888-92.
9. Aggon AA, et al. Extensive multifocal mammary infarction: a case report. Breast Care (Basel). 2013;8(2):143-5.
10. Au AF, et al. Coumadin-induced skin necrosis of the breasts: case report. Ann Plast Surg. 2012;69(1):109-10.

11. Keith JN, et al. The timing of preoperative prophylactic low-molecular-weight heparin administration in breast reconstruction. Plast Reconstr Surg. 2013;132(2):279-84.

12. Li S, et al. Surgical management of recurrent subareolar breast abscesses: Mayo Clinic experience. Am J Surg. 2006;192(4):528-9.

13. Mansel RE, et al. The duct ectasia/periductal mastitis complex. In: ____. Hughes Mansel & Webster's benign disorders and diseases of the breast. Philadelphia: Elsevier; 2009. p.163-94.

14. Kapsimalakou S, et al. Breast abscess following nipple piercing: a case report and review of the literature. Arch Gynecol Obstet. 2010;282(6):623-6.

15. Dong Y, et al. Intercellular adhesion molecule 1/2 and E--selectin in plasma cell mastitis: immunohistochemical study of 35 cases. Hum Pathol. 2014;45(3):606-10.

16. Mathew M, et al. Idiopathic granulomatous mastitis: an inflammatory breast condition with review of the literature. BMJ Case Rep. 2015;2015.

17. Akbulut S, et al. Methotrexate in the management of idiopathic granulomatous mastitis: review of 108 published cases and report of four cases. Breast J. 2011;17(6):661-8.

18. Renshaw AA, et al. Cystic neutrophilic granulomatous mastitis: an underappreciated pattern strongly associated with gram-positive bacilli. Am J Clin Pathol. 2011;136(3):424-7.

19. Hunt BM, et al. Sarcoidosis as a benign cause of lymphadenopathy in cancer patients. Am J Surg. 2009;197(5):629-32.

20. Panzacchi R, et al. Primary sarcoidosis of the breast: case description and review of the literature. Pathologica. 2010;102(3):104-7.

21. Cremers JP, et al. Multinational evidence-based World Association of Sarcoidosis and Other Granulomatous Disorders recommendations for the use of methotrexate in sarcoidosis: integrating systematic literature research and expert opinion of sarcoidologists worldwide. Curr Opin Pulm Med. 2013;19(5):545-61.

22. Lin TL, et al. Tuberculosis of the breast: 10 years' experience in one institution. Int J Tuberc Lung Dis. 2010;14(6):758-63.

23. Cuervo SI, et al. Mastitis tuberculosa. Biomedica. 2013; 33(1):36-41.

24. Mehta PK, et al. Diagnosis of extrapulmonary tuberculosis by PCR. FEMS Immunol Med Microbiol. 2012;66(1):20-36.

25. Meerkotter D, et al. Imaging of tuberculosis of the breast: 21 cases and a review of the literature. J Med Imaging Radiat Oncol. 2011;55(5):453-60.

26. Wang Z, et al. Bilateral extensive ductitis obliterans manifested by bloody nipple discharge in a patient with long--term diabetes mellitus. Breast J. 2007;13(6):599-602.

27. Chan CL, et al. Diabetic mastopathy. Breast J. 2013;19(5):533-8.

28. González Mariño MA. Mastopatía diabética. Med UIS. 2014; 27(3):109-12.

29. Bitar HF, et al. Mastopatia diabética bilateral: relato de caso. Rev Para Med. 2006; 20(3):75-8.

30. Salmasi A, et al. Primary actinomycosis of the breast presenting as a breast mass. Breast Care (Basel). 2010;5(2):105-7.

31. Ozgenç O, et al. Long-term treatment of persistent disseminated Nocardia cyriacigeorgica infection. Braz J Infect Dis. 2014;18(5):556-60.

32. Simbula L, et al. Breast abscess by nocardia. Breast J. 2013;19(1):112-3.

33. Wilson JW. Nocardiosis: updates and clinical overview. Mayo Clin Proc. 2012;87(4):403-7.

34. Vale A, et al. Nocardiose torácica: caso clínico. Rev Port Cir Cardiotorac Vasc. 2014;21(1):37-9.

35. Asano S. Granulomatous lymphadenitis. J Clin Exp Hematop. 2012; 52(1):1-16. Review.

36. Choi AH, et al. Clinicocytopathologic correlation in an atypical presentation of lymphadenopathy with review of literature. Am J Clin Pathol. 2015;143(5): 749-54.

37. Mazur-Melewska K, et al. Cat-scratch disease: a wide spectrum of clinical pictures. Postep Derm Alergol 2015; 32(3):216-20.

38. Deepe GS. Histoplasma capsulatum (Histoplasmosis). In: Bennett JE, et al. Douglas, and Bennett's principles and practice of infectious diseases. Philadelphia: Saunder/Elsevier; 2015.

39. Gandhi V, et al. Update on the spectrum of histoplasmosis among hispanic patients presenting to a New York City municipal hospital: a contemporary case series. Respir Med Case Rep. 2015;16:60-4.

40. Rocha-Silva F, et al. Histoplasmosis outbreak in Tamboril cave-Minas Gerais state, Brazil. Med Mycol Case Rep. 2013;4:1-4.

41. Giacomazzi J, et al. The burden of serious human fungal infections in Brazil. Mycoses. 2016;59(3):145-50.

42. de Oliveira RB, et al. Epidemiology of invasive fungal infections in patients with acquired immunodeficiency syndrome at a reference hospital for infectious diseases in Brazil. Mycopathologia. 2014;178(1-2):71-8.

43. Damasceno LS, et al. Disseminated histoplasmosis in HIV-infected patients: determinants of relapse and mortality in a north-eastern area of Brazil. Mycoses. 2014;57(7):406-9.

44. Perfect JR, et al. Cryptococcosis diagnosis and treatment: What do we know now. Fungal Genet Biol. 2015; 78:49-54.

45. Gazzoni AF, et al. Unusual morphologies of Cryptococcus spp. in tissue specimens: report of 10 cases. Rev Inst Med Trop Sao Paulo. 2010; 52(3):145-9.

46. Arvanitis M, et al. Diagnosis of invasive aspergillosis: recent developments and ongoing challenges. Eur J Clin Invest. 2015;45(6):646-8.

47. Spear SL, et al. Management of the infected or exposed breast prosthesis: a single surgeon's 15-year experience with 69 patients. Plast Reconstr Surg. 2010;125(4):1074-90.

48. Dessy LA, et al. Implant infection after augmentation mammaplasty: a review of the literature and report of a

multidrug-resistant Candida albicans infection. Aesthetic Plast Surg. 2012;36(1):153-9.

49. Hay RJ. Fungal Infections. In: Farrar J, et al. Manson's tropical diseases. Philadlphia: Elsevier; 2014. p.441-58.

50. Torres-Guerrero E, et al. Chromoblastomycosis. Clin Dermatol. 2012;30(4): 403-8.

51. Stockamp NW, et al. Coccidioidomycosis. Infect Dis Clin N Am. 2015; 30(1): 229-46.

52. López-Martínez R. Candidosis, a new challenge. Clin Dermatol. 2010;28(2): 178-84.

53. Chambô Filho A, et al. Chronic mucocutaneous candidiasis: a case with exuberant cutaneous horns in nipples. An Bras Dermatol. 2014;89(4):641-4.

54. Dessy LA, et al. Implant infection after augmentation mammaplasty: a review of the literature and report of a multidrug-resistant Candida albicans infection. Aesthetic Plast Surg. 2012;36(1):153-8.

55. Simonsen PE, et al. The filariases. In: Farrar J, et al. Manson's Tropical Diseases. 23rd ed. Philadelphia: Elsevier; 2014. p.737-65.

56. Adeniji-Sofoluwe AT, et al. Mammographic parasitic calcifications in South West Nigeria: prospective and descriptive study. Pan Afr Med J. 2013; 15:126.

57. Bustinduy AL, et al. Schistosomiasis. In: Farrar J, et al. Manson's Tropical Diseases. 23rd ed. Philadelphia: Elsevier; 2014. p.698.

58. Lima CA, et al. Pseudoneoplastic lesion of the breast caused by Schistosoma mansoni. Rev Soc Bras Med Trop. 2004;37(1):63-4.

59. Santos P, et al. Breast involvement by schistosomiasis. Breast J. 2014; 20(3):319-21.

60. Kellogg BC1, et al. Implant-associated anaplastic large cell lymphoma: beyond breast prostheses. Ann Plast Surg. 2014;73(4):461-5.

61. Potter EH, et al. The role of silicone granulomas in recurrent capsular contracture: a review of the literature and an approach to management. Plast Reconstr Surg. 2013;131(6):888-95.

62. Vestito A, et al. Study of breast implant rupture: MRI versus surgical findings. Radiol Med. 2012;117(6):1004-18.

63. Grubstein A, et al. Siliconomas mimicking cancer. Clin Imaging. 2011;35(3): 228-31.

64. Chan SA, et al. Systemic inflammatory disease resolution following cosmetic silicone breast implant removal. BMJ Case Rep. 2015;2015.

65. Matsika A, et al. Tattoo pigment in axillary lymph node mimicking calcification of breast cancer. BMJ Case Rep. 2013.

66. Choy N, et al. Initial results with preoperative tattooing of biopsied axillary lymph nodes and correlation to sentinel lymph nodes in breast cancer patients. Ann Surg Oncol. 2015;22(2):377-82.

13.3

Fluxo Papilar

■ **Anastasio Berrettini Junior**

■ DEFINIÇÃO E EPIDEMIOLOGIA

Caracteriza-se como fluxo papilar a exteriorização de material fluido por um ou mais polos galactíferos, uni ou bilateral, espontâneo ou não, fora do ciclo gravídico puerperal. Aproximadamente 60% a 80% das mulheres em idade reprodutiva apresentarão fluxo papilar ao menos uma vez.[1]

Apesar de causar grande preocupação às mulheres, o risco do câncer de mama se apresentar com fluxo papilar é extremamente baixo.[2]

■ ETIOPATOGENIA

O fluxo papilar pode ser dividido em: galactorreia, fisiológico e patológico.[3]

- **Galactorreia:** saída de leite, bilateral, multiductal, fora do ciclo grávido puerperal. Causado pelo aumento da prolactina, que pode ser secundário ao uso de medicamentos (Tabela 13.1). Outras situações que podem desencadear hiperprolactinemia são tumores hipofisários, encefalite; lesões em parede torácica como neurite por *Herpes zoster,* toracotomia, queimaduras; doenças sistêmicas como insuficiência renal crônica, Doença de Addison, de Cushing, hiperplasia suprarrenal, hepatopatias; produção ectópica de prolactina como hipernefromas e carcinoma broncogênico.

- **Fisiológica:** fluxo multiductal, frequentemente bilateral, provocado ou espontâneo. Aspecto multicolorido (amarelo, esverdeado, azulado, citrino, enegrecido). Geralmente desencadeado pela estimulação mamilar e uso de roupas que causem compressão nas mamas.

- **Patológico:** fluxo unilateral, uniductal, espontâneo, persistente e com coloração cristalina (água de rocha) ou sanguinolenta. A principal causa é o papiloma (52% a 57%).[4] Papilomas únicos podem conter áreas de atipia ou carcinoma. A malignidade como causa do fluxo papilar encontra-se em 5% a 15%.[4] A idade é fator preditivo para neoplasia. Quando abaixo dos 40 anos, a chance de se encontrar malignidade é de 3% a 5%; entre 40 e 60 anos, é de 10%; e após os 60 anos, a chance aumenta para 32%.[4]

Quadro clínico

A anamnese associada ao exame clínico poderá fornecer o diagnóstico correto, dispensando exames complementares.

Tabela 13.1 Medicamentos que causam fluxo papilar.	
Classe	**Medicamentos**
Antidepressivos	Amitriptilina, Clomipramina, Nortriptilina, Bupropiona, Mirtazapina
Inibidores seletivos da recaptação de serotonina (ISRS)	Citalopram, Fluoxetina, Sertralina e Paroxetina
Antipsicóticos	Clorpromazina, Haloperidol, Olanzapina, Risperidona
Antieméticos	Metoclopramida e Domperidona
Anti-hipertensivos	Verapamil e Metildopa
Protetores gástricos	Cimetidina, Ranitidina, Omeprazol, Pantoprazol e Esomeprazol

A questão principal é definir se o fluxo é provocado ou espontâneo. Estabelecer o início dos sintomas, se é unilateral ou bilateral, uniductal ou multiductal e a coloração. Relacionar com outros sintomas, como mastalgia, nódulos, alterações cutâneas e mamilares. Associar o início dos sintomas com medicamentos, fase do ciclo menstrual, traumas torácicos e outros sintomas sistêmicos (ganho de peso, cefaleia, distúrbios visuais, hirsutismo, infertilidade e irregularidade menstrual). A multiparidade aumenta a possibilidade de ectasia ductal.

O exame físico possui baixa sensibilidade (54%) e alta especificidade (94%).[5] Realiza-se a propedêutica completa, com inspeção estática e dinâmica, palpação grosseira e dedilhada, expressão e palpação de linfonodos axilares, supra e infraclaviculares. Atenção deve ser dada à expressão: ela deve ser feita da periferia (base) em direção ao mamilo. Muitas vezes a expressão é feita apenas no mamilo, o que impede a exteriorização de material.

Ao se encontrar o fluxo patológico, deve-se identificar o chamado ponto de gatilho: a região perimamilar que, quando pressionada digitalmente, faz exteriorizar o fluxo. Nessa região, encontra-se a lesão causadora do fluxo, que será objetivo de eventual tratamento cirúrgico.

Na presença de um nódulo durante a palpação, a investigação será dirigida a ele, e não ao fluxo. Principalmente em casos de fluxo papilar suspeito.

Diagnósticos diferenciais

- **Fluxo amarelo ou seroso:** frequentemente está associado a papiloma e, em raros casos, à malignidade;
- **Fluxo multicolorido:** frequentemente devido à ectasia ductal;
- **Fluxo transparente ou água de rocha:** as arteríolas que se encontram junto ao pedículo de um papiloma intraductal irrigam a neoplasia intraductal, porém as veias do pedículo vascular são mais estreitas. Este aumento da pressão vascular forma um transudato nesta região, que tipicamente é transparente.[6] Todo fluido unilateral e transparente requer prosseguimento da investigação;
- **Fluxo sanguinolento:** o sangramento é ocasionado dentro do ducto, pelo carcinoma (intraductal ou invasivo), papiloma, alterações fibrocísticas com um componente intraductal ativo (mastite plasmocitária, ectasia ductal, hiperplasia e papilomatose). Aproximadamente 20% das mulheres grávidas ou nutrizes podem apresentar fluxo sanguinolento, causado pela hipervascularização encontrada nesta fase. Entretanto, um exame clínico mais detalhado deve ser efetuado, pelas dificuldades locais impostas pelo estado gravídico-puerperal.

Exames complementares

Exames radiológicos e laboratoriais podem ser solicitados na vigência de fluxo papilar suspeito ou galactorreia sem fator causal identificado na anamnese.

- **Exames laboratoriais:** ante galactorreia, podem ser solicitados níveis de prolactina sérica, função renal e dosagem de hormônios tireoidianos. Avaliação hormonal sistêmica está indicada quando se encontram outras anormalidades como irregularidade menstrual, infertilidade, cefaleia e distúrbios visuais.
- **Mamografia:** vários estudos mostraram que ela pode ser utilizada em mulheres com fluxo papilar suspeito a partir dos 30 anos.[7-8] Porém, falha em encontrar carcinomas e lesões de alto risco se elas forem muito pequenas, associadas a microcalcificações ou inteiramente intraductais.[9] A sensibilidade e a especificidade para detecção de câncer ou lesões de alto risco variam entre 7% e 10%, e 94%, e 100%, respectivamente.[10-11]
- **Ultrassonografia:** deve ser direcionado para a área periareolar e permite a visualização da dilatação ductal e de possíveis lesões intraductais. Podem ser detectados por esse método lesões de até 0,5 mm de diâmetro, e o método facilita a feitura de procedimentos cirúrgicos invasivos. Numa série de 52 pacientes com fluxo papilar suspeito, a ultrassonografia teve uma sensibilidade de 97% e especificidade de 60%, com valor preditivo positivo de 95%.[12]
- **Ressonância magnética:** a utilização desse exame está evoluindo na identificação de lesões intraductais. Estudos mostram que a sensibilidade da ressonância é maior que a da mamografia, porém com especificidade mais baixa.[13] A ressonância possibilita maior identificação de lesões adicionais na mama homolateral ou na oposta, levando ao maior número de biópsias e seguimento mais precoce destas pacientes.
- **Citologia do fluxo papilar:** não se acompanha de benefícios e não deve ser utilizada na semiologia do fluxo papilar. Possui baixa sensibilidade e especificade.[14]
- **Ductoscopia:** não difundida em nosso país, é método minimamente invasivo para avaliação e tratamento do fluxo papilar.[15] É realizada com fina cânula com fibra óptica (0,9 mm de diâmetro), associada a uma pinça para biópsia (0,2 mm), que é

introduzida no ducto que contém o fluxo papilar. Pode ser feita em consultório, sem necessidade de anestesia. Estudos prospectivos são necessários para utilização desse exame na prática diária.

- **Lavagem ductal:** exame também não difundido entre nós, é feito após introdução de cateter no ducto acometido e de uma solução salina, que logo é removida, com material intraductal. Este é imediatamente fixado e centrifugado. A efetividade dessa técnica tem sido questionada, pois um ducto obstruído por células tumorais pode não produzir fluído.[16]

Tratamento

Em casos em que a galactorreia é proveniente de doença sistêmica, o tratamento deve ser a ela direcionado. Na galactorreia decorrente do uso de medicamentos, deve-se orientar a paciente sobre sua causa e a manutenção ou não da medicação. Em caso de desejo da paciente devido ao incômodo provocado pelo fluxo papilar, a medicação pode ser substituída por outra.

Em pacientes com fluxo papilar suspeito, onde os exames de imagem não identificaram quaisquer alterações, o tratamento padrão é a retirada cirúrgica do ducto terminal, com a identificação do ponto de gatilho.[17] Esse procedimento é feito em ambiente hospitalar, com incisão periareolar, e ressecção de área de gatilho, mantendo-se intactos os ductos adjacentes, o que possibilita a amamentação futura. Nos casos em que não foi possível identificar o ponto de gatilho, através da incisão periareolar, resseca-se a área terminal dos ductos retroareolares com profundidade de 2 a 3 cm.[18]

Em pacientes com fluxo papilar fisiológico, a orientação é essencial para acalmá-la. Orientação para que não manipule o mamilo auxilia a reduzir o fluxo. Em casos de extrema ansiedade, pode-se indicar a ressecção dos ductos terminais, porém, esse procedimento impossibilita amamentação futura.[19]

REFERÊNCIAS BIBLIOGRÁFICAS

1. Hughes, L, et al. Benign disorders and diseases of the breast. London: WB Saunders; 2000.
2. Hughes L, et al. Benign disorders and diseases of the breast. London: WB Saunders: 2000.
3. King TA, et al. A simple approach to nipple discharge. Am Surg 2000; 66(10):960-5.
4. Seltzer MH, et al. The significance of age in patients with nipple discharge. Surg Gynecol Obstet 1970; 131(3):519-22.
5. King TA, et al. A simple approach to nipple discharge. Am Surg 2000; 66(10):960-5
6. Kooistra BW, et al. The diagnostic value of nipple discharge cytology in 618 consecutive patients. Eur J Surg Oncol 2009; 35(6):573-7.
7. Gray RJ, et al. Navigating murky waters: a modern treatment algorithm for nipple discharge. Am J Surg 2007; 194(6):850-4.
8. CRICO/RMF Breast care management algorithm 2009 in preparation. www.rmf.harvard.edu/bca (2004 version) (Acessado em 08 de novembro de 2015).
9. Sickles EA. Galactography and other imaging investigations of nipple discharge. Lancet 2000;356(9242):1622-3.
10. Vargas HI, et al. Outcomes of clinical and surgical assessment of women with pathological nipple discharge. Am Surg 2006; 72(2):124-8.
11. Adepoju LJ, et al. The value of clinical characteristics and breast-imaging studies in predicting a histopathologic diagnosis of cancer or high-risk lesion in patients with spontaneous nipple discharge. Am J Surg 2005;190(4):644-6.
12. Ballesio L, et al. Adjunctive diagnostic value of ultrasonography evaluation in patients with suspected ductal breast disease. Radiol Med 2007;112(3):354-65.
13. Ballesio L, et al. Adjunctive diagnostic value of ultrasonography evaluation in patients with suspected ductal breast disease. Radiol Med 2007; 112(3):354-65.
14. Ballesio L, et al. Adjunctive diagnostic value of ultrasonography evaluation in patients with suspected ductal breast disease. Radiol Med 2007; 112(3):354-65.
15. Escobar PF, et al. The clinical applications of mammary ductoscopy. Am J Surg 2006;191(2):211-5.
16. Ballesio L, et al. Adjunctive diagnostic value of ultrasonography evaluation in patients with suspected ductal breast disease. Radiol Med 2007; 112(3):354-65 112:354.
17. Ballesio L, et al. Adjunctive diagnostic value of ultrasonography evaluation in patients with suspected ductal breast disease. Radiol Med 2007;12(3):354-65.
18. Ballesio L, et al. Adjunctive diagnostic value of ultrasonography evaluation in patients with suspected ductal breast disease. Radiol Med 2007; 112(3):354-65.
19. Ballesio L, et al. Adjunctive diagnostic value of ultrasonography evaluation in patients with suspected ductal breast disease. Radiol Med 2007; 112(3):354-65.

13.4

Neoplasias Benignas

■ **Rogério Fenile**

■ FIBROADENOMAS

Os fibroadenomas são os tumores sólidos mais frequentes na mama feminina.

Predominam em mulheres na adolescência e na fase adulta jovem, também na raça negra.

Eles representam de 7% a 13% das doenças encontradas em ambulatórios de mastologia. De modo geral, são únicos, podendo ser múltiplos em 5% a 10% dos casos. São também, na sua maioria, unilaterais, podendo assumir um caráter de bilateralidade em 10% a 15% dos casos.[1,2,3,4]

São nódulos quase sempre benignos, e a transformação maligna ocorre em 0,1% a 0,3% dos casos. Essa transformação para malignidade, quando presente, ocorre numa faixa etária entre 40 e 50 anos, quando o padrão histológico predominante é do tipo lobular *in situ*.[1]

Histopatogênese

Trata-se de uma neoplasia mista composta de elementos epiteliais e estromais com predomínio dos primeiros. Acredita-se que o fibroadenoma seja originado do lóbulo mamário, a partir da proliferação do estroma especializado da porção final das unidades ductais lobulares.[1]

Na mama há um constante equilíbrio entre fatores estimuladores de crescimento (IGF, EGF-1 e FGF- que podem ter dupla origem) e outros que estimulam a apoptose, como o TGF-β e o fator de necrose tumoral. Assim, considera-se que o fibroadenoma surge de um descontrole desse equilíbrio, com predomínio dos fatores de crescimento e ou diminuição dos fatores apoptóticos. Sendo assim, o fibroadenoma assume o papel de lesão muito mais hiperplásica do que neoplásica.

São tumores policlonais, sendo que em alguns casos a porção estromal pode ter origem monoclonal. Isso indica que esta última não é propriamente neoplásica, mas que sofre proliferação em resposta a estímulos químicos secretados pelas células do estroma.[5] Apresenta, portanto, dependência hormonal, aumentando durante o período de lactação e regredindo após a menopausa.

Apesar dessa dependência do estrogênio, paradoxalmente não respondem à terapia hormonal.[6,7] O que ocorre é um controle parácrino do crescimento. A porção epitelial, uma vez estimulada pelos hormônios, excita a porção estromal do próprio fibroadenoma. Este, uma vez estimulado, libera fatores que diminuem o próprio estroma, causando, assim, uma diminuição do seu tamanho total. Em trabalho realizado na Unifesp, foi demonstrado uma redução de aproximadamente 8% do volume do FA após o uso de contraceptivo oral.[8]

Os fibroadenomas exibem uma ampla variedade de aspectos citológicos e histológicos. O componente epitelial pode apresentar desde a ausência de atividade hiperplásica até um carcinoma *in situ*.[9]

Em trabalho realizado por Kuijiper em 2001, aproximadamente 50% dos fibroadenomas contêm outros tipos de alterações proliferativas, algumas delas de baixa significância clínica. Aquele autor estudou 396 fibroadenomas e em 10% a 40% deles encontrou lesões como hiperplasia ductal leve e moderada, metaplasia apócrina, e adenose esclerosante. Em 5% a 10% dos casos foram encontrados hiperplasia epitelial florida, além de cistos mamários. Em menos de 1% foram encontrados hiperplasia ductal atípica e até carcinomas ductal e lobular *in situ*. A ocorrência de carcinoma invasor é muito rara.[10]

Quando estão presentes uma ou mais alterações como adenose esclerosante, cistos com mais de 3 mm (simples ou apócrinos), calcificação epitelial ou hiperplasia apócrina micropapilar, os fibroadenomas são chamados de complexos. Esse tipo de lesão possui significância clínica, pelo risco aumentado de desenvolvimento de câncer. De regra, quando as hiperplasias estão confinadas ao fibroadenoma não implicam em risco para desenvolvimento de carcinoma invasor.[6,9,11] A Figura 13.1 apresenta uma comparação entre tecido mamário normal e fibroadenoma.

O fibroadenoma é constituído basicamente por subunidades epiteliais de formato redondo ou oval semelhante a lóbulos, cada uma delas formada por duas camadas de células epiteliais e mioepiteliais circundadas por estroma. O crescimento do estroma em torno de ductos tubulares ou sua compressão sobre

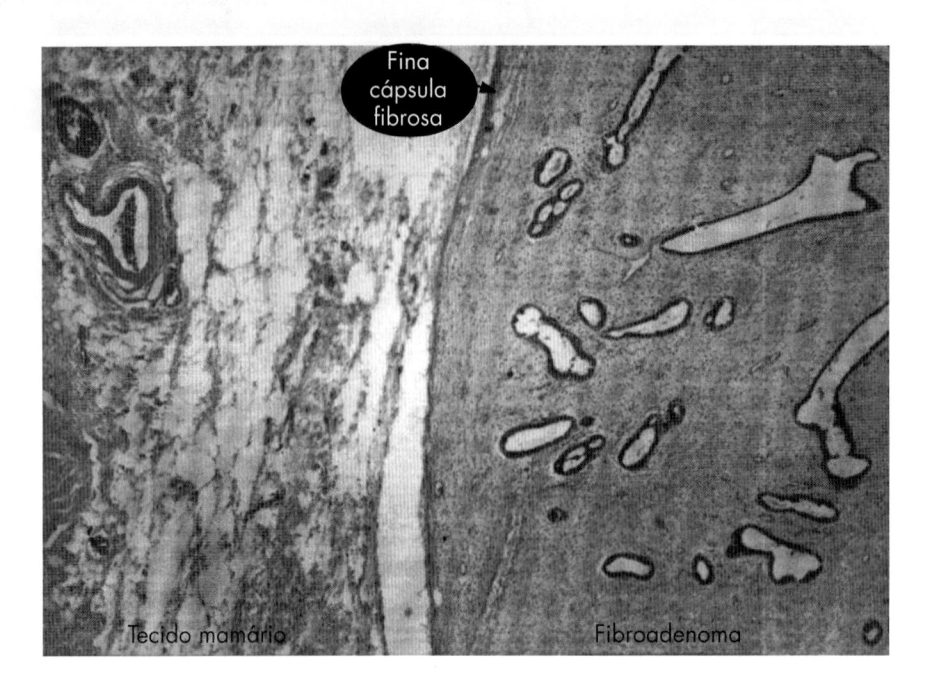

Figura 13.1 Comparação entre tecido mamário normal e fibroadenoma.
Fonte: Unicamp.

eles resulta em dois padrões de crescimento, respectivamente, pericanalicular e intracanalicular, como podemos observar na Figura 13.2.[12,13] Os dois tipos de crescimento podem ser observados em uma mesma lesão, ou um dos padrões pode predominar sobre o outro, não havendo diferença em relação ao prognóstico.[6,11]

O tipo pericanalicular é mais frequente que o intracanalicular e é mais encontrado em mulheres mais jovens. Os fibroadenomas intracanaliculares, apesar de menor incidência e de predomínio em faixas etárias maiores, exibem mais amiúde estroma do tipo mixoide nas pacientes mais jovens.[14] Constitui um estroma mixoide, hipocelularidade e basofilia da matriz, vasos capilares lobulares proeminentes e escassas células fusiformes ou estreladas, de núcleo pálido. Tais características podem ocupar toda a extensão do tumor ou apenas os espaços intralobulares. Os tumores mixoides são significantemente maiores e com maior tendência a recidiva, podendo se associar a mixomas cardíacos e cutâneos, constituindo o chamado complexo de Carney.[13,15]

Quadro clínico e diagnóstico

São tumores bem delimitados e indolores à palpação. Têm superfície lisa e apresentam formado arredondado ou bocelado.[9]

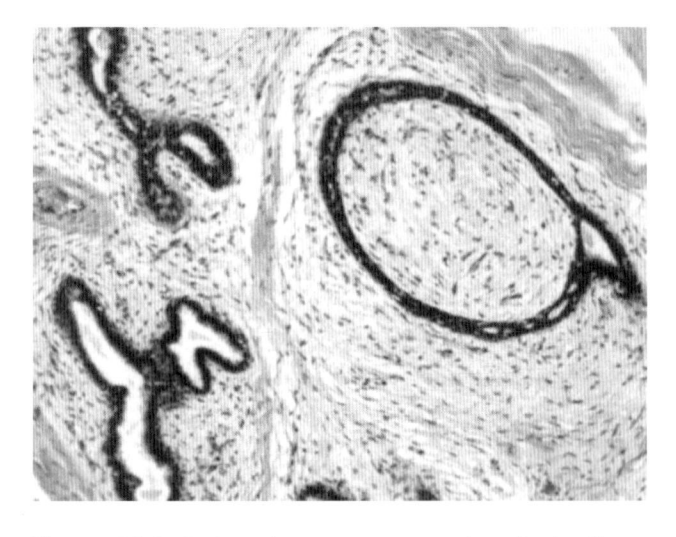

Figura 13.2 Padrão de crescimento pericanalicular (à esquerda) e intracanalicular (à direita).

O diagnóstico pode ser feito por exame clínico, por imagem ou laboratoriais.

A mamografia pode ser indicada para elucidação diagnóstica apenas em mulheres com idade acima de 40 anos. À mamografia se apresentam como nódulos redondos ou ovais circunscritos, podendo ter lobulações (Figura 13.3). A presença de calcificações grosseiras, também chamadas em pipoca, torna a imagem patognomônica (Figura 13.4). Essas últimas são importantes para diagnóstico diferencial nas pacientes com idade acima de 40 anos.

O ultrassom tem indicação quando há dúvida ao exame clínico, ou em face de densidade mamográfica incaracterística em mulheres na faixa etária acima de 40 anos. Os fibroadenomas se apresentam ultrassonograficamente como nódulos hipoecogênicos, de contornos regulares e de forma ovalada, podendo exibir duas ou três lobulações. Os ecos internos são homogêneos, sua capsula é fina e seu maior diâmetro é o antirradial. Na presença de calcificações, há atenuação do eco com sombra acústica posterior (Figura 13.5).

A punção aspirativa por agulha fina e a análise citológica do material por ela obtido tem acurácia de até 90% para o diagnóstico do fibroadenoma. Os esfregaços se mostram bastante celulares, com grupamentos arborescentes de células epiteliais dispostas em camada

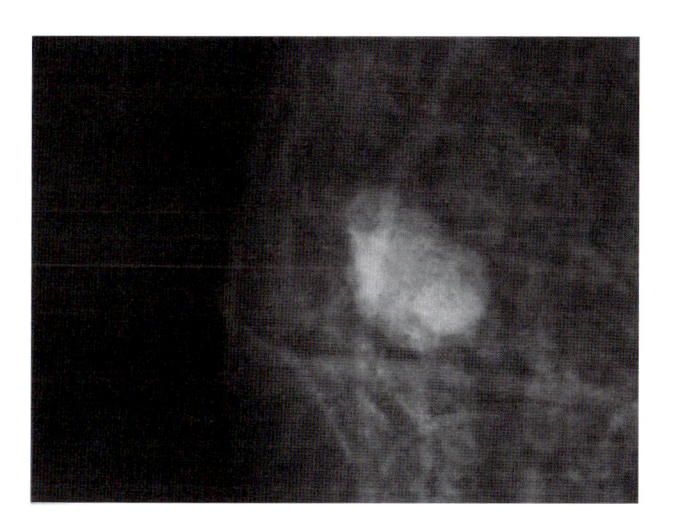

Figura 13.3 Aspecto mamográfico do fibroadenoma.

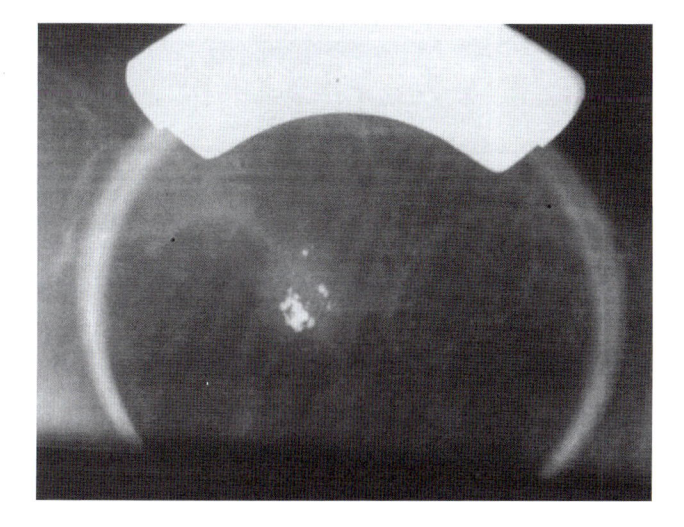

Figura 13.4 Calcificações em pipoca.

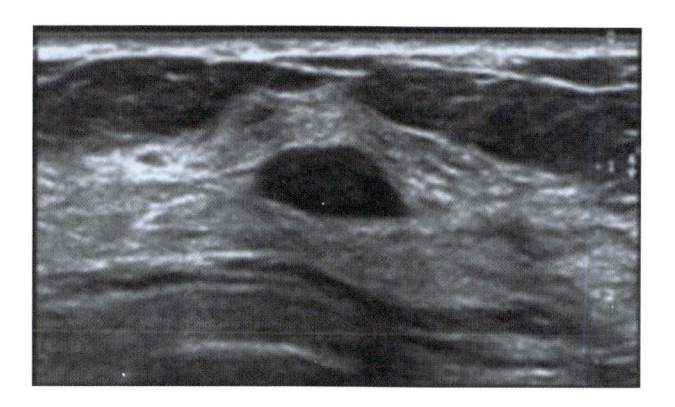

Figura 13.5 Aspecto ultrassnográfico do fibroadenoma.

única. Os núcleos são isolados, normocromáticos e com estroma metocromático. Algumas vezes adquirem aspecto digitiforme e até células mioepiteliais bipolares. Apesar de raras, podem haver atipias quando o componente epitelial for florido, o que é comumente observado em jovens, na gestação ou durante a contracepção hormonal.[16,17]

A biópsia por agulha grossa deve ser indicada quando houver necessidade de maior quantidade de material para melhor acurácia diagnóstica ou diagnóstico diferencial. A necessidade de uma maior confirmação diagnóstica surge quando a citologia for inconclusiva ou discordante da imagem. As principais morbidades afastadas com a biopsia de agulha grossa são os carcinomas e os tumores estromais.

É importante frisar que tanto a punção aspirativa por agulha fina quanto a biópsia por agulha grossa devem ser feitas guiadas pela ultrassonografia quando os tumores não forem palpáveis, para aumentar a acurácia diagnóstica.[16,17]

Tratamento

A conduta é expectante em pacientes com idade até 35 anos, desde que o tumor esteja estável por um período de 12 a 18 meses e que o seu tamanho não ultrapasse dois centímetros. Nas pacientes acima de 35 anos, mesmo com esse quadro favorável, recomenda-se a punção por agulha fina guiada pelo ultrassom, para afastar malignidade.

Recomenda-se para nódulos acima de dois centímetros estáveis ou para aqueles em ritmo de crescimento remoção cirúrgica. Isso após a confirmação cito ou histológica de benignidade. As incisões, em geral, devem seguir as linhas de força e buscar setores mamários em que a ferida operatória (cicatriz) cause o mínimo impacto possível, como a região periareolar e o sulco inframamário. O procedimento consiste em sua enucleção.[16,18]

■ TUMOR FILODES

Trata-se de uma neoplasia de comportamento histopatológico variável constituída por elementos epiteliais e mesenquimais. Teve sua primeira descrição por Johannes Muller, em 1838, e seu potencial de malignidade descrito por Lee e Pack, em 1931. É uma neoplasia rara, representando menos de 1% de todos os tumores mamários e 2% a 3% de todos os tumores fibroepiteliais. É comum na raça negra e ocorre mais frequentemente na quarta e quinta décadas de vida. Geralmente é unilateral e em 80% dos casos é benigno, associando-se com o fibroadenoma em 30% das vezes.

Histopatologia

São tumores volumosos, bocelados, de consistência elástica e coloração branco acinzentadas com elementos epiteliais e conjuntivos (Figura 13.6).

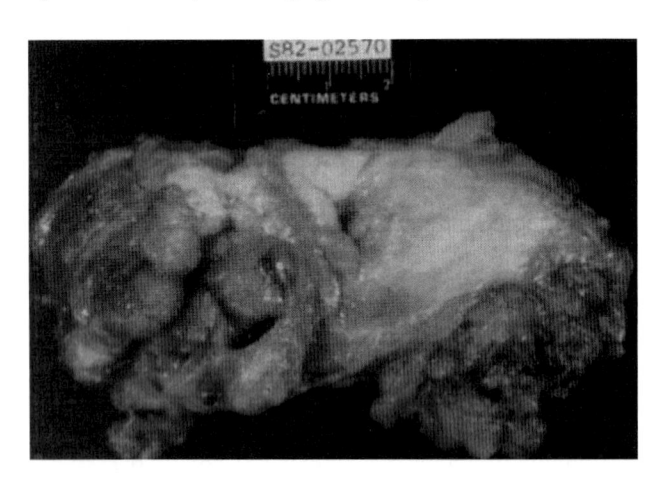

Figura 13.6 Aspecto macroscópico do tumor filodes evidenciando áreas solidas e císticas numa variedade benigna.

A áreas císticas são resultado de hemorragia, necrose e degeneração ocasionadas, em geral, pelo seu rápido crescimento.

Histologicamente, tem estrutura semelhante ao fibroadenoma, porém com predomínio do componente conjuntivo. Baseado nas características do estroma como celularidade, margem, índice mitótico e pleomorfismo celular, podem ser classificados em benignos, *boderlines* e malignos, como podemos observar nas Figuras 13.7 e 13.8[19,20] e Tabela 13.2.

Há ainda alguns autores que subdividem a variedade maligna em baixo e alto grau, com a primeira variedade apresentando 11 a 20 mitoses por campo e, a segunda, acima de 20. As subdivisões têm como objetivo traçar o prognóstico e interferem na escolha do tratamento e nos índices de recidiva dos tumores benignos, *boderlines* e

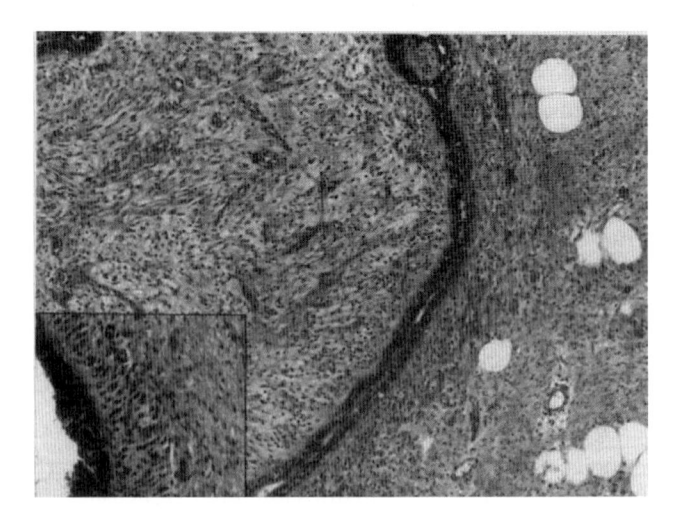

Figura 13.7 Tumor filodes benigno.

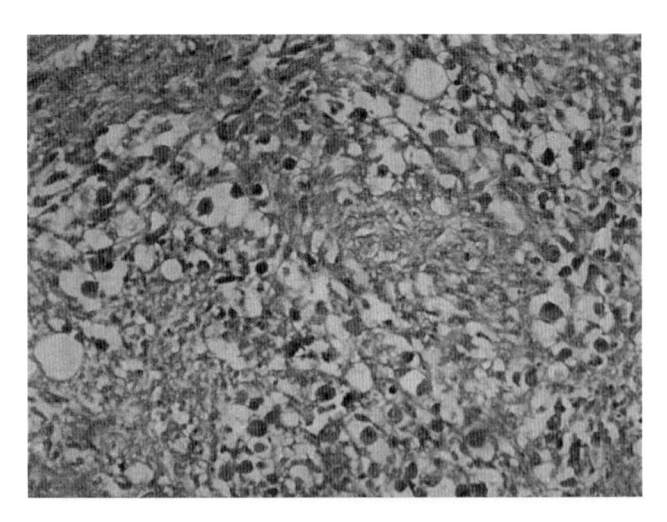

Figura 13.8 Tumor filodes histolocamente maligno.

Tabela 13.2	Classificação dos tumores filodes.		
Parâmetro	Benigno	Boderl.	Maligno
Celularides	Baixa	Moderada	Alta
Margem	Expansiva	Indefinida	Intiltrativa
Ind. mitotico	≤ 4/10 campos	5-9/10 campos	≥ 10/10 campos
Pleomorfismo	Discreto	Moderado	Acentuado

malignos, sendo 8%, 20% e 23%, respectivamente. Além da porcentagem, há variabilidade do tempo de recidiva, sendo, em média, de 32 meses para os tumores benignos, 22 para os *boderlines* e 18 meses para os malignos.[21]

Quadro clínico

São tumores únicos, volumosos, indolores e de superfície encapsulada. Possuem crescimento rápido e progressivo. Apresentam a superfície bocelada e a pele adjacente de temperatura aumentada pela estase venosa por ele causada (Figura 13.9). Por terem predomínio conjuntivo, sua drenagem é hematogênica e o envolvimento axilar é raro.

A expressão hormonal (receptores) ocorre principalmente na porção epitelial, e por isso não alcança índices importantes, sendo seu valor inversamente proporcional ao grau de malignidade.[22]

Com relação à imuno-histoquímica, quanto maior o grau de malignidade, maior a expressão de marcadores como p53 e ki-67. Fatores de crescimento, sobretudo o estromal e os proto-oncogenes c-kit e c-myc estão relacionados a variados graus de malignidade.[21,22]

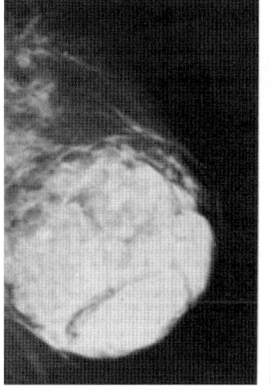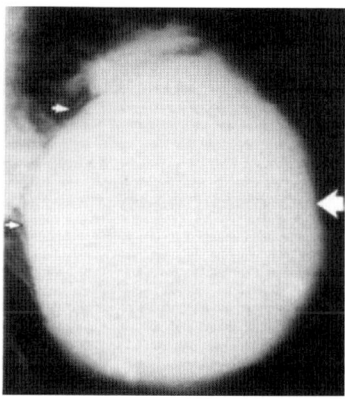

Figura 13.10 Aspecto mamográfico dos tumores filodes.

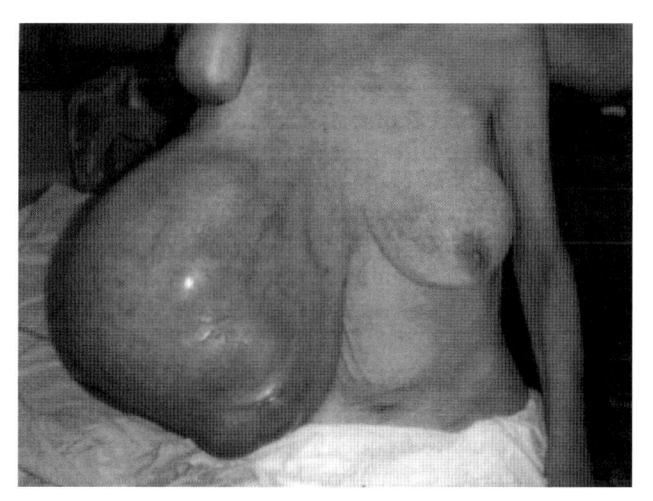

Figura 13.9 Quadro clínico do tumor filodes.

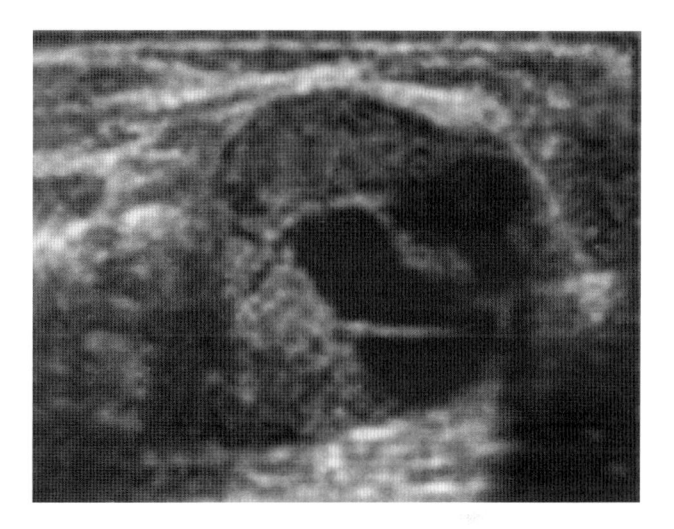

Figura 13.11 Aspecto ultrassonográfico do tumor filodes.

Diagnóstico

Pelas dimensões e quadro clínico característico, os achados radiológicos, sobretudo o mamográfico, contribuem pouco para a elucidação diagnóstica. Há inclusive muitas vezes uma dificuldade técnica para fazer a mamografia pelo grande volume dos tumores (Figura 13.10). Ao ultrassom geralmente se mostra como tumores volumosos com áreas císticas no seu interior. (Figura 13.11). A punção biópsia por agulha fina é inaplicável, pela alta dimensão tumoral, escassez de material e índice de falso negativo muito alto. A biópsia por agulha grossa em poucas vezes consegue fechar o diagnóstico, mas sua importância reside na capacidade de afastar o carcinoma. O que tem maior acurácia é a biópsia cirúrgica e, até mesmo, a exérese da lesão, que às vezes é necessária para elucidação diagnóstica.

Tratamento

O tratamento dos tumores filodes é eminentemente cirúrgico. A decisão entre o tratamento conservador ou mastectomia passa pelo respeito à relação entre o volume mamário e do tumor. Por vezes, tumores benignos de grandes dimensões não permitem a cirurgia conservadora (Figura 13.12). O diâmetro de tumor, mesmo em mamas grandes, também é fator impeditivo, pois tumores maiores do que 5 cm têm alto índice de recidiva em mulheres submetidas a cirurgia conservadora.[23]

Um dos principais fatores para a recidiva é a margem de ressecção. Principalmente na variedade maligna, que tem maior índice, deve-se respeitar pelo menos um centímetro de margem de segurança. Isso por si só reduz a possibilidade de recidiva em 80%.[23]

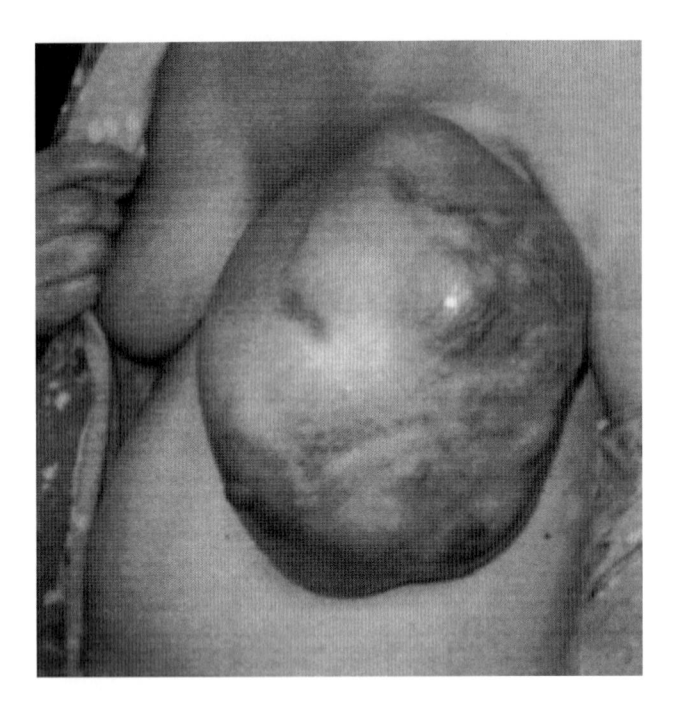

Figura 13.12 Tumor filodes histologicamente benigno.

Por serem tumores predominantemente conjuntivos e apresentarem, por consequência, drenagem hematogênica, o comprometimento axilar é baixo e, quando ocorre, se dá mais por contiguidade e necrose. Por isso, não se faz necessário o esvaziamento ganglionar axilar mesmo nas variedades predominantemente malignas.[24]

A recidiva após cirurgia conservadora ocorre em 16% a 43% dos casos submetidos a cirurgia conservadora. Sua ocorrência, se tratada precocemente, não aumenta o risco de metástases e não afeta a sobrevida global. Estas podem ser tratadas por nova cirurgia conservadora com margens de segurança.[24]

A radioterapia é pouco utilizada pela má resposta. Pode-se indicar apenas em casos de difícil abordagem cirúrgica. A quimioterapia raramente é indicada, sendo a principal droga a Ifosfamida, usada isoladamente ou associada a Etoposide ou Adriamicina.[25]

Pela já comentada baixa positividade de receptores hormonais, a hormonioterapia não é indicada.

■ OUTROS TUMORES

Cistos mamários

Cistos são afecções benignas originadas no ducto terminal da unidade lobular, definidos como estruturas com diâmetro maior que 3 mm, com comportamento biológico lábil. Decorrem dos ciclos ovulatórios sucessivos, o que leva à manutenção do estímulo estroprogestativo sobre o lóbulo, resultando em doenças proliferativas, fibrose e formação de cistos mamários. A faixa etária em que mais comumente os cistos ocorrem é de 35 a 50 anos, coincidindo, pois, com a fase involutiva dos lóbulos mamários. Incidem em 7% a 10% da população feminina, podendo ser únicos ou múltiplos, uni ou bilaterais. Manifestam-se clinicamente como nódulos de aparecimento súbito, de contornos regulares, móveis e dolorosos. A consistência pode ser amolecida ou, quando o líquido intracístico encontra-se sob tensão, a sensação palpatória é fibroelástica. Em alguns casos, entretanto, a parede do cisto pode sofrer metaplasia apócrina, com produção ativa de fluido, o que causa recidivas frequentes.[26]

A mamografia é obrigatória nas pacientes com mais de 40 anos. A ultrassonografia é o método mais sensível para o diagnóstico dos cistos mamários, com precisão de até 100%, detectando lesões a partir de 2 mm. Distingue ainda os cistos complicados (cistos com conteúdo espesso ou "debris" – pontos ecogênicos em suspensão) e os complexos (com septações espessas e/ou vegetações intracísticas). A biópsia excisional pode ser indicada em caso de recidivas locais (mais de três) e deve ser realizada quando o conteúdo aspirado for sanguinolento (afastar sempre acidente de punção) ou quando persistir massa palpável ou densidade mamográfica após remoção de todo o líquido do cisto.

Lipomas

A mama é normalmente constituída também por tecido adiposo. Sendo assim, é normal que o lipoma seja relativamente frequente. Quando este contém estruturas ductais, é chamado de adenolipoma, e quando possui componentes vasculares e cartilagem madura, é denominado angiolipoma e condrolipoma, respectivamente.[27]

Já o hamartoma é pouco observado, apresentando-se mamograficamente como lesão circunscrita contendo gordura. Tem dimensões variadas (1 a 20 cm), consistência amolecida e é móvel. Apesar das margens bem definidas, não possui cápsula verdadeira. É achado tipicamente benigno e não é obrigatória sua enucleação.

Adenomas

Os adenomas mamários são classificados em tubular e da lactação. São clinicamente semelhantes aos fibroadenomas, porém, do ponto de vista microscópico, são tumores epiteliais benignos com estroma normal quanto à sua função de sustentação.

REFERÊNCIAS BIBLIOGRÁFICAS

1. Cataliotti L, et al. Patologia Mamária benigna. Mastologia Oncológica. 2002;6: 171.

2. Vessey M, YeatesD. Oral contraceptives and benign breast disease: na update of findings in a large cohort study. Contraception. 2007; 76: 418.

3. Dent DM, Cant PJ. World J Surg 1989; 13:706.

4. S Noguchi, K et al. Clonal Analysis of Fibroadenoma and Phyllodes Tumor of the Breast.Cancer Research 53: 4071.

5. Tse GM, et al. Stromal CD10 expression in mammary fibroadenomas and phyllodes tumours. J Clin Pathol. 2005 Feb;58(2):185.

6. Nazario ACP, et al. Nodulos benignos da mama: uma revisão dos diagnósticos diferenciais e conduta. Ver Bras Ginecol e Obstetricia.2007. 29(4). 2011.

7. Estevão RAS, et al. Efeito de um contraceptivo oral com e sem estriol associado e medidas ultra-sonográficas de fibroadenoma mamário: estudo clínico randomizado. Sao Paulo Med. J. [online]. 2007;125(5): 275.

8. Dupont DW, et al. Long Term risk of breast câncer in women with fibroadenoma. The New England Journal of medicine.1994. 10

9. Kuijper A, et al. Histopathology of fibroadenoma of the breast. Am J Clin Pathol. 2001 May;115(5):736.

10. Guray M, Sahin AA. Benign breast diseases: classification, diagnosis, and management. Oncologist. 2006 May;11(5):435

11. Rosen PP, Oberdan HÁ. Tummor of the mammary gland. Atlas of Tummor Pathology. 1993;3(7):101.

12. Tavassoli FA; Norris HJ. A comparison of the results long-term for atypical intraductal hyperplasia and intraductal hyperplasia of the breast. Cancer 1990;65:518-29

13. Calado SS, et al. 2004.Estudo Morfológico dos fibroadenomas da mama: uma analise comparativa entre grupos etários.Jornal Brasileito de Patologia e Medicina Laboratorial 2004; 40(6) 411.

14. Carney JA; Toorkey BC. Myxoid fibroadenoma anda lied conditions of the breast: a heritable disorder with special association including cardiac and cutaneos myxomas. Am J Surg Pathol. 1991;5(8):713.

15. Mori I, et al. Mastophatic fibroadenoma of the breast: a pitfall of aspiration cytology.Cytopathology.2006; 17: 233.

16. Mathew J, et al. Ultrassound guided,vacum-assisted excision in the diagnosis and treatment of clinically benign breast lesions.Ann R Coll Surg Engl. 2007; 89:494.

17. Sapino A, et al. Estrogen receptor-beta is expressed in stromal cells of fibroadenoma and phyllodes tumors of the breast. Med Pathol. 2006; 19:599.

18. Lerwill MF. Biphasic lesions of the breast.Semin Diadn Pathol. 2004; 21:48.

19. Ereoglu E, Irkkan C.Phyllodes tumors of the breast. Eur J Gynaecol Oncol.2004; 25:123.

20. Tse GM, et al. Increased c-kit (CD117) expression. In malignant mammary phyllodes tumores. Mod Pathol.2004; 11:1011.

21. Tse GMK, et al. Hormonal receptor expression. In ephitelial cells of mammary phylodes tumors correlates with patologic grade of the tumor: a multicentric study of 143 cases. Am J Clin Pathol.2002; 118:522.

22. Reinfuss L. The treatment and prognosis of patient with phyllodes tumors of the breast na analysis of 170 cases. Cancer 1996;910:6

23. Riepl M, Strnad,V. Radiochemotherapy in the liver metástases of cystossarcoma phyllodes. Strahlenther Onkol. 1994;170.668

24. Nazario ACP, Araújo Neto JT. Alterações funcionais benignas da mama. In: Baracat EC, Lima GR. Guia de ginecologia. São Paulo: Manole; 2005. p. 629. (Guias de Medicina Ambulatorial e Hospitalar).

25. Haagensen CD. Disease of the breast. 3rd ed. Philadelphia: W.B. Saunders; 1986.

26. Daya D, et al. Hamartoma of the breast,an underrecognized breast lesion. A clinicopathologic and radiographic study of 25 cases. Am J Clin Pathol. 1995;103(6):685.

27. Rosen PP, Hoda SA. Breast pathology: diagnosis by needle core biopsy. 2nd ed. Philadelphia: Lippincott Williams & Wilkins; 2006. p. 69.

13.5

Anomalias do Desenvolvimento

- Maria Alicia de la Luz Huidobro Navarrete ■ Priscila Beatriz Oliveros dos Santos
- Vanessa Monteiro Sanvido

■ INTRODUÇÃO

As mamas são glândulas sudoríparas apócrinas modificadas, que iniciam seu desenvolvimento ao redor de quinta semana de gestação.

Fatores de crescimento locais e sistêmicos, assim como hormonais, regulam essa sequência de eventos que se inicia na fase ventral do embrião. Dois espessamentos ectodérmicos, denominados cristas mamárias ou linhas de leite, se estendem desde a axila até a região inguinal.[1] Por volta da sétima semana, essas cristas involuem, persistindo, geralmente, um par de primórdios mamários ao nível do quarto ou quinto espaço intercostal.

Essas estruturas do ectoderma penetram o mesoderma adjacente e, por volta da décima segunda semana, surgem os primórdios mamários secundários que, eventualmente, formarão os lóbulos mamários.[1]

Durante a vigésima semana, proliferam 15 a 20 cordões epiteliais em forma radial, que darão origem aos ductos mamários. Sob a influência dos hormônios placentários, esses ductos lactíferos convergem à fosseta mamária, que durante a infância formam a papila.[2]

O desenvolvimento mamário continua, então, até atingir cerca de 15 a 20 lobos ao termo. Ao nascimento, essa glândula rudimentar é idêntica em ambos os sexos,[1] e permanece quiescente durante toda a infância, voltando a se desenvolver no início da puberdade.[1,2]

As alterações no desenvolvimento mamário podem ser observadas a partir do nascimento ou na puberdade, ao exame físico.

■ AFECÇÕES DO DESENVOLVIMENTO MAMÁRIO

Essas anomalias podem ser uni ou bilaterais e acometer mama, mamilo ou ambos. Além disso, podem ser congênitas ou adquiridas.

■ POLITELIA

A presença de mamilos supranumerários ou politelia, sem associação a outras estruturas anatômicas, é a anomalia mais frequente do tecido mamário acessório.[3]

Normalmente, ocorrem seguindo a linha láctea desde a axila até a região inguinal e são observadas principalmente na região inframamária. A maioria é esporádica, porém têm sido descritos distintos padrões de herança.[4,5]

Há associação entre politelia e malformações congênitas, especialmente renais e das vias urinárias, como a doença policística e autossômica do adulto, assim como anomalias cardíacas e neurológicas.[5] Respondem às mudanças fisiológicas hormonais e são suscetíveis a afecções mamárias benignas e malignas. Representam, por vezes, preocupação estética de pouca relevância médica, podendo ser corrigidas cirurgicamente.[5,6]

A avaliação clínica inclui história familiar detalhada, exame físico e exames por imagem de possíveis malformações, principalmente renais.[5]

■ MAMILO INVERTIDO

Mamilo localizado em plano inferior à aréola é decorrente da ausência de elevação da fosseta mamária, condição geralmente congênita que afeta 10% da população feminina, com incidência bilateral em mais de 80% dos casos.[1,7]

A falha na elevação do mamilo pode estar associada a bandas fibrosas e a sistema ductal hipoplásico que mantém o mamilo nesta posição.[3]

A utilização de dispositivo de sucção mamária durante a amamentação tem efeito paliativo. A correção cirúrgica pode resultar em alterações na sensibilidade local e dificuldade para amamentar.[7]

ATELIA

Ausência do complexo areolopapilar, geralmente congênito e associado à amastia;[8,9] quando adquirida, pode ocorrer por trauma e ablação.[8] Pode estar associada à síndrome displásica ectodérmica ligada ao cromossomo X, que afeta epiderme, anexos e esmalte dentário, entre outros.[9]

A reconstrução cirúrgica da aréola e da papila pode ser realizada com retalhos cutâneos, enxertos ou pigmentação por tatuagem.[3]

POLIMASTIA

As mamas supernumerárias decorrem da falta de regressão da crista mamária embrionária em 1% a 2% da população. Podem, também, ser causadas por fatores etiológicos desconhecidos, especialmente quando distantes da linha do leite, tais como migração de células primordiais ectópicas ou modificação de glândulas sudoríparas apócrinas.[10]

A ocorrência familiar está relacionada a síndromes citogenéticas congênitas associadas às malformações urogenitais e, eventualmente, ao adenocarcinoma renal.[1,11]

O diagnóstico de mama supernumerária é geralmente incidental. As modificações hormonais habituais do tecido mamário durante a puberdade, a gravidez e, principalmente, a lactação, ocasionam aumento do volume e dor.[10,11] Não há evidência de risco aumentado de transformação maligna da polimastia.[10]

O tratamento de eleição é exérese cirúrgica ou lipossucção.[12,13]

TECIDO MAMÁRIO AXILAR ACESSÓRIO

Pode ser considerado como tecido ectópico não contíguo com a mama ou como aumento da cauda axilar de Spence.[1] Ocorre em 2% a 6% da população.

Embora presente ao nascimento, é rara a sua aparição antes da puberdade, pois torna-se evidente com estimulação hormonal durante o ciclo menstrual e, principalmente, no período gravídico puerperal e lactacional.[1,11] Recidiva nas gestações subsequentes.[1]

Podem, nele, desenvolver as mesmas afecções que nas mamas eutópicas, como fibroadenoma, cisto, mastite, abscessos e neoplasias malignas.[11,14]

O diagnóstico diferencial inclui hidradenite supurativa, linfoma, linfadenopatia, lipoma, neuroma e carcinoma metastático.[10,11]

O tratamento do tecido mamário acessório, durante a gravidez e o puerpério, é conservador.[1] Quando há nódulos, realizar exame anatomopatológico por biópsia percutânea para diagnóstico definitivo.[1]

AMASTIA

Ausência congênita total da mama, entidade clínica rara, decorre da alteração no desenvolvimento da crista mamária na sexta semana do período embrionário, também denominada de agenesia mamária.[1] A ausência unilateral é mais comum que a amastia bilateral da mama.[1]

A ausência somente do parênquima mamário é denominada amasia, permanecendo o tecido papilar.[1]

Alterações ectodérmicas, fenda palatina, malformações urológicas, da musculatura torácica e de membros superiores são preponderantes nas descrições de amastia bilateral, relacionadas à transmissão autossômica.[1]

A correção cirúrgica inclui implantes, expansores ou retalhos miocutâneos.[3]

SÍNDROME DE POLAND

Defeito congênito raro e unilateral da parede torácica, musculatura ipsilateral, alterações do tecido subcutâneo, mamário e braquissindactilia.[2]

As manifestações clínicas são variadas e raramente todas as características estão presentes no indivíduo afetado. Sua etiologia é desconhecida, e aparentemente está relacionada às alterações no suprimento sanguíneo embrionário durante a sexta semana de gestação,[1,15] quando ocorre a formação do broto do membro superior adjacente à parede torácica.[1]

O grau e o local do comprometimento da artéria subclávia ipsilateral ou de seus ramos parece determinar a extensão clínica dessa síndrome.[1,16]

A hipoplasia da artéria torácica interna está relacionada à ausência da porção esternocostal do músculo peitoral maior.[15,16] Por outro lado, o comprometimento da artéria braquial parece determinar as anomalias da terceira e quarta falanges.[16]

As alterações na parede torácica com aplasia ou hipoplasia óssea, da terceira à quinta costela, e suas cartilagens provocam uma concavidade profunda na inspiração e herniação pulmonar na expiração.

A ausência da porção esternocostal do músculo peitoral maior, presente em todos os casos, tem impacto funcional menor. O tecido mamário e o complexo areolopapilar podem ser rudimentares ou estar ausentes. A hipoplasia mamária está deslocada medial e superiormente à sua posição anatômica normal.[1,16]

Outras alterações vasculares relacionadas à síndrome de Poland podem ocorrer, tais como a paralisia congênita do nervo facial, denominada síndrome de Möbius, provavelmente determinada pela regressão prematura das artérias trigeminais;[16] alteração no desenvolvimento das artérias vertebrais, caracterizado pelo encurtamento do pescoço e denominada síndrome de Klippel-Feil, pode coexistir com a síndrome de Poland.[16]

A aplasia do músculo peitoral maior com malformações renais, como agenesia unilateral renal ou duplicação do sistema urinário, aponta a necessidade de estudos diagnósticos complementares.[1,16]

O tratamento dos pacientes com a síndrome de Poland varia de acordo com o número de anomalias e suas manifestações clínicas. Intervenções cirúrgicas são indicadas na depressão unilateral dessa parede, falta de proteção para o coração e pulmão, movimentos paradoxais da parede torácica, hipoplasia ou aplasia da mama e defeitos estéticos pela ausência do músculo peitoral maior.[16]

É necessário, inicialmente, a estabilização da parede torácica, por meio de um ou vários procedimentos cirúrgicos, numa abordagem multidisciplinar. As mamas hipoplásicas podem ser corrigidas com implantes ou retalhos miocutâneos,[15,16] após a puberdade, visando à simetrização.[16]

■ SÍNDROME ULNAR-MAMÁRIA DE PALLISTER

A síndrome ulnar-mamária de Pallister decorre de uma herança autossômica dominante, causada por mutação no gene T-Box 3, com lócus na região 21-cM no 12q. Atinge homens e mulheres e cursa com anomalias ulnares, mamárias, genitais e de glândulas apócrinas e genitais. Outros achados clínicos são: aplasia ou hipoplasia da escápula, clavícula, rádio e úmero; retardo do crescimento, obesidade, epicanto lateral, hipodontia, estenose subglótica, hérnia inguinal, atresia anal, estenose de piloro, hímen imperfurado e polidactilia.[17]

■ HIPOPLASIA MAMÁRIA (HIPOMASTIA)

É o desenvolvimento incompleto da glândula mamária, podendo ser congênito ou adquirido. A etiologia principal é a deficiência estrogênica, como ocorre na disgenesia gonádica, nos estados intersexuais, na insuficiência ovariana ou hipofisária e na síndrome suprarrenogenital congênita. Entretanto, na maior parte dos casos, a hipoplasia é devida à hipossensibilidade da resposta tecidual mamária aos estrogênios circulantes.[18]

A hipoplasia mamária adquirida é geralmente iatrogênica, sendo responsável por danos estéticos importantes. São causas: toracotomias anterolaterais, traumas, incisões, abscessos, infecções e irradiação. O tratamento usualmente é cirúrgico, por meio de mamoplastia de aumento.

■ MAMA TUBEROSA

É a protusão excessiva da aréola com a pele delicada e semitransparente, na presença de mamas geralmente hipoplásicas. No quadro extremo (mama tubular), há mama cilíndrica em vez de cônica, com sulco inframamário anormalmente alto e aréola muito extensa. Pode ser unilateral ou bilateral e, frequentemente, se manifesta de modo diferente entre uma mama e outra.

A correção se faz por meio da excisão de uma coroa circular de aréola e pele em torno desta, a fim de reduzir o excessivo volume areolar e interromper o anel fibroso subcutâneo que constrange circularmente a mama.[19]

■ SIMASTIA

É a confluência medial das mamas. Anomalia rara, que representa ponte de tecido mamário pré-esternal, ligando as duas mamas, usualmente simétricas. Geralmente associada à gigantomastia. A correção é cirúrgica, podendo ser auxiliada por lipoaspiração.[20]

■ HIPERTROFIA MAMÁRIA (GIGANTOMASTIA)

É o aumento excessivo e desproporcional do volume de uma ou ambas as mamas, que pode ocorrer na adolescência, na gestação ou ser induzida por drogas.

Na gigantomastia juvenil, o crescimento acelerado das mamas não cessa após a puberdade. Geralmente é simétrica e bilateral, entretanto, a hipertrofia unilateral também já foi descrita. A faixa etária acometida é entre 11 e 19 anos. As principais hipóteses para sua origem têm base hormonal. Foi descrito nessas pacientes diminuição acentuada da progesterona sérica, associada a níveis normais de estrogênios e hormônios do crescimento. Outra hipótese é uma acentuada resposta dos receptores estrogênicos a baixas concentrações dos hormônios mamotróficos endógenos. Histologicamente, a alteração principal é a hipertrofia do estroma.[21] A principal conduta terapêutica é a mamoplastia redutora bilateral. Alguns autores preconizam drogas antiestrogênicas (di-hidrogesterona, acetato de medroxiprogesterona) principalmente na recidiva após cirurgia, sem grande sucesso. O tamoxifeno (10 a 40 mg/dia) pode ser promissor nesses casos.

A hipertrofia induzida por drogas pode ocorrer em qualquer faixa etária. As drogas que sabidamente induzem esse tipo de gigantismo são: D-penicilamina, indinavir e ciclosporina. Há descrição na literatura da associação de gigantomastia com *miastenia gravis*, artrite crônica e tireoidite de Hashimoto.[21]

A hipertrofia gestacional é o aumento excessivo e difuso das mamas durante o período gestacional, mais rara que a hipertrofia juvenil, sendo estimado um caso para cada 10 mil gestações. Nos primeiros meses da gestação, a mama aumenta várias vezes o seu tamanho, distendendo a pele e o parênquima, que ficam edemaciados e tensos, com *peau d'orange* difuso. Os vasos subcutâneos tornam-se proeminentes. Há casos descritos das mamas atingirem juntas aproximadamente 15 kg. Como consequência do rápido crescimento e pressão sobre a pele, há isquemia cutânea com ulceração, necrose, infecção e hemorragia, que podem ser fatais. É mais comum na primeira gestação e tende a recidivar nas gestações subsequentes. Sua causa permanece desconhecida. A cirurgia é mandatória diante de complicações, tais como infecção, ulceração e hemorragia. Quando não houver, considerar o tamanho das mamas, o grau de dificuldade para mobilização e o risco de abortamento durante a cirurgia. Estar sempre preparado para volumosas perdas sanguíneas é fundamental. As técnicas cirúrgicas utilizadas são a mamoplastia redutora, a mastectomia subcutânea e a mastectomia total com reconstrução imediata ou tardia.

■ GALACTORREIA DO RECÉM-NASCIDO (LEITE DE BRUXA)

A queda dos estrogênios maternos no sangue do neonato estimula a produção de prolactina, resultando no aumento mamário, uni ou bilateral, em até 70% dos recém-nascidos. Histologicamente, observa-se hipertrofia do sistema ductal. Esse quadro é acompanhado por secreção semelhante ao colostro, formada por água, gordura e debris celulares, também chamada leite de bruxa. Essa alteração ocorre em ambos os sexos e regride espontaneamente em algumas semanas, porém, em alguns casos, pode persistir por meses.[22]

■ TELARCA PREMATURA

É o desenvolvimento mamário antes dos oito anos de idade, sem outros sinais de puberdade precoce ou alterações hormonais. Em 85% dos casos, ocorre até os dois anos de idade.[23] Sua provável causa é uma hipersensibilidade do tecido mamário aos baixos níveis de estrogênios circulantes.

Quando a desordem ocorre até os dois anos de idade, geralmente há regressão completa, representando um problema transitório e isolado. Entretanto, quando ocorre mais tardiamente, pode persistir e representar o primeiro sinal de puberdade precoce. Essas crianças devem ser seguidas regularmente para observação de outros sinais de maturidade sexual.

REFERÊNCIAS BIBLIOGRÁFICAS

1. Bland KI, et al. Congenital and acquired disturbances of breast development and growth. In: Bland KI, editor. Breast: comprehensive management of benign and malignant diseases. 4th ed. Philadelphia: Saunders/Elsevier; 2009. p.189.
2. Bland KL, et al. Distúrbios congênitos e adquiridos do desenvolvimento e crescimentod a mama. In: Bland KI, et al. A mama: tratamento compreensivo das doenças benignas da mama. Barueri (SP): Manole; 1994. p.79.
3. Kulkarni D, et al. Congenital abnormalities of the breast. Womens Health (Lond Engl) 2012;8(1):75-9.
4. Grimshaw EC, et al. Supernumerary nipple and seminoma: case report and review of polythelia and genitourinary cancers. Dermatol Online J 2013; 19(1):4.
5. Castaño-León AM, et al. Politelia bilateral familiar sin malformaciones asociadas. Actas Dermosifiliogr 2010; 101(5):453-8.
6. Lemaine V, et al. The adolescent female: breast and reproductive embryology and anatomy. Clin Anat 2013;26(1):22-8.
7. Gould DJ, et al. Inverted nipple repair revisited: a 7-year experience. Aesthet Surg J 2015;35(2):156-64.
8. Ishida LH, et al. Case report and review of the literature. Br J Plast Surg 2005;58(6):833-7.
9. Alcón Saez JJ, et al. Amastia y atelia como manifestacion excepcional de la displasia ectodérmica hipohidrotica en una mujer adolescente. Ann Pediatr (Barc). 2008;69(3):289-91.
10. DeFilippis EM, et al. The ABCs of accessory breast tissue: basic information every radiologist should know. AJR Am J Roentgenol. 2014;202(5):1157-62.
11. Guerra Cabrera JM, et al. Mama supernumeraria: presentación de un caso. Medisur 2010; 8(3):193-4.
12. Fan J. Removal of accessory breasts: a novel tumescent liposuction approach. Aesthetic Plast Surg 2009;33(6):809-13.
13. Aydogan F, et al. Surgical treatment of axillary accessory breasts. Am Surg 2010;76(3):270-5.
14. Farcy DA, et al. Ectopic glandular breast tissue in a lactating young woman. J Emerg Med 2011;41(6):627-30.
15. Urschel HC Jr. Poland syndrome. Semin Thorac Cardiovasc Surg 2009; 21(1):89-91.
16. Fokin AA, et al. Poland's syndrome revisited. Ann Thorac Surg 2002;74(6):2218-21.
17. Linden H, et al. Ulnar mammary syndrome and TBX3: expanding the phenotype. Am J Med Genet A 2009;149(12):2809-12.
18. Kulkarni D, et al. Congenital abnormalities of the breast. Womens Health (Lond Engl). 2012;8(1):75-7.
19. Von Heimburg D, et al. The tuberous breast deformity: classification and treatment. Br J Plast Surg 1996;49(6):339-41.
20. Sillesen NH, et al. Congenital symmastia revisited. J Plast Reconstr Aesthet Surg 2012;65(12):1607-9.
21. Dancey A, et al. Gigantomastia--a classification and review of the literature. J Plast Reconstr Aesthet Surg 2008;61(5):493-5.
22. Weimann E. Clinical management of nipple discharge in neonates and children. J Paediatr Child Health 2003;39(2):155-7.
23. Uçar A, et al. Is premature thelarche in the first two years of life transient? J Clin Res Pediatr Endocrinol 2012;4(3):140-3.

13.6

Lesões Precursoras

■ Joaquim Teodoro de Araujo Neto ■ Karen Borrelli Ferreira Alves
■ Ana Maria Kemp ■ Gil Facina

■ INTRODUÇÃO

As Lesões Precursoras (LP) fazem parte de um conjunto de moléstias incluídas nas lesões proliferativas intraductais, a Hiperplasia Ductal Atípica (HDA), e nas neoplasias lobulares, a Hiperplasia Lobular Atípica (HLA),[1] como observado na Tabela 13.3.

Antes do uso sistemático do rastreamento com a mamografia, essas lesões representavam aproximadamente 4% das biópsias mamárias. Hoje, com os programas de rastreamento objetivando o diagnóstico precoce, diminuindo assim a mortalidade e a morbidade do câncer, essas lesões têm sido diagnosticadas com maior frequência, seja por alterações na mamografia, como as assimetrias e as microcalcificações, seja por achados incidentais de biópsias, passando a representar de 15% a 20% de todas as biópsias atualmente.[2,3]

■ LESÕES PRECURSORAS E MARCADORAS DE RISCO

As lesões proliferativas, para alguns autores, fazem parte de um processo biológico sequencial, conhecido como modelo linear de progressão, ou seja, as lesões proliferativas sem atipias evoluem para as com atipias, que, por sua vez, progridem para os carcinomas *in situ* e invasivos, sucessivamente.[4]

Tabela 13.3 Classificação atual das hiperplasias atípicas e dos carcinomas *in situ* com os nomes anteriores correspondentes (OMS, 2012).

Classificação anterior (2003)	Classificação atual (2012)
Lesões proliferativas intraductais	Lesões proliferativas intraductais
Hiperplasia ductal usual	Hiperplasia ductal usual
DIN 1a-Neoplasia intraepitelial ductal 1a	Atipia epitelial plana
DIN 1b-Neoplasia intraepitelial ductal 1b	Hiperplasia ductal atípica
DIN 1c-Neoplasia intraepitelial ductal 1c	Carcinoma ductal *in situ* grau I
DIN 2-Neoplasia intraepitelial ductal 2	Carcinoma ductal *in situ* grau II
DIN 3-Neoplasia intraepitelial ductal 3	Carcinoma ductal *in situ* grau III
Neoplasias lobulares	Neoplasias lobulares
LIN 1-Neoplasia intraepitelial 1	Hiperplasia lobular atípica
LIN 2-Neoplasia intraepitelial 2	Carcinoma lobular *in situ* clássico
LIN 3-Neoplasia intraepitelial 3	Carcinoma lobular *in situ* pleomórfico

Adaptada de Gobbi H.

Também denominadas de lesões pré-malignas, as Hiperplasias Atípicas (HA) são, sem sombra de dúvida, um dos maiores desafios para os patologistas na atualidade. Os critérios de diagnóstico para as HA foram estabelecidos e aceitos há mais de trinta anos pela maioria dos patologistas, contudo existem inúmeras divergências conceituais para firmar o diagnóstico quando se comparam diferentes observadores.[5,6]

As principais entidades histológicas benignas podem ser classificadas de acordo com o risco relativo para o câncer de mama, conforme a Tabela 13.4 da Organização Mundial da Saúde (WHO).

Tabela 13.4 Classificação das Lesões Benignas das Mamas (LBM) de acordo com Risco Relativo (RR) para o câncer. WHO, 2003.

LBM	RR
Lesões não proliferativas	1
Lesões proliferativas sem atipias	1,5 – 2
Lesões proliferativas com atipias	4 – 5
Atipia epitelial plana	Não definido

As Lesões de Células Colunares (LCC) e a Atipia Epitelial Plana (AEP) merecem uma observação pela sua frequência atual. LCC e AEP constam do atual consenso da Organização Mundial da Saúde (OMS) e apresentam como sinonímia: alterações de células colunares com atipias, hiperplasia de células colunares com atipias, hiperplasia hipersecretória com atipia, *clinging* carcinoma (tipo monomórfico), entre outros. As principais alterações nas mamografias são as microcalcificações, podendo também ser achado incidental de biópsias por outras indicações. Com frequência, estão associadas aos carcinomas ductais *in situ* de baixo grau, aos carcinomas tubulares e aos lobulares invasivos. Para alguns autores, seriam lesões precursoras dessas neoplasias; no entanto, o seu significado clínico como lesão precursora, marcadora de risco ou apenas um achado incidental associado a essas neoplasias ainda não está bem claro. Assim, do ponto de vista prático, diante do diagnóstico de AEP proveniente de biópsias percutâneas de fragmentos (mamotomia ou *core-biopsy*), as pacientes deverão ser submetidas à biópsia excisional ampla, pois a possibilidade de subdiagnóstico, ou seja, de uma lesão mais avançada, como HLA, HDA, carcinoma lobular *in situ*, carcinoma ductal *in situ* e carcinomas invasivos de baixo grau é de aproximadamente 30% dos casos. Ainda não há ensaio clínico que avaliou as condutas redutoras de risco para essas lesões. Assim, preconizam-se para esse grupo de pacientes as vigilâncias clínica e mamográfica, de acordo com a idade.[1,7,8]

As HA são consideradas por alguns autores como precursoras, e, para outros, como lesões marcadoras de risco para o desenvolvimento do carcinoma invasivo, podendo este ser bilateral. No entanto, a tendência atual é de considerá-las como lesões precursoras, pois o risco de desenvolvimento de câncer é 2,5 vezes maior na mama ipsilateral com hiperplasias. O risco relativo varia de acordo o estado menopausal. De fato, as HLA apresentam altíssimo risco na pré-menopausa, enquanto as HDA, na pós-menopausa (Tabela 13.5).[9]

Tabela 13.5 Fatores de risco para câncer de mama entre 331 mulheres com atipias da *Mayo Benign Breast Disease Cohort Study* – Degnin AM et al.

Variável	No	Pessoas/ Ano	Eventos observados	Eventos esperados	RR	95% CI
Grupo geral de atipia	331	4.543	66	17,0	3,88	3,00 a 4,94
Idade para biópsia benigna, anos						
< 45	46	678	10	1,5	6,76	3,24 a 12,40
45-55	100	1.540	26	5,1	5,10	3,33 a 7,48
< 55	185	2.325	30	10,4	2,87	1,94 a 4,10
Número de focos de atipia						
1	199	2.792	24	10,3	2,33	1,49 a 3,46
2	81	1.086	22	4,2	5,26	3,29 a 7,96
> 3	51	665	20	2,5	7,97	4,87 a 12,30

(Continua)

Tabela 13.5 Fatores de risco para câncer de mama entre 331 mulheres com atipias da *Mayo Benign Breast Disease Cohort Study* – *Degnin AM et al.* (Continuação)					
Calcificação					
Sem	104	1.529	18	5,6	3,21	1,90 a 5,08
Com	227	3.013	48	11,4	4,21	3,10 a 5,58
< 3 focos	189	2.536	30	9,7	3,10	2,09 a 4,43
> 3 focos	38	478	18	1,7	10,4	6,13 a 16,40
Subtipos histológicos					
Lobular	175	2.535	34	9,3	3,67	2,54 a 5,13
Ductal	142	1.815	27	7,0	3,83	2,53 a 5,58
Lobular e ductal	14	194	5	0,7	7,10	2,31 a 16,5
Histórico familiar de câncer da mama					
Nenhum	165	2.226	32	8,4	3,81	2,60 a 5,37
Fraco	56	763	16	2,9	5,59	3,20 a 9,09
Forte	68	1.029	14	3,9	3,59	1,96 a 6,03
Indicação para biópsia					
Massa palpável	139	2.068	33	7,2	4,55	3,13 a 6,39
Anormalidade mamográfica	186	2.409	32	9,5	3,36	2,30 a 4,74

RR = risco relativo 95%; CI = intervalo de confiança de 95%.

Além da idade, outras características importantes nas pacientes com HA são: o número de focos de atipias; a associação com microcalcificações; os subtipos histológicos como HLA, HDA, e a associação de HLA (hiperplasia lobular atípica) com HDA (hiperplasia ductal atípica); a história familiar de câncer; e se a indicação da biópsia foi massa palpável ou alterações mamográficas que determinam riscos diferentes, como podemos observar na Tabela 13.5.[10]

As pacientes com diagnósticos de HA provenientes de biópsias percutâneas de fragmentos (mamotomia ou *core-biopsy*) deverão ser submetidas à complementação cirúrgica, pois a subestimação no diagnóstico final é muito variável, oscilando entre 12% e 62%.[11-15]

Com relação ao rastreamento com métodos de imagens, ainda não há, na literatura, evidências do benefício da Ressonância magnética (RM), pois o consenso sobre esse método está bem-definido para as pacientes com *lifetime risk* maior que 20%. Sendo assim, as pacientes com HA, por apresentarem *lifetime risk* de 15% a 20%, ainda não há evidências a favor nem contra a RNM; dessa forma, nas pacientes com HA, o seu uso deve ser particularizado.[16,17]

As condutas da Disciplina de Mastologia da Escola Paulista de Medicina (Unifesp), de acordo com os achados nas biópsias de fragmentos das lesões mamárias com atipias, são especificadas no fluxograma na Figura 13.13.

Tabela 13.6 Riscos relativos (RR) para o câncer de mama nas pacientes com HA, de acordo com a pré- ou pós-menopausa.		
Subtipos histológicos	RR na pré-menopausa	RR na pós-menopausa
HDA	2,72 (IC 95%: 1,58 a 4,69)	4,04 (IC 95%: 1,67 a 9,77)
HLA	7,30 (IC 95%: 3,74 a14,23)	3,41(IC 95%: 1,08 a 10,76)

Adaptada de Collins *et al.*

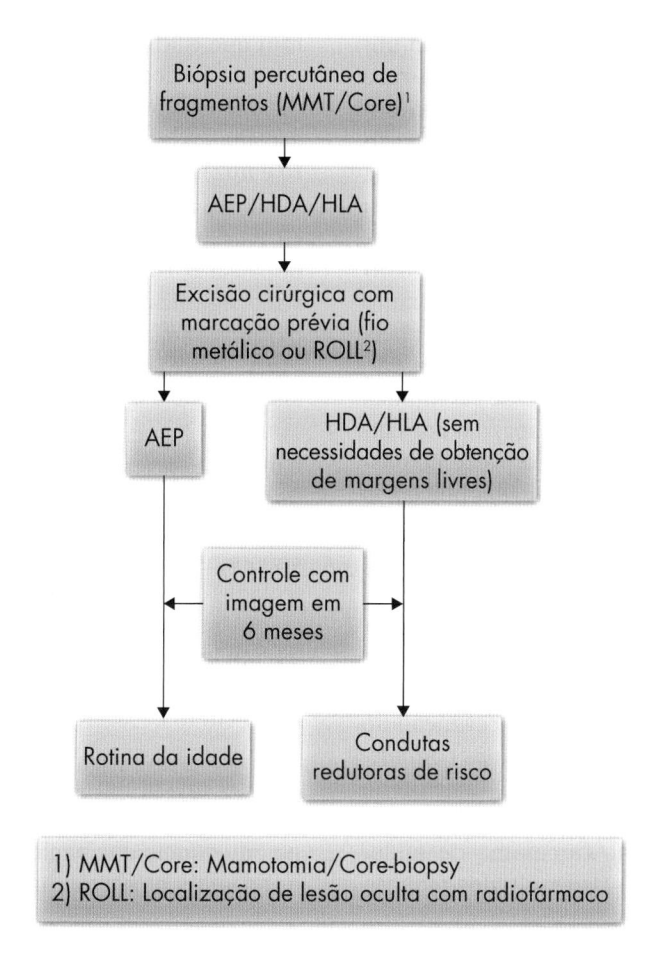

Figura 13.13 Fluxograma das condutas referentes aos achados histológicos das biópsias percutâneas de fragmentos da Disciplina de Mastologia da Escola Paulista de Medicina (Unifesp).

■ CONDUTAS REDUTORAS DE RISCO

As pacientes com diagnóstico de HDA e HLA são consideradas de alto risco pessoal ou histológico para o desenvolvimento do câncer de mama, devendo ser submetidas às condutas redutoras de riscos.

Dentre essas condutas, alinham-se a endocrinoprevenção com tamoxifeno (TMX) ou raloxifeno (RLX), que são moduladores seletivos dos receptores de estrogênio (SERMS), e os inibidores de aromatase, o exemestano (EXE) e o anastrozol (ANZ), bem como as cirurgias redutoras de risco: salpingo-oforectomia bilateral (SOB) e as mastectomias redutoras de riscos (MRR).

O TMX é um SERM de primeira geração, usado como hormonoterapia adjuvante no câncer de mama há mais de 40 anos. A endocrinoprevenção com tamoxifeno para pacientes com risco aumentado para esse câncer ficou bem estabelecida no ensaio clínico NSABP-P1, que comparou o uso de TMX, na dose de 20 mg/dia por cinco

anos, com o de placebo nas pacientes com idade ≥ 35 anos e com risco aumentado para a doença (índice de Gail ≥ 1,66% de chance de desenvolver a doença nos próximos cinco anos), e evidenciou redução de risco de 49% para o câncer de mama invasivo e de 50% para o *in situ*, em cinco anos de seguimento. O subgrupo de melhor benefício foi o das pacientes com hiperplasias atípicas, com redução de risco de 86%.[18]

Metanálise mais recente confirmou a eficácia do TMX como endocrinoprevenção para o câncer de mama, com redução do risco de 38% (grau A de recomendação). Além da diminuição da probabilidade de desenvolver esse câncer, o TMX acarreta benefícios como melhoras da massa óssea na pós-menopausa e do perfil lipídico, pois, no osso e no fígado, ele provoca efeito agonista ao estrogênio. Os principais efeitos colaterais do TMX são as ondas de calor, os aumentos dos riscos dos fenômenos tromboembólicos e do câncer de endométrio. No entanto, os seus benefícios superam os efeitos adversos.[19]

O RLX, SERM de segunda geração, foi aprovado inicialmente pelo FDA para prevenir e tratar a osteoporose nas mulheres na pós-menopausa. Contudo, foram observadas reduções no risco de câncer de mama invasivo receptor de estrogênio positivo de 76%, 66% e 44% nas mulheres na pós-menopausa com osteoporose em três grandes ensaios clínicos. Sendo assim, foi idealizado o *NSABP Study of tamoxifen and raloxifene (STAR) P-2 Trial,* que constatou que o RLX é tão efetivo quanto o TMX na redução do risco de câncer invasivo (Tabela 13.7). Assim, o TMX e o RLX têm grau de recomendação A, como drogas redutoras de risco para esse carcinoma, sendo o TMX empregado na dose de 20 mg/dia por cinco anos a partir dos 35 anos de idade (na pré- e na pós--menopausa), e o RLX na dose de 60 mg/dia por cinco anos na pós-menopausa.[20]

O estudo STAR foi atualizado em 2010, com 81 meses de seguimento médio. O TMX foi significantemente mais efetivo que o RLX na profilaxia do carcinoma invasivo nas pacientes que tinham história prévia de hiperplasia atípica e no grupo de risco elevado (Gail ≥ 1,66%). A eficácia foi semelhante para a prevenção do carcinoma *in situ* de mama e para as pacientes com história prévia de neoplasia lobular *in situ*. O tamoxifeno levou a maior número de trombose venosa profunda, hiperplasia atípica endometrial, carcinoma de endométrio e catarata (Tabela 13.8). Os resultados mostraram que o RLX promoveu 76% da eficácia do TMX na prevenção do carcinoma invasivo, logo, ambos os medicamentos podem ser aconselhados para esse fim. A escolha poderá ser baseada na presença ou não de útero e no risco individual de tromboembolismo.[21]

Outros SERMS que não são comercializados no Brasil, mas que já foram avaliados nas mulheres na pós-menopausa e com osteoporose, mostraram reduções de risco significativo para câncer de mama, quando comparados com o placebo, mas ainda não foram testados em mulheres com alto risco para este câncer. São eles, o lasofoxifene e o arzoxifene.[22,23]

O EXE é esteroide inibidor da enzima aromatase, que é prescrito no tratamento adjuvante do câncer receptor hormonal positivo em mulheres na pós-menopausa. O seu benefício como droga redutora do risco foi comprovado em estudo aleatorizado, duplo-cego, placebocontrolado, que tratou durante cinco anos 4.560 mulheres na pós-menopausa com alto risco para o câncer, ou seja, as com Índice de Gail ≥ 1,66 ou com diagnóstico de HDA, HLA, CLIS ou com carcinoma ductal *in situ* tratadas com mastectomia. Esse estudo, conhecido como MAP.3, após 35 meses de seguimento médio, mostrou redução de 65% de câncer nas usuárias do EXE.[24]

O ANZ, também um inibidor da aromatase usado na adjuvância das pacientes com cânceres receptores hormonais positivos na pós-menopausa, foi a última

Tabela 13.7 Estudos prospectivos, randomizados, placebocontrolados do raloxifeno e a redução do risco do câncer de mama.

Trial	MORE	CORE	RUTH	STAR
População estudada	Mulheres menopausadas com fratura por osteoporose	Continuação do estudo MORE	Mulheres menopausadas com história ou risco de doença coronariana	Mulheres menopausadas com aumento do risco de câncer de mama
Número	7.705	5.213	10.101	19.747
Controle	placebo	placebo	placebo	tamoxifeno
Primário endpoint	Fraturas	Fraturas	Doença coronariana e câncer de mama	Câncer invasivo de mama
Secundário endpoint	Câncer de mama	Câncer de mama	Morte e tromboembolismo	Fratura e doença coronariana
Média de idade	66,5	66,2	67,5	58,5
Média de *follow-up* (meses)	40	48	68	47
Redução de risco %	76	66	44	Similar ao tamoxifeno (50%)

Modificada de Vogel.

Tabela 13.8 Comparações entre os riscos relativos do tamoxifeno e raloxifeno do (Estudo STAR, 2010).

Eventos	Número de eventos		RR	IC (95%)
	TMX	RLX		
Carcinoma invasivo	247	310	1,24*	1,05 - 1,47
Carcinoma *in situ* de mama	111	137	1,22	0,95 - 1,59
História de hiperplasia atípica	60	92	1,48*	1,06 - 2,09
História de neoplasia lobular *in situ*	50	57	1,13	0,76 - 1,69
Câncer invasivo de útero	65	37	0,55*	0,36 - 0,83
Hiperplasia atípica de endométrio	22	4	0,17*	0,04 - 0,51
Histerectomia durante o seguimento	349	162	0,45*	0,37 - 0,54
Eventos tromboembólicos	202	154	0,75*	0,60 - 0,93
Catarata	739	603	0,80*	0,72 - 0,89
Mortalidade	236	202	0,84	0,70 - 1,02

*Destaca os resultados signicantes; RR = Risco relativo; IC = intervalo de confiança modificado de Vogel *et al. Cancer* Prev. Res (Phila)2010; 3(6)696-706.

droga validada como endocrinoprevenção para pacientes de alto risco na pós-menopausa pelo estudo aleatorizado, duplo-cego e placebo controlado, que ficou conhecido como IBIS-II. Esse estudo avaliou no total 3.867 pacientes com alto risco, sendo 239 com HA. As pacientes que usaram ANZ tiveram redução de risco de 53% de todos os cânceres, invasivos ou não invasivos, em relação às que tomaram placebo, HR (IC 95%):0,47 (0,32-0,68).[25]

As outras modalidades de redução de risco são as MRR e a SOB. O maior estudo que avaliou as MRR como modalidade de redução de risco foi o da Mayo Clinic. Nesse trabalho, Hartmann *et al.* analisaram de forma retrospectiva 639 pacientes, sendo 425 com risco moderado e 214 com alto risco, de acordo com os seus antecedentes familiares. O grupo-controle foi formado pelas irmãs biológicas das pacientes do grupo de estudo, que optaram pelo seguimento clínico e radiológico. Nas 425 pacientes com risco moderado, que foram submetidas à MRR, observou-se redução de risco de 89,5% e da mortalidade em 100% (IC de 95%: 70% a 100%). Nas 214 pacientes com alto risco, observou-se redução de risco de 90% a 94%, e da mortalidade de 85% a 94%. As conclusões desse estudo mostraram redução de risco de aproximadamente 90% após 14 anos de seguimento, e redução significativa na mortalidade por essa moléstia.[26]

Quando realizada na menacme, principalmente antes dos 40 anos de idade, a SOB também reduz o risco de câncer de mama em aproximadamente 50%. Assim, a SOB é modalidade redutora de risco importante para os cânceres de ovário-tubas e de mama nas pacientes de alto risco, principalmente as que apresentam mutações genéticas nos genes BRCA 1 e 2, pois essas mulheres possuem riscos aumentados para esses dois tipos de neoplasias.[27,28]

As HA podem ser consideradas como possíveis indicações de cirurgias redutoras de risco, mas não rotineiramente, pois, na litcratura, ainda não tcmos fortes evidências que corroboram essas indicações, como já as temos para a endocrinoprevenção com medicamentos. Assim, as drogas TMX, RLX, EXE e ANZ são de eficácia comprovada em grandes ensaios clínicos (grau de recomendação categoria A e nível de evidência I), enquanto as cirurgias redutoras de riscos, por ainda não existirem na literatura grandes estudos clínicos prospectivos e aleatorizados, são consideradas condutas de exceção para as pacientes com HA.[17,29,30]

Na Figura 13.14, apresentamos as condutas padronizadas na Disciplina de Mastologia da Escola Paulista de Medicina (Unifesp).

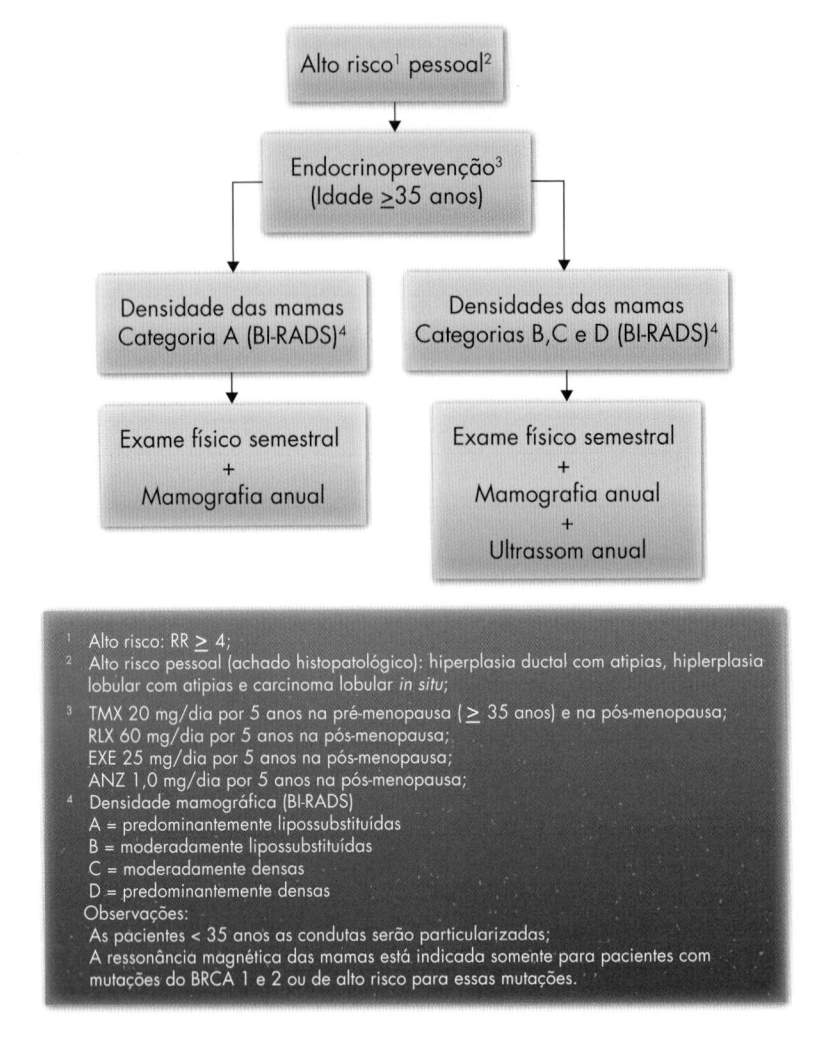

Figura 13.14 Fluxograma da assistência para pacientes com risco aumentado para câncer de mama da Disciplina de Mastologia da Escola Paulista de Medicina (Unifesp).

REFERÊNCIAS BIBLIOGRÁFICAS

1. Gobbi H. Classificação dos tumors da mama: atualização baseada na nova classificação da Organização Mundial da Saúde de 2012. J Bras Palol Med Lab 2012;48(6):463-9.

2. Boecker W, et al. Atypical ductal hyperplasia. In: Boecker W, editor. Preneoplasia of the breast-a new conceptual approach to proliferative breast disease. Munich: Elsevier Saunders; 2006. p.338.

3. Boecker W, et al. Atypical ductal hyperplasia. In: Boecker W, editor. Preneoplasia of the breast--a new conceptual approach to proliferative breast disease. Munich: Elsevier Saunders; 2006. p.338.

4. Costarelli L, et al. Intraductal proliferative lesion of the breast-terminology and biology matter: premalignant lesions or preinvasive cancer? Int J Surg Oncol 2012;2012: 1-9.

5. Page DL, et al. Atypical hyperplastic lesions of the female breast: a long-term follow-up study. Cancer 1985; 55(11):2698-708.

6. Gomes DS, et al. Inter-observer variability between general pathologists and a specialist in breast pathology in the diagnosis of lobular neoplasia, columnar cell lesions, atypical ductal hyperplasia and ductal carcinoma in situ of the breast. Diagnostic Pathology 2014; 9(121):1-9.

7. Abdel-Fatah TM, et al. High frequency of coexistence of columnar cell lesion, lobular neoplasia, and low grade ductal in situ with invasive tubular carcinoma and invasive lobular carcinoma. Am J Surg Pathol 2007; 31(3):417-9.

8. Said SM, et al. Flap epitelial atypia and risk of breast cancer: a Mayo cohort study. Cancer 2015;121(10):1548-9.

9. Collins LC, et al. Magnitude and laterality of breast cancer risk according to histologic type of atypical hyperplasia: results from the Nurses Health Study. Cancer 2007;109(2):180-7.

10. Degnim AC, et al. Stratification of Breast Cancer Risk in Womem With Atypia: A Mayo Cohort Study. J Clin Oncol 2007; 25(19):2671-7.

11. Brem RF, et al. Lobular neoplasia at percutaneous breast biopsy: variables associated with carcinoma at surgical excision. AJR Am J Roentgenol 2008;190(3):637-9.

12. Dupont WD, et al. Breast cancer risk associated with proliferative breast disease and atypical hyperplasia. Cancer 1993;71(4):1258-11.

13. Marshall LM, et al. Risk of breast cancer associated with atypical hyperplasia of lobular and ductal types. Cancer Epidemiol Biomarkers Prev. 1997;6(5):297-301.

14. Elsheikh TM, et al. Follow-up surgical excision is indicated when breast core needle biopsies show atypical lobular hyperplasia or lobular carcinoma in situ: a correlative study of 33 patients with review of the literature. Am J Surg Pathol 2005;29(4):534-43.

15. Hussain M, et al. Management of lobular carcinoma in-situ and atypical lobular hyperplasia of the breast--a review. Eur J Surg Oncol 2011;37(4):279-89.

16. Port ER, et al. Results of MRI screening for breast cancer in high-risk patients with LCIS and atypical hyperplasia. Ann Surg Oncol 2007; 14 (3):1051-7.

17. Hartmann LC, et al. Atypical hyperplasia of the breast--risk assessment and management options. N Engl J Med 2015;372(1): 7889-90.

18. Fisher B, et al. Tamoxifen for prevention of breast cancer: report of the National Surgical Adjuvant Breast and Bowel Project P-1 Study. J Natl Cancer Inst 1998;90(18):1371-6.

19. Cuzick J, et al. Overview of the main outcomes in breast cancer prevention trials. Lancet 2003;361(9354):296-300.

20. Vogel VG, et al. Effects of tamoxifenvsraloxifene on the risk of developing invasive breast cancer and other disease outcomes: the NSABP Study of Tamoxifen and Raloxifene (STAR) P-2 Trial. JAMA 2006;295(23):2727-41

21. Vogel VG, et al. Update of the National Surgical Breast and Bowel Project Study of Tamoxifen and Raloxifen (STAR) P-2 Trial: preventing breast cancer. Cancer Prev Res 2010;3(6):696-706.

22. LaCroix AZ, et al. Breast cancer incidence in the randomized PEARL trial of lasofoxifene in postmenopausal osteoporotic women. J Natl Cancer Inst 2010;102(22):1706-15.

23. Powles T, et al. Breast cancer incidence in postmenopausal women with osteoporosis or low bone mass using arzoxifene. Breast Cancer Res Treat 2012;134(1):299-306.

24. Goss PE, et al. Exemestane for breast-cancer prevention in postmenopausal women. N Engl J Med 2011;364(25): 2381-2.

25. Cuzick J, et al. Anatrozole for prevention of breast cancer in high-risk postmenopausal womem (IBIS-II): an internacional, double-blind, randomized placebo-controlled trial. Lancet 2014;383(9922):1041-8.

26. Hartmann LC, et al. Efficacy of bilateral prophylactic mastectomy in women with a family history of breast cancer. N Engl J Med 1999; 340(2):77-84.

27. Piver MS, et al. Primary peritoneal carcinoma after prophylactic oophorectomy in women with a family history of ovarian cancer. A report of the Gilda Familial Ovarian Cancer. Cancer 1993; 71(9): 2751-5.

28. Rebbeck TR, et al. Breast cancer risk after bilateral prophylactic oophorectomy in BRCA1 mutation carriers. J Nath Cancer Inst 1999; 91(17):1475-9.

29. Giuliano AE, et al. Society of Surgical Oncology: position statement on prophylactic mastectomy – approved by the Society of Surgical Oncology Executive Council, March 2007. Ann Surg Oncol 2007; 14(9):2425-7.

30. Rueth NM, et al. Preoperative risk assessment among women undergoing bilateral prophylactic mastectomy for cancer risk reduction. Ann Surg Oncol 2011;18(9):2515-20.

Capítulo 14

Carcinoma Ductal *In Situ*

14.1

Epidemiologia do Carcinoma Ductal *In Situ*

■ **Ruffo de Freitas Jr.** ■ **Rosemar Macedo Sousa Rahal** ■ **Leonardo Ribeiro Soares**

■ INTRODUÇÃO

O carcinoma ductal *in situ* (CDIS) da mama é uma proliferação celular anormal caracterizada pela não invasão da membrana basal, podendo haver envolvimento ductal extenso e lesões de difícil diagnóstico diferencial.[1] Considerando o CDIS uma lesão precursora, estimava-se uma redução na incidência e na mortalidade do câncer de mama após o avanço na abordagem do CDIS, observado nas últimas décadas. No entanto, mesmo com a estimativa de 50.000 a 60.000 procedimentos cirúrgicos anuais para ressecção de CDIS, permanecem as controvérsias acerca da evolução da doença e de suas variações epidemiológicas.[2,3]

■ INCIDÊNCIA

A incidência de CDIS tem aumentado de forma expressiva nos últimos anos, possivelmente em decorrência da consolidação dos programas de rastreamento populacional, por meio da mamografia, e dos avanços nos métodos diagnósticos.[4,5] Não obstante, existe grande disparidade entre as taxas observadas em diferentes nações, sendo que naquelas menos desenvolvidas tendem a apresentar valores relativamente menores.[3,6]

Nos Estados Unidos, aproximadamente uma em cada 33 mulheres receberá o diagnóstico de CDIS ao longo da vida, sendo estimados 60.290 novos casos de CDIS para o ano de 2015.[3] Segundo dados do *Surveillance, Epidemiology, and End Results* (SEER), a incidência de CDIS aumentou rapidamente após a introdução do rastreamento mamográfico na década de 1980. No entanto, mesmo com a estabilização das taxas de rastreamento na última década, observou-se uma mudança percentual anual de 0,8% na incidência de CDIS entre 1992 e 2011. Entre as possíveis explicações para esse fato, cita-se a transição dos mamógrafos analógicos para os digitais, que poderiam melhorar a detecção dessas lesões.[3]

No Brasil, apenas um trabalho verificou a incidência de CDIS ao longo dos anos. Nele, utilizando-se dados do RCBPGO, verificou-se que houve aumento na taxa padronizada de incidência de 0,58/100.000 em 1994 para 1,85/100.000 em 2010.[6] Se comparada à incidência do carcinoma ductal invasor (CDI) para o mesmo local, no mesmo período, o aumento foi de 174%.[6]

A incidência de CDIS também oscila de acordo com a idade e a raça da paciente. Nos Estados Unidos, onde a miscigenação racial é menor quando comparada com a população brasileira, observou-se diferente distribuição dos fatores prognósticos entre os grupos raciais analisados, bem como diferentes taxas de incidência.[3] Na avaliação por faixa etária, destaca-se a correlação envolvendo a redução de CDIS em mulheres com 50 a 69 anos, entre 2002 e 2006, e a redução da prescrição de terapia hormonal combinada após a publicação do estudo *Women's Health Iniciative* (WHI).[3,7] No mesmo período, não houve diferença significativa na curva de incidência em mulheres com idade entre 40 e 49 anos.[7]

Considerando a média de idade ao diagnóstico, as portadoras de CDIS têm apresentado um pico de incidência em faixa etária mais jovem, em relação ao CDI. Enquanto a doença invasiva prevalece na faixa etária entre 50 e 59 anos,[8] observou-se prevalência do CDIS entre os 40 e 49 anos de idade.[6] Esses dados reforçam a teoria do CDIS como lesão precursora, o qual poderia levar até 10 anos para invadir a membrana basal e o estroma. Ainda assim, não se pode excluir a possibilidade de que a carcinogênese do CDIS seja diferente em relação ao CDI; e que, eventualmente, fatores distintos possam interferir no comportamento biológico dessas moléstias.[6]

Nos últimos anos, além do aumento nas taxas de incidência de CDIS, ocorreu uma mudança no padrão de detecção da doença. Na Tabela 14.1, observa-se o estadiamento do câncer de mama em diferentes séries brasileiras, publicadas nos últimos cinco anos. Nessa análise, apesar das limitações inerentes aos estudos de base hospitalar, observou-se que a taxa de CDIS na série de Barretos[9] foi três vezes maior que a observada nas séries de Lavras[10] e de São Paulo,[11] com variação de 8,1% a 24,4%. Essas diferenças possivelmente decorrem da consolidação do rastreamento mamográfico na região de Barretos, e estão em conformidade com outros estudos na literatura.[3,9]

Outro aspecto que fala a favor do rastreamento mamográfico como fator de aumento na detecção do CDIS pode ser verificado no trabalho de evolução temporal publicado por Nunes *et al.* (2011), no qual observou-se ausência de casos de CDIS em 1989, e o seu aumento para 9,8% em 2003, na cidade de Goiânia.[13]

Entre os benefícios do diagnóstico precoce de CDIS, cita-se também a redução de carcinomas invasivos de intervalo, subsequentes ao CDIS. Em estudo recente (2016), que incluiu mais de cinco milhões de mulheres, observou-se que para cada três casos de CDIS detectados no rastreamento mamográfico, houve um caso a menos de câncer de intervalo nos três anos seguintes.[14] Dessa forma, o diagnóstico e o tratamento do CDIS pode ser vantajoso na prevenção de doença invasiva no futuro.

Deve-se ressaltar que diversos fatores podem influenciar a taxa de detecção de CDIS em programas de rastreamento e, consequentemente, a incidência da doença. Entre esses fatores, podemos citar a distribuição de faixa etária das populações rastreadas, a experiência dos profissionais envolvidos e a qualidade das mamografias.[9,14] Dessa forma, o aumento e o envelhecimento da população brasileira, bem como a consolidação dos programas de rastreamento e o aumento da cobertura mamográfica, podem justificar o aumento na incidência de CDIS observado nos últimos anos, no Brasil.

■ SOBREVIDA
Sobrevida global

A sobrevida global entre portadoras de CDIS é considerada elevada, conforme observado em estudos epidemiológicos e ensaios clínicos randomizados.[6,15] Em Goiânia, um estudo de base populacional que incluiu 262 casos de CDIS entre 1994 e 2010 observou sobrevida global de 96,5% e 91,9%, aos 60 e 120 meses, respectivamente.[6] Na mesma cidade, entre as portadoras de CDI, a sobrevida global observada entre 1995 e 2003 foi de 72,1% e 57,8%, aos 60 e 120 meses, respectivamente.[4] Assim, apesar dos diferentes períodos analisados, observa-se que a taxa de sobrevida em mulheres com CDIS é significativamente superior à observada naquelas com doença invasiva.

Tradicionalmente, considera-se o CDIS uma lesão heterogênea e com amplo espectro de apresentação clínica,

o que justifica as diversas opções terapêuticas descritas na literatura. No entanto, apesar das diferenças metodológicas e populacionais, observa-se um padrão de elevada sobrevida independentemente do plano terapêutico ou de outras variáveis clínicas.[3,15,16] Um estudo retrospectivo recente (2015), que incluiu 608 mulheres tratadas para CDIS, observou sobrevida global de 99,7% em 10 anos, sem diferenças significativas entre aquelas que sofreram mastectomia ou ressecção segmentar, com ou sem radioterapia.[15] Da mesma forma, estudo prospectivo e randomizado conduzido pela *European Organisation for Research and Treatment of Cancer* (EORTC) também observou uma taxa de sobrevida global semelhante entre os grupos analisados (90% *vs.* 88%), após 15 anos de seguimento.[17] Ainda, em estudo randomizado conduzido em população asiática e em tumores com margens comprometidas após cirurgia para CDIS, observou-se 97% de sobrevida global em 60 meses após a complementação com radioterapia.[16] Esses dados refletem a importância do tratamento adequado para a manutenção dos resultados favoráveis na evolução do CDIS.

Sobrevida câncer específica

Assim como a sobrevida global, também se observam elevadas taxas de sobrevida câncer específica em portadoras de CDIS. Na série de Goiânia, a sobrevida câncer específica foi de 99,5% e 98,4%, aos 60 e 120 meses, respectivamente.[6] De forma semelhante, estudo europeu observou sobrevida câncer específica em 15 anos de 95%, em mulheres submetidas à ressecção segmentar. No mesmo estudo, observou-se sobrevida câncer específica de 96% no grupo submetido à ressecção segmentar associada à radioterapia, sem diferença significativa entre os grupos analisados.[17]

Deve-se ressaltar que a mortalidade câncer específica por CDIS é considerada baixa tanto em estudos ecológicos quanto em prospectivos. Em uma análise conjunta dos resultados em longo prazo dos protocolos B-17 e B-24 do *National Surgical Adjuvant Breast and Bowel Project* (NSABP), a incidência de mortes por câncer de mama variou de 2,3% a 4,7% em 15 anos, de acordo com os diferentes tratamentos realizados.[18] Nessa série, embora a recorrência local com doença invasiva tenha aumentado em 75%, o ris-

Tabela 14.1 Estadiamento do câncer de mama em diferentes séries brasileiras publicadas na Revista Brasileira de Mastologia, entre 2013 e 2016.

Estudo/Ec	In situ	I	II	III	IV
Lavras 2008-2013 (n = 112)[10]	8,9%	30,3%	37,5%	21,5%	1,8%
São Paulo 2012-2014 (n = 3566)[11]	8,1%	17,2%	43,1%	28,6%	3,0%
Barretos 2003-2010 (n = 257)[9]	24,4%	34,2%	24,0%	4,0%	1,6%
Ubá 2001-2014 (n = 647)[12]	12%	34%	37%	11%	6%

Ec: estadiamento clínico.

co de morte por qualquer causa ($p < 0,001$), a recorrência sob a forma de um novo CDIS não aumentou esse risco.[18]

Na Tabela 14.2, verifica-se a sobrevida global e a sobrevida câncer específica após CDIS, observadas em estudos selecionados em uma revisão aleatória da literatura.

Fatores que influenciam a sobrevida

A sobrevida de mulheres que apresentaram CDIS, assim como ocorre entre as portadoras de doença invasiva, possui variações significativas conforme diversos fatores clínicos, sociais e patológicos.[21,22] Entre as portadoras de CDIS, estudo recente do SEER observou uma taxa de mortalidade câncer específica de 3,3%, em 20 anos. Nesse estudo, a mortalidade entre as mulheres com menos de 35 anos ao diagnóstico foi maior em relação àquelas com idade superior (7,8% *vs.* 3,2%; $p < 0,001$), possivelmente em decorrência de uma biologia tumoral mais agressiva. Ainda, observou-se que a mortalidade foi maior entre as mulheres negras em relação às brancas não hispânicas (7,0% *vs.* 3,0%; p < 0,001), o que também pode estar associado a fatores gênicos e sociais.[22]

Entre os fatores prognósticos relacionados ao CDIS e à recorrência da doença, destacam-se o grau nuclear, o tipo histológico, a presença de comedonecrose e o tamanho da lesão, bem como o *status* do receptor de estrogênio e das margens cirúrgicas.[3] Ainda, a mutação no gene BRCA 1 está associada à doença mais agressiva.[23] No entanto, ao contrário do carcinoma invasor, permanecem as controvérsias acerca do impacto de cada fator na mortalidade por CDIS. Porém, os avanços no tratamento da doença possivelmente continuarão aumentando a sobrevida global e a sobrevida livre de doença após um caso de CDIS.

Já entre os fatores que poderiam alterar a sobrevida câncer específica, destaca-se a idade ao diagnóstico do CDIS.[2] Em pacientes jovens, principalmente abaixo de 35 anos, observou-se aumento da mortalidade câncer específica em relação às pacientes com idade superior.[22] Nesse caso, trata-se provavelmente de uma moléstia de origem e comportamento biológico distinto. Assim, diante da ausência de rastreamento populacional nessa faixa etária, comumente ocorre em mulheres com nódulos palpáveis ou fluxo papilar sanguinolenta.[2,22]

O grau nuclear do CDIS também se mostrou fator significativo na avaliação da sobrevida câncer específica após o tratamento cirúrgico. Em uma *coorte* recente (2015) com 57.222 mulheres portadoras de CDIS, observou-se que o benefício da cirurgia em mulheres com CDIS de baixo grau foi inferior ao encontrado no grupo de CDIS com grau nuclear intermediário ou alto. Entre as portadoras de CDIS de baixo grau, a sobrevida câncer específica em 10 anos foi de 98,6% e 98,8%, nos grupos com e sem tratamento cirúrgico, respectivamente.[20] Dessa forma, em um futuro próximo, ensaios clínicos randomizados deverão ser conduzidos para a investigação da conduta expectante em casos selecionados de CDIS de baixo grau.

Recidivas

Embora a recidiva local permaneça o evento primário mais comum após um caso de CDIS, estudos retrospectivos observaram pequeno número de recidivas locais nessa população.[6,22] Em estudo conduzido pelo RCBPGO (2015), a taxa cumulativa de recidiva local foi de 3,9% e 10%, aos 60 e 120 meses, respectivamente. No entanto, assim como outros estudos na literatura, houve predomínio de recidivas na forma de doença invasiva.[6,18] Nesse contexto, destaca-se a expressão de HER-2, que pode aumentar o risco de recidiva em casos de CDIS[24]; a

Tabela 14.2 Sobrevida global e sobrevida câncer específica em estudos com diferentes objetivos, métodos e desfechos clínicos.

	Métodos	Grupos	SG	SCE
Di Saverio *et al.*, 2008 (n = 259)[19]	Bologna (IT); CR; 10 anos	—	99%	98,7%
Donker *et al.*, 2013 (n = 1.010)[17]	EORTC; ECR; 15 anos	RS	90%	95%
		RS + RT	88%	96%
Sagara *et al.*, 2015 (n = 57.222)[20]	SEER; CR; cirurgia *vs* grau nuclear; 10 anos	GNB, com cirurgia	—	98,6%
		GNB, sem cirurgia	—	98,8%
Lemos *et al.*, 2015 (n = 262)[6]	RCBPGO; STR; 5 e 10 anos	5 anos	96,5%	99,5%
		10 anos	91,9%	98,4%
Frank *et al.*, 2015 (n = 608)[15]	Paris (FR); CR; 10 anos	—	99,7%	—
Shikama *et al.*, 2015 (n = 37)[16]	JROSG; ECR; margens comprometidas; 5 anos	—	97%	—

SG: sobrevida global; SCE: sobrevida câncer específica; CR: *coorte* retrospectiva; ECR: ensaio clínico randomizado; STR: série temporal retrospectiva; IT: Itália; FR: França; *vs: versus*; RS: ressecção segmentar; RT: radioterapia; GNB: grau nuclear baixo; JROSG: *Japanese Radiation Oncology Study Group.*

associação da radioterapia ao tratamento cirúrgico, que pode reduzir em até 15% o risco de recidivas[25]; e o uso adjuvante de tamoxifeno, que também reduz as recidivas locais e na mama contralateral.[18,26]

■ CONSIDERAÇÕES FINAIS

A incidência do CDIS tem aumentado nos últimos anos, possivelmente em decorrência da consolidação dos programas de rastreamento populacional e dos avanços nos métodos diagnósticos.

Comumente, o CDIS se acompanha de prognóstico favorável. Observam-se elevadas taxas de sobrevida global e de sobrevida câncer específica mesmo na presença de margens comprometidas, de recidivas locais e até na ausência de tratamento específico.

Por fim, estudos em desenvolvimento acerca da biologia tumoral do CDIS e de sua evolução natural poderão determinar o subgrupo de pacientes cujo tratamento da doença terá significativo benefício. Até lá, o conhecimento da epidemiologia do CDIS pode contribuir para o manejo mais adequado dessas pacientes.

■ REFERÊNCIAS BIBLIOGRÁFICAS

1. Page DL, et al. Diagnostic histopathology of the breast. Edinburgh: Churchill Livingstone; 1987. p. 120.

2. Esserman L, et al. Rethinking the standard for ductal carcinoma in situ treatment. JAMA Oncol 2015;1(7):881-2.

3. Ward EM, et al. Cancer statistics: breast cancer in situ. CA Cancer J Clin 2015; 65(6):481-3.

4. Nunes RD. Estudo de sobrevida das mulheres com câncer de mama na cidade de Goiânia, entre 1995 e 2003. [Dissertação de Mestrado] – Goiânia, 2011. Programa de Pós-Graduação em Ciências da Saúde, Universidade Federal de Goiás, 2011.

5. Coldman A, et al. Pan-canadian study of mammography screening and mortality from breast cancer. J Natl Cancer Inst 2014;106(11).

6. Lemos NAF. Estudo epidemiológico de carcinoma ductal in situ em Goiânia: análise de 16 anos (1994 - 2010) [Dissertação de Mestrado]. Goiânia, 2011. Programa de Pós-Graduação em Ciências da Saúde, Universidade Federal de Goiás; 2015.

7. Farhat GN, et al. Changes in invasive breast cancer and ductal carcinoma in situ rates in relation to the decline in hormone therapy use. J Clin Oncol 2010;28(35):5140-6.

8. Freitas-Junior R, et al. Variations in breast cancer incidence per decade of life (Goiânia, GO, Brazil): 16-year analysis. Cancer Causes Control 2008;19(7):681-5.

9. Tsunoda AT, et al. Controle de qualidade em rastreamento mamográfico no Brasil: experiência do Hospital de Câncer de Barretos. Rev Bras Mastologia 2013;23(1):12-6.

10. Haddad CF. Características clínico-patológicas e estadiamento ao diagnóstico de pacientes com câncer de mama em um centro de saúde do interior de Minas Gerais. Rev Bras Mastologia 2014;24(4): 103-9.

11. Gebrim LH, et al. Avaliação do tempo de início do tratamento, estadiamento histopatológico e positividade dos biomarcadores (RE, RP, HER-2) em 3.566 pacientes tratadas pelo SUS no período de 2012 a 2014, no Hospital Pérola Byington. Rev Bras Mastol 2014;24(3):65-9.

12. Moura JR, et al. 647 casos de neoplasia maligna de mama do Instituto da Mama de Ubá. Rev Bras Mastol 2015;25(4):131-7.

13. Nunes RD, et al. Estudo descritivo dos casos de câncer de mama em Goiânia, entre 1989 e 2003. Rev Col Bras Cir 2011;38(4):212-8.

14. Duffy SW, et al. Screen detection of ductal carcinoma in situ and subsequent incidence of invasive interval breast cancers: a retrospective population-based study. Lancet Oncol 2015;17(1):109-14.

15. Frank S, et al. Ductal carcinoma in situ (DCIS) treated by mastectomy, or local excision with or without radiotherapy: A monocentric, retrospective study of 608 women. Breast 2015;25:51-6.

16. Shikama N, et al. Final results from a multicenter prospective study (JROSG 05-5) on postoperative radiotherapy for patients with ductal carcinoma in situ with an involved surgical margin or close margin widths of 1 mm or less. J Radiat Res 2015;56(5):830-8.

17. Donker M, et al. Breast-conserving treatment with or without radiotherapy in ductal carcinoma In Situ: 15-year recurrence rates and outcome after a recurrence, from the EORTC 10853 randomized phase III trial. J Clin Oncol 2013;31(32):4054-6.

18. Wapnir IL, et al. Long-term outcomes of invasive ipsilateral breast tumor recurrences after lumpectomy in NSABP B-17 and B-24 randomized clinical trials for DCIS. J Natl Cancer Inst. 2011;103(6): 478-80.

19. Di Saverio S, et al. 259 Patients with DCIS of the breast applying USC/Van Nuys prognostic index: a retrospective review with long term follow up. Breast Cancer Res Treat 2008;109(3):405-9.

20. Sagara Y, et al. Survival benefit of breast surgery for low-grade ductal carcinoma in situ: a population-based cohort study. JAMA Surg 2015;150(8):739-43.

21. Freitas-Junior R, et al. Disparities in female breast cancer mortality rates in Brazil between 1980 and 2009. Clinics (Sao Paulo) 2012;67(7):731-8.

22. Narod SA, et al. Breast cancer mortality after a diagnosis of ductal carcinoma in situ. JAMA Oncol 2015; 1(7):888-90.

23. Hwang ES, et al. Ductal carcinoma in situ in BRCA mutation carriers. J Clin Oncol 2007;25(6):642-7.

24. Siziopikou KP, et al. Preliminary results of centralized HER2 testing in ductal carcinoma in situ (DCIS): NSABP B-43. Breast Cancer Res Treat 2013;142(2):415-21.

25. Correa C, et al. Overview of the randomized trials of radiotherapy in ductal carcinoma in situ of the breast. J Natl Cancer Inst Monogr 2010;2010(41):162-7.

26. Allred DC, et al. Adjuvant tamoxifen reduces subsequent breast cancer in women with estrogen receptor-positive ductal carcinoma in situ: a study based on NSABP protocol B-24. J Clin Oncol 2012;30(12):1268-70.

14.2

Anatomia Patológica

■ Marcelo Alvarenga ■ César Augusto Alvarenga

■ INTRODUÇÃO

A mastologia é uma especialidade multidisciplinar, necessitando de especialistas que trabalhem em conjunto, como: cirurgião, radiologista, ecografista, patologista, radioterapeuta, oncologista clínico e, atualmente, biologista molecular. O patologista desempenha papel crucial nessa equipe, pois além de fornecer diagnóstico preciso do tipo de lesão benigna ou maligna, também oferece, nos casos de neoplasias malignas, informações sobre fatores prognósticos e preditivos de resposta terapêutica, por meio do exame de rotina, de biópsias e peças cirúrgicas, e do exame imuno-histoquímico efetuado no bloco de parafina do tumor mamário, além de ser o elemento em condições de transmitir aos clínicos as informações pertinentes de biologia molecular.

Atualmente, cada vez mais são biopsiadas lesões não palpáveis da mama exigindo, do patologista, conhecimento e experiência das lesões limítrofes ou *borderline* do câncer mamário. Neste capítulo, iremos analisar os aspectos clínicos e a incidência do Carcinoma Ductal *in situ* (CDIS), aspectos macroscópicos, diagnóstico histológico e classificação, informações importantes que devem constar no laudo do patologista para o tratamento cirúrgico adequado, diagnóstico diferencial com outras lesões e tumores da mama, aplicação da Imuno-Histoquímica (IH) e os mecanismos moleculares de carcinogênese e progressão tumoral.

■ ASPECTOS CLÍNICOS E INCIDÊNCIA

O CDIS pode ser detectado pelo exame clínico, quando há massa ou nódulo palpável, pela mamografia, em face de microcalcificações suspeitas ou de densidades assimétricas pela ressonância magnética ou pode ser diagnosticado incidentalmente pelo patologista ao examinar biópsias de lesões benignas, como fibroadenomas ou tumores filoides. Às vezes, pode-se apresentar como fluxo papilar, geralmente hemorrágica, com citologia da secreção positiva como único elemento diagnóstico.

Com certa frequência, ele está associado à doença de Paget do mamilo.

Antes de 1980, ou seja, antes do uso generalizado da mamografia, a prevalência do CDIS era de 0,84% a 5,6% dos carcinomas da mama.[1] Entre pacientes em programas de detecção por mamografia, 15% a 33% tiveram esse tipo de tumor.[2] Em biópsias realizadas por microcalcificações suspeitas à mamografia, 10% a 77% eram carcinomas *in situ*, dos quais a maioria era CDIS.[3] Atualmente, a incidência do CDIS é de 20% a 25% de todos os casos novos diagnosticados de câncer de mama.[4,5]

■ ASPECTOS MACROSCÓPICOS

O aspecto macroscópico do CDIS é muito variado, podendo ser suspeitado pelo encontro de um ou de múltiplos ductos dilatados, deixando sair material necrótico amarelado à sua compressão, à semelhança de um comedão. Áreas pardacentas confluentes devem ser selecionadas para exame microscópico, podendo representar lesão epitelial proliferativa ou carcinoma *in situ*. Pode formar nódulo ou massa tumoral endurecida, pardacenta, palpável, variando de 1 até 9 cm no seu maior diâmetro, bem delimitada, móvel, deslizando-se facilmente sob a pele, constituída por múltiplos ductos confluentes (Figuras 14.1 a 14.4).

O patologista, ao examinar biópsias ou peças cirúrgicas de mama, deve pintar a superfície externa para identificação das margens com tinta nanquim de cores variadas, cortar o material em fatias bem finas, de 2 a 3 milímetros de espessura, efetuar exame macroscópico detalhado para selecionar áreas suspeitas e enviar, pelo menos, dez fragmentos para exame histológico em parafina. Esse número de fragmentos pode ser aumentado, dependendo das alterações macroscópicas de cada caso. Nas pacientes cuja biópsia for indicada por microcalcificações suspeitas deve ser radiografada a peça cirúrgica ou os fragmentos da biópsia, sendo que toda a área com microcalcificações deve ser obrigatoriamente incluída em parafina para exame microscópico (Figuras 14.5 a 14.7).

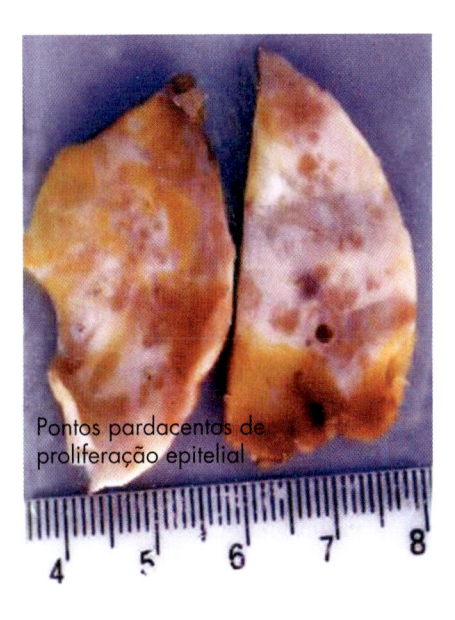

Figura 14.1 Pontos pardacentos em focos de proliferação epitelial.

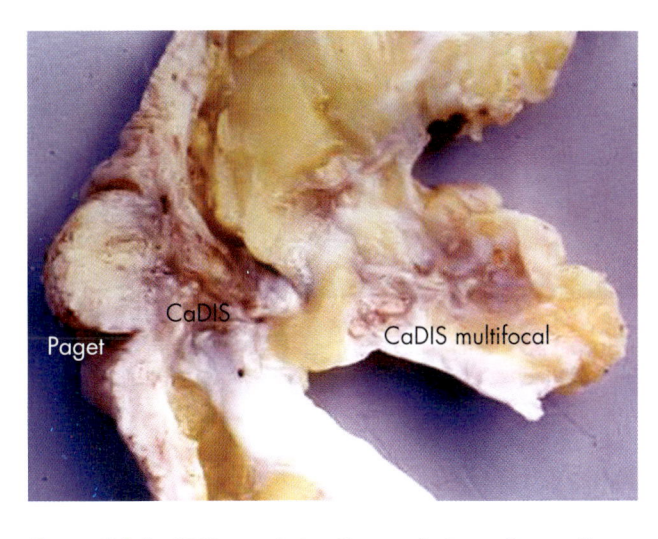

Figura 14.4 CDIS associado a Doença de Paget do mamilo.

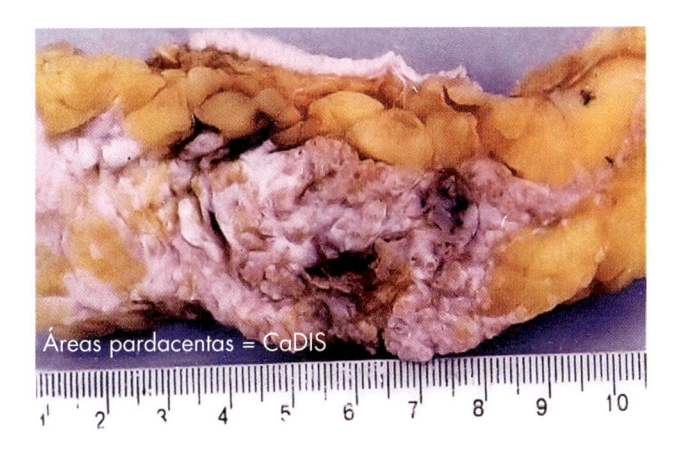

Figura 14.2 CDIS multifocal (áreas pardacentas confluentes).

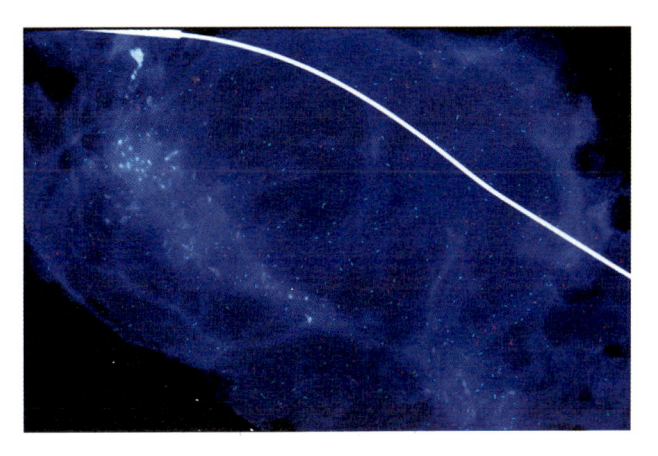

Figura 14.5 Microcalcificações lineares e pleomórficas.

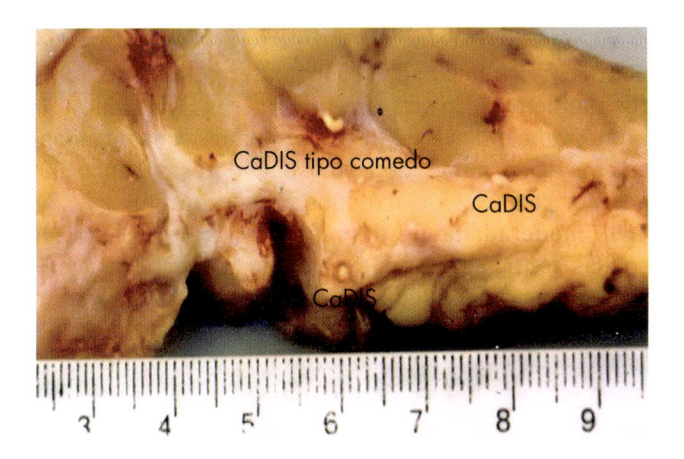

Figura 14.3 CDIS do tipo comedo.

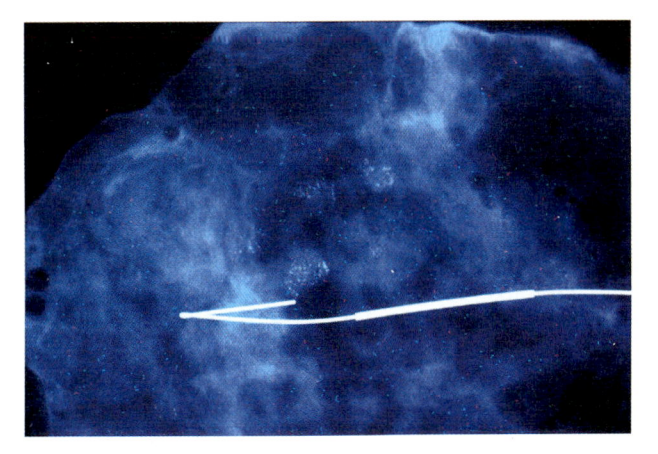

Figura 14.6 Microcalcificações pleomórficas.

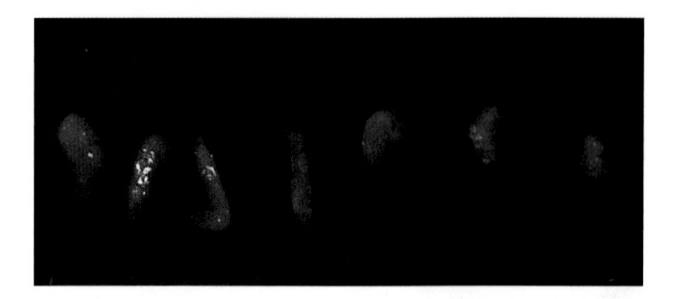

Figura 14.7 Microcalcificações pleomórficas em fragmentos de "*core biopsy*".

■ DIAGNÓSTICO HISTOLÓGICO E CLASSIFICAÇÃO

Há três categorias gerais de carcinomas *in situ* na mama: carcinoma ductal *in situ* ou intraductal (em inglês: *Ductal Carcinoma in situ* – DCIS, sigla pela qual é mais conhecido), Carcinoma Lobular *in situ* (em inglês: *lobular carcinoma in situ* – LCIS), e carcinoma (doença) de Paget do mamilo sem tumor na mama. Dependendo do padrão arquitetural e do aspecto citológico da proliferação epitelial, e não da localização anatômica, a lesão é classificada como ductal ou lobular. Algumas das estruturas que reconhecemos como ducto representam, na realidade, um lóbulo aberto, desdobrado ou transformado pela proliferação celular.

O CDIS é definido pela presença de células epiteliais malignas confinadas no interior de ductos, sem evidência de invasão da membrana basal e do estroma. Histologicamente, o CDIS é caracterizado por alterações citológicas e arquiteturais. A sua classificação tem sido muito discutida na tentativa de se obter grupos com prognóstico e tratamento diferentes. Inicialmente, ele foi classificado em dois subtipos, de acordo com o padrão arquitetural e a presença (ou ausência) de necrose: comedo e não comedo. O CDIS do tipo comedo é caracterizado por intensa atipia epitelial e graus variados de necrose. O CDIS não comedo é subdividido, de acordo com o padrão arquitetural da lesão, em: cribriforme, sólido, papilífero e micropapilífero. O tipo cribriforme é composto por células epiteliais atípicas, que formam pontes dentro dos ductos, circundando espaços regulares, da mesma forma e tamanho, semelhantes a pequenas glândulas no interior de um espaço glandular maior, que é o ducto, originando o termo "cribriforme" (glândulas dentro de glândula). O tipo sólido é constituído por células epiteliais atípicas, ocasionando distensão e obliteração total da luz dos ductos envolvidos. O tipo papilífero é formado por eixos conjuntivo-vasculares, recobertos por várias camadas de células epiteliais malignas, enquanto o tipo micropapilífero é constituído por projeções papilíferas da superfície dos espaços ductais, de tamanho e forma regulares, sem eixo conjuntivo-vascular.

O motivo principal para a separação do CDIS em dois grandes grupos, comedo e não comedo, é o tipo de apresentação clínica e história natural diferentes.[6] O comedocarcinoma *in situ*, em geral, tem maior tamanho do que o não comedo, envolve comumente as margens de ressecção cirúrgica, tem maior probabilidade de recidiva local, maior frequência de microinvasão e, raramente, pode ocasionar metástase em linfonodo axilar. Além disso, cerca de 40% a 50% dos casos evoluem para carcinoma invasivo em três a cinco anos de seguimento clínico. O CDIS do tipo não comedo é, em geral, menor do que o comedo, envolve menos usualmente as margens de ressecção cirúrgica, tem menor probabilidade de recidiva local e de microinvasão, além de não dar metástase em linfonodo axilar. Cerca de 27% deles evoluem para carcinoma invasivo no período compreendido entre seis a dez anos.

Atualmente, os carcinomas ductais *in situ* são classificados de acordo com o seu grau nuclear, pois os critérios baseados no padrão arquitetural e na presença (ou ausência) de necrose são sujeitos à interpretação subjetiva. Além disso, vários padrões arquiteturais amiúde existem no mesmo tumor. Em 1994, foi proposta outra classificação para o CDIS baseada, principalmente, no grau nuclear, mas também na polarização celular:[7] 1) CDIS pouco diferenciado (grau nuclear 3): células com núcleos volumosos, com cromatina grosseira, nucléolos muito proeminentes e numerosas mitoses. Polarização celular ausente ou mínima. Necrose está, em geral, presente com calcificação do tipo amorfo; 2) CDIS bem diferenciado (grau nuclear 1): células com núcleos monomórficos, uniformes, com cromatina fina, nucléolos pequenos ou pouco evidentes, e raras mitoses. As células mostram polarização acentuada, com orientação da sua borda apical em direção a espaços celulares, quase sempre ocasionando padrões cribriforme e micropapilífero, podendo ocorrer também um padrão sólido. Necrose é ausente ou muito rara. Microcalcificações, quando encontradas, são particularmente do tipo psamomatosas, constituídas por corpúsculos arredondados e concêntricos; 3) CDIS moderadamente diferenciado (grau nuclear 2): células com algum grau de pleomorfismo, porém menor do que no carcinoma pouco diferenciado e maior do que no grupo bem diferenciado. Há evidência de polarização das células ao redor de espaços intercelulares, embora menor do que no carcinoma bem diferenciado. Atualmente, há consenso no sentido de que a graduação do CDIS deve ser baseada principalmente nos aspectos nucleares (Figuras 14.8 a 14.11).

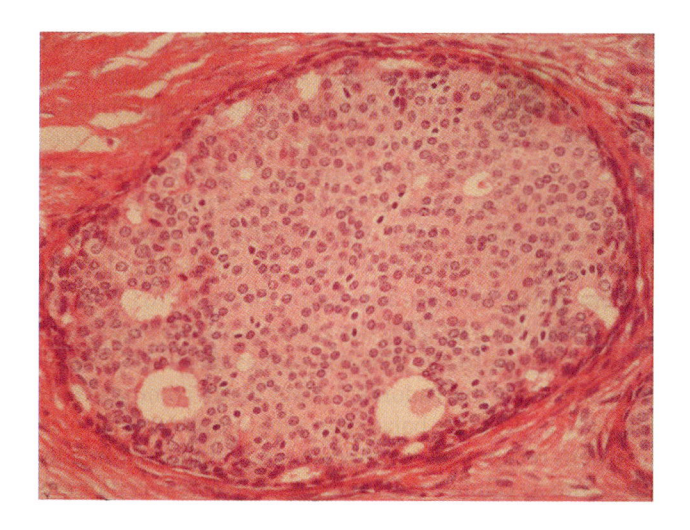

Figura 14.8 CDIS baixo grau/HDA.

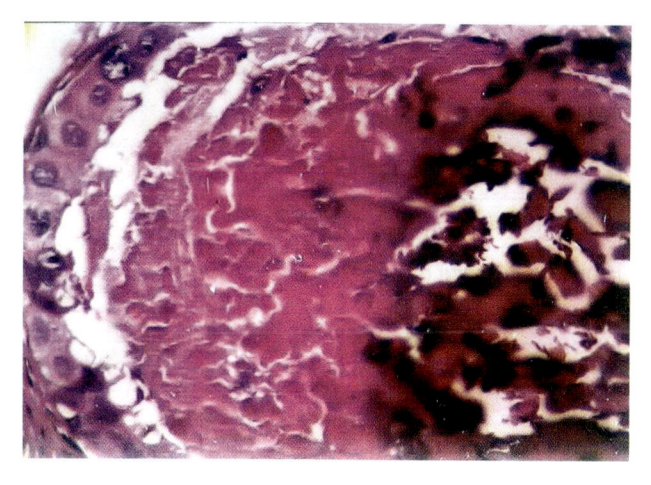

Figura 14.11 CDIS tipo comedo com microcalcificações, de alto grau.

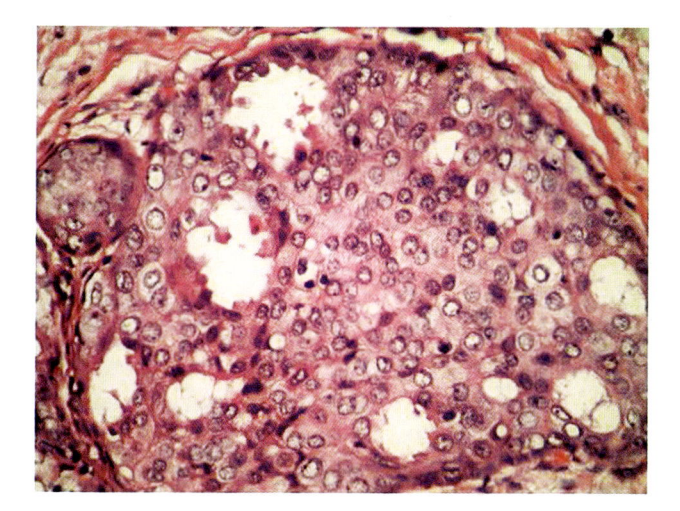

Figura 14.9 CDIS cribriforme de grau intermediário.

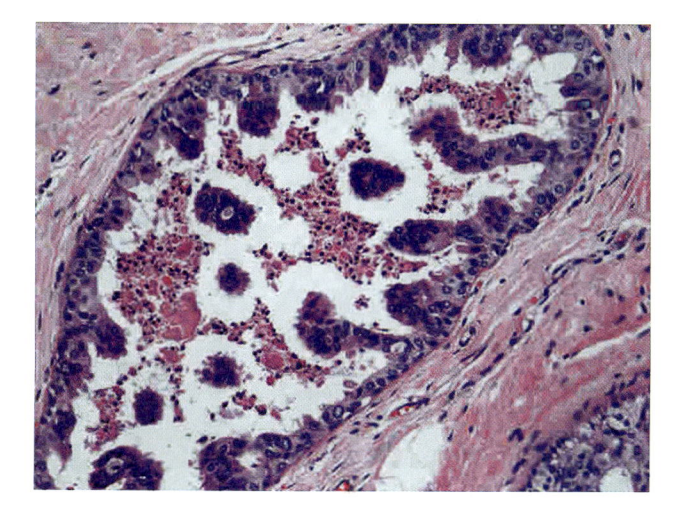

Figura 14.10 CDIS micropapilífero GN 2 (grau intermediário).

Existem variantes raras do CDIS, constituídas por células apócrinas, células em anel de sinete, células neuroendócrinas, células fusiformes, células escamosas e células claras. Devem ser mencionados o grau nuclear e a existência (ou não) de necrose nesses tipos pouco comuns de CDIS no diagnóstico anatomopatológico.

Com o objetivo de tentar minimizar as divergências entre os patologistas no diagnóstico diferencial das lesões epiteliais proliferativas intraductais e nos diversos tipos de carcinomas ductais *in situ*, bem como para padronizar a nomenclatura dessas lesões de maneira semelhante à utilizada em outros locais (colo uterino, vagina, vulva, próstata, pênis e tubo digestivo), foi proposta, em 1998,[8] a terminologia de Neoplasia Intraepitelial Ductal (NID), reservando-se o termo carcinoma somente para tumores invasivos. Essa terminologia foi modificada na classificação da OMS, 2003, eliminando a hiperplasia ductal usual do conceito de NID, substituindo-a pelo nome de atipia epitelial plana. A maioria dos participantes do grupo de trabalho da OMS preferiu manter a terminologia tradicional, assim como nós, que poderá ser modificada quando novas informações de biologia molecular estiverem disponíveis. A terminologia NID não foi mencionada na classificação dos tumores da mama da OMS em 2012. O Quadro 14.1 mostra a terminologia tradicional das lesões epiteliais proliferativas intraductais, incluindo as hiperplasias e os carcinomas *in situ*, em comparação com a classificação proposta de Neoplasia Intraepitelial Ductal (NID).

É muito importante que o patologista faça o diagnóstico histológico preciso de Hiperplasia Ductal Usual (HDU), Hiperplasia Ductal Atípica (HDA) e CDIS de baixo grau, pelo risco relativo diferente dessas lesões para desenvolver o carcinoma invasivo. O risco da HDU é pequeno, cerca de duas vezes maior do que o da população femini-

Quadro 14.1	
Terminologia tradicional	Neoplasia intraepitelial ductal (NID)
Hiperplasia ductal usual	Hiperplasia ductal usual
Atipia epitelial plana	NID, grau 1A
Hiperplasia ductal atípica	NID, grau 1B
Ca ductal *in situ*, grau 1	NID, grau 1C
Ca ductal *in situ*, grau 2	NID, grau 2
Ca ductal *in situ*, grau 3	NID, grau 3

na geral, o risco da (HDA) é moderado, cerca de quatro a cinco vezes maior, enquanto o risco do CDIS de baixo grau é 11 vezes maior.[9] Histologicamente, a HDU mostra heterogeneidade celular, com núcleos das células epiteliais de forma e tamanho variados, orientados em diferentes direções, formando fendas e espaços irregulares dentro dos ductos, enquanto a HDA/CDIS de baixo grau têm aspecto celular uniforme, monomórfico, com arcos e pontes mais rígidos, formando espaços regulares dentro dos ductos. A aplicação desses critérios depende da experiência do patologista. A imuno-histoquímica (IH) pode auxiliar o patologista nessa diferenciação. As células normais dos ductos e das unidades ductais terminais da mama expressam vários tipos de proteínas que vão caracterizá-las como células luminais, basais e mioepiteliais. As células luminais são encontradas na luz de ductos e expressam citoceratinas de baixo peso molecular (CK7, CK 8, CK 18 e CK 19), além de receptores de Estrogênio (RE) e Progesterona (RP). As células basais expressam citoceratinas de alto peso molecular (CK 5, CK 6, CK 14 e CK 17), além

do Receptor do Fator de Crescimento Epidérmico (EGFR) e da p-caderina. Essas células são raras e encontradas entre as células mioepiteliais ou, menos frequentemente, entre as células luminais. Por fim, as células mioepiteliais são encontradas entre as células luminais e a membrana basal ductal e expressam vários marcadores: actinas musculares (1A4, SMMS, HHF-35), calponina, CD 10 e proteína p63. As citoceratinas de alto peso molecular podem ajudar na separação entre HDU e HDA/CaDIS de baixo grau. Mais de 90% das células da HDU expressam CK 5/6, enquanto até 10% das células da HDA/CDIS expressam esses marcadores.[10] Além disso, como as células da HDA/CDIS de baixo grau são do tipo luminal, elas possuem receptor de estrogênio em grande quantidade, enquanto as células da HDU expressam este receptor em pequena quantidade[10] (Figuras 14.12 a 14.20).

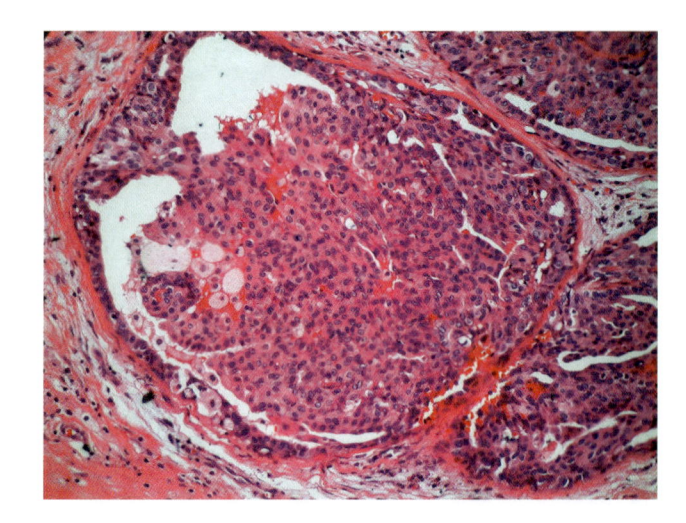

Figura 14.13 Hiperplasia ductal usual (HDU).

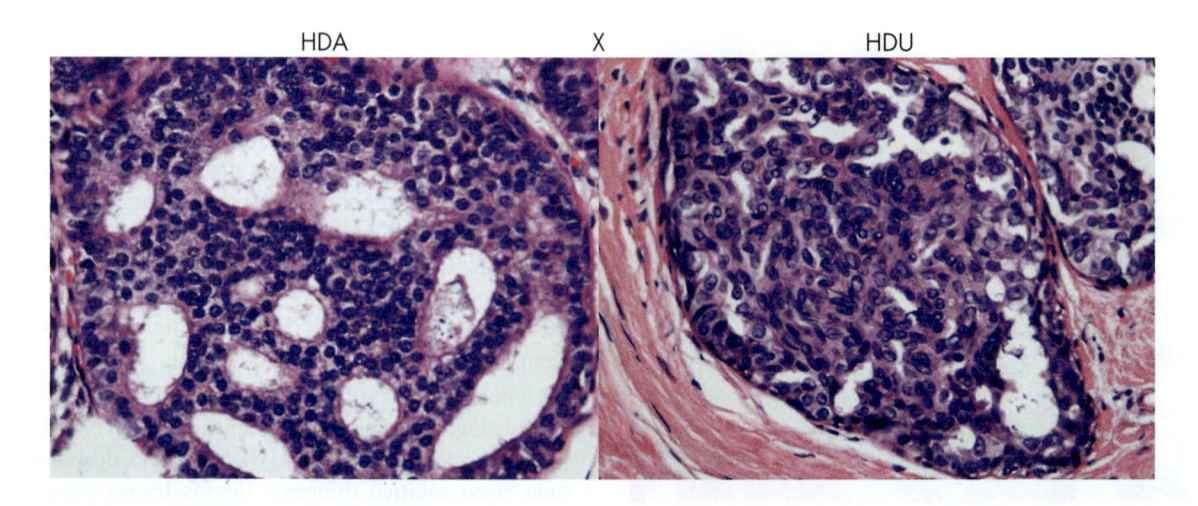

Figura 14.12 Hiperplasia ductal atípica, lado esquerdo, com monotonia celular em um ducto. Hiperplasia ductal usual, lado direito, com variação nuclear e espaços irregulares.

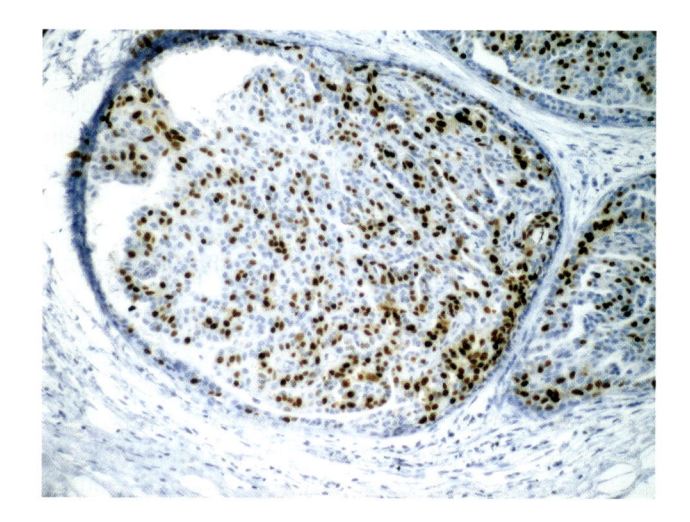

Figura 14.14   RE positivo em raras células da HDU.

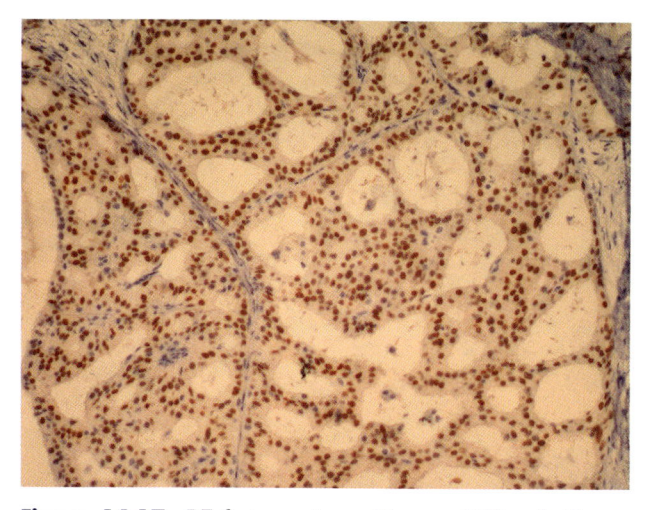

Figura 14.17   RE fortemente positivo no CDIS cribriforme de baixo grau (GN 1).

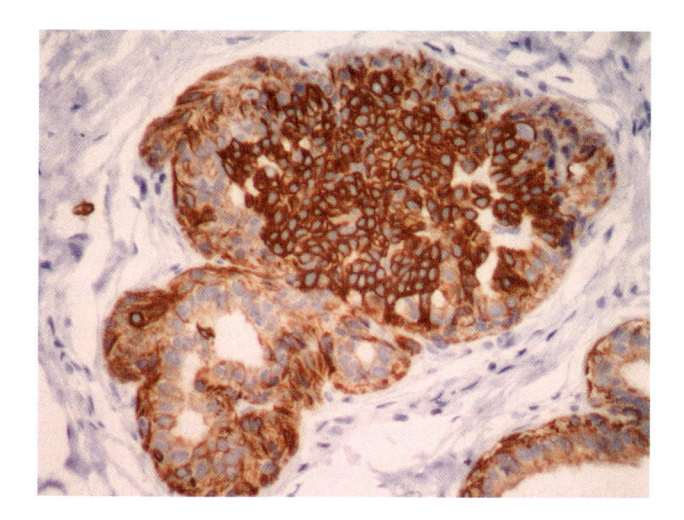

Figura 14.15   CK alto peso molecular fortemente positivas na HDU.

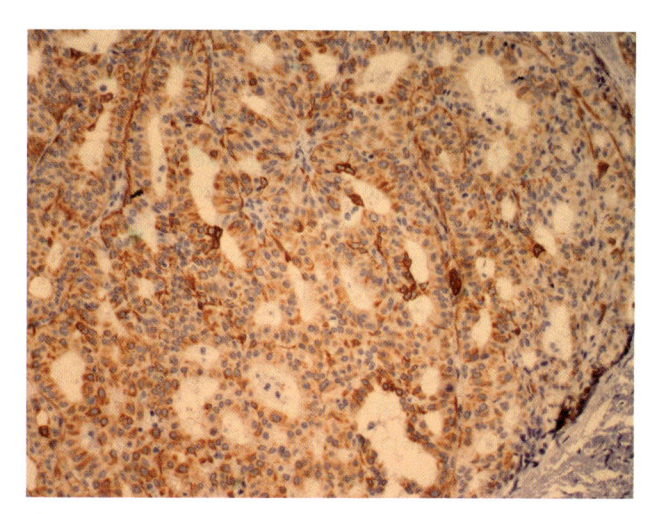

Figura 14.18   CK alto peso positiva em raras células do CDIS.

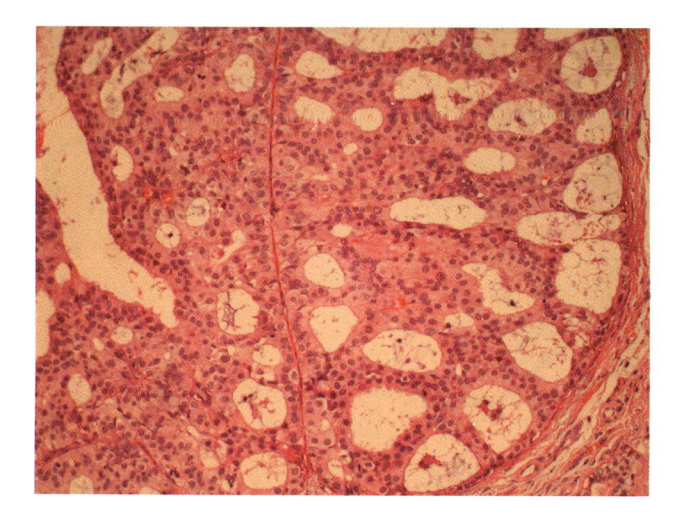

Figura 14.16   CDIS cribriforme. Grau nuclear 1.

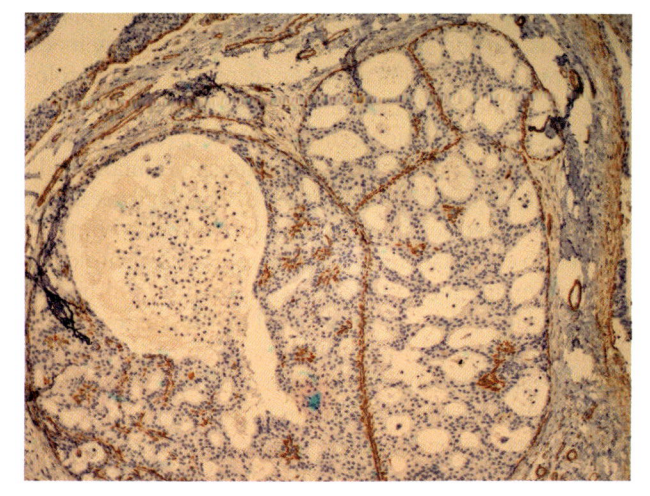

Figura 14.19   Actina de músculo liso (1A4) Positiva nas células mioepiteliais. Do CDIS cribriforme, baixo grau.

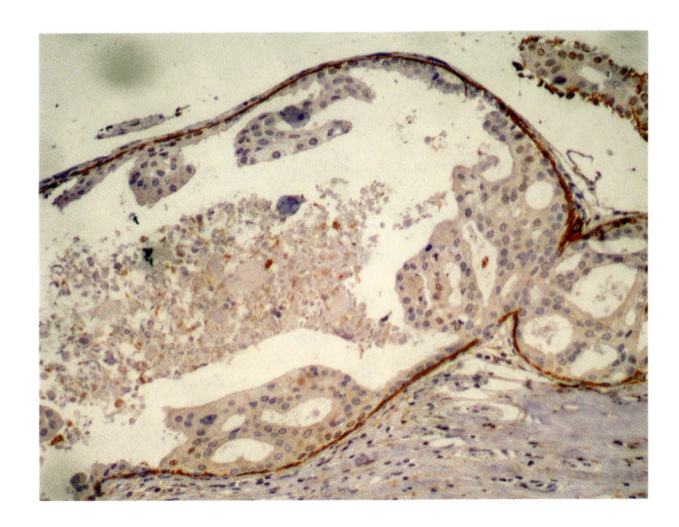

Figura 14.20 CD10 positivo nas células mioepiteliais do CDIS tipo comedo.

■ INFORMAÇÕES IMPORTANTES PARA CONDUTA CIRÚRGICA

O CDIS era sempre tratado cirurgicamente por mastectomia simples ou total, que ainda permanece como uma das opções de tratamento. Atualmente, pode ser tratado por cirurgia conservadora, seguida de radioterapia na maioria dos casos.[11,12] O patologista é essencial para a definição do tipo de tratamento cirúrgico do CDIS pela avaliação do tipo histológico (comedo e não comedo), grau nuclear, tamanho ou extensão do tumor, e o estado das margens de ressecção cirúrgica nas biópsias excisionais.

O tamanho do CDIS pode ser estimado pelo exame macroscópico, mas, sempre que for possível, ele deverá ser medido ao exame microscópico. Com este objetivo, é muito importante a orientação da peça pelo mastologista, que deve ser radiografada, enviada intacta ao patologista, e conter algum tipo de marcação (placas metálicas, fios de sutura etc.) indicando as margens de ressecção cirúrgica. Ela deve ser recortada pelo patologista, de maneira seriada, a partir da porção periférica em direção ao mamilo, se houver esta orientação pelo mastologista, para determinar a extensão (tamanho) da lesão. Não há uniformidade entre os patologistas sobre a direção do seccionamento da peça cirúrgica e, com frequência, o cirurgião não orienta a peça para o patologista. Consequentemente, nos casos de tumores multifocais ou de grande volume, é impossível medir a extensão do carcinoma *in situ* ao longo da árvore ductal. Nesta situação, mencionamos o número total de fragmentos examinados ao microscópio em relação ao número de fragmentos contendo o tumor. Quando a neoplasia é de pequeno volume, podendo ser totalmente encontrada na lâmina, efetua-se a medida microscópica do tamanho do carcinoma *in situ*.

O estado das margens de ressecção cirúrgica na peça é outro elemento importante para ser avaliado pelo patologista. É necessário um consenso sobre margens positivas e negativas. Atualmente, a margem é considerada positiva quando o tumor é cortado pela tinta nanquim que foi colocada na superfície externa da peça antes do seu seccionamento. Quando o carcinoma não tiver sido marcado pela tinta nanquim, a margem é considerada negativa e o patologista deve medir a distância entre a sua borda periférica e a margem mais próxima de ressecção cirúrgica (Figura 14.21). Se a margem for positiva, o patologista deve mencionar se o envolvimento por carcinoma invasivo ou *in situ* é difuso (extenso) ou focal (mínimo). O exame completo das margens de ressecção cirúrgica somente poderá ser efetuado com segurança por meio do estudo dos fragmentos retirados de todas as margens e emblocados em parafina. Esta avaliação oferece enormes dificuldades técnicas e cobre uma área extensa para amostragem histológica, dificultando sobremaneira a monitorização das margens por exame intraoperatório de congelação. Especialmente no carcinoma *in situ*, que pode não ser detectado pela macroscopia, ou a sua extensão total não ser bem-definida ao exame macroscópico, recomendamos que não seja efetuado exame de congelação para avaliar as margens.

O CDIS pode ser diagnosticado na biópsia de fragmentos ou *core biopsy*, que é um método menos invasivo, mais barato e com alta concordância com a biópsia cirúrgica, com resultados falso-negativos nos mesmos índices da biópsia por agulhamento, constituindo-se em ótimo material para exame IH. Em face de microcalcificações suspeitas detectadas pela mamografia, pode ser efetuada a biópsia a vácuo (mamotomia). O patologista deve especificar o tipo e o grau nuclear do CDIS, bem

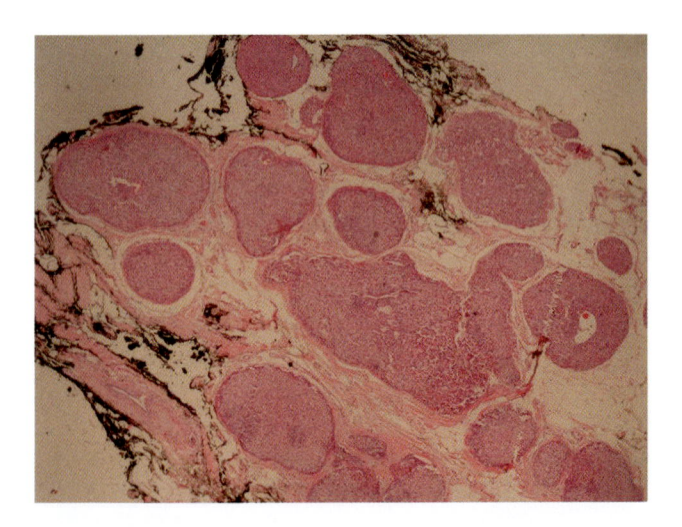

Figura 14.21 Margem exígua no CDIS tipo sólido.

como a sua extensão (citar o número de fragmentos com tumor em relação ao número total de fragmentos examinados e medir o tamanho do maior fragmento com tumor) e recomendar exérese cirúrgica imediata de todo o tumor para afastar invasão. Ele deve ter certeza de tratar-se de carcinoma *in situ*, não confundindo extensão lobular ou colonização de adenose esclerosante com invasão. Além disso, o patologista deve ter o cuidado de detectar deslocamentos epiteliais malignos fora de ductos, pelo procedimento de agulha, e não confundi-los com invasão. Nos casos de atipia epitelial plana e hiperplasia ductal atípica na *core biopsy*, o patologista também deve recomendar exérese cirúrgica imediata por conta da associação dessas lesões com carcinoma ductal *in situ* (Figuras 14.22 e 14.23).

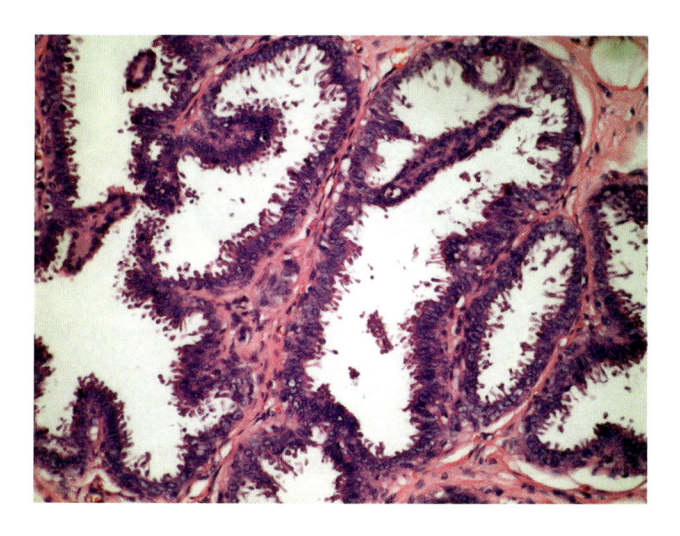

Figura 14.22 Atipia epitelial plana com projeções citoplasmáticas apicais.

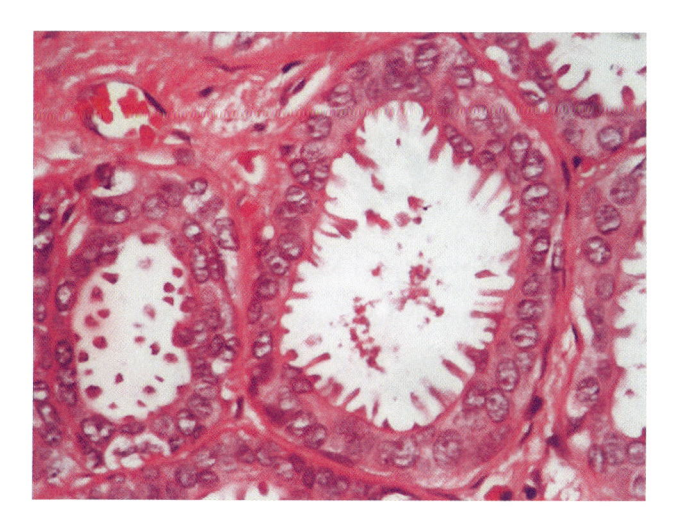

Figura 14.23 Atipia epitelial plana.

O laudo do patologista também deve conter o estudo imuno-histoquímico (IH) efetuado no bloco de parafina para avaliação do receptor de estrogênio (RE), receptor de progesterona (RP) e produto de oncogene C-erbB-2 (Her-2). Em geral, a expressão do RE e RP é inversamente relacionada ao grau nuclear do tumor. Em uma revisão de 36 estudos,[13] a expressão do RE foi de cerca de 70% (variou de 49,9% a 96,6%). A positividade do RE é fortemente correlacionada com a expressão do RP e inversamente correlacionada com o Her-2. No mesmo estudo de revisão, a expressão do RP foi de cerca de 60% (variou de 40% a 83%) e a superexpressão do Her-2, tanto por IH como na hibridização *in situ* fluorescente (FISH) foi de cerca 40%, muito maior do que a superexpressão do Her-2 no carcinoma invasivo, que variou de 15% a 20%. A superexpressão do Her-2 é mais comum no CDIS de alto grau e está relacionada com recidiva do tumor.

■ DIAGNÓSTICO DIFERENCIAL E IMUNO-HISTOQUÍMICA

O diagnóstico diferencial inclui várias lesões e tumores da mama. O CDIS de baixo grau deve ser separado da hiperplasia ductal usual e da hiperplasia ductal atípica. Essa separação é, em primeiro lugar, morfológica ou histológica, podendo ser auxiliada pela IH, no caso da HDU, conforme já foi discutido. Na HDA, a diferença baseia-se na extensão do envolvimento dos ductos, ocupando somente parte do espaço dos ductos, enquanto o CDIS de baixo grau ocupa todo o espaço dos ductos. Além disso, Page *et al.*[14] propuseram que, pelo menos, dois espaços ductais devam ser totalmente ocupados por células atípicas, enquanto Tavassoli e Norris[15] propuseram o tamanho de 2 milímetros ou mais para o diagnóstico de CaDIS de baixo grau.

O CDIS do tipo sólido e comedo deve ser separado do Carcinoma Lobular *in situ* (CLIS) clássico e pleomórfico. As células do CLIS são discoesas e essa perda da coesão celular é demonstrada pela IH por meio da negatividade para E-caderina, que é molécula de adesão celular. As células do CaDIS são positivas para e-caderina.[16] Em raros casos, pode haver expressão aberrante da e-caderina pelo CLIS. Nesta situação, o diagnóstico deve ser baseado nos critérios histológicos. Raramente, o carcinoma *in situ* é híbrido, do tipo ductal e lobular no mesmo espaço ductal (Figuras 14.24 a 14.28).

Às vezes, o CDIS pode ser confundido com carcinoma invasivo, em especial o carcinoma cribriforme invasivo, que deve ser separado do CDIS do tipo cribriforme. A IH é importante nessa diferenciação, pela demonstração de células mioepiteliais ao redor dos ductos com CaDIS e a sua ausência no carcinoma invasivo. Devem ser usados os marcadores nobres para células mioepiteliais, como o CD 10 e a proteína p63. Por outro lado, o CDIS é detectado, amiúde, em associação ao carcinoma invasivo de tipo não especial, podendo ser encontrados raros focos ou múltiplos focos no mesmo tumor (raro ou extenso componente *in situ* associado ao carcinoma invasivo). Existe uma relação muito direta entre o grau nuclear do carcinoma *in situ* e o grau do carcinoma invasivo, bem como entre a expressão do RE e do produto do oncogene HER2.[17]

A identificação de focos de microinvasão ao redor do CDIS é muito importante para o planejamento cirúrgico adequado e prognóstico das pacientes. O carcinoma microinvasivo é definido pela OMS (2012),[18] como uma lesão caracterizada por um ou mais focos microscópicos claramente separados de infiltração das células tumorais no estroma mamário, cada foco medindo menos ou igual a 1,0 milímetro, sendo encontrado mais comumente em associação ao CaDIS de alto grau. Focos de microinvasão são raros no CaDIS menor de 2,5 cm, mas são muito encontrados no CaDIS medindo entre 2,5 e 5,0 cm (44%), e em cerca de 70% do CaDIS maior de 5,0 cm.[19] A IH ajuda nessa diferenciação pela positividade das células mioepiteliais para CD 10 ou p63 ao redor dos ductos com CaDIS e pela sua negatividade nos focos de microinvasão. Além disso, células neoplásicas isoladas ou formando pequenos agrupamentos no estroma, além da membrana basal ductal, podem ser demonstradas pelas pancitoceratinas (AE1/AE3) (Figuras 14.29 a 14.32).

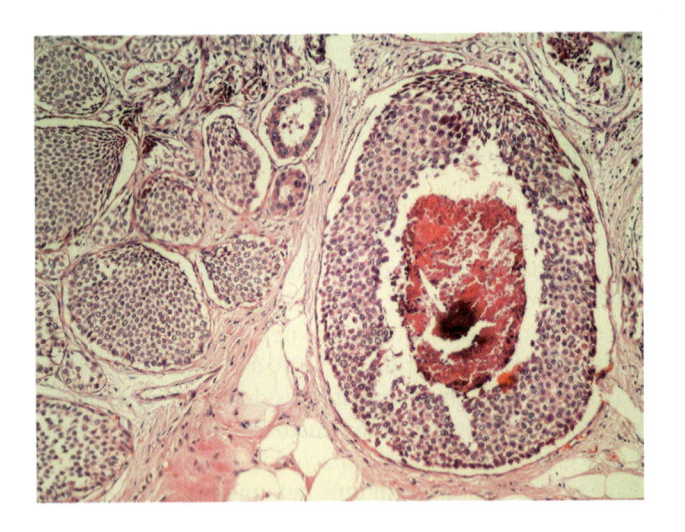

Figura 14.24 Ca lobular *in situ* pleomórfico com necrose e calcificação amorfa.

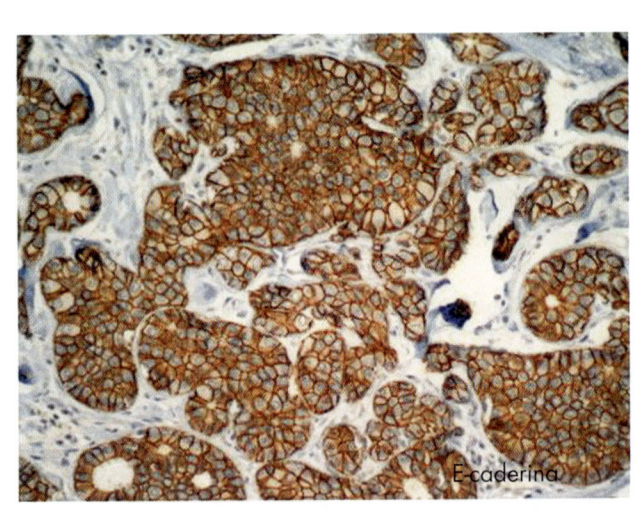

Figura 14.26 E-caderina positiva no CDIS

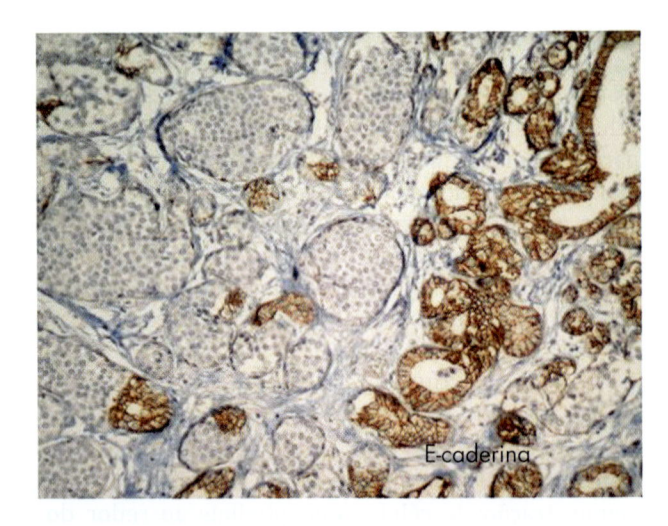

Figura 14.25 E-caderina negativa no CLIS. Controle interno (células ductais) positivo.

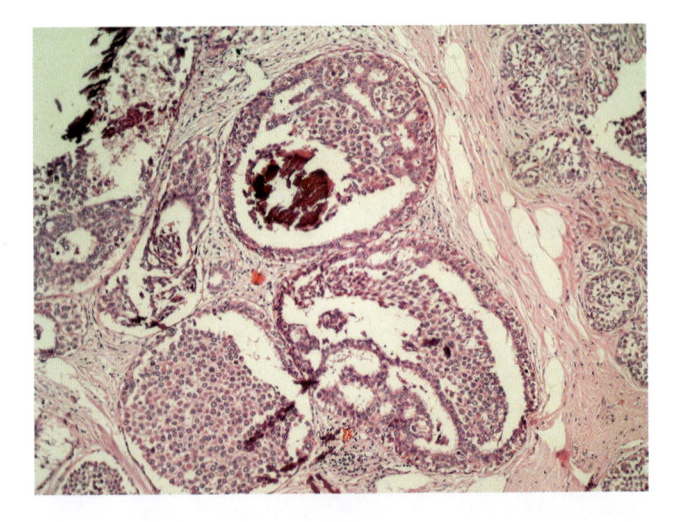

Figura 14.27 Ca *in situ* híbrido, lobular e ductal, no mesmo ducto.

Outra boa utilidade da IH é no diagnóstico de carcinomas *in situ* envolvendo ou colonizando áreas de adenose esclerosante, diferenciando-os dos carcinomas invasivos. O uso de marcadores para células mioepiteliais (actinas musculares, CD 10 e proteína p63) são importantes nessa diferenciação, sendo positivos no CDIS e negativos no carcinoma invasivo.

Focos de invasão angiolinfática podem, às vezes, simular CDIS. Novamente, a IH é importante pela demonstração de células endoteliais ao redor dos espaços vasculares por meio dos marcadores CD 31, CD 34 ou Fator VIII. A positividade para marcadores mioepiteliais ajuda no diagnóstico de CDIS.[20,21]

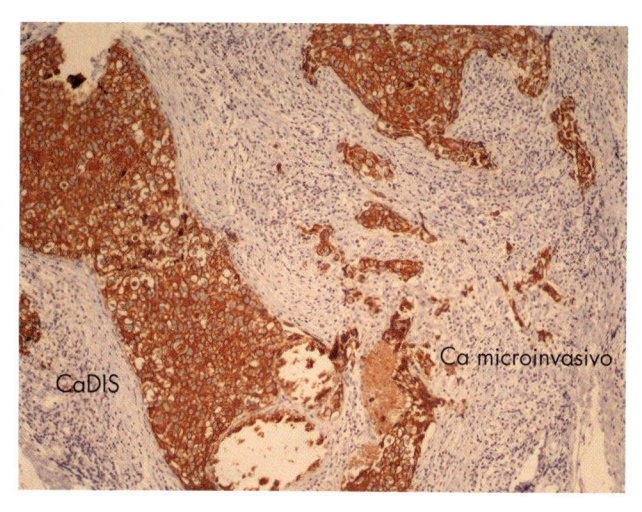

Figura 14.30 AE1/AE3 (pan CK) positiva no CaDIS e no ca microinvasivo.

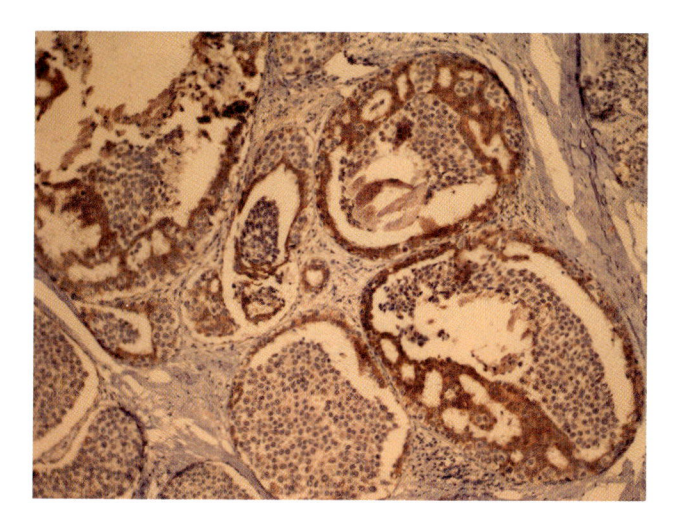

Figura 14.28 E-caderina negativa no CaLIS. E-caderina positiva no CaDIS

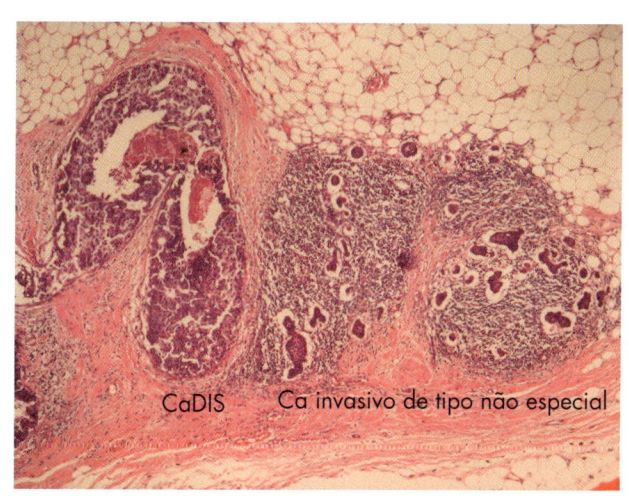

Figura 14.31 CaDIS associado a ca invasivo, alto grau.

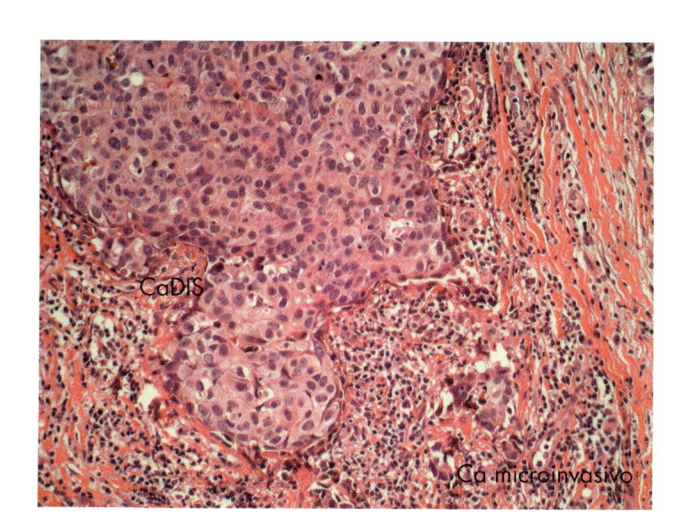

Figura 14.29 CaDIS com foco de microinvasão.

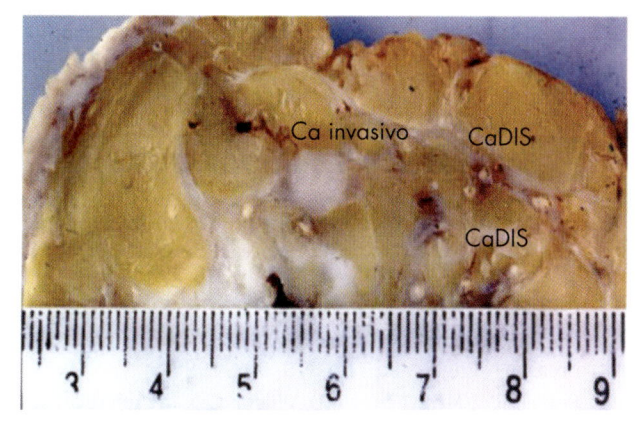

Figura 14.32 CaDIS associado a carcinoma invasivo.

■ MECANISMOS MOLECULARES DE CARCINOGÊNESE E PROGRESSÃO TUMORAL NO CARCINOMA DA MAMA

O CDIS é reconhecido como um precursor não obrigatório do carcinoma invasivo na mama ipsilateral. Os vários tipos histológicos dos carcinomas invasivos e de suas lesões precursoras são manifestações de alterações complexas genéticas e epigenéticas da carcinogênese. Como em outros cânceres, as células fontes (*stem cells*) do tecido mamário têm sido consideradas como a origem de todos os tipos histológicos de carcinomas. Uma vez que o processo tenha sido iniciado pelas células fontes à custa de determinada mutação, parece ter três caminhos genéticos de carcinogênese, de acordo com o Esquema 14.1.[22]

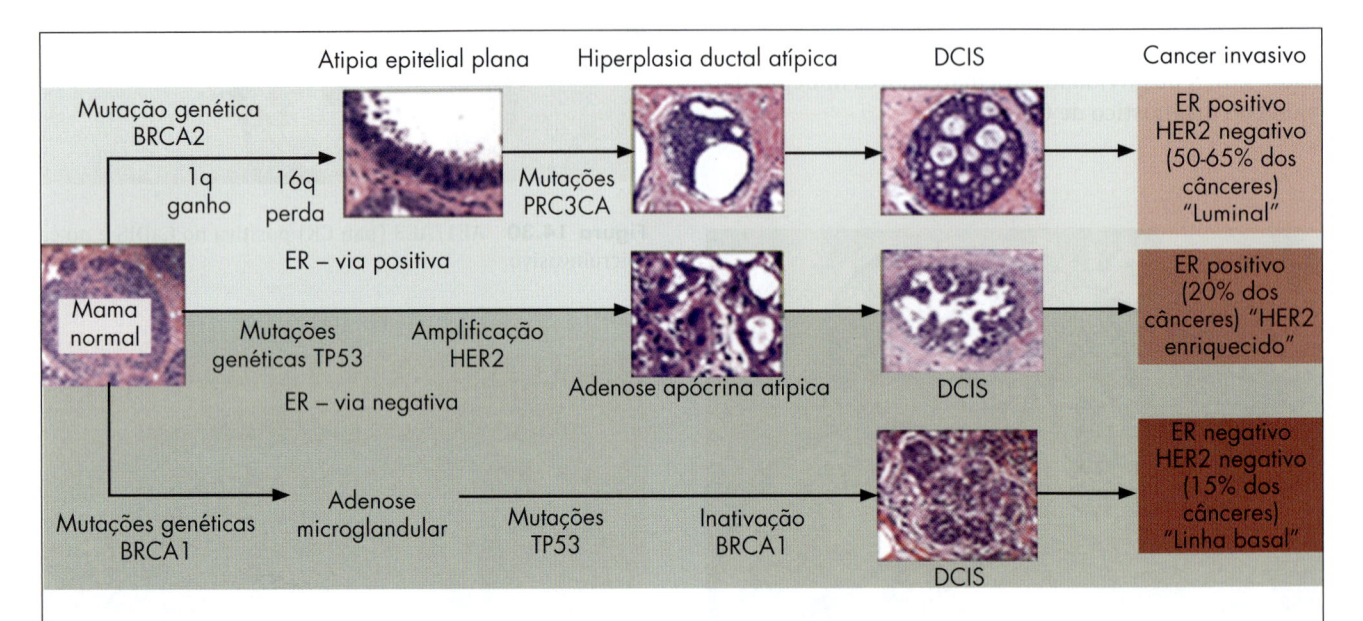

Esquema 14.1

1. Carcinomas RE positivos e HER2 negativos (tipo luminal): 50% a 65% dos casos. Lesões precursoras: hiperplasia ductal atípica e atipia epitelial plana. Associados a ganhos no cromossomo 1q e perdas no cromossomo 16 q.

2. Carcinomas HER2 positivos (tipo HER2): cerca de 20% dos casos. Associados a amplificações do gene HER2-neu (C-erbB2) no cromossomo 17. Podem ser RE positivos ou RE negativos. Lesão precursora provável: adenose apócrina atípica.

3. Carcinomas RE negativos e HER2 negativos: cerca de 15% dos casos. Tipo mais comum em mutações do BRCA1. Lesão precursora ainda não foi determinada (adenose microglandular atípica em alguns casos). Esses tumores têm padrão de expressão gênica semelhante aos do carcinoma basal, incluindo muitos genes que são expressos pelas células basais e mioepiteliais.

Recomenda-se que se avalie o estado dos receptores de estrogênio (RE) e progesterona (RP) por imuno-histoquímica, enquanto a expressão do oncogene HER2 poderá ser feita por imuno-histoquímica ou hibridização *in situ*: FISH ou CISH.[23]

■ REFERÊNCIAS BIBLIOGRÁFICAS

1. Farrow JH. Current conceps in the detection and treatment of the earliest of the early breast cancers. Cancer 25: 468-77, 1970.

2. Schnitt SJ, Silen W, Sadowsky NL et al.. Current concepts: Ductal carcinoma in situ (intraductal carcinoma of the breast). N Engl J Med 318: 898- 903, 1988.

3. Powell RW, Mcsweeney MD, Wilson C. X-ray microcalcifications as the only basis for breast biopsy. Ann Surg 197: 555-59, 1983.

4. Brasil: Ministério da Saúde. Incidência de Câncer no Brasil: Estimativa 2008. Brasília, Instituto Nacional de Câncer, 2007.

5. Pang JMB, Gorringe KL; Fox SB. Ductal carcinoma in situ – update on risk assessment and management. Histopathology 68: 96-109, 2016.

6. Silverstein MJ, Waisman JR, Gamagami P, Gierson ED. Intraductal carcinoma of the breast (208 cases): Clinical factors influencing treatment choice. Cancer 66: 102-8, 1990.

7. Holland R, Peterse JL, Millis RR, Eusebi V, Faverly DRG et al. Ductal carcinoma in situ: A proposal for a new classification. Sem Diagn Pathol 11: 167-80, 1994.

8. Tavassoli FA. Ductal carcinoma in situ: Introduction of the concept of ductal intraepithelial neoplasia. Mod Pathol 1: 140-54, 1998.

9. Dupont WW e Page DL. Risk factors for breast cancer in women with proliferative breast disease. N Engl J Med 312: 146-51, 1985.

10. Ross DS, Wen YH, Brogi E. Ductal carcinoma in situ: Morphology-based knowledge and molecular advances. Adv Anat Pathol 20: 205-16, 2013.

11. Fisher B, Dignam J, Wolmar N, et al.. Lumpectomy and radiation therapy for the treatment of intraductal breast cancer: findings from National Surgical Adjuvant Breast and Bowel project B-17. J. Clin. Oncol. 16: 441-52, 1998.

12. Siziopikou KP. Ductal carcinoma in situ of the breast. Current concepts and future directions. Arch. Pathol. Lab. Med. 137: 462-66, 2013.

13. Lari SA, Kuerer HM. Biological markers in DCIS and risk of breast recurrence: a systematic review. J. Cancer 2: 232-61, 2011.

14. Page DL, Dupont WD, Rogers LW et al. Atypical hyperplastic lesions of the female breast: a long term follow up study. Cancer 55: 2698-2708, 1985.

15. Tavassoli FA, Norris HJ. A comparison of the results of long-term follow up for atypical intraductal hyperplasia and intraducal hyperplasia of the breast. Cancer 65: 518-29, 1990.

16. Yeh IT, Mies C. Application of immunohistochemistry to breast lesions. Arch. Pathol. Lab. Med. 132: 349-58, 2008.

17. Almeida OJ, Zeferino LC, Alvarenga M e cols. Carcinoma ductal in situ associado a carcinoma invasivo na mesma mama: Análise do grau nuclear e da expressão das proteínas p53 e C-erbB-2 e dos receptores de estrógeno. Ver. Bras. Ginecol. 26: 435-39, 2004.

18. Pinder SE, Ellis IO, Schnitt SJ et al. Microinvasive carcinoma. Em: WHO Classification of Tumours of the Breast, International Agency for Research on Cancer (IARC), Lyon, France, pp. 96-7, 2012.

19. Lagios MD, Westdahl PR, Margolin FR et al. Duct carcinoma in situ: relationship of extent of non-invasive disease to the frequency of occult invasion, multicentricity, lymph node metastases and short-term treatment failures. Cancer 50: 1309-14, 1982.

20. Maluf HM. Differential diagnosis of solid carcinoma in situ. Sem. Diagn. Pathol. 21: 25-31, 2004.

21. Lerwill MF. Current practical applications of diagnostic immunohistochemistry in breast pathology. Am. J. Surg. Pathol. 28: 1079-1091, 2004.

22. Lester, SC. Molecular mechanisms of carcinogenesis and tumor progression. Em: Robbins and Cotran Pathologic Basis of Disease, Ninth Edition, Elsevier Saunders, pp. 1055-56, 2015.

23. Pang, J-MB, Gorringe, KL, Fox, SB. Ductal carcinoma in situ – update on risk assessment and management. Histopathol. 68: 96-109, 2016.

14.3

Tratamento Cirúrgico do Carcinoma Ductal *In Situ*

Maria Marta Martins

INTRODUÇÃO

Excluindo-se o câncer de pele, o carcinoma invasor de mama é a neoplasia maligna mais comum nos Estados Unidos, com número estimado de 231.840 novos casos em 2015. Essa estatística não inclui 60.290 novos casos de carcinoma in situ (CDIS). Embora cerca de uma em cada 33 mulheres sejam suscetíveis a ter CDIS durante sua vida, o significado clínico e o tratamento ideal são tópicos de incerteza e preocupação para pacientes e médicos.[1]

A incidência de CDIS aumentou rapidamente após a introdução da mamografia como instrumento de rastreio da população nos Estados Unidos desde a década de 1980 até 2000, e, posteriormente, em ritmo mais lento. As razões pelas quais a incidência continuou a crescer após o rastreamento são desconhecidas. No entanto, as explicações admissíveis incluem a transição generalizada da tela de filme para mamografia digital, que pode ter majorado a taxa de detecção dessas lesões. A maioria (83%) dos cânceres de mama são in situ.[2]

Clinicamente, o CDIS pode apresentar-se como massa palpável, derrame papilar, doença de *Paget* ou, mais comumente, como alteração mamográfica (principalmente microcalcificações e até formação nodular não palpável). Cerca de 80% a 85% dos casos são detectados pela mamografia na ausência de sinais clínicos e 5% são achados incidentais decorrentes de biópsias feitas por outros motivos.[3]

Evidências indiretas, como os mesmos marcadores tumorais e o perfil genético semelhante nos componentes in situ e invasor, suportam a teoria de lesão precursora. Assim, observa-se que receptor de estrogênio (RE) e de progesterona (RP) positivos correlacionam-se com receptores do carcinoma infiltrativo. Incidências descritas de subtipos de CDIS sugerem que a progressão para invasor difere entre eles. CDIS triplo-negativo parece ter a progressão mais rápida. O tipo luminal A do CDIS parece progredir mais lentamente do que o luminal B. Todos esses conhecimentos devem ser levados em conta no momento da programação terapêutica.[3,4]

Observa-se tendência inerente, mas não obrigatória, à evolução para carcinoma invasor. Focos multicêntricos são encontrados em 71% dos casos de CDIS micropapilar, entretanto, os tipos comedocarcinoma, sólido e cribriforme, acometem mais de um quadrante somente em 8%, 17% e 25% dos casos, respectivamente. Em termos de prognóstico, quanto maior o tamanho e o grau de necrose da lesão, maior o potencial da lesão tornar-se invasora. O comedocarcinoma possui prognóstico menos favorável quando comparado aos outros tipos histológicos. Esses fatores devem dirigir a opção pelo tipo de cirurgia radical ou mais conservadora.[4]

A mortalidade específica para pacientes com CDIS é extremamente baixa, com 1,0% a 2,6% de morte por carcinoma de mama infiltrante após oito a dez anos do diagnóstico. CDIS não tratado, potencialmente, tornar-se-á invasor após dez anos. Esses óbitos decorrem da invasão que não foi detectada no momento do diagnóstico inicial ou de recorrência invasiva após a terapêutica. Importantes fatores de risco para morte por câncer na sequência de CDIS incluem a idade da paciente quando do diagnóstico e etnia negra. Historicamente, mastectomia foi a terapêutica padrão para a doença. Ao longo das últimas duas décadas, o tratamento foi sucedido por enfoque conservador complementado, na maioria das vezes, por radioterapia.[5,6]

Atualmente, busca-se adaptar o tratamento aos indicadores prognósticos individuais. Ensaios clínicos, recentes e em curso, têm a possibilidade eventual de eliminar a radioterapia, e de que forma a terapia sistêmica adjuvante poderá ser melhor ofertada a doentes com CDIS.[6]

TRATAMENTO CIRÚRGICO

As cirurgias destinadas ao tratamento atual do CDIS são a mastectomia, a adenectomia com ou sem preservação do complexo aréolo-papilar, a setorectomia e a mamoplastia terapêutica. Todas essas cirurgias podem ser associadas à pesquisa axilar do linfonodo sentinela, todavia, como a positividade no CDIS é extremamente baixa, aquele procedimento fica restrito aos casos de mastectomia e alto risco de subestimação da chance de invasão. O estudo do linfonodo sentinela também não é preconizado para os casos em que se faz adenectomia redutora de risco. A escolha do tipo de cirurgia deve basear-se no exame físico, no de imagem e no anatomo-patológico, além da idade e do desejo da paciente.[7]

A gestão da doença *in situ* permanece em debate. Comparações de cirurgia conservadora com controles de mastectomia sugeriram não haver diferença alguma na sobrevida global. Em termos conservadores, há alguns ensaios clínicos publicados para CDIS, avaliando o benefício de radiação adjuvante de toda a glândula para controle local, independentemente do uso do tamoxifeno.[8,9]

Pela heterogeneidade da doença, não está claro se todos os pacientes com CDIS se beneficiarão uniformemente do mesmo tratamento. Com base em séries retrospectivas, observa-se maior propensão para recorrência local após cirurgias conservadoras para comedo, lesões de alto grau, margens cirúrgicas precárias ou positivas, e pacientes mais jovens; porém há escassez de dados sobre esses fatores prognósticos. Os limitados estudos randomizados existentes não avaliam adequadamente o impacto desses vários fatores de forma prospectiva, nem se um subgrupo de pacientes com CDIS de baixo risco tem benefício real com a radioterapia adjuvante.

Assim, a participação de cada um dos elementos clínicos e patológicos na tomada de decisão está por ser definida. Estudos prospectivos adicionais, incorporando essas variáveis em intervenções terapêuticas, são necessários para orientar as decisões de tratamento. Atualmente, indica-se radioterapia para quase todos os casos de CDIS após cirurgia conservadora. Além disso, os dados existentes apenas avaliaram o benefício de radiação adjuvante de toda a mama após excisão local, porém a irradiação parcial da mama (PBI) não tem sido estudada de forma adequada. A literatura existente sobre PBI para CDIS consiste, principalmente, de análises retrospectivas de curto seguimento.[10]

A chance de recorrência local do CDIS também pode ser avaliada por exames moleculares de perfis gênicos. O Oncotype Dx™ analisa a expressão de 21 genes e estratifica as pacientes com CDIS em três grupos individuais de risco para recidiva local após dez anos (baixo, intermediário e alto). O teste inclui cinco genes de proliferação, receptor de progesterona e GSTM-1 As conclusões preliminares apresentadas no Congresso de San Antonio (2014) mostraram que, mesmo em pacientes pré-selecionadas pelos critérios clínicos, as taxas de recidiva local em dez anos sem radioterapia foram de 12,7%, 27,8% e 33%, respectivamente, para os grupos baixo, intermediário e alto. As estimativas de recidiva local invasora foram respectivamente de 8%, 20,9% e 15,5%. Os resultados podem ajudar a selecionar pacientes com doença de baixo risco que poderiam abdicar da radioterapia após a cirurgia conservadora.[11]

Além disso, enleando as informações, a proporção de pacientes com CDIS detectada pelos achados físicos e sintomas diminuiu significativamente com o aumento do rastreamento. Assim, o relato da literatura precedente sobre pacientes clinicamente sintomáticas não é diretamente aplicável hoje em dia e não pode ser usado para orientar a tomada de decisões. As pacientes diagnosticadas atualmente têm doença subclínica, detectada por mamografia. Em decorrência das variações clínicas e patológicas dos subtipos e as diferenças em suas histórias naturais, postula-se que o CDIS não seja uma entidade, mas sim um espectro de doenças que, em última instância, pode exigir diferentes terapêuticas. Infelizmente, existem dados em longo prazo insuficientes avaliando as eficácias das várias modalidades de tratamento para os subtipos de DCIS. Por último, existe escassez de dados sobre a história natural desse carcinoma na paciente não tratada.[1,10]

O tamoxifeno adjuvante, associado ou não à radioterapia, pode prevenir a recidiva ipsilateral do CDIS, e sua introdução deve ser individualizada. Deve ser considerado em pacientes com CDIS, com receptor hormonal positivo, com intuito de diminuição da recorrência. Além disso, o tamoxifeno também é benéfico na redução de câncer contralateral. Os inibidores da aromatase para CDIS estão sob investigação. Como o foco desse capítulo é sobre o tratamento local, gestão e prevenção da recidiva local, o tamoxifeno e outros antiestrogênios serão discutidos posteriormente, mostrando as relações e implicações na escolha do tratamento local.[10,12]

Os estudos *Radiation Therapy Oncology Group (RTOG) 1005*, o *NSABP B 43*, o *Trans Tasman Radiation Oncology Group (TROG) 07.01* e o estudo multicêntrico frances *BONBIS* são projetos randomizados, em curso, que tentarão elucidar a diretriz da terapia local e mais sistêmica adequada para o CDIS.[13,14,15]

■ VARIÁVEIS DO TRATAMENTO LOCAL

Mastectomia

A mastectomia foi descrita por Willian Halsted em 1894. O procedimento clássico, radical, ao longo dos anos, apresentou variações em sua técnica, originando as mastectomias radicais modificadas (Patey, 1948; Urban, 1952; Aunchincloss, 1963 e Madden, 1965). Apesar das diferenças concernente às cadeias linfonodais ressecadas e à preservação ou não dos músculos peitorais, em todas as modalidades a pele e o complexo aréolo-papilar (CAP) são sistematicamente removidos, juntamente à glândula mamária.[15,16]

Embora as cirurgias conservadoras sejam preconizadas para grande parte dos CDIS, existem algumas situações em que a mastectomia é recomendada. As mais comuns incluem doença multicêntrica, margens negativas inatingíveis, opção da paciente, tumor grande em relação ao volume da mama, microcalcificações difusas em exames de imagem e CDIS associado à mutação do *BRCA* (até com indicação relativa de cirurgia mamária profilática contralateral). Apesar de evento raro, a recorrência de CDIS após mastectomia aumenta a taxa de mortalidade. Pacientes jovens e com características histopatológicas desfavoráveis têm maior risco de metástases e devem ser seguidas com maior rigor clínico.[17,18]

A taxa de multicentricidade oculta encontrada em espécimes de mastectomia é 20% a 30%. Esse porcentual poderá ter o seu valor diminuído ao longo dos tempos, pois a detecção pode ser antecipada pela mamografia rotineira e, atualmente, de qualidade superior. Em segundo lugar, a taxa de doença invasiva oculta encontrada em espécimes de mastectomia é de aproximadamente 10%. Em terceiro lugar, o tecido mamário normal residual (deixado após cirurgia conservadora) pode sofrer transformação maligna ao longo do tempo; mastectomia essencialmente elimina essa probabilidade. Em quarto lugar, existe risco significativo de reincidência invasiva com a preservação da mama com maior risco de fatalidade. Por último, a mastectomia fornece altas taxas de sobrevida livre de recidiva com índices de 96% a 100%.[18,19] Estudo americano recente apurou que a percentagem de mastectomia aumentou entre 2004 e 2011, especialmente entre pacientes mais jovens e com fatores considerados de maior risco para recidiva. Ressalta-se que o percentual de mastectomia havia declinado de 1998 (36%) a 2004 (28%), antes do aumento até 2011 (33%). A radicalidade cirúrgica atual pode refletir a necessidade de evitar recidiva nesse grupo de maior risco.[19]

A biópsia do linfonodo sentinela (SNB) não é indicada por rotina para DCIS puro e deve ser reservado para pacientes submetidos à mastectomia.[7]

Adenectomia

Adenectomia ou ainda a mastectomia com preservação de pele e mamilo, ou também denominada mastectomia subcutânea, foi descrita em 1962 por Freeman, nos Estados Unidos. Esse autor realizou essa cirurgia seguida de reconstrução imediata com prótese em duas pacientes com doença benigna. O termo *skin-sparing*

mastectomy foi introduzido em 1991 por Toth e Lappert e consideravam a mastectomia com preservação de toda a pele, exceto o complexo aréolo-papilar e eventual cicatriz de biópsia prévia, respeitando-se todos os limites clássicos da técnica seguidos de reconstrução.[20]

O escopo primordial da cirurgia é a remoção do máximo possível de tecido mamário com resultado estético satisfatório, e baixa morbidade. Deve-se selecionar a paciente com rigor, pois mamas de volume grande e com ptose moderada ou acentuada apresentam maior risco de necrose do complexo aréolo-papilar (CAP) e piores resultados estéticos. Mamas de pequeno e médio volume, com ptose de baixo grau, são as melhores para esse tipo de procedimento. A reconstrução com prótese é a mais indicada, porém retalho do grande dorsal ou do músculo reto abdominal, retalhos livres ou a utilização de matrizes dérmicas acelulares (ADM) associadas ao implante são descritos como opções secundárias. Os implantes anatômicos permitem projetar melhor o sulco, dando um formato mais natural para a mama, atingindo, assim, melhor simetria com a glândula contralateral. Os implantes redondos são mais utilizados em casos de mamas pequenas e sem ptose, onde o polo inferior é menos proeminente e a simetrização contralateral é conseguida também com a colocação de um implante redondo. A incisão a ser efetuada depende do tipo de mama da paciente, assim como a experiência e a habilidade do cirurgião. As incisões podem ser periareolares, transareolares, radiais, no sulco inframamário; até realizando-se a exérese do CAP e seu reimplante.[21]

A adenectomia foi avaliada por meio de dados de metanálise promulgados em 2010, onde foram incluídos sete estudos observacionais do tipo coorte publicados até 2009. Não houve diferença na incidência de recorrência local entre a adenectomia e a mastectomia radical. Quanto à mastectomia preservadora do CAP, dados oriundos de estudos de série de casos e coorte evidenciam taxas de recorrência local que variam de 0% a 28%. Segundo metanálise de 11 estudos observacionais, publicados até 2014, 6.502 participantes foram submetidas à mastectomia com ou sem preservação do complexo aréolo-papilar e mastectomia clássica. Apesar da pequena diferença quanto ao tamanho do tumor, tempo de seguimento e uso de radioterapia, com relação à recorrência local, todas as três modalidades foram semelhantes.[22]

A taxa de envolvimento oculto do CAP por carcinoma ductal *in situ* pode variar de 0% a 58%.[4] O exame histopatológico de congelação da margem retroareolar é altamente sensível, específico e preciso, com resultados falso-negativos raros e recidiva locorregional baixa.[5,6] Não existem ensaios clínicos randomizados que permitam maiores conclusões, particularmente se a radioterapia intraoperatória ou convencional possa ser excluída como terapêutica adjuvante. Por fim, adenectomia é primorosa opção estética e aceitável oncologicamente, tanto para o carcinoma invasivo como para o CDIS. A opção pela adenectomia sem radioterapia como tratamento do CDIS deve ser analisada individualmente ajuizando-se os pontos existentes na literatura, principalmente os fatores de risco para recidiva local, identificados no NSABP-B17 e EORTC-10853.[23]

■ CIRURGIA CONSERVADORA DE MAMA

Os elementos que devem ser considerados na avaliação da paciente com CDIS, individualizada para receber o tratamento conservador, são: possibilidade de remoção do tumor e calcificações suspeitas de forma que permita alcançar margens livres; possibilidade de ser submetida à radioterapia adjuvante, sobretudo em casos de alto risco de reincidência.[24,25]

A contraindicação clássica à cirurgia conservadora e ao exame de congelação das margens é a presença de doença multicêntrica conhecida ou suspeita pelas microcalcificações de aspecto maligno dispersos pela mama. Acredita-se que isso se deva ao fato de o CDIS acompanhar o trajeto do ducto, podendo haver *gaps* na peça entre focos da doença. As contraindicações relativas são o tamanho do tumor e mamas de pequeno volume, comparativamente à extensão da doença, além de enfermidades do colágeno que impeçam a radioterapia posterior.[25]

Índice de prognóstico de Van Nuys

O índice de prognóstico de Van Nuys (IPVN) foi desenvolvido em 1996, por Silverstein, como um guia para as decisões de tratamento do CDIS. Modelos de gestão na Austrália, Nova Zelândia e ao redor do mundo confirmaram que o IPVN pode ser instrumento útil. Porém, a biologia do tumor, a história familiar, características da lesão, como foi detectado (por imagem ou por palpação), multifocalidade e a variação do tratamento cirúrgico não foram ponderadas isoladamente e validadas prospectivamente em número significativo. Dessa forma, apesar de muito difundido, seu uso não é aceito por todos.[14]

Originalmente, o IPVN foi baseado no tamanho do tumor, largura de margem e classificação patológica (grau nuclear e comedonecrose). Pontuações de 1 (mais favorável) a 3 (mais desfavorável) foram distribuídos por todos os preditores. A pontuação total do IPVN é a soma da pontuação dos três preditores e varia entre 3 e 9. Dependendo da somatória, um tratamento específico é recomendado. Excisão isolada para os pacientes com escores 3 ou 4 é defensável pelo baixo risco de recorrência. As pacientes com escores intermediários

(5, 6 ou 7) têm redução de 17% nas taxas de recidiva local com a terapia de radiação. Mastectomia deve ser considerada em pacientes com pontuação de 8 ou 9, porque elas têm altas taxas de recidiva local.[17]

Em 2003, o IPVN foi atualizado por Silverstein pela adição da idade no momento do diagnóstico e passaram a denominá-lo de *University of Souther Califórnia/ Van Nuys Prognostic Index Scorin System (USC/VNPI)*. No IPVN atualizado, as margens foram subdivididas em menos do que 1 mm, de 1 a 9 mm e superior a 10 mm.[4,13]

O tamanho da margem é considerado o fator mais importante para prever recorrência ipsilateral em mulheres com CDIS tratados com cirurgia conservadora, com ou sem radioterapia.[4,5]

Silverstein estudou 949 pacientes tratados por CDIS e refinou o seu próprio índice alterando a subdivisão das margens para > ou < que 3mm e > ou < que 5mm.

Excisão isolada para o grupo de baixo risco é a melhor opção de tratamento. Mastectomia é necessária no grupo de alto risco para manter a recorrência local em menos de 20% após 12 anos. Não obervou mudança no tratamento no grupo intermediário. Excisão isolada para pacientes com somatórias sete, mas com larguras de margem livre ≥ 3 mm pode ser recomendada. Excisão seguida de radioterapia permite menos de 20% de recorrência local em 12 anos para as pacientes com pontuação 7, que apresentam margem < 3 mm; pacientes com pontuação 8 com margens ≥ 3 mm, e para aquelas cujos tumores somaram 9 e têm margens ≥ 5 milímetros. Mastectomia é o melhor tratamento para os pacientes com pontuação 8 com margens < 3 mm e que pontuam 9, que apresentam margem < 5 milímetros.[4,10]

Silverstein *et al.* encontraram 76% de doença residual na reoperação de casos de CDIS quando as margens eram menores de 1 mm. Na mesma série, puderam concluir que margens intermediárias (1 a 9 mm) eram suficientes para bom controle local, desde que seguidos de radioterapia. Já em uma série do MD Anderson, os autores concluíram que, quanto maior a margem, menor a chance de recorrência: quando menor ou igual a 1 mm, a recorrência em dez anos foi de 5%, entre 1 e 3 mm, 6,3% e, se maior ou igual a 3 mm, apenas 0,7%.[6] A congelação de margens intraoperatórias e a confirmação da retirada da lesão, por mamografia, diminuem a taxa de reoperação e facilitam a avaliação patológica das margens cirúrgicas, promovendo menor taxa de reoperação.[10,12] A obtenção de margens negativas mais amplas pode ser admirável na redução do risco de recorrência em mulheres que optam por não se submeter à RT e pode não ser necessário na aquelas que recebem irradiação.[26]

Apesar da largura de margem continuar a ser um dilema clínico, no NSABP B17 e B24, ensaios que exigiam margens livres, apenas 2,8% dos participantes tratados com cirurgia conservadora, com e sem terapia de radiação, morreram de câncer após 15 anos de acompanhamento. Esses estudos sugerem que o benefício real de mais margens sobre a sobrevida global em mulheres com DCIS seria extremamente pequeno ou insignificante.[4,26,27]

Excisão isolada

A exérese simples da lesão é um tipo de cirurgia conservadora da mama que visa remoção completa com margem livre de doença. Pode representar abordagem aceitável para pacientes selecionadas, sem exigência de irradiação, poupando-as de tratamento excessivo.[27]

A principal crítica aos ensaios randomizados de CDIS, ao longo dos tempos, é a falta de estratificação antes da casualização por grau do tumor, patologia, tamanho, idade, raça, margem cirúrgica, hormonioterapia adjuvante e alto risco familiar. Tal estratificação poderia identificar um subconjunto de pacientes que poderia ser adequadamente tratado com excisão sem irradiação.[13,14]

Um ensaio clínico publicado recentemente pode auxiliar a decisão da conduta. Trata-se de estudo prospectivo, realizado com mulheres com CDIS e selecionadas por características de baixo risco, distribuídas em dois grupos não aleatórios: coorte 1: CDIS de baixo ou intermediário grau, tumor de 2,5 cm ou menores; coorte 2: CDIS, de grau elevado tumor de 1 cm ou menores. Os tumores foram excisados com margem negativa igual ou maior que 3 mm. Não realizaram radioterapia adjuvante. A mediana do tempo de acompanhamento foi de 12,3 anos. Dos pacientes, 30% receberam tamoxifeno. Observaram-se 99 recidivas, das quais 51 (52%) foram invasivas. Na análise multivariada, o tamanho do tumor foi significativamente associado a recidivas.[19]

Outros estudos que também focalizaram o não oferecimento da irradiação e objetivaram a diminuição do excesso de terapêutica para o CDIS foram publicados anteriormente. Pesquisa retrospectiva da excisão isolada evidenciou 20% a 44% de recorrência local em dez anos (Solin, 2006). O estudo ECOG, prospectivo e não randomizado, também avaliou a eficácia da lumpectomia sem irradiação em CDIS, com características clínicas e histopatológicas de baixo risco. Após período de acompanhamento médio de 6,7 anos, observou-se risco de 10,5% de recidiva local.

Os critérios para a consideração da excisão simples nesses estudos foram semelhantes: lesões detectadas à mamografia, sem componente palpável, medindo ≤ 25 mm, e com margens negativas após excisão. As taxas de falha local foram relatadas como sendo de 10% a 15%, comparável com relatos de excisão cirúrgica e irradiação, em pacientes selecionadas com menor rigor. Nessas séries, também observou-se que a maioria das falhas foram em pacientes com tumores do subtipo comedo,

aqueles com margens inadequadas e pacientes jovens. A lumpectomia isolada propiciou redução de risco de recorrência local com margens cada vez mais amplas.[12,19]

Cirurgia de conservação da mama, seguida de radioterapia

Cinco grandes pesquisas publicadas em 1999, 2003 e 2006 (NSAPB B-17 e NSABP B-24, EORTC 10853, UKCCCR e SweDCIS) examinaram a eficácia da radioterapia na redução das taxas de recidiva local após a cirurgia conservadora. Todos os estudos foram randomizados e prospectivos. Consistentemente, demonstraram melhora significativa no controle local com o uso de radioterapia adjuvante, com redução do risco de mais de 50% para tumores invasivos e nos índices de recorrência ipsilateral do CDIS. O NSABP B-17 teve o mais longo seguimento, isto é, de 20 anos. O estudo SweDCIS incluiu 10% de pacientes com tumores com margens cirúrgicas positivas. Estes experimentos reforçam a ideia de que todas as pacientes com carcinoma ductal *in situ*, mesmo com características clínicas e patológicas favoráveis, terão menor chance de recidiva local com a radiação após lumpectomia.[13,14]

No entanto, esses estudos não tiveram poder estatístico para concluir que a radioterapia tem impacto positivo na sobrevida global. Com isso, a adição desse tratamento adjuvante em CDIS continua questionável. Assim, a magnitude do benefício pode ser pequena em um subconjunto favorável, de tal modo que alguns pacientes e médicos podem considerar ou não sua prática.[13,25]

■ ONCOPLASTIA

A setorectomia pode desencadear deformidade estética, muitas vezes aumentada pela radioterapia, e promover impacto negativo na qualidade de vida. A cirurgia oncoplástica intenciona minimizar esses defeitos por meio da remodelagem do tecido remanescente e está indicada nas cirurgias conservadoras quando mais de 25% do tecido glandular for excisado ou quando a remoção da doença implicar em distorção significativa da mama ou distopia do complexo aréolo-papilar.[16,24]

Na histopatologia, as margens livres de doença rotineiramente adotadas para CDIS são de 2 mm; mesmo que não haja consenso absoluto, alguns estudos importantes mostram que um limite de 10 milímetros seria melhor. As técnicas de cirurgia plástica, incorporadas ao tratamento oncológico têm crescido ao longo dos anos, pois permitem a remoção do tumor com margens mais amplas que as cirurgias conservadoras clássicas. Desse modo, a oncoplastia tem impacto positivo nas taxas de reoperação e recidiva em longo prazo.[4,17]

O planejamento cirúrgico segue os mesmos preceitos considerados para o carcinoma invasor. Identifica-se a região acometida pelo CDIS e escolhe-se a técnica de acordo com o volume da mama, simetria e grau de ptose. Para mamas de médios e grandes volumes, pode-se executar o remodelamento com pedículo superior quando a doença estiver nos quadrantes inferiores ou o remodelamento com pedículo inferior quando a doença encontrar-se nos quadrantes superiores. No caso de deslocamento do CAP maior que 8 a 10 cm, melhor valer-se do pedículo superomedial. Pacientes com mamas pequenas e com pouca ptose, podem-se beneficiar da técnica periareolar (*round block*) na doença periareolar ou quadrante central, ou do retalho toracolateral para achados situados nos quadrantes laterais. O retalho toracoepigástrico é de grande valia quando o CDIS acometer os quadrantes inferiores e houver interesse em manter o volume original da mama.[24]

A literatura atual é vasta quanto ao uso da oncoplástica para a forma invasiva, mas ainda é escassa para a forma *in situ*. Os casos relatados mostram pacientes e cirurgiões satisfeitos, desde que as indicações específicas, como idade, maior gravidade histopatologia (maior tamanho tumoral, alto grau, comedonecrose), além da possibilidade de atingir margem radiológica e microscópica livres, consigam ser preenchidas.[8,26]

■ LIPOFILLING

O *lipofilling* ou enxerto de gordura é uma técnica vastamente empregada em cirurgia plástica. Igualmente, pode ser oferecida para melhorar o resultado estético em cirurgia reparadora, proporcionando elevada taxa de satisfação entre os pacientes. Apesar dessa vantagem, algumas equipes não usam *lipofilling* em pacientes com câncer de mama por causa de dúvidas sobre a segurança oncológica e possível dificuldade de rastreio.[28]

A revisão da literatura mostra redução do número de artigos que descrevem recorrência de câncer após *lipofilling*. Atualmente, existe uma conformidade relativa referente a esse tipo de enxerto com a visão de que ele não interfere em recidiva de câncer invasor. No entanto, existem várias precauções que devem ser adotadas no tratamento das sequelas da terapêutica conservadora (exame de imagem antes e depois da cirurgia, alguns autores referem pelo menos três anos após o tratamento oncológico e prudência na extensa doença *in situ*).[27,28]

Os estudos retrospectivos incluíram múltiplas variáveis, como tipo histológico, estadio clínico, cirurgia, irrupção marginal, distância entre o câncer e cirurgia de *lipofilling*.

Dentre os estudos, um dos que melhor descreveu o grupo controle foi o de Petit.[28] O seguimento foi relativamente curto (entre um e três anos), exceto para a série de Rigotti. Os casos de recidiva após *lipofilling* em pacientes com carcinoma *in situ* extenso na série livre de Petit levantou o problema de sermos cautelosos com *lipofilling* nessa situação. Outros fatores que parecem ser relevantes são a idade jovem e a distância entre e a localização do câncer a cirurgia de enxerto.[19,28]

Carcinoma *in situ* de mama e reconstrução utilizando *lipofilling* exige discussão multidisciplinar e individualização. Dentro das opções de reconstrução mamária, pode ser uma abordagem indicada em casos selecionados. É importante que as pacientes tratadas para o câncer continuem o acompanhamento com exame clínico e de imagem a fim de identificar possível reincidência tão precoce quanto possível.[28]

REFERÊNCIAS BIBLIOGRÁFICAS

1. Ward EM, et al. Cancer statistics: breast cancer in situ. CA Cancer. J Clin 2015;65(6):481-7.
2. Morris E, et al. Implications of overdiagnosis: impact on screening mammography practices. Popul Health Manag 2015;18(Suppl 1):S3-4.
3. Szynglarewicz B, et al. Preoperatively diagnosed ductal cancers in situ of the breast presenting as even small masses are of high risk for the invasive cancer foci in postoperative specimen. World J Surg Oncol 2015 16;13:218.
4. Van Cleef A, et al. Current view on ductal carcinoma in situ and importance of the margin thresholds: a review. Facts Views Vis Obgyn 2014;6(4):210-5. Review.
5. Liu Y, et al. Racial disparities in risk of second breast tumors after ductal carcinoma in situ. Breast Cancer Res Treat 2014;148(1):163-73.
6. Narod SA, et al. Breast cancer mortality after a diagnosis of ductal carcinoma in situ. JAMA Oncol 2015;1(7):888-96.
7. Gherghe M1, Sentinel lymph node biopsy (SLNB) vs.axillary lymph node dissection (ALND) in the current surgical treatment of early stage breast cancer. J Med Life 2015;8(2):176-80.
8. Kaufman SA, et al. ACR appropriateness criteria® ductal carcinoma in situ.oncology (Williston Park) 2015;29(6):446-58. Review.
9. Feigelson HS, et al. Treatment patterns for ductal carcinoma situ from 2000-2010 across six integrated health plans. Springerplus 2015;4:24-7.
10. Vatovec C, et al. Ductal carcinoma in situ: a brief review of treatment variation and impacts on patients and society. Crit Rev Eukaryot Gene Expr 2014;24(4):281-7. Review
11. Knopfelmacher A, et al. Correlacão dos achados histopatológicos do carcinoma ductal in situ do cancer de mama com a pontuação do oncotype DX Mod Pathol 2015;28(9):1167-73.
12. Klein J, et al. Close or positive resection margins are not associated with an increased risk of chest wall recurrence in women with DCIS treated by mastectomy: a population-based analysis. Springerplus 2015;4:335-8.

13. Shikama N, et al. Final results from a multicenter prospective study (JROSG 05-5) on postoperative radiotherapy for patients with ductal carcinoma in situ with an involved surgical margin or close margin widths of 1 mm or less J Radiat Res 2015;56(5):830-4.

14. Wärnberg F, et al. Effect of radiotherapy after breast-conserving surgery for ductal carcinoma in situ: 20 years follow-up in the randomized SweDCIS Trial. J Clin Oncol. 2014;32(32):3613-8.

15. Bannani S, et al. The locoregional recurrence post-mastectomy for ductal carcinoma in situ: Incidence and risk factors. Breast 2015;24(5):608-10.

16. Roshdy S, et al. Safety and esthetic outcomes of therapeutic mammoplasty using medial pedicle for early breast cancer.Breast Cancer (Dove Med Press) 2015;7:173-8.

17. Rakovitch E, et al. A population-based validation study of the DCIS score predicting recurrence risk in individuals treated by breast-conserving surgery alone. Breast Cancer Res Treat 2015;152(2):389-91.

18. Rahbar H, et al. Contralateral prophylactic mastectomy in the American College of Radiology Imaging Network 6667 trial: effect of breast MR imaging assessments and patient characteristics. Radiology 2014;273(1):53-8.

19. Subhedar P, et al. Decreasing recurrence rates for ductal carcinoma in situ: analysis of 2996 women treated with breast-conserving surgery over 30 years. Ann Surg Oncol 2015;22(10):3273-5.

20. Leclere FM, et al. Nipple-sparing mastectomy and immediate reconstruction in ductal carcinoma in situ: a critical assessment with 41 patients. Aesthetic Plast Surg 2014;38(2):338-42.

21. Zhang H et al. Predictive factors of nipple involvement in breast cancer: a systematic review and meta-analysis. Breast Cancer Res Treat. 2015;151(2):239-49.

22. Veronesi U, et al. Conservative mastectomy: extending the idea of breast conservation. Lancet Oncol 2012; 13(7):e311-7.

23. Mota BS, et al. Nipple- and areola-sparing mastectomy for the treatment of breast cancer. Cochrane Database Syst Rev 2016;11:CD008932.

24. Amabile MI, et al. Factors Predictive of Re-excision After Oncoplastic Breast-conserving Surgery. Anticancer Res 2015;35(7): 4229-32.

25. Wood WC, et al. The current clinical value of the DCIS Score.Oncology (Williston Park) 2014;28(Suppl 2):C2, 1, C3.

26. Choy C, et al. Towards optimal treatment of ductal carcinoma in situ. World J Clin Oncol 2014;5(3):194-8.

27. Ayvaci MU, et al. Predicting invasive breast cancer versus DCIS in different age groups. BMC Cancer 2014;14:584.

28. Ho Quoc C, et al. Lipofilling and breast cancerretirar Gynecol Obstet Biol Reprod (Paris) 2015;44(9):812-6.

14.4

Radioterapia

■ João Victor Salvajoli ■ Bernardo Peres Salvajoli ■ Flavia Gabrielli

■ INTRODUÇÃO

O tratamento cirúrgico do carcinoma ductal *in situ* (CDIS) pela mastectomia total (MT) é capaz de oferecer taxas extremamente baixas de recorrência local (RL), que ficam em torno de 2,6% em 10 anos.[1] Esta modalidade de tratamento provavelmente não atinge os 100% por remanescentes de tecido mamário pós-cirúrgico, margem comprometida ou pela ocorrência de componente invasor não identificado. Contudo, os aspectos psicológicos associados à mutilação física fazem com que esta não seja a primeira escolha de tratamento do CDIS.

A radioterapia da parede torácica após mastectomia não deve ser indicada e pode ser considerada, apesar de muito questionamento na literatura, para casos excepcionais como margens comprometidas ou exíguas (<1 mm) associadas a fatores desfavoráveis, como alto grau de diferenciação.

O tratamento conservador da mama, composto pela associação de cirurgia conservadora (CC) e radioterapia (RT) de toda a glândula, é capaz de oferecer baixas taxas de RL com melhor desfecho estético.[1] Mesmo com a falta de estudos prospectivos e randomizados que comparem os desfechos das pacientes submetidas à MT ou CC, pode-se concluir que esta última deve ser considerada como o padrão de tratamento.[2] Apesar de os riscos de recidivas locais e/ou regionais serem mais elevados com o tratamento conservador, não existem diferenças significativas nas taxas de sobrevida.

Cabe ressaltar que esta modalidade não deve ser oferecida a pacientes com doença multicêntrica ou portadoras de condições que contribuam com alta toxicidade associada à RT, como esclerodermia.

■ PAPEL DA RADIOTERAPIA ADJUVANTE NO TRATAMENTO CONSERVADOR DO CARCINOMA DUCTAL *IN SITU*

A RT, no contexto do tratamento conservador do CDIS, foi avaliada em quatro ensaios clínicos randomizados,

sendo que em um deles, com desenho de 2×2 fatorial, também foi avaliado o papel do tamoxifeno em modalidade adjuvante única ou associada à RT (Tabela 14.3). Todos demonstraram redução nas taxas de recidiva local com o acréscimo da RT. Estes estudos foram compilados em uma revisão sistemática da literatura, conduzida pela Colaboração Cochrane,[3] que demonstrou o benefício com a associação com a RT adjuvante, tanto na taxa de recorrência do carcinoma invasivo (CI) ipsilateral (HR 0,50; IC 95% 0,32 a 0,75, $p = 0,001$), quanto na recorrência do CDIS ipsilateral (HR 0,61; IC 95% 0,39 a 0,95, $p = 0,03$) contudo, sem ganho associado em sobrevida. Este benefício se estendeu a todas as pacientes incluídas nestes estudos, independentemente da extensão da excisão cirúrgica (completa ou incompleta), idade (maior ou menor do que 50 anos), presença ou ausência de comedonecrose e tamanho da lesão (maior ou menor do que 1 cm). Uma metanálise publicada pelo EBCTCG (*Early Breast Cancer Trialists' Collaborative Group*), avaliou 3.729 mulheres, e não foi incluída na publicação Cochrane de 2013[3], demonstrou significativa redução no risco de recaída ipsilateral (CDIS ou CI) com o acréscimo da RT.[4]

A associação de RT e tamoxifeno proporciona menores taxas de RL em longo prazo (4,7%) do que uma modalidade única na adjuvância, seja ela RT (7,2%) ou tamoxifeno (11%) e, portanto, deverá ser favorecida.[1]

■ ESQUEMAS DE RADIOTERAPIA

A dose utilizada nos ensaios clínicos que avaliaram o papel da RT no tratamento conservador do CDIS foi de 50 Gy em 25 frações, totalizando cinco semanas de tratamento. O complemento de dose em leito tumoral (*boost*) não foi empregado nestes estudos e, desta maneira, o seu uso rotineiro não é consensual. Entretanto, este complemento de dose poderá ser prescrito com base na extrapolação do benefício observado com a sua utilização no tratamento do CI nas mulheres com idade inferior a 50 anos, totalizando 60 a 66Gy,[13,14,15] com

Tabela 14.3 Estudos prospectivos e randomizados que avaliaram o papel da RT no tratamento conservador do CDIS.					
			Recorrência Local (%)		
Estudo	Nº de pacientes	Tempo de seguimento	CC	CC + RT	Valor de p
NSABP B-17 [5,6,7,8]	818	10,7 anos mediano	14,6 CDIS 16,8 CI 31,7 misto	8 CDIS 7,7 CI 15,7 misto	0,001 0,00001 < 0,000005
EORTC 10853[9,10]	1.010	10,5 anos mediano	14 CDIS 13 CI 26 misto	7 CDIS 8 CI 15 misto	0,06 0,04 0,005
UKCCCR[11]	1.030	4,4 anos mediano	7 CDIS 6 CI 14 misto	3 CDIS 3 CI 6 misto	0,0004 0,01 < 0,0001
SweDCIS[12]	1.067	8,4 anos médio	14,8 CDIS 12,3 CI 27,1 misto	4,9 CDIS 7,2 CI 12,2 misto	- - -

*CDIS: carcinoma ductal *in situ*, CI: carcinoma invasor, misto: carcinoma ductal *in situ* e invasor.

maior ganho para as pacientes com margens positivas após ressecção cirúrgica.[16]

A necessidade de comparecimento diário, cinco vezes por semana, durante cinco a sete semanas, para a realização da radioterapia, pode prejudicar sua aderência ao tratamento. Desta maneira, esquemas hipofracionados de tratamento vêm sendo explorados[14,17] com base na não inferioridade destes esquemas na adjuvância dos CI.[18] Os esquemas mais utilizados são os de 15 frações, totalizando 40.5Gy,[19] e 16 frações, totalizando 42.4Gy.[20]

■ OMISSÃO DE RADIOTERAPIA (RT)

Os inconvenientes associados ao comparecimento diário para as sessões de RT, além das toxicidades agudas e tardias ainda que baixas, podem fazer com que a RT seja questionável em uma doença pré-invasiva com baixas taxas de RL. Provavelmente, o argumento de maior força para o questionamento da RT na adjuvância do CDIS seja a ausência de ganho em sobrevida e a possibilidade de resgate cirúrgico em caso de recidiva. O estudo RTOG 9804 tinha por objetivo avaliar os desfechos relacionados à omissão da RT no tratamento conservador do CDIS de baixo risco, contudo foi fechado precocemente por baixo recrutamento.[21] Já o estudo do *Eastern Cooperative Oncology Group* (ECOG)[22,23], apesar de ter identificado um grupo de pacientes que poderia prescindir da RT adjuvante, deve ser visto com grande cautela, uma vez que não randomizou a opção de RT adjuvante e deixou a critério das pacientes o uso de tamoxifeno. Os dados publicados com seguimento de 12 anos

mostraram taxas de RL de 24,6% nas pacientes com CIDS de alto grau e 14,4% naquelas com lesões de grau baixo e intermediário, com RL na forma de carcinoma invasivo de 13,4% e 7,5%, respectivamente.[22]

Para auxiliar na decisão a respeito da conduta diante das pacientes com CDIS, foi criada uma ferramenta prognóstica chamada índice prognóstico de Van Nuys. Este índice classifica as pacientes de acordo com tamanho da lesão, idade, margem cirúrgica e histopatologia, favorecendo a observação após CC para o grupo considerado de baixo risco de RL.[24,25] Contudo, a ausência de validação externa desta ferramenta restringe a sua utilização.

Com relação à omissão da RT no contexto de mastectomias preservadoras de pele e/ou mamilo, a falta de estudos de alto nível de evidência que abordem o assunto, com este tipo de cirurgia padronizada, é um fator que limita a formulação de conclusões a respeito. Desta maneira, não é possível nos dias atuais recomendar a omissão da RT adjuvante apenas avaliando-se a realização de mastectomia preservadora de pele e/ou mamilo. Um estudo clínico fase I, conduzido pela Universidade de Miami, está recrutando pacientes com carcinomas ductais *in situ* e invasores iniciais para a avaliação do papel da RT após mastectomias preservadoras de pele e mamilo.[26] Espera-se que mais estudos sejam desenvolvidos e que seus resultados auxiliem na definição terapêutica.

Dada a ausência de dados clínicos de alto nível de evidência que permitam tal omissão, recomenda-se que esta discussão se restrinja às pacientes com fatores de baixo risco de recorrência, como idade avançada, ausência de comedonecrose, lesão pequena e margens amplas, com receptores hormonais positivos e que tenham bom potencial de aderência à hormonioterapia.

■ TOXICIDADE

As informações acerca das mortes não relacionadas ao câncer de mama nos estudos randomizados demonstram que a RT é segura em longo prazo. A avaliação destes dados de toxicidade foi um dos objetivos da metanálise Cochrane de 2013.[3] Os dados de toxicidade aguda e qualidade de vida não foram publicados em nenhum dos estudos incluídos na metanálise, contudo é possível extrapolar o conhecimento da toxicidade relacionada à RT adjuvante no cenário de CI não submetido à quimioterapia, que é de alta ocorrência de radiodermites graus 1 a 3 autolimitadas, com taxas inexpressivas de toxicidades agudas pulmonar e cardíaca.[27,28] Com relação à toxicidade tardia, o estudo do NSABP B-17 reportou sete mortes por doença cardiovascular, sendo seis no braço controle e uma no braço de RT; a primeira publicação do estudo do EORTC demonstrou uma morte por causa cardiovascular em cada braço e sete na publicação de longo prazo, sem determinar em quais braços. Não foram reportadas toxicidades pulmonares graves. Os números relacionados a ocorrência de segunda neoplasia (sem especificação de neoplasia em campo irradiado) também são anedóticos.

É importante ressaltar que os estudos previamente mencionados utilizaram RT do tipo convencional, ou seja, sem a possibilidade de avaliação de dose em órgãos de risco, como coração e pulmões. A técnica mínima recomendada nos dias de hoje é a RT do tipo tridimensional ou conformada (RT3D), que permite tal avaliação pelo planejamento de tratamento com estudo tomográfico. Apesar da falta de estudos clínicos prospectivos e randomizados que comparem as duas técnicas, é possível de maneira lógica inferir que a RT3D permite que sejam aprovados tratamentos com menores toxicidades crônicas associadas. As Figuras 14.33 e 14.34 a seguir ilustram planejamentos de RT.

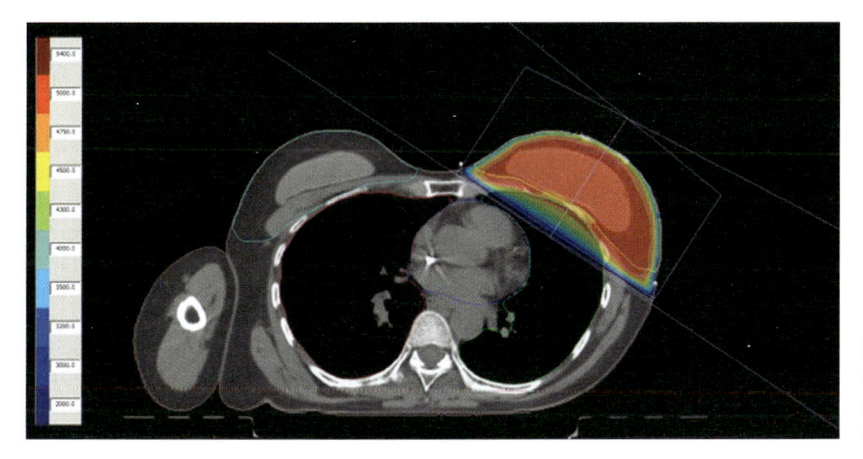

Figura 14.33 Tratamento de tumor *in situ* de mama com técnica tridimensional conformacionada (3D) com campos tangentes adicionados subcampos "*field-in-field*".

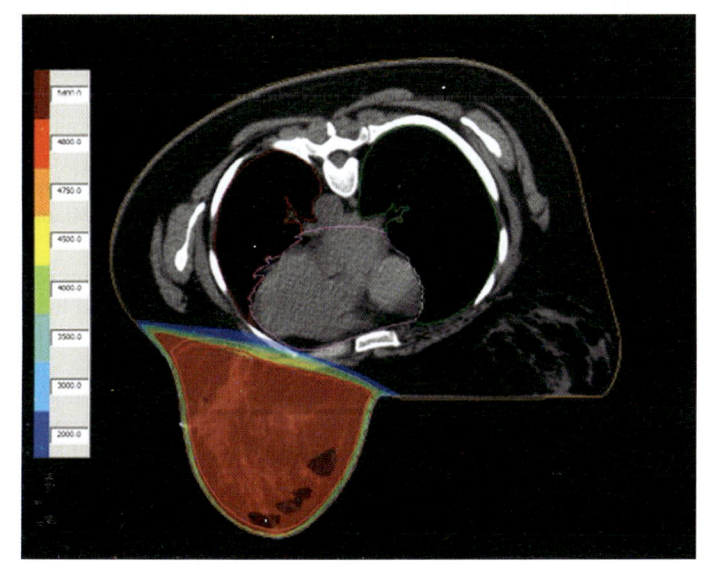

Figura 14.34 Tratamento de tumor *in situ* de mama esquerda com técnica IMRT em decúbito ventral. O decúbito ventral, apesar de configurar um posicionamento mais difícil para a paciente, permite redução de dose em pulmões e em especial no coração e coronária.

REFERÊNCIAS BIBLIOGRÁFICAS

1. Stuart KW, et al. Long-term outcomes of ductal carcinoma in situ of the breast: a systermatic review, meta--analysis and meta-regression analysis. BMC Cancer 2015;15:890.

2. Solin LJ, et al. Long-term outcome after breast conservation treatment with radiation for mamographically detected ductal carcinoma in situ of the breast. Cancer 2005;103(6):1137-46.

3. Goodwin A, et al. Post-operative radiotherapy for ductal carcinoma in situ of the breast. Cochrane Database Syst Rev 2013;(11): CD000563.

4. Correa C, et al. Overview of the randomized trials of radiotherapy in ductal carcinoma in situ of the breast. J Natl Cancer Inst Monogr 2010; 2010(41):162-77.

5. Fisher B, et al. Lumpectomy compared with lumpectomy and radiation therapy for the treatment of intraductal breast cancer. N Engl J Med 1993 328 (22): 1581-3.

6. Fisher B, et al. Prevention of invasive breast cancer in women with ductal carcinoma in situ: an uptade of the National Surgical Adjuvant Breast and Bowel Project Experience. Semin Oncol 2001;28(4):400-18.

7. Fisher B, et al. Lumpectomy and radiation therapy for the treatment of intraductal breast cancer. Findings from the National Surgical Breast and Bowel Project B-17. J Clin Oncol 1998;16(2):441-52.

8. Fisher ER, et al. Pathologic findings from the National Surgical Breast and Bowel Project (NSABP) Protocol B-17. Intraductal carcinoma (ductal carcinoma in situ). Cancer 1995;75(6):1310-19.

9. Bijker N, et al. Risk fators for recurrence and metastais after breast-conserving therapy for ductal carcinoma in situ. Analysis of European Organization for Research and Treatment of Cancer Trial 10853. J Clin Oncol 2001;19(8):2263-71.

10. Bijker N, et al. Breast conserving treatment with or without radiotherapy in ductal carcinoma in situ. Ten year results of European Organization for Research and Treatment of Cancer randomized phase III trial 10853--a study by the EORTC breast cancer cooperative group and EORTC radiotherapy group. J Clin Oncol 2008; 24(21):3381-7.

11. Houghton J, et al. Radiotherapy and tamoxifen in women with completely excised carcinoma in situ of the breast in the UK, Australia, and New Zealand. Randomized controlled trial. Lancet 2003;362(9378):95-102.

12. Holmberg L, et al. Absolute risk reductions for local recurrence after postoperative radiotherapy after sector resection for ductal carcinoma in situ of the breast. J Clin Oncol 2008;26(8):1247-52.

13. Romestaing P, et al. Role of a 10Gy boost in the conservative treatment of early breast cancer: results of a randomized clinical trial in Lyon, France. J Clin Oncol 1997;15(3):963-8.

14. Bartelink H, et al. Recurrence rates after treatment of breast cancer with standard radiotherapy with or without additional radiation. N Engl J Med 2001;345(19):1378-87.

15. Bartelink H, et al. Impact of a higher radiation dose on local control and survival in breast-conserving therapy of early breast cancer: 10-year results of the randomized boost versus no boost EORTC 22881-10882. J Clin Oncol 2007;25(22):3259-65.

16. Nilsson C, et al. The role of boost and hypofractionation as adjuvante radiotherapy in patients with DCIS: a meta-analysis of observational studies. Radiother Oncol 2015;114(1):50-5.

17. Lalani N, et al. Long-term outcomes of hypofracionation versus conventional radiation therapy after breast-conserving surgery for ductal carcinoma is situ of the breast. Int J Radiat Oncol Biol Phys 2014;90(5):1017-24

18. James Melissa L, et al. Fraction size in radiation treatment for breast conservation in early breast cancer. Cochrane Database Syst Rev. 2010;(11):CD003860.

19. Haviland JS, et al.The UK Standardisation of Breast Radiotherapy (START) trials of radiotherapy hypofractionation for treatment of early breast cancer: 10-year follow-up results of two randomised controlled trials. Lancet Oncol 2013;14(11):1086-94

20. Whelan TJ, et al. Long-Term Results of Hypofractionated Radiation Therapy for Breast Cancer. N Engl J Med 2010;362(6):513-20.

21. McCormick et al. RTOG 9804: a prospective randomizes trial for good-risk ductal carcinoma in situ comparing radiotherapy with observation. J Clin Oncol 2015;33(7):709-15.

22. Hughes LL, et al. Local excision alone without irradiation for ductal carcinoma in situ of the breast: a trial of the Easterns Cooperative Oncology Group. J Clin Oncol 2009;27(32):5319-24.

23. Solin LJ, et al. Surgical Excision Without Radiation for Ductal Carcinoma in Situ of the Breast: 12-Year Results From the ECOG-ACRIN E5194 Study. J Clin Oncol 2015;33(33):3938-44.

24. Silverstein MJ, et al. A prognostic index for ductal carcinoma in situ of the breast. Cancer 1996;77(11):2267-74.

25. Silverstein NJ, et al. Choosing treatment for patients with ductal carcinoma in situ: fine tuning the University of Southern California/Van Nuys Prognostic Index. J Natl Cancer Inst Monogr 2010;2010(41):193-6.

26. Takita C. Nipple-areola complex (NAC) irradiation after nipple-sparing mastectomy and reconstruction. Miami: University of Miami; 2017.

27. Fisher B, et al. Twenty-year follow-up of a randomized trial comparing total mastectomy, lumpectomy, and lumpectomy plus irradiation for the treatment of invasive breast cancer. N Engl J Med 2002; 347(16):1233-41.

28. Veronesi U, et al. Twenty-year follow-up of a randomized study comparing breast-conserving surgery with radical mastectomy for early breast cancer. N Engl J Med 2002;347(16):1227-32.

14.5

Hormonoterapia

■ **Daniel Guimarães Tiezzi**

■ INTRODUÇÃO

O carcinoma ductal *in situ* da mama (CDIS) é definido histologicamente pela identificação da proliferação clonal de células neoplásicas malignas restritas aos ductos e lóbulos mamários. O diagnóstico do CDIS aumentou dramaticamente após a implementação da mamografia de rastreamento.[1,2] Como a doença é teoricamente limitada à glândula mamária, o objetivo principal do tratamento é evitar o risco de evolução para o carcinoma invasivo. Dessa forma, o tratamento primário é baseado na completa ressecção cirúrgica da lesão.

Embora a mastectomia total seja tratamento de excelente prognóstico e baixa taxa de recorrência local, ele é considerado agressivo e com importantes implicações na qualidade de vida da paciente. Adicionalmente, um estudo observacional que incluiu mais de 100 mil mulheres com CDIS demonstrou que o tratamento conservador oferece segurança em termos de controle local da doença e que não há prejuízo em termos de mortalidade em 10 anos de observação.[3] Assim, o tratamento local com preservação da mama é o tratamento de escolha atual para o CDIS quando não existem contraindicações para esta opção terapêutica.

O CDIS da mama é doença heterogênea, e existem numerosos fatores que podem predizer o risco de recorrência local após a excisão cirúrgica. Estes fatores são baseados em critérios que envolvem a idade da paciente, morfologia e fenótipo da lesão e o risco de doença residual após a ressecção cirúrgica. A compreensão destes fatores se faz necessária para a indicação da melhor abordagem cirúrgica para cada indivíduo. No entanto, é necessário deixar claro que as ferramentas de predição não são completamente eficazes. Do ponto de vista prático, o que acontece é que algumas pacientes selecionadas para receberem tratamento com preservação da mama irão apresentar recorrência local. Esta, pode ser na mesma mama, no mesmo quadrante da ressecção prévia ou pode ser contralateral. Neste último caso, a si-tuação seria igual se a paciente tivesse sido submetida à mastectomia.

Nos casos de recorrência após o tratamento do CDIS, sabemos que, em pelo menos metade dos casos, a recorrência aparece na forma invasiva. Uma recorrência local do carcinoma invasor é o cenário mais preocupante no manejo de pacientes com CDIS. Neste momento, a doente passa de um estado onde a moléstia é potencialmente tratável pela ressecção cirúrgica para uma doença sistêmica que pode levá-la à morte.[4] Foi dentro deste contexto que a terapia endócrina ganhou adesão como adjuvância ao procedimento local para o CDIS.

■ HISTÓRIA

Estudos do *National Surgical Adjuvant Breast and Bowel Project* (NSABP), publicados no final dos anos 1980 e início dos anos 1990, demonstraram que o tamoxifeno adjuvante ao tratamento sistêmico do carcinoma invasor estava associado à redução significante da taxa de recorrência contralateral.[5] Esta observação, associada ao conhecimento de que o tamoxifeno poderia ter ação preventiva ao inibir a iniciação e a promoção desse câncer, sugeriu que aquela droga pudesse interferir na progressão do DCIS para o invasor.

Na década de 1990, desenhou-se um estudo prospectivo e randomizado denominado de NSABP B-24.[6] Incluiu pacientes com CDIS que foram submetidas à cirurgia conservadora mais radioterapia e randomizou para receberem tamoxifeno ou placebo; foi publicado em 1999 e os resultados demonstram que o tamoxifeno reduz em 43% a chance de recorrência de carcinoma invasivo. No entanto, é necessário deixar claro que esta droga aumentou efeitos adversos, em especial o risco de câncer de endométrio e tromboembolismo.

Alguns anos mais tarde, o estudo B-24 foi reavaliado incluindo a expressão de receptores de estrogênio no tumor (RE).[7] Dessa forma, foi possível analisar o impacto do tamoxifeno adjuvante em pacientes com tumores positivos e negativos para RE. Nesta revisão, ficou demonstrado que o benefício do tamoxifeno em reduzir recorrências de lesão invasora ou *in situ* é exclusivo para portadoras de CDIS com expressão positiva de RE.

Em 2003, foi publicado os resultados do estudo conduzido no Reino Unido, Austrália e Nova Zelândia denominado de UK/ANZ DCIS *trial*. As pacientes foram randomizadas para receber ou não radioterapia e tamoxifeno. O estudo não demonstrou benefício do tamoxifeno em termos de recorrência local tanto para carcinoma invasivo como *in situ*.[8] Uma revisão do estudo publicado em 2011 com maior tempo de seguimento demonstrou efeito benéfico na redução de novos eventos pelo tamoxifeno (HR = 0,71).[9]

Em 2011, foi publicada uma revisão dos estudos NSABP B-17 e B-24.[4] Este estudo é o que contém maior tempo de seguimento em pacientes com CDIS. Os resultados mostram que o benefício do tamoxifeno em reduzir as taxas de recidiva ipsi e contralateral persistem por pelo menos 15 anos. Apontou, também, não haver diferença na sobrevida global e no risco de morte por câncer quando comparou-se o grupo medicado com tamoxifeno com aquele que recebeu placebo.

Estudos mais recentes foram conduzidos utilizando diferentes antiestrogênios como tratamento adjuvante do CDIS. Estes estudos se restringiram ao uso de raloxifeno ou dos inibidores de aromatase (IA). A principal justificativa para testar novos compostos é baseada na atenuação do efeito endometrial e vascular.

O raloxifeno é um modulador seletivo do receptor de estrogênio (SERM), como é o tamoxifeno.[10] Ele foi primeiramente introduzido como droga para prevenção de osteoporose secundária à menopausa. Porém, em estudo conduzido com este fim, foi observado que, no grupo que recebeu a droga, a taxa de câncer de mama foi significativamente menor, sugerindo um potencial efeito preventivo.[11] Mais recentemente, o estudo denominado de STAR (NSABP P-2) comparou tamoxifeno e o raloxifeno em mulheres consideradas de alto risco para câncer de mama.[12] O estudo não incluiu pacientes com CDIS. Os resultados demonstram que o raloxifeno é comparável ao tamoxifeno em termos de prevenção do carcinoma invasivo. Já o número de casos de CDIS foi maior no grupo que recebeu raloxifeno. Porém, a quantidade de eventos tromboembólicos, catarata e câncer de endométrio foi menor no grupo que recebeu raloxifeno. Vale ressaltar aqui que a droga não foi testada em portadoras CDIS e, nelas, o seu uso não é atualmente aceitável.

Já os IA foram testados em pacientes com diagnóstico de CDIS. Os IAs reduzem os níveis séricos e teciduais de estrogênios. A aromatase é a enzima responsável pela conversão de androstenediona em estrona e de testosterona para estradiol. Esta enzima é encontrada em alguns tecidos como células da granulosa no ovário, sinciciotrofoblasto na placenta, células de Leydig no testículo, cérebro e fibroblastos da derme.[13] Adicionalmente, a aromatase é expressa no tecido adiposo em humanos. Dessa forma, com a insuficiência ovariana após a menopausa, o tecido adiposo se torna o principal sítio de expressão da aromatase.[14,15] Os IAs não estão indicados em pacientes na pré-menopausa, o que é uma das suas limitações.

O primeiro estudo foi o *Mammary Prevention Trial 3* (MAP.3)[16] que incluiu pacientes com alto risco de desenvolver câncer de mama. Um dos critérios era diagnóstico de CDIS e tratadas com mastectomia unilateral. Apenas 112 de 4.560 pacientes tinham CDIS e não há informações sobre a expressão de RE nos tumores. O exemestano reduziu em 47% o risco de câncer invasor ou CDIS. O pequeno número de CDIS não permitiu uma análise estatística confiável.

O principal estudo foi o NSABP B-35, onde pacientes com diagnóstico de CDIS nos quais o receptor de estrogênio era positivo e tratadas com cirurgia conservadora, foram randomizadas para receber anastrozol ou tamoxifeno.[17] O estudo teve seguimento médio de nove anos e a comparação entre os grupos mostrou menor incidência de CDIS e carcinoma invasivo no grupo tratado com o IA (HR = 0,73). O estudo IBIS-II DCIS também comparou o anastrozol com o tamoxifeno em pacientes com CDIS e RE positivo.[18] Neste estudo, os IAs tiveram eficácia comparável ao tamoxifeno. Com relação aos efeitos adversos, o anastrozol esteve mais associado a aumento do risco de fraturas e acidente vascular cerebral (OR de 1,36 e 3,36, respectivamente) e menor risco de fenômenos tromboembólicos (OR 0,3). A Tabela 14.4 resume a taxa de recorrência após o diagnóstico de CDIS em pacientes de acordo com o tratamento adjuvante.

■ CONTINUIDADE DO TRATAMENTO

A continuidade do tratamento é questão relevante quanto à terapia endócrina em pacientes com CDIS. Os estudos que analisaram a eficácia do anastrozol propuseram sua tomada por 60 meses. Este período é baseado nos estudos utilizando a droga como tratamento adjuvante no carcinoma invasivo. Alguns estudos analisaram a adesão a este medicamento e foi observado que grande número de pacientes o abandonou. Nos Estados Unidos, de 54% a 76% das pacientes aceitam o tamoxifeno como tratamento do CDIS.[19,20] Dentre as pacientes que consentiram, cerca de 20% abandonaram por causa de efeitos colaterais. Em uma análise do SEER, 35,3% das pacientes com CDIS receberam tamoxifeno no ano de 2000 e, em 2005, apenas 20,6%.[21]

Tabela 14.4 Incidência de novos eventos após o tratamento locorregional em pacientes com CDIS da mama. Os dados mostram os resultados dos quatro maiores estudos randomizados que testaram o uso de terapia endócrina com tamoxifeno ou anastrozol.

Estudo	Placebo		Tamoxifeno		Anastrozol	
	Casos	%	Casos	%	Casos	%
NSABP B24	899		899			
Recorrências	130	14.5	84	9.3		
Invasor	70	7.8	41	4.6		
CDIS	60	6.7	43	4.8		
UK/ANZ DCIS	782		794			
Recorrências	204	26.1	151	19.0		
Invasor	85	10.9	69	8.7		
CDIS	11	1.4	77	9.7		
NSABP B35			1552		1552	
Recorrências			122	7.9	90	5.8
Invasor			69	4.4	43	2.8
CDIS			53	3.4	47	3.0
IBIS-II DCIS			1489		1449	
Recorrências			77	5.2	67	4.6
Invasor			47	3.2	37	2.6
CDIS			30	2.0	30	2.1
Todos	1681		4734		3001	
Recorrências	334	19.9	434	9.2	157	5.2
Invasor	155	9.2	226	4.8	80	2.7
CDIS	71	4.2	203	4.3	77	2.6

■ INDICAÇÕES ATUAIS

A terapia endócrina adjuvante em pacientes com CDIS está indicada naquelas pacientes que foram submetidas à cirurgia conservadora ou mastectomia unilateral. O objetivo é reduzir o risco de recorrência ipsi e contralateral. Assim, pacientes que foram submetidas à mastectomia bilateral não devem receber este tratamento.

As drogas indicadas são o tamoxifeno, um modulador seletivo do receptor de estrogênio e o anastrozol, um inibidor da aromatase. Os inibidores da aromatase devem ser utilizados exclusivamente após a menopausa. O tamoxifeno pode ser indicado em qualquer idade. No entanto, alguns fatores devem ser considerados na indicação do tratamento, sendo que alguns são específicos para cada droga.

De uma forma geral, está indicada a terapia endócrina para toda paciente com CDIS. Ela visa reduzir o risco de recidiva local ou de nova neoplasia ipsi ou contralateral. Lembrar que nenhum estudo demonstrou ganho de sobrevida com o tratamento. Dessa forma, a justificativa é prescrever a droga para reduzir o risco. Assim, a idade e as condições clínicas da paciente são relevantes. Em idosas ou com baixa expectativa de vida, as medidas de redução de risco podem ser mais prejudiciais que benéficas. Como estes medicamentos não são isentos de efeitos adversos, a avaliação clínica criteriosa é importante para decidir o tratamento. Deve-se lembrar que o tamoxifeno está associado a maior risco de fenômenos tromboembólicos, catarata, sintomas vasomotores, disfunção sexual e de câncer de endométrio. Já o anastrozol está associado, além dos sintomas vasomotores e a disfunção sexual, com risco maior de perda óssea, fraturas patológicas e acidente vascular cerebral. Por essa razão, a indicação da terapia endócrina em paciente com outros fatores predisponentes deve ser cautelosa.

O tamoxifeno deve ser administrado na dose de 20 mg ao dia; o anastrozol na de 1 mg ao dia, ambos por via oral. A droga deve ser mantida por 60 meses.

■ CONCLUSÕES

Com base no cenário atual de tratamento do CDIS, a terapia endócrina sistêmica é parte do tratamento multidisciplinar. Ela reduz substancialmente as taxas de recidiva ipsi e contralateral em pacientes submetidas à cirurgia conservadora ou mastectomia. Tanto o tamoxifeno como o anastrozol são drogas indicadas nesta situação, sendo o tamoxifeno a de escolha na atualidade. O impacto destas medicações na sobrevida global ainda não está estabelecido e o tratamento não é isento de efeitos adversos. Dessa forma, uma discussão compreensiva entre a equipe médica e a opção da paciente ainda é necessária.

■ REFERÊNCIAS BIBLIOGRÁFICAS

1. Virnig BA, et al. Ductal carcinoma in situ of the breast: a systematic review of incidence, treatment, and outcomes. J Natl Cancer Inst 2010;102(3):170-8.

2. Siegel R, et al. Cancer statistics, 2014. CA Cancer J Clin 2014;64(1): 9-29.

3. Narod SA, et al. Breast cancer mortality after a diagnosis of ductal carcinoma in situ. JAMA Oncol 2015;1(7):888-96.

4. Wapnir IL, et al. Long-term outcomes of invasive ipsilateral breast tumor recurrences after lumpectomy in NSABP B-17 and B-24 randomized clinical trials for DCIS. J Natl Cancer Inst 2011;103(6): 478-80.

5. Fisher B, et al. A randomized clinical trial evaluating tamoxifen in the treatment of patients with node-negative breast cancer who have estrogen-receptor-positive tumors. N Engl J Med 1989;320:479-81.

6. Fisher B, et al. Tamoxifen in treatment of intraductal breast cancer: National Surgical Adjuvant Breast and Bowel Project B-24 randomised controlled trial. Lancet 1999;353(9169):1993-2000.

7. Allred DC. Adjuvant tamoxifen reduces subsequent breast cancer in women with estrogen receptor–positive ductal carcinoma in situ: A study based on NSABP Protocol B-24. J Clin Oncol 2012; 30(12): 1268-73.

8. Houghton J, et al. Radiotherapy and tamoxifen in women with completely excised ductal carcinoma in situ of the breast in the UK, Australia, and New Zealand: randomised controlled trial. Lancet 2003;362(9378):95-102.

9. Cuzick J, et al. Effect of tamoxifen and radiotherapy in women with locally excised ductal carcinoma in situ: long--term results from the UK/ANZ DCIS trial. Lancet Oncol 2011;12(1):21-7.

10. Jordan VC. Selective estrogen receptor modulation: a personal perspective. Cancer Res 2001;61(15):5683-7.

11. Cummings SR, et al. The effect of raloxifene on risk of breast cancer in postmenopausal women: results from the MORE randomized trial. JAMA 1999;281(23):2189-97.

12. Vogel VG, et al. Effects of tamoxifen vs raloxifene on the risk of developing invasive breast cancer and other disease outcomes: The NSABP Study of Tamoxifen and Raloxifene (STAR) P-2 trial. JAMA 2006;295(23):2727-41.

13. Simpson ER, et al. Aromatase cytochrome P450, the enzyme responsible for estrogen biosynthesis. Endocr Rev 1994;15(3):342-55.

14. Grodin JM, et al. Source of estrogen production in postmenopausal women. J Clin Endocrinol Metab 1973;36(2):207-14.

15. Bulun SE, et al. Competitive RT-PCR analysis indicates levels of aromatase cytochrome P450 transcripts in adipose tissue of buttocks, thighs and abdomen of women increase with advancing age. J Clin Endocrinol Metab 1994;78(2):428-32.

16. Goss PE, et al. Exemestane for breast-cancer prevention in postmenopausal women. N Engl J Med 2011;364(25):2381-91.

17. Margolese RG, et al. Anastrozole versus tamoxifen in postmenopausal women with ductal carcinoma in situ undergoing lumpectomy plus radiotherapy (NSABP B-35): a randomised, double-blind, phase 3 clinical trial. Lancet 2016;387(10021):849-51.

18. Forbes JF, et al. Anastrozole versus tamoxifen for the prevention of locoregional and contralateral breast cancer in postmenopausal women with locally excised ductal carcinoma in situ (IBIS-II DCIS): a double-blind, randomised controlled trial. Lancet 2016;387(10021):866-8.

19. Yen TW, et al. Physician recommendations regarding tamoxifen and patient utilization of tamoxifen after surgery for ductal carcinoma in situ. Cancer 2004;100(5):942-9.

20. Nakhlis F, et al. Tamoxifen use in patients with ductal carcinoma in situ and T1a/b N0 invasive carcinoma. J Am Coll Surg 2005; 201(5): 688-94.

21. Zujewski JA, et al. Ductal carcinoma in situ: Trends in treatment over time in the US. Breast Cancer Res Treat 2011;127(1):251-7.

Capítulo 15

Carcinoma de Mama

15.1

Epidemiologia

■ Rodrigo Gregório Brandão

■ INTRODUÇÃO

O Brasil tem uma população de aproximadamente 205 milhões de pessoas, com ampla variedade étnica em um vasto território.[1] A enorme heterogeneidade de sua população não se restringe às questões raciais, mas sobretudo às características demográficas e socioeconômicas. Os dados epidemiológicos do câncer de mama refletem tais diferenças, com índices próximos aos de países europeus nas regiões de clima temperado (sul e sudeste), e dados semelhantes aos de países da África Central em alguns Estados da região Norte (Figura 15.1).[2]

O câncer de mama alcançou grande notoriedade entre a população brasileira em virtude do enorme sucesso das campanhas de conscientização populacional, notadamente nas regiões Sul e Sudeste. A amplitude do acesso aos métodos diagnósticos fez com que a incidência da doença se elevasse, principalmente nos últimos 20 anos. As taxas de mortalidade, entretanto, também seguem crescendo, o que demonstra imaturidade brasileira no diagnóstico precoce e no tratamento oportuno do câncer de mama (Figura 15.2). Países desenvolvidos como o Canadá e o Reino Unido observaram estabilização na incidência desta malignidade e, ao mesmo tempo, redução das taxas de mortalidade pela doença.[3] Dados norte-americanos, por sua vez, revelam que após o pico de incidência em 1991, a taxa de mortalidade devido ao câncer de mama permanece em declínio, em torno de 1,5% a 2% ao ano. Nos últimos 30 anos, acredita-se ter reduzido em aproximadamente 30% a taxa de mor-

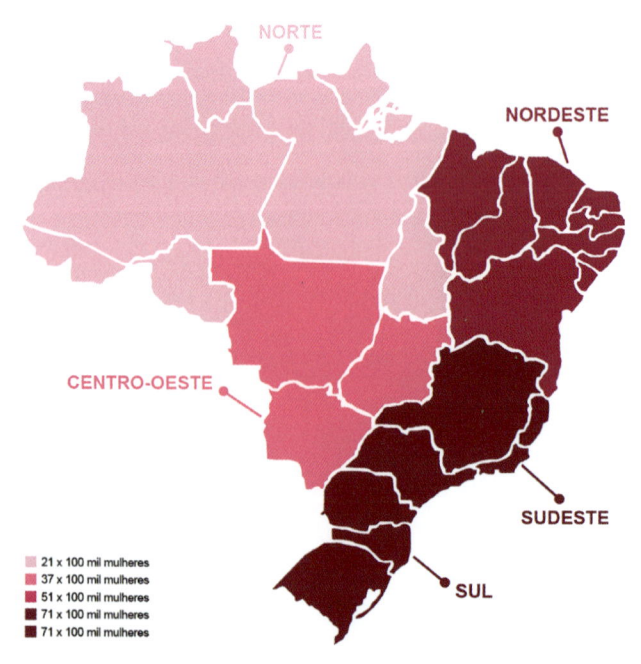

Figura 15.1 Incidência de câncer de mama no Brasil, por região.
Fonte: INCA, 2014.

talidade específica naquele país.[4] Já no Canadá, após o pico de incidência em 1986, estima-se uma redução de mortalidade em 44%.[5] Tais dados refletem a eficácia do diagnóstico precoce, além do avanço nos métodos de tratamento desta doença. O impacto final se observa nas taxas de sobrevida em 5 anos, de 89,4% entre 2005 a 2011 para mulheres diagnosticadas com câncer de mama nos EUA.[6]

A incidência de câncer de mama mostra-se superior em países de maior renda *per capita* (Figura 15.3). O risco de se desenvolver a doença é 1,8 vezes maior em uma mulher procedente de país desenvolvido, comparado aos países em desenvolvimento (Figura 15.4).[7] Isto significa que uma mulher nascida nos EUA possui 12% de chance de ter um câncer de mama caso ela viva até 80 anos. Se esta mesma mulher tivesse nascido no Vietnã, o risco seria de 4%. O acesso aos recursos diagnósticos em boa parte explicam esta disparidade. Aspectos associados aos antecedentes obstétricos, envelhecimento da população, amamentação, além de questões raciais, dietéticas e antropométricas podem estar envolvidas.

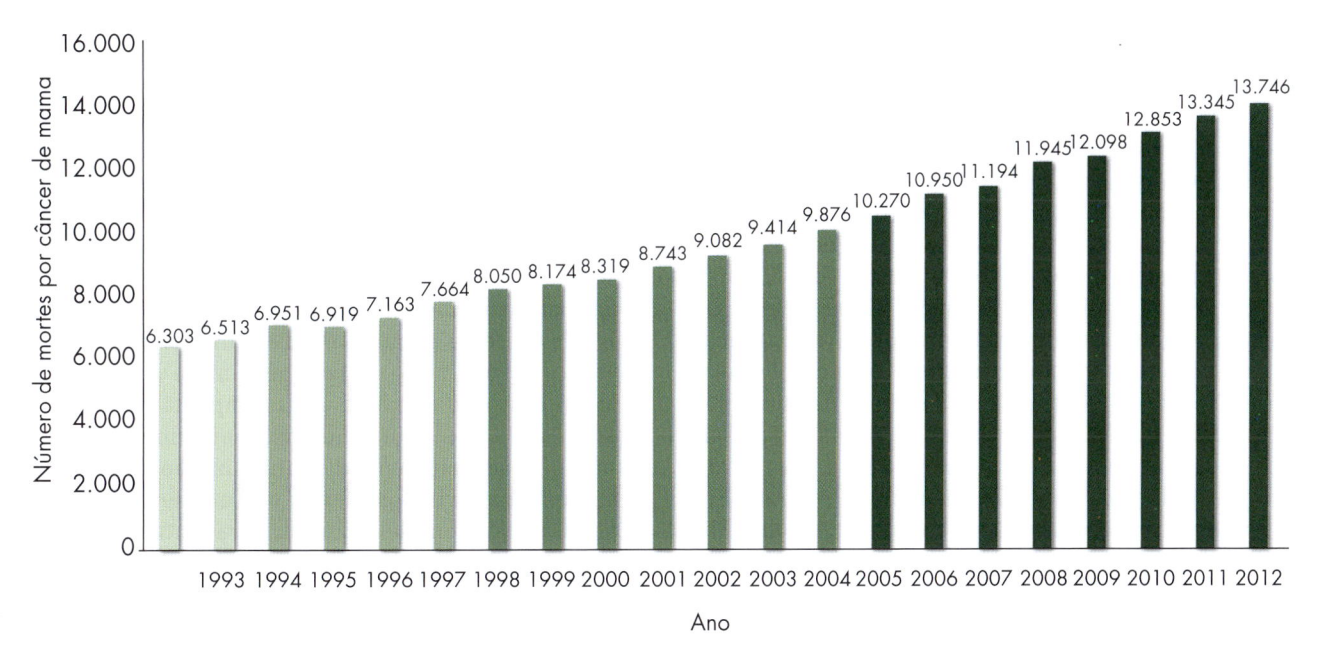

Figura 15.2 Taxas de mortalidade por câncer de mama no Brasil entre 1992 a 2012.
Fonte: Datasus, 2011.

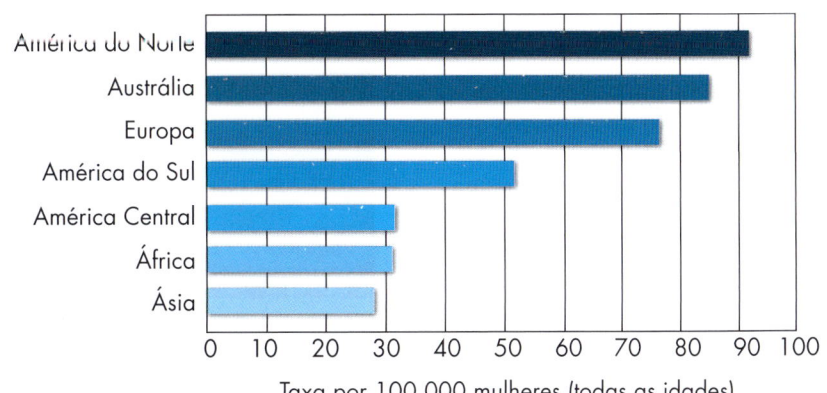

Figura 15.3 Incidência do câncer de mama ao redor do mundo.
Fonte: Globocan, 2012.

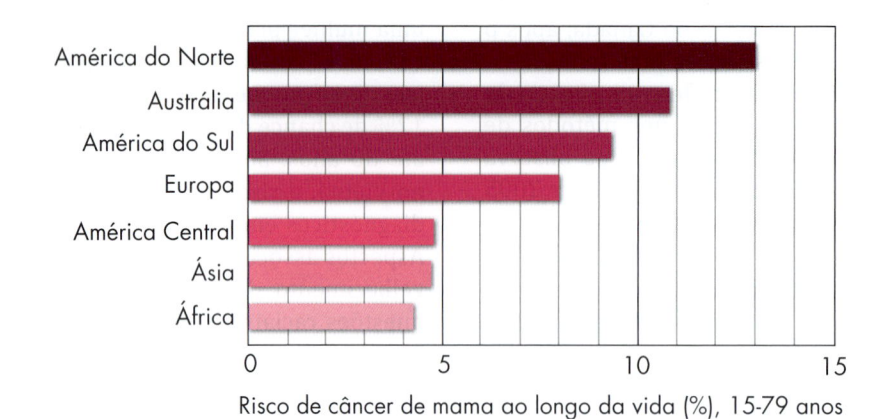

Risco de câncer de mama ao longo da vida (%), 15-79 anos

Figura 15.4 Risco de desenvolver câncer de mama ao longo da vida (%), 15 a 79 anos.
Fonte: Globocan, 2012.

Nos últimos 20 anos, apenas países já desenvolvidos demonstraram redução da mortalidade por câncer de mama, atribuída às estratégias de conscientização, políticas de rastreamento, diagnóstico precoce e tratamento adequado. Da mesma forma, estes países demonstram taxas estáveis de incidência do câncer de mama, com elevada proporção de diagnósticos ainda em fase não invasiva da doença.[7] Ao avaliar estas informações, podemos estimar um aumento na incidência do câncer de mama no Brasil nos próximos anos, que tende a ser proporcional à eficácia do sistema de rastreamento implementado no país. Em um certo momento, haverá uma tendência à estabilização do número de casos novos, e redução nas taxas de mortalidade específicas, já observada em algumas regiões do país.

■ DADOS EPIDEMIOLÓGICOS GLOBAIS

Câncer de mama no mundo

O câncer de mama é a malignidade invasiva mais comum entre as mulheres ao redor do mundo. Para o ano de 2012, estima-se em torno de 1,7 milhão de casos novos, o que significa 25% de todos cânceres diagnosticados no sexo feminino.[7] O número de mulheres sobreviventes à doença é ainda maior. Estima-se que em 2014, 3,1 milhões de mulheres americanas vivam com o histórico pessoal da doença.[8] Esta enfermidade é a principal causa de morte por câncer no sexo feminino em países em desenvolvimento, enquanto naqueles de maior renda, ocupa a segunda colocação, atrás do câncer de pulmão.[9]

Nos EUA, em 2015, foram diagnosticadas 231.840 mulheres com câncer de mama. Neste mesmo ano, 40.290 mulheres morreram em consequência da doença. Pode-se dizer que no ano de 2015, a cada 5 ou

6 mulheres americanas recém-diagnosticadas com câncer de mama, 1 morte é observada pela doença. Na China, a cada 4 mulheres diagnosticadas com câncer de mama, 1 morte é observada. Na Índia, a cada 2 diagnósticos, 1 morte.[10] Tais dados demonstram que o diagnóstico e tratamento precoces permitem a cura de centenas de milhares de mulheres ao redor do mundo (Figura 15.5). A negligência é a maior causa do insucesso no combate a esta importante malignidade. Países de menor renda possuem um importante trabalho a ser feito, com disponibilização de métodos diagnósticos, principalmente em mulheres a partir dos 50 anos, além de recursos para tratamento adequado. Não faz sentido oferecer oportunidade com o diagnóstico precoce, em detrimento ao atraso no tratamento da doença.

Região/país	Incidência taxa bruta	Mortalidade taxa bruta
Finlândia	162,9	31,3
Reino Unido	164,5	36,7
Espanha	106,6	25,7
Estados Unidos	145,6	27,5
Canadá	134,1	28,2
Austrália	128,0	25,7
Japão	85,9	21,3
Paraguai	37,1	13,0
Bolívia	15,7	5,8
Zâmbia	11,9	5,9
Brasil	56,1	13,5

Figura 15.5 Incidência e mortalidade por câncer de mama no Brasil e no mundo.
Fonte: Globocan. IARC (WHO), 2012.

Os países que implantaram precocemente o sistema de rastreamento mamográfico universal, observaram a mesma tendência em relação aos dados epidemiológicos do câncer de mama. A partir da década de 1980 notou-se um rápido aumento na incidência da doença, maior número de diagnósticos iniciais e formas não invasivas. A mortalidade revelava padrão crescente. A partir de 1994, o crescimento passou a ser mais sutil. O diagnóstico de formas não invasivas já representava quase 30% de todos os casos.[11] Entre 2002 e 2003 houve uma queda no número de casos novos, em torno de 7%, em virtude da divulgação do estudo WHI.[12] Esta publicação associou a TH ao aumento nos casos de câncer de mama em um de seus braços. Entre 2004 e 2012 a incidência do câncer de mama se mostrou estável. A taxa de mortalidade, por sua vez, segue em declínio desde então, em torno de 1,9% ao ano.

DADOS EPIDEMIOLÓGICOS BRASILEIROS

Incidência no Brasil

O Brasil passa por uma transição epidemiológica, com aumento dos agravos e doenças não transmissíveis, e deslocamento da morbimortalidade para grupos mais idosos.[13] Os fatores mais importantes para esta tendência incluem o aumento da expectativa de vida, a melhora na abrangência dos métodos diagnósticos e o avanço na qualidade e no registro das informações em saúde. Atualmente, registra-se aumento na incidência de cânceres associados ao melhor nível socioeconômico (mama, próstata, cólon e reto), em detrimento da redução daqueles associados às condições socioeconômicas menos favorecidas (colo do útero, estômago, cabeça e pescoço). Tais dados refletem o esforço inicial das políticas em saúde pública em desenvolverem estratégias de diagnóstico precoce, ainda bastante heterogêneas no que se refere à abrangência em todo território brasileiro.[14]

O aumento na incidência do câncer de mama tem sido observado ao longo dos últimos anos. Na última década, com avanços na cobertura mamográfica, este ganho foi mais pronunciado. Em 2002, foi observado 36.090 novos casos de câncer de mama, e uma incidência de 40,66 casos para cada 100.000 mulheres. Em 2016, estima-se 56.960 casos novos da doença, com incidência de 56,2 casos por 100.000 mulheres. A taxa de mortalidade por câncer de mama foi de 12,66 óbitos/100.000 mulheres em 2013, o que representa a primeira causa de morte por câncer na população feminina brasileira.[15] As regiões Sudeste e Sul são as que apresentam as maiores taxas, com 14,25 e 13,70 óbitos/100.000 mulheres em 2013, respectivamente.

A enorme disparidade socioeconômica brasileira traz à tona as diferenças nos dados epidemiológicos relacionados ao câncer de mama. Enquanto nas regiões Norte e Nordeste as taxas de incidência são de 26 e 42 novos casos a cada 100 mil mulheres, respectivamente, nas regiões Sul e Sudeste os valores são de 76 e 84/100 mil mulheres.[15] As taxas de mortalidade variam de 2 a 5 mortes a cada 100 mil mulheres nas áreas menos favorecidas, a 12 a 18/100 mil nas áreas mais desenvolvidas.[16] Apesar das elevadas taxas nestas regiões, foi observada uma tendência à redução da mortalidade em Estados como o Rio Grande do Sul e São Paulo, semelhante à tendência observada nos países de alta renda, como EUA e Canadá. Estados como Piauí e Acre, com índice de desenvolvimento humano menor, possuem clara tendência ao aumento do número de mortes por câncer de mama (Figura 15.6). A dificuldade de acesso aos métodos diagnósticos e terapêuticos, além da subnotificação, parecem ser os grandes entraves para a equalização dos dados epidemiológicos relacionados ao câncer de mama no Brasil.[17]

FATORES DE RISCO PARA O CÂNCER DE MAMA

Gênero/idade

A idade é um dos fatores de risco mais importantes para o desenvolvimento de neoplasia maligna da mama. Entre 2007 e 2011, a idade média de diagnóstico nos EUA foi 61 anos.[18] Calcula-se que a incidência dobre a cada 10 anos até a idade da menopausa, quando o aumento reduz de forma importante.[19] Entre os países mais ricos, a incidência cumulativa de câncer de mama é de 2,7% na idade de 55 anos, 5% na idade de 65 anos e 7,7% aos 75 anos. Tal proporção revela a forma progressiva de incidência do câncer de mama com o passar dos anos, e expõe de forma clara o importante fator de risco que a idade representa (Figura 15.7).

Menarca e menopausa

Grande parte dos fatores de risco para o câncer de mama está associada aos esteroides sexuais. Quanto mais precoce é a menarca, maior o risco. Segundo pesquisadores, para cada ano de atraso da menarca, há redução de 5% no risco de câncer de mama.[20] Este efeito protetor é observado somente em mulheres na pré-menopausa. Após este evento, a idade da menarca não mais interfere no risco de câncer de mama.

A exposição mamária aos hormônios esteroides está relacionada a fenômenos proliferativos associados ao processo de carcinogênese. Acredita-se que a menopausa após os 55 anos esteja relacionada ao risco duas vezes maior de desenvolvimento de neoplasia mamária maligna, em relação às mulheres menopausadas antes dos 45 anos. Segundo estes pesquisadores, foi observado que a menopausa cirúrgica antes dos 35 anos reduz pela metade o risco de câncer de mama.[21]

Gestação

A nuliparidade, assim como a primiparidade tardia, isto é, aquela que ocorre após 30 anos de idade, estão associadas a risco maior de câncer de mama. Mulheres que tiveram seu primeiro parto após 30 anos possuem o dobro do risco daquelas que pariram pela primeira vez antes dos 20 anos de idade.[21] Gravidezes de termo subsequentes reduzem ainda mais o risco da doença. Gravidezes pré-termo e abortamentos, por sua vez, não parecem influenciar o risco.

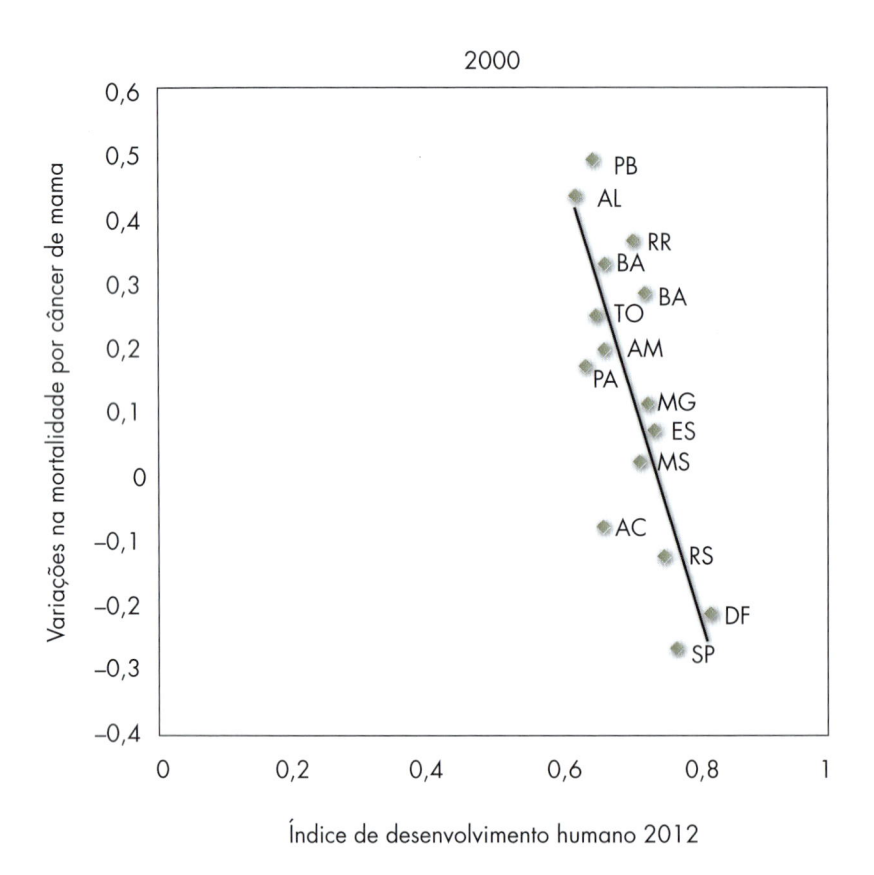

Figura 15.6 Correlação entre as taxas de mortalidade por câncer de mama em mulheres no Brasil.
Fonte: Gonzaga *et al.*, 2015.

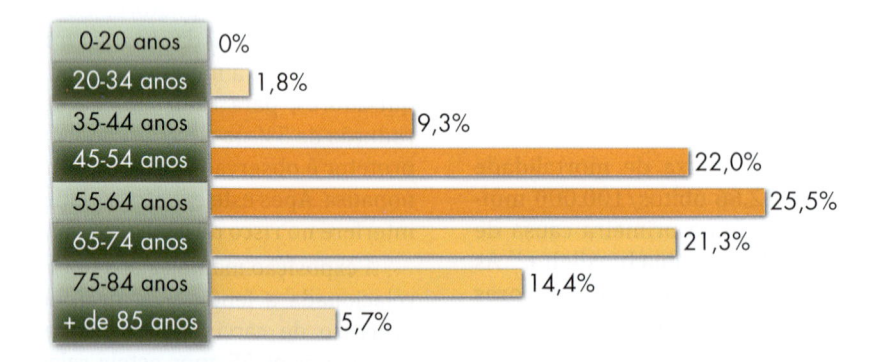

Figura 15.7 Incidência do câncer de mama nas diferentes faixas etárias.
Fonte: SEER, 2015.

Amamentação

Apesar da influência positiva da amamentação em relação ao câncer de mama, seu fator de proteção tem sido de difícil comprovação. Tal dificuldade está relacionada ao seu discreto benefício e aos vieses associados à paridade. O tempo de amamentação também contribuiu para esta dificuldade, já que grande parte das publicações foi realizada em países de maior renda, cujas mulheres habitualmente amamentam por períodos mais curtos. Demonstrou-se que para cada ano de amamentação, o risco relativo de câncer de mama reduz em 4%.[22] O efeito protetor é mais importante em mulheres na pré-menopausa. Acredita-se que a associação de maior número de filhos e maior duração da amamentação, poderia reduzir a incidência de câncer de mama em países de maior renda de forma substancial (Figura 15.8).

Contraceptivos orais

O risco aumenta em torno de 25% para usuárias de anticoncepcionais combinados, durante o uso. A interrupção determina uma queda imediata do risco, sendo que após 10 anos, é o mesmo daquelas que nunca utilizaram o método.[23] A idade de início, duração, dose e o tipo do estrogênio e progesterona utilizados não demonstra-

ram relação significativa com o risco de câncer de mama. Os dados acerca dos contraceptivos com progestagênio isolado são mais escassos, entretanto, parecem exercer efeito semelhante aos anticoncepcionais combinados.

A faixa etária em que habitualmente se inicia a tomada dos anticoncepcionais apresenta uma incidência muito baixa de câncer de mama. O número de casos adicionais não será significativo. Entretanto, o uso desta forma de anticoncepção em idades mais avançadas, quando a incidência da doença é maior, pode resultar em números de casos adicionais relevantes.

Terapia hormonal

A terapia hormonal (TH) em mulheres na pós-menopausa está relacionada ao aumento de 24% no risco de se desenvolver câncer de mama.[12] Este risco é maior quanto mais prolongado for o seu uso, potencializado quanto maior for a idade; e se anula após 10 anos de sua interrupção (Figura 15.9).[24] Quando a TH foi realizada com estrogênios equinos conjugados isoladamente, o risco não se alterou, apesar de haver dados contraditórios na literatura. O estágio do câncer de mama observado parece ser mais avançado, possivelmente devido ao atraso diagnóstico em virtude do aumento da densidade mamária observada com o uso da TH.[25]

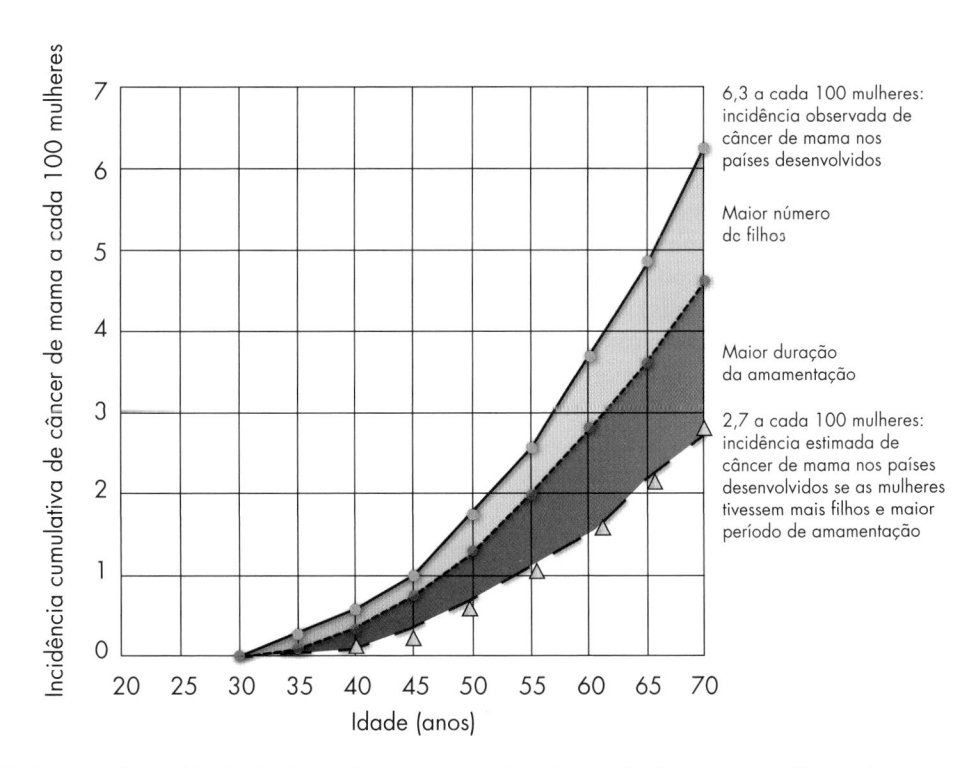

Figura 15.8 Estimativa da incidência de câncer de mama em países desenvolvidos caso as mulheres tivessem mais filhos e maior período de amamentação.

Fonte: Collaborative Group on Hormonal Factors in Breast Cancer, 2002.

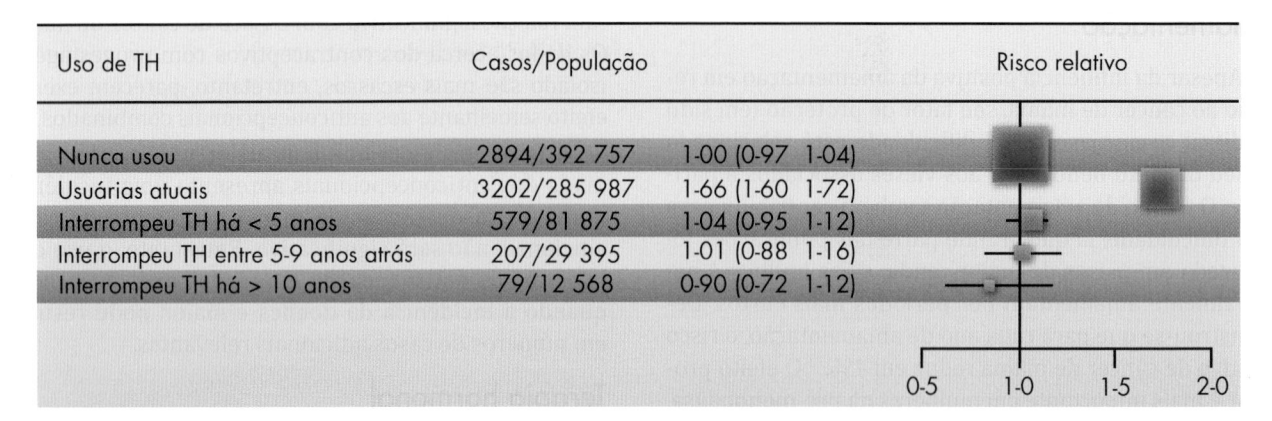

Uso de TH	Casos/População	Risco relativo			
Nunca usou	2894/392 757	1·00 (0·97 1·04)			
Usuárias atuais	3202/285 987	1·66 (1·60 1·72)			
Interrompeu TH há < 5 anos	579/81 875	1·04 (0·95 1·12)			
Interrompeu TH entre 5-9 anos atrás	207/29 395	1·01 (0·88 1·16)			
Interrompeu TH há > 10 anos	79/12 568	0·90 (0·72 1·12)			
		0·5	1·0	1·5	2·0

Figura 15.9 Risco relativo de câncer de mama entre usuárias de TH e não usuárias, relacionado ao tempo de interrupção. Fonte: Chlebowski *et al.*, 2012.

Acredita-se que 15 mil casos de câncer de mama foram atribuídos ao TH no Reino Unido entre 1990 e 2000.[24] A taxa de mortalidade, entretanto, parece não ter sido modificada pela reposição hormonal, apesar dos dados serem limitados.

Tratamento para infertilidade

O tratamento para infertilidade inclui uma grande variedade de drogas hormonalmente ativas, com destaque para o citrato de clomifeno (CC) e as gonadotropinas humanas. A avaliação de sua influência sobre o risco de câncer de mama é bastante delicada pela necessidade de prolongado seguimento, dos vieses de paridade, obesidade e mudanças constantes nos esquemas terapêuticos. Os dados mais recentes não observaram alteração no risco de câncer de mama com as doses habituais de gonadotropinas e clomifeno utilizadas. Entretanto, pacientes submetidas ao uso prolongado de CC (12 meses ou mais) observaram duas vezes mais risco de desenvolver câncer de mama em relação a não usuárias.[26] Possivelmente os níveis hormonais se elevam o suficiente para gerar as alterações proliferativas associadas ao processo de carcinogênese.

- FATORES CLÍNICOS

Álcool e cigarro

Estudos observacionais têm demonstrado aumento do risco de câncer de mama relacionado à ingestão de grandes quantidades de álcool. Este risco parece obedecer de forma linear a quantidade ingerida. Acredita-se que 30 g de álcool/dia está associado ao aumento de 30% no risco de câncer de mama.[27] O tabagismo não revelou relação com malignidades mamárias.

Obesidade

Na pós-menopausa, a obesidade está relacionada à maior incidência de câncer de mama. O aumento de risco pode chegar a 50% nas mulheres com Índice de Massa Corpórea (IMC) acima de 30 kg/m^2 em comparação com índices abaixo de 20 kg/m^2. Esta associação não é observada em mulheres na pré-menopausa.[28] Apesar de incerta, a dieta rica em gordura está associada a maior incidência da doença. Em países asiáticos, cuja dieta é pobre em gordura, a incidência do câncer de mama é mais baixa. Acredita-se que a dieta, entre diversos outros fatores, pode estar envolvida.

Densidade mamária

Em 1976, John Wolfe propôs uma classificação com quatro padrões mamográficos, após ter notado uma forte associação entre a densidade mamária e o risco de câncer de mama. Mulheres com porcentagem de tecido fibroglandular acima de 75%, possuem risco quatro a seis vezes maior de desenvolverem câncer de mama, comparado àquelas com menos de 10% de tecido fibroglandular em seu exame de mamografia. Pesquisadores propuseram comparar a incidência de câncer nas diferentes densidades mamárias, com a mama lipossubstituída, isto é, aquela com 5% ou menos de tecido fibroglandular em sua composição. O risco relativo observado foi de 1,79 (95% IC, 1,48-2,16), 2,11 (1,70 a 2,63), 2,92 (2,49 a 3,42), e 4,64 (3,64 a 5,91) para as categorias 5% a 24%, 25% a 49%, 50% a 74%, e ≥ 75% de tecido fibroglandular.[29] A densidade mamária pode aumentar com idade tardia da menarca, menor número de gestações de termo e uso de TH. Da mesma forma, o uso do tamoxifeno, quando associado à redução da densidade mamária, obtém melhor resultado quando comparado às pacientes que não demonstram qualquer mudança. As causas da diferença de densidade mamária permanecem sob investigação. Fatores biológicos como a sensibilidade proliferativa do tecido fibroglandular aos hormônios endógenos, assim como fatores genéticos, têm sido investigados.

REFERÊNCIAS BIBLIOGRÁFICAS

1. IBGE. Censo demográfico. Disponível em www.ibge.gov.br. [Acessado em 30/03/2016].
2. Gonzaga CM, et al. Temporal trends in female breast cancer mortality in Brazil and correlations with social inequalities: ecological time-series study. BMC Public Health 2015;15:96.
3. National Statistics, UK. Disponível em http://www.ons.gov.uk/ons/ rel/vsob1/ cancer-statistics-registrations--england--series-mb1-/index. html. [Acessado em 26/3/16]
4. American Cancer Society. Breast Cancer Facts & Figures 2015-2016. Atlanta: American Cancer Society; 2015.
5. Canadian Cancer Society's Advisory Committee on Cancer Statistics. Canadian Cancer Statistics, 2015. Toronto(ON): Canadian Cancer Society; 2015. Disponível em www.cancer.ca. [Acessado em 26/3/2016]
6. United States Cancer Statistics: 1999-2012 Incidence and Mortality Web-based Report. Atlanta: U.S. Department of Health and Human Services, Centers for Disease Control and Prevention and National Cancer Institute; 2015. Disponível em: www.cdc.gov/uscs. [Acessado em 20/3/2016]
7. International Agency for Research on Cancer (IARC) and World Health Organization (WHO). GLOBOCAN 2012: Estimated cancer incidence, mortality and prevalence worldwide in 2012. Disponível em http://globocan.iarc.fr/Pages/fact_sheets_cancer.aspx, 2016. [Acessado em 22/3/2016]
8. American Cancer Society. Cancer Prevention & Early Detection Facts & Figures, 2015-2016. American Cancer Society, 2015.
9. Ferlay J, et al. Cancer incidence and mortality worldwide: sources, methods and major patterns in GLOBOCAN 2012. Int J Cancer 2015 Mar 1;136(5):E359-86.
10. Breast Cancer In India. Statistics of Breast Cancer in India - Global Comparision. Disponível em www.breastcancerindia.net/statistics. [Acessado em 23/3/2016]
11. DeSantis CE, et al. Breast cancer statistics, 2015: Convergence of incidence rates between black and white women. CA Cancer J Clin 2016;66(1):31-8.
12. Manson JE, et al. Menopausal hormone therapy and health outcomes during the intervention and extended poststopping phases of the Women's Health Initiative randomized trials. JAMA 2013;310(13):1353-9.
13. Ministério da Saúde. Instituto Nacional de Câncer. ABC do câncer: abordagens básicas para o controle do câncer. Rio de Janeiro: Inca; 2011.
14. Lee BL, et al. Breast cancer in Brazil: present status and future goals. Lancet Oncol 2012;13(3):e95-e102.
15. Ministério da Saúde. Instituto Nacional do Câncer. Estimativas 2016: Incidência de Câncer no Brasil. Disponível em www.inca.gov.br. [Acessado em 20/3/2016]
16. Schwartsmann G. Breast cancer in South America: challenges to improve early detection and medical management of a public health problem. J Clin Oncol. 2001;19(18 Suppl):118S-124S.
17. Cecilio AP, et al. Breast cancer in Brazil: epidemiology and treatment challenges. Breast Cancer (Dove Med Press) 2015;7:43-9.
18. National Cancer Institute. Surveillance, Epidemiolgy and End Results Program (SEER). Disponível em: http://seer.cancer.gov. [Acessado em 31/3/2016]
19. McPherson K, et al. ABC of breast diseases. Breast cancer-epidemiology, risk factors, and genetics. BMJ 2000;321(7261):624-8. Review
20. Hunter DJ, et al. Non-dietary factors as risk factors for breast cancer, and as effect modifiers of the association of fat intake and risk of breast cancer. Cancer Causes Control 1997;8(1):49-56.
21. Sisti JS, et al. Reproductive risk factors in relation to molecular subtypes of breast cancer: Results from the nurses' health studies. Int J Cancer 2016 15;138(10):2346-9.
22. Collaborative Group on Hormonal Factors in Breast Cancer. Breast cancer and breastfeeding: collaborative reanalysis of individual data from 47 epidemiological studies in 30 countries, including 50302 women with breast cancer and 96973 women without the disease. Lancet 2002;360(9328):187-95.
23. Collaborative Group on Hormonal Factors in Breast Cancer. Breast cancer and hormonal contraceptives: Collaborative reanalysis of individual data on 53 297 women with breast cancer and 100 239 women without breast cancer from 54 epidemiological studies. Lancet 1996;347(9017):1713-27
24. Beral V, et al. Breast cancer and hormone-replacement therapy in the Million Women Study. Lancet 2003;362(9382):419-21.
25. Chlebowski RT, et al. Changing concepts: menopausal hormone therapy and breast cancer. J Natl Cancer Inst 2012;104(7):517-20.
26. Orgéas CC, et al. Breast cancer incidence after hormonal infertility treatment in Sweden: a cohort study. Am J Obstet Gynecol 2009; 200(1):72-8.
27. Smith-Warner SA, et al. Alcohol and breast cancer in women: a pooled analysis of cohort studies. 1998;279(7):535-40.
28. Harvie M, et al. Central obesity and breast cancer risk: a systematic review. Obes Rev. 2003;4(3):157-9.
29. McCormack VA, et al. Breast density and parenchymal patterns as markers of breast cancer risk: a meta-analysis. Cancer Epidemiol Biomarkers Prev 2006;15(6):1159-69.

15.2
Fatores de Risco para o Câncer de Mama

■ Marcos Desiderio Ricci ■ Bruna Salani Mota ■ José Roberto Filassi

■ INTRODUÇÃO

A grande incidência do câncer de mama faz com que seja imprescindível a identificação de fatores de risco que possam de alguma maneira influenciar na chance de desenvolver a doença.

O fator de risco mais comum e conhecido para este câncer é o sexo, isso porque a cada 100 casos de câncer de mama, pelo menos 99 acometem as mulheres. Como segundo fator mais comum, particularmente em virtude da melhor expectativa de vida, é o avanço da idade. O risco de curto prazo desta moléstia em uma mulher de 70 anos de idade, é cerca de dez vezes maior que para aquelas com 30 anos de idade. Fatores reprodutivos que aumentam a exposição ao estrogênio endógeno, como menarca precoce e menopausa tardia, aumentam o risco, assim como o uso combinado da terapia de reposição hormonal combinada na pós-menopausa onde há, na formulação, estrogênio e progestagênio. A nuliparidade e o consumo de álcool também estão associados ao risco aumentado.

Mulheres com história familiar ou história pessoal de câncer de mama invasivo, carcinoma ductal *in situ* ou carcinoma lobular *in situ*, ou um histórico de biópsias de mama com diagnóstico de lesões proliferativas atipicas têm risco significativamente aumentado de desenvolver a doença. O risco é o dobro, se um único parente de primeiro grau é afetado e aumenta para cinco vezes se dois parentes de primeiro grau são acometidos.

O aumento da densidade da mama está associado a risco aumentado.[1] Muitas vezes, é uma característica hereditária, mas também é visto com mais frequência em mulheres nulíparas, mulheres cuja gravidez ocorreu tardiamente, e nas mulheres que usam hormônios na pós-menopausa e álcool.[2]

A exposição a radiações ionizantes, especialmente durante a puberdade ou no início da idade adulta, e a herança de mutações genéticas deletérias tornam altíssimo o risco de desenvolver a neoplasia.

O câncer de mama se desenvolve quando uma série de mutações genéticas ocorrem.[3] Inicialmente, as mutações não alteram o aspecto histológico do tecido, mas mutações acumuladas resultaram em hiperplasia típica, atípica e carcinoma *in situ*, e, eventualmente, câncer invasivo.[4] Quanto mais tempo uma mulher vive, maior a probabilidade das mutações somáticas ocorrerem, e o mais provável é que estas mutações deverão produzir populações de células que irão evoluir para doenças malignas. O estrogênio e a progesterona causam o crescimento e proliferação de células mamárias e podem agir por meio de fatores de crescimento, como fator transformador de crescimento (TGF-alfa).[5] Estes hormônios, sejam endógenos ou exógenos, podem proliferar células de câncer de mama.

As discrepâncias mundiais nas taxas de câncer de mama podem ser explicadas pelas diferenças na genética, fatores reprodutivos, dieta, exercício e modelos de programas de rastreamento populacional. Alguns destes fatores são modificáveis, como evidenciado pela observação de que os imigrantes japoneses, nos Estados Unidos, tiveram aumentado o risco de câncer de mama a partir de níveis inferiores até níveis de incidência mais elevados do que os japoneses-americanos em apenas duas gerações.[6-8]

Os fatores, para serem considerados como detentores de risco para câncer de mama, têm de possuir bons níveis de evidências, descortinados na Tabela 15.1, e discutidos a seguir.

■ FATORES COM EVIDÊNCIAS ADEQUADAS DE AUMENTO DO RISCO

Estrogênio endógeno

Muitos fatores de risco sugerem que exposição mais prolongada ao estrogênio endógeno desempenha papel no desenvolvimento da doença. Mulheres que tiveram menarca aos 11 anos idade, ou mais jovens, têm cerca

Tabela 15.1 Nível de evidência em fatores relacionados com a incidência do câncer de mama.

	Tipo de estudo	Validade interna	Consistência	Validade externa
Fatores com evidências adequadas de aumento do risco				
Sexo e idade	*Trials* epidemiológicos	Boa	Boa	Boa
História familiar	Estudos populacionais, cortes, caso-controle	Boa	Boa	Boa
Maior susceptibilidade genética	Corte, caso-controle	Boa	Boa	Boa
Densidade mamária	Corte, caso-controle	Boa	Boa	Boa
Fatores modificáveis com evidências adequadas de aumento do risco				
Terapia de reposição hormonal combinada	*Trials* clínicos, corte, estudos epidemiológicos	Boa	Boa	Boa
Radiação ionizante	Corte, caso-controle	Boa	Boa	Boa
Obesidade	Corte, caso-controle	Boa	Boa	Boa
Álcool	Corte, caso-controle	Boa	Boa	Boa
Fatores com evidências adequadas de diminuição do risco				
Gravidez precoce	Corte, caso-controle	Boa	Boa	Boa
Amamentação	Corte, caso-controle	Boa	Boa	Boa
Atividade física	Observacionais prospectivos, caso-controle	Boa	Boa	Boa
Terapia de reposição hormonal com estrogênio com histerectomia prévia	Um trial clínico e estudos observacionais	Razoável	Fraco	Fraco

de 20% mais chances de desenvolver o câncer do que aquelas que experimentaram a menarca com 14 anos ou mais.[9] As mulheres que tiveram menopausa tardia igualmente têm risco aumentado. As que desenvolvem câncer de mama tendem a ter maiores níveis de estrogênio e de androgênio endógenos.[10]

Por outro lado, mulheres que experimentam menopausa precoce têm risco menor de câncer de mama. Após a ablação do ovário, o risco para esta neoplasia pode ser reduzido em até 75%, dependendo da idade, peso e paridade, com maior redução para jovens, magras e nulíparas.[11-14] A remoção de um ovário também reduz o risco, mas em menor grau do que a ooforectomia bilateral.[15]

A interação dos níveis de estrogênio endógeno, níveis de insulina (resistência periférica) e obesidade, afeta o risco para o câncer mamário, embora de forma mal compreendida. É provável que os fatores de risco reprodutivos interajam com genótipos de predisposição. Por exemplo, no *"Nurses' Health Study"* foram observadas as associações entre idade ao primeiro parto, da menarca e da menopausa com desenvolvimento de câncer de mama entre as mulheres de primeiro grau sem qualquer história familiar de câncer.[16]

História familiar e risco hereditário

O carcinoma de mama tem risco aumentado em mulheres com história familiar positiva, especialmente quando parentes de primeiro grau são afetadas. Modelos matemáticos de avaliação de risco foram desenvolvidos para quantificar esse risco (*Gail Model, Ibis Risk Calculator, BRCA-Pro, p.e.*), derivados a partir de uma variedade de bases de dados, estudos de coorte e de caso-controle.

O perfil genético herdado de uma susceptibilidade é influenciada individualmente pelos agentes mutagênicos e fatores de crescimento, que iniciam ou promovem o processo cancerígeno. Síndromes genéticas conhecidas, relacionadas com alelos aberrantes específicos, representam cerca de 5% dos cânceres da glândula.[17]

O câncer de mama hereditário é aquele decorrente de mutações gênicas específicas. O câncer hereditário pode ser suspeito em paciente com mais de um dos fatores relacionados a seguir: idade menor que 45 anos no momento do diagnóstico, bilateralidade, padrão de herança distribuída segundo modelo Mendeliano de herança (autossômica dominante, recessivo ou ligado ao cromossomo X). Mutações genéticas específicas que predispõem ao câncer de mama são raros, apenas 5% a 6% de todos os casos de câncer de mama são diretamente atribuíveis à herança de um gene de suscetibilidade ao câncer como BRCA1, BRCA2, p53, ATM, e PTEN.[17,19]

Avalia-se que apenas 5% a 10% dos cânceres são hereditários, e destes, apenas 25% têm identificação de um gene conhecido.[20]

Até o momento, foram identificadas 3 síndromes genéticas de maior relevância, a Síndrome do Câncer de Mama e Ovário Hereditário (mutação do gene BRCA1 – 17q –, ou BRCA2 – 13q), Síndrome de Cowden (mutação do gene PTEN – 10q) e Síndrome de Li-Fraumeni (mutação do gene TP53 – 17p).[20-21] Todas as três são de autossômicas dominantes de penetrância alta. Com relação ao risco de câncer de mama até os 70 anos e frequência na população geral, a mutação do BRCA1 confere 65% com estimação de 1:860; o BRCA2 confere 45% de chance com estimativa populacional de 1:740, o PTEN 30% a 50% e 1:250.000; e o TP53 50% a 60% aos 60 anos e 1:5.000.

A síndrome de LiFraumeni está associada a mutações germinativas do gene supressor tumoral TP53, que confere maior risco de desenvolver vários cânceres primários na infância ou na idade adulta, como câncer de mama, sarcomas, tumores no SNC, leucemia e câncer adrenocortical.[21] O risco de desenvolvimento de câncer de mama para portadores da mutação do sexo feminino se aproxima de 50% a 60% até os 60 anos, mas a idade média de início é inferior a 35 anos. Cerca de 32% das mulheres são diagnosticadas antes dos 30 anos, e o primeiro diagnóstico de câncer de mama é raro em idade acima dos 50 anos. Apesar do câncer de ovário, tuba e peritônio não terem sido amplamente relatados nestas famílias, mutações no gene TP53 foram identificados em mulheres com esses tipos de câncer. As mulheres com esse tipo de mutação têm um risco de qualquer dos tipos de câncer de aproximadamente 100% durante a vida.

Síndrome de Cowden – é o distúrbio predominante da síndrome de hamartomas tumorais – PTEN, estão associados a mutações da linha germinativa no gene PTEN (da fosfatase e tensina homólogo (PTEN) supressor de tumores.[14] Em um estudo prospectivo de quase 3.400 pacientes, incluindo 368 indivíduos com uma mutação deletéria, o risco estimado de desenvolver câncer de mama foi de 85,2 por cento (IC 95% 71.499.1).[15]

A maioria dos cânceres são diagnosticados na pré-menopausa entre as idades de 38 e 46 anos, e 50 por cento foram diagnosticados até os 50 anos de idade. Estima-se que até 67 por cento das mulheres com uma mutação de PTEN têm também um risco aumentado de alterações benignas da mama (por exemplo, papilomatose intraductal, adenose, atrofia lobular e fibroadenomas). No entanto, os resultados benignas da mama não são incluídos nos critérios de diagnóstico revisto proposto em 2013.[14] Além de câncer de mama, as mulheres parecem ter riscos elevados para o câncer endometrial e câncer de tireoide, particularmente o câncer folicular.[4]

Densidade mamária pós-menopausa

A utilização generalizada de mamografias revelou que em mamas densas há maior incidência de câncer e, muitas vezes, podem retardar a identificá-los. A dimensão do aumento do risco foi descrito em um relatório de três estudos caso-controle, nos quais as populações rastreadas foram pareadas com 1.112 casos. Comparado a mulheres com densidade com menos de 10% de extensão nas mamografias, mulheres com densidade em 75% tiveram risco aumentado de câncer (odds ratio [OR], 4,7; 95% de intervalo de confiança [IC], 3,0 a 7,4), se o câncer foi detectado pela triagem (OR, 3,5; 95% CI, 2,0 a 6,2) ou por menos de 12 meses depois de um exame de triagem negativa (OR, 17,8; 95% CI, 4,8 a 65,9). O aumento no risco, se detectado pelo rastreamento ou outros meios, persistiu durante pelo menos oito anos após o início do estudo e foi maior em mulheres mais jovens do que em mais velhas. Para as mais jovens (menor que 56 anos), 26% de todos os cânceres e 50% dos detectados menos de 12 meses após rastreamento negativo eram atribuíveis a densidade que comprometia 50% ou mais das mamografias.[1]

As mulheres com mamas densas persistentes têm risco elevado, proporcional ao grau de densidade. Este aumento do risco relativo (RR) varia de 1,79, para as mulheres com um ligeiro aumento da densidade da mama, a 4,64 para mulheres com mamas muito densas, em comparação àquelas que têm a menor densidade.[2] Não há aumento do risco de mortalidade por câncer entre as mulheres com tecido mamário denso.[22]

■ FATORES MODIFICÁVEIS COM EVIDÊNCIAS ADEQUADAS DE AUMENTO DO RISCO

Terapia hormonal

Com base em uma reanálise de 51 estudos epidemiológicos abrangendo mais de 150.000 mulheres, a terapia hormonal (TH) após a menopausa mostrou-se associada com maior risco de câncer de mama.[23]

O *"Heart and Estrogen/Progestin Replacement Study"* apoiou esta conclusão em 2002.[24] Neste estudo, 2.763 mulheres com doença cardíaca coronária que tinham idade média de 67 anos foram aleatoriamente designados para receber terapia de reposição hormonal (TH) combinada com estrogênio e progestagênio ou placebo. Após seguimento médio de 6,8 anos, o RR para câncer de mama foi de 1,27 (IC 95%, 0,84 a 1,94). Apesar de não ser estatisticamente significativa, a estimativa do RR é consistente com a *Women's Health Initiative* (WHI), também publicado em 2002.

O WHI investigou o efeito de hormônios e intervenções dietéticas sobre a doença cardíaca e o risco de câncer de mama.[25] Mulheres com idade entre 50 a 79 anos, com úteros intactos, foram aleatoriamente designadas para receber estrogênio conjugado combinado com progesterona contínua (n = 8.506) ou placebo (n = 8.102). O trabalho foi interrompido porque a TH combinada não declinou o risco de doença cardíaca coronária e fez ampliar o risco de câncer de mama. O aumento do risco deste câncer (*hazard ratio* [HR], 1,24; 95% CI, 1,02 a 1,50) foi observado em todos os subgrupos de mulheres para o carcinoma invasivo, mas não para o *in situ*. Os cânceres relacionados com a TH combinada tiveram grau semelhante, histologia e expressão de receptores de estrogênio (ER), receptor de progesterona e HER2, com tendência de maior tamanho e maior incidência de metástases linfonodais no grupo com TH.[26] A extensão do seguimento por média de 11 anos demonstrou maior mortalidade específica por câncer de mama para o grupo TH (25 *vs.* 12 mortes, 0,03% *vs.* 0,01% ao ano; HR, 1,95; IC 95%, 1,0 a 4,04; p = 0,049). A TH também foi associada a maior percentagem de mamografias anormais.[27]

O estudo observacional WHI foi realizado em paralelo com o WHI ensaio clínico randomizado, recrutando mulheres na pós-menopausa com idade entre 50 a 79 anos. Foi feita uma análise no estudo observacional da WHI para examinar melhor o prognóstico das mulheres que tomaram TH e que foram diagnosticadas com câncer de mama e os riscos com base no tempo entre a menopausa e o início da TH. Após um seguimento médio de 11,3 anos, a incidência anual de câncer de mama entre as mulheres que usaram estrogênio mais progestagênio foi de 0,60%, em comparação com 0,42% entre as não usuárias (HR, 1,55; 95% CI, 1,41 a 1,70). A sobrevida após o diagnóstico de câncer foi semelhante para as usuárias de TH combinada e não usuárias. A morte por câncer foi maior entre as usuárias de TH estroprogestativa do que entre as não usuárias, mas a diferença não foi significativa (HR, 1,3; IC 94%, 0,90 a 1,93). Os riscos foram maiores entre as mulheres que iniciaram a TH logo após a menopausa. Os riscos diminuíram, mas persistiram com o aumento do tempo entre a menopausa e o início da TH. Todas as causas de mortalidade após o diagnóstico de câncer de mama foi significativamente maior entre as usuárias de TH combinada do que entre as não usuárias (HR, 1,87;. 95% CI, 1,37 a 2,54). No geral, estes resultados foram consistentes com os resultados do ensaio clínico randomizado.[28]

O WHI também estudou mulheres que tinham sido previamente submetidas à histerectomia e, portanto, não possuíam risco de câncer do endométrio, permitindo o uso de terapia exclusiva com estrogênio. Mulheres com idade entre 50 e 79 anos (n = 10.739) foram aleatoriamente designadas para receber estrogênios equíneos conjugados ou placebo. Este trabalho também foi interrompido pelo aumento do risco de acidente vascular cerebral e nenhuma melhoria no índice global de risco-benefício.[29,30] Após média de 6,8 anos de seguimento, a incidência de câncer de mama foi menor no grupo que recebeu estrogênio isolado (0,26% por ano *vs.* 0,33%; HR, 0,77; IC 95%, 0,59 a 1,01). O índice global de risco-benefício foi ligeiramente pior para este grupo.[29] Um seguimento maior, com média de 11,8 anos, incluiu 78% das participantes daquele estudo.[30,31] Os resultados observados no estudo inicial persistiu, com redução semelhante do risco de câncer de mama nas usuárias só de estrogênios equíneos conjugados (HR, 0,77; 95% CI, 62 a 95) e um arrefecimento na mortalidade por câncer (6 *vs.* 16 mortes; HR, 0,37; 95% CI, 0,13 a 0,91). Todas as causas de mortalidade também foram menores no grupo estrogênio (0,046% *vs.* 0,076% ao ano; HR, 0,62; 95% CI, 0,39 a 0,97). Depois que o estrogênio foi interrompido, o risco de acidente vascular cerebral diminuiu no período pós-intervenção. Durante todo o acompanhamento, não houve diferença na incidência de doença coronariana, trombose venosa profunda, acidente vascular cerebral, fratura de quadril ou câncer colorretal.[30] A incidência de câncer de mama foi semelhante para as mulheres que iniciaram estrogênio ou placebo dentro dos primeiros cinco anos após a menopausa (HR, 1,06; IC 95%, 0,74 a 1,51).

Um estudo dinamarquês de TH para 1.006 mulheres menopausadas foi desenhado para avaliar desfechos cardiovasculares. A TH combinada (estradiol e noretisterona trifásico) foi dada a 407 mulheres com úteros intactos, e estradiol foi dado para 95 mulheres que sofreram histerectomia. O grupo controle (407 com úteros intactos e 97 com a histerectomia) não foi tratado. Apos 10 anos, houve contaminação considerável. Apenas metade das mulheres do grupo TH ainda estavam a tomá-la, e 22% daquelas do grupo controle tinham começado a recebê-la. Desfechos cardiovasculares favoreceram mulheres tratadas com TH, e não houve diferença na incidência de câncer de mama.[32]

O *Million Women Study* recrutou 1.084.110 mulheres com idades entre 50 a 64 anos no Reino Unido entre 1996 e 2001 e informações sobre o uso de TH e outros detalhes pessoais foram coletadas.[33] As mulheres foram acompanhadas por incidência e mortalidade por câncer de mama. Metade das mulheres tinha usado TH. Em 2,6 anos de seguimento, houve 9.364 casos de câncer invasivo; em 4,1 anos, houve 637 mortes por este câncer. As usuárias de TH no recrutamento eram mais propensas, a desenvolver câncer de mama (RR ajustado = 1,66; IC 95%, 1,58 a 1,75; P < 0,0001) e de morrer da doença (RR ajustado, 1,22; 95% CI, 1,00 a 1,48; P = 0,05). A incidência foi significativamente maior para as usuárias de estrogênio isolado (RR, 1,30; IC 95%, 1,21 a 1,40; P < 0,0001), TH combinado (RR, 2,00; IC 95%, 1,88 a 2,12; P < 0,0001) e tibolona (RR, 1,45; IC 95%, 1,25 a 1,68; P < 0,0001).

Um estudo de base populacional de 965 mulheres com câncer de mama e 1.007 controles foi realizada pelo *"Cancer Surveillance System of Puget Sound"*. Ele mostrou que as usuárias de TH combinada tiveram 1,7 vezes maior risco de câncer, o que não ocorreu nas usuárias exclusivas de estrogenio.[34]

A associação entre a TH combinada e aumento no risco de câncer de mama é consistente em todos os ensaios clínicos. Por outro lado, a associação entre a TH exclusiva com estrogénio e a incidência de câncer de mama é duvidosa, porque alguns estudos mostram um risco aumentado e outros diminuição. É possível que o tempo do uso de estrogênio em relação ao início da menopausa seja crítico. Além disso, estudos observacionais não conseguiram explicar se estas diferenças estiveram relacionadas a modelos de rastreamento entre usuárias ou não de TH, ou seja, as usuárias de TH podem ter sido submetidas a rastreamento de câncer com maior regularidade, justificando o maior número de casos diagnosticados em relação ao grupo placebo.[35,36]

Após a publicação dos resultados do WHI, a prescrição da TH caiu dramaticamente nos Estados Unidos e em outros países. O seguimento de participantes do WHI no braço TH combinado demonstrou rápida diminuição no risco de câncer dentro de dois anos, apesar de taxas semelhantes de rastreio mamográfico.[37] Análise nas taxas de câncer de mama nos Estados Unidos observou acentuado declínio nas taxas de incidência desta neoplasia entre 2002 e 2003 entre as mulheres com idades entre 50 anos ou mais, especialmente para aquelas com receptor de estrogênio positivo.[38,39] Da mesma forma, em vários países onde a TH era bastante praticada, as taxas de câncer de mama declinaram em um prazo semelhante, coincidentemente com diminuições de prescrição e/ou prevalência de uso.[40-42] Estudo realizado entre mulheres que participaram do rastreamento mamografico regular suporta que o forte declínio observado entre 2002 e 2003 na incidência do câncer foi causado principalmente pela restrição da TH.[43] Após a redução na incidência deste câncer entre 2002 a 2003, a taxa nos Estados Unidos estabilizou-se.[43,44]

Exposição a radiação ionizante

Existe uma relação bem estabelecida entre a exposição à radiação e câncer de mama.[45] O risco maior tem sido observado com a exposição à bomba atômica, terapia de radiação para acne, aumento do timo e linfoma. O risco é maior para os jovens, especialmente em torno da puberdade. Uma estimativa do risco desta neoplasia, associado à radiologia médica coloca-a em menos de 1% do total.[46] No entanto, tem sido teorizado que certas populações, como pacientes com mutações genéticas, têm risco aumentado de câncer de mama pela exposição radioativa.[47] Um grande estudo de coorte de mulheres com mutações de BRCA1 ou BRCA2 concluiu que a simples radiografia de tórax aumenta o risco de câncer (RR, 1,54; 95% CI, 1,1 a 2,1), especialmente para mulheres que foram radiografadas antes da idade de 20 anos.[48]

As mulheres tratadas para linfoma de Hodgkin em torno de 16 anos podem ter risco subsequente de até 35%, de desenvolver este tumor após os 40 anos.[49,50] Doses de radiação mais elevadas (dose mediana, 40 Gy em casos de câncer de mama) e tratamento entre as idades de 10 e 16 anos estão associados a risco mais elevado.[49] Ao contrário do risco de leucemia secundária, o de câncer de mama relacionado com o tratamento não diminui com a duração do seguimento, persistindo depois de 25 anos após a terapêutica.[49,51,52] Nestes estudos, a maioria das pacientes (85% a 100%) desenvolveu câncer de mama dentro do campo de radiação ou na margem.[49-51] Um estudo holandês examinou 48 mulheres que desenvolveram este câncer pelo menos 5 anos após o tratamento para a doença de Hodgkin e os compararam com 175 outras com doença de Hodgkin e que não tiveram o câncer. Pacientes que receberam quimioterapia e ou radiação eram menos propensas a desenvolver o tumor do que aquelas tratadas com radiação exclusiva, possivelmente por causa da supressão ovariana induzida pelas drogas (RR, 0,06; 95% CI, 0,01 a 0,45).[53] Outro estudo com 105 pacientes com câncer associado à radiação e 266 controles pareados por idade e por radiação também mostrou efeito protetor da radiação dos ovários.[52] Estes estudos sugerem que os hormônios ovarianos promovem a proliferação de tecido mamário com mutações induzidas por radiação.[52]

Existe uma questão ainda não esclarecida, se as pacientes com câncer de mama tratadas com cirurgia conservadora e radioterapia têm maior risco para segunda neoplasia de mama ou outras doenças malignas. Os resultados de 1.029 pacientes submetidas à cirurgia conservadora foram comparadas com os de 1.387 pacientes que se submeteram à mastectomia. Após um seguimento médio de 15 anos, não houve diferença no risco de malignidades secundárias.[54] Um relatório de 1.851 mulheres aleatoriamente designadas para submeteram-se à mastectomia total, quadrantectomia exclusiva ou quadrantectomia com radioterapia mostrou taxas de câncer contralateral de 8,5%, 8,8% e 9,4%, respectivamente.[55] Outro estudo com 701 mulheres aleatoriamente designadas para sofrer mastectomia radical ou cirurgia conservadora seguida de radioterapia demonstrou a taxa de carcinomas de mama contralateral por 100 mulheres/ano, de 10,2 contra 8,7, respectivamente.[56] O terceiro estudo comparou resultados de 1.665 mulheres distribuídas aleatoriamente para sofrer mastectomia radical, mastectomia total ou mastectomia total mais radiação. Não houve diferença significativa na taxa de tumor maligno da mama contralateral de acordo com o grupo de tratamento, e a taxa global foi de 6%.[57]

Obesidade

A obesidade está associada a risco aumentado deste câncer, especialmente entre as mulheres na pós-menopausa que não usam TH. A OMS observou 85.917 mulheres com idades entre 50 e 79 anos, colhendo informações sobre a história de peso e fatores de risco conhecidos para o câncer de mama.[58] Dados de altura, peso e circunferência abdominal foram aferidos. Com um seguimento médio de 34,8 meses, 1.030 mulheres desenvolveram câncer invasivo. Entre as mulheres que nunca usaram TH, o aumento do risco de câncer de mama foi associado ao peso ao entrar na menopausa, além do índice de massa corpórea (IMC). O IMC aos 50 anos de idade, IMC máximo na menacme e alteração de peso pós-menopausa, além da circunferência abdominal. O peso foi a mais forte preditor, com um RR de 2,85 (IC 95%, 1,81 a 4,49) para as mulheres com peso superior a 82,2 kg, em comparação com aquelas onde era inferior a 58,7 kg.

A associação entre obesidade, diabetes e os níveis de insulina, com o risco de câncer de mama foram estudados, mas não claramente definida. O *British Women's Heart and Health Study* estudou mulheres com idades entre 60 a 79 anos, comparando 151 que tiveram câncer de mama, com 3.690 outras que não tiveram. Foi observada a associação, após o ajuste para fatores de confusão e para os potenciais fatores mediadores, e foi visto para pré- e pós-menopausa. Além disso, a glicemia de jejum inapropriada, diabetes, e história de glicosúria gestacional ou de diabetes também foram associados a câncer de mama.[59]

Álcool

Seu consumo aumenta o risco. Uma metanálise britânica incluiu dados individuais a partir de 53 estudos caso-controle e coorte.[60] Em comparação com o RR de câncer mama para as mulheres que relataram não ter ingerido álcool, o RR de câncer foi de 1,32 (95% CI, 1,19-1,45; P < 0,001); para as mulheres que consomem 35 g a 44 gramas de álcool por dia e 1,46 (IC 95%, 1,33 a 1,61; P < 0,001) para aquelas que fazem uso de pelo menos 45 gramas de álcool por dia. O RR de câncer aumenta em cerca de 7% (95% CI, 5,5% -8,7%; P < 0,001) para cada 10 gramas de álcool consumidas por dia. Estes resultados persistem após estratificação por raça, educação, história familiar, idade da menarca, altura, peso, IMC, amamentação, uso de contraceptivos orais, idade da menopausa e tratamento hormonal inadequado. É relevante saber que o álcool aumenta a estrogenemia.

■ FATORES COM EVIDÊNCIAS ADEQUADAS DE DIMINUIÇÃO DO RISCO

Gestação em idade precoce

A gestação precoce a termo reduz o risco de câncer de mama a longo prazo.[14,61,62] Em um estudo, mulheres que tiveram a primeira gestação a termo antes dos 20 anos possuíam metade das chances de desenvolvê-lo em relação a nulíparas ou mulheres cuja gravidez a termo ocorreu pela primeira vez aos 35 anos ou mais de idade.[63,64]

Amamentação

A amamentação diminui o risco de câncer de mama.[65] Uma reanálise dos dados individuais de 47 estudos epidemiológicos em 30 países, que incluiu 50.302 mulheres com este câncer e 96.973 pacientes-controle, revelou que sua incidência foi menor em multíparas que amamentaram em relação a mulheres multíparas que não o fizeram. Esta proteção foi proporcional à duração e intensidade do aleitamento materno.[66] O RR do câncer diminuiu 4,3% para cada 12 meses de amamentação (95% CI, 2,9 a 5,8, P < 0,0001), com restrição de 7% a cada ano adicional de aleitamento (95% CI, 5,0 a 9,0; P < 0,0001), que pode ter relação com a amenorreia concomitante no período.

Atividade física

A atividade física aeróbica pode reduzir o risco desta doença, particularmente em mulheres jovens.[67] Numerosos estudos observacionais sobre a relação entre o nível de atividade física e o risco de câncer de mama têm mostrado uma relação inversa.[68] A redução média do RR é de 30% a 40%, mas variáveis, como a dieta e predisposição genética não foram abordadas. Um estudo prospectivo com mais de 25.000 mulheres norueguesas constataram que o trabalho manual pesado ou, pelo menos, quatro horas de exercício por semana está associado à diminuição do risco, especialmente em mulheres na pré-menopausa e as com peso normal ou dele abaixo.[69] Em um estudo caso-controle de mulheres afro-americanas, a atividade física extenuante por mais de sete horas por semana reduziu a incidência de câncer de mama.[70]

■ FATORES E INTERVENÇÕES COM EVIDÊNCIA INADEQUADA DE AUMENTO DO RISCO

Contraceptivos hormonais

Os contraceptivos orais(COs) têm sido associados a discreto aumento do risco em usuárias, e este aumento de risco vai diminuindo ao longo do tempo após a interrupção.[71] Um estudo caso-controle bem conduzido não observou associação entre risco de câncer de mama e uso de COs considerando diferentes tipos, a sua duração ou se o uso era recente ou não.[72] Varios estudos retrospectivos são publicados anualmente neste sentido, porém os COs são usados em idade com baixa incidência de câncer de mama, a dose de etinilestradiol que era de 100 mg nos anos 60 caiu para 15 a 30 mg em 2000 e lembrando que, neste período, mais de 10 diferentes tipos de progestagênios foram associados.

Por outro lado aconteceu a mudança dos esquemas terapêuticos com períodos mais prolongados e início cada vez mais cedo, mudanças de tipos com diferentes formulações e consequente dificuldade para lembrar quais e por quanto tempo foram tomadas, além claro, dos períodos de interrupção e continuidade.

Assim, a relação dos COs e o câncer de mama é assunto controverso. No entanto, o discreto aumento de risco, de 1,2 a 1,3, é encontrado em quase todos os estudos observacionais.[73-75] e se existe, fica superado significativamente pela proteção deste método para ocorrência de gravidez indesejada e mesmo alguns tipos doenças sexualmente transmissíveis principalmente em jovens.

O mesmo ocorre com os estudos dos contraceptivos injetáveis a base de progesterona ou de implantes.[76]

Fatores ambientais

Fatores ocupacionais, ambientais, ou exposição a produtos químicos têm sido propostos como causas de câncer de mama. Apesar de alguns resultados sugerirem que a exposição de organoclorados, como aqueles associados a inseticidas, possa estar associado a aumento no risco de câncer de mama, outros estudos caso-controle não observaram tal associação.[77-84] Estudos de associações positivas foram inconsistentes na identificação de organoclorados responsáveis. Algumas destas substâncias têm efeitos estrogênicos fracos, mas o seu impacto sobre o risco de câncer de mama ainda não foi comprovado.

Tabagismo ativo e passivo

O papel potencial do tabagismo ativo na etiologia deste câncer tem sido estudado há mais de três décadas, sem evidência clara de uma associação.[85] Desde meados da década de 1990, os estudos sobre o consumo de cigarros e esta *moléstia* tentam avaliar a associação com exposição passiva ao cigarro.[86,87] Uma recente metanálise sugere que não existe uma associação global entre tabagismo passivo e câncer de mama e que o método do estudo (apuração da exposição após o diagnóstico de câncer de mama) podem ser responsáveis pelas associações de risco aparentes vistos em alguns estudos.[87]

Desodorantes e antitranspirantes

Apesar das advertências às mulheres, em relatos de publicações leigas, que a exposição axilar aos desodorantes antitranspirantes podem causar câncer de mama, não há nenhuma evidência para apoiar estas afirmações. Um estudo baseado em entrevistas com 813 mulheres que tiveram câncer de mama e 793 controles não encontrou associação entre o risco de câncer de mama e antitranspirantes, desodorantes, lâminas de depilar.[88] Em contraste, um estudo de 437 sobreviventes de câncer de mama descobriu que mulheres que usaram antitranspirantes/desodorantes e suas axilas foram depiladas com mais frequência tiveram câncer diagnosticado em uma idade significativamente mais jovem. Uma possível explicação para este achado é que estas mulheres tinham menarca mais precoce ou níveis mais elevados de hormônios endógenos, conhecido tanto como fator de risco para câncer de mama, como por aumentar a pilificação.[89]

Trabalho noturno e câncer de mama

A hipótese de que o trabalho noturno seria um fator de risco para câncer de mama seria supostamente por um mecanismo agindo na supressão de melatonina.

As concentrações de melatonina podem influir nos processos fisiológicos e neoplásicos do sistema reprodutor. É sabido que mulheres com atividade proliferativa carcinomatosa possuem níveis do hormônio muito inferiores ao normal, o que sugere uma possível ligação entre o contingente da substância e o surgimento de tumores malignos. Logo, além de interferir nos receptores estrogênicos, o hormônio inibiria a atividade da enzima aromatase, responsável pela conversão de androgênios em estradiol, sem alterar o ritmo sono-vigília. Tais observações permitem supor uma redução dos níveis de melatonina em pacientes com distúrbios, como a síndrome dos ovários policísticos, e a possibilidade de seu uso como contraceptivo.[90-92]

A melatonina também inibe a proliferação e a capacidade invasiva de células no câncer de mama. Provavelmente, o mecanismo de ação consistiria em interagir com receptores estrogênicos nas células epiteliais, aumentar o poder imunitário local, beneficiar-se de sua propriedade antioxidante, e inibir a atividade da enzima telomerase, importante nos processos de mitose e proliferação. Da mesma forma, além da já citada inibição da enzima aromatase, o hormônio antagoniza a ação do estradiol nas neoplasias ao bloquear a calmodulina, que estimula a atividade tumoral do esteroide.[92-95]

Recentemente, o possível efeito do trabalho noturno tem sido investigado. Uma hipótese é que a exposição à luz durante a noite influenciaria no risco de câncer de mama entre trabalhadoras noturnas, como resultado de uma diminuição da secreção da melatonina, e um aumento subsequente na circulação de estrogênios.[96,97] Em 2007, a *International Agency for Research on Cancer*, concluiu que o turno de trabalho noturno propicia interferência no ritmo circadiano e carcinogênico para os humanos.[97,98]

Em 2010, Lie et al publicaram estudo caso-controle com uma coorte de 49.402 enfermeiras norueguesas. Um total de 699 casos e 895 controles foi entrevistado sobre histórico no trabalho e potenciais fatores de risco para o câncer de mama.[99] Por meio de regressão logística multivariada, risco aumentado com significância estatística foi observado no grupo de enfermeiras que trabalharam por mais de cinco anos em mais de seis turnos consecutivos.

REFERÊNCIAS BIBLIOGRÁFICAS

1. Boyd NF, et al. Mammographic density: a heritable risk factor for breast cancer. Methods Mol Biol 2009, 472: 343-60, 2009.
2. McCormack VA, et al. Breast density and parenchymal patterns as markers of breast cancer risk: a meta-analysis. Cancer Epidemiol Biomarkers Prev 15 (6): 1159-69.
3. Boone CW, Intraepithelial and postinvasive neoplasia as a stochastic continuum of clonal evolution, and its relationship to mechanisms of chemopreventive drug action. J Cell Biochem Suppl 17G: 1993; 14-25, 1993.
4. Kelloff GJ, et al. Progress in cancer chemoprevention: perspectives on agent selection and short-term clinical intervention trials. Cancer Res 1994 54 (7 Suppl): 2015s--2024s.
5. Knabbe C, et al. Evidence that transforming growth factor-beta is a hormonally regulated negative growth factor in human breast cancer cells. Cell 1987 48 (3): 417.
6. Parkin DM: Cancers of the breast, endometrium and ovary: geographic correlations. Eur J Cancer Clin Oncol 1989 25 (12): 1917-25.
7. Dunn JE Jr: Breast cancer among American Japanese in the San Francisco Bay area. Natl Cancer Inst Monogr 1977 47: 157.
8. Kliewer EV, Smith KR: Breast cancer mortality among immigrants in Australia and Canada. J Natl Cancer Inst 1995 87 (15): 1154.
9. Brinton LA, Schairer C, Hoover RN, et al.: Menstrual factors and risk of breast cancer. Cancer Invest 6 1988 (3): 245.
10. Endogenous Hormones and Breast Cancer Collaborative Group: Endogenous sex hormones and breast cancer in postmenopausal women: reanalysis of nine prospective studies. J Natl Cancer Inst 2002 94 (8): 606.
11. Smith PG, Doll R: Late effects of x irradiation in patients treated for metropathia haemorrhagica. Br J Radiol 1976 49 (579): 224.
12. Trichopoulos D, et al. Menopause and breast cancer risk. J Natl Cancer Inst 1972 48 (3): 605.
13. Feinleib M: Breast cancer and artificial menopause: a cohort study. J Natl Cancer Inst 1968 41 (2): 315-29.
14. Kampert JB, et al. Combined effect of childbearing, menstrual events, and body size on age-specific breast cancer risk. Am J Epidemiol 1988 128 (5): 962.
15. Hirayama T, Wynder EL: A study of the epidemiology of cancer of the breast. II. The influence of hysterectomy. Cancer 1962 15: 28.
16. Colditz GA, et al. Family history and risk of breast cancer: nurses' health study. Breast Cancer Res Treat 2012 133 (3): 1097.
17. Miki Y, et al.: A strong candidate for the breast and ovarian cancer susceptibility gene BRCA1. Science 1994, 266 (5182): 66.
18. Futreal PA, Liu Q, Shattuck-Eidens D, et al.: BRCA1 mutations in primary breast and ovarian carcinomas. Science 1994 266 (5182): 120.
19. Wooster R, et al.: Localization of a breast cancer susceptibility gene, BRCA2, to chromosome 13q12-13. Science 1994 265 (5181): 2088.
20. Athma P, et al Molecular genotyping shows that ataxia--telangiectasia heterozygotes are predisposed to breast cancer. Cancer Genet Cytogenet 1996 92 (2): 130.
21. Easton DF, et al.: Genetic linkage analysis in familial breast and ovarian cancer: results from 214 families. The Breast Cancer Linkage Consortium. Am J Hum Genet 1993 52 (4): 678.
22. Gierach GL, et al.: Relationship between mammographic density and breast cancer death in the Breast Cancer Surveillance Consortium. J Natl Cancer Inst 104 (16): 1218-27, 2012.
23. Breast cancer and hormone replacement therapy: collaborative reanalysis of data from 51 epidemiological stu-

dies of 52,705 women with breast cancer and 108,411 women without breast cancer. Collaborative Group on Hormonal Factors in Breast Cancer. Lancet 1997 350 (9084): 1047.

24. Hulley S, et al.: Noncardiovascular disease outcomes during 6.8 years of hormone therapy: Heart and Estrogen/progestin Replacement Study follow-up (HERS II). JAMA 2002 288 (1): 58.

25. Writing Group for the Women's Health Initiative Investigators: Risks and benefits of estrogen plus progestin in healthy postmenopausal women: principal results From the Women's Health Initiative randomized controlled trial. JAMA 2002 288 (3): 321.

26. Chlebowski RT, Anderson GL, Gass M, et al.: Estrogen plus progestin and breast cancer incidence and mortality in postmenopausal women. JAMA 2010 304 (15): 1684.

27. Chlebowski RT, et al.: Influence of estrogen plus progestin on breast cancer and mammography in healthy postmenopausal women: the Women's Health Initiative Randomized Trial. JAMA 2009 289 (24): 3243.

28. Chlebowski RT, et al.: Estrogen plus progestin and breast cancer incidence and mortality in the Women's Health Initiative Observational Study. J Natl Cancer Inst 2013 105 (8): 526.

29. Anderson GL, Limacher M, Assaf AR, et al.: Effects of conjugated equine estrogen in postmenopausal women with hysterectomy: the Women's Health Initiative randomized controlled trial. JAMA 2004 291 (14): 1701.

30. LaCroix AZ, Chlebowski RT, Manson JE, et al.: Health outcomes after stopping conjugated equine estrogens among postmenopausal women with prior hysterectomy: a randomized controlled trial. JAMA 2011 305 (13): 1305.

31. Anderson GL, et al.: Conjugated equine oestrogen and breast cancer incidence and mortality in postmenopausal women with hysterectomy: extended follow-up of the Women's Health Initiative randomised placebo-controlled trial. Lancet Oncol 2012; 13 (5): 476. [PUBMED Abstract]

32. Schierbeck LL, Rejnmark L, Tofteng CL, et al.: Effect of hormone replacement therapy on cardiovascular events in recently postmenopausal women: randomised trial. 2012 BMJ 345: e6409,.

33. Beral V, et al.: Breast cancer risk in relation to the interval between menopause and starting hormone therapy. J Natl Cancer Inst 2011 103 (4): 296.

34. Li CI, et al.: Relationship between long durations and different regimens of hormone therapy and risk of breast cancer. JAMA 2003 289 (24): 3254.

35. Chlebowski RT, Anderson GL: The influence of time from menopause and mammography on hormone therapy-related breast cancer risk assessment. J Natl Cancer Inst 2011 103 (4): 284.

36. Prentice RL, et al.: Conjugated equine estrogens and breast cancer risk in the Women's Health Initiative clinical trial and observational study. Am J Epidemiol 2008 167 (12): 1407.

37. Chlebowski RT, et al.: Breast cancer after use of estrogen plus progestin in postmenopausal women. N Engl J Med 2009 360 (6): 573.

38. Cronin KA, et al: Sustained lower rates of breast cancer in the United States. Breast Cancer Res Treat 2009 117 (1): 223-4

39. Ravdin PM, et al.: The decrease in breast-cancer incidence in 2003 in the United States. N Engl J Med 2007 356 (16): 1670.

40. Parkin DM: Is the recent fall in incidence of post-menopausal breast cancer in UK related to changes in use of hormone replacement therapy? Eur J Cancer 2009 45 (9): 1649.

41. Lambe M, et al.: Reductions in use of hormone replacement therapy: effects on Swedish breast cancer incidence trends only seen after several years. Breast Cancer Res Treat 2010 121 (3): 679.

42. Renard F, et al.: Decline in breast cancer incidence in the Flemish region of Belgium after a decline in hormonal replacement therapy. Ann Oncol 2010 21 (12): 2356.

43. Farhat GN, et al.: Changes in invasive breast cancer and ductal carcinoma in situ rates in relation to the decline in hormone therapy use. J Clin Oncol 2010 28 (35): 5140.

44. DeSantis C, Howlader N, Cronin KA, et al.: Breast cancer incidence rates in U.S. women are no longer declining. Cancer Epidemiol Biomarkers Prev 2011 20 (5): 733.

45. John EM, Kelsey JL: Radiation and other environmental exposures and breast cancer. Epidemiol Rev 1993 15 (1): 157-62.

46. Evans JS, Wennberg JE, McNeil BJ: The influence of diagnostic radiography on the incidence of breast cancer and leukemia. N Engl J Med 1986 315 (13): 810.

47. Swift M, Morrell D, Massey RB, et al.: Incidence of cancer in 161 families affected by ataxia-telangiectasia. N Engl J Med 1991 325 (26): 1831.

48. Andrieu N, et al.: Effect of chest X-rays on the risk of breast cancer among BRCA1/2 mutation carriers in the international BRCA1/2 carrier cohort study: a report from the EMBRACE, GENEPSO, GEO-HEBON, and IBCCS Collaborators' Group. J Clin Oncol 2006 24 (21): 3361.

49. Bhatia S, Breast cancer and other second neoplasms after childhood Hodgkin's disease. N Engl J Med 1996 334 (12): 745-51.

50. Hancock SL, et al: Breast cancer after treatment of Hodgkin's disease. J Natl Cancer Inst 1993 85 (1): 25.

51. Sankila R, et al.: Risk of subsequent malignant neoplasms among 1,641 Hodgkin's disease patients diagnosed in childhood and adolescence: a population-based cohort study in the five Nordic countries. Association of the Nordic Cancer Registries and the Nordic Society of Pediatric Hematology and Oncology. J Clin Oncol 199614 (5): 1442.

52. Travis LB, Hill DA, Dores GM, et al.: Breast cancer following radiotherapy and chemotherapy among young women with Hodgkin disease. JAMA 290 (4): 465-75, 2003.

53. van Leeuwen FE, et al.: Roles of radiation dose, chemotherapy, and hormonal factors in breast cancer following Hodgkin's disease. J Natl Cancer Inst 2003 95 (13): 971.

54. Obedian E, et al: Second malignancies after treatment of early-stage breast cancer: lumpectomy and radiation therapy versus mastectomy. J Clin Oncol 2000 18 (12): 2406.

55. Fisher B, et al.: Twenty-year follow-up of a randomized trial comparing total mastectomy, lumpectomy, and lumpectomy plus irradiation for the treatment of invasive breast cancer. N Engl J Med 2002 347 (16): 1233.

56. Veronesi U, et al.: Twenty-year follow-up of a randomized study comparing breast-conserving surgery with radical mastectomy for early breast cancer. N Engl J Med 2002 347 (16): 1227.

57. Fisher B, et al.: Twenty-five-year follow-up of a randomized trial comparing radical mastectomy, total mastectomy, and total mastectomy followed by irradiation. N Engl J Med 2002 347 (8): 567.

58. Morimoto LM, et al.: Obesity, body size, and risk of postmenopausal breast cancer: the Women's Health Initiative (United States). Cancer Causes Control 2002 13 (8): 741.

59. Lawlor DA, et al: Hyperinsulinaemia and increased risk of breast cancer: findings from the British Women's Heart and Health Study. Cancer Causes Control 2004 15 (3): 267.

60. Hamajima N, et al.: Alcohol, tobacco and breast cancer--collaborative reanalysis of individual data from 53 epidemiological studies, including 58,515 women with breast cancer and 95,067 women without the disease. Br J Cancer 2002 87 (11): 1234.

61. Pike MC, et al.: 'Hormonal' risk factors, 'breast tissue age' and the age-incidence of breast cancer. Nature 1983 303 (5920): 767.

62. Lambe M, et al.: Transient increase in the risk of breast cancer after giving birth. N Engl J Med 1994 331 (1): 5.

63. Henderson BE, et al.: Epidemiology and risk factors. In: Bonadonna G, ed.: Breast Cancer: Diagnosis and Management. Chichester, NY, John Wiley & Sons, 1984, p 15.

64. Gail MH, et al.: Projecting individualized probabilities of developing breast cancer for white females who are being examined annually. J Natl Cancer Inst 1989 81 (24): 1879.

65. Col: Breast cancer and breastfeeding: collaborative reanalysis of individual data from 47 epidemiological studies in 30 countries, including 50302 women with breast cancer and 96973 women without the disease. Lancet 2002 360 (9328): 187.

66. Furberg H, et al.: Lactation and breast cancer risk. Int J Epidemiol 1999 28 (3): 396.

67. Bernstein L, Henderson BE, Hanisch R, et al.: Physical exercise and reduced risk of breast cancer in young women. J Natl Cancer Inst 86 (18): 1403-8, 1994.

68. Friedenreich CM: Physical activity and cancer prevention: from observational to intervention research. Cancer Epidemiol Biomarkers Prev 10 (4): 287-301, 2001.

69. Thune I, Brenn T, Lund E, et al.: Physical activity and the risk of breast cancer. N Engl J Med 336 (18): 1269-75, 1997.

70. Adams-Campbell LL, Rosenberg L, Rao RS, et al.: Strenuous physical activity and breast cancer risk in African-American women. J Natl Med Assoc 93 (7-8): 267-75, 2001.

71. Breast cancer and hormonal contraceptives: further results. Collaborative Group on Hormonal Factors in Breast Cancer. Contraception 54 (3 Suppl): 1S-106S, 1996.

72. Marchbanks PA, McDonald JA, Wilson HG, et al.: Oral contraceptives and the risk of breast cancer. N Engl J Med 346 (26): 2025-32, 2002.

73. Lech MM, Ostrowska L. Risk of cancer development in relation to oral contraception. Eur J Contracept Reprod Health Care. 2006;11(3):162-8.

74. Ross JA, Severson RK, Davis S, Stanford JL, Potter JD. Seasonal trends in the self detection of breast cancer; indications from the cancer steroid hormone (CASH) study. Breast Cancer Res Treat. 1997;42(2):187-92.

75. Figueiredo JC, Bernstein L, Capanu M, Malone KE, Lynch CF, Anton-Culver H, et al. Oral contraceptives, postmenopausal hormone and risk of asynchronous bilateral breast cancer: The Wecare Study Group. J Clin Oncol. 2008;26(9):1411-7

76. Strom BL, Berlin JA, Weber AL, et al.: Absence of an effect of injectable and implantable progestin-only contraceptives on subsequent risk of breast cancer. Contraception 69 (5): 353-60, 2004.

77. Wolff MS, Toniolo PG, Lee EW, et al.: Blood levels of organochlorine residues and risk of breast cancer. J Natl Cancer Inst 85 (8): 648-52, 1993.

78. Høyer AP, Grandjean P, Jørgensen T, et al.: Organochlorine exposure and risk of breast cancer. Lancet 352 (9143): 1816-20, 1998.

79. Shames LS, Munekata MT, Pike MC: Re: Blood levels of organochlorine residues and risk of breast cancer. J Natl Cancer Inst 86 (21): 1642-3, 1994.

80. Krieger N, Wolff MS, Hiatt RA, et al.: Breast cancer and serum organochlorines: a prospective study among white, black, and Asian women. J Natl Cancer Inst 86 (8): 589-99, 1994.

81. Hunter DJ, Hankinson SE, Laden F, et al.: Plasma organochlorine levels and the risk of breast cancer. N Engl J Med 337 (18): 1253-8, 1997.

82. Laden F, Collman G, Iwamoto K, et al.: 1,1-Dichloro-2,2-bis(p-chlorophenyl)ethylene and polychlorinated biphenyls and breast cancer: combined analysis of five U.S. studies. J Natl Cancer Inst 2011; 93 (10): 768.

83. Ward EM, et al.: Serum organochlorine levels and breast cancer: a nested case-control study of Norwegian women. Cancer Epidemiol Biomarkers Prev 2000 9 (12): 1357-67.

84. Laden F, et al.: Plasma organochlorine levels and the risk of breast cancer: an extended follow-up in the Nurses' Health Study. Int J Cancer 2001 91 (4): 568-74.

85. The Health Consequences of Smoking: A Report of the Surgeon General. Atlanta, Ga: U.S. Department of Health and Human Services, CDC, National Center for Chronic Disease Prevention and Health Promotion, Office on Smoking and Health, 2004. Last accessed October 9, 2015.

86. U.S. Department of Health and Human Services: The Health Consequences of Involuntary Exposure to Tobacco Smoke: A Report of the Surgeon General. Atlanta, Ga: U.S. Department of Health and Human Services, Centers for Disease Control and Prevention, Coordinating Center for Health Promotion, National Center for Chronic Disease Prevention and Health Promotion, Office on Smoking and Health, 2006. Last accessed October 9, 2015.

87. Pirie K, et al.: Passive smoking and breast cancer in never smokers: prospective study and meta-analysis. Int J Epidemiol 2008 37 (5): 1069-79.

88. Mirick DK, et al.: Antiperspirant use and the risk of breast cancer. J Natl Cancer Inst 2002 94 (20): 1578.

89. McGrath KG: An earlier age of breast cancer diagnosis related to more frequent use of antiperspirants/deodorants and underarm shaving. Eur J Cancer Prev 2003 12 (6): 479.

90. Luboshitzky R, Herer P, Shen-Orr Z. Urinary 6-sulfatoxymelatonin excretion in hyperandrogenic women: the effect of cyproterone acetate-ethinyl estradiol treatment. Exp Clin Endocrinol Diabetes. 2004;112(2):102-7.

91. Voordouw BC, Euser R, Verdonk RE, Alberda BT, De Jong FH, Drogendijk AC et al. Melatonin and melatonin-progestin combinations alter pituitary-ovarian function in women and can inhibit ovulation. J Clin Endocrinol Metab. 1992;74(1):108-17.

92. Martinez-Campa C, Gonzalez A, Mediavilla MD, Alonso-Gonzalez C, Sanchez-Barcelo EJ, Cos S. Melatonin enhances the inhibitory effect of aminoglutethimide on aromatase activity in MCF-7 human breast cancer cells. Breast Cancer Res Treat. 2005;94(3):249-54.

93. Cos S, Gonzalez A, Guezmes A, Mediavilla MD, Martinez-Campa C, Alonso-Gonzalez C, Sanchez-Barcelo EJ. Melatonin inhibits the growth of DMBA-induced mammary tumors by decreasing the local biosynthesis of estrogens through the modulation of aromatase activity. Int J Cancer. 2006;118(2):274-8.

94. Cos S, Gonzalez A, Martinez-Campa C, Mediavilla MD, Alonso-Gonzalez C, Sanchez-Barcelo EJ. Estrogen-signaling pathway: a link between breast cancer and melatonin oncostatic actions. Cancer Detect Prev. 2006;30(2):118-128.

95. Del Rio B, Garcia Pedrero JM, Martinez-Campa C, Zuazua P, Lazo PS, Ramos S. Melatonin, an endogenous-specific inhibitor of estrogen receptor alpha via calmodulin. J Biol Chem. 2004;279(37):38294-302.

96. Stevens RG (1987) Electric power use and breast cancer: ahypothesis. Am J Epidemiol 125:556–561

97. Straif K, Baan R, Grosse Y, et al. Carcinogenicity of shiftwork,painting, and firefighting. Lancet Oncol 2007;8(12):1065–6.

98. Schwartsmann G. Breast cancer in South America: challenges to improve early detection and medical management of a public health problem. J Clin Oncol. 2001; 19:118-24.

99. Jenny-Anne S. Lie, Helge Kjuus, Shan Zienolddiny, Aage Haugen, Richard G. Stevens, and Kristina Kjærheim. Night Work and Breast Cancer Risk Among Norwegian Nurses: Assessment by Different Exposure Metrics. American Journal of Epidemiology. Vol. 173, No.11

15.3
Anatomia Patológica

■ Ângela Flávia Logullo Waitzberg ■ Karla Calaça Kabbach Prigenzi

■ INTRODUÇÃO

Os carcinomas de mama são diagnosticados por meio da análise microscópica de espécimes obtidos por biópsia ou por ressecções cirúrgicas. O patologista fornece em seu laudo dados importantes para o diagnóstico e conduta por meio do conhecimento da morfologia e também da correlação com dados enviados pelo mastologista e radiologista. O diagnóstico em mastologia tem hoje sua excelência em virtude da formação de equipes multidisciplinares que atuam de forma cooperativa para melhor abordagem ao paciente de maneira individualizada.

■ EXAME MACROSCÓPICO

A macroscopia de biópsias consta basicamente do registro do número de fragmentos enviados e de seu tamanho.

Para iniciar a análise de qualquer espécime cirúrgico, o patologista precisa de informações primordiais sobre o material, como o tipo de procedimento cirúrgico que foi realizado (setorectomia, quadrantectomia, adenomastectomia, mastectomia). Isso é importante pois existe um protocolo de exame macroscópico para cada procedimento.

Outro fator importantíssimo é a orientação topográfica das peças. Setores e ressecções segmentares sem referência de pele, além de espécimes agulhados, necessitam de orientação prévia para avaliação adequada das margens.

A história prévia de neoadjuvância também influencia na análise macroscópica, e essa informação deve sempre constar no pedido médico.

De maneira geral, as informações importantes relativas à macroscopia que devem constar no laudo se referem ao tamanho e peso da peça cirúrgica; à medida e aspecto da pele e do mamilo, se houver; à identificação da lesão com descrição de suas características (medidas, limites, consistência e coloração) e sua distância até as margens cirúrgicas.

Setorectomias

A exérese de setores mamários é realizada com o objetivo de esclarecimento diagnóstico e não tem limites de ressecção precisos, como em um espécime obtido por quadrantectomia. Sendo assim, é necessário que o mastologista faça a orientação topográfica específica com fios cirúrgicos. Recomenda-se que se descrevam pontos cardeais da peça utilizando os termos universais: superior, inferior, medial, lateral, anterior e posterior, relacionados aos fios cirúrgicos colocados na peça. Por vezes, uma descrição como "mamilar" é adequada no momento da cirurgia, mas sem a referência da posição na paciente, o melhor é "medial" ou "lateral". Além disso, as lesões retiradas por setorectomias habitualmente não contêm nódulos bem-definidos e exibem aspecto radiológico de distorção arquitetural, microcalcificações agrupadas ou nodulações pequenas mal definidas. Dessa forma, é muito importante e útil o agulhamento dessas zonas com fios metálicos para melhor identificação e amostragem do local suspeito. Por meio esses dados, o patologista orienta a peça espacialmente e pinta as margens com nanquim perene de cores diferentes de acordo com os parâmetros enviados. São, então, retirados os fragmentos da área suspeita agulhada com fio metálico e os das margens respectivas, em separado. Posteriormente, todo o material é incluído para exame histológico.

Quadrantectomias e mastectomias

A quadrantectomia é a cirurgia mais comum em mastologia desde o advento de novas técnicas advogadas inicialmente por Veronesi *et al.*. Quadrantectomias podem ou não abranger a pele e o complexo aréolo-mamilar, dependendo da topografia da lesão. A orientação topográfica é recomendável, assim como a realizada em setores.

Já as mastectomias são, em sua enorme maioria, de tipo simples, modificadas sem retirada de músculo peitoral. As mastectomias à Halsted, mais antigas e agressivas, são raramente efetuadas hoje em dia.

A formolização adequada de peças cirúrgicas maiores é um ponto importante para possibilitar adequada avaliação morfológica do tumor e viabilizar um estudo imuno-histoquímico posterior confiável. Deve-se enviar essas peças em embalagem grande o suficiente para que o formol seja colocado em quantidade equivalente a pelo menos duas vezes o tamanho da peça para adequada fixação celular. Além disso, o pedido médico deve conter o local do tumor (exemplo, quadrante superolateral de mama esquerda) e também a informação se a paciente foi submetida ou não à terapia neoadjuvante.

Características macroscópicas dos carcinomas de mama

Carcinomas invasivos habitualmente apresentam-se como lesões mal delimitadas, espiculadas, de coloração brancacenta e consistência endurecida. Alguns tumores invasivos, entretanto, podem ser bem delimitados, como é o caso de carcinomas medulares. Já os mucinosos têm consistência gelatinosa. Menos comumente, os carcinomas lobulares e alguns carcinomas de tipo não especial (ductais) podem ter aspecto infiltrativo difusamente pelo espécime, muitas vezes assemelhando-se a traves fibrosas delicadas, dificultando a sua identificação, tanto radiológica como macroscopicamente (Figura 15.10).[1]

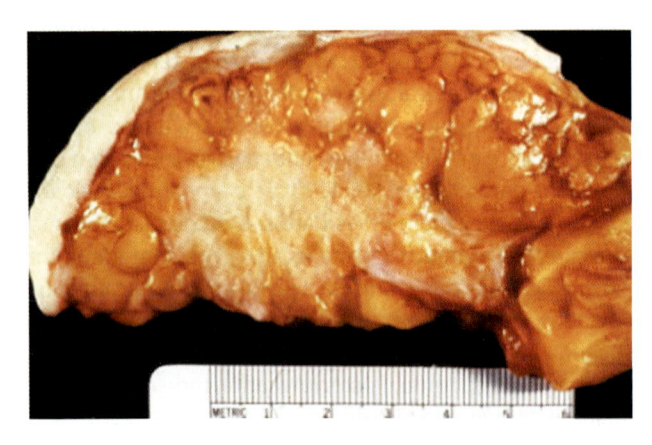

Figura 15.10 Macroscopia de carcinomas invasivos.

Os carcinomas *in situ* normalmente são ocultos ao exame macroscópico pela ausência de resposta estromal adjacente. Porém, muitas vezes, é possível a identificação de microcalcificações ou ductos dilatados a olho nu ou à palpação do espécime, indicando áreas suspeitas que devem ser amostradas.

Em mastectomias após terapia neoadjuvante, o tumor pode ser difícil de ser identificado macroscopicamente, já que todo o tecido mamário pode adquirir aspecto fibrótico. A extensão do tumor residual (viável ou não/leito tumoral) é um importante fator prognóstico a ser documentado. Dessa forma, tais peças cirúrgicas devem ser sempre analisadas com muito cuidado, e a amostragem deve ser ordenada e extensa.

■ EXAME MICROSCÓPICO

Tanto em biópsias como em espécimes cirúrgicos, existem três determinações importantes a se avaliar para o estudo morfológico dos carcinomas de mama:

1. Se o tumor tem diferenciação epitelial (carcinomas, o mais comum) ou se tem diferenciação mesenquimal (sarcomas, mais raros) ou ainda se são lesões fibroepiteliais (como o tumor phyllodes);
2. Se o tumor está confinado à árvore ductal sem atingir a membrana basal (carcinomas *in situ*) ou se o tumor invade o estroma mamário adjacente (carcinomas invasivos) (Figura 15.11);
3. Se o carcinoma é do tipo não especial (ductal, o mais comum), lobular ou se pertence a um subtipo específico.

Tais critérios tem significado prognóstico de extrema importância.[2]

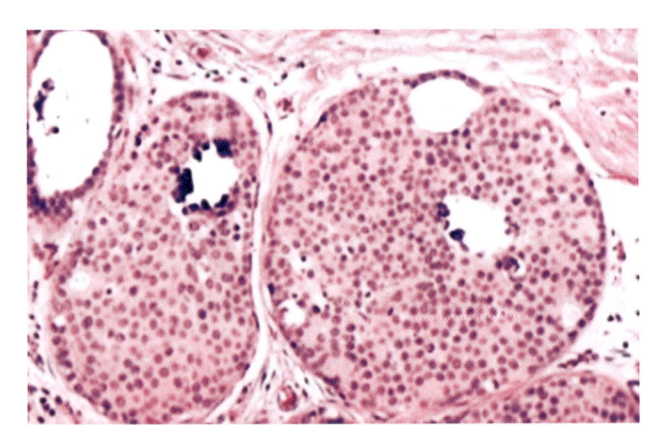

Figura 15.11 Carcinoma *in situ* × invasivo.

Existem, além disso, diversos dados morfológicos de importância prognóstica a serem citados em um laudo anatomopatológico:

- o grau de diferenciação tumoral;
- a maior extensão da neoplasia no espécime e a distância da neoplasia até as margens cirúrgicas (em casos de excisões cirúrgicas);
- a presença de infiltração perineural, embolização angiolinfática, necrose tumoral e desmoplasia estromal;

- a presença de infiltrado inflamatório linfocitário associado ao tumor.

Tipos histológicos

Atualmente, sob o ponto de vista morfológico, os carcinomas *in situ* são considerados ductais ou lobulares. Os carcinomas ductais *in situ* podem apresentar diversos padrões morfológicos (ver Tabela 15.2).

Tabela 15.2 Principais padrões morfológicos do carcinoma ductal *in situ*.

Sólido
Cribriforme
Micropapilar
Comedocarcinoma

São variáveis importantes nessa neoplasia: a extensão no espécime, o tipo morfológico predominante, se há comedonecrose associada e a documentação apropriada das microcalcificações identificadas nos exames radiológicos.

Segundo a última edição do livro da Organização Mundial de Saúde (OMS, 2012), os carcinomas mamários invasivos são divididos em tipo não especial (antigo carcinoma ductal invasivo) e tipo especial (ver Tabela 15.3).

Tabela 15.3 Subtipos mais comuns de carcinomas mamários de tipo especial.

Carcinoma lobular invasivo
Carcinoma tubular
Carcinoma com características medulares
Carcinoma metaplásico
Carcinoma com diferenciação apócrina
Carcinoma mucinoso

O carcinoma invasivo de tipo não especial (CINE) é o protótipo das neoplasias mamárias e é o tipo de tumor popularmente chamado de "câncer de mama". Microscopicamente, ele exibe diversas variações morfológicas a depender do grau de diferenciação tumoral (ver Tabela 15.4). Arquiteturalmente, pode dispor-se em forma de lençóis, ductos, ninhos, cordões ou células individuais.

As atipias nucleares variam de discreta (núcleos que se assemelham ao de uma célula ductal normal), moderada (núcleos aumentados de tamanho e pleomórficos) ou acentuada (núcleos com nucléolos evidentes e bizarrias). Com relação à atividade mitótica, essa é maior quanto mais indiferenciado for o tumor. Cada um desses três parâmetros recebe uma pontuação que, somada, define o grau histológico do tumor. Essa variável apresenta forte correlação com sobrevida em carcinomas mamários.[3]

Tabela 15.4 Graduação histológica dos carcinomas mamários (*Nottigham/Scarf-Bloom-Richardson* modificado por Elston-Ellis).

Critérios	Pontuação
Formação tubular	
■ Alta (> 75% do tumor)	1
■ Moderada (10-75% do tumor)	2
■ Baixa (< 10% do tumor)	3
Atipias nucleares	
■ Discreta	1
■ Moderada	2
■ Acentuada	3
Contagem mitótica*	
■ 0-9	1
■ 10-19	2
■ > 20	3
Grau histológico final (soma dos critérios acima)	
■ Grau 1	Pontuação de 3-5
■ Grau 2	Pontuação de 6-7
■ Grau 3	Pontuação de 8-9

*A contagem mitótica deve ser avaliada como o número de mitoses em 10 campos de grande aumento consecutivos, na área de maior atividade mitótica. Depende do diâmetro do campo microscópico. Nesta tabela, os valores equivalem a um campo de 0,27 mm² de área ou 0,59 mm.

Entre os carcinomas de tipos especiais, vale ressaltar aqui o mais comum deles, o carcinoma lobular invasivo. Morfologicamente, pode ser dividido em tipos clássico e pleomórfico. O tipo clássico, mais frequente, tem células isoladas, pequenas e uniformes dispostas em cordões "fila indiana" ou em arranho concêntrico ao redor de ductos normais "em casca de cebola". O carcinoma lobular é formado por células que não expressam a proteína de adesão E-caderina adequadamente. Essa alteração, frequentemente causada por mutação gênica, leva à perda de adesão intercelular e incapacidade de formar túbulos ou ductos. Ao exame imuno-histoquímico, a perda de expressão de E-caderina em carcinomas mamários, aliada à morfologia sugestiva de carcinoma lobular, é indicativa desse diagnóstico. Existem, no entanto, cerca de 5% a 16% de casos de carcinoma lobular invasivo que podem mostrar imunopositividade para a E-caderina, não excluindo esse diagnóstico quando a morfologia é compatível.

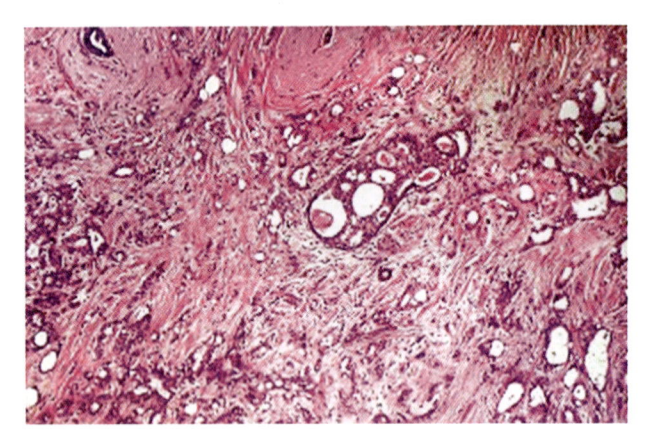

Figura 15.12 Carcinoma lobular invasivo.

■ EXAMES COMPLEMENTARES

Exame imuno-histoquímico

A avaliação imuno-histoquímica é hoje universalmente considerada imprescindível e deve ser realizada em todos os casos de carcinoma mamário invasivo.

Atualmente, é o método de escolha principal recomendado em diretrizes internacionais como fonte de avaliação inicial de marcadores prognósticos e preditivos hormonais (estrogênio e progesterona) e do receptor HER-2. A avaliação do índice de proliferação celular (Ki-67) também tem sido adicionada a este painel. Esses dados são necessários para a estratégia terapêutica.

A imuno-histoquímica é método semiquantitativo de observação visual. Dessa forma, depende de variáveis técnicas e possui um componente subjetivo. As condições pré-analíticas de fixação adequada do material são importantes para a qualidade do resultado final. A ausência de fixação pode gerar resultados falsos-negativos.

A subjetividade de observação diminui à medida que o patologista é exposto a maior número de casos, aliando-se também a treinamento técnico adequado. Já foi comprovado cientificamente que patologistas treinados na área de patologia mamária exibem um nível de concordância interobservador de cerca de 98% a 99%.[4,5] Quando realizada em biópsias, a imuno-histoquímica traduz a reatividade desses marcadores em uma pequena amostra do tumor. Em tumores bem

diferenciados, esse fragmento pode ser considerado representativo da lesão, mas, em alguns casos, há indicação de repetir o estudo imuno-histoquímico nas peças cirúrgicas (ver Tabela 15.5).

Tabela 15.5 Fatores que limitam a representatividade do resultado imuno-histoquímico em biópsias e que tornam obrigatória a repetição da reação em peças cirúrgicas.

Área muito pequenas de lesão invasiva
Amostras diminutas que durante o processamento foram prejudicadas por artefato manual pré-analítico
Amostras sem reatividade para os marcadores pesquisados com ausência de fragmento de tecido normal para controle interno
Controles externos disponibilizados não confiáveis
Tumores de alto grau heterogêneos que podem conter outras áreas de aspecto morfológico diverso

Receptores hormonais (estrogênio e progesterona)

A superexpressão do receptor de estrogênio ocorre em cerca de 80% dos casos de carcinoma mamário.[6] O receptor de progesterona, entretanto, é indicado para avaliar o grau de funcionalidade do receptor de estrogênio. Quanto esse é superexpresso, há maior formação de receptores de progesterona. Segundo as recomendações da Sociedade Americana de Oncologia Clínica (ASCO) e do Colégio Americano de Patologistas (CAP), são considerados positivos os casos que apresentam marcação em padrão nuclear exclusivo em porcentagem maior ou igual a 1% das células tumorais.[7] Outra maneira de relatar a expressão dos receptores hormonais é pelo método de Allred (Tabela 15.6). Esse considera dois fatores: a intensidade da marcação variando de 0 a 3 (ausente, fraca, moderada e forte) e a distribuição da marcação em porcentagem relativa às células tumorais (0% a 100%, variando em pontuação de 0 a 4). A soma dos dois fatores leva a valores de 0 a 8. São consideradas pacientes responsivas à terapia hormonal aquelas com valores iguais ou superiores a 3.

Receptor de membrana HER-2/neu (c-erbB-2)

Esse receptor é um proto-oncogene que codifica uma glicoproteína transmembrana com atividade de tirosina-quinase que pertence à família de receptores de fator de crescimento epidérmico. Quando ocorre uma amplificação do gene, ele se torna um oncogene com intensa

Tabela 15.6 Avaliação da positividade de receptores hormonais (estrógeno e progesterone) por estudo imuno-histoquímico (Escore de Allred).*

Intensidade da coloração	Proporção (%) de células tumorais positivas				
	0	> 0-10 (1)	>10-33 (2)	> 33-66 (3)	> 66-100 (4)
Ausente (0)	0	—	—	—	—
Fraca (1)	—	2	3	4	5
Moderada (2)	—	3	4	5	6
Forte (3)	—	4	5	6	8

*O escore total é obtido com a soma dos parâmetros de intensidade de coloração e proporção (%) de células tumorais positivas.

capacidade de ativar a proliferação celular por meio de superexpressão dessa proteína. A sua superexpressão pode ser identificada através de estudo imuno-histoquímico ou de hibridização *in situ* (ISH).

O estudo imuno-histoquímico é o método de escolha inicial para a pesquisa de superexpressão da proteína HER-2, já que apresenta melhor custo-benefício. A graduação desse método é feita como exibido na Tabela 15.7.

Tabela 15.7 Graduação do *status* de HER-2 por método imuno-histoquímico.

Positivo (3+)	Positividade em padrão membrana completa com intensidade forte in >10% das células tumorais
Equívoco (2+)	Positividade em padrão membrana completa com intensidade fraca a moderada em pelo menos 10% das células tumorais
Negativo (1+)	Positividade em padrão membrana parcial em pelo menos 10% das células tumorais
Negativo (0+)	Positividade em padrão membrana em < 10% das células tumorais ou ausência de positividade

Os casos considerados equívocos (2+) têm indicação absoluta de pesquisa de amplificação gênica pelo método de hibridização *in situ* (ISH).

Casos com superexpressão têm melhor resposta à terapia-alvo com transtuzumabe, porém são ainda fato-res preditores de pior resposta à quimioterapia e queda na taxa de sobrevida.

Proteína Ki-67

É considerada marcadora de proliferação celular presente em quase todas as fases do ciclo celular, excetuando-se a fase G0 (quiescente). Atualmente, tem-se usado o valor obtido em porcentagem da proporção de células com positividade nuclear em relação ao total das células tumorais. Quanto maior o índice proliferativo, mais células estarão em divisão, sendo, portanto, passíveis de resposta à quimioterapia. Entretanto, um tumor com alto índice proliferativo é mais agressivo, denotando pior prognóstico.

Hibridização *in situ* (ISH)

Tradicionalmente, a hibridização *in situ* para o HER-2 contém uma base técnica em visualização por fluorescência, conhecido como teste por FISH (*Fluorescent in situ hibridization*).

Por usar uma base técnica que inclui fluorescência, o custo desse exame é maior que o da imuno-histoquímica.

Mais recentemente, outras plataformas técnicas foram desenvolvidas e aprovadas tanto pelo FDA como pela Anvisa para hibridização *in situ* em carcinomas mamários para pesquisa de amplificação do HER-2, usando como cromógeno a prata (SISH) ou o cobre (CISH). Já existe um acúmulo de resultados na literatura validando esses outros métodos para aquilatar o HER-2, que estão paulatinamente sendo usados na prática oncológica.

Modelo de laudo anatomopatológico de peças cirúrgicas

Diagnóstico: produto de _____:

Carcinoma mamário invasivo _____ (OMS, 2012) com as seguintes características: _____
_____
_____

- Medidas: _____ cm
- Localização: _____
- Grau histológico (SBR/Nottingham): ___
  - Formação Tubular: ___
  - Pleomorfismo nuclear: ___
  - Contagem mitótica: ___ (___/10CGA)
- Invasão linfática_____
- Invasão angiovascular _____
- Invasão perineural _____
- Necrose _____
- Desmoplasia tumoral: _____
- Infiltrado linfocitário _____
- Componente de carcinoma ductal *in situ*: ( ) ausente ( ) presente – especificar padrão morfológico, grau nuclear e quantidade de lâminas acometidas.
- Complexo aréolo-mamilar (se houver): ( ) livre ( ) comprometido
- Margem superior: ( ) livre   ( ) coincidente   ( ) comprometida, distando ____ cm da neoplasia.
- Margem inferior: ( ) livre   ( ) coincidente   ( ) comprometida, distando ____ cm da neoplasia.
- Margem medial: ( ) livre   ( ) coincidente   ( ) comprometida, distando ____ cm da neoplasia.
- Margem lateral: ( ) livre   ( ) coincidente   ( ) comprometida, distando ____ cm da neoplasia.
- Margem profunda: ( ) livre   ( ) coincidente   ( ) comprometida, distando ____ cm da neoplasia.
- Margem anterior/pele: ( ) livre   ( ) coincidente   ( ) comprometida, distando ____ cm da neoplasia.

Estadiamento anatomopatológico (TNM):   pT____,   pN____, pMx.

REFERÊNCIAS BIBLIOGRÁFICAS

1. Lester, S. Manual of surgical pathology. 2nd ed. New York: Elsevier; 2005. p.245-6.

2. Rosai M, et al. Surgical pathology. 10th ed. Philadelphia: Mosby; 2011. p.1689. v.2.

3. Elston CW, et al. Pathologycal prognostic factors in breast câncer. I. The value of histological grade in breast câncer: experience from a large study with long-term follow-up. Histopathology 1991;19(5):403-10.

4. Amedos M, et al. Discordance between core needle biopsy (CNB) and excisional biopsy (EB) for estrogen receptor (ER), progesterona receptor (PgR) and HER2 status in early breast câncer (EBC). Ann Oncol 2009; 20(12):1948-52.

5. Hodi Z, et al. The reliability of assessment of oestrogen receptor expression on needle core biopsy especimens of invasive carcinomas of the breast. J Clin Pathol 2007; 60(3):299-302.

6. Harvey JM, et al. Estrogen receptor status by immunohistochemistry is superior to the ligand-binding assay for predicting response to adjuvante endocrine therapy in breast cancer. J Clin Oncol 1999;17(5)1474-81.

7. Hammon ME, et al. American Society of Clinical Oncology/ College of American Pathologists guideline recommendations for immune-histochemical testing of estrogen and progesterone receptors in breast cancer. J Clin Oncol 2010; 28(16):2784-95.

15.4
Síndromes Hereditárias Associadas ao Câncer de Mama

Fernanda Teresa de Lima

■ INTRODUÇÃO

O câncer de mama hereditário refere-se a tumores associados a mutações gênicas germinativas, sejam de alta ou de baixa penetrância, geralmente transmitidos de forma autossômica dominante.[1] Embora sejam responsáveis por somente 5% a 10% dos carcinomas de mama, a identificação das famílias onde estes genes estão alterados permite intervenção precoce, com aconselhamento, prevenção e vigilância adequados, objetivando melhorar a sobrevida destes indivíduos.[2]

■ IDENTIFICAÇÃO DE INDIVÍDUOS EM RISCO

Entre as características dos tumores hereditários estão: história familiar positiva, idade precoce de início, múltiplos tumores primários ou tumores bilaterais. Ao investigar a história de tumores na família ou mesmo a história pessoal, é importante levantar a estrutura da família abrangendo três gerações, tanto do lado paterno quanto do lado materno e, caso sejam referidos tumores, confirmar os sítios de origem e a idade da paciente em que se diagnosticou os tumores (por meio de documentos anatomopatológicos sempre que possível). Alterações não malignas devem ser investigadas, assim como etnia e exposições ambientais.[3,4] O NCCN – *National Comprehensive Cancer Network* cita critérios para investigar a predisposição hereditária ao câncer de mama, apresentados na Tabela 15.8.[4]

■ MODELOS DE CÁLCULO DE RISCO

Metanálises estimam o risco relativo para câncer de mama em mulheres com parentes de primeiro grau com câncer em 2,1 (CI 95% 2,0 a 22).[5] Modelos de cálculo de risco podem auxiliar no cálculo do risco, mas é importante reconhecer suas limitações e público-alvo. O modelo mais antigo é o de Gail, que calcula o risco de desenvolvimento de câncer de mama em cinco anos e ao longo da vida, baseado em idade da menarca, idade

do primeiro parto, câncer de mama em mãe, irmãs ou filhas, número de biópsias mamárias anteriores com hiperplasia atípica. Risco relativo acima de 1,67 em cinco anos fundamenta a recomendação de quimioprevenção com tamoxifeno, que reduz o risco de neoplasia maligna de mama em cerca de 50%.[6] Não deve ser utilizado para mulheres abaixo dos 35 anos e afro-americanas.[5] O modelo de Claus leva em consideração a história familiar de câncer em intervalos de 10 anos. Alguns modelos auxiliam também no cálculo de probabilidade de mutações nos genes BRCA1 e BRCA2, como os modelos de Tyrer-Cusik, BRACAPRO e BOADICEA. Riscos ao longo da vida acima de 20% por estes modelos são utilizados para indicar a incorporação de ressonância magnética no rastreamento.[4]

■ SÍNDROME DE PREDISPOSIÇÃO AO CÂNCER DE MAMA E OVÁRIO HEREDITÁRIOS

Cerca de 30% das famílias com câncer de mama hereditário caracterizam-se pela presença de câncer de mama e ovário entre os familiares e mutações nos genes BRCA1 e BRCA2.[7] Os genes BRCA1 e BRCA2 foram clonados em 1994 e 1995, respectivamente. Algumas etnias têm mutações fundadoras que ocorrem com maior frequência na população, como é o caso de judeus Ashkenazi, com portadores de mutação em 1 a cada 40 indivíduos.[1,2] A frequência de mutações é maior em indivíduos com estrutura familiar limitada para avaliação de predisposição hereditária ao câncer, caracterizada por inexistência de duas ou mais mulheres, em uma linhagem, com mais de 45 anos de idade, relacionadas em primeiro ou segundo graus à paciente.[8] Esses genes funcionam como supressores de tumor e são importantes na manutenção da estabilidade genômica pela sinalização e reparo de danos no DNA, atuando no reparo de quebras de duplas fitas por recombinação homóloga.[9]

Tabela 15.8 Indicação para investigação de predisposição hereditária ao câncer de mama.[4]

História pessoal de câncer de mama com um dos seguintes critérios

Mutação deletéria conhecida em um gene de suscetibilidade ao câncer na família

Diagnóstico precoce de câncer de mama ($\leq$ 50 anos)

Câncer de mama triplo negativo com $\leq$ 60 anos

Dois tumores primários de mama no mesmo paciente

Câncer de mama em qualquer idade e:

- $\geq$ 1 familiares próximos* com câncer de mama $\leq$ 50 anos **ou**
- $\geq$ 1 familiares próximos* com câncer de ovário** em qualquer idade **ou**
- $\geq$ 2 familiares próximos* com câncer de mama e/ou câncer de pâncreas em qualquer idade

Pertencentes a etnias com alta frequência de mutação (ex.: judeus Ashkenazi)

História pessoal e/ou familiar de três ou mais dos seguintes tumores (especialmente se precoces, podendo incluir múltiplos tumores primários no mesmo indivíduo):

câncer de pâncreas, endométrio, tireoide, rim, estômago, próstata (escore de Gleason $\geq$ 7), sarcomas, carcinoma suprarrenocortical, tumor de sistema nervoso central, manifestações dermatológicas e/ou macrocefalia, pólipos hamartomatosos do trato gastrointestinal

Câncer de ovário invasivo**

Câncer de mama em indivíduo masculino

Em pacientes sem câncer, com história familiar com um dos seguintes critérios

Mutação deletéria conhecida em um gene de suscetibilidade ao câncer na família

Dois tumores primários de mama na mesma paciente

$\geq$ 2 familiares com câncer de mama primários no mesmo lado da família

$\geq$ 1 familiar com câncer de ovário**

Familiar de primeiro ou segundo graus com câncer de mama com $\leq$ 45 anos

História pessoal e/ou familiar de três ou mais dos seguintes tumores (especialmente se precoces, podendo incluir múltiplos tumores primários no mesmo indivíduo):

- câncer de pâncreas, endométrio, tireoide, rim, estômago difuso, próstata (escore de Gleason $\geq$ 7), sarcomas, carcinoma suprarrenocortical, tumor de sistema nervoso central, manifestações dermatológicas e/ou macrocefalia, pólipos hamartomatosos do trato gastrointestinal

Câncer de mama em indivíduo masculino

* Familiares próximos incluem familiares de primeiro, segundo e terceiro graus no mesmo lado da família;

** Inclui tumores de trompas e tumores peritoneais primários

Critérios diagnósticos

Critérios para indicar teste molecular para predisposição à síndrome do câncer de mama e ovário hereditários são atualizados anualmente pelo NCCN (Tabela 15.9).[4]

Características tumorais

Muitos trabalhos voltam-se à associação entre mutações germinativas nos genes BRCA1 e BRCA2, biologia e características tumorais. Embora as correlações com mutações no gene BRCA2 sejam fracas, com tumores similares no fenótipo e comportamento clínico semelhantes aos tumores esporádicos, existem evidências que cânceres de mama associados a mutações no gene BRCA1 tendem a ser de alto grau histológico, ter histopatologia medular e ser triplo-negativos. Carcinomas papilíferos serosos ovarianos são também associados a mutações no gene BRCA1.[2]

Riscos

É certo que a penetrância destes genes é alta, mas permanecem controversos riscos específicos para desenvolvimento de câncer associados a cada um deles, riscos estes que sofrem influências étnicas, de genes modificadores de risco e de fatores pessoais, como uso de contraceptivos orais, idade do primeiro parto e prática de atividade física. Os riscos usualmente citados são apresentados na Tabela 15.10.[2] O risco relativo para câncer de mama masculino é elevado para ambos os ge-

Tabela 15.9 Critérios para indicação de testes moleculares na síndrome do câncer de mama e ovário hereditários.[4]

Critérios para pesquisa de mutação nos genes BRCAs

Mutação deletéria nos genes BRCAs na família

História pessoal de câncer de mama com 1 ou mais dos seguintes:
- Diagnóstico ≤ 45 anos
- Diagnóstico ≤ 50 anos e:

Segundo tumor primário da mama
- ≥ 1 familiares próximos* com câncer de mama em qualquer idade
- ≥ 1 familiares próximos* com câncer de pâncreas
- ≥ 1 familiares próximos* com câncer de próstata (Gleason ≥ 7)
- História familiar desconhecida ou limitada**

Diagnóstico ≤ 60 anos e câncer de mama triplo negativo

Diagnóstico em qualquer idade com:
- ≥ 1 familiares próximos* com câncer de mama ≤ 50 anos
- ≥ 2 familiares próximos* com câncer de mama em qualquer idade
- ≥ 1 familiar próximo* com câncer de ovário invasivo
- ≥ 2 familiares próximos* com câncer de pâncreas e/ou próstata (escore de Gleason ≥ 7) em qualquer idade
- Familiar próximo* com câncer de mama masculino
- Se pertencentes a etnias com alta frequência de mutação (ex.: judeus Ashkenazi), nenhuma história familiar é necessária

História pessoal de câncer invasivo de ovário

História pessoal de câncer de mama masculino

História pessoal de câncer de próstata (escore de Gleason ≥ 7) em qualquer idade com ≥1 familiares próximos* com câncer de mama (≤ 50 anos) e/ou câncer de ovário invasivo e/ou câncer de pâncreas ou de próstata (escore de Gleason ≥ 7) em qualquer idade

História pessoal de câncer de pâncreas em qualquer idade com ≥ 1 familiar próximo com câncer de mama (≤ 50 anos) e/ou câncer de ovário invasivo e/ou câncer de pâncreas em qualquer idade

História pessoal de câncer de pâncreas e ancestralidade judaica Ashkenazi

História familiar somente (devem ser discutidas as limitações de interpretação dos resultados moleculares para um indivíduo não afetado)
- Familiar de primeiro ou segundo grau com qualquer um dos critérios acima
- Familiar de terceiro grau com câncer de mama e/ou de ovário invasivo com ≥ 2 familiares próximos* com câncer

* Familiares próximos incluem familiares de primeiro, segundo e terceiro graus no mesmo lado da família;

** História familiar limitada é determinada pela inexistência de duas familiares femininas de primeiro ou segundo graus com mais de 45 anos em ambas as linhagens.

Tabela 15.10 Riscos de câncer associados a mutações nos genes BRCA1 e BRCA2 ao longo da vida.[2]

Órgão / Risco	Mutações BRCA1	Mutações BRCA2
Mama (feminino)	50%-80%	40%-70%
Ovário	< 40%	< 20%
Pâncreas	1,3%-3,2%	2,3%-7%

nes, particularmente BRCA2 (6%). Riscos para câncer em outros órgãos também têm sido demonstrado em mutações no gene BRCA2, particularmente câncer de próstata, pâncreas, estômago, de cabeça e pescoço.[10]

Manejo

O manejo para rastreamento e conduta em portadores de mutação nos genes BRCA1 e BRCA2 deve ser baseado em evidências clínicas e é anualmente revisado pelo NCCN. As recomendações atuais são mostradas na Tabela 15.11.[5]

Polimerases Poli(ADP-riboses) são enzimas envolvidas no reparo a danos no DNA. Inibição dessas enzimas são estratégias para tratamento de tumores com reparo a danos no DNA defeituosos, incluindo tumores associados a mutações nos genes BRCAs.[11]

■ SÍNDROME DE LI-FRAUMENI

Mutações germinativas no gene TP53 causam a síndrome de Li-Fraumeni, caracterizada clinicamente por desenvolvimento de tumores múltiplos e em idade jovem. O gene TP53 é supressor de tumor, amplamente mutado em tumores esporádicos.[2] No Brasil, uma mu-

tação fundadora (R337H) tem alta frequência, especialmente nas regiões sul e sudeste.[12]

Critérios diagnósticos

Existem vários critérios diagnósticos para a síndrome de Li-Fraumeni, apresentados na Tabela 15.12. Cerca de 50% a 70% dos indivíduos com o critério clássico da síndrome apresentam mutações no gene TP53.[2]

Características tumorais

Tumores de mama associados à síndrome de Li-Fraumeni podem ser *in situ* ou invasivos e frequentemente possuem receptores hormonais positivos e/ou positividade para a oncoproteína Her-2, com risco significativamente maior de início antes dos 40 anos.[13] No entanto, somente 22,7% dos pacientes com a mutação R337H têm super expressão de HER-2.[12]

Riscos

O risco de câncer associado a mutações no gene TP53 é evidente em idade precoce, desde a infância, sendo que as mulheres apresentam um risco cumulativo de 50% de desenvolver câncer aos 30 anos, e os homens na

Tabela 15.11 Recomendações atuais de rastreamento e conduta.[5]	
Gênero	Recomendação
Mulheres	Conscientização das mamas a partir dos 18 anos Avaliação mastológica a cada seis a12 meses, começando aos 25 anos Rastreamento ■ Entre 25 e 29 anos, RNM das mamas anual ou mamografia se RM não disponível; de forma individualizada baseada na história familiar se houver familiar com câncer de mama antes dos 25 anos ■ Entre 30 e 75 anos, RNM das mamas e mamografia ■ Após 75 anos, considerar vigilância de forma individualizada Discutir opções de cirurgias redutoras de risco, incluindo grau de proteção, opção de reconstrução e riscos Salpingo-oforectomia redutora de risco pode ser recomendada entre 35 e 40 anos e após terminar o desejo reprodutivo; deve-se discutir estes desejos, extensão do risco de câncer, grau de proteção para tumores de mama e ovário, manejo de sintomas da pós-menopausa, possibilidade de terapia de reposição hormonal de curta duração até a idade da menopausa natural. Abordar aspectos psicossociais e de qualidade de vida Para as pacientes que não optarem por salpingo-oforectomia, pode-se considerar US transvaginal e dosagem sérica de CA125 iniciando-se aos 35 anos, embora não existam dados suficientes que justifiquem este rastreamento em termos de prevenção Discutir opções de quimioprevenção
Homens	Educação e autoexame a partir dos 35 anos Avaliação mastológica anual a partir dos 35 anos A partir dos 40 anos, rastreamento para câncer de próstata
Ambos	Educação sobre sinais e sintomas de câncer Não há protocolos bem estabelecidos para câncer de pâncreas e melanoma, a vigilância pode ser individualizada, baseada na história familiar.

Tabela 15.12 Critérios diagnósticos para a síndrome de Li-Fraumeni.[14,15]
Critérios clássicos
■ Probando com sarcoma antes dos 45 anos e ■ Familiar de primeiro grau com câncer antes dos 45 anos e ■ Familiar de primeiro ou segundo graus do mesmo lado da família com câncer antes dos 45 anos ou sarcoma em qualquer idade
Critérios de Chompret
■ Indivíduo com um tumor do espectro de Li-Fraumeni (câncer de mama, sarcomas, leucemias, tumores de sistema nervoso central, carcinomas suprarrenocorticais, carcinomas broncoalveolares de pulmão) antes dos 46 anos de idade; e ao menos um parente de primeiro ou segundo graus com qualquer um dos tumores já mencionados (que não câncer de mama se o probando tiver câncer de mama) antes dos 56 anos de idade ou com múltiplos tumores primários em qualquer idade; ou ■ Indivíduo com múltiplos tumores (exceto tumores de mama), dois dos quais pertencentes ao espectro tumoral de Li-Fraumeni, sendo o primeiro antes dos 46 anos de idade; ou ■ Indivíduo com carcinoma suprarrenocortical ou carcinoma de plexo coroide em qualquer idade, independentemente da história familiar

mesma idade, de 21%. O espectro tumoral observado é bastante amplo, sendo os mais comuns câncer de mama e sarcomas (25% e 27% dos tumores, respectivamente). Aos 70 anos, 73% dos homens e quase 100% das mulheres desenvolvem tumores. Os indivíduos com síndrome de Li-Fraumeni têm um risco alto de neoplasias múltiplas; mais da metade dos pacientes desenvolvem dois ou mais tumores primários.[14]

Interações gene-ambiente, radiossensibilidade e fumo influenciam os riscos de desenvolvimento de tumores. Polimorfismos modificadores de risco, como o alelo G do SNP 309 no gene MDM e o alelo R do códon 72 do gene TP53, antecipam a idade de início dos tumores, com efeito cumulativo se ambos estão presentes. Outros fatores que interferem nos riscos são encurtamento telomérico e variações no número de cópias.[14]

Manejo

O rastreamento de tumores na síndrome de Li-Fraumeni é bastante difícil, dado o amplo espectro de tumores e a seus diversos tipos.[5,14] Pacientes com tumores com lesões pré-sintomáticas, como os de mama e cólon, beneficiam-se de rastreamento intensivo, sendo recomendadas ressonâncias nucleares magnéticas de mama (entre 25 e 50 anos), pesquisa de sangue oculto nas fezes e colonoscopias (após 25 anos a cada 2 ou 5 anos). As mastectomias redutoras de risco podem ser recomendadas na síndrome de Li-Fraumeni.[5] Sarcomas (rastreados por ressonância magnética de corpo total anual) e carcinoma de suprarrenal (rastreados por US abdome e exames bioquímicos, de 0 a 10 anos, a cada 3 a 4 meses) também

têm melhor prognóstico quando detectados precocemente. Não há dados evidentes de benefício de vigilância para leucemias e tumores de sistema nervoso central. Ainda não há protocolos bem estabelecidos para o acompanhamento na síndrome de Li-Fraumeni.[14]

■ OUTRAS SÍNDROMES COM MUTAÇÕES EM GENES DE ALTA PENETRÂNCIA

A síndrome de Cowden é rara, com crescimento anormal de vários tecidos, associada principalmente a mutações no gene PTEN, embora mutações nos genes BMPR1A e SDHs também tenham sido descritas.[2] Os critérios diagnósticos para a síndrome de Cowden são apresentados a seguir (Tabela 15.13).

Pacientes com síndrome de Cowden devem submeter-se à vigilância para câncer de mama (mamografia e ressonâncias anuais após 30 ou 35 anos), para câncer de endométrio (investigação de sintomas, US anual com biópsias randômicas após 30 ou 35 anos), para câncer de tireoide (US anual), para alterações intestinais (colonoscopias após 35 anos, a cada cinco anos) e para câncer renal (US após 40 anos). Pode-se considerar mastectomia e histerectomia redutoras de risco.[5]

A síndrome de Peutz-Jegher é uma doença rara autossômica dominante associada à polipose hamartomatosa gastrointestinal, causada por mutações no gene STK11. Os pacientes também apresentam hiperpigmentação perioral, perianal e de mucosas.[16]

Critérios diagnósticos são expostos na Tabela 15.14.

O risco para câncer de mama nesta síndrome aproxima-se de 50% e outros tipos de tumores também po-

Tabela 15.13 Critérios diagnósticos para a síndrome de Cowden.[17]

Critérios maiores	Critérios menores
• Câncer de mama • Câncer de endométrio (epitelial) • Câncer de tireoide folicular • ≥ 3 hamartomas múltiplos ou ganglioneuromas gastrointestinais • Doença de Lhermitte-Duclos • Macrocefalia • Pigmentação macular da glande do pênis • Lesões mucocutâneas • ≥ 3 Triquilemomas (1 com comprovação anatomopatológica) • ≥ 3 Queratoses palmo-plantares múltiplas • ≥ 3 neuromas mucocutâneos • ≥ 3 Papiloma de mucosa oral	• Transtorno autista • Câncer de cólon • ≥ 3 acantoses glicogênicas esofageanas • ≥ 3 lipomas • Deficiência intelectual • Câncer de tireoide papilífero ou papilífero variante folicular • Lesões estruturais de tireoide (adenoma, nódulos, bócio) • Carcinoma de células renais • Hamartoma ou ganglioneuroma único de trato intestinal • Lipomatose testicular • Anomalias vasculares

Diagnóstico operacional
≥ 3 critérios maiores (sendo 1 macrocefalia, doença de Lhermite-Duclos ou hamartomas gastrointestinais) 2 critérios maiores e 3 menores

Tabela 15.14 Critérios diagnósticos para a síndrome de Peutz-Jegher.[16]

Qualquer dos seguintes critérios:
2 ou mais pólipos tipo Peutz-Jegher com confirmação histológica Qualquer número de pólipos tipo Peutz-Jegher • em um indivíduo com familiar com síndrome de Peutz-Jegher • em um indivíduo com pigmentação mucocutânea característica Pigmentação mucocutânea característica em um indivíduo com familiar com síndrome de Peutz-Jegher

dem ocorrer, entre eles câncer de intestino, pâncreas, estômago, ovário, pulmão, útero, testículos e esôfago.[2] A síndrome de predisposição ao câncer gástrico difuso hereditário é causada por mutações no gene CDII1, as sociada também a carcinomas de mama do tipo lobulares. Critérios diagnósticos incluem dois familiares com câncer gástrico independentemente da idade, sendo um confirmado como difuso; um paciente com câncer gástrico difuso com menos de 40 anos e história pessoal ou familiar de câncer gástrico difuso e câncer de mama lobular, sendo um diagnosticado em doentes com menos de 50 anos.[18] Pacientes com este diagnóstico apresentam risco cumulativo de desenvolvimento de câncer gástrico até os 80 anos de 70% para homens e 56% para mulheres. O risco cumulativo para câncer de mama até os 80 anos é de 42% nas mulheres.[19]

Como manejo, recomenda-se rastreamento anual com endoscopias digestivas altas seguindo o protocolo de Cambridge, exame mastológico e ressonância magnética de mamas.[18] Gastrectomias redutoras de risco são oferecidas rotineiramente e mastectomias redutoras de risco constituem opção razoável.[5,18]

■ ALTERAÇÕES EM GENES DE PENETRÂNCIA MODERADA OU BAIXA

Existem vários genes cujas alterações estão associadas a um risco menor de desenvolvimento de câncer de mama, conhecidos como genes de penetrância moderada ou baixa.[20] Com o advento de painéis gênicos que, de modo custo e tempo-efetivos, testam múltiplos genes de predisposição hereditária ao câncer, alterações nestes genes passam a serem identificadas e trazem desafios em seu manejo clínico.[21]

Genes de penetrância moderada são associados a riscos moderados (riscos relativos entre 2 a 5), em geral bem-definidos para pelo menos um órgão, embora riscos associados para outros órgãos nem sempre sejam conhecidos. Alterações nestes genes tem acionabilidade também moderada, com evidência que supera riscos empíricos para vigilância aumentada pelo menos em um órgão.[21,22] O manejo adequado de pacientes com alterações em genes de penetrância moderada não está definido e eles devem ser instruídos de forma antecipada, em relação às diferenças existentes entre o manejo ainda incerto destas alterações e o manejo de alterações de alta penetrância.[22] Nem todas as alterações encontradas são clinicamente acionáveis.[5]

Genes de baixa penetrância são associados a riscos baixos ou incertos, de modo geral sem evidência bem estabelecida, e o manejo, caso alterações sejam encontradas, é baseado em estimativas empíricas de risco e relatos de literatura ou de laboratórios.[21]

Os riscos podem ser classificados de forma diferente, de acordo com o órgão específico, conforme demonstrado na Tabela 15.15. Riscos relativos maiores ou iguais a 5 são associados a genes de alta penetrância.[5]

O NCCN (v2.2015) apresenta recomendações de manejo para câncer de mama e ovário para diferentes genes (Tabela 15.16).[5]

Testes moleculares

A investigação de alterações genéticas germinativas gradualmente se integra ao manejo clínico do paciente com suspeita de predisposição hereditária ao câncer. Métodos tradicionais de investigação, baseados na avaliação de genes específicos de forma escalonada são substituídos por painéis multigênicos, com ganho em tempo e custo. Entretanto, trazem desafios adicionais.[2,22]

Todos os testes moleculares idealmente devem ser precedidos de aconselhamento genético pré-teste, quando a história familiar será levantada, para avaliação de risco, diagnóstico diferencial, identificação de padrão de herança, penetrância, expressividade variável e discussão de aspectos relacionados ao teste e seus possíveis resultados. Durante o aconselhamento pós-teste, os resultados, seu significado, impacto e medidas recomendadas de manejo serão discutidos. Neste momento, familiares em risco serão identificados e estratégias para convocação para teste e rastreamento são delineadas.[5]

Os modelos de aconselhamento atuais não estão adequados para painéis multigênicos e pacientes não preparadas para receber resultados positivos não antecipados podem ficar muito angustiadas e ansiosas.[22]

O achado de variantes de significado desconhecido nos resultados de testes moleculares é situação bastante

Tabela 15.15 Riscos associados a câncer de mama e ovário em genes de predisposição hereditária ao câncer.[21]		
	Mama	Ovário
RR ≥ 5	BRCA1, BRCA2, CDH1, PTEN, STK11, TP53	BRCA1, BRCA2, MLH1, MSH2, STK11
RR ≥ 2 ≥ 5	ATM, BRIP1, CHEK2, PALB2	MSH6, PALB2, RAD51C, RAD51D
RR ≥ 1< 2	BAP1, BARD1, RAD50, RAD51C, RAD51D, MRE11A, MUTYH, NBN, XRCC2	BARD1, BRIP1, CHEK2, MRE11A, MUTYH, NBN, RAD50, TP53

RR: risco relativo.

Tabela 15.16 Recomendações de manejo para câncer de mama e ovário.[5]		
	Intervenção justificada baseada em gene e/ou risco	Evidência insuficiente para intervenção
Ressonância magnética das mamas	ATM, BRCA1, BRCA2, CDH1, TP53, CHEK2, PALB2, PTEN, STK11,	BARD1, BRIP1
Salpingooforectomia redutora de risco	BRCA1, BRCA2, Lynch	BARD1, BRIP1, PALB2, RAD51C, RAD51D
Mastectomia redutora de risco	BRCA1, BRCA2, CDH1, PTEN, TP53	ATM, BARD1, CHEK2, PALB2, STK11

delicada. As variantes de significado desconhecido são, normalmente, mutações que alteram a sequência proteica, trocando aminoácidos da proteína, cujo impacto é desconhecido. Ferramentas computacionais podem auxiliar na predição deste impacto, mas suas conclusões não devem ser utilizadas para guiar o manejo clínico. Assim, a detecção de uma variante de significado desconhecido não deve alterar as decisões clínicas, que precisam ser tomadas baseando-se na história pessoal e familiar previamente coletada. Esta situação deve ser antecipada durante o aconselhamento genético pré-teste, de forma a minimizar erros de interpretação deste tipo de resultado.[22]

■ CONSIDERAÇÕES FINAIS

O impacto da identificação de pacientes com síndromes de predisposição hereditária ao câncer estende-se para seus familiares, que podem se beneficiar de medidas de prevenção e vigilância quando ainda assintomáticos.

O acompanhamento adequado traz ganhos na qualidade de vida e em prognóstico.

REFERÊNCIAS BIBLIOGRÁFICAS

1. Santillan AA, et al. Hereditary breast cancer syndromes. In: Ellis CN. Inherited cancer syndromes--current clinical management. 2nd ed. USA, Springer; 2011. p.50.

2. Shannon KM, et al. Genetic testing in breast cancer. In: DeVita VT Jr, et al. Cancer: principles & practice of oncology. Primer of the molecular biology of cancer. 2nd ed. Netherlands: Wolters Kluwer; 2015. p. 416.

3. Cybulski C, et al. Multiple primary cancers as a guide to heritability. Int J Cancer 2014;135(8):1756-63

4. National Comprehensive Cancer Network. NCCN clinical practice guidelines in oncology - genetic/familial high-risk assessment: breast and ovarian. Disponível em www.nccn.org. [Acessada em: dezembro 2015]

5. Nelson HD, et al. Risk assessment, genetic counseling, and genetic testing for brca-related cancer: systematic review to update the U.S. preventive services task force recommendation. Ann Intern Med 2014;160(4):255-66. Review.

6. Fisher B, et al. Tamoxifen for prevention of breast cancer: report of the National Surgical Adjuvant Breast and Bowel Project P-1 Study. J Natl Cancer Inst 1998;90(18):1371-88.

7. Lynch HT, et al. Hereditary breast cancer: part I. Diagnosing hereditary breast cancer syndromes. The Br Journal 2008;14(1):3-13.

8. Weitzel JN, et al. Limited family structure and BRCA gene mutation status in single cases of breast cancer. JAMA 2007;297(23):2587-95..

9. Roy R, et al. BRCA1 and BRCA2: different roles in a common pathway of genome protection. Nat Rev Cancer 2011;12(1):68-78.

10. Balmaña J, et al. BRCA in breast cancer: ESMO Clinical Practice Guidelines. Ann Oncol 2011;22(Suppl 6): vi31.

11. Livraghi L, et al. PARP inhibitors in the managenment of breast cancer: current data and future prospects. BMC Med 2015;13:188.

12. Fitarelli-Kiehl M, et al. The breast cancer immunophenotype of TP53-p.R337H carriers is different from that observed among other pathogenic TP53 mutation carriers. Fam Cancer 2015;14(2):333-6.

13. Masciari S, et al. Breast cancer phenotype in women with tp53 germline mutations: a Li Fraumeni syndrome consortium effort. Breast Cancer Res Treat 2012;133(3):1125-30

14. McBride KA, et al. Li-Fraumeni syndrome: cancer risk assessment and clinical management. Nat Rev Clin Oncol 2014;11(5):260-71.

15. Tinat J, et al. 2009 version of the Chompret criteria for Li-Fraumeni syndrome. J Clin Oncol 2009;27(26):e108-9.

16. Beggs AD, et al. Peutz-Jegher syndrome: a systematic review and reccommendations for management. Gut 2010; 59(7):975-86.

17. Pilarski R, et al. Cowden syndrome and the PTEN hamartoma tumor syndrome: systematic review and revised diagnostic criteria. J Natl Cancer Inst 2013;105(21):1607-16.

18. van der Post RS, et al. Hereditary diffuse gastric cancer: updated clinical guidelines with an emphasis on germline CDH1 mutation carriers. J Med Genet 2015;52(6):361-74.

19. Hansford S, et al. Hereditary diffuse gastric cancer syndrome: CDH1 mutations and beyond. JAMA Oncol 2015;1(1):23-32.

20. Mavaddat N, et al. Genetic susceptibility to breast cancer. Mol Oncol 2010;4(3):174-91.

21. Slavin TP, et al. Clinical application of multigene panels: challenges of next-generation counseling and cancer risk management. Front Oncol 2015;5:208..

22. Domchek SM, et al. Multiplex genetic testing for cancer susceptibility: out on the high wire without a Net? J Clin Oncool 2013;31(10):1267-70.

15.5

Profilaxia Medicamentosa do Câncer de Mama

■ **Benedito Borges da Silva** ■ **Pedro Vitor Lopes Costa**

■ INTRODUÇÃO

O câncer de mama é a neoplasia maligna mais comum, correspondendo a 23% do total de casos. É a principal causa de morte por neoplasias e representa cerca de 14% de todas as mortes por câncer entre mulheres. Estima-se que, nos países desenvolvidos, este câncer ocorra em uma a cada oito mulheres ao longo da vida, considerando-se uma expectativa de vida de 85 anos.[1,2]

Apesar de vários fatores que aumentam o risco não serem mutáveis (sexo, idade e história familiar), outros, modificáveis, foram identificados, como ingestão de álcool, dieta rica em lipídios, obesidade na pós-menopausa e estímulos hormonais; em razão disso, o interesse por estratégias para redução do risco para este câncer permanece crescente e atual.[3]

Define-se como **quimioprevenção** o uso de agentes naturais, sintéticos ou bioquímicos para reverter, suprimir ou prevenir o processo carcinogênico. Contudo, um novo termo, **terapia preventiva**, foi proposto em substituição à quimioprevenção, com o intuito de evitarem-se associações inadequadas como câncer e quimioterapia, e ser mais compreensível pela população em geral; ressalte-se a intenção preventiva e o caráter intervencionista do tratamento médico, que também inclui abordagens não farmacológicas.[4]

Vários avanços foram feitos na compreensão dos mecanismos subjacentes envolvidos no desenvolvimento do câncer de mama e algumas drogas foram recentemente aprovadas para sua abordagem preventiva, caracterizando a **prevenção** ou **profilaxia medicamentosa**.

■ AVALIAÇÃO DO RISCO

Modelos de avaliação

A tentativa de medir o risco de uma mulher para adquirir este câncer foi bastante especulativa por muitos anos. Um simples inventário dos fatores de risco é geralmente falho, pois 70% das mulheres com este câncer não têm outros fatores perceptíveis, além da idade e sexo. A aferição do risco para câncer é fundamental na decisão de instituir ou não a profilaxia medicamentosa.[2]

Ao longo das últimas décadas, uma variedade de modelos estatísticos foi projetada para averiguar tanto o risco de desenvolver câncer quanto a probabilidade de a mulher abrigar alguma mutação genética hereditária, como a dos genes BRCA 1 e 2. Precisa avaliação de risco deve ter a capacidade de estimar o risco individual de uma mulher em particular para, em seguida, adaptar estratégias profiláticas para aquelas que, possivelmente, terão o benefício máximo com o menor dano decorrente da intervenção. A avaliação de risco é recomendada pela *National Comprehensive Cancer Network* (NCCN) e pelos *United States Preventive Services Task Force* (USPSTF) para todas as mulheres considerando a profilaxia medicamentosa do câncer de mama.[5]

A maioria dos modelos é baseada em combinações diferentes dos tradicionais fatores de risco, embora alguns estudos tenham mostrado que a maioria das mulheres com este câncer não tenha um fator de risco conhecido. Além disso, os fatores de risco podem ser divergentes para diferentes grupos étnicos e também há aqueles que não são normalmente incluídos nos modelos, como a densidade mamária.[6]

Modelo de Gail

É o mais conhecido e amplamente utilizado. Ele estima o risco de se desenvolver câncer de mama em cinco anos e ao longo da vida. O modelo de Gail é estatístico de múltiplas variáveis que também serve para determinar a elegibilidade para a maioria dos estudos de profilaxia medicamentosa. Um limite superior a 1,67% indica alto risco.[7]

Na geração de uma estimativa de risco de câncer da mama, o modelo incorpora raça, idade, idade da menarca, idade quando da primeira gestação, número de parentes de primeiro grau com câncer mamário, número de biópsias e antecedente de hiperplasia atípica. Este modelo estima com precisão a proporção de mulheres que irão desenvolver o câncer quando empregado em estudos populacionais, no entanto, tem se mostrado fraco para discriminar individualmente aquelas que irão ou não desenvolver a doença.[8]

A maior limitação do modelo de Gail é incluir somente parentes de primeiro grau, que resulta em subestimação do risco em 50% das famílias com câncer na linhagem paterna e também não leva em conta a idade de início da doença.[9]

Modelo de Claus

Serve-se de parâmetros genéticos, fundamentados na suposição de um único gene autossômico dominante para o câncer de mama, visando tabular o risco baseado na idade do diagnóstico e o número de parentes de primeiro e segundo graus com a doença. Assim, este modelo incorpora informações mais detalhadas da história familiar, mas exclui os fatores de risco não familiares representados no modelo de Gail. Ambos os modelos subestimam o risco de câncer de mama em mulheres que são portadoras suspeitas ou conhecidas de genes de susceptibilidade. Em contraste ao modelo de Gail, o de Claus prediz o risco de cânceres invasivos e não invasivos. Este modelo é limitado, contudo, pela falta de inclusão de fatores reprodutivos e por considerar para o seu cálculo taxas de incidência refletindo apenas o risco em norte-americanas.[2,10]

Modelo de Tyrer-Cuzick ou *International Breast Cancer Intervention Study* (IBIS)

Utiliza variáveis do modelo de Gail e adiciona outras como ingesta de álcool, idade da menopausa, mutações genéticas, uso de hormônios, história familiar estendida de câncer de mama e ovário, idade de início da doença, lateralidade do tumor em parentes acometidos, peso e índice de massa corpórea. Este modelo pode ter valor discriminatório maior que o de Gail para mulheres com um único parente afetado, contudo, outros estudos têm mostrado superestimação e subestimação em populações específicas, limitando a acurácia discriminatória em comparação com outros modelos. Como cada modelo incorpora fatores de riscos substancialmente distintos, podem causar diferenças significantes na estimativa de risco para esta enfermidade.[11]

Modelo BRCAPro

Este modelo incorpora a história pessoal de câncer, *status* menopausal de parentes afetados pelo câncer de mama e de ovário, história familiar de câncer mamário em homens e pacientes que possuem judeus Ashkenazi como ancestrais. Como vantagens, inclui informações de parentes afetados e não afetados, além de fornecer estimativa para a probabilidade de se encontrarem tanto mutações BRCA 1 como BRCA 2 na família. Um ponto de corte de 10% é frequentemente usado para recomendar testes genéticos; contudo, significante número de portadores de mutações tem pontuação abaixo de 10%, levantando questionamentos sobre o emprego desse valor como ponto de corte.[7,12]

Modelo BOADICEA

O *Breast and Ovarian Analysis of Disease Incidence and Carrier Estimation Algorithm* (BOADICEA) é modelo de predição de risco utilizado para calcular a probabilidade de mutações nos genes de alto risco de suscetibilidade ao câncer de mama e ovário, BRCA 1 e BRCA 2. Ele estima o risco futuro de desenvolver câncer de mama ou de ovário. A última versão do modelo é baseada em 2.785 famílias, das quais 537 apresentam mutações nos genes BRCA 1 e/ou BRCA 2. A previsão da prevalência de mutações nesses genes entre os casos não selecionados de câncer de mama e ovário tem se mostrado bastante consistente com observações de estudos de base populacional. Tais estudos também apontaram que as previsões deste modelo estavam mais próximas aos valores reais encontrados na população do que aqueles valores obtidos pelo modelo de Claus e BRCAPro; contudo, estudos de validação do BOADICEA ainda estão em andamento.[13]

■ PROFILAXIA DO CÂNCER RECEPTOR DE ESTROGÊNIO POSITIVO

Embora o exato mecanismo envolvido na etiologia deste câncer não esteja totalmente esclarecido, reconhece-se que os hormônios desempenham significativo papel em quase 70% dos casos, permitindo que grande parte das estratégias de profilaxia medicamentosa tenha como alvo as neoplasias hormônio-responsivas.[14]

O estrogênio é promotor da divisão do epitélio, onde provoca a proliferação de células normais e neoplásicas. As duas classes principais de drogas antiestrogênicas, os Moduladores Seletivos dos Receptores de Estrogênio (SERMs) e os Inibidores de Aromatase (AIs), têm sido recentemente utilizadas na profilaxia medicamentosa do câncer da mama.

SERMs

Esta classe de drogas é representada principalmente pelo tamoxifeno e raloxifeno, que agem como agonistas e antagonistas estrogênicos, dependendo do tecido alvo e espécie estudada. O citrato de tamoxifeno faz parte da primeira geração dos SERMs, atuando de forma competitiva ao estrogênio circulante ao se ligar ao seu receptor. O raloxifeno é um SERM de segunda geração, possuindo, também, atividade agonista e antagonista aos estrogênios, diferindo do tamoxifeno, principalmente por não estimular endométrio.[15]

Tamoxifeno

Este SERM tem sido usado no tratamento clínico do câncer da mama há mais de 30 anos, reduzindo o risco tanto de recorrência quanto de neoplasia contralateral em 42% e 47%, respectivamente. Com base nestes dados, o tamoxifeno foi alvo de diversas pesquisas sobre profilaxia medicamentosa do câncer de mama (Figura 15.13). Em 1998, o tamoxifeno foi aprovado para comercialização pela *Food and Drug Administration* (FDA) dos Estados Unidos para a prevenção do câncer de mama em mulheres de alto risco.[16]

Os resultados expressivos do tamoxifeno na profilaxia medicamentosa deste câncer abrangem três grupos: profilaxia primária em mulheres saudáveis com alto risco de desenvolver a doença; profilaxia secundária em pacientes com carcinoma ductal *in situ*; e profilaxia terciária da neoplasia contralateral em pacientes já tratadas. Apesar de sua capacidade em diminuir o risco relativo de câncer em aproximadamente 50% das mulheres com alto risco, o tamoxifeno causa efeitos colaterais significativos como tromboembolismo venoso, catarata e alterações endometriais, entre elas o câncer. O tamoxifeno é utilizado na dose de 20 mg por cinco anos na terapia preventiva, assim como na curativa, embora ainda não esteja totalmente claro se este é o padrão ideal para mulheres com alto risco.[17]

Raloxifeno

É um SERM de segunda geração, tendo sido aprovado primariamente pela FDA para o tratamento da osteoporose na pós-menopausa, sendo depois aprovado para a profilaxia do câncer de mama após ficar demonstrado que ele reduz o risco de doença invasiva de maneira similar ao tamoxifeno, em mulheres na pós-menopausa com alto risco. Contudo, mostrou-se menos eficaz na profilaxia medicamentosa do carcinoma ductal *in situ*, todavia está associado a menor risco para câncer de endométrio e complicações tromboembólicas que o tamoxifeno. Os principais estudos envolvendo o raloxifeno estão sumarizados na Figura 15.13. O raloxifeno atualmente é recomendado, na dose de 60 mg diários por cinco anos, como alternativa ao tamoxifeno, em mulheres com útero, na pós-menopausa e com alto risco para câncer de mama.[1]

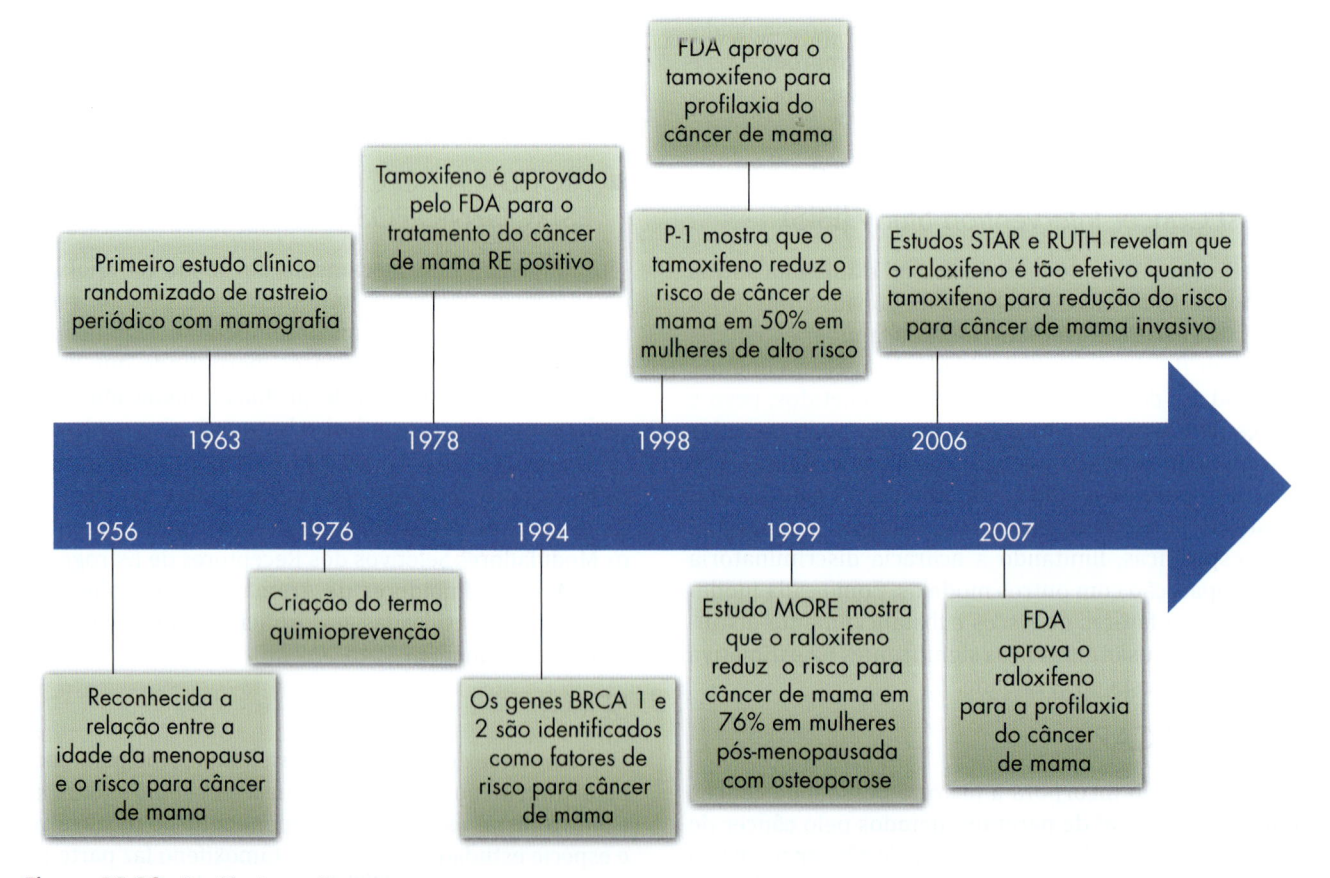

Figura 15.13 Profilaxia medicamentosa.

Lasofoxifeno

É um SERM que, como o tamoxifeno, bloqueia os efeitos do estrogênio no tecido mamário. No estudo *Postmenopausal Evaluation and Risk Reduction with Lasofoxifen* (PEARL), observou-se que as mulheres na pós-menopausa com baixa densidade óssea que fizeram uso do lasofoxifeno tiveram uma redução significativa do risco geral para câncer de mama na ordem de 79%, enquanto o risco deste câncer receptor de estrogênio positivo foi reduzido em 83%. Além disso, a redução do risco de eventos coronários foi de 32%, a de acidente vascular cerebral foi de 35% e a de fraturas vertebrais e não vertebrais foi de 42% e 24%, respectivamente. Os dados sugerem que o lasofoxifeno pode ter o mesmo efeito profilático do tamoxifeno e de raloxifeno no câncer de mama, contudo, uma vez que não há dados de seguimento após cinco anos, novos estudos avaliando a eficácia e efeitos colaterais a longo prazo são necessários.[18]

Outros SERMs

Arzoxifeno, SERM de terceira geração, e Acolbifeno, SERM de quarta geração, mostraram potência mais elevada que o tamoxifeno e o raloxifeno para inibir o crescimento de tumores sensíveis ao tamoxifeno em modelos pré-clínicos. Os resultados de um estudo piloto de fase III mostraram que o arzoxifeno reduziu significativamente o risco de fraturas vertebrais e de câncer de mama invasivo em mulheres na pós-menopausa, mas não houve diferença significativa em parâmetros secundários, como fraturas não vertebrais, eventos cardiovasculares e função cognitiva. Além disso, maior taxa de efeitos adversos, como tromboembolismo venoso, fogachos e queixas ginecológicas relacionadas, foi observada, decidindo-se por descontinuar o tratamento com este fármaco.[19,20]

Inibidores de aromatase

Níveis elevados de estrogênio circulantes e da enzima aromatase em tecidos mamários são elementos que reconhecidamente elevam o risco para o câncer. Assim, é esperado que a inibição da aromatase, com conseguinte redução na produção periférica de estrogênio, levaria também à redução na carcinogênese.[21]

A terapia adjuvante com inibidores de aromatase de terceira geração (anastrozol, letrozol e exemestano) mostrou-se superior ao tamoxifeno, sendo capaz de abaixar a incidência do câncer de mama contralateral em 37% a 55%, com melhora na sobrevida livre de doença e associados a menos efeitos colaterais que os SERMs. Seus principais efeitos colaterais são artralgia e aceleração da absorção óssea; contudo, mesmo assim, apresentam um perfil de segurança relativamente mais

favorável do que o do tamoxifeno, o que os torna atraentes para a prevenção do câncer ora em estudo.[22]

Os dados obtidos de pesquisas mais recentes são favoráveis à futura utilização dos inibidores da aromatase na prevenção do câncer receptor de estrogênio positivo, com a vantagem de não provocarem efeitos endometriais ou tromboembólicos. A perda óssea por eles induzida poderia ser compensada com o uso de bifosfonatos e outros procedimentos.

■ PROFILAXIA DO CÂNCER DE MAMA RECEPTOR DE ESTROGÊNIO NEGATIVO

Embora grande número de agentes antiestrogênicos tem sido extensamente testado, todos afetam as vias endócrinas e suprimem somente o câncer receptor de estrogênio positivo. Eles não reduzem o risco para câncer receptor de estrogênio negativo, que responde por cerca de 20% a 30% dos casos em que há pior prognóstico.[3]

Assim, é necessário identificar novas vias, biomarcadores e agentes que sejam efetivos no tratamento e prevenção desse subtipo de neoplasia mamária. Com o conhecimento acumulado sobre a biologia do desenvolvimento do câncer, várias classes de novos agentes profiláticos modulando as vias bioquímicas não endócrinas têm sido desenvolvidas e muitos ainda estão sob investigação.

Metformina

Em recente metanálise, a metformina foi associada à menor incidência de câncer de mama em diabéticas. Estudos pré-clínicos sugerem um efeito preventivo no desenvolvimento do câncer de mama. Além do mais, o uso da metformina por duas semanas em grupos neoadjuvantes foi associado a decréscimo da proliferação celular tumoral, embora o efeito não tenha sido observado em todos os estudos. Várias pesquisas estão em progresso para investigar a atividade da metformina na prevenção do câncer de mama.[23]

Retinoides

Retinoides são derivados naturais e sintéticos da vitamina A (retinol) que têm profundos efeitos no desenvolvimento, metabolismo, diferenciação e crescimento celular. O fenretinide é o retinoide mais largamente estudado em *trials* de profilaxia medicamentosa, parecendo exercer significante atividade quimiopreventiva em vários estudos *in vitro* e *in vivo*. Em grande estudo fase III, o fenretinide mostrou, após seguimento por 15 anos, reduzir o risco de câncer de mama secundário em cerca de 50% em mulheres com até 40 anos de idade, com tal efeito persistindo por até 10 anos após a administração do fármaco. Além disso, foi observado que o fenretinide reduziu tumores secundários em mulheres na pré-menopausa, independentemente do *status* do receptor hormonal do câncer primário, sugerindo que os retinoides têm potencial efeito profilático do câncer de mama receptor de estrogênio positivo e negativo.[24]

Recentemente, novos retinoides sintéticos, como o bexarotene, que atuam seletivamente nos receptores retinoides X, têm sido estudados como agentes preventivos deste câncer. Estudos pré-clínicos têm demonstrado que estes compostos são capazes de manter a eficácia quimiopreventiva dos retinoides, também em tumores receptores de estrogênios negativos, mas com menor toxicidade, porém tal afirmaçao necessita de melhor comprovação.[23]

Estatinas

A prescrição de estatinas para reduzir o risco para *câncer de mama apresenta* muitos dados controversos. Uma metanálise incluindo 24 estudos observacionais com mais de 2,4 milhões de participantes não suportou a hipótese de efeito preventivo. Resultados similares foram relatados por uma segunda metanálise incluindo sete *trials* randomizados e nove observacionais. Assim, até o momento, não há dados na literatura que suportem essa classe de fármacos na profilaxia medicamentosa.[25]

Anti-inflamatórios não esteroides (AINEs), inibidores da COX-2 e aspirina

A análise de *trials* randomizados controlados sobre o uso da aspirina para *proteção contra eventos cardiovasculares revelou* menor risco para câncer de mama. Uma metanálise de drogas anti-inflamatórias não esteroides, incluindo a aspirina e o ibuprofeno, desvelou diminuição no risco relativo de 12% para desenvolvimento de câncer de mama. A aspirina, mas não outros AINEs, foi também associada *à queda* no risco para este *câncer em uma população de 26.580 mulheres na pós-menopausa. Neste estudo,* a queda do risco não foi influenciada pelo *status* dos receptores hormonais. Contudo, recente análise prospectiva encontrou apenas modesta redução não significativa do risco para câncer de mama com o uso regular de aspirina em mulheres na pós-menopausa. A restrição do risco foi independente do *status* do receptor hormonal e não diferiu em relação ao subtipo molecular do câncer. Enquanto isso, um estudo fase III investigando a eficácia do inibidor da COX-2 celecoxib na recorrência deste *câncer está em andamento.*[24, 26]

Bifosfonatos

Uma associação entre bifosfonatos e redução na incidência de câncer de mama foi sugerida em alguns estudos. Mulheres na pós-menopausa avaliadas no estudo *Women's Health Initiative* (WHI) que usaram bifosfonatos orais apresentaram menor frequência de câncer invasivo. A redu*ção* do risco foi independente de *status* dos receptores hormonais, contudo, devido ao baixo número absoluto de casos, os resultados para o grupo receptor hormonal negativo não foram significantes. A interpretação desses achados foi prejudicada pelas características das usuárias de bifosfonatos, grupo em que inicialmente ocorreu aumento do risco de câncer de mama em comparação *às não* usuárias.[27]

Em estudo controle de base populacional realizado em Israel com pacientes com câncer de mama, o uso dos bifosfonatos por mais de um ano antes do diagnóstico da neoplasia foi associado *à* redução do seu risco relativo, e tumores surgidos sob uso de bifosfonatos tenderam a ter perfil prognóstico mais favorável. Mais uma vez, houve diferenças significativas nas características das pacientes entre casos e controles, mas os resultados permaneceram significativos após ajustes para vários fatores de risco. Estes resultados foram apoiados por estudos britânicos, que encontraram menor risco de câncer após o uso de bifosfonatos. No entanto, a relação entre baixos níveis de estrogênio, diminuição da massa óssea e risco de câncer de mama ainda não está clara, e estudos prospectivos para investigar o impacto dos bifosfonatos na profilaxia ainda estão em curso.[28]

REFERÊNCIAS BIBLIOGRÁFICAS

1. Bozovic-Spasojevic I, et al. Chemoprevention for breast cancer.Cancer Treat Rev 2012;38(5):329-39.
2. Green VL. Breast cancer risk assessment, prevention, and the future. Obstet Gynecol Clin North Am. 2013;40(3):525-9.
3. Cazzaniga M, et al. Breast cancer chemoprevention: old and new approaches. J Biomed Biotechnol 2012;2012:985620.
4. Cuzick J, et al. Preventive therapy for breast cancer: a consensus statement. Lancet Oncol 2011;12(5):496-8.
5. Palmer JR, et al. Dual effect of parity on breast cancer risk in African-American women. J Natl Cancer Inst 2003;95(6):478-83.
6. Amir E, et al. Assessing women at high risk of breast cancer: a review of risk assessment models. J Natl Cancer Inst 2010;102(10):680-7.
7. Evans DG, et al. Breast cancer risk-assessment models. Breast Cancer Res 2007;9(5):213-6.
8. Costantino JP, et al. Validation studies for models projecting the risk of invasive and total breast cancer incidence. J Natl Cancer Inst 1999; 91(18):1541-8.
9. Euhus DM, et al. Limitations of the Gail model in the specialized breast cancer risk assessment clinic. Breast 2002;8(1):23-7.
10. Claus EB, et al. The genetic attributable risk of breast and ovarian cancer. Cancer 1996;77(11):2318-24.

11. Tyrer J, et al. A breast cancer prediction model incorporating familial and personal risk factors. Stat Med 2004;23(7):1111-6.

12. Chen S, et al. Meta-analysis of BRCA 1 and BRCA 2 penetrance. J Clin Oncol 2007;25(11):1329-35.

13. Antoniou AC, et al. The BOADICEA model of genetic susceptibility to breast and ovarian cancers: updates and extensions. Br J Cancer 2008; 98(8):1457-63.

14. Althuis MD, et al. Etiology of hormone receptor-defined breast cancer: a systematic review of the literature. Cancer Epidemiol Biomarkers Prev 2004;13(10):1558-63.

15. Shanle EK, et al. Selectively targeting estrogen receptors for cancer treatment. Adv Drug Deliv Rev 2010;62(13):1265-70.

16. Tamoxifen for early breast cancer: an overview of the randomised trials. Early Breast Cancer Trialists' Collaborative Group. Lancet. 1998 May 16;351(9114):1451-67.

17. Cuzick J, et al. Long-term results of tamoxifen prophylaxis for breast cancer--96-month follow-up of the randomized IBIS-I trial. J Natl Cancer Inst 2007;99(4):272-82.

18. Cuzick J, et al. Preventive therapy for breast cancer: a consensus statement. Lancet 2011;12(5):496-503.

19. Cummings SR, et al. Lasofoxifene in postmenopausal women with osteoporosis. N Engl J Med 2010;362(23):2228-30.

20. Cummings SR, et al. Arzoxifene for prevention of fractures and invasive breast cancer in postmenopausal women. J Bone Miner Res 2011;26(2): 397-404.

21. Goss PE, et al. Aromatase inhibitors in the treatment and prevention of breast cancer. J Clin Oncol 2001;19(3):881-94.

22. Advani P, et al. Current strategies for the prevention of breast cancer. Breast Cancer (Dove Med Press). 2014;6:59-71.

23. Litzenburger BC, et al. Advances in preventive therapy for estrogen-receptor-negative breast cancer. Curr Breast Cancer Rep 2014; 6:96-109.

24. Stubert J, et al. Medical prevention of breast cancer. Breast Care (Basel). 2014;9(6):391-8.

25. Bonovas S, et al. Use of statins and breast cancer: A meta--analysis of seven randomized clinical trials and nine observational studies. J Clin Oncol 2005;23(34):8606-12

26. Rothwell PM, et al. Short-term effects of daily aspirin on cancer incidence, mortality, and non-vascular death: analysis of the time course of risks and benefits in 51 randomised controlled trials. Lancet 2012; 379(9826):1602-12.

27. Rennert G, et al. Use of bis-phosphonates and risk of postmenopausal breast cancer. J Clin Oncol 2010;8(22):3577-81.

28. Cardwell CR, et al. Exposure to oral bisphosphonates and risk of cancer. Int J Cancer 2012;131(5):E717-25.

15.6

Cirurgias Redutoras de Risco

■ **César Cabello dos Santos** ■ **Filomena Marino Carvalho** ■ **Cristiane Nimir**
■ **Luis Carlos Zeferino**

■ INTRODUÇÃO

As cirurgias redutoras de risco, assim como a quimioprevenção, são formas de prevenção primária do câncer de mama. A prevenção primária é o conjunto de medidas que busca evitar que a mulher venha a ter a doença.

O termo cirurgias "redutoras de riscos" é mais adequado do que "cirurgias profiláticas" porque, na prática, as técnicas reduzem muito o risco de contrair a doença, porém elas não são capazes de excluir totalmente o risco. Apesar disto, os dois termos ainda são utilizados.

A população candidata a estas medidas são mulheres com alto risco para o câncer de mama. Mais propriamente, aquelas com risco de síndromes hereditárias associadas aos cânceres de mama e ou ovário, como as portadoras de mutações deletérias nos genes BRCA1 e ou BRCA2,[1,2] lesões de alto risco na impossibildade de quimioprevenção.[3] bem como mulheres que foram submetidas à radioterapia em tórax antes dos 30 anos, para tratamento de doenças linfoproliferativas.[4] Da mesma forma que a quimioprevenção, as cirurgias redutoras de risco levam a intervenções que podem gerar complicações. As mulheres com risco habitual são candidatas à prevenção secundária que se fundamenta no rastreamento das assintomáticas. No caso de mulheres de alto risco, a rastreamento não se mostra efetivo na diminuição de morte por câncer de mama e ou ovário.

As três formas de cirurgias redutoras de risco são: Mastectomia Bilaterial Redutora de Risco (MBRR), realizadas em mulheres sadias; Mastectomia Contralateral Redutora de Risco (MCRR), realizadas em pacientes com câncer de mama unilateral; e Salpingooforectomia Bilateral Redutora de Risco (SOBRR) realizada em mulheres com (ou sem) câncer de mama.

■ MASTECTOMIAS BILATERAIS REDUTORAS DE RISCO (MBRR)

Os primeiros relatos de mastectomias "subcutâneas profiláticas" surgiram nos anos 1960.[5] Nesta época, o procedimento era indicado para diversas situações: dor mamária, mamas multinodulares, cancerofobia, carcinoma lobular *in situ*, antecedente familiar para câncer de mama, entre outras.[6] Desde então, surgiu um dos principais problemas desta intervenção; a padronização da técnica. A técnica cirúrgica mais realizada passou a ser a "mastectomia subcutânea" que orientava a preservação da pele, bem como do complexo aréolo-papilar,[7] Porém, a dimensão da radicalidade do procedimento permaneceu não padronizada desde então. A tentativa de usar como referência da dissecção anterior a fáscia superficial, não se mostrou adequada. Beer *et al.*, observaram que em de 50% dos casos não se encontra a fáscia, bem como pode existir tecido mamário além da fáscia.[8] Atualmente, a cirurgia conhecida como adenectomia ou adenomastectomia (*nipple sparing mastectomy*) é a preferencial para este procedimento. Preconiza-se, nesta cirugia, maior cuidado em termos de retirar o máximo de tecido possível, respeitando os limites da mama a ser retirada, bem como buscar espessuras de retalhos mais finos. A espessura de retalho anterior menor ou igual a 5 mm parece ser a mais adequada em termos de segurança oncológica (Figura 15.14 a 15.17).[9]

O primeiro estudo robusto que avaliou o impacto da MBRR na incidência do câncer de mama e da mortalidade pela doença foi o da Clínica Mayo de Hartmann *et al.*[10] Foi realizada uma coorte retrospectiva com 639 mulheres submetidas a mastectomias "profiláticas" comparadas a um grupo-controle de irmãs ou parentes mais próximos entre 1960 e 1993. Foram 214 mulheres de alto risco e 425 com risco moderado segundo os critérios dos pesquisadores. Em um seguimento médio de 14 anos houve diminuição de 90% dos casos de câncer de mama entre as mulheres submetidas **à** MBRR. Com relação **à** mortalidade por câncer de mama houve diminuição de 100% entre as de risco moderado e de 81% a 94% no grupo de alto risco. Nesta publicação inicial, as

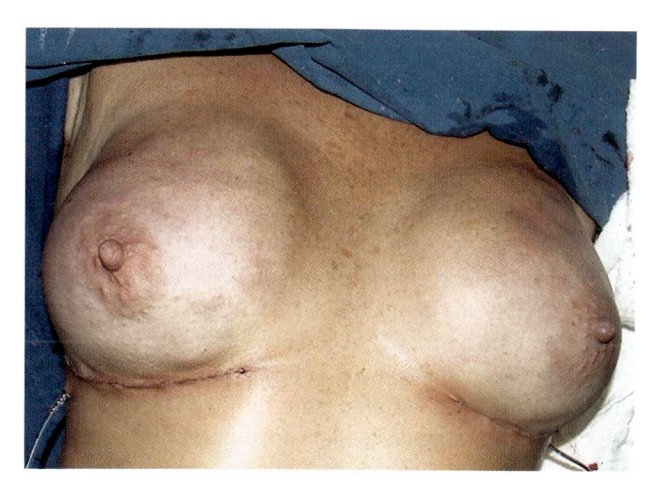

Figura 15.17 Adenectomia bilateral redutora de risco (MBRR) com incisão no sulco mamário. Reconstrução com prótese anatômica.

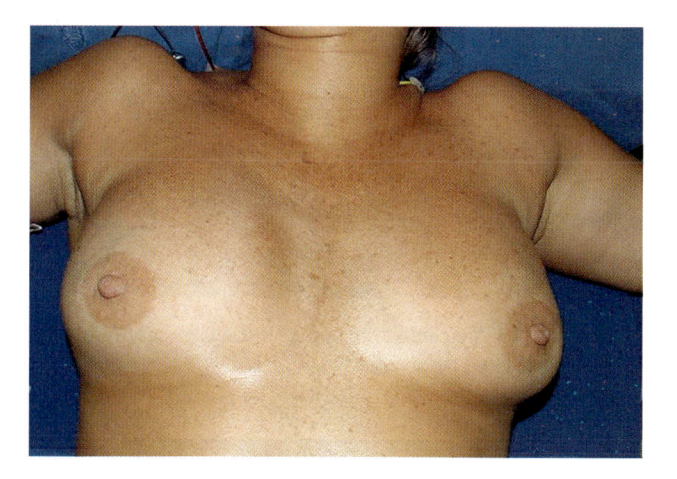

Figura 15.14 Mulher saudável com mutação deletéria em BRCA1.

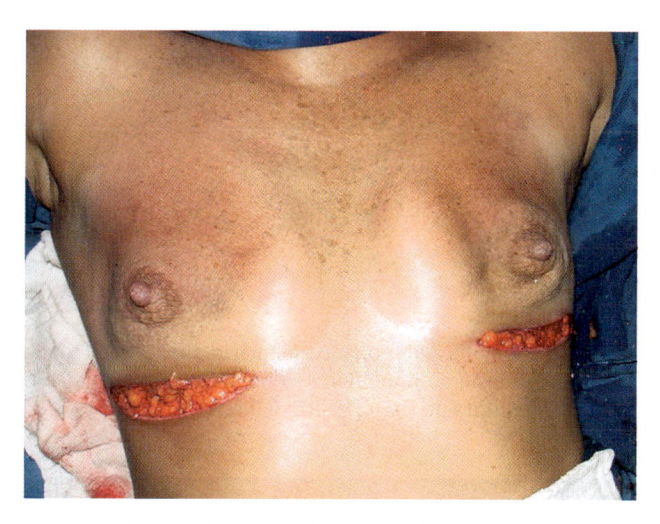

Figura 15.15 Adenectomia bilateral redutora de risco (MBRR) com incisão no sulco mamário.

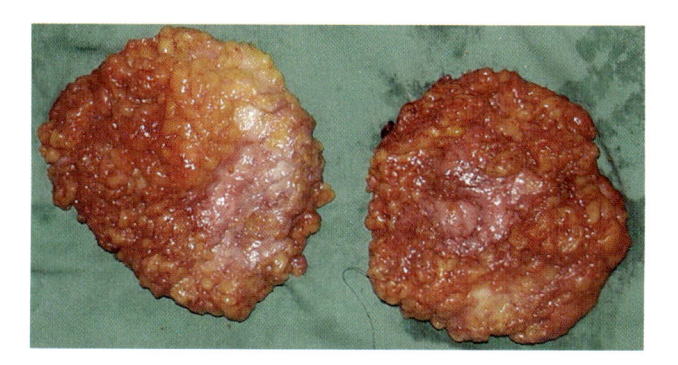

Figura 15.16 Espécimes de adenectomia bilateral (MBRR).

mulheres não foram avaliadas em relação **às** mutações deletérias em genes associados ao risco de câncer de mama como o BRCA1 e BRCA2. Estes genes foram descritos nos anos 1990 e 1994 [11,12]

A partir da descobertas destes genes foram publicados estudos que avaliaram o papel das MBRR, na população com mutação deles.

Os mais relevantes foram as publicações de Hejboer--Meijers *et al.*,[13] e Rebbeck *et al.*[14]

Os primeiros autores conduziram estudo prospectivo em 139 mulheres sadias com mutações deletérias (BRCA1 e BRCA2), 76 foram submetidas à MBRR e 63 permaneceram sob seguimento regular. Em seguimento de três anos, nenhum caso foi obeservado no grupo de mastectomias e 8 casos foram detectados no grupo de acompanhamento clínico.[13] No estudo de Rebbeck *et al.*, 483 mulheres com mutações deletérias no BRCA 1 e\ou BRCA 2, foram estudadas: 105 foram submetidas à MBRR e 370 a acompanhamento. Após um tempo médio de 6.4 anos, foram observados 2 casos de câncer de mama no grupo de MBRR (1,9%) e 105 no grupo de acompanhamento (48,7%).[14]

Em 2010, Lostumbo *et al.* realizaram uma revisão de artigos publicados até 2010 a respeito das MBRR. Foram mais de 7.000 mulheres estudadas e concluíram que esta modalidade de prevenção primária diminui o risco de câncer de mama e a mortalidade por esta doença de forma significativa, principalmente em mulheres de alto risco como as portadoras de mutações deletérias em BRCA1 e ou BRCA 2.[15]

Mais recentemente, em 2016, Li *et al.*, por meio de metanálise em 15 estudos, observaram também redução significativa de incidência e morte por câncer de mama em mulheres sadias portadoras de BRCA 1 e ou BRCA 2.[16]

Desta forma, apesar de não terem sido publicados ensaios clínicos referentes a este tema e a totalidade dos dados serem provenientes de avaliações retrospectivas, a MBRR em mulheres de risco muito elevado como as portadoras de mutações em BRCA deve ser considerada.

Sabemos que o câncer de mama hereditário não está ligado apenas aos genes BRCA 1 e BRCA2. Os dois juntos correspondem a cerca de 40% a 50% destes casos. Outros genes são descritos como o TP53 (síndrome de Li-Fraumeni), CHEK2, PTEN (síndrome de COWDEN), BARD1, PALB2 etc.[17] Estes genes podem apresentar diferentes penetrâncias. Como também podem condicionar diferentes fenótipos de agressividade tumoral. Portanto, a indicação de MBRR nestes casos deve ser personalizada.

Com relação à impressão das mulheres submetidas a esta cirurgia, Borgen et al.,[18] relatam que 95% delas se sentem satisfeitas e mais seguras, quando a técnica é bem indicada.

■ MASTECTOMIA CONTRALATERAL REDUTORA DE RISCO (MCRR)

A mastectomia contralateral redutora de risco é aquela realizada em pacientes que apresentam câncer em um dos lados e desejam a retirada da mama oposta saudável. Existem vários fatores associados a esta escolha por parte das pacientes, como idade jovem, antecedente familiar de câncer de mama, reconstrução mamária imediata, uso de ressonância magnética, cancerofobia etc.[19] (Figura 15.18 a 15.22)

Porém as pacientes que são realmente beneficiadas são as que apresentam alto risco para câncer de mama hereditário. Isto faz com que o risco do câncer na mama oposta seja maior que o convencional.[20]

Quando a MCRR é realizada na população geral de pacientes com câncer de mama, os dados não demonstram benefício em termos de prognóstico.

As séries mais antigas falharam em demonstrar benefício em termos de sobrevida global.[21,22]

Porém, Herrinton et al., estudando 1072 submetidas a MCRR e 367 controles, observaram diminuição significativa de doença contralateral, bem como diminuição de morte geral e específica por câncer de mama quando comparado ao grupo-controle.[23]

Após estes dado iniciais, outros estudos realizados em mulheres de alto risco para hereditariedade confirmaram a indicação da cirurgia contralateral.

Boughey et al. estudaram 385 pacientes submetidas a MCRR com alto risco familiar para câncer de mama, estadio I ou II, e compararam com 385 pacientes contro-

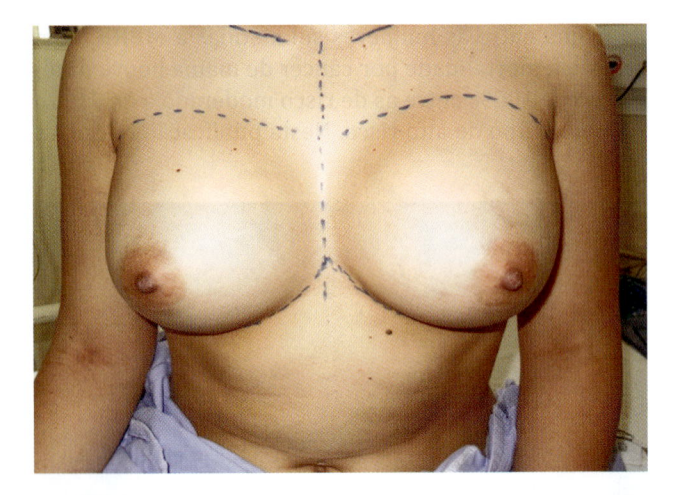

Figura 15.18 Paciente, 26 anos, BRCA1 +, carcinoma de mama esquerdo, Triplo negativo, EC = I.

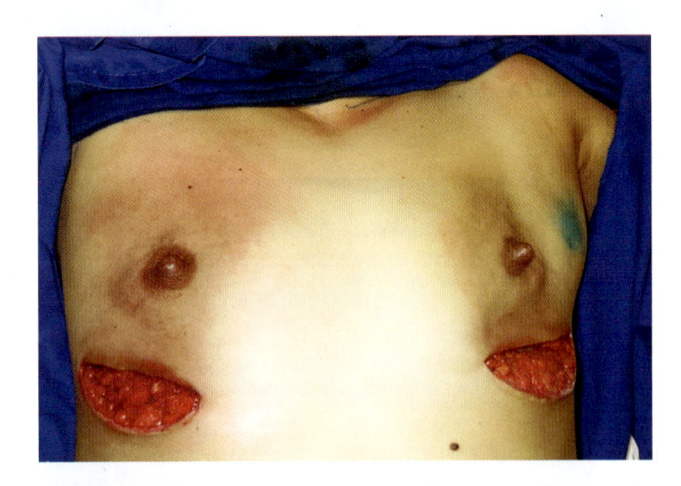

Figura 15.19 Incisão no sulco mamário para adenectomia esquerda, Biópsia do linfonodo sentinela e Mastectomia contralateral redutora de risco (MCRR) à direita.

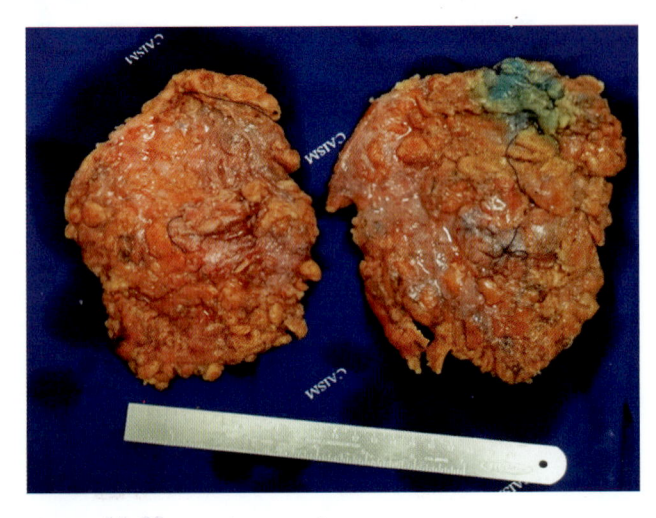

Figura 15.20 Espécime cirúrgico.

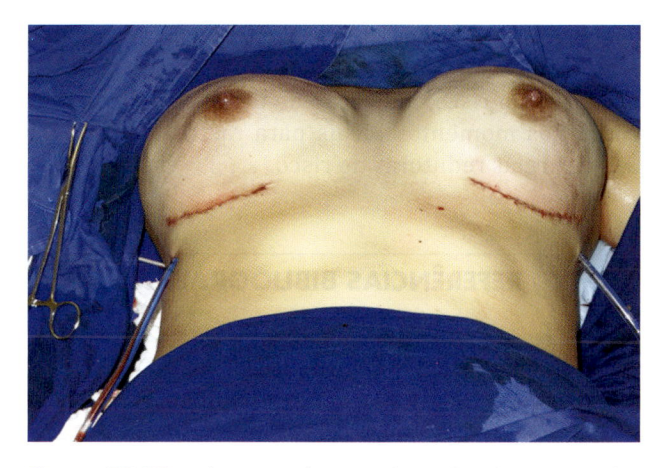

Figura 15.21 Pós-operatório imediato de adenectomia bilateral com cirurgia contralateral redutora de risco (MCRR).

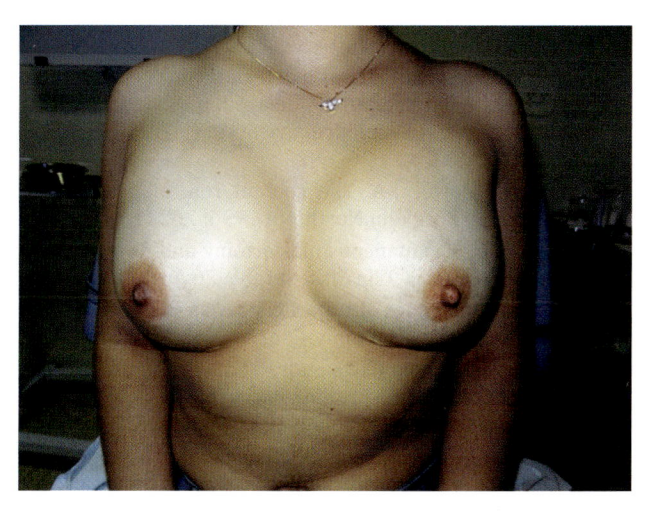

Figura 15.22 Pós-operatório de 24 meses de adenectomia bilateral com cirurgia contralateral redutora de risco (MCRR).

les. Foi observado aumento de sobrevida global e tempo livre de doença entre as pacientes submetidas a MCRR.[24.]

Metcalfe *et al.*, estudaram a MCRR em um grupo de 181 pacientes, estadio I ou II com mutações nos genes BRCA1 ou BRCA2, comparadas com um grupo-controle, também com mutações em BRCA 1 ou BRCA2. O seguimento médio foi de 14,3 anos. A MCRR associou-se a 48% de redução de mortalidade por câncer de mama. Este efeito passa ser signicativo após os primeiros dez anos do tratamento do câncer ipsilateral.[25]

Provavelmente, após os primeiros dez anos, a morte por câncer passa a ser mais associada a um novo tumor primário contralalateral do que por progressão sistêmica da doença ipsilateral.

De uma forma geral, a MCRR é muito bem aceita pelas pacientes quando bem indicada. Segundo Frost *et al.*,

cerca de 90% das mulheres sentem-se satisfeitas e fariam a cirurgia de novo.[26]

Apesar disto, é muito importante informar às pacientes que as mastectomias profiláticas, assim como todas as cirurgias, podem apresentar complicações como necrose de retalhos, perda parcial ou total do complexo aréolo papilar, bem como perda de implantes mamários.[27-29]

■ SALPINGO-OFORECTOMIA BILATERAL REDUTORA DE RISCO (SOBRR)

A SOBRR é uma modalidade de cirurgia redutora de risco que esta indicada fundamentalmente em mulheres com mutações deletérias germinativas em genes associados às Síndromes de Mama – Ovário. Os genes mais estudados são o BRCA1 e BRCA2.[11,12]

A penetrância média para o câncer de ovário destes genes é de 40% e 18% respectivamente.[1]

Apesar destas médias menores do que as observadas em relação ao câncer de mama (57% e 49%), o câncer de ovário é frequentemente diagnosticado em fase avançada pela ineficácia de rastreamento.[30]

A retirada dos ovários nesta populaçao deve ser sempre associada à retirada também das trompas uterinas, por isto o termo salpingo-oforectomia. Parte dos canceres de ovário de pacientes com mutações deletérias em BRCA tem origem nas trompas uterinas.[31] Inclusive existem evidências de que os tumores de alto grau originários nas trompas são de pior prognóstico.[32]

O valor da SOBRR em reduzir o câncer de ovário e a morte por câncer de ovário está bem estabelecida.

Domcek *et al.* estudando 666 mulheres portadoras de mutações deletérias em BRCA 1 e BRCA 2 em seguimento médio de 3.1 anos, observaram diminuição significativas de morte geral e por câncer de ovário-peritônio em mulheres submetidas a SOBRR.[33]

Em grande coorte multicêntrico com 2482 portadoras de mutações deletérias em BRCA 1 e BRCA 2, observaram 72% de incidência de câncer de ovário-peritônio em pacientes submetidas a SOBRR bem como 80% de mortalidade pela doença.[34]

Chama atenção que a técnica também esta associada a diminuição da incidência de câncer de mama, bem como morte específica também por esta doença. Observa-se 60% de diminuição de casos de câncer de mama e 90% de diminuição de morte pela doença em portadoras de mutação nos genes BRCA.[14,33,34.]

Provavelmente por isto a SOBRR tem sido a técnica preferencial para prevenção primária em mulheres de alto risco com mutação no genes BRCA 1 e BRCA2.[35]

Recentemente, tem-se confirmado o valor da SO-BRR em pacientes BRCA 1 e 2 mutadas com antecedente pessoal de câncer de mama. A extração de trompas e ovários diminuiu a morte geral por câncer de ovário e por câncer de mama específica. O maior impacto em relação a morte por câncer de mama foi associada aos tumores sem expressão para receptores de estrogênio.

Recomenda-se que o procedimento seja realizado o mais precoce possível nestas populações.[36,37]

Apesar dos benefícios contundentes e de ser a técnica preferencial em boa parte do mundo, a SOBRR pode apresentar complicações quando realizada em mulheres saudáveis na pré-menopausa. Pode desencadear ondas de calor e alterações na vida sexual. Rebbeck *et al.* no estudo PROSE, observou ser seguro o uso de períodos curtos de reposição hormonal em mulheres com mutações deletérias em BRCA1/2 após a SOBRR. Esta terapia baseada principalmente em reposição estrogênica não altera a proteção em relação ao câncer de mama.[38] Porém Finch *et al.*, obsevaram que os sintomas do climatério não são resolvidos totalmente com a terapia de reposição hormonal neste grupo de alto risco para câncer de mama e ovário.[39]

Por esta razão, tenta-se avaliar o papel da Fimbriectomia Bilateral como técnica substituta da SOBRR. Levando-se em conta o papel da porção final da trompa no câncer seroso de alto grau de ovários. No entanto, não existem evidências ainda para substituir a SOBRR por esta outra modalidade.[40]

Com relação a melhor idade para as pacientes serem submetidas a SOBRR, Kurian *et al.*, observaram que para que as mulheres tivessem proteção máxima em relação ao câncer de trompa-ovários, a idade ideal seria aos 40 anos.[41]

O National Comprehensive Cancer Network (NCCN), que agrupa recomedações dos mais importantes centros de câncer dos EUA, recomenda SOBRR nas portadoras de mutações deletérias em BRCA1 entre 35 e 40 anos e nas de BRCA 2 entre 40 e 45 anos.[42]

■ CONSIDERAÇÕES FINAIS

As cirurgias redutoras de risco são medidas de alta eficácia na prevenção primária do câncer de mama e ovário. As principais candidatas a estas técnicas são mulheres que apresentam alto risco para câncer de mama e/ou ovário. Neste grupo, as evidências são contundentes nas portadoras de mutações deletérias germinativas nos genes BRCA1 ou BRCA2. Nestes casos, as pacientes com antecedente de câncer de mama passam a ser também candidatas às cirurgias redutoras de risco. Os casos devem ser sempre particulari-zados. É muito importante a participação de equipes multidisciplinares para avaliar cada etapa, desde a avaliação do risco, indicação de testes genéticos bem como dos momentos ideais para rastreamento e ou das cirurgias redutoras de risco.

REFERÊNCIAS BIBLIOGRÁFICAS

1. Chen et al., Meta-analysis of BRCA1 and BRCA2 penetrance J. Clin Oncol, 25, 1329-133, 2007

2. Chung & Sachini, Nipple-sparing mastectomy: where are we now? Surg Oncology, 2008

3. Cooley et al., The role of chemoprevention in modifying the risk of breast cancer in women with atypical breast lesions. Brest Cancer Res Treat, 2012, 136:627-33.

4. Bruin et. al, Breast cancer risk in female survivors of Hodgkin's lymphoma: lower risk after smaller radiation volumes, J Clin Oncol, 2009, Sep 10;27(26):4239-46.

5. Freeman BS, Subcutaneous mastectomy for benign breast lesions with immediate or delayed prosthetic replacement Plastic and Reconstructive Surgery Transplant Bulletin, 30 (1962), pp. 676–682.

6. Lopez MJ, Porter KA. The current role of prophylactic mastectomy. Surg Clin North Am 1996; 76231-42.

7. Pennisi VR., Subcutaneous mastectomy and fibrocystic disease of the breast., Clin Plast Surg. 1976 Apr;3(2):205-16.

8. Beer et al., Incidence of superficial fascia and its relevance in skin sparing mastectomy, Cancer 2002, 94, 1619-25.

9. Torresan R, Cabello C, Okamora et al., Evaluation of residual glandular tissue in skin sparing mastectomy, Annals Of Surgical Oncology: 12(12): 1037-44,2006.

10. Hartmann et al., Efficacy of bilateral Prophylactic mastectomy in women with family history of breast cancer, NEJM, 1999, (2), (340), 77-84.

11. JM Hall, MK Lee, B Newman, JE Morrow, LA Anderson, B Huey, MC King, Linkage of early-onset familial breast cancer to chromosome 17q21, Science 21 Dec 1990: Vol. 250, Issue 4988, pp. 1684-1689.

12. Woster R et. al Localizationofa BreastCancerSusceptibility Gene, BRCA2, to Chromosome 13q12-13 Science Translational Medicine 265 (5181), 2088-2090.

13. Heijboer et al., Breast cancer after prophylactic bilateral mastectomy in women with BRCA1 or BRCA2 mutation, NEJM, 2001:345(3):154-164.

14. Rebbeck T et a;l., Bilateral prophylactic mastectomy reduce breast cancer in BRCA1 or BRCA2 carriers – The prose study, J. Clin Oncol: 2004,15,22(6)981-3.

15. Lostumbo L et al., Prophylactic mastectomy for the prevention of breast cancer, The Cochrane Library, 2010, issue 11.

16. Li X. et al. Effectiveness of prophylactic surgeries in BRCA1 or BRCA2 mutation carriers: a meta-analysis and systematic review , Clin Cancer Res. 2016 Mar 15.

17. Olopade F. et al., Advances in breast cancer: pathways to personalized medicine Clin Cancer Res, 2008, 14(24).

18. Borgen et al., Patient regrets after bilateral prophylactic mastectomy. Ann Surg Oncol, 1998, 5,7, 603-6.

19. Morrow M., Prophylactic mastectomy of the contralateral breast, Breast,S108-110, 2011.

20. Metcalfe K et. al., Contralateral Breast Cancer in BRCA1 and BRCA2 Mutation Carriers, J. Clin Oncol 22(12), 2004, 2329-35b.

21. Van Spruel et al., Risk reduction of contralateral breast cancer and survival after contralateral prophylactic mastectomy in BRCA1 or BRCA2 mutation carriers, Br. J. Cancer, 1998, 96(3), 287-92.

22. Peralta et al. Contralateral prophylactic mastectomy improves the outcome of selected patients undergoing mastectomy for breast cancer, Ann J. Surg, 2000: 180(6), 439-5.

23. Herrinton LJ et al., Efficacy of Prophylactic Mastectomy in women with unilateral breast cancer: A cancer research Network Project, JCO, (23):4275-86, 2005.

24. Boughey JC et al., Contralateral Prophylatic mastectomy is associated with a survival advantage in high-risk women with personal history of breast cancer, Ann Surg Oncol, 2010;(17):2702-9.

25. Metcalfe et al., Contralateral mastectomy and survival after breast cancer in carriers of BRCA1 and BRCA2 mutations: retrospective analysis, BMJ, 2014,(348), 266.

26. Frost M. et al., Contralateral Prophylactic Mastectomy: Long – term consistency of satisfaction and adverse effects and significance of informed decision-making, quality, and personality traits, Ann Surg Oncol, 2011, 18:3110-16.

27. Wagner et al., Prospective evaluation of the nipple-areola complex sparing mastectomy for risk reduction and early breast cancer, Ann Surg Oncol, 2012, 19(12); 377-84.

28. Alcantara filho et al. Nippkle sparing mastectomy for breast cancer and risk-reduction surgery: the Memorial Sloan-Kettering Cancer center experience. Ann. Surg Oncol 2011, 18(11); 3117-22.

29. Algithis et al, Nipple sparing mastectomy: can we predict the factors predisposing necrosis? EJSO 38 (2), 2012, 125-2.

30. Burke W, et al. Recommendations for follow up care of individuals with an inherited predisposition to cancer. II: BRCA1 and BRCA2. Cancer Genetics Studies Consortium. JAMA 1997; 277: 997–1003.

31. Diniz et al., Fallopian tube origin of supposed ovarian high-grade serous carcinomas, Clinics, 2011, 66(1), 73-6.

32. Anna Ivanova et al., Ovarian cancer survival by tumor dominance, a surrogate for site of origin, Cancer Causes Control. 2015 April; 26(4): 601–608.

33. Domcheck SM et al., Mortality after salpingo-oophorectomy in BRCA1 and BRCA2 mutation carriers: a prospective cohort study, Lancet Oncol, 2006(7), 223-29

34. Domcheck SM et al., association of Risk-Reducing Surgery in BRCA1 or BRCA2 Mutations carriers with cancer risk and mortality, JAMA 2010, 304(9), 376-75

35. Metcalfe K et al., International variation in rates of uptake of preventive options in BRCA1 and BRCA2 mutation carriers, Int J. Cancer 122,(9), 2017-22, 2008.

36. Metcalfe et al., Effect of oophorectomy on survival after breast cancer in BRCA1 and BRCA 2 mutation carriers, JAMA Oncology, 2015, (23), E2-E8.

37. Huzarsky T et.al, The impact of oophorectomy on survival after breast cancer in BRCA1-positive breast cancer patients, Breast Cancer Res Treat (2016), 156:371-78.

38. Rebbeck et al., Effect of short – term hormone replacement therapy on breast cancer risk reduction after bilateral prophylatic oophorectomy in BRCA1 and BRCA2 mutation carriers: The Prose Stidy Group, J Clin Oncol, 200523(31), 1, 7804-7810.

39. Finch A. et., al, The impact of prophylactic salpingo-oforectomy on menopausal symptoms and sexual funtion in women who carry BRCA mutation, Gynecologic Oncology (121), 2011, 163-8.

40. Leblanc E. et al., Radical Fimbriectomy: A reasonable temporary risk – reduction surgery for select women with germ line mutations of BRCA1 or BRCA 2 ? Rationale and preliminar development, Gynecology Oncology, 121, 2011, 472-76.

41. Kurian et al., Survival analysis of cancer risk reduced strategy for BRCA1/2 mutations carriers, J. Clin Oncol, 2010, 28(2), 22-31.

42. NCCN Guidelines Version 2.2016 BRCA-Related Breast and/or Ovarian Cancer Syndrome (www.nccn.org)

15.7

Estadiamento do Câncer de Mama

■ **Danielle Ramos Martin**

■ INTRODUÇÃO

A extensão do câncer no momento do diagnóstico é de fundamental importância para a previsão do prognóstico, definição do tratamento e determinação da chance de seu sucesso.

Sistemas de estadiamento do câncer codificam a extensão da doença, de maneira a melhor esclarecer os dados prognósticos para médicos e pacientes, e melhor normatizar critérios para ensaios clínicos.

O sistema de estadiamento mais amplamente empregado para o câncer de mama ao redor do mundo é o TNM (*Tumor-Node-Metastasis*/Tumor-Linfonodo-Metástases), organizado pelo *American Joint Commitee on Cancer* (AJCC).[1]

Este sistema leva em consideração:

1. Extensão do tumor primário (T);
2. Presença e número de linfonodos acometidos (N);
3. Presença de metástases à distância (M).

São incluídos quatro tipos de classificações: clínica, patológica, recorrente e autópsia.

Neste capítulo, serão abordadas as duas primeiras, de fundamental importância em nossa prática clínica.

Classificação clínica

É realizada a partir de:

- **Anamnese cuidadosa:** pesquisa de sinais e sintomas sobre a extensão local da doença, bem como acometimento de órgãos distantes (por exemplo, dores ósseas, tosse, dispneia, dor abdominal, ascite).
- **Exame clínico:** com avaliação das dimensões da lesão mamária, quando palpável (idealmente medida com paquímetro), acometimento ou não da pele e/ou parede torácica e das cadeias de drenagem linfática (axilar, mamária interna, supra e infraclaviculares).
- **Exames subsidiários:** mamografia bilateral, ultrassonografia de mamas e, eventualmente, ressonância magnética para dimensionamento das lesões não palpáveis, bem como pesquisa de lesões ocultas na mesma mama ou contralateral. A ultrassonografia é o método de escolha também para avaliação de linfonodos axilares clinicamente suspeitos.[2, 3]Pacientes com sintomas sugestivos de metástases em órgãos distantes, bem como em tumores localmente avançados (maiores de 5 cm e/ou com conglomerados de linfonodos axilares e/ou linfonodos supra ou infraclaviculares palpáveis), estão indicados a exames subsidiários para pesquisa/confirmação de metástases. Os exames subsidiários de escolha para esse diagnóstico são:

1. Tomografia de tórax;
2. Tomografia ou ressonância de abdome e pelve;
3. Cintilografia óssea;
4. Exames séricos: hemograma, fosfatase alcalina, exames de função hepática.

A partir da análise desses fatores, temos os dados para estadiamento clínico (Tabelas 15.17, 15.18 e 15.20)

O estadiamento patológico depende da avaliação anatomopatológica dos espécimes cirúrgicos da mama e axila (Tabelas 15.17, 15.19 e 15.20), seja a cirurgia o tratamento inicial ou efetuada após a quimioterapia neoadjuvante (neste caso, o estadiamento final é de fundamental importância para avaliação da resposta ao tratamento e consequente determinação do novo prognóstico).[4,5]

Observações

Símbolos importantes para a classificação	
c	Indica classificação clínica
p	Indica classificação patológica
y	Prefixo usado para indicar tratamento prévio (p. ex: quimioterapia neoadjuvante)
r	Prefixo usado para indicar recidiva tumoral
m	Usado em tumores multicêntricos
R	Indica presença de tumor residual após tratamento
sn	Usado quando o estadiamento axilar foi feito através de biópsia do linfonodo sentinela
i	Diagnóstico de metástase realizado por imuno-histoquímica
mol	Diagnóstico de metástase feito por métodos moleculares

■ AVALIAÇÃO DO TUMOR PRIMÁRIO

Os parâmetros para classificação clínica ou patológica são os mesmos.

Tabela 15.17	Tumor primário – avaliação clínica ou patológica.	
Tx	Tumor primário não pode ser mensurado	
T0	Não há evidência de tumor primário	
Tis	Carcinoma *in situ*	
	Tis (CDIS)	Carcinoma ductal *in situ*
	Tis (CLIS)	Carcinoma lobular *in situ*
	Tis (Paget's)	Doença de Paget do mamilo, NÃO associada a carcinoma invasor e/ou outro carcinoma *in situ* no parênquima subjacente
T1	Tumores $\leq$ 20 mm em sua maior dimensão	
	T1mic	Microinvasão $\leq$ 1 mm
	T1a	Tumor > 1 e $\leq$ 5 mm
	T1b	Tumor > 5 mm e $\leq$ 10 mm
	T1c	Tumor > 10 e $\leq$ 20 mm
T2	Tumor > 20 e $\leq$ 50 mm	
T3	Tumor > 50 mm	
T4	Tumor de qualquer tamanho com extensão direta para parede torácica ou pele.	
	T4a	Extensão para a parede torácica (não inclui músculos peitorais)
	T4b	Extensão para a pele (linfedema, ulceração ou nódulo satélite)
	T4c	Extensão para parede torácica e pele, simultaneamente
	T4d	Carcinoma inflamatório – diagnóstico clínico pela presença de hiperemia e edema cutâneos decorrentes da infiltração neoplásica dérmica que envolve 1/3 da mama ou mais

■ AVALIAÇÃO DAS METÁSTASES EM LINFONODOS REGIONAIS

A avaliação clínica se faz por meio do exame físico e exames de imagem, quando indicados.

Tabela 15.18	Linfonodos regionais – avaliação clínica.
Nx	Linfonodos regionais não podem ser avaliados
N0	Ausência de metástases em linfonodos
N1	Metástase em linfonodo axilar homolateral, móvel, no nível axilar I ou II de Berg
N2	Metástase em linfonodos axilares homolaterais clinicamente fixos ou confluentes no nível axilar I ou II de Berg ou acometimento dos linfonodos da cadeia mamária interna
	N2a Metástases em linfonodos de níveis I e/ou II, fixos, ou confluentes
	N2b Metástases diagnosticadas em exames de imagem em linfonodo(s) da cadeia mamária interna ipsilateral(is), sem acometimento de linfonodos axilares
N3	Metástases em linfonodo(s) infraclavicular(es) homolateral(is) ou em linfonodo(s) de cadeia mamária interna associada ao acometimento axilar ou em linfonodo(s) supraclavicular(es)
	N3a Metástases em linfonodo(s) infraclavicular homolateral
	N3b Metástase em linfonodo(s) de cadeia mamária interna associada a acometimento axilar
	N3c Metástase em linfonodo(s) supraclavicular(es)

O acometimento patológico dos linfonodos regionais é classificado de acordo com a extensão da doença:

- **Células tumorais isoladas (CTI):** acometimento linfonodal de até 0,2 mm ou até 200 células identificadas por coloração de hematoxilina-eosina (H&E), imuno-histoquímica (IHQ) ou métodos moleculares, como a reação em cadeia da polimerase-transcriptase reversa (RT-PCR).
- **Micrometástase:** acometimento linfonodal maior que 0,2 mm, mas inferior ou igual a 2 mm ou com mais de 200 células;
- **Macrometástases:** acometimento linfonodal > 2 mm.

Tabela 15.19	Linfonodos regionais – avaliação patológica.
pNx	Linfonodos regionais não podem ser avaliados
pN0	Ausência de metástase detectada pela histologia
	pN0 (i-) Ausência de metástase detectada pela histologia e imuno-histoquímica negativa
	pN0 (i+) Metástase em linfonodo medindo até 0,2 mm, detectadas por H&E ou IHQ
	pN0 (mol-) Ausência de metástase detectada pela histologia e RT-PCR negativa
	pN0 (mol+) Ausência de metástase detectada pela histologia ou IHQ e RT-PCR positiva
pN1	Metástase em 1 a 3 linfonodos axilares e/ou em linfonodos da cadeia mamária interna detectada pela biópsia de linfonodos sentinela, na ausência de doença clínica
	pN1mi Micrometástase
	pN1a Metástase em 1 a 3 linfonodos axilares
	pN1b Metástase em linfonodo(s) da cadeia mamária interna detectada pela biópsia de linfonodos sentinela, na ausência de doença clínica
	pN1c Metástase em 1 a 3 linfonodos axilares E em linfonodos da cadeia mamária interna detectada pela biópsia de linfonodos sentinela, na ausência de doença clínica
pN2	Metástase em 4 a 9 linfonodos axilares OU acometimento da cadeia mamária interna clinicamente aparente
	pN2a Metástase em 4 a 9 linfonodos axilares
	pN2b Acometimento da cadeia mamária interna clinicamente aparente, na ausência de acometimento axilar
pN3	Metástase em 10 ou mais linfonodos axilares; em linfonodos infra ou supraclaviculares; acometimento da cadeia mamária interna concomitante a linfonodos axilares
	pN3a Metástase em 10 ou mais linfonodos axilares ou em linfonodos infraclaviculares
	pN3b Metástase clínica em cadeia mamária interna homolateral e pelo menos, 1 linfonodo axilar acometido ou metástase microscópica em cadeia mamária interna homolateral diagnosticada em biópsia de linfonodo sentinela e 4 ou mais linfonodos axilares acometidos
	pN3c Metástases em linfonodo(s) supraclavicular(es) homolateral(is)
	pN3c Metástase em linfonodo(s) supraclavicular(es)

■ AVALIAÇÃO DAS METÁSTASES A DISTÂNCIA

Tabela 15.20   Metástases a distância.

Mx	Metástase a distância não pode ser avaliada
M0	Ausência de evidência clínica ou radiológica de metástase a distância
	cM0 (i+) Ausência de evidência clínica ou radiológica de metástase a distância, mas depósitos moleculares ou células tumorais circulantes são detectados incidentalmente no sangue periférico, medula óssea ou linfonodo não regional de até 0,2 mm
M1	Presença de metástase à distância detectada clinicamente ou em exame de imagem > 0,2 mm

■ GRUPOS PROGNÓSTICOS

A partir da avaliação de T, N e M (clínico e/ou patológico) é determinado o estadio do câncer de mama (Tabela 15.21).

Tabela 15.21   Grupos prognósticos.

Estadio	T	N	M
0	Tis	N0	
IA	T1	N0	
IB	T0	N0	
	T1	N1mi	
IIA	T0	N1	
	T1	N1	
	T2	N0	
IIB	T2	N1	M0
	T3	N0	
IIIA	T3	N1	
	T0	N2	
	T1		
	T2		
	T3		
IIIB	T4	Qualquer N	
IIIC	Qualquer T	N3	
IV	Qualquer T	Qualquer N	M1

As categorias de estadiamento representam importante fator prognóstico e relacionam-se com a sobrevida do paciente. Segundo dados publicados pela *American Cancer Society* (ACS), obtidos através dos dados do SEER – *National Cancer Institute's*, temos a Tabela 15.22:[6]

Tabela 15.22   Prognóstico associado ao estadiamento clínico.

Estadiamento	Sobrevida global em 5 anos
EC 0	100%
EC I	100%
EC II	93%
EC III	72%
EC IV	22%

■ COMENTÁRIO DOS EDITORES

O *American Joit Committee* publicou a 8ª edição do Manual de Estadio Clínico para o câncer de mama em 2017 e recomendou que este novo sistema de classificação fosse adotado a partir de 01 de Janeiro de 2018. O Comitê incorporou avanços laboratoriais e de pesquisa translacional ao clássico estadio anatômico. Parâmetros anatômicos, positividade para receptores de estrogênio, HER-2 e o grau nuclear, associado, quando possível, à pesquisa de painel multigênico para prognóstico (Oncotype-Dx®, Mammaprint®, PAM50®, EndoPredict® e Breast Cancer Index®) compõem a atual classificação. Essas novas informações permitem determinar o Bioescore (varia de 0 a 7) e correlacionar diretamente com a sobrevida específica para câncer de mama em 5 anos (Tabela 15.23). A classificação completa pode ser obtida neste link: https://goo.gl/61isml[7]

Tabela 15.23

Bioscore	Sobrevida específica em 5 anos (%)
0	100,0
1	99,4
2	99,2
3	97,2
4	94,2
5	92,0
6	77,3
7	33,3

Fonte: Coorte (n = 3.327); The University of Texas MD Anderson Cancer Center.

■ CONSIDERAÇÕES FINAIS

O estadiamento adequado do câncer de mama é de fundamental importância para determinação do prognóstico, instituição de tratamento adequado e padronização para realização de pesquisas e ensaios clínicos. A análise deve ser feita de maneira cuidadosa, utilizando todos os dados clínicos e patológicos disponíveis.

REFERÊNCIAS BIBLIOGRÁFICAS

1. Edge SB, et al. AJCC Cancer Staging Manual. 7th Ed. New York: Springer; 2010.

2. van Rijk O, et al. Ultrasonography and fine-needle aspiration cytology can spare breast cancer patients unnecessary sentinel lymph node biopsy. Ann Surg Oncol 2006;13(1):31-4.

3. Boughey J, et al. Cost modeling of preoperative axillary ultrasound and fine-needle aspiration to guide surgery for invasive breast cancer. Ann Surg Oncol 2010;17(4):953-8.

4. Chaturvedi S, et al. Patterns of local and distant disease relapse in patients with breast cancer treated with primary chemotherapy: do patients with a complete pathological response differ from those with residual tumour in the breast? Breast Cancer Res Treat 2005;93(2): 151-8.

5. Kuerer HM, et al. Clinical course of breast cancer patients with complete pathologic primary tumor and axillary lymph node response to doxorubicin-based neoadjuvant chemotherapy. J Clin Oncol 1999;17(2):460-9.

6. American Cancer society. Disponivel em: www.cancer.org. [Atualizado em 22 de fevereiro de 2016]

7. CA Cancer J Clin. 2017 Mar 14. doi: 10.3322/caac.21393. [Epub ahead of print] Breast Cancer-Major changes in the American Joint Committee on Cancer eighth edition cancer staging manual. Giuliano AE, Connolly JL, Edge SB, Mittendorf EA, Rugo HS, Solin LJ, Weaver DL, Winchester DJ, Hortobagyi GN.

15.8
Tratamentos

15.8.1 Cirurgia Mamária

15.8.1.1 Radical

■ **Silvio Eduardo Bromberg** ■ **Danielle Ramos Martin**

■ HISTÓRICO

A era moderna da cirurgia de mama se inicia nos anos de 1890, com Halsted e Meyer, que introduzem as técnicas de **Mastectomia Radical**.

Em 1894, William Stewat Halsted e Willy Meyer publicam suas experiências com a mastectomia radical no Johns Hopkins Hospital, e em Nova Iorque, respectivamente. Esses relatos mostraram maiores taxas de cura e importante redução das recidivas locais e regionais, instituindo a Mastectomia Radical como tratamento-padrão para o câncer de mama.[1]

Tais autores acreditavam que a disseminação do câncer ocorria apenas por contiguidade – daí a grande ênfase para a abordagem ampla e SEMPRE em monoblo-co – e que a disseminação hematológica ou, sobretudo, linfática ocorreria apenas tardiamente.[2,3]

A técnica da Mastectomia Radical, também chamada de mastectomia à Halsted (Figura 15.23), compreende a retirada em bloco único da mama com a pele suprajacente, dos músculos peitorais maior e menor, linfonodos e gordura axilares, linfonodos infraclaviculares.

A remoção dos músculos peitorais deve acontecer rotineiramente, a fim de retirar os vasos linfáticos que transpõem o peitoral maior e drenam para os linfonodos de Rotter. Além disso, a retirada dos músculos peitorais permitia a abordagem axilar completa.

Tal excisão ampla é realizada por meio de incisão verticalizada/circular na mama, como se pode observar na Figura 15.24.

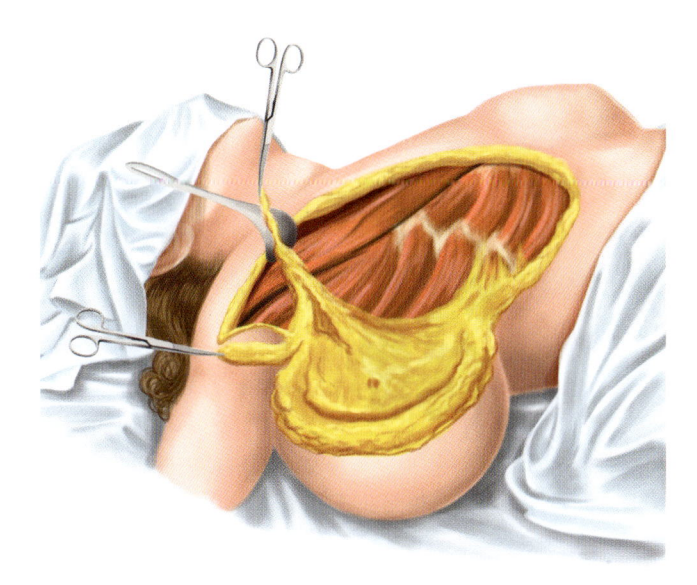

Figura 15.23 Técnica de mastectomia à Halsted.

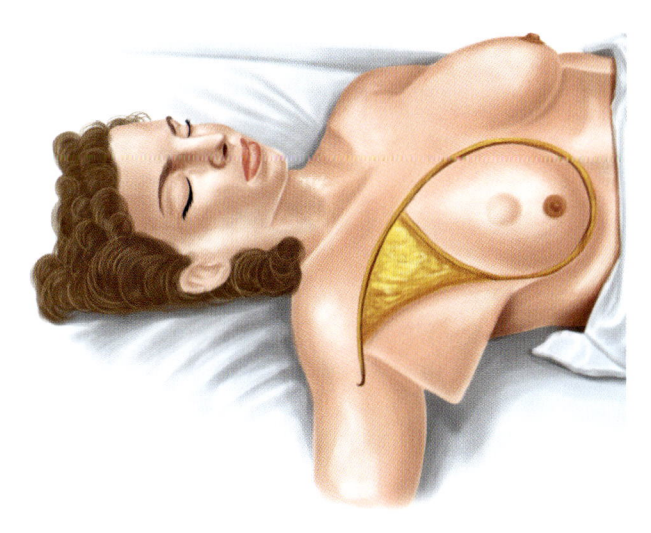

Figura 15.24 Incisão verticalizada/circular da técnica de Halsted.

Apesar de todas as pacientes operadas nessa primeira experiência, descrita em 1894, apresentarem um ou mais linfonodos acometidos, Halsted obteve em três anos taxas de recidiva local de 3% e regional de 20%, e nenhum caso de mortalidade perioperatória, resultados muito superiores aos observados à época.

Entretanto, a grande extensão da abordagem e suas consequentes lesões foram importantes causas de morbidade: dificuldade de cicatrização (realizada por segunda intenção), linfedema, restrição de movimento do membro superior ipsilateral e dor crônica impactam fortemente as pacientes submetidas a tal técnica.

Ainda com a preocupação do controle local do câncer de mama e acreditando ser a linfática a principal via de disseminação da doença, alguns cirurgiões propuseram abordagem ainda maior, **a mastectomia radical estendida**,[1] que compreendia, além dos limites da mastectomia radical, a ressecção dos linfonodos da cadeia mamária interna.

Um dos defensores da técnica foi Jerome A. Urban que, em 1963, mesmo após o início das pesquisas para o tratamento sistêmico e radioterapia adjuvantes para o câncer de mama, publica sua experiência com a mastectomia radical estendida em 475 pacientes no Memorial Hospital em Nova Iorque.[4] Urban propõe a exérese em monobloco das mesmas estruturas removidas na mastectomia radical, mas agora retira também os linfonodos da cadeia mamária interna, juntamente com a pleura parietal e a porção óssea da região da cadeia mamária interna (Figura 15.25).

O procedimento foi praticado sobretudo para pacientes com tumores nas porções mediais ou centrais da mama, em que a taxa de acometimentos dos linfonodos da cadeia mamária interna seria maior.

Os autores encontraram taxa de 33% de acometimento da cadeia mamária interna (sendo que 7,6% apresentavam acometimento apenas dos linfonodos da cadeia mamária interna e não dos linfonodos axilares), destes, a sobrevida em cinco anos foi de cerca de 44%, e em dez anos de 33%.

Apesar da maior agressividade da cirurgia, os autores referiram taxas de mortalidade pericirurgia, morbidade pós-operatória e taxas de recidiva semelhantes às descritas na mastectomia radical.[4]

Seguindo outros preceitos de disseminação linfática, alguns cirurgiões buscaram otimizar os resultados cirúrgicos por outras formas de abordagem, com melhor morbidade. Entre estes estão Patey e Dyson[5], que publicaram em 1948 sua técnica, que envolvia a retirada de maior área de pele (a qual se acreditava conter mais vasos linfáticos com células tumorais) e poupava o músculo peitoral maior, já que a fáscia retromamária seria praticamente destituída de vasos linfáticos, de acordo com o descrito por Gray[6] em 1939. O músculo peitoral maior era apenas afastado para ressecção do músculo peitoral menor e abordagem axilar completa.

Esses autores seguiram, entre 1930 e 1943, 85 pacientes operadas de câncer no Middlesex Hospital. Destas, 45 foram submetidas à mastectomia radical e 40 à mastectomia radical com preservação do músculo peitoral maior.

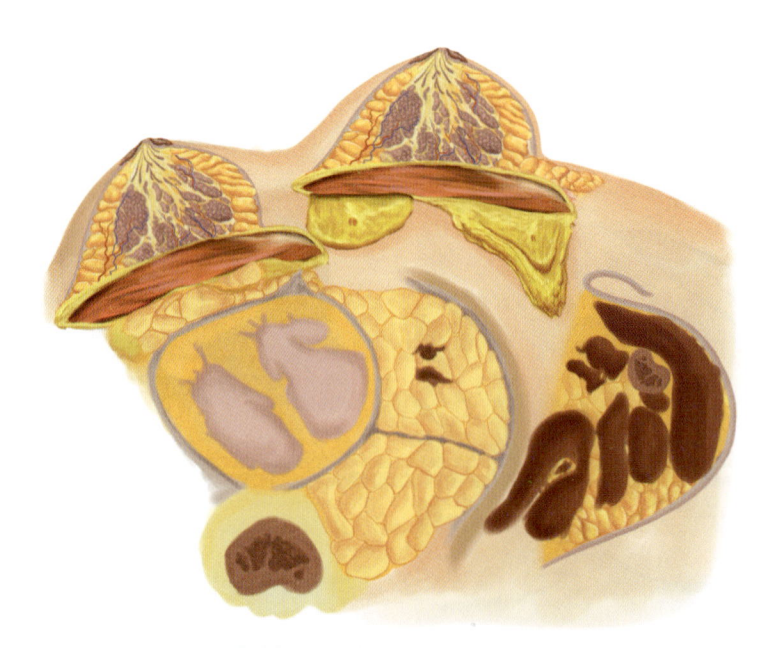

Figura 15.25 Mastectomia radical estendida (cirurgia de Urban).

Os resultados da comparação entre os dois grupos mostraram taxas semelhantes de sobrevida e recidiva, de maneira que os autores concluíram que a retirada do músculo peitoral maior não trazia benefícios para o controle da doença, além de aumentar a morbidade cirúrgica e piorar o resultado estético.

Seguindo a tendência de realizar a cirurgia menos agressiva possível, e com resultados equivalentes, Madden e Aunchicloss publicaram seus trabalhos nos quais descrevem técnicas que mantêm os dois músculos peitorais.

Em 1972, Madden descreveu sua experiência em dez anos da **mastectomia radical modificada** em 94 pacientes. A técnica descrita por esse autor preserva ambos os músculos peitorais, mas prevê o esvaziamento axilar completo, em todos os seus níveis. As taxas de sobrevida aos cinco e dez anos são semelhantes às obtidas com a mastectomia radical, de forma que a exérese dos músculos peitorais não deveria mais ser realizada de rotina.[7]

Aunchicloss, em 1970, descreveu sua técnica modificada, na qual, a partir de incisão elíptica transversa, promove a remoção da mama, com preservação dos músculos peitorais e dos linfonodos do ápice da axila. O autor demonstrou taxas de sobrevida semelhantes às observadas com a mastectomia radical, mas com melhor resultado estético e menor morbidade, propondo, assim, que essa cirurgia deveria ser adotada como o novo tratamento-padrão para o câncer.[1,8]

Estado atual da arte

A partir da década de 1970, Fischer[9] e Veronesi[10] publicaram suas experiências comparando cirurgia conservadora (com a ressecção apenas da área acometida pelo tumor), seguida de radioterapia com a mastectomia radical. Seus resultados mostravam taxas de sobrevida semelhantes nos dois tratamentos, comprovando que o câncer de mama é uma doença sistêmica, e que o tratamento local estendido não traz benefício, além de aumentar a morbidade. Desta forma, a mastectomia radical passou a ter sua indicação restrita, o que resultou em importante impacto na qualidade de vida das pacientes.

Com tais observações, as indicações atuais para a cirurgia radical da mama tornaram-se mais restritas. Veja o Quadro 15.1.

Ainda que a cirurgia radical seja necessária, técnicas de mastectomia com incisões e abordagens que melhorem o resultado estético final e reduzam a morbidade têm sido amplamente discutidas e utilizadas a fim de garantir tratamento oncológico adequado, juntamente com a satisfação das pacientes.

Quadro 15.1 Indicações atuais de mastectomia.
Tumores localmente avançados
Tumores multicêntricos
Relação tumor/mama desfavorável
Contraindicação absoluta ou relativa à radioterapia
Falta de acesso à radioterapia
Mutação genética de alto risco para câncer de mama
Recorrência local após cirurgia conservadora com radioterapia adjuvante
Desejo da paciente

■ CONCEITOS TÉCNICOS

O conceito de mastectomia diz respeito à remoção completa da glândula, tendo como limites anatômicos:

- **cranial:** segundo espaço intercostal;
- **caudal:** inserção do músculo reto abdominal;
- **medial:** borda esternal;
- **lateral:** borda do músculo grande dorsal;
- **profundo:** fáscia do músculo peitoral maior.

A retirada da pele e placa areolopapilar (PAP) varia de acordo com a indicação de cada tipo de mastectomia.

- **Mastectomia simples ou total:** envolve a remoção completa da glândula, acompanhada da pele sobrejacente e da PAP.

As incisões mais frequentemente utilizadas são as de Stewart (convencional ou modificada – mais oblíqua), que retiram fuso de pele ao redor da PAP[11] (Figura 15.26).

O retalho dermocutâneo a ser confeccionado com a pele restante (permitindo fechamento primário sempre que possível) deve conter o tecido subcutâneo e sua vasculatura a fim de garantir segurança oncológica e, ao mesmo tempo, reduzir a chance de necrose do retalho. A espessura ideal convencionada é de 5 mm, mas a técnica costuma ser bastante variável, de acordo com a preferência e experiência do cirurgião.[12]

- **Mastectomia poupadora de pele:** tal técnica é normalmente escolhida quando não há qualquer acometimento cutâneo, mas a PAP precisa ser removida e se planeja reconstrução mamária imediata.

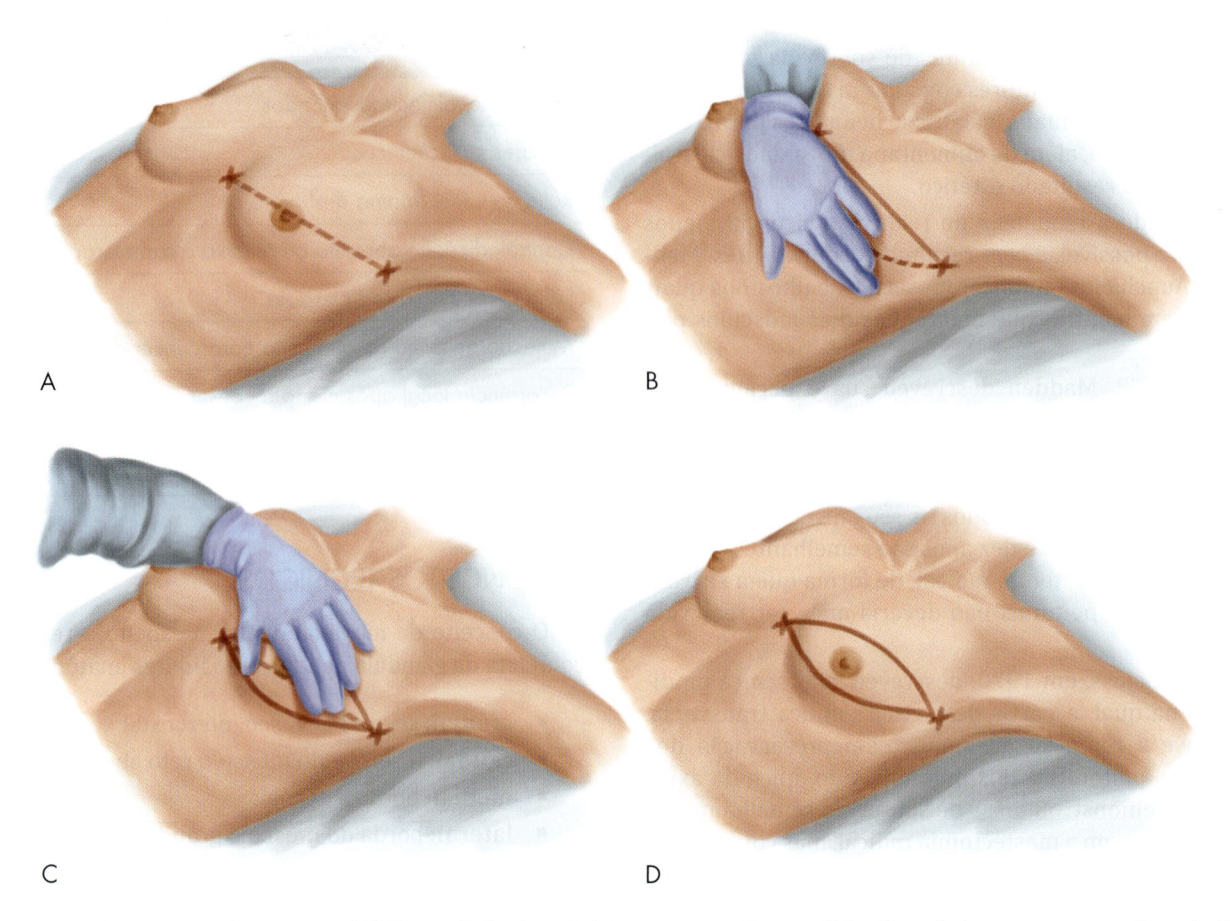

Figura 15.26 Incisão de Stewart. **(A)** Traçar linha imaginária entre porções medial e lateral da mama, passando pela PAP. **(B)** dobrar a pele da porção superior da mama até a linha, marcando o excesso de pele a ser retirado. **(C)** realizar a mesma manobra com a porção inferior da mama. **(D)** o fuso de pele a ser retirado tem como limite superior e inferior os pontos da dobra da pele que atingiram a linha imaginária.

A técnica preconizada segue os mesmos preceitos da mastectomia total quanto aos limites da ressecção e espessura do retalho dermocutâneo. A incisão depende da experiência do cirurgião, das características anatômicas da mama, e do tipo de reconstrução que será empregado (Figura 15.27).[13]

- **Mastectomia poupadora de pele e mamilo (adenectomia ou adenomastectomia):** assim como a mastectomia poupadora de pele, tal técnica é empregada visando melhor resultado estético e em casos com reconstrução imediata (em quase sua totalidade). Suas indicações são semelhantes às da mastectomia poupadora de pele, mas são necessárias algumas condições que permitam sua realização: os tumores devem estar fora do quadrante central, devem estar distantes da PAP em mais de 2 cm, exames de imagem não devem evidenciar alterações próximas ao mamilo, paciente não deve apresentar história e/ou exame clínico com fluxo papilar suspeito.

É fundamental a análise patológica intraoperatória da região retroareolar para que se confirme a ausência de neoplasia nessa região, reduzindo sobremaneira a taxa de reabordagem, com importante prejuízo estético e aumento da morbidade.

As incisões também podem ser diversas, variando de acordo com o perfil de biótipo da paciente, preferência/experiência do cirurgião e tipo de reconstrução.

As incisões mais utilizadas são as periareolares, com ou sem extensão radiada (Figuras 15.28A e 15.28D); radiadas (Figura 15.6B); em sulco inframamário (Figura 15.28C); transareolares (Figura 15.28D).[14]

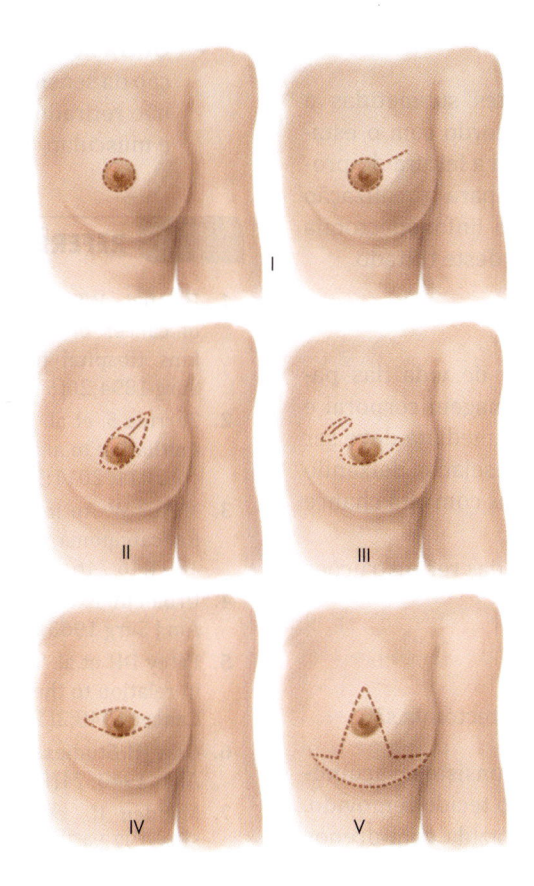

Figura 15.27 Tipos de incisões de mastectomia poupadora de pele. **(I)** periareolar e em raquete de tênis. **(II)** elíptica periareolar, que incorpore cicatrizes de biópsias. **(III)** elíptica periareolar com incisão independente para cicatriz prévia. **(IV)** periareolar elíptica. **(V)** padrão de mamoplastia.

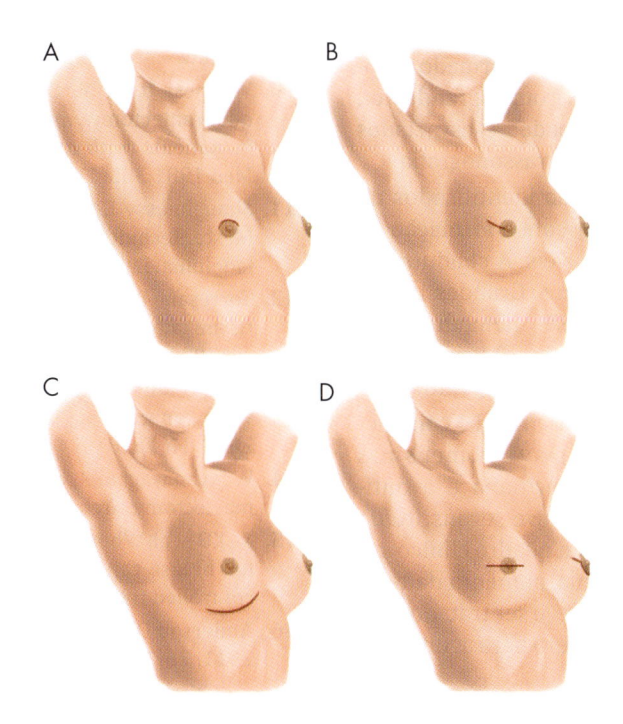

Figura 15.28 Incisões para mastectomuia poupadora de pele e mamilo.

ABORDAGEM AXILAR

A abordagem axilar nas pacientes submetidas à mastectomia tem sua indicação de acordo com o estadiamento e as condições técnicas para a leitura do procedimento. As indicações adequadas para a realização de biópsia de linfonodo sentinela ou linfonodectomia axilar serão discutidas em outro item deste tratado.

RECONSTRUÇÃO MAMÁRIA

Visando a melhora da qualidade de vida das pacientes, em função da melhoria da imagem corporal e autoestima, a reconstrução mamária imediata deve ser realizada sempre que possível e desejada, deixando para o segundo tempo apenas os casos com alta chance de recidiva ou outra contraindicação.

As possíveis técnicas e indicações das reconstruções serão discutidas em capítulo à parte.

COMPLICAÇÕES

As principais complicações da mastectomia são:

- **Seroma:** é a mais frequente e consiste no acúmulo de líquido seroso no local do tecido removido. Sua ocorrência é bastante reduzida com drenos tubulares a vácuo, posicionados no intraoperatório, vigiando ferida mamária e axilar (em casos de linfonodectomia).[15]

  Os drenos são retirados normalmente 7 a 14 dias após a cirurgia, de acordo com o débito diário da secreção. Ainda assim, pode ser formado seroma, com volumes variáveis. Seromas grandes ou dolorosos podem ser puncionados e esvaziados guiados pela palpação ou por ultrassonografia.

- **Hematoma:** sangramentos não identificados no ato operatório podem cursar com a formação de hematomas de volumes variáveis. A conduta depende da extensão dos mesmos. Grandes hematomas com ou sem repercussão hemodinâmica devem ser submetidos à reexploração cirúrgica a fim de se identificar o foco de sangramento.

- **Infecção:** em se tratando de cirurgia considerada limpa, as infecções são pouco comuns nas pacientes submetidas à mastectomia e a antibioticoterapia profilática não deve ser instituída rotineiramente.[16] Paciente com quadro clínico sugestivo de infecção (hiperemia, aumento da temperatura local, dor ou febre) deve ser tratado com antibioticoterapia com cobertura para agentes de infecção cutânea.

- **Outras complicações:** necrose do retalho, redução da sensibilidade da pele e do mamilo (quando não retirado), dor crônica, disfunção neurológica e muscular.

REFERÊNCIAS BIBLIOGRÁFICAS

1. Halsted, WS. The results of operations for the cure of cancer of the breast performed at the Johns Hopkins Hospital from June 1889 to January 1894. Ann Surg 1894;20(5):497-555.
2. Zurrida S, et al. The changing face of mastectomy (from mutilation to aid to breast reconstruction). Int J Surg Oncol 2011; 2011:980158.
3. Meyer W. An improved method of the radical operation for carcinoma of the breast. New York Medical Record 1894;46:746.
4. Urban JA. Extended radical mastectomy for breast cancer. Am J Surg 1963;106:399-404.
5. Patey DH et al. The prognosis of carcinoma of the breast in relation to the type of the mastectomy performed. Br J Cancer 1948;2(1):7-13.
6. Gray JH. Studies of the regeneration of lymphatic vessels. J Anat 1940; 74(Pt 3):309-35.
7. Madden JL, et al. Modified radical mastectomy. Ann Surg 1972;175(5):624-34.
8. Auchincloss H. Modified radical mastectomy: why not? Am J Surg 1970;119(5):506-9.
9. Fisher B. Biological and clinical considerations regarding the use of surgery and chemotherapy in the treatment of primary breast cancer. Cancer 1977;40(1 Suppl):574-87. Review.
10. Veronesi U, et al. Comparing radical mastectomy with quadrantectomy, axillary dissection, and radiotherapy in patients with small cancers of the breast. N Engl J Med 1981;305(1):6-11.
11. Shaughnessy EA. Simple mastectomy. In: Bland KI, et al. Master techniques in general surgery: breast surgery. Philadelphia: Lippincott Williams & Wilkins; 2011.
12. Torresan RZ, et al. Evaluation of residual glandular tissue after skin-sparing mastectomies. Ann Surg Oncol 2005;12(12):1037-44.
13. Boyero ME, et al. Skin sparing mastectomy: an alternative to conventional mastectomy in breast cancer. Cir Esp 2008;84(4):181-6.
14. Wijayanayagam A, et al. Optimizing the total skin sparing mastectomy. Arch Surg 2008;143(1):38-41.
15. Xe XD et al. Whethet drainage should be used after surgery for breast cancer? A systematic review of randomized controlled trials. Med Oncol 2011;28(Suppl 1):S22-30.
16. Anderson DJ. Surgical site Infections. Infect Dis Clin N Am 2011; 25(1): 135-53.

15.8.1.2 Cirurgia Mamária Conservadora

■ Marcus Nascimento Borges

■ INTRODUÇÃO

O tratamento cirúrgico é importante etapa do tratamento da maioria dos casos de câncer de mama e, durante várias décadas, as cirurgias radicais, em especial a técnica de Halsted, representaram o manejo mais arrojado e eficaz tendo sido, em sua era, grande avanço na abordagem oncológica dos tumores e um marco na história recente do seu tratamento.

As cirurgias radicais, embora reconhecidamente eficientes à luz dos conhecimentos da época, começaram a ser questionadas na década de 1960 no sentido de se buscar novas técnicas menos agressivas, porém, mantendo a eficiência e a segurança. Algumas condições propiciaram a busca da evolução do tratamento cirúrgico, em especial, o novo entendimento da história natural da doença evidenciando sua disseminação sistêmica mais precoce, avanços que permitiam diagnósticos mais precoces com possibilidade de tratar tumores menores, o perfil de pacientes melhor informadas, programas de triagem populacional e uma evolução nas técnicas de pesquisa clínica mais atentas a processos de seleção, com amostras randomizadas e grupos-controle.

■ EVOLUÇÃO PARA CIRURGIAS CONSERVADORAS

Um dos primeiros estudos foi iniciado no Instituto de Milão, em 1973, comparando dois grupos de mulheres, com idade menor que 70 anos, com diagnóstico de câncer de até dois centímetros de diâmetro. As pacientes foram, de forma randomizada, divididas em dois grupos: em um grupo era realizada mastectomia radical de Halsted (n = 349) e, em outro, as pacientes eram submetidas à cirurgia conservadora de quadrantectomia (N = 352), que consiste na retirada da região do tumor com margens cirúrgicas de tecido parenquimatoso livre de doença, incluindo a pele correspondente ao quadrante comprometido e à fáscia muscular, linfonodectomia axilar completa ipsilateral, seguida de radioterapia, conduta conhecida como QUART. Os resultados definitivos do estudo foram publicados em 1986, evidenciando que o índice de recidiva local foi semelhante nos dois grupos, respectivamente 7% e 9%.[1] Concluiu-se que o tratamento com cirurgia conservadora, neste caso, pode substituir a mastectomia radical, já que a sobrevida livre de doença e a sobrevida global em longo prazo nos dois grupos, também não se mostraram diferentes.

Outro estudo randomizado foi realizado no Instituto Gustave-Roussy, entre 1972 e 1979. Pacientes com menos de 70 anos de idade, com tumores de mama malignos, eram submetidas à excisão local e, nos casos de tumores de até dois centímetros, elas eram submetidas à mastectomia radical modificada, com preservação dos músculos peitorais (N = 91) ou tumorectomia, que consiste em exérese da lesão com margem de dois centímetros de tecido parenquimatoso normal (N = 88); em todos os casos era efetuada a ressecção de pelo menos sete linfonodos axilares ipsilaterais (nível um de Berg).[2] Quando havia comprometimento de algum linfonodo, a linfonodectomia axilar completa era feita. Nos casos selecionados para cirurgia conservadora se realizava, posteriormente, o tratamento complementar com radioterapia. Os resultados do estudo, após 10 anos de seguimento, não evidenciaram diferenças entre os dois grupos, quanto a recidiva do tumor, locorregional e/ou à distância (risco relativo 1 e 0,9, respectivamente), ou sobrevida das pacientes nos dois grupos, risco relativo 1 e 0,8.[3] Em 1976, iniciou-se outro importante estudo pelo *National Surgical Adjuvant Breast and Bowel Project* (NSABP). Neste caso, as pacientes com tumores de até quatro centímetros (estadios clínicos I e II da UICC – *Union International Contre le Cancer*)[4] foram, de forma randomizada, divididas em três grupos para tratamento com: mastectomia total, setorectomia e setorectomia seguida de radioterapia. A setorectomia consistia na exérese do tumor com margem de tecido glandular normal adjacente, avaliada por estudo histopatológico. Em todos os casos, foi realizada a linfonodectomia axilar e, nos casos com comprometimento dos linfonodos axilares, a paciente submetia-se à quimioterapia adjuvante. A maioria, 95%, das recidivas na mama ipsilateral ao tumor ocorreram nos primeiros cinco anos após a cirurgia conservadora. As recidivas se relacionaram com maior frequência aos casos com tumores primários maiores ou iguais a dois centímetros de diâmetro, graus nucleares e histológicos mais elevados e extenso comprometimento linfonodal.[5] Após oito anos de seguimento, comparando-se os resultados nos dois grupos de cirurgia conservadora com e sem radioterapia complementar, observou-se que a sobrevida livre de doença foi 5% maior no grupo que recebeu radioterapia (p = 0,01). Entretanto, a análise de sobrevida livre de doença à distância e sobrevida global não revelou diferença entre os dois grupos, respectivamente p = 0,2 e p = 0,3. Uma análise geral indicou que nas pacientes que se submeteram à mastectomia com linfonodos axilares negativos (n = 366), a sobrevida global foi de 78,7% e nas pacientes com linfonodos positivos (n = 224), foi de 59,9%. No grupo de enfermas submetidas à cirurgia conservadora e radioterapia complementar com linfonodos negativos (n = 399), a sobrevida global foi de 82,9% e nos casos com linfonodos axilares comprometidos (n = 230), foi de 68,3%. Já o grupo de pacientes submetidas à cirurgia conservadora que não se expressaram à radioterapia complementar e sem comprometimento dos linfonodos axilares (n = 392), a sobrevida global foi de 76,6%, e nas pacientes com linfonodos positivos (n = 244), foi de 60,3%, não havendo diferença estatística significativa entre os grupos.[5] Dessa forma, evidenciou-se que a cirurgia conservadora foi segura no manejo do tratamento dos carcinomas de mama.

A cirurgia conservadora seguida de radioterapia no tratamento deste câncer, a partir desses estudos, passaram a ser avaliadas também por outros serviços como, por exemplo, o Centro de Câncer M. D. Anderson da Universidade do Texas, que reproduzindo os mesmos resultados, evidenciaram segurança e eficácia do método.[6] A partir de então, no tratamento do câncer, as cirurgias conservadoras passaram a integrar as alternativas dos tratamentos padrões.

As técnicas de cirurgia conservadora recomendadas para neoplasias malignas são: setorectomia e a quadrantectomia.

■ OPÇÃO POR TÉCNICAS CONSERVADORAS: SELEÇÃO DE CASOS

Um dos grandes desafios passou a ser a definição dos critérios de elegibilidade dos casos que realmente poderiam se beneficiar da cirurgia conservadora. É evidente que cada serviço protocola seus próprios critérios de acordo com a população assistida, recursos humanos, de estrutura e infraestrutura, assim como o acesso e/ou disponibilidade de um serviço especializado de radioterapia e oncologia clínica, além da possibilidade de controle clínico posterior.

No planejamento da cirurgia, como tratamento primário das neoplasias malignas, deve-se considerar o estadiamento clínico, T N M, de cada caso. De maneira geral são elegíveis para cirurgias conservadoras aquelas pacientes com estadio I ou II, porém, quanto ao tamanho da lesão deve-se considerar, também, a relação

do volume tumor/mama, a presença de outros focos de lesão naquela mama (multicentricidade tumoral), possibilidade de obter um resultado estético final satisfatório (Figura 15.29) e a avaliação da mama contralateral.

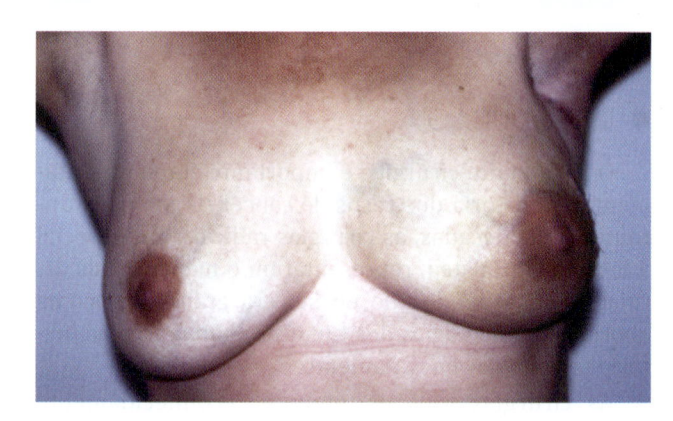

Figura 15.29 Paciente de 42 anos, com história de setorectomia e linfonodectomia axilar.

Algumas situações, por outro lado, não são adequadas para execução de cirurgias conservadoras como axila ipsilateral ao tumor clinicamente muito comprometida, tumores localmente avançados (comprometimento de pele, comprometimento de parede torácica, carcinomas inflamatórios), neoplasias malignas da mama em homens, doenças do colágeno pela restrição ao tratamento radioterápico complementar ou quaisquer outras situações em que não haja segurança em se realizar a cirurgia com margens tumorais de parênquima livres, em acordo com os preceitos oncológicos de uma cirurgia eficaz e segura.

A avaliação clínica, prévia à cirurgia, deve ser criteriosa e minuciosa, no sentido de avaliar a presença de outras doenças que possam influenciar a decisão da cirurgia e anestesia, além da análise da neoplasia em si e seu estadiamento clínico. Com relação à análise da neoplasia, o exame físico e os métodos de imagem são fundamentais para o planejamento de uma cirurgia conservadora. Embora a mamografia e o ultrassom sejam os mais usuais, no caso de uma avaliação da extensão da neoplasia e/ou sua multifocalidade ou multicentricidade, a ressonância magnética (RM) se mostra sensível para estas finalidades.[7-9] Portanto, na avaliação prévia à cirurgia conservadora é muito pertinente e, se possível, deve-se realizar a RNM.

■ EVOLUÇÃO TÉCNICA DA CONDUTA CONSERVADORA: BUSCANDO MELHORES RESULTADOS

Com a difusão e padronização do tratamento das neoplasias malignas da mama com cirurgias conservadoras, logo se percebeu que os resultados estéticos na mama com tumor e na contralateral, em alguns casos, eram muito pouco satisfatórios. Ao mesmo tempo em que as cirurgias conservadoras, com incisões radiadas nas quadrantectomias (Figura 15.30) e arciformes nas tumorectomias e setorectomias (Figura 15.31) representavam grande avanço terapêutico, havia preocupação em se obter melhores resultados cosméticos, quando se aliava os rigores oncológicos com técnicas de cirurgia plástica. Foram desenvolvidas técnicas específicas para o tratamento cirúrgico das neoplasias, denominadas mamoplastias oncológicas, com objetivo de se obter um resultado cirúrgico estético final mais favorável.

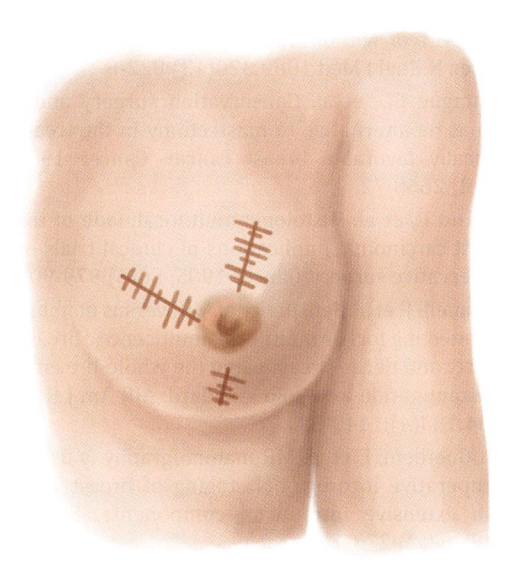

Figura 15.30 Incisões radiadas.

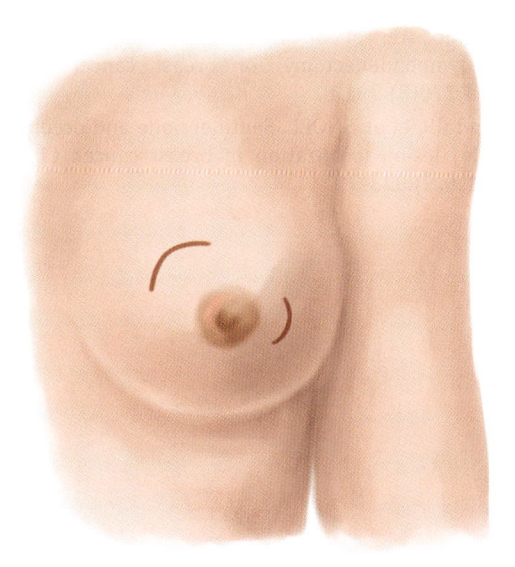

Figura 15.31 Incisões arciformes.

Vários fatores são considerados para definir a melhor técnica de mamoplastia oncológica para se atingir o melhor resultado final, em especial, o tamanho do tumor, a relação volume do tumor e o da mama, bilateralidade, localização, ptose das mamas, simetria, desejo e expectativa da paciente. É sempre importante considerar que, nos casos de tratamento cirúrgico conservador, a radioterapia é um tratamento complementar e por gerar processos inflamatórios locais, fibrose e possíveis retrações, pode haver interferência no resultado cosmético final.

As técnicas reparadoras, de reconstrução e de simetrização das mamas trazem muitos benefícios à paciente do ponto de vista psíquico, emocional e físico, atenuando perdas e estigmas referentes ao diagnóstico e ao tratamento, o que favorece a adesão e a motivação às demais fases do tratamento. Deve-se, porém, bem esclarecer a paciente que a opção por técnicas de cirurgia oncoplástica (que serão abordadas em outras seções deste livro) e seus resultados satisfatórios de cosmese, não influenciam no prognóstico da doença, ou seja, na sobrevida livre de doença e/ou sobrevida global.

A abordagem axilar no tratamento cirúrgico dos carcinomas de mama é outro fator essencial a ser discutido. Classicamente, a avaliação dos linfonodos da axila ipsilateral à mama comprometida representa uma informação importante relativa à extensão do tumor, seu estadiamento e prognóstico, sendo essencial no planejamento das futuras etapas terapêuticas.

A dissecção completa dos linfonodos axilares, por décadas, foi parte inerente ao tratamento cirúrgico do câncer. Esta situação mudou a partir do conceito do linfonodo sentinela. Os linfonodos axilares são dispostos anatomicamente em cadeia, de modo que a disseminação linfática das células neoplásicas deve seguir uma sequência anatômica que indica haver maior probabilidade do(s) primeiro(s) linfonodo(s) da cadeia, denominado(s) linfonodo(s) sentinela(s), ser(em) contaminado(s). Com base neste conhecimento, no século passado, tratamentos cirúrgicos em outras áreas da oncologia utilizavam esta técnica; desta forma, quando se avalia(m) o(s) linfonodo(s) sentinela(s) e este(s) está(ão) livre(s) de neoplasia, se considera que os demais linfonodos da cadeia também estão sem doença, portanto, não sendo necessário ressecá-los.

Na mastologia, esta técnica foi descrita em 1993[10] utilizando radioisótopo marcado com Tecnécio 99 e gama probe; em 1994,[11] empregou-se corante azul para a detecção. A ressecção do linfonodo sentinela axilar deve ser seguida de biópsia de congelação, orientando o cirurgião quanto à extensão da cirurgia. Se o linfonodo se mostrar livre de neoplasia não se recomenda a retirada dos demais linfonodos da cadeia, caso contrário, a linfonodectomia axilar é realizada. As cirurgias axilares e do linfonodo axilar são temas abordados em outras seções deste livro, porém, a citação desta evolução é importante, pois representa importante etapa no avanço do tratamento resultando em menos trauma local, menor morbidade cirúrgica e melhores resultados cosméticos.

Com a maior facilidade de diagnóstico precoce devido a melhoria nas técnicas de exames de imagem, programas de rastreamento e maior esclarecimento da população, as cirurgias de neoplasias não palpáveis são cada vez mais comuns. Conciliando as técnicas de marcação de lesão não palpável com a detecção do linfonodo sentinela, desenvolveu-se a técnica de SNOLL (*Sentinal Node and Occult Lesion Localization*), que permite, pela marcação da lesão e do linfonodo sentinela, a detecção de uma lesão não palpável e do linfonodo sentinela no mesmo procedimento cirúrgico.[12]

■ CÂNCER DE MAMA: TRATAMENTO EM EVOLUÇÃO

Analisando a história do tratamento das neoplasias malignas de mama, é evidente a busca de técnicas mais refinadas de cirurgia, com menor morbidade e trauma. A importância do conhecimento da história natural do câncer e dos aspectos biomoleculares das células neoplásicas possibilita que haja avanços contínuos nos tratamentos cirúrgico, radioterápico e clínicos (quimioterapia e hormonoterapia), e que estes conhecimentos e avanços possam representar um norte, com base em evidências científicas, para alcançarmos mais eficácia contra este tipo de câncer. Atualmente, a decisão pela técnica do tratamento cirúrgico deve considerar a opção menos agressiva, sempre que possível, com técnicas de cirurgia conservadora associadas a técnicas de mamoplastia oncoplástica, assegurando resultados progressivamente melhores dos pontos de vista oncológico e estético.

REFERÊNCIAS BIBLIOGRÁFICAS

1. Veronese U, et al. Comparison of Halsted mastectomy with quadrantectomy, axillary dissection, and radiotherapy in early breast câncer: long-term results. Eur J Cancer Clin Oncol 1986;22(9):1085-9.

2. Berg JW. The significance of axillary node levels in the study of breast cancer. Cancer 1955;8(4):776-8.

3. Sarrazin D, et al. Conservative treatment versus mastectomy in breast cancer tumors with macroscopic diameter of 20 millimeters or less. Cancer 1984;53(5):1209-13.

4. Hamer MH, editor. TNM Classification des tumeurs malignes. 3ème ed. Genève: Collège Français; 1979. p. 47.

5. Fisher B, et al. Eigth-year results of the NSABP randomized clinical trial comparing total mastectomy and lumpectomy with or without radiation in the treatmentof breast cancer. N Engl J Med 1989;320(13):822-8.

6. Montague ED, et al. Conservation surgery and irradiation as na alternative to mastectomy in the treatment of clinically favorable breast cancer. Cancer 1984;54(11 Suppl):2668-72.

7. Holland R, et al. Histologic multifocalidade of tiis, T 1-2 breast carcinoma. Implications of clinical trials of breast conservative surgery. Cancer 1985; 56(5):979-90.

8. Sardanelli F, et al. Sensitivy of MRI versus mammography for detecting foci or multifocal, multicentric breast câncer in fatty and dense breast using the whole-breast pathologic examination as a gold standard. AJR Am J Roentgenol 2004;183(4):1149-53.

9. Van Goethem, E et al. MR mammography is useful in the preoperative locoregional staging of breast carcinomas with extensive intraductal componente. Eur J Radiol 2007; 62(2):273-7.

10. Krag DN, et al. Surgical resection and radiolocalisation of the sentinela node in breast câncer using a gama probe. Surg Oncol 1993; 2(6):335-9.

11. Giuliano AE, et al. Lymphatic mapping and sentinel lymphadenectomy for breast cancer. Ann Surg 1994;220(3):391-8.

12. Thind CR, et al. SNOLL. Sentinel node and occult (impalpable) lesion localization in breast cancer. Clin Radiol 2011;6(9):833-9.

15.8.2 Cirurgia Axilar

15.8.2.1 Linfonodectomia Axilar

■ **Juarez Antônio de Sousa** ■ **Paulo Roberto Pirozzi** ■ **Rosangela Tiengo Marino**

■ HISTÓRICO

O tratamento cirúrgico axilar foi baseado nos princípios de Halsted,[1] ou seja, o tumor tinha disseminação da mama para os linfonodos e, daí, para os órgãos distantes; portanto, ressecava-se todo conteúdo axilar.

Mesmo após a década de 1980, com o advento da cirurgia conservadora proposta por Veronesi e Fisher, pouco se modificou no que tange à abordagem da axila.

Fisher, com seu TRIAL NSABP *B-04*,[2] conseguiu demonstrar que omitir a linfonodectomia axilar não alterava a sobrevida global (Figura 15.32).

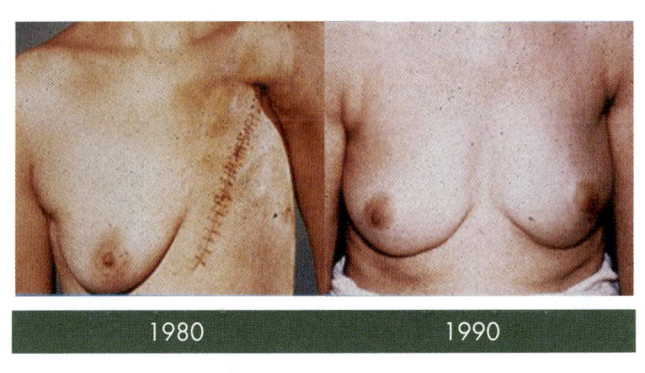

Figura 15.32 Evolução da cirurgia da mama (Umberto Veronesi).

Em 1994, Giuliano et al. demonstraram que a biópsia do linfonodo sentinela axilar era capaz de predizer com acurácia adequada o *status* axilar, utilizando como corante azul patente V.

Em 1995, Veronesi publicou o primeiro estudo randomizado que comparava a linfonodectomia axilar com a biópsia do linfonodo sentinela, demonstrando igual acurácia, eficácia e menor morbidade.[3]

Biópsia do linfonodo sentinela (BLS)

O linfonodo sentinela axilar é o primeiro linfonodo que recebe a drenagem linfática da mama (Figuras 15.33 e 15.34).

Segundo Krag *et al.*, no estudo NSABP B-32,[4] houve taxa de falso-negativo de 9,6% para um linfonodo retirado.

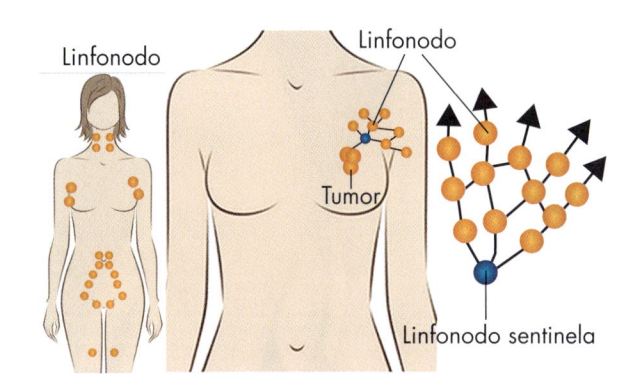

Figura 15.33 Linfonodo sentinela axilar é o primeiro linfonodo que recebe a drenagem linfática da mama.

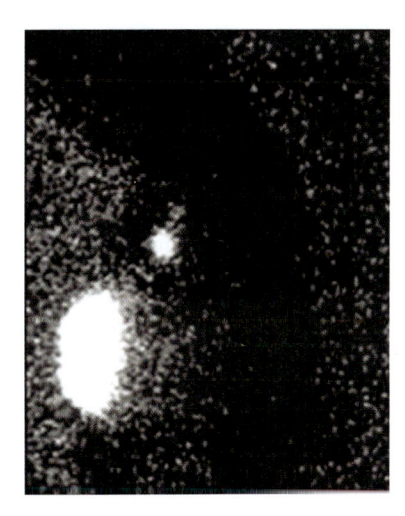

Figura 15.34 Linfonodo sentinela identificado pelo radiotraçador.

A taxa de falso-negativo da biópsia do linfonodo sentinela é em torno de 10% e inversamente proporcional à quantidade de linfonodos ressecados, sendo de aproximadamente 15% com um linfonodo e de 1% quando três são ressecados.

Diversos estudos demonstraram recorrência axilar após BLS comparável a linfonodectomia, como Smidt *et al.*,[5] avaliando metanálise de 13 estudos com 3.184 pacientes e recorrência local de 0,25% em 21 meses.

Ainda, o linfedema constitui uma das principais sequelas do tratamento axilar.

O estudo ACOZOG Z0011[6] demonstrou que a biópsia do linfonodo sentinela apresenta menos complicações pós-operatórias em relação à dissecção axilar; os valores são de 25% e 70% respectivamente. A principal complicação da dissecção axilar é o linfedema, cuja incidência é de 25% nesta técnica e de 2% a 7% na BLS[2] (Figura 15.35).

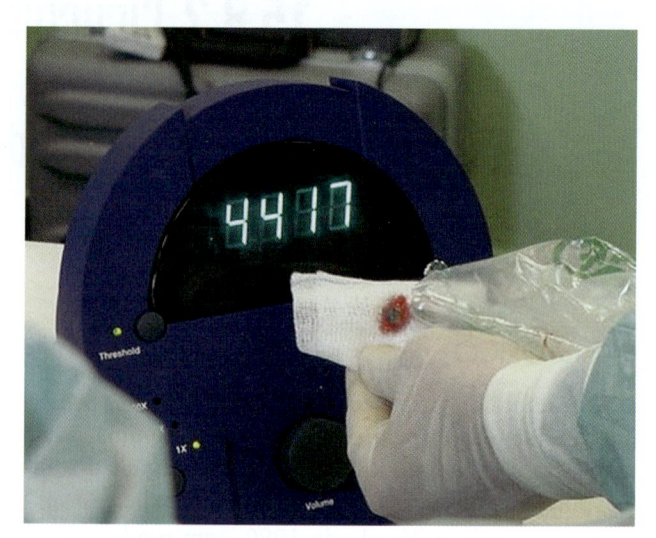

Figura 15.36 Linfonodo sentinela identificado pelo radiotraçador.

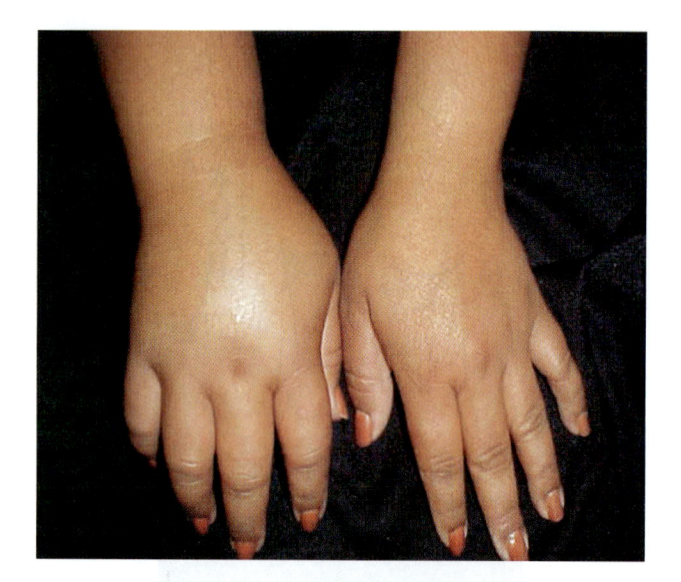

Figura 15.35 Linfedema de membro superior direito.

A BLS (Figuras 15.36 e 15.37) hoje está indicada em todas as situações em que a axila encontra-se clinicamente negativa, restando muito poucas contraindicações absolutas, como câncer de mama inflamatório e comprometimento axilar confirmado pela citologia ou histologia.

Havia muita dúvida em relação a uma nova biópsia de linfonodo sentinela após cirurgia prévia. Kotari *et al.*, em 2012, publicaram revisão sistemática de seis estudos de 327 casos com taxa de identificação do linfonodo de 86% e verificaram que não houve recorrência axilar em um seguimento de 46 meses, mostrando que existem muitos estudos que demonstram segurança; portanto, é viável a indicação do LS em casos selecionados.

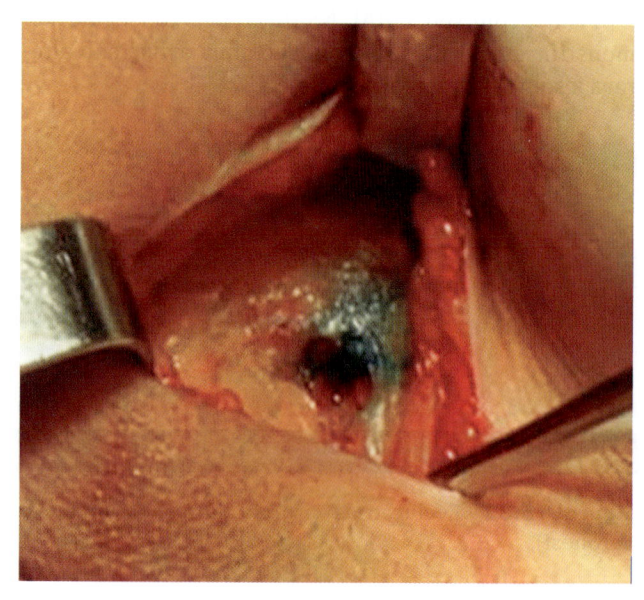

Figura 15.37 Linfonodo sentinela identificado pelo corante azul patente V.

Principais estudos sobre a BLS

ACOSOG Z0011

Foi publicado em 2010 nos Estados Unidos, por Giuliano *et al.* Foram avaliadas 388 pacientes submetidas à linfonodectomia axilar níveis 1 e 2 com ao menos 10 linfonodos ressecados, bem como 425 pacientes submetidas à BLS. As pacientes deveriam ser estadiadas como T0 ou T1 e N0, M0, e submetidas à cirurgia conservadora para serem incluídas. Nesse estudo, o tempo de seguimento foi de 6,3 anos, e os resultados não demonstraram diferenças tanto na recorrência locorregional como na sobrevida global nas pacientes com até dois linfonodos positivos.

A taxa de recorrência após cinco anos foi de 0,9% no grupo BLS.

As principais críticas a esse estudo foram: não se atingiu o N desejado e o grupo BLS apresentou um viés de seleção por causa de características tumorais "favoráveis".

Como conclusão, o estudo demonstra que a linfonodectomia axilar pode ser omitida com segurança nesses casos.[2]

NSABP – B32

Publicado em 2010,[7] com pacientes estadiadas como T1-T2, N0, submetidas a quadrantectomia ou mastectomia, com BLS realizada pela dupla técnica (azul patente e radiofármaco). Foram randomizadas 3.986 pacientes em dois grupos: BLS seguida de dissecção axilar e BLS sem dissecção axilar quando há LS negativo e com dissecção axilar quando há LS positivo. Demonstrou-se equivalência em recorrência local, sobrevida livre de doença e sobrevida global, concluindo que existe segurança na omissão da linfonodectomia axilar quando a BLS é negativa.[7]

AMAROS Trial

Estudo europeu publicado em 2014.[8] Teve os critérios de inclusão como o Z0011, porém incluiu pacientes submetidas à mastectomia. Nas pacientes com BLS positiva, comparou-se a linfonodectomia axilar e a radioterapia axilar (LFNA × RT). Os grupos randomizados eram homogêneos, com fatores prognósticos semelhantes.

A radioterapia axilar, quando empregada, era realizada nos níveis I, II, III e fossa supraclavicular.

O estudo obteve como resultado menor taxa de linfedema nas pacientes submetidas à radioterapia, porém com maior restrição de movimento de ombro.[3]

IBCSG 23 – 01

Estudo publicado por Galimberti *et al.*,[9] avaliou pacientes T1-T2, N0 e incluiu também a presença de micrometástases na BLS. Totalizou um N de 934 pacientes e comparou a BLS com a linfonodectomia axilar. Nesse estudo, a maioria dos tumores foi estadiada como T1 e possuíam receptores estrogênicos positivos, portanto, a maioria dos doentes não recebeu radioterapia adjuvante.

O estudo demonstrou não haver diferenças em relação à sobrevida livre de doença e sobrevida global nos dois grupos, concluindo que a presença de micrometástase ou células tumorais isoladas não indicam a linfonodectomia axilar.

Apesar de todos os estudos que vêm demonstrando a possibilidade da omissão da linfonodectomia axilar, em casos de comprometimento do LS, a conduta recomendada ainda é a sua ressecção. Observa-se que a incidência de linfonodos não sentinelas comprometidos é pequena, principalmente quando a BLS demonstra micrometástases ou células tumorais isoladas. O tamanho do tumor, tipo e grau histológico, receptores hormonais, invasão linfovascular, multifocalidade e relação entre o número de linfonodos comprometidos e removidos são fatores associados ao envolvimento linfonodal.

Portanto, a decisão da linfonodectomia axilar deve ser individualizada avaliando-se todos os critérios anteriormente citados.

BLS e quimioterapia neoadjuvante

Existem dois estudos que avaliam a necessidade da linfonodectomia axilar nas pacientes submetidas à quimioterapia neoadjuvante: Sentina Trial[10] e ACOZOG Z1071,[11] que apresentaram resultados de falsos-negativos de 14,2% e 12,8%, respectivamente. Tiveram como diferença básica a realização de BLS antes da QT neoadjuvante, realizada somente no Sentina Trial; o ACOZOG 1071 considerava o estadiamento axilar clínico.

Sentina Trial

Realizado nos grupos A e B que foram submetidos à biópsia antes da quimioterapia neoadjuvante; a taxa de detecção do LS foi de 99,1‰. O grupo B era composto de pacientes com axilas clinicamente negativas que se mostraram positivas na biópsia pré-QT neoadjuvante e foram novamente submetidas à BLS após. A taxa de detecção nesse grupo caiu para 60,8% com falso-negativo de 51,6%, quando dois linfonodos foram removidos. No grupo C (pacientes com axila clinicamente positiva que se tornaram clinicamente negativa após o tratamento neoadjuvante), a taxa de detecção foi de 80,1%, e o falso-negativo, de 14,2%.

ACOSOG 1071

Incluiu 708 pacientes com T0-T4, cN1-2, submetidas à QT neoadjuvante, que realizaram BLS seguida de LFNA.

A taxa de identificação do LS foi de 92,5%, com falso-negativo de 12,7% quando dois linfonodos eram ressecados. A utilização do método combinado para BLS forneceu um falso-negativo de 11,1%, e o objetivo do estudo era atingir um valor de 10%.

Aproximadamente 40% das pacientes que foram estadiadas clinicamente como N1 apresentaram resposta completa na axila sob o ponto de vista anatomopatológico.

Esse estudo demonstrou que a ressecção de dois ou mais linfonodos na paciente cN1 que realizou tratamento neoadjuvante leva a uma taxa de falso-negativo menor que 10%, abrindo novas perspectivas na abordagem axilar.

Podemos concluir que ainda não há consenso sobre a validação do LS pós QT neoadjuvante, mas atualmente duas condutas são aceitas:

- **Clássica:** esvaziamento axilar.
- **Moderna:** LS pré-QTneo, se axila for clinicamente positiva; para prescindir do esvaziamento, marca-se o LS com clipe metálico ou radiotraçador.

■ LINFONODO SENTINELA EM SITUAÇÕES ESPECIAIS

Abordagem axilar no carcinoma ductal *in situ*

No carcinoma ductal *in situ*, o comprometimento linfonodal está associado principalmente a micrometástases (> 0,2 mm e < 2 mm) e células tumorais isoladas, portanto a BLS deve ser realizada naqueles casos com maior risco de invasão: CDIS extenso, nódulo palpável, alto grau, programação de mastectomia ou frente a risco de subestimação diagnóstica em biópsias percutâneas (15% a 30%).

Em axilas clinicamente positivas

Em casos de axila positiva, recomenda-se quimioterapia neoadjuvante, e que o linfonodo seja previamente marcado com um radiotraçador ou clipe metálico para que possamos fazer avaliação a *posteriori*.

LS e estadiamento

Recomenda-se pesquisa de LS em doentes com tumores até estadio T2, ou seja, menores do que 5 cm de diâmetro.

LS e câncer de mama em homem

Existem vários trabalhos mostrando alta taxa de identificação do LS.

Homens apresentam tumores maiores e com maior chance de comprometimento axilar quando comparados às mulheres, principalmente maiores taxas de comprometimento dos linfonodos não sentinelas.

Câncer de mama e gravidez

Trabalho recente de Gentilini *et al.* mostrou acompanhamento de 12 mulheres grávidas com câncer de mama que foram submetidas à biópsia do linfonodo sentinela e acompanhadas por 36 meses; não foram observadas recidivas axilares. Portanto, é factível a feitura do LS em grávidas utilizando-se somente radiotraçadores e, de preferência, injetando-o poucas horas antes da cirurgia (Figura 15.38).

A injeção de azul patente está proscrita na gravidez por atravessar a barreira placentária e impregnar o recém-nascido.

Em tumores multicêntricos e multifocais

Inicialmente, era contraindicação absoluta a biópsia de linfonodo sentinela.

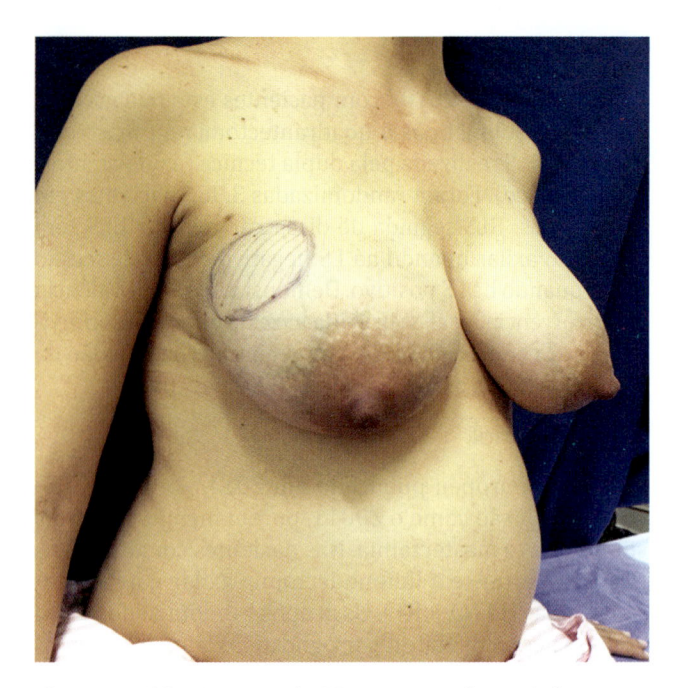

Figura 15.38 Gestante de 27 semanas submetida à cirurgia conservadora e linfonodo sentinela.

Estudos mostraram evidências de uma única via de drenagem linfática de toda a mama, não importando a localização dos tumores e nem as vias de injeção para pesquisa de LS, porque a drenagem linfática primária é sempre a mesma. Portanto, baseando-se em evidências, a BLS está indicada em casos de tumores multicêntricos e/ou multifocais com axila clinicamente negativa.

Em cirurgias prévias

Para cada tipo de cirurgia, de incisão e principalmente de quantidade de tecido removido em cada uma delas, teremos taxas de identificação de LS variáveis entre 81% e 99% e falso-negativo de 0% a 15%. Já tínhamos esses dados no NSABP-32, em que a taxa de falso-negativo foi maior em pacientes com biópsia incisional (15,3%) quando comparada à percutânea (8,1%).[12]

Mamoplastia de aumento

Geralmente feitas por incisões periareolares e inframamárias que não ocasionam lesões linfáticas que possam dificultar a identificação do LS. A maior dúvida fica para incisões transaxilares. Munhoz AM *et al.* publicaram um trabalho com 50 pacientes que foram submetidas a linfocintilografia pré- e pós-operatória, mostrando que não houve alteração na taxa de identificação do LS.

Rodriguez Fernandez J *et al.*[13] apresentaram uma série de 100 casos com tempo em média de 10 anos entre a cirurgia estética e o diagnóstico de câncer e obtiveram 96% de identificação do LS.

Mamoplastia redutora

Em uma pequena série de casos, os números são controversos, com base na experiência pessoal de cada cirurgião.

Cirurgia axilar prévia

Existe uma pequena série de casos relatando sobre drenagem anômala extra-axilar (axila contralateral, intratorácico, supraclavicular e mamária interna). Houve maior acurácia quando anteriormente foram retirados menos de 10 linfonodos, como descreveram Intra e Berrettini.[14]

Mastectomia profilática

Não recomendado de rotina, mas subgrupos com maior chance de existência de carcinoma oculto, como o lobular na mama contralateral, devem receber a biópsia do linfonodo sentinela.

REFERÊNCIAS BIBLIOGRÁFICAS

1. Halsted WS. The results of operations for the cure of cancer of the breast performed at the Johns Hopkins Hospital from June, 1889, to January, 1894. Ann Surg 1894;20(5):497-555.

2. Fisher B, et al. Findings from NSABP Protocol No. B-04--comparison of radical mastectomy with alternative treatments for primary breast cancer. I. Radiation compliance and its relation to treatment outcome. Cancer 1980;46(1):1-13.

3. Veronesi U. Breast cancer--trials on conservative surgery. Eur J Surg Oncol 1995;21(3):231-3.

4. Harlow SP, et al. Prerandomization surgical training for the national surgical adjuvant breast and bowel project (NSABP) B-32 trial: a randomized phase III clinical trial to compare sentinel node resection to conventional axillary dissection in clinically node-negative breast cancer. Ann Surg 2005;241(1):48-54.

5. Prerandomization Surgical Training for the National Surgical Adjuvant Breast and Bowel Project (NSABP) B-32 trial: a randomized phase III clinical trial to compare sentinel node resection to conventional axillary dissection in clinically node-negative breast cancer. Ann Surg. 2005 Jan;241(1).

6. van Roozendaal LM, de Wilt JH, van Dalen T, van der Hage JA, Strobbe LJ, Boersma LJ, Linn SC, Lobbes MB, Poortmans PM, Tjan-Heijnen VC, Van de Vijver KK, de Vries J, Westenberg AH, Kessels AG, Smidt ML. The value of completion axillary treatment in sentinel node positive breast cancer patients undergoing a mastectomy: a Dutch randomized controlled multicentre trial (BOOG 2013-07). BMC Cancer. 2015 Sep 3;15:610.

7. Krag DN, et al. Sentinel-lymph-node resection compared with conventional axillary-lymph-node dissection in clinically node-negative patients with breast cancer: overall survival findings from the NSABP B-32 randomised phase 3 trial. Lancet Oncol 2010;11(10):927-33.

8. Olson JA Jr, et al. Impact of immediate versus delayed axillary node dissection on surgical outcomes in breast cancer patients with positive sentinel nodes: results from American College of Surgeons Oncology Group Trials Z0010 and Z0011. J Clin Oncol 2008;26(21):3530-5.

9. Donker M, et al. Radiotherapy or surgery of the axilla after a positive sentinel node in breast cancer (EORTC 10981-22023AMAROS): a randomised, multicentre, open-label, phase 3 non-inferiority trial. Lancet Oncol 2014;15(12):1303-10.

10. Galimberti V, et al. Axillary dissection versus no axillary dissection in patients with sentinel-node micrometastases (IBCSG 23-01): a phase 3 randomised controlled trial. Lancet Oncol 2013;14(4):297-305.

11. Axillary dissection versus no axillary dissection in patients with sentinel-node micrometastases (IBCSG 23-01): a phase 3 randomised controlled trial. Lancet Oncol. 2013 Apr;14(4):297-305.

12. Layeequr Rahman R, et al. Management of axilla in breast cancer--the saga continues. Breast 2015;24(4):343-53.

13. Rodriguez Fernandez J, et al. Sentinel node biopsy in patients with previous breast aesthetic surgery. Ann Surg Oncol 2009;16(4):989-92.

14. Intra M, et al. Second biopsy of axillary sentinel lymph node for reappearing breast cancer after previous sentinel lymph node biopsy. Ann Surg Oncol 2005;12(11):895-9.

15.8.2.2 Biópsia do Linfonodo Sentinela

■ Vanessa Monteiro Sanvido

■ SUMÁRIO

O *status* axilar é um dos principais fatores prognósticos do câncer de mama, estimando a sobrevida global e a sobrevida livre de doença. A amostra axilar é importante para adequado estadiamento, tratamento e indicação de terapia sistêmica. A biópsia do linfonodo sentinela é uma alternativa segura à dissecção axilar, com elevada acurácia para predizer o comprometimento linfonodal e baixa morbidade cirúrgica. Pode ser realizada por meio da aplicação de corante azul patente, radioisótopo ou da técnica combinada; com sucesso na identificação do linfonodo sentinela em 96% dos casos, taxa de falso-negativo de 5% a 7% e baixa recidiva locorregional.[1] É indicado, principalmente, nas pacientes com câncer de mama inicial e axila clinicamente negativa.[2]

■ PALAVRAS-CHAVE

Linfonodo sentinela, técnicas cirúrgicas, indicações e condutas

■ INTRODUÇÃO

A avaliação dos linfonodos axilares assume papel importante na decisão terapêutica e é um dos principais fatores prognósticos do câncer de mama. A linfonodectomia axilar foi considerada durante muito tempo como tratamento padrão deste câncer independentemente do estadio clínico da doença e, assim como o tratamento mamário, sofreu evolução nos últimos anos. O paradigma "halstediano" foi confrontado pela teoria de Fisher, sendo as cirurgias radicais substituídas pelo tratamento conservador, com a finalidade de diminuir a morbidade, melhorar a qualidade de vida; porém, sem alterar a mortalidade.

Além disso, o rastreamento mamográfico permitiu o diagnóstico de tumores menores, com menor probabilidade de comprometimento axilar e, consequentemente, de um número elevado de linfonodectomias axilares desnecessárias[3,4] (Tabela 15.24).

Nos últimos anos, inúmeros estudos validaram a biópsia do linfonodo sentinela (BLS), com o princípio de identificação de um linfonodo que representasse o *status* axilar, com segurança e eficácia, permitindo a omissão do esvaziamento axilar (EA) na ausência de metástase axilar.

Tabela 15.24   Grau de comprometimento axilar de acordo com o tamanho tumoral.[3,4]

Tamanho tumoral (cm)	Grau de comprometimento axilar
1	20%
2	31%
5	49%
Mais de 5 cm	70%

Estudos atuais questionam a necessidade da linfonodectomia completa em alguns casos, mesmo na presença de metástase no linfonodo sentinela.

■ HISTÓRICO

O primeiro estudo sobre linfonodo sentinela (LS) foi publicado em 1951, por Gould *et al.*,[5] em tumores de parótida, o qual analisou seu papel em comparação com a linfonodectomia radical cervical. Em 1997, Cabanas[6] propagou o estudo sobre drenagem linfática no carcinoma de pênis e definiu o linfonodo sentinela como sendo o primeiro linfonodo a receber a drenagem linfática da área tumoral. Donald Morton[7] foi o primeiro a utilizar o corante vital azul de isossulfan para identificação intraoperatótia do linfonodo sentinela, em pacientes com melanoma, por meio de injeção peritumoral ou na cicatriz.

A aplicação nos casos de câncer de mama foi descrita somente em 1994. Giuliano *et al.* publicaram os resultados da biópsia do linfonodo sentinela com a técnica do corante vital azul, evidenciando que o mapeamento linfático poderia identificar o linfonodo sentinela com precisão. Krag *et al.*[8] introduziram a técnica de radioisótopo marcado com tecnécio (Tc99) para identificação do linfonodo sentinela pela detecção da radiação gama. Em 1996, Albertini *et al.*[9] associaram as duas técnicas descritas anteriormente, alcançando sensibilidade de 92% e acurácia de aproximadamente 100%.

■ BIÓPSIA DO LINFONODO SENTINELA

Anatomia

O conhecimento da anatomia da axila é necessário para adequado tratamento cirúrgico. A axila é um compartimento piramidal, delimitada posteriormente pela fossa subescapular e pelo músculo subescapular, lateralmente pelo músculo grande dorsal e feixe toracodorsal, medialmente pela parede torácica e pelo músculo serrátil anterior, e anteriormente pelos músculos grande e pequeno peitorais. O ápice é definido pelo ligamento costoclavicular e a veia axilar e a base da axila são limitadas pela fáscia clavideltopeitoral.

A rede linfática mamária é dividida em plexo superficial ou subareolar (Sappey) e plexo profundo ou fascial. O plexo superficial drena, principalmente, a região centro-lateral da mama, em direção a axila. O plexo perilobular e periductal acompanha a rota dos ductos galactóforos e convergem para o plexo de Sappey. O plexo profundo estende-se entre os músculos peitoral maior e menor, drenando para os linfonodos subclávios (via de Groszman), e a maior parte drena para os linfonodos mamários internos e posteriormente para os linfonodos mediastinais. Há ainda outras vias de drenagem linfática, provenientes de região inferomedial da mama: a rota paramamária de Gerota drena através de linfáticos abdominais para o fígado e linfonodos diafragmáticos, e a via transmamária drena para mama e axila oposta.

A mama tem uma rede linfática unidirecional e o fluxo linfático é centrífugo em direção aos linfonodos axilares (97% da linfa) e linfonodos da cadeia mamária interna (3% da linfa). Esta característica permite que os materiais injetados (corante ou radiofármaco), independentemente do local de aplicação na mama, destinem-se sempre ao linfonodo sentinela.

Os linfonodos axilares são divididos em três níveis, de acordo com a classificação de Berg:

- **Nível I:** linfonodos localizados lateroinferior à borda lateral do músculo pequeno peitoral (corresponde a 65% dos linfonodos);
- **Nível II:** linfonodos localizados posterior ao músculo pequeno peitoral (corresponde a 25% dos linfonodos), e linfonodos interpeitorais (denominados linfonodos de Rotter);
- **Nível III:** linfonodos localizados superomedial à borda medial do músculo pequeno peitoral (corresponde 10% dos linfonodos).

A drenagem linfática ocorre na sequência nível I, nível II e nível III, respectivamente. O comprometimento metastático dos linfonodos, geralmente, segue esta ordem. Em 1,3% dos casos, ocorre o evento de *skip* metástase, em que ocorre contaminação metastática em linfonodo do nível II ou III, sem comprometimento do linfonodo da cadeia anterior.[10]

Definição do linfonodo sentinela

Linfonodo sentinela é o primeiro linfonodo a receber a drenagem linfática da mama. Alguns autores consideram também os linfonodos suspeitos encontrados durante a cirurgia como linfonodos sentinelas. Em 83% dos casos o linfonodo encontra-se no nível I, 15,6% no nível II, 0,5% no nível III, 0,5% na revisão da mamária interna, 0,1% na fossa supraclavicular e 0,3% em outra topografia.

Técnicas para identificação do linfonodo sentinela

Corante azul

Trata-se da identificação intraoperatória do mapeamento linfático usando corante azul vital (azul patente ou azul de isossulfano 1%). É método simples e barato, mas com acurácia menor que a da técnica com radioisótopo.[1]

Biópsia do linfonodo sentinela

Antes da cirurgia, 2 a 5 mL de azul patente são injetados nas áreas periareolar ou peritumoral, subderme ou intraderme, divididos em quatro pontos cardinais. Se o tumor primário foi removido previamente, a aplicação pode ser realizada pericicatricial.

A massagem mamária é recomendada por aproximadamente 5 a 10 minutos e, após, realiza-se incisão arciforme na pele 2 cm abaixo da prega axilar. A dissecção meticulosa deve ser efetuada à procura do vaso linfático aferente corado em azul, seguindo o trajeto linfático até identificação do linfonodo corado (Figura 15.39). Na presença de mais de um linfonodo, todos devem ser enviados a exame anatomopatológico.

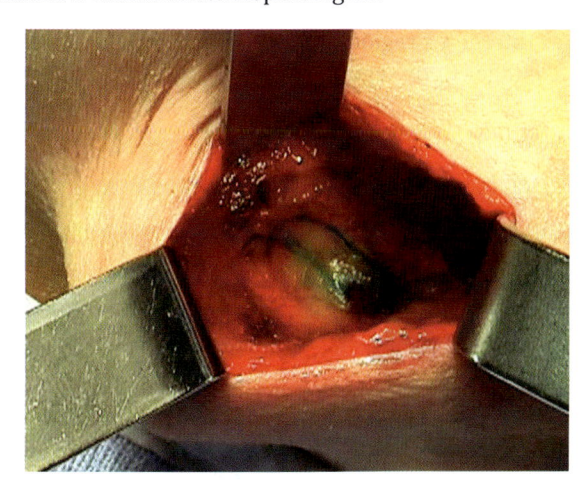

Figura 15.39 Identificação do linfonodo sentinela corado pelo azul patente na axila.

Fonte: arquivo pessoal do Dr. Anastasio Berrettini Jr.

A biópsia do linfonodo sentinela deve preceder a exérese do tumor primário, com o objetivo de evitar que o corante se dissemine durante o procedimento. Com o decorrer do tempo, o corante propaga do verdadeiro linfonodo sentinela para o linfonodo subsequente e assim por diante.

Raros efeitos adversos, como urticária e anafilaxia, são descritos na literatura com o uso do corante azul vital. O NSABP B-32[11] menciona 0,6% destas complicações e o ACOSOG Z0010[12] relata 0,1% de anafilaxia no estudo. Pigmentação cutânea, alteração transitória da coloração da urina e fezes são esperados com a técnica.

Medicina nuclear

O estudo do linfonodo sentinela baseia-se no princípio da captação de material radioativo no linfonodo. Este pode ser identificado pela linfocintilografia e sonda de detecção de radiação gama (gama *probe*). A técnica demanda a participação de uma equipe multidisciplinar, abrangendo mastologista, radiologista e médico nuclear.

A linfocintilografia (Figura 15.40) é realizada após aplicação do material radioativo, com o auxílio da gama-câmara convencional. O exame não é obrigatório, mas aconselhável, pois permite a localização bidimensional do sítio de injeção e linfonodo sentinela, facilitando o cirurgião na identificação intraoperatória. O exame tem o intuito de definir a drenagem linfática, o número e a localização dos linfonodos sentinelas.

A sonda de detecção de radiação gama (*probe* – Figura 15.41) converte a radioatividade em sinal analógico e sinal acústico, com intensidade e frequência proporcional à atividade apresentada no exame. A alta sensibilidade de detecção da radiação gama permite selecionar, com precisão, o ponto de maior captação entre as diferentes regiões. A radiação captada é expressa em contagens por segundo (caps). Krag *et al.* definiram

como sentinela o linfonodo com a captação de radiação gama detectado pelo *probe*.

O radioisótopo mais utilizado é o Tecnécio (^{99m}Tc), com baixo custo, meia-vida de seis horas e disponibilidade universal. Diversas partículas carreadoras podem ser empregadas, porém todas associadas a este radiofármaco. Estudos com albumina humana, enxofre coloidal e dextran demonstram bons resultados na identificação do linfonodo sentinela. O radioisótopo é injetado no pré-operatório, antes do procedimento ou até 24 horas antes da cirurgia.

Biópsia do linfonodo sentinela

A marcação cutânea é efetuada na linha axilar média, na correspondência da incisão de dissecção axilar clássica. Após, realiza-se incisão da pele e tecido celular subcutâneo de aproximadamente 3,0 cm de diâmetro. A exposição do cavo axilar é obtida com afastamento do músculo grande e pequeno peitoral e abertura da fáscia

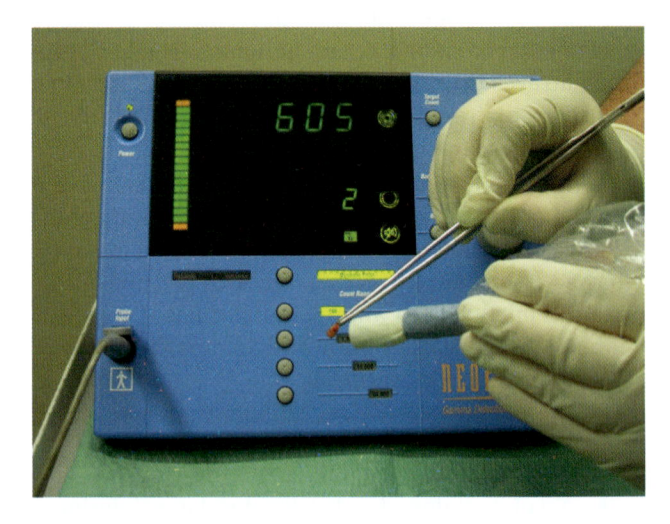

Figura 15.41 Sonda de detecção de radiação gama (gama probe).

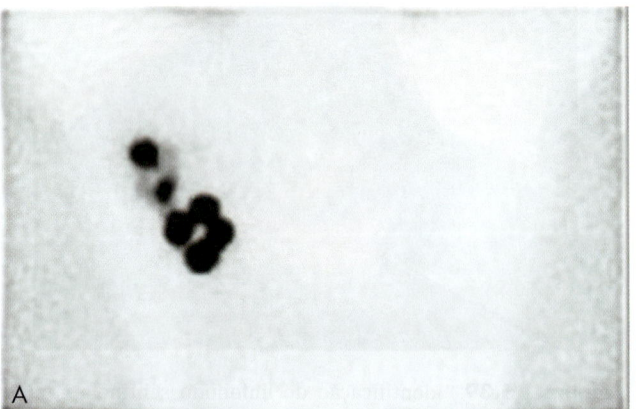
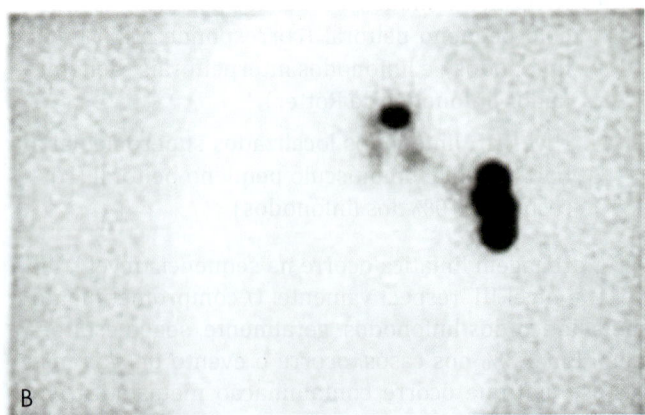

Figura 15.40 Imagens de linfocintilografia em projeção anteroposterior **(A)** e lateral **(B)**.

clavideltopeitoral (Figura 15.42). Neste momento, com o auxílio do *probe* o linfonodo sentinela é identificado. A exploração digital axilar deverá ser executada e qualquer linfonodo suspeito, mesmo se não demarcado radioativamente, deverá ser enviado ao exame histopatológico.

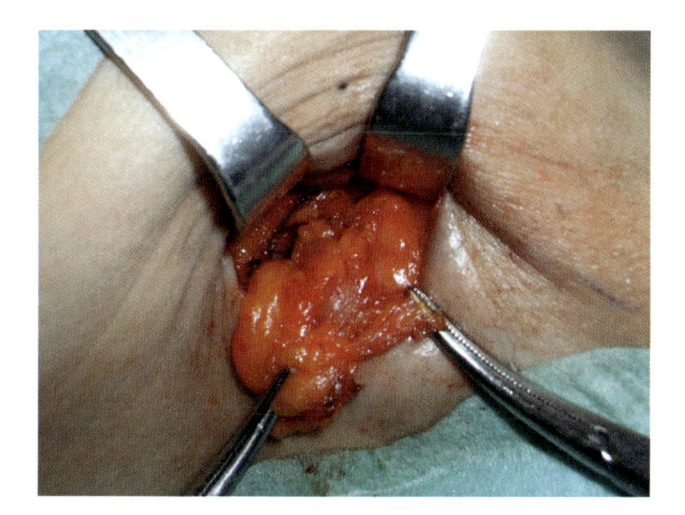

Figura 15.42 Exposição do cavo axilar.
Fonte: arquivo pessoal do Dr. Anastasio Berrettini Jr.

A biópsia do linfonodo sentinela deve ser executada após a exérese do sítio de injeção do radiofármaco, principalmente se o tumor primário estiver no quadrante lateral, evitando, assim, interferência na captação da radiação. Esta técnica cirúrgica, que consiste no somatório do ROLL (*Radioguided Occult Lesion Localization*), utilizado para marcação de lesões não palpáveis, com a biópsia do linfonodo sentinela simultânea, é denominada SNOLL (*Sentinel Node and Occult Lesion Localization*).

Técnica combinada

A técnica combinada é considerada a padrão-ouro para a biópsia do linfonodo sentinela, a utilização de ambas substâncias apresenta a melhor acurácia.[1]

Qual o local de aplicação do corante azul ou tecnécio?

A aplicação, do tecnécio ou do corante azul, pode ser efetuada na subderme ou intraderme, periareolar ou peritumoral. Estudos relatam sucesso de identificação do LS e taxa de falso-negativo (TFN) semelhantes entre os diferentes sítios, permitindo a escolha do local de aplicação de acordo com a habilidade do cirurgião. No entanto, a aplicação superficial (periareolar ou peritumoral) é associada a melhor taxa de identificação em relação à aplicação peritumoral profunda. Além disso, a injeção periareolar apresenta como vantagem sua feitura em tumores não palpáveis.[13]

Complicações cirúrgicas da biópsia do linfonodo sentinela

A biópsia do linfonodo sentinela é uma cirurgia menos invasiva, com consequente menor taxa de complicações em relação à linfonodectomia axilar. O ACOSOG Z0011 registra 70% *vs.* 25%, entre EA e BLS, p < 0,001. As principais complicações são: dor, hematoma, seroma, infecção, linfedema, parestesia e lesão do plexo braquial. No entanto, a BLS está associada a menores taxas de infecção (p < 0,0016), seroma (p = 0,0001) e parestesia (p = 0,0001).[14]

O linfedema é a principal complicação da cirurgia axilar e está associado a piora importante na qualidade de vida; a incidência com a BLS é de 5%, contra 13% com o esvaziamento axilar (p < 0,001).[15] O desenvolvimento no pós-operatório está relacionado à cirurgia no quadrante superolateral, infecção, cirurgia axilar prévia, obesidade e maior número de linfonodos ressecados.

O menor tempo de permanência hospitalar, o retorno precoce às atividades cotidianas e menor tempo cirúrgico são vantagens também da técnica da biópsia do linfonodo sentinela.[15]

Acurácia da biópsia do linfonodo sentinela

Alguns fatores influenciam a acurácia da biópsia do linfonodo sentinela, entre os quais podemos destacar: técnica cirúrgica, experiência do cirurgião, drenagem linfática aberrante, característica da paciente e do tumor.

Os resultados da metanálise publicada com 69 ensaios clínicos, incluindo 8.059 pacientes, evidenciaram a identificação do LS em 96,3%, média de 1,92 linfonodos ressecados e taxa de falso-negativo de 7%.[1] A taxa de identificação do linfonodo sentinela com corante azul patente, radioisótopo e técnica combinada foi de 83%, 89% e 92%, respectivamente (p = 0,007) (Tabela 15.25).[1] O estudo sugere a técnica combinada para melhor identificação do LS, uma vez que a curva de aprendizado é menor, obtendo-se melhor sucesso. No entanto, o sucesso do método depende mais do treinamento e experiência do médico do que propriamente da técnica escolhida.[16]

A experiência e o treinamento do cirurgião são de fundamental importância na acurácia da biópsia do linfonodo sentinela. *The American Society of Breast Surgeons* recomenda ao cirurgião abdicar do esvaziamento axilar, quando apresentar índice de 20 casos com pelo menos 85% de identificação do LS e falso-negativo menor de 5%.[17]

Tabela 15.25 Técnicas de pesquisa de linfonodo sentinela.[1]

Técnica BLS	Identificação LS (%)	Taxa de falso-negativo (%)
Corante azul patente	83%	10,9%
Radioisótopo	89%	8,8%
Técnica combinada	92%	7,0%
	p = 0,007	p = 0,047

O número de linfonodos ressecados também influencia significativamente a taxa de falso-negativo. O NSABP B-32 registrou taxa de falso-negativo inversamente proporcional ao número de linfonodos removidos e menor índice se todos os linfonodos corados de azul ou demarcados radioativamente foram retirados. Os dados do estudo foram publicados em 2007, referindo acurácia de 97,1%, falso-negativo de 9,8% e valor preditivo negativo de 96,1%. O número médio de linfonodos ressecados foi de 2,9, e em apenas 1,4% dos casos o LS não foi identificado no nível axilar I ou II (Tabela 15.26).[11]

Índice de massa corporal elevado e idade superior a 70 anos foram determinantes na taxa de falso-negativo.[18] A localização do tumor no quadrante superolateral e a ausência de identificação do linfonodo sentinela na linfocintilografia também elevaram significativamente a taxa de falso-negativo.[18]

■ AVALIAÇÃO DO *STATUS* AXILAR

A Disciplina de Mastologia do Departamento de Ginecologia da Escola Paulista de Medicina da Universidade Federal de São Paulo recomenda a avaliação do *status* axilar pelo exame clínico, e qualquer linfonodo suspeito deve ser confirmado pela punção aspirativa por agulha fina (PAAF) guiada pela ultrassonografia. Não recomendamos a avaliação ultrassonográfica axilar de rotina no pré-operatório (Figura 15.43).

■ INDICAÇÃO DA BIÓPSIA DO LINFONODO SENTINELA

Indicação da biópsia do linfonodo sentinela

O tratamento cirúrgico da axila resume-se na biópsia do linfonodo sentinela nos casos de carcinomas invasivos T1/T2/T3 com axila clinicamente negativa e linfonodectomia nos tumores localmente avançados T4 ou na axila com comprometimento neoplásico.[19] A indicação clássica da BLS foi estudada principalmente para os tumores invasivos T1 e T2,[2] porém o *National Comprehensive Cancer Network* (NCCN) recomenda a técnica da BLS também para os tumores T3[19] (Tabela 15.27).

Casos especiais: indicação de biópsia do linfonodo sentinela

A *American Society of Clinical Oncology* (ASCO) publicou em 2005[20] o *guideline* para recomendação da bióp-

Tabela 15.26 Dados do NSABP B-32.[11]

Número de linfonodos ressecados	1LN	2LN	3LN	4LN	5 ou + LN
Taxa de falso-negativo (%)	17,7%	10%	6,9%	5,5%	1%
p < 0,0001					

Tabela 15.27 Principais indicações do tratamento cirúrgico da axila: biópsia do linfonodo sentinela e linfonodectomia axilar.

Indicação da biópsia do linfonodo sentinela		
Carcinoma de mama invasivo T1/T2/T3	e	Axila clinicamente negativa ou PAAF negativa para células neoplásicas
Indicação de linfonodectomia axilar		
Tumores localmente avançados (T4)		
Axila clinicamente positiva ou PAAF positiva para metástase de carcinoma		
Ausência de identificação do linfonodo sentinela		
Biópsia do linfonodo sentinela com metástase no linfonodo (alguns casos)		

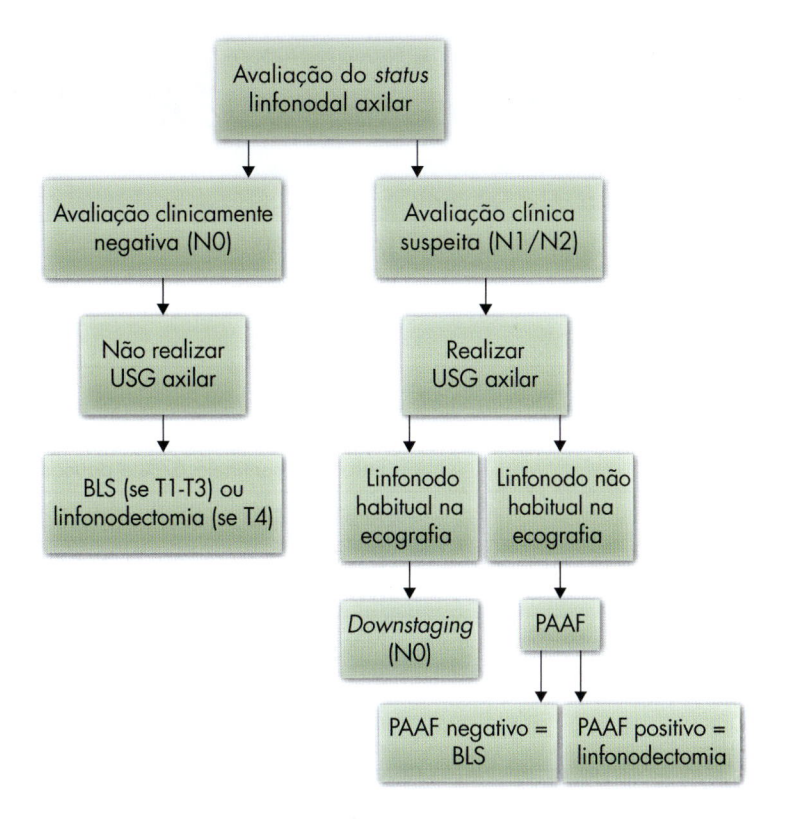

Figura 15.43 Algoritmo para a conduta na avaliação do *status* axilar.

USG: ultrassonografia; BLS: biópsia do linfonodo sentinela; PAAF: punção aspirativa por agulha fina.

sia do linfonodo sentinela baseado no nível de evidência em diversas situações clínicas. Esses dados foram atualizados em 2014,[2] com indicação de BLS em alguns casos especiais, de acordo com a Tabela 15.28.[2,20-22]

■ CONDUTA COM O RESULTADO ANATOMOPATOLÓGICO DO LINFONODO SENTINELA

A conduta padrão recomendada de acordo com o resultado da biópsia do linfonodo sentinela, independentemente da cirurgia mamária, é a indicação de linfonodectomia axilar, se existir metástase no linfonodo, ou somente a biópsia do linfonodo sentinela, na ausência de metástase (Tabela 15.29).

Entretanto, nos últimos anos, alguns estudos vêm questionando a indicação de linfonodectomia axilar nas pacientes com metástase no linfonodo sentinela e pode-se omitir o esvaziamento axilar em determinadas situações.

O que mudou? Quando evitar a linfonodectomia axilar nas pacientes com metástase no linfonodo sentinela?

O *American College of Surgeons Oncology Group (ACOSOG) Z0011 trial*[23], publicado em 2011, foi um estudo de não inferioridade fase 3 que avaliou o papel do esvaziamento axilar em pacientes com carcinoma invasivo T1 e T2 com linfonodo sentinela positivo. Após análise dos critérios de inclusão e exclusão (Tabela 15.30), as pacientes com BLS positivas foram randomizadas a sofrer a linfonodectomia ou não se submeterem ao tratamento axilar, somente à BLS. Em seguimento médio de 6,3 anos, não houve diferença estatisticamente significativa entre os grupos em relação à sobrevida global, à sobrevida livre de doença e à recorrência locorregional.[23,24]

O estudo apresenta algumas limitações, como o diagnóstico por H&E e acometimento axilar mínimo em 41% das pacientes, que apresentavam células tumorais isoladas (CTI) e micrometástase. A terapia sistêmica adjuvante é ponto importante a ressaltar, 95% receberam quimioterapia com antracíclicos e taxanos, hormonoterapia ou ambos, e está bem estabelecido que o tratamento sistêmico diminui a recorrência locorregional. A radioterapia também poderia estar mascarando os dados, uma vez que os campos tangenciais mamários incidem na maior parte no nível I da axila e em uma porção do nível II.[23]

Entretanto, o estudo concluiu que podemos evitar a linfonodectomia axilar neste subgrupo de pacientes com

Tabela 15.28 Casos especiais de indicação da biópsia do linfonodo sentinela (BLS) de acordo *American Society of Clinical Oncology Clinical Practice Guideline*[2,20]

Casos especiais: Indicação da biópsia do linfonodo sentinela	
Apresentação clínica	Recomendação
Tumor multicêntrico	Aceitável BLS
Carcinoma ductal *in situ* candidato à mastectomia	Aceitável BLS
Quimioterapia neoadjuvante (antes ou após QT)	Aceitável BLS
Cirurgia axilar ou mamária não oncológica prévia	Aceitável BLS
Ressentinela	Aceitável BLS (porém, com taxa de identificação do linfonodo sentinela 67% e poucos dados na literatura[21,22])
Câncer de mama em homens	Aceitável BLS
Tumor T4	Não recomendado BLS (A ASCO também não recomenda BLS para tumores T3, somente o NCCN[2,19])
Carcinoma ductal *in situ* candidato à cirurgia conservadora	Não recomendado BLS
Gravidez	Não recomendado BLS (o uso do corante azul é contra-indicado na gestação; o radioisotópo parece ser seguro, porém, os dados na literatura são limitados[2,19])

Tabela 15.29 Conduta padrão com o resultado anatomopatológico da biópsia do linfonodo sentinela.

Conduta padrão com resultado da biópsia do linfonodo sentinela	
Metástase no linfonodo sentinela	Recomendação
BLS negativo	Ausência de abordagem axilar adicional = somente BLS
BLS positivo	Indicação de linfonodectomia axilar

Tabela 15.30 Critérios de inclusão e exclusão do ACOSOG Z0011 trial.

ACOSOG Z0011: Quando evitar a linfonodectomia axilar nas pacientes com BLS positiva?	
Critérios de inclusão	Carcinoma de mama invasivo T1/T2 N0 M0
	1 ou 2 LS positvo (H&E)
	Cirurgia mamária conservadora com margens negativas
	Radioterapia 45-50 Gy (1,8-2 Gy dia)
	Tratamento sistêmico pré-determinado
Critérios de exclusão	Mastectomia
	Câncer prévio, CA bilateral e multicêntrico
	3 ou + LS positivo, invasão extracapsular, conglomerado LN
	Metástase LS diagnosticada IHQ
	Tratamento neoadjuvante (QT ou HT)

critérios de inclusão do ACOSOG Z0011, com diminuição da morbidade cirúrgica e melhoria da qualidade de vida. Os dados enfatizam que a linfonodectomia axilar deve ser realizada somente quando o estudo adicional dos linfonodos axilares alterarem a proposta do tratamento adjuvante, nos tumores localmente avançados, mastectomia ou terapia neoadjuvante.

O *ACOSOG Z0011 trial*[23] foi um marco no tratamento cirúrgico da axilar, permitindo a abordagem axilar mais conservadora sem alterar a sobrevida global.

O *International Breast Cancer Study Group Trial 23-01* (IBCSG 23-01) foi um estudo multicêntrico randomizado que avaliou se o esvaziamento axilar em pacientes com acometimento linfonodal mínimo era necessário. Foram incluídas pacientes com um ou mais linfonodos com micrometástase (metástase menor ou igual a 2 mm) sem extensão extracapsular e tumores até 5 cm, sendo randomizadas a realizar ou não linfonodectomia axilar. Em 91% dos casos, foi realizada cirurgia conservadora, e em 9%, mastectomia. Em seguimento médio de cinco anos, não houve diferença estatisticamente significativa entre os grupos em relação a sobrevida livre de doença e sobrevida global. Os resultados reforçaram o estudo *ACOSOG Z0011*, que comprovou que a dissecção axilar no câncer de mama inicial não tem impacto na sobrevida global.[25]

O AMAROS (*After Mapping of the Axilla Radiotherapy or Surgery*), estudo randomizado fase III de não inferioridade, comparou a eficácia da linfonodectomia axilar com a radioterapia axilar, no tratamento de câncer invasivo T1 e T2 com metástase no linfonodo sentinela. No seguimento médio 6,1 anos, não houve diferença entre os grupos em relação à recorrência axilar e à sobrevida global. A linfonodectomia e a radioterapia axilar em pacientes com metástase no linfonodo sentinela são comparáveis quanto ao controle regional e são ambas opções de tratamento nesses casos.[26]

As Figuras 15.44 e 15.45 resumem as condutas diante dos tumores iniciais e localmente avançados em relação ao tratamento cirúrgico axilar.

Pode-se realizar biópsia do linfonodo sentinela nos casos com *downstaging* da axila após quimioterapia neoadjuvante?

Múltiplos estudos com quimioterapia neoadjuvante têm apresentado resposta patológica completa (pCR) em torno de 40% para o tumor primário mamário e axila, ou seja, a quimioterapia neoadjuvante pode converter as pacientes com axila positiva com metástase de carcinoma em axila negativa.[27] Entretanto, há o questionamento de se essas pacientes poderiam se beneficiar da biópsia do linfonodo sentinela, evitando-se o esvaziamento axilar.

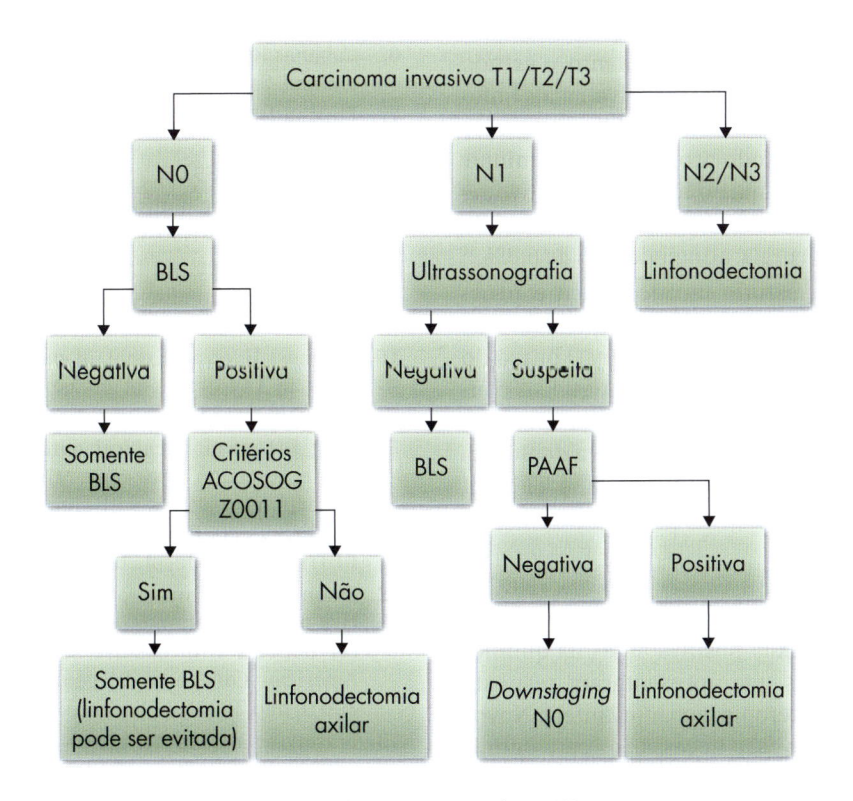

Figura 15.44 Algoritmo de conduta para abordagem dos tumores T1/T2 e T3.

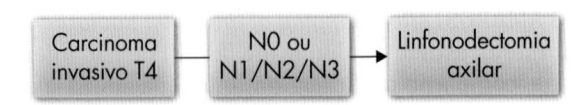

Figura 15.45 Algoritmo de conduta para os tumores T4.

Os principais estudos com relevância para este tema são: *American College of Surgeons Oncology Group* (ACOSOG) Z1071 trial[28] e *Sentinel-Lymph-Node Biopsy in Patients With Breast Cancer Before and After Neoadjuvant Chemotherapy* (SENTINA) trial.[29]

O ACOSOG Z1071 avaliou a acurácia da biópsia do linfonodo sentinela em identificar pacientes com doença axilar residual após a quimioterapia neoadjuvante nos casos com linfonodo axilar positivo no início do tratamento. O total de 701 pacientes com axila clinicamente positiva N1/2, confirmadas por PAAF ou *core biopsy*, submeteram-se à BLS seguida de EA após a quimioterapia neoadjuvante. A quimioterapia neoadjuvante erradicou 41% da doença axilar, pCR de 41,0%, intervalo de confiança (IC) 95%: 36,7% a 45,3%, em pacientes com linfonodos previamente acometidos, e BLS identificou pelo menos um linfonodo sentinela em 92% das pacientes. A taxa de falso-negativo (TFN) encontrada foi de 12,6% (nas pacientes com cN1 e 2 ou mais linfonodos ressecados). A TFN diminuiu para 10,8% quando utilizada a técnica combinada, e para 9,1% quando examinados no mínimo três linfonodos. No entanto, o estudo estabeleceu a TFN menor que 10% (para 2 ou mais linfonodos examinados) para recomendar a BLS, e esse valor não foi alcançado.[28] Um método proposto para diminuir a TFN foi a marcação com clipe no linfonodo positivo no momento do diagnóstico e a confirmação da exérese do linfonodo marcado na cirurgia, atingindo TFN de 6,8%.[30]

O SENTINA foi um estudo multicêntrico e prospectivo que avaliou o tempo ideal e a acurácia da BLS em relação à quimioterapia neoadjuvante. O braço do estudo com pacientes com axila positiva que se converteram para axila negativa após a terapia apresentou taxa de detecção do linfonodo sentinela de 80,1% e TFN de 14,2%. Na análise multivariada, a TFN foi inferior a 10% quando três ou mais linfonodos foram ressecados.[29]

O *National Comprehensive Cancer Network* (NCCN) *guideline* ainda recomenda a linfonodectomia axilar em todos os pacientes com axila positiva antes da quimioterapia, mesmo naqueles que apresentaram resposta completa com a quimioterapia neoadjuvante.[19] Novos estudos e direcionamentos são necessários para definir claramente a conduta nos casos com *downstaging* da axila após a quimioterapia neoadjuvante.

Quando realizar avaliação intraoperatória do linfonodo sentinela?

A avaliação intraoperatória do linfonodo sentinela deve ser realizada nos casos que influenciarão a conduta cirúrgica, ou seja, quando o resultado determinará entre esvaziar ou não a axila.

Nos casos em que a conduta está definida, independentemente do resultado da avaliação intraoperatória, não há necessidade de realizar o exame, e sim de aguardar o resultado do anatomopatológico definitivo.

REFERÊNCIAS BIBLIOGRÁFICAS

1. Kim T, et al. Lymphatic mapping and sentinel lymph node biopsy in early-stage breast carcinoma: a metaanalysis. Cancer 2006;106(1):4-8.
2. Lyman GH, et al. Sentinel lymph node biopsy for patients with early-stage breast cancer: American Society of Clinical Oncology clinical practice guideline update. J Clin Oncol 2014;32(13):1365-9.
3. Giuliano AE, et al. Lymphatic mapping and sentinel lymphadenectomy for breast cancer. Ann of Surg 1994; 220(3):391-8.
4. Carter CL, et al. Relation of tumor size, lymph node status, and survival in 24,740 breast cancer cases. Cancer 1989;63(1):181-6.
5. Gould EA, et al. Observations on "Sentinel Node" in cancer of the parotid. Cancer 1960;13:77-8.
6. Cabanas RM. An approach for the treatment of penile carcinoma. Cancer 1977;39(2):456-66.
7. Morton DL, et al. Technical details of intraoperative lymphatic mapping for early stage melanoma. Arch Surg 1992; 127(4):392-9.
8. Krag D. Current status of sentinel lymph node surgery for breast cancer. J. Natl. Cancer Inst 1999;91(4):302-3.
9. Albertini JJ, et al. Lymphatic mapping and sentinel node biopsy in the patient with breast cancer. JAMA 1996;276(22):1818-20.
10. Veronesi U, et al. Extent of metastatic axillary involvement in 1446 cases of breast cancer. Eur J Surg Oncol 1990;16(2):127-9.
11. Krag DN, et al. Technical outcomes of sentinel-lymph-node resection and conventional axillary-lymph-node dissection in patients with clinically node-negative breast cancer: results from the NSABP B-32 randomised phase III Trial. Lancet Oncol 2007;8(10):881-8.
12. Olson JA, et al. Impact of immediate versus delayed axillary node dissection on surgical outcomes in breast cancer patients with positive sentinel nodes: results from American College of Surgeons Oncology Group Trials Z0010 and Z0011. J Clin Oncol 2008;26(21):3530-9.
13. Frati A, et al. Sentinel lumph node detection in patients with early-stage breast cancer: which site of injection in 2011? Gynecol Obstet Fertil 2011;39(11):620-6.

14. Lucci A, et al. Surgical complications associated with sentinel lymph node dissection (SLND) plus axillary lymph node dissection compared with SLND alone in the American College of Surgeons Oncology Group Trial Z0011. J Clin Oncol 2007;25(24):3657-9.

15. Mansel RE, et al. Randomized multicenter trial of sentinel node biopsy versus standard axillary treatment in operable breast cancer: the ALMANAC Trial. J Natl Cancer Inst 2006;98(9):599-105.

16. Lyman GH, et al. American Society Oncology guideline recommendations for sentinel lymph node biopsy in early--stage breast cancer. J Clin Oncol. 2005;23(30):7703-8.

17. American Society of Breast Surgeons. Consensus statement of guidelines for performing sentinel lymph node dissection in breast cancer. 2005. Available at http://www.breastsurgeons.org/ officialstmts/ sentinel.shtml)

18. McMasters KM, et al. Sentinel lymph node biopsy for breast cancer: a suitable alternative to routine axillary dissection in multi-institutional practice when optimal technique is used. J Clin Oncol 2000;18(13): 2560-9.

19. NCCN Clinical Practice Guidelines in Oncology. Breast cancer. Version 1.2016. Disponível em: http://www.nccn.org/professionals/ physician_gls/pdf/ breast.pdf

20. Lyman GH, et al. American Society Of Oncology guideline recommendations for sentinel lymph node biopsy in early--stagebreast cancer. J Clin Oncol 2005;23(30):7703-10.

21. Ikeda T. Re-sentinel node biopsy after previous breast and axillary surgery. Surg Today 2014;44(11):2015-21.

22. Kothari MS, et al. Sentinel lymph node biopsy after previous axillary surgery: A review. Eur J Surg Oncol 2012;38(1):8-9.

23. Giuliano AE, et al. Axillary dissection vs no dissection in women with invasive breast cancer and sentinel node metastasis: a randomized clinical trial. JAMA 2011;305(6):569-74.

24. Giuliano AE, et al. Locoregional recurrence after sentinel lymph node dissection with or without axillary dissection in patients with sentinel lymph node metastases: the American College of Surgeons Oncology Group Z0011 randomized trial. Ann Surg 2010;252(3):426-32.

25. Galimberti V, et al. IBCSG 23-01 randomised controlled trial comparing axillary dissection versus no axillary dissection in patients with sentinel node micrometastases. Lancet Oncol 2013;14(4):297-101.

26. Donker M, et al. Radiotherapy or surgery of the axilla after a positive sentinel node in breast cancer (EORTC 10981-22023AMAROS): a randomised, multicentre, open-label, phase 3 non-inferiority trial. Lancet Oncol 2014;15(12):1303-7.

27. Fisher B, et al. Effect of preoperative chemotherapy on local-regional disease in women with operable breast cancer: findings from National Surgical Adjuvant Breast and Bowel Project B-18. J Clin Oncol 1997; 15(7):2483-5.

28. Boughey JC, et al. Sentinel lymph node surgery after neoadjuvant chemotherapy in patients with node-positive breast cancer: the ACOSOG Z1071 (Alliance) clinical trial. JAMA 2013;310(14):1455-9.

29. Kuehn T, et al. Sentinel-lymph-node biopsy in patients with breast cancer before and after neoadjuvant chemotherapy (SENTINA): a prospective, multicentre cohort study. Lancet Oncol 2013;14(7):609-12.

30. Boughey JC, et al. Identification and resection of clipped node decreases the false-negative rate of sentinel lymph node surgery in patients presenting with node-positive breast cancer (T0-T4, N1-N2) who receive neoadjuvant chemotherapy: results from ACOSOG Z1071 (Alliance). Ann Surg 2015;263(4):802-7.

15.8.3 Radioterapia

15.8.3.1 Radioterapia Convencional

■ Roberto Araujo Segreto ■ Rodrigo Souza Dias

■ INTRODUÇÃO

A radioterapia no carcinoma de mama desempenha importante papel no tratamento, sendo geralmente empregada de forma pós-operatória como adjuvância à cirurgia conservadora (tumorectomia, setorectomia e quadrantectomia) ou mastectomia, mas também pode ser usada de forma pré-operatória, hoje menos indicada, com a finalidade de reduzir o volume tumoral e possibilitar a ressecção cirúrgica nos casos de doença localmente avançada ou, ainda, de forma exclusiva, quando a ressecção não é possível.

O emprego da radioterapia vai depender de inúmeros fatores, como: tipo de cirurgia realizada, margens cirúrgicas, tamanho do tumor, presença e número de linfonodos comprometidos, entre outros. A seguir descreveremos as principais indicações da radioterapia no câncer de mama.[1]

■ ESTADIO TIS – CA DUCTAL *IN SITU*

A mastectomia foi a principal modalidade de tratamento para esta doença, promovendo controle locorregional de 96% a 100%. Porém, trabalhos utilizando terapia conservadora associada à radioterapia mostraram resultados satisfatórios, com taxas de recorrência local de 8%, com a vantagem de preservar a mama.

O tratamento ideal para o carcinoma ductal *in situ* de mama consiste na retirada de todo o tumor, com margens adequadas associadas à radioterapia adjuvante, com doses variando de 45 a 50 Gy. Estudos randomizados que avaliaram o efeito da radioterapia adjuvante evidenciaram benefício em relação ao controle local quando comparado ao tratamento conservador exclusivo. No trabalho conduzido pelo NSABP, houve redução da recorrência local de 31,7% para 15,7%, enquanto no trial EORTC 10853 os valores de recorrência local em dez anos caíram de 26% para 15% com a adição da radioterapia.[2]

Alguns autores têm preconizado o emprego exclusivo da tumorectomia ou quadrantectomia baseando-se em fatores como margens, tamanho do tumor e grau histológico, que constituem o Índice Prognóstico de Van Nuys (VNPI). Em estudo retrospectivo conduzido pela USC, em que foi utilizado o índice prognóstico de Van Nuys modificado, a recorrência local das pacientes com VNPI de 4 a 6 foi de 1,4%. Nesse estudo, é recomendada a excisão tumoral exclusiva como conduta ideal para pacientes com lesões menores do que 15 mm, margens > 1 cm, tumores graus I ou II, sem necrose, e idade maior que sessenta anos, ficando a radioterapia adjuvante reservada para pacientes com fatores de pior prognóstico, que traduzissem maior chance de recorrência local.[3]

Em metanálise recente conduzida pelo Early Breast Cancer Trialists' Collaborative Group (EBCTCG), foi evidenciado que a radioterapia reduziu o risco absoluto de recorrência ipsilateral em dez anos em 15,2% (12,9 *vs.* 28,1%), sendo sua eficácia independente da idade, da extensão da cirurgia conservadora, do uso de tamoxifeno, margens, grau histológico, tamanho do tumor e comedonecrose. Além disso, foi observado que a redução proporcional da falha em mama ipsilateral foi maior nas pacientes idosas (18,5 *vs.* 29,1% nas pacientes < 50 anos, 10,8 *vs.* 27,8% naquelas ≥ 50 anos), e mesmo aquelas com tumores pequenos de baixo grau e margens negativas se beneficiaram com a adição da radioterapia, com redução absoluta na falha local de 18% (12,1% *vs.* 30,1%). Desta forma, recomendamos como rotina a radioterapia adjuvante após a cirurgia conservadora no carcinoma ductal *in situ*.[4]

Em um ensaio clínico prospectivo de seguimento de 12 anos do ECOG E5194-ACRIN, para determinar o risco de recidiva de mama ipsilateral tratada com a excisão cirúrgica (lumpectomia) sem radiação, realizado para as mulheres com carcinoma ductal *in situ* (CDIS), que foram selecionadas por características clínicas e patológicas de baixo risco. As pacientes foram selecionadas em dois grupos de estudo: baixo ou médio-grau DCIS, tamanho do tumor de 2,5 cm ou menores (n = 561) ou elevado grau DCIS, o tamanho do tumor de 1 cm ou menores (n = 104). Especificações do protocolo incluíram excisão do tumor DCIS com margens negativas de pelo menos 3 mm. Recidiva foi definida como local de carcinoma ductal *in situ* ou carcinoma invasivo na mama tratada. A mediana do tempo de acompanhamento foi de 12,3 anos. Ao final haviam 99 recidivas, das quais 51 (52%) eram invasivas. A recidiva do *in situ* e invasivos aumentou ao longo do tempo em ambos os grupos. As taxas de desenvolvimento do evento em 12 anos foram de 14,4% para o grupo baixo ou médio-grau, e de 24,6% para o de alto grau (p = 0,003). As taxas de recidiva dos invasivos em 12 anos foram de 7,5% e 13,4%, respectivamente (p = 0,08). Na análise multivariada, coorte de estudo, o tamanho do tumor em ambas foi significativamente associado a recidiva (p = 0,009 e p = 0,03, respectivamente). Concluíram que o aumento da recidiva tanto para o *in situ* e o invasivo aumenta sem platô, ao longo dos 12 anos de seguimento.[5]

■ TUMORES INVASIVOS – RADIOTERAPIA APÓS TRATAMENTO CONSERVADOR

Com o aumento no diagnóstico precoce desse câncer no decorrer dos últimos anos, a cirurgia conservadora, quer ela seja realizada por tumorectomia, setorectomia ou quadrantectomia se tornou uma das principais técnicas no tratamento dessa doença.

Trabalhos comparando resultados da mastectomia com a cirurgia conservadora e radioterapia como feito por Veronesi *et al* mostraram que a recorrência local foi de 2,3% no grupo da mastectomia, e de 8,8% no grupo da radioterapia, sem diferenças na sobrevida atuarial global e livre de doença em vinte anos.[6] Fisher *et al* atualizaram os resultados do protocolo NSABP-06, em que 1.843 pacientes foram randomizadas para mastectomia ou tratamento conservador, com ou sem radioterapia. A sobrevida global em vinte anos foi de 46%, e a sobrevida livre de doença variou de 35% a 38%. Pacientes submetidas ao tratamento conservador exclusivo apresentaram falha local de 39,2%, comparado a 14,3% (p < 0,001) naquelas submetidas à radioterapia.[7]

Além do NSABP-06, outros estudos também avaliaram o papel da radioterapia após o tratamento conservador como o conduzido por Liljegren *et al*, em que foi observada redução de recorrência local em dez anos de 24% para 8,5% (p – 0,0001) com a adição da radioterapia.[8] Levitt *et al*, analisando quatro estudos randomizados de pacientes com diagnóstico de câncer estadios I ou II concluíram que a adição de radioterapia resultou em aumento significativo no controle locorregional, sobrevida livre de doença e redução de 17,5% na taxa de mortalidade.[9]

Os principais fatores de risco para recorrência após tratamento conservador em tumores iniciais são: tamanho da lesão, comprometimento de linfonodos, idade, grau histológico, margens cirúrgicas, presença de Carcinoma Intraductal Extenso (EIC) e receptores hormonais. Assim, alguns autores sugerem que, nos casos em que não existam fatores de mau prognóstico, por exemplo, em pacientes idosas com lesões pequenas, recepto-

res hormonais positivos e margens extensas, o índice de recidiva local seria pequeno, sugerindo menor benefício com a radioterapia adjuvante.

Em meta-análise mais recente, conduzida pelo *Early Breast Cancer Trialists' Collaborative Group* (EBCTCG), com 10.801 mulheres com neoplasia, foi observado que a radioterapia após cirurgia conservadora reduziu o risco de recorrência locorregional em dez anos, de 35% para 19,3%. Além disso, a radioterapia declinou de forma significante o risco absoluto de morte relacionada ao câncer em 15 anos em 3,8%. Entretanto, tal benefício foi menor no grupo de melhor prognóstico, com redução de 11% em recidiva locorregional em pacientes com mais de setenta anos contra 22% naquelas com menos de cinquenta anos de idade. Dado esse fato, questiona-se se a radioterapia pode ser omitida em pacientes com baixo risco para recidiva.[10]

O NSABP-21 avaliou pacientes com tumores menores do que 1 cm com receptores hormonais positivos e foi observado que a associação da radioterapia ao tamoxifeno oferecia o menor índice de recidiva local, este com 2,8%, contra 9,3% da RT isolada, e 16,5% no grupo que recebeu apenas tamoxifeno.[11] Outro trabalho similar, em pacientes de baixo risco, foi conduzido pelo CALGB. Foram avaliadas 636 pacientes com mais de setenta anos de idade, com lesões menores de 1 cm e receptores hormonais positivos, e foi verificado que o grupo que recebeu radioterapia adjuvante e tamoxifeno teve recorrência local de 2% contra 9% do grupo que recebeu apenas hormonoterapia, porém sem benefício significante na sobrevida global. Análise de subgrupos como *status* da margem, histologia ou grau tumoral não foi realizada, impossibilitando, assim, determinar se um grupo de pacientes com tumores de alto grau, invasão linfovascular e margens positivas se beneficiaria ou não com a RT. Desta forma, considerando pacientes idosas e com tumores de bom prognóstico (margens negativas, sem invasão linfovascular, baixo grau histológico), podemos dizer que a radioterapia adjuvante, principalmente naquelas com expectativa de vida menor que cinco anos, ofereceria pouco benefício em termos de sobrevida. Nas restantes, recomendamos a radioterapia como rotina após tratamento conservador.[12]

Classicamente, a radioterapia deve ser feita em toda a mama, com doses de 45 a 50 Gy, com frações de 1,8 a 2 Gy por dia. O reforço de dose no leito tumoral, também chamado de *boost*, se baseia no fato de que 65% a 80% das recidivas ocorrem nesta localização. Geralmente, o *boost* é administrado com doses de 10 a 20 Gy, com a utilização de fótons, elétrons ou braquiterapia, que pode ser de baixa ou alta taxa de dose. No estudo conduzido pelo EORTC houve redução da recorrência local em dez anos de 10,2% para 6,2% para pacientes com margens negativas com a administração do *boost*. Sem ele, as falhas locais ocorreram em 23,9% das pacientes mais jovens, e em 7,3% das pacientes mais idosas, contra 13,5% e 3,8% respectivamente nas mulheres que receberam o *boost*.[13]

Mais recentemente, uma nova técnica de radioterapia vem sendo empregada – a radioterapia parcial de mama. Ela consiste no emprego de maior dose por fração à cavidade cirúrgica, com 1 a 2 cm de margem, utilizando a braquiterapia ou o feixe de radiação externo. Uma das vantagens seria a duração média de quatro a cinco dias, ao contrário de seis a sete semanas da radioterapia externa, além de reduzir potencialmente as complicações agudas e tardias. As pacientes candidatas a esse tratamento seriam aquelas com mais de sessenta anos de idade, com tumores ≤ 2 cm, linfonodos negativos, receptores hormonais positivos, ausência de componente intraductal extenso, e margens negativas. Resultados iniciais mostram bons resultados em relação ao controle local, porém estudos com maior tempo de seguimento ainda são necessários para definição da irradiação parcial da mama como rotina no tratamento.[14]

■ TUMORES INVASIVOS – RADIOTERAPIA APÓS MASTECTOMIA

A radioterapia após a mastectomia tem a finalidade de promover maior controle locorregional e, como demonstrado em alguns estudos randomizados, melhor sobrevida global.[15] Nielsen *et al* randomizaram pacientes nos estadios II ou III para tratamento com mastectomia mais quimioterapia ou mastectomia, radioterapia mais quimioterapia, e observaram redução da falha locorregional em 18 anos de 49% para 14% (p < 0,001), bem como melhora na sobrevida global em 18 anos com a adição da radioterapia (73% *vs.* 63%). Nesse estudo, as pacientes submetidas à radioterapia receberam tratamento tanto no leito mamário como em drenagem linfática, independentemente do número de linfonodos comprometidos. Muitas pacientes não foram submetidas a esvaziamento axilar adequado, com mediana de sete linfonodos retirados, sendo que 76% delas tinham menos que dez linfonodos removidos, o que pode ter contribuído para menor controle locorregional no grupo de pacientes não submetidas à radioterapia.[16] No estudo British Columbia *randomized trial* foi evidenciado que a combinação de quimioterapia com radioterapia, quando comparada à quimioterapia exclusiva em pacientes submetidas à mastectomia propicia aumento significativo na sobrevida livre de recorrência e sobrevida global em vinte anos (47% *vs.* 37%).[17]

Após o encontro de St. Gallen foram definidos critérios para a indicação de radioterapia pós-mastectomia:[18]

- Tumores iguais ou maiores que 5 cm.
- Pele comprometida.
- Grau III.
- Dissecção axilar inadequada (< 10 linfonodos).
- Invasão extracapsular linfonodal.
- Quatro ou mais linfonodos comprometidos.
- Margens comprometidas.

■ TUMORES LOCALMENTE AVANÇADOS

Os tumores localmente avançados são definidos como estadios IIIA ou IIIB da AJCC, e incluem lesões maiores que 5 cm, com linfonodos axilares comprometidos; tumor de qualquer tamanho, com extensão direta aos arcos costais, musculatura intercostal ou pele; edema ou ulceração de pele da mama ou nódulos satélites; carcinoma inflamatório; metástases em linfonodos da cadeia mamária interna ou fossa supraclavicular ipsilateral.

Em virtude da alta probabilidade de metástase sistêmica a quimioterapia, a hormonoterapia ou ambas, desempenham importante papel no tratamento. Usualmente, a quimioterapia é realizada antes da cirurgia ou da radioterapia, possibilitando que aqueles casos considerados irressecáveis apresentem remissão, viabilizando a cirurgia.

A radioterapia em tumores avançados é realizada quando a cirurgia não é tecnicamente viável. Ela pode ser feita com finalidade pré-operatória ou de forma exclusiva. A dose pré-operatória varia de 45 a 50 Gy (1,8 – 2 Gy/dia), enquanto nos casos em que a cirurgia não é possível, doses adicionais de 20 a 25 Gy devem ser administradas.

Após a mastectomia, a radioterapia em parede torácica deve ser efetuada em todos os casos de doença localmente avançada, com doses de 50 a 60 Gy, com frações de 1,8 a 2 Gy por dia. Em pacientes submetidas a quimioterapia neoadjuvante com resposta patológica completa, a radioterapia adjuvante mostrou-se benéfica para pacientes com estadio inicial III, permitindo redução da recidiva locorregional de 33,3% para 7,3% em dez anos.[19]

■ RADIOTERAPIA EM DRENAGEM LINFÁTICA

A drenagem linfática de mama inclui a axila, a fossa supraclavicular e a cadeia mamária interna. Geralmente, a disseminação linfática inicial se faz para os linfonodos da axila. A presença de metástases na cadeia mamária interna está correlacionada com o tamanho do tumor e são mais frequentes em lesões localizadas nos quadrantes mediais e central, com linfonodos axilares positivos. Acometimento de linfonodos em fossa supraclavicular podem ocorrer em até 5% das pacientes.

A irradiação de fossa supraclavicular classicamente é indicada quando mais que quatro linfonodos estão comprometidos no esvaziamento axilar, com doses de 45 a 50 Gy (1,8-2 Gy/dia). Naqueles casos em que há extravasamento capsular, a inclusão da axila no campo de fossa supraclavicular pode ser realizada. Vários autores correlacionam o extravasamento de cápsula com menor sobrevida global, mas sem maior índice de falhas em axila. Assim, a radioterapia na axila dissecada poderia ser omitida se a indicação única fosse doença microscópica extracapsular.[20]

A irradiação de fossa supraclavicular em pacientes com um a três linfonodos positivos ainda não está bem estabelecida, e resultados de estudos randomizados ainda são aguardados para avaliação do potencial benefício da radioterapia. O *trial* randomizado NCIC-CTG MA.20 avaliou 1.832 mulheres submetidas a tratamento conservador com radioterapia em mama ± drenagem linfática, sendo que 85% apresentavam um a três linfonodos positivos. O grupo que recebeu radioterapia em mama e drenagem ganhou melhor sobrevida livre de recorrência locorregional (96,8% *vs.* 94,5%), sobrevida livre de doença (89,7% *vs.* 84%), porém com maior índice de pneumonite (1,3% *vs.* 0,2%) e linfedema (7,3 *vs.* 4,1%).[21]

O tratamento da cadeia mamária interna é um dos assuntos mais controversos em radioterapia no câncer de mama. A maior controvérsia envolve pacientes estadios T3 ou T4, com quatro ou mais linfonodos positivos, e pacientes com lesão central ou em quadrantes mediais com linfonodo positivo. Essas pacientes podem ter envolvimento de mamária interna de 28% a 52%. A quimioterapia moderna pode promover resposta patológica completa em uma pequena parcela desses casos. Entretanto, o estudo dinamarquês mostrou de forma clara que a quimioterapia não seria uma alternativa à radioterapia quando existe alto risco de doença residual microscópica. Uma controvérsia ainda maior existe em pacientes com estadios T1-2 e 1-3 linfonodos positivos. Nesse grupo, o risco de envolvimento de cadeia mamária interna em pacientes com lesões mediais/centrais ocorre de 44% a 65% dos casos. O efeito da irradiação de cadeia mamária interna em relação à sobrevida permanece incerto. Um assunto muito discutido é a discordância que existe entre os achados patológicos e o risco de recorrência nodal, e estudos comparando a omissão *vs.* a adição da radioterapia não proporcionaram respostas conclusivas. Outro problema em relação à radioterapia em mamária interna é o maior índice de complicações cardíacas, e a utilização de técnicas modernas como planejamento 3D ou intensidade modulada, e feixe de elétrons são importantes para abrandar as morbidades.[21]

Poortmans *et al.* compararam em estudo randomizado de tumores precoces localizados em quadrante central ou mediais, independentemente do envolvimento linfonodal axilar ou tumores localizados e axila comprometida que receberam radioterapia em leito cirúrgico ou mama e drenagem linfática (supraclavicular e mamária interna) com aquelas que receberam apenas radioterapia em mama ou leito cirúrgico. Observaram que a sobrevida global não teve significância, porém a sobrevida livre de doença a distância teve benefício de radioterapia em drenagem e redução da morte por câncer. Quanto às complicações, elas foram modestas.[22]

REFERÊNCIAS BIBLIOGRÁFICAS

1. Fisher B, et al. Prevention of invasive breast cancer in women with ductal carcinoma in situ: an update of the National Surgical Adjuvant Breast and Bowel Project Experience. Semin Oncol 2001;28(4):400-18.

2. Hoorebeeck I, et al. Breast-consevring treatment with or without radiotherapy in ductal carcinoma in situ: ten--year results of European Organisation for Research and Treatment of Cancer randomizerd phase III trial 10853 – a study by the EORTC Breast Cancer Cooperative Group and EORTC Radiotherapy Group. J Clin Oncol 2006;24(21):3381-7.

3. Silverstein MJ, et al. A prognostic index for ductal carcinoma in situ of the breast. Cancer 1996;77(11):2267-74.

4. Bijker N, et al. Overview of the randomized trials of radiotherapy in ductal carcinoma in situ of the breast. J Natl Cancer Inst Monogr 2010; 2010(41):162-8.

5. Solin LJ, et al. Surgical excision without radiation for ductal carcinoma in situ of the breast: 12-Year Results From the ECOG-ACRIN E5194 Study. J Clin Oncol 2015;33(33):3938-4.

6. Veronesi U, et al. Twenty-year follow-up of a randomized study comparing breast-conserving surgery with radical mastectomy for early breast cancer. N Engl J Med 2002;347(16):1227-32.

7. Fisher B, et al. Twenty-year follow-up of a randomized trial comparing total mastectomy, lumpectomy, and lumpectomy plus irradiation for the treatment of invasive breast câncer. N Engl J Med 2002;347(16):1233-41.

8. Liljegren L, et al. 10-Year Results After Sector Resection With or Without Postoperative Radiotherapy for Stage I Breast Cancer: A Randomized Trial. J Clin Oncol 1999;17:2326-9.

9. Levitt SH, et al. The impact of radiation on early breast carcinoma survival: a Bayesian analysis. Cancer 1996;78(5):1055-42.

10. Darby S, et al. Effect of radiotherapy after breast-conserving surgery on 10-year recurrence and 15-year breast cancer death: meta-analysis of individual patient data for 10,801 women in 17 randomized trials. Lancet 2011;378(9804):1707-9.

11. Fisher B, et al. Tamoxifen, radiation therapy, or both for prevention of ipsilateral breats tumor recurrence after

lumpectomy in women with invasive breast cancers of one centimeter or less. J Clin Oncol 2002; 20(20):4141-9.

12. Hughes KS, et al. Lumpectomy plus tamoxifen with or without irradiation in woman age 70 or older with early breast cancer. J Clin Oncol 2010; 28(15): 507-9.

13. Poortmans PM, et al. The addition of a boost dose on the primary tumour bed after lumpectomy in breast conserving treatment for breast cancer. A summary of the results of EORTC 22881-10882 "boost versus no boost" trial. Cancer Radiother 2008;12(6-7):565-70.

14. Njeh CF, et al. Accelerated partial breast irradiation (APBI): a review of available techiniques. Radiation Oncol 2010;5:90.

15. Overgaard M, et al. Postoperative radiotherapy in high-risk postmenopausal breast-cancer patients given adjuvant tamoxifen: Danish Breast Cancer Cooperative Group DBCG 82c randomized trials. Lancet 1999;353(9165):1641-8.

16. Nielsen HM, et al. Study of failure among high risk breast cancer patients with or without postmastectomy radiotherapy in addition to adjuvant systemic therapy: long-term results from the Danish Breast Cancer Cooperative Group 82b and c randomized studies. J Clin Oncol 2006; 24(15):2268-10.

17. Ragaz J, et al. Locoregional radiation therapy in patients with high-risk breast cancer receiving adjuvant chemotherapy: 20-year results of the British Columbia randomized trial. J Natl Cancer Inst 2005;97(2):116-9.

18. Adjuvant therapy of primary breast câncer. 7th International Conference on Cancer Therapy. St. Gallen, Switzerland, 2001. (Abstract)

19. McGuire SE, et al. Postmastectomy radiation improves the outcome of patients with locally advanced breast cancer who achieve a pathologic complete responseto neoadjuvant chemotherapy. Int J Radiat Oncol Biol Phys 2007;68(4):1004-8.

20. Chen SC, et al. Prediction of supraclavicular lymph node metastasis in breast carcinoma. Int J Radiat Biol Phys 2002;52(3):614-9.

21. Whelan TJ, et al. NCIC-CTG MA.20: an intergroup trial of regional nodal irradiation in early breast cancer. Toronto (ON): NCIC; 2011.

22. Poortmans PM, et al. Internal Mammary and Medial Supraclavicular Irradiation in Breast Cancer. N Engl J Med 2015;373(4):317-27.

15.8.3.2 Radioterapia Hipofracionada

■ **Rodrigo Souza Dias**

■ INTRODUÇÃO

A radioterapia após cirurgia conservadora é considerada tratamento-padrão para pacientes com câncer de mama estadios I e II, oferecendo benefício tanto no controle local como na sobrevida global.[1] Na radioterapia adjuvante, emprega-se geralmente dose total de 45 a 50 Gy em toda a mama, com frações diárias de 1,8 a 2 Gy/dia, em um período de cinco semanas. Dados da América do Norte estimam que cerca de 30% das pacientes submetidas a cirurgia conservadora não receberam radioterapia[2] pelo custo do tratamento e dificuldade de acesso a Serviços de Radioterapia.[2,3]

A radioterapia hipofracionada consiste no uso de menor número total de aplicações, com maior dose por fração quando comparada ao fracionamento convencional. O hipofracionamento no tratamento do câncer pode ser utilizado tanto com a radioterapia em toda mama como na radioterapia parcial, também chamada de APBI (*Accelerated Partial Breast Irradiation*) a ser abordada em outro capítulo. O emprego do hipofracionamento para pacientes com tumores de mama surgiu na Inglaterra e no Canadá, com o intuito de permitir melhor acesso de pacientes à radioterapia, aumentando a aderência ao tratamento para aquelas que residiam em locais mais distantes, além de uma redução no custo do tratamento.[3,4]

Do ponto de vista radiobiológico, acredita-se que o câncer de mama apresente uma resposta à radiação mais semelhante aos tecidos de resposta lenta, portanto seja mais sensível ao aumento da dose por fração. O primeiro estudo a avaliar a sensibilidade do câncer de mama ao aumento da dose por fração foi iniciado em 1986. Nesse trabalho, 1.410 pacientes foram randomizadas a três esquemas de fracionamento: 50 Gy em 25 frações, 42,9 Gy em 13 frações, e 39 Gy em 13 frações. Após seguimento de 9,7 anos, os autores concluíram que o câncer apresenta sensibilidade à radiação similar aos tecidos normais.[4] Tais achados dão suporte ao conceito de que o hipofracionamento em mama ofereceria resultados equivalentes ao fracionamento convencional, tanto em termos de controle local como complicações tardias.

Assim, com o intuito de comparar os resultados da radioterapia hipofracionada em mama com o fracionamento convencional, foram publicados alguns estudos randomizados na última década. O primeiro *trial,* conduzido pelo Ontario Clinical Oncology Group (OCOG), randomizou 1.234 pacientes com tumores invasivos sem linfonodos axilares comprometidos submetidas a cirurgia conservadora, para radioterapia em toda mama com dose de 50 Gy em 25 frações em 35 dias *vs.* dose de 42,5 Gy em 16 frações, em 22 dias. O risco de recorrência local em dez anos foi de 6,7% no grupo do fracionamento convencional e de 6,2% no grupo do hipofracionamento, e cosmese boa ou excelente foi observada em 71,3% no grupo-controle e de 69,8% no hipofracionamento. Em análise de subgrupo, em pacientes com tumores pouco diferenciados, houve um benefício em termos de controle local com o fracionamento convencional.[3]

No Reino Unido, dois *trials* randomizados compararam o fracionamento convencional com a radioterapia hipofracionada. O estudo Start-A avaliou 2.236 mulheres com tumores sem linfonodos comprometidos submetidas a cirurgia conservadora ou mastectomia, randomizadas para radioterapia com dose de 50 Gy em 25 frações, 41,6 Gy ou 39 Gy em 13 frações, em cinco semanas. Em cinco anos, o risco de recorrência local foi de 3,6%, 3,5% e 5,2%, respectivamente. Com relação à cosmese, o esquema de 39 Gy se mostrou superior aos dois outros fracionamentos.[5] O estudo Start-B randomizou 2.215 mulheres com tumores invasivos operados para radioterapia com dose de 50 Gy em 25 frações em cinco semanas ou 40 Gy em 15 frações em três semanas. Depois de seguimento de seis anos, o risco de recorrência locorregional foi de 3,3% e 2,2%, respectivamente, com uma tendência a menor alteração no aspecto da mama no grupo que recebeu dose de 40 Gy.[6] Atualização desses dois estudos foi publicada em 2013, com seguimento mediano maior que nove anos, sem diferenças significantes em termos de controle locorregional em dez anos entre os diferentes esquemas de fracionamento. Efeitos adversos como fibrose, redução do volume mamário, telangiectasias e edema foram menos evidentes nos grupos de 39 Gy em 13 frações e 40 Gy em 15 frações.[7]

Em trabalho mais recente, dois esquemas com maiores doses por fração (30 Gy e 28,5 Gy em cinco frações, uma vez por semana) foram comparados ao fracionamento convencional (50 Gy em 25 frações). Com relação aos efeitos adversos observados na mama, num tempo de seguimento de três anos, reações moderadas foram observadas em 17,3% no grupo de 30 Gy, 11,1% no grupo de 28,5 Gy e 9,5% nas pacientes submetidas ao fracionamento convencional. A falha local no período de tempo estudado foi de apenas 0,2%.[8]

Em decorrência dos achados do estudo canadense que observou piores resultados em pacientes com tumores de alto grau submetidas ao hipofracionamento, uma metanálise com 4.883 pacientes incluídas nos estudos Start A/B e RMH/GOC avaliou o risco de recorrência com a utilização do hipofracionamento. Nessa metanálise, não foi observada maior recidiva local nos tumores pouco diferenciados com o uso da radioterapia hipofracionada, e sim, uma tendência a melhor controle com a utilização de frações maiores que 2 Gy.[9]

Em revisão sistemática de 2015, de 23 estudos que compararam o fracionamento convencional com a radioterapia hipofracionada, observou-se menor índice de reações agudas cutâneas graus 2 e 3, e menor alteração no aspecto da mama com o hipofracionamento. Não houve diferença significativa em relação ao controle locorregional, metástases a distância, sobrevida global, pneumonite, doença isquêmica coronariana e fratura de costelas. Com relação ao custo, o hipofracionamento se mostrou 30% mais barato que o tratamento convencional.[10]

Com relação à utilização da radioterapia hipofracionada após cirurgia conversadora para tumores *in situ* de mama, alguns estudos fase 3 estão em andamento (TROG e RTOG 1005), mas ainda sem resultados. Recentemente foi publicado estudo retrospectivo com 1.609 pacientes, com 40% destas submetidas ao hipofracionamento. Não foi observada em análise multivariada diferença significativa no risco de recorrência relacionado ao fracionamento usado, com controle locorregional em dez anos de 86% para o tratamento convencional e 89% para o hipofracionamento.[11] Apesar de aparentemente a radioterapia hipofracionada também se mostrar eficaz para esse grupo de pacientes, resultados dos *trials* randomizados são aguardados para incorporar tal prática clínica na rotina.

Uma das preocupações quando se utilizam maiores doses por fração é a complicação tardia nos tecidos normais. Resultados dos estudos randomizados aqui citados não evidenciam maior toxicidade com a utilização do hipofracionamento num tempo de seguimento de dez anos. Entretanto, é importante citar que algumas complicações podem surgir com maior tempo de acompanhamento, principalmente as alterações cardíacas. Estudo conduzido por Tjessen *et al*, em que foi avaliado o risco de mortalidade em vinte anos por isquemia cardíaca em pacientes submetidas à radioterapia em mama com dose de 10 × 4,3 Gy (duas vezes por semana) ou 20 × 2,5 Gy (cinco vezes por semana), associou o esquema de 10 × 4,3 Gy a um aumento do risco de mortalidade cardíaca.[12] Outra questão importante a ser considerada é o emprego da radioterapia hipofracionada em pacientes submetidas à quimioterapia adjuvante. Existe uma preocupação em relação ao resultado cosmético com a associação da quimioterapia citotóxica e do hipofracionamento. Apesar do estudo conduzido pelo Cancer Care Ontario e dos *trials* Start-A e B terem um pequeno percentual de pacientes que receberam quimioterapia (11% a 35%), vale a pena frisar que grande parte dessas pacientes recebeu tratamento com esquema CMF, que é pouco usado na prática clínica atual. Assim, a literatura não tem dados suficientes sobre a associação da radioterapia hipofracionada com esquemas contendo doxirrubicina, ciclofosfamida, taxanos e trastuzumab, por exemplo, que também podem ter efeitos cardiotóxicos.

Em 2011, a Sociedade Americana de Radio-Oncologia (Astro) publicou suas recomendações para a utilização do hipofracionamento: paciente com idade maior que 50 anos, estadio patológico T1-2N0, paciente tratada com cirurgia conservadora, sem quimioterapia, com dose mínima de radiação na mama, não menor que 93%, e dose máxima não superior a 107% da dose prescrita.[13] Assim, para essas pacientes que preenchem tais critérios, pode-se indicar a radioterapia hipofracionada como rotina. A nosso ver, o planejamento tridimensional (3D-CRT) deve ser a técnica de escolha, pois permite que se obtenha maior homogeneidade de dose no volume-alvo com o emprego de subcampos, além de minimizar a dose de radiação nos tecidos normais, diminuindo, dessa forma, o risco de complicações tardias (Figuras 15.46 e 15.47).

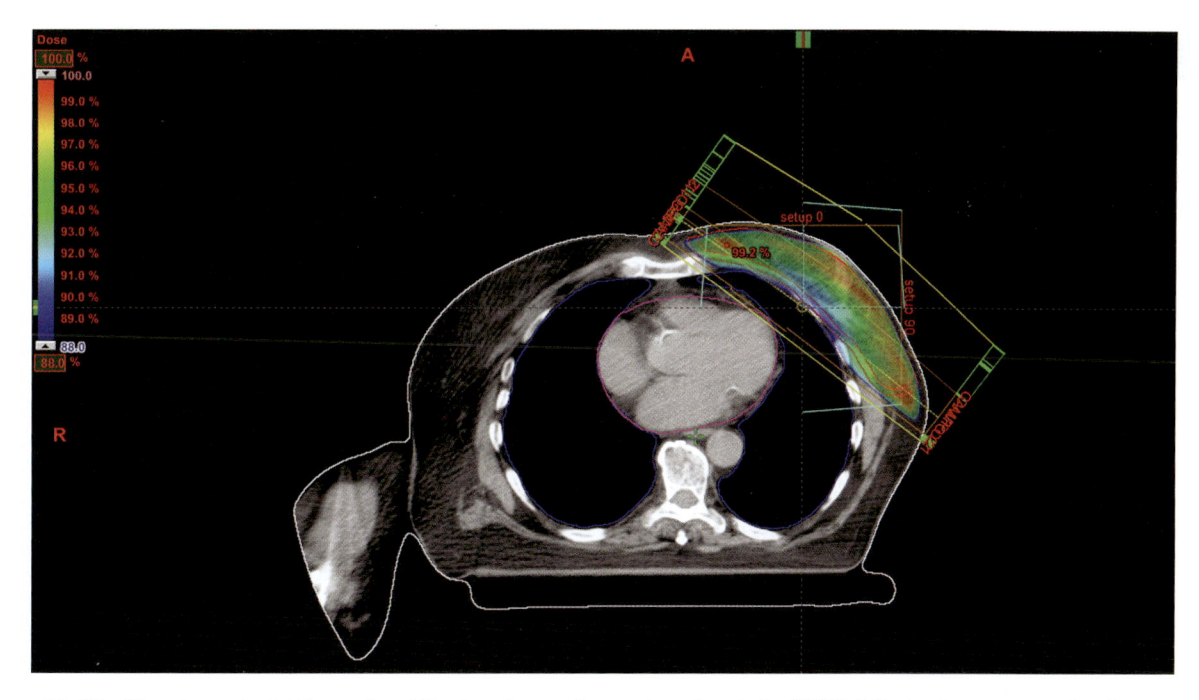

Figura 15.46 Planejamento tridimensional ilustrando o volume-alvo planejado (PTV) delimitado em vermelho, bem como os órgãos críticos (pulmões em azul e coração em lilás), com distribuição de dose em mama esquerda em escala de cores respeitando a variação de +7% e –5%.

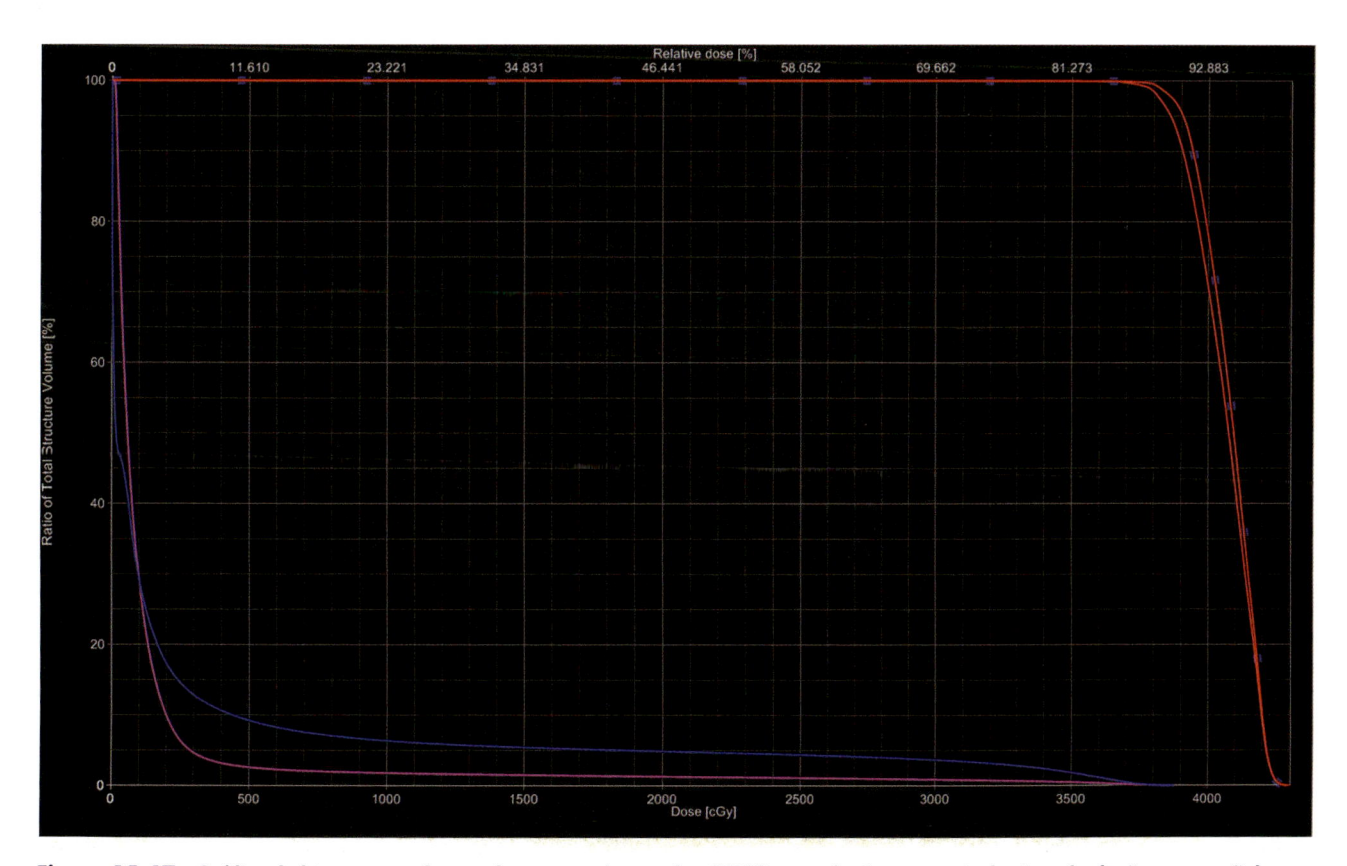

Figura 15.47 Gráfico de histograma dose-volume no volume-alvo (PTV) e nos órgãos normais de risco (pulmões e coração), com limite de tolerância de dose nessas estruturas sendo respeitado.

REFERÊNCIAS BIBLIOGRÁFICAS

1. Darby S, et al. Effect of radiotherapy after breast-conserving surgery on 10-year recurrence and 15-year breast cancer death: meta-analysis of individual patient data for 10,801 women in 17 randomized trials. Lancet 2011;378(9804):1707-16.

2. Virnig B, et al. Increased use of breast-conserving surgery: preferred treatment or failure to provide adequate local therapy? Breast Cancer Res Treat 2007;106(Suppl 1):S188-91.

3. Whelan TJ, et al. Long-Term Results of Hypofractionated Radiation Therapy for Breast Cancer. N Engl J Med 2010;362(6):513-20.

4. Owen JR, et al. Effect of radiotherapy fraction size on tumour control in patients with early-stage breast cancer after local tumour excision: long-term results of a randomised trial. Lancet Oncol 2006;7(6):467-71.

5. Bentzen SM, et al. The UK Standardisation of Breast Radiotherapy (START) Trial A of radiotherapy hypofractionation for treatment of early breast cancer: A randomised trial. Lancet Oncol 2008;9(4):331-41.

6. Bentzen SM, et al. The UK Standardisation of Breast Radiotherapy (START) Trial B of radiotherapy hypofractionation for treatment of early breast cancer: A randomised trial. Lancet Oncol 2008;371(9618):1098-107.

7. Haviland JS, et al. The UK Standardisation of Breast Radiotherapy (START) trials of radiotherapy hypofractionation for treatment of early breast cancer: 10-year follow-up results of two randomised trials. Lancet Oncol 2013;14(11):1086-95.

8. Agrawal RK, et al. First Results of the randomised UK FAST Trial of radiotherapy hypofractionation for treatment of early breast cancer (Cruke/04/015). Radiother Oncol 2011;100(1):93-100

9. Haviland JS, et al. Hypofractionated radiotherapy for breast cancer. N Engl J Med 2010;362(19):1843-8.

10. Zhou ZR, et al. Systematic review and meta-analysis comparing hypofractionated with conventional fraction radiotherapy in treatment of early breast cancer. Surgical Oncology 2015; 24(3):200-11.

11. Lalani N, et al. Long-term outcomes of Hypofractionation versus conventional Radiation Therapy after Breast-conserving surgery for ductal carcinoma in situ of the breast. Int Journal Radiat Oncol Biol Phys 2014;90(5):1017-20.

12. Tjessen KH, et al. Long-term cardiac mortality after hypofractionated radiation therapy in breast cancer. Int Journal Radiat Oncol Biol Phys 2013;87(2):337-9.

13. Smith BD, et al. Fractionation for whole breast irradiation: an American Society for Radiation Oncology (ASTRO) evidence-based guideline. Int J Radiat Oncol Biol Phys 2011;81(1):59-63.

15.8.3.3 Intraoperatória

- **Eduardo Martella** ▪ **Bernardo Peres Salvajoli**

▪ INTRODUÇÃO

Sabemos, a partir de estudos de mais de duas décadas, da importância da radioterapia em adicionar controle local nas pacientes com tumores de mama, estadios iniciais, submetidas à cirurgia conservadora. Inicialmente, quando se estudava o papel da cirurgia conservadora com uma alternativa à mastectomia, diversos estudos avaliaram se a adição de radioterapia de toda mama traria maior controle local do que cirurgia somente. Esses estudos clássicos mostraram que a irradiação de toda mama diminuía significativamente o risco de recorrência na mama ipsilateral.[1-3] Com base nesses estudos de fase III, a radioterapia de toda mama se tornou padrão nas pacientes submetidas à cirurgia conservadora. Na sequência, estudaram se a adição de um reforço de dose (*boost*), no local onde se encontrava o tumor, aumentaria ainda mais o controle local. Dois estudos randomizados demonstraram um pequeno, mas significativo ganho em controle local da mama ipsilateral.[4,5] Esses estudos somados, que investigaram a adição de radioterapia à cirurgia conservadora, provaram ser um dos maiores avanços no manejo locorregional dos tumores de mama nas últimas décadas. Hoje é aceito que a adição de radioterapia à cirurgia conservadora reduz o risco de recorrência a níveis tão baixos quanto a mastectomia. Consequentemente, nos dias atuais, há consenso de que a maioria das pacientes com tumor em estadio inicial deverá receber cirurgia conservadora seguida de radioterapia. Outro ponto favorável foi que esse tratamento adicional provoca níveis de toxicidade bastante baixos aos tecidos sadios, e o tratamento locorregional moderno tem mínimo impacto na qualidade de vida a longo prazo. Finalmente, com resultados de longo prazo, o efeito estético dessa combinação de cirurgia conservadora mais radioterapia se mostrou excelente.[6,7]

▪ RACIONAL

Apesar de seus muitos benefícios positivos, a radioterapia externa também possui algumas desvantagens, e a principal, talvez, o fato de ser um tratamento relativamente complexo e caro. Uma segunda grande desvantagem é o tempo. O tratamento-padrão de irradiação de toda a mama é administrado normalmente em seis a sete semanas. Com o esquema de tratamento de cinco dias por semana, os pacientes podem ter de faltar ao trabalho, além de sofrer outras alterações significativas do estilo de vida. Esses fatores são particularmente relevantes para pacientes que não vivem nas proximidades de uma instalação de tratamento de radioterapia. Os aspectos afetivos, econômicos e sociais podem muitas vezes alterar o tipo de cirurgia oferecida à paciente. Na verdade, uma série de estudos tem encontrado relação inversa entre a terapia conservadora da mama e a distância da casa de uma paciente para a instalação de radioterapia mais próxima.[8] Além disso, as regiões do país com a menor densidade de instalações de tratamento de radiação têm mínimas taxas de tratamentos conservador.[9] Um cenário ainda pior são os pacientes que renunciam à radioterapia. Recentes estudos de atendimento indicaram que aproximadamente 20% dos doentes em estágio inicial de câncer invasivo, tratados nos Estados Unidos, não recebem radiação como componente da terapia de conservação da mama.[10] Essa opção pode causar-lhes maior risco de recorrência do tumor e, possivelmente, mais risco de morte.

Desde a introdução da cirurgia conservadora, estudos já mostravam que a recorrência poderia ser maior, a depender do tipo e da margem de ressecção ao redor do tumor e a adição de radioterapia após a cirurgia conservadora (Quart) poderia reduzir esse risco. No final da década de 1980, o grupo italiano liderado pelo doutor Veronesi comparou a quadrantectomia com esvaziamento axilar (Quad) *vs.* a mesma cirurgia seguida de radioterapia (Quart). Os resultados mostraram diferença significativa em relação à redução de recorrência na mama ipsilateral em dez anos, de 23,5% para 5,8%.[2] Holland *et al.* publicaram um artigo em que mostravam que as pacientes com componente intraductal extenso, submetidas a cirurgia limitada, apresentaram alta probabilidade de tumor residual nas margens cirúrgicas, levantando a ideia de que eram necessárias boas coberturas de margem cirúrgica além de tratamento complementar em cirurgias limitadas.[11] Esses estudos, e outros mais, mostram a necessidade de complementação com radioterapia ao redor do leito operatório, reduzindo de forma significativa a recorrência local, mas que talvez apenas um tratamento local seja suficiente *vs.* um tratamento de toda a mama, o que provocou novos estudos a respeito.

Sempre existiu a ideia de encurtar o tempo de tratamento para tumores de mama, mas, inicialmente, pensava-se que ao reforçar a dose por dia, para atingir efeito biológico parecido ao fracionamento longo, iria intensificar muito a toxicidade em tecidos sadios adjacentes. Já sabemos, por estudos de hipofracionamento, que isso não está ocorrendo, e cada vez mais temos técnicas com fracionamentos mais curtos, embora, na época, a ideia de realizar um tratamento intraoperatório, com doses altas e sem prejudicar tecidos ao redor, parecia muito tentadora e foi, então, que surgiram os primeiros estudos a isso relacionados. Nessa estratégia, a radiação é empregada apenas na região de leito do tumor, mais uma margem definida arbitrariamente.

O tratamento com única dose de radiação no momento da cirurgia é alternativo, bastante atraente para pacientes submetidas à cirurgia conservadora. Na verdade, esta abordagem seria a forma preferida de radioterapia parcial (APBI) para a maioria dos médicos e pacientes se a Radioterapia Intraoperatória (IORT) se provasse eficaz com mínimas complicações de curto e longo prazos. No entanto, muitas questões ainda permanecem entre os especialistas no assunto, em termos de dosimetria, controle local e risco a longo prazo de fibrose e outras toxicidades com IORT.

■ TÉCNICA

IORT pode ser entregue por aceleradores lineares móveis, que são facilmente posicionados perto da mesa de operações, e têm um braço móvel que pode ser posicionado de forma adequada para a irradiação. Aceleradores lineares móveis normalmente têm um espectro variável de energia de elétrons (Mobetron® e Novac-7®) (3 a 10 MeV) ou alguns modelos com produção de fótons de kilovoltagem (Intrabeam®) na ponta do aparelho e podem ser utilizados em qualquer ambiente de operação sem alterações estruturais (Figuras 15.48 e 15.49). Para radioproteção, barreiras móveis (chumbo de 2 cm de espessura) estão posicionadas ao redor e embaixo da mesa de operações. A paciente não precisa ser transferida da mesa de cirurgia para o aparelho. Outra alternativa é a utilização de aceleradores lineares convencionais, em salas específicas, transportando a paciente da sala cirúrgica para a radioterapia.[12] Em termos logísticos é mais complicado e precisa ter uma infraestrutura física específica, estando a radioterapia e o centro cirúrgico no mesmo prédio e ter condições seguras para o transporte da paciente. Por outro lado, pode apresentar vantagens em relação a aceleradores móveis, algumas delas muito interessantes para países em desenvolvimento como o

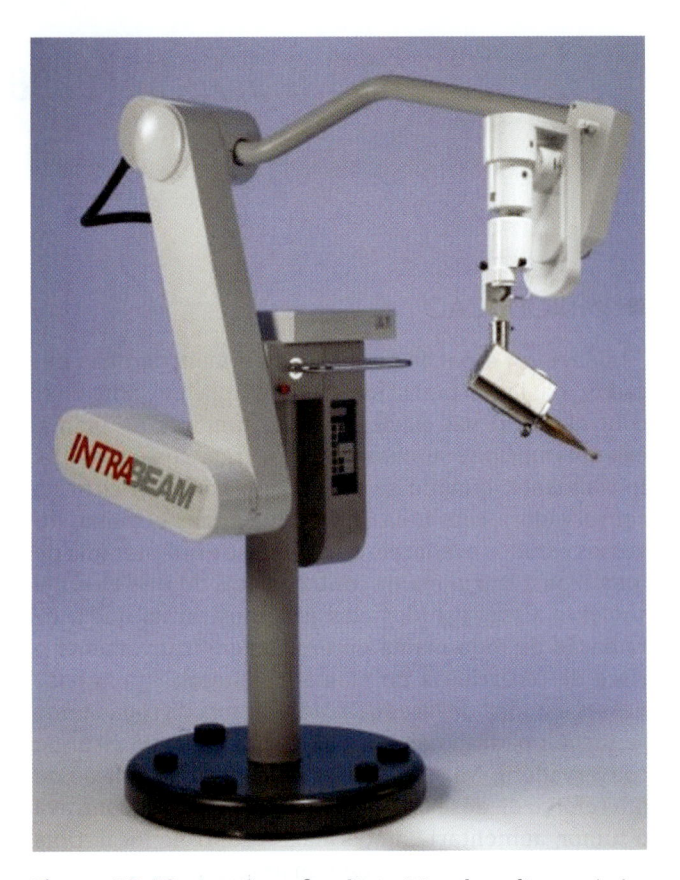

Figura 15.48 Intrabeam® – dispositivo de radioterapia intraoperatória portátil com utilização de fótons.

Brasil. O custo se torna muito menor, já que um acelerador não dedicado pode ser ocupado em tempo integral para outros tipos de tratamento quando não está sendo utilizado em cirurgia. O acelerador não dedicado muitas vezes apresentam energia de elétrons mais altas, o que pode facilitar e melhorar o tratamento em tecidos mais profundos, além do que propicia um tempo de tratamento menor em termos de entrega de dose da radiação.

■ SELEÇÃO DOS PACIENTES

A partir de 2007, com o crescente interesse por Radioterapia Parcial de Mama (APBI) e o descontrole de pacientes sendo tratadas fora de protocolo, quatro sociedades oncológicas separadas publicaram orientações para auxiliar os médicos na seleção de pacientes para APBI fora de protocolo (Tabela 15.31). A Sociedade Americana de Radioterapia (Astro) organizou uma força-tarefa que publicou um conjunto mais detalhado de orientações sobre adequação para receber APBI, onde incluímos radioterapia intraoperatória. Esse grupo recomendou que as pacientes sejam classificadas como "adequadas" para APBI se elas tiverem 60 anos ou mais de idade e tiverem carcinoma ductal invasivo (ou

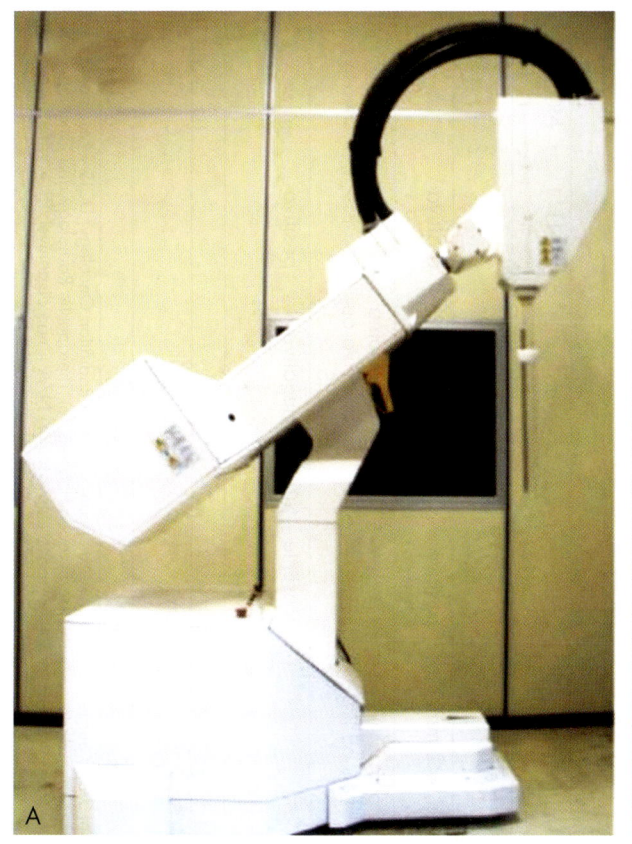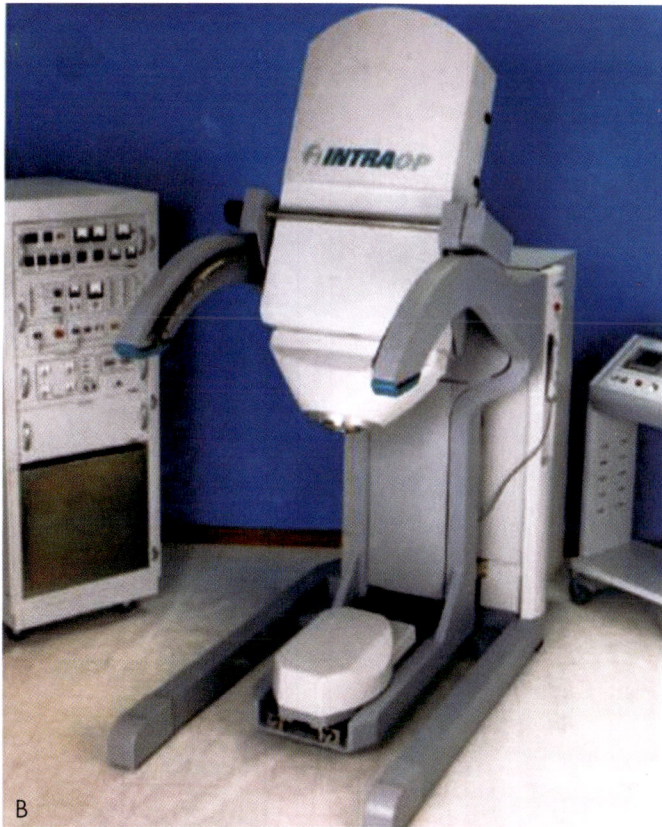

Figura 15.49 Dispositivo de radioterapia intraoperatória portátil com utilização de elétrons **(A)** Novac7® **(B)** Mobetron®.

outra histologia favorável) ≤ 2 cm; receptor positivo de estrogênio; tumor unicêntrico e unifocal; linfonodonegativos com margens negativas (≥ 2 mm); e sem grande Componente Intraductal (ECI), Invasão do Espaço Linfovascular (LVSI) ou terapia neoadjuvante.[13] Outros a publicarem seus próprios guias de conduta foram o Grupo Europeu Curiethrapie e a Sociedade Europeia de Radiologia Terapêutica e Oncologia (GEC-Estro), a Sociedade Americana de Cirurgiões da Mama (ASBS) e a Sociedade Americana de Braquiterapia (ABS).[14 16] Essas quatro publicações de orientações foram baseadas em estudos com nível de evidência menor, veiculadas anteriormente a eles, e os critérios de inclusão foram os achados nesses estudos, assim como a opinião de radioncologistas de mama mais experientes.

■ **RESULTADOS**

Existem dois estudos randomizados avaliando a radioterapia intraoperatória *vs.* radioterapia de toda a mama. Além disso, existe uma metanálise/revisão sistemática avaliando a IORT *vs.* EBRT, incluindo os estudos citados. Existem outras três metanálises, que incluem novas formas de radioterapia parcial de mama, como

braquiterapia, por exemplo, onde também são incluídos os estudos mencionados acima. De maneira geral, eles mostram maior recorrência na mama ipsilateral quando comparados com radioterapia de toda mama, de forma significativa. Esse risco de recorrência aumentado pode estar correlacionado à seleção inadequada de pacientes para essa técnica específica.

■ **RESULTADOS DOS ESTUDOS RANDOMIZADOS**

Eliot

Estudo Italiano publicado em 2013, randomizado, que comparou radioterapia externa (EBRT) com *boost vs.* radioterapia intraoperatória (IORT) utilizando elétrons com dose de 21 Gy prescrito na curva de 90%.[17] O estudo randomizou 1.305 pacientes e encontrou uma diferença de 4,4% (EBRT) *vs.* 0,4% para grupo IORT em recorrência local em cinco anos. Entretanto, essas pacientes foram analisadas em grupos, de baixo e alto risco, com base no tamanho do tumor, receptores hormonais e grau histológico. O grupo de baixo risco (69,4% das pacientes do estudo) teve menor risco de recorrên-

Tabela 15.31   Critérios de seleção para radioterapia parcial da mama (RT intraoperatório).

Fator	Consenso astro Apropriado	Cauteloso	Inapropriado	Consenso gec-estro "Baixo Risco Bom candidato"	"Risco Intermediário Candidato possível"	"Alto risco Contraindicado"	ASBS Apropriado	Cauteloso	ABS Aceitável
Idade (anos)	≥ 60	50-59	< 50	> 50	> 40-50	≤ 40	"≥ 45 se invasivo ≥ 50 se DCIS"	"< 45 se invasivo OU LCIS < 50 SE DCIS"	≥ 50
BRCA1/2	Não presente	N/A	presente						
Tamanho	≤ 2 cm	2,1-3,0 cm	> 3,0 cm	≤ 3,0 cm	≤ 3 cm	> 3 cm	≤ 3 cm		≤ 3 cm
estadio T	T1	T0 (DCIS) e T2	T3/T4	T1/T2	T1/T2	T2 (> 3 cm), T3, T4	Tis (≤ 3 cm), T1, T2 (≤ 3 cm)	Tis (>3 cm) T2 (> 3 cm), T3-T4	T1, T2 (≤ 3 cm)
Multicentricidade	Unicentrico		Presente	Unicentrico		Multicentrico			
Multifocalidade	Unifocal clínico	Unifocal clínico	> 3 cm	Unifocal	Multifocal (limitado a até 2 cm da lesão index)	Multifocal (> 2 cm da lesão index)			
Grau	Qualquer	N/A	N/A	Qualquer	N/a				
LVSI	Não	Limitado	Extensa	Não	não	presente			
ER	Positivo	Negativo	N/A	Qualquer	N/A	N/A			
Estadio N	Negativo	N/A	Positivo	Negativo	pN1mic-N1a	pNx; ≥ pN2a (≥ 4LN+)	Não	≥ N1	N0
Linfadenectomia	SLNB e ALND	N/A	Não realizada	SLNB e ALND	ALND (pelo menos 6 LN)				
Margens	Negativa (≥ 2 mm)	Exígua (< 2 mm)	Positiva	Negativa (≥ 2 mm)	exígua (< 2 mm)	positiva	negativa	positiva	
Histologia	IDC e outras favoráveis	DCIS (≤ 3 cm) ou ILC	DCIS (> 3 cm)	IDC e outras favoráveis	IDC e outras favoráveis ou ILC		Carcinoma invasivo ou DCIS		Carcinoma invasivo
EIC	Não	Presente e tumor ≤ 3 cm	Presente e tumor > 3 cm	Não	não	presente	negativo	positivo	
CLIS associado	Permitido	N/A	N/A	Permitido	N				
Tto neoadjuvante	Não permitido	N/A	sim	Permitido	não	sim			
Estadio M clínico									M0

ABS = American Brachyterapy Society; ALND = Dissecção linfonodal axilar; ASBS = American Society of Breast Surgeons; ASTRO = American Society of Radiation Oncology; DCIS = carcinoma ductal *in situ*; EIC = componente intraductal extenso; ER = recpetor de estrógeno; GEC - ESTRO = Groupe Européen de Curiethérapie e European Society for Therapeutic Radiology and Oncology; IDC = carcinoma ductal invasivo; ILC = carcinoma lobular invasivo; LCIS = carcinoma lobular *in situ*; LN = linfonodos; LVSI = invasão do espaço linfovascular; N/A = não disponível; RT = radioterapia; SLNB = biópsia de linfonodo sentinela.

cia de 1,5% *vs.* 11,3% no grupo de alto risco (30,6% da amostra) quando estas possuíam um ou mais fatores de risco. O estudo Eliot contribuiu para entendermos que é possível a realização de tratamento intraoperatório com dose única de elétrons. O estudo incluiu pacientes de alto risco, que hoje sabemos não serem ideais para radioterapia parcial. Entretanto, parece haver um grupo específico em que esse tratamento apresenta baixo risco de recorrência, abaixo de 2% em cinco anos. Apesar de seguimento de 5,8 anos, o mais longo dos estudos, sabemos que esse seguimento ainda é curto e precisamos de dados mais maduros para poder incluir pacientes nesse tipo de tratamento com segurança.

Targit-A

Estudo Inglês, randomizado, que comparou a radioterapia externa (EBRT) com ou sem *boost,* com acelerador linear com radioterapia intraoperatória utilizando raios X de kilovoltagem com um alvo de 1 cm ao redor da cavidade cirúrgica, 20 Gy na superfície do aplicador, e 5-7 Gy a 1 cm.[18,19]

O estudo selecionou 2.232 pacientes, e os resultados iniciais foram publicados em 2010, com seguimento médio de apenas dois anos. Muitos sentiram que a publicação desses resultados iniciais não era particularmente informativa com relação ao desfecho primário da recorrência na mama, especialmente considerando que incidência cumulativa de recorrência na mama sobe lentamente durante um período de dez ou mais anos após o diagnóstico em pacientes com câncer favorável, como aqueles incluídos no Targit-A. Em 2014, o estudo foi atualizado, com mais pacientes e resultados de cinco anos, mas ainda manteve seguimento curto com média de 2,5 anos.[19]

Desta vez, no entanto, mesmo com seguimento curto, os autores encontraram significativa diferença no risco de recorrência na mama ipsilateral em cinco anos, 3,3% (95% CI 2,1 a 5,1) para o grupo Targit *vs.* 1,3% (0,7 a 2,5) para o grupo de EBRT (p = 0,012). A diferença absoluta foi pequena, embora seja provável que vá crescer a longo prazo, já que esses tumores iniciais têm recorrências mais tardias. Um dos tópicos principais da publicação atual é a afirmação de que as pacientes tratadas com radioterapia intraoperatória "pré-patologia" (no momento da lumpectomia) experimentaram taxas de recorrência na mama que eram comparáveis à irradiação de toda a mama. Em contraste, as pacientes tratadas com radioterapia intraoperatória realizada como um segundo procedimento "pós-patologia" obtiveram maior risco de recorrência do que as pacientes tratadas com irradiação de toda a mama. É importante notar que não houve um componente na randomização em relação ao tempo em que foi aplicada a radioterapia intraoperatória, e que um número de potenciais *biases* podem ter contribuído para tais resultados. Por exemplo, um provável fator contribuinte para esses resultados foi a maior irradiação adjuvante de toda a mama nas pacientes "pré-patologia" randomizadas para radioterapia intraoperatória, em comparação com as pacientes "pós-patologia". Um ponto importante sobre radioterapia intraoperatória está relacionado à dose de radiação relativamente baixa. A dose foi de apenas 5 Gy entregue ao tecido que se estende a 1 cm além do leito do tumor, e a dose rapidamente cai a partir dessa distância. Essa dose é marcadamente menor do que a administrada com outras técnicas de radiação parcial ou com irradiação convencional de toda a mama. Em termos de toxicidade a radioterapia intraoperatória forneceu menores taxas significativas de toxicidade graus III e IV, apesar de números muito pequenos em ambos os grupos, 4 de 1.720 pacientes no grupo TARGIT *vs.* 13 de 1.731 no grupo EBRT.

■ CONCLUSÃO

Em ambas as revisões sistemáticas/metanálises recentemente publicadas,[20,21] a de radioterapia intraoperatória mostrou resultados piores em termos de controle local na mama, com diferença significativa. Em especial, o estudo de Zhang L *et al*, com 5.415 pacientes, em que só foram incluídas pacientes tratadas com radioterapia intraoperatória, encontrou-se risco relativo aumentado de 2,83%, porém com heterogeneidade significativa. A sobrevida global não apresentou diferença significante. O que podemos extrair desses dados é que, provavelmente, existe um grupo de baixo risco, que poderá se beneficiar desse tipo de tratamento, porém ainda devemos ter cautela na indicação e, de preferência, considerar essas pacientes para estudos clínicos randomizados. Identificar um grupo de pacientes com baixo risco de recorrência local é de extrema importância neste contexto.

REFERÊNCIAS BIBLIOGRÁFICAS

1. Fisher B, et al. Twenty-year follow-up of a randomized trial comparing total mastectomy, lumpectomy, and lumpectomy plus irradiation for the treatment of invasive breast cancer. N Engl J Med 2002;347(16):1233-41.

2. Veronesi U, et al. Radiotherapy after breast-conserving surgery in small breast carcinoma: long-term results of a randomized trial. Ann Oncol 2001;12(7):997-100.

3. Verschraegen C, et al. Re: Breast-conserving surgery with or without radiotherapy: pooled-analysis for risks of ipsilateral breast tumor recurrence and mortality. J Nat Cancer Inst 2004;96(14):1111-5.

4. Bartelink H, et al. Whole-breast irradiation with or without a boost for patients treated with breast-conserving

surgery for early breast cancer: 20-year follow-up of a randomised phase 3 trial. Lancet Oncol 2015;16(1):47-9.

5. Romestaing P, et al. Role of a 10-Gy boost in the conservative treatment of early breast cancer: results of a randomized clinical trial in Lyon, France. J Clin Oncol 1997;15(3):963-8.

6. Taylor ME, et al. Factors influencing cosmetic results after conservation therapy for breast cancer. Int J Radiat Oncol Biol Phys 1995;31(4):753-64.

7. Wazer DE, et al. Factors influencing cosmetic outcome and complication risk after conservative surgery and radiotherapy for early-stage breast carcinoma. J Clin Oncol 1992;10(3):356-9.

8. Athas WF, et al. Travel distance to radiation therapy and receipt of radiotherapy following breast-conserving surgery. J Nat Cancer Inst 2000;92(3):269-72.

9. Farrow DC, et al. Geographic variation in the treatment of localized breast cancer. New Eng J Med 1992;326(17):1097-101.

10. Nattinger AB, et al. Relation between appropriateness of primary therapy for early-stage breast carcinoma and increased use of breast-conserving surgery. Lancet 2000;356(9236):1148-53.

11. Holland R, et al. The presence of an extensive intraductal component following a limited excision correlates with prominent residual disease in the remainder of the breast. J Clin Oncol 1990;8(1):113-8.

12. Frasson AL, et al. Intraoperative radiotherapy in the conventional linear accelerator room for early breast cancer treatment: an alternative choice in developing countries. J Exp Clin Cancer Res 2007;26(3):379-84.

13. Smith BD, et al. Accelerated partial breast irradiation consensus statement from the American Society for Radiation Oncology (ASTRO). J Am College Surg 2009;209(2):269-72.

14. Polgar C, et al. Patient selection for accelerated partial-breast irradiation (APBI) after breast-conserving surgery: recommendations of the Groupe Europeen de Curietherapie-European Society for Therapeutic Radiology and Oncology (GEC-ESTRO) breast cancer working group based on clinical evidence (2009). Radiother Oncol 2010;94(3):264-73.

15. Husain ZA, et al. Accelerated partial breast irradiation via brachytherapy: a patterns-of-care analysis with ASTRO consensus statement groupings. Brachytherapy 2011;10(6):479-85.

16. Martin Keisch, et al. Breast Brachytherapy Task Group, ABS. ABS Breast Brachytherapy Task Group. 2007. Available from: http://www.americanbrachytherapy.org/guidelines/abs_breast_brachytherapy_taskgroup.pdf

17. Veronesi U, et al. Intraoperative radiotherapy versus external radiotherapy for early breast cancer (ELIOT): a randomised controlled equivalence trial. Lancet Oncol 2013;14(13):1269-73.

18. Vaidya JS, et al. Targeted intraoperative radiotherapy versus whole breast radiotherapy for breast cancer (TARGIT-A trial): An international, prospective, randomised, non-inferiority phase 3 trial. Lancet 2010; 376(9735):91-102.

19. Vaidya JS, et al. Risk-adapted targeted intraoperative radiotherapy versus whole-breast radiotherapy for breast cancer: 5-year results for local control and overall survival from the TARGIT-A randomised trial. Lancet. 2014 15;383(9917):603-8.

20. Marta GN, et al. Accelerated partial irradiation for breast cancer: systematic review and meta-analysis of 8653 women in eight randomized trials. Radiother Oncol 2015;114(1):42-8.

21. Hang L, et al. intraoperative radiotherapy versus whole-breast external beam radiotherapy in early-stage breast cancer: a systematic review and meta-analysis. Medicine 2015;94(27):1143-8.

15.8.4 Quimioterapia

15.8.4.1 Quimioterapia Adjuvante

■ Juliana Rocha ■ Auro Del Giglio

■ INTRODUÇÃO

O uso da terapia adjuvante sistêmica é responsável, pelo menos em parte, pela redução da mortalidade específica por câncer de mama. A necessidade e o tipo de tratamento adjuvante são definidos a partir da análise do subtipo do tumor, do risco de recidiva, do perfil clínico da paciente e da possibilidade de reduzir esse risco com as diversas formas de tratamento sistêmico disponíveis. De forma geral, prescrevemos quimioterapia adjuvante para pacientes com bom estado geral e com acometimento axilar ou àquelas portadoras de tumores negativos para expressão de receptores hormonais ou, ainda, com tumores de alto risco, mesmo na ausência de acometimento axilar.

Análises genômicas e calculadoras de risco-benefício têm sido empregadas para ajudar a determinar as candidatas adequadas para a quimioterapia adjuvante. As calculadoras mais utilizadas são os programas *Predict plus* <www.predict.nhs.uk>.) ou *Adjuvant!Online* (www.adjuvantonline.com). O Predict plus, ao contrário do Adjuvant!Online, por incorporar o *status* do HER-2, mostra-se mais acurado em prever a sobrevida específica pelo câncer de mama.[1-4]

Para efeitos práticos, no que concerne à quimioterapia adjuvante para esta doença, convém dividir os tumores em dois grandes grupos, de acordo com a superexpressão do receptor do fator de crescimento epidérmico humano 2 (HER2). São eles: tumores HER2 positivo e tumores HER2 negativo.

■ CÂNCER HER2 NEGATIVO

A decisão de utilizar a Quimioterapia (QT) adjuvante nesse grupo baseia-se em uma abordagem estratificada de acordo com a presença de fatores de risco que aumentem a chance de recorrência (Tabela 15.32). Os principais fatores que conferem pior prognóstico são: tumores triplo negativo (RE, RP e HER2 negativos), linfonodos acometidos, grande tamanho tumoral, indiferenciação tumoral e de invasão linfática.

Um dos principais estudos que corroboram a importância da quimioterapia adjuvante é a metanálise publicada pelo Early Breast Cancer Trialists' Collaborative Group (EBCTCG), que incluiu mais de 100 mil mulheres tratadas com QT adjuvante em 123 estudos clínicos randomizados. Em todas as comparações feitas com esquemas de QT adjuvante, a mortalidade geral foi diminuída significativamente. De fato, se estimou, nesse estudo, uma redução em torno de 36% na mortalidade para os regimes mais efetivos quando comparados com a não administração de QT. Regimes que incluem antraciclinas e taxanos resultam em maior benefício e diminuição adicional de 15% a 20% na mortalidade.[5]

A redução proporcional na recorrência e na mortalidade por câncer ocorre independentemente da idade, de comprometimento axilar, tamanho do tumor, grau de diferenciação e presença de Receptores para Estrogênio e Progesterona (RE/RP). Mesmo em pacientes com tumores altamente responsivos à terapia hormonal existe benefício, embora não no mesmo nível que na doença com menor expressão de receptores hormonais. Já em

Tabela 15.32 Fatores para avaliação de prognóstico de câncer de mama HER2 negativo.

Fatores	Baixo	Intermediário	Alto
Tamanho tumor	< 1 cm	1 a 2 cm	> 2 cm
Grau	1	2	3
Invasão linfática	Ausente		Presente
RE/RP	Presente		Ausente

relação à idade, observou-se maior impacto no tratamento de mulheres mais jovens do que naquelas com mais de 50 anos de idade.[5]

Não existe um regime único padrão de quimioterapia adjuvante. Tende-se a reservar os esquemas mais agressivos e ativos, como é o caso das combinações de antraciclinas e taxanos a pacientes de alto risco para recidiva. Exemplos de pacientes de alto risco incluem aquelas com acometimento linfonodular axilar, tumores triplo negativos ou, ainda, tumores maiores que 2 cm. Já para aquelas pacientes que possuem um risco menor de reincidência pode-se reservar esquemas contendo apenas antraciclinas ou só taxanos, ou até mesmo esquemas mais antigos, que não contemplam nenhuma dessas drogas (Figura 15.50).

A quimioterapia adjuvante é normalmente iniciada no prazo de quatro a seis semanas após a cirurgia. O tratamento precoce não é melhor, mas um atraso de mais de 12 semanas pode ser prejudicial. Recentemente, uma análise retrospectiva incluindo 6.827 pacientes do MD Anderson Cancer Center evidenciou que um tempo de início de QT maior que 60 dias após a cirurgia, para portadoras de tumores HER-2 positivo tratadas com trastuzumabe, EC III e triplo negativos, confere maior risco de morte.[6]

Em nosso serviço, o esquema mais utilizado é o AC-T, sendo constituído por quatro ciclos de doxorrubicina 60 mg/m² + ciclofosfamida 600 mg/m² a cada 21 dias, seguido de 12 ciclos de paclitaxel 80 mg/m² semanal. Outros regimes também utilizados são listados na Tabela 15.33.

■ CÂNCER HER2 POSITIVO

A amplificação ou a superexpressão do receptor do fator de crescimento epidérmico humano 2 (HER2) está presente em aproximadamente 18% a 20% dos cânceres invasivos. Todos os cânceres diagnosticados devem ser testados para a superexpressão do HER2, uma vez que a terapia dirigida é um componente fundamental do tratamento adjuvante.

Para as mulheres que são candidatas a terapia adjuvante anti-HER2 recomenda-se o uso do anticorpo monoclonal humanizado trastuzumabe, pois ele é o único agente cuja ação, comprovadamente, pode resultar em benefício de sobrevida livre de doença e sobrevida global quando administrado concomitantemente à quimioterapia no tratamento adjuvante.

Uma metanálise de oito estudos de quimioterapia mais trastuzumabe *vs.* quimioterapia de 2012 envolveu quase 12 mil pacientes e evidenciou redução no risco de progressão de doença de 40%, e na mortalidade de 34%.[7]

A recomendação atual é de que todas as doentes com tumores HER2 positivos com comprometimento linfonodal ou tumores maiores que 1 cm devam receber quimioterapia acrescida de terapia anti-HER2. A indicação do tratamento anti-HER2 para aquelas com tumores < 1 cm

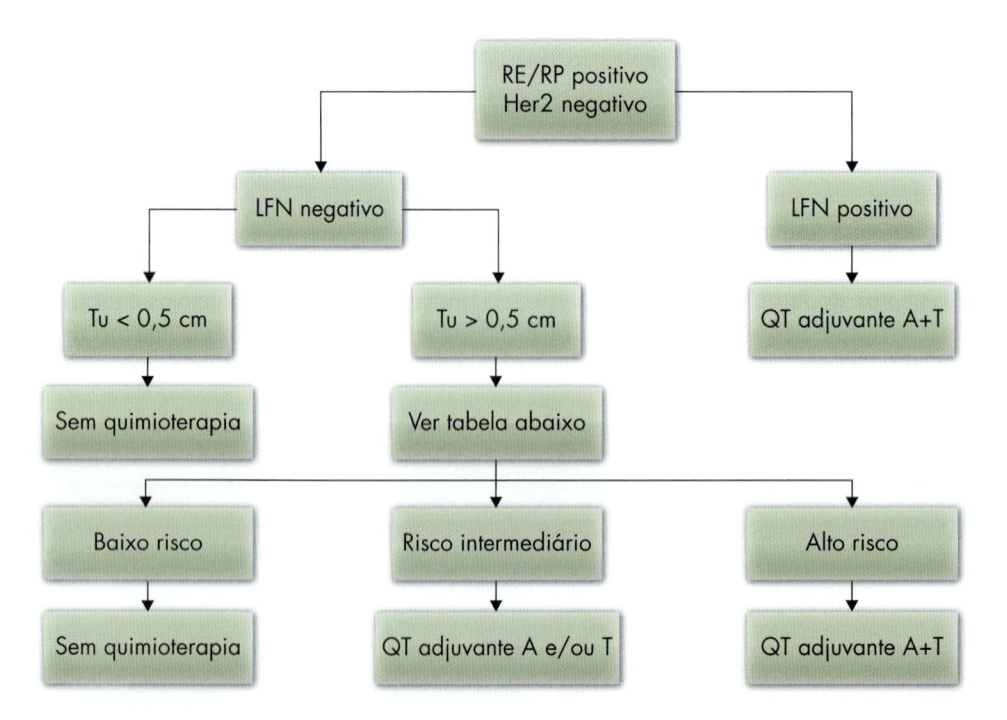

Figura 15.50 Esquema para regime de quimioterapia adjuvante.

Tabela 15.33   Esquemas de quimioterapia adjuvante HER2 negativo.

Regime	Dose	Intervalo entre os ciclos
Esquemas com antraciclinas e taxanos		
TAC		
Docetaxel,	75 mg/m² EV, D1	
Doxorrubicina,	50 mg/m² EV, D1	21 dias (6 ciclos)
Ciclofosfamida	500 mg/m² EV, D1	
AC – Paclitaxel		
Doxorrubicina,	60 mg/m² EV, D1	21 dias (4 ciclos)
Ciclofosfamida,	600 mg/m² EV, D1	
seguido de Paclitaxel	80 mg/m² EV, semanal	Semanal (12 ciclos)
FEC – Paclitaxel		
5- Fluorouracil	600 mg/m² EV, D1	
Epirrubicina	90 mg/m² EV, D1	21 dias (4 ciclos)
Ciclofosfamida,	600 mg/m² EV, D1	Semanal (8 ciclos)
seguido de Paclitaxel	100mg/m² EV, semanal	
AC – Docetaxel		
Doxorrubicina,	60 mg/m² EV, D1	
Ciclofosfamida,	600 mg/m² EV, D1	21 dias (4 ciclos)
seguido de Docetaxel	100mg/m² EV, D1	21 dias (4 ciclos)
FEC – Docetaxel		
5- Fluorouracil	500 mg/m² EV, D1	
Epirrubicina	100 mg/m² EV, D1	21 dias (3 ciclos)
Ciclofosfamida,	500 mg/m² EV, D1	
seguido de Docetaxel	100mg/m² EV, D1	21 dias (3 ciclos)
Esquemas com antraciclinas		
FAC		21 dias (6 ciclos)
5- Fluorouracil	500 mg/m² EV, D1	
Doxorrubicina	50 mg/m² EV, D1	
Ciclofosfamida,	500 mg/m² EV, D1	
FEC100		
5- Fluorouracil	500 mg/m² EV, D1	
Epirrubicina	100 mg/m² EV, D1	21 dias (6 ciclos)
Ciclofosfamida,	500 mg/m² EV, D1	
AC		
Doxorrubicina	60 mg/m² EV, D1	21 dias (4 ciclos)
Ciclofosfamida,	600 mg/m² EV, D1	
EC		
Epirrubicina	90 mg/m² EV, D1	21 dias (4 ciclos)
Ciclofosfamida	600 mg/m² EV, D1	
Esquemas sem antraciclinas		
CMF oral		
Ciclofosfamida	100 mg/m² VO, D1 a D14	
Metotrexate	40 mg/m² EV, D1 e D8	28 dias (6 ciclos)
5- Fluorouracil	600 mg/m² EV, D1 e D8	
CMF venoso		
Ciclofosfamida	600 mg/m² EV, D1	
Metotrexate	40 mg/m² EV, D1	21 dias (6 ciclos)
5- Fluorouracil	600 mg/m² EV, D1	
TC		
Docetaxel	75 mg/m² EV, D1	21 dias (4 ciclos)
Ciclofosfamida	600 mg/m² EV, D1	

ainda não está bem estabelecida. No entanto, essas pacientes parecem ter maior risco de recorrência quando comparadas com pacientes semelhantes, porém com doença HER2-negativa. Para essas pacientes com tumores pequenos podemos utilizar um regime menos tóxico, preconizado por pesquisadores do Dana Farber Cancer Institute. Esses investigadores conduziram um estudo prospectivo de fase II com 406 pacientes, que avaliou a combinação de paclitaxel 80 mg/m^2, e trastuzumabe 2 mg/kg, administrados semanalmente, por 12 semanas, seguidos de trastuzumabe 6 mg/kg, a cada três semanas, até completar um ano de tratamento. Foram incluídas mulheres com doença HER-2 positiva, RH positivos ou negativos, e tumores < 3 cm, sendo que metade dos casos apresentava tumores menores que 1 cm (T1a 19%, T1b 31%, T1c 42%, T2 9%). O acompanhamento mediano foi de 3,6 anos e a sobrevida livre de doença foi de 98,7%.[8]

Para casos mais agressivos, vários esquemas quimioterápicos usados com trastuzumabe foram avaliados em grandes estudos prospectivos. Os melhores resultados com relação à eficácia preconizam regimes de quimioterapia à base de antraciclina seguida pelas combinações de taxano e trastuzumabe.[9,10] O regime mais utilizado por nós é doxorrubicina e ciclofosfamida (AC) durante quatro ciclos, seguidos de paclitaxel semanal, durante 12 semanas, concomitantemente ao trastuzumabe e, em seguida, trastuzumabe sozinho, como mostra a Tabela 15.34.

O trastuzumabe deve ser administrado concomitantemente à quimioterapia e pode ser oferecido em doses semanais ou a cada três semanas. A dose semanal de ataque constitui-se de 4 mg/kg, seguida de 2 mg/kg até o fim da quimioterapia. A dose de ataque a cada 21 dias é de 8 mg/kg, seguida de 6 mg/kg. Após o término da quimioterapia, mantém-se a dose de 6 mg/kg a cada três semanas, até completar um ano de tratamento.[11,12]

O uso de trastuzumabe adjuvante pode aumentar o risco de toxicidade cardíaca, incluindo insuficiência cardíaca congestiva assim como declínio assintomático na fração de ejeção ventricular esquerda. Essa toxicidade é intensificada se combinarmos simultaneamente o trastuzumabe com antraciclinas, o que não é recomendado. De fato, no estudo BCIRG006, que contou com um seguimento mediano de 5,5 anos, foi observado um aumento de eventos cardíacos sintomáticos ou diminuições na fração de ejeção ventricular esquerda em doentes aos quais foi administrado trastuzumabe concomitantemente com um taxano após tratamento com antraciclinas, de até 2,37% em comparação com, aproximadamente, 1% nos dois braços comparadores (antraciclinas mais ciclofosfamida seguido de taxano, e taxano, carboplatina e herceptin). Dessa forma, recomenda-se o monitoramento da função cardíaca a cada três meses durante o período de sua utilização e, a cada seis meses até completar 24 meses da última aplicação.[13-15]

Há, também, um regime que não contém antraciclina composto de docetaxel e carboplatina (TCH) associados

Tabela 15.34	Esquemas de quimioterapia adjuvante HER2 positivo.	
Regime	Doses	Intervalo entre os ciclos
TCH		
Docetaxel,	75 mg/m^2 EV, D1	21 dias (6 ciclos)
Carboplatina	AUC 6 EV, D1	
Trastuzumabe	8 mg/kg EV, D1 (ciclo 1)	21 dias (ate completar 1 ano)
	6 mg/kg EV, D1 (demais ciclos)	
AC – TH		
Doxorrubicina,	60 mg/m^2 EV, D1	21 dias (4 ciclos)
Ciclofosfamida,	600 mg/m^2 EV, D1	
seguido de Paclitaxel	80 mg/m^2 EV, semanal	Semanal (12 ciclos)
Trastuzumabe	8 mg/kg EV, D1 (ciclo 1)	21 dias (ate completar 1 ano)
	6 mg/kg EV, D1 (demais ciclos)	
AC – TH		
Doxorrubicina,	60 mg/m^2 EV, D1	21 dias (4 ciclos)
Ciclofosfamida,	600 mg/m^2 EV, D1	
seguido de Docetaxel	100 mg/m^2 EV, D1	21 dias (4 ciclos)
Tratuzumabe	8 mg/kg EV, D1 (ciclo 1)	21 dias (ate completar 1 ano)
	6 mg/kg EV, D1 (demais ciclos)	

a trastuzumabe. Sua eficácia é comparável a regimes que contêm antraciclinas, e é menos cardiotóxico. Sugerimos o regime TCH para mulheres com contraindicações a antraciclinas, por exemplo, cardiopatias preexistentes.[15]

REFERÊNCIAS BIBLIOGRÁFICAS

1. Ravdin PM, et al. Computer program to assist in making decisions about adjuvant therapy for women with early breast cancer. J Clin Oncol 2001;19(4):980-91.

2. Fisher B, et al. Prognosis and treatment of patients with breast tumors of one centimeter or less and negative axillary lymph nodes. J Natl Cancer Inst 2001;93(2):112-8.

3. Olivotto IA, et al. Population-based validation of the prognostic model adjuvante for early breast cancer. J Clin Oncol 2005;23(12):2716-9.

4. Wishart GC, et al. PREDICT Plus: development and validation of a prognostic model for early breast cancer that includes HER2. Br J Cancer 2012;107(5):800-7.

5. Peto R, et al. Comparisons between different polychemotherapy regimens for early breast cancer: meta-analyses of long-term outcome among 100,000 women in 123 randomised trials. Lancet 2012;379 (9814):432-4.

6. Gagliato DM, et al. Clinical impact of delaying initiation of adjuvant chemotherapy in patients with breast cancer. J Clin Oncol 2014;32(8): 735-44.

7. Moja L, et al. Trastuzumab containing regimens for early breast cancer. Cochrane Database Syst Rev 2012;4:CD006243.

8. Tolaney SM, et al. Adjuvant paclitaxel and trastuzumab for node-negative, HER2-positive breast cancer. N Engl J Med 2015 Jan 8; 372 (2): 134-4.

9. Romond EH, et al. Trastuzumab plus adjuvant chemotherapy for operable HER2-positive breast cancer. N Engl J Med 2005;353(16): 1673-5.

10. Perez EA, et al. Four-year follow-up of trastuzumab plus adjuvant chemotherapy for operable human epidermal growth factor receptor 2-positive breast cancer: joint analysis of data from NCCTG N9831 and NSABP B-31. J Clin Oncol 2011;29(25):3366-9.

11. Goldhirsch A, et al. 2 years versus 1 year of adjuvant trastuzumab for HER2-positive breast cancer (HERA): an open-label, randomised controlled trial. Lancet 2013;382(9897):1021-8.

12. Perez EA, et al. Sequential versus concurrent trastuzumab in adjuvant chemotherapy for breast cancer. J Clin Oncol 2011;29(34):4491-5.

13. Bowles EJ, et al. Risk of heart failure in breast cancer patients after anthracycline and trastuzumab treatment: a retrospective cohort study. J Natl Cancer Inst 2012;104(17):1293-8.

14. Martín M, et al. Minimizing cardiotoxicity while optimizing treatment efficacy with trastuzumab: review and expert recommendations. Oncologist 2009;14(1):1-11.

15. Slamon D, et al. Adjuvant trastuzumab in HER2-positive breast cancer. N Engl J Med 2011;365(14):1273-83.

15.8.4.2 Quimioterapia Neoadjuvante

■ Daniel Luiz Gimenes

■ INTRODUÇÃO

O tratamento do câncer de mama envolve terapêutica multidisciplinar: a cirurgia, a radioterapia e o tratamento sistêmico que engloba a quimioterapia, hormonioterapia e as terapias alvo-molecular. Esse arsenal terapêutico pode ser utilizado nos cenários: adjuvante, paliativo e neoadjuvante.

A indicação do tratamento neoadjuvante está reservada a pacientes com tumores de mama localmente avançados onde há indicação de mastectomia, e a regressão neoplásica pode modificar o tipo de cirurgia para um mais conservador. Em circunstâncias extremas, o tratamento neoadjuvante pode tornar viável um procedimento cirúrgico em tumores irressecáveis. Atualmente, em tumores acima de 1 cm, é aceitável o tratamento neoadjuvante quando são biologicamente mais agressivos: os subtipos triplo negativo e o HER2.[1]

As principais drogas utilizadas no tratamento neoadjuvante do câncer de mama são as citotóxicas. Entretanto, em casos selecionados, a hormonioterapia neoadjuvante pode ser adotada.

Para melhor entendimento da escolha dos quimioterápicos atualmente empregados e sua respectiva sequência, uma breve revisão dos principais estudos clínicos será de grande valor. A origem do tratamento neoadjuvante foi constatada em estudos clínicos publicados nos anos de 1980 e 1990 (Tabela 15.35). Os seus resultados demonstraram que a quimioterapia poderia conseguir taxas de respostas clínicas expressivas, entretanto, a taxa de cirurgia conservadora variou de 7% a 88%.[2-6] A partir desses estudos, vieram outros, randomizados, que contribuíram para o progresso do tratamento neoadjuvante.

Até a metade da década de 1990, os regimes de quimioterapia neoadjuvante mais prescritos eram os seguintes: doxorrubicina e ciclofosfamida (AC), doxorrubicina, ciclofosfamida e 5 Fluorouracil (FAC) e, eventualmente, a epirrubicina poderia vir a substituir a doxorrubicina (FEC ou EC). Com a emergência dos taxanos, estudos clínicos randomizados foram desenhados para avaliar o impacto da incorporação destes fármacos aos regimes convencionais. Na Tabela 15.36, estão listados os principais estudos clínicos randomizados que fundamentaram as condutas terapêuticas atuais. Um dado interessante é que, ao contrário dos estudos fase 2, cujo desfecho era resposta clínica à quimioterapia, houve uma mudança no objetivo: não bastando uma boa resposta clínica, os regimes seriam avaliados por meio da resposta patológica completa. Esses estudos clínicos concluíram que a inclusão dos taxanos aos regimes com antracíclicos (doxorrubicina ou epirrubicina) proporcionaram aumento significativo nas chances de resposta patológica completa.[7,8] Além disso, observou-se que o efeito terapêutico ideal causado pela combinação dessas drogas era através de um sequenciamento: inicialmente oferecer o esquema com antracíclicos por quatro ciclos e, em seguida, os taxanos nos ciclos seguintes ou vice-versa.[9-11] Finalmente, a tentativa de adicionar a capecitabina, um quimioterápico eficaz no cenário metastático, não obteve vantagens.[12] Assim sendo, esses estudos servem de base para o tratamento neoadjuvante, atualmente considerado como padrão: um esquema de quimioterapia composto de dois esquemas sequenciais, um baseado em antracíclicos (AC, FAC ou FEC) e outro de taxano (docetaxel) a cada três semanas ou paclitaxel semanal por 12 semanas.

Tabela 15.35 Estudos fase II de quimioterapia neoadjuvante para câncer de mama.

Autor	n	EC	TR (%)	Cirurgia conservadora (%)
Bonadonna et al.[2]	165	IIa-IIIb	74,5	88,0
Smith et al.[3]	50	IIb-IIIb	98,0	62,0
Schwartz et al.[4]	189	IIb-IIIb	85,0	34,0
Hortobagyi et al.[5]	48	IIIa	89,0	NA
Anderson et al.[6]	88	II-IIIa	72,0	7,0

Abreviações: EC (Estadiamento clínico), n (tamanho da amostra), TR (Taxa de resposta clínica).

Tabela 15.36	Estudos randomizados de quimioterapia neoadjuvante para o câncer de mama.			
Estudo clínico	n	Regimes de quimioterapia	pRC (%)	p
NSABP-B27[7]	2.411	AC × 4 AC × 4 → D × 4	14,0 26,0	< 0,001
Alberdeen[8]	162	CVAP × 8 CVAP × 4 → D × 4	13,7 26,1	< 0,001
GEPAR-DUO[9]	913	AC × 4 → D × 4 2wAD × 4	14,3 7,0	< 0,001
AGO[10]	631	2wE × 3 → 2wT × 3 ET × 4	18 10	0,03
MDACC[11]	258	3w T × 4 → FAC × 4 wT × 12 → FAC × 4	14 29	< 0,01
Geppar Quattro[12]	1.509	EC × 4 → D × 4 EC × 4 → D Cap. × 4 EC × 4 → D × 4 → Cap. × 4	22 19 22	0,298

Abreviações: A (doxorrubicina), C (ciclofosfamida), D (docetaxel), V (Vincristina), P (prednisona), 2w (quinzenal), E (epirrubicina), T (paclitaxel), Cap. (capecitabina), F (5 fluorouracil), pCR (resposta completa patológica).

O ano de 2001 foi um marco na oncologia mamária, quando foi publicado um estudo demonstrando uma nova estratégia terapêutica para o câncer de mama HER2 metastático: o trastuzumabe, um anticorpo mono-clonal anti-HER2.[13] Em 2005, Buzdar *et al.* publicaram os resultados de um estudo randomizado que avaliou o impacto do transtuzumabe no tratamento neoadjuvante do câncer de mama HER 2. O trastuzumabe proporcionou significativo acréscimo na taxa de resposta patológica completa.[14] A partir de então, o uso dessa terapia anti--HER2 associada à quimioterapia tornou-se um padrão para o tratamento neoadjuvante desse câncer HER2. Em 2010, Gianni *et al.* publicaram outro estudo randomizado com trastuzumabe, confirmando os benefícios desse anticorpo monoclonal no cenário neoadjuvante.[15] A Tabela 15.37 demonstra os desenhos desses estudos randomizados e respectivos resultados.

Uma vez que o bloqueio do HER2 ficou consagrado, iniciaram-se estudos randomizados comparando combinações de regimes de quimioterapia associados a: trastuzumabe *vs.* um duplo boqueio do HER 2 com a combinação do trastuzumabe com outra terapia anti--HER2. Um deles utilizando o Lapatinibe[16] e, o outro, o pertuzumabe.[17] O lapatinibe é um inibidor da tirosina--quinase do receptor HER 2[18] e o pertuzumabe é um anticorpo monoclonal que exerce o bloqueio da dime-rização do HER 2[19]. Os resultados de todos esses três estudos demonstraram significativa superioridade do duplo bloqueio do HER2 comparado ao trastuzumabe (Tabela 15.38).

Tabela 15.37	Estudos randomizados avaliando trastuzumabe no tratamento neoadjuvante do câncer de mama HER 2.		
Autor	n	Desenho de estudo	pCR (%)
Buzdar *et al.*[14]	42	Paclitaxel – FEC Paclitaxel – FEC/T	26,0 65,2
Gianni L. *et al.*[15]	235	AT-T-CMF AT-T-CMF/T	23,0 43,0

Abreviações: A (doxorrubicina), C(ciclofosfamida), E (epirrubicina), F (5 fluorouracil), T (trastuzumabe), M (metotrexate), pCR (resposta completa patológica).

Tabela 15.38	Estudos randomizados avaliando trastuzumabe *vs.* duplo bloqueio do HER 2 no tratamento neoadjuvante do câncer de mama HER 2.		
Estudo	n	Desenho	pCR (%)
Neo-ALLTO[16]		Paclitaxel/L Paclitaxel/T Paclitaxel/L+T	24,7 29,5 51,3
Neosphere		Docetaxel/T Docetaxel/TP T+P Docetaxel/P	29,0 45,8 16,8 24,0

Abreviações: L (lapatinnibe), T (trastuzumabe), P (pertuzumabe), pCR (resposta completa patológica).

REFERÊNCIAS BIBLIOGRÁFICAS

1. Haddad TC, et al. Landscape of neoadjuvant therapy for breast cancer. Ann Surg Oncol 2015;22(5):1408-15.

2. Bonadonna G, et al. Primary chemotherapy in surgically resectable breast cancer. CA Cancer J Clin 1995;45(4):227-43.

3. Smith IE, et al. High complete remission rates with primary neoadjuvant infusional chemotherapy for large early breast cancer. J Clin Oncol 1995;13(2):424-9.

4. Schwartz GF, et al. Induction chemotherapy followed by breast conservation for locally advanced carcinoma of the breast. Cancer 1994;73(2):362-9.

5. Hortobagyi GN, et al. Management of stage III primary breast cancer with primary chemotherapy, surgery, and radiation therapy. Cancer 1988;62 (12):2507-16.

6. Anderson. ED, et al. Primary systemic therapy for operable breast cancer. Br J Cancer 1991;63(4): 561-6.

7. Bear HD, et al. The effect on tumor response of adding sequential preoperative docetaxel to preoperative doxorubicin and cyclophosphamide: preliminary results from National Surgical Adjuvant Breast and Bowel Project Protocol B-27. J Clin Oncol 2003;21(22):4165-74.

8. Heys SD, et al. Neoadjuvant docetaxel in breast cancer: 3-year survival results from the Aberdeen trial. Clin Breast Cancer 2002; 3(Suppl 2):S69-74.

9. von Minckwitz G, et al. Doxorubicin with cyclophosphamide followed by docetaxel every 21 days compared with doxorubicin and docetaxel every 14 days as preoperative treatment in operable breast cancer: the GEPARDUO study of the German Breast Group. J Clin Oncol 2005;23(12):2676-85.

10. Untch M, et al. Intensive dose-dense compared with conventionally scheduled preoperative chemotherapy for high-risk primary breast cancer. J Clin Oncol 2009;27(18):2938-45.

11. Green MC, et al. Weekly paclitaxel improves pathologic complete remission in operable breast cancer when compared with paclitaxel once every 3 weeks. J Clin Oncol 2005;23(25):5983-92.

12. von Minckwitz G, et al. Capecitabine in addition to anthracycline- and taxane-based neoadjuvant treatment in patients with primary breast cancer: phase III GeparQuattro study. J Clin Oncol 2010;28(12):2015-23.

13. Slamon DJ, et al. Use of chemotherapy plus a monoclonal antibody against HER2 for metastatic breast cancer that overexpresses HER2. N Engl J Med 2001;344(11):783-92.

14. Buzdar AU, et al. Significantly higher pathologic complete remission rate after neoadjuvant therapy with trastuzumab, paclitaxel, and epirubicin chemotherapy: results of a randomized trial in human epidermal growth factor receptor 2-positive operable breast cancer. J Clin Oncol 2005;23(16):3676-85.

15. Gianni L, et al. Neoadjuvant chemotherapy with trastuzumab followed by adjuvant trastuzumab versus neoadjuvant chemotherapy alone, in patients with HER2-positive locally advanced breast cancer (the NOAH trial): a randomised controlled superiority trial with a parallel HER2-negative cohort. Lancet 2010;375(9712):377-84.

16. Baselga J, et al. Lapatinib with trastuzumab for HER2-positive early breast cancer (NeoALTTO): a randomised, open-label, multicentre, phase 3 trial. Lancet 2012;379(9816):633-40.

17. Gianni L, et al. Efficacy and safety of neoadjuvant pertuzumab and trastuzumab in women with locally advanced, inflammatory, or early HER2-positive breast cancer (NeoSphere): a randomised multicentre, open-label, phase 2 trial. Lancet Oncol 2012;13(1):25-32.

18. Burris HA 3rd. Dual kinase inhibition in the treatment of breast cancer: initial experience with the EGFR/ErbB-2 inhibitor lapatinib. Oncologist. 2004;9:10-5.

19. Spicer J. Technology evaluation: pertuzumab, Roche/Genentech/Chugai. Curr Opin Mol Ther 2004;6(3):337-43.

15.8.4.3 Quimioterapia Paliativa

■ Nilciza Maria de C. Tavares Calux ■ Márcia Fernanda Roque da Silva

■ INTRODUÇÃO

O câncer de mama é uma doença crônica, complexa e heterogênea, com evolução lenta ou rapidamente progressiva, dependendo do tempo de duplicação celular e de características biológicas do binômio tumor-hospedeiro.[1]

Justamente pela heterogeneidade da neoplasia, a decisão por um tratamento quimioterápico tem de passar necessariamente pelo conhecimento do perfil molecular tumoral. Em 2000, Perou *et al.* publicaram os primeiros dados em que os tumores de mama foram classificados em subgrupos distintos pela diferença nos seus padrões de expressões genéticas.[2] Surgiram as expressões: luminal A, luminal B, HER-2 (receptor 2 do fator de crescimento epidermal), basal e normal na patologia maligna da mama. Anos depois, um novo subtipo foi adicionado, o claudina baixa.[3]

Fischer *et al* (1980) introduziram o conceito de que esse câncer, desde o início da carcinogênese, é doença sistêmica que necessita não apenas do tratamento locorregional (cirurgia), mas também sistêmico.[4] E, apesar do tratamento neoadjuvante ou adjuvante, dependendo também do estadiamento clínico inicial, há disseminação sistêmica da doença.[5]

As propriedades moleculares do tumor primário podem sofrer alterações e, assim, comportar-se de maneira diversa no sítio da metástase. Portanto, biópsia para confirmar a metástase, desde que possível, é aconselhável, pois pode mudar a conduta clínica.[6]

A quimioterapia é denominada paliativa quando prescrita na doença metastática, na busca de redução tumoral transitória para minimizar sintomas e, se possível, prolongar a sobrevida das pacientes.

Na era das terapias-alvo, o quimioterápico ainda é arma terapêutica na oncologia clínica, até como complementar à terapia-alvo na maioria dos esquemas para a doença HER-2 positiva.[7]

O HER-2, nesse câncer, foi inicialmente identificado como fator de mau prognóstico, depois como um alvo a ser atacado, e depois como fator preditivo de resposta à terapia anti-HER-2.[8] A aplicação desse tratamento específico resulta em aumento da sobrevida da paciente tanto na doença avançada como na inicial, e isto é um grande benefício clínico.[9, 10]

Na primeira linha de tratamento da neoplasia metastática de mama, que hiperexpressa HER-2, em estudo randomizado fase II, o anticorpo monoclonal trastuzumabe foi utilizado com docetaxel, e quando foi comparado a este quimioterápico isolado mostrou ser esquema superior até na média de sobrevida global (31,2 × 22,7 meses, p = 0,0325).[11]

Mesmo após o uso do trastuzumabe com taxano, antes ou após a cirurgia, quando a metástase é diagnosticada, essa mesma arma terapêutica pode ser usada ou pode-se trocar apenas o quimioterápico.[12]

Em segunda linha de tratamento, na paciente com doença metastática, que já recebeu trastuzumabe com quimioterapia, a combinação do lapatinibe, inibidor de tirosina-quinase com capecitabine aumenta o tempo de progressão quando comparado ao quimioterápico isolado.[13]

O uso de docetaxel associado a duas terapias-alvo, o trastuzumabe e o pertuzumabe (inibidor da dimerização HER-2/HER3), foi aprovado para primeira linha de tratamento da doença metastática de mama, após demonstrar média de sobrevida livre de progressão da moléstia de 18,4 meses, maior quando comparado com 12,5 meses do grupo-controle, que era docetaxel com trastuzumabe (p < 0,001).[14]

Nos tumores HER-2 negativos, a quimioterapia foi associada a outra terapia-alvo, bevacizumabe, um anticorpo monoclonal contra Fator de Crescimento Endotelial Vascular (VEGF), que impede angiogênese, tão necessária para o crescimento tumoral. Existem três estudos que envolvem o bevacizumabe e quimioterápicos. O E21000, que compara essa terapia-alvo adicionada ao paclitaxel com este antineoplásico isolado. O RIBBON-1, em que o quimioterápico é a capecitabina e o AVADO, quando foi usado o docetaxel. Todos esses estudos foram feitos na doença metastática da mama. Uma metanálise envolvendo esses três estudos revelou benefício na sobrevida livre de progressão, mas não mostrou nenhuma vantagem na sobrevida global para a combinação do bevacizumabe com quimioterapia quando comparado à quimioterapia isolada.[15] No Brasil, o bevacizumabe está aprovado para câncer de mama recorrente ou metastático, em associação ao paclitaxel.

O princípio básico da quimioterapia é a sua toxicidade para as células que se dividem rápido, ou seja, células tumorais e algumas normais e, por isso, é um tratamento inespecífico. As células de revestimento do intestino, as células da medula óssea e as dos folículos pilosos também normalmente se dividem muito rapidamente e o quimioterápico não diferencia a célula neoplásica da normal com rápida divisão. Portanto, pode-se entender, desta maneira, alguns dos efeitos tóxicos frequentes de drogas quimioterápicas, como a queda de cabelo (alopecia), erosões do trato gastrointestinal (mucosite, aftas), e a diminuição do número de células do sangue (mielossupressão, manifesta por anemia, baixa de glóbulos brancos e/ou das plaquetas).

Apesar dessa inespecificidade, a quimioterapia é tratamento básico no câncer metastático, principalmente na doença HER-2 negativa. Assim, nesse cenário, a quimioterapia é indicada quando os receptores hormonais também são negativos, isto é, na doença triplo-negativa ou quando os receptores hormonais são positivos, mas a endocrinoterapia não é factível, seja por resistência à medicação ou por doença muito agressiva.

Poliquimioterapia leva à melhor e mais rápida resposta tumoral e ainda maior sobrevida livre de progressão, comparada com monoquimioterapia, mas também está associada a alto grau de toxicidade. Assim, a poliquimioterapia, no câncer metastático, só deve ser usada quando se necessita de remissão tumoral rápida, isto é, nos casos que se apresentam com sintomas graves ou se detecta rápida progressão da doença. A preferência recai na administração sequencial de diferentes quimioterápicos, ou seja, na monoquimioterapia.[16]

Drogas antineoplásicas têm efeitos tóxicos em maior ou menor grau e algumas delas provocam toxicidades específicas. O Quadro 15.2 mostra exemplos de efeitos tóxicos dos quimioterápicos, conforme o período de tempo em que se manifestam após a aplicação.

Para evitar os efeitos tóxicos intoleráveis dos quimioterápicos, e que eles ponham em risco a vida das pacientes, são obedecidos critérios para a indicação da quimioterapia. Esses critérios são variados e dependem das condições clínicas e das drogas selecionadas.

A eliminação dos agentes quimioterápicos depende do fígado e dos rins. Portanto, devemos sempre avaliar as funções do fígado e dos rins antes da administração de agentes quimioterápicos que dependam desses órgãos para a sua eliminação. No caso de disfunção importante do fígado ou dos rins devemos evitar a administração de certos agentes quimioterápicos ou diminuir as suas doses.

As doses para pessoas idosas e debilitadas devem ser menores, inicialmente, até que se determine o grau de toxicidade e de reversibilidade dos sintomas indesejáveis.

Alguns requisitos para a aplicação da quimioterapia devem ser respeitados, como as condições gerais do paciente com menos de 10% de perda do peso corporal desde o início da doença; ausência de contraindicações clínicas para as drogas selecionadas; ausência de infecção ou infecção presente, mas sob controle; capacidade funcional correspondente aos três primeiros níveis, segundo os índices propostos por Zubrod e Karnofsky (Quadro 15.3). A contagem das células do sangue deve obedecer leucócitos > $4.000/mm^3$, neutrófilos > $2.000/mm^3$, plaquetas > $150.000/mm^3$, hemoglobina > 10 g/dL. Dosagens séricas ideais são: ureia < 50 mg/dL, creatinina < 1,5 mg/dL, bilirrubina total < 3,0 mg/dL, ácido úrico < 5,0 mg/dL, transferases (transaminases) < 50 Ul/mL.

Quadro 15.2 Toxicidade dos quimioterápicos.[17]

Precoces (de 0 a 3 dias)	Imediatos (de 7 a 21 dias)	Tardios (meses)	Ultratardios (meses ou anos)
■ Náuseas ■ Vômitos ■ Mal-estar ■ Adinamia ■ Artralgias ■ Agitação ■ Exantemas ■ Flebites	■ Mielossupressão granulocitopenia plaquetopenia anemia ■ Mucosites ■ Cistite hemorrágica decorrente de ciclofosfamida ■ Imunossupressão ■ Potencialização dos efeitos das radiações decorrente de actinomicina D, adriamicina e 5-fluorouracil	■ Miocardiopatia decorrente de antracíclicos e outros ■ Hiperpigmentação e esclerodermia causadas pela bleomicina ■ Alopecia ■ Pneumonite decorrente de bleomicina ■ Imunossupressão ■ Neurotoxicidade causada pela vincristina, vimblastina e pela cisplatina ■ Nefrotoxicidade decorrente de cisplatina	■ Infertilidade ■ Carcinogênese ■ Mutagênese ■ Distúrbio do crescimento em crianças ■ Sequelas no sistema nervoso central ■ Fibrose/cirrose hepática decorrente de metotrexato

Ressalte-se que esses critérios não são rígidos, mas devem ser adaptados às características individuais da paciente e do tumor que a acomete.

Quadro 15.3 Avaliação da capacidade funcional.		
Avaliação da capacidade funcional		
Níveis		**Critérios**
Zubrod	Karnofsky	
0	100%-90%	Paciente assintomático ou com sintomas mínimos
1	89%-70%	Paciente sintomático, mas com capacidade para o atendimento ambulatorial
2	69%-50%	Paciente permanece no leito menos da metade do dia
3	49%-30%	Paciente permanece no leito mais da metade do dia
4	29%-10%	Paciente acamado, necessitando de cuidados constantes

Os agentes antineoplásicos mais empregados no tratamento de pacientes com câncer de mama incluem os alquilantes, os antimetabólitos, os antibióticos antitumorais, os inibidores mitóticos, e outros. Novas drogas estão sendo permanentemente isoladas e aplicadas experimentalmente em modelos animais antes de serem usadas no ser humano.

Alquilantes

São compostos capazes de substituir em outra molécula um átomo de hidrogênio por um radical alquil. Eles se ligam ao DNA de modo a impedir a separação dos dois filamentos do DNA na dupla hélice espiralar, fenômeno este indispensável para a replicação. Os alquilantes afetam as células em todas as fases do ciclo celular de modo inespecífico.

Apesar de efetivos como agentes isolados para inúmeras formas de câncer, eles raramente produzem efeito clínico ótimo sem a combinação com outros agentes fase-específicos do ciclo celular. As principais drogas empregadas no câncer de mama, dessa categoria, incluem a ciclofosfamida, a cisplatina e o seu análogo carboplatina, e a ifosfamida.

Antimetabólitos

Os antimetabólitos afetam as células inibindo a biossíntese dos componentes essenciais do DNA e do RNA.

Deste modo, impedem a multiplicação e função normais da célula. Os antimetabólitos são particularmente ativos contra células que se encontram na fase de síntese do ciclo celular (fase S). Na lista de medicações desse grupo, estão a capecitabina, o 5-fluorouracil, gencitabina e metotrexato, que são os utilizados no tratamento com neoplasil.

Antibióticos

Grupo de substâncias com estrutura química variada que, embora interajam com o DNA e inibam a síntese desse ácido ou de proteínas, não atuam especificamente sobre determinada fase do ciclo celular. Os exemplares mais utilizados nesse câncer são a doxorrubicina e seu análogo, a epirrubicina. O efeito colateral mais grave é a cardiotoxicidade. A doxorrubicina lipossomal minimiza os efeitos maléficos no coração.[18]

Inibidores mitóticos

Os inibidores mitóticos podem paralisar a mitose na metáfase em virtude de sua ação sobre a proteína tubulina, formadora dos microtúbulos que constituem o fuso espiralar, pelo qual migram os cromossomos. Deste modo, os cromossomos, durante a metáfase, ficam impedidos de migrar, ocorrendo a interrupção da divisão celular. Nesse grupo de drogas estão incluídos os alcaloides da vinca rósea (vincristina, vimblastina e vinorelbina) e os taxanos (paclitaxel, docetaxel).

A decisão por um regime específico de quimioterapia depende dos tratamentos adjuvante e paliativo anteriores, da resposta à quimioterapia neoadjuvante, dos sintomas, e da agressividade da doença, da toxicidade esperada, das condições gerais, de doenças prévias, de morbidades e expectativas do doente.

Antracíclicos e taxanos são substâncias efetivas no câncer de mama, tanto no uso isolado como combinado. Estudo de fase III, comparando doxorrubicina (A) isolada, paclitaxel (T) como agente único e combinação AT, mostraram que A é equivalente a T, e que AT resulta em superioridade no índice de resposta global e no tempo em que o tratamento é ineficaz, mas a combinação das drogas não melhora sobrevida ou qualidade de vida quando comparado com monoquimioterapia.[19] A doxorrubicina lipossomal é uma opção para uso de droga única, com menor cardiotoxicidade.

Recente metanálise confirma que regime com taxano, sem antracíclico, pode ser a melhor opção de tratamento que a combinação AT para as pacientes com câncer avançado, já que o benefício clínico é equivalente e tem menos toxicidade.[20]

Regime quimioterápico que contém taxano, seja com paclitaxel ou docetaxel, é eficaz em paciente com câncer metastático, mas aquele com paclitaxel é menos tóxico e mais tolerável, especialmente em paciente idosa e quando utilizado semanalmente.[21] Neuropatia periférica é efeito colateral comum nesses esquemas.

A terapia com vinorelbina é efetiva no câncer metastático, mesmo em pacientes previamente tratadas com antracíclicos ou taxanos. Vinorelbina em monoterapia leva a menores sobrevida global e índice de resposta, quando comparada com taxano, mas se mostra equivalente quanto à sobrevida livre de progressão. Na comparação com fluoropirimidina, elas são equivalentes no índice de resposta do tratamento do câncer metastático. Na poliquimioterapia com vinorelbina as respostas são melhores.[22]

A combinação de capecitabina com docetaxel na comparação com docetaxel monoterapia aumenta o índice de resposta, prolonga o tempo de progressão e sobrevida global, mesmo em pacientes pré-tratadas com antracíclico. Após terapia com antracíclico e taxano, capecitabina como agente único, resulta em índice de resposta de 24,3%, uma média de sobrevida livre de progressão de 5,2 meses, e uma média de sobrevida global de 22,4 meses e, assim, não demonstra inferioridade na sobrevida livre de progressão quando comparado com esquema duplo de vinorelbina/gencitabina, e ainda teve como ponto favorável a menor toxicidade e a conveniência da administração oral. O efeito colateral típico da capecitabina é a síndrome mão-pé.[23]

O uso de platina, em especial na doença triplo-negativa, parece ter benefício, mas novos estudos são necessários para essa comprovação.[24] A união de cisplatina e gencitabina é um esquema que apresenta boa resposta.

A longa duração da primeira linha de tratamento quimioterápico está associada a melhor sobrevida livre de progressão e global. Assim, a terapia indicada deve ser continuada enquanto a doença metastática se mantém controlada, e até que a medicação empregada não provoque toxicidade que prejudique a qualidade de vida da paciente.

Nos casos de metástases ósseas líticas, hipercalcemia, dores ósseas decorrentes de lesões metastáticas está indicado o uso de bifosfonato.[25]

Devemos sempre monitorar a resposta ao tratamento quimioterápico por meio da reavaliação do tamanho do tumor por palpação ou por exames de imagem e pelos marcadores tumorais. Não devemos nunca administrar quimioterapia sem que haja benefício para o paciente dada a toxicidade desta modalidade terapêutica. A decisão de continuar ou não com um tratamento ou mudá-lo se baseará na magnitude da resposta obtida, na toxicidade provocada pelo tratamento, e dependerá também da vontade da paciente em prosseguir ou não com a quimioterapia.

É necessário ressaltar que a quimioterapia antineoplásicas, por sua complexidade, requer profissional devidamente capacitado para a sua indicação e aplicação. Ela deve ser empregada e supervisionada por especialista bem treinado nas áreas da oncologia médica e a administração do fármaco necessita de local, materiais e manipulação das drogas adequados. É necessário que o oncologista clínico se mantenha atualizado com o constante lançamento no mercado de novas drogas para uso em oncologia.

REFERÊNCIAS BIBLIOGRÁFICAS

1. Montagna E, et al. Pathological complete response after preoperative systemic therapy and outcome: relevance of clinical and biologic baseline features. Breast Cancer Res Treat 2010;124(3):689-99.

2. Perou CM, et al. Molecular portraits of human breast tumours. Nature 2000; 406(6797):747-52.

3. Herschkowitz JI, et al. Identification of conserved gene expression features between murine mammary carcinoma models and human breast tumors. Genome Biol 2007;8(5):R76.

4. Fisher B, et al. The contribution of recent NSABP clinical trials of primary breast cancer therapy to an understanding of tumor biology--an overview of findings. Cancer 1980;46(4 Suppl):1009-25.

5. Noh JM, et al. Prognostic significance of nodal involvement region in clinical stage IIIc breast cancer patients who received primary systemic treatment, surgery, and radiotherapy. Breast. 2015 Oct;24(5):637-41.

6. de Dueñas EM, et al. Prospective evaluation of the conversion rate in the receptor status between primary breast cancer and metastasis: results from the GEICAM 2009-03 ConvertHER study. Breast Cancer Res Treat 2014;143(3): 507-15.

7. Pinto AC, et al. Trastuzumab for patients with HER2 positive breast cancer: delivery, duration and combination therapies. Breast 2013;22(Suppl 2):S152-5.

8. Thibault C, et al. HER2 status for prognosis and prediction of treatment efficacy in adenocarcinomas: a review. Crit Rev Oncol Hematol 2013;88(1):123-33.

9. Harris CA, et al. The efficacy of HER2-targeted agents in metastatic breast cancer: a meta-analysis. Ann Oncol 2011;22(6):1308-17.

10. Dahabreh IJ, et al. Trastuzumab in the adjuvant treatment of early-stage breast cancer: a systematic review and meta-analysis of randomized controlled trials. Oncologist 2008;13(6):620-30.

11. Marty M, et al. Randomized phase II trial of the efficacy and safety of trastuzumab combined with docetaxel in patients with human epidermal growth factor receptor 2-positive metastatic breast cancer administered as first-line treatment: the M77001 study group. J Clin Oncol 2005;23(19):4265-74.

12. Lambertini M, et al. Patterns of care and clinical outcomes of first-line trastuzumab-based therapy in HER2-positive metastatic breast cancer patients relapsing after (neo)adjuvant trastuzumab: an Italian Multicenter Retrospective Cohort Study. Oncologist 2015;20(8):880-9.

13. Cameron D, et al. Lapatinib plus capecitabine in women with HER-2-positive advanced breast cancer: final survival analysis of a phase III randomized trial. Oncologist 2010;15(9):924-34.

14. Sabatier R, et al. Pertuzumab (Perjeta®) approval in HER2-positive metastatic breast cancers. Bull Cancer 2014;101(7-8):765-71.

15. Rossari JR, et al. Bevacizumab and breast cancer: a meta--analysis of first-line phase iii studies and a critical reappraisal of available evidence. J Oncol 2012;2012:417673.

16. Dear RF, et al. Combination versus sequential single agent chemotherapy for metastatic breast cancer. Cochrane Database Syst Ver 2013;12:CD008792.

17. INCA. Instituto Nacional de Câncer José Alencar Gomes da Silva. Quimioterapia. Rio de Janeiro. 2015. Disponível em: <http://www.inca.gov.br/ conteudo_view.asp?ID=101>. [Acesso em: 2015 AUG 28]

18. EMA. European Medicines Agency. Caelyx. Disponível em: <http://www.ema. europa.eu/ema/index.jsp?curl=pages/medicines/human/medicines/000089/human_med_000683.jsp&mid=WC0b01ac058001d124>. Acesso em: 2015 AUG 28.

19. Sledge GW, et al. Phase III trial of doxorubicin, paclitaxel, and the combination of doxorubicin and paclitaxel as front-line chemotherapy for metastatic breast cancer: an intergroup trial (E1193). J Clin Oncol 2003;21(4):588-92.

20. Zheng R, et al. Role of taxane and anthracycline combination regimens in the management of advanced breast cancer: a meta-analysis of randomized trials. Medicine (Baltimore) 2015;94(17):e803.

21. QI WX, et al. Paclitaxel-based versus docetaxel-based regimens in metastatic breast cancer: a systematic review and meta-analysis of randomized controlled trials. Curr Med Res Opin 2013;29(2):117-25.

22. Xu YC, et al. A systematic review of vinorelbine for the treatment of breast cancer. Breast J 2013;19(2):180-8.

23. Pallis AG, et al. A multicenter randomized phase III trial of vinorelbine/gemcitabine doublet versus capecitabine monotherapy in anthracycline- and taxane-pretreated women with metastatic breast cancer. Ann Oncol 2012;23(5):1164-9.

24. Guan X, et al. Platinum-based chemotherapy in triple--negative breast cancer: a systematic review and meta--analysis of randomized-controlled trials. Anticancer Drugs 2015;26(8):894-901.

25. NCCN. National Comprehensive Cancer Network. Clinical practice guidelines in oncology. Breast Cancer. 2015. Disponível em: <http://www.nccn.org/ professionals/physician_gls/pdf/breast.pdf>. [Acesso em: 06 Aug 2015]

15.8.5 Terapia Biológica

■ Ricardo Caponero

■ INTRODUÇÃO

O termo "terapia biológica" envolve o uso de organismos vivos, substâncias derivadas de organismos vivos, ou versões dessas substâncias, produzidas em laboratório, para tratar quaisquer doenças. Algumas terapias biológicas utilizadas para tratar o câncer utilizam vacinas ou bactérias para estimular o sistema imune para agir contra as células neoplásicas. Esse tipo de terapia biológica, que é coletivamente denominado por "imunoterapia", não age diretamente nas células neoplásicas. Seu uso faz parte dos primórdios da oncologia, quando eram utilizados, principalmente, o *Corinebacterium parvum* e o *Bacilo Calmette Guérin* (BCG). Essa era uma forma de imunoterapia passiva (o organismo precisaria produzir anticorpos) e inespecífica, tendo desaparecido da oncologia moderna, exceto pela instilação intravesical de BCG nos pacientes com carcinomas uroteliais superficiais de bexiga.

Os progressos no conhecimento da biologia levaram à descoberta dos interferons e interleucinas, peptídeos com a capacidade de modular a atividade do sistema imunológico (denominados "citocinas"), agora de uma forma ativa, mas ainda inespecífica. Sua atividade também não era diretamente sobre as células neoplásicas. Seu uso hoje está restrito a alguns casos de carcinoma de células claras de rim e melanoma.

A década de 1980 pôde ver o desenvolvimento dos anticorpos monoclonais ("Mabs", do inglês *monoclonal antibodies*), que a princípio apresentavam dois problemas principais, o fato de serem desenvolvidos em camundongos (murinos – "MoMabs") e a falta de um alvo para o qual pudessem ser dirigidos. O primeiro problema pôde ser solucionado com o desenvolvimento de formas quiméricas ("XiMabs"), hunizadas ("ZuMabs") e totalmente humanas ("MuMabs"). Na medida que a imunoglobulina tem partes da molécula derivada do camundongo substituída por sua parte equivalente da imunoglobulina humana, diminuem as possibilidades de reações anafiláticas e da produção de anticorpos antianticorpos, que neutralizam parte do efeito imunoterápico.

O segundo problema, que era a falta de um alvo para o qual os anticorpos monoclonais pudessem ser dirigidos, está sendo solucionado pelas rápidas descobertas da biologia molecular do câncer, que também permitiu o desenvolvimento de uma nova classe de drogas que bloqueiam proteínas sinalizadoras em processos relacionados ao desenvolvimento e progressão do câncer. Denominadas "drogas-alvo" (*target therapy*), inúmeras substâncias foram e continuam sendo desenvolvidas. Particularmente no câncer de mama, o lapatinibe (inibidor de tirosinocinases do HER1 e HER2), o neratinibe (inibidor pan-HER). Por tratar-se de uma nova classe de drogas, não especificamente "biológica", não serão abordas neste capítulo.

Sobre os anticorpos monoclonais, o conhecimento da biologia molecular das neoplasias revelou potenciais alvos não só no tumor, mas também no microambiente tumoral e, de novo, no próprio sistema imunológico. Nesse último caso, essa nova forma de imunoterapia passou a ser denominada "imunomoduladores" ou "moduladores de resposta biológica", agora ativa, específicas para um alvo biológico (CTLA4, PD-1, PDL-1), mas inespecíficas em relação à origem da neoplasia.

Antes de se detalhar algumas classes de anticorpos monoclonais, importante no tratamento do câncer de mama, podem citar algumas outras formas de terapia biológica em desenvolvimento, embora ainda sem implicações terapêuticas na neoplasia de mama.

Vírus oncolíticos de ocorrência natural ou modificados em laboratório podem infectar células tumorais e causar sua destruição. O Imlygic™ (*Talimogene Laherparepvec*) foi o primeiro agente terapêutico dessa classe aprovado pelo FDA (*Food and Drug Administration*, dos EUA) para o tratamento do melanoma cutâneo.

A transferência adotiva de células T, colhidas do paciente e modificadas geneticamente, também é uma área importante de desenvolvimento da terapia biológica. Por último, mas não por fim, com desenvolvimento ainda mais incipiente, e totalmente experimental, a terapia gênica tenta introduzir material genético em células vivas, modificando seu fenótipo.

Hoje, para a prática clínica, existem quatro alvos principais: o HER-2, nas células tumorais; o PD-1 e PD-L1, no sistema imunológico (nos linfócitos e no tumor, respectivamente); e no microambiente tumoral, o ligante do RANK (RANK-L) e os antiangiogênicos.

O trastuzumabe, anticorpo monoclonal ("mabe"), humanizado ("zu"), contra o tumor ("tu"), é um agente biológico produzido em laboratório e dirigido contra a proteína HER2, sobre-expressa em cerca de 20% das pacientes com neoplasia de mama (Subtipos luminal B e HER2 enriquecido). A molécula HER2 é uma proteína transmembrana que por dimerização com outras proteínas da mesma família HER capta sinais proliferativos e transmite (transduz) esses sinais ao núcleo da célula através de vias de sinalização em cascata. A proteína HER2 possui um domínio tirosinocinases intracelular (onde agem o lapatinibe e o neratinibe), um domínio transmembrana e uma porção extracelular, composta de quatro domínios. O trastuzumabe liga-se especificamente ao domínio quatro, justa membrana, mediando a reação de citotoxicidade dependente de anticorpo (ADCC do *antibody-dependent cell-mediated cytotoxicity*), impedindo a dimerização (e ativação dos sinais proliferativos) e também produzindo uma ligação que leva à formação de uma cavéola, com a introjeção do complexo HER2-trastuzumabe e sua degradação.

O uso do trastuzumabe no câncer de mama é relatado em extensa bibliografia e na neoadjuvância (pré-operatório), na adjuvância (pós-operatório) e na doença metastática, o que já foi detalhado com primor em outros capítulos dessa publicação.

Mais recentemente se desenvolveram mais dois anticorpos anti-HER2. O pertuzumabe, um anticorpo anti-HER2, cuja diferença em relação ao HER2 é o sítio de ligação, no domínio 2 da porção extracelular do HER2, impedindo basicamente a dimerização com outras moléculas da mesma família. O pertuzumabe tem pouca atividade se utilizado isoladamente, após falha ao trastuzumabe, mas potencializa a sua ação na neoadjuvância (Estudo NEOSPHERE)[1, 2] e na doença metastática (Estudo CLEOPATRA)[3], sendo indicado, em conjunto com o trastuzumabe e o docetaxel (por extensão, o paclitaxel)[4] para o tratamento de primeira linha na neoplasia de mama, metastática, com sobre-expressão do HER2.

A análise de sobrevida (SV) mostrou uma SV global mediana de 56,5 meses (Intervalo de confiança de 95% (IC95%) variando de 49,3 a um limite ainda não atingido) no grupo que recebeu a combinação tríplice de tratamento (trastuzumabe, pertuzumabe e docetaxel), comparado aos 40,8 meses (IC95%: 35,8 a 48,3%) no grupo com placebo (trastuzumabe e docetaxel). A razão de risco (*hazard ratio* – HR) que favoreceu a inclusão do pertuzumabe foi de 0,68 (IC95%: 0,56 a 0,84; p < 0,001), o que significa redução de 32% no risco de morte e ganho absoluto de 15,7 meses na sobrevida global. Essa análise não foi ajustada para as pacientes que receberam pertuzumabe após a progressão no braço controle do estudo, sendo, dessa forma, absolutamente conservadora em seus resultados. Não houve um incremento substancial na toxicidade e a segurança relacionada aos eventos cardíacos foi exatamente a mesma do que as pacientes que receberam tratamento com bloqueio simples do HER2.[5]

Embora o cruzamento para o bloqueio duplo do HER2 (trastuzumabe + pertuzumabe) resgate algumas pacientes, o tratamento sequencial é deletério em relação ao bloqueio duplo (COM quimioterapia) como tratamento inicial.[6]

O outro anticorpo anti-HER2 é um aprimoramento do trastuzumabe, conjugando-o com a entansina, um potente quimioterápico antimicrotúbulos (ADO-trastuzumabe, ou trastuzumabe-entansina, ou T-DM1). Esse complexo toxina-anticorpo tem o mesmo sítio de ligação do trastuzumabe, mas após a introjeção, o complexo toxina-anticorpo é degradado e a entansina é liberada no meio intracelular, onde exerce sua atividade quimioterápica máxima, minimizando seu efeito sistêmico. É um típico "cavalo de troia" ou "carta-bomba". Seu uso está aprovado para a neoplasia de mama, metastática, com sobre-expressão do HER2, e que tenha progredido após pelo menos uma linha de tratamento com outro agente anti-HER2.

A indicação do ADO-trastuzumabe (T-DM1) em segunda linha é respaldada pelo estudo EMÍLIA, em que a sobrevida livre de progressão mediana, avaliada por revisores independentes, foi de 9,6 meses com T-DM1 *vs.* 6,4 meses com lapatinibe e capecitabina (*hazard ratio* para progressão ou óbito por qualquer causa: 0,65; IC95%: 0,55 a 0,77; p < 0,001); e com a segunda análise interina de sobrevida global cruzando as fronteiras predeterminadas de eficácia (30,9 meses *vs.* 25,1 meses; *hazard ratio* para óbito por qualquer causa: 0,68; IC99% 0,55 a 0,85; p < 0,001). As taxas de resposta objetivo com T-DM1, que frequentemente correlacionam-se com alívio de sintomas, foram mais altas com o T-DM1 (43,6% *vs.* 30,8%); p < 0,001. As taxas de eventos adversos de grau 3 ou superior foram mais altas com o tratamento com lapatinibe e capecitabina (57% *vs.* 41%), principalmente quanto à diarreia, náuseas, vômitos e eritrodisestesia palmoplantar (síndrome mão-pé).[7]

Exceto pela sobre-expressão do HER2, não se identificou nenhum outro biomarcador que pudesse predizer a resposta ao ADO-Trastuzumabe,[8] que se mostrou efetivo inclusive no subgrupo de pacientes com metástases cerebrais.[9]

O segundo grupo de alvos é o localizado no sistema imunológico. No sistema imunológico ativo, as células tumorais produzem antígenos que são captados pelas células apresentadoras de antígeno, que via CD-28 sensibilizam células T nos tecidos linfáticos. Essa reação é modulada pela proteína de membrana CTLA4. Uma vez ativados, os linfócitos T, CD8+, infiltram os tecidos e o ambiente tumoral, para liberar perforinas, causando a lise tumoral. Essa reação é suprimida pela interação do CD28 com a proteína B7.1/2 (PD-L1 – *Programmed death-ligand 1*) através da proteína transmembrana PD-1

(*Programmed death 1*), presente nos linfócitos. Para simplificar, é como se o sistema imunológico "perguntasse" ao tumor se ele é estranho, via PD-1, e o tumor respondesse que não, que ele é uma célula própria do corpo, via PD-L1.[10]

O PD-L1 é uma pequena molécula transmembrana com papel na supressão da resposta imune em situações fisiológicas, como a gestação, e em situações patológicas, como o câncer. Normalmente, o sistema imunológico reage contra antígenos estranhos, levando à proliferação de células T CD8+ antígeno específicas. A ligação do PD-L1 ao PD-1 ou B7.1 transmite um sinal inibitório que reduz a proliferação das células T, CD8+ nos linfonodos, reduzindo a resposta imune.6 Os anticorpos anti-CTLA4 (p. ex. ipilimumabe) favorecem a sensibilização dos linfócitos T, e os anticorpos anti-PD1 (p. ex. nivolumabe, pembrulizumabe) e anti-PD-L1 (p. ex. atezolizumabe).[11]

Infelizmente, no câncer de mama triplo negativo, os estudos preliminares não mostraram resultados animadores.[12] O estudo KEYNOTE-12, com o uso do pembrulizumabe em 27 pacientes com câncer de mama, triplo negativo e doença metastática, avaliáveis para resposta, mostrou a taxa de respostas de 18,5%, com um tempo mediano para resposta de 17,9 semanas (variando de 7,3 a 32,4 semanas), e duração mediana de resposta ainda não atingida (variação de 15,0 a ≥ 47,3 semanas). Os eventos adversos mais comuns foram artralgia, fadiga, mialgia e náusea, mas incluíram pelo menos um evento tóxico de grau ≥ 3 em 15,6% das pacientes e um óbito relacionado ao tratamento.[13]

Com relação aos outros anticorpos imunomoduladores, há vários estudos promissores em andamento, mas nenhum resultado conclusivo foi relatado.[14]

Quanto aos anticorpos monoclonais antiangiogênicos, o bevacizumabe foi avaliado no câncer de mama, em combinação com a quimioterapia. Seu uso também já foi discutido no capítulo de tratamento paliativos do câncer de mama, em outra sessão deste livro. Sua indicação no câncer de mama foi suspensa pelo FDA nos Estados Unidos, mas ainda está mantida no Brasil, para o uso em conjunto com o paclitaxel, particularmente no câncer de mama, metastático, triplo-negativo.[15]

O quarto grupo de alvos, ainda no microambiente tumoral, tem sido a interação com a matriz óssea, teoricamente um depositário ou ponto de passagem das células neoplásicas metastáticas. Uma metanálise sobre o uso de bisfosfonatos no tratamento adjuvante do câncer de mama demonstrou ganhos significativos de sobrevida global.[16] O denosumabe, um anticorpo monoclonal dirigido ao ligante do RANK (RANK-L), na dose de 60 mg, por via subcutânea, duas vezes ao ano, reduziu significativamente os eventos adversos relacionados ao esqueleto nas pacientes recebendo inibidores da aromatase, mas, adicionalmente, mostrou benefícios na sobrevida livre de recidiva.[17] Em números absolutos, o benefício é de 1% após três anos de uso, 2% após cinco anos e 3% aos sete anos de seguimento; o que é comparável aos benefícios citados na metanálise do EBCTCG quanto aos bisfosfonatos.[11]

Em conclusão, a nova terapia biológica com anticorpos monoclonais dirigidos ao tumor, ao microambiente (vasculatura ou ossos) e à imunomodulação representa uma aquisição terapêutica significativa com potencial clínico ainda não totalmente definido, mas que, seguramente, será incorporada ao nosso arsenal terapêutico no tratamento do câncer de mama.

REFERÊNCIAS BIBLIOGRÁFICAS

1. Gianni L, et al. Efficacy and safety of neoadjuvant pertuzumab and trastuzumab in women with locally advanced, inflammatory, or early HER2-positive breast cancer (NeoSphere): a randomised multicentre, open-label, phase 2 trial. Lancet Oncol 2012;13(1): 25-32.

2. Gianni L, et al. Five-year analysis of the phase II NeoSphere trial evaluating four cycles of neoadjuvant docetaxel (D) and/or trastuzumab (T) and/or pertuzumab (P). ASCO Annual Meeting Proceedings 2015;33(15):505. (Abstract)

3. Baselga J, et al. Pertuzumab plus trastuzumab plus docetaxel for metastatic breast cancer. N Engl J Med 2012;366(2):109-19.

4. Anthony FY, et al. Cardiac safety of paclitaxel plus trastuzumab and pertuzumab in patients with HER2-positive metastatic breast cancer. Oncologist 2016;21(4):418-24.

5. Swain SM, et al. Pertuzumab, trastuzumab, and docetaxel in HER2-positive metastatic breast cancer. N Engl J Med 2015;372 (8):724-34.

6. Korkola JE, et al. Detrimental effects of sequential compared to concurrent treatment of pertuzumab plus T-DM1 in HER2+ breast cancer cell lines. Cancer Res 2015;75(9 Suppl): S6-07. (Abstract)

7. Verma S, et al. Trastuzumab emtansine for HER2-positive advanced breast cancer. N Engl J Med 2012;367(19):1783-91.

8. Baselga J, et al. Relationship between tumor biomarkers and efficacy in EMILIA, a phase III study of trastuzumab emtansine in HER2-positive metastatic breast cancer. Clin Cancer Res 2016; 22(15):3755-63.

9. Krop I, et al. Efficacy and safety of trastuzumab emtansine (T-DM1) vs lapatinib plus capecitabine (XL) in patients with human epidermal growth factor receptor 2 (HER2)-positive metastatic breast cancer (MBC) and central nervous system (CNS) metastases: Results from a retrospective exploratory analysis of EMILIA. Cancer Res 2013;73(24 Suppl):P4-12.(Abstract)

10. Chen L, et al. Anti–PD-1/PD-L1 therapy of human cancer: past, present, and future. The Journal of clinical investigation 2015;125(9):3384-91.

11. Zitvogel L, et al. Targeting PD-1/PD-L1 interactions for cancer immunotherapy. Oncoimmunology 2015;1(8):1223-5.

12. Ernst B, et al. Immunotherapy for the treatment of breast cancer. Current oncology reports 2015;17(2):1-10.

13. Nanda R, et al. Pembrolizumab in Patients With Advanced Triple-Negative Breast Cancer: Phase Ib KEYNOTE-012 Study. J Clin Oncol. 2016;34(21):2460-7.

14. Page DB, et al. The 2014 San Antonio Breast Cancer Symposium: a successful lift-off for breast immunotherapy? NPJ Breast Cancer 2015;1:15001. (Abstract)

15. Montero AJ, et al. Bevacizumab in the treatment of metastatic breast cancer: friend or foe? Cur Oncol Reports 2012;14(1):1-11.

16. Coleman R, et al. Adjuvant bisphosphonate treatment in early breast cancer: meta-analyses of individual patient data from randomised trials. Lancet 2015;386(10001):1353-61.

17. Gnant M, et al. Adjuvant denosumab in breast cancer (ABCSG-18): a multicentre, randomised, double-blind, placebo-controlled trial. Lancet 2015;386(9992):433-43.

15.8.6 Endocrinoterapia

15.8.6.1 Adjuvante

15.8.6.1.1 Pré-menopausa

■ **Marcelo Tanaka** ■ **Wendel Ferreira Costa**

■ INTRODUÇÃO

O câncer de mama é o mais diagnosticado e a principal causa de morte por neoplasia maligna na mulher. É doença heterogênea, com vários subtipos biológicos caracterizando uma diversidade fenotípica que tem comportamento distinto e respostas diferentes às terapias.

A necessidade de tratamento adjuvante deve ser definida a partir da análise do subtipo de cada tipo de câncer. Deve-se determinar o risco de recidiva e a possibilidade de reduzir esse risco com diversas formas de tratamento, sendo que uma dessas análises consiste em definir se a doença é responsiva a hormônios.

Nas pacientes com RHs (receptores hormonais) positivos (estrogênio, progesterona ou ambos), a hormonioterapia adjuvante tem grande impacto na sobrevida global.

O benefício terapêutico nesse grupo de pacientes já foi comprovado por vários estudos clínicos de metanálise determinando um consenso para terapia adjuvante, e os agentes mais consumidos nesse cenário são o tamoxifeno, inibidores da aromatase e supressão ovariana ou ablação.

A definição da opção terapêutica depende do estado menstrual. A recomendação para essa definição não deve levar em consideração a amenorreia. Se aceita com critério para menopausa mulheres com 60 anos ou mais e com menos de 60 anos, se ooforectomizada bilateralmente e amenorreia por 12 meses sem fator causal[1]. Importante frisar a dificuldade de diagnosticar as mulheres que entram em amenorreia pós-quimioterapia. Deve-se repetir a avaliação hormonal periodicamente.

A melhor terapêutica depende, além do estado menstrual, da classificação de risco de recorrência. Apesar de não haver critérios bem estabelecidos definimos como sendo de alto risco, as pacientes com linfonodos patologicamente acometidos, tumor grande (> 2 cm), alto grau, presença de invasão angiolinfática e escore oncotype RS > 31.

■ MODALIDADES DE TRATAMENTO

Tamoxifeno

É um modulador do receptor seletivo de estrogênio (SERM) que inibe o crescimento das células malignas por antagonismo competitivo do receptor de estrogênio. É o agente endócrino de escolha para o tratamento adjuvante de mulheres na pré-menopausa e para as pós-menopausadas que não são candidatas a inibidores da aromatase por qualquer motivo. A dose recomendada é 20 mg via oral ao dia. Sua eficácia é comprovada pelos dados publicados em 2011 na metanálise pelo *Early Breast Cancer Trialists' Collaborative Group* (EBCTCG) mostrando redução do risco de recorrência (RR 0,61, 95% CI 0,57-0,65) e mortalidade (RR 0,70, 95% CI 0,64-0,75) em 15 anos (Figura 15.51). Seus principais efeitos colaterais de acordo com aquela metanálise são eventos tromboembólicos e risco de câncer de endométrio. Além disso, foram citados fogachos, corrimento vaginal, disfunção sexual e irregularidade menstrual[2].

■ INIBIDORES DE AROMATASE (IA)

É o tratamento adjuvante preferido em mulheres na pós-menopausa, são inativos na menacme, agem suprimindo os níveis de estrogênios no plasma pela inibição da aromatase, a enzima responsável pela conversão periférica de androgênios em estrogênios. As drogas são anastrozol (1 mg ao dia), letrozol (2,5 mg ao dia) e exemestano (25 mg ao dia).

A sua eficácia é comprovada pela metanálise publicada em 2015 pelo *Early Breast Cancer Trialists' Collaborative Group* (EBCTCG), que mostrou benefício nas seguintes situações:[3]

1. IA por cinco anos comparada a tamoxifeno por cinco anos: Redução da recorrência de câncer de mama, especialmente durante os anos de zero a um (RR 0,64, IC 95% 0,52 a 0,78) e os anos de dois a quatro (RR 0,80, IC 95% 0,68 a 0,93); redução do risco de morte em 10 anos (RR 0,85, 95% CI 0,75 a 0,96);

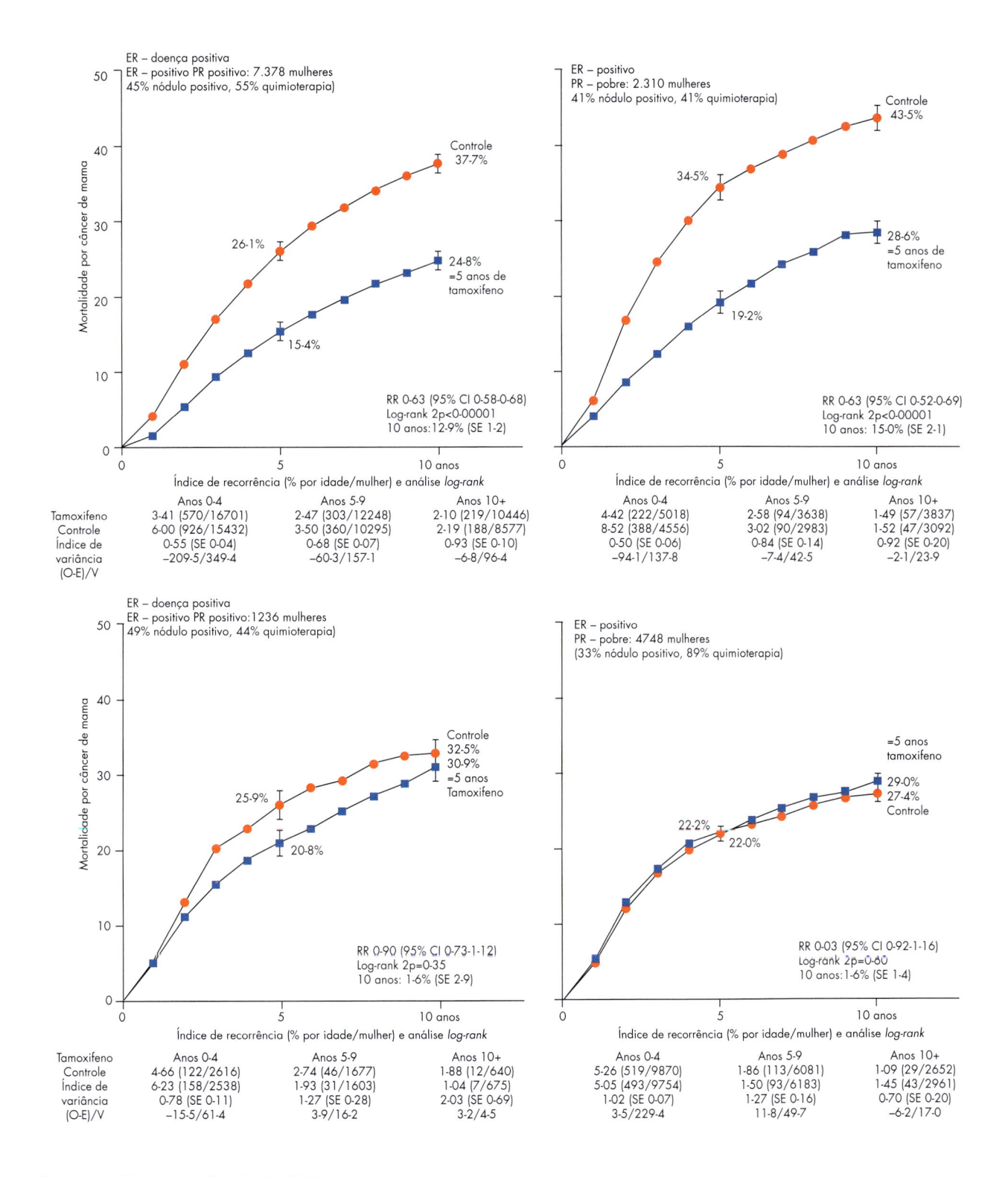

Figura 15.51 Metanálise do EBCTCG.

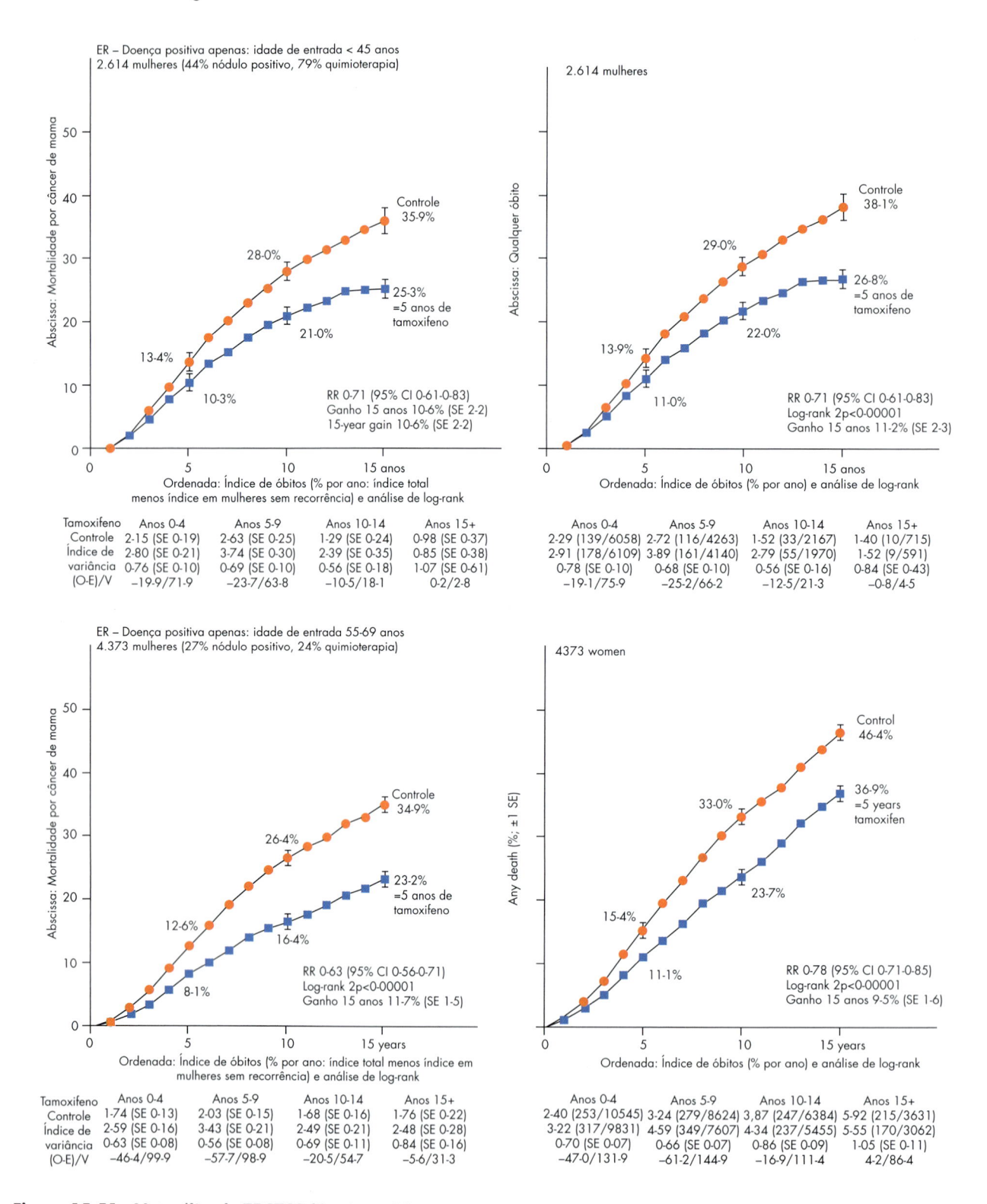

Figura 15.51 Metanálise do EBCTCG (*Continuação*).

2. Tamoxifeno (uso por cinco anos) × tamoxifeno (uso por dois a três anos) seguido de IA (uso por cinco anos): Redução da recorrência de câncer de mama durante os anos de dois a quatro (RR 0,56, 95% CI 0,46 a 0,67), com nenhum efeito sobre a reincidência para além do período de tratamento; menos mortes por câncer de mama (RR 0,84, 95% CI 0,72 a 0,96);

3. IA (uso por cinco anos) × tamoxifeno (uso por dois a três anos) seguido de IA (uso por cinco anos): IA isolado continuamente demonstrou menores taxas de recorrência no primeiro ano (RR 0,74, 95% CI 0,62 a 0,89).

Seus principais efeito colaterais estão associados a maior risco de osteoporose, fraturas e hipercolesterolemia. Além disso, os pacientes podem apresentar a síndrome musculoesquelética que se caracteriza por artralgia, rigidez articular e dor óssea.

■ SUPRESSÃO OVARIANA

Não é usada sozinha nos estadios iniciais do câncer de mama. No entanto, a metanálise 2007 EBCTCG demonstrou uma tendência para menor risco de recorrência (HR 0,72; IC 95% 0,49 a 1,04) e também para menor risco na mortalidade (HR 0,82, 95% CI 0,47 a 1,43) comparada com nenhum tratamento sistêmico.[4] As alternativas de tratamento são ooforectomia, irradiação pélvica ou antagonistas do GnRH (gosserrelina, leuprolide e triptorrelina). Os principais efeitos colaterais são fogachos, aumento de peso e diminuição da atividade de desejo sexual.

■ MULHERES NA PRÉ-MENOPAUSA

Alto risco

Neste grupo de pacientes, consideramos supressão ovariana associada a exemestano, em vez da combinação com tamoxifeno, de acordo com resultado dos estudos *suppression of ovarian function trial* (SOFT) *and the tamoxifen and exemestane trial* (TEXT). A análise combinada destes estudos (SOFT e TEXT) mostrou resultado significativamente melhor no grupo de supressão ovariana mais exemestano em cinco anos (sobrevida livre de progressão em cinco anos de 91% contra 87%). Apesar do estudo SOFT não demonstrar ganhos em cinco anos, ao analisar o subgrupo de alto risco (mulheres com menos de 35 anos tratada com quimioterapia) identificou-se nítido benefício coma a terapia combinada.[5]

Baixo risco

Para as pacientes que não se enquadram em alto risco recomenda-se tamoxifeno como terapia única por cinco anos, porém pela diretriz da ASCO 2014 se aconselha oferecer o tamoxifeno por dez anos a todas as pacientes.[6] Além desses dados, o estudo ATLAS publicado em 2013 também insiste no tamoxifeno por dez anos. Nesse estudo, nos 14 anos após o diagnóstico, o risco de recorrência com dez e cinco anos de tamoxifeno foram 21,4% contra 25,1%. Para mortalidade, as taxas foram 12,2% contra 15,0%. Notou-se também redução do risco de câncer de mama contralateral (12% *vs.* 14%)[7] (Figura 15.2).

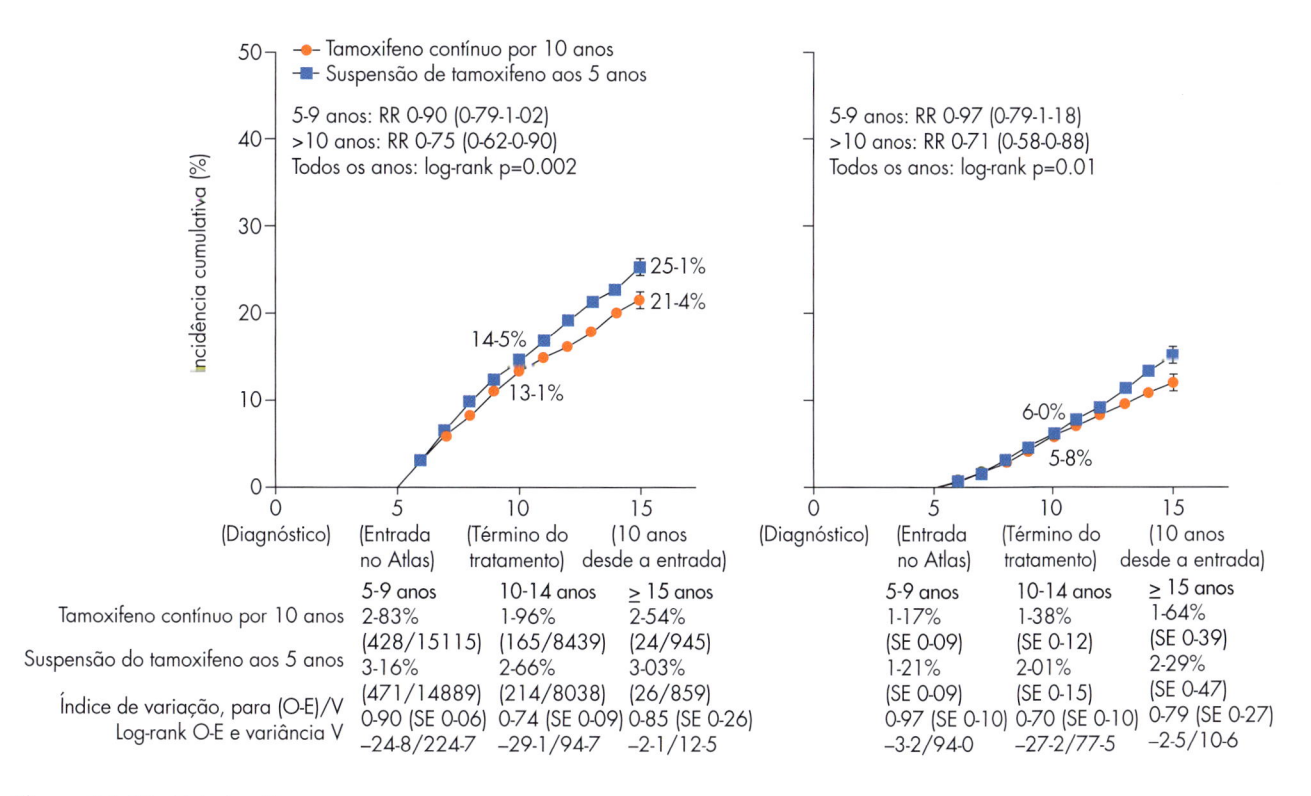

Figura 15.52 Estudo atlas.

REFERÊNCIAS BIBLIOGRÁFICAS

1. Carlson RW, et al. International adaptations of NCCN Clinical Practice Guidelines in Oncology. J Natl Compr Canc Netw 2014;12(5):643-8.

2. Davies C, et al. Relevance of breast cancer hormone receptors and other factors to the efficacy of adjuvant tamoxifen: patient-level meta-analysis of randomised trials. Lancet. 2011;378(9793):771-84.

3. Dowsett M, et al. Aromatase inhibitors versus tamoxifen in early breast cancer: patient-level meta-analysis of the randomised trials. Lancet. 2015 Oct 3;386(10001):1341-52.

4. Pierce LJ, et al. Sequencing of tamoxifen and radiotherapy after breast-conserving surgery in early-stage breast cancer. J Clin Oncol 2005; 23 (1):24-9.

5. Pagani O, et al. Adjuvant exemestane with ovarian suppression in premenopausal breast cancer. N Engl J Med 2014;371(12):107-18.

6. Burstein HJ, et al. Adjuvant endocrine therapy for women with hormone receptor-positive breast cancer: American society of clinical oncology clinical practice guideline focused update. J Clin Oncol 2014; 32(21): 2255-69.

7. Davies C, et al. Long-term effects of continuing adjuvant tamoxifen to 10 years versus stopping at 5 years after diagnosis of estrogen receptor-positive breast cancer: ATLAS, a randomized trial. Lancet 2013; 381(9869):805-16.

15.8.6.1.2 Pós-menopausa

■ **Ricardo Caponero**

■ INTRODUÇÃO

As neoplasias malignas de mama com expressão de receptores hormonais, em mulheres na pós-menopausa, são a grande maioria de 1,7 milhão de casos diagnosticados anualmente no mundo.[1]

Por algumas décadas, vários estudos clínicos e metanálises do EBCTCG (Early Breast Cancer Trialists' Collaborative Group) têm demonstrado que a terapia endócrina adjuvante aumenta de forma significativa a taxa de sobrevida nesse grupo de pacientes, tornando a compreensão das melhores estratégias de terapia endócrina um assunto de vital importância.

■ DEFINIÇÃO DA SITUAÇÃO DE PÓS-MENOPAUSA

Embora a menopausa seja um evento biológico universal nas mulheres saudáveis, a definição da situação de pós-menopausa nem sempre é simples, ainda mais se considerarmos as pacientes amenorreicas após a quimioterapia. Os estudos clínicos utilizam diferentes métodos para caracterizar a menopausa, definida como a interrupção definitiva dos ciclos menstruais, mas para a terapia endócrina no câncer de mama ela é mais bem caracterizada como profunda e permanente diminuição da síntese estrogênica pelos ovários.

Os critérios usualmente aceitos para a definição de menopausa são: idade maior ou igual a 60 anos; idade inferior a 60 anos, mas com 12 ou mais meses de amenorreia, na ausência de histerectomia prévia, quimioterapia, modificadores seletivos dos receptores estrogênicos (SERMS; ex.: tamoxifeno, raloxifeno, toremifeno) ou outra forma de supressão da função ovariana (análogos ou antagonistas do hormônio liberador de gonadotrofinas), com níveis de hormônio foliculoestimulante (FSH) e estradiol compatíveis com a menopausa. As pacientes em uso de SERMs e com menos de 60 anos precisam, obrigatoriamente, estar com FSH e estradiol em níveis compatíveis com a menopausa.

Nas pacientes amenorreicas, em função da quimioterapia, é mandatória a avaliação periódica dos níveis plasmáticos de FSH e estradiol, uma vez que um número significativo dessas mulheres volta a menstruar.

■ DEFINIÇÃO DA SENSIBILIDADE ENDÓCRINA

A sensibilidade endócrina é definida pela expressão de Receptores de Estrógeno (RE) e/ou progesterona (RPg) – Receptores Hormonais (RH+), uma característica não dicotômica.

A American Society of Clinical Oncology (Asco) e o College of American Pathologists (CAP) recomendam a definição de RE positivo como expressão > 1%,[1] mas essa definição está sendo questionada por estudos mais recentes que sugerem que pacientes com tumores com expressão do RE entre 1% a 9% devam ser rotuladas como RH negativo.[2,3] No entanto, como essas pacientes podem obter algum benefício da terapia endócrina, ainda não temos respaldo para não indicar essa forma de tratamento a esse grupo de pacientes.

O maior estudo retrospectivo que avaliou o impacto da terapia endócrina de acordo com o grau de expressão RE foi reportado pelo MDACC.[2] Nessa série, 9.639 pacientes com câncer foram divididas em três grupos, de acordo com a expressão de RE: < 1% (n= 1.625), 1% a 9% (n= 250) e ≥ 10% (n= 7.764). Como um todo, pacientes com RE 1% a 9% se comportaram como pacientes com RE < 1%. Embora somente 20,5% (n= 51) das pacientes com RE 1% a 9% tenham recebido terapia endócrina adjuvante, quando estas foram comparadas com aquelas RE ≥ 10% que receberam HT, a taxa de recorrência foi maior no grupo RE 1% a 9% (17,7 *vs.* 7,7%; p = 0,02).

Apesar de sabermos que algumas pacientes apresentam resistência primária à terapia endócrina, ainda não temos, na prática, a disponibilidade de biomarcadores que nos permitam caracterizar essa condição clínica.

■ QUIMIOPREVENÇÃO DO CÂNCER DE MAMA

Este não é tópico deste capítulo, mas alguns estudos com inibidores da aromatase mostraram um benefício adicional ao desfecho primário analisado, que foi a prevenção do câncer na mama contralateral.

Em pacientes com risco elevado em relação à população, SERMS (tamoxifeno e raloxifeno) e inibidores da aromatase (anastrozol[4] e exemestano[5]), em estudos prospectivos randomizados mostraram significativa redução no risco de neoplasia invasiva em mulheres na pós-menopausa.

Dado que o diagnóstico de uma neoplasia coloca a mulher no grupo de alto risco para uma segunda neoplasia primária de mama, a indicação da terapia endócrina como quimioprevenção também deve ser considerada.

Indicação da terapia endócrina adjuvante na pós-menopausa

A terapia endócrina adjuvante deve ser considerada para as pacientes com sensibilidade endócrina (RH+) e tumores menores ou iguais a 0,5 cm (pT1a pN0 M0). Ela passa a ser tratamento-padrão para todas as outras pacientes com tumores maiores que 0,5 cm, independentemente de outros fatores prognósticos como a sobre-expressão do HER2 (*Human Epidermal Receptor-2*), a assinatura genética, ou outras variáveis. A única consideração que deve ser feita é quanto ao estado geral de saúde, eventuais comorbidades e expectativa de vida.[6-8]

Sequenciamento com outras modalidades de tratamento adjuvante

No caso de indicação para quimioterapia adjuvante, a terapia endócrina deve ser administrada sequencialmente, sendo aceitável a sua concomitância com a radioterapia, ou com a terapia anti-HER2, caso estas sejam necessárias.

O dado de que as pacientes cuja neoplasia sobre-expressa o HER2 apresentam resistência ao tamoxifeno só era válido para os estudos em que não se utilizava medicação anti-HER2. Em vigência do bloqueio do HER2, os inibidores da aromatase e o tamoxifeno parecem ser igualmente efetivos.

Opções terapêuticas na pós-menopausa

Após a menopausa, por definição, os ovários não estão mais funcionantes e a produção de estrogênios é feita pela aromatase, que converte os androgênios produzidos pela adrenal em estrogênios. A supressão da função ovariana (ooforectomia, análogos ou antagonistas do hormônio liberador de gonadotrofinas) é redundante para mulheres na pós-menopausa, sem nenhuma indicação.

Os inibidores da aromatase, não efetivos nas pacientes na pré-menopausa, ganham importância na pós-menopausa e para o fulvestranto, não há estudos no contexto da adjuvância.

As opções de tratamento endócrino adjuvante na pós-menopausa variam, então, entre o uso de tamoxifeno, inibidores da aromatase ou combinações de ambos.

Duração do tratamento

Ainda não existem estudos aleatorizados comparando os que incorporam os inibidores da aromatase, com duração total de cinco anos de adjuvância, com a terapia estendida com tamoxifeno por dez anos (estudos aTTom[9] e Atlas[10]), nem com cinco anos de tamoxifeno seguidos por inibidor da aromatase (estudo NCIC NCG MA.17[11]). Esses dados também não são abordados nas metanálises publicadas até o momento. Embora os consensos recomendem a terapia por cinco anos, incluindo um inibidor da aromatase, os tratamentos com tamoxifeno por dez anos, ou cinco anos seguidos por um inibidor da aromatase, podem ser considerados como opções válidas para a terapia endócrina adjuvante.

Apesar dos esforços, ainda não há um marcador validado que possa ser utilizado para predizer especificamente quais pacientes poderiam se beneficiar de uma duração mais longa da terapia endócrina adjuvante. Os mesmos fatores prognósticos que estratificam as pacientes sob risco de recidiva precoce (estadio, grau, quantidade da expressão de receptores hormonais, Ki-67, subtipos intrínsecos, assinaturas gênicas e outros ensaios moleculares) são, da mesma forma, prognósticos para recidivas tardias.[12]

Para as mulheres cujo estadio da doença, e a sua biologia, a coloquem no final do espectro do risco para recorrência (tipicamente pacientes sem comprometimento linfonodal, com forte expressão de RE e RP, sem sobre-expressão do HER2, usualmente associados ao fenótipo luminal A ou baixos escores de recorrência pelos perfis moleculares) os benefícios da incorporação dos inibidores da aromatase são menores.[13]

Importância do índice de massa corpórea (IMC)

O ganho ponderal na pós-menopausa está correlacionado a detrimento nas taxas de sobrevida global para pacientes com neoplasia de mama, e há evidências, não unânimes, de que o aumento do IMC esteja relacionado com menor eficácia dos inibidores da aromatase utilizados nas doses usuais.

Uma análise retrospectiva do estudo "ATAC" sugerem a associação entre obesidade e menor eficácia do anastrozol.[14] As mulheres com IMC alto (> 35 kg/m^2) tiveram taxa de recidiva significativamente maior do que aquelas com IMC baixo (< 23 kg/m^2) [*Hazard Ratio* (HR) = 1,39; Intervalo de Confiança de 95% (IC 95%) = 0,06 a 1,82; valor de p (p) = 0,03]. Essa associação negativa foi maior ainda para as recidivas a distância. Mulheres com IMC alto tiveram 46% mais recidivas a distância do que as com IMC baixo (HR = 1,46; IC 95%: 1,07-1,61; p = 0,01).[4]

Esse efeito não foi observado em estudos com letrozol[14] ou tamoxifeno,[15] e nem nas análises específicas realizadas nas metanálises.[16]

Importância da medicação concomitante e farmacogenômica

O metabolismo do tamoxifeno pode ser afetado por polimorfismos genéticos da enzima CYP2D6 do citocromo p450 e pelo uso de medicações concomitantes que inibam a função dessa enzima.

Os consensos atuais não recomendam a análise dos polimorfismos da CYP2D6, mas, em relação ao uso de medicação concomitante ao tamoxifeno, dada a existência de opções terapêuticas, recomenda-se evitar os inibidores da CYP2D6, preferindo o uso, se indicados, de desvenlafaxina, reboxetina, mirtazapina ou escitalopram.

Benefícios esperados

Uma metanálise realizada com base em dados individuais de 31.920 mulheres RH+, na pós-menopausa, confirmou que, em comparação com o tamoxifeno isolado, os tratamentos tendo por base os inibidores da aromatase, nos primeiros cinco anos, reduzem o risco de recorrência (RR = 0,64; IC 95%: 0,52 a 0,78) durante o primeiro ano e RR = 0,80; IC 95%: 0,68 a 0,93 durante os anos 2 a 4).[8] As taxas de mortalidade por câncer de mama em dez anos são menores com o uso de inibidores da aromatase do que com o tamoxifeno isolado (12,1 vs. 14,2%; RR 0,85; IC 95%: 0,75 a 0,96; 2 p = 0,0009), com um aumento relativo na sobrevida global em dez anos (RR = 0,89; IC 95%: 0,81 a 0,97).[17]

A terapia sequencial com tamoxifeno e inibidor da aromatase, completando cinco anos de tratamento, demonstrou taxas de recorrência que diferem em menos de 1% em relação ao tratamento exclusivamente com inibidores da aromatase, durante os sete anos de seguimento mediano, sem diferenças em termos de sobrevida global.

Em função da robustez dos estudos clínicos individuais incluídos na metanálise, a maioria deles envolvendo de 5 a 10 mil mulheres, a redução no risco de recorrência está bem estabelecida e as diretrizes terapêuticas recomendam que se considere o tratamento com inibidores da aromatase para mulheres na pós-menopausa, desde o início do tratamento, ou sequencialmente ao tamoxifeno, completando, em ambos os casos, cinco anos de tratamento.

As vantagens dos inibidores da aromatase sobre o tamoxifeno isoladamente, para as mulheres na pós-menopausa com tumores que expressem receptores hormonais, se estende para todos os biomarcadores frequentemente utilizados na prática clínica (isto é, grau histopatológico, expressão do receptor de progesterona, expressão do HER2), estadiamento TNM (tamanho do tumor e comprometimento linfonodal), e características das pacientes, como o índice de massa corpórea e a idade.

Não temos nenhuma forma de selecionar individualmente quais são as pacientes que se beneficiam da incorporação do inibidor da aromatase ao seu tratamento, e quais as que vão bem com o tamoxifeno isolado. No entanto, como era de se esperar, as pacientes com maior risco (por exemplo, as que apresentam sobre-expressão do HER2) mostram maiores vantagens numéricas em termos de eficácia no tratamento com os inibidores da aromatase.

As comparações entre as drogas da mesma classe mostram que os benefícios dos inibidores da aromatase são um efeito de classe, não havendo nada que possa distinguir clinicamente os benefícios de uma ou outra molécula.

Potenciais eventos adversos

Os eventos adversos observados com os inibidores da aromatase são diferentes dos vistos com o tamoxifeno. São, em particular, mais frequentes as dores ósseas e artralgias, secura vaginal, disfunções sexuais, osteoporose, fraturas ósseas e afilamento dos cabelos.

A metanálise do EBCTCG mostrou que há menos carcinomas endometriais com o uso de inibidores da aromatase (incidência em dez anos 0,4% vs. 1,2%; RR: 0,33 IC 95%: 0,21 a 0,51), todavia mais fraturas ósseas (risco em cinco anos 8,2% vs. 5,5%; RR= 1,42; IC 95%: 1,28 a 1,57). A mortalidade por outra causa, que não o câncer, foi similar.[16]

Uso concomitante de bisfosfonatos

Os bisfosfonatos têm profundo efeito na fisiologia óssea, e podem modificar o processo de metástases. Uma metanálise colaborativa do EBCTCG com base nos dados individuais de 18.766 pacientes participantes de estudos randomizados controlados por placebo avaliou as taxas de recorrência, recorrência a distância e mortalidade por câncer de mama. O uso de bisfosfonatos por dois a cinco anos, e com seguimento de cinco a seis mulheres-ano, mostrou redução na recorrência (RR: 0,94; IC 95%: 0,87 a 1,01; 2p = 0,08); recorrência a distância (RR: 0,92; IC 95%: 0,85 a 0,99; 2 p = 0,03), e na mortalidade (RR: 0,91; IC 95%: 0,83 a 0,99; 2p = 0,04). A redução de recorrência em ossos foi mais expressiva (RR: 0,83; IC 95%: 0,73 a 0,94; 2p = 0,004).[17]

Nas 11.767 mulheres na pós-menopausa houve reduções mais acentuadas na recorrência (RR: 0,86; IC 95%: 0,78 a 0,94; 2p = 0,002); recorrência a distância (RR: 0,82; IC 95%: 0,74 a 0,92; 2p = 0,0003); recorrência óssea (RR: 0,72; IC 95%: 0,78 a 0,86; 2p = 0,0002); e mortalidade por câncer: (RR: 0,82; IC 95% 0,73 a 0,93; 2p = 0,002).[17]

Os benefícios foram independentes da classe de bisfosfonato usado, esquema de tratamento, expressão do receptor de estrogênio, comprometimento linfonodal, grau histológico do tumor ou uso concomitante de quimioterapia.

Não foram observadas diferenças na taxa de mortalidade por outra causa que não o câncer.

Adesão ao tratamento

Os benefícios do tratamento só podem ser adequadamente reproduzidos quando as pacientes apresentam boa adesão ao tratamento. Nos estudos que compararam a duração do tratamento com o tamoxifeno, o benefício adicional só foi observado no grupo de pacientes que efetivamente completou os dez anos. As pacientes que interromperam o tratamento após sete a oito anos não obtiveram nenhum benefício adicional em relação às que interromperam o tratamento aos cinco anos.

A motivação das pacientes e os sintomas relacionados ao tratamento são os determinantes primários da adesão da paciente à terapia endócrina adjuvante.[18] O controle dos eventos adversos, quando possível, é fundamental para que se consiga a adesão ao tratamento pelo tempo preconizado.[19]

■ CONCLUSÃO

Ponderando as questões de eficácia, eventos adversos e custos, para o nosso país, a melhor opção de tratamento são três anos de tamoxifeno, seguidos por dois anos de inibidor da aromatase, concomitantes à administração de bisfosfonato desde o início.

Por fim, a melhor escolha para a terapia endócrina é aquela que a paciente deseja receber. Para a maioria das pacientes, especialmente em uma era de longa duração da terapia endócrina, o mais importante é garantir que ela receba uma medicação tolerável para a qual esteja consciente do valor terapêutico.[20]

■ REFERÊNCIAS BIBLIOGRÁFICAS

1. Mayer E, et al. Postmenopausal breast cancer: a best endocrine strategy? Lancet 2015;386(10001):1317-9.
2. Hammond M, et al. American Society of Clinical Oncology/College of American Pathologists guideline recommendations for immunohistochemical testing of estrogen and progesterone receptors in breast cancer. J Clin Oncol 2010;28(16):2784-95.
3. Prabhu JS, et al. A majority of low (1-10%) ER positive breast cancers behave like hormone receptor negative tumors. J Cancer 2014;5(2):156-65.
4. Yi M, et al. Which threshold for ER positivity? A retrospective study based on 9639 patients. Ann Oncol 2014;25(5):1004-11.
5. Cuzick J, et al. Effect of anastrozole and tamoxifen as adjuvant treatment for early-stage breast cancer: 10-year analysis of the ATAC trial. Lancet Oncol 2010;11(12):1135-41.
6. Regan MM, et al. Assessment of letrozole and tamoxifen alone and in sequence, for postmenopausal women with steroid hormone receptor-positive breast cancer: the BIG 1-98 randomised clinical trial at 8· 1 years median follow-up. Lancet Oncol 2011;12(12):1101-8
7. Burstein HJ, et al. American Society of Clinical Oncology clinical practice guideline: Update on adjuvant endocrine therapy for women with hormone receptor–positive breast cancer. J Clin Oncol 2010; 28(23):3784-96.
8. Coates AS, et al. Tailoring therapies--improving the management of early breast cancer: St GallenInternational Expert Consensus on the Primary Therapy of Early Breast Cancer 2015. Ann Oncol 2015;26(8): 1533-46.
9. National Comprehensive Cancer Network. Breast cancer guidelines. http://www.nccn.org/professionals/physician_gls/pdf/breast.pdf; 2015. [Acessado em 21 de setembro de 2015]
10. Gray RG, et al. Long-term effects of continuing adjuvant tamoxifen to 10 years versus stopping at 5 years in 6,953 women with early breast cancer. ASCO Annual Meeting Proceedings. ASCO University: Alexandria (VA), 2013. p.5. (Abstract)
11. Davies C, et al. Long-term effects of continuing adjuvant tamoxifen to 10 years versus stopping at 5 years after diagnosis of oestrogen receptor-positive breast cancer: ATLAS, a randomised trial. Lancet 2013;381(9869):805-16.
12. Goss PT, et al. Randomized trial of letrozole following tamoxifen as extended adjuvant therapy in receptor-positive breast cancer: updated findings from NCIC CTG MA. 17. J Natl Cancer Inst 2005; 97(17):1262-71.
13. Sestak I, et al. Factors predicting late recurrence for estrogen receptor–Positive Breast cancer. J Natl Cancer Inst 2013;105(19): 1504-11.
14. Sestak I, et al. Effect of body mass index on recurrences in tamoxifen and anastrozole treated women: an exploratory analysis from the ATAC trial. J Clin Oncol 2010;28(21):3411-5.
15. Folkerd EJ, et al. Suppression of plasma estrogen levels by letrozole and anastrozole is related to body mass index in patients with breast cancer. J Clin Oncol 2012;30(24):2977-80.
16. Dignam JJ, et al. Obesity, tamoxifen use, and outcomes in women with estrogen receptor–positive early-stage breast cancer. J Natl Cancer Inst 2003;95(19):1467-76.

17. Dowsett M, et al. Aromatase inhibitors versus tamoxifen in early breast cancer: patient-level meta-analysis of the randomised trials. Lancet 2015;386(10001):1341-52..

18. Coleman R, et al. Adjuvant bisphosphonate treatment in early breast cancer: meta-analyses of individual patient data from randomised trials. Lancet 2015;386(10001):1353-61

19. Hadji P, et al. Compliance and arthralgia in clinical therapy: the Compact trial, assessing the incidence of arthralgia, and compliance within the first year of adjuvant anastrozole therapy. Ann Oncol 2014;25(2):372-7.

20. Bowles E, et al. Patient-reported discontinuation of endocrine therapy and related adverse effects among women with early-stage breast cancer. J Oncol Pract 2012;8(6):e149-57.

15.8.6.2 Terapia Endócrina Neoadjuvante

■ Max Manno ■ Rudinei Diogo Marques Linck

■ INTRODUÇÃO

Infelizmente, na realidade brasileira e de muitos outros países em fase de desenvolvimento, muitas mulheres continuam sendo diagnosticadas com câncer de mama (CM) em estágio localmente avançado (IIb – III), o que as torna elegíveis para alguma forma de tratamento sistêmico neoadjuvante. Historicamente, a quimioterapia neoadjuvante (QTneo) é a opção clássica de tratamento neste cenário, porém, a terapia endócrina neoadjuvante (TEneo) vem ganhando espaço nos últimos anos. Ainda, na medida em que terapias-alvo altamente efetivas vão se tornando opção para incrementar a efetividade da terapia endócrina (TE) no CM, os autores preveem um aumento cada vez maior da importância da TEneo no futuro próximo. Exemplos promissores de terapias-alvo em CM HER2 negativo são os inibidores de CDK4/6 como o palbociclibe[1-2] e o inibidor da mTOR everolimo;[3-4] além das terapias com trastuzumabe, pertuzumabe, lapatinibe e T-DM1 nas doenças HER2 positivo. Entretanto, até a data da redação deste capítulo, a TE em neoadjuvância ou adjuvância continua sendo utilizada em monoterapia.

Apesar de pouco utilizada no nosso meio, uma rápida análise dos dados mostrará que a TEneo – quando aplicada em população adequadamente selecionada – fornece taxas de resposta que se assemelham àquelas reportadas com QTneo, podendo inclusive superá-las.[5-7] Os tumores mamários com expressão de receptores de estrógeno (RE) e progesterona (RP) com HER2 negativo – de agora em diante referidos somente como "luminais" – representam 75% de todos os casos, chegando a mais de 80% na faixa etária acima de 70 anos.[8] Estas pacientes são as candidatas ideais para a TEneo, visto que têm menor benefício com quimioterapia adjuvante (3%-4%) do que com o tamoxifeno (10%) de acordo, por exemplo, com a metanálise de Oxford).[9-10]

Além disso, a quimioterapia está associada a riscos não negligenciáveis de eventos agudos ou tardios, como doenças hematológicas e cardíacas.[11-12] A delicada relação entre risco/benefício fica ainda mais difícil de ser avaliada nas pacientes com idade avançada, onde os riscos podem, facilmente, superar os benefícios potenciais da quimioterapia.[13] Neste sentido, podemos citar dois pequenos estudos randomizados conduzidos por grupos diferentes de pesquisadores que compararam TEneo e QTneo. Ambos os trabalhos mostraram taxas de resposta semelhantes entre as duas modalidades, especialmente na população de pacientes menopausadas[5-6] (Tabela 15.40).

Nos dias atuais, a ideia central da estratégia de TEneo é a avaliação *in vivo* da resposta à TE individualmente na paciente, assumindo o preceito de que a magnitude da resposta seja indicativa de maior benefício em redução de recorrência e óbito por CM – veremos ao longo deste capítulo o quanto isto corresponde à realidade.

Definições: TE primária *vs.* TEneo

É de fundamental importância revisarmos alguns conceitos básicos sobre o assunto:

- **TE primária:** consiste na utilização da TE sem a realização de cirurgia definitiva. Geralmente reservada a pacientes muito idosas ou com grande fragilidade clínica para o procedimento cirúrgico. Uma metanálise de sete estudos randomizados não mostrou diferença em sobrevida global (SG) mas, como esperado, houve melhora na sobrevida livre de progressão da doença (SLP) no grupo tratado com cirurgia;[14]
- **TEneo:** consiste na TE pré-operatória, ou seja, TE por um período de tempo definido antes da cirurgia definitiva que deve ser executada em todos os casos. Não necessariamente limitada a pacientes muito idosas ou com grande fragilidade clínica. Esta é a modalidade que discutiremos em mais detalhes neste capítulo.

Seleção de candidatas ideais

Acreditamos que a população ideal para o emprego da estratégia seja:
- Condições essenciais:
  - Pacientes com CM localmente avançado;
  - Menopausadas;
  - Tumores HER2 negativos e forte expressão de RE e RP (Allred Score ≥ 6 para ambos) por imuno-histoquímica de alta qualidade – revisada se necessário.
- Possivelmente relacionadas a maior taxa de resposta:

Tabela 15.40 Estudos comparativos entre terapia endócrina e quimioterapia no cenário neoadjuvante.

Referência	Desenho	Resultados
Semiglazov *et al.*	Anastrozol 1 mg/dia ou Exemestano 25 mg/dia × 3 meses (121 pacientes) vs. Doxorrubicina 60 mg/m² + Paclitaxel 200 mg/m² 21/21 dias × 4 ciclos (118 pacientes)	Resposta clínica objetica **64% vs. 64%** Resposta patológica completa **3% vs. 6%** Progressão de doença **9% vs. 9%**
Alba *et al.*	Exemestano 25 mg/dia × 24 semanas (goserrelina se pré-menopausa) (48 pacientes) vs. Epirrubicina 90 mg/m² + Ciclofosfamida 600 mg/m² x 4 ciclos + docetaxel 100 mg/m² 21/21 dias × 4 ciclos (47 pacientes)	Resposta clínica objetiva **48% vs. 66% (p = 0,075)** Resposta clínica objetiva em pacientes na pré-menopausa: **44% vs. 75% (p = 0,027)**

- Tumores de baixo grau histológico, com fraca expressão de outros marcadores de proliferação – como Ki67;
- Teste genômico (Oncotype Dx®, MammaPrint®, Prosigna® ou outros) com perfil "baixo risco".

Escolha da melhor droga

Visto que atualmente os dados sobre a efetividade da TEneo em mulheres pré-menopausadas ainda são bastante frágeis,[6] a discussão deve focar na comparação de inibidores da aromatase (IAs) e tamoxifeno para mulheres menopausadas. No contexto adjuvante, a superioridade dos IAs frente ao tamoxifeno está sedimentada.[15-18] Um total de três estudos randomizados comparou os três IAs comercialmente disponíveis ao tamoxifeno em pacientes menopausadas na neoadjuvância, tendo, de maneira geral, confirmado superioridade em termos de taxa de resposta[19-21] (Tabela 15.41). Uma metanálise destes estudos confirma a mesma conclusão.[22] Diferenças nos perfis de toxicidade destas drogas foram descritas nos grandes estudos de adjuvância, entretanto, nos estudos de TEneo não houve variação significativa neste aspecto. Sendo assim, na pós-menopausa não há justificativa para especificar um IA como terapia preferencial sobre os outros fármacos da mesma classe.

Uma segunda questão é sobre a existência ou não de diferença na efetividade na neoadjuvância entre os IAs comercialmente disponíveis – algo que sabidamente não existe no contexto adjuvante ou metastático. O único dado que merece menção no contexto neoadjuvante é o ACOSOG-Z1031 – um estudo de fase II randomizado com 377 pacientes que mostrou taxas de resposta semelhantes entre os três agentes (62,9% com exemestano; 74,8% com letrozol e 69,1% com anastrozol) – provavelmente suficiente para confirmar a equivalência entre estas drogas no contexto da Teneo.[23]

Duração da TEneo

Esta é uma das questões mais amplamente discutidas sobre TEneo, não havendo consenso. Embora três a quatro meses de duração tenha sido empregada na maioria dos estudos de Teneo,[19-21] isto tende a ser considerado insuficiente por especialistas no assunto. O grupo de Edimburgo, por exemplo, observou aumento na taxa de resposta de 69,8% para 83,5%, assim como na taxa de cirurgia conservadora de 60% para 72%, ao investigar TEneo mais prolongada em 182 pacientes.[24] Casos de progressão de doença durante TE realizada por mais de três meses foram raros. Outros estudos retrospectivos e prospectivos apontam dados semelhantes, mas também não definitivamente conclusivos.

Nossa recomendação e conduta clínica, até que dados mais definitivos estejam disponíveis, é indicar TE por uma duração de seis meses (nunca menos que quatro meses, salvo em caso de progressão de doença). Temos ainda uma tendência de continuar a TEneo por

Tabela 15.41	Estudos comparativos entre inibidores de aromatase e tamoxifeno na neoadjuvância.	
Referência	Desenho	Resultados
Eiermann *et al.*	**Letrozol** (162 pacientes) *vs.* **Tamoxifeno** (175 pacientes) Duração: **4 meses**	Resposta objetiva: **55%** *vs.* **36%** **(p < 0,001)** Regressão tumoral com cirurgia conservadora: **45%** *vs.* **35%** **(p = 0,022)**
Smith *et al.*	**Anastrozol** (113 pacientes) *vs.* **Tamoxifeno** (108 pacientes) Duração: **3 meses**	Resposta objetiva **37%** *vs.* **36%** *vs.* **39%)** Regressão tumoral com cirurgia conservadora: **44%** *vs.* **31%** *vs.* **24%** **(p = 0,23)**
Cataliotti *et al.*	**Anastrozol** (228 pacientes) *vs.* **Tamoxifeno** (223 pacientes) Duração: **12 semanas** Terapia endócrina exclusiva (314 pacientes)	Resposta objetiva **39,5** *vs.* **35,4%** Regressão tumoral para cirurgia conservadora (somente terapia endócrina) **43,0%** *vs.* **30,8%** **(p = 0,04)**

mais de seis meses – até o ponto de resposta máxima ou até que a realização de uma cirurgia conservadora se torne possível (uma decisão que deve idealmente ser tomada em conjunto com a equipe cirúrgica).

Biomarcadores de resposta e recorrência/óbito por CM

Esta tem sido uma área de intensa pesquisa, já que um dos grandes pontos de interesse de qualquer tratamento neoadjuvante é como a resposta ao tratamento se correlaciona com os desfechos verdadeiramente relevantes – recorrência e óbito por CM –, ou seja, a predição de desfechos de longo prazo. Outro ponto importante é a predição de desfechos imediatos – resposta objetiva – para identificar rapidamente pacientes nas quais o efeito do tratamento será fútil (resposta fraca ou progressão de doença durante o tratamento) e poder modificar o tratamento. As estratégias mais promissoras são brevemente discutidas nos itens a seguir.

Biomarcadores potenciais de recorrência/óbito (desfechos tardios)

PEPI *score* (*Preoperative Endocrine Prognostic Index*): avalia quatro aspectos clinicopatológicos do tumor (expressão de RE, índice de Ki67, tamanho residual do tumor e acometimento linfonodal) após término da TEneo no espécime cirúrgico. Validado em dois estudos prospectivos pequenos (P024 e IMPACT),[23-25] sugere que escores 0/1 estejam associados a um risco de recorrência menor que 10%. Este estudo sugere menor benefício em quimioterapia adjuvante adicional em tais pacientes. Este conceito está sendo validado pelo estudo prospectivo randomizado ALTERNATE com 2.280 pacientes.

Biomarcadores potenciais de resposta (desfecho imediato)

- **Queda precoce do índice de Ki67 tumoral:** dados de vários estudos de TE sugerem que biópsias tumorais precoces (geralmente no 14º dia de tratamento) conseguem antecipar os resultados dos estudos, como superioridade dos IAs frente ao tamoxifeno, ou equivalência entre os Ias.[18-23] Correlações entre RP e recorrência de doença são ainda muito incertas, mas já reportadas.[26] Um dos problemas desta estratégia, que está em fase de validação em ao menos um estudo prospectivo controlado de grande porte (POETIC trial), é a falta de consenso quanto à padronização da avaliação do Ki67 na prática clínica rotineira.

- **Índice de Ki67 pré-tratamento – "luminal A vs. B":** em amostras do estudo ACOSOG Z1031, 27,1% e 10,7% dos tumores definidos por imuno-histoquímica como luminal A e luminal B, respectivamente, atingiram um *PEPI score* de 0 (ver a seguir – PEPI score).[23]

Biomarcadores potenciais de resposta e recorrência/óbito

Testes genômicos: com número cada vez maior de testes validados para uso clínico (os mais disponíveis no nosso meio são Oncotype Dx®, MammaPrint®, Prosigna®), todos têm uma finalidade semelhante – predizer prognóstico (baixo risco de recorrência) com o emprego de TE somente e (no caso do Oncotype Dx®, também magnitude de benefício) com o emprego de quimioterapia adicional, ambos no contexto adjuvante). Alguns estudos não controlados de pequeno porte sugerem que estes testes possam ser poderosos preditores de resposta à TEneo, superando outros fatores clinicopatológicos tradicionais.[27-28]

Ou seja, embora bastante lógicos e com algum nível científico de fundamentação, estes biomarcadores potenciais ainda não estão prontos para emprego indiscriminado na prática clínica – o que pode mudar rapidamente com os resultados dos grandes estudos prospectivos controlados em andamento. Os autores acreditam que o maior progresso provenha de técnicas que avaliem o "prognóstico residual" após TEneo integral, pois alguns dos maus respondedores podem ser resgatados com quimioterapia e/ou terapias-alvo adjuvantes, enquanto os bons respondedores podem ser seguramente poupados da exposição à quimioterapia.

■ CONCLUSÕES

A TEneo é uma modalidade ainda pouco explorada no nosso meio, apesar de extremamente lógica e promissora, já que possibilita: 1) proporcionar a pacientes com perfil selecionado um tratamento com ótima chance de resposta, ao menos tão bom quanto o da quimioterapia, mas com menos toxicidade; 2) aumentar a chance de ci-rurgia conservador da mama; 3) potencialmente identificar excelentes respondedores à TE, que provavelmente não se beneficiarão de quimioterapia adicional apesar de terem tumores em estágio localmente avançado. Para tanto é fundamental identificar as candidatas ideais para esta estratégia – no momento, mulheres menopausadas, com tumores mostrando forte expressão de RE/RP e HER2 negativos, idealmente de baixo ou intermediário grau histológico e perfil mais próximo de "luminal A" conforme definido por IHQ. Teste genômico com perfil "baixo risco" é uma segurança adicional, entretanto, ainda pouco disponível. Sugerimos uma duração mínima de quatro meses e idealmente de seis meses, mas pode ser maior de seis meses em caso de resposta continuada (até o ponto de permitir uma cirurgia conservadora ou de resposta máxima). Dados de importantes estudos prospectivos randomizados em andamento devem confirmar a relevância desta modalidade de tratamento e ajudar na seleção da população-alvo. Ainda, tudo indica que terapias-alvo (em especial os inibidores da CDK4/6 ou da PI3K-Akt-mTOR) serão um dia integradas à TEneo.

REFERÊNCIAS BIBLIOGRÁFICAS

1. Finn RS, et al. The cyclin-dependent kinase 4/6 inhibitor palbociclib in combination with letrozole versus letrozole alone as first-line treatment of oestrogen receptor-positive, HER2-negative, advanced breast cancer (PALOMA-1/TRIO-18): a randomised phase 2 study. Lancet Oncol 2015;16(1):25-35.

2. Turner NC, et al. Cristofanilli: palbociclib in hormone-receptor-positive advanced breast cancer. N Engl J Med. 2015;373(17):1672-3.

3. Baselga J, et al. Everolimus in postmenopausal hormone-receptor-positive advanced breast cancer. N Engl J Med 2012;366(6):520-9.

4. Baselga J, et al. Phase II randomized study of neoadjuvant everolimus plus letrozole compared with placebo plus letrozole in patients with estrogen receptor-positive breast cancer. J Clin Oncol 2009;27(16): 2630-7.

5. Semiglazov VF, et al. Phase 2 randomized trial of primary endocrine therapy versus chemotherapy in postmenopausal patients with estrogen receptor-positive breast cancer. Cancer 2007;110(2):244-54.

6. Alba E, et al. Chemotherapy (CT) and hormonotherapy (HT) as neoadjuvant treatment in luminal breast cancer patients: results from the GEICAM/2006-03, a multicenter, randomized, phase-II study. Ann Oncol 2012;23(12):3069-74.

7. Palmieri C, et al. NEOCENT: a randomised feasibility and translational study comparing neoadjuvant endocrine therapy with chemotherapy in ER-rich postmenopausal primary breast cancer. Breast Cancer Res Treat 2014;148(3):581-90.

8. Grann VR, et al. Hormone receptor status and survival in a population-based cohort of patients with breast carcinoma. Cancer 2005; 103(11): 2241-51.

9. Davies C, et al. Relevance of breast cancer hormone receptors and other factors to the efficacy of adjuvant tamoxifen: patient-level meta-analysis of randomised trials. Lancet 2011;378(9793):771-84.

10. Peto R, et al. Comparisons between different polychemotherapy regimens for early breast cancer: meta-analyses of long-term outcome among 100,000 women in 123 randomised trials. Lancet 2012; 379 (9814):432-44.

11. Bernard-Marty C, et al. Second malignancies following adjuvant chemotherapy: 6-year results from a Belgian randomized study comparing cyclophosphamide, methotrexate and 5-fluorouracil (CMF) with an anthracycline-based regimen in adjuvant treatment of node-positive breast cancer patients. Ann Oncol 2003;14(5):693-8.

12. Effects of chemotherapy and hormonal therapy for early breast cancer on recurrence and 15-year survival: an overview of the randomised trials: Lancet 2005;365(9472):1687-717.

13. Barcenas CH, et al. Risk of hospitalization according to chemotherapy regimen in early-stage breast cancer. J Clin Oncol 2014; 32(19):2010-7.

14. Hind D, et al. Surgery versus primary endocrine therapy for operable primary breast cancer in elderly women (70 years plus). Cochrane Database Syst Rev 2006;(1):CD004272.

15. Dowsett M, et al. Meta-analysis of breast cancer outcomes in adjuvant trials of aromatase inhibitors versus tamoxifen. J Clin Oncol 2010; 28 (3):509-18.

16. Regan MM, et al. Assessment of letrozole and tamoxifen alone and in sequence for postmenopausal women with steroid hormone receptor-positive breast cancer: the BIG 1-98 randomised clinical trial at 8.1 years median follow-up. Lancet Oncol 2011;12(12):1101-8.

17. Xu HB, et al. Aromatase inhibitor versus tamoxifen in postmenopausal woman with advanced breast cancer: a literature-based meta-analysis. Clin Breast Cancer 2011;11(4):246-51.

18. Baum M, et al. Anastrozole alone or in combination with tamoxifen versus tamoxifen alone for adjuvant treatment of postmenopausal women with early breast cancer: first results of the ATAC randomised trial. Lancet 2002;359(9324):2131-9.

19. Eiermann W, et al. Preoperative treatment of postmenopausal breast cancer patients with letrozole: A randomized double-blind multicenter study. Ann Oncol 2001;12(11):1527-32.

20. Smith IE, et al. Neoadjuvant treatment of postmenopausal breast cancer with anastrozole, tamoxifen, or both in combination: the Immediate Preoperative Anastrozole, Tamoxifen, or Combined with Tamoxifen (IMPACT) multicenter double-blind randomized trial. J Clin Oncol 2005;23(22):5108-16.

21. Cataliotti L, et al. Comparison of anastrozole versus tamoxifen as preoperative therapy in postmenopausal women with hormone receptor-positive breast cancer: the Pre-Operative "Arimidex" Compared to Tamoxifen (PROACT) trial. Cancer 2006;106(10):2095-103.

22. Seo JH, et al. Meta-analysis of pre-operative aromatase inhibitor versus tamoxifen in postmenopausal woman with hormone receptor-positive breast cancer. Cancer Chemother Pharmacol 2009;63(2):261-6.

23. Ellis MJ, et al. Randomized phase II neoadjuvant comparison between letrozole, anastrozole, and exemestane for postmenopausal women with estrogen receptor-rich stage 2 to 3 breast cancer: clinical and biomarker outcomes and predictive value of the baseline PAM50-based intrinsic subtype--ACOSOG Z1031. J Clin Oncol 2011;29(17):2342-9.

24. Dixon JM, et al. Increase in response rate by prolonged treatment with neoadjuvant letrozole. Breast Cancer Res Treat 2009;113(1):145-51

25. Ellis MJ, et al. Outcome prediction for estrogen receptor-positive breast cancer based on postneoadjuvant endocrine therapy tumor characteristics. J Natl Cancer Inst 2008;100(19):1380-8.

26. Dowsett M, et al. Prognostic value of Ki67 expression after short-term presurgical endocrine therapy for primary breast cancer. J Natl Cancer Inst 2007;99(2):167-70..

27. Ueno T, et al. Evaluating the 21-gene assay Recurrence Score(R) as a predictor of clinical response to 24 weeks of neoadjuvant exemestane in estrogen receptor-positive breast cancer. Int J Clin Oncol 2014; 19(4):607-13.

28. Turnbull AK, et al. Accurate Prediction and Validation of Response to Endocrine Therapy in Breast Cancer. J Clin Oncol 2015;33(20):2270-8.

15.9

Reconstrução Mamária

15.9.1 Indicações e Limitações

■ **Gustavo Zucca Matthes**

■ INTRODUÇÃO

O câncer da mama tornou-se nas últimas décadas uma das doenças malignas mais prevalentes na população geral, sendo o segundo tipo mais comum no Brasil e no mundo e o primeiro entre as mulheres.[1]

A Organização Mundial da Saúde (OMS) estima que, por ano, ocorram mais de 1.050.000 casos novos deste câncer em todo o mundo, tornando-o uma das doenças mais comuns entre as mulheres. Sua relação mortalidade/incidência nos países desenvolvidos é de 29,9%, enquanto nos países em desenvolvimento alcança 42,9%.[2,3]

Em países em desenvolvimento, como no caso do Brasil, o aumento na incidência de carcinoma mamário tem sido acompanhado por igual aumento na taxa de mortalidade. Esta é uma condição atribuída, principalmente, ao diagnóstico realizado em estágios mais avançados da doença.[3,4] Isto deve-se à idade,[5] distúrbios psicológicos,[6] diferenças raciais,[7] socioeconômicas,[8] além do próprio comportamento biológico do tumor.[5] No Brasil, existem, ainda, os problemas relacionados com a limitação na infraestrutura de seu sistema de saúde.[9] Desta forma, no país, existe uma heterogeneidade no tratamento, em que cirurgias radicais ainda são indicadas, variando de 15% a 90% dependendo da região, e um pequeno número de pacientes são submetidas à reconstrução mamária.

Tratamento cirúrgico do câncer de mama

A padronização sistemática do tratamento cirúrgico do câncer de mama teve início no final do século XIX com Halsted.[10]

Sua técnica radical foi largamente empregada praticamente até metade do século XX. Contudo, por volta dos anos (19)50, a mastectomia radical passou a ser abandonada ou menos indicada, cedendo lugar às mastectomias radicais modificadas com preservação muscular desenvolvidas por Patey (1948)[11] ou Madden (1965).[12]

Além disso, neste período, iniciaram-se estudos randomizados prospectivos, responsáveis por uma mudança significativa na forma de tratar, favorecendo a remoção do tumor com preservação parcial da mama. Veronesi[13] publicou seus resultados em 1981, seguido por Fisher[14] em 1985. O tratamento cirúrgico conservador das mamas, acompanhado de tratamento radioterápico no câncer em estadios iniciais, favorecia uma taxa de sobrevida igual à da mastectomia, teve seu reconhecimento definitivo e passou a ser usado em todo o mundo. Assim, pacientes com este câncer em estadio I e II, de até 3 cm, tornavam-se geralmente candidatas à cirurgia conservadora, seguida por radioterapia adjuvante.[13,14]

A partir de então, começou de forma cada vez mais frequente a busca por tratamentos que fossem efetivos, com menos efeitos colaterais, sendo introduzida a ideia do tratamento mínimo e eficaz. Neste sentido, surge, nos anos (19)90, o conceito de cirurgia oncoplástica de mama sugerido por W. Audretsch,[15] objetivando-se cada vez mais propiciar um tratamento seguro e menos mutilante para as pacientes. A definição original desta modalidade cirúrgica inclui o uso de todos os métodos disponíveis na cirurgia plástica e reconstrutora para propiciar uma ressecção tumoral com margens oncológicas seguras, contudo, permitindo minimizar possíveis deformidades e obter resultados estéticos favoráveis, incluindo a simetrização contralateral.[16,17]

Atualmente, o princípio da cirurgia oncoplástica foi amplificado, tendo sido incorporada à ideia da reconstrução imediata (RMI). Recentemente, Veronesi et al. defenderam o termo "mastectomia conservadora" como sendo uma técnica que permite um tratamento oncológico, removendo o parênquima, tentando poupar o máximo do envelope de pele quanto possível, incluindo mamilo e complexo areolar. Em outras palavras, permite a remoção do tecido glandular, sem distorção da aparência de mama. Desta forma, permite que a RMI tenha uma abordagem simétrica contralateral. Assim, também aumentaria a autoestima e qualidade de vida da paciente. Portanto, essas modalidades de mastectomia conservadora acompanham os conceitos da cirurgia oncoplástica, sendo então denominadas mastectomias oncoplásticas.[19]

As reconstruções mamárias podem ser imediatas no momento do tratamento, ou seja, no ato da retirada do tumor, ou tardia, após todo o tratamento adjuvante. Independentemente do momento em que for realizada ou da técnica empregada, o impacto psicossocial da reconstrução é favorável.[20,21]

No Brasil, apenas 5% das pacientes tratadas com alguma modalidade de mastectomia pelo sistema público de saúde são submetidas à reconstrução mamária imediata.[22] Faz-se necessário entender melhor quais seriam as indicações e limites da reconstrução mamária para que paulatinamente se possa mudar este panorama.

■ OS TRÊS PILARES DA RECONSTRUÇÃO MAMÁRIA

Apesar de cada vez mais falar-se que a reconstrução deva ser encarada como parte integrante do tratamento da paciente com câncer de mama, os números mostram que ela está muito longe de ser a "cereja do bolo".

As resistências que envolvem a disseminação da reconstrução mamária podem ser explicadas basicamente por três pilares: Realidade – Localidade – Experiência.

Realidade

Significa o ambiente burocrático em que a paciente e seus médicos estão imersos. Consideraremos o câncer de mama no Brasil como exemplo. Esperamos, hoje, por volta de 58 mil casos novos de câncer de mama ao ano, sendo que a maioria é diagnosticada em estadios localmente avançados, pois não possuímos projetos de rastreamento eficazes; nossa população é desorientada e mal-educada, não procurando assistência em momentos oportunos, ou não exigindo seus direitos constitucionais; nossa rede de saúde é precária, com falta de especialistas que por outro lado são mal remunerados e não se sentem valorizados para desenvolver programas de saúde efetiva e, assim, forma-se um ciclo vicioso. Além do mais, o país é regido por leis que estimulam não só a reconstrução mamária, mas a reconstrução mamária imediata. Tais incoerências geram confusões por parte das pacientes, profissionais envolvidos tanto na assistência quanto na administração, sem falar na total discrepância na falta de códigos desatualizados de repasses que desfavorecem a realização dos procedimentos; total descaso do governo em tentar compreender que, para estas cirurgias acontecerem, são necessários hospitais equipados, materiais adequados e equipes treinadas e motivadas a fim de resgatar vidas e não apenas números.

Localidade

Basicamente, refere-se ao ambiente de trabalho, onde se batalha com a realidade. Dependendo do local, se público ou privado, se particular ou universitário, a realidade pode ser enfrentada de diferentes maneiras.

No Hospital de Câncer de Barretos, a realidade é a mesma, contudo a política da Instituição em privilegiar a humanização preza por uma equipe bem treinada, com boas condições de trabalho em comparação com outros serviços públicos, materiais adequados e de vanguarda. O Sistema Único de Saúde (SUS) paga somente pelo implante mamário redondo, mas nas reconstruções mamárias geralmente necessita-se de implantes anatômicos de valor elevado, quase duas vezes o valor da prótese redonda. Em um serviço público normal, usa-se o redondo por falta de alternativas; em Barretos, há um banco de próteses com 130 pares de implantes anatômicos e redondos, sendo que a Instituição é responsável por pagar os custos que excedem os valores pagos pelo SUS. Todos os materiais necessários para a reconstrução mamária são fornecidos, desde telas abdominais para os retalhos TRAM, até colchões especiais que facilitam o posicionamento da paciente para uma reconstrução com retalho grande dorsal. A Instituição conta com equipes multidisciplinares integradas, favorecendo o melhor planejamento cirúrgico e terapêutico.[23] E também com uma UTI especializada, favorecendo um respaldo para casos graves, além de uma equipe clínica também pronta para suporte em caso de complicações inerentes ao tratamento. Isso tudo sem falar em enfermeiros especializados em estomatoterapia, que possuem um verdadeiro arsenal de fármacos para auxílio aos curativos quando existem problemas com feridas operatórias.

A Instituição vive em crise econômica, contudo, seus profissionais trabalham cientes de que estão fazendo o melhor ao seu alcance e com segurança para seus pacientes, que, por sua vez, sentem-se gratos pelo tratamento e pela forma com que foram acolhidos. Isto gera, na sua maioria, um desejo de contribuição com doações financeiras para a Instituição, a fim de auxiliar a suprir seu déficit financeiro e manter seu padrão de atendimento. Deste modo, em Barretos, as leis acontecem e são seguidas. Tanto a equipe quanto os pacientes possuem uma retaguarda para complicações e tratamentos complementares, favorecendo sua realidade mais próxima do ideal.

Experiência

A experiência talvez seja o principal dos pilares. Por meio de treinamento adequado e vivência, muita vivência, adquire-se um alicerce sólido para o confronto entre o ideal e a fantasia e se atinge a realidade de cada situação.

Passadas as curvas de aprendizagem para cada procedimento – diga-se de passagem que essas curvas dependem de cada profissional individualmente, pois cada um tem características próprias que implicam no tempo ideal para obterem suas habilidades – enfim, uma vez o profissional treinado e seguro das técnicas a serem empregadas, valerá sua experiência no dia a dia – quanto mais casos e complicações tiver vivenciado, menos problemas terá no futuro, pois já saberá onde e como evitá-los ou ao menos minimizar seu impacto. O mote popular que diz que "*quem apanha não esquece*" é a mais pura verdade. Basta haver uma complicação com uma paciente para que se fique atento em selecionar os próximos casos, repensar passos cirúrgicos e por que não até contraindicar técnicas empregadas ou até mesmo negar um procedimento com características similares.

A experiência faz, ainda, com que o cirurgião se dispa de seu ego e conviva melhor com seus pares, favorecendo discussões interdisciplinares, esclarecendo problemas relacionados com a neadjuvância e adjuvância terapêutica e, assim, achando-se melhores saídas individualizadas para cada caso e propiciando um tratamento mais adequado e seguro para cada paciente.

Recomenda-se indicar cirurgias que variam de menor para maior complexidade. Se possível, optar sempre por tratamentos conservadores; seguidos por procedimentos com retalhos locorregionais; depois implantes, retalhos autólogos; e por fim as microcirurgias. As microcirurgias exigem treinamento à parte e uma curva de aprendizagem diferenciada, além de material apropriado, geralmente destinado a serviços de referência.

■ QUESTÕES PRIMORDIAIS PARA A RECONSTRUÇÃO MAMÁRIA[24-29]

As possíveis indicações e limitações para uma reconstrução mamária envolvem discussões amplas com a paciente e seus familiares. Faz-se necessário esgotar todas as possibilidades terapêuticas, explicando os prós e contras de cada técnica. As pacientes devem tomar partido das decisões uma vez orientadas sobre os limites de cada cirurgia e suas complicações.

A equipe médica deve estar pronta para suportar a recusa de um procedimento e aceitar a opinião de uma paciente, assim como recusar a realização de determinada técnica ou até mesmo negar a reconstrução caso os riscos envolvidos superem os benefícios. Consentimentos informados devem ser oferecidos documentando os esclarecimentos fornecidos. A Figura 15.53 exemplifica o raciocínio utilizado pelo Departamento de Mastologia e Reconstrução do Hospital de Câncer de Barretos.

De maneira geral, deve-se levar em conta:

- biotipo da paciente
- estadio da doença
- viabilidade de áreas doadoras
- área de cobertura: extensa ou pequena
- necessidade de simetrização

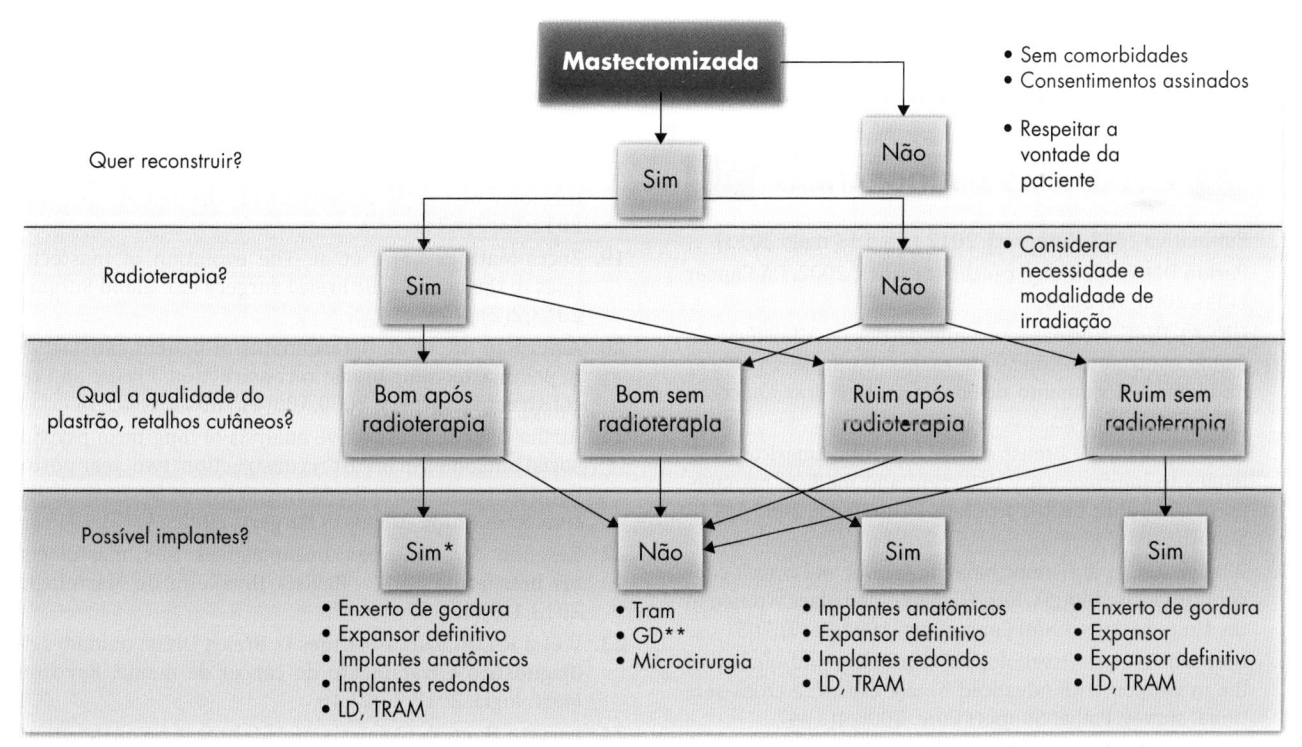

*Reconstruções com implantes pós-radioterapia, mesmo após enxertos de gordura, podem ter altos índices de complicações e devem ser indicadas para casos bem selecionados.
**A indicação entre TRAM e GD dependerá da área e desejo da paciente.

Figura 15.53 Fluxograma da individualização da reconstrução mamária no HCB.

- necessidade de material aloplástico
- momento: reconstrução imediata ou tardia
- técnica: simples ou complexa, longa ou rápida, reprodutibilidade
- recuperação: rápida ou longa
- presença e qualidade de cicatrizes
- necessidade de radioterapia
- qualidade cutânea na área receptora
- comorbidades associadas
- durabilidade de resultados
- desejo e expectativa da paciente
- autorização da paciente e familiares
- relação médico-paciente.

■ CONCLUSÃO

A relação médico-paciente associada a condições ideais de trabalho e treinamento propicia uma realidade favorável para a reconstrução mamária e amplia suas chances de êxito. Complicações sempre existirão e, para isto, é fundamental que tanto equipe quanto pacientes estejam devidamente preparadas, conhecendo os limites e possibilidades para seu tratamento.

Espera-se que ao longo dos anos mais profissionais habilitem-se e entrem na luta para que as reconstruções mamárias sejam cada vez mais realizadas, mais pacientes sejam mais bem tratadas e que as condições oferecidas pelo Brasil para a saúde evoluam positivamente de maneira geral.

■ REFERÊNCIAS BIBLIOGRÁFICAS

1. Estimativa 2012 [Internet]. 2012 [cited 13 maio 2013].
2. Parkin DM, et al. Global cancer statistics, 2002. CA Cancer J Clin. 2005;55(2):74.
3. (INCA). INdC. Normas e recomendações do Ministério da Saúde controle do câncer de mama. Controle do câncer de mama – documento de consenso. Rev Bras Cancerol. 2004;50(2):77.
4. Schwartsmann G. Breast cancer in South America: challenges to improve early detection and medical management of a public health problem. J Clin Oncol. 2001;19(18 Suppl):118S-24S.
5. Elledge RM, et al. Tumor biologic factors and breast cancer prognosis among white, Hispanic, and black women in the United States. J Natl Cancer Inst. 1994;86(9):705.
6. Grabsch B, et al. Psychological morbidity and quality of life in women with advanced breast cancer: a cross-sectional survey. Palliat Support Care. 2006;4(1):47.
7. Woods SE, et al. Association of race and breast cancer stage. J Natl Med Assoc. 2006;98(5):683.
8. Lantz PM, et al. The influence of race, ethnicity, and individual socioeconomic factors on breast cancer stage at diagnosis. Am J Public Health. 2006;96(12):2173.
9. Lourenço T, et al. Barreiras relacionadas a adesão ao exame de mamografia e rastreamento mamográfico da DRS-V do estado de São Paulo. Rev Bras Mastol. 2009;19(1):02.
10. Halsted WS. I. The Results of Operations for the Cure of Cancer of the Breast Performed at the Johns Hopkins Hospital from June, 1889, to January, 1894. Ann Surg. 1894;20(5):497.
11. Patey DH, Dyson WH. The prognosis of carcinoma of the breast in relation to the type of operation performed. Br J Cancer. 1948;2(1):7.
12. Madden JL. Modified radical mastectomy. Surg Gynecol Obstet. 1965;121(6):1221.
13. Veronesi U, et al. Conservative treatment for breast cancer of limited extent. Results of a randomized trial. Isr J Med Sci. 1981;17(9-10):928.
14. Fisher B, et al. Five-year results of a randomized clinical trial comparing total mastectomy and segmental mastectomy with or without radiation in the treatment of breast cancer. N Engl J Med. 1985;312(11):665.
15. Audretsch W RM, et al. Onco-plastic surgery: "Target" volume reduction (BCT-mastopexy), lumpectomy, reconstruction (BCT-reconstruction), and flap-supported operability in breast cancer. Second European Congress on Senology, Breast Diseases. 1994:139.
16. Clough KB, et al. An approach to the repair of partial mastectomy defects. Plast Reconstr Surg. 1999;104(2):409.
17. Matthes AGZ RM, et al. Cirurgia oncoplástica: uma refinada alternativa para o tratamento contra o câncer de mama. Revista da Sociedade Brasileira de Cancerologia. 2006;2:40.
18. Veronesi U, et al. Conservative mastectomy: extending the idea of breast conservation. The lancet oncology. 2012;13(7):e311.
19. Zucca-Matthes GMA, et al. The evolution of mastectomies in the oncoplastic breast surgery era. Gland Surgery. 2013;2(2):102.
20. Alderman AK, et al. Determinants of patient satisfaction in postmastectomy breast reconstruction. Plastic and reconstructive surgery. 2000;106(4):769.
21. Atisha D, et al. Prospective analysis of long-term psychosocial outcomes in breast reconstruction: two-year postoperative results from the Michigan Breast Reconstruction Outcomes Study. Annals of Surgery. 2008;247(6):1019.
22. Resende M. Reflexões oncoplásticas aos mastologistas brasileiros. RBM - Revista Brasileira de Mastologia. 2013;1(9):1.
23. Vieira RA UG, Zucca-Matthes G. Breast Units: unidades de diagnóstico e tratamento do câncer de mama. Rev Bras Mastologia. 2013;23(2):48.
24. Lacotte B, et al. [Analysis of 156 breast reconstructions by transverse rectus abdominis muscle flap (TRAM)]. Ann Chir Plast Esthet. 1994;39(1):77.

25. Spear SL, et al. The role of the latissimus dorsi flap in reconstruction of the irradiated breast. Plast Reconstr Surg. 2007;119(1):1-9; discussion 10.

26. Spear SL, Mesbahi AN. Implant-based reconstruction. Clin Plast Surg. 2007;34(1):63-73; abstract vi.

27. Spear SL, et al. Acellular dermal matrix for the treatment and prevention of implant-associated breast deformities. Plast Reconstr Surg. 2011;127(3):1047.

28. Spear SL, et al. Breast reconstruction using a staged nipple-sparing mastectomy following mastopexy or reduction. Plastic and reconstructive surgery. 2012;129(3):572.

29. Zucca-Matthes G, Vieira RA. The value of patients' expectation on breast oncoplastic surgery. The breast journal. 2014;20(6):676.

15.9.2 Próteses e Expansores

■ Ricardo Costa Pinto ■ Afonso Celso Pinto Nazário

■ INTRODUÇÃO

A cirurgia terapêutica de uma paciente com câncer de mama nos dias atuais, sempre que possível, deve incluir a reconstrução mamária. Esta reconstrução deve ser considerada parte integrante do tratamento e está consolidada como padrão-ouro na terapia desta doença.

Várias técnicas de reconstrução foram desenvolvidas nos últimos anos. Com isso, muito se tem estudado sobre a possibilidade de mastectomias com preservação de pele e, ainda, da placa aréolo-papilar (PAP). Estas cirurgias são denominadas adenectomias, adenomastectomias ou mastectomias subcutâneas; as mais utilizadas são as mastectomias poupadoras de pele (*skin-sparing mastectomy* e *skin-reducing mastectomy*) ou de pele e PAP (*nipple-sparing mastectomy*). Tais procedimentos foram inicialmente descritos para o tratamento de doença mamária benigna e depois se passou a estudar a viabilidade em casos de câncer e nas mulheres com alto risco para desenvolvê-lo.

As mastectomias poupadoras de pele, associadas à evolução dos implantes aloplásticos, propiciaram aumento da indicação de reconstruções imediatas com próteses, expansores temporários e expansores definitivos. Essas cirurgias podem melhorar o impacto psicológico gerado pela mastectomia, permitindo abordagem mais rápida e de menor complexidade do que os retalhos.

■ HISTÓRICO E EVOLUÇÃO DOS IMPLANTES

Czerny, cirurgião alemão que viveu de 1842 a 1916, foi o primeiro a tentar o aumento do volume mamário com enxerto de um lipoma do dorso na mama de uma paciente. Posteriormente, Gersuny tentou o aumento das mamas com injeções de parafina, com resultados catastróficos. Por volta de 1900, vários outros materiais como marfim, vidro, borracha, polietileno, gutta-percha, entre outros, foram utilizados como tentativas para favorecer o aumento ou repor perdas mamárias. No meio do século passado, iniciou-se o uso de injeções de silicone líquido com a formação de granulomas e endurecimento das mamas, os chamados siliconomas. Logo depois, dois cirurgiões americanos, Cronin e Gerow (1962), inventaram o que hoje chamamos de implante mamário de silicone.[1] E em 1965 na França foi relatado o uso de implantes mamários infláveis com solução salina, que, apesar das menores taxas de contratura capsular, apresentavam taxa de deflação bastante elevada, em torno de 75% em três anos,[2] sendo posteriormente retirados do mercado. Em 1968, a fábrica Heyer-Schulte Company lançou, nos EUA, sua versão do implante mamário salino inflável durante a cirurgia (o Mentor 1-800).

A primeira geração de próteses, fabricada pela Dow Corning Corporation, tinha revestimentos finos e lisos, e gel de silicone moderadamente viscoso, elastômero macio e espesso como um envelope de duas partes, com uma costura ao longo da periferia e vários patches de Dacron para fixação da prótese. Mostrava baixas taxas de ruptura, porém apresentava extravasamento através da cápsula, o que causava forte reação de corpo estranho e calcificações, com altas taxas de contratura capsular. Por isso levou os fabricantes a desenvolverem a segunda geração de próteses de silicone.

A segunda geração de próteses, na década de 1970, apresentava revestimentos ainda mais finos, sem costura, sem patches de Dacron e com gel de silicone menos viscoso, que proporcionava sensação natural ao toque, porém ocasionava maior número de rupturas e saída de pequenas cadeias de polímero de silicone através do revestimento. Este extravasamento de silicone não demonstrou gerar problemas locais ou sistêmicos significativos.[3]

A partir de 1985, a terceira geração de próteses focou na melhoria da força e integridade da membrana, possuía revestimentos finos, texturizados e com gel de silicone desenvolvido através de processo de vulcanização, prevenindo o extravasamento de gel e sua disseminação corpórea. A membrana da prótese já possuía múltiplas camadas de elastômero de silicone.

Já a quarta geração de próteses diferencia-se por seu gel altamente coesivo e que possui memória, ou seja, permite uma forma mais estável da prótese, porém sem perder a consistência delicada.

Vale citar que o *Food and Drugs Administration* (FDA) em 1992 proibiu temporariamente próteses de silicone de terceira geração nos Estados Unidos pelas suas rupturas silenciosas. Após novas pesquisas, houve o desenvolvimento das próteses de quarta geração, com critérios mais rigorosos quanto à espessura das membranas e coesividade do gel. Duas indústrias do ramo conseguiram comprovar a segurança das suas próteses e tiveram, em 2006, a autorização comercial concedida naquele país, e encorajaram o uso de próteses de silicone mundialmente.

Por fim, também nesta mesma época, houve o desenvolvimento da quinta geração de próteses de gel de silicone, os implantes anatômicos.[4] O Estilo 410 da Allergan, com 12 combinações de altura e projeções, e o *Contour Profile Gel* (CPG) da Mentor.

Vários estudos clínicos não apontaram diferenças significativas na incidência de doenças autoimunes nas pacientes mastectomizadas quando reconstruídas com algum tipo de implantes de gel de silicone e comparadas com as reconstruídas com tecido autólogo.[5-6] Mesmo uma metanálise de 87.000 mulheres revelou não haver relação entre próteses de silicone e doenças do tecido conjuntivo.[7-8]

■ INDICAÇÃO

As indicações são feitas para quase todas as pacientes que desejam reconstrução mamária. Estas devem ser esclarecidas quanto à possibilidade de complicações que potencialmente possam ocorrer ao longo de seu tratamento, e de preferência que não tenham sido irradiadas previamente. Procuramos indicar as reconstruções mamárias com próteses para os casos submetidos, principalmente, às mastectomias poupadoras de pele, ou seja, mulheres com mamas de pequeno a médio volume, sem ptose ou até ptose moderada, com tumores de até 5 cm, que distam da pele, ou a 2 cm do PAP e que tenham uma relação tumor-mama desfavorável para a cirurgia conservadora. Estas pacientes possuem chance de não ser submetidas à radioterapia, o que pode ser benéfico para seu resultado estético final. Nos casos em que as pacientes tenham tumores maiores de 5 cm ou apresentem fatores preditivos que indiquem grande chance de radioterapia ou tiveram sua cirurgia reconstrutora prévia alterada por achados intraoperatórios, que levem a uma mastectomia mais extensa e com exérese de maior quantidade de pele, opta-se pela reconstrução com expansor e posterior substituição por prótese definitiva ou reconstrução com tecido autólogo a ser definida. Também podem ser usados expansores nas reconstruções tardias de mulheres mastectomizadas que não foram submetidas à radioterapia e que possuam um plastrão em boas condições de elasticidade e trofismo da pele.

Os expansores definitivos são próteses híbridas de duplo lúmen, com um compartimento preenchido de silicone e outro com solução fisiológica. Foi idealizado em 1984 por Hilton Becker, que inicialmente utilizava o Becker 25 e o 50, os quais eram dispositivos redondos com preenchimento de silicone com 25% e 50% do volume total respectivamente. As principais vantagens destes dispositivos incluem o processo em estágio úni-

co e a capacidade de regular o tamanho do implante no pós-operatório. Posteriormente, foi idealizado o Becker 35, o qual já é de um formato anatômico e com 35% de gel de silicone na sua composição. Porém, como desvantagens temos a falta de projeção do polo inferior da mama, não fornecendo a esta mama reconstruída um cone mamário adequado, e, caso haja a necessidade de realizar uma simetrização da mama oposta no mesmo tempo cirúrgico ou tardiamente, a dificuldade do ajuste é uma realidade. Ainda como desvantagem, podemos ter a deflação do dispositivo, quer seja imediata à retirada da válvula ou tardiamente. Por haver uma câmera que permite sua expansão, torna-se um implante versátil, já que permite o ajuste do volume. Uma vez, definido seu volume, indica-se a retirada da válvula remota em seis meses, através de um procedimento simples sob anestesia local.

Também deve fazer parte do projeto de reconstrução mamária um ajuste da mama contralateral, quer seja uma mamoplastia redutora, uma mastopexia, ou uma mamoplastia aditiva com um implante.

Vale a pena ressaltar a possibilidade da reconstrução mamária em mamas grandes com o uso de próteses definitivas ("mastectomia de redução de pele"). É fundamental que a cirurgia, suas variações e possíveis complicações sejam exaustivamente discutidas com a paciente e que um termo de consentimento livre e esclarecido seja assinado.

As principais indicações e vantagens da reconstrução com próteses e expansores estão descritas no Quadro 15.4.

■ CONTRAINDICAÇÕES

De maneira geral, a reconstrução mamária com próteses deve ser contraindicada absolutamente quando a qualidade de retalho dermogorduroso da mama a ser reconstruída não possuir boas condições de viabilidade pós-mastectomia.

De forma relativa, o uso de implantes deverá ser evitado na ausência do músculo peitoral maior e nas mamas de grande volume, quando aumentam as possibilidades de problemas relacionados com a má circulação do retalho; nestes casos, sugere-se que a reconstrução com tecido autólogo seja a melhor opção. Dependendo de fatores preditivos como o tamanho tumoral, a invasão angiolinfática, acometimento axilar, idade da paciente, entre outros, as pacientes submetidas à mastectomia não necessitam de radioterapia adjuvante; todavia, se tratando de tratamento oncológico, esta é uma opção sempre possível. A chance de se fazer radioterapia adjuvante também deve ser vista com muita cautela. Motivo de muita discussão, alguns autores defendem que não

Quadro 15.4	Indicações e vantagens da reconstrução mamária com próteses e expansores.	
Indicações		
Prótese	**Expansor**	
Mastectomia poupadora de pele	Pós-mastectomia tradicional	
Adenomastectomias profiláticas	Má qualidade do retalho	
Após expansores	Maior chance de radioterapia após cirurgia	
Vantagens		
Prótese	**Expansor**	
Tecnicamente fácil	Melhor adequação da prótese	
Rápida	Permite melhor simetria contralateral	
Menos traumática	Baixas taxas de complicação	
Mais barata	Alto índice de satisfação	

altera os resultados estéticos quando feita adequação e planejamentos ótimos, sobretudo, com equipamentos modernos. Sabidamente a literatura mostra que em torno de 43% das pacientes submetidas à reconstrução com implantes, que recebem radioterapia, terão mais probabilidade de desenvolver contratura capsular; contudo, mesmo assim as pacientes referem boa satisfação com o resultado cosmético. Em pesquisa feita com este grupo de pacientes, 72% afirmam que, apesar de eventuais resultados estéticos inferiores aos das pacientes sem radioterapia, manteriam seu tratamento, dada a segurança oncológica. De maneira geral, persiste a ideia de que resultados estéticos ruins, concomitantes à radioterapia, impliquem em contraindicar o uso de próteses na reconstrução imediata.

A radiação determina uma mudança progressiva da superfície da pele, originando uma condição inflamatória crônica com efeitos precoces e a longo prazo. A primeira ocorre dentro de 90 dias da radioterapia, ocorrendo secura, queda de pelos, eritema e alterações de pigmentação. A segunda, após 90 dias, cursando com fibrose, edema e endurecimento progressivo da pele.[9] Na análise ultraestrutural, há claros sinais de isquemia, com vasos capilares reduzidos em número, além de apresentar uma duplicação de sua membrana basal.[10]

Porém há outras causas da formação da contratura capsular. A infecção é uma das principais causas dessa condição,[10-11] haja vista as contraturas assimétricas e a redução efetiva quando se associam antibióticos tópicos ou iodopovidine.[12] Outra causa relacionada à contratura capsular é a resposta imunológica a corpos estranhos mediada por fibroblastos, CD4 e macrófagos, sendo estudado para prevenção desta complicação o uso de anti-inflamatórios ou dos leucotrienos, como o zafirlucaste.[13] Apesar disto, cabe ao cirurgião discutir os prós e contras com cada paciente, expor todas as possibilidades e estar disposto a enfrentar os desafios impostos pela terapia oncológica em prol da qualidade de vida. Muitas vezes, um resultado aparentemente ruim de uma reconstrução com implante para o cirurgião pode ser muito bem aceito pela paciente, com menor morbidade e propiciando ganho psicológico, sem acarretar retardo no tratamento, nem impacto no prognóstico.

RECONSTRUÇÃO COM EXPANSORES TECIDUAIS E PRÓTESES

A primeira expansão tecidual foi realizada por Neumann em 1957 para a cobertura de um defeito subauricular.[14] Radovan[15] e Austad,[16] trabalhando de maneira independente, desenvolveram expansores de tecido em silicone, publicando em 1982. Radovan realizou sua primeira expansão de tecidos em 1976. A mastectomia radical modificada era praticada rotineiramente, ressecando-se muito do envelope cutâneo, sendo praticamente impossível a reconstrução mamária com prótese, e somente quando possível utilizava-se expansores teciduais, usando próteses de silicone somente se houvesse uma cobertura com um retalho. Com a detecção precoce do câncer e com a evolução das técnicas de mastectomia, com preservação de pele e do mamilo, o uso das próteses de silicone tem se tornado uma das principais – senão a principal – técnicas de reconstrução mamária nos dias atuais.

Os expansores atuais, além de serem texturizados, o que evita migração do expansor, também possuem válvulas incorporadas, evitando-se, assim, dissecção dos tecidos à distância para fixá-las. Geralmente, o uso de expansores é um processo de dois tempos, em que se coloca o expansor sem causar tensão dos tecidos, parcialmente inflado, e posteriormente, ao redor de duas a três semanas, inicia-se o processo de expansão. Realiza-se a infusão de 50 a 100 mL de soro fisiológico a cada duas semanas. Uma vez completado o enchimento, espera-se em torno de seis meses para a troca pela prótese de silicone, sendo que neste período os tecidos já vão ter se acomodado.

O mercado de próteses é repleto de marcas e cada uma delas tem suas especificações e peculiaridades. De um modo geral, todas permitem grande variedade de formas e volumes. Geralmente possuem um invólucro de polímeros de silicone que reveste um conteúdo feito de gel de silicone, mas também existem aqueles repletos de solução fisiológica, óleo de soja, hidrogel, entre outros. Existem, igualmente, próteses com revestimento de poliuretano, que talvez produzam menos contratura capsular.

Também deve-se citar aqui os expansores definitivos, os quais tendem a ser definitivos, porém em algumas situações funcionaram como temporários (modelos Becker 25, 35, 50 e Style 150).

Quando se trata de reconstruções, aconselha-se optar por próteses que tenham um contorno anatômico que se aproxime ao máximo do aspecto da mama a ser operada. Cada empresa possui uma vasta grade de próteses com diferentes medidas para cada formato e modelo, por isso se diz que a evolução dos implantes aloplásticos favorece as reconstruções mamárias.

Também são muito variados os preços entre as marcas e modelos. É importante mencionar que no Brasil existe lei que favorece a reconstrução mamária e que, portanto, faz com que o Sistema Único de Saúde (SUS) custeie os implantes.

■ ÚLTIMAS GERAÇÕES DE PRÓTESES

As novas gerações de prótese mamária são preenchidas com um gel de ligação cruzada mais elevada mais viscosa, denominado "coesivo". Em essência, todas as gerações anteriores de próteses de gel de silicone apresentaram algum grau de reticulação (*cross-linking)* e, portanto, algum grau de coesão, mas estes dispositivos foram desenvolvidos com *cross-linking* maior do que seus antecessores. Tanto a quarta como a quinta geração de próteses são geralmente referidas coletivamente como "implantes coesivos", fabricados com gel que é cada vez mais coeso, com maior estabilidade e melhor manutenção da forma. Próteses de gel de silicone de

quarta geração foram originalmente fabricadas pelas empresas Mentor e McGhan/Inamed (agora Allergan). Ambas as empresas oferecem um portfólio de dispositivos lisos e texturizados redondos em várias larguras e projeções. Cada fabricante participou e apresentou dados de grande escala, prospectivos, referentes a estudos multicêntricos, avaliando segurança pré-clínica e eficácia. Em 2006, o FDA aprovou a comercialização de implantes da Mentor (modelo MemoryGel, com implantes anatômico e redondo) e da Allergan (modelo Natrelle, com implantes anatômico e redondo).

A Allergan apresentou o estudo Core, que começou em 2000 e teve 10 anos de seguimento. Foi um ensaio clínico multicêntrico, prospectivo e regulamentado pelo FDA. Sua finalidade foi avaliar a segurança e a eficácia de implantes Natrelle de gel coesivo em mulheres submetidas à mastoplastia aditiva, à reconstrução e à cirurgia de revisão. Os resultados publicados foram apresentados em seis e 10 anos de seguimento. De 715 indivíduos implantados com dispositivos redondos Natrelle, 98 eram pacientes de reconstrução pós-mastectomia e 15 eram pacientes de revisão de reconstrução. Em 10 anos, 71,5% das pacientes foram submetidas à reoperação de reconstrução mais comumente por mau posicionamento do implante seguido, de assimetria. Para todos os grupos, a taxa global de ruptura foi de 7,7%. As taxas de contratura capsular foram de 24,6% para a reconstrução, e a textura do implante não foi considerada variável significativa. A satisfação melhorou de 21,2% no início do estudo para 75,8% em 10 anos, com uma taxa global de 90,7%. Os resultados do estudo demonstraram segurança, eficácia e alto nível de satisfação da paciente com dispositivos lisos e texturizados da quarta geração de silicone Natrelle.

O estudo Core Mentor, que também começou em 2000 e com seguimento de 10 anos, foi um estudo prospectivo, multicêntrico, não randomizado. Sua finalidade foi verificar a segurança e a eficácia das próteses de gel de silicone da Mentor em mulheres submetidas à mastoplastia aditiva, à reconstrução e à cirurgia de revisão. Os dados de vários pontos de tempo foram publicados. De 1.008 indivíduos, 251 pacientes foram implantadas na reconstrução primária e 60 pacientes foram implantadas em revisão da reconstrução. A taxa global de ruptura para pacientes submetidas ao aumento e reconstrução, com seis anos de seguimento, foi de 2,6%. No entanto, a longo prazo, a taxa de ruptura do implante aos 12 anos foi de 9%, semelhante à taxa de 7,7% aos 10 anos, no estudo da Allergan. Dados a partir de seis anos de seguimento mostram que a taxa de contratura capsular grau III/IV na reconstrução de mama imediata foi de 13,7%. A satisfação da paciente com a cirurgia de implante foi elevada, e 97,8% das pacientes referiram que teriam optado pela cirurgia novamente. No grupo de reconstrução, a taxa de reoperação, por qualquer razão, foi de 33,9%, predominando como causas a assimetria mamária, seguida de contratura capsular. Os resultados do estudo estabelecem a segurança e eficácia dos implantes Mentor MemoryGel.

Estes estudos fundamentais patrocinados pelos fabricantes demonstraram adequadamente segurança, bem como a eficácia, dos dispositivos redondos de quarta geração que usamos hoje. No entanto, é importante perceber que estes ensaios têm muitas variáveis não padronizadas, como a habilidade do cirurgião, técnica operatória, conduta pós-operatória e terapias adjuvantes. Portanto, uma investigação mais aprofundada a longo prazo, avaliando especificamente as complicações, reoperações e satisfação da paciente com estes dispositivos, é necessária. A contratura capsular é declaradamente maior nos procedimentos reconstrutivos em comparação com a mamoplastia estética aditiva, e o risco é progressivamente cumulativo, isto é, aumenta com o tempo de implantação da prótese, e também é um pouco menor com o uso de dispositivos texturizados. Estudos futuros terão de reavaliar estes resultados, uma vez que a incidência de contratura capsular parece estar diminuindo. Apesar das complicações e reoperações, as pacientes com implantes reconstrutivos têm altos níveis de satisfação.

Próteses de quinta geração são geralmente consideradas dispositivos estáveis, pois sua coesividade mantém a forma anatômica, apesar da pressão do tecido circundante. A maioria dos dispositivos tem textura adequada para manter o posicionamento e orientação. Utilizam-se também outros modelos de próteses mamárias de gel de silicone, como o Sientra, fabricado pela Silimed e composto por escudo de elastômero de silicone com camada de barreira, projetado para minimizar o vazamento do gel. Cada prótese é preenchida com gel de silicone de HSC, um material de gel especificamente formulado. O portfólio de próteses Sientra com dispositivo de quinta geração inclui próteses redondas e divididas em categorias com base no perfil, na forma de base e na projeção. Os dispositivos redondos estão disponíveis em diferentes texturas (lisas e texturizadas). Os dispositivos redondos lisos têm quatro estilos diferentes de projeção: moderada, moderada *plus*, moderada alta e alta; enquanto os dispositivos redondos texturizados estão disponíveis em três estilos diferentes de projeção: baixo, moderado e alto. A prótese Sientra oferece cinco estilos diferentes de dispositivos estáveis com três formas de base diferentes: a base clássica com projeção moderada, a base redonda com projeção alta e a base oval com projeção baixa, média e alta. A forma de base é escolhida de acordo com as dimensões vertical e horizontal da mama da paciente, tendo em conta a quantidade de projeção necessária. A base clássica é utilizada em mulheres com dimensões verticalmente dominantes, mas não oferece tanta projeção como as outras duas formas disponíveis. A base redonda é projetada para otimizar a projeção em mulheres com medidas de mama vertical e horizontal semelhantes. A base oval pode otimizar a projeção e fornece maior largura de mama em pacientes de reconstrução cuja dimensão horizontal predomina sobre a dimensão vertical da mama.

A matriz Natrelle Estilo 410 é composta por 12 categorias ou células de próteses com base na altura da prótese (*low-L*, *medium-M* e *full-F*) e de projeção (*low-L*, *medium- M, full-F e extrafull-X*). Em 2013, o FDA aprovou três modelos específicos de forma de próteses estáveis de silicone de quinta geração da Allergan (Estilo 410 altura *medium* e projeção *full*-MF; Estilo 410 altura *full* e projecção *medium*-FM; e Estilo 410 altura *full* e projeção *full*-FF) para uso em aumento da mama ou reconstrução. Os dispositivos de baixa e extra projeção estavam disponíveis apenas para estudos de investigação, mas foram aprovados pelo FDA para uso irrestrito em 2014. A grande variedade de dimensões do implante permite a reconstrução de quase qualquer tipo de mama. Os dispositivos de projeção × ou extraprojeção são destinados para mulheres com mamas de maior volume.

O implante mamário Mentor MemoryShape era conhecido anteriormente como o Gel Contour perfil ou dispositivo CPG quando usado em estudos de investigação nos Estados Unidos de 2000 a 2014. A Mentor teve seu dispositivo estável (MemoryShape) com altura média e projeção moderada aprovado pelo FDA em 2013. Em 2014, o FDA aprovou quatro estilos adicionais dos dispositivos Mentor MemoryShape. Semelhante aos dispositivos da Allergan, os dispositivos Mentor MemoryShape oferecem ampla variedade de tamanho e são classificados com base na sua altura (baixa, média e alta) e projeção (moderado, mais moderado e elevado).

O uso destes dispositivos na reconstrução da mama é seguro e eficaz, com resultados previsíveis e reprodutíveis. As vantagens incluem a capacidade de controlar a forma da mama, posição e contorno, com bons a excelentes resultados alcançáveis na maioria das pacientes. O portfólio de próteses de cada fabricante tem características que diferem um pouco, mas satisfazem a variedade de desejos e expectativas da paciente. Quanto ao grau de coesividade, as próteses Allergan 410, Mentor MemoryShape e Sientra HSC apresentam semelhanças. A maior ligação cruzada e estabilidade da forma correlaciona-se com o aumento da retenção da forma, mas também aumenta a firmeza do dispositivo. No entanto, a firmeza necessária não se correlaciona com o aumento da força, a qual também é dependente da integração de gel/concha. Cada dispositivo anatômico estável é fabricado com revestimento texturizado próprio, diferindo no tamanho dos poros para ajudar na estabilidade posicional e evitar rotação na loja mamária. Revisando estudos com pelo menos cinco anos de seguimento, as taxas de contratura capsular e infecção foram baixas, variando entre 5% a 10% e 1% a 5%, respectivamente. A capacidade para evitar a rotação com dispositivos anatômicos é dependente da técnica cirúrgica com a criação de uma bolsa adequada, podendo se usar capsulorrafias, se necessário; além disto, o uso criterioso de drenagem e compressão com sutiãs ou vestuário pode evitar a acumulação de fluido no espaço periprotético. As taxas de reoperação por mau posicionamento do dispositivo ou sua rotação oscila entre 4% a 12%.

■ ESCOLHENDO A PRÓTESE

No início não é nada fácil escolher as primeiras próteses, sendo muitas vezes o uso de próteses de prova fundamental para ajudar na seleção do implante perfeito. Com a experiência, estas escolhas tornam-se mais fáceis e mais bem-sucedidas. A cirurgia reconstrutiva tem como objetivo criar, para todas as mulheres, mamas bilaterais cosméticas médias (400 a 500cc), altamente projetadas, com pouca ptose ou ptose moderada, em vez de uma glândula ptótica que combine exatamente com a contralateral.

Próteses de prova

As próteses de prova ou *sizers* podem ser de grande valia até que se adquira experiência. Após várias controvérsias, atualmente são autorizados os *sizers* ou medidores. Provou-se que uma vez devidamente esterilizados segundo as especificações da empresa são seguros para uso intraoperatório; permitem obtenção de resultados mais próximos dos ideais com a prótese definitiva, proporcionando maior segurança ao cirurgião e à paciente. O inconveniente é que, para seu uso, primeiramente é necessária a aquisição dos modelos; portanto, para cada implante, são necessários *sizers* específicos. Além de possuírem um valor relativamente elevado, não estão disponíveis para todos os modelos, necessitando, muitas vezes, terem seu uso subestimado.

Aconselha-se o uso de algumas medidas para favorecer a reconstrução mamária. A medida da base da mama, ou seja, a extensão da mama na caixa torácica, é fundamental, pois nenhuma prótese deve ter uma base maior que a da própria mama (Figura 15.54). Da base deve-se subtrair o dobro da medida da prega cutânea da mama (*pinch*), e assim se define a base da prótese a ser usada (Figura 15.55).

$$Volume = Base - 2 \times Pinch$$

Depois, sobre esta base escolhe-se aquele modelo ou forma que mais se assemelha ao da mama a ser reconstruída, levando-se em consideração a projeção mamária desejada; o volume será consequência. Apesar disso, é importante pesar a mama extirpada para uma definição final do volume a ser escolhido. Vale lembrar que cada marca de prótese terá um elenco de medidas para cada tipo de implante.

■ CONFECCIONANDO A LOJA

Após a realização da marcação (projeto pré-operatório) no dia anterior, avaliando tamanho da mama, grau de ptose, projeção, espessura da pele (*pinch*), delimitando o polo superior da mama, escolhe-se o implante. É fundamental para uma boa loja protética que a técnica da mastectomia seja adequada, isto é, o sulco mamário tenha sido preservado e o retalho dermocutâneo seja

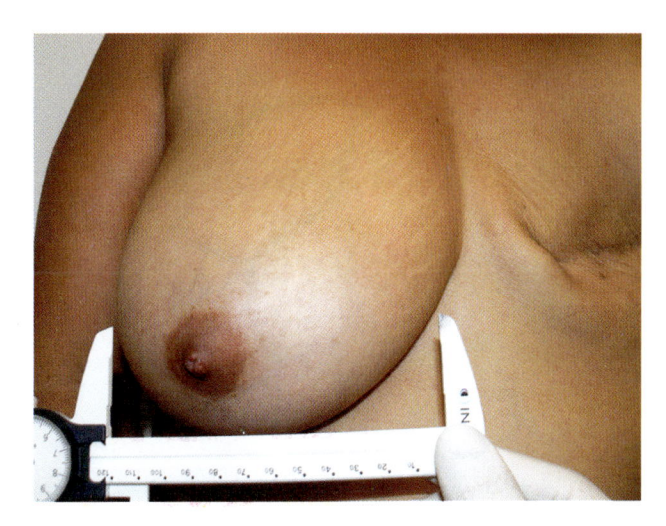

Figura 15.54 Medida da base da mama.

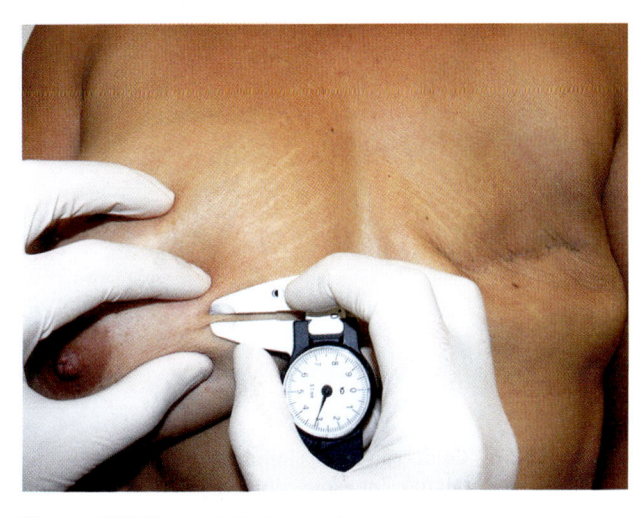

Figura 15.55 Medida do *pinch*.

viável. O tipo de incisão e a quantidade de pele a ser ressecada são fundamentais que estejam no planejamento pré-operatório. A loja deve ser submuscular, parcial (somente músculo peitoral maior) ou completa (músculo peitoral maior e músculo serrátil anterior). Um detalhe cirúrgico importante é a preservação da fáscia que recobre o músculo grande peitoral – sugerimos que a mantenha pois há enfraquecimento da cobertura muscular quando esta é seccionada. Caso haja lacerações do músculo é indicado que sejam suturadas com fios absorvíveis, antes da inserção do implante. Descola-se o músculo peitoral maior realizando a loja entre os músculos peitorais. Na porção superior, a dissecção pode ser feita de forma romba, digitalmente. Na porção mais medial, próxima ao esterno, na altura da PAP contralateral, inicia-se a secção do músculo peitoral, que continua por toda a extremidade inferior (Figura 15.56). Deve-se

tomar cuidado, pois esta dissecção deve ser realizada milímetros sobre a fáscia do músculo reto abdominal e não exceder a linha da marcação do sulco inframamário em 1 a 2 cm. Lateralmente, a dissecção inferior pode ser estendida para liberação do músculo serrátil anterior, permitindo a formação da chamada loja completa. Caso a retalho dermogorduroso lateral seja viável e a prótese permita boa locação do implante, a loja pode ser parcial, com excelentes resultados. A paciente deve ser posicionada corretamente sobre a mesa cirúrgica, inicialmente com o braço abduzido a 90°, para permitir a abordagem axilar quando necessária, depois, para a realização da reconstrução, o braço deve ser aduzido a 60°, para obter relaxamento completo do músculo peitoral maior. A mama contralateral deve ficar visível, pois é um guia natural para o posicionamento do implante. Após a inserção do implante ou expansor, deve-se colocar a paciente

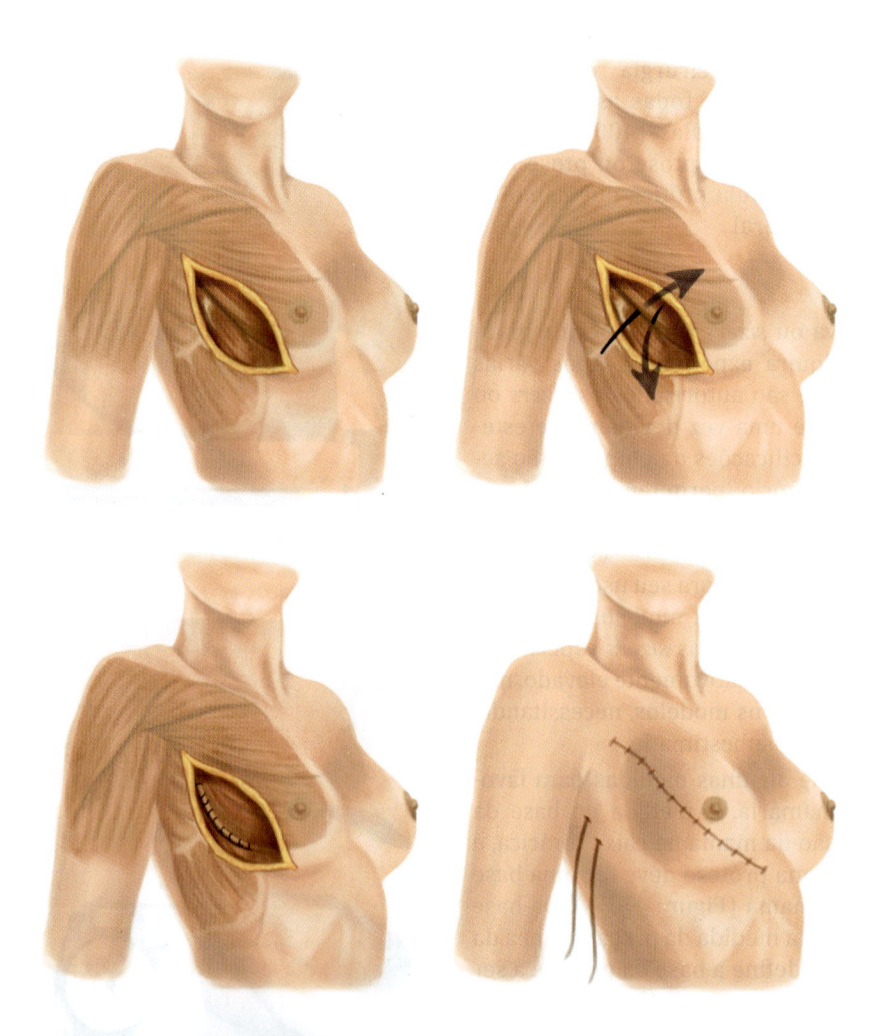

Figura 15.56 Confecção da loja subpeitoral. Superior esquerdo: incisão radiada da mastectomia; Superior esquerdo: confecção da loja subpeitoral; Inferior esquerdo: fechamento da loja; Inferior direito: aspecto final.

Fonte: adaptada de *Atlas of Breast Surgery* – Petit *et al.*, 2006.

sentada para verificar a posição do sulco inframamário e comparar com a mama contralateral.

Há autores que defendem a reconstrução mamária com implante colocado diretamente sob o retalho dermogorduroso, principalmente com uso de próteses de poliuretano. Neste caso, uma opção bastante indicada é a ressecção mamária através de incisão axilar. Tecnicamente, o acesso à dissecção glandular não é fácil, mas com o uso de uma válvula com fibra óptica ela pode ser facilitada. Esta escolha permite a introdução do implante por via axilar, portanto a prótese fica distante da cicatriz. Isto permite sua proteção de eventuais deiscências e supostas extrusões.

São várias as opções de incisão para a mastectomia: radiada, no sulco inframamário, axilar, periareolar, entre outras (Figura 15.57). Aconselha-se que a programação da incisão cirúrgica seja sobre o músculo peitoral, pois, desta forma, há possibilidades de proteger a prótese de eventuais extrusões caso ocorram deiscências.

Nas simetrizações que exigem mastoplastia aditiva, a loja pode ser subfascial (retroglandular), submuscular ou em plano duplo (dual plane, três níveis de dissecção do músculo peitoral maior), em que o implante fique com co-bertura muscular no polo superior e subglandular no polo inferior (Figura 15.57). Nas mastoplastias aditivas, normal-mente recomendam-se implantes redondos de perfil alto ou baixo, dependendo da projeção mamária almejada. Se a preferência for o uso de implantes anatômicos, aconselha-se a confecção de uma loja justa ao diâmetro da prótese, a fim de evitar-se rotações desagradáveis.

■ MANEJO DO EXPANSOR

Ao manipular um expansor, primeiro deve-se aspirar todo ar dentro do mesmo, pois, ao injetar o líquido para preenchê-lo, a presença do ar pode gerar bolhas que poderão incomodar a paciente. A solução a ser injetada deve ser levemente corada com azul de metileno, o que facilita as injeções posteriores, pois o líquido corado favorece a certeza de se estar injetando corretamente dentro da válvula da prótese. Por último, vale ressaltar que a colocação do expansor não deve apresentar dobras, principalmente sobre a válvula, o que poderia causar acidentalmente a perfuração do implante, isso nos casos de expansores com válvula incorporada. Recomenda-se que injete ao redor de 20% a 30% do volume para facilitar a colocação do

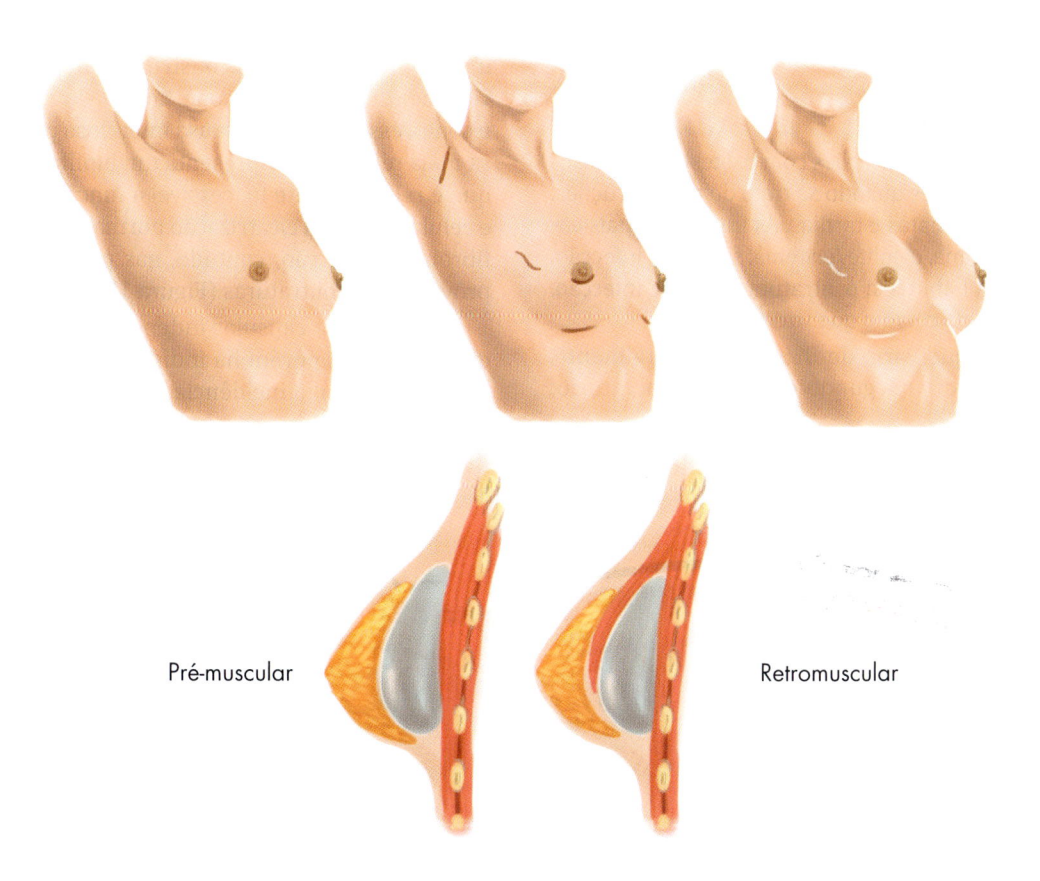

Pré-muscular   Retromuscular

Figura 15.57 Incisões para mastectomia e topografia das próteses.
Fonte: adaptada de *Atlas of Breast Surgery* – Petit *et al.* (2006).

expansor. Após a colocação do expansor na loja submuscular completa, sutura-se esta com pontos interrompidos com fios absorvíveis e expande-se o expansor até 50% do volume total desde que não haja tensão da pele. No pós-operatório, a válvula é identificada através de um sistema com imã capaz de definir o seu local exato para, na sequência, ser feita a punção e iniciada a expansão com solução fisiológica, em geral ao redor de duas a três semanas do pós-operatório ou assim que a pele do plastrão esteja em condições de suportar a expansão. A paciente terá suas expansões realizadas semanalmente ao redor de 100 mL. Estas sessões se repetirão até que a mama atinja o volume esperado, quando deverá então ser programada a substituição do expansor (caso seja temporário) por um implante definitivo ao redor de seis meses ou mais, para que haja um relaxamento adequado dos tecidos. Aconselha-se solicitar à paciente aguardar até 15 minutos após a injeção, pois poderá referir desconforto e dor; nestes casos, deve-se retirar parte do líquido infundido. Podem-se prescrever analgésicos para a primeira hora após a expansão. Uma vez definida a troca pelo implante, deve-se realizar neste tempo cirúrgico uma capsulotomia ou capsulectomia parcial para que o implante anatômico acomode-se perfeitamente na bolsa, a fim de evitar sua rotação. Neste momento pode-se usar moldes de prova, a fim de se chegar à escolha do implante mais adequado.

■ COMPLICAÇÕES

Infelizmente, as complicações com próteses e expansores são mais frequentes quando se trata de reconstruções. Elas podem ser imediatas e tardias. As imediatas mais comuns são: hematoma, celulite/eritema, seroma e infecção. E as tardias mais habituais: contratura capsular, infecção, seroma e necrose do retalho que varia de 0% a 21%.

O hematoma que varia de 0% a 5,8%, geralmente, ocorre no primeiro ou segundo dia de pós-operatório; caso ocorra, logo será verificado, se o dreno estiver funcionando adequadamente ou no acúmulo na região da cirurgia. Caso o hematoma seja de grande monta, a reabordagem cirúrgica é a melhor opção, já que, além de prevenir complicações hemodinâmicas, o hematoma será grande fator para o desenvolvimento da contratura capsular. A celulite/eritema geralmente ocorre pela dissecção dos retalhos e tem resolução espontânea na maioria dos casos. Porém, se estiver associada a sintomas infecciosos como febre, mal-estar e aumento da drenagem de secreção, será necessário introduzir antibioticoterapia ou troca-lo por outro já estiver fazendo uso. Caso não haja resolução da celulite, isto indica uma infecção periprotética. O seroma é uma complicação frequente, porém de pouca gravidade. Caso ocorra ainda após retirada do dreno de sucção, há a necessidade de punção, pois seu acúmulo aumenta o risco infeccioso e consequente perda da prótese.

Dentre as complicações tardias, a mais frequente é a contratura capsular, que varia de 1% a 38%. Todos os implantes cirúrgicos sofrem algum grau de encapsulamento pela reação natural dos tecidos circundantes ao corpo estranho. A principal hipótese sobre a contratura capsular sugere que em torno da prótese se forme uma camada de miofibroblastos. Dentre as possíveis causas temos: radioterapia (na reconstrução), hematoma, seroma, vazamento do gel de silicone, talco da luva, fiapos de gaze e compressas. Porém, a causa infecciosa parece ser a causa mais relevante.[17] Apresenta um biofilme microscópico que é relativamente inacessível à função imune humoral e celular. Em uma cicatrização normal, com o tempo estes fibroblastos se vão; contudo, nas próteses, persistem e provocam as contraturas (Figura 15.58).

A contratura capsular independe do tipo de superfície da prótese, porém há indícios de que a prótese texturizada tem uma incidência menor de contratura. Está

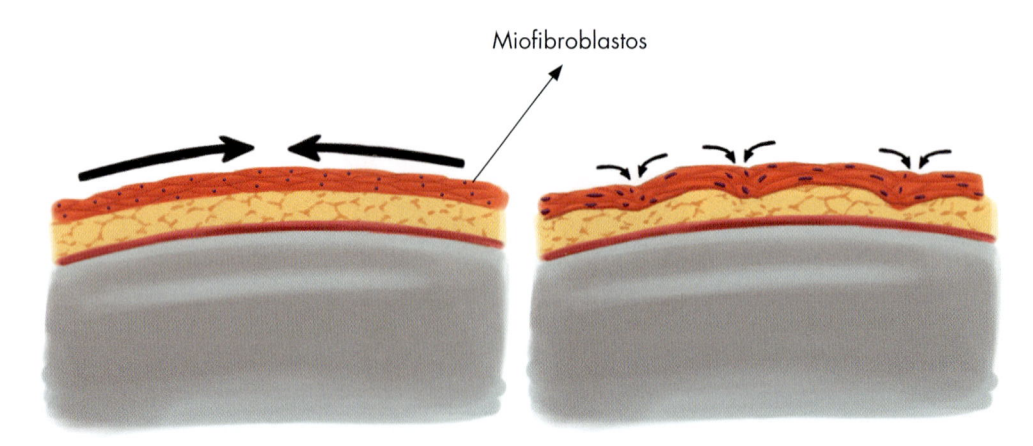

Miofibroblastos

Figura 15.58 Hipótese para contratura capsular. Esquerda: cicatrização normal; direita: cicatrização na contratura capsular.
Fonte: adaptada de *Atlas of Breast Surgery* – Petit *et al.*, (2006).

diretamente relacionada com o grau de reação inflamatória ocorrido. Utiliza-se habitualmente a classificação de Baker modificada para graduar a contratura capsular, em que o grau de contratura Baker III/IV são sintomáticos, levando à firmeza, distorção e deslocamento da prótese mamária. Geralmente, requerem uma reabordagem cirúrgica com capsulotomia, capsulectomias, troca da prótese e mudança de plano anatômico para inserção da nova prótese nos casos das mamoplastias aditivas contralaterais e estéticas, variando de 16% a 30% com base nos estudos de implantes relatados pelo FDA (Quadro 15.5).

O tratamento da contratura também pode ser clínico, com a prescrição de antagonistas do receptor de leucotrienos, como o zafirlukast 20 mg (Accolate), duas vezes por dia, por três meses, e o montelucaste (Singulair). [18,19] Este fármaco é usado para a asma, inibindo a ação de miofibroblastos e atuando na fase final da cadeia anti-inflamatória. Entretanto, sua prescrição nas contraturas capsulares necessita ainda de ensaios clínicos randomizados.

Outra complicação frequente é a extrusão da prótese (Figura 15.59), que, quando ocorre, raramente permite que o implante seja salvo. Na maioria das vezes, opta-se pela retirada do mesmo e outra reconstrução tardia após três a seis meses.

As infecções também podem ocorrer, variando de 0% a 15%, geralmente ocorrem entre três a seis semanas do pós-operatório, ou menos frequente tardiamente. Tem como agentes patógenos principais o *Stafilococus aureus* e o *Streptococus epidermidis*. Algumas destas bactérias são capazes de desenvolver um invólucro natural conhecido como biofilme, que permite o crescimento de colônias bacterianas. Uma vez instalado, o biofilme gera grande dificuldade para a ação antibiótica, pois, para que a antibioticoterapia seja eficiente, a concentração inibitória mínima passa a ser aproximadamente 90 vezes maior que a normal. Para minimizar o risco infeccioso recomen-

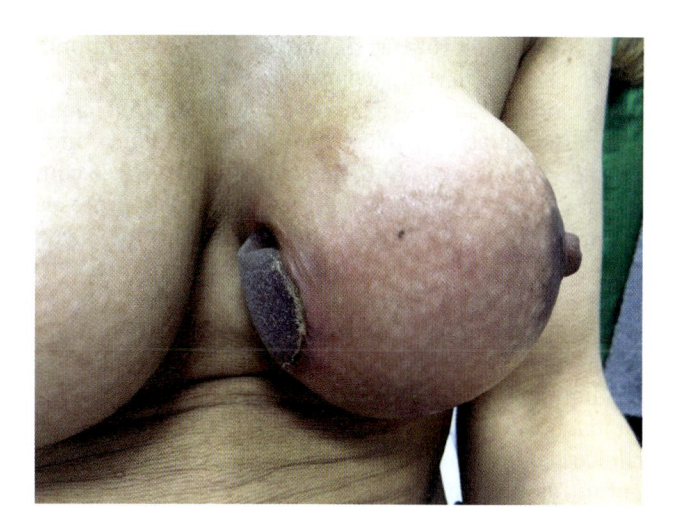

Figura 15.59 Extrusão de prótese.

da-se fazer antibioticoterapia profilática, lavagem da loja da prótese com soro fisiológico, lavar a prótese com antibióticos,[20] troca das luvas cirúrgicas e de preferência que somente o cirurgião manipule a prótese.

As rupturas atualmente são menos frequentes em virtude da melhor qualidade dos invólucros, dos polímeros de silicone e da maior coesividade do gel de silicone, estas são próteses de quarta e quinta geração. Estudos físico-químicos com próteses mostraram que o fenômeno conhecido como *swelling* (penetração de gel de silicone entre as moléculas do invólucro) piora as características mecânicas, favorecendo a sua ruptura. Clinicamente, a ruptura pode ser diagnosticada por deformidades, reações inflamatórias, linfonodomegalias e contraturas. A ultrassonografia tem baixa sensibilidade e a ressonância magnética possui a melhor acurácia para detectar rupturas. Pelo alto custo, a ressonância é indicada quando há dúvida diagnóstica.

Recentemente, foi levantada uma questão relacionada ao linfoma anaplásico de células grandes (LACG)

Quadro 15.5	Classificação de Baker modificada para reconstruções mamárias com prótese.	
Valor	**Grau**	**Característica**
1	1	Mamas naturais, aumento indetectável
1,5	1B	Mamas macias, implante detectado por exame físico
2	2	Leve firmeza, próteses não detectadas pela paciente ou examinador
2,5	2B	Leve firmeza, implante detectado pelo examinador, mas não pela paciente
3	3	Mamas moderadamente firmes, implantes detectados pela paciente
4	4	Firmeza severa, óbvia por observação, com dor associada

nas usuárias de próteses mamárias. É um raro linfoma de células T periféricas, e o prognóstico varia de acordo com o local, idade e a expressão do linfoma oncogene anaplásico quinase (ALK). A sobrevida em cinco anos varia de 15% para o LACG nodal, ALK neg até 90 % com a forma cutânea do LACG.[21] Em mulheres com próteses mamárias, há relatos que ele se comporte de uma forma indolente, o que é incoerente quando comparado à evolução nas mulheres com LACG sem prótese.[22-23] A apresentação clínica inclui pacientes submetidas a cirurgia prévia de prótese mamária, que desenvolvem uma coleção líquida (seroma) periprótese tardia, raramente relatada. Portanto, em pacientes com este tipo de quadro clínico deve-se proceder a punção deste fluido guiado por ultrassonografia, enviando para avaliação apropriada, como cultura e contagem de células, além de teste citológico.[24] Caso não haja elucidação diagnóstica para este seroma tardio, cuja principal causa é idiopática, procede-se a extirpação de toda a cápsula, com substituição ou não da prótese.

Por último, é importante mencionar que a reconstrução mamária com prótese tende a causar assimetria mamária a médio e longo prazo e, por isso, acaba não sendo opção para muitos cirurgiões. Seguramente as reconstruções mamárias com retalhos propiciam resultados naturais mais duradouros em relação aos implantes. Assim, a escolha da paciente, o estado (espessura, nutrição e tamanho) dos retalhos da mastectomia e a mama contralateral podem determinar qual técnica de reconstrução será a mais indicada. Por causa da menor complexidade técnica, da ausência de cicatriz adicional na área doadora, de menores complicações e de tempo cirúrgico e de recuperação menores, muitas pacientes vão escolher a reconstrução com expansores e próteses como a melhor opção. As próteses modernas tendem a minimizar esta perda do resultado, contudo é necessário maior tempo de seguimento para avaliar o impacto cosmético a longo prazo.

Prótese de silicone não impede a detecção do câncer de mama

Nos últimos anos, tem-se notado alteração no padrão de beleza da mulher brasileira, com isso a procura por mastoplastias aditivas tem apresentado aumento significativo. Por outro lado, a incidência do câncer também vem aumentando nas últimas décadas.

Frente a este panorama, é natural o temor e a angústia naquelas pacientes que se beneficiaram da mastoplastia aditiva ou daquelas que almejam passar por essa mudança estética. Com isso, o mastologista muitas vezes é indagado sobre a possibilidade de uma prótese dificultar o diagnóstico de uma lesão mamária que possa ser um câncer.

Em 2004, foi publicado estudo que contou com a participação de sete centros de registros de mamografia nos EUA e analisou mais de 1 milhão de exames de mulheres com e sem implantes. A prótese de silicone diminuiu discretamente a sensibilidade da mamografia em visualizar alterações na mama, mas não houve diferença no índice de cura de mulheres que tiveram câncer de mama com ou sem silicone. Observou-se que o pequeno retardo diagnóstico nas mulheres com prótese não teve impacto no prognóstico. Existem formas de compensar a diminuição da sensibilidade da mamografia com próteses. De fato, dispõem-se de manobras específicas para a realização de mamografias em pacientes com prótese de silicone. A técnica de Ecklund permite a visualização adequada da glândula e minimiza a dificuldade de diagnóstico causada pela prótese. Em alguns casos, a ressonância magnética pode auxiliar no diagnóstico, suprindo a dificuldade da mamografia. Também existe a possibilidade do exame ultrassonográfico, que permite a avaliação razoável do tecido mamário e do revestimento da prótese, podendo complementar a avaliação diagnóstica.

◼ CONSIDERAÇÕES FINAIS

O silicone mostrou-se material inerte e se tornou um sucesso porque conseguiu evitar a rejeição pelo organismo, além de ter uma textura mais semelhante a uma mama normal.

Apesar de eventuais complicações potenciais, o uso de materiais aloplásticos mostra-se atualmente bastante seguro. No momento, não parece haver outro material comparável ao silicone. Espera-se que os implantes continuem evoluindo para que cada vez se tenha próteses ainda mais resistentes, sem que haja necessidade de substituições. Hoje, para os implantes mais modernos, aconselha-se monitoramento anual e possível substituição se houver suspeita de rupturas, caso contrário, acredita-se não serem necessárias trocas. Novos métodos diagnósticos devem ser desenvolvidos ou aprimorados para melhorar a segurança deste monitoramento.

Os expansores são uma excelente opção para facilitar reconstruções mamárias com implantes no futuro, pois favorecem a simetrização e aumentam a segurança da reconstrução. E a reconstrução imediata com próteses permite um amplo elenco de opções, que reunido com a experiência do cirurgião facilita a recuperação da autoestima pelas pacientes, em um só tempo cirúrgico.

O uso de implantes pode não permitir um efeito estético perfeito a longo prazo, mas é excelente opção para o tratamento completo contra o câncer de mama.

REFERÊNCIAS BIBLIOGRÁFICAS

1. Cronin TD, et al. Augmentation mammaplasty. Surg Clin North Am 1971;51(2):441-6.

2. Maxwell GP, et al. The evolution of breast implants. Clin Plast Surg 2009;36(1):1-10.

3. Thomsen JL, et al. Histologic changes and silicone concentrations in human breast tissue surrounding silicone breast prostheses. Plast Reconstr Surg 1990;85(1):38-41.

4. Bengtson BP, et al. Style 410 highly cohesive silicone breast implant core study results at 3 years. Plast Reconstr Surg. 2007;120(7 Suppl 1):405-7.

5. Schusterman MA, et al. Incidence of autoimmune disease in patients after breast reconstruction with silicone gel implants versus autogenous tissue: a preliminary report. Ann Plast Surg 1993;31(1):1-8.

6. Nyren O, et al. Risk of connective tissue disease and related disorders among women with breast implants:a nation-wide retrospective cohort study in Sweden. BMJ 1998;316(7129):417-9.

7. Sanchez-Guerrero J, et al. Silicone breast implants an the risk of connective-tissue diseases and symptoms. N Engl J Med 1995; 332(25):1666-9.

8. Karlson EW, et al. Association of silicone breast implants with immunologic abnormalities: a prospective study. Am J Med 1999;106 (1):11-5.

9. Mettler F. Medical effects of ionizing radiation. 2nd ed. Philadelphia: WB Saunders;1995.

10. Rigotti G, et al. Clinical treatment of radiotherapy tissue damage by lioaspirate transplant: a healing process mediated by adipose-derived adult stem cells. Plast Reconstr Surg 2007;119(5):1409-11.

11. Burkhardt BR, et al. Capsular contracture: a prospective study of the effect of local antibacterial agentes. Plast Reconstr Surg 1986;77(6): 919-32.

12. Adams WP Jr, et al. Optimizing breastpocket irrigation: the post-Betadine era. Plast Reconstr Surg 2001;107(6):1596-1601.

13. Reid RR, et al. The effect of zafirlukast (Accolate)on early capsular contracture in the primary augmentation patient: a pilot study. Aesthet Surg 2005;25(1):26-30.

14. Neumann CG. The expansion of an area of skin by progressive distention of a subcutaneous balloon. Plast Reconstr Surg 1957; 19(2):124-30.

15. Radovan C. Breast reconstruction after mastectomy using the temporary expander. Plast Reconstr Surg. 1982; 69(2):195-208.

16. Austad ED, et al. A self-inflating tissue expander. Plast Reconst Surg 1982;70(5):588-94.

17. Adams WP Jr. Capsular contracture: what is it? What causes it? How can it be prevented and managed? Clin Plast Surg 2009;36(1):119-22.

18. Gryskiewicz JM. Investigation of accolate and singulair for treatment of capsular contracture yields safety concerns. Aesthet Surg J 2003; 23(2):98-102.

19. Riccioni G, et al. Antileukotriene drugs: clinical application, effectiveness and safety. Curr Med Chem. 2007;14(18):1966-70.

20. Adams WP Jr, et al. Enhancing patient outcomes in aesthetic and reconstructive breast surgery using triple antibiotic breast irrigation: six-year prospective clinical study. Plast Reconstr Surg 2006;117(1): 30-7.

21. Daneshbod Y, et al. Primary ALK-positive anaplastic large cell lymphoma of the breast: a case report and reviewof the literature. J Pediatr Hematol Oncol 2010;32 (2):e75--e78.

22. Savage KJ: Prognosis and primary therapy in peripheral T-cell lymphomas. Hematology Am Soc Hematol Educ Program 2008:280-8.

23. Roden AC, et al. Seroma-associated primary anaplastic large-cell lymphoma adjacente to breast implants: an indolent T-cell lymphoproliferative disorder. Mod Pathol 2008;21(4):455-8.

24. Carty MJ, et al. A patient death attributable to implant--related primary anaplastic large cell lymphoma of the breast. Plast Reconstr Surg 2011;128 (3):112e-118e.

15.9.3 Reconstrução Mamária com o Retalho Musculocutâneo Transverso do Reto do Abdome

■ Miguel Sabino Neto ■ Elisa Kokuba ■ Daniela Francescato Veiga
■ Lydia Masako Ferreira

■ INTRODUÇÃO

A representação das mamas, para a mulher, vai muito além do aspecto anatômico, funcional e fisiológico. As mamas simbolizam a feminilidade, a sensualidade e a maternidade. A perda da mama pode causar seqüelas devastadoras de depreciação física e psíquica.

No Brasil, o Instituto Nacional de Câncer (INCA) estimou para 2016, o surgimento de 572.000 casos novos de câncer, sendo 205.960 no sexo feminino. Sendo o líder na frequência o câncer de mama, com 57.960 mil casos novos. Nos últimos dez anos, com os sinais de diminuição da taxa de mortalidade e com o aumento crescente da incidência de casos novos de câncer de mama, conclui-se que há um maior número de mulheres com a doença. Desse modo, deve-se dar maior importância a todos os estudos relacionados à mesma: desde a prevenção até a reabilitação.

Enquanto o tratamento predominante para o câncer de mama for cirúrgico, haverá sempre a preocupação da busca pela melhor técnica de reparação a ser ponderada de forma individualizada, no melhor momento, sem interferir no tratamento do tumor e no seu prognóstico.

A reconstrução mamária tem como objetivo o restabelecimento físico e psicológico da mulher. Além disso, a reconstrução visa restituir uma nova mama com aspecto estético natural com cicatrizes aceitáveis para a obtenção da simetria mamária.

■ RETALHO TRAM

O retalho musculocutâneo transverso do reto do abdome (internacionalmente conhecido pela sigla TRAM) é um retalho abdominal ilhado composto de uma elipse de pele e subcutâneo, com pedículo baseado na artéria epigástrica superior, utilizando pelo menos um dos músculos do reto do abdome.

Desde que o TRAM foi descrito para reconstrução mamária é considerado um dos métodos mais populares e com melhores resultados, uma vez que possibilita a reconstrução imediata e tardia através de um método seguro e com suficiente tecido autólogo para alcançar uma reparação duradoura.

O retalho musculocutâneo transverso do reto do abdome (internacionalmente conhecido pela sigla TRAM) é um retalho abdominal ilhado composto de uma elipse de pele e subcutâneo, com pedículo baseado na artéria epigástrica superior, utilizando pelo menos um dos músculos do reto do abdome.

Desde que o TRAM foi descrito para reconstrução mamária é considerado um dos métodos mais populares e com melhores resultados, uma vez que possibilita a reconstrução imediata e tardia através de um método seguro e com suficiente tecido autólogo para alcançar uma reparação duradoura.

Além disso apresenta a capacidade de aumentar ou diminuir conforme a variação de peso da paciente, preservando a simetria com a mama contralateral. No que tange a área doadora abdominal, é utilizada de forma aceitável e desejável pelas pacientes, tendo sido reconhecido como método de primeira escolha de reconstrução mamária quando houver indicação precisa. Estudos que comparam a utilização do retalho TRAM convencional ou microcirúrgico com técnicas de colocação de implantes para a reconstrução mamária tem consagrado ainda mais a utilização do retalho uma vez que o grau de satisfação do resultado estético e geral é consideravelmente superior. Além disso, acrescenta-se que a reconstrução com tecido autólogo reproduz melhor a forma natural da mama, com grande versatilidade para obter a simetrização com a mama contralateral, proporcionando elevado grau de satisfação das pacientes submetidas a este procedimento.

Desde que o primeiro retalho TRAM foi realizado, na década de 80, a técnica tem sido refinada para alcançar o equilíbrio entre a máxima vascularização do retalho e o menor prejuízo da integridade da parede abdominal. Assim, aprimoramentos foram desenvolvidos, incluindo o uso do retalho com emprego de técnica microcirúrgica envolvendo ressecção parcial do músculo reto do abdome ou até dispensando sua ressecção. Porém, estudos comparativos realizados com a remoção parcial da musculatura não demonstram a eliminação da fraqueza na parede abdominal e os problemas funcionais concomitantes.

Considerações anatômicas

A reconstrução mamária com o retalho TRAM é uma cirurgia que requer conhecimento exato das estruturas anatômicas e da vascularização. De modo que o sucesso na realização deste procedimento com bons resultados e com a minimização das complicações depende do conhecimento detalhado de toda anatomia.

A vascularização da parede abdominal infraumbilical e periumbilcal é dada pelas perfurantes dos:

- -vasos da epigátrica superior que é ramo terminal da artéria torácica interna.
- -vasos da epigástrica inferior que é ramo da artéria ilíaca externa.
- -vasos da epigástrica superficial.
- -vasos das intercostais segmentares.
- -ramos terminais dos vasos circunflexos ilíacos superficial e profundo.

De todas as fontes de vascularização da parede abdominal, quando se realiza a reconstrução com o retalho TRAM convencional apenas a vascularização da epigástrica superior que é utilizada, embora em alguns casos, os vasos das intercostais possam ser incorporados ao pedículo. Entretanto, a artéria primária que irriga a parede abdominal inferior é a epigástrica inferior utilizada nos casos de reconstrução com retalho TRAM microcirúrgico.

O retalho TRAM é um retalho musculocutâneo do tipo III pela classificação de Mathes e Nahai, ou seja, a irrigação é feita por duas artérias dominantes, as artérias epigástricas superior e inferior. Existe um amplo sistema anastomótico interligando os vasos epigástricos superior e inferior. Estes vasos penetram no músculo na sua camada profunda e as anastomoses ocorrem ao longo do mesmo onde emergem as perfurantes musculofasciocutâneas que são mais calibrosas próximos à região periumbilical e no terço medial do músculo reto do abdome. Deste modo, é importante a realização do retalho com base nas perfurantes periumbilicais para obtenção da máxima vascularização disponível. Visando sempre incluir o máximo de perfurantes possíveis a fim de garantir um retalho seguro.

O retalho TRAM monopediculado apresentam zonas de vascularização que são divididas em quatro áreas. Estas zonas apresentam importância funcional no ponto de vista vascular (Figura 15.60). A zona I é inquestionavelmente a porção do retalho mais confiável, seguida pela porção medial da zona III. Já a sua porção lateral é descartada na maioria das pacientes. A porção medial da zona II, geralmente, é confiável e utilizada. A zona IV, normalmente, é desprezada mesmo nos casos de retalho TRAM microcirúrgico.

Seleção das pacientes

A reconstrução mamária é considerada uma cirurgia eletiva, mesmo nos casos em que a indicação for de reconstrução imediata. As mulheres que se submetem a

este procedimento devem ser criteriosamente selecionadas e quem opta pela reconstrução merece o melhor resultado, o menor risco de complicação e o menor período de tempo possível para a recuperação.

A seleção deve ser baseada na tentativa de minimizar qualquer tipo de risco para a paciente, principalmente os relacionados às complicações do retalho TRAM, já bem conhecidas.

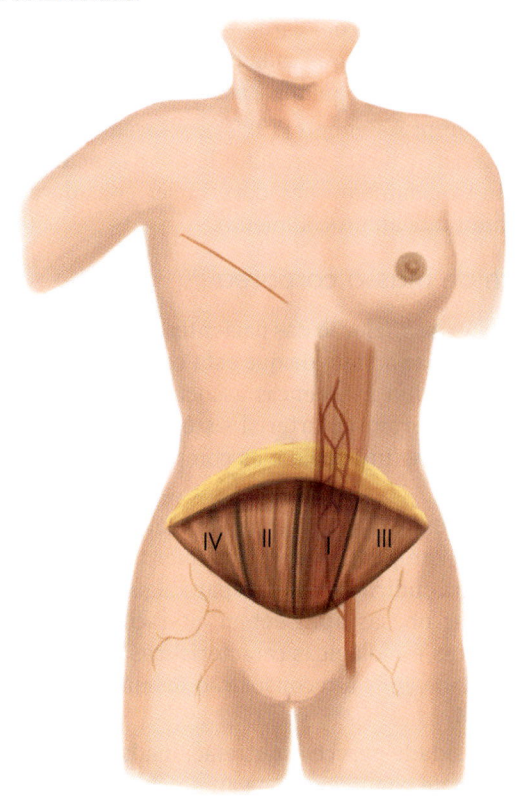

Figura 15.60 Zona vascular do retalho TRAM monopediculado.

Para indicação da reconstrução mamária com o retalho TRAM é necessário que se considere a preferência da paciente, a disponibilidade da área doadora abdominal, o volume mamário necessário para obtenção de simetria mamária e os fatores de riscos.

Além disso, as considerações éticas de esclarecimento às pacientes candidatas ao procedimento de reconstrução com retalho TRAM baseado nos estudos que abordam a capacidade funcional e o impacto da perda do(s) músculo(s) do reto do abdome sejam minuciosamente detalhadas e abordadas. Considerando-se sempre o estilo de vida e a ocupação de cada paciente de forma individual e personalizada. Fazendo-se valer que a decisão final fique centrada nas pacientes com a participação do conhecimento técnico pelo médico.

A seleção criteriosa das pacientes é o fator fundamental determinante do sucesso da reconstrução mamária com o retalho TRAM. Os fatores de risco são identificáveis e devem ser considerados no planejamento pré-operatório.

Idade

Autores como Scheflan & Dinner (1983), Watterson *et al.* (1995) consideraram em seu trabalho idade superior a 60 anos um fator maior de risco para desenvolvimento de complicações cárdio-pulmonares e tromboses venosas. Ressaltam que cada paciente deve ser analisada individualmente quanto a este critério.

Hartrampf & Bennett (1987) revisaram criticamente 300 reconstruções com retalho TRAM e concluíram que a idade isoladamente não deveria ser considerada um fator limitante ao procedimento.

Índice de massa corpórea

A criteriosa seleção das pacientes com relação à obesidade deve-se ao fato de que esta comorbidade predispõe o indivíduo às doenças associadas como diabetes melito, a hipertensão arterial sistêmica, a doença arterial coronária, linfedema e as complicações pós-operatórias.

A obesidade tem sido considerada como um fator de risco para complicações em qualquer tipo de cirurgia e uma contra-indicação relativa para alguns autores, uma vez que as obesas apresentam alterações anatômicas, metabólicas e biológicas características que aumentam a morbidade após a reconstrução mamária com o retalho TRAM.

A obesidade parece estar relacionada com o aumento na taxa de complicação na área doadora em retalhos TRAM microcirúrgicos. Porém, segundo Moran & Serletti, 2001, mesmo em obesas, o procedimento pode ser realizado com sucesso. Berrino *et al.*, 1991 consideram que se a obesidade for moderada (25, 8 > IMC ≤ 30,1), a mesma não parece aumentar o risco de complicações. Rosseto *et al.*,2010, relatam redução de seromas e menor tempo de permanência de drenos quando realizaram pontos de adesão no fechamento da parede abdominal do retalho TRAM.

Tabagismo

O tabagismo apresenta efeitos adversos na microcirculação, na cicatrização da ferida, no transporte de oxigênio, e nos resultados cirúrgicos envolvendo necrose de retalhos. Kroll *et al.*, em 1994 encontraram, em sua experiência com 227 pacientes, uma maior taxa de necrose da parede abdominal em pacientes tabagistas (27,5%) quando comparado com os não-tabagistas (5,9%). Portanto, a reconstrução mamária deve ser realizada com cautela em pacientes tabagistas. Todas as pacientes devem ser orientadas a parar de fumar pelo menos 3 semanas antes do procedimento cirúrgico, de forma que a taxa de complicações passa a ser similar à taxa das pacientes não tabagistas.

Cicatrizes abdominais

A abdominoplastia e a lipoaspiração abdominal prévia podem comprometer a irrigação do retalho. No caso das abdominoplastias, as artérias perfurantes são seccionadas no descolamento abdominal durante a realização desta cirurgia. A cicatriz de Pfannenstiel no retalho TRAM não parece ter nenhum efeito significativo na taxa de complicação. Pacientes apresentando cicatrizes de Kocher, na linha média, paramediana ou qualquer outra cicatriz que possa comprometer a viabilidade do retalho TRAM ou do abdome apresentam uma contra-indicação relativa para o procedimento, ou considerar a utilização do retalho do monopediculado contralateral ao da cicatriz.

Radioterapia

A realização da radioterapia após a mastectomia altera a cor, a textura e a consistência da pele residual da parede torácica, apresentando menor elasticidade e vascularização. A radioterapia apresenta o risco de uma lesão na artéria torácica interna no lado irradiado. Assim sendo, dá-se preferência para utilização de retalho TRAM contralateral ou bipediculado nas pacientes submetidas à radioterapia prévia.

Doenças sistêmicas

Deve-se considerar criteriosamente a reconstrução com o retalho TRAM em todas as pacientes que apresentem doenças sistêmicas que possam afetar a microcirculação, como o diabetes melito, a hipertensão arterial sistêmica, doença cardiovascular e doenças auto-imunes. A associação de fatores de riscos pode contra-indicar o procedimento.

Planejamento cirúrgico

Faz-se necessário avaliar criteriosamente todos os parâmetros acima mencionados para se realizar um planejamento cirúrgico adequado e indicar a melhor opção para cada paciente.

Indicação de retalho TRAM monopediculado ou bipediculado

O critério para a seleção de pacientes submetidas à reconstrução mamária com retalho TRAM mono ou bipediculado (Figura 15.61 A e B) deve ser baseado em múltiplos fatores como volume tecidual necessário para a simetrização, comprimento do pedículo do retalho a

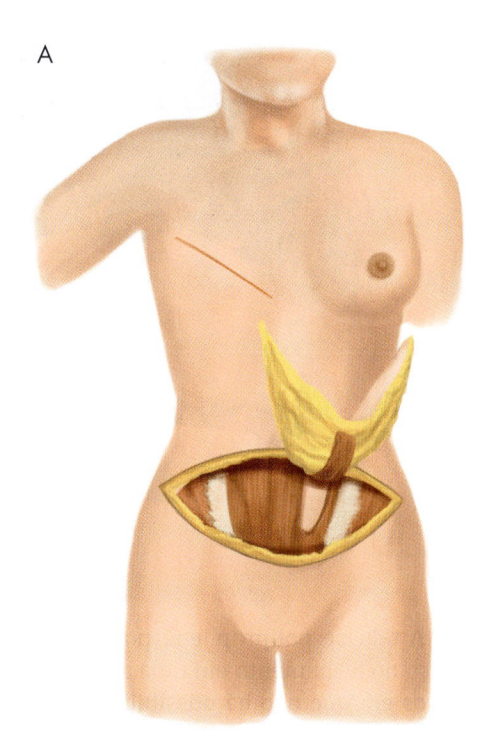 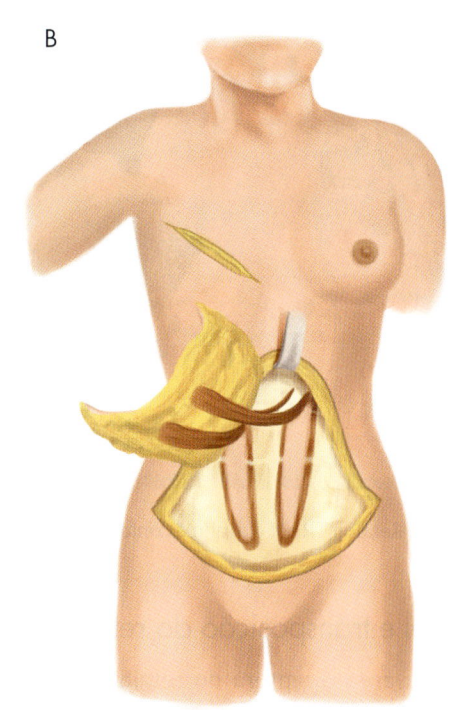

Figura 15.61 (**A** e **B**) Retalho TRAM mono e bipediculado.

ser transposto, tabagismo, irradiação, cicatriz infra-umbilical mediana, grau de obesidade, doenças associadas etc. Todos considerados relevantes. Deve-se realizar uma criteriosa seleção do retalho a ser utilizado para cada caso em específico, uma vez que o agrupamento aleatório da indicação cirúrgica para essas pacientes não é prático, objetivo nem tão pouco ético. A utilização de retalho TRAM bipediculado, apesar de proporcionar maior segurança e menor risco de necrose com relação ao retalho, tem sido relacionado com maior índice de complicações na área doadora e a um maior tempo cirúrgico.

Pedículo contralateral × ipsilateral

A utilização de pedículo contralateral ou ipsilateral ainda é controversa na literatura uma vez que cada autor defende e justifica de forma razoável a sua preferência. Utilizar pedículo contralateral proporciona um arco de rotação mais suave do pedículo, porém, apresenta uma maior saliência na transição toraco-abdominal. A utilização do pedículo ipsilateral tem sido relacionada com um menor grau de necrose parcial do retalho, menor tensão do pedículo, melhora da flexibilidade do retalho e do seu posicionamento no tórax, de forma a facilitar a sua drenagem venosa. Além disso, o estudo anatômico demonstra uma maior segurança na vascularização do retalho.

■ PRIMEIRO TEMPO CIRÚRGICO

Elevação do retalho musculocutâneo transverso do reto do abdome

Demarcação de uma elipse horizontal de excesso de pele situada nas regiões delimitadas pelas espinhas ilíacas ântero-superior, a um cm acima do umbigo e acima do monte do púbis. As margens da elipse são incisadas envolvendo a pele e o tecido subcutâneo subjacente em todo o seu perímetro e as artérias epigástricas superficiais são ligadas. Realiza-se o descolamento em plano pré-fascial de todo abdome (Figura 15.62).

Após a incisão da lâmina anterior da bainha do músculo reto do abdome, realiza-se a sua dissecção, separando-o medial e lateralmente da bainha do reto, com atenção e cuidado especial nas intersecções tendíneas do músculo. Preservando-se sempre a linha alba.

Identificam-se as perfurantes musculocutâneas e as mesmas devem preservadas no retalho. O umbigo é preservado na linha alba através de uma incisão circunferencial no anel umbilical.

Identificam-se os vasos epigástricos inferiores que emergem posteriormente na margem lateral do músculo, a cerca de três cm da sínfise púbica e após a ligadura dos vasos, o músculo reto do abdome é seccionado na altura da linha arqueada e descolado juntamente com a ilha cutânea, até a margem costal (Figura 15.62 A).

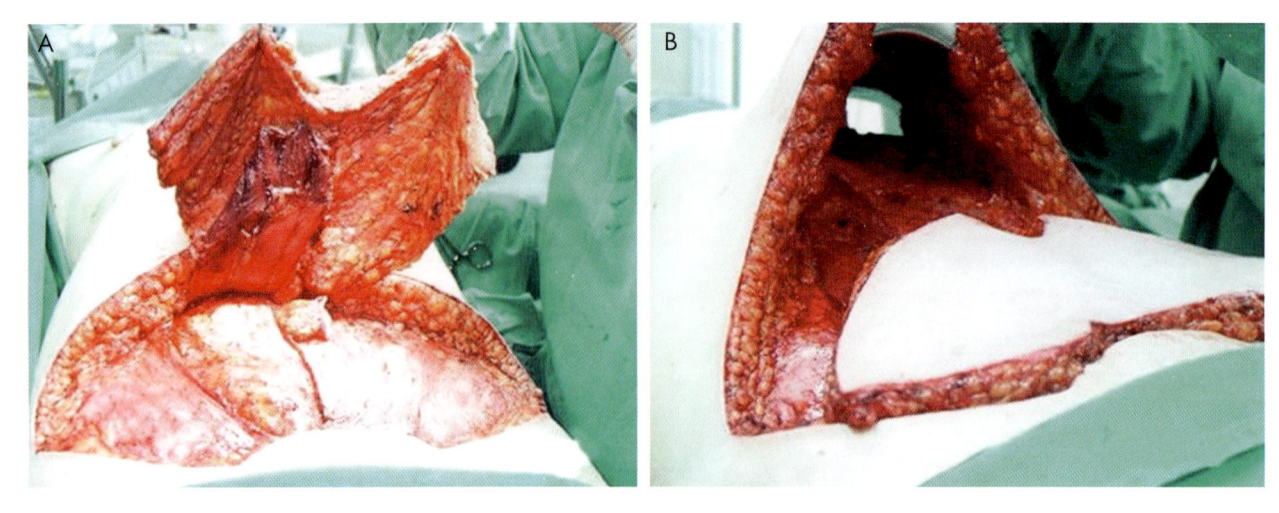

Figura 15.62 **(A e B)** Retalho TRAM elevado e confecção do túnel.

Criação do túnel e transposição do retalho

A preparação da área receptora do retalho é feita através do acesso pela remoção da cicatriz prévia da mastectomia com descolamento do retalho local. Preserva-se a área do descolamento na região demarcada como o novo sulco inframamário.

Confecciona-se um túnel em plano pré-fascial comunicando a região abdominal com a área do defeito, na região acima do apêndice xifóide, sendo amplo o suficiente para a passagem do retalho sem o risco de compressão do pedículo com o edema pós-operatório (Figura 15.62B).

Realiza-se, então, a transposição do retalho ipsilateral ou contralateral à área do defeito, sem tensão no pedículo, conforme o menor arco de rotação. A seguir, é feito a modelagem e o posicionamento do retalho de maneira a simular uma mama, além da colocação de drenos de aspiração a vácuo.

Reparação da parede abdominal

Importante salientar que durante o procedimento, deve-se evitar a secção do músculo reto do abdome abaixo da linha arqueada e preservar a linha alba mesmo nos casos de reconstrução com retalho bipediculado.

Realiza-se o descolamento da porção lateral da lâmina anterior da bainha do músculo reto do abdome e do músculo oblíquo externo do abdome, de maneira a diminuir a tensão no fechamento primário da mesma, que é realizado através de pontos simples invertidos separados com fio mononylon 00 (Figura 15.63A). E em casos unilaterais, plicatura vertical contralateral da lâmina anterior, através de pontos com mononylon 00 para medialização do umbigo.

A tela de polipropileno pode ser utilizada para reforço no fechamento em toda a parede abdominal. E em casos em que não há possibilidade de fechamento primário da lâmina anterior é realizada a interposição de tela de polipropileno na área de defeito e sobreposição da tela em todo o abdome (Figura 15.63 B).

Colocam-se dois drenos de aspiração a vácuo, posicionando-os no abdome.

Fechamento da parede abdominal

O fechamento da parede abdominal é extremamente importante para o sucesso da cirurgia. Todo cuidado deve ser tomado durante o procedimento cirúrgico para se preservar a linha alba e a linha semilunar, que são primordiais para a sustentação e competência da parede abdominal no pós-operatório. Com a maior preservação possível da lâmina anterior da bainha do músculo reto do abdome e com o fechamento primário da parede abdominal espera-se uma menor incidência de complicações na área doadora. Com o objetivo de se evitar abaulamento infraumbilical na parede abdominal, a plicatura da aponeurose deve ser realizada.

Cuidados pós-operatórios

- Repouso no leito, com dorso fletido a 45° e joelhos semi-fletidos, com sonda vesical de demora até o primeiro dia pós-operatório.
- Liberação da dieta no primeiro dia pós-operatório.
- Deambulação assistida após o primeiro dia pós-operatório, em posição de dorso semi-fletido.
- Manutenção do dreno a vácuo até constatar drenagem menor que 50ml/24h.
- Antibioticoterapia.

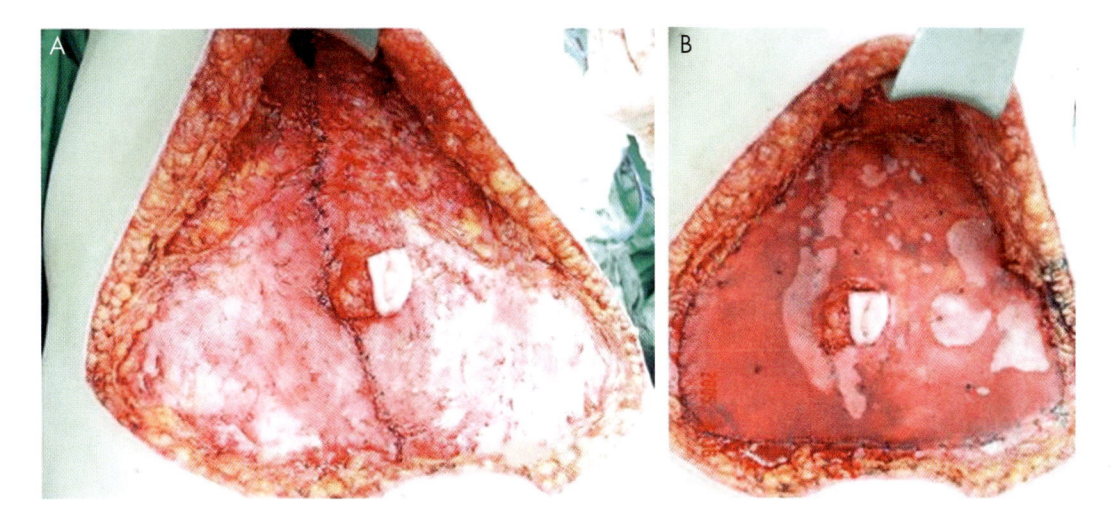

Figura 15.63 **(A e B)** Fechamento primário e tela de polipropileno.

- Uso de cinta abdominal e limitação das atividades físicas por dois meses.

Segundo tempo cirúrgico

Realizado após, no mínimo, seis meses do primeiro tempo, consistindo de simetrização da mama contralateral, retoques, quando necessário, e reconstrução da placa aréolo-papilar.

A aréola mamária pode ser reconstruída com enxerto de pele total com a área doadora da raiz da coxa ou da aréola contralateral. Também há a opção de tatuagem. A papila mamária pode ser reconstruída através de enxerto composto da papila contralateral bipartida ou através de retalhos locais.

Resultados

As Figuras 15.64 A e B apresentam o pré-operatório de uma paciente de 43 anos. As Figuras 15.65 A e B apresentam o pós-operatório após um ano de mesma paciente. As Figuras 15.66 A e B apresentam o pré-operatório de uma paciente de 37 anos. As Figuras 15.67 A e B apresentam o pós-operatório após um ano de mesma paciente. A Figura 15.68 apresenta o pré-operatório de uma paciente de 46 anos. As Figuras 15.69 A, B e C apresentam o pós-operatório após um ano de mesma paciente.

Complicações

A incidência de complicações é fundamental na avaliação do sucesso ao se introduzir uma nova técnica cirúrgica. O retalho TRAM não tem sido descrito como um procedimento sem complicações. Ao contrário, as complicações relacionadas ao retalho TRAM devem ser consideradas e ponderadas. Apesar das objeções, não há outra técnica que consiga recriar o volume da mama de forma tão natural e com consistência tão semelhante ao das mamas.

A **curva de aprendizado** tem demonstrado mudanças significativas nas taxas de complicações de um estudo em se tratando da reconstrução mamária com retalho TRAM, que envolve conhecimento técnico e vasta experiência prática do procedimento.

Como uma das complicações descritas na literatura, a porcentagem de **necrose parcial** do retalho varia na literatura de forma significativa. Scheflan & Dinner (1983) apresentaram 12% em um total de 60 pacientes, Ishii *et al.* (1985), apresentaram 13%; Hartrampf & Bennett (1987) com a revisão crítica da avaliação de 300 pacientes apresentaram 6% de necrose. Petit *et al.* (1987) apresentaram um elevado grau de 28% de necroses. Elliott *et al.* (1993) apresentaram 15% de necrose parcial do retalho e Watterson *et al.* (1995) em 10% dos casos. Com relação à **necrose total** de retalho TRAM convencional, a porcentagem varia de 1 a 4%.

A **necrose gordurosa**, complicação que tem sido correlacionada com a irradiação, cicatrizes abdominais e obesidade. Tem se apresentado na literatura em torno de 1% a 28%.

Na literatura, a incidência de **hérnia abdominal** após TRAM varia em torno de 0 a 15%.

O **uso de tela de polipropileno** é controverso na literatura. Zienowicz & May (1995) em estudo onde preconizam a utilização de tela de polipropileno para fechamento de parede abdominal, apresentaram as seguintes taxas de complicação: 1,5% de exposição de tela, 1,5% de infecção pela tela e 1,5% de ocorrência de hérnia.

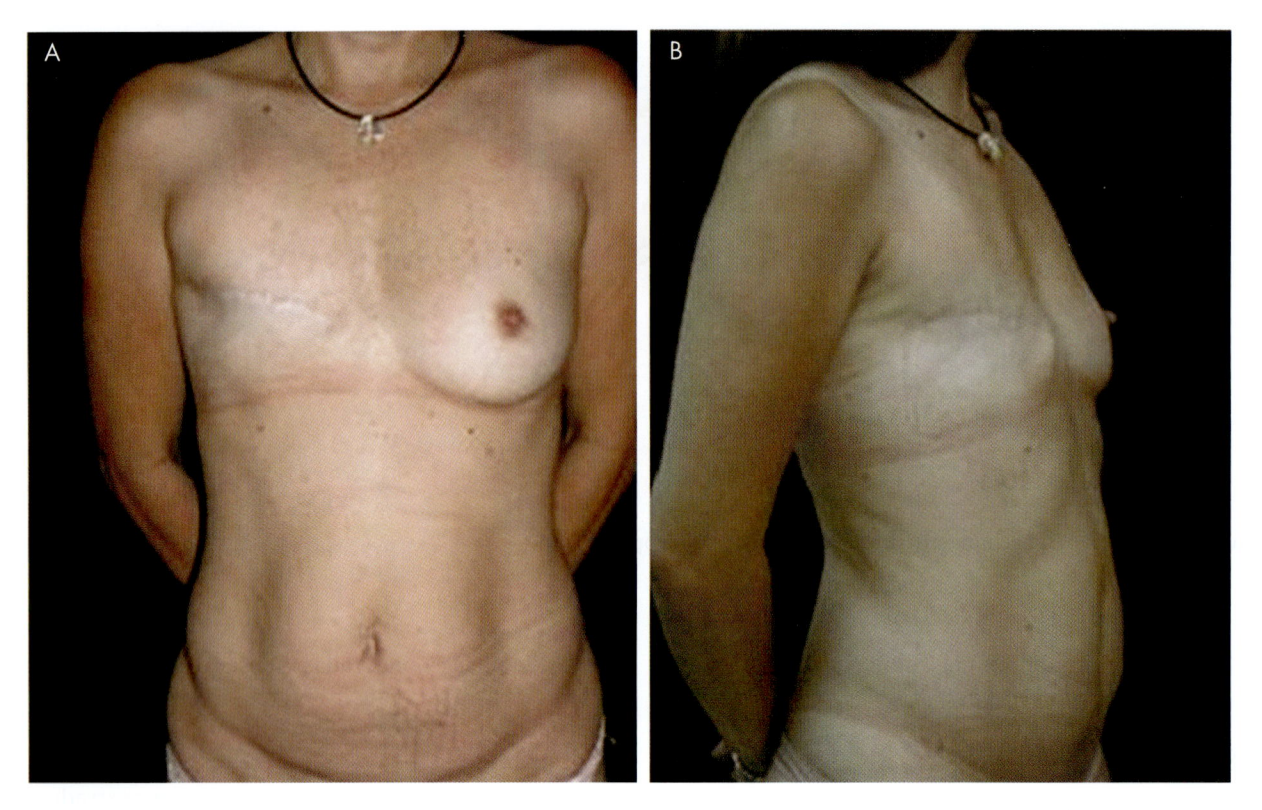

Figura 15.64 (A e B) Pré-operatório. Paciente L.S., 43 anos.

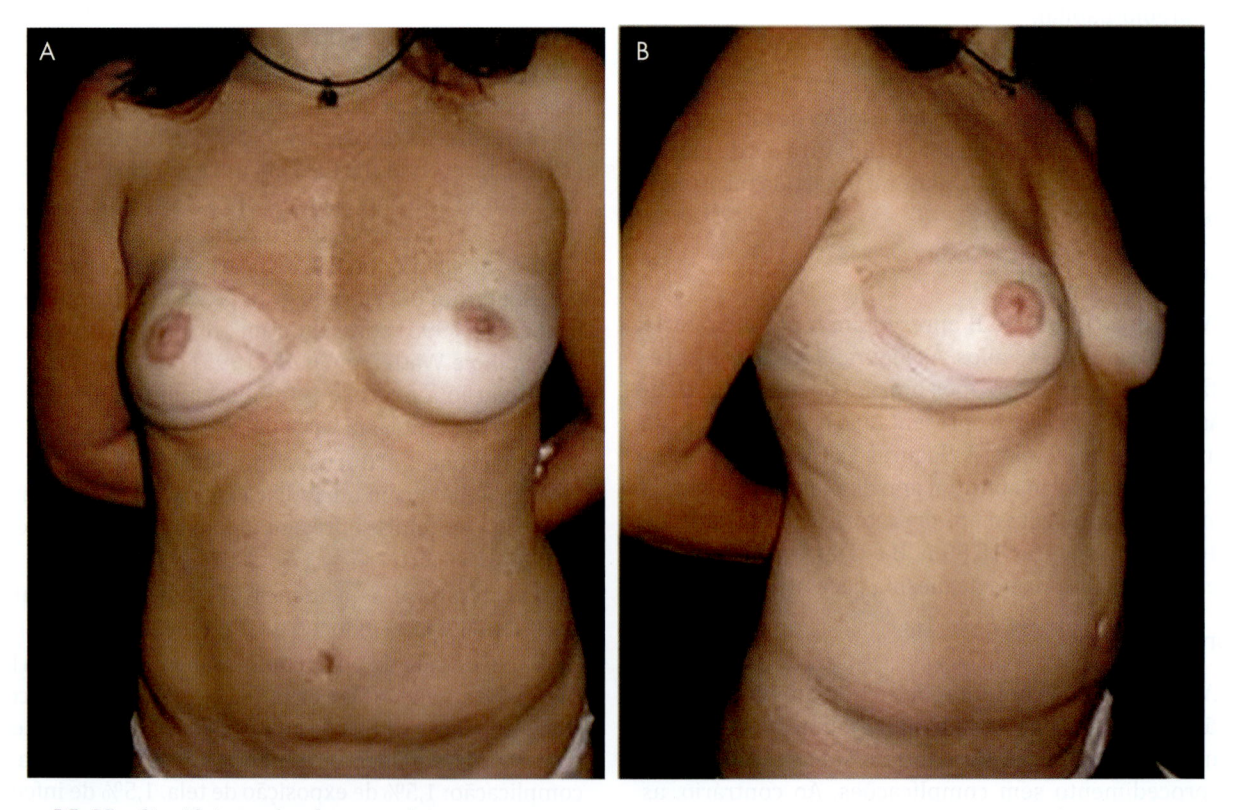

Figura 15.65 (A e B) 1 ano de pós-operatório.

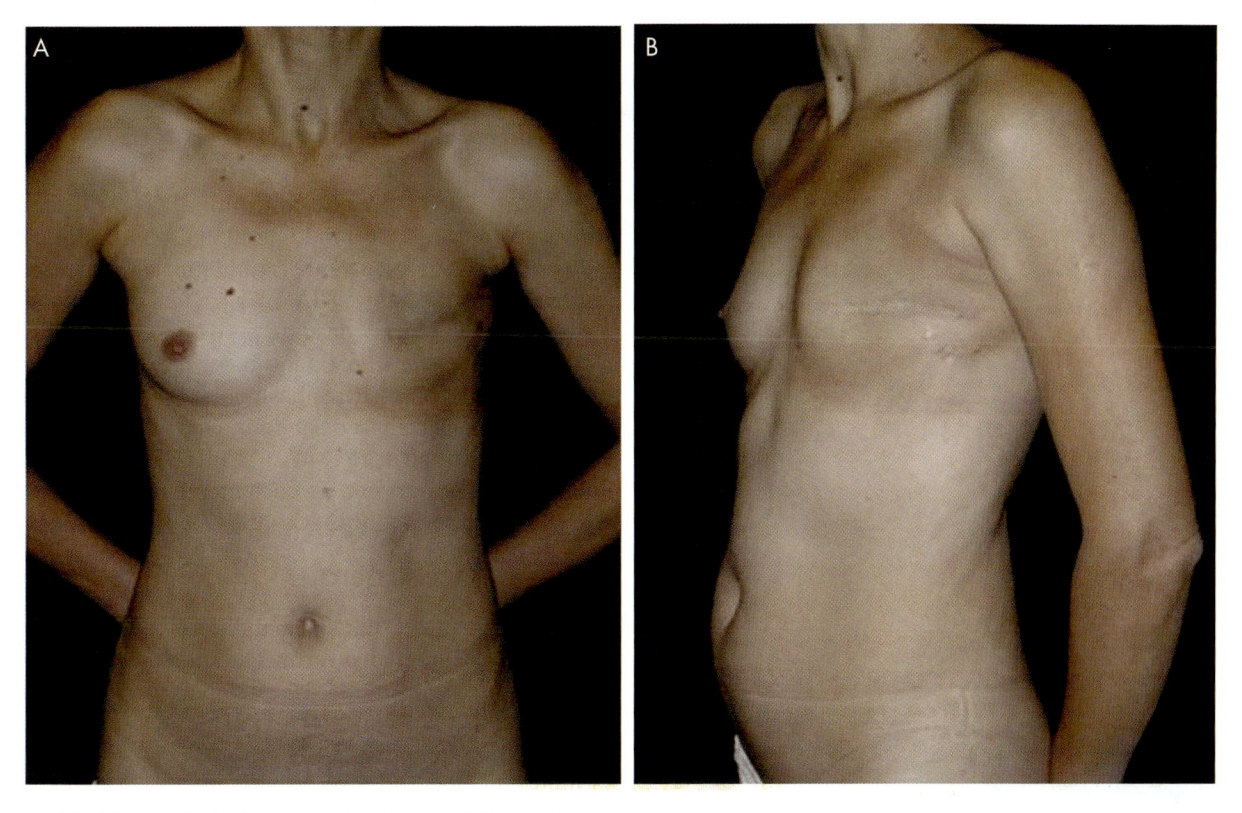

Figura 15.66 (A e B) Pré-operatório. Paciente S.B.N., 37 anos.

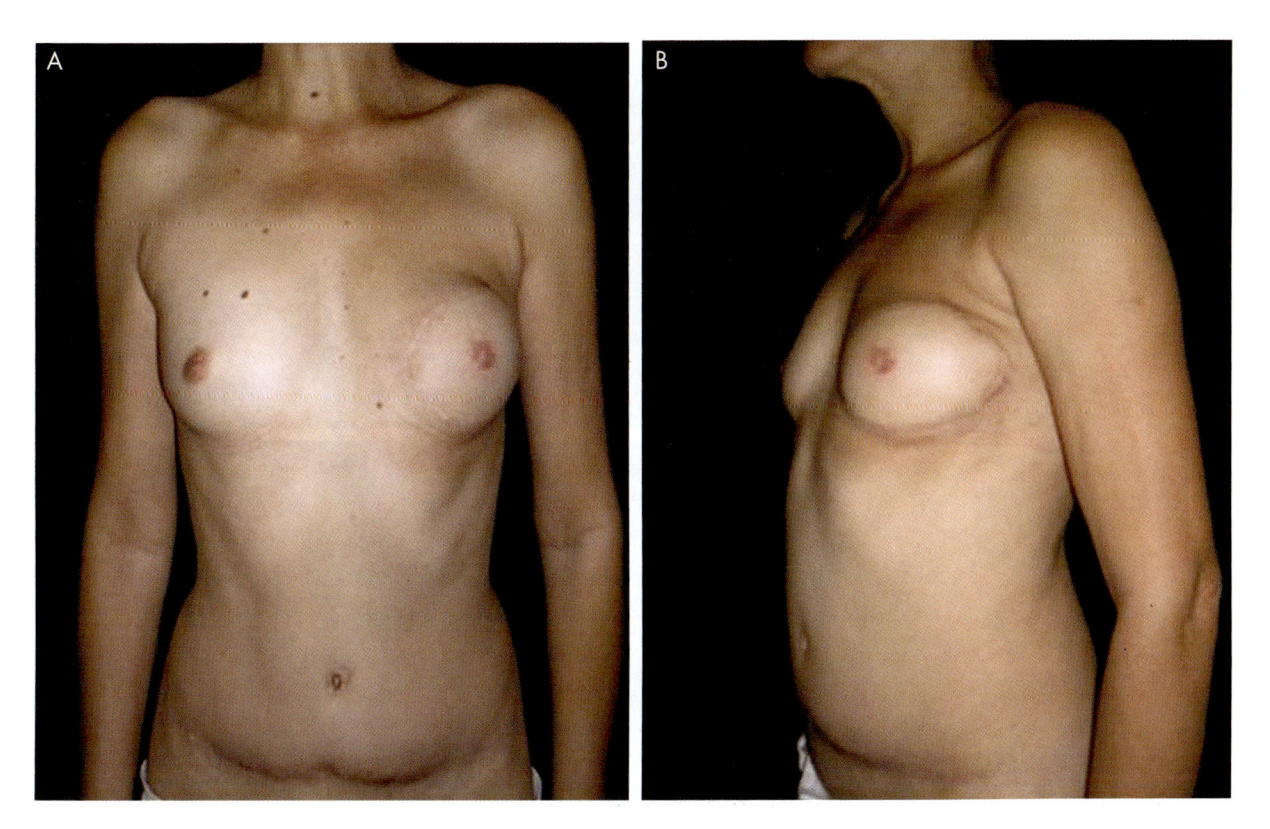

Figura 15.67 (A e B) 1 ano pós-operatório.

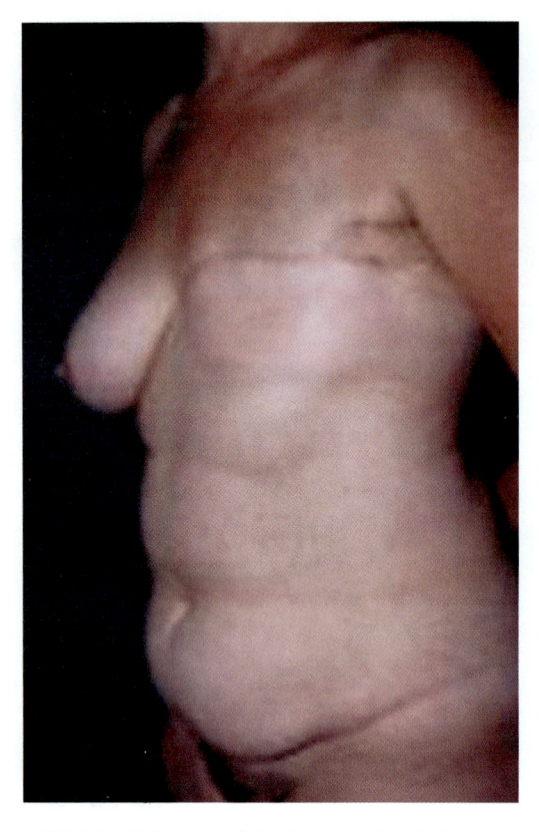

Figura 15.68 Pré-operatório. Paciente R.A.S., 46 anos.

A presença de **seroma abdominal** após a reconstrução com o retalho TRAM é relatada na literatura em torno de 9,4%.

A **infecção de ferida operatória** varia de 0 a 10%, na literatura.

A **função da parede abdominal** foi avaliada por diversos autores. De modo geral, na maioria dos estudos realizados em pacientes submetidas à reconstrução mamária com retalho TRAM, as pacientes não se queixaram, no pós-operatório, de perda da força da parede abdominal ou de dificuldade na execução de suas atividades esportivas e profissionais. Houve uma perda maior da força da parede abdominal principalmente nos casos de reconstrução com utilização de retalho com os dois músculos, porém, as pacientes não referiram esta perda como sendo incapacitante.

Considerações gerais

Atualmente há uma demanda crescente de pacientes que se submetem à reconstrução mamária após uma mastectomia. As inúmeras vantagens da reconstrução mamária já é fato aceito e estabelecido: envolvem não apenas a restauração do contorno corporal da mulher como também influem no seu bem-estar psicológico. O impacto mundial da reconstrução mamária com o retalho TRAM após mastectomia trouxe repercussões até os

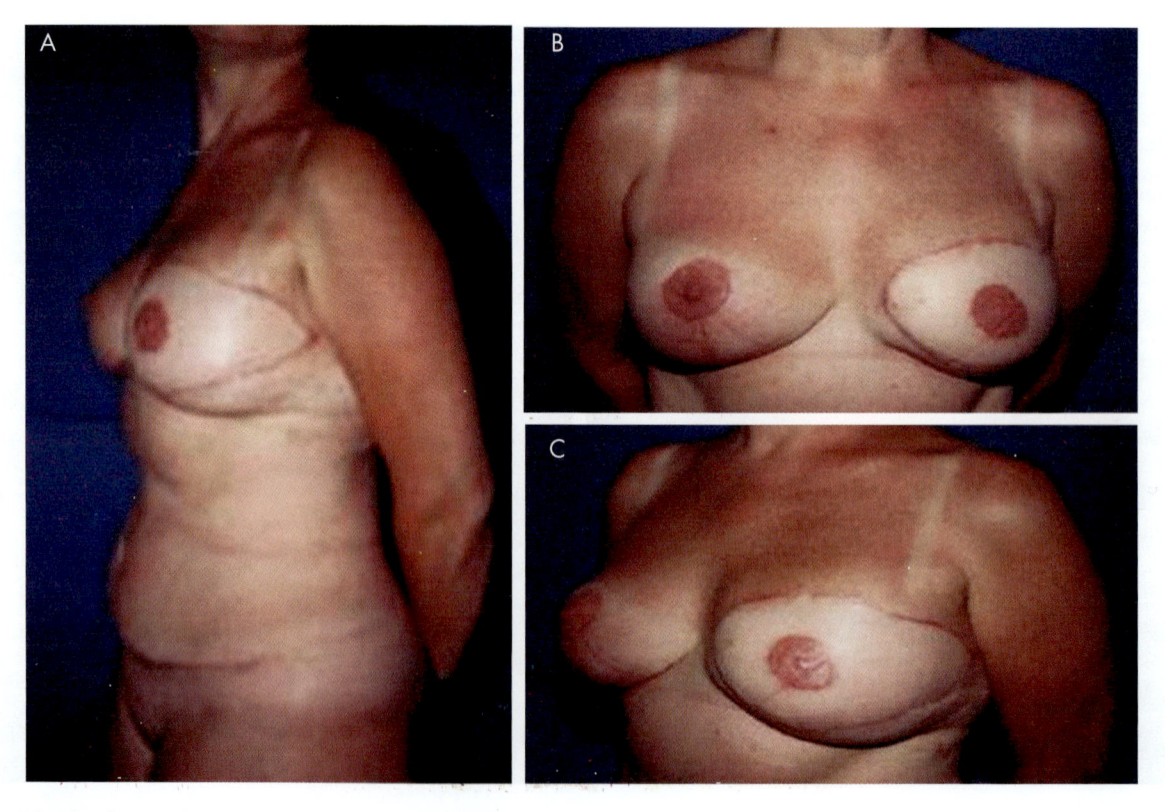

Figura 15.69 (A, B e C) 2 anos e 6 meses pós-operatório.

dias atuais. O retalho TRAM está consagrado na literatura como método de primeira escolha para reconstrução com tecido autólogo. A qualidade estética da reconstrução com tecido autólogo é praticamente impossível de se obter por um outro método, e os refinamentos e aprimoramentos são dinâmicos e constantes, consolidando cada vez mais a utilização do retalho.

A genialidade desta técnica consiste na reconstrução mamária utilizando-se do excesso de pele e tecido subcutâneo indesejável para a maioria das mulheres, transpondo-o para a parede torácica onde está o defeito. A criteriosa seleção das pacientes, a indicação precisa para retalhos bipediculados e a implementação dos refinamentos da técnica fazem do retalho TRAM um método de reconstrução seguro, amplamente utilizado e com resultados estéticos satisfatórios.

REFERÊNCIAS

1. Alderman AK, Wilkins EG, Kim HM, Lowery JC. Complications in postmastectomy breast reconstruction: two years results of the Michigan breast reconstruction outcome study. Plast Reconstr Surg 2002;109:2265-74.

2. Alderman AK, Wilkins EG, Lowery JC, Kim M, Davis JA. Determinants of patient satisfaction in postmastectomy breast reconstruction. Plast Reconstr Surg 2000;106(4):769-76.

3. Alves, V. L. ; Sabino Neto, M. ; Abla, L. E. F. ; Oliveira, C. ; Lima, AC ; Ruiz, B.F.L ; Ferreira, L. M. . Quality Of Life and Self-Steem after Mastectomy In Patients Who Did Or Did Not Undergo Breast Reconstruction. Revista Brasileira de Cirurgia Plástica, v. 28, p. 264-269, 2014.

4. Arnez ZM, Pogorelec D, Planinsec F. Rational selection of flaps from the abdomen in breast reconstruction to reduce donor site morbidity. Br J Plast Surg 1999;52:351-4.

5. Berrino P, Santi P. Preoperative TRAM flap planning for postmastectomy breast reconstruction. Ann Plast Surg 1988;21(3):264-72.

6. Clugston PA, Gingrass MK, Azurin D, Fisher J, Maxwell P. Ipsilateral pedicled TRAM flaps: the safer alternative? Plast Reconstr Surg 2000;105:77-82.

7. Dayhim F, Wilkins EG. The impact of Pffannenstiel scars on TRAM flap complications. Ann Plast Surg 2004; 53(5):432-5).

8. Gandolfo EA. Breast reconstruction with a lower abdominal myocutaneous flap. Br J Plast Surg 1982; 25:452-7.

9. Hartrampf CR Jr., Bennett K. Autogenous tissue reconstruction in the mastectomy patient. A critical review of 300 patients. Ann Surg 1987;205(5):508-18.

10. Hartrampf CR, Scheflan M, Black P. Breast reconstruction with a transverse abdominal island flap. Plast Reconstr Surg 1982;69:216-25.

11. Ishii CH Jr, Bostwick J III, Raine TJ, Coleman JJ III, Hester TR. Double-pedicle tranverse rectus abdominis myocutaneous flap for unilateral breast and chest-wall reconstruction. Plast Reconstr Surg 1985;76:901-7.

12. Kokuba, E ; Sabino Neto, M ; Garcia, E ; Bastos, E ; Aihara, A ; Ferreira, L . Functional Capacity After Pedicled Tram Flap Delayed Breast Reconstruction. Journal Of Plastic, Reconstructive And Aesthetic Surgery, V. 61, P. 1394-1396, 2008.

13. Padubidri AN, Yetman R, Browne E, Lucas A, Papay F, Larive B, Zins J. complications of postmastectomy breast reconstructions in smokers, ex-smokers, an nonsmokers. Plast Reconstr Surg 2001;107:342-349.

14. Petit JY, Rietjens M, Garusi C, Giraldo A, De Lorenzi F, Rey P, Millen EC, Silva BP, Bosco R, Youssej O. Abdominal complications and sequelae after breast reconstruction with pedicled TRAM flap: is there still an indication for pedicled TRAM in the year 2003. Plast Reconstr Surg 2003;11(4):1063-5.

15. Rossetto LA, Garcia EB, Abla LB, Sabino Neto M, Ferreira LM. Quilting suture in the donor site of the transverse rectus abdominis musculocutaneous flap in breast reconstruction. Ann Plast Surg. 2009; 62: 240–243.

16. Rossetto, L. A. ; Abla, L. E. F. ; Vidal, R. ; Garcia, E. B. ; Gonzalez, R. J. ; Gebrim, L. H. ; Sabino Neto, M. ;Ferreira, L. M. . Factors Associated With Hernia And Bulge Formation At The Donor Site Of The Pedicled TRAM Flap. European Journal of Plastic Surgery, V. 33, P. 203-208, 2010.

17. Gebrim, K. H.; Sabino Neto, M., Ferreira, L. M. Factors Associated With Hernia And Bulge Formation At The Donor Site Of The Pedicled TRAM Flap European Journal of Plastic Surgery, V. 33, P. 203-208, 2019.

18. Sabino Neto, M. ; MENEZES, M. ; Moreira Jr, J. ; GARCIA, E; Abla, Luis E F. ; Ferreira, Lydia M. . Sexuality After Breast Reconstruction Post Mastectomy. Aesthetic Plastic Surgery, v. 37, p. 643-647, 2013.

19. Veiga DF, Sabino Neto M, Garcia EB, Veiga Filho J, Juliano Y, Ferreira LM,Rocha JLBS. Evaluations of the aesthetic results and patient satisfaction with the pedicled TRAM flap late breast reconstruction. Ann Plast Surg 2002;48:515-20.

15.9.4 Grande Dorsal

■ Cicero Urban ■ Flavia Kuroda

■ INTRODUÇÃO

A reconstrução cirúrgica já se consagrou como parte integrante do tratamento do câncer de mama. Dentre as diversas técnicas descritas, a reconstrução com retalho do músculo dorsal consiste na sua rotação com uma ilha de pele ao redor de seu feixe neurovascular para a parede torácica anterior, para correção de defeitos causados pelo tratamento deste câncer.

É excelente técnica para reconstrução, tendo em vista a sua versatilidade e segurança. O procedimento é rápido e com baixa morbidade na área doadora. Apesar da anatomia do retalho ser consistente, o volume de tecido disponível para refazer o defeito causado pela mastectomia nem sempre é o suficiente para reconstrução total da mama. Em pacientes com mama de pequeno volume e pouca ptose, a reconstrução apenas com o retalho do grande dorsal pode conseguir resultados favoráveis. Entretanto, a grande maioria das cirurgias com o grande dorsal requer a associação de expansores e próteses para obter volume e projeção adequados, tanto na reconstrução imediata quanto na tardia.

■ HISTÓRIA

O retalho miocutâneo do grande dorsal foi descrito pela primeira vez por Igínio Tansini[1,2] em 1906, em Pavia (Itália), para o fechamento de defeitos causados pela mastectomia radical. Entre 1976 e 1977, vários cirurgiões[3-6] descreveram a anatomia do retalho e consagraram seu uso para a reconstrução mamária. Na sequência, em 1978, Bostwick et al.[7] apresentaram a primeira série importante de reconstrução mamária combinando o retalho do grande dorsal com próteses. Apesar do entusiasmo inicial, sua popularidade declinou após o desenvolvimento do retalho do músculo reto abdominal (TRAM) por Hartrampf et al.[8] em 1979. Isso, sobretudo pela vantagem do TRAM em reconstruir a mama exclusivamente com o tecido autólogo, sem a necessidade de próteses. Assim, a técnica do grande dorsal ficou limitada aos poucos casos que não poderiam ser reconstruídos apenas com expansor ou em mulheres que, por várias razões, não eram candidatas à reconstrução com TRAM.

Mais recentemente, com o desenvolvimento de novas próteses mamárias e maior refinamento da técnica do grande dorsal, a reconstrução com este retalho reconquistou a sua popularidade[9] e tem proporcionado resultados semelhantes às obtidas pela reconstrução do TRAM, com menos morbidade na área doadora. Também, em alguns casos específicos, é possível reconstruir completamente a mama com o grande dorsal, sem o uso de próteses, em pacientes com anatomia favorável, com a técnica do grande dorsal autólogo, associando lipofilling (Figura 15.70).[10,11]

Desde então, a técnica tem sido bastante empregada e com diferentes locais para ilha cutânea, utilizando (ou não) próteses mamárias associadas para reconstrução imediata ou tardia. Alguns também a utilizam para repor volume perdido em casos específicos de cirurgias conservadoras mais extensas.[12]

■ ANATOMIA

O músculo grande dorsal é o mais largo e fino dos músculos da parede torácica posterior. Tem forma triangular, se insere anteriormente nas quatro últimas costelas onde quatro projeções se convergem com as fibras do músculo oblíquo externo do abdome. A borda medial e inferior do músculo se insere na fáscia toracolombar, que se estende do processo espinhoso das seis últimas vértebras torácicas, das cinco vértebras lombares, das vértebras sacrais e do terço posterior da crista ilíaca. A borda superior do grande dorsal recobre o ângulo inferior da escápula. Junto ao músculo redondo maior, limita a parede posterior da cavidade axilar, antes de terminar sua inserção no assoalho da fossa bicipital do úmero, entre o tendão do peitoral maior e do redondo maior. Na sua face profunda, encontram-se alguns ligamentos comuns entre o grande dorsal e o músculo serrátil anterior.[13]

O suprimento arterial é fornecido pela artéria toracodorsal, ramo terminal da artéria subescapular, que se origina da artéria axilar e por pedículos adicionais oriundos das artérias intercostais e lombares. A artéria toracodorsal é acompanhada, em seu trajeto, pelo nervo e veias do mesmo nome. O feixe neurovascular toracodorsal penetra na superfície inferior do grande dorsal, 10 cm a 12 cm abaixo da artéria axilar e 2,5 cm a 3 cm de sua borda lateral após atravessar a axila posterior, junto à porção lateral do serrátil anterior. Antes que a artéria toracodorsal penetre no grande dorsal, ela fornece o ramo serrátil que adentra o lado externo do serrátil anterior. Ramos miocutâneos perfurantes passam através do músculo a fim de suprir a pele sobrejacente, que pode ser dissecada para formar ilha

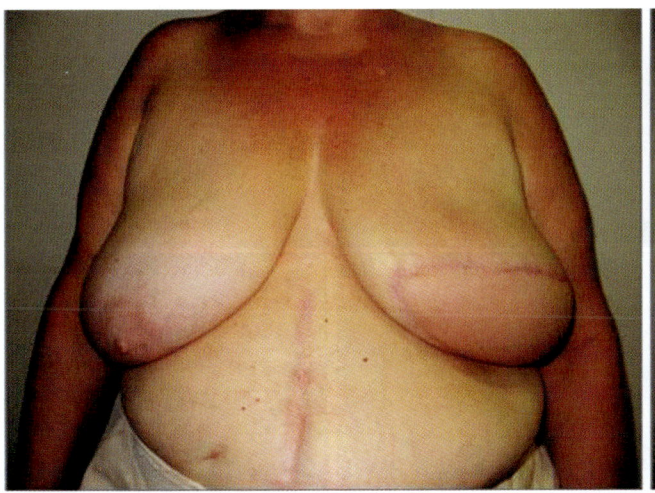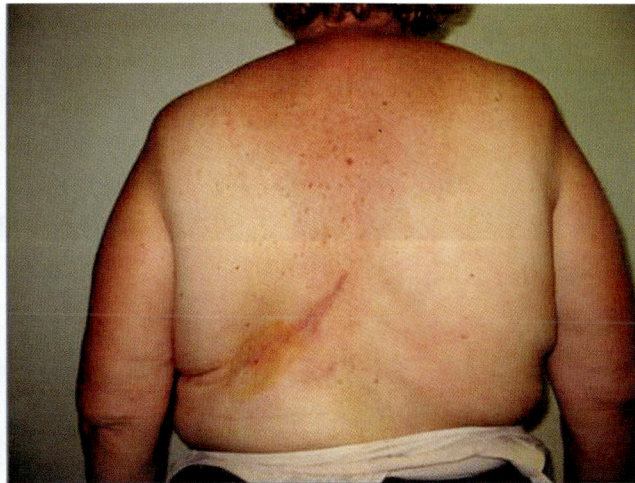

Figura 15.70 Pós-operatório de paciente submetida à reconstrução mamária imediata com retalho de músculo grande dorsal autólogo (sem o uso de prótese mamária).

cutânea. Um suprimento sanguíneo adicional é fornecido pelas artérias intercostais próximas à origem do músculo (Figura 15.71). Se o suprimento sanguíneo normal do grande dorsal for interrompido pela secção da artéria toracordorsal, o músculo é suprido pelo ramo serrátil, irrigado pelas artérias intercostais e vasos colaterais do músculo serrátil. Esse suprimento é suficiente para a vascularização do retalho,[14,15] porém não é o ideal.

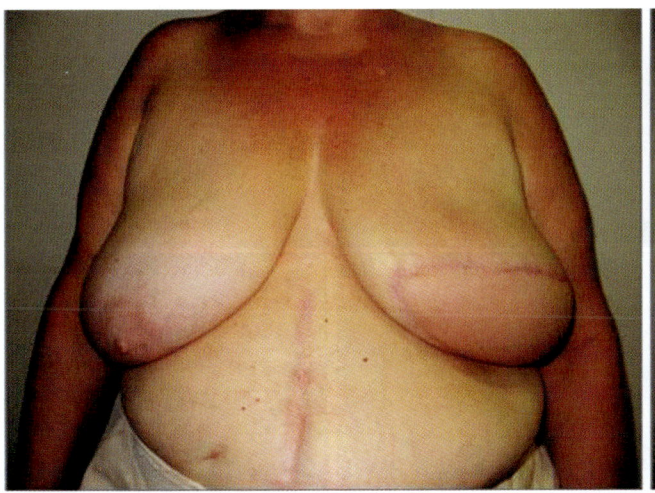

1 artéria subescapular
2 artéria circunflexa escapular
3 artéria toracodorsal
4 ramos das artérias intercostais

Figura 15.71 Circulação arterial do músculo grande dorsal.

A inervação do músculo grande dorsal ocorre através do nervo toracodorsal oriundo do tronco secundário posterior C6-C8.

As funções do músculo grande dorsal incluem adução, retropulsão (movimento para trás) e rotação medial do úmero, na articulação do ombro. Quando a contração do músculo está comprometida, os músculos redondo maior e subescapular compensam essas ações.

■ INDICAÇÕES

A morbidade associada à reconstrução com retalho do grande dorsal é baixa, sendo a cirurgia bem tolerada para a maioria das pacientes. O retalho tem suprimento sanguíneo vigoroso com mínimos riscos de necrose, podendo ser utilizado na maioria das situações clínicas, inclusive na presença de fatores de risco para outras técnicas de reconstrução: como tabagismo, obesidade, diabetes ou com antecedente de intervenção abdominal (laparotomia ou abdominoplastia).[16,17]

As principais indicações são:

- Pele insuficiente, fina ou lesada para cobertura;
- Parede torácica previamente irradiada (Figura 15.72);
- Ressecção prévia do peitoral maior;
- Falha na reconstrução primária com expansor/prótese ou com o TRAM;
- Pacientes com cirurgia prévia abdominal ou irradiação abdominal;
- Pacientes que não desejam ter cicatriz abdominal extensa ou risco de reduzir a força abdominal;
- Pacientes que desejam engravidar futuramente;

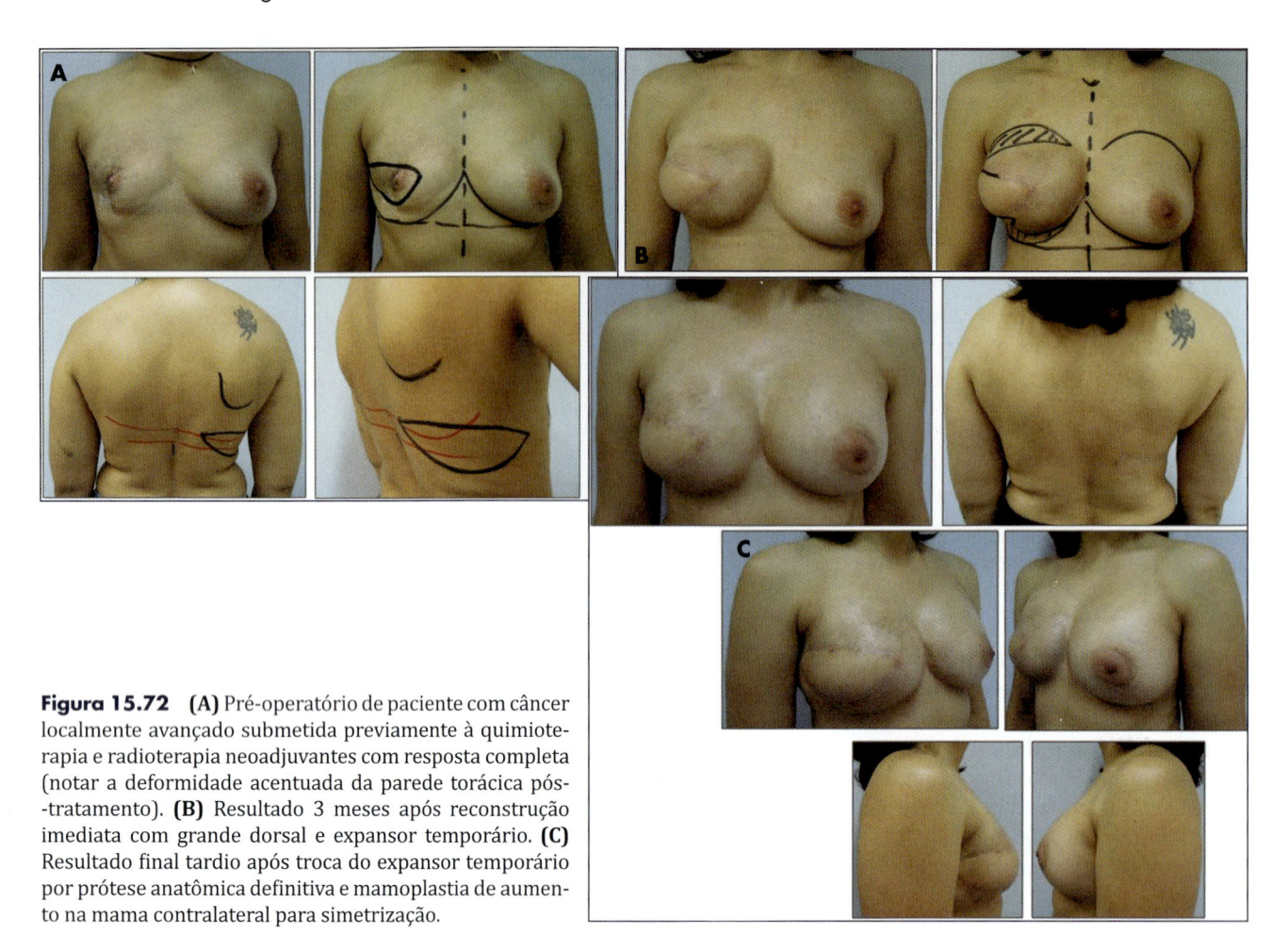

Figura 15.72 **(A)** Pré-operatório de paciente com câncer localmente avançado submetida previamente à quimioterapia e radioterapia neoadjuvantes com resposta completa (notar a deformidade acentuada da parede torácica pós-tratamento). **(B)** Resultado 3 meses após reconstrução imediata com grande dorsal e expansor temporário. **(C)** Resultado final tardio após troca do expansor temporário por prótese anatômica definitiva e mamoplastia de aumento na mama contralateral para simetrização.

- Pacientes com tumores localmente avançados que necessitam de cirurgia para cobertura da parede torácica (Figura 15.73);
- Desejo da paciente.

■ CONTRAINDICAÇÕES

As contraindicações não são frequentes e incluem:

- Lesão conjunta do pedículo do grande dorsal e do serrátil anterior;
- Ausência congênita do músculo grande dorsal;
- Toracotomia prévia com secção do músculo grande dorsal;
- Irradiação axilar com fibrose importante;
- Recusa de uma cicatriz dorsal;
- Atletas profissionais ou cadeirantes de roda que utilizam o membro superior e dependem do músculo ativo.

■ VANTAGENS

As principais vantagens desta técnica são:[18]

- Fornece músculo e pele bem vascularizada para a cicatriz da mama em um único procedimento cirúrgico;
- Anatomia neurovascular consistente sendo um retalho seguro;
- Em mamas de pequeno volume, fornece um volume adequado sem a necessidade de expansor/ prótese;
- Recuperação mais rápida que o TRAM;
- Ausência de fraqueza abdominal após a cirurgia.

■ DESVANTAGENS

As principais desvantagens são:[18]

- Posicionamento operatório duplo (decúbito lateral e decúbito dorsal);
- Cicatriz no dorso;

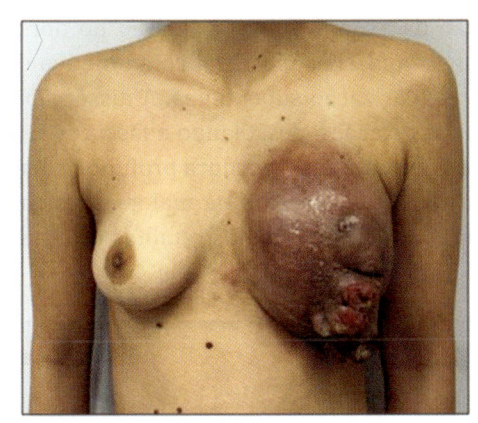

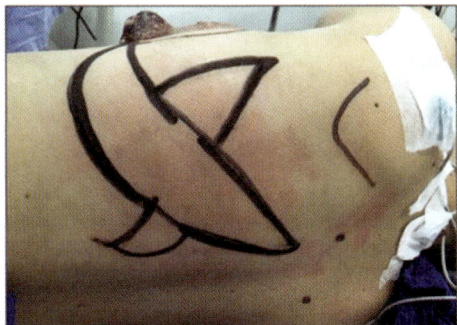

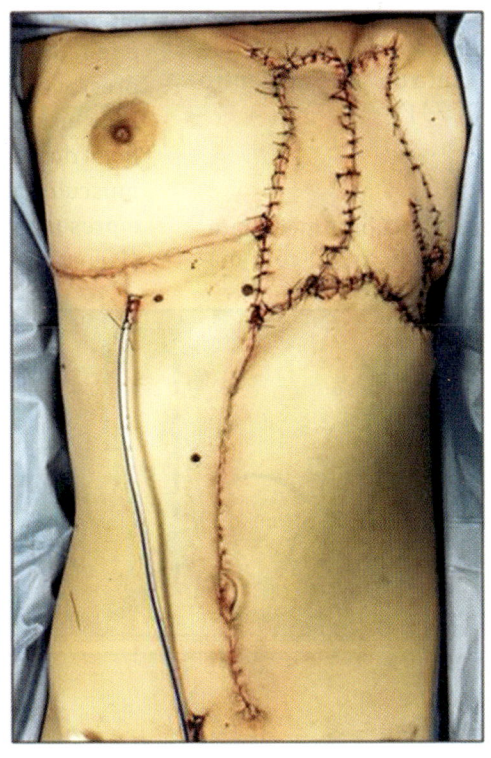

Figura 15.73 Paciente com sarcoma avançado, sem resposta ao tratamento. Cirurgia de reconstrução de parede torácica empregando retalho de músculo grande dorsal tipo flor de lis, associado ao retalho vertical de parede abdominal (VRAM).

- Leve deformidade estética devido à perda do sulco axilar posterior;
- Propensão à formação de seroma no sítio doador;
- Perda funcional em pacientes que dependem da força dos membros superiores (cadeirantes, nadadores, jogadores de tênis, golfe);
- Textura e coloração da ilha de pele diferindo da área receptora (efeito colcha de retalhos);
- Necessidade de uma prótese mamária na maioria dos casos;
- Complicações inerentes a próteses como ruptura, extravasamento ou contratura capsular.

PLANEJAMENTO PRÉ OPERATÓRIO

O planejamento pré-operatório é crucial para alcançar resultados satisfatórios em qualquer cirurgia reparadora. Os seguintes itens devem ser considerados quando o procedimento cirúrgico é individualizado:

- **Avaliação da área doadora:** de pele e gordura obtida da região laterodorsal. Pelo pinçamento digital da prega cutânea no dorso, pode-se estimar o volume de pele a ser transferido, permitindo um fechamento posterior sem tensão. É importante avaliar se o grande dorsal está intacto com testes de função muscular ou de arteriografia que pode dar informação confiável sobre sua vascularização;

- **Avaliação do defeito da área receptora:** se perda parcial (cirurgia conservadora) ou total (mastectomia), reconstrução imediata ou tardia, cicatriz cirúrgica, quantidade e qualidade da pele remanescente, irradiada ou não;
- Avaliação da forma e tamanho da mama contralateral;
- Seleção do expansor ou prótese;
- Desejo e expectativa da paciente.

DEMARCAÇÃO

A demarcação cirúrgica deve ser realizada no pré-operatório com a paciente em pé. Na região anterior, realiza-se a demarcação do sulco inframamário, da base mamária e da área de pele a ser ressecada. Sobre o dorso, demarca-se a ilha de pele que deverá fazer parte do retalho e a origem e inserção do músculo grande dorsal, bem como sua relação com a ponta inferior da escápula, o limite lateral do músculo e da crista ilíaca. As dimensões, o posicionamento e a orientação da ilha de pele a ser transferida junto ao retalho muscular variam conforme a presença (ou não) do sulco inframamário,[19] a extensão do defeito causado pela mastectomia, o volume da mama contralateral e a elasticidade da pele do dorso para fechamento da área doadora com a menor tensão possível. Geralmente, a ilha mede de 6 cm a 8 cm de largura e

14 cm a 16 cm de comprimento. Sempre que possível, realiza-se uma incisão elíptica horizontal na área que costuma ficar escondida pela cinta do sutiã ou dentro da marca do biquíni (Figura 15.74).

■ TÉCNICA CIRÚRGICA

A paciente é posicionada em decúbito mediolateral com o membro superior apoiado a 90°, com má-

xima exposição da axila e dorso. A incisão no dorso é feita até atingir a fáscia superficial com objetivo de preservar a vascularização subcutânea. A dissecção é feita em todas as direções, descolando a fáscia superficial do músculo, mantendo a gordura profunda sobre músculo, obtendo-se um retalho de maior espessura e preservando a vascularização dos retalhos do dorso (Figura 15.75).

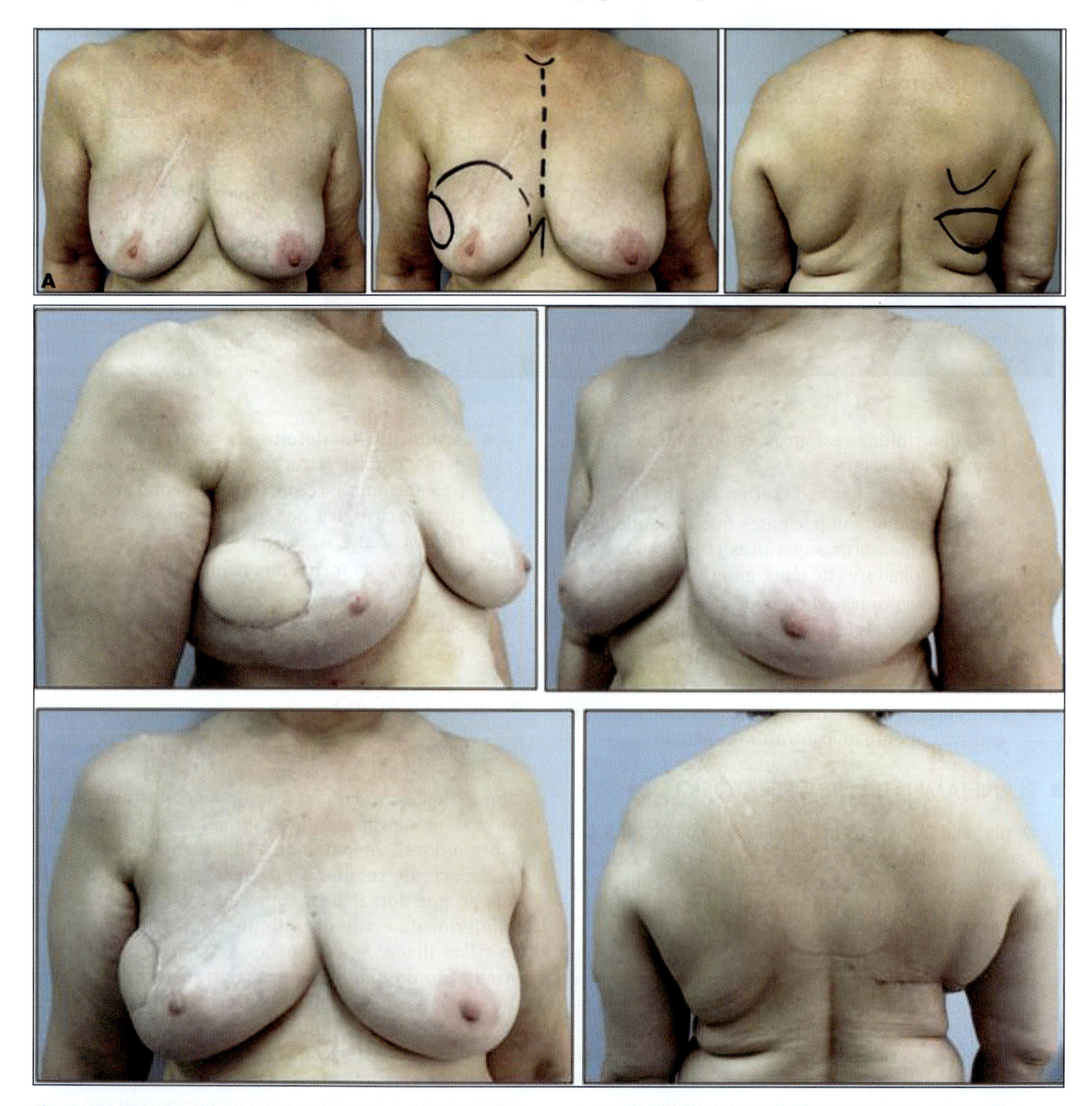

Figura 15.74 **(A)** Pré-operatório de paciente com câncer de mama em quadrante superoexterno de mama direita. Esta mama tinha sido submetida previamente a uma quadrantectomia clássica em quadrante superointerno há 14 anos atrás, com radioterapia adjuvante.

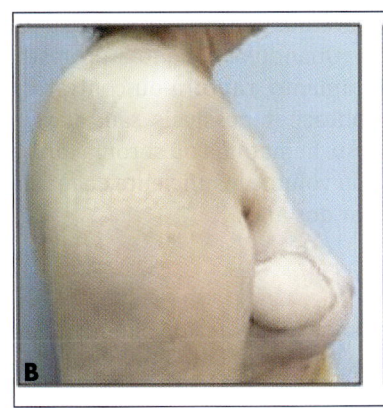
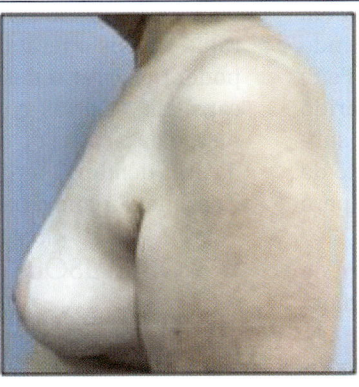

Figura 15.74 **(B)** Resultado pós-operatório após reconstrução com músculo grande dorsal e prótese expansora definitiva (sem a necessidade de cirurgia na mama contralateral para simetria).

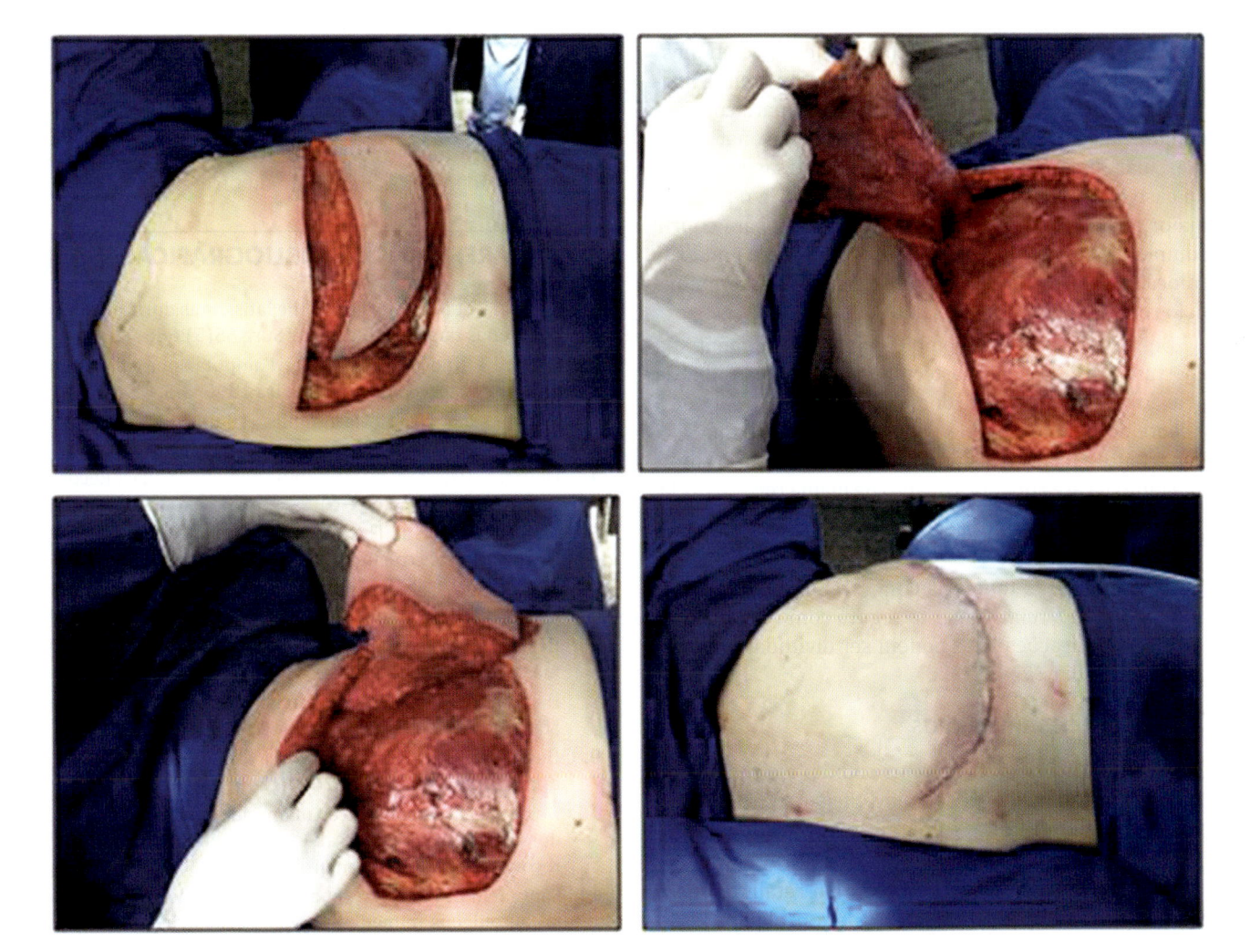

Figura 15.75 Detalhes da cirurgia do retalho grande dorsal.

Quando é necessário mobilizar todo o músculo, o trapézio deve ser afastado medialmente para expor toda extensão do grande dorsal e possibilitar sua ampla mobilização. Um dos princípios do retalho autólogo do grande dorsal é aumentar o seu volume pela adição de zonas de gorduras que constituem verdadeiras extensões adiposas do retalho. O músculo grande dorsal é liberado de sua inserção quase completamente, mantendo 10% de sua inserção intacta, preservando o feixe toracodorsal e prevenindo a tração inadvertida sobre o pedículo (Figuras

15.2 e 15.3). Com isso é possível um avanço adicional em direção à área receptora em 10 cm a 12 cm, diminuindo a tensão e facilitando a orientação da ilha de pele. Feita a dissecção do retalho grande dorsal, este é transferido para região anterior, através da dissecção do túnel subcutâneo que conecta a incisão do dorso com o defeito da região anterior. O túnel deve ser largo o suficiente para permitir a transferência do retalho sem tensão.

A posição e o remodelamento do retalho diferem de acordo com o tipo de reconstrução mamária: imediata ou tardia, conversão de reconstrução com prótese em reconstrução autóloga ou correção de defeitos causados por tratamento conservador. Com a paciente em posição supina, completa-se a transposição do retalho para a área da mastectomia realizada previamente ou no mesmo ato cirúrgico da dissecção do retalho do grande dorsal. Este retalho é tracionado o suficiente para cobrir o defeito causado pela mastectomia e confeccionar a loja muscular que pode ser realizada de diversas maneiras no caso da utilização de prótese mamária. Se o peitoral maior for insuficiente ou estiver danificado para cobrir completamente a prótese/expansor, a prótese pode ser colocada na área da mastectomia e ser coberta apenas pelo retalho do grande dorsal.

O procedimento está completo após o fechamento da abertura deixada pela mastectomia ao redor da ilha de pele do retalho do grande dorsal projetada para ser equivalente ao defeito de pele deixado pela mastectomia. É importante a fixação de dreno tubular de aspiração contínua tanto na área doadora quanto na mama reconstruída.

■ COMPLICAÇÕES

A reconstrução mamária com o retalho do músculo grande dorsal é relativamente segura com mínimos riscos de complicações. Elas podem ser divididas em imediatas ou tardias:

Complicações imediatas

A complicação imediata mais comum é o seroma na região doadora do dorso podendo chegar a 75% dos casos. O tratamento é feito com múltiplas punções aspirativas até sua resolução completa. [20,21]

Já a necrose parcial ou completa do retalho é incomum e quase sempre está relacionada com alguma lesão do pedículo vascular. Hematoma, infecção e tromboembolismo[22] são complicações gerais passíveis de ocorrer também em outros procedimentos de reconstrução, ainda que pouco frequentes.

Complicações tardias

Sequelas álgicas ou funcionais como dor crônica, limitação da mobilidade e fraqueza no ombro podem ocorrer[23] e devem ser prevenidas e tratadas com fisioterapia no pós-operatório. Quando associado a próteses, poderá ocorrer o deslocamento, ruptura ou contratura capsular.[24] Outras complicações possíveis são: alargamento da cicatriz do dorso, hematoma ou seroma tardio na área doadora, perda ou volume insuficiente da mama e assimetria com o passar dos anos.[22]

■ CONCLUSÕES

Com o refinamento da técnica e desenvolvimento de próteses mamárias, o retalho do grande dorsal tornou-se mais bem adaptado às reconstruções. Por ser considerado seguro, versátil, com baixa taxa de morbidade e bom resultado estético, é uma excelente opção de reconstrução mamária, especialmente em casos difíceis com sequelas radioterápicas importantes. Individualizar a seleção da técnica reconstrutiva é o fator predominante para alcançar o sucesso em toda técnica de reconstrução mamária imediata ou tardia.

■ REFERÊNCIAS BIBLIOGRÁFICAS

1. Tansini I, et al. The origin of the latissimus dorsi musculocutaneous flap. Plast Reconstr Surg 65(5):686-92.

2. Tanzini I. Nuovo processo per l'amputazione dela mammella per cancro. Riforma Medica 1896; 3-5.

3. Olivari N. The latissimus flap. Br J Plast Surg 1976;29(2):126-8.

4. Olivari N. Use of thirty latissimus dorsi flaps. Plast Reconstr Surg 1979;64(5):654-61.

5. Muhlbauer W, et al. The latissimus dorsi myocutaneous flap for breast reconstruction. Br J Plast Surg 1977;30(4):277-81.

6. Schneider WJ, et al. Latissimus dorsi mycutaneus flap for breast reconstruction. Br J Plast Surg 1977;30(4):277-81.

7. Bostwick J III, et al. Breast reconstruction after a radical mastectomy. Plast Reconstr Surg 1978;61(5):682-93.

8. Hartrampf CR, et al. Breast reconstruction with a transverse abdominal island. J Med Assoc Ga 1987;76(5):328-34.

9. Hammond DC. Latissimus dorsi flap breast reconstruction. Plast Reconstr Surg 2009;124(4):1055-63.

10. Delay E, et al. Reconstrução mamária com músculo grande dorsal. In: Urban CA, et al. Cirurgia da mama: estética e reconstrutora. Rio de Janeiro: Revinter; 2007.

11. Santanelli Di Pompeo F, et al. Latissimus dorsi flap for total autologous immediate breast reconstruction without implants. Plast Reconstr Surg 2014;134(6):871e-9e.

12. O'Shaughnessy K, et al. Latissimus dorsi flap repair of the partial mastectomy defect. In: Nahabedian MY, editor. Oncoplastic surgery of the breast. Philadelphia: Saunders-Elsevier; 2009.

13. Hammond DC. Latissimus dorsi musculocutaneous flap breast reconstruction. In: Spear SE, ed. Surgery of the breast: príncples and art. 2nd ed. Philadelphia: Lippincott Williams and Wilkins; 2006. p.601-23.

14. Maxwell GP, et al. Vascular considerations in the use of a latissimus dorsi myocutaneous flap after a mastectomy with na axillary dissection. Plast Reconstr Surg 1979;64(6):771-80.

15. Fisher J, et al. Latissimus dorsi blood supply after thoracodorsal vessel division: the serratus colateral. Plast Reconstr Surg 1983; 72(4):502-11.

16. Agaoglu G, et al. Delayed breast reconstruction with latissimus dorsi flap. Aesthetic Plast Surg 2009;33(3):413-20.

17. Hammond DC. Postmastectomy reconstruction of the breast using the latissimus dorsi musculocutaneous flap. Cancer J 2008;14(4): 248-52.

18. McCarthy CM, et al. Latissimus dorsi breast reconstruction. In: Nahabedian MY, editor. Cosmetic and reconstructive breast surgery. Philadelphia: Saunders-Elsevier; 2009.

19. Durkin AJ, et al. An algorithmic approach to breast reconstruction using latissimus dorsi myocutaneous flap. Plast Reconstr Surg 2010;125(5):1318-27.

20. Fakhry H, et al. 571 results and complications of autologous latissimus dorsi flap breast reconstruction. Eur J Cancer 2012; 48(1):S211-12.

21. Burgic M, et al. Complications following autologous latissimus flap breast reconstruction. Bosn J Basic Med Sci 2010;10(1):65-7.

22. Delay E, et al. Autologous latissimus dorsi breast reconstruction. In: Urban CA, et al. Oncoplastic and reconstructive breast surgery. New York: Springer; 2013.

23. Lee KT, et al. A systematic review of functional donor-site morbidity after latissimus dorsi muscle transfer. Plast Reconstr Surg 2014; 134(2):303-14.

24. Hardwicke JT, et al. An analysis of 277 consecutive latissimus dorsi breast reconstructions: a focus on capsular contracture. Plast Reconstr Surg 2011;128(1):63-70.

15.9.5 Pedículos

■ Régis Resende Paulinelli

■ INTRODUÇÃO

Quando se fala em cirurgia reconstrutiva da mama, imagina-se mais frequentemente uma reparação total do defeito causado pela mastectomia, com retalhos ou implantes. Mas não importa quão boa seja a reconstrução, uma mama reconstruída não tem a mesma naturalidade e sensibilidade da original. Por isso, a importância para a paciente em se tentar ampliar as indicações do tratamento conservador através da cirurgia oncoplástica.[1]

O tratamento conservador para o câncer de mama apresenta taxas de sobrevida semelhantes às obtidas pela mastectomia, apesar de um aumento aceitável nas taxas de recidiva local, desde que a radioterapia adjuvante seja oferecida.[2-3] O limite máximo do tamanho do tumor que pode permitir a conservação, inicialmente de 2 ou 3 cm, tem se tornado mais flexível, pois o elemento cirúrgico mais importante para o controle local é a obtenção de margens livres, ou seja, maiores que 1 mm ao exame anatomopatológico.[4-5]

Dependendo da relação entre o tamanho do tumor e o da mama, o resultado estético pode ser muito ruim. Portanto, técnicas oncoplásticas podem possibilitar a ressecção de grandes áreas das mamas, com aumento das margens cirúrgicas, ao mesmo tempo em que previnem deformidades e corrigem, muitas vezes, a assimetria e a ptose.[6-7] Uma recente metanálise, comparando 3.165 pacientes operadas com técnicas de cirurgia conservadora oncoplástica e 5.495 pacientes de cirurgia conservadora tradicional, mostrou que a cirurgia oncoplástica possibilitou a ressecção de tumores em média bem maiores, o peso das peças foi mais de quatro vezes maior, houve menos da metade da ocorrência de margens comprometidas, menos de um terço da necessidade de reexcisão, quase a metade da recorrência local e maior satisfação estética.[8]

Existe uma classificação que divide as cirurgias oncoplásticas em dois tipos: *volume displacement* (deslocamento do volume) e *volume replacement* (substituição do volume).[9] No *volume displacement*, retalhos locais da própria mama são mobilizados para disfarçar o defeito, como é o caso dos retalhos glandulares, dos retalhos dermoglandulares (rotação, triângulo de Burrow, Shutter etc.) e das mamoplastias oncoplásticas. No *volume replacement*, são utilizados retalhos ou enxertos de outros locais, fora da mama, para repor a perda do volume gerado pela quadrantectomia, como é o caso do retalho toracoepigástrico, do retalho torácico lateral, do bilobado e dos *miniflaps* do músculo grande dorsal.

Não é possível, neste capítulo, comentar especificamente sobre cada uma destas técnicas de reconstrução parcial da mama. Portanto, nos limitaremos a discutir sobre as técnicas mais conhecidas de mamoplastia oncoplástica, que são: o pedículo superior, em tumores dos quadrantes inferiores; o pedículo inferior, para tumores dos quadrantes superiores, e a mamoplastia periareolar (*round block*), para mamas pequenas, com pouca ptose. Esta abordagem pode resolver muitos casos, com resultados satisfatórios, mas ter um certo domínio de outras técnicas pode ampliar as indicações do tratamento conservador e evitar mastectomias desnecessárias (Figura 15.76).

■ PEDÍCULO SUPERIOR

As técnicas de pedículo superior são bastante versáteis e podem ser utilizadas para reduzir o volume das mamas, corrigir a assimetria mamária, reduzir o excesso de pele e reposicionar o complexo aréolo-papilar.

O pedículo superior pode ser utilizado em associação a diferentes técnicas de ressecção cutânea, tanto no padrão *Wise* (em T invertido), quanto nas técnicas de cicatrizes reduzidas, em L, verticais ou periareolares (Figura 15.77).

Também pode ser utilizado em combinação com diferentes técnicas de ressecção glandular. Nas grandes reduções, todo o polo inferior da mama pode ser ressecado (Figura 15.78). Nas pequenas reduções ou nas mastopexias, os polos inferiores podem ser mantidos e embutidos na própria mama para manter parte do volume e aumentar a projeção.[10] No âmbito da cirurgia oncoplástica, as técnicas de pedículo superior são úteis para a ressecção de tumores localizados nos quadrantes inferiores da mama (Figura 15.79).

Nos casos em que é preciso se elevar o mamilo a uma distância superior a 9 ou 10 cm, o pedículo superomedial ou superolateral podem ser preferíveis (Figura 15.80).

■ PEDÍCULO INFERIOR

Nas mamoplastias com pedículo inferior, a aréola se mantém fixa a este pedículo, vascularizada por perfurantes intercostais, enquanto uma ressecção em forma de ferradura é realizada, ressecando-se parte dos quadrantes superiores e parte dos quadrantes inferio-

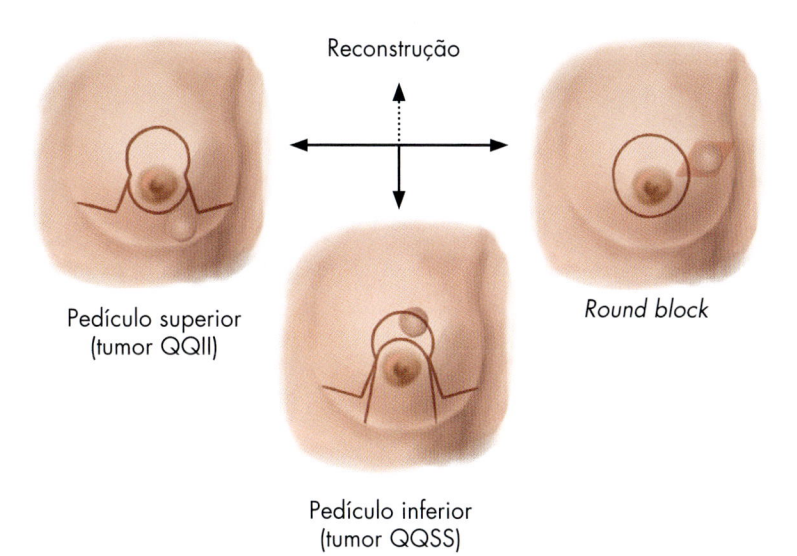

Reconstrução

Pedículo superior
(tumor QQII)

Round block

Pedículo inferior
(tumor QQSS)

Figura 15.76 Abordagem mais comum na cirurgia oncoplástica: pedículo superior para tumores nos quadrantes inferiores; pedículo inferior para os tumores nos quadrantes superiores, e *round block* para tumores em mamas com pouca ptose. Quando o tumor ou a mama não se encaixam em uma destas técnicas é comum optar-se pela mastectomia com reconstrução total. Entretanto, existem diversas outras técnicas de reconstrução parcial da mama que podem ser empregadas para evitar uma mastectomia e melhorar o resultado estético do tratamento conservador.

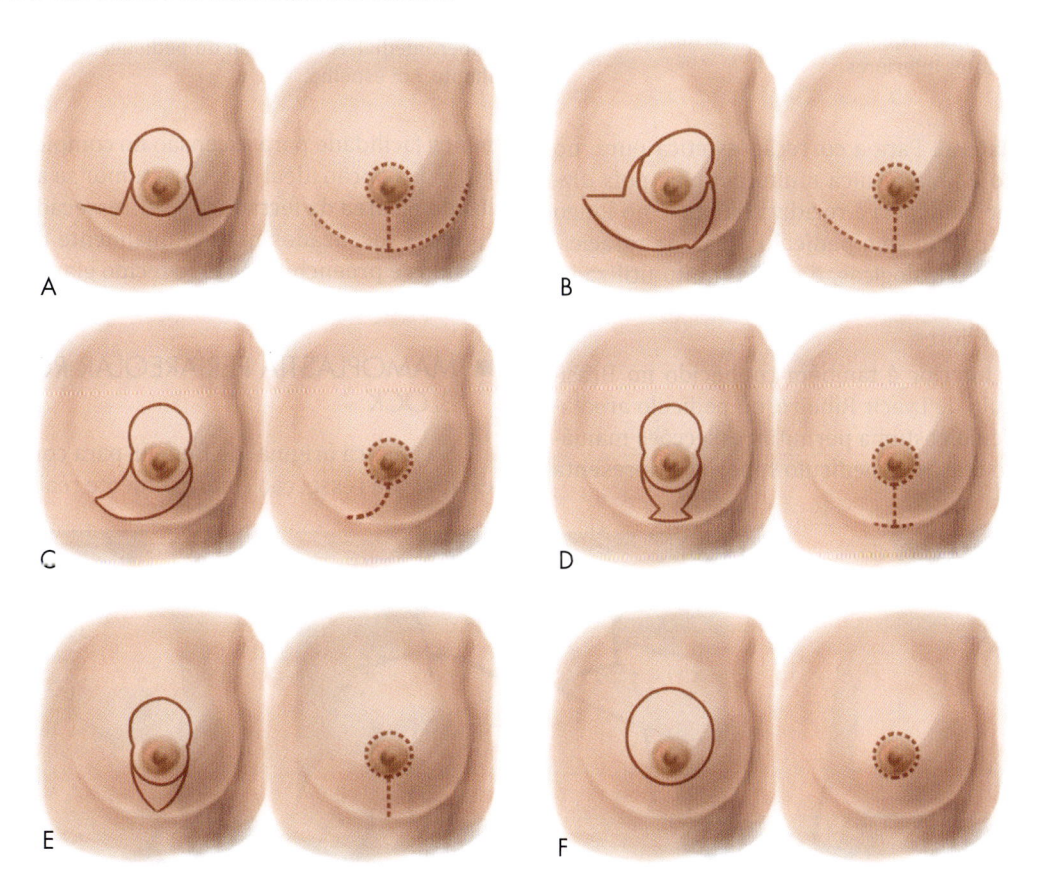

Figura 15.77 Exemplos de incisões cutâneas nas mamoplastias. **(A)** Mamoplastia convencional *Wise pattern* ou em "T" invertido. **(B)** Mamoplastia em "L", em que apenas o componente lateral da cicatriz horizontal é utilizado. **(C)** Mamoplastia em "J", em que o componente vertical da cicatriz é prolongado lateralmente. **(D)** Encurtamento do componente horizontal da cicatriz. **(E)** Mamoplastia vertical, sem a necessidade da cicatriz horizontal. **(F)** Mamoplastia periareolar, sem cicatriz horizontal nem vertical.

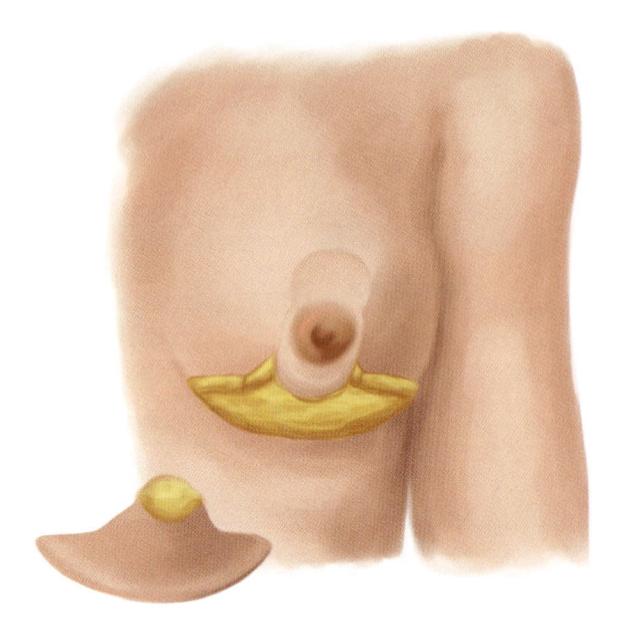

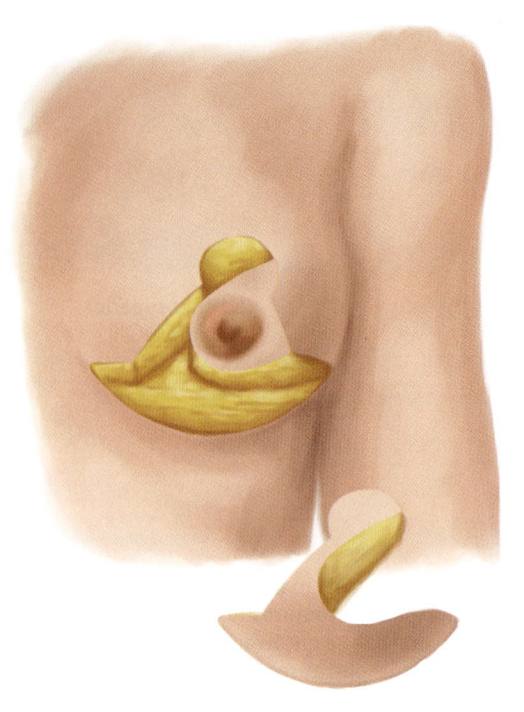

Figura 15.78 Exemplo de ressecção completa dos quadrantes inferiores, utilizando-se uma mamoplastia com pedículo superior, padrão *Wise* (em "T" invertido). Esta técnica permite tanto a redução mamária quanto a retirada de tumores localizados nos quadrantes inferiores.

Figura 15.80 Ressecção glandular nos casos de pedículo superomedial. A confecção do pedículo superolateral é semelhante, em espelho.

res, medial e lateral. Para a correção estética pura, no Brasil, esta não é uma técnica muito popular, pois diz-se haver maior tendência à recidiva da ptose no longo prazo, mesmo fixando-se o pedículo à parede torácica. Porém, para fins oncológicos, é opção muito utilizada, pois a maioria dos tumores costuma estar localizada nos quadrantes superiores.

O pedículo inferior é também conhecido no Brasil como 5º pedículo de Lyacir Ribeiro, ou pedículo areolado.[10] Este pedículo costuma permitir ressecções mamárias maiores do que as do pedículo superior e apresenta

maior facilidade para ascensão do complexo aréolo-mamilar. É a opção ideal quando o tumor se apresenta localizado na área da ferradura a ser ressecada. Mas mesmo tumores localizados mais cranialmente podem ser ressecados e preenchidos com o tecido glandular remanescente (Figura 15.81).

◼ MAMOPLASTIA PERIAREOLAR *ROUND BLOCK*

Na técnica original de Benelli, para correção estética exclusiva, a ressecção é normalmente realizada nos qua-

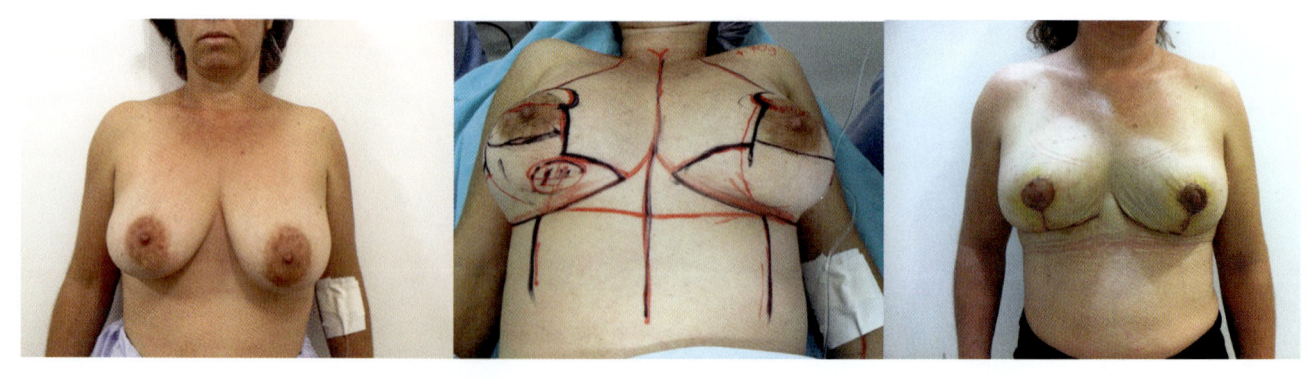

Figura 15.79 Exemplo de uma paciente de 39 anos, com assimetria mamária, ptose grau 2 e um carcinoma ductal invasor, grau 2, localizado às 5h, no quadrante inferior medial da mama direita. Optou-se por mamoplastia com pedículo superior, com ressecção da pele no padrão *Wise*. A parte lateral dos quadrantes inferiores foi desepitelizada e mantida internamente, para evitar uma maior redução do volume. À direita, observa-se o aspecto pós-operatório em um mês, com correção da ptose e da assimetria.

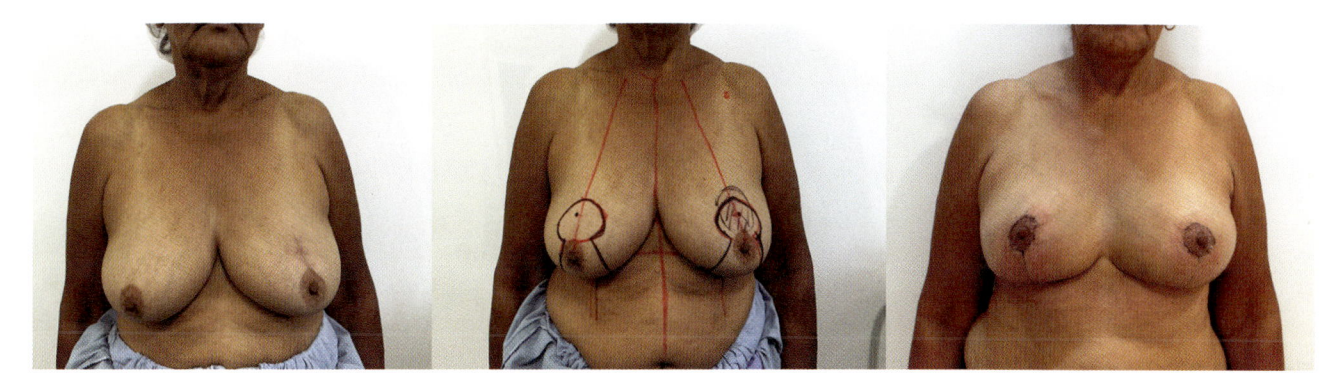

Figura 15.81 Exemplo de ressecção de um carcinoma *in situ* de 4 cm na união dos quadrantes superiores da mama esquerda utilizando-se a técnica de mamoplastia com pedículo inferior. À esquerda, observa-se o aspecto pré-operatório, com a incisão de uma biópsia estereotáxica prévia, em mamas volumosas, com ptose grau 2. Ao meio, a marcação pré-operatória, destacando-se a área supra-areolar que corresponde à região do tumor. À direita, o aspecto pós-operatório em dois meses.

drantes inferiores, enquanto os pilares remanescentes são aproximados ou cruzados para a diminuição da ptose.[11] O segredo da técnica para evitar o alargamento da aréola está na sutura *round block*, com um fio inabsorvível. O autor usa originalmente o mersilene 2,0, porém temos utilizado o prolene 4,0 ou, eventualmente, o nylon 3,0, com resultados semelhantes. Após uma sutura circular subdérmica, o areolótomo é utilizado para definir o tamanho desejado da aréola (Figura 15.82).

No tratamento conservador deste câncer, pode-se empregar uma adaptação da técnica, onde a pele é descolada da glândula na região do tumor ou, even-

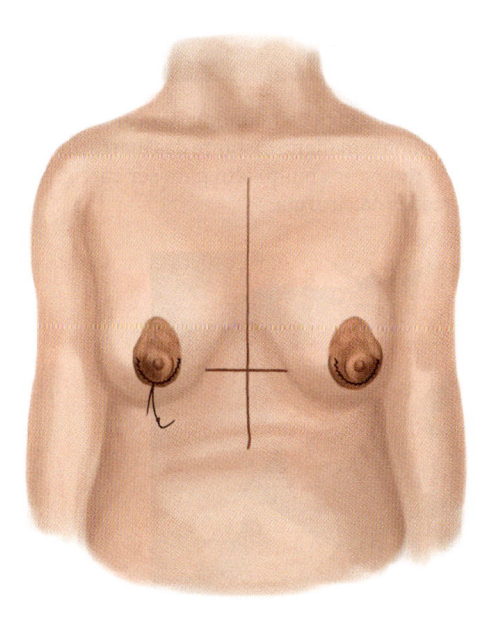

Figura 15.82 A sutura circular subdérmica, chamada de *round block*, com um fio inabsorvível, ajuda a prevenir o alargamento da cicatriz e da aréola. O tamanho da nova aréola é definido apertando-se o fio em torno de um areolótomo do tamanho desejado.

tualmente, em toda a circunferência mamária. A seguir realiza-se uma ressecção segmentar radiada. Os pilares restantes são, então, aproximados. Uma ressecção em espelho costuma ser feita na mama contralateral para manter a simetria de forma e de volume. A seguir, faz-se a sutura *round block*. À diferença da técnica original, na cirurgia oncológica não há quase nenhuma correção da ptose, mas apenas a redução do volume, a preservação da forma mamária e o reposicionamento da aréola (Figura 15.83).

■ MAMOPLASTIAS MODIFICADAS

Apesar de a mamoplastia com o pedículo areolado inferior conseguir corrigir muitos defeitos nas quadrantectomias dos quadrantes superiores, a correção é mais difícil se a área de ressecção for muito alta, longe da marcação tradicional. Quando não é necessária a ressecção de pele sobre a lesão, desenvolvemos uma técnica chamada de **"duplo pedículo independente"** (Figura 15.84).[12] A marcação da posição do mamilo e do excesso de pele a ser ressecado é feita de forma tradicional, em "T" invertido. Na técnica do duplo pedículo independente, a aréola é mantida vascularizada por um pedículo superomedial ou superolateral menos espesso do que o habitual, com menos de 1 cm de espessura. Ao mesmo tempo, confeccionamos um pedículo inferocentral extenso, independente da aréola, que é capaz de preencher grandes defeitos glandulares distantes da aréola (Figura 15.85). Este pedículo é nutrido por ramos vasculares perfurantes intercostais inferoposteriores e centrais.

Outra técnica pessoal, chamada **"compensação geométrica"**, possibilita ressecar grandes áreas de pele em locais não usuais, como nos quadrantes superiores ou na região dos pilares da mamoplastia.[13] Nesta técnica, a pele dos quadrantes inferiores, nor-

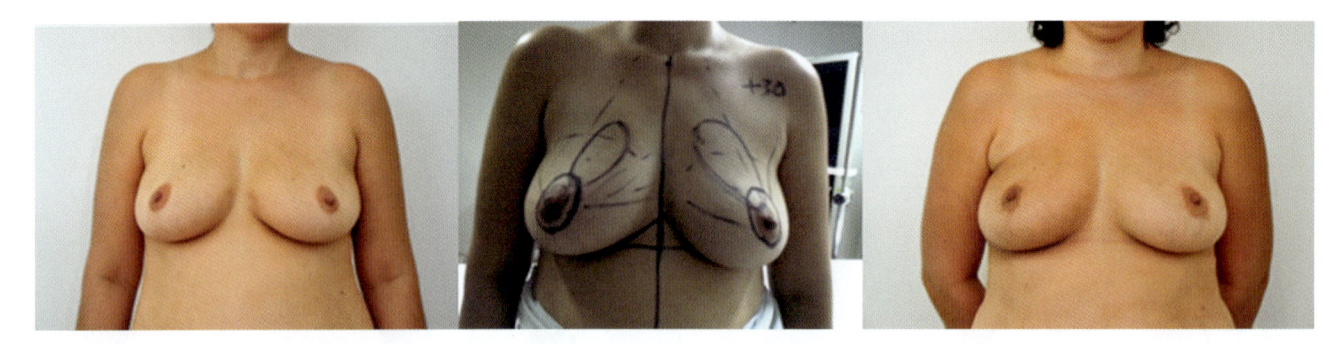

Figura 15.83 Exemplo de adaptação da mamoplastia periareolar ao tratamento conservador do câncer de mama. Neste caso, não foi feito o remodelamento glandular de acordo com o descrito por Benelli. Após a divisão cutâneo-glandular e a ressecção radiada do tumor, os pilares foram aproximados e a sutura *round block* realizada. Uma cirurgia em espelho foi realizada na mama contralateral. Na foto à esquerda, observa-se o aspecto pré-operatório, após a quimioterapia neoadjuvante, com uma lesão no quadrante superior medial da mama direita. Ao centro, a marcação pré-operatória, com a delimitação do excesso de pele e, nos quadrantes superiores mediais, a área radiada a ser ressecada. Maior quantidade de tecido foi ressecada da mama esquerda, sem doença, devido à assimetria prévia. Na foto à direita, observa-se o aspecto pós-operatório, após um ano da radioterapia, com a forma da mama preservada, aréolas bem posicionadas e uma boa simetria.

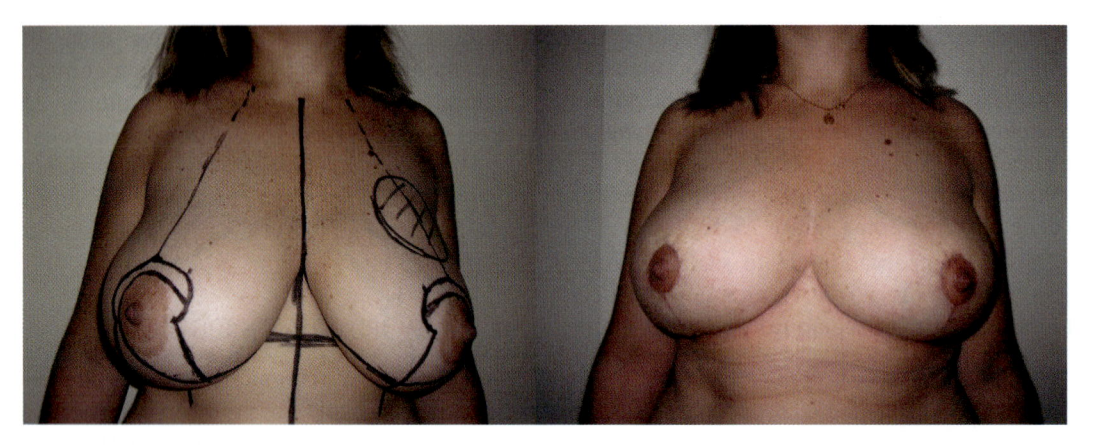

Figura 15.84 À esquerda, observam-se os detalhes da marcação pré-operatória da técnica de mamoplastia com "duplo pedículo independente", usada neste caso para corrigir o defeito da ressecção de um tumor filoide maligno distante das marcações da mamoplastia, medindo 8 cm na união dos quadrantes superiores da mama esquerda. O tumor era muito alto para ser corrigido por uma mamoplastia com pedículo inferior. À direita, observa-se o resultado após seis meses da cirurgia.

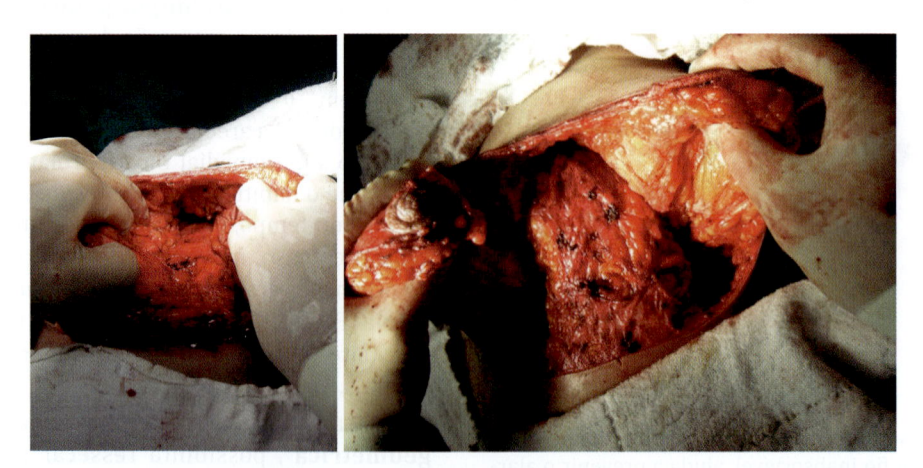

Figura 15.85 À esquerda, observa-se o bom acesso aos quadrantes superiores, proporcionado pelo pedículo superomedial, e a extensão do defeito da quadrantectomia. À direita, pode-se perceber a capacidade do pedículo inferocentral em preencher os quadrantes superiores e a boa mobilidade da aréola, que é mantida independentemente, vascularizada pelo pedículo superomedial.

malmente ressecada em uma mamoplastia convencional, é preservada. Suas medidas são transferidas de forma geométrica, ou seja, com a mesma altura e a mesma largura, para a área tumoral, que necessita ser extirpada. É técnica bem eclética permitindo a ressecção tumoral em quaisquer quadrantes e pode estar associada a variados pedículos (Figuras 15.86). Deste modo, apesar do aspecto assimétrico da cicatriz, a mesma quantidade de pele e de tecido glandular é ressecada em ambas as mamas, proporcionando uma simetria bastante aceitável (Figura 15.87). A versatilidade desta técnica pode permitir ressecções tumorais muito volumosas, permitindo margens livres e, pro-

vavelmente, um bom controle local, desde que seja realizada a radioterapia (Figura 15.88). Do mesmo modo em que o triângulo dos quadrantes inferiores pode ser transferido para a região do defeito da quadrantectomia, a área do defeito pode ser transferida para os quadrantes inferiores, resultando em cicatrizes menos aparentes, em alguns casos.

Outra maneira de conseguir ressecar áreas de pele em locais não usuais da mamoplastia é usar um "*plug flap*" (Figura 15.89).[14] Para algumas regiões os resultados são muito satisfatórios, mas, para outras, há o risco de as cicatrizes paralelas causarem áreas pouco vascularizadas e mais sujeitas à necrose.

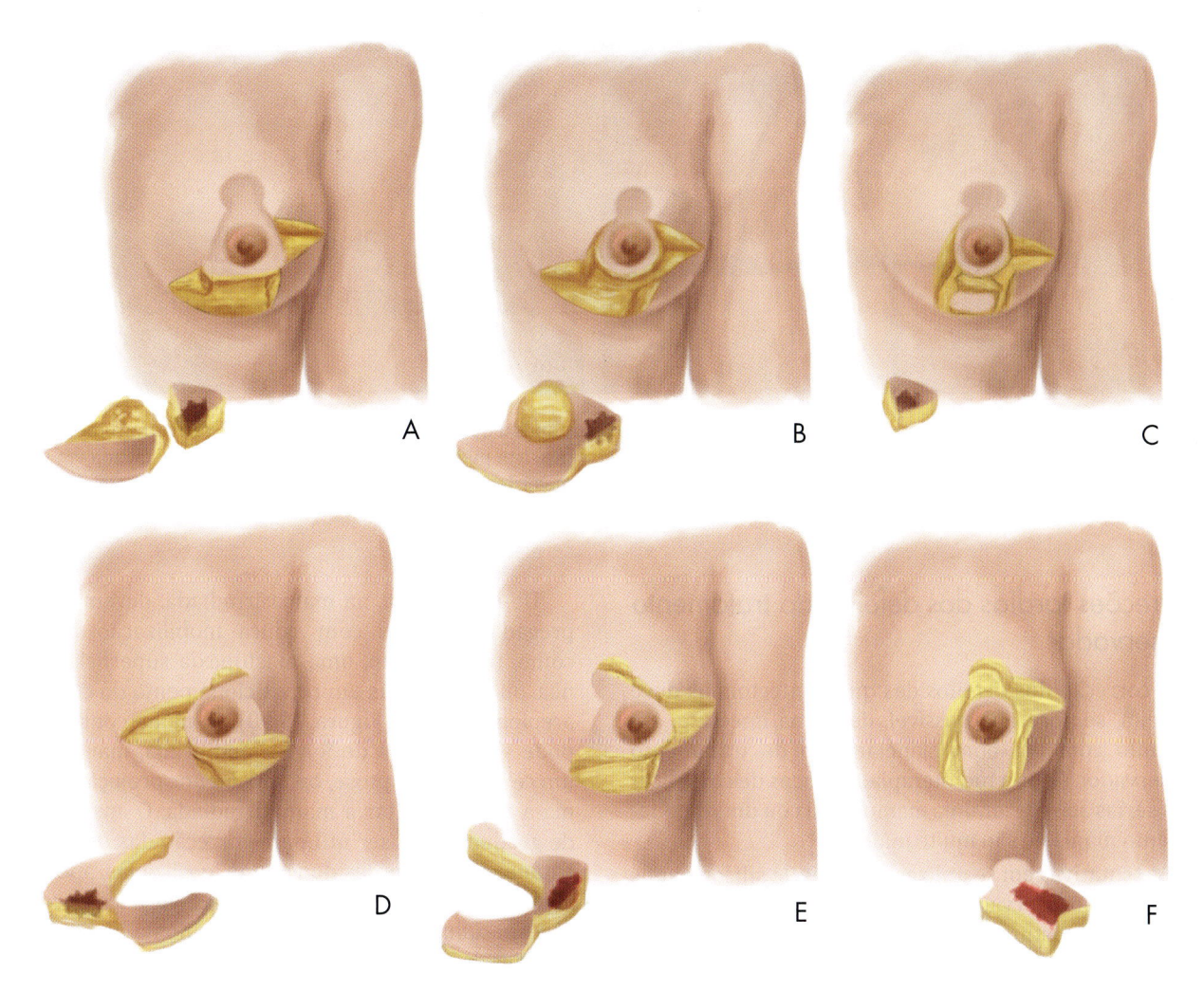

Figura 15.86 Exemplos de possibilidades de ressecção assimétrica de pele, seguindo a técnica da compensação geométrica. As figuras **A** e **B** mostram pedículos superiores, que são preferíveis quando a distância entre o ponto A e o mamilo tem menos de 10 cm. A figura **C** mostra um pedículo superior para a aréola e um pedículo inferior modificado, independente, desepitelizado, para preservar um pouco do volume da mama e dar mais projeção, em caso de mamas pequenas. As Figuras **D**, **E** e **F** mostram, respectivamente, o pedículo superomedial, superolateral e o inferior, projetados de acordo com a melhor fonte de vascularização da aréola e a depender da localização e do tamanho do tumor.

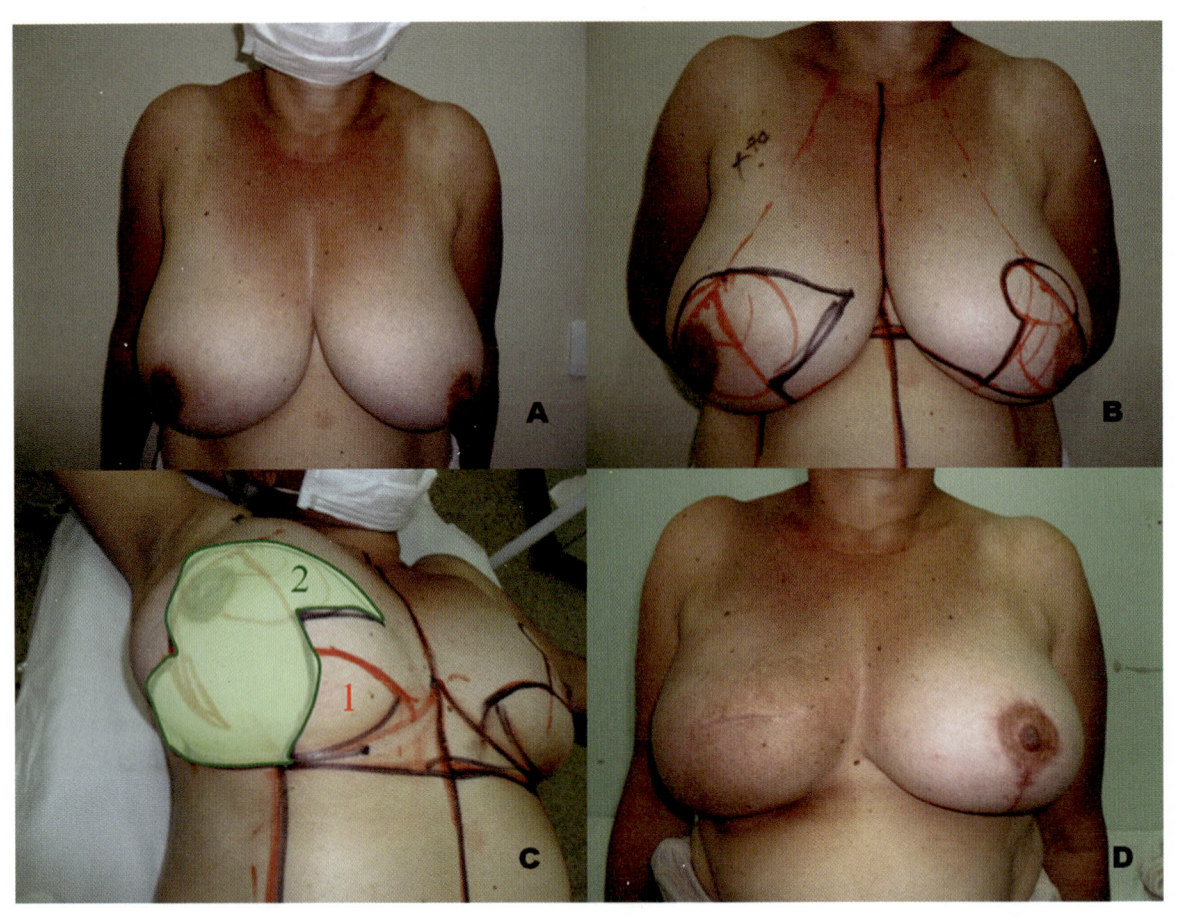

Figura 15.87   Neste caso, foi possível ressecar um tumor de 6,5 cm, após a quimioterapia neoadjuvante, que comprometia o mamilo e o quadrante superior medial da mama direita. Na Figura C, é possível perceber a área a ser ressecada, destacada em verde, e a transferência geométrica da área 1, em vermelho, para a área 2, em verde. Na Figura D, é possível notar a boa simetria após seis meses da radioterapia.

Correções tardias dos defeitos do tratamento conservador

A correção dos defeitos das quadrantectomias deve ser feita, sempre que possível, de forma imediata, em conjunto com um bom planejamento do tratamento conservador. Após a radioterapia, os riscos de complicações sérias ao se fazer uma mamoplastia ou um remodelamento mamário são muito maiores.[15]

As tentativas em se utilizar próteses de silicone após tratamento conservador podem ser desastrosas, pois a prótese não costuma corrigir adequadamente os defeitos parciais e pode até acentuá-los. Além disto, o índice de contratura capsular é alto.[16]

De preferência, na mama irradiada, devem ser empregadas técnicas com pouca mobilização tecidual, como, por exemplo, uma mastopexia superficial, cutânea, ou com apenas um reposicionamento do complexo areolomamilar.[17] (Figura 15.90). A mama contralateral pode ser reduzida de forma modificada, mantendo-se um certo grau de ptose, ou uma menor projeção, de forma a melhor imitar a mama irradiada. O enxerto livre de gordura pode ser útil para correção das depressões cutâneas e das perdas de volume localizadas, apesar de alguns questionamentos sobre sua segurança oncológica, especialmente em casos de carcinoma *in situ*.[18] Nos grandes defeitos parciais, de difícil correção, é preferível completar a mastectomia e fazer a reconstrução total da mama com retalhos miocutâneos[17] (Figura 15.91).

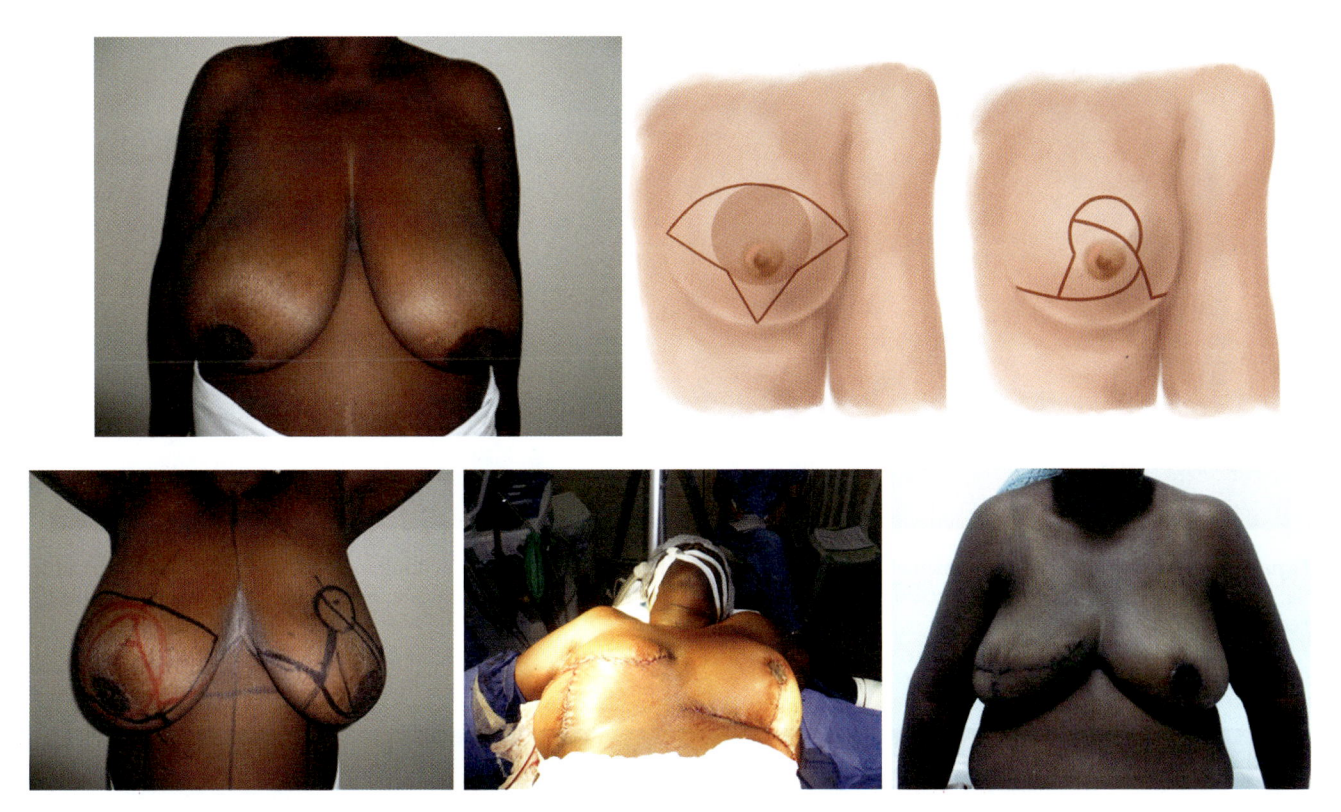

Figura 15.88 Caso anedótico da retirada com margens livres de um tumor que media 14 cm, ocupando mais da metade da mama direita, que progrediu com a quimioterapia neoadjuvante, exemplificando a capacidade da técnica de "compensação geométrica" em corrigir grandes extirpações de pele e de tecido glandular, enquanto mantém satisfatória simetria. Nesta técnica, as áreas de pele e de tecido mamário dos quadrantes inferiores, geralmente ressecadas nas mamoplastias, foram mantidas intactas, enquanto suas medidas geométricas foram matematicamente transferidas para a região tumoral. O aspecto final da cicatriz neste caso foi de "T".

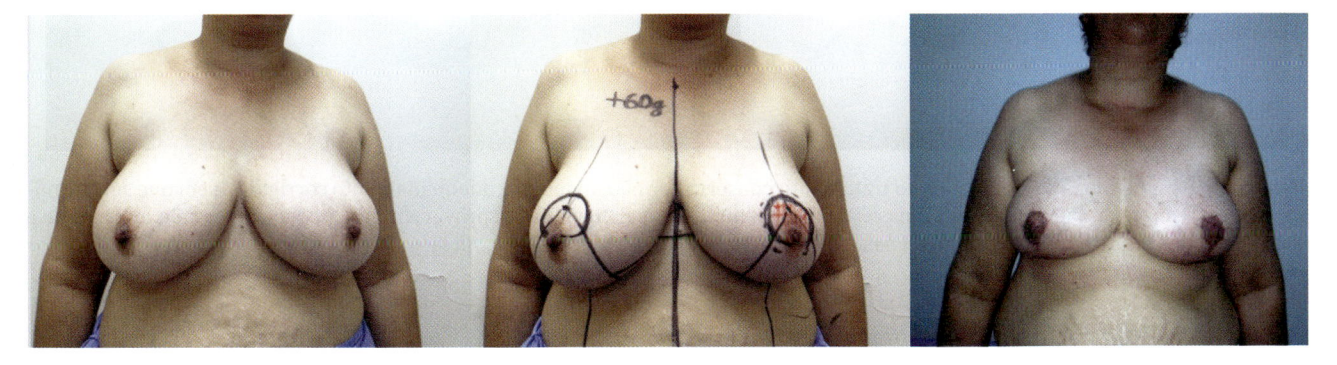

Figura 15.89 Exemplo de um *lug flap* para corrigir a ressecção do quadrante central da mama esquerda. A aréola e o mamilo da mama esquerda foram reconstruídos no momento da quadrantectomia, sobre o retalho, através de um enxerto de pele da aréola e do mamilo contralateral.

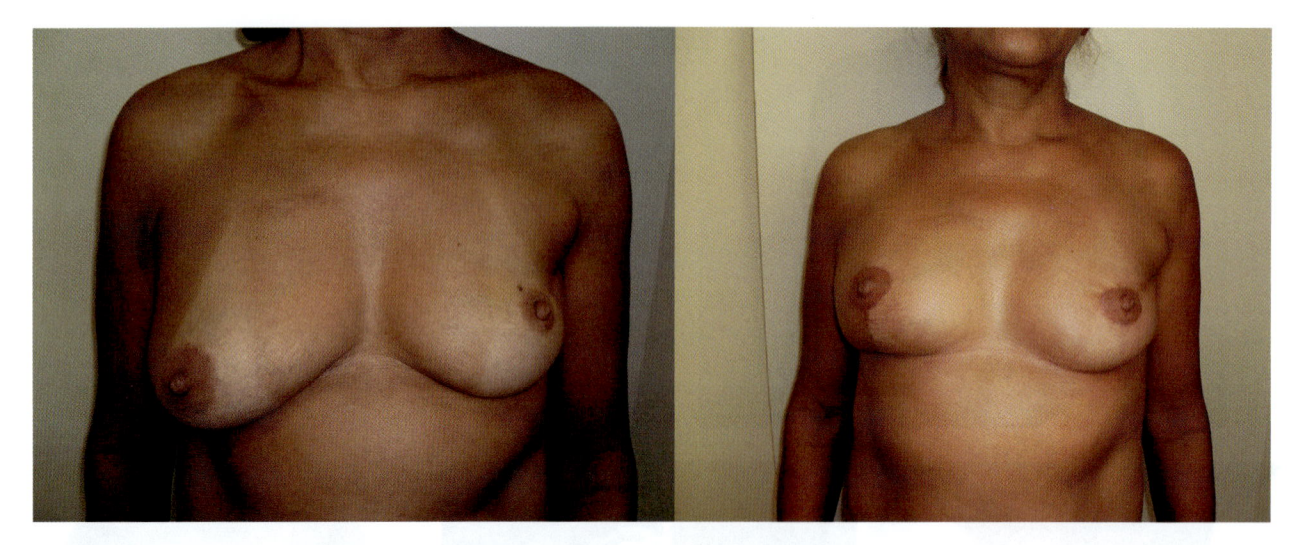

Figura 15.90   Correção tardia da assimetria após tratamento conservador do câncer. Evitou-se grande cirurgia na mama irradiada, pelo risco de complicações. Neste caso, optou-se por reposicionar o mamilo da mama esquerda e por fazer uma mamoplastia redutora contralateral.

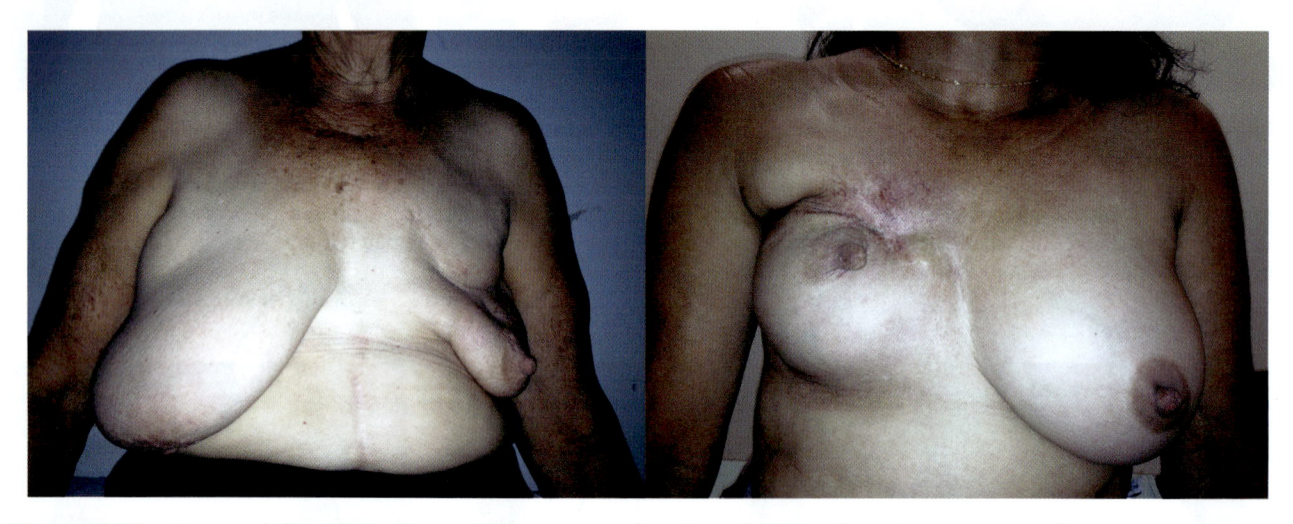

Figura 15.91   Algumas deformidades do tratamento conservador não podem ser adequadamente corrigidas, sem que seja terminada a mastectomia e sem que se faça uma reconstrução total. Estas deformidades provavelmente poderiam ter sido evitadas se a cirurgia oncoplástica estivesse disponível desde o primeiro planejamento cirúrgico oncológico.

REFERÊNCIAS BIBLIOGRÁFICAS

1. Clough KB, et al. Oncoplastic techniques allow extensive resections for breast-conserving therapy of breast carcinomas. Ann Surg 2003; 237(1):26-9.

2. Fisher B, et al. Twenty-year follow-up of a randomized trial comparing total mastectomy, lumpectomy, and lumpectomy plus irradiation for the treatment of invasive breast cancer. N Engl J Med 2002; 347(16):1233-7.

3. Veronesi U, et al. Twenty-year follow-up of a randomized study comparing breast-conserving surgery with radical mastectomy for early breast cancer. N Engl J Med 2002;347(16):1227-32.

4. Houssami N, et al. Meta-analysis of the impact of surgical margins on local recurrence in women with early-stage invasive breast cancer treated with breast-conserving therapy. Eur J Cancer 2010;46(18): 3219-25.

5. Kaur N, et al. Comparative study of surgical margins in oncoplastic surgery and quadrantectomy in breast cancer. Ann Surg Oncol 2005;12(7):539-43.

6. Audretsch W, Andree C. Is mastectomy still justified--and if, in which patients? Onkologie 2006;29(6):243-8.

7. Rietjens M, et al. Long-term oncological results of breast conservative treatment with oncoplastic surgery. Breast 2007;16(4):387-9.

8. Losken A, et al. A meta analysis Comparing breast conservation therapy alone to the oncoplastic technique. Ann Plast Surg 2014;72(2):145-9.

9. Kramer S, et al. Breast-conserving treatment of breast cancer--oncological and reconstructive aspects. Gynakol Geburtshilfliche Rundsch 2008;48(2):56-8.

10. Ribeiro L. Pedículo II. In: Ribeiro L, editor. Pedículos em mamoplastia. Atlas e texto. Rio de Janeiro: Guanabara Koogan; 2005. p. 51.

11. Benelli L. A new periareolar mammaplasty: the "round block" technique. Aesthetic Plast Surg 1990;14(2):93-8.

12. Paulinelli RR, et al. Double independent pedicle oncoplastic mammaplasty: a technique for breast preservation. Rev Bras Mastologia 2012;22(1):25-30.

13. Paulinelli RR, et al. Oncoplastic mammaplasty with geometric compensation-a technique for breast conservation. J Surg Oncol 2014;110(8):912-8.

14. Daher JC. Breast island flaps. Ann Plast Surg 1993;30(3):217-20.

15. Parrett BM, et al. Breast reduction in the irradiated breast: evidence for the role of breast reduction at the time of lumpectomy. Breast J 2010;16(5):498-103.

16. Rietjens M, et al. Breast conservative treatment in association with implant augmentation and intraoperative radiotherapy. J Plast Reconstr Aesthet Surg 2006;59(5):532-8.

17. Clough KB, et al. Reconstruction after conservative treatment for breast cancer: cosmetic sequelae classification revisited. Plast Reconstr Surg 2004;114(7):1743-9.

18. Petit JY, et al. Evaluation of fat grafting safety in patients with intra epithelial neoplasia: a matched-cohort study. Ann Oncol 2013;24(6): 1479-84.

15.9.6 Lipofilling

■ Mauricio de Aquino Resende

■ INTRODUÇÃO

Lipofilling é o nome que se dá ao processo de "enchimento" por gordura autóloga, de uma determinada região, com o propósito de remodelamento, alterando-se a forma, a consistência, o volume ou o perfil de uma determinada região. No caso da cirurgia mamária, inicialmente o processo foi utilizado como auxiliar para preenchimento de pequenos defeitos ou pequenas assimetrias, e seu uso se expandiu nos dias atuais até mesmo para a reconstrução total de uma mama apenas pela injeção de gordura.

Historicamente, o uso de gordura na mama iniciou-se com Czerni,[1] um cirurgião alemão que, no ano de 1895, transplantou um volumoso lipoma da região lombar de uma paciente para correção de defeito mamário. Ali nascia uma ideia. Em 1980, Bircoll e Novack[2] preconizavam a obtenção de material gorduroso e a sua injeção nas mamas, o que gerou muitas críticas na Sociedade Americana de Cirurgiões Plásticos. Em 2007, Coleman et al.,[3] em estudo mais elaborado, descreveram solução específica a ser infiltrada na área doadora e apresentaram o resultado bem documentado com fotografias seriadas de 17 procedimentos de aumento e reconstrução mamária, usando-se enxerto de gordura autóloga.

Atualmente, o lipofilling em cirurgia mamária pode ser utilizado para correção de defeitos ou assimetrias decorrentes de procedimentos conservadores oncológicos (ou não), melhorar volume ou cobertura em implantes que foram utilizados para reconstruções, correção de retrações cicatriciais e reconstrução completa da mama apenas com gordura.

■ TÉCNICA DO PROCEDIMENTO

O processo de obtenção do material adiposo, por meio da aspiração, como a injeção na mama ou no plastrão, poderá ser realizado sob anestesia local ou anestesia geral ou bloqueio peridural ou raquianestesia, mas, na minha visão pessoal, a anestesia geral é a que traz mais conforto para a equipe médica e para a paciente. A manipulação com movimentos repetitivos é queixa frequente de desconforto.

Importante definirmos como áreas doadoras aquelas que apresentem tecido gorduroso a ser aspirado. Para isso, normalmente se elege a parede anterior do abdome, regiões trocantéricas (culotes) e porção interna das coxas e joelhos, que são naturalmente locais onde existem maiores depósitos de gordura. Nesses locais, é injetada a "solução tumescente de Klein",[3] formada pela mistura de 500 mL de ringer lactato com 1 cc de epinefrina a 1:500.000. Anestésico local poderá ser adicionado na fração de 50 mL de mepivacaína, se o objetivo for aspirar o material gorduroso, apenas, sob anestesia local. Após a injeção, aguarda-se cerca de 15 minutos para que haja a ação do vasoconstritor e do anestésico. A técnica do procedimento, segundo Coleman et al.,[4] consistirá em aspirar o material, com seringa e à baixa pressão. Essa aspiração poderá também ser feita por bombas, com resultados discrepantes na literatura em relação à viabilidade dos adipócitos quando comparadas com a aspiração manual com seringas. Utilizamos seringas na nossa prática para aspiração.

O uso de cânulas mais grossas, como as de 6 mm demonstradas por Erdim et al.;[5] preservam mais os adipócitos do que cânulas mais finas. Os autores evidenciaram maior viabilidade celular nessas cânulas quando comparadas com as de diâmetros menores, como 2 e 4 mm.

Após a lipoaspiração, o material deverá ser processado. O que nos interessa é o conteúdo adiposo apenas, segundo a descrição original de Coleman, que é a técnica que usamos; o material é aspirado com seringas de 10 mL usando-se a cânula de dois furos. O êmbolo é retirado, e essas seringas são tampadas e colocadas em tubos de ensaio esterilizados e levados à centrifugação a 3 mil rotações, durante três minutos.

Após a centrifugação, retiram-se essas seringas dos tubos de ensaio, e teremos identificadas três frações. O material sobrenadante é formado por óleo, presente do rompimento de adipócitos. Esse material deverá ser descartado. Derramamos esse material e, com o auxílio de pequenas bolinhas de gazes, retiramos o máximo possível. A porção mais inferior é formada de soro e elementos figurados do sangue, um material bastante fluido, que igualmente deverá ser desprezado. Conseguimos isto simplesmente pela abertura da extremidade da seringa que foi tampada para ser colocada na centrífuga (no local onde conectamos o canhão da agulha). Esse material irá escorrer até sua saída ser interrompida naturalmente pelo material adiposo que é mais denso. E é esse o material que nos interessa. Através de transferidor, passamos esse material para pequenas seringas de 3 mL e procedemos à sua injeção.

Pequenas incisões cutâneas de 2 mm, realizadas com bisturi número 11, são realizadas para as entradas das agulhas de injeção. Devemos raciocinar que estamos "semeando" aquele material e que essas células, para apresentarem maior viabilidade, devem receber suporte nutricional; por isto, essa injeção deverá ser feita "em linhas" e jamais formando grandes lagos de gordura pois, nesses casos, fatalmente a incidência de necrose gordurosa deverá ser muito maior. Essa injeção será feita em planos, podendo atingir camadas mais profundas, como, por exemplo, a musculatura peitoral, em casos em que se deseja obter volumes maiores. Trata-se de um trabalho artístico e, nesse tempo, vamos moldando até obtermos o volume e o aspecto desejado.

Teremos em mente que uma parte daquele material injetado será reabsorvido ou sofrerá necrose, daí porque a injeção deve ter um volume cerca de 20% a 50% a mais em relação ao que se deseja como resultado final.

Após o procedimento, a mama deverá ser modelada com a forma que se deseja, usando-se fitas microporosas e sutiã sem costuras.

■ SEGURANÇA

Considerando-se que o material injetado necessitará de boa nutrição, deve-se dar atenção especial às pacientes diabéticas, tabagistas e idosas. Chirapappa,[6] em trabalho realizado no Instituto Europeu de Oncologia, encontrou maior ocorrência de liponecrose, algumas delas exigindo drenagem cirúrgica. Nessas, sugere cautela, redução de volume a ser injetado e acompanhamento muito próximo, especialmente nos 15 dias após o procedimento.

Ribuffo et al.[7] não mais verificaram ulceração e exposição do implante, após realizar uma ou duas sessões de lipofilling nos seis primeiros meses após a radioterapia, nas pacientes que foram submetidas à reconstrução com próteses ou expansores. Sua taxa das referidas complicações, sem o enxerto de gordura, girava em torno de 31,25%, demonstrando importante efeito protetor.

Alguns centros procuraram enriquecer o material aspirado, com soluções disponíveis para esse fim no mercado, com o propósito de aumentar a segurança nos procedimentos de aumento mamário, mas Peltoniemi et al.[8] não evidenciaram melhora dos seus resultados – essa, evidenciada quando se usou gordura.

Rigio et al.[9] estudaram pacientes em estágio I e II do câncer mamário, submetidas à mastectomia, e encontraram discreto aumento de recidivas locais nas pacientes em estágio II.

Petit et al.,[10] entre 1997 e 2008, realizaram trabalho retrospectivo com 321 pacientes que foram submetidas à reconstrução e, para cada paciente, escolheram duas outras pacientes com o mesmo perfil que não fizeram lipofilling; 89% dos tumores eram invasivos, e a média de seguimento foi de 56 meses da cirurgia e de 26 meses do lipofilling. Nesses grupos, encontraram incidência de recidiva do câncer aumentada no grupo das pacientes com carcinoma in situ. Esses mesmos resultados não foram evidenciados em trabalho multicêntrico realizado por Petit et al.,[11] em análise com 646 procedimentos, assim como no estudo de Gale et al.,[12] no Reino Unido, em uma série de 328 mulheres. Grande estudo de metanálise com dados eletrônicos publicados de 1986 a 2014, englobando 3.624 pacientes em 35 estudos, foi realizado por Agha et al.[13] que, igualmente, não encontraram diferenças oncológicas nos grupos das mulheres que realizaram (ou não) o lipofilling.

■ SATISFAÇÃO DAS PACIENTES

O grande objetivo do lipofilling é a geração de satisfação nas pacientes, quer seja por correção de pequenos defeitos, quer seja pela recomposição de todo o volume mamário. Cigna et al.[14] encontraram uma média de satisfação das pacientes do seu estudo em 5,2 pontos no período pré-operatório, passando a 7,9 e 7,2 pontos depois de um e seis meses após a realização do procedimento, o que demonstra importante ganho. Schultz et al.,[15] por meio de questionário realizado em 44 pacientes, também evidenciaram que elas referiam grande melhoria de irregularidades mamárias, ganho na forma, melhoria na consistência e aumento de volume.

■ ARTEFATOS CLÍNICOS E RADIOLÓGICOS

O uso de gordura autóloga foi iniciado na década de 1980, porém foi descontinuado pelo aparecimento de calcificações, o que poderia gerar confusões quanto ao diagnóstico radiológico.

Constantini et al.[16] estudaram 24 pacientes com avaliação clínica, ultrassonográfica (US), mamográfica (MAM) e por ressonância magnética (RM), no período pré-operatório, após seis e 12 meses do procedimento. Cistos oleosos foram evidenciados em 23 pacientes e foram melhor identificados ao US. Liponecrose foi melhor identificada à RNM, e calcificações foram melhor vistas pela MAM. Nesse estudo, a liponecrose esteve diretamente relacionada ao volume injetado e, segundo os autores, o procedimento não interfere com o diagnóstico radiológico. Resultados e conclusões semelhantes foram obtidos por Veber et al.,[17] que inclusive não encontraram mudanças na classificação BI-RADS antes e após o procedimento.

■ CONCLUSÕES

O lipofilling é técnica relativamente nova, mas com grande perspectiva de ser mais utilizada nas cirurgias mamárias reconstrutivas totais ou parciais, demonstrando ser extremamente segura e com poucas complicações. Trabalhos de avaliação e resultados a longo prazo ainda deverão ser realizados para que tenhamos conclusões mais sólidas. Por ser procedimento de baixo custo, podendo ser, na maioria dos casos, realizado em regime de hospital-dia, além de agregar importante satisfação às pacientes, acreditamos que deva haver no futuro aumento na sua utilização na prática diária. Talvez a melhor manipulação da gordura aspirada com mais apurada seleção e purificação do material a ser injetado seja um ponto importante a ser trabalhado, para que um menor número de complicações possa estar associado ao procedimento.

REFERÊNCIAS BIBLIOGRÁFICAS

1. Czerny V. Plastischer Ersatz der Brustdruse durch ein Lipom. Zentralbl Chir 1895;27:72-5.

2. Bircoll M, et al. Autologous fat transplantation employing liposuction techniques. Ann Plast Surg 1987;18(4):327-9.

3. Klein JA, The Tumescent Technique.Anesthesia and modified liposuction Technique. Dermatol Clin 1990;8(3):425-37

4. Coleman SR, et al. Fat grafting to the breast revisited: safety and efficacy. Plast Reconstr Surg 2007;119(3):775-85.

5. Erdim M, et al. The effects of the size of liposuction cannula on adipocyte survival and the optimum temperature for fat graft storage: an experimental study. J Plast Reconstr Aesthet Surg 2009; 62(9): 1210-4.

6. Chirapappa P, et al. Evaluation of lipofilling safety in elderly pacients with breast cancer. Plast Reconstr Surg Glob Open 2015;3(7):e441.

7. Ribuffo D, et al. Treatment of irradiated Expanders: Protective lipofilling allows immediate prosthetic breast reconstruction in the setting of postoperative radiotherapy. Aesthetic Plast Surg 2013;37(6):1146-52.

8. Peltoniemi HH, et al. Stem Cell enrichment does not warrant a higher graft survival in lipofilling of the breast: A prospective comparative study. J Plast Reconstr Aesthet Surg 2013;66(11):1494-503.

9. Rigio E, et al. Oncologic surveillance of breast câncer patients after lipofilling. Aesthetic Plast Surg 2013;37(4)728-35.

10. Petit JY, et al. Locorregional Recurrence risk after lipofilling in breast câncer patients. Ann oncol 2012;23(3):582-8.

11. Petit JY, et al. The oncologic outcome and immediate surgical complications of lipofilling in breast câncer patients; A multicenter Study – Milan-Paris-Lyon experience of 646 lipofilling procedures. Plast Reconstr Surg 2011;128(2):341-6.

12. Gale KL, et al. A case-controlled study of the oncologic safety of fat grafting. Plast reconstr surg 2015;135(5):1263-75.

13. Agha RA, et al. Use of autologus Grafting for breast reconstruction :A systematic review with meta-analysis of oncological outcomes. J Plast Reconstr Aesthet Surg 2015;68(2):143-61.

14. Cigna E, et al. Secondary lipofillingafter breast reconstruction with implants. Eur Rev Med Pharmacol Sci 2012;16(12):1729-34

15. Schultz I, et al. Improved shape and consistency after lipofilling of the breast: patient's evaluation of the outcome. J Plast Surg Hand Surg 2012;46(2):85-90

16. Constantin M, et al. Radiological findings in mammary autologus fat injection: A multi-technique evaluation. Clin Radiol 2013;68(1):27-33

17. Veber M, Tourasse G, Moutran M, Mojallal A, Delay E. Radiographic findings after breast augmentation by autologus fat transfer. Plast Reconstr Surg 2011;127(3):1289-99.

15.10
Reabilitação

■ **Cinira Assad Simão Haddad** ■ **Samantha Karlla Lopes de Almeida Rizzi**

■ INTRODUÇÃO

A Fisioterapia tem a função de restabelecer a função física, evitar e tratar morbidades e garantir à paciente em tratamento do câncer de mama um retorno breve às suas atividades diárias. Deste modo, o fisioterapeuta deve ser inserido na equipe multiprofissional, objetivando a melhor qualidade de vida da paciente.

■ AVALIAÇÃO FISIOTERAPÊUTICA

As avaliações utilizadas pela equipe da Fisioterapia podem constar de dados objetivos e subjetivos e são imprescindíveis para controlar, acompanhar e atuar nas possíveis alterações e/ou complicações que aparecem no decorrer do período do tratamento do câncer de mama. O ideal é que sejam realizadas desde o pré--operatório até a consulta de alta.[1] A avaliação pré-operatória é importante para o fisioterapeuta saber qual a capacidade funcional da paciente antes da cirurgia, com identificação de possíveis alterações como dor, déficit sensorial, limitação de movimento e fraqueza muscular precedentes ao procedimento cirúrgico. Além disso, o contato pré-operatório auxilia no vínculo terapeuta/paciente, proporcionando melhor assiduidade ao tratamento proposto após a cirurgia.[2]

A dor é um dado subjetivo, por se tratar de uma experiência individual, mas pode ser mensurada por escalas, entre elas, a Escala Visual Analógica (EVA) e a Escala Verbal Numérica (EVN). Ambas graduam a intensidade da dor sentida pela paciente, de zero (nenhuma dor) a dez (pior dor já sentida).[3] A sensibilidade cutânea, por sua vez, pode ser avaliada pelo estesiômetro, instrumento que é composto de filamentos de silicone de seis diferentes graduações de espessuras, que representam forças de aplicação na pele, diferenciados por cores.[4]

Com relação ao ombro e cintura escapular, a amplitude de movimento (ADM) de ombro deve ser avaliada objetivamente com o goniômetro, um instrumento de fácil aplicabilidade, que mede em graus o movimento articu-

lar.[4,5] A força muscular (FM) pode ser avaliada por testes manuais simples ou por dinamômetros isocinéticos ou manuais.[6] O dinamômetro manual é prático e mais barato e avalia o pico de força, em quilogramas.[7] Tanto para ADM, quanto para a FM, são avaliados a flexão, extensão, adução, abdução e rotação interna e externa de ombro. Já para averiguar a biomecânica escapular, que pode ser alterada tanto por problemas de movimento e força no pós-cirúrgico, quanto por lesões nervosas durante a cirurgia, avalia-se a presença ou não de escápula alada, por meio do teste de força do serrátil anterior, sendo o mais utilizado o teste de *Hoppenfeld*.[8]

Outra avaliação necessária é a presença de fibrose do coletor linfático, caracterizando a *axillary web syndrome*. Para tanto, a paciente deve estar em decúbito dorsal, com abdução e rotação externa do ombro, extensão de cotovelo e punho em supinação e extensão. O cordão fibroso pode ser visível ou palpável, e a paciente referirá dor.[9] A postura corporal de todas as pacientes também deve ser analisada, por avaliação visual ou por programas específicos como o Posturograma, Sapo ou biototogrametria computadorizada, já que compensações posturais são comuns no pós-operatório.[10,11]

A investigação da presença do linfedema pode ser feita pela volumetria e pela perimetria, porém, este último, além de ter correlação clínica com a volumetria, é um método mais prático. São medidas feitas em locais pré-determinados do membro superior e comparadas ao membro contralateral. Diferenças com mais de dois centímetros entre os membros são indícios de presença de linfedema, embora a avaliação total desta patologia tenha que englobar a presença de fibroses e queixa de peso no braço.[12]

Avaliações subjetivas também podem fazer parte da conduta fisioterapêutica, entre elas, alguns questionários já validados pela literatura, como de qualidade de vida, função de membro superior, fadiga, qualidade de sono e imagem corporal.

■ ATENDIMENTO FISIOTERAPÊUTICO PÓS-OPERATÓRIO RECENTE

A fisioterapia em pós-operatório de câncer de mama deve ser iniciada de forma precoce, no dia seguinte à cirurgia, sem risco de aumento de formação de seroma e deiscência.[13] O fisioterapeuta deve estar atento ao padrão respiratório da paciente e intervir com fisioterapia respiratória sempre que necessário.[14] Além disso, deve trabalhar junto com a equipe interdisciplinar na otimização da alta hospitalar, com estímulo à deambulação. Neste momento, também são iniciados exercícios de amplitude de movimento de ombro no limite da dor da paciente, sem necessidade de limitar o movimento em 90° de elevação de ombro,[15] exceto nas reconstruções imediatas, cuja amplitude máxima permitida deve ser discutida com a equipe de cirurgia plástica. Pacientes submetidas a reconstrução mamária com retalho muscular devem evitar estiramento da zona doadora por 15 dias. No caso do retalho abdominal, a paciente deve manter postura com leve flexão de tronco durante esse período.[14]

Após alta hospitalar a paciente deve ser acompanhada ambulatorialmente com objetivo de recuperação da capacidade funcional pré-operatória e prevenção de complicações inerentes ao tratamento cirúrgico e adjuvante. Os exercícios devem ser intensificados após retirada do dreno, geralmente uma semana após a cirurgia, com ganho de amplitude de forma progressiva.[16] Neste momento, a automassagem linfática e os autocuidados com a pele podem ser orientados à paciente que realizou abordagem axilar (linfonodectomia ou biópsia do linfonodo sentinela). Após a retirada dos pontos, cerca de 15 dias após a cirurgia em média, a paciente já pode ser liberada a realizar pequenas atividades domésticas, desde que com cicatrização adequada. Cerca de um mês após o procedimento cirúrgico, podem ser iniciados exercícios de fortalecimento com cargas progressivas, conforme tolerância da paciente. Em caso de ausência de complicações, a paciente pode ser liberada a retornar a todas as atividades diárias e esportivas em 3 meses.

■ ATENDIMENTO FISIOTERAPÊUTICO NAS COMPLICAÇÕES FÍSICAS NO TRATAMENTO DO CÂNCER DE MAMA

As principais complicações precoces no pós-operatório de câncer de mama são deiscência e seroma.[2] Apesar de a fisioterapia não ser o fator causal dessas alterações, uma vez presentes, o fisioterapeuta deve restringir temporariamente movimentação de ombro em grandes amplitudes. O seroma e a linfocele (encapsulamento do seroma) podem ser tratados pelo fisioterapeuta com curativo compressivo local, se necessário.[14]

Retrações e aderências cicatriciais podem ocorrer dependendo do padrão cicatricial da paciente, principalmente se esta evoluiu com deiscência, o que pode ocasionar dor e limitação de ADM. A terapia manual, com manobras miofasciais, auxilia a restauração da mobilidade tecidual e reversão desse quadro. Um outro fator causal de restrição de movimento, geralmente associado a dor, é a presença de fibrose de coletor linfático. Esses cordões fibrosos, de fisiopatologia desconhecida, podem estar presentes na axila, no tórax, no braço e no antebraço. Apesar de alguns autores relatarem remissão espontânea em meses, podem ser tratados com movimentação ativa em grandes amplitudes e massagem transversa profunda.[14]

A ADM de ombro pode permanecer reduzida após meses da cirurgia, caracterizando uma complicação adquirida. Nesses casos, a paciente deve ser conduzida a tratamento mais intensivo, de pelo menos duas vezes por semana, com terapia manual, exercícios de alongamento e fortalecimento. A perda da força muscular geralmente acompanha a restrição de movimento e pode prejudicar a função do membro superior, principalmente para músculos adutores, flexores e rotadores internos de ombro. Deste modo, os exercícios de fortalecimento de toda a cintura escapular devem fazer parte da reabilitação da paciente e a carga deve respeitar o limite individual, sendo progressivamente aumentada. Tais exercícios não só aumentam ou mantêm a força muscular, como também previnem o aparecimento ou até ajudam no tratamento do linfedema, pela melhora da bomba muscular que impulsiona o sistema linfático.[17]

Dor é sintoma comum em pacientes operadas por câncer de mama. Pode ser consequência de lesão tecidual (músculos e ligamentos) ou neuropática (por lesão nervosa). Tende a reduzir progressivamente após a cirurgia, no entanto, em caso de perdurar por mais de três meses, caracteriza-se como Síndrome Dolorosa Pós-Mastectomia (SDPM). O tratamento fisioterapêutico para esta síndrome pode consistir de massoterapia, laserterapia, cinesioterapia, crioterapia, TENS e acupuntura.[14]

No tratamento do câncer de mama, podem ocorrer lesões nervosas e as principais são do nervo intercostobraquial e torácico longo. O intercostobraquial é responsável pela sensibilidade cutânea da axila, região medial e posterossuperior do braço. A lesão está associada geralmente à hipoestesia dessa região, apesar de em alguns casos ocorrer hiperestesia. O tratamento fisioterapêutico consiste em estímulos de diferentes texturas para sensibilização ou dessensibilização da região alterada. A drenagem linfática manual também pode ser usada para melhorar o sintoma de hipoestesia.[18]

O nervo torácico longo é responsável pela inervação do músculo serrátil anterior, importante estabilizador e rotador da escápula. Quando lesado, ocorre escápula alada pela paralisia do serrátil anterior e desestabilização da cintura escapular, dor e limitação de flexão e abdução de ombro. O tratamento preconizado é fortalecimento de cintura escapular, principalmente de trapézio e deltoide, alongamento de musculatura antagonista ao serrátil, uso de fitas adesivas para propriocepção da região escapular e TENS para alívio da dor.[8]

Alterações posturais, com certa frequência, aparecem ou se acentuam nas pacientes operadas por câncer de mama; pode ser por dor, pela diferença de peso na falta de uma das mamas ou compensações de movimento. Geralmente, apresentam anteriorização de tronco e cabeça e rotação interna de ombros. A fisioterapia pode intervir com prevenção e tratamento, por meio de orientações, propriocepção, cinesioterapia e técnicas posturais específicas que promovam uma melhor consciência corporal.[10, 11]

Quando há o aparecimento do linfedema, a intervenção fisioterapêutica se faz necessária. O linfedema é o edema causado por deficiência do sistema linfático, no qual há acúmulo de líquido e proteínas no espaço intersticial. O tratamento se baseia na terapia física complexa ou terapia descongestiva, constando de drenagem linfática manual, enfaixamento compressivo, exercícios linfomiocinéticos e orientações de cuidado com a pele. A pressoterapia também pode compor a intervenção. Na fase intensiva, as sessões devem ser frequentes para maior redução do edema e da fibrose; já na fase de manutenção, deve haver uso de luvas elásticas compressivas regularmente. É importante que a realização destes procedimentos seja feita por profissionais especializados, pois trata-se de condutas específicas e com uma certa complexidade.[19] Literaturas recentes defendem exercícios com fortalecimento muscular para ajudar no tratamento e até na prevenção desta patologia.[17]

■ FISIOTERAPIA NO TRATAMENTO ADJUVANTE

Endocrinoterapia

O tratamento endócrino é indicado a pacientes com receptores hormonais positivos e está associado a efeitos colaterais, dentre os quais fogachos, osteopenia/osteoporose, fraturas patológicas, trombose e artralgia.[20] A fisioterapia pode auxiliar no controle desses sintomas com o uso de massoterapia, eletroterapia, cinesioterapia, laserterapia, acupuntura e exercícios aeróbios.

Quimioterapia

A quimioterapia traz muitos efeitos colaterais e, entre tantos, se exaltam as náuseas e vômitos, fadiga,

neuropatia periférica e mucosites. A terapêutica pela fisioterapia engloba eletroterapia ou acupuntura para alívio de náuseas, cinesioterapia ou exercícios aeróbios para a fadiga, técnicas de dessensibilização nas áreas com neuropatia e laserterapia para mucosites.[21,22]

Radioterapia

O tratamento com a radioterapia causa problemas localizados, principalmente com a pele, que pode perder sua elasticidade e resultar em retrações e aderências. Além disso, há casos em que se desenvolve a radiodermite, que pode caracterizar-se desde uma inflamação até uma queimadura grave da pele. Desta maneira, a fisioterapia atua principalmente na manutenção dos movimentos para evitar ou tratar a aderência da pele e cicatriz, além de massoterapia.[4,5,6] A laserterapia pode ter efeitos benéficos na radiodermite, mas ainda tem sua aplicabilidade em contradição, por tratar-se de áreas com possíveis células tumorais.[23]

Fisioterapia nos cuidados paliativos

O tratamento da paciente em cuidados paliativos deve ser baseado no alívio dos sintomas e na preservação da capacidade funcional, tendo como objetivo o conforto e o bem-estar. O fisioterapeuta atua principalmente no controle da dor, dos sintomas respiratórios e da fadiga.

A dor é um dos sintomas mais temidos e incapacitantes. Em cuidados paliativos, existe o conceito de dor total, levando-se em conta os fatores psicossociais associados à dor física. Os recursos fisioterapêuticos atuam como complemento ao tratamento farmacológico da dor oncológica. O TENS reduz o uso de analgésicos e seus efeitos colaterais, com reposta em até 70% de pacientes com dor crônica no primeiro ano de uso. O calor e o frio podem ser utilizados para tratamento de dores musculares e articulares. A cinesioterapia promove melhora do controle neuromuscular, com redução da dor e da instabilidade associadas ao desuso, e massagem promove relaxamento muscular e sensação de conforto.[24]

Os principais sintomas respiratórios em pacientes em cuidados paliativos são dispneia, tosse e hipersecreção. O objetivo da atuação fisioterapêutica é manter as vias aéreas pérvias e ventilação adequada, com utilização de exercícios respiratórios, posicionamento adequado da paciente, manobras de higiene brônquica, tosse assistida, mobilização e alongamento dos músculos da caixa torácica e incentivadores respiratórios. A oxigenoterapia é indicada em caso de hipoxemia, e a ventilação não invasiva traz redução mais rápida da dispneia e melhora da hipercapnia, sendo um recurso importante, no entanto, muitas vezes não tolerado pela paciente. Pacientes muito secretivas e com tosse ineficaz podem não conseguir expectorar. A aspiração traqueal deve ser discutida com a paciente e com a família, por ser um procedimento doloroso e desconfortável.[24]

A fadiga e a fraqueza relacionadas ao câncer podem ser decorrentes da doença em si ou consequência do tratamento. O fisioterapeuta atua com melhora da força muscular e da capacidade funcional por meio da cinesioterapia e exercícios aeróbios. Apesar de a literatura atual constatar redução da fadiga apenas com realização de 9 horas de exercícios semanais, por no mínimo 6 semanas, exercícios de fortalecimento em pacientes hospitalizadas promovem melhora do tônus e menor consumo de oxigênio nas atividades diárias, com impacto na função respiratória e cardiovascular.[25]

REFERÊNCIAS BIBLIOGRÁFICAS

1. Amaral MT, et al. Avaliação fisioterapêutica na oncologia mamária. In: Marques AA, et al. Tratado de fisioterapia em saúde da mulher. São Paulo: Roca; 2011.
2. McNeely ML, et al. A prospective model of care for breast cancer rehabilitation: postoperative and postreconstructive issues. Cancer 2012;118(8 Suppl):2226-8.
3. Silva JA, et al. Avaliação e mensuração da dor: pesquisa, teoria e prática. Ribeirão Preto: FUNPEC; 2006.
4. Silva MP, et al. Complicações pós-cirúrgicas e abordagem fisioterapêutica. In: Marques AA, et al. Tratado de fisioterapia em saúde da mulher. São Paulo: Roca; 2011.
5. Nesvold IL, et al. Arm and Shoulder morbidity in breast cancer patients after breast-conserving therapy versus mastectomy. Acta Oncologica 2008; 47(5):835-42.
6. Blomquivist L, et al. Evaluation of arm and shoulder mobility and strength after modified radical mastectomy and radiotherapy. Acta Oncologica 2004;43(3):280-5.
7. Harrington S, et al. Comparison of shoulder flexibility, strength, and function between breast cancer survivors and healthy participants. J Cancer Surviv 2011;5(2):167-72.
8. Mastrella AS, et al. Winged scapula after axillary clearance in the treatment of breast câncer. Revista Brasileira de Cancerologia 2009; 55(4):397-102.
9. Lacomba MT, et al. Axillary web syndrome after axillary dissection in breast cancer: a prospective study. Breast Cancer Res Treat 2009;117(3):625-30.
10. Barbosa JAN, et al. Evalution of body posture in women with breast cancer. Rev Bras Ginecol Obstet 2013; 35 (5):215-9.
11. Haddad CAS, et al. Assessment of posture and joint movements of the upper limbs of patients after mastectomy and lymphadenectomy. Einstein. 2013;11(4):426-9.
12. Bevilacqua JL, et al. Nomograms for predicting the risk of arm lymphedema after axillary dissection in breast cancer. Ann Surg Oncol 2012;19(8):2580-8.
13. McNeely ML, et al. Exercise interventions for upper-limb dysfunction due to breast cancer treatment. Cochrane Database of Systematic Reviews 2010;(6):CD005211.
14. Bergmann A, et al. Fisioterapia em mastologia oncológica: rotinas do Hospital do Câncer III / INCA. Rev Bras Cancerol 2006; 52(1): 97-102.
15. Silva MPP, et al. Shoulder movement after surgery for invasive breast carcinoma: randomized controlled study of postoperative exercises. Rev Bras Ginecol Obstet 2004;26(2):125-9.
16. Petito EL, et al. Application of a domicile-based exercise program for shoulder rehabilitation after breast cancer surgery. Rev Latino-Am Enfermagem 2012;20(1):1-9.
17. Cheema BS, et al. Safety and efficacy of progressive resistance training in breast cancer: a systematic review and meta-analysis. Breast Cancer Res Treat 2014;148(2):249-68.
18. Ornelas FA, et al. Sensory analysis in the conventional post-surgery for breast cancer. Rev Bras Mastol 2009;19(2):53-9.
19. International Society of Lymphology. The diagnosis and treatment of peripheral lymphedema: 2013 consensus document. Lymphology 2013;46(1):1-11.
20. Hind D, et al. Hormonal therapies for early breast cancer: systematic review and economic evaluation. Health Technol Assess 2007; 11(26):1-134.
21. Tonezzer T, et al. Transcutaneous Electrical Nerve Stimulation Applied to the PC6 Acupuncture Point, aiming at the Reduction of Antineoplastic Chemotherapy-Induced Nausea/Vomit Symptoms. Rev Bras Cancerol 2012;58(1):7-10.
22. Schmidt ME, et al. Effects of resistance exercise on fatigue and quality of life in breast cancer patients undergoing adjuvant chemotherapy: a randomized controlled trial. Int J Cancer 2014; 137 (2):471-80.
23. Costa MM, et al. Phototherapy 660 nm for the prevention of radiodermatitis in breast cancer patients receiving radiationtherapy: study protocol for a randomized controlled trial. Trials 2014;15:330.
24. Academia Nacional de Cuidados Paliativos. Manual de Cuidados Paliativos, 2012.
25. Almeida EM, et al. Exercício em pacientes oncológicos: reabilitação. Acta Fisiatr 2012;19(2):82-7.

15.11

Aspectos Psicológicos

Cristiane Decat Bergerot · Edvane Birelo Lopes de Domenico

INTRODUÇÃO

O câncer de mama representa um dos tipos de neoplasia maligna mais amplamente estudados no que diz respeito ao impacto biopsicossocial. Tal fato se deve, provavelmente, à alta prevalência na população feminina, afetando mulheres em diferentes faixas etárias e em situações clínicas que se apresentam com diferentes espectros de agressividade e prognóstico.[1]

Sem dúvida, porém, há o fato de ser a mama uma parte do corpo de grande significado e representatividade na vida da mulher, o que a transforma em um órgão associado à própria identidade feminina, com características de sexualidade, feminilidade e também de maternidade. Sendo assim, o presente capítulo discutirá temas acerca dos aspectos psicológicos presentes na trajetória do câncer de mama, com ênfase em alguns fatores de riscos que interferem na adaptação ao diagnóstico e ao tratamento, bem como as recomendações internacionais atuais propostas para garantir o suporte psicológico à paciente, como um importante componente na assistência oncológica.

TRAJETÓRIA PSICOLÓGICA DA EXPERIÊNCIA DO CÂNCER DE MAMA

De modo geral, o diagnóstico do câncer de mama é inesperado. Essa realidade sofreu muitas mudanças nos últimos anos, em grande parte devido às extensas campanhas de esclarecimento e orientações ao público sobre o correto processo preventivo, mas, também, ao avanço científico em se diagnosticar e tratar. Se por um lado existem mulheres que, por desconhecimento, não suspeitam da possibilidade do câncer, ou outras que, quando diante desse medo universal, se "escondem" em um processo íntimo de negação, há ainda aquelas que permanecem sempre muito atentas às alterações de seu corpo. Estas, naturalmente, tendem a ter um diagnóstico mais precoce que as anteriores e, consequentemente, melhor prognóstico – embora essa não seja uma regra absoluta.

A notícia do diagnóstico traz consigo uma forte turbulência. Medo, preocupação e incerteza são manifestações recorrentes tanto no momento do diagnóstico quanto no planejamento terapêutico e no curso do tratamento. Na etapa de diagnóstico, a paciente se depara com informações que impactam o curso de sua própria vida e sobre as quais tem escasso, inexistente ou distorcido conhecimento.[2-3] Durante o planejamento e curso do tratamento há inúmeros conflitos e questionamentos que claramente traduzem a insegurança e as dúvidas relacionadas aos efeitos colaterais das drogas, sua duração, sobrevida, recidiva, progressão da doença e, principalmente, à morte.[2-3] Estes elementos por si só, independentemente da doença orgânica subjacente, favorecem o desequilíbrio emocional e têm grande potencial para deflagrar transtornos de humor nos mais variados graus.

Além disso, a jornada deste câncer não é estática. Isso coloca a paciente diante de constantes mudanças de realidade ocasionadas, em geral, por efeitos colaterais do tratamento, mudança de protocolo, remissão, recidiva e/ou progressão da doença.[4] Há que se considerar que diante de cada mudança é preciso reavaliar objetivos, identificar significados e optar por estratégias de enfrentamento que a auxiliem na adaptação (com foco no significado), sustentando a percepção de controle com renovação do senso crítico de propósito e relevância.[5] No começo dessa jornada, a procura da paciente é por informações que sirvam de referências e que permitam a ela avaliar a gravidade de sua condição (estratégia de enfrentamento focada no problema). No entanto, sempre que a paciente se depara com informações ou condições desfavoráveis, inicia-se um processo de reavaliação (estratégia que 'personaliza a probabilidade').[4-5]

Atualmente, é possível abordar este tipo de demanda de diferentes formas e utilizando diversas estratégias, cujas evidências de eficácia são as mais variáveis. Nesse sentido, observa-se um movimento em busca de uma sistematização de ações em Psicologia, que seja abrangente e que consiga minimizar diferentes contextos sociais e culturais, com priorização do foco em aspectos clínicos, psicológicos e humanos.

Sensíveis à demanda de como a paciente diagnosticada reage às inúmeras mudanças ocasionadas por esse diagnóstico e tratamentos subsequentes, foi proposta pela *National Comprehensive Cancer Network* (NCCN) a utilização do termo *distress*, com o intuito de englobar os impactos de ordem física, emocional, familiar e social, prática, espiritual e informativa (conteúdos que a paciente detém sobre sua condição).[6] Não se trata de um termo clínico preciso que conste no Manual Diagnóstico e Estatístico de Transtornos Mentais,[7] mas de um conceito multidimensional e com múltiplos domínios[8], capaz de traduzir uma definição que abrange critérios clínicos significativos.[9] Isso permite identificar tipos de transtornos de humor, incluindo Depressão Maior e Transtorno de Adaptação.[9]

O *distress* é definido como uma "experiência emocional desagradável e multifatorial, de natureza psicológica, social e/ou espiritual, que pode interferir na habilidade de lidar efetivamente com o câncer, os sintomas físicos e o tratamento".[4-6] A identificação do *distress* é viável por meio de ferramentas específicas; desta forma é possível avaliar e quantificar níveis de *distress* variáveis durante todo o curso da doença, incluindo momentos específicos como o diagnóstico, o tratamento, seguimento, recidiva e/ou progressão da doença e nos cuidados paliativos. Estima-se que aproximadamente 20% a 40% das pacientes apresentam nível de *distress* avaliado como moderado a grave em alguma etapa da trajetória do câncer de mama.[10-11] Loscalzo et al.[12] mostram que cerca de 30% das pacientes reportam alguma questão psicológica no decorrer dessa trajetória, mas que dessas apenas 6% solicitam algum tipo de ajuda objetivamente relacionada a demandas psicossociais. É importante observar que a maneira como cada paciente lida com esses acontecimentos é influenciada por fatores como características específicas da doença (localização do tumor, estadio, prognóstico), reações ao tratamento (náusea, alopecia), dinâmica da paciente (personalidade, mecanismos de enfrentamento, situação atual de vida) e contexto sociocultural (hábitos, crenças, suporte social).

Além disso, os diferentes níveis de *distress* identificados têm forte impacto na qualidade de vida, na habilidade de realizar escolhas apropriadas acerca do tratamento (ex. tipo de reconstrução mamária) e na própria adesão ao tratamento, o que pode favorecer o desenvolvimento de algum transtorno de humor ou de ajustamento.[2] Ademais, é preciso compreender essas repercussões dentro de um amplo contexto, no qual se inserem as estratégias de enfrentamento comumente utilizadas pela paciente, sua história, fase de vida, fatores socioeconômicos e culturais, suporte social, acesso a serviço de saúde e a presença de outras doenças crônicas. Neste cenário, surge a necessidade de um plano de ação que amplie o acesso ao serviço de Psico-Oncologia, com aplicações práticas que resultem na identificação das necessidades psicossociais da paciente, facilitando o acesso a esse serviço e garantindo um suporte no enfrentamento desta doença.[13] Diversas iniciativas internacionais vêm sendo propostas e defendidas em prol de um cuidado centrado na paciente que assegure uma assistência de qualidade,[13-14] podendo espelhar iniciativas em território nacional.

■ FATORES DE RISCO NA ADAPTAÇÃO AO DIAGNÓSTICO E AO TRATAMENTO

De maneira geral, os fatores de risco que influenciam os processos de adaptação ao diagnóstico e tratamento podem ser subdivididos em:[15]

- **Médico:** câncer em estadio avançado, tratamentos agressivos (maior toxicidade), performance *status* (condição clínica geral da paciente), presença de uma ou múltiplas comorbidades, baixas condições de reabilitação e insatisfatória relação/comunicação médico-paciente;
- **Pessoal:** histórico psiquiátrico prévio, presença de um significativo trauma (especialmente relacionado a abuso físico ou sexual), capacidade de enfrentamento rígida ou limitada, sentimento de desamparo ou desesperança, múltiplas e competitivas demandas (trabalho, filhos, econômica), ruim ou insatisfatória relação conjugal, adulto jovem (< 40 anos) ou idoso (> 80 anos);
- **Social:** ausência ou insuficiente suporte social (e/ou espiritual), questões culturais, estigma social ou preconceitos;
- **Referente ao câncer:** histórico de câncer na família, recidiva ou segundo câncer de mama, perda de algum familiar ou amigo por este câncer, alto investimento na autoimagem, em especial na mama.

No que concerne aos tratamentos, cirúrgico (não assimetria, perda da sensibilidade, linfedema) e quimioterápico (alopecia, ganho ou perda de peso, fadiga, alteração do sono, sintomas similares aos da menopausa), as sequelas ou eventos adversos podem impactar diretamente na percepção negativa da imagem corporal, autoestima e sexualidade, favorecendo pensamentos e sentimentos negativos que, por consequência, interferem na autopercepção e na capacidade de se relacionar.[16-17] Naturalmente, quanto maior a insatisfação, maior o *distress* e pior a qualidade de vida e o bem-estar emocional.[16]

Outros fatores que merecem destaque, por serem passíveis de prevenção e intervenção, é a sexualidade e a qualidade de relacionamento com o parceiro. Problemas na comunicação do casal representam um dos principais responsáveis por desencadear essa questão.[18] Por exemplo, a atenção e apoio são intensificados no período próximo ao diagnóstico e tendem a desaparecer/normalizar com o passar do tempo. No entanto, como descrito acima, pela jornada do câncer não ser estática, o confronto com diferentes questões permanecerá, por um período indeterminado, propiciando a necessidade de suporte continuado e de uma interação com o parceiro, para além da crise inicial.[18]

Diante da diferente maneira com que mulheres e homens reagem a eventos estressantes e emocionalmente influenciam uns aos outros quando estão sob estresse, torna-se imprescindível auxiliar ambos a encontrar estratégias que melhorem a comunicação e o relacionamento, tal como: abordar as preocupações do casal e elucidar ações que os assessorem nessa fase de adoecimento, com sugestões específicas para os homens (incentive sua esposa a falar sobre as preocupações e medos, procure escutar sem minimizar ou tentar resolver) e para as mulheres (evite testar, seja específica no que deseja, não leia a mente e se estiver confusa em relação a alguma coisa, pergunte).[19-20]

A identificação desses fatores de risco auxilia na estruturação de ações e na proposição de intervenções apropriadas e que minimizem o impacto desses específicos problemas na vida dessas mulheres. Para tanto, defende-se a utilização de instrumentos de medidas específicos para avaliação dessa população, os quais devem ser aplicados de maneira sistemática. Em última análise, essa ação terá um impacto na otimização dos recursos disponíveis, contribuindo para uma melhor adaptação das pacientes ao diagnóstico/tratamento e maior qualidade de vida, com possíveis implicações econômicas e práticas.[18]

■ RECOMENDAÇÕES INTERNACIONAIS: GARANTIR UMA ASSISTÊNCIA BIOPSICOSSOCIAL

A estruturação de modelos e programas, baseados em evidências científicas, que atendam às necessidades emocionais das pacientes oncológicas e dos familiares, vem sendo discutida e defendida por importantes organizações internacionais.[14] O consenso estabelece como prioritária a inserção da assistência psicológica na rotina da Oncologia, de maneira a diminuir as barreiras existentes para o acesso das pacientes ao serviço de Psico-Oncologia. Para abordar essa questão três ações foram estabelecidas: (1) proposição de diretrizes para a prática clínica, (2) elaboração de protocolos para atendimento Psico-Oncológico e (3) implementação de indicadores de qualidade mensuráveis da assistência psicológica no contexto da Oncologia.[14]

Em 2008, o Instituto de Medicina,[13] com vistas a melhorar a qualidade do serviço oferecido, propôs a incorporação de um planejamento para manejo biopsicossocial, por meio da avaliação de *distress*, como parte do tratamento oncológico. Essa publicação promoveu uma maior conscientização acerca da necessidade e benefício do suporte psicológico, reforçando iniciativas anteriores como, por exemplo, a da NCCN – Manejo do Distress[6] – e a da *National Breast Cancer Centre* (NBCC) e *National Cancer Control Initiative* (NCCI).[21-22] Após a publicação do Instituto de Medicina,[12] a *American Society of Clinical Oncology* (ASCO) e a *Oncology Nursing Society* (ONS) incluíram nas normas consensuais para aplicação segura da quimioterapia – solicitação, preparação e aplicação da quimioterapia – a avaliação das questões emocionais (*distress*).[23] O *American College of Surgeons Commission on Cancer* (ACoS CoC), em 2011, determinou a necessidade de se desenvolver e implementar rotina de avaliação sistemática de *distress* e encaminhamento para serviço de Psico-Oncologia.[24]

A rotina de avaliação do *distress* comporta inúmeras vantagens para a equipe de saúde, como, por exemplo, permitir à equipe direcionar, prever e intervir nas não conformidades decorrentes do tratamento.[25] As informações obtidas por meio dessa avaliação auxiliam na tomada de decisão clínica (estabelecer condutas, tratamentos, intervenções e seguimentos), com base nas características da paciente, da doença ou da circunstância clínica.[25-26] No que tange à organização da assistência, essa rotina facilita a comunicação interprofissional, por fornecer uma síntese dos problemas a serem priorizados no acompanhamento de cada paciente, dando ênfase na percepção pessoal dos enfermos.[26] Esses aportes tendem a centrar o tratamento nas reais necessidades do paciente e a aumentar o nível de satisfação dos usuários, uma vez que a sua participação ativa é estimulada e reconhecida. Há, também, um favorecimento da discussão acerca dos aspectos envolvidos na vivência do câncer, nas perspectivas das pacientes e dos profissionais envolvidos no tratamento.[26] Por meio da mensuração do *distress*, são incitadas novas investigações que contribuem para elevar o grau de eficácia dos programas desenvolvidos nos serviços.

■ CONCLUSÃO

O diagnóstico e o tratamento para o câncer de mama representam um grande desafio físico e emocional. O modo como a paciente compreende a doença reflete-se na maneira como responde e se adapta a ela. A compreensão global acerca da vivência do tratamento por parte da história de cada paciente traz indicadores sobre o meio pelo qual o serviço pode melhor se desenvolver. A identificação de aspectos psicossociais envolvidos nessa vivência vem sendo reconhecida como componente essencial a ser considerado e integrado ao serviço de Oncologia. A rotina de avaliação de *distress* auxilia no planejamento terapêutico e otimiza os recursos e serviços existentes na própria instituição.

A melhoria da qualidade do atendimento oncológico é dependente de recursos estruturais, materiais, tecnológicos e humanos. A multidisciplinaridade na atenção oncológica é uma exigência para o alcance de patamares de excelência da qualidade da assistência, e o atendimento psicológico estruturado e pautado nas boas práticas de saúde é parte integrante desta conquista.

REFERÊNCIAS BIBLIOGRÁFICAS

1. Fiszer C, et al. Prevalence, intensity, and predictors of the supportive care needs of women diagnosed with breast cancer: A systematic review. Psychooncology 2014;23(4):361-74.

2. Hewitt M, et al. Meeting psychosocial needs of women with breast cancer. Washington, D.C: Institute of Medicine of the National Academies Press; 2004.

3. Iwatani T, et al. Predictive factors for psychological distress related to the diagnosis of breast cancer. Psychooncology 2013;22(3):523-9.

4. Bergerot CD. Avaliação de distress para identificação de fatores de risco e proteção na experiência oncológica: contribuições para estruturação de rotinas e programas em psico-oncologia - [Tese Doutorado]. Universidade de Brasília. Brasília, DF, 2013.

5. Folkman S. Stress, coping, and hope. Psychooncology 2010;19(9): 901-8.

6. Holland JC, et al. Distress management. J Natl Compr Canc Netw 2013;11(2):190-209. Review.

7. American Psychiatric Association. Manual diagnostic e estatístico de transtornos mentais: DSM-5. 5 ed. Porto Alegre: Artmed; 2014.

8. Gregório SW, et al. The James supportive care screening: Integrating science and practice to meet the NCCN guidelines for distress management at a comprehensive cancer center. Psychooncology 2013;22(9):2001-6.

9. Carlson LE, et al. Screening for distress and unmet needs in patients with cancer: Review and recommendations. J Clin Oncol 2012;30 (11):1160-7.

10. Hopwood P, et al. The course of anxiety and depression over 5 years of follow-up and risk factors in women with early breast cancer: results from the UK Standardisation of Radiotherapy Trials (START). Breast 2010;19(2):84-7

11. Bidstrup PE, et al. Trajectories of distress, anxiety, and depression among women with breast cancer: Looking beyond the mean. Acta Oncologica (Stockholm, Sweden) 2015;54(5):1-8.

12. Loscalzo M, et al. Problem-related distress in cancer patients drives request for help: A prospective study. Oncology (Williston Park) 2007;21(9):1133-9.

13. Adler NE, et al. Cancer care for the whole patient: meeting psychosocial health needs. Washington, D.C: Institute of Medicine of the National Academies Press; 2008.

14. Jacobsen PB, et al. A new quality standard: The integration of psychosocial care into routine cancer care. J Clin Oncol 2012;30(11): 1154-9.

15. Rowland JH, et al. Breast cancer. In: Holland JC, et al. Psychooncology. 2nd ed. New York, NY: Oxford University Press; 2010. p.177.

16. Przezdziecki A, et al. My changed body: Breast cancer, body image, distress and self-compassion. Psychooncology 2013;22(8):1872-8.

17. Schmid-Büchi S, et al. Factors associated with supportive care needs of pacientes under treatment for breast cancer. Eur J Oncol Nurs 2013;17(1):22-9.

18. Schag AC, et al. Characteristics of women at risk for psychosocial distress in the year after breast cancer. J Clin Oncol 1993;11(4):783-7.

19. Bitz C, et al. Partners' clinic: An innovative gender strengths-based intervention for breast cancer patients and their partners immediately prior to initiating care with their treating physician. Psychooncology 2015;24(3):355-8.

20. Kim Y, et al. Cross-cutting gender-based issues in cancer caregiving. In: Holland JC, et al. Psychooncology. 3rd ed. New York: Oxford University Press; 2015. p.595.

21. Turner J, et al. Clinical practice guidelines for the psychosocial care of adults with cancer. Psychooncology 2005;14(3):159-73.

22. National Health and Medical Research Council Clinical practice guidelines for the psychosocial care of adults with cancer. Disponível em: http://www.nhmrc.gov.au/guidelines/publications/cp90.

23. Neuss MN, et al. 2013 Updated American Society of Clinical Oncology/Oncology Nursing Society chemotherapy administration safety standards including standards for the safe administration and management of oral chemotherapy. J Clin Oncol 2013;9(2 Suppl):5s-13s.

24. Commission on Cancer: Cancer program standards 2012 ensuring patient-centered care. Disponível em: http://www.facs.org/cancer/coc/ cocprogramstandards2012.pdf.

25. Loscalzo M, et al. Support screen: a model for improving patient outcomes at your fingertips. J Natl Compr Canc Netw 2010;8(Suppl 3):496-3.

26. Bergerot CD, et al. Percentile curve of distress scores as a clinical aid for the evaluation and management of cancer patient's distress. Psychooncology 2014;23(9):1068-71.

15.12

Sexualidade nas Mulheres com Câncer de Mama

Beatriz Daou Verenhitach ▪ **Juliana Nonato Medeiros**

■ INFORMAÇÕES GERAIS

Cerca de 50% das mulheres com câncer de mama sobrevivem pelo menos 15 anos após o tratamento e, consequentemente, a convivência com os efeitos do tratamento se tornou um tópico de máxima importância.[1]

O aumento da sobrevida provocou redirecionamento das pesquisas em câncer de mama, com novo foco nas alterações físicas e emocionais secundárias ao tratamento. Assim, a qualidade de vida (QV), que inclui a sexualidade, é atualmente a terceira dimensão de interesse em pesquisa científica, depois dos quesitos eficácia e segurança.[2] A função sexual é classificada como de grande importância por 25% a 75% das sobreviventes, e a disfunção sexual (DS) foi consistentemente associada a baixa QV, depressão, ansiedade, conflitos no relacionamento e perda da autoestima.[3,4] Relaciona-se à manutenção do bem-estar físico e mental e influencia a qualidade do relacionamento com o parceiro(a).[5]

A Organização Europcia para Pesquisa e Tratamento do Câncer (*European Organisation for Research and Treatment of Cancer* – EORTC) criou recentemente a Cúpula para Sobrevivência (Survivorship Summit), que busca definir estratégias para abordagem e manejo dos distúrbios decorrentes do tratamento oncológico.[3] No que diz respeito à sexualidade, cada etapa do tratamento apresenta efeito colateral específico e que influencia de forma variada o bem-estar físico e a função sexual.[5]

Entretanto, pesquisas em países industrializados demonstram que a maioria das pacientes oncológicas não recebe informações suficientes sobre as potenciais alterações na sexualidade e fertilidade, e que esta ausência persiste durante e após o tratamento.[3,6] Vários autores propõem que a abordagem deste tópico deve estar presente rotineiramente nas consultas, em qualquer etapa.[4,5]

Em que pese a importância da sexualidade no asseguramento da qualidade de vida, a disfunção sexual feminina (DSF) é pouco estudada e compreendida, e são prioritários os estudos que avaliem respostas a intervenções em subgrupos específicos, como pacientes oncológicas.[7] A identificação das causas dos diferentes tipos de disfunção sexual neste contexto possibilitará o desenvolvimento de intervenções fisiológicas e psicossociais que possam ajudar as pacientes e parceiros a manter a qualidade de seus relacionamentos sexuais.

O objetivo deste capítulo é revisar a relação entre câncer de mama e efeitos do tratamento sobre a função sexual, além de relatar as abordagens semiológicas e terapêuticas disponíveis.

■ CONCEITOS

As DS caracterizam-se por falta, excesso, desconforto e/ou dor na expressão e no desenvolvimento do ciclo de resposta sexual, o que pode afetar uma ou mais fases e resulta em estresse e problemas interpessoais.[5] As DS podem atingir 35% das mulheres em estudos populacionais e até 50% em sobreviventes de câncer de mama.[3] O funcionamento sexual adequado depende da inter-relação de fatores somáticos, psicossociais e neurobiológicos, além das variáveis idade, qualidade e duração do relacionamento, fatores psicológicos, uso de álcool e alguns fármacos, algumas doenças crônicas e seu tratamento. Problemas em qualquer destes componentes podem resultar em disfunção.[8] Doenças crônicas relacionam-se a DS por provocarem desgaste físico, incapacidade de executar atividades diárias, hospitalização, e terem alta comorbidade com transtorno depressivo.[5] No que se refere ao relacionamento interpessoal, existe evidência de que a qualidade do relacionamento com o parceiro seja um forte preditor da função sexual durante o tratamento.[5,9,10]

A comunicação dos efeitos do tratamento oncológico sobre a sexualidade é considerada insatisfatória pela maioria das pacientes que relata, na maioria das vezes, não ter recebido orientações sobre o tópico e tampouco sobre medidas que possam minimizar estes efeitos.[11] Estudos mostram que profissionais de saúde esperam que a paciente refira queixa sexual espontaneamente, enquanto pacientes esperam que este tópico seja ativamente abordado pelo profissional. Os profissionais envolvidos na rede de tratamento (médicos, enfermeiros, fisioterapeutas, psicólogos) atribuem uns aos outros a responsabilidade de abordar o tópico, e apontam como justificativa a falta de tempo ou de conhecimento, carência de especialistas para referenciar a paciente, e desconforto pessoal, que pode se agravar quando o profissional atende pacientes de gênero diferente, ou com outra orientação sexual ou *status* marital que o seu.[3] Estudos mostram que médicos frequentemente referem justificativas hipotéticas para a ausência de abordagem do tópico, baseadas em suposições de que, por exemplo, quanto mais idoso ou quanto pior o prognóstico, menos provável que se interesse por atividade sexual. Por outro lado, pacientes relatam a percepção do desconforto por parte do médico como um dos motivos para não abordar o tópico, assim como a percepção da existência de poucas alternativas terapêucias.[4]

Em coorte de 623 pacientes, apenas 42,6% das mulheres com câncer de mama relataram satisfação em relação à informação sobre sexualidade fornecida pelo profissional de saúde. A satisfação com a informação recebida aumentou quando esta foi espontaneamente fornecida pelo médico.[12]

Com o objetivo de otimizar a comunicação em saúde sexual entre médicos e pacientes, um grupo de pesquisadores desenvolveu um treinamento em saúde sexual feminina de curta duração (45 minutos) para profissionais da área oncológica; avaliaram por meio de questionário antes e após o treinamento que houve melhora no nível de conforto e na frequência com que os profissionais passaram a abordar a função sexual de suas pacientes.[13]

■ CLASSIFICAÇÃO DA DISFUNÇÃO SEXUAL FEMININA

O DSM V (Tabela 15.42) reconhece que, na maioria das situações clínicas, a DS pode ser entendida como uma combinação de fatores psicológicos atuando sozinhos ou em associação a fatores biológicos. Na terminologia atual, transtorno do orgasmo feminino permanece uma categoria individual. Entretanto, as síndromes dolorosas (vaginismo e dispareunia) agora são agrupadas em uma única condição denominada "Transtorno de dor gênito-pélvica/transtorno de penetração". Além disso, transtornos do interesse e excitação anteriormente classificados de forma separada agora foram agrupados no "Transtorno do desejo/excitação sexual feminino". Para cada transtorno, dois subtipos são utilizados: "persistentes *vs.* adquiridos" e "generalizados *vs.* situacionais". Para qualquer diagnóstico, duração mínima de seis meses é necessária. Diagnóstico de DS requer que a condição resulte em distresse ou inabilidade para responder ou experimentar prazer sexual. Finalmente, requer que os sintomas não sejam causados por outra anormalidade (por exemplo, drogas ou efeitos colaterais de fármacos, ou como consequência de outra condição clínica).[4]

Existe um grau elevado de comorbidade e sobreposição entre os diagnósticos de transtornos sexuais.[10] Em mulheres com câncer de mama, as disfunções mais prevalentes foram distúrbio da estimulação e excitação, decorrentes de falta de interesse na atividade sexual, e dispareunia resultante de secura vaginal.[3,5] O resultado do estudo de 125 mulheres com câncer de mama no Marrocos indica ausência de relação estatística entre função disfunção sexual e idade, nível educacional, estágio da doença e tipo de tratamento.[14]

Tabela 15.42 Classificação das disfunções sexuais femininas segundo o DSM V.	
Transtorno do orgasmo feminino	Presença dos sintomas na maioria do tempo (> 75%) durante atividade sexual: A. Atraso significativo, infrequência ou ausência de orgasmo. B. Redução significativa da intensidade do orgasmo
Transtorno do desejo/excitação sexual feminino	Ausência ou redução significativa do desejo ou excitação, definidos por pelo menos 3 dos seguintes: A. Ausência ou redução do interesse em atividade sexual; B. Ausência ou redução de pensamentos eróticos ou fantasias; C. Ausência ou redução na iniciação da atividade sexual, incluindo ser não receptivo à iniciativa do parceiro; D. Ausência ou redução do prazer durante intercurso (> 75%); E. Ausência ou redução do interesse a estímulos sexuais (verbais, visuais ou escritos); F. Ausência ou redução de sensações vaginais ou não vaginais durante intercurso (> 75%).
Transtorno de dor gênito-pélvica/ penetração	Dificuldade persistente ou recorrente com pelo menos um dos seguintes: A. Penetração vaginal durante relação; B. Dor pélvica ou vaginal importantes durante intercurso ou tentativa de penetração; C. Medo ou ansiedade relacionados à chance de sofrer dor durante ou como resultado de penetração vaginal.

Para todos os diagnósticos, os sintomas devem estar presentes por pelo menos 6 meses, precisam resultar em distress significativo, e não podem estar melhor explicados por condição mental não sexual, instabilidade na relação, ou outro estressor significativo; os sintomas não devem ser secundários ao uso de substâncias ou tratamento médico ou outra condição clínica.

Fonte: adaptada de Dizon D, 2014[4].

Como avaliar

É fundamental avaliar detalhadamente a queixa, levando em consideração o tempo de evolução do quadro, as condições do parceiro, características do estímulo sexual quanto a foco, duração e intensidade, distinção entre disfunção primária ou secundária, generalizada ou situacional, idade e experiência sexual da mulher.[15] Existem várias formas de avaliar a queixa sexual, a maioria delas baseada na aplicação de questionários.

Com o objetivo de facilitar as discussões acerca de receios sexuais e do início do tratamento da disfunção sexual, foi desenvolvido na década de 1970 o método PILSET – permissão, informação limitada, sugestão específica e terapia sexual (PLISSIT *Permission, Limited Information, Specific Suggestions and Intensive Therapy*), uma técnica de abordagem da função sexual humana que permite determinar diferentes níveis de intervenção para cada paciente. Inicialmente aplicada no campo da sexologia, também foi adaptada para situações que envolvem tratamentos cirúrgicos extensos ou ameaçadores à vida (Tabela 15.43). Baseia-se na utilização de questionário baseado em perguntas abertas para iniciar a discussão a cada etapa da entrevista, e um fechamento mais direcionado ao final. O modelo tem seu funcionamento assegurado no fato de que parcela expressiva dos problemas sexuais pode ser abordada de maneira simples e dispensa terapia sexual intensiva, pois a queixa se deve a inadequação sexual e não a disfunção sexual propriamente dita. Com modelo, o ginecologista pode abordar e tratar casos de menor complexidade (causas anatômicas, alguns distúrbios psíquicos, desconhecimento da anatomia), e direcionar casos mais complexos para tratamento especializado.[17]

No ano 2000, a *American Foudation for Urologic Disease* convocou reunião interdisciplinar de consenso para estabelecer definições e classificações sobre DS.[7] Com relação à avaliação, o relatório do consenso considera a aplicação de questionários validados como altamente recomendável, pois fornece medidas psicométricas além de tornar possível a conversão de informações subjetivas em dados quantificáveis e analisáveis de forma global ou específica. Os questionários autoaplicados apresentam alto grau de confiabilidade e validade e são considerados os instrumentos com maior possibilidade de avaliar os aspectos objetivos e subjetivos dos vários domínios da sexualidade. Podem ser citados o *Brief Index of Sexual Functioning for Women* (BISF-W; Taylor, Rosen, Leiblum, 1994), *the Changes in Sexual Functioning Questionnaire* (CSFQ; Clayton, McGarvy, Clavet, 1997), *the Derogatis Interview for Sexual Functioning* (DISF/DISFSR; Derogatis, 1997), *the Female Sexual Function Index* (FSFI; Rosen *et al.*, 2000), *the Golombok Rust Inventory of Sexual Satisfaction* (GRISS; Rust, Golombok, 1986), *The Sexual Interest and Desire Inventory-Female* (SIDI-F; Sills T, Wunderlich G, Pyke R, 2005), todos validados para a língua inglesa.

Tabela 15.43 Modelo PILSET – permissão, informação limitada, sugestão específica e terapia sexual (PLISSIT *Permission, Limited Information, Specific Suggestions and Intensive Therapy*) – para conversa em sexualidade.

Permissão	Informações limitadas	Sugestões específicas	Terapia intensiva
Convida o paciente a iniciar a discussão sobre saúde sexual	Normaliza que problemas sobre a saúde sexual são frequentes	Oferece orientação que pode ser colocada na prática.	Se o profissional não está confortável com os assuntos abordados ou não sabe como manejar as queixas, deve oferecer consulta com especialista (se possível) ou oferecer material educativo (sites, livros, etc.)
"Eu gostaria de saber como você está lidando com as questões sexuais e de intimidade. Tudo bem?"	"Algumas mulheres reclamam que sexo e intimidade estão diferentes agora. Na verdade, esta queixa é muito comum. Como tem sido sua experiência?"		
"Você (e seu parceiro) estão tendo problemas neste assunto?"	"Uma queixa frequente é a dor durante a penetração. Isso está acontecendo com você?"	"Se você estiver com secura vaginal, pode ajudar utilizar um lubrificante."	"Parece-me que você poderia se beneficiar de uma avaliação especializada. Posso indicar alguém?"

Adaptada de.[4-16]

O questionário *Female Sexual Function Index* (índice da função sexual feminina) foi validado para a língua portuguesa. Projetado para ser instrumento de avaliação em estudos epidemiológicos, respeita a natureza multidimensional da função sexual feminina.[17] Composto de 19 questões, o FSFI é conciso, autoaplicativo e abrange de forma relativa cinco domínios da resposta sexual: desejo e estímulo subjetivo, lubrificação, orgasmo, satisfação e dor (ou desconforto). Pode ser aplicado em 10 a 20 minutos, e possibilita avaliar intervenções terapêuticas. Em alguns casos, a aplicação em forma de entrevista pode ser utilizada para evitar que diferenças no nível educacional prejudiquem a interpretação, sem que isso interfira na validade.[18]

Entretanto, a população brasileira carecia de um instrumento específico para avaliação de hábitos, tendências e práticas sexuais dentro de seu contexto cultural na atualidade.[19] Tal instrumento foi desenvolvido a partir do Estudo do Comportamento Sexual no Brasil – ECOS, que entrevistou 2.835 mulheres. Em 2009, foi publicado o Quociente Sexual – Versão Feminina (QS-F), cuja finalidade é avaliar os domínios da atividade sexual feminina (desejo, excitação, orgasmo e seus respectivos correlatos psicofísicos) por meio de uma escala e por meio de um instrumento com linguagem acessível e facilmente compreensível.[19] Para o médico, tal instrumento auxilia a abordar o assunto de forma objetiva, oferecendo elementos essenciais ao raciocínio clínico.

Existem críticas ao uso de questionários para avaliação da função sexual. Entre elas, de que o questionário FSFI restringe-se a mulheres com atividade sexual nas últimas quatro semanas.[9] Vários questionários, incluindo o FSFI, assumem que a função sexual é resultado da soma total de cada subescala de função sexual, e fornecem um único escore final, o que dificulta a identificação das variações na função sexual e do estabelecimento de diagnóstico diferencial e tratamento específico para a função que apresenta problema. O autor ressalta que satisfação com a atividade sexual é um valor subjetivo e que muitos indivíduos podem apresentar escores baixos porém se sentirem satisfeitos com a função sexual, mas os questionários não possibilitam esta avaliação.

■ EFEITOS DO CÂNCER DE MAMA E DO SEU TRATAMENTO

A incidência de DS em sobreviventes após tratamento oncológico varia de 30% a 100%.[4] Em pacientes com câncer de mama, os principais preditores de manutenção da saúde sexual são ausência de secura vaginal, preservação do senso de bem-estar, imagem corporal positiva, melhor qualidade no relacionamento e ausência de problemas sexuais no parceiro.[5]

Pacientes avaliadas em dois, quatro, seis e oito meses após o início do tratamento relataram dificuldades no convívio social associadas à imagem corporal alterada e perda da atratividade. Relacionamentos com amigos geralmente permanecem inalterados ou apresentam mudança percebida como positiva.[20] É importante que a saúde sexual seja vista dentro do contexto geral da saúde feminina porque aspectos relacionados ao câncer com frequência se interpõem a alterações da saúde sexual normalmente causadas pela idade ou climatério.[4]

Aspectos biológicos

O tratamento cirúrgico influencia a função sexual como resultado direto das alterações anatômicas, as quais promovem distorção da imagem corporal, desconforto e sofrimento psíquico. O impacto da cirurgia para câncer de mama na imagem corporal e na autoestima estão bem estabelecidos. Para mulheres jovens, alterações na imagem corporal são consideradas preditores negativos de atividade sexual independentemente do tipo de cirurgia ou da realização de reconstrução.[4]

No Brasil, estudo transversal aplicou o questionário FSFI em 36 mulheres submetidas à mastectomia sem reconstrução (n = 17) e com reconstrução em segundo tempo cirúrgico (n = 19). Observou-se, em comparação com controles da literatura, que ambos os grupos apresentaram queda da função sexual, sendo esta significativamente maior nas pacientes sem reconstrução, as quais apresentaram maior insatisfação com o resultado estético e estresse emocional associado à aparência física; não houve diferença na avaliação por idade.[2] Outros autores corroboram a hipótese de que pacientes submetidas a mastectomia apresentam maior prejuízo na atividade sexual em comparação a pacientes submetidas a cirurgias conservadoras ou de reconstrução.[21,22]

A radioterapia é feita em grande parte das pacientes com câncer de mama como parte do tratamento adjuvante, desempenhando importante papel no controle locorregional da doença.[23] Efeitos locais agudos incluem eritema, descoloração, fragilidade cutânea e graus variáveis de queimaduras actínicas. Efeitos tardios incluem hiperpigmentação, edema e fibrose, raramente também perda parcial da mobilidade de membro. Outros efeitos descritos na literatura são anorexia, dor de garganta e tosse.[4,24]

A quimioterapia proporciona aumento da sobrevida livre de doença e da sobrevida global de mulheres com câncer de mama. No âmbito da função sexual, está frequentemente associada a problemas de excitação, lubrificação, orgasmo e dor,[25] associados em graus variáveis ao estresse psicológico, conforme percepção de algumas pacientes.[26] A maioria dos agentes citotóxicos promove efeitos colaterais como fadiga, fraqueza, náuseas e vômitos. Além desses efeitos, pode induzir à insuficiência ovariana associando-se ou agravando os sintomas de hipoestrogenismo.[26] O impacto da menopausa induzida quimicamente tende a ser particularmente grave nas pacientes jovens que também podem ser envolvidas com a perda da capacidade de reprodução.[27] A quimioterapia também tem impacto na imagem corporal, principalmente com agentes causadores de alopecia, os quais promovem perda de pelos pubianos além do cabelo.[4]

A terapia endócrina tem um papel bem-definido no controle da doença e prevenção da recidiva. O tamoxifeno ainda é o agente de escolha no tratamento das pacientes na pré-menopausa, enquanto nas mulheres na pós-menopausa com receptor hormonal positivo os inibidores da aromatase têm sido considerados como de primeira linha.[28]

A terapia com tamoxifeno é, em geral, bem tolerada. As principais queixas são fogacho, ressecamento vaginal e ciclos irregulares, principalmente em mulheres mais jovens, além de outros sintomas climatéricos como nervosismo, insônia e depressão, comprometendo tanto a QV quanto a função sexual. O uso do tamoxifeno parece estar menos associado à queixa de secura vaginal, dispareunia e alteração da libido.[29]

Os inibidores de aromatase (IA) bloqueiam a conversão de androgênios suprarrenais em estrogênios, a principal fonte deste hormônio nas mulheres na pós-menopausa. Esses fármacos não têm, ao contrário do tamoxifeno, atividade agonista parcial. Efeitos colaterais comuns a curto prazo incluem fadiga, dores nas costas, cefaleia e ondas de calor. Estão associados a aumento de osteoporose, osteopenia e de fratura óssea; ressecamento vaginal grave e dispareunia.[3,4,30] Por isso, mulheres medicadas com IA apresentam índices maiores de DS quando comparadas àquelas em uso de tamoxifeno nos quesitos lubrificação vaginal, dispareunia e satisfação global com a vida sexual.[4]

Dados de estudo com mulheres na pós-menopausa randomizadas para cinco anos de tratamento com exemestano ou tamoxifeno mostraram que as do grupo tamoxifeno referiam mais fogachos e corrimento vaginal em comparação àquelas com exemestano. Estas apresentaram mais secura vaginal, dificuldade para dormir e dores musculares. Não houve diferença significativa na avaliação da libido.[31]

Aspectos psicossociais

A principal preocupação da mulher no momento do diagnóstico do câncer de mama é a sobrevivência. Durante o tratamento, a manutenção da vida é considerada mais importante do que a perda da mama, independen-temente do procedimento cirúrgico. Quando afastada a possibilidade de morte surge preocupação com a mutilação e suas consequências para QV e sexualidade.

O comprometimento da imagem corporal após a mastectomia gera consequências no campo da sexualidade e resulta em elevado índice de distúrbios do humor de intensidades variadas, com prejuízo da QV.[32] Entre mulheres mastectomizadas, as principais dificuldades são o receio de expor o corpo e de expressar sua sexualidade, além do medo da impotência diante da nova condição.[32,33]

Antecedentes psíquicos são fatores de risco para depressão mais fortes do que o advento do câncer e seu tratamento.[34]

A percepção negativa da imagem corporal entre pacientes com este câncer inclui insatisfação com a aparência, sensação de perda da feminilidade e integridade corporal, relutância em se observar nua e insatisfação com a cicatriz cirúrgica. A relação entre imagem corporal e DS é inconsistente, sendo afirmada por alguns estudos, porém negada por outros; mulheres de etnias e culturas variadas apresentam formas diferentes de perceber sua imagem corporal e as alterações na atividade sexual, o que influencia também o desejo de discutir tais assuntos com o profissional de saúde.[15,21,35]

A atividade sexual e o ajustamento marital também sofrem impacto. Relata-se que aproximadamente 60% a 70% das mulheres abaixo de 50 anos mantêm atividade sexual nos primeiros meses após o diagnóstico, contra quase 80% das mulheres sadias pareadas por idade.[35] A modalidade de tratamento cirúrgico é apenas um dos fatores responsáveis pelo desconforto referido pelas pacientes. Um dos indicadores mais importantes e consistentes de saúde sexual em mulheres com câncer de mama é a qualidade prévia de seu relacionamento.[21] Fatores antes do diagnóstico, como problemas financeiros, conjugais, idade, forma de lidar com situações adversas e falta de informação sobre a doença, também exercem influência sobre o estado emocional.[33]

Um estudo que avaliou QV e sexualidade de 110 mulheres, segundo o tipo de cirurgia e as características sociodemográficas, identificou que o relacionamento marital estável influenciou positivamente na atividade sexual, assim como a realização de cirurgia conservadora ou reconstrução após a mastectomia. Além disso, melhor nível socioeconômico influenciou positivamente a QV, e maior escolaridade resultou em melhor autopercepção da sexualidade.[27] Mulheres mais jovens apresentaram piores escores na avaliação da sexualidade do que as mais velhas, em concordância com outros achados da literatura, provavelmente em decorrência da amenorreia secundária ao tratamento. Mulheres mais jovens também apresentam estressores adicionais, como desejo de constituir a prole e medo de ser incapaz de fazê-lo, instabilidade ou maior vulnerabilidade econômica pela existência de dependentes, ou medo de deixar de ser sexualmente atraente para seu parceiro. Em outro estudo, mulheres sem parceiro fixo relataram preocupação com o início de novos relacionamentos, principalmente no que se refere à doença (comunicar o diagnóstico, medo da morte, iniciar atividade sexual após o tratamento), sendo mais afetadas aquelas abaixo de 60 anos.[36]

Nos seis primeiros meses após o tratamento, a função sexual é pior para mulheres que receberam quimioterapia, independentemente do tipo de cirurgia.[37] Pacientes tratadas de câncer de mama, quando comparadas a controles saudáveis pareados por idade, não apresentaram diferença estatisticamente significante na satisfação sexual, em um estudo que avaliou esse quesito cinco anos após o tratamento.[36]

De modo geral, o primeiro ano após o diagnóstico é o mais suscetível a prejuízos na imagem corporal e função sexual.[35] Em estudo que investigou imagem corporal e função sexual em mulheres abaixo de 50 anos, os principais problemas relacionados com a imagem corporal foram secundários à cirurgia, ao ganho de peso, à alopecia, à dificuldade do parceiro em compreender seus sentimentos e à baixa autoestima. Mulheres sem parceiro fixo tendem mais a ficar constrangidas com seu corpo. A presença de parceiro fixo e a autoestima elevada são fatores preditores da melhor adaptação ao tratamento nos quesitos pesquisados. Após considerar as variáveis demográficas, estágio da doença, tipo de cirurgia e tratamento adjuvante, a imagem corporal e a função sexual demonstraram estar diretamente correlacionadas. Aproximadamente metade das entrevistadas relataram prejuízo na função sexual nos primeiros seis meses após o diagnóstico.[37]

■ TRATAMENTO DAS DISFUNÇÕES SEXUAIS EM MULHERES COM CÂNCER DE MAMA

Pesquisas em intervenções para melhorar a função sexual e satisfação global em pacientes e sobreviventes sugerem que a abordagem multidisciplinar e cuidados psicossociais são a estratégia mais efetiva.[3]

A retomada de atividade sexual satisfatória requer boa comunicação entre os parceiros e capacidade de lidar com as frustrações e limitações da atividade sexual após o câncer, levando em conta que prazer sexual e intimidade incluem atividades variadas além do intercurso com penetração. O fornecimento de informações e aconselhamento precocemente no processo de tratamento pode ser mais efetivo do que reverter problemas que se tornaram bem estabelecidos.[17]

As medidas gerais são consideradas estratégias de primeira linha e incluem: orientação sobre a anatomia da genitália e esclarecimento sobre a resposta sexual humana, prescrição de lubrificantes vaginais, inclusão dos homens em programas de informação sexual, orientação sexual para a paciente e seu parceiro, modificação de causas reversíveis. Tais medidas estão previstas dentro da abordagem proposta pelo modelo PLISSIT.[17]

Três conceitos que devem nortear as condutas em saúde sexual, os quais, quando aplicados em conjunto, garantem uma abordagem integrada e consistente da disfunção sexual: avaliação e tratamento centrados em aspectos individualizados dos pacientes (incluindo histórico de saúde e exame físico), aplicação de medicina baseada em evidências no diagnóstico e planejamento terapêutico, e utilização de abordagem unificada para homens e mulheres.[38] Alguns autores, entretanto, ressaltam a existência de características específicas na resposta sexual feminina e masculina, o que resultaria na necessidade de abordagens diferenciadas.[15]

Medidas psicoeducativas

Profissionais envolvidos no tratamento de pacientes com câncer de mama devem estar atentos a queixas que possam ser negligenciadas pela paciente por considerá-las de menor importância ou muito íntimas. Informar que o tratamento pode exacerbar sintomas de hipoestrogenismo e questionar ativamente sobre a sua presença permitem que a paciente se sinta à vontade para se manifestar e, assim, possibilitam a instituição das medidas terapêuticas adequadas.[36] A simples orientação procurando esclarecer conceitos e redefinindo o que é normal pode resolver boa parcela das dificuldades relatadas.[15,33,35] Muitas queixas relacionadas à atividade sexual podem ser encontradas em mulheres saudáveis, em decorrência do avanço da idade (Tabela 15.44).

Tratamentos faracológicos

O tratamento farmacológicos da DS feminina permanece uma necessidade não atendida. Estudos randomizados controlados por placebo para avaliar eficácia e segurança em mulheres livres de comorbidades não forneceram evidência suficiente para que o FDA (*Food and Drug Administration*) aprovasse a testosterona transdérmica para mulheres na pós-menopausa, ou a flibanserina em mulheres na pré-menopausa. A dificuldade consiste em encontrar drogas cuja relação custo-benefício seja compensadora, considerando que a DS trata-se de distúrbio que não oferece risco à vida. Para a subpopulação de mulheres em tratamento oncológico, a carência de opções é ainda maior (Tabelas 15.45 e 15.46).

Estudo retrospectivo que incluiu mais de 13 mil mulheres com câncer de mama que foram medicadas com TMX ou IA, das quais 271 receberam tratamento hormonal tópico, não encontrou relação entre o trata-

Tabela 15.44 Intervenções não medicamentosas para o tratamento de disfunção sexual em pacientes com câncer de mama.

Psicoterapia	As diversas técnicas de psicoterapia existentes se concentram na exploração de conflitos, motivações, fantasias inconscientes e dificuldades interpessoais. As terapias sexuais, independentemente da técnica, devem ser realizadas por profissional qualificado na área. A psicoterapia de grupo tematizada e por tempo limitado tem sido indicada como a modalidade de escolha.[15] Projeto piloto de abordagem psicossocial em grupo por meio de realização de *workshop* está em desenvolvimento.[39] Programa de computador conectado à internet para tratamento cognitivo de disfunções sexuais em pacientes com câncer de mama está recrutando para o primeiro trial.[40]
Métodos não farmacológicos	Hidratantes e lubrificantes vaginais à base de água são indicados para alívio do ressecamento vulvovaginal e irritação da mucosa, e promovem alívio da dispareunia. Esses produtos são muitas vezes as opções de primeira linha de tratamento para mulheres com câncer de mama por causa da facilidade de uso, acessibilidade e contraindicação ao uso de estrógeno vaginal.[41] Mulheres com atividade sexual regular relataram menos sintomas de atrofia vaginal e têm menos evidência de atrofia vaginal no exame físico em comparação com as mulheres sexualmente inativas.[42]

Tabela 15.45 Métodos farmacológicos hormonais para tratamento das disfunções sexuais em mulheres portadoras de câncer de mama.

Terapia hormonal sistêmica	Contraindicada em pacientes com câncer de mama, é amplamente utilizada para o tratamento da síndrome do climatério e desordens na função sexual desse período.[44]
Promestrieno tópico	Terapia tópica de escolha em pacientes com câncer de mama e sintomas vaginais graves. É um análogo do estrógeno sintético com baixíssima absorção a partir da vagina e que não altera os níveis estrogênicos sistêmicos. Absorção mínima ocorre principalmente no início do tratamento, como consequência das microfissuras presentes na mucosa vaginal atrófica. Todos os estudos que avaliaram o impacto do promestrieno do ponto de vista clínico relataram melhora no trofismo vaginal e alívio dos sintomas relacionados à atrofia.[45]

Tabela 15.46 Métodos farmacológicos não hormonais para tratamento das disfunções sexuais em mulheres portadoras de câncer de mama.

Antidepressivo	Bupropiona mostrou aumento do desejo sexual, excitação, intensidade do orgasmo e satisfação sexual global, medido pelo QFS nas pacientes com DS induzida pelo uso de inibidores seletivos de recaptação da serotonina.[46] Estudos não foram realizados nas pacientes oncológicas, mas muitos especialistas em medicina sexual usam esse produto na prática clínica nas pacientes com câncer de mama.[47] Está contraindicado para o uso simultâneo ao tamoxifeno.
Flibansorin (Addyi®)	Aprovada para uso clínico pelo FDA em agosto de 2015, a flibanserina é indicada para transtorno do desejo sexual hipoativo não secundário a comorbidade clínica ou psiquiátrica ou uso de fármacos ou substância psicoativa. Flibanserina é um agonista 5HT1A pós-sináptico e antagonista do receptor 5HT2A, sem ação no sistema nervoso central. Não possui efeito hormonal; não há estudos específicos para uso da droga em mulheres com câncer de mama.[48]
Ospemifeno (Osphena®)	Modulador seletivo do receptor estrogênico não esteroidal, disponível para administração oral, atua como forte agonista estrogênico especificamente na vagina e aparenta não exercer efeito estrogênico em mama e endométrio. Estudos de fase III estão em andamento; sem estudos específicos na população oncológica.[4,49]

mento hormonal e risco de recidiva.[43] Entretanto, na ausência de estudos prospectivos, o uso de estrogênio tópico neste grupo de pacientes continua contraindicado. Todavia, a secura vaginal pode ser mediada com hidratantes que não contêm hormônios.

Recomenda-se que a paciente reassuma suas funções laborais, prática de atividade física regular e compromissos sociais prévios à cirurgia tão logo não existam restrições clínicas e a paciente se sinta confortável para isso.[50] Redes de suporte envolvendo família, parceiro, amigos, grupos de apoio e profissionais de saúde contribuem para a construção de novas estruturas sociais e afetivas, as quais influenciam positivamente o processo de adequação à nova realidade proporcionada pela doença.

REFERÊNCIAS BIBLIOGRÁFICAS

1. Huguet PR, et al. Qualidade de vida e sexualidade de mulheres tratadas de câncer de mama. Rev Bras Ginecol Obstet 2009;31(2): 61-8.

2. Moreira JR, et al. Sexualidade de mulheres mastectomizadas e submetidas à reconstrução mamária. Rev Bras Mastol 2011;20(4): 177-9.

3. Schover L R, et al. Sexual dysfunction and infertility as late effects of cancer treatment. EJC Suppl 2014;12(1):41-53.

4. Dizon D, et al. Sexual health as a survivorship issue for female cancer survivors. Oncologist 2014;19(2):202-10.

5. Fahami F, et al. Relationship of sexual dysfunction and its associated factors in women with genital and breast cancers. Iran J Nurs Midwifery Res 2015; 20(4):516–20.

6. Dow J, Sheldon LK. Breast cancer survivors and sexuality: a review of the literature concerning sexual functioning, assessment tools, and evidence-based interventions. Clin J Oncol Nurs 2015;19(4):456-61.

7. Basson R, et al. Report of the international consensus development conference on female sexual dysfunction: definitions and classifications. J Urol 2000;163(3):888-93. Review.

8. Kingsberg SA, et al. The female sexual response: current models, neurobiological underpinnings and agents currently approved or under investigation for the treatment of hypoactive sexual desire disorder. CNS Drugs 2015;29(11):915-33.

9. Speer JJ, et al. Study of sexual functioning determinants in breast cancer survivors. Breast 2005;11(6):440-7.

10. Basson R. Women's sexual dysfunction: revised and expanded definitions. CMAJ 2005;172(10):1327-33.

11. Sheppard LA, et al. Breast cancer and sexuality. Breast J 2008;14(2):176-81.

12. Charif B. Satisfaction with fertility- and sexuality-related information in young women with breast cancer—ELIPP-SE40 cohort. BMC Cancer 2015;15:572

13. Wang LY, et al. Female sexual health training for oncology providers: new applications. Sex Med 2015;3(3):189-97.

14. Sbitti Y, et al. Breast cancer treatment and sexual dysfunction: Moroccan women's perception. BMC Women's Health. 2011;11:29.

15. Abdo CHN, et al. Aspectos diagnósticos e terapêuticos das disfunções sexuais femininas. Rev Psiquiatr Clín 2006;33(3):162-7.

16. Lara LAS, et al. Abordagem das disfunções sexuais femininas. Rev Bras Ginecol Obstet 2008;30(6):312-5.

17. Thiel RRC, et al. Tradução para português, adaptação cultural e validação do Female Sexual Function Index. Rev Bras Ginecol Obstet 2008;30(10):504-9.

18. Pacagnella RC, et al. Validade de construto de uma versão em português do Female Sexual Function Index. Cad Saúde Pública 2009;25(11):2333-9.

19. Abdo CHN, et al. Estudo do comportamento sexual no Brasil – ECOS. Rev Bras Med 2000;57(11):1329-35.

20. Fielding R, et al. Psychosocial and physical outcomes after surgery for breast cancer: a 5-to-6-year follow-up. Hong Kong Med J 2014; 20(6 Suppl 7):65-8.

21. Emilee G, et al. Sexuality after breast cancer: a review. Maturitas 2010;66(4):397-407.

22. Taylor S, et al. Interventions for sexual problems following treatment for breast cancer: a systematic review. Breast Cancer Res Treat 2011;130(3):711-24.

23. Zhou ZR, et al. Systematic review and meta-analysis comparing hypofractionated with conventional fraction radiotherapy in treatment of early breast cancer. Surg Oncol 2015;24(3):200-11.

24. King KB, et al. Patients descriptions of the experience of receiving radiation therapy. Oncol Nurs Forum 1985;12(4):55-9.

25. Alder J, et al. Sexual dysfunction after premenopausal stage I and II breast cancer: do androgens play a role? J Sex Med 2008;5(8):1898-906.

26. Young-McCaughan S. Sexual functioning in women with breast cancer after treatment with adjuvant therapy. Cancer Nurs 1996; 19(4):308-19.

27. Ganz PA, et al. Breast cancer in younger women: reproductive and late effects of treatment. J Clin Oncol 2003;21(22):4184-93.

28. Howell A, et al. Results of the ATAC (Arimidex, Tamoxifen, Alone or in Combination) trial after completion of 5 years' adjuvant treatment for breast cancer. Lancet 2005;365(9453):60-2.

29. Fallowfield L, et al. Quality of life of postmenopausal women in the Arimidex, Tamoxifen, alone or in combination (ATAC) adjuvant breast cancer trial. J ClinOncol 2004;22(21):4261-71.

30. Radice D, et al. Breast cancer management: quality--of- life and cost considerations. Pharmacoeconomics 2003;21(6):383-96.

31. Asmar L, et al. Final analysis of a planned comparison of menopausal symptoms in 1618 patients receiving either exemestane (E) or tamoxifen (T) in a blinded adjuvant hormonal study. Breast Cancer Res Tr 2005;94(Suppl 1):S97-8.

32. Cantinelli FS, et al. A oncopsiquiatria no câncer de mama: considerações a respeito de questões do feminino. Rev Psiquiatr Clín 2006;33(3):124-7.

33. Duarte TP, et al. Enfrentando a mastectomia: análise dos relatos de mulheres mastectomizadas sobre questões ligadas à sexualidade. Estud Psicol 2003;8:155-9.

34. Reich M, et al. Depression, quality of life and breast cancer: a review of the literature. Breast Cancer Res Treat 2008;110(1):9-17.

35. Fobair F, et al. Body image and sexual problems in Young women with breast cancer. Psycho-oncology 2006;15(7):579-94.

36. Ganz PA, et al. Life after breast cancer: understanding women's health-related quality of life and sexual functioning. J Clin Oncol 1998; 16(2):501-8.

37. Kedde H, et al. Sexual dysfunction in young women with breast cancer. Support Care Cancer 2012;21(1):271-9.

38. Hatzichristou D, et al. Clinical evaluation and management strategy for sexual dysfunction in men and women. J Sex Med 2004;1(1):49-56.

39. Ahmed K, et al. Development and pilot testing of a psychosocial intervention program for young breast cancer survivors. Patient Educ Couns 2015;99(3):414-20.

40. Hummel SB, et al. Internet-based cognitive behavioral therapy for sexual dysfunctions in women treated for breast cancer: design of a multicenter, randomized controlled trial. BMC Cancer 2015;15:321.

41. American College of Obstetricians and Gynecologists Task Force on Hormone Therapy. Sexual dysfunction. Obstet Gynecol 2004;104(4 Suppl):85S-91S. Review.

42. Hutcherson HY, et al. A positive approach to female sexual health: a summary report. Female Patient 2009; 32:271-80.

43. Le Ray I, et al. Local estrogen therapy and risk of breast cancer recurrence among hormone treated patients: a nested case-control study. Breast Cancer Res Treat 2012;135(2):603-9.

44. Col NF, et al. Menopausal hormone therapy after breast cancer: a meta-analysis and critical appraisal of the evidence. Breast Cancer Res 2005;7:R535.

45. Santos I, et al. Urogenital disorders associated with oestrogen deficiency: the role of promestriene as topical oestrogen therapy. Gynecol Endocrinol 2010;26(9):644-8.

46. Clayton AH, et al. A placebo controlled trial of bupropion SR as an antidote for selective serotonin reuptake inhibitor induced sexual dysfunction. J Clin Psychiatry 2004;65(1):62-9.

47. Derzko C, et al. Management of sexual dysfunction in postmenopausal breast cancer patients taking adjuvant aromatase inhibitor therapy. Curr Oncol 2007;14(Suppl 1):S20-40.

48. US Food and Drug Administration. FDA approves first treatment for sexual desire disorder: Addyi approved to treat premenopausal women. [Internet]. EUA Department of Health and Human Services. [Citado em 15/11/15]. Disponível em: http://www.fda.gov/ NewsEvents/Newsroom/Press Announcements/ucm458734.htm.

49. Wurz GT, et al. Safety and efficacy of ospemifene for the treatment of dyspareunia associated with vulvar and vaginal atrophy due to menopause. Clin Interv Aging 2014;9:1939-50.

50. Martin E, et al. Breast and Prostate Cancer Survivor Responses to Group Exercise and Supportive Group Psychotherapy. J Psychosoc Oncol 2015;33(6):620-34.

15.13

Seguimento Racional

- Andrei Alves de Queiroz

■ INTRODUÇÃO

A população de mulheres que sobreviveram ao câncer é cada vez maior. Isto ocorre pelo maior sucesso das terapias e melhora da qualidade de assistência à saúde.[1] Estima-se que, em 2005, mais de 2,4 milhões de mulheres no Estados Unidos estavam em seguimento após tratamento desta neoplasia.[1,2] No Brasil, o INCA estimou 57.120 novos casos apenas no ano de 2014, sendo que a sobrevida média no país é de 80%.[3] Como consequência, existe uma população crescente de mulheres que necessitam de acompanhamento adequado e rastreamento de possíveis recidivas (locorregionais ou sistêmicas).

Para que este seguimento ocorra de forma efetiva é necessário conhecer as características da doença, taxas de recidiva locorregional e sistêmica, sítios de metástase mais comuns. A acurácia, custo, riscos e benefícios dos métodos dos exames complementares também precisam ser conhecidos.

Dentre as situações que são prioridades no acompanhamento adequado da paciente, pode-se citar: rastreamento de recidivas locorregionais e sistêmicas e vigilância da mama contralateral. Outros aspectos também são importantes, como a orientação da paciente sobre a endocrinoterapia adjuvante e hábitos saudáveis de vida.

O objetivo destes rastreamentos no seguimento é identificar recorrências, trazendo melhores taxas de sobrevida, melhor qualidade de vida e menores custos com tratamentos. Por outro lado, por se tratar de uma população grande, uma alternativa com baixo custo-efetividade pode representar grande desperdício de recursos financeiros da assistência à saúde.

Somente quando os profissionais responsáveis pela assistência à paciente tiverem acesso a todas estas informações, o seguimento poderá ser realizado de forma racional.

■ RASTREAMENTO DE RECIDIVAS LOCORREGIONAIS E VIGILÂNCIA DA MAMA CONTRALATERAL

As recidivas locorregionais representam as recorrências que ocorrem na mama (local) ou nos linfonodos axilares (regional). As taxas de recidiva variam conforme as características do tumor, o estadiamento e a terapia locorregional adotada.[2,4] Tumores mais agressivos costumam ter mais recidivas.

A recorrência local observada no seguimento de 20 anos em dois grandes estudos comparando cirurgia conservadora com mastectomia foi de 14,3%[5] e 8,8%[6] respectivamente.[6] As alterações na mama após o tratamento por cirurgia e radioterapia dificultam a detecção de recidiva local. Alguns processos cicatriciais como esteatonecrose podem simular alterações palpatórias típicas de doença maligna.

O evento de um segundo câncer na mama contralateral após o tratamento do primeiro é estimado de variar entre 0,5% a 1% ao ano, e pode variar conforme o risco pessoal da paciente (mutação do gene BRCA1, por exemplo).[2] Geralmente, estes tumores costumam ser menos agressivos que o primeiro e têm pouco impacto na sobrevida.

Apesar de não existirem estudos clínicos prospectivos randomizados avaliando o benefício dos exames de imagem no rastreio de recorrências ou novo tumor em pacientes após tratamento do câncer,[7,8] a mamografia anual é a recomendação mais comum dos principais *guidelines* ao redor do mundo.[9,10] Apesar de a ressonância magnética possuir alta sensibilidade, o alto custo e baixa especificidade pesam contra o uso rotineiro.

■ RASTREAMENTO DE RECIDIVA SISTÊMICA E DE NOVAS DOENÇAS MALIGNAS PRIMÁRIAS

A recidiva sistêmica está diretamente relacionada à sobrevida da paciente e por isso é a mais temida pelas pacientes e médicos. A ocorrência das metástases, no entanto, varia muito conforme a característica dos tumores. Em doentes com linfonodos axilares livres de doença, a recorrência sistêmica ocorre entre 25% a 30% em 10 anos. No mesmo período, de 75% a 80% das enfermas com linfonodos comprometidos podem apresentar metástases.[4]

As características tumorais também são importantes na hora de definir o intervalo de risco para a recorrência. Grau histológico alto, grau nuclear alto e Ki-67 elevado indicam risco maior para recidiva nos primeiros dois anos, enquanto tumores com características menos agressivas tendem a recorrer tardiamente.[4] Os sítios mais comuns de metástase são ossos (44%), partes moles (41%), pulmão (15%) e fígado (10%).[2]

Diversos ensaios clínicos randomizados foram realizados comparando desfechos quando se utiliza estratégias de rastreamento intensivo ou apenas acompanhamento clínico. Os dados referentes a alguns destes estudos serão discutidos.

Exames laboratoriais

Por se tratar de exames que geralmente são de fácil feitura e de custo inferior aos exames de imagem, eles seriam considerados ideais para rastreamento. Infelizmente, os estudos que avaliaram transaminases hepáticas, fosfatase alcalina, gama-glutamil transferase, cálcio e bilirrubinas não demonstraram sensibilidade ou especificidade adequada para o uso rotineiro.

O **International Breast Cancer Group** (IBCG) conduziu um estudo em 4.105 mulheres com carcinoma invasivo, que identificou a fosfatase alcalina como o único teste com sensibilidade adequada, com elevação dos seus níveis em 71% das pacientes com metástase hepática e 32% daquelas com metástase óssea.[11] Outro estudo que avaliou metástases ósseas identificou que 28% das doentes sem recorrência apresentavam elevação dos níveis de fosfatase alcalina, demonstrando baixa especificidade do método. Atualmente, a feitura rotineira destes exames não é recomendada.[12]

Os marcadores tumorais como CA15-3, CA 27.29 e antígeno carcinoembrionário (CEA) estão significativamente aumentados em pacientes com câncer de mama[13,14] e também foram muito pesquisados na intenção de identificar precocemente qualquer tipo de recorrência. Valenzuela analisou retrospectivamente 318 pacientes em um total de 59 recorrências. A sensibilidade foi de 56,8%, e o valor preditivo positivo foi de apenas 46,4% (48,2% para CA 15.3), sendo considerado pelo autor como sendo de uso limitado.[15] O valor preditivo positivo baixo não permite diagnosticar a recidiva apenas pelos dados laboratoriais.

Estudos prospectivos demonstraram que as alterações nos níveis destes marcadores ocorrem seis meses antes do diagnóstico por outros métodos,[13] sendo que algumas publicações sugerem que ele é ainda mais precoce.[16] Como é necessária a confirmação por meio de exames de imagem e alguns vão se tornar alterados somente algum tempo depois, o suposto diagnóstico precoce não é possível, e por isso não se observa benefício na mortalidade. O uso de marcadores tumorais no seguimento atualmente não é recomendado.[10,13,14]

Novas pesquisas publicadas utilizando exames mais precisos como PET/CT e ressonância magnética quando ocorre aumento dos níveis destes marcadores mostram que esta alternativa pode ser considerada no futuro.[17,18] Devido ao custo dos exames, porém, é provável que esta medida não seja custo-efetiva.

Exames de imagem

A radiografia de tórax é exame barato e de fácil acesso, o que o torna, teoricamente, em excelente opção para rastreamento de metástases pulmonares. Kokko avaliou o benefício desta modalidade, acompanhando 472 mulheres divididas em dois grupos. No primeiro grupo, realizavam-se radiografias periodicamente, enquanto no segundo grupo somente se apresentassem algum sintoma. Não houve diferença em sobrevida de cinco anos nos dois grupos, comprovando que não há benefício no rastreamento de pacientes assintomáticas.[19]

A ultrassonografia de abdome para avaliação de metástase hepática também foi estudada em ensaios clínicos, e também não se mostrou eficiente na redução de mortalidade. Pedrazzini avaliou o uso de cintilografia óssea de rotina em 1.601 pacientes com linfonodos comprometidos e não observou benefício.[12]

Ensaios clínicos randomizados avaliando seguimento

As diversas modalidades de seguimento foram avaliadas em ensaios clínicos randomizados, multicêntricos e com bom nível de evidência. Um dos estudos mais citados e que apresenta informações importantes é do **Gruppo Interdisciplinare per la Valutazione degli Interventi in Oncologia** (GIVIO).

Este grupo randomizou 1.320 mulheres em estadio I a III em dois grupos. Em um grupo, realizou rastreamento intensivo com dosagem de fosfatase alcalina e gama-glutamil transferase a cada três meses, radiografia de tórax semestral e ultrassonografia hepática, mamografia e cintilografia óssea anuais. Com seguimento médio de 71 meses, 31% das metástases identificadas eram assintomáticas. Em termos de tempo, o rastreamento intensivo adiantou em apenas um mês a identificação das metástases. Não houve diferença da mortalidade, com o **odds ratio** = 1,12 (IC 95%, 0,87 – 1,43). Este estudo também avaliou a qualidade de vida das pacientes e não observou diferença entre os grupos, ou seja, tratar a paciente "precocemente" não trouxe melhora na qualidade de vida.[20]

Uma metanálise da COCHRANE avaliando quatro ensaios clínicos em um total de 3.055 mulheres com câncer de mama não identificou benefício na sobrevida quando se realiza rastreamento intensivo (RR 0,96, IC 95%, 0,80 – 1,15). Outra informação que deve ser mencionada é que não houve diferença se o seguimento era feito por especialista ou médico clínico geral.[21]

Considerando as informações referentes aos estudos comparativos de diversas estratégias de seguimento, não existem motivos para recomendar qualquer conduta além da mamografia anual e exame clínico semestral para a paciente após o término do tratamento deste câncer.

Importante lembrar, porém, que nenhum destes estudos avaliou tecnologias mais modernas, com tomografias computadorizadas e ressonâncias magnéticas de tórax e abdome.[22] Estes exames, no entanto, possuem custo elevado, o que os torna, provavelmente, pouco custo-efetivos.

Outros aspectos

O seguimento também é o momento de orientar a paciente sobre medidas que podem aumentar a sobrevida. O uso adequado da terapia adjuvante e a prática de hábitos de vida saudáveis são tão importantes para a saúde quanto a avaliação de recidivas. A anticoncepção e a gravidez após o tratamento também devem ser discutidos com a paciente. Estas duas situações são vistas em capítulos específicos neste livro.

Aderência à endocrinoterapia adjuvante

A maioria dos tumores são luminais, os quais respondem muito bem à endocrinoterapia adjuvante. Esta modalidade terapêutica envolve medicações diárias por 5 ou até 10 anos. As alternativas de tratamento e drogas disponíveis são mais bem discutidas em outro capítulo.

Por se tratar de tratamento de longa duração, muitos pacientes acabam interrompendo-o por conta própria, seja pelos efeitos colaterais ou por outros motivos. A aderência ao tratamento com tamoxifeno varia de 41% a 88%, enquanto a aderência aos inibidores de aromatase, de 50% a 91%. Assim, o médico responsável pelo seguimento deve conhecer os efeitos colaterais das drogas e os benefícios e, desse modo, conscientizar a paciente da necessidade do seu uso correto.[23]

O tamoxifeno é uma das principais drogas mormente em pacientes na pré-menopausa. Um dos efeitos colaterais mais preocupantes e que ocorre em pacientes na pós-menopausa é o carcinoma de endométrio, causado pela estimulação da mucosa. O estudo ATLAS acompanhou 12.894 mulheres que utilizaram tamoxifeno por 5 anos ou 10 anos, e encontrou significativamente mais casos de câncer de endométrio em pacientes que tomaram a droga por mais tempo (RR 1,74; IC 95% 1,30 – 2,34). O número de casos deste câncer, no entanto, é baixo, e não impede que a droga seja utilizada.[24] É importante, porém, que seja feita adequada vigilância.

O câncer de endométrio se manifesta precocemente por sangramento vaginal, o qual pode ser de pequena quantidade. A ultrassonografia periódica não mostrou benefício na detecção, e aumentou o número de intervenções desnecessárias em diversos estudos, sendo, assim, contraindicada.[10]

Alguns estudos recentes têm utilizado o sistema intrauterino de levonorgestrel com intenção de diminuir as doenças endometriais, porém com o risco de aumentar as recidivas locais ou sistêmicas. Uma metanálise de 3 ensaios clínicos randomizados em um total de 359 pacientes identificou benefício apenas na redução de doenças endometriais benignas, não demonstrando aumento das taxas de recidiva ou carcinoma de endométrio. A pequena população, porém, não deu poder suficiente ao estudo para avaliar estes desfechos, e são necessários estudos com populações maiores para demonstrar segurança ou benefício nesta opção de tratamento.[25]

Existe evidência de que a baixa aderência à endocrinoterapia adjuvante está diretamente relacionada à desinformação das pacientes e ao medo dos efeitos colaterais. Assim, a educação e a orientação continuada da paciente, focando nos benefícios e orientando-a corretamente sobre os riscos, é estratégia importante para o sucesso da terapêutica.[23]

Hábitos de vida

Os hábitos de vida saudáveis como prática de exercício físico, alimentação adequada e índice de massa corporal (IMC) menor que 30 são amplamente divulgados como atitudes que melhoram a expectativa de vida e diminuem a incidência de doenças. Nas pacientes com câncer de mama não é diferente, com estimativa de que até 30% dos casos poderiam ser evitados, por estarem relacionados com obesidade ou sedentarismo.[3]

Um estudo prospectivo com 1.490 mulheres com este câncer mostrou associação de alimentação com alta ingesta de frutas e verduras, atividade física e melhor sobrevida. Um estudo caso-controle com 396 pacientes que desenvolveram câncer na mama contralateral mostrou associação entre tabagismo, consumo de álcool e obesidade quando comparado com 734 mulheres que não desenvolveram a doença.[10]

Assim, a recomendação de alimentação adequada, atividade física e controle do IMC é importante para melhorar a sobrevida.[10,26]

Recomendações para o seguimento racional

Com base nos dados atuais, as recomendações para o seguimento são:

- Consultas periódicas em intervalos de três a seis meses nos primeiros cinco anos, e anualmente após;

- Solicitar mamografia anualmente;
- Requisitar outros exames complementares apenas quando as queixas da paciente ou o exame clínico levantarem a suspeita de recorrência. Não existe evidência para o uso rotineiro de marcadores tumorais ou exames de imagem;
- Orientar a paciente sobre a endocrinoterapia adjuvante quando necessário;
- Orientar sobre hábitos de vida, estimulando a alimentação saudável e prática de atividade física.

REFERÊNCIAS BIBLIOGRÁFICAS

1. Hsu T, et al. Quality of life in long-term breast cancer survivors. J Clin Oncol 2013;31(28):3540-8.

2. Carlson RW. Surveillance of patients following primary therapy. In: Harris JR, et al. Diseases of the breast. 4th ed. Philadelphia: Lippincott Williams & Wilkins; 2009. p.1200.

3. Instituto Nacional de Câncer José Alencar Gomes da Silva. Estimativa 2014: Incidência de Câncer no Brasil. Rio de Janeiro: INCA; 2014. 124p.

4. Song WJ, et al. The risk factors influencing between the early and late recurrence in systemic recurrent breast cancer. J Breast Cancer 2012;15(2):218-22.

5. Fisher B, et al. Twenty-year follow-up of a randomized trial comparing total mastectomy, lumpectomy, and lumpectomy plus irradiation for the treatment of invasive breast cancer. N Engl J Med 2002; 347(16):1233-4.

6. Veronesi U, et al. Twenty-year follow-up of a randomized study comparing breast-conserving surgery with radical mastectomy for early breast cancer. N Engl J Med 2002;347(16):227-9.

7. Bessen T, et al. A patient-level calibration framework for evaluating surveillance strategies: a case study of mammographic follow-up after early breast cancer. Value Health 2014;17(6):669-78.

8. Houssami N, et al. Mammographic surveillance in women with a personal history of breast cancer: how accurate? How effective? Breast 2010;19(6):439-45.

9. Moy L, et al. ACR Appropriateness Criteria stage I breast cancer: initial workup and surveillance for local recurrence and distant metastases in asymptomatic women. J Am Coll Radiol 2014;11(12 Pt A):1160-8.

10. National Comprehensive Cancer Network. NCCN clinical practice guidelines in oncology. Brast Cancer Version 3.2015. Disponível em: <http://www.nccn. org/professionals/physician_gls/pdf/breast.pdf>.

11. Crivellari D, et al. Routine tests during follow-up of patients after primary treatment for operable breast cancer. International (Ludwig) Breast Cancer Study Group (IBCSG). Ann Oncol 1995;6(8):769-75.

12. Pedrazzini A, et al. First repeated bone scan in the observation of patients with operable breast cancer. J Clin Oncol 1986;4(3):389-94.

13. Duffy MJ, et al. CA 15-3: uses and limitation as a biomarker for breast cancer. Clin Chim Acta 2010;411(23-24):1869-74.

14. Harris L, et al. American Society of Clinical Oncology 2007 update of recommendations for the use of tumor markers in breast cancer. J Clin Oncol 2007;25(33):5287-312.

15. Valenzuela P, et al. The contribution of the CEA marker to CA 15.3 in the follow-up of breast cancer. Eur J Gynaecol Oncol 2003;24(1):60-2.

16. Mathew J, et al. Pilot randomised study of early intervention based on tumour markers in the follow-up of patients with primary breast cancer. Breast 2014;23(5):567-63.

17. Di Gioia D, et al. Early detection of metastatic disease in asymptomatic breast cancer patients with whole-body imaging and defined tumour marker increase. Br J Cancer 2015;112(5):809-18.

18. Dong Y, et al. The diagnostic value of 18F-FDG PET/CT in association with serum tumor marker assays in breast cancer recurrence and metastasis. Biomed Res Int 2015; 2015:489021.

19. Kokko R, et al. Role of chest X-ray in diagnosis of the first breast cancer relapse: a randomized trial. Breast Cancer Res Treat 2003; 81(1):33-9.

20. Ghezzi PP, et al. Impact of follow-up testing on survival and health-related quality of life in breast cancer patients. A multicenter randomized controlled trial. The GIVIO Investigators. JAMA 1994; 271(20):1587-92.

21. Rojas MP, et al. Follow-up strategies for women treated for early breast cancer. Cochrane Database Syst Rev 2005;1:CD001768.

22. Henry NL, et al. Promoting quality and evidence-based care in early-stage breast cancer follow-up. J Natl Cancer Inst 2014; 106(4): dju034.

23. Chlebowski RT, et al. Adherence to endocrine therapy in breast cancer adjuvant and prevention settings. Cancer Prev Res (Phila) 2014;7(4):378-87.

24. Davies C, et al. Long-term effects of continuing adjuvant tamoxifen to 10 years versus stopping at 5 years after diagnosis of oestrogen receptor-positive breast cancer: ATLAS, a randomised trial. Lancet, 2013;381(9869):805-16.

25. Fu Y, et al. Long-term effects of levonorgestrel-releasing intrauterine system on tamoxifen-treated breast cancer patients: a meta-analysis. Int J Clin Exp Pathol 2014;7(10):6419-29.

26. Lahart IM, et al. Physical activity, risk of death and recurrence in breast cancer survivors: a systematic review and meta-analysis of epidemiological studies. Acta Oncol 2015;54(5):635-54.

15.14

Prognóstico

- **Eduardo Carneiro de Lyra** ■ **Giselly Encinas**
- **Maria Aparecida Azevedo Koike Folgueira**

■ FATORES CLÍNICOS E PATOLÓGICOS NO PROGNÓSTICO DO CÂNCER DE MAMA INVASIVO

Introdução

Fator prognóstico é aquele que está envolvido com a evolução da doença, independentemente do tratamento. O câncer de mama é doença heterogênea com prognóstico variável de acordo com fatores clínicos e patológicos, como tipo e grau histológico, e de acordo com fatores moleculares, como expressão gênica. Como exemplo temos subtipos de bom prognóstico, como carcinoma tubular e subtipos de prognóstico reservado, como o carcinoma inflamatório.[1]

Tipo histológico

O carcinoma invasivo engloba vários subtipos histológicos com prognóstico variável. O tipo histológico mais comum é o tipo não especial invasivo, que engloba o carcinoma ductal invasivo e representa, segundo uma série de 135.157 pacientes, 76% dos casos.[2]

A segunda lesão invasiva mais comum é o carcinoma lobular, o qual corresponde a 5% a 10% das lesões invasivas da mama. Estudos recentes sugerem que o carcinoma lobular pode ter evolução mais favorável que o ductal, entretanto existem alguns carcinomas lobulares de prognóstico ruim.[3] O carcinoma lobular invasivo tende a metastatizar mais tardiamente, quando comparado ao ductal invasivo, e pode afetar sítios como peritônio, meninge e trato gastrointestinal.[4]

Alguns subtipos estão associados a prognóstico mais favorável. O carcinoma tubular corresponde a cerca de 2% dos invasivos e pacientes portadoras deste subtipo, apresentam prognóstico mais favorável comparado com aquelas com os outros carcinomas invasivos. Este subtipo raramente evolui com metástases.[5-7] O carcinoma mucinoso associa-se a baixo grau nuclear e de modo semelhante ao carcinoma tubular, possibilita prognóstico mais favorável dentre os carcinomas invasivos.[5-9] Outro carcinoma de prognóstico favorável é o medular, que corresponde a cerca de 1,2% dos casos.[10] Carcinoma adenoide cístico é raro com tendência a bom prognóstico, sendo que mesmo quando grande, raramente dão metástases para a axila (< 5%).[11,12]

Carcinoma micropapilar é uma forma particularmente agressiva dos carcinomas invasivos, que tende a metastizar para a axila, mesmo que seja ainda de pequena dimensão.[13] Com relação ao carcinoma metaplásico, ainda não está claro se teria prognóstico pior que o carcinoma ductal invasivo.[14,15]

Entre os subtipos de pior prognóstico, podemos citar o inflamatório. Este subtipo é raro e guarda características próprias, como: comprometimento rápido da pele, edema, eritema. Em pacientes submetidas apenas a tratamento local, observa-se breve sobrevida, ao redor de 12 a 36 meses.[16-18]

Grau histológico

As características histológicas do tumor primário têm relação com o risco de metástases.[19] O grau histológico (GH) é outro fator prognóstico independente, embora por vezes criticado em vista da falta de reprodutibilidade entre avaliadores.[20] O sistema mais frequentemente usado para avaliar o grau histológico é o de Nottingham, ou seja Scarff-Bloom-Richardson, modificado por Elston-Ellis. Este sistema utiliza escala de 1 a 3, para avaliar três aspectos do tumor: grau de diferenciação (formação tubular: > 75% – 1; 10 a 75% – 2; < 10% – 3 pontos), extensão do pleomorfismo (células uniformes e regulares com núcleos pequenos – 1; aumento moderado do núcleo, células maiores que as normais, nucléolo visível – 2; importante aumento do tamanho da célula e núcleo grande e bizarro com múltiplos nucléolos – 3 pontos) e índice mitótico (número de mitoses por 10 campos: até 9 – 1; 10 a 19 – 2; mais que 20 – 3 pontos). A alta taxa de mitose analisada a partir da lâmina de hematoxilina eosina (HE) está associada a aumento da recorrência da doença e da mortalidade.[21] Por fim, estes valores são somados e o GH é determinado: GH1, 3 a 5 pontos (bem diferenciado); GH2, 6 a 7 pontos (moderadamente diferenciado); GH3, 8 a 9 pontos (indiferenciado). Todos os carcinomas invasivos devem ser graduados, exceto o medular.[22]

Em um estudo que avaliou 2608 cânceres de mama, 18,6%; 35,6% e 45,6% foram classificados com GH1, 2 ou 3, respectivamente, e houve melhor sobrevida câncer-específica entre pacientes com tumor GH1 em relação àquelas que apresentem tumor GH2 ou GH3.[23] Entretanto, aproximadamente 30% a 60% dos tumores são classificados como GH2, o qual é associado a risco intermediário de recorrência, não auxiliando na conduta terapêutica. Nestes casos, há evidências de que o perfil de expressão gênica do tumor pode fornecer informação complementar para o prognóstico das pacientes. Em um estudo que incluiu 189 amostras GH2, observou-se que o perfil molecular foi capaz de classificar as pacientes em grupos de alto e baixo risco de recorrência.[24]

Outra característica histológica importante é a invasão linfovascular, que pode estar associada a tumores de grandes dimensões, metástases a distância, recorrência regional, menor intervalo livre de doença e menor sobrevida global.[25]

Estadiamento

O estadiamento clínico é um dos fatores mais relevantes na determinação do prognóstico da doença e no estabelecimento do tratamento. Em geral, a moléstia em estadiamento clínico inicial é conduzida de modo mais conservador e apresenta melhor evolução e melhor sobrevida.[26] Entretanto, cada vez mais utiliza-se a caracterização dos subtipos intrínsecos pelos aspectos moleculares, para avaliar o prognóstico das pacientes, como veremos a seguir.

Tamanho do tumor

A dimensão tumoral é outro fator prognóstico associado a recorrência a distância, em especial em pacientes com axila negativa.[27] A sobrevida livre de doença é maior quanto menor o tumor, sendo que quando menores de 1cm podem metastatizar para o linfonodo em aproximadamente 10% a 20% dos casos; entretanto, se não houver comprometimento linfonodal, a taxa de sobrevida livre de doença fica em torno dos 90%.[28-30] Além disso, pacientes com tumores menores que 1cm têm taxa de recidiva em 20 anos de 12% e metástase à distância de 10%.[29,31]

Comprometimento axilar

É um dos fatores prognósticos mais importantes associando-se com sobrevida global e livre de doença. A sobrevida livre de recorrência é diretamente proporcional ao número de linfonodos comprometidos, isto é, pacientes sem linfonodos comprometidos têm sobrevida livre de doença significativamente maior do que aquelas que possuem comprometimento axilar. Demonstrou-se que a grande maioria das pacientes com axila livre de doença, isto é, 80%, apresenta-se livre de doença em cinco anos de acompanhamento, logo, 20% destas pacientes de baixo risco ainda têm recorrência. Por outro lado, apenas 20% das pacientes com 16 ou mais linfonodos comprometidos e sem tratamento não têm recorrência em cinco anos.[28]

Na avaliação dos linfonodos axilares, considera-se o número daqueles comprometidos e a dimensão da lesão linfonodal, que pode ser classificada em macrometástases ou micrometástases. Segundo os critérios propostos pela *American Joint Commiteeon Carcinoma* (AJCC), TNM *International Union against Cancer* (UICC), as metástases linfonodais podem ser classificadas de acordo com a sua dimensão em: macrometástases quando >2 mm (pN1); micrometástases, quando entre > 0,2 mm e ≤ 2mm, (pN1mi), que representa > 200 células de carcinoma em apenas um linfonodo (pN1mi). Células tumorais isoladas (ITCs) incluem células ou grupo de células < 0,2 mm de dimensão e representam < 200 células de carcinoma em um corte de linfonodo [pN0(i+)].[32,33]

Receptores hormonais

A expressão de receptor de estrogênio (ER) é fator prognóstico bem como prediz a resposta à hormonioterapia.[34,35] Na prática clínica, determina-se a expressão de ER por meio do método imuno-histoquímico, por meio do anticorpo monoclonal contra a proteína nuclear ER α.[36,37] A expressão positiva do receptor de estrogênio e de progesterona está associada a melhor sobrevida livre de doença e menor potencial metastático.[38]

ERBB2

O protooncogene ErbB2 ou HER2, localizado no cromossomo 17q21, codifica um receptor de fator de crescimento transmembrânico com função tirosina-quinase e indica a mau prognóstico quando super expresso na membrana das células de carcinoma. Por outro lado, é fator preditivo de resposta a terapias alvo dirigidas como as com anticorpo monoclonal contra HER2, trastuzumabe e pertuzumabe, e inibidor de tirosina-quinase, como lapatinibe.[39,40]

Ki67

Ki67 é proteína expressa no núcleo das células que estão proliferando. A expressão elevada de Ki67 em carcinoma da mama é considerada fator independente de mau prognóstico e em câncer de mama inicial, a expressão maior de 25% foi associada a maior risco de morte em relação à baixa expressão.[41] O índice proliferativo, avaliado pela expressão de Ki67, tem sido aproveitado para agrupar os tumores em luminal A ou luminal B e, neste caso, utilizando-se o limite de corte (*cut off*) de 13,25%, entretanto, este limite é bastante variável entre laboratórios.[42]

■ FATORES MOLECULARES NO PROGNÓSTICO EM CÂNCER DE MAMA INVASIVO

A tecnologia de *microarray* e outros métodos de análise da expressão gênica em larga escala permitiram seu uso na caracterização biológica e na estimação do prognóstico do câncer invasivo,[43] sendo que as plataformas de expressão gênica mais em evidência são *Oncotype-DX®*, *MammaPrint®* e painel PAM50.

Oncotype DX®

O teste *Oncotype DX®* (*OncotypeDx®*, *Genomic Health Inc, Redwood City*, CA) baseia-se na avaliação simultânea da expressão de um painel de 21 genes, sendo 16 deles envolvidos em processos relacionados ao câncer de mama, como proliferação, invasão, via de receptor de estrogênio e de HER2 e cinco genes de referência, que servem como controles internos para normalização da expressão dos demais genes. Este grupo de genes foi identificado a partir de 250 genes candidatos, selecionados por meio de busca na literatura, banco de dados e experimentos de perfil de expressão gênica.[44]

Para isso, utiliza-se uma amostra do tumor emblocada em parafina, para a extração do RNA das células tumorais, o qual é transformado em DNA complementar por uma reação de transcrição reversa. A seguir, a expressão desse grupo de genes é quantificada por reação de polimerase em cadeia (PCR em tempo real). Pela expressão gênica calcula-se, então, um valor, através de um algoritmo matemático, que varia de 0 a 100, que classifica o risco de recidiva da doença em 10 anos (índice de recidiva ou *recurrence score*) em: baixo, quando < 18; intermediário, quando > 18 e ≤ 31; e alto, quando ≥ 31.[44]

O primeiro estudo analisou amostras tumorais para estimar o risco de recidiva de 668 pacientes com câncer receptor hormonal positivo e sem comprometimento linfonodal, tratadas com tamoxifeno, que haviam sido incluídas no estudo *National Surgical Adjuvant Breast and Bowel Project clinical trial B-14* (NSABP-B14). Dentre estas pacientes, 51% foram classificadas, segundo a expressão gênica, em risco baixo, 22% em risco intermediário e 27% em risco alto, sendo que e a taxa de recidiva à distância em 10 anos foi de 6,8%, 14,3% e 30,5%, respectivamente.[44] O segundo estudo avaliou amostras tumorais de 651 pacientes com carcinoma receptor hormonal positivo e sem comprometimento linfonodal tratadas no estudo NSABP-B20, as quais foram randomizadas para receber tamoxifeno, ou tamoxifeno e quimioterapia (ciclofosfamida, metotrexato e fluorouracil ou metotrexato e fluorouracil). As pacientes classificadas como de alto risco de recidiva, segundo o *recurrence score*, tiveram benefício da adição de quimioterapia à hormonioterapia, ao contrário das pacientes com baixo risco.[45] Estes dados indicam que a expressão gênica, avaliada através do painel Oncotype DX, poderia predizer a resposta à quimioterapia.

O valor do painel Oncotype DX para detectar o impacto da quimioterapia em pacientes com tumor receptor hormonal positivo, HER2 negativo, linfonodo negativo e dimensão 1,1 a 5,0 cm (ou 0,6 a 1,0 cm e grau intermediário ou alto), que teriam recomendação de quimioterapia adjuvante com base em características clinicopatológicas está sendo investigado de maneira prospectiva no estudo *Trial Assigning Individualized Options for Treatment* (TAILORx). Dentre as 10.253 mulheres incluídas, 15,9% tiveram índice de recidiva ≤10 e receberam apenas hormonioterapia e após cinco anos de seguimento, a taxa livre de recidiva locorregional ou a distância foi de 98,7%, e a taxa de sobrevida global foi de 98%. Estes dados fornecem evidências de que as mulheres portadoras de tumor ER(+), HER2(-), N0 e índice de recidiva < 10 poderão ser poupadas da quimioterapia e tratadas apenas com hormonioterapia.[46] Resultados acerca da evolução das outras pacientes incluídas no estudo são esperados para os próximos anos.

Mammaprint®

Outra ferramenta para avaliar o prognóstico através do perfil molecular é a plataforma *Mammaprint*, (*MammaPrint®*, Agendia, Irvine, CA) desenvolvida pelo grupo do *Netherlands Cancer Institute*, usando tecnologia de microarray.

O painel de genes foi identificado a partir de amostras congeladas de 78 pacientes com menos de 55 anos que possuíam câncer com menos de 5 cm e sem comprometimento linfonodal, que não receberam quimioterapia adjuvante. Dentre as pacientes, 34 desenvolveram enquanto 44 não desenvolveram metástases à distância no período de cinco anos. O perfil da expressão de 70 genes mostrou correlação com o prognóstico.[47] Em um segundo estudo, a expressão deste painel de genes foi determinada em carcinomas de um grupo de 295 pacientes com ou sem comprometimento linfonodal e a assinatura de bom ou mau prognóstico foi associada a maior ou menor sobrevida global.[48] Em estudo posterior, avaliou-se a expressão dos 70 genes em amostras de câncer de mama de pacientes com menos de 62 anos, dimensão tumoral T1-T2, sem comprometimento linfonodal, que não receberam quimioterapia, com seguimento mediano de 13,6 anos. A assinatura gênica forneceu informação prognóstica mais forte que os critérios clinicopatológicos tradicionais.[49] O teste Mammaprint recebeu *clearance* da agência americana *Food and Drug administration* (FDA) para avaliação de prognóstico em pacientes com menos de 61 anos, com tumores receptor de estrogênio positivo ou negativo e linfonodos negativos.[50]

Encontra-se em andamento o estudo clínico *Microarray In Node-negative and 1-3 node positive Diseasemay Avoid Chemo Therapy* (MINDACT), que utiliza o perfil de 70 genes (*MammaPrint*) e critérios clinicopatológicos (*Adjuvant! Online*) para selecionar as pacientes com câncer para quimioterapia adjuvante. O estudo teve início em fevereiro de 2007 e incluiu 6600 pacientes. Para aqeulas com risco elevado tanto genômico (avaliado pelo *MammaPrint*) quanto clínico (avaliado através do *Adjuvant! Online*) foi oferecida quimioterapia adjuvante; para as com risco baixo, em ambos os critérios, não foi oferecida quimioterapia. Pacientes com risco discordante entre os dois critérios foram randomizados para receber ou não quimioterapia. Dentre 800 pacientes incluídas, 48% foram classificadas como de baixo risco; 24,8% como de risco elevado; 27% como de risco discordante.[51] O resultado final do estudo clínico MINDACT é esperado para os próximos anos e talvez possa ajudar a selecionar pacientes com potencial de esquivarem-se da quimioterapia sem danos.[52]

Subtipos intrínsecos e PAM50

No ano 2000, um sistema de classificação na atualidade amplamente aceito, foi inicialmente proposto por Perou *et al.*,[53] baseado no perfil de expressão gênica, classificando o câncer em subtipos intrínsecos. Neste importante estudo, os autores partiram de 65 amostras de câncer (frescas congeladas) de 42 pessoas diferentes, extraíram o RNA, analisaram a expressão de 8.102 genes por tecnologia de *microarray*. Estes tumores foram classificados em subtipos distintos de acordo com seu padrão de expressão gênica diferencial. Em seguida, Sorlie et al observaram que a sobrevida das pacientes está relacionada ao subtipo intrínseco de seu tumor. Descreveram-se, na época, subtipos intrínsecos de tumores com expressão positiva de ER, ou seja, luminais, os quais podem ser subdivididos em luminal A com alta expressão de ERα

(alpha), *GATA bindingprotein 3*, *X-boxbindingprotein 1*, *trefoil factor 3*, *hepatocyte nuclear factor 3 α* e *estrogen-regulated LIV-1*, que têm bom prognóstico; e luminal B e C. Dentre os tumores com ausência de expressão de ER, três subtipos foram descritos: *basal like*, HER2 e Normal *breast like*, os quais estão associados a menor tempo de sobrevida global e pior prognóstico. O tipo *basal like* foi caracterizado pela expressão de queratina 5 e 17, laminina e *fatty acid binding protein 7*; já o subtipo HER2, com amplificação e/ou super expressão de HER2, é caracterizado também pela expressão de GRB7; por fim, o subtipo normal *breast like* expressa genes relacionados a adipócitos e a células não epiteliais.[54-57]

Em estudo posterior, os autores selecionaram um painel de 50 genes, o *Prediction Analysis of Microarray*, (PAM50), a partir do estudo original de Perou et al, para desenvolver um modelo prognóstico e preditivo de resposta à quimioterapia. A expressão gênica pôde ser avaliada a partir de material fresco congelado ou emblocado em parafina. Com base na expressão destes genes, criou-se um modelo matemático que origina um índice (que tem valores contínuos) que está associado ao risco de recidiva. Além disso, descreve-se que o índice possa estar associado à predição de eficácia de quimioterapia neoadjuvante.[58]

Mais recentemente, novo subtipo molecular foi identificado, denominado *claudin-low*, que é caracterizado pela superexpressão de marcadores endoteliais e baixa expressão de genes envolvidos na junção e adesão célula-célula, incluindo diversas claudinas e E-caderina.[59] Do ponto de vista clínico, esses tumores estão associados a prognóstico reservado.[60]

A classificação em subtipos intrínsecos com base no perfil de expressão gênica proposta por Perou et al e a demonstração da sua correlação prognóstica tiveram grande importância e foram seguidas por propostas baseadas em expressão imuno-histoquímica de marcadores clássicos como ER, PR, HER2 e Ki67, para a identificação de subtipos tumorais, pois a utilização da classificação molecular ainda é limitada, principalmente pelo alto custo. Existe associação entre estas duas formas de classificação, entretanto, a concordância não é completa[61]. A classificação imuno-histoquímica em subtipos pode ser visualizada na Tabela 15.47. Deste modo, classificam-se como tumores luminais aqueles que expressam receptores hormonais, ER e/ou PR. O *cut off* para exprimir expressão de ER (≥ 1%) e classificar tumores em ER(+) ou ER(−) também tem sido questionado. Relata-se que expressão de ER na faixa de 1% a 9% de positividade, mais comum entre mulheres jovens, portadoras de tumor de alto grau histológico ou HER2 positivo ou PR negativo, está associada a prognóstico mais próximo de pacientes com tumor ER negativo.[62,63] Além disso, mais recentemente, ainda para

Tabela 15.47 Subtipos intrínsecos do câncer de mama e suas características.

Subtipo intrínseco	Características	Prognóstico	Prevalência (%)
Luminal A	ER e/ou PR positivo	Bom	23,7
	HER2 negativo		
	Ki67 < 14%		
	CK8/CK18 positivo		
Luminal B	HER2 Negativo	Intermediário	38,8
	ER e/ou PR positivo		
	HER2 negativo		
	Ki67 ≥14%		
	HER2 Positivo	Ruim	14
	ER e/ou PR positivo		
	HER2 amplificado ou superexpresso		
	Qualquer Ki67		
HER2	HER2 amplificado ou superexpresso	Ruim	11,2
	Ausência de ER e PR		
Basal-*like*	Triplo negativo	Ruim	12,3
	Ausência de ER, PR e HER2		
	CK5/6, CK14 e CK17 positivas e laminina		
	EGFR e c-KIT		
Normal-*like*	Assemelha-se molecularmente ao tecido epitelial normal		

ER: receptor de estrogênio; PR: receptor de progesterona; HER2: *human epidermal factor receptor.*

Fonte: adapta de[42,53,54,57].

o subtipo luminal A, a expressão de PR foi considerada positiva quando acima de 20% (consenso de *St Gallen*).[64] Outro *cut off* que tem sido discutido é de Ki67 e conforme o estudo varia entre 14% e 20%.[65]

Em resumo, tumor luminal expressa receptor hormonal, sendo que luminal A, que está associado a bom prognóstico, não expressa HER2 e tem baixa proliferação e luminal B, que tem prognóstico mais reservado, expressa HER2 e/ou alta taxa de proliferação. Outros tumores cujas pacientes têm prognóstico mais reservado são aqueles com superexpressão (ou amplificação) de HER2 e que não expressam receptor hormonal, bem como os tumores triplo negativos, que não expressam HER2 em receptores hormonais.

Tumores triplo negativos

As pacientes com tumores triplo negativos (TN), que não expressam ER, PR e HER2, podem ter pior prognóstico e não são alvo de terapia alvo dirigida. Cerca 80% dos TN são *basal like*, mas também incluem alguns tipos histológicos especiais como medular e adenoide cístico, com baixo risco de metástases à distância. A expressão de citoqueratinas basais, apesar de aumentar a especificidade para a detecção de tumores *basal like*, não apresenta reprodutibilidade suficiente para a incorporação no uso corrente.[57,66]

Sabe-se agora que tumores TN englobam pelo menos sete diferentes subtipos.[67] Além disso, a presença do infiltrado linfocitário no estroma tumoral (TILs) parece ter implicação prognóstica, pois demonstrou que cada 10% de aumento no infiltrado inflamatório correlaciona-se com 14% de aumento em sobrevida livre de doença.[68]

■ CONCLUSÃO

Os critérios clínicos e patológicos são muito importantes para conhecermos o comportamento da doença, porém, o estudo molecular nos permite ver além dessas características, permitindo melhor entendimento do prognóstico e condução terapêutica de cada câncer. A utilização dos painéis que mostram o prognóstico pelo perfil molecular ainda é restrita devido ao alto custo, enquanto a imuno-histoquímica, por ser mais acessível, tem sido usado na prática clínica, para avaliar o prognóstico e indicar a terapêutica em pacientes com câncer de mama.

REFERÊNCIAS BIBLIOGRÁFICAS

1. Diab SG, et al. Tumor characteristics and clinical outcome of tubular and mucinous breast carcinomas. J Clin Oncol 1999;17(5):1442-8.

2. Abner AL, et al. The relation between the presence and extent of lobular carcinoma in situ and the risk of local recurrence for patients with infiltrating carcinoma of the breast treated with conservative surgery and radiation therapy. Cancer 2000;88(5):1072-7.

3. Orvieto E, et al. Clinicopathologic characteristics of invasive lobular carcinoma of the breast: results of an analysis of 530 cases from a single institution. Cancer 2008;113(7):1511-20.

4. Ferlicot S, et al. Wide metastatic spreading in infiltrating lobular carcinoma of the breast. Eur J Cancer 2004;40(3):336-41.

5. Li CI, et al. Risk of mortality by histologic type of breast cancer among women aged 50 to 79 years. Arch Intern Med 2003;163(18):2149-53.

6. Li CI, et al. Clinical characteristics of different histologic types of breast cancer. Br J Cancer 2005;93(9):1046-52.

7. Sullivan T, et al. Tubular carcinoma of the breast: a retrospective analysis and review of the literature. Breast Cancer Res Treat 2005; 93(3):199-205.

8. Thurman SA, et al. Outcome after breast-conserving therapy for patients with stage I or II mucinous, medullary, or tubular breast carcinoma. Int J Radiat Oncol Biol Phys 2004; 59(1):152-9.

9. Di Saverio S, et al. A retrospective review with long term follow up of 11,400 cases of pure mucinous breast carcinoma. Breast Cancer Res Treat 2008;11(3):541-7.

10. Huober J, et al. Prognosis of medullary breast cancer: analysis of 13 International Breast Cancer Study Group (IBCSG) trials. Ann Oncol 2012;23(11):2843-51.

11. Kleer CG, et al. Adenoid cystic carcinoma of the breast: value of histologic grading and proliferative activity. Am J Surg Pathol 1998; 22(5):569-75.

12. Vranic S, et al. A review of adenoid cystic carcinoma of the breast with emphasis on its molecular and genetic characteristics. Hum Pathol 2013;44(3):301-9.

13. Walsh MM, et al. Invasive micropapillary carcinoma of the breast: eighty cases of an underrecognized entity. Hum Pathol 2001; 32(6): 583-9.

14. Behranwala KA, et al. Squamous cell carcinoma of the breast: clinico-pathologic implications and outcome. Eur J Surg Oncol 2003; 29(4): 386-9.

15. Hennessy BT, et al. Squamous cell carcinoma of the breast. J Clin Oncol 2005;23(31):7827-35.

16. Lee B, et al. Inflammatory carcinoma of the breast a reporto f twenty-eight cases from the breast clinico f memorial Hospital. Surg Gynecol Obstet 1924;39:580-5.

17. Levine PH, et al. Inflammatory breast cancer: the experience of the surveillance, epidemiology, and end results (SEER) program.J Natl Cancer Inst 1985;74(2):291-7.

18. Jaiyesimi IA, et al. Inflammatory breast cancer: a review. J ClinOncol 1992;10(6):1014-24.

19. Schumacher M, et al. The prognostic effect of histological tumor grade in node-negative breast cancer patients. Breast Cancer Res Treat 1993;25(3):235-45.

20. Gilchrist KW, et al. Interobserver reproducibility of histopathological features in stage II breast cancer. An ECOG study.Breast Cancer Res Treat 1985;5(1):3-10.

21. Baak JP, et al. Prospective multicenter validation of the independent prognostic value of the mitotic activity index in lymph node-negative breast cancer patients younger than 55 years. J Clin Oncol 2005;23(25):5993-6001.

22. Elston CW, et al. Pathological prognostic factors in breast cancer: experience from a long study with long-term follow up. Histopathology 1991;19:403-410.

23. Rakha EA, et al. Prognostic significance of Nottingham histologic grade in invasive breast carcinoma. J Clin Oncol 2008;26(19):3153-8.

24. Sotiriou C, et al. Gene expression profiling in breast cancer: understanding the molecular basis of histologic grade to improve prognosis. J Natl Cancer Inst 2006;98(4):262-72.

25. Mohammed RA, et al. Improved methods of detection of lymphovascular invasion demonstrate that it is the predominant method of vascular invasion in breast cancer and has important clinical consequences. Am J Surg Pathol 2007;31(12):1825-33.

26. Ries LAG, et al. Cancer of the female breast. In: Ries LAG, et al. SEER survival monograph: cancer survival among adults: U.S. SEER program, 1988-2001, patient and tumor characteristics.NIH Pub. No. 08-6215. Bethesda, MD: National Cancer Institute; 2007. p.101-10.

27. Carter CL, et al. Relation of tumor size, lymph node status, and survival in 24,740 breast cancer cases. Cancer 1989;63(1):181-7.

28. Hilsenbeck SG, et al. Time-dependence of hazard ratios for prognostic factors in primary breast cancer. Breast Cancer Res Treat 1998;52(1-3):227-37.

29. Rosen PP, et al. Factors influencing prognosisin node-negative breast carcinoma: analysis of 767 T1N0M0/ T2N0M0 patientswith long-term follow up. J Clin Oncol 1993;11(11):2090-100.

30. Kollias J, et al. Early-onset breast cancer: histopathological and prognostic considerations. Br J Cancer 1997;75(9):1318-23.

31. Fisher B, et al. Prognosis and treatment of patients with breast tumors of one centimeter or less and negative axillary lymph nodes. J Natl Cancer Inst 2001;93(2):112-20.

32. Edge S, et al. AJCC cancer staging manual. 7th ed. New York: Springer; 2010.

33. Sobin LH, et al. International Union against Cancer (UICC). TNM classification of malignant tumour. New York: Wiley-Blackwell; 2009.

34. Speirs V. Oestrogen receptor beta in breast cancer: good, bad or still too early to tel? J Pathol 2002;197(2):143-7. Review.

35. Harris L, et al. American Society of Clinical Oncology 2007 update of recommendations for the use of tumor markers in breast cancer. J Clin Oncol 2007;25(33):5287-312.

36. Cheang MC, et al. Immunohistochemical detection using the new rabbit monoclonal antibody SP1 of estrogen receptor in breast cancer is superior to mouse monoclonal antibody 1D5 in predicting survival. J Clin Oncol 2006;24(36):5637-44.

37. Hammond ME, et al. American Society of Clinical Oncology/College of American Pathologists guideline recommendations for immunohistochemical testing of estrogen and progesterone receptors in breast cancer (unabridged version). Arch Pathol Lab Med 2010; 134(7):e48-72.

38. Adami HO, et al. Prognostic implication of estrogen receptor content in breast cancer. Breast Cancer Res Treat 1985;5(3):293-300.

39. Vogel CL, et al. Efficacy and safety of trastuzumab as a single agent in first-line treatment of HER2-overexpressing metastatic breast cancer. J Clin Oncol 2002;20(3):719-26.

40. Vaz-Luis I, et al. Impact of hormone receptor status on patterns of recurrence and clinical outcomes among patients with human epidermal growth factor-2-positive breast cancer in the National Comprehensive Cancer Network: a prospective cohort study. Breast Cancer Res 2012;14(5):R129.

41. Petrelli F, et al. Prognostic value of different cut-off levels of Ki-67 in breast cancer: a systematic review and meta-analysis of 64,196 patients. Breast Cancer Res Treat 2015;153(3):477-91.

42. Cheang MC, et al. Ki67 index, HER2 status, and prognosis of patients with luminal B breast cancer. J Natl Cancer Inst 2009;101(10):736-50.

43. Liu S, et al. Mammary stem cells, self-renewal pathways, and carcinogenesis. Breast Cancer Res 2005;7(3):86-95.

44. Paik S, et al. A multigene assay to predict recurrence of tamoxifen-treated, node-negative breast cancer. N Engl J Med 2004; 351(27): 2817-2826.

45. Paik S, et al. Gene expression and benefit of chemotherapy in women with node-negative, estrogen receptor-positive breast cancer. J Clin Oncol 2006;24:3726-34.

46. Sparano JA, et al. Prospective Validation of a 21-Gene Expression Assay in Breast Cancer. N Engl J Med 2015;373(21):2005-14.

47. van de Vijver MJ, et al. Gene expression profiling predicts clinical outcome of breast cancer. Nature 2002;415(6871):530-6.

48. van de Vijver MJ, et al. A gene-expression signature as a predictor of survival in breast cancer. N Engl J Med 2002;347(25):1999-2009.

49. Buyse M, et al. Validation and clinical utility of a 70-gene prognostic signature for women with node-negative breast cancer. J Natl Cancer Inst 2006;98(17):1183-92.

50. Agendia Receives New FDA Clearance for MammaPrint FFPE Breast Cancer Test. Disponível na Internet: http://www.agendia.com/ agendia-receives-new-fda-clearance-for-mammaprint-ffpe-breast-cancer-test/

51. Rutgers E, et al. The EORTC 10041/BIG 03-04 MINDACT trial is feasible: results of the pilot phase. Eur J Cancer 2011;47(18):2742-9.

52. Disponível na Internet: http://www.esmo.org/Press-Office/Press-Releases/More-Research-Urged-to-Compare-and-ValidateGenomic-Tests-in-Oncology-ESMO-Press-Commentary

53. Perou CM, et al. Molecular portraits of human breasttumours. Nature 2000;406(6797):747-52.

54. Sorlie T, et al. Gene expression patterns of breast carcinomas distinguish tumor subclasses with clinical implications. Proc Natl Acad Sci USA 2001;98(19):10869-74.

55. Korsching E, et al. Cytogenetic alterations and cytokeratin expression patterns in breast cancer: integrating a new model of breast differentiation into cytogenetic pathways of breast carcinogenesis. Lab Invest 2002;82(11):1525-33.

56. Nielsen TO, et al. Immunohistochemical and clinical characterization of the basal-like subtype of invasive breast carcinoma. Clin Cancer Res 2004;10(16):5367-74.

57. Goldhirsch A, et al. Strategies for subtypes-dealing with the diversity of breast cancer:highlights of the St. Gallen International Expert Consensus on the Primary Therapy of Early Breast Cancer 2011. Ann Oncol 2011;22(8):1736-47.

58. Parker JS, et al. Supervised risk predictor of breast cancer based on intrinsic subtypes. J ClinOncol 2009;27(8):1160-7.

59. Herschkowitz JI, et al. Identification of conserved gene expression features between murine mammary carcinoma models and human breast tumors. Genome Biol 2007; 8(5):R76.

60. Prat A, et al. Phenotypic and molecular characterization of the claudin-low intrinsic subtype of breast cancer. Breast Cancer Res 2010;12:R68.

61. Bastien RR, et al. PAM50 breast cancer subtyping by RT-qPCR and concordance with standard clinical molecular markers. BMC Med Genomics 2012;5: 4;5:44.

62. Yi M, et al. Which threshold for ER positivity? a retrospective study based on 9639 patients. Ann Oncol 2014;25(5):1004-11.

63. Coates AS, et al. -Tailoring therapies-improving the management of early breast cancer: St Gallen International Expert Consensus on the Primary Therapy of Early Breast Cancer 2015. Ann Oncol 2015;26(8):1533-46.

64. Prat A, et al. Prognostic significance of progesterone receptor-positive tumor cells within immunohistochemically defined luminal A breast cancer. J Clin Oncol 2013;31(2):203-9.

65. Denkert C, et al. Ki67 levels as predictive and prognostic parameters in pretherapeutic breast câncer core biopsies: a translational investigation in the neoadjuvant GeparTrio trial. Ann Oncol 2013;24(11):2786-93.

66. Cheang MC, et al. Basal-like breast cancer defined by five biomarkers has superior prognostic value than triple-negative phenotype. Clin Cancer Res 2008;14(5):1368-76.

67. Lehmann BD, et al. Identification of human triple-negative breast cancer subtypes and preclinical models for selection of targeted therapies. J Clin Invest 2011;121(7):2750-67.

68. Adams S, et al. Prognostic value of tumor-infiltrating lymphocytes in triple-negative breast cancers from two phase III randomized adjuvant breast cancer trials: ECOG 2197 and ECOG 1199. Clin Oncol 2014;32(27):2959-66.

15.15

Cuidados Paliativos

■ Ana Claudia Quintana Arantes

■ INTRODUÇÃO

A melhor forma de apresentar o conceito correto de cuidados paliativos é explicar o que *não são* cuidados paliativos. Em nossa cultura, paliativo é um termo relacionado a cuidados inconsistentes, medidas provisórias e sem resultado efetivo. É muito comum verificar que os médicos pensam que cuidados paliativos são para pacientes moribundos, aos quais não há mais "nada a fazer". No entanto, *pallium* vem do latim e quer dizer manto, cobertor. Os cuidados paliativos dizem respeito aos cuidados integrais ao paciente, com prioridade no controle de sintomas de desconforto e sofrimento que podem acontecer durante o processo de diagnóstico e de tratamento de uma doença grave, como o câncer. São mais bem-definidos como *cuidados de proteção* – proteção contra o sofrimento causado pela doença ou por seu tratamento (quimioterapia, radioterapia ou cirurgia).

A definição de cuidados paliativos, pela Organização Mundial de Saúde, em 2004, é:[1]

> Cuidado dirigido a pacientes e familiares quando diante de uma doença ativa e progressiva, que ameace a continuidade da vida. Tem como objetivo prevenir e aliviar o sofrimento e melhorar a qualidade de vida.

O maior desafio em cuidados paliativos é o de promover o conhecimento consistente sobre o assunto, pois, na prática, os médicos acreditam que sabem fazer algo para o qual não foram formados, tornando esta prática um grande risco tanto para os pacientes como para os próprios profissionais. Em geral, cada especialista se dedica ao estudo de temas relacionados a sua especialidade, sendo o estudo de controle de sintomas, como dor, náuseas, fadiga, ansiedade, restrito apenas a citações apresentadas em artigos publicados em revistas específicas de sua área e, portanto, insuficiente para trazer informação a ponto de modificar a prática diária.

No mundo, morrem cerca de um milhão de pessoas a cada semana. Os países em desenvolvimento são responsáveis por cerca de 80% da população mundial e utilizam apenas 6% da morfina consumida anualmente no mundo.[2,3] Isto mostra claramente que a morte decorrente de doenças graves como o câncer, quando acontece em países em desenvolvimento, é uma situação cruel e desumana. O Brasil tem um dos piores níveis de atendimento em cuidados paliativos do planeta: 1 serviço de Cuidados Paliativos para cada 13 milhões de brasileiros.[3] Portanto, temos muito que aprender sobre esse assunto.

■ CUIDADOS PALIATIVOS E MEDICINA

O "pai" da Medicina, Hipócrates, deixou a mensagem de que respeitemos a natureza e não nos confrontemos com ela, e, uma vez que a morte faz parte da natureza, ele diz que não devemos interferir em seu processo e que a deixemos ocorrer em seu tempo. Infelizmente, a interpretação errada desta sábia recomendação fez com que o médico se afastasse do paciente moribundo. Uma vez que fica claro que a morte está próxima, o paciente é colocado em quase absoluto abandono, aguardando o desfecho final ao preço de intensos sofrimentos físico e existencial. A permissão para morrer tornou-se um fardo.

A literatura científica já foi capaz de demonstrar que os profissionais da saúde apresentam deficiências frente à identificação e ao manejo de sintomas em cuidados paliativos. Um estudo célebre, publicado na revista *JAMA*, em 1995, chamado SUPPORT, demonstrou deficiências no tratamento da dor, na comunicação entre médicos e famílias, e no uso de terapias em mais de 10.000 pacientes em estado grave e hospitalizados.[4]

Consideramos que é dever do médico compreender que o sofrimento é mais temido do que a morte e que se torna prioritário providenciar conforto e alívio da dor e de outros sintomas que causem sofrimento identificável.

Avaliação de prognóstico

Nas raízes da prática da medicina encontramos alguma harmonia entre a ciência e o sacerdócio místico que envolvia os poderes do médico em avaliar e curar doenças. Apesar disso, a arte de prever o futuro ainda não se tornou suficientemente científica a ponto de especializar o médico no exercício de prognosticar. Esta avaliação busca reforços constantes em escalas, sinais e sintomas que podem identificar o processo de morte em fases precoces, mas ainda envolve julgamentos fisiológicos e sociais bastante complexos. Mesmo que a morte seja um fenômeno biológico claramente identificado, as percepções do significado, tempo e circunstâncias em que o processo de morrer e a morte se sucedem ainda permanecem em um conhecimento pouco estabelecido e ensinado. O maior perigo deste exercício de avaliar tempo de sobrevida de uma pessoa é determinar a morte "social" antes da morte física propriamente dita. Uma vez que se estabelece que um paciente tenha uma expectativa de vida pequena, em dias ou semanas, corremos o risco de subestimar suas necessidades e negligenciar a possibilidade de conforto real dentro da avaliação do paciente e de sua família. Em geral, a avaliação prognóstica de pacientes em fases avançadas de doenças graves ainda apresenta erro otimista considerável, principalmente quando avaliamos pacientes com doenças não neoplásicas. Um estudo em 2000, por Christakis *et al.*[3], demonstrou que a acurácia de prognóstico geralmente apresenta erro para o lado do otimismo. Apenas 20% dos médicos têm acurácia de prognóstico de 33% dos pacientes dentro do período atual de sobrevida, sendo que 63% são muito otimistas e 17% subestimam o tempo de sobrevida. Uma conclusão interessante foi que, à medida que aumenta o tempo de relação médico-paciente, a acurácia de prognóstico diminui, demonstrando que o vínculo que se estabelece entre o médico e seu paciente determina um "desejo" do médico de prever uma condição que implica em menor capacidade de avaliar a realidade. Este resultado nos permitiria iniciar uma discussão pertinente de o quanto os desejos e expectativas do próprio médico não poderiam interferir na avaliação do prognóstico de seu paciente. Uma das ferramentas que temos disponíveis na avaliação de prognóstico diz respeito à capacidade funcional do paciente. Entretanto, sabemos que ela pode estar diretamente relacionada com uma condição de sofrimento intensa, não avaliada ou não tratada adequadamente e que deforma a avaliação de prognóstico. Por exemplo, um paciente com câncer de próstata pode estar comprometido em sua funcionalidade por causa de uma dor óssea intensa não tratada, e não por deterioração sistêmica causada por sua doença de base. Neste caso, a deterioração sistêmica se deve ao sofrimento, e não ao avanço da doença para órgãos vitais. Quanto à avaliação de capacidade para as atividades da vida diária, temos as recomendações de Cuidados Paliativos para pacientes dependentes em determinadas atividades, como incapacidade para se locomover, alimentar-se e incontinências (Tabela 15.48).

Tabela 15.48 Principais dependências funcionais: atividades básicas de vida diária (ABVD).
■ Incontinência urinária e fecal.
■ Alimentação por tubos enterais ou incapaz de alimentar-se/hidratar-se sem auxílio.
■ Imobilização permanente no leito ou poltrona.

Como medir o declínio funcional e clínico

A escala de performance *status* de Karnofsky (Tabela 15.49) foi desenvolvida para pacientes com câncer como um meio objetivo de documentar o declínio clínico do paciente, avaliando a capacidade de realizar determinadas atividades básicas. A maioria dos pacientes com uma escala Karnofsky inferior a 70% é elegível para cuidados paliativos, a menos que exista um benefício nítido em sustentar terapia para a doença de base, que seja disponível e tolerável.

Tabela 15.49 Escala de performance de Karnofsky.	
100%	Sem sinais ou queixas, sem evidência de doença.
90%	Mínimos sinais e sintomas, capaz de realizar suas atividades com esforço.
80%	Sinais e sintomas maiores, realiza suas atividades com esforço.
70%	Cuida de si mesmo, não é capaz de trabalhar.
60%	Necessita de assistência ocasional, capaz de trabalhar.
50%	Necessita de assistência considerável e cuidados médicos frequentes.
40%	Necessita de cuidados médicos especiais.
30%	Extremamente incapacitado, necessita de hospitalização, mas sem iminência do morte.
20%	Muito doente, necessita suporte.
10%	Moribundo, morte iminente.

Para contornar a dificuldade de avaliação prognóstica, foram estabelecidos alguns critérios clínicos para cada doença ou para cada condição clínica, que auxiliam nesta decisão de encaminhar aos cuidados paliativos. Alguns destes critérios dizem respeito a condições mórbidas específicas, como insuficiência cardíaca congestiva, doença pulmonar obstrutiva crônica, câncer, esclerose lateral amiotrófica, demência e outras doenças degenerativas progressivas. Indicadores não específicos, como perda ponderal progressiva, declínio de proteínas plasmáticas e perda funcional, também são utilizados.

■ PRINCÍPIOS DE CUIDADOS PALIATIVOS[1,2,5]

- Prover o controle impecável da dor e de sintomas estressantes

O empenho dedicado a reduzir as medidas de um tumor, utilizando todas as técnicas e protocolos disponíveis, deve ser aplicado com a mesma intensidade quando nos deparamos com um paciente que se queixa de dor. A fadiga, considerada por pacientes, médicos e familiares como um dos sintomas mais estressantes da doença e do tratamento oncológico, dificilmente é tratada de forma adequada. A grande maioria dos médicos se limita a orientar o paciente a descansar. Com esta orientação, o médico proporciona a piora progressiva do sintoma, levando a um descondicionamento físico difícil de ser revertido. O mesmo problema é encontrado quando há insônia: apesar de termos evidências de que a privação de sono pode comprometer significativamente os resultados de tratamento oncológico, a prescrição de corticoides em horário inadequado persiste nos receituários dos médicos e nas prescrições de quimioterapia.[6]

- Não usar recursos que diminuam o tempo de vida e não imprimir terapêuticas fúteis que causem prolongamento do sofrimento físico. Em geral, a relação estabelecida entre o uso de opiáceos e a redução de tempo de vida é muito comum na sociedade. Entretanto, já temos trabalhos na literatura que demonstram maior sobrevida de pacientes que receberam cuidados paliativos. Alguns trabalhos demonstram um tempo de até 29 dias a mais, com o mínimo de sofrimento possível, nos pacientes cuidados em "hospices".[7] Para os pacientes com diagnóstico precoce, a queda de qualidade de vida proporcionada por sintomas não controlados pode levar a um significativo comprometimento da expectativa de vida.[8]

- Oferecer um sistema de suporte que permita ao paciente viver tão ativamente quanto possível.

Cuidados paliativos proporcionam ao paciente e sua família a certeza de um comprometimento com a qualidade de vida e com a realização de objetivos compatíveis com a realidade de cada paciente. O tratamento individualizado pode proporcionar uma vida ativa, com qualidade, mesmo em situações de irreversibilidade.

- Oferecer um sistema de suporte à família, que possibilite a exata compreensão do processo da doença em todas as fases.

A família é também um foco importante de atuação dos cuidados paliativos. Todos nós temos família. As famílias nucleares podem ser pequenas ou até inexistentes, mas as famílias "expandidas", que incluem parentes mais distantes e amigos, fazem parte de nossa vida e seu sofrimento também deve ser considerado quando estamos frente a uma situação clara de finitude. O amparo e orientação fornecidos pelos cuidados paliativos podem ser decisivos na manutenção da serenidade, nos momentos finais de um ser humano.

- Integração dos aspectos psicológicos e espirituais ao trabalho de cuidar.

A importância dedicada aos aspectos emocional e espiritual do paciente favorece a elaboração da realidade da finitude, pois constitui o centro de um raciocínio que somente pode ser construído a partir deste reconhecimento. A espiritualidade é uma característica essencial do ser humano, pois somente nossa espécie pode conferir um sentido à existência. Um elefante não pode se questionar a respeito do "porquê ser elefante", mas um homem pode passar a vida toda com a pergunta "por que sou um ser humano?" em sua mente. Quando encontramos um sentido que "transcende" a nossa realidade, estamos diante de nossa "espiritualidade". Diversos estudos demonstram que a espiritualidade é valorizada por pacientes e familiares e pode ser um fator isolado de qualidade de vida.[9,10]

- Unir esforços de uma equipe multiprofissional para oferecer o cuidado mais abrangente possível.
- A melhora da qualidade de vida pode influenciar positivamente o tempo de vida do doente.[7,8]

■ QUEM É O CANDIDATO A CUIDADOS PALIATIVOS

Em oncologia, todos os pacientes com diagnóstico de câncer metastático são candidatos a tratamento com cuidados paliativos.[11] Mesmo que o tratamento oncológico seja instalado, o paciente se beneficia amplamente dos cuidados recebidos em relação ao controle de seus sintomas de sofrimento, melhorando sua qualidade de vida e a de sua família.

■ CONDUÇÃO DO TRATAMENTO DE CUIDADOS PALIATIVOS

A elaboração de um plano de cuidados deve ser fundamentada nas queixas do paciente, caracterizando-se detalhadamente cada sintoma, com descrição de intensidade, duração, fatores de melhora e fatores de piora, sintomas associados e impacto sobre a funcionalidade.[11,12] A partir da identificação do sintoma, passamos ao plano de cuidados. Cada um dos aspectos ou dimensões do ser humano deve ser contemplado nesse relatório. O Conselho Federal de Medicina reconhece a importância da recomendação de Cuidados Paliativos e teve em sua resolução 1.805/2006 (Tabela 15.50) um marco importantíssimo na trajetória da prática dos cuidados paliativos no Brasil quando, depois da queda de uma liminar que a suspendeu, adquiriu força de lei em nosso país. A boa prática médica na atualidade é aquela que sabe avaliar a necessidade do paciente e faz bom uso de todos os recursos disponíveis, inclusive os cuidados paliativos.

Plano de cuidados: dimensão biológica

- Controle de dor;
- Manejo da fraqueza e da fadiga;
- Sono;
- Queixas gastrointestinais;
- Cuidados com a pele e higiene oral;
- Cuidados com secreções e odores;

Tabela 15.50   Resolução CFM nº 1.805/2006.

(Publicada no D.O.U., 28 nov. 2006, Seção I, p. 169)

Na fase terminal de enfermidades graves e incuráveis é permitido ao médico limitar ou suspender procedimentos e tratamentos que prolonguem a vida do doente, garantindo-lhe os cuidados necessários para aliviar os sintomas que levam ao sofrimento, na perspectiva de uma assistência integral, respeitada a vontade do paciente ou de seu representante legal.

O Conselho Federal de Medicina, no uso das atribuições conferidas pela Lei nº 3.268, de 30 de setembro de 1957, alterada pela Lei nº 11.000, de 15 de dezembro de 2004, regulamentada pelo Decreto nº 44.045, de 19 de julho de 1958, e

CONSIDERANDO que os Conselhos de Medicina são ao mesmo tempo julgadores e disciplinadores da classe médica, cabendo-lhes zelar e trabalhar, por todos os meios ao seu alcance, pelo perfeito desempenho ético da Medicina e pelo prestígio e bom conceito da profissão e dos que a exerçam legalmente;

CONSIDERANDO o art. 1º, inciso III, da Constituição Federal, que elegeu o princípio da dignidade da pessoa humana como um dos fundamentos da República Federativa do Brasil;

CONSIDERANDO o art. 5º, inciso III, da Constituição Federal, que estabelece que "ninguém será submetido a tortura nem a tratamento desumano ou degradante";

CONSIDERANDO que cabe ao médico zelar pelo bem-estar dos pacientes;

CONSIDERANDO que o art. 1º da Resolução CFM nº 1.493, de 20.5.98, determina ao diretor clínico adotar as providências cabíveis para que todo paciente hospitalizado tenha o seu médico assistente responsável, desde a internação até a alta;

CONSIDERANDO que incumbe ao médico diagnosticar o doente como portador de enfermidade em fase terminal;

CONSIDERANDO, finalmente, o decidido em reunião plenária de 9/11/2006,

RESOLVE:

Art. 1º. É permitido ao médico limitar ou suspender procedimentos e tratamentos que prolonguem a vida do doente em fase terminal, de enfermidade grave e incurável, respeitada a vontade da pessoa ou de seu representante legal.

§ 1º. O médico tem a obrigação de esclarecer ao doente ou a seu representante legal as modalidades terapêuticas adequadas para cada situação.

§ 2º. A decisão referida no *caput* deve ser fundamentada e registrada no prontuário.

§ 3º. É assegurado ao doente ou a seu representante legal o direito de solicitar uma segunda opinião médica.

Art. 2º. O doente continuará a receber todos os cuidados necessários para aliviar os sintomas que levam ao sofrimento, assegurada a assistência integral, o conforto físico, psíquico, social e espiritual, inclusive assegurando-lhe o direito da alta hospitalar.

Art. 3º. Esta resolução entra em vigor na data de sua publicação, revogando-se as disposições em contrário.

Brasília, 9 de novembro de 2006

- Diagnóstico e manejo do *delirium*;
- Incontinências;
- Dispneia e outros sintomas respiratórios;
- Membranas secas.

Plano de cuidados: dimensão emocional

- Tristeza;
- Raiva;
- Medo;
- Culpa;
- Sensação de desamparo ou abandono;
- Perda de controle;
- Depressão maior;
- Ansiedade.

Plano de cuidados: dimensão social/familiar

- Direitos de cidadão brasileiro: isenção de impostos, resgates de Fundo de Garantia por Tempo de Serviço (FGTS), Programa de Integração Social (PIS), Imposto de Renda etc. Paciente e familiares devem ser orientados por um assistente social;
- Cuidados com as famílias, detectando risco de claudicação familiar ou esgotamento do cuidador principal;
- Orientação detalhada sobre o manejo de sintomas e cuidados, quando o paciente deseja permanecer em seu domicílio;
- Suporte na elaboração dos cuidados e necessidades da família e dos cuidadores domiciliares;
- Suporte na orientação de divisão de tarefas antes executadas pelo paciente.

Plano de cuidados: dimensão espiritual

A abordagem espiritual deve necessariamente manter o respeito incondicional às crenças e aos valores de cada paciente e de sua família.[9,10] A presença de um capelão seria idealmente concebida, mas, em sua ausência, a recomendação da equipe de saúde sobre a permissão da presença de um líder religioso pode favorecer a resolução de diversos sofrimentos relacionados a essa dimensão humana.

■ DIRETRIZES ANTECIPADAS E BIOÉTICA APLICADA AO FIM DA VIDA

Com os avanços da medicina, tivemos a oportunidade de prolongar a vida de maneira significativa. Temos a oportunidade de usufruir desses avanços, mas temos também mais chances de encontrar a doença no percur-

so de nossa vida. A relação paternalista entre médicos e pacientes muitas vezes "sequestra" a autonomia deste paciente em relação a decisões importantes de final da vida.

Toda decisão tomada em relação às medidas terapêuticas e diagnósticas de um paciente de cuidados paliativos deve obedecer aos princípios bioéticos principais.

Em 1978, Tom Beauchamp e James Chidress, ambos vinculados ao *Kennedy Institute of Ethics*, publicaram o livro *Principles of Biomedical Ethics*, que consagrou o uso dos princípios na abordagem de dilemas e problemas bioéticos. Esses autores consideravam quatro princípios:[13]

- Autonomia;
- Não maleficência;
- Beneficência;
- Justiça.

As decisões de final de vida frequentemente relacionadas a dilemas bioéticos dizem respeito a:

- Quem será o representante do paciente caso ele não tenha condições de tomar decisões por si mesmo;
- Introdução ou suspensão de suporte nutricional artificial;
- Indicação, uso e suspensão de antibioticoterapia;
- Local de tratamento: unidade de terapia intensiva (UTI), domicílio, hospital, casas de repouso, "hospices";
- Suporte avançado à vida: recusa do direito à reanimação e à ressuscitação cardiorrespiratória;
- Suporte transfusional;
- Doação de órgãos;
- Medidas de controle de sintomas de sofrimento;
- Respeito a crenças e valores do paciente e de sua família frente a estas decisões.

Atualmente, no Brasil, temos todas as condições para a aplicação das diretivas antecipadas de vontade, sendo inclusive reconhecida e recomendada pelo Conselho Federal de Medicina desde 2012 pela resolução 1.995/2012:

> Art. 1º. Definir diretivas antecipadas de vontade como o conjunto de desejos, prévia e expressamente manifestados pelo paciente, sobre cuidados e tratamentos que quer, ou não, receber no momento em que estiver incapacitado de expressar, livre e autonomamente, sua vontade. Art. 2º. Nas decisões sobre cuidados e tratamentos de pacientes que se encontram incapazes de comunicar-se, ou de expressar de maneira livre e independente suas vontades, o médico levará em consideração suas diretivas antecipadas de vontade (Resolução na íntegra Tabela 15.51).

Cuidados direcionados ao paciente terminal

Na faculdade, não temos acesso à formação consistente sobre emergências referentes ao "sofrimento humano" e o máximo de orientações que recebemos sobre essa fase da vida é de como preencher um atestado de óbito.

A assistência oferecida hoje em dia a pacientes em seus dias finais é, no mínimo, desumana. Os pacientes jazem abandonados nos hospitais ou em suas casas, com suas famílias desorientadas quanto aos cuidados necessários nesse período tão delicado. Cabe, então, ao médico aprender a identificar e a cuidar adequadamente do sofrimento causado pela doença fora de possibilidade de cura e de controle. *Tratar a dor e outros sintomas de sofrimento é um ato médico*, pois implica em saber a fisiopatologia de cada sintoma e seu manejo farmacológico e não farmacológico.

No momento, vivenciamos uma nova era de consciência frente às necessidades do ser humano que está em seus dias finais. A importância que a sociedade tem dado a essa realidade vai rapidamente se voltar a favor do médico qualificado, para que ele ofereça assistência não só à doença, mas também ao doente e à sua família. Os pacientes têm exigido de seus médicos mais empenho e melhor qualidade no controle de seus sintomas. Mais do que fazer o bem, essa prática vai diferenciar a qualidade do médico, fazendo com que isso seja a melhor forma de crescer na carreira médica: cuidar do direito dos seus pacientes!

Identificação e manejo do processo de morte do paciente em cuidados paliativos[11]

- Fadiga e fraqueza progressivas;
- Dificuldade de mobilização com progressiva dependência;
- Cuidados e respeito frente ao corpo doente e fragilizado;
- Diminuição do apetite:

Tabela 15.4 Resolução CFM nº 1.995/2012.

(Publicada no D.O.U. de 31 de agosto de 2012, Seção I, pp. 269-70).

Dispõe sobre as diretivas antecipadas de vontade dos pacientes.

O CONSELHO FEDERAL DE MEDICINA, no uso das atribuições conferidas pela Lei nº 3.268, de 30 de setembro de 1957, regulamentada pelo Decreto nº 44.045, de 19 de julho de 1958, e pela Lei nº 11.000, de 15 de dezembro de 2004, e CONSIDERANDO a necessidade, bem como a inexistência de regulamentação sobre diretivas antecipadas de vontade do paciente no contexto da ética médica brasileira;
CONSIDERANDO a necessidade de disciplinar a conduta do médico em face das mesmas; CONSIDERANDO a atual relevância da questão da autonomia do paciente no contexto da relação médico-paciente, bem como sua interface com as diretivas antecipadas de vontade; CONSIDERANDO que, na prática profissional, os médicos podem defrontar-se com esta situação de ordem ética ainda não prevista nos atuais dispositivos éticos nacionais; CONSIDERANDO que os novos recursos tecnológicos permitem a adoção de medidas desproporcionais que prolongam o sofrimento do paciente em estado terminal, sem trazer benefícios, e que essas medidas podem ter sido antecipadamente rejeitadas pelo mesmo; CONSIDERANDO o decidido em reunião plenária de 9 de agosto de 2012,

RESOLVE: Art. 1º. Definir diretivas antecipadas de vontade como o conjunto de desejos, prévia e expressamente manifestados pelo paciente, sobre cuidados e tratamentos que quer, ou não, receber no momento em que estiver incapacitado de expressar, livre e autonomamente, sua vontade. Art. 2º. Nas decisões sobre cuidados e tratamentos de pacientes que se encontram incapazes de comunicar-se, ou de expressar de maneira livre e independente suas vontades, o médico levará em consideração suas diretivas antecipadas de vontade. § 1º. Caso o paciente tenha designado um representante para tal fim, suas informações serão levadas em consideração pelo médico. http://www.portalmedico.org. br § 2º. O médico deixará de levar em consideração as diretivas antecipadas de vontade do paciente ou representante que, em sua análise, estiverem em desacordo com os preceitos ditados pelo Código de Ética Médica. § 3º. As diretivas antecipadas do paciente prevalecerão sobre qualquer outro parecer não médico, inclusive sobre os desejos dos familiares. § 4º. O médico registrará, no prontuário, as diretivas antecipadas de vontade que lhes foram diretamente comunicadas pelo paciente. § 5º. Não sendo conhecidas as diretivas antecipadas de vontade do paciente, nem havendo representante designado, familiares disponíveis ou falta de consenso entre estes, o médico recorrerá ao Comitê de Bioética da instituição, caso exista, ou, na falta deste, à Comissão de Ética Médica do hospital ou ao Conselho Regional e Federal de Medicina para fundamentar sua decisão sobre conflitos éticos, quando entender esta medida necessária e conveniente. Art. 3º. Esta resolução entra em vigor na data de sua publicação.

Brasília-DF, 9 de agosto de 2012

- Parada de ingesta de alimentos sólidos;
- Redução da ingesta de líquidos;
- Suspensão de dietas e nutrição parenteral: fator determinante de grande crise familiar.
- Dor: raramente aumenta nos momentos finais;
- Mudança das vias de administração, para manutenção adequada da analgesia e conforto:
  - Por exemplo: via subcutânea para infusão contínua de analgesia e sedação.
- *Delirium* e agitação:
  - Diagnóstico e tratamento adequados proporcionam conforto para o paciente e evitam lembranças traumáticas dos momentos finais.
- Dificuldade respiratória.

Sedação paliativa

É um procedimento especializado que se destina ao controle de sintomas de sofrimento intenso, refratários ao tratamento convencional.[14,15] Define-se como a indução farmacológica do rebaixamento do nível de consciência em pacientes que apresentam sintomas graves, intratáveis ou refratários, destacando-se dor, dispneia, astenia, anorexia, confusão e hemorragias maciças. Para a indicação de sedação paliativa devemos estar seguros de que esse é o único meio de confortar o paciente.

O primeiro ponto a ser discutido é a anuência do paciente e de sua família quanto a esse procedimento. Caso não seja possível obter o consentimento do paciente, a família toma esta decisão com o médico *sempre* com base no conforto do paciente. Não se justifica a sedação para pacientes sem prognóstico, pois "ausência de prognóstico" não é um sintoma refratário.

O segundo ponto é a escolha da medicação que será utilizada. *Sedação* é obtida por administração de sedativos, portanto, usar opiáceos com o objetivo de sedar um paciente está errado. A menos que o paciente apresente quadro de dor intensa ou dispneia grave, o uso de opiáceos não está indicado. A prática de prescrever a solução M1 (meperidina, clorpromazina e prometazina) também se tornou inadequada, uma vez que a meperidina, por meio de seu metabólito – normeperidina –, promove intoxicação do sistema nervoso central, levando à agitação, aumentando o risco de depressão respiratória e convulsões após algumas horas de uso contínuo. É necessário reforçar que os cuidados paliativos têm como objetivo aliviar o sofrimento e não eliminar o sofredor.

■ CONSIDERAÇÕES ESPECIAIS SOBRE CUIDADOS PALIATIVOS E O CÂNCER GINECOLÓGICO[16,17]

Qualidade de vida é um conceito multidimensional, e é, em grande medida, determinada pelas necessidades individuais, crenças, valores, atitudes, que mudam com o tempo e estão diretamente relacionados com o grau de impacto funcional que as condições de saúde trazem ao dia a dia dos pacientes acometidos por doenças graves e incuráveis.

Nas mulheres, os cânceres de ovário, colo do útero, útero, vagina e vulva tendem a deteriorar a qualidade de vida por progressão da doença e também pelas consequências do tratamento, acometendo inclusive as sobreviventes de câncer. Os sintomas mais comuns incluem queixas sobre o sistema geniturinário, trato gastrointestinal inferior e neuropatias periféricas induzidas pela quimioterapia.

A observação e avaliação responsável e cuidadosa dos sintomas de sofrimento gerados pela presença do câncer ginecológico é parte do trabalho da equipe de cuidados paliativos, abrangendo o suporte e a assistência a todas as dimensões do sofrimento destas mulheres, promovendo de maneira clara e objetiva a melhoria da qualidade de vida. Infelizmente, a literatura é vasta nas publicações sobre intervenções e tratamentos, mas ainda muito tímida quanto à otimização de recursos em relação aos cuidados paliativos. A medicina parece se importar com toda a sorte de possibilidades em relação a procedimentos e novas drogas, mas pouco se ocupa em aprender como ampliar os cuidados de proteção da paciente em relação ao sofrimento tão profundo experimentado diante de mutilações e toxicidades secundárias a tratamentos muito distantes de alcançarem qualquer resultado satisfatório frente à qualidade de vida minimamente desejada por essas mulheres. Certamente, os profissionais que se anteciparem a estas necessidades poderão alcançar resultados de satisfação com seus tratamentos muito mais expressivos do que se não oferecessem a possibilidade de cuidados paliativos simultâneos ao tratamento da doença de base.

■ VERDADES EM CUIDADOS PALIATIVOS

A base de um bom cuidado médico se estabelece com base na comunicação. Em cuidados paliativos, os cuidados nos dias finais necessitam de um exercício constante de boa comunicação, pois:

As necessidades do paciente e a habilidade da família em cuidar de cada situação podem mudar constantemente e a equipe deve permanecer atenta às necessidades de orientação e reorientação do que está de fato ocorrendo;

A equipe deve-se antecipar nas orientações sobre a evolução do quadro, evitando situações de grande estresse familiar perante o quadro clínico apresentado;

Todas as conversas com a família devem ser cuidadosamente documentadas em prontuário.

■ CONSIDERAÇÕES FINAIS

Ministrar cuidados paliativos não *é* basear-se em decisões de suspender tratamentos, ao contrário, *é* responsabilizar-se por ampliar os cuidados oferecidos para o bem-estar físico, emocional, social, familiar e espiritual do paciente.

REFERÊNCIAS BIBLIOGRÁFICAS

1. Palliative Care. Geneva: WHO; 2004.
2. World Health Organization. Symptom relief in terminal illness. Geneva: WHO; 1998.
3. Wright M, et al. Mapping levels of palliative care development: a global view. Lancaster: Lancaster University; 2006.
4. A controlled trial to improve care for seriously ill hospitalized patients: the study to understand prognoses and preferences for outcomes and risk of treatment. JAMA 2005;274(20):1591-8.
5. Davies E, et al. The solid facts: palliative care. Geneva: WHO; 2004.
6. Crina FM. Insomnia highly prevalent in cancer patients undergoing chemotherapy--Sleep, 2008. In: XXII Annual Meeting of the Associated Professional Sleep Societies (APSS). Paris, France, June 10, 2008. (Abstract)
7. Connor SR, et al. Comparing hospice and non hospice patient survival among patients who die within in a three-year window. J Pain Symptom Manage 2007;33(3):238-46.
8. Lis CG, et al. Can patient satisfaction with quality of life predict survival in advanced colorectal cancer? Support Care Cancer 2006;14(11):1104-10.
9. Puchalski CM, et al. Spirituality, religion, and healing in palliative care. Clin Geriatr Med 2004;20(4):689-714.
10. Puchalski C. Caregiver stress: the role of spirituality in the lives of family/friends and professional caregivers. In: Carter R. Caregiving book series. Georgia Southwestern State University; 2003.
11. Doyle D, et al. Oxford textbook of palliative medicine. 2 ed. Oxford: Oxford University Press; 1998.
12. de Simone G, et al. Fundamentos de cuidados paliativos y controle de sintomas. Buenos Aires: Pallium Latino Americana; 2004.
13. Tom L, et al. Childress principles of biomedical ethics. 5 ed. Oxford: Oxford University Press; 2001.
14. Jeroen GJ, et al. Improving prescription in palliative sedation. Arch Intern Med 2007;167(11):1166-71.
15. Kris CP, et al. Verhagen sedation in palliative care. Curr Opin Anaesthesiol 2007;20(2):137-42.
16. Cardoso A, et al. SO-ESMO 2nd international consensus guidelines for advanced breast cancer (ABC2). Breast 2014;23(5):489-502.
17. Leppert W, et al. Clinical practice recommendations for quality of life assessment in patients with gynecological câncer. Prz Menopauzalny. 2015 Dec;14(4):271-82.

Capítulo 16

Situações Especiais

Doença de Paget

■ Francisco Pimentel Cavalcante

■ INTRODUÇÃO

A doença de Paget (DP) da mama é rara. Representa cerca de 1% a 3% de todas as malignidades,[1] podendo acometer ambos os sexos. A associação com câncer foi descrita pela primeira vez por James Paget em 1874.[2] Em seu artigo, Paget descreveu 15 mulheres que apresentavam alterações na pele do complexo aréolo-mamilar (CAP) refratárias ao tratamento medicamentoso comum e que, subsequentemente, progrediram para câncer. Nas últimas décadas, o melhor entendimento da doença, bem como o avanço da cirurgia local, transformou seu tratamento, antes mutilante, em terapia local muitas vezes mínima.

■ INCIDÊNCIA

A incidência da doença vem caindo nos últimos anos. Estudos observacionais evidenciam declínio associado a carcinoma invasor (DPinvasor) bem como a carcinoma *in situ* (DPcdis). Em contraste, sua incidência sem doença concomitante (DP isolada) não demonstrou alteração com o tempo.[3,4] Isso pode ser parcialmente justificado pelo aumento do uso rotineiro da mamografia e consequente detecção precoce das lesões, antes de possível disseminação. Outra explicação seria a diminuição do reconhecimento da DP oculta, visto que, para sua identificação, é necessária a avaliação detalhada do CAP.

■ PATOGENIA

Duas teorias foram propostas para a DP. A mais aceita, a chamada teoria epidermotrófica, defende que as alterações se iniciam nas células dos ductos e se disseminam ao longo da membrana basal e epiderme do mamilo. Essa teoria se justificaria pelo fato de a maioria das pacientes apresentar neoplasia associada na mama e que as células do mamilo são histologicamente semelhantes. A segunda teoria, a transformação maligna *in situ*, sugere que a transformação se origina a partir de células preexistentes na epiderme do mamilo (células de Toker) sem associação com qualquer outro processo neoplásico, o que explicaria a ausência de neoplasia associada em alguns casos.

A DP se caracteriza, histologicamente, por grandes células com núcleo hipercromático e citoplasma pálido no interior da epiderme que recobre o mamilo (Figura 16.1). Tais células exibem, na maioria dos casos, superexpressão do HER2 em reação de imuno-histoquímica (IHQ).[5]

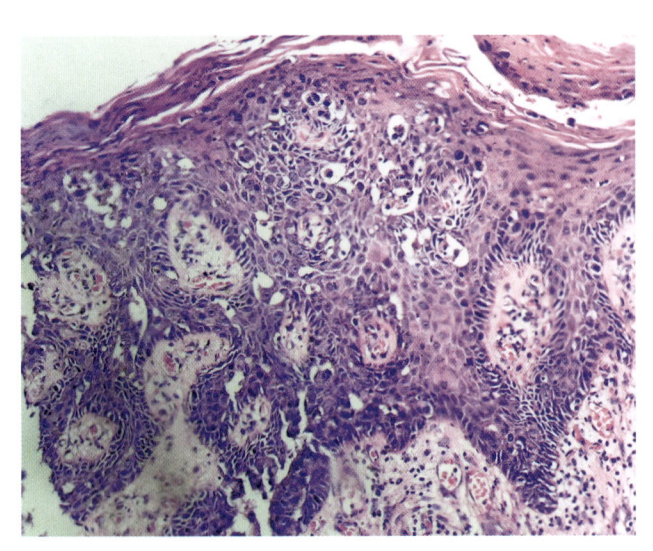

Figura 16.1 Característica histológica da doença de Paget.

■ QUADRO CLÍNICO

A apresentação clínica é variável, mas geralmente consiste em prurido e eczema do mamilo, que pode evoluir com ulceração e "crosta" afetando a aréola secundariamente (Figura 16.2), sendo associado a carcinoma invasor (CI) ou carcinoma ductal *in situ* (CDIS) em 82% a 94% dos casos.[3] Pode ocorrer espessamento e enrugamento da pele com ocasionais pequenas vesículas e exsudato, muitas vezes culminando com fluxo mamilar sanguinolento. A retração do mamilo é incomum e ocorre em estágios mais avançados da doença, normalmente associado a tumor adjacente.

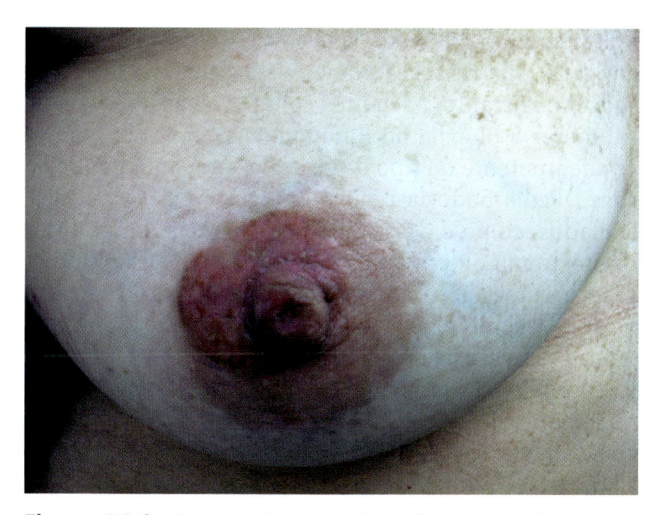

Figura 16.2 Doença de Paget afetando secundariamente a aréola.

O diagnóstico pode ser retardado, ou mesmo mascarado, em virtude de sinais e sintomas que se sobrepõem a outras condições, como dermatite e alterações da mama que ocasionam fluxo papilar, em especial ectasia ductal ou papilomas. A ulceração pode ser semelhante ao de um carcinoma de células basais e, em casos de lesões pigmentadas, melanoma deveria ser incluído no diagnóstico diferencial.

A maioria das pacientes portadoras de DP sem massas palpáveis apresentará CDIS, enquanto o achado de massa palpável (observado em mais de 50% de todos os casos de DP) é mais associado a CI.[6] Em recente estudo de 2.631 mulheres, apenas 7% se apresentavam com DPisolada, enquanto 36,2% associado a DPcdis e 56,7% demonstravam DPinvasor concomitante. Os autores observaram que as pacientes com DPisolada tendiam a ser mais velhas (média de 65,1 anos), sendo que as mais jovens eram portadoras de DPinvasor (média 60,3 anos). No tocante à localização da lesão associada, os casos de DPcdis eram centrais na maioria das vezes, comparados a apenas 30% no DPinvasor. Os termos também tinham maior tendência a grau histológico elevado (alto grau para DPcdis e grau III para DPinvasor), eram mais comumente receptor hormonal (RH) negativo, e as axilas eram comprometidas em até 47,1% dos casos do DPinvasor.[4] O HER2 está superexpresso na maioria dos carcinomas invasivos associados, podendo chegar a mais de 80%.[5]

■ PROPEDÊUTICA

O diagnóstico é eminentemente clínico. A avaliação histológica do mamilo deve ser prontamente realizada após suspeita, podendo o material ser facilmente adqui-

rido por biópsia incisional. Imuno-histoquímica deverá ser feita para determinar o *status* dos RH e do HER2, seguindo as recomendações para CI e CDIS. Investigação apropriada de imagem da mama deverá ser conduzida visto que, em sua maioria, há doença concomitante. Exames convencionais, como mamografia (MMG) e ultrassonografia (US), podem ser realizados inicialmente, sendo os achados de microcalcificações, massas, distorção arquitetural e assimetrias os mais comuns. Qualquer achado de imagem suspeito deve ser prontamente investigado.

A ressonância magnética (RM), usada para identificar casos de câncer oculto, tem papel importante na DP, visto que a MMG e o US têm sensibilidade limitada e não identificam considerável número de lesões.[8] Avaliação com 58 pacientes, comparando MRI a exames convencionais na DP, evidenciou que a sensibilidade para detectar CI na MMG e US foi de 79% e 74%, respectivamente. Com relação ao CDIS, os índices foram ainda menores (39% e 19%). A RNM teve, em contrapartida, sensibilidade de 100% para CI e 44% para CDIS[9]. Em outra publicação, 57% dos casos de câncer diagnosticados por RNM foram perdidos pela MMG. Os autores concluíram que, quando a mamografia não identifica lesão concomitante, a MRI pode facilitar a decisão do tratamento.[10] Tais trabalhos demonstram claramente que, quando positivos para lesões na mama, MMG, US ou RNM facilitam o planejamento terapêutico. Por outro lado, exames de imagem negativos não excluem definitivamente neoplasia associada.

■ TRATAMENTO CIRÚRGICO

Mama

Não há ensaios randomizados para o tratamento da DP, mas apenas estudos retrospectivos. Diversas estratégias foram descritas na literatura: mastectomia, ressecção isolada do CAP e radioterapia exclusiva são exemplos. A mastectomia foi o tratamento padrão por décadas. Porém, com o surgimento de estudos prospectivos randomizados da terapia conservadora (BCT) no câncer inicial, vários trabalhos avaliaram sua aplicabilidade na DP.[11,12] A análise feita por Marshall, por exemplo, em pacientes sem massa palpável, evidenciou recidiva local em 11% após BCT e seguimento médio de 113 meses.[13] Já o estudo conduzido pelo grupo "European Organization for Research and Treatment of Cancer (EORTC)" em 61 pacientes submetidas a BCT, incluindo aquelas com massa palpável, revelou recorrência local de 7% após um seguimento médio de 6,4 anos.[14] Outra publicação avaliou retrospectivamente uma população de 200 mulheres tratadas por DP durante um período de 25 anos, sendo que 20% delas receberam BCT enquanto o restante foi submetida a mastectomia total. Os autores concluíram que o tipo de cirurgia realizada não influenciou a sobrevida livre de doença.[15]

A cirurgia conservadora sem radioterapia na DP foi avaliada em algumas séries que mostraram elevados índices de recorrência (20% a 60%).[16-19] Polgar, por exemplo, avaliou pacientes tratadas apenas com excisão local. A idade média foi de 65 anos, com 91% das pacientes sem massa palpável (a maioria com CDIS associado). Após seguimento médio de seis anos, 33% das pacientes apresentaram recorrência local (11 de 33), sendo 10 invasivas. Seis casos desenvolveram metástase a distância e todas morreram de câncer. Os autores concluíram que a radioterapia é mandatória após cirurgia conservadora.[19] A radioterapia isolada, sem cirurgia, também já foi descrita como opção no tratamento da DP, especialmente nos casos sem massa palpável ou anormalidades radiológicas, porém os relatos são limitados e com número reduzido de pacientes.[20]

Com base nos dados disponíveis, a decisão cirúrgica, portanto, dependerá da doença associada e sua extensão. A BCT, na DP, consistiria em ressecção central, com retirada completa do CAP e exérese da lesão adjacente, se palpável ou identificada por imagem, com margens, obedecendo a rotina da BCT para CI ou CDIS, seguida de radioterapia total. A técnica escolhida para a cirurgia conservadora é variável, dependendo do tipo de mama afetada (como grau de ptose e volume), do desejo da paciente e da experiência do cirurgião. Nos casos em que não é possível realizar BCT, uma mastectomia total (englobando o CAP), preservadora ou não de pele, deveria ser executada. A decisão de reconstrução mamária imediata, assim como a técnica escolhida, deve seguir a mesma rotina usada para CI e CDIS, assim como a indicação de radioterapia pós-mastectomia. A reconstrução do CAP deve ser feita, a princípio, em tempos distintos, podendo ser feita através de retalhos locais e enxertia, pigmentação ou associação dessas técnicas.

Axila

A metástase axilar é importante indicador prognóstico. As pacientes com neoplasia invasiva devem submeter-se a avaliação axilar. Em axilas clinicamente negativas, o linfonodo sentinela (LS) substituiu a dissecção axilar como método menos invasivo na avaliação cirúrgica inicial no CI. O NSABP-32 demonstrou que, mesmo com taxa de falso-negativo próxima a 10%, o controle regional e a sobrevida das mulheres não foram alteradas quando apenas a biópsia do LS era executada.[21] Entretanto, o LS na DP ainda é motivo de discussão, pois não há ensaios prospectivos nesta situação. Alguns estudos avaliaram retrospectivamente

a utilidade do LS neste cenário,[22,23] evidenciando que, em geral, sua ressecção deve ser baseada na lesão associada. Portanto, pacientes com DP invasor devem se submeter à biópsia do linfonodo sentinela (LS), independentemente do tipo de cirurgia, enquanto naquelas com DPcdis poderia realizá-la apenas em casos selecionados, como em pacientes que serão submetidas a mastectomia ou em casos suspeitos de invasão. A dissecção axilar após LS positivo também deveria seguir a mesma recomendação para CI, podendo ser, inclusive, omitida em casos selecionados (pacientes com até 2 linfonodos sentinelas positivos, sem extravasamento nodal, que foram submetidas a cirurgia conservadora, com tumores até 5 cm, que farão radioterapia e terapia sistêmica).[24] Mulheres que se apresentam com axila clinicamente positiva no momento da cirurgia devem sofrer dissecção axilar.

■ TRATAMENTO SISTÊMICO

O tratamento dependerá das características clínicas e do tipo de malignidade associada, ou seja, da biologia e do estadiamento da doença. A terapia sistêmica citotóxica, adjuvante ou neoadjuvante, seguirá a rotina padrão para CI, assim como a hormonioterapia e terapia alvo apropriada.[25] Pacientes com DPcdis, por outro lado, poderão submeter-se a quimioprofilaxia quando os receptores hormonais forem positivos.

REFERÊNCIAS BIBLIOGRÁFICAS

1. Ashikari R, et al. Paget's disease of the breast. Cancer 1970; 26(3):680-5.

2. Paget J. On disease of the mammary areola preceding cancer of the mammary gland. St Barts Hospital Rep 1874;10:87-9.

3. Chen CY, et al. Paget disease of the breast: changing patterns of incidence, clinical presentation, and treatment in the U.S. Cancer 2006; 107(7):1448-58

4. Wong SM, et al. Modern trends in the surgical management of Paget's disease. Ann Surg Oncol 2015;22(10):3308-16.

5. Chaudary MA, et al. Paget's disease of the nipple: a ten year review including clinical, pathological, and immunohistochemical findings. Breast Cancer Res Treat 1986;8(2):139-46.

6. Dixon AR, et al. Paget's disease of the nipple. Br J Surg 1991; 78(6): 722-3.

7. Siponen E, et al. Surgical treatment in Paget's disease of the breast. Am J Surg 2010;200(2):241-6.

8. Morris EA. Screening for breast cancer with MRI. Semin Ultrasound CT MR 2003;24(1):45-54. Review.

9. Morrogh M, et al. MRI identifies otherwise occult disease in select patients with Paget disease of the nipple. J Am Coll Surg 2008; 206(2): 316-21.

10. Fisher B, et al. Twenty–year follow-up of a randomized trial comparing total mastectomy, lumpectomy, and lumpectomy plus irradiation for the treatment of invasive breast cancer. N Engl J Med 2002;347(16):1233-41.

11. Veronesi U, et al. Twenty–year follow-up of a randomized study comparing breast-conserving surgery with radical mastectomy for early breast cancer. N Engl J Med 2002;347(16):1227-32.

12. Marshall JK, et al. Conservative management of Paget disease of breast with radiotherapy: 10- and 15-year results. Cancer 2003; 97(9): 2142-9.

13. Bijker N, et al. Breast Conserving therapy for Paget disease of the nipple: a prospective European Organization for Research and Treatment of Cancer study of 61 patients. Cancer 2001;91(3):472-7.

14. Dalberg K, et al. Paget's disease of the nipple in a population based cohort. Breast Cancer Res Treat 2008;111(2):313-9.

15. Lagios MD, et al. Paget's disease of the nipple. Alternative management in cases without or with minimal extent of underlying breast carcinoma. Cancer 1984;54(3):545-51.

16. Paone JF, et al. Pathogenesis and treatment of Paget's disease of the breast. Cancer 1981;48(3):825-9.

17. Zurrida S, et al. Treatment for Paget's disease of the breast without an underlying mass lesion: an unresolved problem. Breast 1993;2:248-9.

18. Polgar C, et al. Breast-conserving therapy for Paget disease of the nipple: a prospective European Organization for Research and Treatment of Cancer study of 61 patients. Cancer 2002;94(6):1904-5.

19. Stockdale AD, et al. Radiotherapy for Paget's disease of the nipple: a conservative alternative. Lancet 1989;2(8664):664-6.

20. Krag DN, et al. Sentinel-lymph-node resection compared with conventional axillary-lymph-node dissection in clinically node-negative patients with breast cancer: overall survival findings from the NSABP B-32 randomised phase 3 trial. Lancet Oncol 2010;11(10):927-33.

21. Laronga C, et al. Paget's disease in the era of sentinel lymph node biopsy. Am J Surg 2006;92(4):481-3.

22. Sukumvanich P, et al. The role of sentinel lymph node biopsy in Paget's disease of the breast. Ann Surg Oncol 2007;14(3):1020-3.

23. Giuliano AE, et al. Locoregional recurrence after sentinel lymph node dissection with or without axillary dissection in patients with sentinel lymph node metastases: the American College of Surgeons Group Z0011 randomized trial. Ann Surg 2010;252(3):426-32.

24. Sandoval-Leon AC. Paget's disease of the nipple. Breast Cancer Res Treat 2013;141(1):1-12.

16.2

Câncer Oculto de Mama

■ **Thiers Deda Gonçalves**

■ INTRODUÇÃO

O câncer de mama, às vezes, pode apresentar-se como achado de linfadenopatia metastática axilar isolada, sem a identificação do tumor primário. Essas neoplasias são classificadas de acordo com o sistema TNM como T0 N+. Foi primeiramente descrito por Halsted em 1907, quando relatou três casos em sua revisão sobre tratamento cirúrgico de carcinoma de mama.[1]

A definição clássica do carcinoma oculto de mama é o *achado clínico de tumor axilar sem identificação do sítio mamário primário, pelo exame clínico e mamografia*. Consideramos essa definição anacrônica, já que não leva em consideração a avaliação ultrassonográfica e, mais recentemente, a por ressonância magnética. O carcinoma oculto é diagnóstico de exclusão, devendo ser estabelecido apenas após exaustiva busca do sítio primário na mama, pelos exames de imagem.

Dentre as tentativas para a explicação desta forma de neoplasia mamária, uma das hipóteses seria a da diferenciação celular precoce. Segundo ela, o tumor desenvolveria a capacidade genética de metastatização muito precocemente, possibilitando a disseminação para a axila mesmo com uma massa tumoral pequena, não detectável pelos exames de imagem convencionais. O tumor alcançaria a axila através do plexo fascial profundo, além da via linfática dérmica.[2]

Pela sua raridade, os estudos são escassos e baseados em análises retrospectivas, longas, com diferentes métodos, o que impossibilita a validação de protocolos de conduta. Por causa disso, sua abordagem ainda apresenta ampla variação geográfica, como demonstra um trabalho de análise conjunta, que reuniu 15 estudos e mais a casuística do Serviço, totalizando 99 pacientes. Observaram-se mais tratamento com mastectomia em países asiáticos e maior tendência à quimioterapia nos Estados Unidos, além de mais radioterapia nos estudos mais recentes, a partir de 2003.[3]

■ FREQUÊNCIA

Trata-se de condição clínica rara, correspondendo de 0,1% a 1,0% de todos os cânceres mamários.[4,5,6,7] A sua incidência dependerá da acurácia da pesquisa do sítio primário, sendo menos comum à medida em que as modalidades diagnósticas se tornam mais acuradas, principalmente após o advento da ressonância magnética.

■ DIAGNÓSTICO

Diagnóstico diferencial

A apresentação clínica é de linfonodopatia axilar, detectada mais comumente na palpação ou, eventualmente, como achado mamográfico ou de ultrassom. Comumente são encontrados um ou mais linfonodos aumentados e de consistência endurecida (média de três).[8] O exame clínico das mamas é normal.

A maioria das linfonodomegalias axilares é de natureza benigna (doenças infecciosas, inflamatórias, colagenoses, etc.). Linfoma é a neoplasia maligna primária mais comum nessa região. Carcinomas de várias regiões podem ocasionar metástases axilares (tireoide, ovário, estômago, pulmão, colorretal, melanoma), mas raramente apresentam-se como linfadenopatia axilar isolada após a investigação do sítio primário. Das neoplasias metastáticas para axila, portanto, o tumor de mama é o mais comum e é o diagnóstico mais provável de uma massa tumoral neoplásica axilar sem tumor primário identificável.[8]

É importante diferenciar tumor axilar daquele que ocorre em tecido mamário acessório axilar ou em prolongamento axilar, próximo à axila. A identificação de tecido linfoide no tumor examinado confirma tratar-se de tumor metastático em linfonodo. No entanto, quando há comprometimento extenso, com invasão de cápsula e de gordura adjacente, é difícil diferenciar entre tumor primário de mama em tecido ectópico e infiltração linfonodal metastática.

■ DIAGNÓSTICO

Biópsia

O primeiro passo é estabelecer o diagnóstico anatomopatológico do tumor axilar. Procede-se à excisão do tumor ou à biópsia percutânea de fragmento (*core biopsy* ou mamotomia). O diagnóstico deve ser consistente com adenocarcinoma metastático ou carcinoma indiferenciado.

Avaliação com exames de imagem

Tendo em vista que o principal sítio primário de tumor metastático axilar é a mama, todas as pacientes com este diagnóstico devem ter as glândulas examinadas, inicialmente com exame clínico e, em seguida, com os de imagem.

A mamografia é uma boa ferramenta de rastreamento do câncer de mama, apresentando alta sensibilidade em mamas lipossubstituídas. Este exame consegue detectar de 10% a 20% dos tumores clinicamente ocultos.[9,10] No entanto, pequenos tumores, principalmente em mamas densas e heterogêneas, podem não ser visualizados. Além disso, a detecção de anormalidade na mamografia não garante que seja câncer, tendo em vista sua baixa especificidade, impondo-se prosseguir investigação.

A adição da ultrassonografia aumenta em torno de 14% a detectabilidade do tumor primário.[11,12] Portanto, a ecografia deve sempre ser aconselhada como complemento à mamografia na pesquisa do sítio primário.

A ressonância magnética tem alta sensibilidade (90%) e resulta em aumento na detecção de lesões antes ocultas pela mamografia e ultrassom. No entanto, pela baixa especificidade do método (31% a 60%), todas as lesões devem ser biopsiadas para confirmação diagnóstica. Segundo trabalho de metanálise envolvendo oito estudos retrospectivos, a ressonância detectou 2/3 dos casos não achados na mamografia ou ultrassom. 00% dos tumores identificados na ressonância foram vistos no ultrassom, em exame de revisão (*second look*). O estudo mostrou também que a ressonância evitou a mastectomia em 1/3 dos casos.[13]

Em outro estudo a ressonância foi normal em 25/55 pacientes (45% da amostra). Destas pacientes com ressonância normal, 12 foram submetidas à mastectomia e 13 à radioterapia exclusiva da mama. Nas submetidas à mastectomia houve achado de carcinoma na peça cirúrgica em quatro pacientes (1/3 dos casos).[14]

Apesar dos bons resultados com a ressonância, a sua aplicação rotineira tem sido discutida, tendo em vista seu alto custo e difícil acesso em muitos centros. Há controvérsia também com relação ao seu impacto na sobrevida.

Estudo mostrou não haver diferença na sobrevida global e sobrevida livre de doença entre as pacientes com tumores detectados exclusivamente pela ressonância.[15]

Uma vez não encontrado o tumor primário, procede-se a tomografia de pescoço, tórax e abdome, para avaliação de outros sítios primários, de acordo com a recomendação do NCCN. Em homens, solicita-se também o PSA.[16]

Outras técnicas, apesar de promissoras, ainda não têm comprovada validação na pesquisa do carcinoma oculto de mama. O PET-CT com 18 F-FDG identificou tumor primário em 54/120 pacientes (42%) em uma série de carcinomas de origem desconhecida, publicada em 2012.[17] Destes, apenas dois eram primários de mama (2/54), sendo a maioria de cabeça e pescoço e pulmão (36/54). Não há ainda protocolos estabelecidos de conduta sistemática na utilização do PET-CT em metástase axilar de carcinoma oculto, tendo em vista a baixa sensibilidade desse método em lesões mamárias pequenas.

Estudo imuno-histoquímico

Uma vez não tendo sido identificado tumor primário na mama ou em outra região, há a necessidade de análise imuno-histoquímica do linfonodo comprometido.

A expressão de receptores hormonais (RH) aumenta sobremaneira a possibilidade de tratar-se de neoplasia originária da mama, apesar de outros tumores também poderem expressá-los (ovário e endométrio, por exemplo). Além disso, a maioria dos carcinomas ocultos são RH negativos.[8,18]

A proteína-15 do fluido da doença cística global (*GCDFP-15*) é um marcador de diferenciação glandular apócrina em epitélios mamários benignos e malignos. Pode estar presente também em tumores apócrinos de outras localizações (glândulas sudoríparas e salivares, por exemplo).[19]

Outros marcadores tumorais que podem ajudar são: antígeno carcinoembrionário (CEA), citoqueratinas 7 e 20 (CK7 e CK20), mamaglobulina, fator de transcrição da tireoide (TTF-1), CA 125.[20] Apesar de um marcador isolado não possuir sensibilidade e especificidades suficientes para estabelecer o diagnóstico do sítio primário, a combinação deles pode ser útil. Por exemplo, RH positivo com mamaglobulina positiva e TTF1 negativo favorecem câncer de mama. Tumores de mama expressam CK7 e não CK20.

O marcador CA 125 indica tumor ovariano, porém 10% dos tumores de mama o expressam. CEA pode estar elevado em tumores de mama e do trato intestinal. HER-2 não é comumente utilizado no diagnóstico diferencial devido sua baixa especificidade, porém deve ser considerado como fator preditivo do tratamento do tumor.[20]

Estadiamento

De acordo com as recomendações do *National Comprehensive Cancer Network* (NCCN), não há necessidade de estadiamento agressivo. Recomenda-se apenas uma tomografia de tórax. A cintilografia óssea só deverá ser solicitada na presença de sintomas ou de elevação da fosfatase alcalina sérica.[16]

■ TERAPÊUTICA

Na ausência de tumor primário identificável por exames de imagem e com painel imuno-histoquímico compatível com neoplasia mamária, assume-se o diagnóstico de carcinoma oculto. Os protocolos de conduta assemelham-se aos *guidelines* para tumor de mama estadio II ou III

Tratamento locorregional

Axila

A abordagem cirúrgica da axila é mandatória. O procedimento indicado é a linfonodectomia. Na maior parte das vezes, a axila é N1 e dissecções axilares completas podem não ser necessárias, devendo ser retirados no mínimo 10 linfonodos. No entanto, na eventualidade de comprometimento macroscópico mais acentuado, a dissecção axilar dos três níveis de Berg é recomendada.

A radioterapia das cadeias de drenagem linfática irá obedecer aos mesmos preceitos da sua indicação em tumores mamários com axila positiva, estabelecidos no NCCN.[16]

Mama

O tratamento da mama ipsilateral à axila comprometida é tema controverso. Tradicionalmente, tem-se indicado a mastectomia com ou sem radioterapia do plastrão. Porém, estudos mostram semelhanças nas taxas de recorrência local e de sobrevida global e livre de doença quando se opta pela radioterapia exclusiva. Além disso, outros trabalhos demonstraram semelhança na sobrevida global entre pacientes com mamas tratadas (com mastectomia ou radioterapia exclusiva) e aquelas não tratadas (observação apenas).[5,6,7,21-23]

O câncer aparecerá na mama de praticamente metade das mulheres não tratadas.[2,8] Apesar de alguns estudos iniciais não mostrarem diferença na sobrevida global ou mortalidade específica por câncer, esses dados baseiam-se, em geral, em estudos retrospectivos, pequenos, antigos e com seguimento limitado.

Um estudo analisou o banco de dados do *Surveillance, Epidemiology and End Results* (SEER) e coletou informações de 750 casos de carcinoma oculto, entre os anos de 1983 e 2006 (portanto, o maior estudo já publicado sobre carcinoma oculto de mamas).[6] Este trabalho mostrou aumento da sobrevida global e específica nas pacientes com as mamas tratadas, em comparação àquelas nas quais não houve nenhum tratamento.

Outro estudo comparando mastectomia com observação, envolvendo 35 mulheres, observou diferenças acentuadas nas taxas de recidiva local e de sobrevida global entre os grupos, favorecendo as mulheres mastectomizadas.[24]

Estudo do *Royal Marsden Hospital*, envolvendo 48 pacientes, comparou mulheres tratadas com radioterapia com aquelas submetidas a observação apenas e encontrou menor taxa de recidiva local (p < 0,001) e de sobrevida livres de doença (p 0,05).[22]

A orientação geral é, portanto, tratar a mama. Entretanto, existe a controvérsia sobre o melhor tratamento: mastectomia ou radioterapia (tratamento conservador).

O estudo do SEER anteriormente citado também comparou os resultados em termos de sobrevida global e específica por câncer de acordo com a modalidade de tratamento da mama.[6] Na comparação entre mastectomia e radioterapia (ambas com linfonodectomia axilar), não houve diferença estatisticamente significativa entre os grupos, mesmo após análise multivariada com fatores prognósticos como número de linfonodos comprometidos, grau histológico e tratamento sistêmico aplicado. Conclui, portanto, que a radioterapia mamária é tão eficaz quanto a mastectomia no tratamento do carcinoma oculto e que ambos são superiores ao não tratamento da mama ipsilateral ao tumor axilar.

A avaliação do banco de dados do *MD Anderson* contendo 4.298 pacientes encontrou 36 com critérios diagnósticos para carcinoma oculto (0,8%). O objetivo do trabalho foi demonstrar a segurança e a eficácia do tratamento conservador (radioterapia) em comparação com a mastectomia clássica em relação ao controle local e sobrevida global e específica. 27 pacientes (75%) haviam sido submetidas à radioterapia mamária e o restante à mastectomia. Não houve diferenças estatísticas na taxa de recidivas locais ou de sobrevida.[21]

Os benefícios da terapia conservadora sobre a mastectomia são evidentes, pois proporcionam menos morbidade e melhoram o perfil emocional das pacientes. Apesar disso, a cirurgia ainda é a modalidade de tratamento mais utilizada em todo o mundo. Em um inquérito realizado pela *American Society of Breast Surgeons*, constatou-se que 43% dos cirurgiões adotavam a mastectomia como conduta padrão, em comparação com 38% que indicavam a terapia conservadora (radioterapia mamária exclusiva).[25]

Tratamento sistêmico

A recomendação atual é de que essas pacientes devam ser tratadas como aquelas com câncer em estadios similares, ou seja, tumores com axila positiva, estádios II/

III, para as quais a quimioterapia em geral é recomendada. Os protocolos, portanto, são os mesmos preconizados para os cânceres de mama com axila positiva e devem levar em conta aspectos clínicos e biológicos.

Alguns autores recomendam a quimioterapia neoadjuvante, já que permite análise da resposta tumoral *in vivo* e é conduta que permite avaliação prognóstica.[8]

As pacientes com tumores que expressam receptores hormonais devem ser tratadas com tamoxifeno ou inibidores da aromatase, de acordo com os protocolos de conduta já estabelecidos nas outras situações.

■ PROGNÓSTICO

Alguns estudos mais antigos apontam melhor prognóstico em pacientes T0N1 do que naquelas com T1-2N1, porém esses dados não são corroborados por outros estudos. O que se entende é que o prognóstico assemelha-se àquele de tumores T1-T2 com o mesmo nível de comprometimento axilar. Fatores de pior prognóstico são: número de linfonodos comprometidos (mais que quatro), menos de 10 linfonodos ressecados e grau histológico.[15]

REFERÊNCIAS BIBLIOGRÁFICAS

1. Halsted WS. The results of radical operation for the cure of carcinoma of the breast. Ann Surg 1907;46(1):1-5.

2. Matias MO, et al. Carcinoma oculto da mama. In: Tratado de mastologia da SBM. Rio de Janeiro: Revinter; 2011. 764p.

3. Fayanju OM, et al. Geographic and temporal trends in the management of occult primary breast cancer: a systematic review and meta-analysis. Ann Surg Oncol 2013;20(10):3308-15.

4. Rueth NM, et al. Breast conservation in the setting of contemporary multimodality treatment provides excellent outcomes for patients with occult primary breast cancer. Ann Surg Oncol 2015;22(1):90-8.

5. Fayanju OM, et al. Occult primary breast cancer at a comprehensive cancer center. J Surg Res 2013;185(2):684-7.

6. Walker GV, et al. Population-based analysis of occult primary breast cancer with axillary lymph node metastasis. Cancer 2010;116(17):4000-9.

7. Sohn G, et al. Treatment and survival of patients with occult breast cancer with axillary lymph node metastasis: a nationwide retrospective study. J Surg Oncol 2014;110(3):270-8.

8. Fourquet A, et al. Occult primary câncer with axillary metástases. In: Breast diseases. 5th ed. Phillafelphia: Wolkers Kuver Health; 2014.

9. Leibman AJ, et al. Mammography in women with axillary lymphadenopathy and normal breasts on physical examination: value in detecting occult breast câncer. AJR Roentgenol 1992;159(3):493-5.

10. Kyokane T, et al. Clinicopathological characteristics of nonpalpable breast cancer presenting as axillary mass. Breast Cancer 1995;2(2): 105-9.

11. Chan SW, et al. Benefit of ultrasonography in the detection of clinically and mammographically occult breast cancer. World J Surg 2008; 32(12):2593-7.

12. Lee CH, et al. Breast cancer screening with imaging: recommendations from the Society of Breast Imaging and the ACR on the use of mammography, breast MRI, breast ultrasound, and other technologies for the detection of clinically occult breast cancer. J Am Coll Radiol 2010;7(1):18-27.

13. de Bresser J, et al. Breast MRI in clinically and mammographically occult breast cancer presenting with an axillary metastasis: a systematic review. Eur J Surg Oncol 2010;36(2):114-8.

14. Buchanan CL, et al. Utility of breast magnetic resonance imaging in patients with occult primary breast cancer. Ann Surg Oncol 2005; 12(12):1045-8.

15. Woo SM, et al. Survival outcomes of different treatment methods for the ipsilateral breast of occult breast cancer patients with axillary lymph node metastasis: a single center experience. J Breast Cancer 2013;16(4):410-5.

16. Skulsky SL, et al. Review of high-risk features of cutaneous squamous cell carcinoma and discrepancies between the American Joint Committee on Cancer and NCCN Clinical Practice Guidelines In Oncology. Head Neck 2017;39(3):578-594.

17. Han A, et al. Clinical value of 18F-FDG PET-CT in detecting primary tumor for patients with carcinoma of unknown primary. Cancer Epidemiology 2012;36(5):470-5.

18. Ping S, et al. Comparison of clinical characteristics between occult and non-occult breast câncer. J BUON 2014;19(3):662-8.

19. Chia SY, et al. Utility of mammaglobin and gross cystic disease fluid protein-15 (GCDFP-15) in confirming a breast origin for recurrent tumors. Breast 2010;19(5):355-9.

20. Dabbs DJ. Immunohistology of metastatic carcinoma of unknown primary. In: Dabbs DJ, editor. Diagnostic immunohistochemistry. 2nd ed. Philadelphia: Churchill Livingstone/Elsevier; 2006.

21. Rueth NM, et al. Breast conservation in the setting of contemporary multimodality treatment provides excellent outcomes for patients with occult primary breast câncer. Ann Surg Oncol 2015;22(1):90-8.

22. Barton SR, et al. The role of ipsilateral breast radiotherapy in management of occult primary breast cancer presenting as axillary lymphadenopathy. Eur J Cancer 2011;47(14):2099-105.

23. He M, et al. Treatment outcomes and unfavorable prognostic factors in patients with occult breast câncer. Eur J Surg Oncol 2012;38(11):1022-4.

24. Blanchard DK, et al. Retrospective study of women presenting with axillary metastases from occult breast carcinoma. World J Surg 2004; 28(6):535-7.

25. Khandelwal AK, et al. Therapeutic options for occult breast cancer: a survey of the American Society of Breast Surgeons and review of the literature. Am J Surg 2005;190(4):609-13.

- **Gil Facina**

O câncer é a segunda causa mais frequente de morte durante a idade reprodutiva da mulher. Estima-se para todas as gestações uma incidência de complicações decorrente das neoplasias na ordem de 0,02% a 0,1%, ou seja, uma entre 1.000 a 1.500 gestações são complicadas pelo diagnóstico de malignidade.[1] Destacam-se entre as mais prevalentes, segundo a ordem de incidência, os carcinomas de colo uterino e da mama, além do melanoma e linfoma de Hodgkin.[2]

Define-se como câncer de mama associado à gestação (CMG) aquele em que a neoplasia é diagnosticada durante a gravidez ou até um ano após o parto.[3-5]

O diagnóstico de CMG é condição pouco frequente que ocorre na proporção de 1 caso para cada 3.000 a 10.000 gestações ou 6,5 casos para cada 100 mil nascidos-vivos; entretanto, mais de 3% dos carcinomas de mama são diagnosticados durante o período gestacional.[4,5] Nos países ocidentais, estima-se que 10% de todas as pacientes com câncer de mama antes dos 40 anos estarão grávidas.[6] Esse aumento da casuística decorre fundamentalmente da opção da mulher moderna se dedicar inicialmente à vida profissional e postergar a maternidade.

O pico de incidência ocorre nas mulheres que engravidam pela primeira vez após os 30 anos de idade. As primíparas com idade inferior a 25 anos não apresentam aumento de risco, porém não há proteção após a segunda ou terceira gravidez.[7] A média da idade de ocorrência do binômio é de 33 anos, sendo que a faixa da idade gestacional média no diagnóstico é de 17 a 25 semanas.[4,8]

Mulheres devem ser examinadas e realizar o rastreamento mamográfico a partir dos 40 anos de idade. A *American Pregnant Association* refere que aquelas com idade ≥ 35 anos que planejam engravidar poderiam submeter-se ao rastreamento mamográfico antes da concepção.[9]

Durante a gravidez, as mudanças fisiológicas da mama levam à intenso ingurgitamento dificultando o exame físico e aumentando em 2,5 vezes o risco da doença ser diagnosticada em estadio IV (presença de metástases) quando comparada à população geral, além de já haver acometimento linfonodal em cerca de 60% dos casos.[1,10,11] Esse atraso no diagnóstico pode ser superior a sete meses em comparação à mulher não gestante.[2] Durante a lactação, a dificuldade em se realizar adequadamente a propedêutica mamária é ainda maior e a presença de eventual fluxo papilar patológico pode não ser reconhecida. Classicamente é descrito o sinal da rejeição do leite, onde o recém-nascido rejeita o leite da mama acometida.[12]

Em todas as consultas do pré-natal, o médico deve realizar criteriosa avaliação das mamas e dos linfonodos regionais. Caso a paciente apresente suspeita clínica, a mamografia com proteção abdominal pode ser realizada de forma segura, porém a sensibilidade do método está reduzida pelo aumento da densidade decorrente das mudanças hormonais gravídicas e lactacionais. O exame pode identificar nódulos, assimetria focal e microcalcificações suspeitas que auxiliarão na determinação da extensão da doença e na identificação de multifocalidade, multicentricidade e bilateralidade.[13] Vashi et al. referem que a sensibilidade da mamografia oscila entre 78% e 90%.[13] Frente ao binômio câncer de mama-gestação, a ultrassonografia mamária é o exame de escolha para avaliar a extensão da lesão e ainda permite dirigir a biópsia percutânea. Autores referem que o estudo ultrassonográfico está alterado em praticamente 100% dos casos de carcinoma associado à gravidez.[4,13,14] A ressonância magnética das mamas utiliza o gadolínio como contraste paramagnético e este não é seguro durante a gestação, logo, este método não deve ser empregado.[15]

Para a avaliação citológica, a clássica punção aspirativa por agulha fina (PAAF) apresenta sensibilidade reduzida pelas alterações citomorfológicas fisiológicas decorrentes da gravidez ou lactação que podem levar a erros na interpretação.[16]

A biópsia percutânea por agulha grossa (*core biopsy*) é o método de escolha para o diagnóstico histopatológico, por ser mais sensível e específico. Os fragmentos obtidos permitem análise adequada, bem como avaliação dos fatores preditivos e prognósticos, como os receptores hormonais de estrogênio e progesterona, marcador de proliferação celular (Ki-67) e expressão do HER-2.[4,17] O patologista deve ser informado que a biópsia provém de gestante pela maior possibilidade de resultado falso-positivo.[5]

Infelizmente, no momento do diagnóstico, o CMG usualmente se apresenta com linfonodos axilares comprometidos e tumores volumosos.

O tipo histológico mais comum é o carcinoma ductal invasivo (75% a 90%) seguido do lobular. A maioria dos carcinomas é de alto grau e a invasão angiolinfática é frequente. O carcinoma inflamatório aparece em mais de 4% dos casos. Nas gestantes, geralmente as neoplasias são hormônio-independentes e apresentam hiperexpressão do receptor de fator de crescimento epidermal tipo 2 (HER-2).[17]

A realização de exames radiológicos para confirmação do estadiamento deve ser particularizado a fim de reduzir a exposição fetal à radiação. Nas pacientes sintomáticas ou naquelas com tumores avançados, o emprego do RX de tórax com proteção abdominal, ultrassom hepático e ressonância magnética sem contraste do esqueleto poderiam ser empregados para a investigação de metástases.[5,17] Exames como tomografia computadorizada e cintilografia óssea são proscritos durante a gestação, pela radiação emitida, podendo ser realizados no período pós-partal.[11,17]

O tratamento deve ser iniciado imediatamente e a conduta é baseada no estadio clínico à semelhança do que ocorre na não grávida, com exceção de algumas particularidades. O diagnóstico de lesão sistêmica e a estimativa da data do parto auxiliam no planejamento terapêutico. Neste momento, é de suma importância a realização de ultrassom obstétrico morfológico a fim de descartar malformações e anomalias congênitas previamente existentes. Este cuidado deve ser adotado antes de se iniciar qualquer tratamento, seja ele sistêmico ou cirúrgico, pois com o emprego de drogas antiblásticas ou anestésicas poderá ocorrer discreto aumento de incidência destas intercorrências.

O procedimento cirúrgico de escolha é a mastectomia radical modificada, porém a cirurgia conservadora pode ser efetuada nos casos iniciais, desde que a radioterapia possa ser retardada para o período pós-parto sem comprometer a sobrevida.[3] Quando a cirurgia é executada no terceiro trimestre, uma equipe multidisciplinar composta de obstetras e neonatologistas deve acompanhar o procedimento a fim de preservar a integridade do feto viável caso houvesse intercorrência.

Apesar da literatura não ter dados suficientes para afirmar, a pesquisa do linfonodo sentinela com tecnécio 99m parece ser segura durante a gestação. Pnadit-Taskar *et al.* referem que a pesquisa do linfonodo sentinela

guiada por marcador radioativo é bastante segura e deveria ser oferecida às pacientes com CMG com axila clinicamente negativa. Neste estudo, determinaram que a dose fetal de radiação recebida com este procedimento é praticamente desprezível (≤ 0,014 mGy).[18]

Apesar das sensibilidade e especificidade do método não estarem bem estabelecidas nesta condição, Gropper et al., em estudo tipo *coorte*, relataram que todas as pacientes tiveram sucesso na identificação do linfonodo sentinela independentemente do trimestre gestacional que o procedimento foi realizado. O tecnécio 99m foi usado em 16 gestantes e em outras sete utilizou-se o azul de metileno. Não foi notada nenhuma complicação e os autores concluíram que a pesquisa do linfonodo sentinela em gestante empregando-se o tecnécio 99m ou azul de metileno parece ser segura e ter boa acurácia.[19]

O uso do corante azul patente V ou azul isossulfan para a identificação do linfonodo sentinela não é recomendado durante a gravidez.[20]

O tratamento sistêmico com quimioterapia apresenta as mesmas indicações das pacientes não gestantes, porém sua administração não é recomendada durante o primeiro trimestre potencial teratogênico durante o período da embriogênese.[21-23]

A maioria dos trabalhos publicados sobre tratamento sistêmico de gestantes com carcinoma de mama refere uso de ciclofosfamida, antracíclicos e taxanos.[22,24] O metotrexato, por interferir no metabolismo do ácido fólico, não é empregado durante a gravidez.[21]

O risco de malformações quando o tratamento sistêmico é utilizado durante os segundo ou terceiro trimestres é semelhante ao observado nos fetos não expostos à quimioterapia durante a gestação.[21,22,24] Para proteção fetal recomenda-se iniciar a quimioterapia a partir da 14ª semana de gravidez.[3,25]

A quimioterapia não deve ser empregada após a 35ª semana de gestação ou nas três semanas que antecedem a data programada para o parto, a fim de evitar a mielossupressão materno-fetal.[21]

O fator estimulador de colônias granulocitárias (granuloquine) e a eritropoetina podem ser administradas seguramente nas gestantes e sua indicação deve seguir as mesmas recomendações aplicadas para o suporte durante a quimioterapia das pacientes não grávidas.[17,26]

Medicações como ondansetrona, lorazepam e dexametasona são frequentemente empregadas como parte do regime antiemético pré-quimioterapia.

Nos casos onde há hiperexpressão da proteína HER-2 (receptor do fator de crescimento epidermal tipo 2), o trastuzumabe, anticorpo monoclonal recombinante humanizado específico para o domínio extracelular da proteína HER-2, pode ter papel relevante. Pode ser administrado sozinho ou em combinação com quimioterápicos. Em grávidas sua utilização durante os segundo e terceiro trimestres foi associada ao desenvolvimento de oligoâmnio, entretanto se o trastuzumabe for a droga de escolha, este tratamento específico deveria ser acompanhado com monitorização rigorosa do líquido amniótico e do crescimento fetal. Hoje, a maioria dos autores recomenda empregar o trastuzumabe apenas após o parto.[27]

O tratamento endócrino está indicado nas pacientes com tumores hormônio-dependentes e seu uso deve ser iniciado após o término do tratamento quimioterápico. A medicação de eleição é o tamoxifeno, modulador seletivo dos receptores de estrogênio, que é administrado por via oral na dose de 20 mg/dia. Seu uso está reservado apenas para o período pós-parto devido à associação com abortamentos, malformações fetais, como hérnia diafragmática, anomalia anorretal, genitália ambígua e síndrome de Goldenhar (displasia óculo-aurículo-vertebral).[28]

A ablação ovariana associada à endocrinoterapia pode ser considerada para pacientes jovens com doença hormônio-dependente.[29] Nas pacientes em supressão ovariana, o emprego do exemestano reduziu significativamente a recorrência quando comparado ao tamoxifeno.[30] Parece que mulheres jovens com tumor receptor hormonal positivo e HER2 negativo, com escore baixo de receptor de progesterona e alta taxa de proliferação (KI-67 elevado), apresentam maior benefício com a ablação ovariana associada ao exemestano.[31]

As doses de radiação utilizadas no tratamento do câncer são muito maiores daquelas empregadas na radiologia diagnóstica. A radioterapia adjuvante deveria ser adiada para o período pós-partal, porém atrasos maiores que oito semanas, naquelas mulheres que não estão utilizando quimioterapia, podem ter impacto negativo no controle locorregional.[32] O efeito deletério da irradiação depende do tempo de gestação, da dose de radiação e da área que acomete o feto. Exposição do feto a mais de 5cGy deveria ser evitada. Como regra geral, não se indica a radioterapia durante a gestação pelos possíveis efeitos deletérios, como perda fetal, causar alterações fisiológicas e mentais, além de provável efeito carcinogênico tardio.[1,33]

O prognóstico do CMG é controverso. Azim Jr. et al. realizaram metanálise de 30 estudos onde foram incluídos 3.628 casos (câncer de mama e gestação) e 37.100 controles (câncer de mama), e concluíram que o diagnóstico de CMG é um fator independente de sobrevida global inferior (RR:1,37; IC:95%:1,21 a 1,55). Ainda observaram pior prognóstico nas pacientes que foram diagnosticadas no período pós-partal (RR:1,84; IC:95%:1,28 a 2,65) quando comparadas àquelas que descobriram a doença durante a gravidez.[34] Entretanto, em estudo colaborativo internacional, Amant et al. compararam o prognóstico entre 311 casos e 865 não gestantes e notaram que a média de idade foi de 41 anos para as não grávidas e 33 anos para as mulheres com a associação de CMG e, neste trabalho, se identificou sobrevida global semelhante entre os grupos (RR:1,19; IC:95%:0,73 a 1,93).

Conclui-se, então, que o CMG é condição rara, porém cada vez mais vista no mundo ocidental. O diagnóstico e início do tratamento deve ser rápido, com abordagem multidisciplinar, e emprega-se basicamente as mesmas estratégias adotadas para as pacientes jovens não grávidas. Evita-se o início da quimioterapia antes da 14ª semana de gestação e posterga-se, quando indicada, a radioterapia e a endocrinoterapia para o período pós-partal.

REFERÊNCIAS BIBLIOGRÁFICAS

1. Basta P, et al. Cancer treatment in pregnant women. Contemp Oncol (Pozn) 2015;19(5):354-8.
2. Weisz B, et al. Cancer in pregnancy: maternal and fetal implications. Hum Reprod Update 2001;7(4):384-8.
3. Amant F, et al. Breast cancer in pregnancy. Lancet 2012;379(9815): 570-5.
4. Navrozoglou I, et al. Breast cancer during pregnancy: a mini-review. Eur J Surg Oncol 2008;34(8):837-43.
5. Krishna I, et al. Breast cancer in pregnancy. Obstet Gynecol Clin North Am 2013;40(3):559-62.
6. Anders CK, et al. Breast cancer before age 40 years. Semin Oncol 2009;36(3):237-40.
7. Albrektsen G, et al. Breast cancer risk by age at birth, time since birth and time intervals between births: exploring interaction effects. Br J Cancer 2005;92(1):167-71.
8. Berry DL, et al. Management of breast cancer during pregnancy using a standardized protocol. J Clin Oncol 1999;17(3):855-7.
9. Association AP. Preconception health for women. 2016.
10. Pavlidis N, et al. The pregnant mother with breast cancer: diagnostic and therapeutic management. Cancer Treat Rev 2005;31(6):439.
11. Litton JK, et al. Breast cancer and pregnancy: current concepts in diagnosis and treatment. Oncologist 2010;15(12):1238-41.
12. Saber A, et al. The milk rejection sign: a natural tumor marker. Am Surg 1996;62(12):998-102.
13. Vashi R, et al. Breast imaging of the pregnant and lactating patient: physiologic changes and common benign entities. AJR Am J Roentgenol 2013;200(2):329-33.
14. Yang WT, et al. Imaging of breast cancer diagnosed and treated with chemotherapy during pregnancy. Radiology 2006;239(1):52-7.
15. Webb JA, Thomsen HS. Gadolinium contrast media during pregnancy and lactation. Acta Radiol 2013;54(6):599-102.

16. Woo JC, et al. Breast cancer in pregnancy: a literature review. Arch Surg 2003;138(1):91-8.

17. Loibl S, et al. Breast carcinoma during pregnancy. International recommendations from an expert meeting. Cancer 2006;106(2):237-40.

18. Pandit-Taskar N, et al. Organ and fetal absorbed dose estimates from 99mTc-sulfur colloid lymphoscintigraphy and sentinel node localization in breast cancer patients. J Nucl Med 2006;47(7):1202-6.

19. Gropper AB, et al. Sentinel lymph node biopsy in pregnant women with breast cancer. Ann Surg Oncol 2014;21(8):2506-9.

20. Gradishar WJ, et al. Invasive Breast Cancer Version 1.2016, NCCN Clinical Practice Guidelines in Oncology. J Natl Compr Canc Netw 2016;14(3):324-8.

21. Ngu SF, et al. Chemotherapy in pregnancy. Best Pract Res Clin Obstet Gynaecol. 2015.

22. Becker S. Breast cancer in pregnancy: a brief clinical review. Best Pract Res Clin Obstet Gynaecol 2016;33:79-85.

23. Cardonick E, et al. Use of chemotherapy during human pregnancy. Lancet Oncol 2004;5(5):283-6.

24. Zagouri F, et al. Taxanes for breast cancer during pregnancy: a systematic review. Clin Breast Cancer 2013;13(1):16-9.

25. Amant F, et al. Gynecologic cancers in pregnancy: guidelines of an international consensus meeting. Int J Gynecol Cancer 2009;19(Suppl 1):S1-12.

26. Cardonick E, et al. The use of neupogen (filgrastim) or neulasta (pegfilgrastim) during pregnancy when chemotherapy is indicated for maternal cancer treatment. J Cancer Ther 2012:157-60.

27. Lambertini M, et al. Targeted agents for cancer treatment during pregnancy. Cancer Treat Rev 2015;41(4):301-6.

28. Braems G, et al, Van den Broecke R. Use of tamoxifen before and during pregnancy. Oncologist 2011;16(11):1547-51.

29. Francis PA, et al. Adjuvant ovarian suppression in premenopausal breast cancer. N Engl J Med 2015;372(5):436-9.

30. Pagani O, et al. Adjuvant exemestane with ovarian suppression in premenopausal breast cancer. N Engl J Med. 2014;371(2):107-9.

31. Regan MM, et al. Predictive value and clinical utility of centrally assessed ER, PgR, and Ki-67 to select adjuvant endocrine therapy for premenopausal women with hormone receptor-positive, HER2-negative early breast cancer: TEXT and SOFT trials. Breast Cancer Res Treat 2015;154(2):275-8.

32. Ruo Redda MG. Timing of radiotherapy in breast cancer conserving treatment. Cancer Treat Rev 2002;28(1):5-9.

33. Kal HB, et al. Radiotherapy during pregnancy: fact and fiction. Lancet Oncol 2005;6(5):328-32.

34. Azim HA, et al. Prognosis of pregnancy-associated breast cancer: a meta-analysis of 30 studies. Cancer Treat Rev 2012;38(7):834-8.

35. Amant F, et al. Prognosis of women with primary breast cancer diagnosed during pregnancy: results from an international collaborative study. J Clin Oncol 2013;31(20):2532-7.

16.4

Câncer de Mama na Jovem

■ Maurício Magalhães Costa ■ Paula de Azevedo Brant Saldanha

■ INTRODUÇÃO

O câncer de mama é o câncer mais comum nas mulheres em todo o mundo, excluindo o de pele não melanoma, e a maior causa de morte por malignidade entre as mulheres. Estima-se 1.800.000 novos casos no mundo em 2016. Apesar de sua alta incidência, a taxa de sobrevida em cinco anos é de aproximadamente 90%. A detecção precoce e o tratamento levaram a redução da taxa de mortalidade em todas as idades, entretanto, a idade mais jovem permanece como um fator de mau prognóstico.[1] É uma doença heterogênea e de prognóstico variável mesmo nos tumores que com características semelhantes. A idade da paciente no momento do acometimento pela doença é variável importante, tendo as mais idosas melhor prognóstico, e as mais jovens, pior prognóstico e comportamento mais agressivo.

As neoplasias de mama acometem principalmente mulheres na perimenopausa (75% em mulheres com mais de 50 anos), sendo menos comuns em jovens. Constituem aproximadamente 5% a 7% dos casos diagnosticados antes dos 40 anos (6,5% < 40 anos; 2,5% < 35 anos) em países desenvolvidos, podendo atingir até 20% naqueles em desenvolvimento.[2] No Brasil, estima-se 57.960 casos novos de câncer de mama em 2016 e que serão diagnosticados, em média, 1.700 novos casos/ano de neoplasia maligna em mulheres entre 20 e 45 anos. No ano de 2014, esse número foi de 2.031 casos, segundo dados do Datasus.[3]

As mulheres apresentam risco de desenvolver câncer de mama em 1:1.800 aos 20 anos; 1:230 aos 30 anos; 1:70 aos 40 anos, chegando a 1:8 aos 80 anos.[4]

Até o momento, não há um consenso de definição de idade para o câncer de mama na mulher jovem ou muito jovem, podendo ser encontrado na literatura como pontos de corte os 30, 35, 40, 45 ou mesmo 50 anos.[4] No entanto, costuma ser considerada para as pesquisas e investigações a idade inferior a 40 anos.

Embora as estatísticas oficiais apresentem uma baixa incidência nessa faixa etária, não é isso que os especialistas têm observado na prática. A alta incidência deve-se muito provavelmente ao aumento da população; ao sucesso da política de rastreamento do câncer, que eleva o número de casos diagnosticados precocemente e consequentemente em mulheres mais jovens; e à mudança dos hábitos de vida das mulheres atuais em idade fértil.

A incidência do câncer de mama na mulher jovem difere de acordo com a raça e etnia. Em mulheres com idade inferior a 35 anos, esse câncer é duas vezes mais comum em negras quando comparadas a caucasianas, e há um índice de mortalidade mais elevado em relação às brancas jovens. Mulheres negras na pré-menopausa têm maiores taxas de tumor com receptor hormonal negativo, mais especificamente do genótipo basal.[5]

O câncer de mama é doença multifatorial, causada pela combinação de fatores de risco genéticos e ambientais. Estima-se que 75% a 80% dos casos sejam causados por fatores esporádicos; 15% a 20% relacionados a forte história familiar, mas sem evidências de predisposição genética hereditária conhecida; e 5% a 10% por predisposição genética hereditária, causados por mutações de um ou mais genes autossômicos dominantes que aumentam significativamente a suscetibilidade a esse câncer.

Nos cânceres hereditários, cerca de 80% a 90% são causados por mutações nos genes supressores tumorais, BRCA1 e BRCA2 (genes de alta penetrância), conferindo às portadoras dessas mutações um aumento de 50% a 80% de risco de desenvolver câncer de mama e de 10% a 40% para câncer de ovário. Outros genes de alta penetrância que também são associados a esse aumento de suscetibilidade são TP53 (síndrome de Li-Fraumeni) e PTEN (síndrome de Cowden).

O gene BRCA1 se localiza no braço longo do cromossomo 17 (17q21) e é composto por 24 exons, sendo 22 codificantes. O gene BRCA2 se localiza no braço longo do cromossomo 13 (13q12), e sua estrutura é ainda mais complexa, sendo composto por 27 exons, dos quais 26 são codificantes. Os BRCA desempenham importantes funções em diferentes processos celulares, incluindo a ativação e a regulação transcricional, além do reparo de lesões no DNA e o controle do ciclo celular, da proliferação e diferenciação das células.[28]

Os fatores de risco são os mesmos para qualquer faixa etária. Obesidade, menarca precoce, gestação tardia, menor tempo de amamentação, sedentarismo, consumo de álcool, passado de irradiação torácica e história familiar com possibilidade de mutações como BRCA1 e 2. As alterações genéticas podem aumentar o risco em até quatro vezes.

A idade é uma variável prognóstica importante, com as pacientes mais idosas apresentando melhor prognóstico, enquanto nas pacientes mais jovens a doença é mais agressiva, com maior risco de recidiva local e pior prognóstico.[6]

■ BIOLOGIA TUMORAL

O câncer de mama em mulheres com idade inferior aos 40 anos possui algumas características histopatológicas importantes. Os tumores geralmente são de maior diâmetro e pouco diferenciados, com grau histológico 3, acometimento linfonodal frequente, receptores hormonais negativos e alta expressão de HER2 (fator de crescimento epidérmico 2).[7]

Azim *et al.* (2012), em uma análise de 451 pacientes com tumores e com menos de 40 anos, concluíram que elas têm uma proporção significativamente maior de neoplasias do subtipo basal (34,3% *vs.* 27,7%, 41 a 52 anos; 20,8%, 53 a 64 anos; 17,9%, menos que 65 anos) e superexpressão de HER2. Foi observada também menor proporção de tumores do subtipo luminal-A nessa faixa etária, quando comparada aos outros grupos (17,2% *vs.* 30,7%; 35,1%; 35,4%).[8]

Collins *et al.* não encontraram diferenças significativas em relação à expressão de receptores de estrogênio (RE), progesterona (RP) e HER2 nas pacientes divididas por grupos com menos de 30, 31 a 35 e 36 a 40 anos. Uma análise retrospectiva de 500 pacientes com menos de 35 anos revelou pequena prevalência de RE negativo (31% *vs.* 23%) e maior índice proliferativo (ki67 > 30%; 59% *vs.* 49%) nos grupos com menos de 30 e 31 a 34 anos. Tais achados sugerem que, quanto mais jovem a paciente, mais agressivo é o tumor.[9]

Anders *et al.*, em um estudo que comparou o intervalo livre de doença entre as pacientes com idade inferior a 45 anos e mulheres com idade acima de 65 anos, demonstraram menor sobrevida e menor intervalo livre de doença nas mais jovens, especialmente naquelas com menos de 40 anos.

Quando o câncer é diagnosticado antes dos 35 anos, é importante considerar as síndromes de câncer de mama familiar e os testes genéticos para mutações em BRCA1 e 2 e, menos frequentemente, em TP53. A história familiar de câncer de ovário ou ascendência de judeus Ashkenazi aumentam a probabilidade da mutação. As mulheres com mutação nos genes BRCA1 ou BRCA2 não só têm maior risco de desenvolver câncer de mama e de ovário mas também um futuro reprodutivo complicado, com base na hipótese de que as mutações BRCA germinativas (BRCAm) estão associadas com a perda folicular acelerada e menopausa precoce.

Tumores triplo-negativos e de alto grau são mais comuns em mulheres com mutação BRCA1. Lidereau R *et al.* observaram prevalência de 28,6% de mutação BRCA1 em pacientes com menos de 35 anos com tumores triplo-negativos e pouco diferenciados. Lakhani *et al.* avaliaram em 26,5% a probabilidade de mulheres com tumor RE negativo e grau 3, com idade entre 30 e 34 anos, serem portadoras da mutação, comparada à probabilidade de 5% em mulheres de mesma idade, com outro tipo de tumor. Já os tumores relacionados com a mutação BRCA2 são receptores hormonais positivos em 80% dos casos.

Apesar de muito rara, a síndrome de Li-Fraumeni (câncer de mama, sarcoma, tumores cerebrais e carcinoma adrenocortical) precisa ser levada em consideração quando se trata de uma paciente muito jovem com diagnóstico de câncer de mama. Em muitas famílias com critérios para Li-Fraumeni, foram identificadas mutações no gene TP53. Um terço dos casos de câncer de mama com mutação de TP53 ocorrem aos 30 anos.[10]

■ DIAGNÓSTICO

Nas mulheres jovens, existe uma tendência a diagnósticos em estágios clínicos mais avançados. Isso se deve a menor conscientização e preocupação com a doença nessa faixa etária, indicação menos frequente de mamografia pela sua menor sensibilidade e por se tratar de tumores mais agressivos.

Coates *et al.*, em pesquisa realizada com 1.619 pacientes entre 30 e 44 anos, verificaram que o diagnóstico foi realizado pela autopalpação em 71%, pela mamografia em 20% e pelo exame clínico em 9% dos casos.[11]

Mulheres com idade inferior a 35 anos geralmente não realizam rastreamento para câncer de mama, exceto aquelas consideradas de alto risco. Apesar de a mamografia ser o único método de rastreio radiológico com impacto na mortalidade, sua sensibilidade em pacientes jovens é baixa devido a densidade da glândula mamária. O estudo DMIST (*Digital Mammographic Imaging Screening Trial*), publicado em 2005, mostrou maior eficácia da mamografia digital para pacientes na pré-menopausa ou com mamas densas. Essa dificuldade aumenta em portadoras de mutação BRCA1 e 2, pois comumente se apresentam à mamografia como lesões de aspecto benigno.

Segundo Wang, os carcinomas triplo-negativos tendem a mostrar contornos lisos e circunscritos, enquanto aqueles com receptores hormonais negativos e HER2 positivo teriam mais frequentemente aspecto espiculado.[12]

O rastreamento mamográfico não é recomendado antes dos 40 anos; a sensibilidade diminuída pode levar a erros de interpretação e/ou não visualização de lesões, sendo assim, não oferece nenhum benefício para a população.

A ultrassonografia e a ressonância magnética são os métodos mais indicados para esses casos. Como principal vantagem da ressonância, destaca-se a possibilidade de avaliação de alterações cinéticas precoces, como as curvas suspeitas após a injeção de contraste.

Atualmente, a Sociedade Americana de Câncer recomenda o rastreio de mama com ressonância magnética anual a partir dos 30 anos, para as pacientes que apresentam risco de câncer de 20% a 25% ou maior. Esse grupo de pacientes inclui aquelas com mutação deletéria suspeita ou confirmada, ou previamente tratada com irradiação torácica para tratamento de linfoma.

Semelhante à ultrassonografia, a ressonância tem alta sensibilidade e baixa especificidade, o que pode impor muitas biópsias desnecessárias. Porém, nesses grupos de alto risco, os benefícios do rastreio com ressonância magnética são superiores aos riscos de biópsias desnecessárias.[13-15]

O câncer da mama pode ser uma doença multicêntrica e bilateral. Doença bilateral é um pouco mais comum em pacientes com carcinoma invasivo lobular. Após 10 anos do diagnóstico, o risco de um câncer primário na mama contralateral varia de 3% a 10%, embora a terapia endócrina diminua esse risco. O desenvolvimento de um câncer na mama contralateral é associado a risco aumentado de recorrência a distância. Quando portadores da mutação BRCA1/BRCA2 foram diagnosticados antes dos 40 anos, o risco de câncer da mama contralateral chegou a quase 50%.

■ TRATAMENTO CIRÚRGICO

A abordagem cirúrgica em jovens obedece às mesmas indicações do pacientes com idades mais avançadas, seguindo as diretrizes e protocolos estabelecidos (mastectomia ou cirurgia conservadora seguida de radioterapia). O tamanho do tumor, sua localização, a irradiação prévia e/ou contraindicação à radioterapia posterior, o melhor resultado estético e a preferência da paciente são os fatores considerados para a decisão e indicação cirúrgica.

A recorrência local após a cirurgia conservadora é mais frequente em jovens. O primeiro fator mais importante para o aumento desse risco é o comprometimento das margens, e o segundo é a idade, somando-se a esses fatores CDIS de alto grau e a não feitura de radioterapia pós-operatória. Voogd *et al.*, em dois estudos randomizados, concluíram que mulheres com menos de 35 anos submetidas à cirurgia conservadora apresentaram um risco nove vezes maior de recorrência local quando comparadas às mulheres com idade acima dos 60 anos. Freedman *et al.* fizeram um estudo retrospectivo para avaliar os fatores de risco de recidiva local após cirurgia conservadora seguida de radioterapia e observaram que, naquelas com menos de 35 anos, margens negativas e sem extensão de componente intraductal, a taxa de recidiva foi similar à da população geral. Esses achados, portanto, sugerem que o risco elevado de recorrência local nesse grupo de pacientes tem relação direta com a extensão do componente intraductal e a dificuldade de atingir margens livres em pacientes jovens.[16,17] Forqet *et al.* ainda consideram a possibilidade de existir um padrão específico de câncer em mulheres jovens associado à radiorresistência. Esse padrão específico consiste em maior proliferação celular, tumores com receptores hormonais negativos, alto grau nuclear e maior frequência de aneuploidia, que são indicativos de maior agressividade tumoral.

O risco relativo de recorrência local parece aumentar 7% a cada ano abaixo dos 35 anos. Pacientes com menos de 40 anos e subtipo molecular HER2 apresentam taxas de recidiva significativamente maiores quando comparados a pacientes com outros subtipos e mesma idade.[17]

Não foi observada diferença significativa em relação à taxa de mortalidade em pacientes submetidas à cirurgia conservadora e mastectomia; dessa maneira, a cirurgia conservadora não deve ser contraindicada para pacientes jovens.

A mastectomia engloba uma série de técnicas disponíveis, que envolvem a remoção da glândula mamária, e pode variar em preservação de pele e/ou complexo aréolo-papilar. As taxas de recidiva local em pacientes mastectomizadas são semelhantes em qualquer faixa etária. A escolha do tipo de mastectomia é influenciada por outros fatores, como radioterapia pós-operatória e reconstrução, e devem ser discutidas precocemente durante o tratamento.

A despeito da escolha da técnica cirúrgica, o estadiamento axilar é imprescindível, e a abordagem é a mesma em todos os grupos, incluindo ultrassonografia axilar com ou sem biópsia percutânea (se achados suspeitos), biópsia de linfonodo sentinela ou linfonodectomia axilar.[5]

A ocorrência de linfedema é mais frequente em pacientes jovens, podendo ter como causas o acometimento mais extenso dos níveis axilares e a irradiação mais agressiva nas cadeias linfonodais.[18]

A mastectomia profilática contralateral é um assunto em discussão no grupo de doentes jovens. As taxas globais estão em crescimento, especialmente em pacientes com história familiar de câncer de mama/ovário, com planejamento de reconstrução imediata ou com desejo de simetrização.

Em recente revisão, Lostumbo *et al.* concluíram não haver evidências que comprovem as vantagens em relação à sobrevida em pacientes submetidas à mastectomia contralateral profilática.[19]

Até os dias atuais, dois estudos demonstraram benefício em relação à sobrevida para um grupo muito seleto de pacientes. Herrinton *et al.* observaram menor risco de mortalidade por câncer em 1.072 pacientes que realizaram mastectomia contralateral. Uma análise univariável da base de dados do *Surveillance, Epidemiology, and End Results* (SEER) com 8.902 pacientes observou uma vantagem em relação às taxas de sobrevida livre de doença e de sobrevida global em pacientes com estadio inicial I ou II, RE negativo em paciente com menos de 50 anos. As diretrizes do *National Comprehensive Cancer Network* (NCCN) recomendam que em pacientes com 35 anos ou menos ou na pré-menopausa, portadoras da mutação BRCA1/2, devem ser consideradas estratégias de redução de risco, como a mastectomia contralateral profilática.[20,21]

Uma análise da *American College of Surgeons National Surgery Quality Improvement Program* (NSQUIP) revelou que pacientes submetidas à mastectomia bilateral apresentaram maior número de complicações pós-operatórias, como infecções de ferida e hematomas, quando comparadas àquelas com mastectomia unilateral. Em virtude dos resultados desses estudos, a decisão de mastectomia contralateral é muito subjetiva e deve ser avaliada caso a caso em conjunto com a equipe médica e o desejo da paciente.

A reconstrução pode ser imediata, ou seja, ao mesmo tempo que a mastectomia uni ou bilateral, ou em um segundo momento, algumas semanas ou meses após a cirurgia inicial.

As técnicas de reconstrução sofrem algumas limitações quanto à necessidade de irradiação pós-mastectomia e quanto à fertilidade. Pacientes jovens que desejam engravidar futuramente não são candidatas à reconstrução com enxerto miocutâneo transabdominal, sendo mais indicada, nesses casos, a reconstrução com retalho de latíssimo do dorso ou uso de expansor/implante, isolado.

Cirurgia redutora de risco

A mastectomia profilática pode ser aplicada em duas situações: mastectomia contralateral sincrônica ao tratamento do tumor primário e procedimento bilateral em mulheres de alto risco. Ela é indicada para mulheres com maior risco de desenvolver câncer, que pode aumentar na presença de alguns fatores.

É fundamental a seleção individualizada da paciente, com propedêutica por imagem incluindo mamografia há menos de seis meses, ultrassonografia mamária e ressonância magnética. Deve ser feita uma avaliação por equipe multidisciplinar – mastologista, oncologista, cirurgião plástico, psicólogo e geneticista – para definir se há indicação para a cirurgia, saber se a paciente está preparada para um eventual resultado estético insatisfatório, definir a melhor técnica cirúrgica e a melhor opção de reconstrução.

A decisão da cirurgia é sempre da paciente, família e equipe médica. É fundamental a assinatura de um termo de consentimento livre e esclarecido. Não há pressa para essa tomada de decisão.

Dispomos de dois recursos cirúrgicos para redução do risco de uma mulher desenvolver o câncer de mama: a mastectomia profilática ou adenectomia e a salpingo-oforectomia.

A mastectomia redutora de risco ou profilática é a remoção cirúrgica de parte do tecido mamário, com a finalidade de diminuir o risco de desenvolvimento de câncer. Vale ressaltar que nenhuma técnica de mastectomia pode garantir a remoção total da glândula mamária, pela impossibilidade de estabelecer os seus reais limites, já que ela apresenta muita intimidade com a pele e prolonga-se para a axila. Porém, estima-se que a cirurgia proporcione uma redução de 90% do risco – portanto, quanto mais radical a cirurgia, maior a proteção.[9]

O benefício da cirurgia profilática varia segundo o risco de desenvolvimento da doença: em mulheres com um risco de 40% durante a vida, a cirurgia profilática adiciona três anos de vida; naquelas em que o risco é de 85%, esse número sobe para mais de cinco anos.[9]

No entanto, os médicos recomendam a mastectomia preventiva apenas para mulheres que já têm prole constituída – ou seja, já tiveram todos os filhos que gostariam. Isso porque, após a cirurgia, a mulher não terá mais condições de amamentar, pois serão removidas as glândulas mamárias. Caso algum parente de primeiro grau tenha sofrido da doença, o ideal é que a mastectomia seja feita antes de a paciente atingir a idade em que sua parente teve o câncer de mama. Um exemplo: se a mãe ou irmã da paciente teve um câncer de mama aos 40 anos, o indicado é a paciente fazer uma mastectomia antes de chegar a essa idade, garantindo a prevenção.

■ TRATAMENTO SISTÊMICO

A idade jovem, por si, já é considerada como fator independente de risco de recorrência, sendo assim, terapias sistêmicas como quimioterapia, terapia antiestrogênica, supressão ovariana ou combinações são frequentemente recomendadas. Marcadores tumorais, estadio da doença e testes preditivos, como Oncotype DX® e Mammaprint, podem ser incorporados em alguns casos para melhor decisão da terapia sistêmica.[1]

O Oncotype DX® é um teste diagnóstico multigênico que, a partir da análise de 21 genes, determina o risco individual de recorrência do câncer invasivo em 10 anos e identifica as pacientes com uma probabilidade mínima, se alguma, de responder bem à quimioterapia, assim como pacientes com probabilidade substancial de se beneficiar dela. É realizado no fragmento de tecido extraído durante a cirurgia e indicado em pacientes com câncer invasivo no estadio I, II ou IIIa; RE+; HER2-; linfonodos negativo ou paciente na pós-menopausa; câncer de mama invasor; linfonodo positivo (1 a 3 linfonodos comprometidos); ER+; HER2-. O resultado se baseia em um algoritmo que calcula o risco de recorrência, o *Recurrence Score* (RS), que pode variar de 0 a 100, sendo RS menor que 18 de baixo risco; RS de 18 a 30 de risco intermediário; RS maior ou igual a 31 de alto risco. Aquelas consideradas de baixo risco de recorrência (RS menor que 18) têm mínimo ou nenhum benefício com a quimioterapia.[27]

O Mammaprint é um teste genético que avalia o risco de recorrência a distância (metástase) a partir da análise de 70 genes, que irá estabelecer um resultado qualitativo em baixo risco ou alto risco. O teste é indicado em pacientes em qualquer idade, estadio I ou II, linfonodos negativos ou positivos, RE positivo. Pacientes de baixo risco e com *status* de receptores hormonais positivos poderiam ser tratadas apenas pela terapia hormonal adjuvante. Já pacientes de alto risco são mais propensas a receber uma combinação de quimioterapia e terapia hormonal no tratamento neoadjuvante ou adjuvante.[26]

O tratamento sistêmico adjuvante deve ser individualizado, levando-se em consideração fatores preditivos de resposta e a morbidade das diversas terapêuticas disponíveis. Aspectos relacionados com a qualidade de vida são de especial importância em jovens. A preservação da fertilidade, desordem sexual, sintomas precoces de menopausa, perda de massa óssea e redução de atividade física, são alguns desses fatores.

As recomendações para o tratamento sistêmico seguem as diretrizes propostas pela reunião de consenso de St. Gallen, NCCN e SBM. Exames para estadiamento clínico, avaliação precisa histopatológica, receptores hormonais e oncogene HER-2 são imprescindíveis para a proposta terapêutica. O programa *Adjuvant on line* (<www.adjuvantonline.com>) fornece informações importantes de prognóstico e impacto da terapia adjuvante proposta, utilizando parâmetros clínicos e laboratoriais.

As indicações de quimioterapia neoadjuvante, para converter tumores inoperáveis em operáveis e avaliar a resposta tumoral *in vivo*, bem como as indicações de terapia sistêmica para câncer em estadios mais avançados (E IV), não diferem para as pacientes de mais idade.[6] É preciso ter maior cuidado na avaliação da resposta clínica. O exame clínico e os métodos de imagem, dos quais se destaca a ressonância magnética, têm grande importância na avaliação da resposta ao tratamento sistêmico pré-operatório.

Quimioterapia adjuvante

Ainda existem poucos estudos na literatura sobre os efeitos da quimioterapia adjuvante em pacientes jovens, mas outros realizados em larga escala confirmaram efeitos similares dos agentes quimioterápicos em todos os grupos por idade. As pacientes jovens com câncer invasor possuem um benefício absoluto maior em redução da recorrência (35%) e mortalidade (27%) com a quimioterapia adjuvante. Esquemas com antracíclicos são muito prescritos. Uma metanálise feita pelo *Early Breast Cancer Trialists' Collaborative Group* (EBCTCG) observou redução anual na taxa de mortalidade por câncer de mama de 38% em mulheres com menos de 50 anos submetidas à poliquimioterapia com antracíclicos.[22]

Outra metanálise de quatro estudos randomizados com 3.700 pacientes na pré- e perimenopausa, que receberam tratamento adjuvante com esquema de ciclofosfamida, methotrexate e 5-fluorouracil (CMF), encontrou melhor taxa de sobrevida global em pacientes com mais de 35 anos, RH+, quando comparadas às pacientes RH- e de mesma idade, enquanto não foi observada diferença nas taxas entre pacientes RE positiva ou negativa com menos de 35 anos. O *National Surgical Adjuvant Breast and Bowel Project* (NSABP) B-30 conduziu um estudo para avaliar a eficácia de outros três regimes de quimioterapia (doxirrubicina, ciclofosfamida e docetaxel). O outro braço desse estudo avaliou a relação entre a amenorreia induzida pelos quimioterápicos e a sobrevida na pré-menopausa, concluindo existir alguma melhora em pacientes que entraram em amenorreia. Amenorreia por seis meses ou mais confere melhor prognóstico para essas pacientes; as taxas de sobrevida livre de doença e de sobrevida global aumentaram. Quanto mais jovem a paciente, menor é a probabilidade de amenorreia temporária ou permanente. As diretrizes atuais da Sociedade Americana de Oncologia Clínica sugerem que pacientes jovens sejam avaliadas por um serviço de referência de fertilidade conjugal antes do início da terapia. Com base nos resultados desse estudo, foi possível concluir que os efeitos da quimioterapia se devem em parte à supressão ovariana.[23]

Infertilidade induzida por quimioterapia pode preceder a menopausa por um número de anos, e diminuição da reserva do ovário secundária à quimioterapia pode ocorrer mesmo em mulheres eumenorreicas. Além disso, dado o aumento da proporção de mulheres que estão atrasando a gravidez, a questão de pacientes com câncer de mama jovens, face à ausência da possibilidade de ter filhos como consequência da quimioterapia adjuvante, é de importância crescente.

Os efeitos da supressão ovariana pela quimioterapia somente são insuficientes para o tratamento de pacientes jovens, sendo necessária a terapia endócrina naquelas com tumor responsivo a hormônios (RH positivos).

Pacientes que apresentam maior risco de recorrência, com axila positiva – ou axila negativa, mas risco de recorrência superior a 30% –, geralmente são tratadas com esquemas de terceira geração que incluem taxanos.[6]

Até o momento, não há grupos definidos em que se possa desconsiderar quimioterapia adjuvante em pacientes com menos de 35 anos. Pacientes jovens, mesmo consideradas de baixo risco histopatológico, não tratadas com quimioterapia, têm maior mortalidade que as pacientes de alto risco submetidas àquela terapêutica.

Hormonioterapia adjuvante

Os moduladores seletivos dos receptores de estrogênio, como tamoxifeno, são somados ao tratamento quimioterápico, exercendo importante efeito na sobrevida livre de doença. É o fármaco utilizado na pré-menopausa, sendo iniciado na dose de 20 mg/dia ao término da quimioterapia e mantido por cinco a 10 anos. O tratamento exclusivo com tamoxifeno fornece piores resultados, principalmente em pacientes com menos de 35 anos.

Em 2005, o EBCTCG esclareceu que o tamoxifeno como terapia adjuvante por cinco anos reduziu a taxa de mortalidade em pacientes RH positivas ou RH desconhecido (redução de 39% em pacientes com menos de 40 anos). Um trabalho recente da *Adjuvant Tamoxifen: Longer Against Shorter Trial* demonstrou que o uso contínuo de tamoxifeno por 10 anos promove maior proteção contra recorrência e melhora da mortalidade. Ahn *et al.* reportaram que pacientes com idade menor que 35 anos e tumores RH positivos têm pior prognóstico em razão de resistência ao tamoxifeno.[1]

Os inibidores da aromatase não são recomendados em pacientes na pré-menopausa, mesmo que tenham atingido a amenorreia, pois o *feedback* negativo de estrogênio no hipotálamo pode estimular o ovário e causar uma recuperação da função ovariana. A função ovariana pode ser acompanhada com dosagens seriadas de estrogênio e gonadotrofinas (FSH/LH).

A supressão/ablação ovariana também é uma opção de tratamento hormonal. A preferência inicial é pela terapia medicamentosa com agonista do GnRH, mas a ooforectomia bilateral deve ser considerada em alguns casos. O EBCTCG demonstrou que a ablação ovariana diminui o risco de recorrência e mortalidade. Uma metanálise realizada com 16 estudos sugere que o uso de agonista GnRH com tamoxifeno, associado ou não à quimioterapia, aumenta as taxas de sobrevida livre de doença e de sobrevida global em pacientes na pré-menopausa com câncer de mama inicial. O *Suppression of Ovarian Function Trial* (SOFT), publicado em 2015, concluiu que combinar a supressão ovariana ao tamoxifeno não promove benefício significativo à população em geral.

Nas pacientes com menos de 40 anos, risco de recorrência suficiente para justificar a quimioterapia e que permaneceram na pré-menopausa, essa associação (tamoxifeno + a - GnRH) melhorou a evolução da doença.

O binômio tamoxifeno e supressão ovariana reduziu risco relativo de recorrência do câncer de mama, risco de um segundo câncer invasor e de morte em 22% (P = 0,03), e houve menor risco relativo de recorrência do câncer de 25% em comparação ao uso de tamoxifeno.

O estudo TEXT *(Tamoxifen and Exemestane Trial)* comparou a associação da supressão ovariana com o exemestano (inibidor da aromatase) e com o tamoxifeno, concluindo que o grupo exemestano + supressão ovariana apresentou diminuição de 28% do risco relativo de recorrência do câncer, risco de um segundo câncer invasor ou risco de morte, e redução do risco relativo de recorrência de câncer de mama de 34% (P < 0,001). Nesse mesmo grupo de alto risco, a avaliação da melhoria absoluta em cinco anos comparando a terapia combinada com o uso de tamoxifeno apenas também mostrou maior vantagem no grupo exemestano + supressão ovariana (7,7%) em relação ao grupo tamoxifeno + supressão ovariana (4,5%).

Pacientes com menos de 35 anos são consideradas o subgrupo de maior risco para resultados adversos, comparadas com pacientes na pré-menopausa maiores de 35 anos. Nesse subgrupo, a recorrência em cinco anos é de 1/3 em pacientes tratadas apenas com tamoxifeno e de 1/6 nas pacientes tratadas com exemestano + supressão ovariana.

Os efeitos adversos mais observados associados ao tamoxifeno combinado com a supressão ovariana são: sintomas de hipoestrogenismo e alguns efeitos a longo prazo, como hipertensão arterial, diabetes e osteoporose. Na associação com exemestano, é mais comum observar: efeitos na sexualidade e musculoesqueléticos na densidade óssea.[24]

Radioterapia adjuvante

Indicada em casos de cirurgia conservadora, na presença de linfonodos positivos na axila, com extravasamento extracapsular e estágio III.[6]

As outras indicações de radioterapia pós-mastectomia em pacientes jovens são controversas. Muitos estudos têm demonstrado benefício em tumores maiores de 5 cm, e quando existe envolvimento da pele e parede torácica, além das indicações já mencionadas.[23]

Terapias-alvo

As terapias-alvo são um grande auxílio ao tratamento do câncer, como os agentes utilizados nos tipos receptores hormonais positivos (hormonioterapia) e como anticorpos ou inibidores da tirosinoquinase em pacientes com superexpressão de HER2.

Os tumores triplo-negativos, que não possuem a expressão de receptores hormonais ou de HER2, correspondem a 15% de todos os tipos de câncer de mama. Desses, 70% possuem mutação da BRCA1 e 20% do BRCA2.

- **Trastuzumab:** pacientes com carcinoma invasor e HER2+ devem receber esquema de tratamento que inclua trastuzumab por um ano. Mesmo tumores pequenos, menores que 1 cm, exibem elevado risco de recorrência.

  Os esquemas que possuem trastuzumab combinado com quimioterapia são os mais ativos e com redução significativa da recorrência.[6]

- **Inibidores da PARP:** a recente descoberta de uma família de enzimas nucleares, a poli (ADP-ribose) polimerase (PARP) – e de sua eficácia no reparo do dano do DNA –, possibilitou o desenvolvimento de uma nova classe de fármacos antineoplásicos, os inibidores da PARP, pela possibilidade de interferir no sistema de reparo do dano no DNA das células cancerígenas.

Os tumores com mutação BRCA possuem um defeito na via de recombinação homóloga, a maior via de reparo de dano do DNA. O conceito original afirma que os inibidores da PARP atuariam como um sistema letal, direcionado à via de reparação por excisão de base. Nas células tumorais com diferentes defeitos na via de reparo do mecanismo do DNA, a interrupção de ambas as vias levaria à morte celular da célula tumoral.

Os inibidores da PARP são promissora estratégia para o tratamento de câncer de mama com mutações BRCA 1 e 2, e triplo-negativo, visto que grande parte dos tumores triplo-negativos apresentam fenótipo de mutação no BRCA. Muitos estudos ainda estão em andamento para avaliar o uso desses como monoterapia e sua toxicidade, e a possibilidade no tratamento das metástases, adjuvância ou neoadjuvância.

■ EFEITOS COLATERAIS

O tratamento adjuvante sistêmico é, reconhecidamente, acompanhado de diversos efeitos adversos, precoces e tardios. Em pacientes jovens, muitos desses efeitos implicarão na qualidade de vida futura, podendo ser por vezes efeitos irreversíveis.

Insuficiência ovariana

Os ovários são dotados de um número fixo de folículos primordiais em repouso, no nascimento, que constituem a reserva ovariana. Esses folículos são lentamente utilizados ao longo da vida reprodutiva da mulher. A quimioterapia aumenta a taxa de perda de folículo através, presumivelmente, da morte celular por apoptose. Como células germinativas não podem ser regeneradas, danos citotóxicos no ovário são progressivos e irreversíveis.

Idade e tipo de regime de quimioterapia são os principais determinantes do risco de insuficiência ovariana. Mulheres com mais de 40 anos têm maiores taxas de amenorreia induzida por quimioterapia (AIQ) (49% a 100%) em comparação às mais jovens (21% a 71%), devido ao número relativamente baixo de ovócitos restantes nesse momento. Agentes quimioterápicos comumente utilizados no tratamento do câncer de mama causam risco variável de dano de ovário. Agentes alquilantes e inibidores da topoisomerase II danificam a proliferação dos folículos primordiais e, como tal, conferem elevado risco de insuficiência ovariana, enquanto os antimetabólitos têm pouco ou nenhum efeito sobre a reserva de folículos. A gonadotoxicidade por taxanos é incerta, embora estudos recentes demonstrem aumento das taxas de amenorreia com regimes baseados em taxanos sequenciais, em comparação com regimes baseados em não taxanos, sugerindo que esses agentes também contribuem para o risco de AIQ.

Métodos de preservação da fertilidade

Estimulação do ovário e criopreservação de embriões é a técnica mais bem estabelecida para preservar a fertilidade em pacientes com câncer da mama, mas, como são necessárias duas a três semanas de estimulação do ovário, não é adequada para pacientes que necessitam inicialmente do tratamento adjuvante. Alternativamente, os oócitos podem ser congelados não fertilizados. Com melhorias na tecnologia, incluindo o uso de vitrificação, em vez de congelamento lento, as taxas de sucesso estão aumentando. Estimulação ovariana convencional promove elevação dos níveis de estradiol

(E2) e, portanto, pode ser inadequada para mulheres com tumores receptores de estrogênio positivo (ER+). Em vez disso, a indução da ovulação com esquemas que incorporam o tamoxifeno ou inibidores da aromatase (AIS) podem ser utilizados, resultando em níveis de E2 atenuados, sem comprometer a viabilidade do embrião ou oócito. As mutações de BRCA1 podem aumentar o risco de baixa resposta do ovário à estimulação, aumentando, assim, a suscetibilidade a efeitos da quimioterapia. Portanto, as mulheres jovens com câncer de mama associado a BRCA1 representam um grupo de alto risco, nomeadamente para a infertilidade após a quimioterapia, mesmo com o uso de estratégias atuais de preservação da fertilidade.

Quando a estimulação ovariana não é possível, o tecido ovariano pode ser ressecado e criopreservado. Essa continua a ser uma técnica experimental, com dados limitados sobre a taxa de gravidez

A quarta estratégia potencial de preservação da fertilidade é a administração de agonistas GnRH durante a quimioterapia adjuvante. Essa abordagem tem várias vantagens em relação a outras técnicas, está amplamente disponível e é relativamente barata, além de não requerer a estimulação do ovário ou um procedimento cirúrgico invasivo.

A justificativa para o uso de análogo de GnRH é baseada em uma observação de que crianças pré-púberes tratadas com quimioterápicos tinham diferentes taxas de infertilidade mais tarde na vida. Assim, a indução de um estado pré-púbere com análogo de GnRH pode limitar os danos ao ovário causados pela quimioterapia. Como isto pode ocorrer é desconhecido, embora vários mecanismos têm sido propostos, incluindo a diminuição induzida pelo análogo de GnRH do número de folículos primordiais que entram na fase de diferenciação, redução da perfusão do ovário pelo estado hipoestrogênico e diminuição da apoptose de células do ovário, pela ativação dos receptores de GnRH ou da regulação positiva de moléculas antiapoptóticas intragonadais.

O estudo POEMS (*The Prevention of Early Menopause Study* – fase III) avaliou a taxa de redução da insuficiência ovariana em pacientes pré-menopausa com câncer de mama inicial e receptor hormonal negativo, submetidas à quimioterapia neoadjuvante ou adjuvante em que foi administrado agonista GnRH durante o tratamento sistêmico. Esse estudo comparou a taxa de insuficiência ovariana em dois anos, a taxa de disfunção ovariana e a taxa de gestação bem-sucedida entre as pacientes que receberam quimioterapia, com gosserrelina e sem gosserrelina. Os resultados encontrados confirmaram os achados de outros estudos, sugerindo que a administração de agonista GnRH durante o curso de quimioterapia protege a função ovariana; 64% das mulheres apresentaram menos probabilidade de apresentar insuficiência prematura dos ovários em comparação com aquelas que receberam só a quimioterapia.[25]

Não foi observado nenhum aumento na taxa de recorrência de câncer de mama em pacientes submetidas a tratamento para fertilidade.

A gravidez posterior é possível, e é indicado aguardar dois anos após o tratamento do câncer pelo risco maior de recorrência nesse período. Não há aumento do risco de mortalidade ou recidivância da doença.

As pacientes podem desenvolver sintomas menopausais, como fogachos, distúrbios sexuais, ressecamento vaginal e dispareunia. A reposição de estrogênios não é recomendada, podendo-se utilizar outros métodos para alívio dos sintomas. Exercícios físicos, antidepressivos tricíclicos, anticonvulsivantes e gabapentina podem aliviar os fogachos.[6]

■ PROTEÇÃO ÓSSEA

É importante estimular a ingestão adequada de cálcio e vitamina D e a prática de exercícios físicos regulares para minimizar a perda óssea nas pacientes. O tamoxifeno aumenta a perda óssea em pacientes na pré-menopausa por seu antagonismo estrogênico.

Outros efeitos colaterais comuns aos tratamentos, como cardiotoxicidade, disfunção cognitiva e depressão são comuns em qualquer faixa etária.

O risco de acidentes trombóticos venosos e embólicos, inclusive cerebrais, associado ao uso do tamoxifeno, é maior em pacientes na pós-menopausa, não sendo observado grandes efeitos em jovens sem outros fatores de risco associados.

Apesar do benefício dos tratamentos sistêmicos em pacientes jovens, os efeitos colaterais exercem importante impacto na qualidade de vida, e estudos com a tentativa de minimizar esses efeitos devem ser levados em consideração.

■ CÂNCER DE MAMA AVANÇADO

O câncer de mama avançado ou metastático deve ser tratado da mesma maneira em qualquer faixa etária. Não existe um tratamento único e ideal para todas as pacientes, e sua seleção deve ser individualizada.

A escolha da melhor terapia é influenciada por diversos fatores, sendo eles: *status* dos receptores hormonais; intervalo livre de doença; disponibilidade e acesso ao tratamento; terapia prévia; metástase visceral ou não visceral; sintomas da paciente; *status* do HER-2; preferência da paciente; efeitos colaterais possíveis do tratamento.

■ CÂNCER DE MAMA E GRAVIDEZ

O diagnóstico de câncer de mama durante a gravidez produz forte impacto emocional em todos os envolvidos, pois acomete pacientes jovens, em período especial de vida.

É necessário, desde o início, uma avaliação multidisciplinar, com ênfase à assistência psicológica; várias questões se impõem: efeitos da terapêutica sobre o feto, risco de continuar a gravidez e, principalmente, o prognóstico materno.

O câncer de mama, sobretudo quando em seus estágios iniciais, não interfere com o curso da gravidez; porém, nos estadios avançados, pode causar caquexia, que determina crescimento intrauterino retardado e parto pré-termo.

O tratamento de câncer de mama durante a gravidez deve considerar a idade da gestação e o estadio da doença. Em linhas gerais, o tratamento segue a mesma orientação que os casos fora da gravidez, pois não há evidências de que o câncer em gestantes seja biologicamente diferente do que em outras mulheres não grávidas, na pré-menopausa. A interrupção da gravidez não melhora a sobrevida, e em nosso meio só se encontra amparo médico-legal nos casos de risco de vida materno comprovado. Os possíveis riscos teratogênicos da terapêutica, isoladamente, não justificam a interrupção.

Cardio-oncologia

Com a evolução e melhora no resultado dos tratamentos para câncer, o número de sobreviventes aumenta a cada ano; desses, muitos são portadores de cardiotoxicidade secundária à quimioterapia.

Tem sido estimado que em torno de 42% dos pacientes recebendo antraciclina e trastuzumab para câncer de mama desenvolvem insuficiência cardíaca ou cardiomiopatia em três anos de tratamento. Hoje, estima-se que, nos Estados Unidos, existem de 20 mil a 100 mil pacientes portadores de câncer de mama com evidência de cardiotoxicidade e cerca de 100 mil a 250 mil pacientes com o diagnóstico de cardiotoxicidade induzida pela quimioterapia.[31]

Na maioria dos casos, conseguimos controlar a cardiomiopatia clinicamente, porém, em alguns, a doença evolui para um estágio avançado de insuficiência cardíaca, necessitando de melhor suporte circulatório e, por vezes, transplante cardíaco.

A antraciclina é amplamente utilizada no tratamento do câncer de mama e de linfomas. Sua associação a cardiotoxicidade já é bem estabelecida conforme a literatura, podendo ser classificada em aguda, crônica precoce ou crônica tardia.

Uma vez diagnosticada a cardiotoxicidade aguda, está indicada a interrupção do tratamento quimioterápico. Isto é desvantajoso para o paciente, pois o não uso de antraciclina nos leva a considerar outros fármacos de segunda linha, que em geral não são tão eficazes.

As formas crônicas de cardiotoxicidade desenvolvem-se após o primeiro ano de tratamento, diminuindo a sobrevida e comprometendo tanto a qualidade de vida quanto a longevidade das pacientes que sobreviveram ao câncer. O diagnóstico precoce de disfunção ventricular em estágios subclínicos pode prolongar a sobrevida e evitar medidas complexas para suporte de vida.

Poucos fatores de risco para a cardiotoxicidade por antraciclina têm sido identificados, mas sabe-se que a sua incidência aumenta com doses cumulativas maiores. A disfunção diastólica ocorre com uma dose cumulativa de aproximadamente 200 mg/m^2, e a disfunção sistólica, com uma dose cumulativa aproximada de 400 a 500 mg/m^2. Outros fatores de risco relacionados com o envolvimento miocárdico são os extremos de idade, quimioterapia prévia ou concomitante, sexo feminino, cardiopatia preexistente, hipertensão arterial e radioterapia no mediastino.[32]

O trastuzumab é um anticorpo monoclonal que interfere negativamente no receptor HER2/neu e tem sido usado para o tratamento dos portadores de câncer de mama HER2 positivo como terapia única ou adjuvante. Em estudos clínicos de fase III, 27% dos pacientes que recebem trastuzumab adjuvante à antraciclina desenvolvem cardiomiopatia com insuficiência cardíaca, em comparação com a incidência de 8% naquelas que recebem antraciclina isoladamente. Na literatura, tem-se tornado evidente que a cardiotoxicidade provocada pelo trastuzumab é transitória e comumente regride após suspensão do fármaco e instituição do tratamento específico para insuficiência cardíaca.

Alguns fatores de risco para a cardiotoxicidade pelo trastuzumab têm sido identificados, dentre eles a idade avançada (maior do que 80 anos), que foi estabelecida como importante fator de risco. Paradoxalmente, a presença de disfunção sistólica ventricular antes do tratamento quimioterápico não é um risco adicional para a cardiotoxicidade. Sabe-se que a existência de doença estrutural cardíaca e fatores de risco cardiovasculares (diabetes, hipertensão e dislipidemia) aumentam a chance de disfunção ventricular após o uso de trastuzumab.

Diagnóstico de cardiotoxicidade

A cardiotoxicidade é definida como uma queda de 10% ou mais da função ventricular.[23] Essa complicação do tratamento é comumente avaliada pelo ecocardiograma, exame barato e amplamente disponível, apesar de ser operador-dependente.

A análise de *strain* e do *strain rate* tem ganhado a atenção como marcador precoce da cardiotoxicidade. Dentre essas medidas, o *strain* longitudinal global (*Global Longitudinal Strain* – GLS), é o mais fidedigno para detecção de disfunção ventricular precoce. A diminuição de 10% a 15%, tem se mostrado como o parâmetro mais útil na predição de redução da fração de ejeção e no diagnóstico de insuficiência cardíaca.[33]

Prevenção – uso de estatinas

As estatinas têm reduzido a mortalidade em pacientes com fatores de risco cardiovascular pela redução do nível sérico dos lipídios e efeitos pleiotrópicos. No entanto, o seu efeito cardioprotetor durante a quimioterapia ainda é questionada.

Sabe-se que a inflamação e o estresse oxidativo são os mecanismos da cardiotoxicidade pela quimioterapia. Como as estatinas têm efeito anti-inflamatório e antioxidante, elas possivelmente têm capacidade de atenuar os efeitos deletérios desse tratamento.[38]

REFERÊNCIAS BIBLIOGRÁFICAS

1. Han-Byoel Lee, et al. Unique features of young age breast cancer and its management. J Breast Cancer 2014;17(4): 301-7.
2. Hatem A, et al. Biology of breast cancer in young women. Breast Cancer Res 2014;16(4):427.
3. DATASUS. http://tabnet.datasus.gov.br/cgi/tabcgi.exe? siscolo/sismama/DEF/BRHMAMA.def)
4. Pollán M. Epidemiology of breast cancer in young women. Breast Cancer Res Treat 2010;123(Suppl 1):3-6.
5. Courtney A Gabriel, Susan M Domchek. Breast cancer in young women. Breast Cancer Res 2010;12(5):212.
6. Chagas R, et al. Tratado de mastologia da SBM. Rio de Janeiro: Revinter; 2011.
7. Gnerlich JL, et al. Elevated breast cancer mortality in women younger than age 40 years compared with older women is attributed to poorer survival in early-stage disease. J Am Coll Surg 2009;208(3):341-7.
8. Azim HA Jr, et al. Elucidating prognosis and biology of breast cancer arising in young women using gene expression profiling. Clin Cancer Res 2012;18(5):1341-51.
9. Collins LC, et al. Pathologic features and molecular phenotype by patient age in a large cohort of young women with breast cancer. Breast Cancer Res Treat 2012;131(3): 1061-6.
10. Anders CK, et al. Breast carcinomas arising at a young age: unique biology or a surrogate for aggressive intrinsic subtypes? J Clin Oncol 2011;29(1):e18-20.
11. Coates RJ, et al. Patterns and predictors of the breast cancer detection methods in women ender 45 years of age

(United States). Cancer Causes Control 2001;12(5):431-42.
12. Wang Y, et al. Estrogen-receptor-negative invasive breast cancer: imaging features of tumors with and without human epidermal growth factor receptor type 2 overexpression. Radiology 2008;246(2):367-67.
13. Foxcroft LM, et al. The diagnosis of breast cancer in women younger than 40. Breast 2004;13(4):297-306.
14. Kolb TM, et al. Comparison of the performance of screening mammography, physical examination, and breast US and evaluation of factors that influence them: an analysis of 27,825 patient evaluations. Radiology 2002;225(1):165-75.
15. Saslow D, et al. American Cancer Society guidelines for breast screening with MRI as an adjunct to mammography. CA Cancer J Clin 2007;57(2):75-89.
16. Voogd AC, et al. Differences in risk factors for local and distant recurrence after breast-conserving therapy or mastectomy for stage I and II breast cancer: pooled results of two large European randomized trials. J Clin Oncol 2001;19(6):1688-97.
17. Freedman RA, et al. Management of breast cancer in very young women.Breast 2013;22(Suppl 1):176–S9.
18. Parbhoo S. Lymphoedema in young patients with breast cancer. Breast 2006;15(Suppl 2):S61–S4.
19. Lostumbo L, et al. Prophylactic mastectomy for the prevention of breast cancer. Cochrane Database Syst Rev 2010 (11):CD002748.
20. Herrinton LJ, et al. Efficacy of prophylactic mastectomy in women with unilateral breast cancer: a cancer research network project. J Clin Oncol 2005;23(19):4275-86.
21. National Comprehensive Cancer Network (NCCN). Edição 2015.
22. Aebi S. Is chemotherapy alone adequate for young women with oestrogen-receptor-positive breast cancer?. Lancet 2000, 355(9218): 1869-74.
23. Reyna C, et al. Breast cancer in young women: special considerations in multidisciplinary care. J Multidiscip Health 2014;7:419-29.
24. Francis PA, et al. Adjuvant ovarian suppression in premenopausal breast cancer. N Engl J Med 2015;372(5):436-46.
25. Halle CF, et al. Goserelin for ovarian protection during breast-cancer adjuvant chemotherapy. N Engl J Med 2015;372(10):923-32.
26. Beumer I, et al. Equivalence of Mamma Print array types in clinical trials and diagnostics Breast Cancer Res Treat. 2016;156(2):279-87.
27. Myers MB. Targeted therapies with companion diagnostics in the management of breast cancer: current perspectives. Pharmgenomics Pers Med 2016;9:7-16.
28. Amendola LC, et al. A contribuição dos genes BRCA na predisposição hereditária ao câncer de mama; Rev Bras Cancerol 2005; 51(4): 325-30.

29. Livraghi L, et al. PARP inhibitors in the management of breast cancer: current data and future prospects. BMC Med 2015;13:188.

30. Gentilini, O. Breast cancer during pregnancy: epidemiology, surgical treatment and staging. Recent Results Cancer Res. 2008;178:39-44. Review.

31. Gerber B, et al. Controversies in preservation of ovary function and fertility in patients with breast cancer. Breast Cancer Res Treat 2008;108(1):1-7.

32. Dandel M, et al. Echocardiographic strain and strain rate imaging-clinical applications. Int J Cardiol 2009;132:11-24.

33. Neilan TG, et al. Tissue doppler imaging predicts left ventricular dysfunction and mortality in a murine model of cardiac injury. Eur Heart J 2006;27(15):1868-75.

34. Sawaya H, et al. Early detection and prediction of cardiotoxicity in chemotherapy-treated patients. Am J Cardiol 2011;107(9):1375-80.

35. Sawaya H, et al. Assessment of echocardiography and biomarkers for the extended prediction of cardiotoxicity in patients treated with anthracyclines, taxanes, and trastuzumab. Circ Cardiovasc Imaging 2012;5(5):596-603.

36. Thavendiranathan P, et al. Use of myocardial strain imaging by echocardiography for the early detection of cardiotoxicity in patients during and after cancer chemotherapy: a systematic review. J Am Coll Cardiol 2014;63(25 Pt A):2751-68.

37. Brugts JJ, et al. The benefits of statins in people without established cardiovascular disease but with cardiovascular risk factors: Meta-analysis of randomised controlled trials. BMJ 2009;338:b2376

38. Iliskovic N, et al. Lipid lowering: An important factor in preventing adriamycin-induced heart failure. Am J Pathol 1997;150(2):727-34.

39. Riad A, et al. Pretreatment with statin attenuates the cardiotoxicity of doxorubicin in mice. Cancer Res 2009;69(2):695-9.

16.5
Câncer de Mama na Mulher Idosa

Rogério Grossmann ▪ **Thiago Kreutz Grossmann**

▪ INTRODUÇÃO

O câncer de mama na mulher idosa tem características muito particulares. A literatura define esse grupo como sendo formado por aquelas mulheres com mais de 65 anos que possuem neoplasia maligna de mama. Esse grupo é realmente importante uma vez que, atualmente, abrange cerca de metade dos casos de neoplasias malignas de mama nos Estados Unidos.[1-3]

O câncer de mama por definição é uma doença típica do envelhecimento. Publicações de Stegel *et al.* relatam maior risco cumulativo de surgimento de neoplasia em pacientes acima dos 60 anos, referindo surgimento de um caso a cada 15 mulheres acima dos 70 anos, bem como a ocorrência de um caso de neoplasia maligna a cada 28 mulheres entre 60 e 69 anos.[3] Previsões do governo americano indicam que no ano de 2060 deverão duplicar os novos casos de câncer de mama entre mulheres de 65 a 84 anos e quadruplicar entre mulheres de 85 anos ou mais.[4] Os resultados da *Surveillance, Epidemiology, and Results* (SEER) apontam que cerca de 40% do total dos casos de neoplasia maligna de mama ocorrem acima dos 65 anos, estando distribuídos da seguinte forma: 19,7%, entre 65 e 74 anos; 15,5%, entre 75 e 84 anos; e 5,65%, em pacientes com 85 anos ou mais.[5] A incidência bruta de câncer de mama fica entre 295 e 432,7 casos por 100 mil mulheres na América do Norte, apresentando mortalidade em 121 a 135 casos por 100 mil mulheres nesse grupo.[6] Quando avaliados os estadiamentos da doença, um estudo de Chatzidaki *et al.* sugere que, no momento do diagnóstico, há grande número de casos em estadio inicial. Das 173 mulheres investigadas nesse estudo, 35% encontravam-se em estadio I e 32,9% em estadio II, sendo que, do número total de pacientes, 50% apresentavam linfonodos axilares negativos no momento do diagnóstico.[7]

▪ CARACTERÍSTICAS BIOLÓGICAS TUMORAIS E SUAS RELAÇÕES PROGNÓSTICAS

As *características biológicas* da neoplasia mamária maligna em mulheres idosas e seu prognóstico estão muito associados. A literatura é robusta ao mostrar um melhor perfil prognóstico em pacientes idosas, se comparado ao de mulheres mais jovens.[8,9] Encontra-se nesse grupo de pacientes mais velhas fatores de menor agressividade biológica e com os seguintes marcadores: a presença de receptores hormonais (RH) positivos, Cerb-B2 negativo, baixo índice de proliferação celular mitótica, baixa timidina, menor grau histológico e reduzida expressão de fatores epidérmicos EGF-1,[10]. Elementos genéticos mais favoráveis são mais comumente identificados em pacientes acima dos 65 anos.[11] Também se observa uma baixa incidência da mutação da proteína p53,[8] o aumento da expressão de células B-linfoma 2 e Bcl-2.[8]

Quando se avalia os *tipos* histológicos, o carcinoma ductal *in situ* (cdis) apresenta-se com uma taxa baixa de recidiva local nessa faixa etária quando comparada às pacientes jovens.[11] Tumores mais indolentes do tipo invasivo também são observados mais frequentemente nas idosas. Os tumores mucinosos representam entre 4% e 6% das neoplasias em mulheres idosas, e a apenas 1% em mulheres mais jovens.[12] Outro tipo menos agressivo, como tumor papilar, é três vezes mais frequente em idosas em comparação às jovens.[12]

Quando avaliou-se o *status linfonodal* e seu comprometimento, o Estudo do *Fininish Cancer Register* demonstrou que, entre as mulheres jovens e idosas pareadas pelo estadio com linfonodos positivos, existe melhor sobrevida em 10 anos no grupo etário mais idoso se comparado ao grupo mais jovem, com taxas de de 49% *vs.* 35%, respectivamente.[13]

No estudo dos receptores hormonais, os trabalhos do SEER demonstraram que, na presença de receptores hormonais positivos, há redução de mortalidade em ambos os grupos etários. No grupo em que há receptores negativos, houve redução da mortalidade nas pacientes com menos de 70 quando comparadas às mulheres com mais de 70 anos.[4] Um outro estudo de Patnaik *et al.* refere que mulheres idosas com desfavorável perfil imuno-histoquímico e reduzidos receptores estrogênicos, associados a receptores de progesterona negativos e em estadio I ou II, apresentam risco adicional de recidiva e morte. Também observou-se que mulheres com Cerb-B2 positivo apresentam risco de recidiva da neoplasia 10 vezes maior e uma menor taxa de sobrevida se comparadas às mulheres Cerb-B2 negativas (86% *vs.* 98%).[14]

Trabalhos do SEER de 1992 a 2003 referem condutas menos padronizadas no manejo entre mulheres idosas e não idosas, ocasionado diferentes prognósticos. As pacientes idosas com *tumores iniciais* e que são tratadas com protocolos padronizados têm menor mortalidade se comparadas a mulheres não tratadas com tratamento padronizado (16% *vs.* 39%).[5] Também se observam semelhantes resultados de mais elevada mortalidade em mulheres com tumor de estadio mais avançado como o II (64% *vs.* 33%).[5] Boachanrdy *et al.*, em seus trabalhos, avaliaram mulheres com mais de 80 anos e tratadas de forma padronizada. A expectativa de sobrevida em cinco anos foi de 90%, sendo observadas maiores taxas de mortalidade nas pacientes que não obtiveram tratamento padrão, com sobrevida em cinco anos de 46%.[15] Em mulheres sob tratamento exclusivo com tamoxifeno, a sobrevida em cinco anos foi de 51% sem tratamento cirúrgico e de 82% nas que se submeteram à mastectomia como tratamento exclusivo.[15,16]

Pacientes idosas em estadios iniciais normalmente não são tratadas de forma padronizada, e como consequência apresentam pior prognóstico e um aumento da mortalidade nos diferentes estadiamentos.[17]

■ SEGUIMENTO RADIOLÓGICO

O seguimento radiológico compreende os exames de imagem de rotina. Padroniza-se a mamografia de controle e, eventualmente, podem-se adicionar outros exames complementares. Faulk *et al.* consideraram mulheres entre 50 e 64 anos e aquelas acima de 65 anos. Nesse trabalho, a mamografia apresentou elevado valor preditivo positivo e maior positividade nas biópsias, bem como maior detecção de casos de câncer por mil exames, sendo mais precisa no grupo mais jovem.[16]

A periodicidade e o tempo de seguimento das mulheres ainda é uma grande discussão na literatura. Um estudo de Kerlikowshe *et al.* demonstrou redução da mortalidade entre 25% e 30% em um grupo de mulheres que foi seguido por cinco ou seis anos após os 50 anos de idade. Em outro estudo de Galit *et al.* foi encontrado possível benefício do seguimento naquelas idosas com mais de 80 anos.[18] Por outro lado, um estudo de Nystrom *et al.* não demonstrou essa redução da mortalidade no seguimento de mulheres entre 70 e 74 anos,[19] assim como Clarke *et al.* não evidenciaram redução da mortalidade no seguimento de mulheres com receptores negativos.[20]

Outro ponto relevante é o término do seguimento. O *U.S. Prevent Service Task* recomenda controle bianual após os 50 anos até a idade de 74 anos,[21] e aponta para a falta de elementos comprovativos de benefícios ou malefícios no seguimento após essa idade.[21] Estudos de coorte em 2011, conduzidos em mulheres acima de 80 anos, apontaram que o seguimento por mamografia não demonstrou redução da mortalidade por neoplasia mamária maligna e nem melhora na determinação do estadiamento. Nesse grupo seguido por imagem mamográfica com 1.034 mulheres, identificou-se um percentual de falsos-positivos considerável, com total de 19 casos.[22]

Muitos autores sugerem que a decisão do seguimento deve estar vinculada à condição clínica da paciente e sua expectativa de vida.[23] O Comitê Americano de Geriatria recomenda mamografia anual e/ou bianual até a idade de 75 anos e, após, bianual ou trianual em mulheres que tenham uma expectativa de vida de quatro anos ou mais. Enfatizam os autores o reduzido efeito na redução na mortalidade nesse grupo ainda mais idoso, todavia pontuam que o diagnóstico mais precoce possibilita tratamentos menos mutilantes e aponta para possível melhora na qualidade de vida.[24]

■ TRATAMENTO CIRÚRGICO

Cirurgia da mama

A abordagem terapêutica cirúrgica dos tumores em estadio inicial, independentemente da idade, em geral é realizada sob forma de um procedimento mais conservador e de um manejo da região axilar com a detecção de linfonodo sentinela ou mesmo com esvaziamento axilar.[25,26]

Em mulheres idosas (acima dos 65 anos), existe uma tendência a procedimentos menos agressivos pelo receio de sua maior morbimortalidade; todavia, na cirurgia, a mortalidade não é elevada, sendo inferior a 3%. Também foi observado que essa opção não impede a padronização de tratamentos semelhantes aos de faixas etárias mais jovens, principalmente em tumores iniciais.[10] Há segurança na realização de cirurgias menores e menos mutilantes tanto em mulheres jovens quanto em mais idosas.[27] O procedimento cirúrgico conservador, quando possível, possibilita menos dano físico e emocional, permite menor tempo de permanência hospitalar e rápida integração a uma rotina. Pacientes mais idosas também estão expostas a efeitos da alteração corporal, a efeitos cognitivos dos procedimentos cirúrgicos e da internação hospitalar. Os riscos cirúrgicos dos procedimentos mamários, em geral, bem como as complicações pós-cirúrgicas, são ainda muitos pequenos; entretanto, em alguns países, mais da metade das idosas não realiza procedimentos cirúrgicos padrão[28] e nem tratamentos complementares com radioterapia e/ou quimioterapia.[26]

■ TRATAMENTO DA AXILA

O *tratamento axilar* em mulheres idosas deve ser realizada de forma semelhante ao das mais jovens. A opção de ressecar o linfonodo sentinela associada à cirurgia radical e/ou conservadora é adequada em jovens, assim como em idosas.[29] A vantagem adicional desse procedimento menor na axila é a redução do tempo de cirurgia, a menor exposição à anestesia e a redução de complicações pós-cirúrgicas.[30] É sempre importante lembrar que a dissecção axilar incorre em complicações adicionais em até 16% dos casos, quando levado em conta o edema de membro superior; em 17% dos casos, restrição da mobilidade de ombro ipsilateral à cirurgia; e em até 75% dos casos, alteração de sensibilidade decorrente da lesão do nervo intercostal, sendo que muitas vezes essa alteração pode-se tornar permanente.[31]

Quando avaliada a *variável prognóstico* e o tratamento cirúrgico axilar, a literatura demonstra que existem diferentes tratamentos com relação direta com a sobrevida global e a recorrência local da doença.[32,33] No trabalho *EORTC AMAROS Trial*, 310 mulheres das 1.425 pacientes que se sujeitaram a procedimento para detecção de linfonodo sentinela (LS) apresentavam mais de 65 anos. Nesse estudo, a radioterapia foi avaliada como uma opção à abordagem cirúrgica, e os resultados demonstraram que a não dissecção axilar nessas pacientes, que sofreram radioterapia, não influenciou a recidiva local, bem como o prognóstico.[17,34,35]

A dissecção axilar tende a ser mais econômica nos dias de hoje, isto é, mulheres com tumores menores de 5 cm e com axila com dois ou menos linfonodos positivos para doença maligna podem ser excluídas da dissecção axilar. As mulheres idosas, contudo, têm o agravo adicional do procedimento e dos seus complicadores clínicos e mórbidos adicionados à sua idade. Um estudo longitudinal com 571 mulheres no estadio I-II, com idade de 67 anos ou mais, identificou risco de disfunção de membro superior no esvaziamento axilar nos primeiros dois anos até quatro vezes maior em comparação a mulheres que não se sujeitaram a esse procedimento (83% *vs.* 17%), valor de $p = 0,0001$.[36] As pacientes idosas seguidas no pós-operatório tardio[33] relataram desconforto, redução

da mobilidade e dor. Esses efeitos reduziram-se com o passar dos meses, e não houve diferenças com significância após seis a 12 meses de seguimento.

Mantém-se a ideia, portanto, da conduta de esvaziamento axilar em mulheres com linfonodos axilares positivos (mais de dois), baixa comorbidade e expectativa de vida maior de cinco anos, sendo possível a detecção e a ressecção do linfonodo sentinela e o não esvaziamento nas pacientes que não cumprirem esses critérios.

Outro tema a ser discutido é a *validade da pesquisa do linfonodo sentinela* em mulheres idosas, com linfonodo axilar clinicamente negativo, receptores hormonais positivos e tumores iniciais.

Estudo retrospectivo de cirurgia conservadora associada ao tamoxifeno, sem irradiação local ou dissecção axilar, identificou baixo índice de recorrência em cinco e 10 anos de seguimento – entre 4,3% e 5,9% respectivamente.[32] O estudo do IBSG 10-93 randomizou mulheres com mais de 60 anos, com clínica negativa para linfonodo sentinela, independentemente da realização de esvaziamento axilar. Os resultados demonstraram, no seguimento de 6,6 anos, que a recidiva de doença foi semelhante entre as pacientes em que foi feito o esvaziamento axilar e naquelas em que o procedimento não foi realizado. Essa recidiva foi de cerca de 2% em ambos os grupos, com intervalo livre de doença e sobrevida global sobreponíveis, com taxas de 67% *vs.* 66% e 75% *vs.* 73% respectivamente, e *p* inferior a 0,05.[33]

Mulheres idosas com receptores hormonais positivos (estrogênio e progestagênio), com tumores em estadio inicial e conduzidas com tratamento conservador e radioterapia demonstraram que o benefício da quimioterapia é baixo. Há, portanto, a possibilidade de não se realizar a pesquisa do linfonodo sentinela nesse grupo, uma vez que o benefício parece ser reduzido quando se avaliam a recidiva local e a sobrevida global.[33]

■ RADIOTERAPIA

A radioterapia faz parte do tratamento complementar da mulher idosa com câncer de mama. A tolerabilidade não é um fator de contraindicação, todavia a exposição à radiação diária e o deslocamento por longas e estafantes horas pode ser um fator para não indicar a radioterapia.[37]

Quando avaliaram a toxicidade do tratamento, Huguenin *et al.* não evidenciaram que ela possa ser maior em mulheres com idade acima de 75 anos.[38] Roston *et al.* realizaram radioterapia em mulheres com 84 anos ou mais nos estágios I a IV[26] e demonstraram boa tolerabilidade à radiação, tendo sido identificados espessamento cutâneo e/ou fibrose em até 25% dos casos, bem como pneumonites assintomáticas e plexopatia, que, nesse estudo, ocorreram em quatro casos e um caso respectivamente.[39]

Quanto à avaliação da sobrevida e o controle local, Maher *et al.*[40] realizaram estudos com mulheres nos estadios I e II, utilizando protocolo semanal fracionado, associado ao tamoxifeno, em mulheres com idade média de 81 anos. Os autores identificaram, após o seguimento de 36 meses, uma sobrevida global de 87%, com 14% de recorrência da doença. Não se identificou fratura óssea, lesão de plexo braquial ou pneumonites. Um outro estudo que utilizou dados do Medicare (plano de saúde americano) demonstrou que a braquiterapia em mulheres com mais de 67 anos produz grande morbidade em comparação ao tratamento convencional, com maior necrose e dor local.[41] Contrapondo esses dados, um estudo de Khan *et al.* não identificou diferenças significativas no controle local da doença, nem efeitos cosméticos ou toxicidade, quando comparou mulheres acima de 70 anos com aquelas abaixo de 70 anos após a braquiterapia.[42]

A dúvida gerada é se existe a real necessidade da radioterapia em mulheres idosas em tratamento conservador. Foi levantada a possibilidade de exclusão da radioterapia, e observou-se o resultado do tratamento cirúrgico conservador, concomitante ao uso de tamoxifeno, em mulheres com receptores positivos. O estudo de Martelli *et al.* comparou o grupo com radioterapia *vs.* o grupo sem radioterapia, em 10 anos de controle: identificou-se recorrência em 5,4% e 8,7% das pacientes e aparecimento de metástase a distância em 6,2% e 13,4% dos casos, respectivamente.[32] Outro estudo, denominado CALGB9343, identificou em um grupo em estadio I, tratado com cirurgia conservadora, radioterapia e tamoxifeno, recidiva local de 2%, ao passo que no grupo em que não houve radioterapia essa recidiva foi de 9%, tendo esse resultado significância.[43] Diferente estudo italiano foi randomizado com 579 pacientes que foram diagnosticados com neoplasia maligna em estadio inicial, separados, entre dois grupos, de acordo com diâmetro tumoral: menor ou igual a 25 mm e superior a 25 mm. Esses pacientes, posteriormente, foram submetidos à dissecção axilar e, independentemente de radioterapia, os grupos apresentaram recidiva local de 5,8% e 23,5% respectivamente. Nesse estudo, a taxa de recidiva local ocorreu mais em mulheres acima de 45 anos e foi mínima naquelas com mais de 65 anos.[30]

Estudos mostram que, em mulheres com idade de 70 a 79 anos, sem comorbidades, há um benefício maior da radioterapia, sendo, no entanto, reduzido acima de 80 anos. Embora a radioterapia pós-cirúrgica não melhore a sobrevida global em pacientes com tumores iniciais, ela possibilita um benefício considerável naquelas com 70 anos ou mais em estadios avançados (T3-T4, N2-N3).[44] Observa-se, também, redução adicional na recidiva local com a associação da hormonioterapia.[30] O estudo *The Cancer and Leukemia Group B (CALGB) 9343 Trial* comparou prognóstico de 636 pacientes de baixo risco quanto à realização (ou não) de radioterapia. Nesse estudo, as pacientes tinham idade igual ou superior a 70 anos e apresentavam receptores estrogênicos positivos, bem como tumores menores que 2 cm. As pacientes foram diagnosticadas como estadio I, apresentavam axila negativa e estavam em tratamento com tamoxifeno. Os resultados observados, referentes à radioterapia, demonstraram redução da recidiva local da doença de 4% para 1% no grupo irradiado, mas sem significativa diferença com relação à sobrevida global entre os grupos.[45]

Existe, nos dias de hoje, evidências que sustentam o uso da radioterapia em tratamento conservador e radical, especialmente em grupos de maior risco.[46, 47] Quando analisada a faixa etária das pacientes, fica claro que a mortalidade inerente ao câncer de mama é menor em pacientes idosas, se comparada àquela de mulheres mais jovens. Segundo trabalho de CALGB9343, em 3% dos casos ocorreu morte exclusivamente decorrente do câncer de mama, e em 47% dos casos, morte por outras causas, sendo que a radioterapia não teve influência na sobrevida.[43]

Concluem Witherby *et al.* que a radioterapia deve ser recomendada a todas as mulheres com expectativa de vida acima de 10 anos.[48]

Naqueles grupos que apresentarem de um a três linfonodos acometidos por doença maligna e em casos de tumores iniciais, com linfonodos axilares livres de acometimento, a opção do tratamento deve ser feita de forma criteriosa.[49]

Apesar do maior índice de recidiva da doença em mulheres que não se sujeitaram à radioterapia, ainda há dúvidas sobre a necessidade de associá-la em pacientes acima de 70 anos, principalmente naquelas com tumores pequenos, receptores hormonais positivos e comorbidades associadas. Alguns dados da literatura sugerem que, nesse grupo, pode-se restringir a radioterapia.[43]

■ TERAPIA ENDOCRINOLÓGICA

A partir dos anos 1980, a terapêutica hormonal foi considerada como complemento à cirurgia clássica.[50]

Hormonioterapia primária e neoadjuvante

Quando avaliado exclusivamente o tratamento hormonal primário, os resultados demonstraram que, no grupo de pacientes idosas, com abordagem primária exclusiva hormonal, houve maior recidiva em comparação às mulheres com mastectomia, após 10 anos de seguimento (57% *vs.* 9%).[26,51,48]

Estudo de revisão do Cochrane demonstrou, nas mulheres com mais de 70 anos, maior recidiva local no grupo tratado com hormonioterapia comparado ao grupo tratado com cirurgia, não observando diferenças na sobrevida global.[52] O estudo Albeit, por sua vez, avaliou tumores de até 50 mm com relação ao tratamento conservador, sobrevida global, recorrência local e metástase a distância, identificando resultados semelhantes após 20 anos de seguimento.[53]

Importante observar que, em outro estudo, Johnston *et al.* reportaram a combinação entre cirurgia e o tamoxifeno, não demonstrando benefício significativo em comparação ao uso exclusivo do tamoxifeno, em mulheres acima de 70 anos em boas condições clínicas.[54] A análise do estudo Cochrane, com 1.571 mulheres com idade de 70 anos ou mais, comparou as que sofreram cirurgia às que utilizaram tamoxifeno exclusivamente. Nesse trabalho, demonstrou-se o benefício da cirurgia sobre a terapia hormonal primária no quesito recidiva local (0,55 95% IC 0,39-0,7).[55] No grupo com tamoxifeno, a progressão ocorreu entre 18 e 24 meses. Apesar de certo viés desse estudo, alguns pontos foram esclarecidos, como, por exemplo, a possibilidade de tratamento inicial hormonal e a sua resposta ainda persistente entre 10 e 50 meses após o seu término. Outro dado identificado nessa análise foi o bom resultado da terapia primária exclusiva com tamoxifeno quando comparada à cirurgia. Quanto à variável sobrevida global, não se evidenciou diferença significativa de mortalidade entre ambos os tratamentos (0,98 95% IC 74-13).[55]

A associação entre a hormonioterapia e a quimioterapia tem papel importante na terapêutica. O estudo do EBCTCG de 2005 demonstrou benefício adicional do tamoxifeno com relação à quimioterapia no impacto do controle local e na sobrevida. O tamoxifeno reduziu em 54% o risco de recorrência e em 53% o de mortalidade em mulheres com idade acima de 70 anos, com tumores iniciais e receptores hormonais positivos. Esses dados tiveram resposta independente da avaliação dos linfonodos comprometidos, do grau e do diâmetro do tumor e do tratamento quimioterápico.[56] Nesse grupo, foi contabilizado risco adicional de morte por embolismo de 0,6% e morte por carcinoma de endométrio.[57]

Outro ponto de discussão é o tipo de terapia hormonal primária. O estudo de Ellis *et al.* comparou o tamoxifeno e os inibidores da aromatase (letrozol) na avaliação da variável resposta. Nas 250 mulheres avaliadas inicialmente com hormonioterapia, observou-se uma resposta superior do letrozol em relação à regressão do tumor e também maior possibilidade de tratamento conservador – 60% *vs.* 41% e 58% *vs.* 36% respectivamente.[58]

A importante contribuição do tratamento hormonal nos casos de neoplasia mamária se dá na efetiva resposta primária e controle da recidiva da doença. Esse tratamento permite manejo de pacientes sem condições clínicas para tratamento cirúrgico e a possibilidade terapêutica exclusiva para tumores localmente avançados.[59,60] Segundo Markopoulos *et al.*, a opção exclusiva do tratamento hormonal fica mais evidente nas mulheres com receptores hormonais positivos, comorbidades graves, expectativa de vida baixa ou sem condições clínicas de tratamento cirúrgico.[61] A Sociedade Europeia de Especialistas em Câncer e as Sociedades de Geriatria recomendam a cirurgia como sendo primeira opção terapêutica, uma vez que há a possibilidade de melhor controle local, aumento do tempo livre de doença e a melhora significativa da qualidade de vida.[17,26]

Hormonioterapia adjuvante

O benefício do tratamento adjuvante hormonal está fortemente demonstrado no trabalho de Khan.[42] A revisão *The Early Breast Cancer Trialists' Collaborative Group Overview* relatou que, após cinco anos de controle com o uso adjuvante de tamoxifeno, houve redução da recidiva local precoce em 39% das pacientes e na mortalidade em até 31%, independentemente da idade.[57] Segundo trabalhos do *International Breast Cancer Study Group Trial IV*, em pacientes idosas, com tratamento conservador, o tamoxifeno adiciona, em um ano de terapia, o benefício residual de até 21 anos na sobrevida global, bem como no intervalo livre de doença.[62]

Em outro estudo, Christiansen *et al.*, contrapondo-se aos estudos citados, observaram que em mulheres acima dos 60 anos, nas quais se realizou tratamento conservador, com receptores hormonais positivos, tumores até 10 mm de grau 1 ou 2 ou lobular, não foram tão evidentes as diferenças de sobrevida global.[63]

Na avaliação do tamoxifeno em relação aos inibidores da aromatase, o *The Breast International Group 1-98 Study* comparou o letrozol e o tamoxifeno através de um estudo de coorte com 8.010 pacientes, por um período de seguimento de cinco anos, no qual 36% das pacientes tinham 65 anos ou mais. Os resultados mostraram que o letrozol foi superior no controle do avanço local da moléstia, na recidiva a distância, no controle do comprometimento contralateral e no período livre de doença em todas as idades.[64-66] Foram observados em todos os grupos do estudo, no entanto, mais fraturas, aumento de novos casos de hipertensão e efeitos cardíacos deletérios.[67] Um estudo comparando anastrazol/tamoxifeno isolados (ou em combinação) com o anastrazol confirmou o benefício desse último no que se refere ao aumento do período livre de doença quando comparado ao tamoxifeno (razão do azar 0,75; p = 0,01), bem como diminuição do intervalo de recorrência com poucos efeitos colaterais após 10 meses de seguimento.[68] A média de idade nesse estudo foi de 64 anos, sendo que 27% das pacientes do estudo de coorte tinham mais de 70 anos.[36]

Quanto aos efeitos colaterais da hormonioterapia, o tamoxifeno demonstrou ser fator protetor contra as fraturas ósseas mesmo em uma população mais idosa. Cinco anos consecutivos de tratamento com tamoxifeno proporcionam redução na incidência de novas fraturas de coluna em 23 casos por 10 mil mulheres com idade entre 50 e 59 anos e de 90 fraturas de coluna quando analisadas em mulheres entre 70 e 79 anos.[69,70] Os inibidores da aromatase, por outro lado, aumentam o risco de fraturas ósseas em mulheres com idade de 65 anos ou mais, principalmente em costelas (OR 3,24).[71] Eidtmann *et al.* reportaram o benefício protetivo do ácido zolodronico na prevenção da perda óssea nos grupos tratados com letrozol.[28]

Importante salientar que o tamoxifeno impõe risco adicional em mulheres entre 70 e 79 anos em relação ao aumento absoluto no desenvolvimento do câncer de endométrio (2,2%), de AVC (2%), tromboembolismo venoso (0,5%) e catarata (3,8%).[47] Em contraponto, os inibidores da aromatase não apresentam tanto risco nesses quesitos anteriormente descritos, havendo, contudo, um maior efeito deletério referente ao surgimento de mialgias, artralgias e dor sinovial.[72,73] Coates *et al.* sugerem o uso do tamoxifeno com segurança em grupo de baixo risco. Todavia, nas mulheres de elevado risco (quatro ou mais linfonodos axilares comprometidos, grau 3, elevado Ki-67 ou Cerb-B2 positivo), o tratamento com IA (inibidores da aromatase) deve ser preferido, com possibilidade posterior de troca para tamoxifeno. Mantém-se a ideia do uso de IA por cinco anos se os linfonodos forem positivos e também no caso de mulheres tratadas inicialmente com tamoxifeno por menos de cinco anos. Ainda não há consenso pelo uso de IA por período superior a cinco anos de forma exclusiva.[74-76] A Sociedade Americana de Oncologia Clínica também recomenda o uso inicial isolado dos IA, ou após tratamento com tamoxifeno em pacientes na pós-menopausa, com tumores hormônio-responsivos e em tratamento conservador.[77] Apesar da falta de consenso plena dos benefícios adicionais, os inibidores de aromatase preenchem espaço importante no tratamento das mulheres idosas com câncer de mama.

■ TERAPIA ADJUVANTE

Quimioterapia

A quimioterapia possui um papel importante no tratamento em um grupo expressivo de mulheres. Entre 10% e 20% das mulheres idosas não apresentam receptores hormonais positivos,[78] sendo candidatas a tratamento com fármacos oncológicos. Ainda existem pacientes com perfil biológico conjuntamente agressivo, como aquelas com Cerb-B2 positivo, os casos triplo-negativos (progesterona, estrógeno e HER-2), aquelas com elevada proliferação celular e aquelas com linfonodos positivos, sendo potencialmente candidatas à quimioterapia.[79,80] Muitas variáveis devem ser ponderadas com relação a essa terapia, e ainda não há um consenso absoluto quando o assunto é tratamento quimioterápico nas mulheres idosas.[81,79]

The Early Breast Cancer Trial Group demonstrou benefício com a quimioterapia em mulheres acima dos 70 anos, apesar de sua eficácia diminuir com o avanço da idade.[27,48] O *United States Breast Cancer Intergroup* mostrou maior benefício desse tratamento em mulheres com RH negativo.[82] Ainda fica o questionamento nos grupos receptores positivos e naqueles submetidos à cirurgia conservadora. Estudo retrospectivo comparou tamoxifeno em monoterapia *vs.* antracíclicos em mulheres operadas de forma conservadora (com 29,4% das mulheres acima de 65 anos), com RH positivo e/ou infiltrado linfonodal. Os resultados não demonstram diferença de sobrevida global e a recidiva neoplásica local é baixa.[47,83,84] Semelhantes dados foram observados por Fargeot *et al.*[34] No estudo entre baixas doses de epirrubicina e tamoxifeno *vs.* tamoxifeno isolado, observou-se aumento discreto do período livre de doença, no entanto sem melhora de sobrevida global naquelas mulheres com linfonodos positivos, em tratamento conservador e com idade acima de 65 anos. Em estudo recente entre mulheres com idade de 65 anos ou mais, ambos os esquemas AC e CMF mostram-se superiores ao esquema monoterápico com capecitabina, em termos de controle local da doença (85% *vs.* 68%, respectivamente) e de sobrevida global (91% *vs.* 86%, respectivamente) após três anos de seguimento.[85] Todavia, quatro ciclos de docetaxel/ciclofosfamida mostraram-se superiores em relação ao período livre de doença e sobrevida global quando comparados ao padrão 4AC, não só em mulheres jovens mas também em idosas.[86]

Os regimes dose-dense AC e paclitaxel, AC seguido de docetaxel ou a combinação de docetaxel/doxorrubicina/ciclofosfamida são recomendados em grupos de pacientes com comorbidades baixas e riscos elevados de recorrência neoplásica.[87] A toxicidade quimioterápica em mulheres idosas, sem comorbidades graves, ocorre de forma semelhante à toxicidade em jovens, no entanto, é importante ressaltar que pacientes idosas estão sujeitas a maior risco de internações e, nesses casos, normalmente há necessidade de reduzir as doses da medicação.[17] As indicações formais para utilização de quimioterapia nessas pacientes devem levar em conta os reais benefícios, que, por sua vez, devem claramente suplantar a toxicidade terapêutica. O estudo CALGB avaliou quatro estudos randomizados com 6.489 mulheres com linfonodos positivos. Nesse trabalho, foram utilizados esquemas múltiplos com protocolos que incluíam regimes com antracíclicos, texanos e CMF. Os resultados demonstram melhor resposta aos regimes plenos quando avaliados o controle local da doença e a sobrevida global. Nas mulheres com mais de 65 anos, observou-se redução da recidiva local em 31%. Nesse mesmo estudo, identificou-se uma mortalidade de até 1%.[88]

A decisão de adicionar quimioterapia a mulheres com receptores hormonais positivos ainda é inconclusiva. A avaliação da expectativa de vida e os benefícios adicionais são fundamentais na elaboração da terapêutica.[89] Um artigo de Extermann et al., na avaliação da quimioterapia adicional à hormonioterapia, demonstrou pequeno benefício dessa adição no grupo de mulheres acima de 75 anos.[90]

Propostas de avaliação de toxicidade vêm sendo elaboradas por inúmeras instituições. O grupo CARG (Aging Research Group)[91] avaliou os efeitos da quimioterapia e sua toxicidade, identificando que as pacientes com maior risco terapêutico quanto à quimioterapia eram aquelas com RH negativo. A proposta de tratamento quimioterápico exclusivo foi determinada em mulheres com linfonodos positivos ou naquelas com linfonodos negativos e elevado risco.[91]

Na metanálise de 2008 do EBCTG, foram analisadas mulheres com receptores negativos ou pouco positivos, demonstrando-se o benefício da poliquimioterapia em pacientes com menos de 50 anos e naquelas com idade superior a 50 anos.[20] O risco de morte ou recidiva em cinco e 10 anos com tratamento quimioterápico em comparação ao braço sem quimioterapia foi respectivamente de 33% vs. 45% e 24% vs. 32%, em mulheres com menos de 50 anos; e 42% vs. 52% e 36% vs. 42%, entre mulheres de 50 a 69 anos.[20]

Quimioterapia e Cerb-B2 positivo

A proposta de quimioterapia associada a tratamento monoclonal em pacientes de maior risco ainda é muito discutida. Mulheres com Cerb-B2 positivo três cruzes, linfonodos negativos, tumores iniciais e receptores hormonais positivos parecem não ganhar maiores benefícios. No grupo em que os receptores são negativos e/ou associados a fatores de riscos adicionais, a proposta de quimioterapia e trastuzumab proporcionou benefícios adicionais.[92] Uso do quimioterápico com trastuzumab em mulheres idosas tem o risco adicional cardiológico. O trabalho NSABBP B-31 avaliou efeito cardíaco do monoclonal. No grupo que utilizou trastuzumab e quimioterapia, observou-se 4% de eventos nas 944 mulheres estudadas comparados com 1,3% de eventos nas 743 que utilizaram exclusivamente o quimioterápico.[93] Esses eventos normalmente tiveram resolução com a suspensão da terapia. A possibilidade de utilizar medicação não antracíclica, como docetaxel e/ou carboplatina, é opção de tratamento com menor efeito cardiológico. Sugere-se sempre a avaliação cardiológica prévia em grupo de risco cardíaco.

Quimioterapia e doença metastática

As mulheres com doença metastática apresentam um prognóstico reservado. Tratamentos paliativos normalmente são empregados. Opções terapêuticas menos mórbidas devem ser priorizadas. O tratamento com terapias hormonais em tumores previamente positivos é opção interessante. A possibilidade de biópsia da lesão metastática e a sua reavaliação está relacionada à decisão de terapêuticas mais precisas. A associação de poliquimioterapia à hormonioterapia e/ou monoterapia tem relação direta com a expectativa dos resultados e com a sua toxicidade. Respostas maiores com a poliquimioterapia são observadas, todavia com mais toxicidade. O tratamento quimioterápico proposto implica muitas vezes em adição de toxicidades à paciente já com múltiplos agravos pelo estadio avançado da doença. Nessa abordagem, existe a necessidade de resposta mais precoce em mulheres com prognóstico reservado, sendo a conduta individualizada.[91]

O uso do bifosfonato no tratamento sistêmico parece ter efeito maior em lesões blásticas com redução da dor e melhora do perfil ósseo, objetivando-se minimizar fraturas.[94]

Endocrinoterapia em doença metastática

A opção do inibidor da aromatase é proposta terapêutica bastante utilizada. Bergh et al. compararam o inibidor de aromatase exclusivo e com fulvestrano em 694 mulheres pós-menopausa das com 65 anos. O resultado do trabalho identificou um benefício adicional desse tratamento com redução da progressão livre de doença (15 meses vs. 13,5 meses, HR 0,80, p = 0,007) e da sobrevida global (47,7 meses vs. 41,3 meses, HR 0,81).[94] A terapia endócrina tem resposta esperada entre 30% e 60% das mulheres idosas, com melhora considerável dos sintomas por até 12 meses. Outros 20% a 30% não apresentam grandes modificações, podendo manter o mesmo volume tumoral por até 24 meses. O controle parece ser maior nessas mulheres que têm número menor de sítios ósseos e/ou apresentam doença metastática óssea tardia. O grupo de pacientes que apresenta progressão da doença na vigência do tratamento hormonal é candidato a inclusão de outros tratamentos, como o progestagênio, estradiol e/ou até glicocorticoides. Outra possibilidade é utilizar o mTOR na terapêutica. O trabalho BOLERO-2, analisando 724 pacientes com

62 anos ou mais, observou um aumento do tempo livre de progressão de 6,9 meses na combinação do everolimus ao exemestano quando comparado com 2,8 meses no grupo com terapia hormonal isolada (HR 0,43, p < 0,001). Também nesse grupo combinado observaram-se maiores efeitos colaterais em até 19% das pacientes.[95]

Quimioterapia monoclonal e doença metastática

O tratamento monoclonal é opção interessante nesse grupo de pacientes. A terapêutica com agente único seria preferida em situações de progressão da doença e de pouca resposta à terapêutica policlonal.[40,84] O tratamento com monoterapia com capecitabina (xeloda) tem o benefício na administração oral, mas também se identificam paraefeitos como: mielossupressão, náuseas, vômitos e neutropenia, entre os mais desconfortáveis, podendo-se observar a síndrome mão-pé e diarreia. Tratamento semanal com taxanos é outra possibilidade, todavia com risco de neutropenia.[96]

Cerb-B2 positivo exclusivo

Avaliação da expectativa de vida na idosa e sua conduta terapêutica é fundamental para o sucesso. A definição da terapêutica ótima para essas mulheres incorre não só no conhecimento da expectativa de vida mas também na avaliação da comorbidade do tratamento, idade, funcionalidade do órgão e *status* físico.[97] Nas mulheres com 80 anos, a expectativa de vida é de cerca de 9,6 anos. Esses dados nos permitem traçar condutas médicas baseadas em elementos de expectativa e de condição clínica. Métodos de avaliação geriátrica, como no CGA (*Comprehensive Geriatric Assessment*) é, hoje, instrumento de atualização na forma do estudo do *status* funcional, comorbidades, avaliação cognitiva, suporte social e nutricional. Esse indicador, infelizmente, é pouco usado na prática oncológica, todavia é muito útil nas decisões terapêuticas.[90] Entre as vantagens do uso desse instrumento, está a possibilidade de avaliar a performance diária das mulheres, sendo um importante método de mensurar o risco individual de mortalidade.[49]

A terapia monoclonal exclusiva com trastuzumab pode ser utilizada em situações particulares em mulheres idosas com maior morbidade à quimioterapia. Lapatinib associada a IA e/ou trastuzumab isolado é uma outra opção terapêutica. Importante nesses grupos é o controle cardiológico em razão da toxicidade dos fármacos.

O tratamento do idoso constitui um problema clínico persistente por causa do envelhecimento da população nos países ocidentais. A terapêutica atual para esse grupo é baseada principalmente em estudos clínicos realizados em mulheres de diferentes idades. Assim, a otimização das intervenções terapêuticas deve ser observada baseando-se na expectativa de vida, possíveis comorbidades, relação do benefício e do risco do tratamento, mas também pela incorporação dos resultados dos ensaios clínicos. Nos próximos anos, espera-se a melhora da avaliação dessas mulheres com a padronização de tratamentos mais eficazes e menos mórbidos.

REFERÊNCIAS BIBLIOGRÁFICAS

1. Balducci L, et al. Management of breast cancer in the older woman. Cancer Control 2001; 8(5):431-41.
2. Eaker S, et al. Differences in management of older women influence breast cancer survival: results from a population-based database in Sweden. PLoS Med 2006; 3(3):e25..
3. Jemal A, et. al. Cancer statistics. CA Cancer J Clin 2007; 57(1):43-66.
4. Jatoi I, et al. Breast cancer mortality trends in the United States. according to strogen receptor status and age at diagnosis J Clin Oncolol 2007;25(13):1683-90.
5. Howlader N, et al. SEER Cancer Statistics Review, 1975-2009 (Vintage 2009 Populations). National Cancer Institute Bethesda; 2009.
6. Ferlay J, et al. Cancer incidence, mortality and prevalence worldwide. IARC Cancer Base No. 5, version 2.0. Lyon: IARC Press GLOBOCAN; 2004.
7. Chatzidaki P, et al. Does primary breast cancer in older women (≥80 years) have unfavorable histological characteristics? Arch Gynecol Obstet 2011;284(3):705-12.
8. Pappo I, et al. Breast cancer in the elderly: histological, hormonal and surgical characteristics. Breast 2007;16(1):60-7.
9. Syed BM, et al. Biology of primary breast cancer in older women treated by surgery: with correlation with long-term clinical outcome and comparison with their younger counterparts. Br J Cancer 2013; 108(5):1042-51.
10. Gennari R, et al. Sentinel node biopsy in elderly breast cancer patients. Surg Oncol 2004; 13(4):193-6.
11. Vicini FA, et al. Age at diagnosis and outcome for women with ductal carcinom-in-situ a critical review of th literature. J Clin Oncol. 2002;20(11):2736-44.
12. Diab SG, et al. Tumor characteristics and clinical outcome of elderly women with breast cancer. Natl Cancer Inst 2000;5;92(7):550-6.
13. Holl K, et al. Effect of age on the survival of breast cancer patients.Eur J Cancer 1997;33(3):425-31.
14. Patnaik JL, et al. The influence of comorbidities on overall survival among older women diagnosed with breast cancer. J Natl Cancer Inst 2011;103(14):1101-11.
15. Boachanrdy C, et al. Undertreatment strongly decrease prognosis of breast cancer in ederly women. J Clin Oncol 2003;(19)3580-7.
16. Faulk RM, et al. Clinical Efficacy of mammographic screening in erderly. Radiology 1995;194(1):193-7.

17. Biganzoli L, et al. Management of elderly patients with breast cancer: updated recommendations of the International Society of Geriatric Oncology (SIOG) and European Society of Breast Cancer Specialists (EUSOMA) Lancet Oncol 2012;13(4):e148-60.

18. Galit W, et al. Routine screening mammography in women older than 74 years: a review of the available data. Maturitas 2007; 57(2):109-19.

19. Nystrom L, et al. Long-term effects of mammography screening: updated overview of the Swedish randomised trials. Lancet 2002; 359(9310):909-19

20. Clarke M, et al. Adjuvant chemotherapy in oestrogen-receptor poor breast cancer patient-level meta-analysis of randomised trial Early Breast Trialststs' Collaborative Group Lancet 2008;371(9606):29-40.

21. Screening for breast cancer: U.S. Preventive Services Task Force recommendation statement 2009; Ann Intern Med 2009;151(10):716-26

22. Schonberg MA, et al. Weighing the benefits and burdens of mammography screening among women age 80 years or older. Oncol 2009;27(11):1774–80.

23. Mathieu E, et al. Cancer screening in elderly patients: a framework for individualized decision making. Informed choice in mammography screening: a randomized trial of a decision aid for 70-year-old women). Arch Intern Med 2007;167(19):2039-46.

24. Tishler J, et al. Breast cancer screening for older women in a primary care practice. J Am Geriatr Soc 2000;48(8):961-6.

25. Blamey RW. Management of primary breast cancer in the elderly patient. Eur J Cancer 2003;39(3):286-7.

26. Downey L, et al. Diagnosing and treating breast cancer in elderly women: a call for improved understanding. J Am Geriatr Soc 2007; 55(10):1636-44.

27. Wyld L, et al. The role of surgery in the management of older women with breast cancer. Eur J Cancer 2007;43(15):2253-63.

28. Eidtmann H, et al. Efficacy of zoledronic acid in postmenopausal women with early breast cancer receiving adjuvant letrozole: 36-month results of the ZO-FAST Study. Ann Oncol 2010; 21(11):2188-94.

29. Merchant TE, J et al. The Influence of older age on breast cancer treatment decision and outcome Inf J Radiol Oncol Biol Phys 1996; 34(3):565-9.

30. Bernard ST, et al. Predicting mortality from commnity surveys of older adults the importance of self-rated funcional ability J Geront B Physichhol Sci Sci 1997;52(3)5155-63.

31. Solin LJ, et al Ten-year results of the treatment of early-stage breast carcinoma in elderly women using breast-conserving surgery and definitive breast irradiation. Int J Radiat Oncol Biol Phys 1995; 33(1):45-51.

32. Martelli G, et al. Long-term follow-up of elderly patients with operable breast cancer treated with surgery without axillary dissection plus adjuvant tamoxifen. Br J Cancer 1995;72(5):1251-5.

33. Rudenstram CM, et al. Randomized trial axillay dissection versus no axillary clearance in older patients with breast cancer first results of international Breast Cancer Study Group Trial. J C Oncol 2006;24(3) 337-44.

34. Fargeot P, et al. Disease-free survival advantage of weekly epirubicin plus tamoxifen versus tamoxifen alone as adjuvant treatment of operable, node-positive, elderly breast cancer patients: 6-year follow-up results of the French Adjuvant Study Group 08 trial. J Clin Oncol 2004;22(23):4622-30.

35. Straver ME, et al. Role of axillary clearance after a tumor-positive sentinel node in the administration of adjuvant therapy in early breast cancer. J Clin Oncol 2010;28(5):731-7.

36. Crivellari D, et. al. Hormone therapy in elderly breast cancer patients with comorbidities. Crit Rev Oncol Hematol 2010;73(1):92-8.

37. Punglia RS, et al. Local therapy and survival in breast cancer. N Engl J Med 2007;356(23):2399-405. Review.

38. Huguenin P, et al. Acute toxicity of curative radiotherapy in elderly patients. Strahlenther Onkol 1996;172(12):658-63.

39. Roston AY, et al. Once weekly irradiation in the breast câncer. Int Radiol Oncol Biol Phys 1987;13(4):551-5.

40. Maher M, et al. Breast cancer in elderly women: a retrospective analysis of combined treatment with tamoxifen and once-weekly irradiation. Int J Radiat Oncol Biol Phys 1995;31(4):783-9.

41. Smith GL, et al. Association between treatment with brachytherapy vs whole-breast irradiation and subsequent mastectomy, complications, and survival among older women with invasive breast cancer. JAMA 2012;307(17):1827-37.

42. Khan AJ, et al. Local control, toxicity, and cosmesis in women >70 years enrolled in the American Society of Breast Surgeons accelerated partial breast irradiation registry trial. Int J Radiat Oncol Biol Phys 2012;84(2):323-30.

43. Hughes KS, et al. Lumpectomy plus tamoxifen with or without irradiation in women 70 years of age or older with early breast cancer. N Engl J Med 2004;351(10):971-7.

44. Kerlikowsche K, et al. Efficacy of screning mammography: a meta-analysis. JAMA 1995;273(2):149-54.

45. Ring A, et al. The treatment of early breast cancer in women over the age of 70. Br J Cancer 2011;105(2):189-93.

46. Holmes CE, et al. Diagnosis and treatment of breast cancer in the elderly. CA Cancer J Clin 2003;53(4):227-44. Review.

47. Passage KJ, et al. Critical review of the management of early-stage breast cancer in elderly women. Intern Med J 2007;37(3):181-9.

48. Witherby SM, et al. Update in medical oncology for older patients: focus on breast cancer. Management of early breast cancer. Cancer J 2005;11(6):506-17.

49. Pijls LT, et al. Self-rate mortality and chronic disease in elderly men-the Zutphen Study 1985-1990. Am J Epidemiology 1993; 138(10): 840-5.

50. Crivellari D, et al. Breast cancer in the elderly. J Clin Oncol 2007; 25(14):1882-90.

51. Fentiman IS, et al. Treatment of operable breast cancer in the elderly: a randomised clinical trial EORTC 10851 comparing tamoxifen alone with modified radical mastectomy. Eur J Cancer 2003;39(3):309-16.

52. Hind D, et al. Surgery, with or without tamoxifen, vs tamoxifen alone for older women with operable breast cancer: cochrane review. Br J Cancer 2007;96(7):1025-9. .

53. Chakrabarti J, et al. A randomised trial of mastectomy only versus tamoxifen for treating elderly patients with operable primary breast cancer-final results at 20-year follow-up. Crit Rev Oncol Hematol 2011;78(3):260-4.

54. Johnston SJ, et al. A randomised trial of primary tamoxifen versus mastectomy plus adjuvant tamoxifen in fit elderly women with invasive breast carcinoma of high oestrogen receptor content: long-term results at 20 years of follow-up. Ann Oncol 2012;23(9):2296-300.

55. Horobin JM, et al. Long-term follow-up of elderly patients with locoregional breast cancer treated with tamoxifen only. Br J Surg 1991;78(2):213-7.

56. Davies C, et al. Relevance of breast cancer hormone receptors and other factors to the efficacy of adjuvant tamoxifen: patient-level meta-analysis of randomised trials Early Breast Cancer Trialists' Collaborative Group (EBCTCG), Lancet 2011;378(9793):771-84.

57. Early Breast Cancer Trialists' Collaborative Group (EBCTCG). Effects of chemotherapy and hormonal therapy for early breast cancer on recurrence and 15-year survival: an overview of the randomised trials.Lancet 2005;365(9472):1687-717.

58. Ellis MJ, et al. Letrozole is more effective neoadjuvant endocrine therapy than tamoxifen for ErbB-1- and/or ErbB-2-positive, estrogen receptor-positive primary breast cancer: evidence from a phase III randomized trial, J Clin Oncol 2001;19(18):3808-16.

59. Akashi-Tanaka S, et al. 21-Gene expression profile assay on core needle biopsies predicts responses to neoadjuvant endocrine therapy in breast cancer patients. Ann Oncol 2001;12(11):1527-32.

60. Fyles AW, et al. Tamoxifen with or without breast irradiation in women 50 years of age or older with early breast cancer. N Engl J Med 2004;351(10):963-70.

61. Markopoulos Cet al. Older patients with breast cancer: is there bias in the treatment they receive? Ther Adv Med Oncol 2012;4(6):321-7.

62. Crivellari D, et al. Adjuvant endocrine therapy compared with no systemic therapy for elderly women with early breast cancer: 21-year results of International Breast Cancer Study Group Trial IV. J Clin Oncol 2003;21(24):4517-23.

63. Christiansen P, et al. Mortality rates among early-stage hormone receptor-positive breast cancer patients: a population-based cohort study in Denmark. J Natl Cancer Inst 2011;103(18):1363-72.

64. Forbes JF, et al. Effect of anastrozole and tamoxifen as adjuvant treatment for early-stage breast cancer: 100-month analysis of the ATAC trial. Lancet Oncol 2008;9(1):45-53.

65. Colleoni M, et al. Analyses adjusting for selective crossover show improved overall survival with adjuvant letrozole compared with tamoxifen in the BIG 1-98 study. J Clin Oncol 2011;29(9):1117-24.

66. Thürlimann B, et al. A comparison of letrozole and tamoxifen in postmenopausal women with early breast cancer. N Engl J Med 2005;353(26):2747-57.

67. Crivellari D, et al. Letrozole compared with tamoxifen for elderly patients with endocrine-responsive early breast cancer: the BIG 1-98 trial. J Clin Oncol 2008;26(12):1972-9.

68. Cheung KL. Endocrine therapy for breast cancer: an overview. Breast 2007;16(4):327-43.

69. Cooke AL, et al. Tamoxifen use and osteoporotic fracture risk: a population-based analysis. J Clin Oncol 2008;26(32):5227-32.

70. Santen RJ. Clinical review: effect of endocrine therapies on bone in breast cancer patients. J Clin Endocrinol Metab 2011;96(2):308-19.

71. Neuner JM, et. al. Fracture risk and adjuvant hormonal therapy among a population-based cohort of older female breast cancer patients. Osteoporos Int 2011;22(11):2847-55.

72. Baum M, et al. Anastrozole alone or in combination with tamoxifen versus tamoxifen alone for adjuvant treatment of postmenopausal women with early breast cancer: first results of the ATAC randomised trial. Lancet 2002;359(9324):2131-9.

73. Howell A, et al. Results of the ATAC (Arimidex, Tamoxifen, Alone or in Combination) trial after completion of 5 years' adjuvant treatment for breast cancer. Lancet 2005;365(9453):60-2.

74. Coates AS, et al. Tailoring therapies-improving the management of early breast cancer: St Gallen International Expert Consensus on the Primary Therapy of Early Breast Cancer. Ann Oncol 2015; 26(8):1533-46.

75. Goldhirsch A, et al. Personalizing the treatment of women with early breast cancer: highlights of the St Gallen International Expert Consensus on the Primary Therapy of Early Breast Cancer. Ann Oncol 2013; 24(9):2206-23.

76. Senkus E, Kyriakides S, Penault-Llorca F, et al. Primary breast cancer: ESMO clinical practice guidelines for diagnosis, treatment and follow-up. Ann Oncol 2013;24(Suppl 6):vi7-23.

77. Burstein HJ, et al. American Society of Clinical Oncology clinical practice guideline: update on adjuvant endocrine therapy for women with hormone receptor-positive breast cancer. J Clin Oncol 2010; 28(23):3784-96.

78. Cheung KL, et al. Pathological features of primary breast cancer in the elderly based on needle core biopsies: a large series from a single centre. Crit Rev Oncol Hematol 2008;67(3):263-7.

79. Wildiers H, et al. Adjuvant chemotherapy in elderly patients with breast cancer: where are we? Curr Opin Oncol 2005;17(6):566-72.

80. Giordano SH, et al. Use and outcomes of adjuvant chemotherapy in older women with breast cancer. J Clin Oncol 2006;24(18):2750-6.

81. Burdette-Radoux S, et al. Adjuvant chemotherapy in the elderly: whom to treat, what regimen? Oncologist 2006;11(3):234-42.

82. Berry DA, et. al. Estrogen-receptor status and outcomes of modern chemotherapy for patients with node-positive breast cancer. JAMA 2006;295(14):1658-67.

83. Albain KS, et al. Prognostic and predictive value of the 21-gene recurrence score assay in postmenopausal women with node-positive, oestrogen-receptor-positive breast cancer on chemotherapy: a retrospective analysis of a randomised trial. Lancet Oncol 2010;11(1):55-65.

84. Malik MK, et al. Undertreated breast cancer in the elderly. J Cancer Epidemiol 2013;2013:893104.

85. Muss HB, et al. Adjuvant chemotherapy in older women with early-stage breast cancer. N Engl J Med 2009;360(20):2055-65.

86. Jones S, et al. Docetaxel with cyclophosphamide is associated with an overall survival benefit compared with doxorubicin and cyclophosphamide: 7-year follow--up of US Oncology Research Trial 9735. J Clin Oncol 2009;27(8):1177-83..

87. Jones EL, et al. Adjuvant therapy of breast cancer in women 70 years of age and older: tough decisions, high stakes. Oncology (Williston Park) 2012;26(9):793-801.

88. Peto R, et al. Comparisons bsween different polychemotherapy regiments for early breast cancer meta-analyses of lonf term outcome among 100.000 women in 123 randomised trial Lancet 2011;379(9814):432-44.

89. Schonberg MA, et al. Causes of death and relative survivel of older women after a breast cancer diagnosis J. Clin Oncol 2011;29(12)1570-7.

90. Exterman M, et al. Use of comprehensive geriatric assessment inolder cancer patients recommendations from the Task Force on CGA of Internaconal Society of Geriatric Oncology (SIOG)Crit. Rev Oncol Hematol 2005;5(3):241-252.

91. Hurria A, et al. Predicting chemotherapy toxicity in older adults with cancer: a prospective multicenter study. J Clin Oncol 2011;29(25): 3457-65.

92. Wishart GC, et al. PREDICT Plus: development and validation of a prognostic model for early breast cancer that includes HER2 2012;107(5):800-7.

93. Romond EH, et al. Seven-year follow-up assessment of cardiac function in NSABP B-31, a randomized trial comparing doxorubicin and cyclophosphamide followed by paclitaxel (ACP) with ACP plus trastuzumab as adjuvant therapy for patients with node-positive, human epidermal growth factor receptor 2-positive breast cancer. J Clin Oncol 2012;30(31):3792-9.

94. Bergh J, et. al. FACT: an open-label randomized phase III study of fulvestrant and anastrozole in combination compared with anastrozole alone as first-line therapy for patients with receptor-positive postmenopausal breast cancer. J Clin Oncol 2012;130(16): 1919-25.

95. Beaver JA, et al. The BOLERO-2 trial: the addition of everolimus to exemestane in the treatment of postmenopausal hormone receptor-positive advanced breast cancer.Future Oncol 2012;8(6):651-7.

96. Cortes J, et. al. Eribulin monotherapy versus treatment of physician's choice in patients with metastatic breast cancer (EMBRACE): a phase 3 open-label randomised study. Lancet 2011;377(9769):914-23.

97. Taira N, et. al. Comprehensive geriatric assessment in elderly breast cancer patients. Breast Cancer 2010;17(3):183-9.

16.6
Carcinoma Inflamatório da Mama

■ **Jurandyr Moreira de Andrade**

O câncer de mama inclui vários subtipos com distintos aspectos clínicos, histopatológicos, moleculares e, portanto, com diferentes prognósticos e terapias. Entre estas variantes a mais agressiva é o carcinoma inflamatório da mama (CIM), entidade reconhecida há quase 100 anos e frequentemente associada à doença metastática concomitante e pior prognóstico. No texto a seguir trataremos das bases para o diagnóstico, características epidemiológicas e o tratamento. Detalhes para doses e esquemas de quimioterapia e radioterapia podem ser encontrados em *guidelines* de acesso público e nos trabalhos citados o texto.

■ DEFINIÇÃO E CLASSIFICAÇÃO CLÍNICA

Não há uma definição com aceitação geral, mas atualmente a classificação é feita com base em critérios clínicos pela presença de edema da pele (aspecto de casca de laranja – *peau d'orange*) e hiperemia. A demonstração da invasão linfática com êmbolos de células neoplásicas não é condição necessária nem suficiente para o diagnóstico. No entanto, estes critérios têm sido empregados isolada ou conjuntamente para definir a doença, o que dificulta a sistematização de conhecimentos sobre quase todos os aspectos do CIM.

O diagnóstico é, portanto, definido clinicamente pelo edema e hiperemia (Figura 16.3). Não há uniformidade quanto à proporção de pele que deve estar afetada por estes dois sinais para se considerar o diagnóstico de CIM, variando entre um terço e a totalidade da superfície. Um painel internacional reunido em 2008 optou por selecionar o critério de comprometimento de um terço da pele.[1] No entanto, segundo a classificação proposta pela American Joint Committee on Cancer – AJCC[2] e a mais empregada em todo o mundo, deve haver comprometimento de mais da metade da pele. Há, obviamente, um componente subjetivo na classificação clínica, considerando que não é possível medir com precisão a extensão das alterações e mesmo detectar a hiperemia em muitos casos. Outra

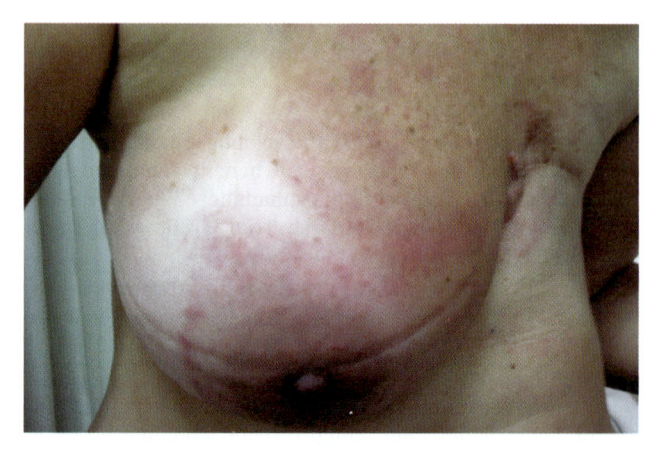

Figura 16.3 Paciente com 42 anos e queixa de vermelhidão e aumento da mama direita há dois meses. Antecedente de carcinoma inflamatório da mama esquerda tratado há dois anos. Axila: N2. Biópsia da pele mostrou linfáticos superficiais da derme com embolos de carcinoma ductal grau 2, negativo para receptores de estrogênio e progesterona e positividade (+++) para HER2. Tomografias e cintilografia óssea negativos para doença a distancia.

classificação considera o tempo de evolução: seria possível dividir os CIM em "primários" quando há história de evolução rápida, de poucas semanas, e "secundários", associados a longa história de nódulo negligenciado (Figura 16.4) ou recorrência na mama após tratamento conservador ou em parede torácica após mastectomia.[3-5] O impacto desta classificação sobre a evolução não é muito claro, mas parece evidente que os CIM primários seriam de fato neoplasias agressivas, e já foi proposto que lesões com evolução superior a três meses não devem ser classificadas como CIM.[6] No entanto, excetuando-se a diferença na duração da história, os primários e secundários são indistinguíveis clínica e histologicamente. Como já referido, é importante enfatizar que a classificação como CIM é dependente de avaliação clínica, e comprovação de êmbolos linfáticos da derme por células neoplásicas não é exigida para o diagnóstico.[7]

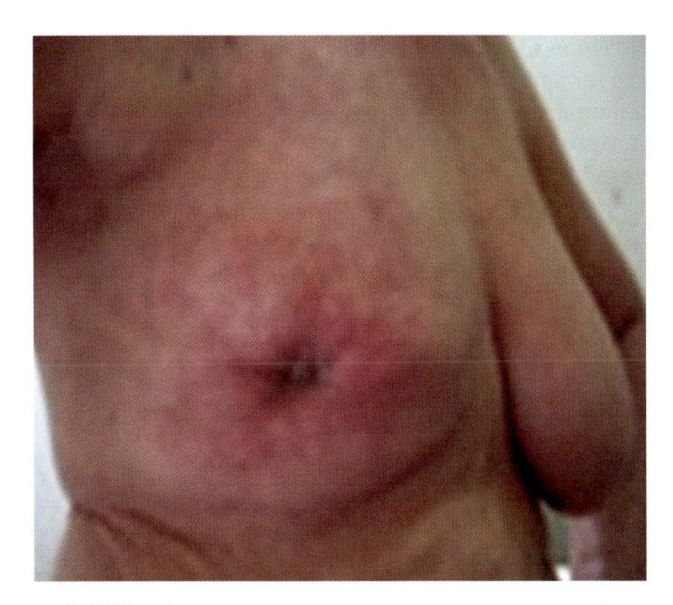

Figura 16.4 Carcinoma inflamatório secundário da mama direita. Paciente refere aparecimento de nódulo na mama direita há dois anos aproximadamente seguido de retração de aréola e mamilo. Aparecimento de vermelhidão e endurecimento progressivos da mama há seis meses.

■ EPIDEMIOLOGIA

O carcinoma inflamatório (IBC/CIM) é infrequente, correspondendo a cerca de 0,5% a 1,9% de todos os carcinomas de mama.[2] Parte desta variação pode ser explicada pelas diferenças de critérios empregadas para diagnóstico do CIM (clinico, histológico ou ambos). Também há variações importantes dependendo do país (2,9% na Espanha, 17% no Paquistão).[8] Há frequência muito aumentada em países do norte da África: quatro vezes mais elevada que nos Estados Unidos.[9] Em países desenvolvidos, maiores porcentagens são observadas em centros especializados (5,9% no Institute Gustave Houssy – França).[10] Não há uma faixa etária preferencial, mas a média de idade é mais baixa entre mulheres com CIM em comparação com mulheres com câncer de mama (57 *vs.* 62 anos respectivamente). O pico de frequência (moda) é de 50 anos[2] e cerca da metade dos casos ocorre antes da menopausa.[11] Quanto à tendência temporal da incidência, observa-se pequeno mas persistente aumento nas últimas décadas, ao menos nos Estados Unidos.[2,12,13] Quanto ao prognóstico, a sobrevida mediana das pacientes é inferior a quatro anos,[14] e nos Estados Unidos, embora representem menos de 2% dos casos de carcinoma de mama, são responsáveis por 7% da mortalidade específica no período de 1988 a 2000.[13] Quanto à sobrevida padronizada aos cinco anos, as porcentagens são de 91% entre as pacientes com carcinomas não inflamatórios positivos para receptores hormonais (RH) e 77% para as que apresentam neoplasias negativas para

os receptores. No entanto, as porcentagens são respectivamente de 48% e 25% para as pacientes com CIM.[2,15] As estatísticas desfavoráveis na comparação com outras formas de carcinomas persistem mesmo com tratamento multimodal completo (quimioterapia, radioterapia e cirurgia)[16] e terapia alvo.

■ HISTOLOGIA E INDICADORES PREDITIVOS E DE PROGNÓSTICO

O CIM é mais frequentemente associado aos carcinomas ductais de tipo não especial (NOS e NST ductal carcinoma), mas pode ser associado a qualquer outro tipo histológico (lobular, medular, papilar, mucinoso e à doença de Paget).[17] Em comparação com os carcinomas não inflamatórios, os CIM são mais frequentemente classificados como de alto grau e associados a linfonodos axilares positivos.[18,19] Quanto aos receptores hormonais, entre 17% e 55% dos CIM são positivos, contra 77% dos não inflamatórios.[13,19,20] Mesmo quando comparados aos outros tumores localmente avançados, os CIM mostram menor frequência de positividade para os receptores de estrogênios e de progesterona.[20] Estudos que avaliaram perfil de expressão gênica dos carcinomas inflamatórios mostram que todos os subtipos estão representados: luminais, luminais B, mas a maior proporção é de tumores triplo-negativos e os com superexpressão de HER2.

Entre os fatores de prognóstico e preditivos de resposta usados na clínica, a expressão do receptor-2 para o fator de crescimento epidérmico (HER2) é associada a maior agressividade e pior prognóstico das neoplasias mamárias. Pacientes com CIM mostram maior porcentagem de tumores positivos (até 33%) para este marcador[19] em comparação com os não T4D e outros localmente avançados, embora a associação ao prognóstico não seja clara.[21] A proporção de tumores triplo-negativos é também mais elevada entre os CIM em comparação com os tumores iniciais, mas a porcentagem é semelhante à dos tumores localmente avançados não CIM.[19]

Clínica

As queixas são de hiperemia e edema ou aumento de volume da mama com duração variável, mas geralmente curta (mediana de três meses). Em uma grande série de casos, nódulo foi o motivo da consulta em 34%; dor e desconforto em 19% e apenas em 7% o diagnóstico foi baseado em mamografias.[19] Uma questão relevante é que o CIM é frequentemente considerado e tratado nas abordagens iniciais como uma condição infecciosa – mastite ou abcesso puerperal ou não –, o que leva a retardo do diagnóstico e tratamento.[1] Esta demora para o diagnóstico pode ser crítica em decorrência da agressividade da doença. Outras mastites não infecciosas podem apresentar quadro semelhante, como a mastite granulomatosa. Por outro lado, linfomas primários ou com infiltração secundária podem simular carcinoma inflamatório. A histologia de todas as lesões citadas acima é típica e a biópsia por procedimento aberto ou *core-biopsy* pode decidir o diagnóstico. Da mesma forma, biópsias de toda espessura da pele com "*punch*" podem mostrar êmbolos de células neoplásicas. Análise imuno-histoquímica com vários marcadores é geralmente suficiente para chegar ao diagnóstico de carcinoma. Portanto nenhum tratamento sistêmico deveria ser iniciado sem que uma amostra da área suspeita da pele ou aréola seja analisada. No caso de infecções e abcessos não puerperais, a manutenção do tratamento com antibióticos sem melhora não deve superar duas semanas. No caso de drenagem, recomenda-se a biópsia do interior da loja. A avaliação deve ser iniciada como de rotina pelo exame físico geral e da mama, que deve ser completo com inspeção estática e dinâmica e palpação. Em mais da metade dos casos não se palpam nódulos. Efetuar a mensuração do edema e da hiperemia, terminando a avaliação locorregional com a palpação de cadeias linfonodais.

Exames de imagem

A aparência típica da mamografia nestes inclui aumento difuso do órgão, espessamento da pele e linfonodos axilares aumentados (Figura 16.5.A e B). Menos frequentemente pode-se observar calcificações pleomórficas, nódulos e distorção arquitetural. A ultrassonografia pode ser empregada, como em outras situações clínicas, para diferenciar lesões sólidas das císticas e avaliar nódulos identificados no exame físico ou pela mamografia.

No entanto, é muito útil para identificar lesões que poderão ser amostradas por biópsia percutânea e para avaliar linfonodos regionais com punção aspirativa ou biópsia.[16] A ressonância magnética, pela sua alta sensibilidade, permite localizar com maior acurácia do que os demais métodos áreas para biópsia. Permite também diferenciar os CIM de outros tumores localmente avançados (Figura 16.6). Todos os métodos de imagem podem ser úteis para avaliação da resposta.[22]

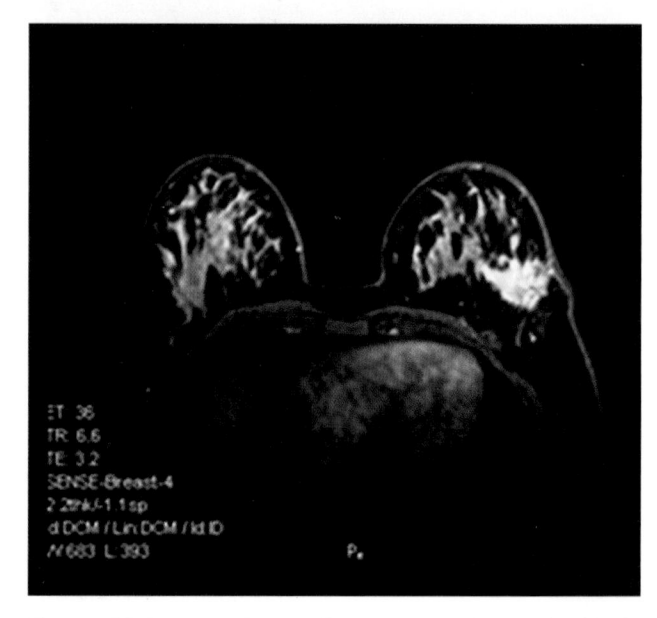

Figura 16.6 Lesão heterogênea, com espículas, no QSL da mama E, associada a espessamento e retração cutâneos e borramento dos contornos do músculo peitoral maior, medindo cerca de 5,0 × 4,7 × 4,4 cm. Realce heterogêneo pós-contraste. Lesões satélites de até 1,0 cm. RNM Bi-rads 5.

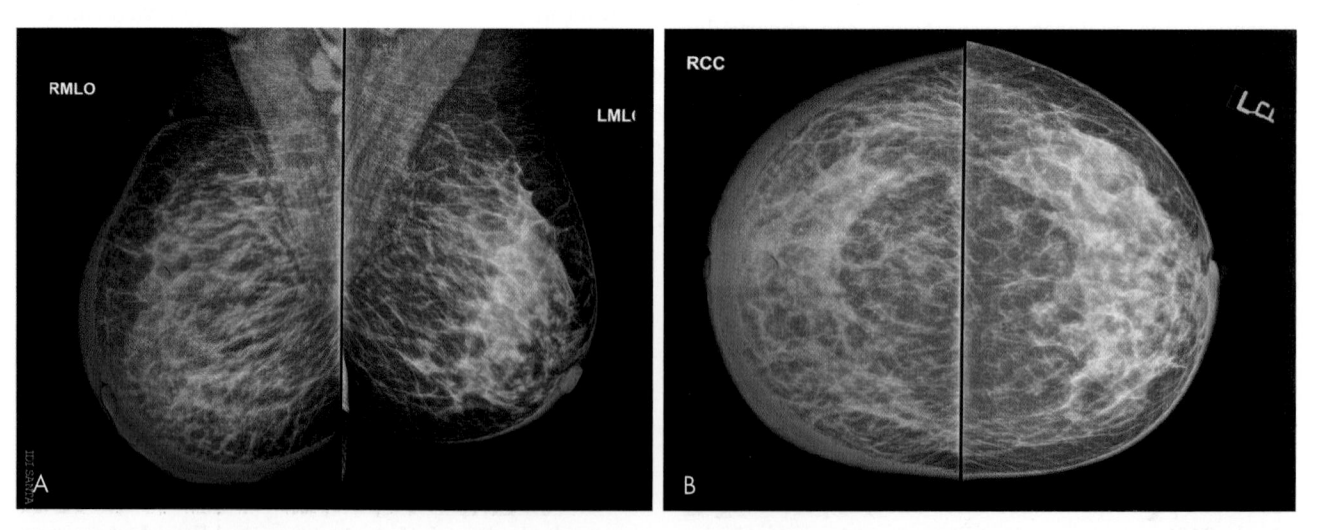

Figura 16.5 (**A**) Carcinoma inflamatório da mama direita. Mamografias crânio-caudal e oblíqua. Aumento do volume da mama direita com edema do parênquima e importante espessamento da pele. Não se observam nódulos ou calcificações. (**B**) Linfonodos axilares aumentados de volume.

Estadiamento

De acordo com o estadiamento AJCC, os CIM são classificados como T4d independentemente da presença e do diâmetro de nódulos (Estadio IIIB). Cerca de 80% das pacientes apresentam linfonodos axilares positivos (N1 a N3).[19] Pela elevada porcentagem de pacientes com doença metastática entre aquelas com CIM (cerca de um terço dos casos na época da primeira consulta),[19] recomenda-se avaliação completa dos sítios mais comuns de metástases empregando-se os exames de imagem disponíveis. Aqui se inclui a cintilografia óssea, tomografia/radiografia de tórax e ultrassonografia ou tomografia de abdômen. Se houver disponibilidade, o FDG PET/CT está indicado para pacientes com tumores no estadio III não operáveis, e oferece a vantagem da maior acurácia e rapidez no estadiamento com um exame somente.[23]

Tratamento

Os pacientes com CIM têm prognóstico pior em comparação com os demais carcinomas localmente avançados, mas em muitos estudos clínicos prospectivos as duas formas são incluídas sem distinção e, portanto, os tratamentos recomendados são iguais para as duas apresentações do carcinoma.[24,25] Os carcinomas inflamatórios não são passíveis de tratamento cirúrgico inicial pela altíssima taxa de recorrências precoces, e são considerados inoperáveis. Resumidamente, a abordagem atual inclui a quimioterapia neoadjuvante (com terapia alvo se houver indicação), seguida de cirurgia (mastectomia), se houver perspectiva de obtenção de margem cirúrgica, dissecção axilar, radioterapia locorregional e término do tratamento adjuvante (hormonal e/ou terapia alvo).

Trabalhos mais antigos com análise de pequenas casuísticas mostravam equivalência entre a associação da quimioterapia com radioterapia comparada com a associação da quimioterapia e cirurgia. No entanto, estes estudos apresentam várias inconsistências: com frequência, eram submetidas à cirurgia apenas pacientes que não haviam apresentado resposta à quimioterapia e, portanto, a cirurgia não podia ser considerada como curativa. Além disto, parte desses estudos é do período anterior à introdução de taxanos. No entanto, estudos mais recentes exibem resultados diferentes. Em uma série que incluiu 232 pacientes que haviam sido tratadas com quimioterapia neoadjuvante seguida de radioterapia apenas (51%) ou de cirurgia isolada ou associada à radioterapia quando indicados (49% dos casos). Houve ganho significativo em termos de recidiva local e locorregional para os casos tratados com cirurgia.[26] Resultados semelhantes foram obtidos em uma análise na qual foram incluídas apenas pacientes que haviam recebido tratamento tríplice.[27] Por outro lado, este último estudo não identificou qualquer fator de risco para recorrência locorregional entre as pacientes que receberam o tratamento completo,[27] indicando que o mau prognóstico determinado pelo caráter inflamatório do tumor não é modulado pelos fatores de prognóstico habituais (RH, positividade para HER2, entre outros).[28] Um aspecto a ser considerado é a necessidade de aconselhamento quanto à fertilidade: as pacientes que tiverem indicação devem ser encaminhadas para esse aconselhamento antes do início de qualquer tratamento.

Tratamento sistêmico neoadjuvante

O tratamento deve ser iniciado com a quimioterapia incluindo antracíclicos e taxanos se não houver contraindicação. Os taxanos e os antracíclicos para todas as pacientes parece ser atualmente a melhor alternativa com taxa mais alta de respostas e respostas patológicas completas. Dados de vários estudos mostram que a administração de taxanos após o uso de antracíclicos é mais eficiente e menos tóxica.[29] Uma alternativa bastante empregada é a de quatro ciclos de antracíclico e ciclofosfamida seguidos de quatro ciclos de paclitaxel ou docetaxel. Outros esquemas incluem o emprego de outras sequências e outros quimioterápicos como a gemcitabine.

Para as pacientes com tumores positivos para a proteína HER2 (HER2+), que representam quase um terço dos casos, o uso de inibidor da dimerização de EGFR (trastuzumab – TTZ) na fase neoadjuvante levou a aumento da taxa de resposta patológica completa e sobrevida livre de recorrências (71% em três anos).[30] As pacientes HER2+ com CIM foram particularmente beneficiadas com a terapia alvo com TTZ. No estudo GeparQuattro[31] a taxa de resposta patológica completa, que é associada à melhora do intervalo livre de doença e sobrevida, foi de 31,7% entre 114 pacientes com CIM, porcentagem muito superior à obtida para aquelas pacientes com carcinoma inflamatório com outros subtipos (triplo-negativos e RH positivos), entre 13% e 16%.[32]

Em trabalhos publicados recentemente, foi avaliada a combinação do anticorpo trastuzumab com outras terapias-alvo anti HER2: lapatinib e pertuzumab. Quanto à associação com lapatinib, vários trabalhos mostraram aumento da taxa de resposta patológica completa de forma significativa e, em um deles, melhora no intervalo livre de eventos.[33,34] No entanto, em nenhum destes estudos foi possível identificar um grupo suficientemente numeroso de pacientes com CIM que permita análise adequada. Estes resultados, embora consistentes para os tumores localmente avançados, não podem ser diretamente aplicados aos casos com CIM. Quanto à associação com o pertuzumab, dois estudos incluíram pequeno número de pacientes com CIM, mas não há resultados em separado. Todavia, os resultados para outros carcinomas de mama localmente avançados mostram que a combinação de ambos os anticorpos com docetaxel levou a taxas de resposta patológica completa à 46%.[35] Em outro estudo (Tryphaena), com a incorporação de carboplatina ao taxane, trastuzumab e pertuzumab, a porcentagem de RPC foi de 66,2%.[36] A incorporação da terapia-alvo levou a aumento substancial de RPC com pequena piora da frequência de efeitos adversos. No entanto, o número de casos de CIM incluídos nestes estudos e os custos das combinações são limitantes para o seu emprego.

Independentemente da modalidade de tratamento neoadjuvante, é fundamental a avaliação da resposta após os primeiros dois ciclos para a análise de resistência e a troca do esquema de tratamento se necessário.[37] O estudo GeparTrio incluiu pacientes com câncer localmente avançado e um grupo com CIM. O tratamento sistêmico inicial planejado consistia em oito ciclos de TAC (docetaxel, adriamicina e ciclofosfamida). No caso de falta de resposta clínica ou ultrassonográfica após o segundo ciclo, as pacientes receberam um esquema alternativo com capecitabine e vinorelbine. A taxa de respostas patológicas completas para as pacientes com CIM (8,6%) foi a mais baixa, comparada aos demais casos localmente avançados e aos não localmente avançados. Todavia, para o grupo de pacientes com CIM que responderam aos primeiros dois ciclos de TAC, a taxa de resposta patológica completa foi de 17,2%.[37] No entanto, outros estudos nos quais se estudou alternativas de tratamento para câncer localmente avançado, incluindo-se o subgrupo dos triplo-negativos, não permitem a avaliação da eficácia para os CIM por não haver resultados separados para estes casos.[25] Quando ocorre resistência à quimioterapia neoadjuvante uma alternativa é a radioterapia neoadjuvante com quimiossensibilização (ver Radioterapia).

Cirurgia

O tratamento cirúrgico padronizado para pacientes com CIM é a mastectomia efetuada três semanas após o último ciclo planejado de quimioterapia, desde que tenha havido resposta, isto é, desaparecimento da hiperemia. Mesmo para pacientes com excelente resposta clínica, não há indicação de cirurgia conservadora, pois a extensão da doença é subestimada em mais da metade dos casos e, portanto, a ocorrência de margens positivas é muito frequente.[16] Pelo mesmo motivo, as mastectomias poupadoras de pele são contraindicadas.[6] A abordagem cirúrgica mais agressiva é justificada pelo ganho em redução das taxas de recorrência local, locorregional e mesmo sobrevida global. O modo de disseminação do CIM com invasão extensa de linfáticos é uma contraindicação para a técnica de linfonodo sentinela – a taxa de encontro do LS é de apenas 70% e a taxa de falsos-negativos, de 40%.[38] Do mesmo modo a dissecção axilar

completa é justificada pelo fato de que 55% a 85% das pacientes com CIM apresentam envolvimento de linfonodos axilares na época do diagnóstico.[2] A dissecção axilar nos níveis I e II é também o padrão. Não há qualquer evidência que dê suporte para o emprego da técnica de linfonodo sentinela para as pacientes com CIM, embora a técnica tenha sido empregada para outros localmente avançados não inflamatórios, especialmente para os casos com axila negativa inicialmente.

A cirurgia oncoplástica com reconstrução pós-mastectomia é considerada adequada. No entanto, a ocasião da reconstrução é sujeita a controvérsia. Dados muito limitados sugerem mesma taxa de sucesso tanto com a reconstrução imediata quanto para a reconstrução após o término do tratamento (após radioterapia). Por outro lado, é bastante discutido o impacto da radioterapia sobre os resultados da reconstrução e as limitações impostas pela presença de implantes sobre o planejamento da radioterapia em mais da metade das pacientes. Estas limitações estão relacionadas a parâmetros radioterápicos como redução significativa da porcentagem de casos com cobertura ótima da parede torácica, minimização da exposição de coração e pulmões, especialmente no caso de carcinomas à esquerda.[39]

Um aspecto particular relacionado ao tratamento das pacientes com CIM é a indicação de cirurgia para as que se apresentam com doença metastática inicialmente. Para os casos com pequenos tumores ou mesmo localmente avançados não inflamatórios e doença metastática concomitante, a inclusão da cirurgia não é considerada padrão e é bastante discutida. No entanto, para as pacientes com CIM pode-se esperar que cerca de metade delas apresente progressão como recidiva locorregional logo no primeiro ano de seguimento se não forem tratadas com as três modalidades[27], contra cerca de 20% se a cirurgia for incluída.[20]

Tratamento sistêmico adjuvante

O plano de tratamento prevê a aplicação da quimioterapia durante a fase neoadjuvante. No entanto, se não foi possível completar o tratamento previamente, este pode ser continuado após a cirurgia. As pacientes com tumores positivos para receptores de estrogênio e/ou progesterona devem receber adjuvância hormonal com tamoxifeno ou inibidores da aromatase, de acordo com os protocolos em uso. A terapia alvo (trastuzumab) deve ser continuada até completar um ano (geralmente 17 doses).

Radioterapia

A radioterapia pode ser empregada antes ou após a mastectomia. No primeiro caso, ela está indicada para as pacientes com resposta insuficiente à quimioterapia neoadjuvante. Nesta situação de resistência à quimioterapia isolada, é recomendável empregar a quimiossensibilização. Para uso concomitante devem ser selecionadas drogas cuja toxicidade não seja agravada pela radioterapia, o que exclui os antracíclicos (doxo e epirubicina) e os taxanos. O CMF pode ser usado em associação com a radioterapia. Outra alternativa para uso concomitante à radioterapia é a capecitabina.[40] A radioterapia após a mastectomia é recomendada para todas as pacientes com CIM, mesmo no caso de se ter obtido resposta patológica completa e linfonodos axilares com a quimioterapia. A radioterapia se mostrou eficaz para reduzir as recorrências locorregionais, mas não se observou aumento da sobrevida associada ao melhor controle locorregional.[1] No entanto, tanto as áreas a serem irradiadas como as doses totais têm sido muito discutidas. É consenso que a parede torácica e as áreas linfonodais não dissecadas devem ser irradiadas como a fossa supraclavicular. Entretanto, não se conseguiu mostrar benefícios com a irradiação das áreas da artéria mamária interna e axila, que não são rotineiramente indicadas.[41]

Seguimento pós-tratamento

A análise das informações sobre 478 pacientes com CIM, não metastático quando do diagnóstico, registradas na base de dados do National Comprehensive Cancer Network (NCCN) fornece informações importantes sobre a evolução pós-tratamento com as modalidades descritas acima (quimioterapia, cirurgia e radioterapia). Entre as pacientes que receberam o tratamento tríplice, a mediana de sobrevida foi de 107 meses, e a sobrevida global aos 5 e 10 anos foram respectivamente de 62% e 47%.[19] Os sítios de metástases mais frequentes foram ossos (28%); sistema nervoso central (21%); pulmão/pleura (21%); fígado (21%).[19] Esta distribuição mostra uma clara tendência a metástases viscerais, que são de controle mais difícil. Contudo, quando se compara os diversos subtipos/fenótipos tumorais entre as pacientes com CIM, 56% das pacientes com tumores triplo-negativos desenvolvem metástases; contra 43% para os tumores positivos para HER2 e 35% dos positivos para RE e/ou RP.[19] Estas informações confirmam parcialmente os resultados de uma casuística também com pacientes tratadas com as três modalidades.[42] Neste último, verificou-se que, cinco anos após o término do tratamento, cerca de 60% das pacientes com CIM haviam apresentado alguma recorrência, contra 40% dos casos com câncer localmente avançados não CIM. Embora a porcentagem de metástases viscerais tenha sido semelhante entre os dois grupos (25% em cinco anos), o número de recidivas locorregionais é muito superior no grupo com CIM.[42] Quanto às recorrências locorregionais, observou-se importante redução de suas taxas na última década pela introdução de novos esquemas de tratamento, terapia-alvo e a abordagem com quimiote-

rapia, cirurgia e radioterapia como descrito acima. Assim, considerando os principais estudos que empregaram o tratamento tríplice, espera-se que haja uma porcentagem de recorrências locorregionais de cerca de 20% em cinco anos.[20,27]

REFERÊNCIAS BIBLIOGRÁFICAS

1. Dawood S, et al. International expert panel on inflammatory breast cancer: consensus statement for standardized diagnosis and treatment. Ann Oncol 2011;22(3):515-8.

2. Anderson WF, et al. Epidemiology of Inflammatory Breast Cancer (IBC). Breast disease 2005;22:9-23. Review.

3. Bonnier P, et al. Inflammatory carcinomas of the breast: a clinical, pathological, or a clinical and pathological definition? Int J Cancer 1995;62(4):382-9.

4. Henderson MA, et al. Secondary inflammatory breast cancer: treatment options. South Med J 1988;81(12):1512-6.

5. Huston TL, et al. Inflammatory local recurrence after breast-conservation therapy for noninflammatory breast cancer. Am J Clin Oncol 2005;28(4):431-6.

6. Yamauchi H, et al. Inflammatory breast cancer: what we know and what we need to learn. Oncologist 2012;17(7):891-9.

7. Amparo RS, et al. Inflammatory breast carcinoma: pathological or clinical entity? Breast Cancer Res Treat 2000;64(3):269-73.

8. Hotes JL, et al. Variation in breast cancer counts using SEER and IARC multiple primary coding rules. Cancer Causes Control 2004;15(2):185-8.

9. Soliman AS, et al. Inflammatory breast cancer in north Africa: comparison of clinical and molecular epidemiologic characteristics of patients from Egypt, Tunisia, and Morocco. Breast Dis 2012;33(4):159-64.

10. Tardivon AA, et al. Mammographic patterns of inflammatory breast carcinoma: a retrospective study of 92 cases. Eur J Radiol 1997;24(2):124-8.

11. Chang S, et al. Inflammatory breast cancer and body mass index. J Clin Oncol 1998;16(12):3731-5.

12. Chang S, et al. Inflammatory breast carcinoma incidence and survival: the surveillance, epidemiology, and end results program of the National Cancer Institute, 1975-1992. Cancer 1998;82(12): 2366-8.

13. Hance KW, et al. Trends in inflammatory breast carcinoma incidence and survival: the surveillance, epidemiology, and end results program at the National Cancer Institute. J Natl Cancer Inst 2005;97(13):966-9.

14. Low JA, et al. Long-term follow-up for locally advanced and inflammatory breast cancer patients treated with multimodality therapy. J Clin Oncol 2004;22(20):4067-71.

15. Anderson WF, et al. Inflammatory breast carcinoma and noninflammatory locally advanced breast carcinoma: distinct clinicopathologic entities? J Clin Oncol 2003;21(12):2254-8.

16. van Uden DJ, et al. Inflammatory breast cancer: an overview. Crit Rev Oncol Hematol 2015;93(2):116-8.

17. Robbins GF, et al. Inflammatory carcinoma of the breast. Surg Clin North Am 1974;54(4):801-9.

18. Wingo PA, et al. Population-based statistics for women diagnosed with inflammatory breast cancer (United States). Cancer Causes Control 2004;15(3):321-7.

19. Matro JM, et al. Inflammatory breast cancer management in the national comprehensive cancer network: the disease, recurrence pattern, and outcome. Clin Breast Cancer 2015;15(1):1-8.

20. Woodward WA, Cristofanilli M. Inflammatory breast cancer. Semin Radiat Oncol 2009;19(4):256-9.

21. Zell JA, et al. Prognostic impact of human epidermal growth factor-like receptor 2 and hormone receptor status in inflammatory breast cancer (IBC): analysis of 2,014 IBC patient cases from the California Cancer Registry. Breast Cancer Res 2009;11(1):R9.

22. Yeh ED, et al. What radiologists need to know about diagnosis and treatment of inflammatory breast cancer: a multidisciplinary approach. Radiographics 2013;33(7):2003-7.

23. Yang WT, et al. Inflammatory breast cancer: PET/CT, MRI, mammography, and sonography findings. Breast Cancer Res Treat 2008;109(3):417-9.

24. Budach W, et al. Breast Cancer Expert Panel of German Society of Radiation Oncology (DEGRO). DEGRO practical guidelines for radiotherapy of breast cancer V: Therapy for locally advanced and inflammatory breast cancer, as well as local therapy in cases with synchronous distant metastases. Strahlenther Onkol 2005;191(8): 623-7.

25. Tryfonidis K, et al. Management of locally advanced breast cancer-perspectives and future directions. Nat Rev Clin Oncol 2015; 12(3):147-9.

26. Abrous-Anane S, et al. Management of inflammatory breast cancer after neoadjuvant chemotherapy. Int J Radiat Oncol Biol Phys 2011;79(4):1055-9.

27. Warren LE, et al. Inflammatory Breast Cancer: Patterns of Failure and the Case for Aggressive Locoregional Management. Ann Surg Oncol 2015;22(8):2483-5.

28. Masuda H, et al. Long-term treatment efficacy in primary inflammatory breast cancer by hormonal receptor- and HER2-defined subtypes. AnnOncol 2014;25(2):384-8.

29. Eiermann W, et al. Phase III study of doxorubicin/ cyclophosphamide with concomitant versus sequential docetaxel as adjuvant treatment in patients with human epidermal growth factor receptor 2-normal, node-positive breast cancer: BCIRG-005 trial. J Clin Oncol 2011;29(29):3877-11.

30. Gianni L, et al. Neoadjuvant and adjuvant trastuzumab in patients with HER2-positive locally advanced breast cancer (NOAH): follow-up of a randomised controlled superiority trial with a parallel HER2-negative cohort. Lancet Oncol 2014;15(6):640-6.

31. Untch M, et al. Neoadjuvant treatment with trastuzumab in HER2-positive breast cancer: results from the GeparQuattro study. J Clin Oncol 2010;28(12):2024-9.

32. von Minckwitz G, et al. Impact of treatment characteristics on response of different breast cancer phenotypes: pooled analysis of the German neo-adjuvant chemotherapy trials. Breast Cancer Res Treat 2010;125(1):145-7.

33. Baselga J, et al. Lapatinib with trastuzumab for HER2-positive early breast cancer (NeoALTTO): a randomised, open-label, multicentre, phase 3 trial. Lancet 2012;379(9816):633-8.

34. Robidoux A, et al. Lapatinib as a component of neoadjuvant therapy for HER2-positive operable breast cancer (NSABP protocol B-41): an open-label, randomised phase 3 trial. Lancet Oncol 2013;14(12):1183-7.

35. Gianni L, et al. Efficacy and safety of neoadjuvant pertuzumab and trastuzumab in women with locally advanced, inflammatory, or early HER2-positive breast cancer (NeoSphere): a randomised multicentre, open-label, phase 2 trial. Lancet Oncol 2012;13(1):25-9.

36. Schneeweiss A, et al. Pertuzumab plus trastuzumab in combination with standard neoadjuvant anthracycline-containing andanthracycline-free chemotherapy regimens in patients with HER2-positive early breast cancer: a randomized phase II cardiac safety study (TRYPHAENA). Ann Oncol 2013;24(9):2278-11.

37. von Minckwitz G, et al. Response-guided neoadjuvant chemotherapy for breast cancer. J Clin Oncol 2013;31(29):3623-7.

38. Stearns V, et al. Sentinel lymphadenectomy after neoadjuvant chemotherapy for breast cancer may reliably represent the axilla except for inflammatory breast cancer. Ann Surg Oncol 2002; 9(3):235-9.

39. Motwani SB, et al. The impact of immediate breast reconstruction on the technical delivery of postmastectomy radiotherapy. Int J Radiat Oncol Biol Phys 2006;66(1):76-9.

40. Shaughnessy JN, et al. Efficacy of concurrent chemoradiotherapy for patients with locally recurrent or advanced inoperable breast cancer. Clin Breast Cancer 2015;15(2):135-8.

41. Saigal K, et al. Risk factors for locoregional failure in patients with inflammatory breast cancer treated with trimodality therapy. Clin Breast Cancer 2013;13(5):335-41.

42. Cristofanilli M, et al. Inflammatory breast cancer (IBC) and patterns of recurrence: understanding the biology of a unique disease. Cancer 2007;110(7):1436-9.

16.7

Sarcomas da Mama

■ Wesley Pereira Andrade

■ INTRODUÇÃO

Sarcomas da mama são tumores raros, com vários tipos histológicos, e se caracterizam pela proliferação desordenada dos elementos mesenquimais (não epiteliais) da mama, tendo características clínicas, evolução e prognóstico bem diferentes do adenocarcinoma mamário.[1]

Com relação ao seu surgimento, os sarcomas da mama podem ser:[2]

- Primários (também conhecidos como "de novo") – são eventos mais raros que os sarcomas secundários.
- Secundários – os mais frequentes. Podem ser subdivididos em dois grupos:
  - Radioinduzidos – ocorrem após tratamento de um prévio câncer de mama (ou linfoma na região torácica) em que foi necessária a radioterapia (RT) complementar. Os efeitos deletérios da radioterapia sobre os tecidos saudáveis, ao longo de certo período de tempo, podem fazer surgir um segundo tumor.
  - Decorrentes do linfedema crônico secundário à linfonodectomia axilar com ou sem radioterapia associada: nessa circunstância, o principal fator de risco é o linfedema por si só – que estimula a linfangiogênese, sendo o membro superior ipsilateral o principal sítio de lesão.

■ EPIDEMIOLOGIA

Os sarcomas são raros. Quando pensamos em tipos de neoplasias que acometem a mama, o sarcoma corresponde a menos de 1% de todos os casos. Quando pensamos em sarcomas de partes moles em geral, a mama é acometida em menos de 5% dos casos.

Nos Estados Unidos, a incidência de sarcoma de mama é de 4,6 casos para cada grupo de 1 milhão de mulheres, enquanto o adenocarcinoma tem incidência de 124 casos para cada grupo de 100 mil mulheres (ou 1.240 casos para cada grupo de 1 milhão de mulheres), conforme dados do SEER (*Surveillance, Epidemiology, and End Results*).[3]

Com relação ao sexo, as mulheres (98,5%) são muito mais afetadas que os homens (1,5%), tanto para os sarcomas primários quanto para os secundários.[4]

Já com relação à idade, os sarcomas primários tendem a ocorrer em mulheres mais jovens (antes dos 40 anos), enquanto os secundários ocorrem em idade mais avançada, pois demandam um tempo de latência entre o tratamento do carcinoma epitelial (com radioterapia) e/ou de suas sequelas (linfedema), com idade média de aparecimento de 64 anos. A manifestação dos sarcomas primários em idade jovem pode ter a ver com mutações genéticas germinativas que predispõem ao desenvolvimento de câncer em idade precoce, como ocorre nos pacientes com síndrome de Li-Fraumeni.[4]

■ FATORES DE RISCO

Mutação genética

Destaca-se o gene TP53 (síndrome de Li-Fraumeni) bem como pacientes com síndrome de polipose adenomatosa familiar e neurofibromatose tipo 1; sarcomas fazem parte do espectro clínico dessas mutações.[5]

Radiação ionizante

É bem sabido em oncologia que há a possibilidade de sarcomas induzidos pela radioterapia em diversas partes do corpo; a mama se destaca, dada a alta incidência desse câncer na população mundial e as altas taxas de cirurgia conservadora associada à radioterapia, o que leva a grande número de mulheres suscetíveis. Outras que também sujeitaram-se à mastectomia e que necessitaram de radioterapia adjuvante estão, da mesma forma, expostas a uma segunda neoplasia radioinduzida. E, decorrente da melhora contínua do tratamento oncológico, o número de sobreviventes do câncer, quer sejam adultos ou crianças, tem aumentado significativamente; dessa forma, o número de vulneráveis a sarcoma radioinduzido decorrente do sucesso do tratamento inicial – terminologia em inglês conhecida como *iatrogenic disease of success* – tem aumentado.[6]

Quando comparamos o desenvolvimento de sarcomas em pessoas que receberam radioterapia e naquelas que não receberam percebemos que a radioterapia é um fator de risco para uma segunda neoplasia no sítio da terapia irradiante prévia. No entanto, o risco absoluto de desenvolvimento de sarcoma radioinduzido é baixo e menor que 1% entre os pacientes que receberam RT, que, no geral, é segura, dados os benefícios terapêuticos do método.[6,7]

Para mulheres que tiveram câncer de mama prévio submetidas à RT adjuvante, a taxa de sarcoma radioinduzido publicada na literatura varia de 0,07% a 0,8%, sendo diretamente proporcional ao período de seguimento.[8,9]

Os critérios para considerar um sarcoma como radioinduzido são os seguintes:[8,9]

- Tumor maligno prévio com histologia diferente da atual e que recebeu radioterapia adjuvante no passado. Aqui vale ressaltar que, muitas vezes, a mama recebe radiação não apenas para o tratamento do câncer mas também para linfomas da região torácica.
- Desenvolvimento do sarcoma no campo da radioterapia inicial.
- Período de latência maior que quatro a cinco anos entre as duas malignidades. A idade média de aparecimento é de 10 anos após a radioterapia. Existem casos relatados de sarcoma radioinduzido após seis meses da terapia irradiante, o que faz suscitar o questionamento se esse seria realmente um sarcoma secundário ou um sarcoma primário, uma vez que, segundo alguns autores, esse curto período de latência não seria suficiente para causar todas as mutações necessárias para transformar um tecido saudável em sarcoma.
- Exclusão de pacientes com síndromes genéticas de predisposição a sarcomas.

O risco de sarcoma radioinduzido se correlaciona diretamente com a dose de irradiação recebida bem como com a idade de recebimento (quanto menor a idade de exposição à radioterapia, maior é o risco); logo, crianças e adolescentes submetidas à radioterapia têm maior risco cumulativo ao longo da vida. O tipo de radiação também influencia no risco de sarcoma secundário. Com as técnicas de IMRT e as técnicas de radioterapia parcial da mama (que diminui a área de tecido saudável irradiado), o risco de sarcoma radioinduzido tende a ser menor.[10-12]

Tanto a cirurgia conservadora (com radioterapia, em quase 100% dos casos) quanto a mastectomia que preencheram critérios para terapia irradiante podem predispor a sarcoma radioinduzido.[10]

O tipo histológico mais frequente entre os sarcomas radioinduzidos é o angiossarcoma.[13]

Linfedema crônico

O linfedema crônico pode ser decorrente apenas da cirurgia axilar sem radioterapia (linfonodectomia sem radioterapia) ou linfedema decorrente puramente da radioterapia (para aqueles casos que receberam RT sem dissecção axilar) ou para os casos de radioterapia associada à dissecção axilar, sendo esse último exemplo o principal contexto clínico para o surgimento dos sarcomas associados ao linfedema. Nesse exemplo, muitas vezes, o sarcoma ocorre fora do campo da radioterapia, se desenvolvendo no membro superior ipsilateral ao tumor (como mãos, antebraço e braços), o que caracteriza a síndrome de Stewart-Treves.[14-16] O linfedema crônico estimula a linfangiogênese, o que de forma contínua ao longo dos anos pode levar a mutações celulares e desenvolvimento de sarcoma.

Outras condições

Outras condições que predispõem a sarcomas em geral são:

- Exposição a arsênio e seus componentes.
- Exposição a herbicidas.
- Agentes imunossupressores.
- Infecção pelo HIV.
- Infeção pelo vírus herpes tipo 8.

■ TIPO HISTOLÓGICO

Os principais tipos histológicos de sarcoma mamário são:[17-19]

- **Angiossarcomas:** correspondem ao principal tipo histológico. Responsáveis por cerca de 30% dos casos, são tumores oriundos do endotélio dos vasos sanguíneos (Figura 16.7). Têm comportamento agressivo e prognóstico limitado com tendência a rápido crescimento local e a metástases hematogênicas precoces. Quanto à apresentação clínica, exibem-se como lesões equimóticas (únicas ou múltiplas) ou como pápulas arroxeadas na pele, podendo estar associadas a massa rapidamente progressiva, bem delimitada e indolor, podendo alcançar grandes proporções (Figura 16.8).

- Podem estar localizados na área da mama, na parede torácica irradiada ou no membro superior ipsilateral (fora da área irradiada), se caracterizando como síndrome de Stewart-Treves nesse último cenário de acometimento. O linfangiossarcoma é considerado uma variante do angiossarcoma com comportamento biológico semelhante, em razão do efeito do linfedema crônico, tendo sido descrito pela primeira vez em 1948 por Stewart e Treves – e por isso ficou conhecido com síndrome de Stewart-Treves.[15,16]

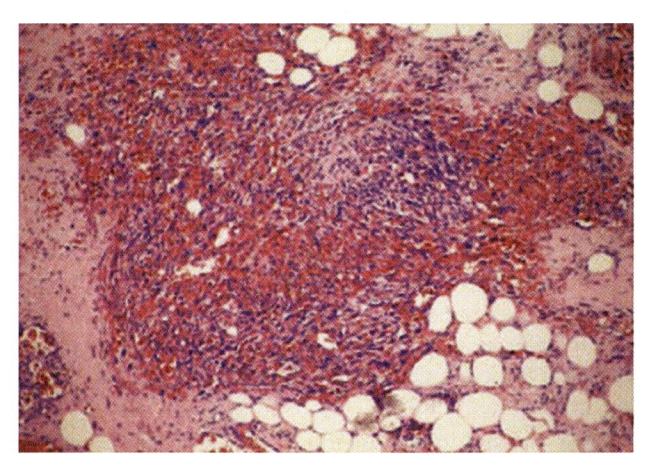

Figura 16.7 Aspecto histológico da lesão. Lesão vascular de pequenos vasos com células unicelulares que apresentam atipia intensa de infiltração de tecido adiposo.

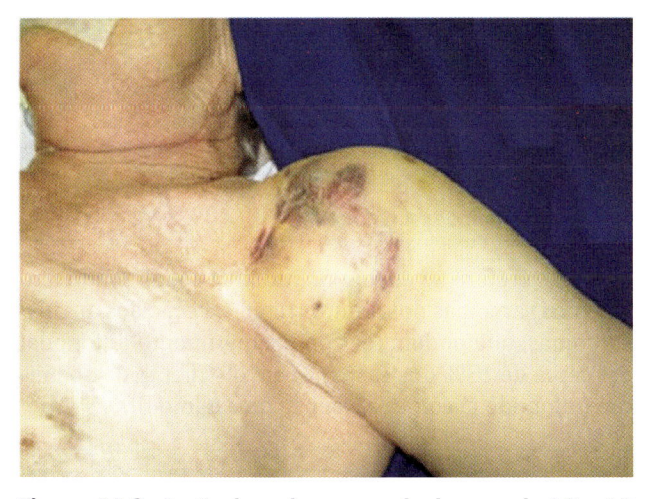

Figura 16.8 Lesão do ombro esquerdo de cerca de 8,0 × 6,0 cm, com a presença de equimose em várias fases de evolução. A lesão se estendia profundamente com comprometimento da artéria e do plexo braquial, causando dor e disfunção do membro.

- **Sarcoma pleomórfico indiferenciado (previamente chamado de sarcoma sinovial):** corresponde a 25% dos casos.

- **Fibrossarcoma:** corresponde a 25% dos casos.
- **Mixofibrossarcoma:** corresponde a 10% dos casos.
- **Leiomiossarcoma:** corresponde a 8% dos casos.
- **Hemangiopericitoma:** corresponde a 4% dos casos.

■ CARACTERÍSTICAS CLÍNICAS

Os sarcomas da mama se caracterizam por massa de rápido crescimento, bem delimitada e indolor, que em geral são unilaterais. A pele e o complexo aréolo-papilar estão preservados (exceção: casos de angiossarcoma que são tumores que acometem inclusive a pele). À medida que os sarcomas vão crescendo e comprometendo estruturas importantes, podem surgir dor e perda da função do membro (como nos casos de infiltração da parede torácica ou plexo braquial).[20,21]

Os angiossarcomas apresentam manifestação cutânea por lesões equimóticas únicas ou múltiplas ou pápulas arroxeadas, podendo estar associadas à massa rapidamente progressiva, bem delimitada e indolor, podendo alcançar grandes proporções.[18]

■ DIAGNÓSTICO

Como relatado anteriormente, o que chama a atenção é a massa na região da mama para os sarcomas em geral e máculas equimóticas e/ou lesões nodulares rapidamente progressivas em angiossarcomas.

Do ponto de vista imaginológico, observa-se na:[22,23]

- **Mamografia:** nodulação bem delimitada, radiodensa, sem espiculações ou microcalcificações.
- **Ultrassonografia:** nodulação hipoecogênica, bem delimitada, infiltrativa, podendo ter centro necrótico decorrente do rápido crescimento tumoral.

Biópsia

O diagnóstico definitivo é baseado na biópsia. Essa pode ser incisional, excisional (modalidade de exceção) ou mais comumente percutânea e com agulha grossa, sendo esse último procedimento o de eleição.[24] Na suspeita de sarcoma, a punção aspirativa com agulha fina não deve ser realizada pela sua importante limitação quando se suspeita de sarcoma, levando grande limitação para o diagnóstico histológico e para a definição do grau. A biópsia tipo *punch* está bem indicada para as lesões cutâneas sugestivas de angiossarcoma, devendo ser realizadas várias biópsias nas áreas de maior suspeita clínica.

Quando há necessidade de biópsia aberta, essa deve ser bem planejada para que a cicatriz esteja dentro do campo da ressecção oncológica definitiva, com mínima dissecção dos tecidos adjacentes e máximo cuidado com a hemostasia para evitar hematoma e eventual contaminação dos tecidos adjacentes.

Diagnóstico diferencial

Os sarcomas que se manifestam com alterações cutâneas, como o angiossarcoma, devem ser diferenciados dos efeitos cutâneos da radioterapia (como radiodermite e telangiectasias) bem como da celulite e do carcinoma inflamatório. Nesse caso, pode ser feito um controle precoce em duas semanas e, se as lesões não se reduzirem ou tiverem aumentado, deverá ser realizada uma biópsia da pele para conclusão diagnóstica.[20,21]

Os sarcomas que se manifestam primordialmente por massas fazem diagnóstico diferencial com lesões benignas da mama (fibroadenoma, hiperplasia pseudoangiomatosa do estroma (PASH) ou adenose esclerosante), tumor filoide, recidiva de adenocarcinoma, linfoma e eventualmente metástase cutânea oriunda de outro sítio.

■ AVALIAÇÃO IMAGINOLÓGICA

A tomografia computadorizada (TC) de tórax é o principal exame de estadiamento e deve ser realizada para qualquer paciente com diagnóstico de sarcoma independentemente do tamanho ou tipo histológico, conforme recomendação do NCCN (*National Comprehensive Cancer Network*).[25]

Os demais exames de imagem, no geral, são recomendados de acordo com o tipo histológico e a predisposição à metástase que geram para alguns sítios específicos, como:

- **Angiossarcoma:** além da tomografia computadorizada (TC) de tórax, deve ser feita cintilografia óssea e TC ou ressonância magnética (RM) de crânio pelo tropismo desse tipo tumoral pelo osso e SNC. Deve ser considerada também a TC de abdome e pelve.
- **Lipossarcoma mixoide e de sarcomas de células redondas de alto grau:** além da TC de tórax, deve ser realizada TC de abdome e pelve e RM de toda a coluna por causa da predisposição ao acometimento do retroperitônio e da coluna no caso desses tipos histológicos.
- **PET–CT:** não é exame obrigatório no estadiamento basal de forma rotineira, devendo ser feito apenas quando a tomografia causa dúvida. Seu uso pode ser considerado em casos de lesões maiores de 3 cm e de localização profunda, preferencialmente no cenário de neoadjuvância.[26]

■ ESTADIAMENTO

O estadiamento dos sarcomas de mama segue o estadiamento de sarcomas em geral e é baseado no sistema TNM (*American Joint Committee on Cancer* (AJCC)/*International Union Against Cancer* (UICC) – 7ª edição)[27] sendo o estadiamento de sarcomas conhecido pelo sistema TNMG, pois além do tamanho do tumor (T), acometimento linfonodal (N) e sistêmico (M), leva-se em consideração o grau histológico (G). Os sarcomas primários da mama são uma situação especial dentro do TNM e têm o seu estadiamento e estratégias de tratamento semelhantes a qualquer sarcoma de partes moles, considerando o mesmo tipo histológico e o mesmo estadiamento, isto é, esse tipo de sarcoma deve ser encarado do ponto de vista oncológico cirúrgico de maneira análoga a um sarcoma de extremidade, respeitando os mesmos princípios cirúrgicos.

O T leva em conta o tamanho do tumor e se a lesão é superficial ou profunda. As lesões superficiais acometem a pele, tecido celular subcutâneo ou mama e não invadem a fáscia muscular. Já os tumores profundos são definidos como sarcomas que invadem a fáscia muscular ou estão abaixo dessa estrutura. A avaliação clínica em relação ao acometimento (ou não) da fáscia é fortemente indicada através dos exames de imagem (TC e primordialmente RM).

O T é dividido apenas em T1 e T2, e esses, por sua vez, em A e B:

TX	Tumor primário, não pode ser avaliado
T0	Ausência de evidência de tumor primário
T1	Tumor ≤ 5 cm na maior dimensão T1a – Tumor superficial T1b – Tumor profundo
T2	Tumor > 5 cm na maior dimensão T2a – Tumor superficial T2b – Tumor profundo

O N se refere ao envolvimento linfonodal, sendo fato raro nos sarcomas dos adultos (com exceção dos angiossarcomas, que podem ter comprometimento linfonodal em cerca de 13% dos casos). O envolvimento de apenas um linfonodo já coloca a doença no estadio III.

NX – Linfonodos regionais não podem ser avaliados.
N0 – Ausência de metástase em linfonodos regionais.
N1 – Presença de metástase em linfonodos regionais.

O M se refere à doença metastática, sendo o pulmão o principal sítio de doença sistêmica para os sarcomas que envolvem a mama (bem como para a maioria dos sarcomas); é extremante importante a TC de tórax no estadiamento e controle evolutivo dessas pacientes, pois a doença M1 limitada é potencialmente curável com ressecção cirúrgica.

M0 – ausência de metástase sistêmica.
M1 – presença de metástase sistêmica.

O *grau histológico* é importante fator prognóstico em sarcomas, tendo sido colocado dentro do TNM diferentemente dos outros tipos de neoplasias malignas. O sistema leva em conta a definição de três graus histológicos e é baseado no tipo histológico do tumor, no índice mitótico e na extensão de necrose. O prognóstico é muito diferente, considerando o mesmo T e o mesmo N, mas alterando o grau.

GX – Grau não pode ser avaliado
G1 – Grau 1
G2 – Grau 2
G3 – Grau 3

O estadiamento mencionado anteriormente permite o agrupamento das pacientes da seguinte forma:

Estadio IA	T1a	N0	M0	G1, GX
	T1b	N0	M0	G1, GX
Estadio IB	T2a	N0	M0	G1, GX
	T2b	N0	M0	G1, GX
Estadio IIA	T1a	N0	M0	G2, G3
	T1b	N0	M0	G2, G3
Estadio IIB	T2a	N0	M0	G2
	T2b	N0	M0	G2
Estadio III	T2a, T2b	N0	M0	G3
	Qualquer T	N1	M0	Qualquer G
Estadio IV	Qualquer T	Qualquer N	M1	Qualquer G

■ TRATAMENTO

O tratamento dos sarcomas é primordialmente cirúrgico.[21,28] A cirurgia oncológica com margens tridimensionais é considerada a pedra angular para tentar curar essas pacientes. Quimioterapia e radioterapia exercem pouco efeito terapêutico. Como muitos casos de sarcomas de mama já são radioinduzidos, o uso de radioterapia (reirradiação) tem sua indicação extremamente limitada nesse cenário.[29,30]

Do ponto de vista de grau de evidência, devido à baixa incidência desse tipo de neoplasia não existem estudos prospectivos e randomizados especificamente com sarcomas de mama. Os princípios oncológicos são baseados em sarcomas de partes moles. Idealmente, o manejo desses pacientes deve ser feito com discussão multidisciplinar e com equipe com *expertise* no tratamento desse tipo de neoplasia, pois tudo deve ser bem planejado – local da biópsia que deve estar no campo da ressecção futura, encaminhamento do material para laboratório/patologista com *expertise* no diagnóstico dos sarcomas, estratégia de tratamento (cirurgia de princípio *vs.* radio/quimioterapia neoadjuvante), padrão de resseção cirúrgica, necessidade ou não de colocar clipe metálico no leito, local de saída do dreno etc.[28]

Quando o cirurgião recebe o paciente, ele tem de fazer o seguinte questionamento:

- É possível ressecção tridimensional com margens adequadas?
  - Caso sim, a cirurgia está indicada de princípio.
  - Caso não, deve-se considerar a radioterapia neoadjuvante isolada ou associada à quimioterapia neoadjuvante (RT + QT).

Com relação às margens de segurança, são recomendadas para o tratamento de sarcomas margens tridimensionais de pelo menos 10 mm.[1,21,31-32]

Em caso de margem comprometida, uma nova ressecção é o tratamento de eleição. Para casos em que uma nova ressecção não é possível, pode ser indicada a radioterapia adjuvante (modalidade de exceção).

Para casos de invasão muscular ou parede torácica (costelas e musculatura intercostal), a ressecção em monobloco com margens adequadas é a indicação. Nesse caso, pode ser necessária modalidade de reconstrução de parede torácica quando há ressecção de três ou mais arcos costais ou grande defeito de partes moles associado.

Em casos que há infiltração vascular extensa e principalmente acometimento do plexo braquial com desfuncionalização parcial ou total do membro e o paciente não apresentar doença metastática, um procedimento mais radical com intuito curativo pode ser considerado, como a amputação interescapulotorácica, que foi a cirurgia necessária para tratar a paciente demonstrada na figura anterior referente à síndrome de Stewart-Treves, como descrito por Andrade *et al*.[16, 31-33]

Referente à abordagem cirúrgica para os sarcomas, o foco é também a relação mama/tumor para a tentativa de preservar o órgão. Como o foco é alcançar ressecção com margens tridimensionais adequadas, caso haja um bom resultado estético a cirurgia conservadora estaria bem indicada, no entanto, para casos com relação mama/

tumor desfavorável, a melhor opção seria a mastectomia. Para casos de cirurgia conservadora, nem sempre se faz necessário o uso de radioterapia adjuvante, devendo-se obedecer as indicações de tratamento de sarcoma, como será comentado adiante. Em geral, tumores maiores de 5 cm acabam necessitando de mastectomia.

Os angiossarcomas têm maior tendência à multicentricidade e à infiltração cutânea, sendo a mastectomia a cirurgia mais amplamente indicada para isto.[34,35] Monroe[36] estudou 100 pacientes tratadas com cirurgia conservadora e observou 73% de recidiva local em apenas um ano de seguimento, sendo o principal local de recorrência a região da cicatriz; baseado nisto, este autor preconiza uma margem radial cutânea de 30 mm além do tumor, o que praticamente obriga a realização de mastectomia. Para alcançar essas margens radiais de 3 cm, em casos de lesão mais ampla, muitas vezes será necessário o emprego de retalhos miocutâneos para fechar o defeito das partes moles. Pelo risco de ainda haver margem comprometida, este autor também preconiza o fechamento retardado do defeito após a conclusão definitiva do estudo anatomopatológico para os casos de sarcomas muito extensos, a fim de evitar contaminação tumoral das bordas do retalho utilizado no fechamento do defeito e posterior necessidade de ampliação da própria pele do retalho, além daquela parede torácica remanescente.

A abordagem axilar de rotina não é necessária nem através de pesquisa de linfonodo sentinela (que não se aplica em nenhuma circunstância em sarcomas), nem pela linfadenectomia axilar. O único grupo de pacientes que se beneficia de abordagem axilar é formado por aquelas com doença sabidamente metastática (cN+). A chance de linfonodo positivo para sarcoma em geral é de cerca de 5% e de 13% para os angiossarcomas. Para pacientes com linfonodo comprometido, a linfonodectomia deve ser realizada no momento da cirurgia do tumor primário. Não há estudos prospectivos referindo o nível de dissecção axilar para os sarcomas envolvendo a mama e o membro superior, de tal forma que a linfonodectomia axilar níveis I, II e III deve ser fortemente considerada.[37]

Planejamento cirúrgico

Com base na ideia de que os sarcomas necessitam de cirurgia adequada segundo o princípio de ressecção tridimensional com margens amplas, é fundamental o planejamento cirúrgico com o auxílio de exame de imagem.

Nesse cenário, se destaca a tomografia computadorizada para as lesões em parede torácica, podendo ser necessária a ressonância magnética para avaliar a ressecabilidade das lesões que acometem a região da axila e também do membro superior. Se a doença é pequena e distante da parede torácica, apenas exames mamários

podem ser suficientes para o adequado planejamento, devendo-se considerar fortemente a RM.

O local da biópsia deve ser removido em monobloco com a peça cirúrgica, principalmente se ela foi incisional.

Clipes metálicos devem ser colocados na região, primordialmente nos casos de ressecção marginal, junto de estruturas nobres, como o plexo vasculonervoso da axila, a fim de orientar uma possível RT adjuvante.

Os drenos devem ser colocados próximo à ferida cirúrgica. O local de saída do dreno é rotineiramente englobado no campo de radioterapia. O adequado posicionamento da saída do dreno pode evitar campos além do necessário para cobrir eventual falha de programação.

Como definições do tipo de ressecção cirúrgica, temos:

- R0 – ressecção completa sem doença microscópica
- R1 – ressecção com doença microscópica residual
- R2 – ressecção com doença residual grosseira

■ ADJUVÂNCIA

Quimioterapia

Não existe indicação formal para a quimioterapia com finalidade adjuvante. Algumas instituições indicam QT para paciente com estadiamento III em caso de bom *status de performance*. A indicação de quimioterapia é extremante individualizada.

Algumas publicações sugerem benefício da quimioterapia adjuvante à base de doxorrubicina e ifosfamida para sarcomas, podendo chegar a 11% o ganho de sobrevida quando comparado com a ressecção isolada. Não existe nenhum trabalho avaliando QT especificamente para sarcoma de mama, estando essa entidade misturada com as séries de sarcomas de partes moles em geral.[36]

A QT deve ser considerada nos tumores maiores de 5 cm e/ou com metástase linfonodal (EC III) bem como para os sarcomas recidivados. Para angiossarcoma, o limite de tamanho para considerar QT adjuvante seria de 3 cm. Uma discussão com o paciente deve ser feita para esclarecer os riscos e benefícios do tratamento, levando em consideração *status de performance*, comorbidades, riscos e benefícios. Os regimes de quimioterapia devem levar em conta se o paciente teve prévia exposição a antracíclicos por ocasião do tratamento do adenocarcinoma mamário.[38,39] Os taxanos têm sido cada vez mais utilizados nos angiossarcomas.

Radioterapia

Nos sarcomas primários, o uso adjuvante da radioterapia ainda não está bem estabelecido pois não existem trabalhos prospectivos e randomizados, mas deve ser fortemente considerada para tumores maiores de 5 cm, de alto grau, com margens exíguas ou comprometidas que não foram passíveis de nova ressecção cirúrgica. Está associada a melhora no controle local, mas sem melhora da sobrevida global.[38-40]

Já com relação aos sarcomas radioinduzidos, poucos dados existem na literatura. No geral, a reirradiação não deve ser indicada. A indicação deveria ser considerada nos casos de ressecções R1 ou R2 (doença microscópica ou doença grosseira residual).[30] Os riscos de reirradiação envolvem: fratura de costela, pneumonite, necrose e fibrose dos tecidos adjacentes. Nesse cenário, as técnicas de radioterapia seriam baseadas em reirradiação com prótons (equipamento ainda extremamente restrito a poucos centros devido ao seu custo muito elevado), braquiterapia, técnicas de IMRT e também radioterapia hiperfracionada combinada com técnicas de hipertermia a fim de potencializar o efeito terapêutico com menores doses e reduzir as complicações.

Estratégia neoadjuvante

Para as pacientes em que o cirurgião avalia não ser a ressecção primária oncologicamente adequada, a melhor estratégia seria iniciar com radioterapia neoadjuvante exclusiva ou com a associação de RT com QT neoadjuvante, a depender da experiência do grupo.[38]

■ PROGNÓSTICO

Esses tumores são biologicamente agressivos com taxas significativas de recorrência local e primordialmente de recidiva sistêmica, sendo o pulmão o principal sítio de metástases tardias.[1,18,40,42] As recorrências em geral ocorrem dentro dos primeiros cinco anos do diagnóstico. A maioria das recorrências relacionadas aos sarcomas de baixo grau ocorre localmente; já as relacionadas aos sarcomas de alto grau são primordialmente sistêmicas.[43]

No geral, considerando todos os tipos de sarcoma que acometem a mama, teremos:

- Taxas de recorrência local variando de 30% a 66% em cinco anos.
- Taxas de recorrência local variando de 35% a 65% em cinco anos.
- Taxas de sobrevida global variando de 49% a 67% em cinco anos.

O tratamento ideal da recorrência local é a cirurgia de resgate após estadiamento adequado e a ausência de evidência de doença sistêmica irressecável ou múltipla. Se a abordagem inicial foi com cirurgia conservadora, a mastectomia deve ser indicada. Se a abordagem inicial foi com mastectomia, deve ser realizada ressecção ampla com margens oncológicas.

Tratamento da doença metastática

- Para paciente com doença metastática pulmonar limitada, a melhor estratégia ainda hoje é a metastasectomia com intuito curativo.
- Pacientes com doença limitada em outros sítios podem ter benefícios com a ressecção cirúrgica.
- Já para pacientes com doença metastática múltipla, o melhor é o tratamento sistêmico ou com abordagem de suporte/paliação.

■ CONCLUSÃO

Os sarcomas de mama constituem doença rara e, muitas vezes, estão associados a um prévio tratamento para câncer de mama, além de ter prognóstico limitado.

A cirurgia oncológica adequada é o principal tratamento para potencializar a cura desses pacientes. O papel da radioterapia e quimioterapia adjuvante é bem restrito para os sarcomas.

■ REFERÊNCIAS BIBLIOGRÁFICAS

1. Zelek L, et al. Prognostic factors in primary breast sarcomas: a series of patients with long-term follow-up. J Clin Oncol 2003; 21(13):2583-8.
2. Karlsson P, et al. Soft tissue sarcoma after treatment for breast cancer. Radiother Oncol 1996;38(1):25-31.
3. Howlader N, et al. SEER Cancer Statistics Review, 1975-2012, National Cancer Institute. Bethesda, MD, http://seer.cancer.gov/ csr/1975_2012/. SEER web site, April 2015.
4. Zahm SHet al. The epidemiology of soft tissue sarcoma. Semin Oncol 1997;24(5):504-14.
5. Li FP, et al. Soft-tissue sarcomas, breast cancer, and other neoplasms: a familial syndrome? Ann Intern Med 1969; 71(4):747-52.
6. Bjerkehagen B, et al. Radiation-induced sarcoma: 25-year experience from the Norwegian Radium Hospital. Acta Oncol 2008;7(8):1475-82.
7. Huang J, et al. Increased risk of soft tissue sarcoma after radiotherapy in women with breast carcinoma. Cancer 2001;92(1):172-80.
8. Sheth GR, et al. Radiation-induced sarcoma of the breast: a systematic review. Oncologist 2012;17(3):405-18.
9. Penel N, et al. Frequency of certain established risk factors in soft tissue sarcomas in adults: a prospective descriptive study of 658 cases. Sarcoma 2008;2008:459386.
10. Overgaard M, et al. Postoperative radiotherapy in high-risk premenopausal women with breast cancer who receive adjuvant chemotherapy. Danish Breast Cancer Cooperative Group 82b Trial. N Engl J Med 1997;337(14):949-55.
11. Rubino C, et al. Radiation dose and risk of soft tissue and bone sarcoma after breast cancer treatment. Breast Cancer Res Treat 2005; 89(3):277-88.

12. O'Brien MM, et al. Second malignant neoplasms in survivors of pediatric Hodgkin's lymphoma treated with low-dose radiation and chemotherapy. J Clin Oncol 2010;28(7):1232-9.

13. Mery CM, et al. Secondary sarcomas after radiotherapy for breast cancer: sustained risk and poor survival. Cancer 2009;115(18):4055-63.

14. Woodward AH, et al. Lymphangiosarcoma arising in chronic lymphedematous extremities. Cancer 1972;30:562.

15. Stewart FW, et al. Lymphangiosarcoma in postmastectomy lymphedema; a report of six cases in elephantiasis chirurgica. Cancer 1948; 30(2):562-72.

16. Andrade WP, et al. Stewart-Treves Syndrome: case report. Appl Cancer Res (Online) 2008;28:168-70.

17. Adem C, et al. Primary breast sarcoma: clinicopathologic series from the Mayo Clinic and review of the literature. Br J Cancer 2004; 91(2):237-41.

18. Nascimento AF, et al. Primary angiosarcoma of the breast: clinicopathologic analysis of 49 cases, suggesting that grade is not prognostic. Am J Surg Pathol 2008;32(12):1896-904.

19. Bousquet G, et al Outcome and prognostic factors in breast sarcoma: a multicenter study from the rare cancer network. Radiother Oncol 2007;85(3):355-61.

20. Pollard SG, et al. Breast sarcoma. A clinicopathologic review of 25 cases. Cancer 1990;66(5):941-4.

21. Shabahang M, et al. Surgical management of primary breast sarcoma. Am Surg 2002;68(8):673-7.

22. Smith TB, Gilcrease MZ, Santiago L, et al. Imaging features of primary breast sarcoma. AJR Am J Roentgenol 2012;198(4):W386-93.

23. Yang WT, et al. Nonmammary malignancies of the breast: ultrasound, CT, and MRI. Semin Ultrasound CT MR 2000;21(5):375-94.

24. Edeiken B, et al. Percutaneous needle biopsy of the irradiated skeleton. Radiology 1983;146(3):653-5.

25. Von Mehen M, et al. Soft Tissue Sarcoma, Version 2.2016, NCCN Clinical Practice Guidelines in Oncology. J Natl Compr Canc Netw 2016;14(6):758-86.

26. Schuetze SM, et al. Use of positron emission tomography in localized extremity soft tissue sarcoma treated with neoadjuvant chemotherapy. Cancer 2005;103(2):339-48.

27. Sobin LH, et al. TNM: classificação de tumores malignos. 7 ed. Rio de Janeiro: INCA; 2012; p.187-200.

28. Wiklund T, et al. The importance of a multidisciplinary group in the treatment of soft tissue sarcomas. Eur J Cancer 1996;32A(2):269-73.

29. Marchal C, et al. Nine breast angiosarcomas after conservative treatment for breast carcinoma: a survey from French comprehensive Cancer Centers. Int J Radiat Oncol Biol Phys 1999;44(1):113-9.

30. Stuschke M, et al. Re-irradiation of recurrent head and neck carcinomas: comparison of robust intensity modulated proton therapy treatment plans with helical tomotherapy. Radiat Oncol 2013; 8:93.

31. North JH Jr, et al. Sarcoma of the breast: implications of the extent of local therapy. Am Surg 1998; 64(11):1059-61.

32. Pandey M, et al. Primary sarcoma of the breast. J Surg Oncol 2004; 87(3):121-5.

33. Lum YW, et al. Primary breast sarcoma. Surg Clin North Am 2008; 88(3):559-70,

34. Chapelier AR, et al. Radical resection of radiation-induced sarcoma of the chest wall: report of 15 cases. Ann Thorac Surg 1997;63(1):214-9.

35. Scow JS, et al. Primary and secondary angiosarcoma of the breast: the Mayo Clinic experience. J Surg Oncol 2010;101(5):401-7.

36. Monroe AT, et al. Angiosarcoma after breast-conserving therapy. Cancer 2003;97(8):1832-40. Review.

37. Fong Y, et al. Lymph node metastasis from soft tissue sarcoma in adults. Analysis of data from a prospective database of 1772 sarcoma patients. Ann Surg 1993; 217(1):72-7.

38. Sarcoma Meta-analysis Collaboration (SMAC). Adjuvant chemotherapy for localised resectable soft tissue sarcoma in adults. Cochrane Database of Systematic Reviews 2000;4:CD001419.

39. Pervaiz N, et al. A systematic meta-analysis of randomized controlled trials of adjuvant chemotherapy for localized resectable soft-tissue sarcoma. Cancer 2008;113(3):573-81.

40. Depla AL, et al. Treatment and prognostic factors of radiation-associated angiosarcoma (RAAS) after primary breast cancer: a systematic review. Eur J Cancer 2014;50(10):1779-88.

41. Casali PG, et al. Soft tissue sarcomas: ESMO Clinical Practice Guidelines for diagnosis, treatment and follow-up. Ann Oncol 2010; 21 (Suppl 5):198-203.

42. Confavreux C, et al. Sarcomas and malignant phyllodes tumours of the breast--a retrospective study. Eur J Cancer 2006;42(16):2715-21.

43. Hsu C, McCloskey SA, Peddi PF. Management of Breast Sarcoma. Surg Clin North Am 2016;96(5):1047-58. Review.

Preservação da Fertilidade

INTRODUÇÃO

Embora a incidência do câncer aumente com a idade e seu pico se dê após os 50 anos, a melhor habilidade do diagnóstico faz com que milhares de indivíduos jovens sejam hoje identificados com essa enfermidade. Alie-se a menor taxa de mortalidade dada pelos tratamentos atuais e a mudança nos padrões da sociedade, onde o desejo da gestação tende a ser cada vez mais postergado. Assim, é cada vez maior o questionamento dos pacientes com câncer a respeito de seu futuro reprodutivo, sobretudo por parte das mulheres.

No câncer de mama estima-se que 25% dos casos novos ocorrerão antes da menopausa, sendo 10% deste total antes dos 40 anos de idade, atingindo mulheres que ainda não têm sua prole concluída ou mesmo não têm filhos.[1] Por outro lado, a maioria das mulheres jovens terá seu diagnóstico de câncer em estágios iniciais e lhes serão oferecidas terapias adjuvantes, com poder de mitigar a reserva ovariana; a muitas será aconselhada a terapia hormonal por meia década, o que postergará ou dificultará seu desejo reprodutivo. Mas os questionários aplicados a mulheres jovens com a neoplasia mamária demonstram que mais da metade delas manifesta o desejo de engravidar, em contraste com a realidade encontrada, em que após a quimioterapia (QT), a maioria vivenciará a falência ovariana.[2]

Mesmo àquelas que não tenham recebido qualquer tratamento adjuvante, a maioria dos oncologistas aconselha o adiamento da gravidez em pelo menos dois anos, como forma de evitar maiores estímulos a células malignas residuais, o que também está sujeito ao declínio da população e da qualidade folicular, sobretudo após os 40 anos de idade.

Muito se tem discutido sobre os modelos de preservação da fertilidade, quer seja pela criopreservação de embriões, de oócitos, de tecido ovariano, ou mesmo alternativas ao dano tóxico de quimioterápicos sobre a reserva folicular. Sabe-se que apenas 40% dos oncologistas abordam essa nova dinâmica do comportamento feminino, oferecendo adequado aconselhamento quanto à possibilidade de técnicas que visem à preservação da fertilidade. Receiam a piora da doença e manifestam temor em iniciar ou adiar o tratamento oncológico.[3,4]

Impacto da terapia do câncer de mama na fertilidade: é sabido que os ovários contêm um número fixo de folículos, unidades primordiais formadas ainda na vida intrauterina, e possuem no seu interior o oócito, célula germinativa que teve seu processo de divisão celular interrompido ainda na primeira fase da divisão meiótica. Não são conhecidos os mecanismos intrínsecos que determinam o recrutamento folicular e a reativação da meiose, que se iniciam na puberdade e se mantêm ao longo da vida reprodutiva, mas trata-se de processo bioquímico por competição, em que os mais sensíveis e mais aptos a reassumir a divisão celular serão os inicialmente recrutados, deixando aqueles mais resistentes e suscetíveis às aneuploidias para a fase final da função ovariana.

Os tratamentos do câncer de mama afetam a atividade dos ovários de variadas formas: a QT produz ação gonadotóxica, diminuindo a reserva folicular.[5] Em mulheres mais jovens, a quantidade de folículos tende a ser maior e o potencial tóxico menor.[6] De forma oposta, quanto maior a idade ao iniciar a QT, maior a incidência da insuficiência ovariana (Figura 17.1). Embora a amenorreia induzida pela terapia alquilante possa ser reversível, é notória a queda na qualidade oocitária, sobretudo se mensurada pelos índices de clivagem embrionária *in vitro*. Se a amenorreia for superior a um ano, na maioria dessas mulheres a função ovariana jamais retornará.[7] Embora a avaliação da reserva ovariana possa ser realizada pela medida dos níveis séricos de FSH, LH e estrogênio, reconhece-se como mais fidedignas a contagem de folículos antrais iniciais (4 a 8 mm) pelo ultrassom transvaginal e a dosagem do hormônio antimulleriano.[6]

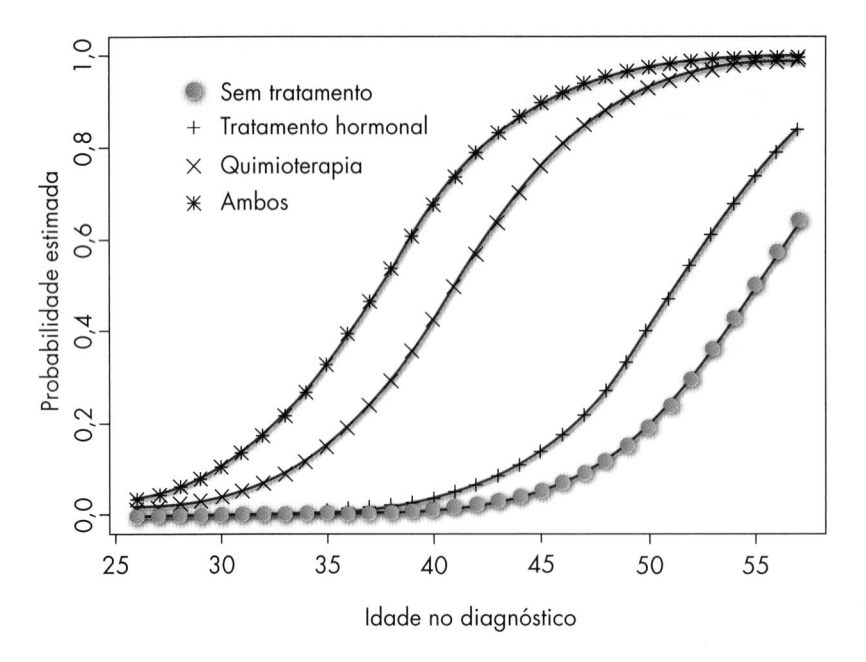

Figura 17.1 Efeito do tratamento sistêmico na indução da amenorreia.[8] Análise multivariada: idade p < 0,00001; QT (CMF ou FEC) p < 0,00001; tamoxifeno p = 0,034.

Entre as drogas administradas, os alquilantes, como a ciclofosfamida, são as de maior risco, pois destroem os oócitos permanentemente. O esquema CMF induz à amenorreia em mais de 60% se prescrita para pacientes com menos de 40 anos de idade, e, após essa idade, em aproximadamente 95% das mulheres. No esquema FEC, chega a quase 60%, e, no AC, a 34%. Neste último esquema quimioterápico, provavelmente a indução de amenorreia é mais baixa, porque a dose total de ciclofosfamida é menor do que no esquema CMF.[8-10] Os alquilantes induzem à apoptose nas células da granulosa, levando à queda da população folicular. Ocorre, assim, a diminuição dos oócitos disponíveis para o recrutamento folicular e posterior fibrose local. O dano ovariano é progressivo e irreversível. Se o *pool* de folículos se mantiver ativo, o retorno à menstruação deve ocorrer em cerca de três a seis meses após o último ciclo. O esquema AC + T é o de menor risco. Já o trastuzumabe parece não ter efeito sobre a reserva folicular e consequente fertilidade.[10] Acrescenta-se, ainda, que embora a radioterapia não aumente a toxicidade ovariana, pode atingir a pelve e os ovários, portanto, não é recomendada a estimulação ovariana ou mesmo a gravidez nessa fase.[8]

Além dos efeitos gonadotóxicos, nos casos de carcinoma mamário que expressam receptores hormonais, serão recomendadas a complementação com a terapia hormonal, recebendo o tamoxifeno por pelo menos cinco anos, no intuito de reduzir o risco de recorrência, o que, por seu lado, adiaria a gestação, levando ao natural declínio da fertilidade pela idade. Naquelas mulheres que engravidaram em uso desse antiestrogênio e suspenderam temporariamente o tratamento, em virtude do potencial efeito teratogênico, não se conhece com precisão o impacto dessa interrupção, e há incertezas quanto ao agravamento da neoplasia frente à produção dos esteroides pela placenta. Mas as evidências atuais não têm revelado piora do prognóstico e/ou das recidivas do carcinoma mamário nas gestantes que suspenderam a terapia hormonal complementar.[11]

Risco de câncer de mama e indutores da ovulação: níveis elevados do estrogênio parecem aumentar o risco de câncer de mama na população em geral, sobretudo na reposição hormonal tradicional.[12-14]

Por este motivo, existe preocupação sobre a segurança dessas mulheres durante a administração de drogas indutoras da ovulação. Entretanto, ao contrário das terapias hormonais, quando a reposição hormonal é realizada com doses baixas, mas contínua e prolongada, na estimulação medicamentosa dos ovários das mulheres inférteis ocorre alta produção estrogênica por um período transiente e limitado. Os resultados são ainda conflitantes, mas estudo avaliando mais de 200 mil mulheres inférteis submetidas à estimulação ovariana, e mesmo considerando a heterogeneidade da amostra, não revelou risco global acentuado para o desenvolvimento do carcinoma de mama (RR = 1,05; CI 0,96 a 1,14).[15] No subgrupo das mulheres inférteis e que se submeteram à fertilização *in vitro*, quando as doses dos indutores são ainda mais elevadas, também não se evidenciaram maiores preocupações (RR = 0,96; CI 0,81 a 1,14).[15] Do contrário, avaliando-se os tratamentos menos agressivos, como a estimulação dos ovários e o coito programado, houve moderado aumento na expectativa para desenvolver, em alguma fase da vida, a neoplasia mamária (RR = 1,26; CI 1,06 a 1,50);[15] isso talvez corrobore o fato de que essas mulheres são submetidas a maior número de ciclos, e de forma mais inadvertida. Embora esses dados possam trazer certo alívio, é necessário extremo cuidado no uso desses medicamentos, pois nas pacientes com câncer de mama podem, sim, ocorrer efeitos diretos ou indiretos do excesso estrogênico, sobretudo após os 40 anos de idade.

Gestação e câncer de mama: não há evidências seguras sobre a recidiva do câncer ao longo da gestação ou do puerpério, pois as mulheres que vivenciaram a neoplasia maligna da mama são as de menor taxa de fertilidade entre as sobreviventes, com redução estimada de 67% na taxa de concepção, se comparadas à população normal.[16] Muito possivelmente essa perspectiva reflete o dano à reserva ovariana, em uma idade de forte declínio da fertilidade, pois, se comparada a outros tumores, que costumam incidir mais precocemente, como o melanoma, o linfoma ou a leucemia, entre outros, a ação de quimioterápicos similares não produz igual restrição da capacidade reprodutiva.

Por outro lado, as poucas evidências científicas atuais não têm revelado piora do prognóstico de doentes com carcinoma mamário, que engravidaram ao longo do tratamento e suspenderam a terapia hormonal.[4,6] Uma metanálise de 14 estudos retrospectivos mostrou que as mulheres que engravidaram após o diagnóstico ou ao longo do tratamento do câncer apresentaram uma redução de 41% de morte (RR = 0,59; CI 0,50 a 0,70),[17] se comparadas às que não engravidaram e apresentavam o tumor em estágios semelhantes. Ademais, nos casos relatados, não existe maior incidência de malformações congênitas, bem como no desenvolvimento neonatal, uma vez que muitas foram submetidas à quimioterapia pregressa. Contudo, essas mulheres apresentam maiores taxas de abortos espontâneos, chegando a quase 30% das gestações, e de complicações tais como parto prematuro ou nascituro de baixo peso, o que possivelmente reflete a qualidade ovular ou mesmo as condições uterinas pós-quimioterapia.[18,19]

Assim, hoje, a gravidez após o câncer pode ser considerada segura e não deve ser desencorajada. Entretanto, não se conhece o intervalo de tempo ideal entre o fim dos tratamentos antineoplásicos e a liberdade para a concepção.[20]

■ ESTRATÉGIAS DE PRESERVAÇÃO DE FERTILIDADE

Todas as mulheres jovens, solteiras ou casadas, acometidas do câncer de mama, devem ser aconselhadas sobre o eventual dano das terapias adjuvantes. Embora haja variação quanto ao tipo e a dose, deve-se considerar que qualquer quimioterápico pode potencialmente produzir a insuficiência ovariana e, consequentemente, a infertilidade. Assim, as estratégias de preservação da fertilidade devem ser ao menos discutidas com a paciente ou com o casal. No Quadro 17.1 destacamos as principais opções.

- **Uso de análogo do GnRH durante a QT:** a supressão da atividade dos ovários, induzida pela administração do análogo agonista do GnRH (a--GnRH), durante a QT, parece ser opção atrativa como forma de proteger a função gonadal.[21,22] Na maioria dos estudos em que houve a administração do a-GnRH, a menstruação retornou após a quimioterapia (86% a 100%), mas o impacto positivo na fertilidade ainda é conflitante.[22] A diversidade das populações estudadas, a dose, o tipo de QT e o tempo de seguimento são os maiores limitantes nesses estudos, embora nas mulheres com câncer de mama esse efeito pareça ser benéfico em postergar a menopausa.

- **Criopreservação de embrião**: a criopreservação do embrião é o método preferencial, na perspectiva de preservar a fertilidade. Ao se formar o embrião é necessária a perfeita ativação do óvulo pelo espermatozoide. O acompanhamento das divisões celulares iniciais fornece informações valiosas sobre a qualidade embrionária e seu potencial de implantação, logo, apenas aqueles de real capacidade serão congelados. Além disso, o embrião é mais resistente às injúrias da criopreservação e a taxa de sobrevida após o descongelamento é superior a 95%. Contudo, a depender de sua qualidade e da idade ovular, assim como de sua formação, as taxas de implantação por embrião são muito variáveis, oscilando entre 8% e 30%, e, de parto, entre 18% e 20%. Considerando-se a possibilidade de implantação de vários embriões criopreservados, as taxas de sucesso podem alcançar 60%, mas essa tática também poderia corroborar na gestação múltipla, nem sempre desejada pelas mulheres sobreviventes ao câncer. Outro dilema é a necessidade de requerer a união estável entre pessoas para a formação do embrião, sendo pouco viável nas mulheres solteiras.[23]

Quadro 17.1 Estratégias de preservação da fertilidade.		
Análogo agonista GnRH	Não retarda QT	Eficácia não comprovada
Criopreservação embrião	Maior probabilidade de gestação Maior número de nascimentos	Retarda QT Requer estimulação ovários Necessita parceiro
Criopreservação oócito	Eficácia idade-dependente Não necessita parceiro	Retarda QT Requer estimulação ovários Menor número de nascimentos
Criopreservação ovário	Maior disponibilidade oócitos Não retarda QT Não necessita parceiro	Maturação in vitro não disponível Requer retirada cirúrgica Requer futuro transplante Risco implante tumor

- **Criopreservação de oócito**: nos casos em que a vida conjugal não é estabelecida, opta-se pela criopreservação dos oócitos. Essa técnica sofreu uma verdadeira revolução nos últimos 15 anos, com a modificação no método de criopreservação. É conhecido que o oócito restitui sua atividade meiótica durante o processo ovulatório, passando de uma célula diploide ou "2n", para conter metade do material genético ou uma célula "n". Desta forma, quando da segregação dos cromossomo, as células podem ter seu fuso danificado no processo de congelamento pela formação de cristais de água intracelular e interrompem a sequência do material genético. Durante muitos anos, a criopreservação de óvulos não produziu resultados satisfatórios, mas, com o advento do processo chamado de "vitrificação", a velocidade de resfriamento celular é extremamente rápida e a formação de cristais é impedida, evitando-se o dano ao fuso meiótico e mantendo-se a viabilidade do óvulo.[24] Antes dessa revolução metodológica, a taxa de parto era próxima de 2%, mas hoje se aproxima dos resultados obtidos pela criopreservação de embriões, sobretudo nas mulheres com menos de 35 anos de idade e de boa capacidade ovariana.[24,25]

Contudo, a criopreservação de oócitos deve ser vista com cautela na perspectiva de manter a fertilidade, pois ainda não se sabe como será a qualidade embrionária formada, uma vez que ainda não ocorreu a interação entre os gametas. Logo, o potencial reprodutivo é apenas estimado. Em geral, se comparada à criopreservação de embriões, os resultados são similares para mulheres jovens, abaixo de 35 anos, e desapontadores para as que têm mais de 38 anos de idade, o que já re-fletiria a capacidade reprodutiva em si, mas na criopreservação de embriões é sempre possível repetir tratamentos se os resultados estiverem aquém do esperado.

Tanto para o congelamento de embriões quanto de óvulos, a estimulação dos ovários com a administração de gonadotrofinas é recomendada para potencializar sua eficácia. Existem preocupações quanto ao atraso no início da QT nas mulheres com câncer e, em algumas situações, como a leucemia aguda, o retardo no início dos medicamentos parece piorar o prognóstico e o mesmo pensamento poderia ser aplicado na neoplasia da mama. Para reduzir o tempo de tratamento, sabe-se que a atividade dos ovários é contínua. Logo, a rápida luteólise, com a administração de análogos antagonistas do GnRH, ou a simples aplicação exógena do FSH, ativa o crescimento folicular, tornando possível a obtenção de óvulos a qualquer momento do ciclo menstrual, retardando o início da QT em, no máximo, duas semanas. As gonadotrofinas devem sempre ser administradas conjuntamente ao letrozole, durante todo o procedimento. Esse inibidor da aromatase contribui para reduzir o nível estrogênico e mitigar seu efeito proliferativo, sobretudo naquelas com o receptor hormonal positivo.[25-27] De fato, o estrogênio, mesmo em baixa concentração, estimula o crescimento celular.[27] Além disso, os estrogênios podem ter efeito mitogênico indireto no câncer de mama receptor-negativo.[26] Outra opção é a FIV com ciclo natural, em que a captação de oócito se dá sem estímulo hormonal, em um ciclo natural, mas a produção de óvulos/embriões é muito baixa. O próprio tamoxifeno, na dose de 40 mg a 60 mg, durante 5 a

12 semanas, pode melhorar a chance de se obter maior número de embriões, mas o intervalo de tempo necessário o inviabiliza.[26,27]

- **Criopreservação de tecido ovariano:** inquestionavelmente, o método mais promissor na preservação de gametas é o congelamento de seu tecido germinativo.[28-31] Nas mulheres, a cortical do ovário contém milhares de folículos primordiais, propiciando enorme reserva de oócitos. Além disso, ainda não têm seu processo meiótico reativado, sendo mais resistentes às injúrias do congelamento e poderiam "garantir" a fertilidade a qualquer momento. Seu maior entrave consiste na maturação *in vitro* dos oócitos, pois não se conhece a cascata de eventos que determina a foliculogênese, mas alguns resultados laboratoriais promissores, em outros mamíferos, já foram relatados. Alguns pesquisadores têm proposto para adolescentes ou mulheres muito jovens, mas com tumores que necessitam quimioterapia prolongada ou de alto potencial para restringir a função ovariana, a retirada de parte ou de um dos ovários, sendo sua cortical separada em "tiras" de aproximadamente 1 mm de diâmetro.[28-29] Apresenta como maior vantagem a possibilidade de recuperar milhares de folículos primordiais, vislumbrando maior expectativa de sucesso. Para reativar esse tecido, quando do desejo reprodutivo, é necessário reimplantar as "tiras" no sítio ovariano, propiciando inclusive a perspectiva de uma gestação espontânea. Os relatos atuais têm evidenciado a restauração de ciclos menstruais entre três e seis meses pós-reimplante. Contudo, sua eficácia é questionável e parece que só se aplica a mulheres muito jovens, já que nas com mais de 30 anos de idade as "tiras ovarianas" têm baixa recuperação, além de ser necessário abordar a cavidade abdominal para a retirada e reintrodução do tecido. Outra desvantagem diz respeito ao potencial risco de reimplante de tecido potencialmente neoplásico (BRCA 1 e 2). Há dúvidas, ainda, quanto à viabilidade do transplante, melhor local, tamanho adequado das "tiras" de ovário e de qual seria o efeito da estimulação com gonadotrofinas, embora já tenham sido descritos nascimentos com esse método.

■ CONSIDERAÇÕES FINAIS

Nas mulheres sem a prole constituída e com câncer de mama é necessário o correto aconselhamento sobre a possível preservação de sua fertilidade, antes do início das terapias adjuvantes, sobretudo da quimioterapia. Naquelas com união estável, a criopreservação de embriões parece ser a melhor opção. Já nas mulheres sem união estável, a criopreservação de oócitos é atualmente alternativa viável e o congelamento ovariano é um método promissor, embora ainda experimental. Em todas, independentemente do receptor hormonal, a estimulação ovariana preferencialmente é feita com gonadotrofinas e deve contemplar os inibidores da aromatase para evitar os altos níveis estrogênicos decorrentes desse procedimento. Embora não existam evidências seguras da ação protetora do a-GnRH, seu uso parece prevenir a menopausa prematura na maioria dos casos.

REFERÊNCIAS BIBLIOGRÁFICAS

1. Jemal A, et al. Cancer statistics, 2008. CA Cancer J Clin 2008;58(2):71-96.
2. Moffat R, et al. Preserving fertility in patients undergoing treatment for breast cancer: current perspectives. Breast Cancer (Dove Med Press) 2014;6:93-101.
3. Falcone T, et al. Ovarian function preservation in the cancer patient. Fertil Steril 2004; 81(2):243-57.
4. West ER, et al. Engineering the follicle microenvironment. Semin Reprod Med 2007; 25(4):287-91.
5. Goodwin PJ, et al. Risk of menopause during the first year after breast cancer diagnosis. J Clin Oncol 1999;17(8): 2365-9.
6. Lutchman SK, et al. Predictors of ovarian reserve in young women with breast cancer. Br J Cancer 2007;96(12):1808-16.
7. Bines J. Ovarian function in premenopausal women treated with adjuvant chemotherapy for breast cancer. J Clin Oncol 1996;14(5):1718-23.
8. Meirow D, et al. Toxicity of chemotherapy and radiation on female reproduction. Clin Obstet Gynecol 2010;53(4):727-33.
9. Morgan S, et al. How do chemotherapeutic agents damage the ovary? Human Reprod Update 2012;18(5):525-34.
10. Abusief ME, et al. The effects of paclitaxel, dose density, and trastuzumab on treatment-related amenorrhea in premenopausal women with breast cancer. Cancer 2010; 116 (4):791-8.
11. Blakely LJ, et al. Effects of pregnancy after treatment for breast carcinoma on survival and risk of recurrence. Cancer 2004;100(3):465-9.
12. Key T, et al. Endogenous sex hormones and breast cancer in postmenopausal women: reanalysis of nine prospective studies. J Natl Cancer Inst 2002;94(8):606-12.
13. Eliassen AH, et al. Endogenous steroid hormone concentrations and risk of breast cancer among premenopausal women. J Natl Cancer Inst 2006;98(19):1406-15.
14. Fortner RT, et al. Premenopausal endogenous steroid hormones and breast cancer risk: results from the Nurses' Health Study II. Breast Cancer Res 2013;15(2):R19.
15. Gennari A, et al. Breast cancer incidence after hormonal treatments for infertility: systematic review and meta-analysis of population-based studies. Breast Cancer Res Treat 2015;150(2):405-13.

16. Stensheim H, et al. Pregnancy after adolescent and adult cancer: a population-based matched cohort study. J Int Cancer 2011;129(5):1225-32.

17. Azim Jr HA, et al. Safety of pregnancy following breast cancer diagnosis: a meta-analysis of 14 studies. Eur J Cancer 2011;47(1):74-9.

18. Ives A, et al. Pregnancy after breast cancer: population based study. BMJ. 2007;334(7586):194.

19. Lawrenz B, et al. Pregnancy after successful cancer treatment: what needs to be considered? Onkologie 2012;35(3):128-35.

20. Lambertini M, et al. Cancer and fertility preservation: international recommendations from an expert meeting. BMC Medicine 2016;14:1.

21. Munster PN, et al. Randomized trial using gonadotrophin releasing hormone agonist triptorelin for the preservation of ovarian function during (NEO) adjuvant chemotherapy for breast cancer. J Clin Oncol 2012;30(5):533-8.

22. Moore HC, et al. Goserelin for ovarian protection during breast-cancer adjuvant chemotherapy. N Engl J Med 2015;372(10):923-7.

23. Oktay K, et al. Fertility preservation in breast cancer patients: In vitro fertilization and embryo cryopreservation after ovarian stimulation with tamoxifen. Human Reprod 2003; 18(1):90.

24. Smith GD, et al. Theoretical and experimental basis of oocyte vitrification. Reprod Biomed Online 2011;23(3):298-100.

25. Motta EL, et al. Live birth after 6 years of oocyte vitrification in a survivor with breast cancer. J Assist Reprod Genet 2014;31(10):1397-103.

26. Gupta PB, et al. Contributions of estrogen to ER-negative breast tumor growth. J Steroid Biochem Mol Biol 2006;102(1-5):71-8

27. Masamura S, et al. Estrogen deprivation causes estradiol hypersensitivity in human breast cancer cells. J Clin Endocrinol Metab 1995;80(10):2918-23.

28. Donnez J, et al. Ovarian tissue cryopreservation and transplantation: a review. Human Reproduction Update 2006;12(5):519-35.

29. Donnez J, et al. Transplantation of ovarian tissue. Best Pract Res Clin Obstet Gynaecol 2014;28(8):1188-95.

30. Macklon KT, et al. Treatment history and outcome of 24 deliveries worldwide after autotransplantation of cryopreserved ovarian tissue, including two new Danish deliveries years after autotransplantation. J Assist Reprod Genet 2014;31(11):1557-64.

31. Dittrich R, et al. Pregnancies and live births after 20 transplantations of cryopreserved ovarian tissue in a single center. Fertil Steril 2015;103(2):462-8.

Gravidez Pós-tratamento

■ INTRODUÇÃO

A gravidez após o tratamento do câncer de mama é evento que está se tornando cada vez mais frequente por alguns aspectos próprios da atualidade. Primeiro, porque com o diagnóstico precoce e a eficácia do tratamento local, bem como graças a terapias sistêmicas adjuvantes, o risco de recidiva do tumor é baixo e a sobrevida elevada.[1] Outro aspecto relevante é o fato de que nas últimas décadas as mulheres têm postergado a gravidez e muitas vezes são acometidas pelo câncer de mama antes de realizar o sonho da maternidade.[2]

Algumas evidências sugerem que 40% a 70% das pacientes tratadas de câncer de mama apresentam o desejo de engravidar.[3,4] Entretanto, apenas 4% a 7% das pacientes realmente tentam engravidar.[5] Existe uma grande lacuna na literatura médica sobre esse tema, com poucos estudos consistentes que poderiam ajudar o obstetra no aconselhamento dessas pacientes.

Algumas metanálises foram realizadas versando sobre estudos retrospectivos, que comparam a evolução das gestantes com as não gestantes após o tratamento desse tipo de câncer. Esses trabalhos, em geral, demonstram redução da mortalidade de até 41% no grupo das mulheres que engravidaram após o câncer de mama.[6]

As diversas incertezas relacionadas à gravidez após o câncer de mama resultam em aconselhamentos desfavoráveis à gestação. As taxas de aborto provocado são de 30%, aproximadamente.[7-9]

■ ACONSELHAMENTO PRÉ-CONCEPÇÃO APÓS CÂNCER DE MAMA

A decisão sobre planejar uma gravidez após esse tipo de câncer deve envolver equipe multidisciplinar com mastologista, oncologista e obstetra.

Alguns aspectos devem ser considerados quando se deseja orientar uma paciente em relação à futura gestação após o câncer de mama.

Na tomada de decisão, deve-se considerar as condições de cada caso. O espectro da doença é grande e envolve pacientes com diagnóstico precoce e outras com câncer metastático. O aconselhamento para futura gestação é mais fácil nos casos de diagnóstico precoce, onde a sobrevida é maior. Deve ser contraindicada a gestação nos casos de câncer metastático.

O tempo de sobrevida da paciente tratada de câncer de mama, em geral, é longo. A sobrevida em cinco anos é de 88%. O risco de recorrência do câncer de mama cai após dois anos do seu diagnóstico.[10,11] Outro aspecto a se considerar é a influência da gravidez no curso da doença. A gravidez está associada a altos níveis de estrogênio, que representam um impacto negativo no curso do câncer com receptores hormonais positivos.

No aconselhamento, sempre deve ser discutido o risco de recidiva da doença. Este tópico é sempre polêmico, uma vez que a maioria dos cânceres de mama apresenta receptores de estrogênio positivo, ou seja, hormônio-dependente. Por isso, grande parte destas pacientes são aconselhadas a evitar a gravidez pela preocupação de que este evento hormonal possa piorar o prognóstico. No entanto, diversos estudos publicados na literatura médica não evidenciam isso. Por outro lado, demonstram que há melhora da sobrevida após a gestação. Apesar das limitações dos estudos que, na sua maioria, são retrospectivos e com número limitado de pacientes, eles não demonstraram que a evolução após o tratamento desse tipo de câncer esteve comprometida após a gestação.[12,13]

O prognóstico é muito favorável após a gestação em pacientes com diagnóstico precoce da neoplasia.[8,14,15]

Diversos trabalhos têm demonstrado melhora após o tratamento nas últimas décadas. Estudo australiano realizado entre 1982 e 2003 demonstrou que a sobrevida foi de 92% após cinco anos e de 86% após 10 anos.[7]

Vários estudos demonstraram maior sobrevida em mulheres que engravidaram após o câncer.[7,8] Kroman *et al.* analisaram 371 mulheres que engravidaram após câncer de mama, sendo que elas tiveram 465 gravidezes (236 gestações a termo, 36 abortos espontâneos e 193 abortos provocados). As gestações que chegaram ao termo após o tratamento do câncer estavam associadas com baixo risco de mortalidade (OR:0,73 - 95% CI 0,54 a 0,99).[16] Estes achados podem ser explicados pelo viés postulado por Sankila *et al.*, do efeito saudável da gestante, isto é, de que mulheres saudáveis têm maior probabilidade de engravidar, enquanto aquelas com prognóstico desfavorável dificilmente tentariam engravidar.[17]

Sankila *et al.* sugerem que a gravidez tem efeito positivo devido ao estilo de vida mais saudável adotado por estas mulheres, ou seja, "efeito materno saudável".[17] Uma imunização contra o câncer de mama ocorre durante a gravidez. A hipótese do "antígeno fetal" considera que as células do câncer de mama e as células fetais compartilham antígenos semelhantes e a mulher desenvolve uma forma de aloimunização durante a gravidez.[18-20]

Além disso, alguns autores postularam haver real efeito protetor da gravidez.[7,21]

O impacto da gravidez parece não ser modificado pelas características do tumor (tamanho, receptor positivo), mas ainda não existem dados consistentes sobre isso. Em mulheres com mutação do gene BRCA, os riscos associados à gravidez subsequente são duvidosos.[22]

Em termos práticos, algumas orientações devem ser dadas de forma rotineira para toda mulher na consulta pré-concepcional. Nessa ocasião, devem ser solicitados exames de sangue, avaliação de doenças pré-existentes, atualizar a vacinação e recomendar o ácido fólico dois meses antes de engravidar.

Todas as pacientes devem se submeter à mamografia antes da gravidez para excluir qualquer moléstia incipiente e evitar exames com irradiação na gestação.

Caso a paciente faça uso de tamoxifeno, este deve ser suspenso três meses antes da tentativa de engravidar, devido à longa meia-vida do medicamento.

■ INTERVALO DE TEMPO ANTES DE ENGRAVIDAR

Aspecto importante quando se planeja a gravidez após câncer de mama é o período entre o diagnóstico da doença e o início da gravidez. O risco reduz se o intervalo entre o diagnóstico da doença e o parto for de dois a cinco anos.

O *Royal College* recomenda aguardar dois anos antes de tentar engravidar.[11] Pacientes jovens têm baixa sobrevida e risco de recidiva aumentado, tanto local quanto metastático. Mulheres com mais de 33 anos devem programar a gravidez após três anos do tratamento.

O período de dois a três anos ajuda a diferenciar pacientes com melhor prognóstico daquelas com doença mais agressiva.

Com relação aos efeitos teratogênicos dos agentes citotóxicos (quimioterapia), deve-se levar em consideração que o processo de maturação do folículo desde a sua forma primordial até o folículo de Graaf e a fertilização do ovo leva aproximadamente seis meses, portanto, este deve ser o tempo mínimo para aguardar a gravidez. Dodds *et al.* não encontraram risco aumentado de teratogenicidade quando comparado à população normal.[23]

O aconselhamento sobre o prazo entre o tratamento de câncer e o planejamento da gravidez deve ser individualizado e baseado nas necessidades do tratamento e do prognóstico. A maioria dos autores recomenda aguardar no mínimo dois anos após o tratamento, período em que o risco de recorrência da doença é mais elevado.[21,24]

As pacientes são aconselhadas a aguardar dois anos antes da concepção pelo risco de recidiva precoce. A incidência de recorrência da doença é mais elevada nos primeiros três anos e depois começa a declinar, embora a recidiva possa acontecer de forma tardia com mais de 10 anos do diagnóstico.[10]

Nas pacientes com receptor positivo para estrogênio, a orientação é tomar tamoxifeno por cinco anos. No entanto, postergar a gravidez para cinco anos não demonstrou impacto mais favorável na evolução. Dessa forma, tem sido sugerido a mulheres com bom prognóstico não aguardar dois anos para engravidar.[7]

A compreensão dos fatores prognósticos afetando a mulher de forma individual (tamanho do tumor, estadiamento, linfonodos, receptor de estrogênio e progesterona, HER 2) deve servir de guia para o aconselhamento do oncologista.[25] Isso é de grande importância para a mulher que deseja engravidar. Deve-se pesar os benefícios de postergar a concepção, por exemplo, para completar a terapia adjuvante com tamoxifeno, contra o risco de infertilidade resultante dessa espera.

■ EVOLUÇÃO DA GRAVIDEZ

A maioria das gestações, após câncer de mama, evolui favoravelmente com recém-nascidos vivos e saudáveis. Pode haver taxa maior de abortamento, mas os trabalhos publicados apresentam série de casos pequenos e nem todos relatam a idade materna (importante fator de risco de abortamento) ou não distinguem o aborto espontâneo do provocado. Estudo contendo 465 gestantes após tratamento desse tipo de câncer resultou em 51% de partos com fetos vivos de termo, 8% de aborto espontâneo e 41% de abortos provocados.[16] As mulheres optam por interromper a gravidez quando ela ocorre logo após o tratamento ou durante a terapia coadjuvante.[7]

A maioria das pesquisas não demonstra aumento de malformações congênitas ou natimortos nas mulheres que completaram o tratamento do câncer de mama.[7,26] Estudo com 216 partos de pacientes que engravidaram após esse tipo de câncer não demonstrou aumento de natimortos, anomalias congênitas, baixo peso ao nascer e risco de prematuridade (OR 1,3 = 95%; IC 0,7 a 2,2).[26]

A herança do câncer materno é fonte de ansiedade, mas não afeta a saúde da criança. Casos em que a paciente é portadora do gene BRCA pode-se optar pelo diagnóstico pré-implantacional.

■ PRÉ-NATAL E ACOMPANHAMENTO DA GESTAÇÃO APÓS O CÂNCER DE MAMA

Nestes casos é importante o acompanhamento multidisciplinar com obstetra, mastologista e oncologista.

Durante a gravidez, a mama submetida à cirurgia e/ou radioterapia pode não sofrer as modificações hormonais.

Se houver necessidade de exame de imagem durante a gestação, a ultrassonografia é o mais indicado.

A doença metastática pode ser mais difícil de ser detectada e queixas comuns na gravidez como dor nas costas podem ser difíceis de avaliar e excluir doenças mais graves.

Pacientes tratadas com quimioterapia com antraciclinas (doxorrubicina, epirrubicina) podem apresentar cardiomiopatia, embora as complicações cardíacas sejam raras durante a gravidez após o câncer de mama. O ecocardiograma deve ser realizado durante o pré-natal em mulheres que fizeram quimioterapia, para detectar cardiomiopatia, que pode reduzir a fração de ejeção do ventrículo esquerdo.

Gravidez após reprodução assistida, nas pacientes com história de câncer, não comprometeu a gestação e o parto.[27] Na assistência ao parto pode haver discreto aumento do risco de complicações (OR 1,5 = 95%; IC 1,2-1,9) e de cesárias (OR 1,3 = 95%; IC 1,0 a 1,7).[28]

Amamentação

Não existe contraindicação em amamentar na mama não afetada.

Não há evidência de que a amamentação aumenta o risco de recidiva naquelas pacientes que completaram o tratamento. Um estudo demonstrou que a amamentação melhorou a sobrevida.[8]

As cirurgias conservadoras podem não interferir com a lactação, mas a radioterapia causa fibrose, levando, em geral, ao comprometimento da amamentação.[29]

Não há evidência de que a quimioterapia prévia afete a segurança da amamentação.

Em vista dos benefícios do aleitamento para o desenvolvimento da criança, a amamentação deve ser sempre estimulada.[30]

■ CONSIDERAÇÕES FINAIS

A gravidez após o tratamento de câncer de mama deve ser considerada em pacientes com desejo reprodutivo. O aconselhamento em termos de futura gestação deve ser analisado por equipe multidisciplinar, formada por obstetra, mastologista e oncologista. Estudos retrospectivos demonstram que a gravidez até melhora a sobrevida das pacientes que já foram tratadas por câncer. O intervalo entre o diagnóstico da neoplasia e a gestação deve ser de no mínimo dois anos. O acompanhamento pré-natal, assistência ao parto e amamentação seguem rotinas semelhantes às da gestação normal.

REFERÊNCIAS BIBLIOGRÁFICAS

1. DeSantis C, et al. Breast cancer statistics, 2011. CA Cancer J Clin 2011; 61(6):409-18.
2. Matthews TJ, et al. Delayed child-bearing: more women are incomplete having their first child later in life. NCHS Data Brief 2009;(21):1-8.
3. Letourneau JM, et al. Racial, socioeconomic, and demographic disparities in access to fertility preservation in young women diag- nosed with cancer. Cancer 2012;118(18):4579-88.
4. Partridge AH, et al. Fertility and adjuvant treatmentin young women with breast cancer. Breast 2007;16(Suppl 2):S175-81.
5. Litton JK. Breast cancer and fertility. Curr Treat Options Oncol 2012; 13(2):137-45.
6. Azim HA Jr, et al. Safety of pregnancy following breast cancer diagnosis: A meta-analysis of 14 studies. Eur J Cancer 2011; 47(1):74-83.
7. Ives A, et al: Pregnancy after breast cancer: Population based study. BMJ 2007 334(7586):194.
8. Gelber S, et al. Effect of pregnancy on over all survival after the diagnosis of early-stage breast cancer. J Clin Oncol 2001;19(6):1671-5.
9. Kranick JA, et al. Is pregnancy after breast cancer safe? Breast J 2010;16(4):404-11.
10. Saphner T, et al. Annual hazard rates of recurrence for breast cancer after primary therapy. J Clin Oncol 1996;14(10):2738-46.
11. Royal College of Obstetricians and Gynecologists: Guideline no.12. www.rcog.org.uk/files/r cog-corp/upload-files/ GT12-PregnancyBreastCancer; 2004.
12. Calhoun K, et al. The effect of pregnancy on survival in women with a history of breast cancer. Breast Dis 2005;23:81-6. Review.
13. Barthelmes L, et al. Pregnancy and breast cancer. BMJ 2005;330(7504):1375-8. Review.
14. Velentgas P, et al. Pregnancy after breast carcinoma: outcomes and influence on mortality. Cancer 1999;85(11):2424-32.

15. von Schoultz E, et al. Influence of prior and subsequent pregnancy on breast cancer prognosis. J Clin Oncol 1995;13(2):430-4.

16. Kroman N, et al. Pregnancy after treatment of breast cancer – a population-based study on behalf of Danish Breast Câncer Cooperative Group. Acta Oncol 2008;47(4):545-9.

17. Sankila R, et al. Survival of breast cancer patients after subsequent term pregnancy:'Healthy mother effect'. AmJ Obstet Gynecol 1994;170(3):818-23.

18. Janerich DT. The fetal antigen hypothesis: cancers and beyond. Med Hypotheses 2001; 56(1):101-3.

19. Janerich DT. The influence of pregnancy on breast cancer risk: is it endocrinological or immunological? Med Hypotheses1980;6(11):1149-55.

20. Surbone A, et al. Pregnancy after breast cancer: the relationship of pregnancy to breast câncer development and progression. Crit Rev Oncol Hematol 1998;27(3):169-78.

21. Petrek J, et al. Breast cancer in pregnant and postpartum women. J Obstet Gynaecol Can 2003;25(11):944-50.

22. Andrieu N, et al. Pregnancies, breast-feeding, and breast cancer risk in the International BRCA1/2 Carrier Cohort Study (IBCCS). J Natl Cancer Inst 2006;98(8):535-44.

23. Dodds L, et al. Case control study of congenital anomalies in children of cancer patients. BMJ1993;307(6897):164-8.

24. Gwyn KM, et al. Breast cancer during pregnancy. Curr Treat Options Oncol 2000;1(3):239-43.

25. Hickey M, et al. Breast cancer in young women and its impact on reproductive function. Hum Reprod Update 2009;15(3):323-9.

26. Langagergaard V, et al. Birth outcome in women with breast cancer. Br J Cancer 2006 16;94 (1):142

27. Goldrat O, et al. Pregnancy following breast cancer using assisted reproduction and its effect on long-term outcome. Eur J Cancer 2015;51(12):1490-8.

28. Dalberg K, et al. Birth outcome in women with previously treated breast cancer – a population-based cohort study from Sweden. PLoS Med 2006;3(9): 336-9.

29. Moran MS, et al. Effects of breast-conserving therapy on lactation after pregnancy. Cancer J 2005;11(5):399-107.

30. Azim HA Jr, et al. Breast-feeding after breast cancer: if you wish, madam. Breast Cancer Res Treat 2009;114(1):7-12.

Capítulo **19** ■ **Gil Facina** ■ **Luiz Alberto Sobral Vieira Jr.** ■ **Afonso Celso Pinto Nazário**

Terapia Hormonal e Câncer

■ INTRODUÇÃO

O câncer é uma das principais causas de doença do mundo e é responsável, anualmente, por 8,2 milhões de mortes. Para 2012, estima-se 14,1 milhões de casos novos, sendo os principais sítios de acometimento os pulmões, mama, colón-reto, próstata, entre outros. Esses quatro correspondem a mais de 40% de todos os casos diagnosticados no mundo. Na mulher, o câncer de mama é o mais frequente, com 25,2% dos casos.[1]

Nos Estados Unidos, para 2015, estima-se 1,66 milhão de casos novos de cânceres e cerca de 590 mil mortes pela doença. A média de sobrevida, em cinco anos, é 66,5%; a média etária de incidência é de 65 anos, e, de morte, de 72. O câncer de mama é o mais frequente entre as mulheres; o de próstata, entre os homens. Porém, o de pulmão é o de maior letalidade. Espera-se, para 2015, cerca de 232 mil casos novos de câncer de mama e mais de 40 mil mortes. O risco de uma mulher norte-americana desenvolver o câncer de mama ao longo da vida é de 12,3% (1 a cada 8), e a prevalência da doença estimada para 2012 foi de quase 3 milhões de mulheres.[2,3]

No Brasil, para 2016, o Instituto Nacional de Câncer estimou 596 mil casos de cânceres, incluindo o de pele não melanoma, que é o mais frequente (175.760 casos), seguido pelo de próstata (61.200), mama feminina (57.960), cólon e reto (34.280), pulmão (28.220), entre outros.[4] O maior número de mortes de brasileiras por câncer decorre do câncer de mama, com estimativa de 14.207 casos por ano.

A carcinogênese caracteriza-se por mutações genéticas herdadas ou adquiridas pela ação de agentes ambientais, químicos, hormonais, radioativos e virais, denominados carcinógenos. Compreende três fases, a saber: iniciação, promoção e progressão. A iniciação se caracteriza pela exposição das células aos carcinógenos, acarretando mutações. Vale destacar a impor-

tância das células-tronco, mudanças da metilação do DNA e modificações das histonas. As mutações do DNA ocorrem em proto-oncogenes e genes supressores de tumor; esses danos nas células-tronco são então transmitidos às células-filhas. As mutações dos proto-oncogenes são dominantes, e a ativação de simples cópia pode desencadear a carcinogênese.[5,6] Na fase de promoção, há multiplicação dos clones celulares pela ação oncopromotora de agentes, tais como alimentos ou hormônios. Geralmente é necessária exposição longa e continuada. Ocorre alteração da expressão genética por meio da ação em receptores celulares ou mudanças na sinalização da diferenciação celular, do crescimento ou da apoptose. Esses mecanismos podem ser mediados por processos inflamatórios ou fatores estromais.[6] Por fim, na fase de progressão há instabilidade genômica, ocorre multiplicação descontrolada e irreversível das células alteradas. É fundamental, para o processo de progressão dos tumores sólidos, a capacidade das células neoplásicas de invadir o estroma, adentrar nos vasos sanguíneos e extravasar para colonizar sítios distantes. Pode ocorrer inibição da adesividade celular, por repressão da E-caderina, favorecendo a disseminação. Nesse estágio, o câncer já está instalado e evolui com o surgimento das primeiras manifestações clínicas da doença (Figura 19.1).[6-8]

Inúmeros fatores estão associados com o aumento do risco de desenvolvimento de cânceres.[1,6] Alguns podem ser evitados, outros não. Dentre os principais fatores de risco e cânceres associados, pode-se destacar:

- **Tabagismo**: pulmões; cavidade oral; esôfago; estômago; pâncreas; rins; bexiga; leucemia mieloide aguda etc.
- **Infecções:** causam 1/4 dos cânceres dos países em desenvolvimento e 1/10 dos cânceres dos países desenvolvidos. Destaca-se a infecção pelo HPV como causa de cânceres de colo ute-

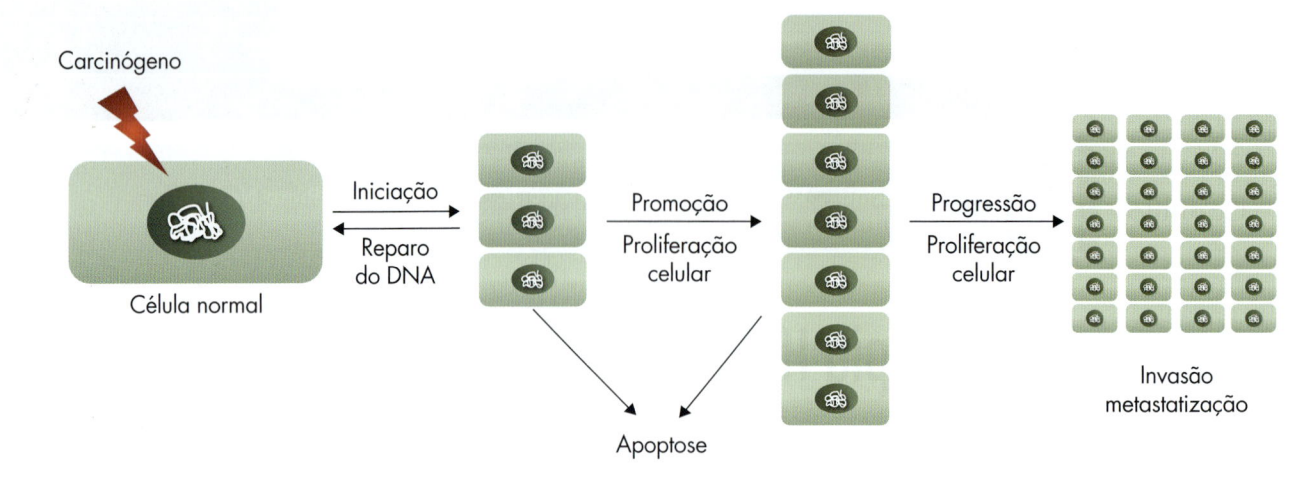

Fases da carcinogênese: iniciação (genética); promoção (hormonal); progressão (enzimática)

Figura 19.1 Etapas da carcinogênese.

rino, pênis, vagina, ânus e orofaringe. Hepatites B e C são indutores de câncer hepático. O vírus Epstein-Barr traz risco para desenvolvimento do linfoma de Burkitt; já a infecção por *Helicobacter pylori*, risco de câncer gástrico, e a por *Schistosoma mansoni*, para o carcinoma de reto.[9]

- **Radiações:** radiação ultravioleta é fator de risco para câncer de pele não melanoma. Radiação ionizante (iatrogênica) é risco para mieloma, cânceres de pulmão, mama, estômago, cólon, esôfago, bexiga e ovário.

- **Imunossupressores:** estão associados ao aumento de risco de desenvolvimento de diversos cânceres.

- **Dieta:** quando rica em gordura, proteínas e calorias, aumenta o risco de câncer colón-retal.

- **Álcool:** associado ao risco de cânceres de cavidade oral, esôfago, mama, cólon-retal e fígado.

- **Sedentarismo:** associado a cânceres de mama, cólon-retal e endométrio.

- **Obesidade:** cânceres de mama na pós-menopausa, cólon-retal, endométrio, rins e pâncreas.

- **Exposição ao meio ambiente:**
  - Poluição do ar e tabagista passivo: câncer de pulmão.
  - Asbestos: mesotelioma (pleura), laringe, trato digestivo e ovários.
  - Água contaminada com arsênico: cânceres de pele, bexiga e pulmão.

- **Comportamentais:** uso de hormônios exógenos, como os anticoncepcionais hormonais e a terapia hormonal na pós-menopausa, podem agir como agentes promotores de cânceres.

A primeira evidência do uso de estrogênio sintético como agente indutor de câncer foi relatada na década de 1970, quando se observou que mulheres que utilizaram o dietilestilbestrol (DES), estrogênio sintético que foi prescrito para gestantes entre 1940 e 1971 para prevenir o aborto espontâneo e parto prematuro, tiveram filhas que desenvolveram adenocarcinoma de células claras de vagina e cérvix.[10] Por ser câncer raro, após análise retrospectiva por meio de estudo caso-controle, foi possível determinar a associação causal da doença com a exposição da mãe ao DES. Esse hormônio não é mais empregado na ginecologia.[11]

Dados experimentais sugerem fortemente que os estrogênios têm importante papel no desenvolvimento e crescimento do câncer de mama; podem promover o desenvolvimento do câncer em roedores e exercer ações proliferativas, direta e indiretamente, nas culturas celulares.[12,13]

O emprego de hormônios exógenos para minimizar os sintomas do climatério e da menopausa são largamente utilizados no mundo, porém, por serem drogas que agem na fase de promoção da carcinogênese, alteram o risco relativo para desenvolvimento de cânceres.

Define-se risco relativo (RR) ou razão de riscos como o quociente entre as chances de se desenvolver um determinado evento em indivíduos expostos em relação aos não expostos. Por exemplo, um RR de 1,3 significa que o risco entre os expostos é 30% maior do que entre os não expostos. Quando o resultado for menor que 1,0, interpreta-se como fator protetor.

Em 1997, o *Collaborative Group on Hormonal Factors in Breast Cancer* realizou metanálise de 51 estudos realizados em 21 países, com 52.705 mulheres com cânceres de mama e 108.411 controles, e concluiu que a terapia hormonal aumentou significativamente o risco de câncer de mama e foi dependente do tempo de uso. Para aquelas que utilizaram por cinco anos ou mais se observou RR = 1,35 (95% IC (Intervalo de Confiança), 1,21 a 1,49). O número cumulativo de excesso de câncer de mama observado entre 1.000 mulheres de 50 a 70 anos com 5, 10 ou 15 anos de terapia hormonal foi estimado em, respectivamente, 2, 6 e 12 casos. Esse efeito foi reduzido após o cessar do tratamento, e o risco retornou ao nível inicial após cinco anos da interrupção.[14]

Estudo observacional denominado *Million Women Study*[15] avaliou os efeitos da terapêutica hormonal (TH) sobre o risco de desenvolvimento do câncer de mama. Foi realizado no Reino Unido entre 1996 e 2001, onde 1.084.110 mulheres entre 50 e 64 anos informaram dados referentes à TH e fatores de risco para a doença. Metade dessas haviam recebido TH e, no período de seguimento, houve 9.364 casos de câncer de mama e 637 mortes pela doença. Usuárias correntes de TH tiveram risco aumentado de 66% para desenvolver o câncer de mama RR = 1,66 (95% IC, 1,58 a 1,75). A incidência foi significativamente maior em usuárias correntes, e o risco variou conforme a medicação utilizada: estrogênio puro: RR = 1,30 (95% IC, 1,21 a 1,40); tibolona: RR = 1,45 (95% IC, 1,25 a 1,68); estrogênio e progesterona: RR = 2,0 (95% IC, 1,88 a 2,12). Para usuárias de estrogênios puros, a via de administração também influenciou significativamente na incidência, sendo que os implantes tiveram RR = 1,65 (95% IC, 1,26 a 2,16) contra RR = 1,32 (95% IC, 1,21 a 1,45) para via oral e apenas RR = 1,24 (95% IC, 1,11 a 1,39) para uso transdérmico (Figura 19.2). O tempo de tratamento foi importante para usuárias correntes, sendo que 10 anos de terapia adicionaram cinco casos por 1.000 mulheres que recebiam estrogênio puro e 19 casos para 1.000 mulheres que empregaram estrogênio associado a progestagênio. Houve maior risco para câncer de endométrio em mulheres que utilizaram estrogênio puro durante 10 anos, com aumento de 10 casos por 1.000 usuárias (Figura 19.2 e Figura 19.3).[15]

Estudo prospectivo, duplo-cego e randomizado denominado *Women's Health Initiative* (WHI) avaliou 16.608 mulheres menopausadas com idade entre 50 e 79 anos que receberam TH combinada (TC) – 0,625 mg/dia de estrogênio conjugado + 2,5 mg/dia de acetato de medroxiprogesterona (AMP) – ou placebo. Após 5,6 anos

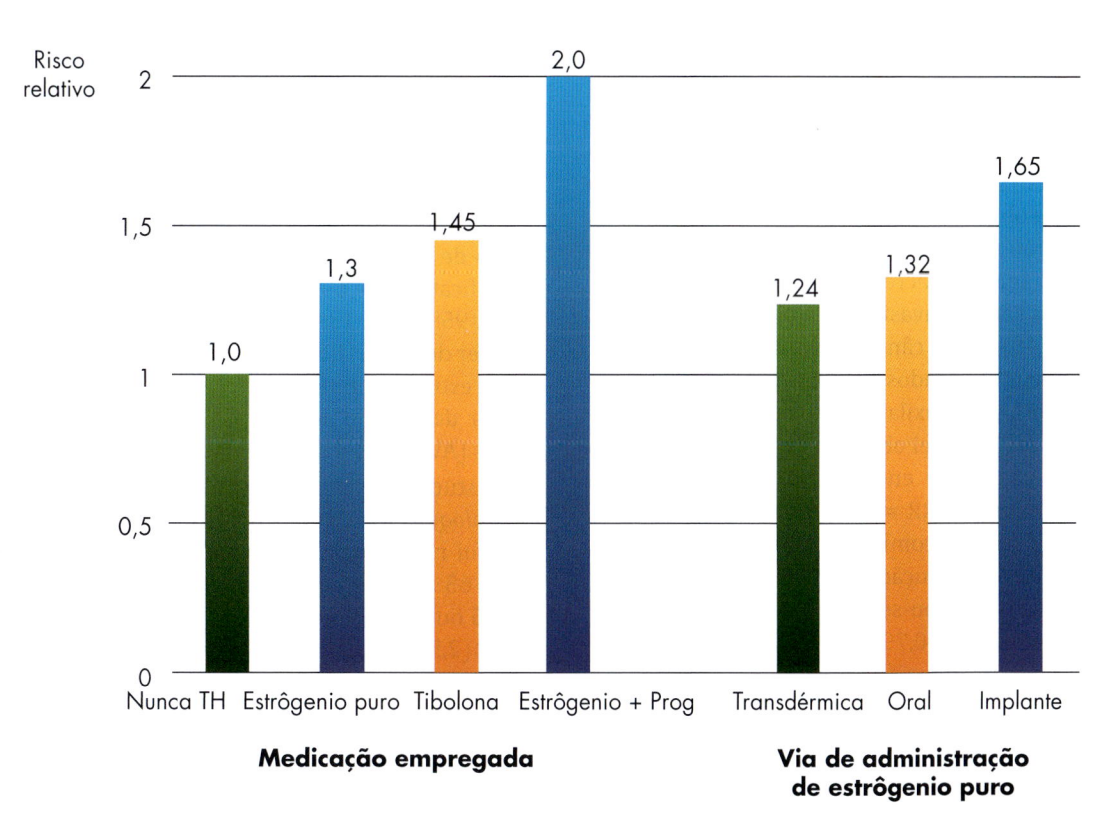

Figura 19.2 Risco relativo do câncer de mama segundo a medicação empregada na TH e a via de administração, observados no *Million Women Study*.

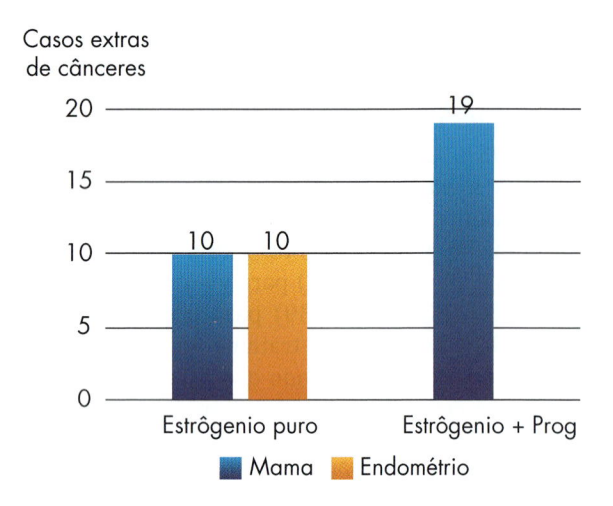

Casos extras de cânceres

Figura 19.3 Número de casos extras de cânceres de mama e endométrio observados no *Million Women Study*, em mulheres que estavam em uso de terapia hormonal há 10 anos, segundo o tipo de tratamento.

de tratamento médio e seguimento de 5,2 anos (fase de intervenção), observou-se aumento de 26% no risco para câncer de mama (RR = 1,26, 95% IC, 1,00 a 1,59).[16] Esse grupo também avaliou o risco de câncer de mama em mulheres histerectomizadas (n = 10.739), que receberam apenas estrogênio conjugado (0,625 mg/dia) ou placebo, pelo tempo médio de uso de 7,2 anos, e, após seguimento médio de 6,8 anos, o risco para câncer de mama foi RR = 0,77 (95% IC, 0,59 a 1,01), ou seja, não significante.[17] No seguimento estendido pós-intervenção de 81,1% dos sobreviventes, notou-se, para o grupo em que se empregou a terapia combinada, após seguimento médio de 13,2 anos, um acréscimo significativo de risco de 28% para o câncer invasivo de mama (RR = 1,28, IC 95%, 1,11 a 1,48); esses cânceres foram diagnosticados em estadios mais avançados e tinham significativamente mais acometimento axilar. Nesse seguimento estendido, também foi possível observar redução de 33% na incidência de câncer de endométrio para as usuárias de terapia combinada (RR = 0,67, 95% IC, 0,49 a 0,91). Para mulheres histerectomizadas que usaram apenas o estrogênio puro, a redução do risco, com seguimento médio de 13 anos, tornou-se significante para o câncer invasivo de mama (RR = 0,79, 95% IC, 0,65 a 0,97), mostrando leve efeito protetor.[18]

Metanálise publicada em 2013, que avaliou 11 estudos com 1.820.954 participantes, encontrou 3.249 casos de meningioma. A análise mostrou que para as usuárias de TH houve aumento significativo na ocorrência de meningioma (RR = 1,29, 95% IC, 1,03 a 1,60). Os autores referem que a associação significativa foi observada para as usuárias correntes e não para aquelas que utilizaram previamente a TH.[19]

Com relação ao câncer de ovário e TH, metanálise que avaliou 52 estudos, em destaque aqueles prospectivos que empregaram quatro anos ou mais de tratamento, notou aumento de risco para usuárias correntes (RR = 1,43, 95% IC, 1,31 a 1,56; p < 0,0001) e, também, para aquelas que interromperam a terapia hormonal em tempo inferior a cinco anos (RR = 1,37, 95% IC, 1,29 a 1,46; p < 0,0001). Mesmo após 10 anos de interrupção, há ainda aumento significativo da incidência dos cânceres de ovário dos tipos seroso e endometrioide (RR = 1,25, 95% IC, 1,07-1,46; p = 0,005). Esses dados mostram que mulheres com idade próxima aos 50 anos, que utilizam terapia hormonal por cinco anos, têm um caso extra de câncer de ovário a cada 1.000 usuárias e uma morte pela doença a cada 1.700.[20]

Metanálise atual (2014) avaliou as taxas de recidivas de câncer de endométrio e TH. Dados de 1.975 pacientes não mostraram aumento de recorrência em usuárias de TH (RR = 0,53, 95% IC, 0,30 a 0,96).[21]

A tibolona é esteroide sintético derivado da 19-nortestosterona e possui efeitos estrogênicos, progestagênicos e androgênicos. É indicada para reduzir os efeitos climatéricos e a perda de massa óssea. Estudo prospectivo randomizado denominado LIFT *(Long Term Intervention on Fractures with Tibolone)*, publicado em 2008, analisou os efeitos de baixa dose de tibolona (1,25 mg/dia) em pacientes idosas (60 a 85 anos) com osteoporose. Para isso, 4.538 mulheres foram randomizadas para receber tibolona ou placebo durante tratamento médio de 34 meses. Houve diminuição de 45% do risco de fratura vertebral e foram observadas reduções significativas de 68% no risco de câncer de mama (RR = 0,32, 95% IC, 0,13-0,80; p = 0,02) e de 69% no risco do câncer de cólon (RR = 0,31, 95% IC, 0,10 a 0,96; p = 0,04). Esse estudo foi interrompido precocemente pelo fato de haver dobrado o número de acidentes vasculares cerebrais (AVC) (RR = 2,19; 95% IC, 1,14 a 4,23; p = 0,02).[22]

Estudo prospectivo denominado THEBES *(Tibolone Histology of the Endometrium and Breast Endpoints Study)* foi randomizado e duplo-cego (N = 5.185; idade = 45 a 65 anos), e comparou grupo que recebeu tibolona (1,25 ou 2,5 mg) ou estrogênio conjugado (0,625 mg) e AMP (2,5 mg), sendo realizada biópsia endometrial prévia e após o tratamento de 4.446 pacientes. O grupo que usou tibolona por até dois anos apresentou endométrio atrófico em 87,29%, seguido de proliferativo (6,12%), secretor (2,86%) e inativo (0,25%). A hiperplasia endometrial foi notada em apenas 0,18% dos casos e não ocorreu nenhum câncer de endométrio, mostrando a segurança da tibolona para esse tecido.[23]

Poucos trabalhos correlacionaram androgênios e câncer de mama. Em 2006, estudo observacional de 45 homens que utilizaram testosterona (250 mg) por longo tempo (5 a 26 anos) para tratamento de hipogonadismo, notou 11% de casos de câncer de mama que ocorreram entre 11 e 15 anos após o tratamento.[24]

Estudo prospectivo e observacional avaliou 1.268 mulheres com sintomas de hipoestrogenismo, na pré ou pós-menopausa, que receberam implante subcutâneo contendo testosterona ou testosterona e anastrozol durante 4,6 anos, em média, e foi mostrada segurança e eficácia terapêutica para o uso contínuo com ambos esquemas.[25]

Três estudos principais avaliaram a segurança da TH em pacientes tratadas de câncer de mama que apresentavam sintomatologia hipoestrogênica. O primeiro, denominado HABITS *(Hormonal Replacement After Breast Cancer – Is it Safe?)*, avaliou o uso de terapia hormonal com estrogênio associado à progesterona (ou não) e comparou com o grupo-placebo. A maioria das mulheres tomou estradiol e noretisterona. Logo, foram tratadas 447 pacientes com história pregressa de câncer de mama. Após seguimento de 2,1 anos, observou-se que o número de recidivas triplicou (RR = 3,3, 95% IC, 1,5 a 7,4) e o estudo foi interrompido em dezembro de 2003.[26] No seguimento estendido, com média de quatro anos de acompanhamento, foi feita reanálise de dados de 442 mulheres, e se observou 8,0% de recidiva no grupo-controle comparado com 22,2% naquele tratado (RR = 2,4, 95% IC, 1,3 a 4,2). Nessa casuística pequena, o risco foi independente do tipo de TH empregada (estrogênio isolado ou combinado).[27]

O segundo estudo prospectivo, denominado *Stockholm trial,* iniciou-se em 1997 e selecionou 378 mulheres com história de câncer de mama que foram randomizadas para receber TH (n = 188) ou não (n = 190). A TH foi realizada com valerato de estradiol 2 mg puro ou combinado com AMP. O projeto foi interrompido precocemente em 2003, após a primeira publicação dos resultados do estudo HABITS. Após 10,8 anos de seguimento, não se notou diferenças significativas na incidência de novos eventos de câncer de mama (RR = 1,3, 95% IC, 0,9 a 1,9) e na mortalidade (RR = 1,1, 95% IC, 0,6 a 2,0) entre os grupos; entretanto, aquele que recebeu TH teve maior incidência de câncer de mama contralateral (RR = 3,6, 95% IC, 1,2 a 10,9).[28]

O último trabalho, nomeado LIBERATE *(Livial Intervention Following Breast Cancer: Efficacy, Recurrence and Tolerability Endpoints),* avaliou 3.098 mulheres tratadas de câncer de mama nos últimos cinco anos e as randomizou para receber placebo ou tibolona (2,5 mg/dia), com tempo médio de tratamento de 2,75 anos. Após 3,1 anos de seguimento, houve aumento de 44% na taxa de recidivas (RR = 1,44, 95% IC, 1,16 a 1,79; p = 0,0009) e o protocolo foi interrompido.[29]

O risco causado pela TH combinada, segundo o tipo do progestagênio, foi avaliado pelo estudo francês E3N, por meio de questionários aplicados bienalmente. Estudou-se a TH e a incidência do câncer de mama entre 80.377 mulheres menopausadas, no período de 1990 a 2002. Nesse trabalho, foram identificados 2.354 casos de câncer invasivo de mama, e o uso de estrogênio puro foi associado com aumento significativo do risco (RR = 1,29, 95% IC, 1,02 a 1,65). Quando se analisou a TH combinada, a chance variou conforme o progestagênio empregado. O risco foi de RR = 1,00 (95% IC, 0,83 a 1,22) para estrogênio com progesterona, RR = 1,16 (95% IC, 0,94 a 1,43) para estrogênio com di-hidrogesterona e RR = 1,69 (95% IC, 1,50 a 1,91) para uso de estrogênio combinado com outro progestagênio. A análise não encontrou diferenças segundo a via de administração do estrogênio (oral, transdérmica ou percutânea). Os achados sugerem que a escolha do progestagênio para uso de TH combinada é importante para o risco do câncer de mama, e os autores concluíram que deveria-se optar pela progesterona ou di-hidrogesterona.[30]

Sabe-se que os fitoestrogênios podem aliviar os sintomas vasomotores decorrentes do hipoestrogenismo, a depender da dose empregada e frequência de administração.[31] Pesquisadores avaliaram a densidade mamária em mulheres que receberam isoflavona na dose de 100 mg/dia durante 10 meses e não observaram diferenças no padrão mamográfico e nos achados ultrassonográficos.[32] Apesar de dados insuficientes na literatura, a terapia com fitoestrogênico poderia ser opção para mulheres sintomáticas com alto risco para o câncer de mama.

Por fim, surge novo conceito terapêutico com o uso de associação de estrogênios conjugados (EC) com SERM *(selective estrogen receptor modulators)*. Essa terapia é denominada de TSEC *(tissue-selective estrogen complex)* e tem por finalidade tratar os sintomas do hipoestrogenismo, tais como os vasomotores, insônia, ressecamento vaginal, osteoporose, dislipidemia e, ainda, atuar antagonicamente nos tecidos mamário e endometrial.[33,34] O bazedoxifeno (BZA) é um SERM de nova geração, capaz de combater a osteoporose da pós-menopausa sem elevar a incidência de cânceres de endométrio, mama e ovários. Estudo retrospectivo, multicêntrico, duplo-cego, randomizado, placebocontrolado, fase 3, avaliou pacientes menopausadas com útero, entre 40 e 75 anos, que receberam TSEC (BZA e EC), raloxifeno ou placebo. Os autores observaram que o tratamento com TSEC não alterou a densidade mamária, além de ser seguro e bem tolerado.[35] Essa modalidade terapêutica é promissora para as pacientes sintomáticas de alto risco ou aquelas que apresentam antecedente pessoal de câncer de mama.

Conclui-se que a terapia hormonal sistêmica para as mulheres menopausadas sintomáticas com baixo risco para o câncer de mama é segura e pode ser empregada; entretanto, para aquelas sobreviventes do câncer de mama a TH aumentaria o risco de desenvolvimento de novos eventos associados à doença (recidiva e câncer de mama contralateral) e deveria ser evitada, a não ser em casos extremamente especiais. Drogas como os fitoestrogênicos e TSEC poderiam minimizar os sintomas do hipoestrogenismo sem aumentar significativamente o risco do câncer de mama.

REFERÊNCIAS BIBLIOGRÁFICAS

1. WHO. World cancer factsheet. London.2014 [Available from: http://goo.gl/zVIOmn.

2. SEER:Surveillance E, and End Results Program. SEER Stat Fact Sheets: All Cancer Sites 2014 [Available from: http://seer.cancer.gov/statfacts/html/all.html.

3. SEER. SEER Stat Fact Sheets: Breast Cancer. 2014 [Available from: http://seer.cancer.gov/statfacts/html/breast.html.

4. INCA. Incidência do Câncer no Brasil: estimativa 2016. Rio de Janeiro, 2016 [Available from: http://www.inca.gov.br.]

5. Hanahan D, et al. Hallmarks of cancer: the next generation. Cell 2011;144(5):646-74.

6. Abel E, et al. Environmental carcinogenesis. In: Mendelsohn J, et al. The molecular basis of cancer. 4 ed. Philadelphia: Elselvier Saunders; 2015. p.103-28.

7. Vineis P, et al. Models of carcinogenesis: an overview. Carcinogenesis 2010;31(10):1703-9.

8. Ziech D, et al. The role of epigenetics in environmental and occupational carcinogenesis. Chem Biol Interact 2010;188(2):340-9.

9. Howley P. Infectious agents and cancer. In: Mendelsohn J, et al. The molecular basis of cancer. 4 ed. Philadelphia: Elselvier Saunders; 2015. p.79-102.

10. Herbst AL, et al. Adenocarcinoma of the vagina. Association of maternal stilbestrol therapy with tumor appearance in young women. N Engl J Med 1971;284(15):878-81.

11. Palmer JR, et al. Risk factors for diethylstilbestrol-associated clear cell adenocarcinoma. Obstet Gynecol 2000;95(6 Pt 1):814-20.

12. Medina D, et al. Inhibition of mammary tumorigenesis by estrogen and progesterone in genetically engineered mice. Ernst Schering Found Symp Proc 2007(1):109-26.

13. Cibula D, et al. Hormonal contraception and risk of cancer. Hum Reprod Update 2010; 16(6):631-50.

14. Breast cancer and hormone replacement therapy: collaborative reanalysis of data from 51 epidemiological studies of 52,705 women with breast cancer and 108,411 women without breast cancer. Collaborative Group on Hormonal Factors in Breast Cancer. Lancet 1997;350(9084):1047-59.

15. Beral V, et al. Breast cancer and hormone-replacement therapy in the Million Women Study. Lancet 2003;362(9382):419-27.

16. Rossouw JE, et al. Risks and benefits of estrogen plus progestin in healthy postmenopausal women: principal results From the Women's Health Initiative randomized controlled trial. JAMA 2002;288(3):321-33.

17. Anderson GL, et al. Effects of conjugated equine estrogen in postmenopausal women with hysterectomy: the Women's Health Initiative randomized controlled trial. JAMA 2004; 291(14):1701-12.

18. Manson JE, et al. Menopausal hormone therapy and health outcomes during the intervention and extended poststopping phases of the Women's Health Initiative randomized trials. JAMA 2013;310(13):1353-68.

19. Fan ZX, et al. Hormone replacement therapy and risk of meningioma in women: a meta-analysis. Cancer Causes Control 2013;24(8):1517-25.

20. Beral V, et al. Menopausal hormone use and ovarian cancer risk: individual participant meta-analysis of 52 epidemiological studies. Lancet. 2015 May 9;385(9980):1835-42.

21. Shim SH, et al. Effects of hormone replacement therapy on the rate of recurrence in endometrial cancer survivors: a meta-analysis. Eur J Cancer 2014;50(9):1628-37.

22. Cummings SR, et al. The effects of tibolone in older postmenopausal women. N Engl J Med 2008;359(7):697-708.

23. Archer DF, et al. Tibolone histology of the endometrium and breast endpoints study: design of the trial and endometrial histology at baseline in postmenopausal women. Fertil Steril 2007;88(4):866-78.

24. Medras M, et al. Breast cancer and long-term hormonal treatment of male hypogonadism. Breast Cancer Res Treat 2006;96(3):263-5.

25. Glaser RL, et al. Reduced breast cancer incidence in women treated with subcutaneous testosterone, or testosterone with anastrozole: a prospective, observational study. Maturitas 2013;76(4):342-9.

26. Holmberg L, et al. HABITS (hormonal replacement therapy after breast cancer--is it safe?): a randomised comparison: trial stopped. Lancet 2004;363(9407):453-5.

27. Holmberg L, et al. Increased risk of recurrence after hormone replacement therapy in breast cancer survivors. J Natl Cancer Inst 2008;100(7):475-82.

28. Fahlén M, et al. Hormone replacement therapy after breast cancer: 10 year follow up of the Stockholm randomised trial. Eur J Cancer 2013;49(1):52-9.

29. Kenemans P, et al. Safety and efficacy of tibolone in breast-cancer patients with vasomotor symptoms: a double-blind, randomised, non-inferiority trial. Lancet Oncol 2009;10(2):135-46.

30. Fournier A, et al. Unequal risks for breast cancer associated with different hormone replacement therapies: results from the E3N cohort study. Breast Cancer Res Treat 2008;107(1):103-11.

31. Delmanto A, et al. Effects of soy isoflavones on mammographic density and breast parenchyma in postmenopausal women: a randomized, double-blind, placebo-controlled clinical trial. Menopause 2013;20(10):1049-54.

32. Crawford SL, et al. Impact of dose, frequency of administration, and equol production on efficacy of isoflavones for menopausal hot flashes: a pilot randomized trial. Menopause 2013;20(9):936-45.

33. Komm BS, et al. Evolution of the tissue selective estrogen complex (TSEC). J Cell Physiol 2013;228(7):1423-7.

34. Pazhekattu R, et al. The tissue-selective estrogen complex: a review of current evidence.: Rheumatol Ther 2015; 2(1):47-58.

35. Harvey JA, et al. Breast density changes in a randomized controlled trial evaluating bazedoxifene/conjugated estrogens. Menopause 2013;20(2):138-45.

Uroginecologia

- **Rodrigo de Aquino Castro**
- **Sérgio Brasileiro Martins**

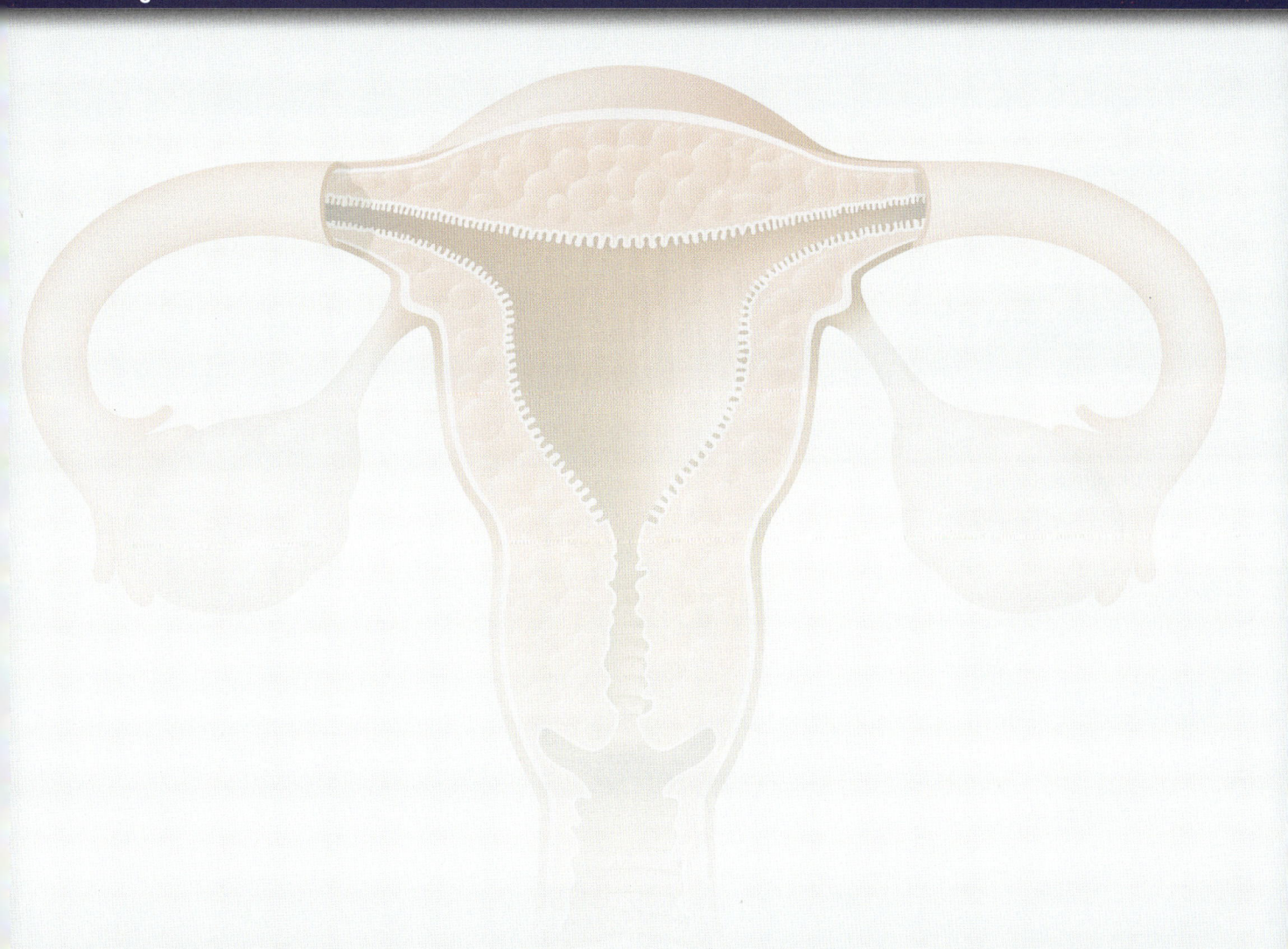

Uroginecologia

Rodrigo de Aquino Castro

Sérgio Brasileiro Martins

Capítulo 20

- Rodrigo de Aquino Castro ▪ Letícia Maria de Oliveira ▪ Ana Lívia Garcia Pascom
- Ana Maria Homen de Mello Bianchi ▪ Fátima Fani Fitz ▪ Juliana Aoki Fuziy
- Rebecca Sotelo ▪ Thais Suelotto Machado Fonseca

Incontinência Urinária de Esforço

■ INTRODUÇÃO

A Sociedade Internacional de Continência (ICS), em recente publicação, define incontinência urinária (IU) como uma condição na qual ocorre perda involuntária de urina.[1] A incontinência urinária de esforço (IUE), sua forma mais comum, é definida como toda perda de urina decorrente de algum esforço físico como pular, correr e tossir, e está relacionada à hipermobilidade da uretra ou à deficiência do esfíncter uretral.[1] A prevalência da IU é extremamente variável, dependendo da faixa etária e da população estudada. Alguns trabalhos mostram que a prevalência, nas mulheres jovens, varia de 12% a 42%. Já em mulheres na pós-menopausa, a variação é de 17% a 55%.[2,3] O estudo EPICONT analisou 27.936 mulheres e observou que 25% apresentavam algum tipo de incontinência urinária, sendo que 7% se sentiam incomodadas por esta afecção a ponto de solicitarem algum tipo de tratamento. Observaram, ainda, que 50% das mulheres apresentavam incontinência urinária de esforço (IUE).[4]

■ FISIOPATOLOGIA

A incontinência urinária de esforço (IUE) é de etiologia indefinida e multifatorial. A literatura médica, além de apontar inúmeros fatores de risco para a doença (Tabela 20.1), preconiza que a interação deles pode estar associada a alterações no mecanismo esfincteriano e/ou de suporte uretral, resultando em perda involuntária de urina.[1]

Na tentativa de explicar a fisiopatologia do distúrbio, diversas hipóteses surgiram a partir do século XIX, todas baseadas no conhecimento da época acerca dos mecanismos da continência urinária. Mas, com o surgimento de novos métodos de investigação diagnóstica, a compreensão da fisiopatologia da IUE evoluiu, e as evidências resultantes dos novos procedimentos conduziram a modificações relevantes no embasamento teórico da IUE, muitas vezes contrapondo conceitos previamente estabelecidos.[2] Ao longo do tempo, as hipóteses da fisiopatologia da IUE passaram pela seguinte evolução:

Tabela 20.1 Fatores de risco para IUE (adaptada de Daneshgari, 2006).[1]

Fatores predisponentes	Fatores promotores	Fatores descompensadores	Fatores incitadores
Sexo Feminino	Hábitos de vida	Idade avançada	Paridade
Raça branca	Nutrição	Bem-estar físico e mental	Radiação pélvica
Composição de colágeno e musculatura lisa	Obesidade	Alterações cognitivas (ex. doença de Alzheimer)	Danos na musculatura e/ou inervação pélvica
Genética	Tabagismo	Alterações de mobilidade	Cirurgia pélvica
Envelhecimento	Menopausa	Fatores ambientais	Cirurgia vaginal
	Constipação	Medicamentos	
	Medicamentos		

Alteração do eixo uretrovesical e do posicionamento uretral

As teorias iniciais sobre a fisiopatologia da IUE baseavam-se numa falha no mecanismo de constrição uretral ou numa alteração na posição do canal da uretra. Em 1913, Howard Kelly, utilizando imagens cistoscópicas, atribuiu a fisiopatologia da IUE à alteração anatômica de afunilamento do colo vesical por perda da tonicidade normal do esfíncter uretral e vesical, que conduzia à abertura do colo da bexiga. As imagens cistoscópicas mostravam esfíncter uretral interno muito aberto e cujo fechamento ocorria de forma bastante lenta (Figura 20.1). A descrição de Kelly do afunilamento do colo vesical se constituiu em uma progressão da observação anatômica prévia de perda de apoio da parede vaginal anterior, mas sua visão sobre o envolvimento do tônus do esfíncter foi a precursora de teorias funcionais futuras sobre a fisiopatologia da IUE.

Na década seguinte, Victor Bonney realizou uma série de estudos visando a definir a incontinência urinária de esforço, assim como descrever a epidemiologia e a fisiopatologia da doença.[4] De acordo com a definição do autor, a IUE ocorre somente quando uma mulher faz algum esforço – como tossir ou espirrar – e produz aumento súbito de pressão abdominal. Sua ocorrência estaria praticamente limitada às mulheres entre quarenta e cinquenta anos, que tiveram filhos. Baseado em achados cirúrgicos, o autor associou a IUE ao deslocamento da junção uretrovesical inferiormente à sínfise púbica, ocasionado pela perda do suporte anatômico uretral. A alteração do posicionamento da uretra, segundo o autor, seria fundamental para a instalação do quadro clínico, e, mesmo descrevendo diferentes pontos de perda de suporte da parede anterior vaginal, ele concluiu que apenas a deficiência da parte distal conduzia à IUE. De acordo com essa hipótese, a incontinência não resultaria de pressão intravesical sobre a musculatura do esfíncter, mas de interferência no mecanismo do esfíncter, ocasionada por alteração na tonicidade das fibras da musculatura do assoalho pélvico. Essa teoria, baseada na falência do suporte anatômico, introduziu o conceito de hipermobilidade do colo vesical e serviu de base para as teorias de insuficiência anatômica que se seguiram.

Essas teorias foram questionadas por diversos autores ao longo dos anos: a) Fantl *et al.*, em 1986, observaram que o eixo uretral, em repouso e durante o esforço, não era diferente entre mulheres continentes e incontinentes, e que várias mulheres continentes apresentavam deslocamento inferior da junção uretrovesical;[5] b) Chapple *et al.*, em 1989, obtiveram achado ultrassonográfico de colo vesical aberto em 21% de nulíparas continentes; e c) Versi *et al.*, em 1990, observaram que 51% das mulheres climatéricas continentes apresentavam colo vesical aberto na videourodinâmica.

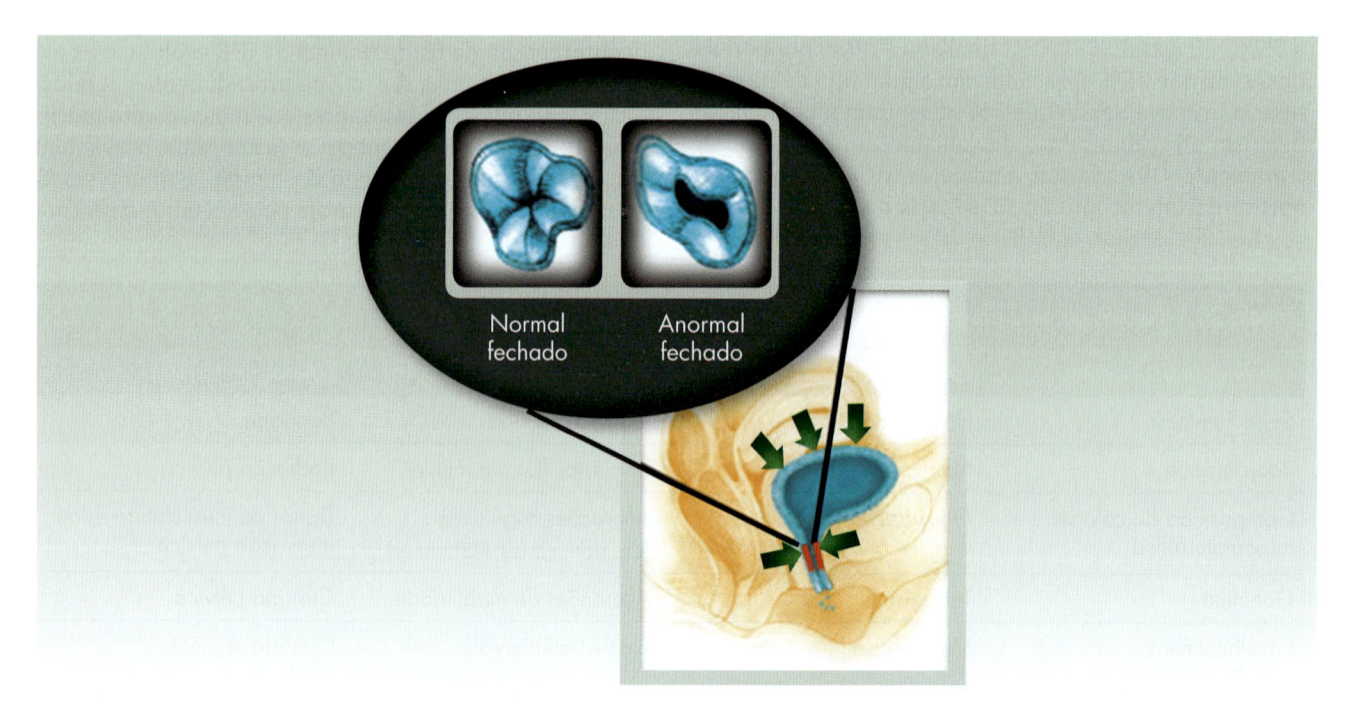

Figura 20.1 Perda da tonicidade do esfíncter uretral de acordo com H. Kelly (adaptada de Daneshgari).[1]

Teoria da equalização da pressão intra-abdominal

A partir de desenvolvimento da manometria acoplada à cistografia tradicional, o estudo das pressões vesicais e uretrais no momento do esforço permitiu o surgimento, em 1940, da teoria proposta por Barnes de que a IUE feminina seria ocasionada por aumento da pressão vesical, pela diminuição da resistência e da ação do esfíncter uretral, ou por uma associação dos dois mecanismos.[8] Esse conceito influenciou todas as futuras teorias funcionais sobre incontinência urinária de esforço feminina.

Em 1960, Lapides *et al.* propuseram como fator para a continência o comprimento funcional uretral ou porção em que a pressão uretral excede a vesical. Utilizando esse preceito, Enhörning, em 1967, publicou a "Teoria da Equalização da Pressão Intra-abdominal" (Figura 20.2), preconizando que a condição básica para a continência seria a topografia intra-abdominal do colo vesical, que permitia a transmissão de aumentos súbitos da pressão igualmente para a bexiga e para a uretra.[10] Demonstrando que em mulheres continentes – em repouso ou em aumento da pressão intra-abdominal – a pressão uretral sempre excedia a pressão vesical, o autor considerou a hipótese de que este excedente seria resultante da transmissão da pressão intra-abdominal para a bexiga e para parte da uretra proximal acima do assoalho pélvico, concluindo que, para manter a continência urinária, a uretra deveria estar localizada acima do assoalho pélvico, de tal forma que a pressão transmitida na bexi-

ga fosse igualmente transmitida para a uretra, causando aumento compensatório na pressão de fechamento. Nas mulheres com IUE, o colo vesical estaria em posição extra-abdominal, e não haveria transmissão da pressão para a uretra, culminando em perda urinária. Essa teoria prevaleceu até o final dos anos de 1970 para explicar a origem da IUE e o benefício das cirurgias de elevação do colo vesical para o tratamento da doença.[11]

Posteriormente, com a disseminação da urodinâmica, alguns investigadores sugeriram que a fisiopatologia da IUE incluiria outros fatores, além da má transmissão de pressão para a uretra.[12] No caso, a pressão máxima de fechamento uretral e o comprimento uretral funcional também seriam importantes.[13,14] Outros autores observaram que, apesar de uma pressão de transmissão menor que 90% possibilitar elevados valores de sensibilidade e valor preditivo positivo para o diagnóstico de IUE, ela apresentava especificidade de apenas 56%, refletindo o fato de que muitas mulheres continentes têm queda na transmissão da pressão.[15]

Deficiência esfincteriana intrínseca (DEI)

Em 1976, McGuire, após estudos do efeito da rizotomia sacral na função vesical e uretral, introduziu o conceito de deficiência uretral intrínseca. O autor observou que, mesmo realizando rizotomia – o que levava à denervação do esfíncter uretral externo e da musculatura esquelética –, não havia mudança na pressão uretral de repouso ou na função do músculo liso uretral, e que as pacientes não desenvolviam IUE, confirmando a importância da musculatura lisa na manutenção

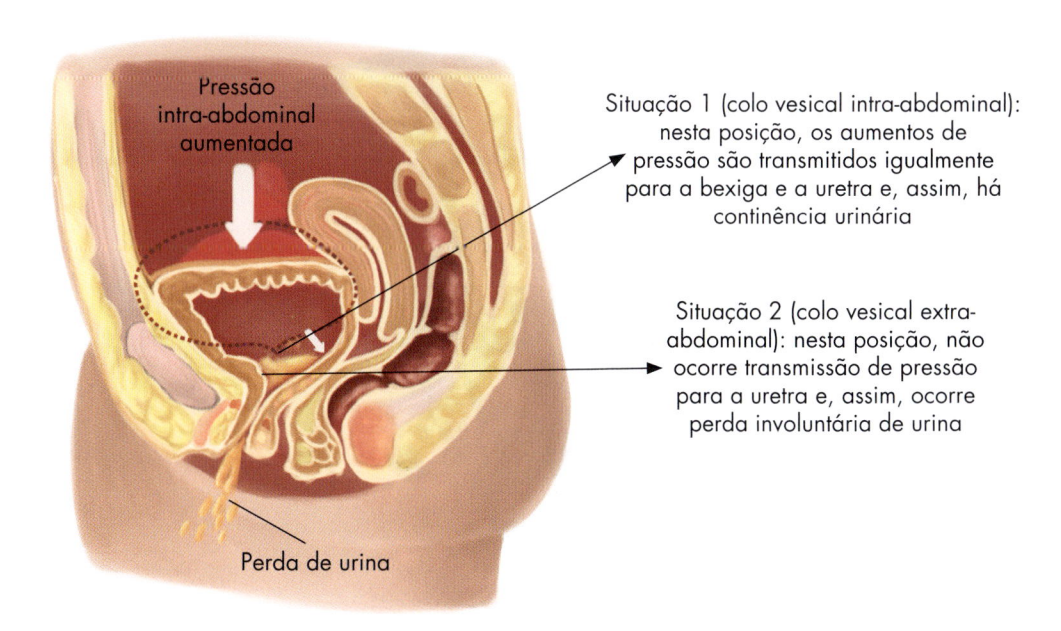

Figura 20.2 Teoria da equalização da pressão intra-abdominal de Enhörning (adaptada de Oliveira, 2007).[11]

da continência urinária.[16] Esse achado foi confirmado por estudos neurofisiológicos do assoalho pélvico em mulheres incontinentes que demonstraram sinais de denervação pudenda, e não somente defeito de transmissão das pressões, sugerindo etiologia neurogênica da IUE.[17] Como esta observação reforçou a importância da integridade estrutural da uretra na manutenção da continência, os autores passaram a estabelecer a deficiência esfincteriana intrínseca como um subtipo de IUE, no qual o esfíncter uretral seria deficiente e incapaz de gerar resistência suficiente para reter a urina durante momentos de esforço.[18]

Diversos fatores de risco para a deficiência esfincteriana intrínseca (DEI) foram propostos, dentre os quais destacam-se: idade avançada e cirurgia pélvica prévia. A apresentação clínica desse subtipo de incontinência de esforço também foi evidenciada por diferentes meios. Assim, baixa pressão de fechamento uretral – arbitrariamente definida como menor de 20 cmH$_2$O –, baixa pressão de perda sob esforço, ou uretra fixa com colo aberto à fluoroscopia, passaram a ser utilizados como parâmetros clínicos de DEI.[1]

Considerando o parâmetro de pressão de perda sob esforço, McGuire (1993) propôs uma classificação que considerava valores abaixo de 60 cmH$_2$O como consequência de DEI e acima de 90 cmH$_2$O como IUE secundária a causas anatômicas (hipermobilidade uretral). As pacientes com valores intermediários (entre 60 e 90 cmH$_2$O) seriam portadoras de combinação de defeitos anatômicos e deficiência esfincteriana intrínseca.[19]

Teoria da Rede (*Hammock Theory*)

Em 1994, DeLancey introduziu uma teoria para combinar perda de suporte uretral e disfunção esfincteriana. Baseado em estudos cadavéricos, o autor descreveu a uretra como repousando em uma camada de suporte de fáscia endopélvica e da parede vaginal anterior. Esta camada seria estabilizada pelas suas conexões com o arco tendíneo e a musculatura do assoalho pélvico. A fáscia pubocervical forneceria suporte ao colo vesical como uma rede (*hammock*), e assim criaria um anteparo para compressão da uretra proximal durante aumentos da pressão intra-abdominal (Figura 20.3). A perda desse suporte comprometeria uma transmissão igualitária das pressões intra-abdominais. Essa parte da teoria combina os conceitos instituídos por Bonney e Enhörning.

Ainda segundo o autor, conexões entre a fáscia pubocervical com a musculatura levantadora do ânus, no nível da sínfise púbica, permitiriam elevação ativa do colo vesical durante sua contração, ajudando no mecanismo de continência. Uma deficiência muscular secundária à lesão neuronal comprometeria este mecanismo auxiliar e levaria à perda urinária. Essa parte da teoria vai ao encontro dos princípios de disfunção neuromuscular na fisiopatologia da incontinência urinária de esforço.

Teoria Integral da Incontinência (*Integral Theory*)

Em 1990, Papa Petros e Ulf Ulmsten publicaram a Teoria Integral, segundo a qual os sintomas urinários de esforço, de urgência e obstrutivos podem todos se origi-

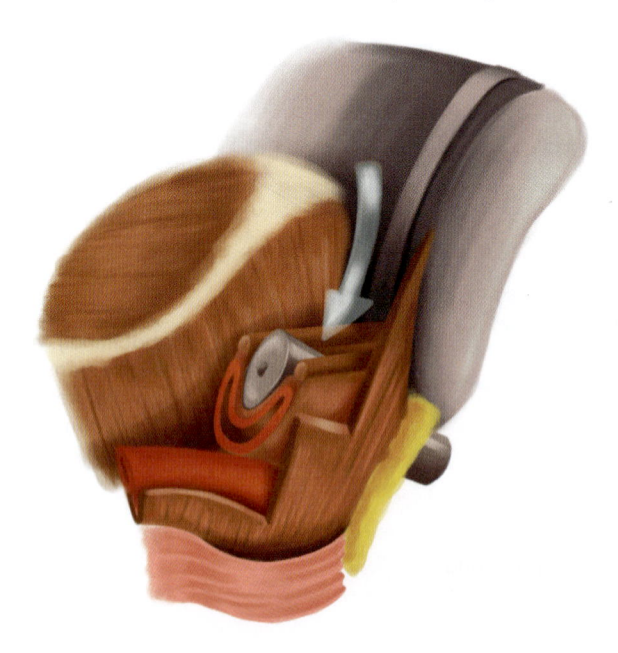

Figura 20.3 Suspensão uretral segundo a teoria da rede – *Hammock* (adaptada de DeLancey, 1994).

nar, por diferentes razões, de uma frouxidão anatômica na parede vaginal anterior ou por defeitos da própria parede vaginal, ou dos ligamentos, fáscias e músculos que a sustentam. A transmissão dos movimentos musculares envolvido nas abertura e no fechamento do colo vesical permitiria a continência ao esforço, assim como a localização de receptores de estiramento na uretra e no colo vesical preveniriam os sintomas de urgência.

De acordo com a Teoria Integral, a abertura e o fechamento da uretra e do colo vesical são regulados por forças que exercem tensão vaginal, conforme ilustrado na Figura 20.4. Durante a posição de repouso, a vagina é suspensa, frontalmente, pelo ligamento pubouretral (PUL), lateralmente pelo arco tendíneo da fáscia pélvica, e posteriormente pelo ligamento úterossacral (USL), sendo mantida tracionada em sentido anterior pelo músculo pubococcígeo (PCM), em sentido posterior pela placa dos levantadores (LP), e no eixo inferior pelo músculo longitudinal do ânus (LMA). Essa tração, além de preservar as terminações nervosas da base vesical, impede a ativação prematura do reflexo de micção e a hiperatividade vesical.

Para o fechamento do colo vesical, as contrações rápidas do músculo pubococcígeo puxam os dois terços superiores da vagina envolvendo e fechando a uretra, enquanto a placa dos levantadores e o músculo longitudinal do ânus tracionam a bexiga em sentido póstero-inferior como um balão, torcendo e fechando o colo vesical. As contrações do músculo estriado periuretral apenas fornecem um selo impermeável à água na presença de trofismo da mucosa uretral, além de contribuírem para a manutenção da pressão uretral em repouso.

Para a ocorrência da micção, o músculo pubococcígeo relaxa, permitindo que a placa dos levantadores e o músculo longitudinal do ânus abram o colo vesical, criando um funil que amplia o lúmen da uretra. Com esse estiramento, as terminações nervosas são estimuladas, ativando e reforçando o reflexo da micção.

De acordo com o local do defeito anatômico secundário à frouxidão da vagina e/ou de seus ligamentos, os autores classificaram a IUE em: 1) defeito vaginal suburetral; 2) excessiva tensão na zona do colo vesical; 3) perda dos ligamentos pubouretrais; 4) perda dos ligamentos úterossacrais; 5) danos na inserção do músculo pubococcígeo dentro da vagina, secundários à deficiência de colágeno; e 6) danos aos músculos estriados. Contudo, o diagnóstico de um destes defeitos em particular não significa que a paciente terá incontinência urinária, uma vez que outros fatores também influenciariam a continência, tais como: a pressão uretral - mantida pelo coxim vascular e pela musculatura lisa da uretra –, e os mecanismos compensatórios involuntários e voluntários - como exercícios perineais e treinamento vesical.[11]

Teoria do Trampolim (*Trampoline Theory*)

Em 2006, Daneshgari publicou a Teoria do Trampolim, que constituiu uma metáfora para integrar os conceitos teóricos prévios sobre a fisiopatologia da IUE aos fatores genéticos, ambientais, e também aos antecedentes de cada paciente (Figura 20.5).

De acordo com essa teoria, assim como um trampolim, a continência urinária depende da função coordenada e intacta de todos os seus componentes. Embora seja pouco provável que o mau funcionamento de apenas um dos elementos resulte em IUE, o somatório de alteração de diversos componentes pode superar o mecanismo de continência, levando à perda urinária durante esforço.

Embora a Teoria do Trampolim não forneça qualquer nova informação científica sobre a fisiopatologia da IUE, ela representa nova metáfora, incentivando os clínicos e pesquisadores a ampliar seus horizontes e explorar o papel de outros fatores possíveis na fisiopatologia da

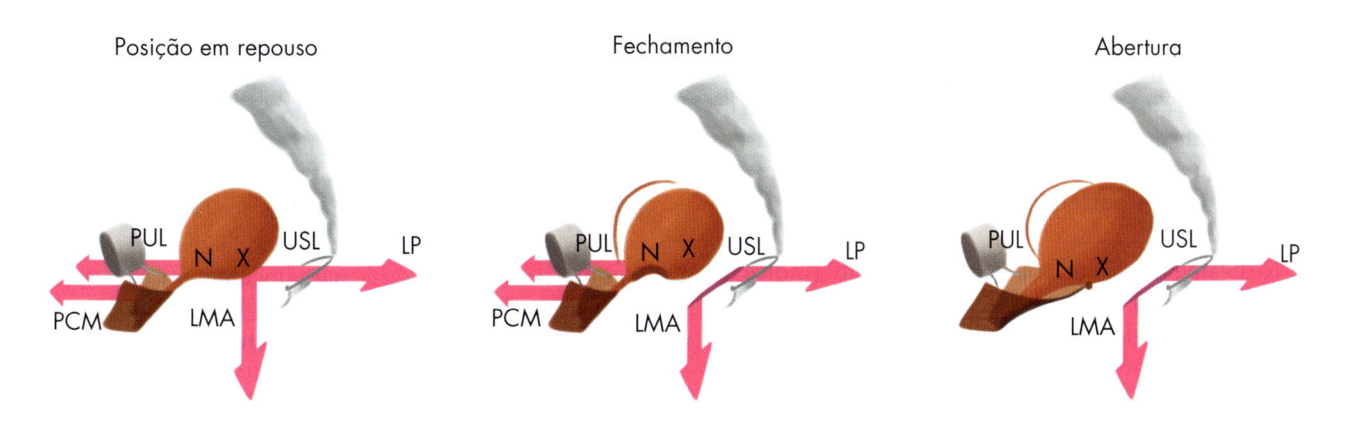

Figura 20.4 Mecanismos de abertura e fechamento da uretra e do colo vesical de acordo com a Teoria Integral (adaptada de Petros e Ulmsten).

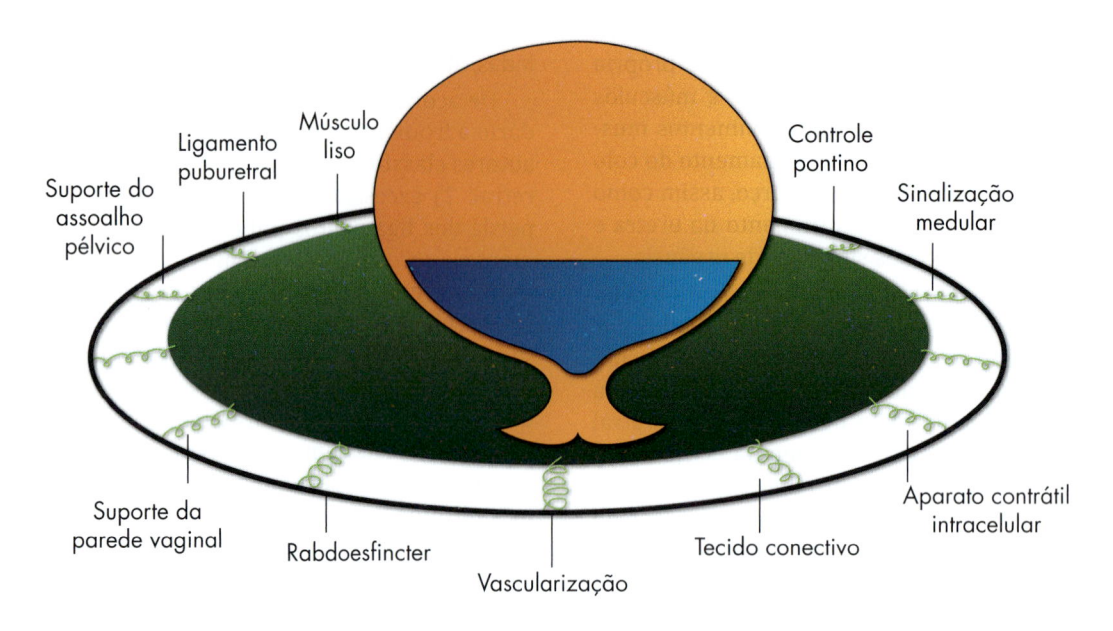

Figura 20.5 Teoria do Trampolim – *Trampoline Theory* (adaptada de Daneshgari).

IUE, tais como: disfunção bioquímica, isquemia, efeito de condições crônicas – incluindo diabetes, efeitos dos procedimentos anti-incontinência etc.

Os avanços tecnológicos na pesquisa biomédica – tais como: a exploração e a manipulação genética, a pesquisa de células-tronco e a engenharia de tecidos – são uma grande promessa para compreender melhor a fisiopatologia da IUE. Somente com intensa exploração científica será possível a instituição de um tratamento específico para cada uma das milhões de mulheres com IUE.

■ DIAGNÓSTICO

O diagnóstico inicia-se com anamnese e exame físico.

Na anamnese, é importante avaliar o tipo de perda urinária, os fatores que desencadeiam ou pioram a perda, tratamentos prévios, comorbidades e medicações em uso, que possam ter efeitos sobre o trato urinário. Vale lembrar que a maioria das pacientes relata outros sintomas urinários, além da perda ao esforço; em um estudo com 114 pacientes, 52,6% apresentavam queixas mistas.[22]

No exame físico, iniciar com avaliação IMC (Índice de Massa Corpórea), já que IUE também é mais comum em obesas, sendo a perda de peso nesses casos importante componente para o tratamento.

O exame físico direcionado deve ser realizado com paciente em posição ginecológica e ortostática, com a bexiga confortavelmente cheia. Deve ser solicitada a tossir e efetuar manobra de valsalva; caso ocorra perda urinária, observar se esta é sincrônica ou não ao esforço. Se a perda de urina ocorrer após o esforço, deve-se pensar em contração não inibida do detrusor desencadeada por esforço.

A associação entre distopias genitais e incontinência urinária é bem frequente. Nos casos em que ocorra necessidade de tratamento cirúrgico, as correções podem ser feitas simultaneamente. Durante a avaliação é necessária a redução destas distopias, preferencialmente com pessários, para pesquisar incontinência urinária oculta.

Com a anamnese e exame físico bem executados, o diagnóstico de incontinência urinária de esforço pode ser feito e um tratamento proposto. Contudo, é necessária atenção principalmente aos distúrbios de esvaziamento, que podem alterar resultados pós-cirúrgicos. Sendo assim, o teste de resíduo pós-miccional é imprescindível antes de qualquer conduta cirúrgica.

Para investigação mais minuciosa ou nos casos onde a queixa não é compatível com o exame físico, exames complementares devem ser solicitados. O exame de urina I e urocultura são realizados, já que a infecção do trato urinário, por vezes, é um diagnóstico diferencial.

O *pad-test* é uma forma objetiva de avaliação da incontinência urinária. Serve para documentar e quantificar a perda de urina, além de ser útil na monitorização dos efeitos do tratamento. Consiste na colocação de um absorvente previamente pesado junto ao meato uretral externo por um período determinado, durante o qual a paciente executa atividades do seu dia a dia ou exercícios que as simulem. A diferença de 1 g caracteriza perda urinária involuntária.

O teste do cotonete e a ultrassonografia para avaliar a hipermobilidade do colo vesical atualmente não são realizados rotineiramente já que o arsenal terapêutico utilizado não depende dessa informação.

Na propedêutica complementar destaca-se o estudo urodinâmico, já que com ele pode-se identificar outros distúrbios, como contrações não inibidas do detrusor, alterações no mecanismo de esvaziamento vesical e outras condições que possam afetar o sucesso de qualquer proposta de tratamento. Dois grandes estudos randomizados não identificaram diferença significativa nos resultados cirúrgicos das pacientes com e sem estudo urodinâmico pré-operatório; sendo assim, concluíram que o exame deve ser realizado a depender da experiência do cirurgião e a necessidade de avaliar sintomas concomitantes. [23-25]

Questionários de qualidade de vida ajudam a sentir o impacto da incontinência urinária no dia a dia dessas pacientes.

■ TRATAMENTO CLÍNICO

A Sociedade Internacional de Continência (SIC) recomenda o tratamento conservador como a primeira linha terapêutica da incontinência urinária.[26,27] Aqui estão incluídos o tratamento comportamental e a fisioterapia.

Terapia comportamental

O tratamento comportamental refere-se ao conjunto de técnicas que têm por objetivo promover mudanças nos hábitos da paciente e que influenciam os sintomas das disfunções do assoalho pélvico, a fim de minimizá-los ou eliminá-los.[9] Inclui orientações quanto à ingesta hídrica, ao treinamento vesical e à educação sobre o trato urinário inferior.[27] De maneira global, a terapia comportamental traz melhores benefícios às mulheres com bexiga hiperativa quando comparamos com aquelas com IUE.

Fisioterapia

Juntamente com as medidas comportamentais, os exercícios para os músculos do assoalho pélvico supervisionados devem ser oferecidos como primeira linha de tratamento para mulheres com IU de esforço, de urgência e mista, segundo a revisão da Cochrane publicada por Dumoulin *et al.* As melhores evidências estão relacionadas ao manejo da IUE, com mais de 50 estudos randomizados controlados e vários consensos baseados em revisões sistemáticas que reportam efeitos clinicamente significativos desta conduta de tratamento.[28-31]

Embora as evidências apontem os exercícios perineais como melhor opção para o tratamento da IUE, a fisioterapia dispõe de diversos recursos para a reabilitação do assoalho pélvico, como o treinamento para os músculos do assoalho pélvico (TMAP) com *biofeedback* (BF), eletroestimulação (EE) e cones vaginais.[29,31] Estes recursos são especialmente indicados quando as mulheres não conseguem contrair os músculos do assoalho pélvico, situação que ocorre em aproximadamente 30%.[29,31]

Com base em estudos randomizados e controlados, os índices de cura e melhora subjetivas variam entre 56% e 70%, com a inclusão de grupos com IUE e IU mista. Embora a eficácia dos exercícios para o assoalho pélvico seja frequentemente associada à melhora dos sintomas da IUE, os índices de cura analisados isoladamente também são positivos em curto prazo e variam de 35% a 80%, e os resultados mais significativos são demonstrados em estudos de alta qualidade metodológica.[29] Os efeitos em longo prazo foram pouco estudados e muito difíceis de serem analisados em função da perda amostral. Lagro-Janssen *et al.* avaliaram 88 pacientes com IUE, incontinência urinária de urgência e IUM, e observaram que 67% estavam satisfeitas com a sua condição após cinco anos.

Podemos concluir que as técnicas fitoterápicas são eficazes no tratamento da IU. As taxas de sucesso estão ao redor de 50%, mas estes índices de cura são altamente influenciados pela motivação das pacientes, fato este demonstrado pelos nossos trabalhos.

■ TRATAMENTO HORMONAL

Estrogênio

A presença de receptores hormonais no trato urinário baixo e na musculatura pélvica, em especial na musculatura periuretral e bexiga, reforçam a suscetibilidade urogenital aos hormônios sexuais.[33]

A manutenção da pressão uretral maior do que a vesical é fator importante para a continência urinária. Os principais determinantes da pressão intrauretral são a mucosa da uretra, a vascularização, a musculatura e o tecido conjuntivo periuretrais. Todos estes tecidos apresentam nítida influência dos estrogênios.[34]

A primeira revisão sistemática sobre o tema incluiu 15 trabalhos, 374 mulheres receberam estrogênio e, 344, placebo. Os autores concluíram que os estrogênios eram efetivos no tratamento da UI em especial nas mulheres que apresentavam urge-incontinência.[35] Após a publicação dos estudos HERS e WHI, referentes aos sintomas urinários, a terapia estrogênica passou a ser extremamente questionada no tratamento desta afecção.[36,37]

Análise secundária do estudo HERS (*Heart Estrogen/Progestin Replacement Study*) avaliando 1.525 pacientes concluiu que a associação estro-progestativa aumentou a incidência de IU, sugerindo efeito inverso ao desejado.[36]

Em 2005, publicou-se estudo multicêntrico, prospectivo, duplo-cego e randomizado, denominado WHI (*Women Health Initiative*). Acompanhou-se 27.347 mulheres na pós-menopausa com objetivo primário de avaliar os efeitos da terapia hormonal no aspecto cardiovascular em mulheres saudáveis. Nesse estudo, observou-se aumento na incidência de todos os tipos de IU nas usuárias de terapia hormonal, e, após um ano, em pacientes previamente continentes. O risco foi maior para IUE, seguido por IU mista. Entre as mulheres previamente incontinentes, a terapia hormonal piorou os sintomas.[37]

Tais achados são conflitantes com os anteriores, que reportam os estrogênios como benéficos, com seus efeitos sobre vários mecanismos da continência urinária. O estudo não deve ser menosprezado, uma vez que é controlado, randomizado e prospectivo. Contudo, algumas considerações devem ser feitas. O objetivo primário do estudo WHI não era avaliar a IU. As pacientes foram apenas entrevistadas. Informações epidemiológicas e de causalidade da IU não foram obtidas, tais como a paridade e o início do aparecimento da afecção, antes ou após a menopausa, recente ou tardia. Além disso, a conclusão do estudo sobre IU não incluía a avaliação clínica com exame físico e/ou urodinâmico.

Acredita-se que, se a IU tem início no menacme, dificilmente a terapia hormonal terá impacto sobre ela. Cerca de 70% das mulheres do estudo WHI tinham idade acima de 60 anos e mais de 10 anos de pós-menopausa, e aproximadamente 75% nunca haviam recebido nenhuma terapia hormonal; portanto, as alterações atróficas deveriam ser mais pronunciadas. Possivelmente, estudo controlado envolvendo mulheres incontinentes mais jovens, com perda de urina iniciada na pós-menopausa, poderia ter outros resultados. A incidência de IU na primeira entrevista foi de 64%, muito elevada em relação a outros estudos epidemiológicos, corroborada talvez, pela ausência de exame clínico.

Portanto, a análise da IU no estudo WHI traz importantes questões a serem resolvidas e não invalida os achados biológicos dos efeitos estrogênicos no trato geniturinário. Este estudo tem a importante função de alertar médicos e pacientes sobre o grave problema da IU. E gera a necessidade da criação de novos modelos de estudo.[38] Embora existam controvérsias a respeito dos benefícios da terapia hormonal na IU, fica claro que ela não beneficiará mulheres que já eram incontinentes na menacme, que apresentem distopias genitais importan-

tes, ou IU grave. Por outro lado, mulheres com IUE que se inicia na pós-menopausa, sem distopia genital, comumente apresentam melhora dos sintomas. Da mesma forma, a terapia hormonal pode ser ainda adjuvante nos tratamentos cirúrgicos e fisioterápicos pela melhora da vascularização e do trofismo das estruturas do assoalho pélvico.

■ TRATAMENTO FARMACOLÓGICO

Inibidores seletivos da recaptação de serotonina e noradrenalina

Dentre os representantes dos inibidores da recaptação da serotonina e da noradrenalina, a duloxetina foi utilizada principalmente para o tratamento de mulheres com IUE. O mecanismo de ação refere-se à maior disponibilidade destes neurotransmissores no núcleo de Onuf. Estudos demonstraram que o fármaco aumenta a pressão de resistência uretral, a pressão máxima de fechamento uretral e a espessura do esfíncter uretral estriado.[39]

Estudos clínicos randomizados e prospectivos, com duloxetina na dosagem de 80 mg/dia por 12 semanas no tratamento de mulheres com IUE, demonstraram redução em torno de 50% a 60% dos episódios de perda urinária.[38] Revisão sistemática, seguida de metanálise da base Cochrane, evidenciou melhora na frequência dos episódios de incontinência e na qualidade de vida das pacientes. Contudo, merece ressalva o alto índice de abandono da medicação, chegando a 69% das pacientes: 45% delas referiam-se aos efeitos colaterais (náuseas) como principal motivo, seguido de 24% por ineficácia. Ao final de 12 meses, apenas 4% das pacientes ainda usavam o fármaco.[40,41] Tal fato coloca em discussão seu uso na prática clínica, quando comparamos com os bons resultados obtidos dos exercícios para o assoalho pélvico e dos procedimentos cirúrgicos.

■ TRATAMENTO CIRÚRGICO

O tratamento da IUE continua sendo um desafio, existindo inúmeras técnicas para a sua correção ao longo dos tempos. Diferente de afecções que requerem técnicas que removem órgãos para sua resolução, o tratamento da IUE visa a restabelecer uma função, reequilibrando os mecanismos de continência e evitando disfunções miccionais. Além disso, há de se considerar que muitos dos fatores de risco desencadeantes da IUE, como a obesidade, a tosse crônica e principalmente o envelhecimento tecidual, continuam atuando após a intervenção cirúrgica.

As técnicas mais difundidas são as colpofixações retropúbica (Burch ou Marshall–Marchetti–Krantz) e os slings, em especial os slings de uretra média.[42,43] Apesar da alta taxa de sucesso da colpofixação retropúbica, o sling de uretra média é atualmente a técnica que apresenta as melhores e maiores evidências científicas no tratamento desta afecção.[44-46]

A escolha da técnica a ser empregada não deve levar em conta apenas as taxas de sucesso, muito semelhantes segundo dados da literatura, mas também deve pesar os efeitos adversos de cada procedimento, considerando-se os riscos individuais do paciente, bem como a experiência do cirurgião.[45,47,48]

Os novos tratamentos cirúrgicos para a IUE, além de buscarem melhores resultados em longo prazo, apresentam características importantes, tais como: menor tempo de duração, menor agressão tecidual e recuperação mais rápida da paciente.[45]

Em 1996, Ulmsten et al. desenvolveram um novo procedimento para correção da incontinência urinária, o TVT (Tension-Free Vaginal Tape- Ethicon, Somerville, NJ, USA), que se trata de um sling de uretra média utilizando-se da via retropúbica para ancoragem, passível de realização ambulatorial. A base dessa cirurgia é a Teoria Integral da Continência, segundo a qual a correção do inadequado suporte uretral, por meio do reparo dos ligamentos pubouretrais e da parede vaginal suburetral, é essencial para a resolução da perda urinária. Entre as características dessa cirurgia estão o fato da necessidade de mínima dissecção de parede vaginal, a aplicação de uma faixa específica de polipropileno, a ausência de tensão ao redor da uretra média, a não fixação da faixa e a possibilidade de ser efetuada sob anestesia local, permitindo, em grande parte das vezes, que a paciente deixe o hospital no mesmo dia.[50]

Desde a criação desta cirurgia, desenvolveram-se inúmeros estudos, muitos deles multicêntricos, com o objetivo de avaliar suas taxas de cura e complicações. As taxas de cura variam de 74% a 95%, com seguimento de até 17 anos.[51-55] Cumpre ressaltar que esses trabalhos incluem pacientes com IU mista, com IUE recorrente e com deficiência intrínseca do esfíncter uretral.[53-55]

As complicações mais comumente encontradas no intraoperatório são perfuração vesical (0,7% a 24%), hemorragia (0,7% a 2,5%); mais raramente, lesão de nervo obturador, lesão de vasos epigástricos e da uretra. Retenção urinária (1,9% a 19,7%), infecção urinária (4,1% a 13%), formação de hematoma retropúbico (0,4% a 8%); e, menos comumente, infecção de incisão abdominal, erosão de parede vaginal, urgência miccional de novo e formação de fístula vesicovaginal são as complicações encontradas no pós-operatório.[56]

Em 2001, Delorme desenvolveu os slings de uretra média pela via transobturatória (TOT). A técnica é baseada na teoria de DeLancey, que descreve a existência de uma fáscia pelviperineal e a oclusão da uretra sobre essa fáscia suburetral, pela pressão gerada pelo esforço.

Além disso, contrariamente à faixa colocada em posição retropúbica, a localização transobturadora da faixa, também de polipropileno, possibilita redução de risco de traumatismo visceral ou vásculo-nervoso. Não há risco de formação de hematoma no espaço de Retzius, e a incidência de disúria é menor, pela menor compressão uretral.[59] Os resultados mostram taxas de cura que variam entre 80% e 90% no período de 12 meses.[59,60]

A técnica proposta por Delorme, pela via transobturatória, compreende a inserção da faixa através do forâmen obturador de fora para dentro, ou seja, da raiz da coxa até a região suburetral (outside-in). Diante da ocorrência de lesões uretrais e vesicais com essa cirurgia, de Leval descreveu nova variação da técnica que permite a passagem da faixa através do forâmen obturador de dentro para fora (inside-out), com instrumental específico. Essa técnica evitaria danos à uretra e à bexiga, tornando desnecessária a cistoscopia.

De uma maneira global, as taxas de cura dos slings de uretra média pela via transobturatória variam de 81% a 100%, com seguimento de seis a 90 meses.[62-65]

Em metanálise com comparação entre as técnicas transobturatórias foram demonstrados índices de cura equivalentes.[63]

As complicações intraoperatórias relacionadas aos slings de uretra média pela via transobturatória são: lesão uretral (0,02%), lesão vesical (0,04%), perfuração de parede vaginal (0,6%), lesão neurológica (0,04%) e hemorragia ou hematoma (0,3%). Já as complicações pós-operatórias incluem formação de abscesso (0,05%), erosão vaginal (0,4%), retenção urinária (7%), urgência miccional de novo (13,9%) e dor na coxa (16%).[66,67]

Uma terceira geração de slings de uretra média tem sido desenvolvida nos últimos anos, com a finalidade de reduzir as complicações e adicionar simplicidade à técnica. Seguindo a tendência mundial de adoção de procedimentos cada vez menos invasivos, surgiram os mini-slings ou slings de incisão única. Sua inovação consiste no uso de menor quantidade de material sintético e na ausência de orifícios cutâneos, com o intuito de reduzir o trajeto cego do procedimento para minimizar taxas de infecções e traumas viscerais.[68,69]

Diferentemente das técnicas já consagradas, os slings de incisão única disponíveis no mercado não são uniformes quanto à extensão da faixa e ao método de inserção, bem como locais e formas de fixação. Acrescenta-se, ainda, a não uniformidade de técnicas cirúrgicas entre diferentes autores.[69] Portanto, os dados disponíveis a respeito de suas taxas de sucesso são conflitantes. Em atualização de revisão sistemática seguida por meta-análise que avaliou 11 estudos comparativos entre os diferentes mini *slings* e *slings* retropúbicos ou transobturadores (1.702 pacientes), não foram observadas diferenças significantes entre as taxas de cura subjetiva ou entre as taxas de cura objetiva com tempo médio de seguimento de 18,6 meses.[70]

As complicações associadas a esses *slings* são urgência miccional de novo ou piora da urgência pre-existente, lesões do trato urinário (vesicais e uretrais), disfunções miccionais e exposição de faixa.[69,70]

Assim, o *sling* retropúbico, o primeiro *sling* sintético de uretra média do qual se tem maior tempo de seguimento com altas taxas de cura e menos invasivo em relação às técnicas que o antecederam, é boa opção para os casos mais graves de IUE, particularmente nas pacientes mais jovens. Por sua vez, o transobturador também está relacionado a altas taxas de cura, sendo o *sling* mais realizado em todo o mundo. Já em relação aos *slings* de incisão única ou mini *slings,* faltam evidências quanto às taxas de cura e complicações em longo prazo para que tenham sua indicação definida. Porém, estão relacionados ao intraoperatório menos invasivo e ao pós-operatório imediato menos doloroso, podendo ser executados apenas com anestesia local, sendo bem tolerados pela paciente.

■ AGENTE DE PREENCHIMENTO

A injeção dos chamados agentes de preenchimento na submucosa é método minimamente invasivo disponível para tratar mulheres com IUE decorrente de defeito esfincteriano intrínseco e ausência de mobilidade uretral.[71] Está especialmente indicada em situações onde houve falha do procedimento cirúrgico ou em mulheres que apresentem comorbidades que inviabilizam a cirurgia. Apesar de seus mecanismos ainda não terem sido totalmente esclarecidos, sua eficácia pode ser resultante da expansão das paredes da uretra, o que permite a sua melhor aproximação ou coptação. Os agentes atualmente aprovados para uso e disponíveis no Brasil incluem colágeno bovino, gordura autóloga e vários agentes sintéticos como o carbono pirolítico e as partículas polidimetiloxane.[71]

A revisão sistemática publicada por Ghoniem *et al.* avaliou 958 mulheres com IUE que receberam partículas de polidimetiloxane e observaram taxa de cura de 40%, acompanhada por taxa de melhora de 70% em seguimento de 18 meses. Já a última revisão Cochrane, após comparar as injeções periuretrais com os tratamentos clínicos e cirúrgicos vigentes na literatura, concluiu que ainda não há evidência científica suficiente que suporte a sua utilização e, portanto, deve ser encarada como medida de exceção no tratamento de mulheres com IUE.[73]

REFERÊNCIAS BIBLIOGRÁFICAS

1. Daneshgari F, et al. Advancing the understanding of pathophysiological rationale for the treatment of stress urinary incontinence in women: the 'trampoline theory'. BJU Int 2006; 98(Suppl 1):8-14.

2. Geoffrey W. et al. The Pathophysiology of Stress Urinary Incontinence: a historical perspective. Rev Urol. 2004;6(Suppl 3):S10-8.

3. Kelly HA. Incontinence of urine in women. Urol Cutan Rev 1913;17:291-8.

4. Bonney V. On diurnal incontinence of urine in women. J Obstet Gynaecol Br Emp 1923;30:358-63.

5. Fantl JA, et al. Urethral axis and sphincteric function. Am J Obstet Gynecol 1986; 155(3):554-8.

6. Chapple CR, et al. Asymptomatic bladder neck incompetence in nulliparous females. Br J Urol 1989;64(4):357-9.

7. Versi E, et al. Distal urethral compensatory mechanisms in women with an incompetent bladder neck who remain incontinent, and the effect of the menopause. Neurourol Urodyn 1990;9(6):579-90.

8. Barnes A. A method for evaluating the stress of urinary incontinence. Am J Obstet Gynecol 1940;40(3):381-90.

9. Lapides J, et al. Physiopathology of stress incontinece. Surg Gynecol Obstet 1960;3: 224-31.

10. Enhorning G. Simultaneous recording of intravesical and intra-urethral pressure. A study on urethral closure in normal and stress incontinent women. Acta Chir Scand Suppl 1961; Suppl 276:1-68.

11. Oliveira E, et al. Mecanismo de continência e teoria integral da incontinência urinária feminina. Femina 2007;35(4):205-11.

12. Tanagho EA. Urodynamics of female urinary incontinence with emphasis on stress incontinence. J Urol 1979;122(2):200-4.

13. Toews H. Intraurethral and intravesical pressures in normal and stress-incontinent women. Obstet Gynecol 1967;29(5):613-24.

14. Öbrink A, et al. Pressure transmission to the pre-urethral space in stress incontinence. Urol Res 1978;6(3):135-40.

15. Bump RC, et al. Dynamic urethral pressure/profilometry pressure transmission ratio determinations in stress-incontinent and stress-continent subjects. Am J Obstet Gynecol 1988;159(3):749-55.

16. McGuire EJ, et al. Stress urinary incontinence. Obstet Gynecol. 1976; 47(3):255-64.

17. Smith AR, et al. The role of pudendal nerve damage in the etiology of genuine stress incontinence in women. Br J Obstet Gynaecol 1989;96(1):29-32.

18. Palma PC. Aplicações clínicas das técnicas fisioterapêuticas nas disfunções miccionais e do assoalho pélvico. Campinas (SP): Personal Link Comunicações; 2009. p.63

19. McGuire EJ, et al. Clinical assessment of urethral sphincter function. J Urol 1993; 150(5 Pt 1):1452-4.

20. DeLancey JO. Structural support of the urethra as it relates to stress urinary incontinence: the hammock hypothesis. Am J Obstet Gynecol 1994;170(6):1713-20.

21. Petros PE, et al. An integral theory of female urinary incontinence. Experimental and clinical considerations. Acta Obstet Gynecol Scand Suppl. 153:7-31. Review.

22. Feldner PC, et al. Valor da queixa clínica e exame físico no diagnóstico da incontinência urinária. Rev Bras Ginecol Obstr 2002;24(2): 87-93.

23. Ryu JG, et al. Transobturator tapefor female stress urinary incontinence: preoperativev valsalva leak point pressure is not related to curevrate or quality of life improvement. Korean J Urol 2014;55(4):265–9.

24. Campeau L. Urodynamics in stress incontinence: when are they necessary and how do we use them? Urol Clin North Am 2014;41(3):393-8.

25. Ribeiro A, et al. Incontinência urinária de esforço: diagnóstico e tratamento. RBM 1990;47(11):553- 6.

26. Moore K, et al. Adult conservative management. In: Abrams P, et al. Incontinence. 5th ed. Paris: Health Publications; 2013. p.1101-228.

27. Wyman J. Bladder training for overactive bladder. In: Bo K, et al. Evidence-based physical therapy for the pelvic floor. New York: Elsevier; 2007. p. 208.

28. Dumoulin C, et al. Pelvic floor muscle training versus no treatment, or inactive control treatments, for urinary incontinence in women. Cochrane Database Syst Rev 2014;(5):CD005654.

29. Bo K. Pelvic floor muscle training in treatment of female stress urinary incontinence, pelvic organ prolapse and sexual dysfunction. World J Urol 2012;30(4):437-9.

30. Dumoulin C, et al. Comparisons of approaches to pelvic floor muscle training for urinary incontinence in women. Cochrane Database Syst Rev 2014;(5):CD005654.

31. Holroyd-L et al. Management of urinary incontinence in women: scientific review. JAMA 2004;291(8):986-90.

32. Lagro-Janssen TL, et al. Controlled trial of pelvic floor exercises in the treatment of urinary stress incontinence in general practice. Br J Gen Pract 1991;41(352):445-9.

33. Wilson PD, et al. Steroid hormone receptors in the female lower urinary tract. Urol Int 1994;39(1):5-8.

34. Sartori MG, et al. Sexual steroids in urogynecology. Climacteric 2011;14(1):5-9.

35. Moehrer B, et al. Oestrogens for urinary incontinence in women. Cochrane Database Syst Rev 2003;(2):CD001405.

36. Grady D, et al. Postmenopausal hormones and incontinence: the Heart and Estrogen/Progestin Replacement Study. Obstet Gynecol 2001;97(1):116-9.

37. Hendrix SL, et al. Effects of estrogen with and without progestin on urinary incontinence. JAMA 2005;293(8):935-7.

38. Chapple CR. The contemporary pharmacological management of overactive bladder. BJOG 2006;113 (Suppl 2):19-35.

39. Thor KB, et al. Effects of duloxetine, a combined serotonin and norepineephrine reuptake inhibitor, on central neural control of lower urinary tract function in the chloralose-anesthetised female cat. Pharmacol Exp Ther 1995;274(2):1014-24.

40. Millard R, et al. Duloxetine vs. placebo in the treatment of stress urinary incontinence: a global Phase III study. Neurourol Urodynam 2003;93(3):311-8.

41. Mariappan P, et al. Serotonin and noradrenaline reuptake inhibitors (SNRI) for stress urinary incontinence in adults. Cochrane Database Syst Rev 2005;(3):CD004742.

42. Ward K, et al. Prospective multicentre randomised trial of tension-free vaginal tape and colposuspension as primary treatment for stress incontinence. BMJ 2002; 325 (7355):67.

43. Ward KL, et al. Tension-free vaginal tape versus colposuspension for primary urodynamic stress incontinence: 5-year follow up. BJOG 2008;115(2):226-30.

44. Ogah J, et al. Minimally invasive synthetic suburethral sling operations for stress urinary incontinence in women. Cochrane Database Syst Rev 2009;(4):CD006375.

45. Serati M, et al. Surgical treatment for female stress urinary incontinence: what is the gold-standard procedure? Int Urogynecol J Pelvic Floor Dysfunct 2009;20(6):619-24.

46. AUGS-SUFU Position Statement on Mesh Midurethral Slings for SUI. Disponível em: http://www.augs.org/d/do/2535 [accessed 25 Jun14].

47. Novara G, et al. Updated systematic review and meta--analysis of the comparative data on colposuspensions, pubovaginal slings, and midurethral tapes in the surgical treatment of female stress urinary incontinence. Eur Urol 2010;58(2):218-21.

48. Richter HE, et al. Retropubic versus transobturator midurethral slings for stress incontinence. N Engl J Med 2010;362(22):2066-76.

49. Ulmsten U, et al. An ambulatory surgical procedure under local anesthesia for treatment of female urinary incontinence. Int Urogynecol J 1996;7(2):81-7.

50. Ulmsten U, et al. A multicenter study of Tension Free Vaginal Tape (TVT) for surgical treatment of stress urinary incontinence. Int Urogynecol J 1998;9(4):210-6.

51. Nilsson CG, et al. Eleven years prospective follow-up of the tension-free vaginal tape procedure for treatment of stress urinary incontinence. Int Urogynecol J 2008;19(8):1043-7.

52. Nilsson CG, et al. Seventeen year's follow up of the tension free vaginal tape procedure for female stress urinary incontinence. Int Urogynecol J 2013;24(8):1265-71.

53. Rezapour M, et al. Tension-free vaginal tape (TVT) in women with recurrent stress urinary incontinence- a long--term follow-up. Int Urogynecol J 2001;(Suppl 2):S9-11S.

54. Rezapour M, et al. Tension-free vaginal tape (TVT) in women with mixed urinary incontinence – a long-term follow-up Int Urogynecol J Pelvic Floor Dysfunct 2001; 12(Suppl 2):S15-20S.

55. Rezapour M, et al. Tension-free vaginal tape (TVT) in stress incontinent women with intrinsic sphincter deficiency (ISD)--a long-term follow-up. Int Urogynecol J Pelvic Floor Dysfunct 2001;12(Suppl 2):S12-6S.

56. Daneshgari F, et al. Complications of mid urethral slings: important outcomes for future clinical trials. J Urol 2008;180(5):1890-7.

57. Delorme E. La bandelette trans-obturatrice: um procédé mini-invasif pour traiter l'incontinence urinaire d'effort de la femme. Prog Urol 2001;11:1306-8.

58. DeLancey JOL. Structural support of the urethra as it relates to stress urinary incontinence: the hammock hypothesis. Am J Obstet Gynecol 1994;170(6):1713-20.

59. deTayrac R, et al. A prospective randomized trial comparing tension-free vaginal tape and transobturator suburethral tape for surgical treatment of stress urinary incontinence. Am J Obstet Gynecol 2004;190(3):602-8.

60. Roumeguère T, et al. Trans-obturator vaginal tape (TOT) for female stress incontinence: one year follow-up in 120 patients. Eur Urol 2005;48(5):805-9.

61. de Leval J. Novel surgical technique for the treatment of female stress urinary incontinence: transobturator vaginal tape inside-out. Eur Urol 2003;44(6):724-30.

62. Waltregny D, et al. TVT-O for the treatment of female stress urinary incontinence: results of a prospective study after a 3-year minimum follow-up. Eur Urol 2008; 53(2):401-8.

63. Abdel-Fattah M, et al. Prospective randomised controlled trial of transobturator tapes in management of urodynamic stress incontinence in women: 3 year outcomes from the evaluation of transobturator tapes study. Eur Urol 2012;62(5):843-51.

64. Athanasiou S, et al. Seven years of objective and subjective outcomes of transobturator (TVT-O) vaginal tape: why do tapes fail? Int Urogynecol J 2014; 25(2): 219-25.

65. Latthe PM, et al. Two routes of transobturator tape procedures in stress urinary incontinence: a meta-analysis with direct and indirect comparison of randomized trials.BJU Int 2010;106(1):68-76.

66. Deng DY, et al. Presentation and management of major complications of midurethral slings: are complications under-reported? Neurourol Urodynam 2007;26(1):46-52.

67. Waltregny D, et al. The TVT-obturator surgical procedure for the treatment of female stress urinary incontinence: a clinical update. Int Urogynecol J 2009;20(3):337-9.

68. Bianchi-Ferraro AM, et al. Single-incision sling compared with transobturator sling for treating stress urinary incontinence: a randomized controlled trial. Int Urogynecol J 2013;24(9):1459-62.

69. Djehdian LM, et al. Transobturator sling compared with single-incision mini-sling for the treatment of stress urinary incontinence: a randomized controlled trial. Obstet Gynecol 2014;123(3):553-8.

70. Mostafa A, et al. Single-incision mini-slings versus standard midurethral slings in surgical management of female stress urinary incontinence: an updated systematic review and meta-analysis of effectiveness and complications. Eur Urol 2014; 65(2):402-9.

71. Reynolds WS, Dmochowski RR. Urethral bulking: a urology perspective Urol. Clin North Am 2012;39(3):279-86.

72. Ghoniem GM, Miller CJ. A systematic review and meta-analysis of Macroplastique for treating female stress urinary incontinence. Int Urogynecol J 2013;24(1):27-36.

73. Kirchin V, et al. Urethral injection therapy for urinary incontinence in women. Cochrane Database Syst Rev 2012;(2):CD003881. Review.

Capítulo **21**

- Raquel Martins Arruda ■ Claudia Cristina Takano ■ Eliana Viana Monteiro Zuchi
- Márcia Maria Gimenez ■ Marta Maria Kemp ■ Rodrigo de Aquino Castro

Bexiga Hiperativa

■ CONCEITO

A bexiga hiperativa é caracterizada por urgência miccional não fisiológica, em geral acompanhada por aumento da frequência urinária e noctúria, com ou sem urge-incontinência, na ausência de infecção do trato urinário ou de outras morbidades óbvias, metabólicas ou locais.[1] Em 2010, aceitou-se a caracterização acima descrita com os sinônimos síndrome da bexiga hiperativa, síndrome da urgência e/ou síndrome da urgência-frequência em homens e mulheres.[2]

É importante reconhecer e diferenciar o conceito de hiperatividade detrusora. Essa última refere-se a uma alteração funcional da fase de enchimento vesical, diagnosticada pela observação urodinâmica de contrações involuntárias do detrusor durante a cistometria. Por sua vez, como mencionado acima, a síndrome da bexiga hiperativa é um diagnóstico clínico.[3]

■ EPIDEMIOLOGIA

Estima-se a prevalência da síndrome ao redor de 10% a 15% em países como Japão, China, Canadá e europeus. Outros estudos mostram prevalência de 31% na Coreia e de até 45% na Ásia. É afecção mais comum em mulheres, e sua prevalência caracteristicamente aumenta com o avançar da idade, em ambos os sexos.[4-6]

A bexiga hiperativa compromete sobremaneira a qualidade de vida, causando isolamento social, queda de produtividade, constrangimento, frustração, ansiedade e baixa autoestima.[7] Davila e Neimark (2002)[8] concluíram que a qualidade de vida de pacientes com bexiga hiperativa é pior do que a das com incontinência urinária de esforço, qualquer que seja o questionário utilizado para a avaliação. Ressalte-se ainda o fato de que grande parte das pessoas não relata os sintomas a médicos e familiares, por vergonha ou desconhecimento sobre tratamentos disponíveis.[9]

Um dos maiores estudos epidemiológicos brasileiros, com base populacional, avaliou 3.000 indivíduos acima de 30 anos (1.500 homens e 1.500 mulheres) e utilizou os conceitos atuais sugeridos pela Sociedade Internacional de Continência. Realizado em 2008, o estudo evidenciou prevalência da síndrome da bexiga hiperativa em 5,1% dos homens e 10% das mulheres, aumento de frequência urinária em 15,4% dos homens e 23,7% das mulheres. Mais de três quartos da população estudada relatou desconforto aos sintomas e houve grande associação com depressão e ansiedade.[10]

A bexiga hiperativa associa-se ainda a risco aumentado de quedas e fraturas, infecção urinária, dermatite amoniacal, disfunções sexuais e privação do sono.[8,11]

O impacto econômico da afecção é alto: no ano 2000, nos EUA, 12 bilhões de dólares foram gastos em tratamentos para a síndrome, mais de três quartos deste valor para pessoas da comunidade e apenas um quarto para as institucionalizadas.[12] Tais números tendem a crescer, tendo em vista o aumento da expectativa de vida.

■ FISIOPATOLOGIA

A fisiopatologia da bexiga hiperativa não está totalmente esclarecida e, provavelmente, envolve diversos mecanismos.

Córtex cerebral e traumas medulares

O córtex cerebral, em especial a região frontal direita, exerce ação predominantemente inibitória sobre o reflexo da micção. A inibição cortical deficiente é uma das causas de bexiga hiperativa neurogênica, mas seu envolvimento na fisiopatologia da bexiga hiperativa idiopática não está ainda estabelecido.[9]

Nos traumas raquimedulares suprassacrais, inicialmente a bexiga é arreflexa (fase de choque medular), podendo ocorrer retenção urinária e incontinência por transbordamento. Entre seis e oito semanas após o trauma, a atividade reflexa do detrusor é estabelecida e passa a ser mediada pelo reflexo medular, que determina hiperatividade vesical. Na maioria dos casos há dissinergia detrusor-esfincteriana. As lesões infrassacrais geralmente cursam com bexiga flácida.[13]

Alterações na atividade aferente

As fibras aferentes do tipo C parecem não participar da micção normal. São fibras não mielinizadas, localizadas principalmente na região suburotelial.[13] A emergência do reflexo medular da micção mediado por fibras C tanto em animais como em humanos parece estar implicada na fisiopatologia da bexiga hiperativa relacionada a traumas e a algumas afecções medulares.[14]

Neurotransmissores e receptores

O óxido nítrico liberado por nervos eferentes do colo vesical e da uretra de várias espécies animais, inclusive em humanos, é uma das possíveis substâncias envolvidas no relaxamento uretral que precede o esvaziamento vesical. Sua deficiência pode determinar relaxamento uretral inadequado, com consequente aparecimento de contrações involuntárias do detrusor.[13] A diminuição do óxido nítrico parece também comprometer o relaxamento do detrusor na fase de enchimento vesical e determinar aumento da atividade aferente.[15]

A adenosina trifosfato (ATP) participa das transmissões aferente e eferente no trato urinário inferior. De acordo com Burnstock, a ATP liberada pelo urotélio de ratos, em resposta à distensão vesical, atuaria sobre os receptores purinérgicos P2X3 de nervos subepiteliais, estimulando fibras nervosas aferentes, dando início ao reflexo da micção.[16] Os antagonistas da ATP têm se mostrado eficazes em reduzir em 75% a atividade aferente induzida pela distensão vesical *in vitro*. Adicionalmente, o aumento de receptores purinérgicos em nervos eferentes e/ou a diminuição da atividade da ATPase têm sido relatados em pacientes com bexiga hiperativa idiopática e em casos relacionados à obstrução vesical.[17]

A presença de receptores NK_1 e NK_2 foi demonstrada em bexigas humanas e em certas espécies animais. Verificou-se que a hiperatividade vesical induzida por irritação química pode ser inibida por antagonistas dos receptores NK. Esses resultados sugerem que algumas taciquininas poderiam participar da micção normal e da fisiopatologia da bexiga hiperativa.[18]

A substância P e o peptídeo relacionado ao gene calcitonina (CGRP) são taciquininas encontradas em fibras aferentes da bexiga.[19] Tem sido relatado que a densidade de fibras nervosas imunorreativas à substância P e ao CGRP em mulheres com hiperatividade do detrusor idiopática é maior que naquelas sem a afecção. Da mesma forma, o aumento do fator de crescimento neuronal (NGF) foi relacionado à maior atividade reflexa do músculo detrusor.[14]

Certos prostanóides produzidos pelo urotélio e pelo plexo suburotelial em resposta à distensão vesical, trauma e processos inflamatórios levam à liberação de taciquininas. Desta forma, também poderiam estar envolvidos com a gênese da hiperatividade vesical.[20]

O polipeptídeo intestinal vasoativo (VIP) é considerado agente inibitório das vias eferentes parassimpáticas e excitatório das vias aferentes, juntamente com a substância P.[21] Concentrações reduzidas de VIP foram encontradas em biópsias de detrusor em pacientes com bexiga hiperativa, em comparação com a musculatura vesical normal. Tal fato sugere que a ausência da inibição por esse fator estaria relacionada ao desencadeamento da bexiga hiperativa.[22]

Estudos em animais demonstraram que a diminuição dos níveis de serotonina e de norepinefrina acompanha-se de depressão e de hiperatividade vesical. Entretanto, o papel da serotonina no reflexo de micção em humanos e na fisiopatologia da bexiga hiperativa ainda não está bem estabelecido.[14]

O relaxamento do músculo detrusor durante o enchimento vesical é mediado predominantemente por receptores β_3 adrenérgicos.[23] A mutação deste receptor tem sido implicada na fisiopatologia da bexiga hiperativa idiopática.

Teorias neurogênica e miogênica

A fisiopatologia da bexiga hiperativa também parece envolver o aumento de ligações elétricas entre as células do músculo detrusor. Tais ligações disfuncionais permitiriam que contrações locais, que normalmente se extinguem, propaguem-se, podendo gerar contrações clinicamente detectáveis.[14]

O modelo fisiopatológico proposto (teoria neurogênica) pressupõe que alterações neurológicas na parede vesical representadas por denervação e ligações intercelulares anormais podem determinar os sintomas de urgência e o aumento da frequência miccional.[14]

Pesquisadores têm sugerido que mudanças estruturais e ultraestruturais primárias do músculo detrusor (teoria miogênica) levariam à hiperatividade vesical. Essas observações sugerem que o evento primário seria a denervação focal e a hipertrofia de células musculares.[13] As teorias neurogênica e miogênica não são mutuamente exclusivas. Os dois processos podem interagir para produzir as manifestações clínicas da bexiga hiperativa.[13]

Assim, alterações primárias do detrusor podem desencadear a emergência de anormalidades neurológicas, que, por sua vez, facilitariam a condução da atividade elétrica, predominante na bexiga hiperativa. Da mesma forma, as alterações neurológicas podem levar a mudanças na estrutura, sensibilidade e comportamento do músculo detrusor. O processo inicial, no entanto, ainda não é conhecido.[13]

Defeitos anatômicos

A correção cirúrgica da incontinência urinária de esforço associa-se à cura da urge-incontinência em 50% a 75% das pacientes com queixas mistas.[24]

Uma das explicações para esses achados encontra respaldo na neurofisiologia da micção. Sabe-se que a presença de urina no lúmen uretral desencadeia uma contração reflexa do detrusor, contribuindo para o completo esvaziamento vesical.[25] Desse modo, a perda de urina desencadeada pelo esforço estimularia fibras aferentes dos nervos pudendos e pélvicos, ocasionando contrações involuntárias do músculo detrusor e o aparecimento dos sintomas de bexiga hiperativa.

Para Petrus e Ulmsten, os sintomas de quase todos os tipos de incontinência urinária (excetuando-se as de causas inflamatórias e neurogênicas) decorrem de defeitos anatômicos da parede vaginal e/ou dos seus tecidos de sustentação. A integridade anatômica estabiliza os mecanorreceptores da bexiga, evitando o desencadeamento precoce do reflexo da micção.

De acordo com esses autores, lesões anatômicas estimulariam as terminações nervosas na base da bexiga, com relaxamento reflexo do músculo pubococcígeo e da musculatura estriada periuretral. Simultaneamente, a uretra proximal seria tracionada posteroinferiormente pela contração dos músculos levantadores do ânus, abrindo o colo vesical. Cria-se um círculo vicioso de estimulação dos receptores e contração vesical, com perda de grandes quantidades de urina.[26]

Diagnóstico

O diagnóstico de bexiga hiperativa é eminentemente clínico e estabelecido a partir dos sintomas, como definido pela Sociedade Internacional de Continência, em 2002.[1]

Dessa forma, uma anamnese objetiva e minuciosa em que se investiguem sintomas como disúria, hematúria, dor na região hipogástrica, sensação de esvaziamento incompleto, tipo de jato urinário ou hesitação ao urinar nos permite afastar doenças como as infecções do trato urinário, a litíase vesical, os tumores pélvicos ou os processos obstrutivos pós-cirurgias para correção de incontinência urinária.[27]

Nos antecedentes pessoais devemos investigar as doenças metabólicas como diabetes *mellitus*, moléstias neurológicas e suas possíveis sequelas para o trato urinário, cardiopatias que apresentem poliúria noturna e o uso de medicamentos como diuréticos, alfabloqueadores e parassimpatomiméticos. É de grande importância avaliar hábitos como a ingesta excessiva de líquidos (polidipsia) e o consumo de bebidas alcoólicas ou que contenham cafeína e colas.[28]

Ao exame físico, a palpação do abdome pode demonstrar a presença de abaulamento, seja por tumor pélvico ou bexiga distendida por processo obstrutivo. Na inspeção dos órgãos genitais externos, sinais de dermatite amoniacal confirmam as perdas urinárias frequentes, e o prolapso acentuado da parede vaginal anterior pode justificar os sintomas irritativos.[29]

O exame dos genitais internos nos permite avaliar o trajeto da uretra e sua mobilidade, além de tumores. As cicatrizes na região lombossacral revelam cirurgias neurológicas prévias, eventuais sequelas neurológicas e suas repercussões no trato urinário. Por fim, realizar o exame neurológico observando a marcha e o equilíbrio, a sensibilidade e o tônus muscular do períneo e a presença dos reflexos clitoridiano, bulbocavernoso e anal.[29]

O diário miccional é auxiliar importante no diagnóstico, além de ser útil para avaliar os efeitos do tratamento. Possibilita identificar o tipo e a quantidade de líquido ingerido, o volume urinado, a intensidade dos sintomas de urgência e das perdas urinárias. Pacientes com bexiga hiperativa costumam apresentar várias micções com pequeno volume, bem como diminuição do volume máximo urinado em relação às pacientes que não têm a afecção[9] (Figura 21.1).

Os exames de urina tipo I e urocultura são indispensáveis para que sejam afastadas infecções do trato urinário. O ultrassom, seja do trato urinário ou da pelve, exclui litíase, tumores e mede o resíduo miccional no caso de processos obstrutivos. A citologia urinária está particularmente indicada nos casos refratários aos tratamentos habituais e naqueles com hematúria.[9]

A cistoscopia deve ser realizada nas pacientes com sintomas de bexiga hiperativa caso haja suspeita de corpo estranho (fios de sutura), cálculos, tumores vesicais, hematúria ou divertículos. Também está indicada nos casos que não responderam ao tratamento[9] (Figuras 21.2 e 21.3).

Nas pacientes com bexiga hiperativa neurogênica é obrigatória a investigação do trato urinário alto, além dos exames específicos para cada afecção.[9]

O estudo urodinâmico permite o diagnóstico da hiperatividade do detrusor, que se caracteriza por contrações involuntárias durante a cistometria. A hiperatividade fásica é definida pelo surgimento de contrações não inibidas com amplitude crescente à medida que se aumenta o volume vesical. É o achado mais comum da hiperatividade vesical idiopática. Já o tipo terminal caracteriza-se por uma única contração não inibida que ocorre na capacidade cistométrica máxima[1,9]

Ressalte-se que, em face de queixa clínica típica, em alguns casos, o estudo urodinâmico pode ser dispensável para instituir terapêutica clínica. Por outro lado, quando existe perda aos esforços ou quando se cogita de cirurgia para incontinência ou prolapso genital, o exame urodinâmico se impõe no pré-operatório.

Horário	Quantidade e tipo de líquido ingerido	Volume urinado	Caso faça cateterismo intermitente	Necessidade urgente de urinar: + leve ++ moderada +++ severa	Caso tenha perda involuntária de urina: + gotas ++ colheres +++ copos	Atividade na ocasião da perda de urina (tosse, espirro, subir escada etc)
Exemplos						
8h	250 mL de leite					
9h		190 mL		++		
10h	120 mL				+	Tossir

Figura 21.1 Exemplo de diário miccional.

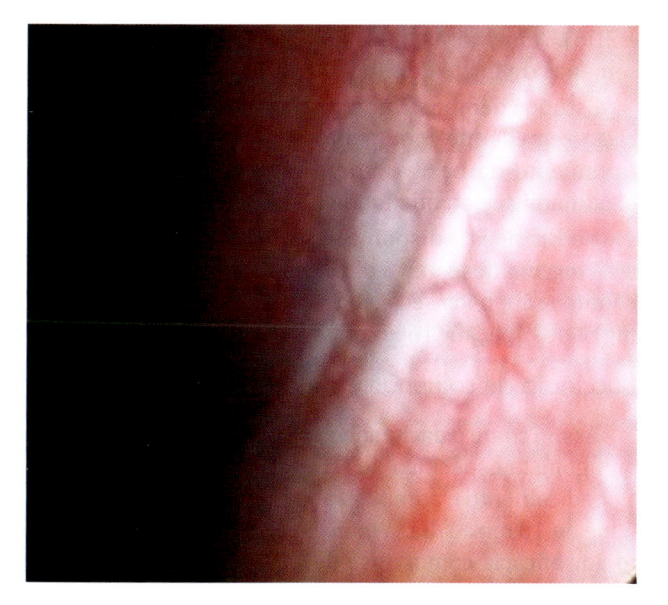

Figura 21.2 Cistoscopia mostrando aumento de trabeculação em paciente com bexiga hiperativa.

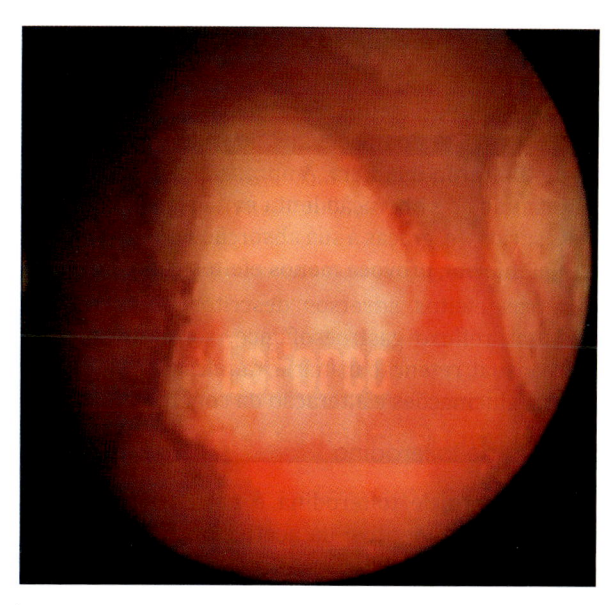

Figura 21.3 Tumor vesical em paciente com bexiga hiperativa refratária.

Tratamento clínico

Tratamento medicamentoso

Os anticolinérgicos são os medicamentos de escolha no tratamento farmacológico da bexiga hiperativa e da hiperatividade do detrusor. São antagonistas competitivos da acetilcolina, mas, muito provavelmente também atuam nas fibras aferentes e no próprio sistema nervoso central, uma vez que melhoram a sensação de urgência miccional.[30] Idealmente, devem ser indicados como adjuvantes ao tratamento comportamental.

Entretanto, apesar de serem os medicamentos de escolha, a eficácia dos anticolinérgicos deixa a desejar. Em revisão sistemática e metanálise que incluiu mais de 27.000 mulheres com bexiga hiperativa não neurogênica, os autores concluíram que os anticolinérgicos promovem uma melhora modesta dos sintomas e que raramente há seu desaparecimento completo.[31]

Resultado semelhante já havia sido reportado anteriormente na Revisão Cochrane de 2009, na qual os autores concluíram que os anticolinérgicos promovem alívio significativo, porém pequeno, dos sintomas da bexiga hiperativa, e melhora apenas modesta na qualidade de vida. Os autores referem ainda que os efeitos a longo prazo e após a parada dos medicamentos permanecem desconhecidos.[32]

Outros autores chamam atenção para o fato de que, mesmo com o desenvolvimento de medicamentos mais seletivos (portanto, com menos efeitos colaterais) e com posologia para dose única diária, a adesão aos anticolinérgicos permanece baixa.[33]

Em estudo realizado no Reino Unido,[33] em pacientes que recebem a medicação gratuitamente, os autores observaram que, após um ano do início do tratamento com anticolinérgicos, menos de 30% delas continuavam a usar a oxibutinina e a tolterodina nas suas formas de liberação lenta. A maior taxa de persistência foi com o solifenacin (35%).

É preciso também ressaltar que estudos recentes sugerem que o uso crônico de anticolinérgicos em pacientes com 65 anos ou mais está associado com risco aumentado de vários tipos de demência, entre eles a doença de Alzheimer.[34]

No Brasil, temos quatro anticolinérgicos disponíveis, todos com nível de evidência clínica e grau de recomendação A: oxibutinina, tolterodina, darifenacina e solifenacin.

Cloridrato de oxibutinina

Trata-se de uma amina terciária, com ação anticolinérgica, antiespasmódica e anestésica local. É agente antimuscarínico não seletivo, com afinidade entre 7 e 12 vezes maior por receptores M_1 e M_3 em relação aos demais receptores muscarínicos. Possui maior afinidade pelas parótidas do que pela bexiga.[35]

O metabolismo da oxibutinina se dá no fígado e no intestino delgado proximal, no citocromo P450. Os metabólitos ativos são responsáveis por mais de 90% da ação anticolinérgica após administração oral da droga. O principal metabólito ativo é a N-desetiloxibutinina, que apresenta potência e eficácia semelhante e é a grande responsável pelos efeitos colaterais da medicação.[35]

A eficácia e a segurança da oxibutinina no tratamento da bexiga hiperativa estão bem estabelecidas, com taxas de sucesso descritas entre 60% e 80%. A dose preconizada é de 5 mg a 20 mg ao dia.[35]

A boca seca é o efeito colateral mais comum, referida por 25% a 75% dos pacientes no caso dos comprimidos de liberação imediata. A apresentação na forma de comprimidos de liberação lenta evita as flutuações nos níveis séricos, e, graças à sua absorção no trato gastrointestinal inferior, provoca menos efeitos colaterais.[36]

Outros efeitos adversos descritos são obstipação intestinal, refluxo gastroesofágico, xeroftalmia, borramento visual, retenção urinária, taquicardia, sonolência, tontura, alucinações e alteração da cognição.[36]

Tartarato de tolterodina

O tartarato de tolterodina é uma amina terciária, antagonista competitivo da acetilcolina, com a mesma afinidade pelos diferentes subtipos de receptores muscarínicos. Ostenta afinidade tissular pela bexiga cerca de duas vezes maior que a da oxibutinina. Além disso, sua afinidade pela bexiga é cerca de oito vezes maior que pelas parótidas, o que reduz de forma importante a incidência de boca seca.[36]

A dose preconizada é de 1 a 4 mg/dia. Seu metabolismo é hepático e a meia-vida varia de 3 a 10 horas. Por ser pouco lipossolúvel, tem baixo potencial para atravessar a barreira hematoencefálica. O principal metabólito ativo, a 5-hidroximetil tolterodina, possui a mesma potência da tolterodina.[36]

A eficácia e a segurança da tolterodina estão bem estabelecidas, inclusive em pacientes com mais de 65 anos de idade, com melhora importante dos sintomas e da qualidade de vida.[36]

Em revisão sistemática e metanálise que avaliou os efeitos de diferentes antimuscarínicos no tratamento da bexiga hiperativa, os autores concluíram que a tolterodina promove melhora significativa da urge-incontinência, frequência miccional, episódios de urgência e volume urinado por micção.[37]

A incidência de boca seca varia de 23% a 30%.[36]

Bromidrato de darifenacin

Trata-se de amina terciária, antagonista competitivo da acetilcolina, com afinidade 60 vezes maior pelo receptor M_3 em relação ao M_2, e pouquíssima afinidade pelo subtipo M_1. Estas características reduzem efeitos colaterais relacionados à cognição (ocorrem por ação em receptores M_1) e cardíacos (ocorrem por ação em receptores M_2), sendo bem tolerado inclusive por pacientes com mais de 65 anos.[38]

A droga é administrada por via oral e atinge o pico de concentração plasmática após sete horas, sendo metabolizada no fígado pelo citocromo P450 (isoformas 3A4 e 2D6). A melhora clínica geralmente ocorre após duas semanas do início do tratamento.[38]

Estudos demonstraram que o darifenacin possui eficácia semelhante à da oxibutinina e da tolterodina no tratamento da bexiga hiperativa, com melhora clínica, urodinâmica e na qualidade de vida.[37]

No Brasil está disponível em comprimidos de 7,5 mg e 15 mg, em dose única diária. Os efeitos colaterais mais comuns são: boca seca (23% com 7,5 mg e 39% com 15 mg) e obstipação (16% com 7,5 mg e 25% com 15 mg).[38]

Succinato de solifenacin

Assim como o darifenacin, o solifenacin é considerado antagonista específico dos receptores muscarínicos M3. O medicamento é administrado por via oral, em doses de 5 mg ou 10 mg ao dia. A maioria dos estudos demonstrou maior eficácia com a dose de 10 mg, sem que houvesse aumento significativo dos efeitos colaterais. Cerca de metade dos pacientes requer a dose de 10 mg.[39,40]

O metabolismo se dá no fígado, por enzimas do grupo CYP3A4, e um metabólito ativo é excretado na urina. Estudos demonstraram que provavelmente tal metabólito apresente ação local nos receptores do urotélio.[39]

Estudos clínicos demonstraram que o solifenacin melhora os sintomas da bexiga hiperativa e a qualidade de vida de forma significativa. Autores referem melhora de 60% nos episódios de urgência miccional, 23% na frequência urinária, 36% na noctúria, e aumento em 30% no volume urinado. Cerca de 60% das pacientes tornam-se continentes.[41,42]

O efeito adverso mais comum é a boca seca, com aproximadamente 92% dos casos referidos como leve a moderada. De acordo com alguns autores, apenas 1,4% a 4,7% dos pacientes acompanhados em estudos clínicos abandonaram o tratamento pelos efeitos colaterais.[39,43] Estudos com pacientes ≥ 65 anos mostraram incidência e severidade de efeitos colaterais semelhantes aos de pacientes jovens.[43]

Fisioterapia

Segundo *guideline* da *American Urological Association/Society of Urodynamics Female Pelvic Medicine and Urogenital Reconstruction* (AUA/SUFU), a primeira linha de tratamento para a síndrome da bexiga hiperativa é a terapia comportamental e cognitiva e a fisioterapia.[28]

Entre as medidas comportamentais destacam-se: modificações no estilo de vida, treinamento vesical, educação, conscientização e treinamento dos músculos do assoalho pélvico.[44]

Alguns autores preconizam ingestão hídrica adequada (entre um e três litros/dia), evitar álcool, cafeína, nicotina, frutas cítricas, pimentas, bebidas com gás, chá, adoçantes artificiais, etc. Para as pacientes que se queixam de noctúria é importante não ingerir líquidos quatro horas antes do horário de dormir, bem como frutas e vegetais, alimentos que contêm grande quantidade de água (grau de recomendação B).

O controle do peso corpóreo é importante, porque alguns estudos demonstraram que a obesidade piora os sintomas tanto de bexiga hiperativa quanto da incontinência urinária de esforço.[45]

O diário miccional é um forte aliado. Trata-se de método simples para a investigação de sintomas do trato urinário inferior e tratamento de hábitos comportamentais. É representado pela automonitoração dos hábitos miccionais (frequência urinária, urgência, incontinência, trocas de absorventes, volume ingerido, volume urinado). Sugere-se que o diário seja realizado por três ou quatro dias.[45,46] Além de avaliar a efetividade do tratamento, o diário miccional permite a conscientização dos hábitos miccionais, levando o indivíduo a melhor autoconfiança, o que pode se refletir em maior adesão ao procedimento.[46]

O treinamento vesical tem por objetivo fazer com que a paciente readquira o controle sobre o reflexo da micção, deixando de experimentar episódios de urgência e de urge-incontinência. Para tanto, a conscientização e o treinamento dos músculos do assoalho pélvico são fundamentais.

Uma das estratégias para inibir a sensação de urgência miccional consiste em interromper a atividade que a paciente estava executando e simultaneamente desviar o foco de atenção e realizar contrações rítmicas, fortes e rápidas dos músculos do assoalho pélvico (*Quick Flicks*). O treinamento vesical possui recomendação com grau A de evidência, com taxas de sucesso de aproximadamente 80% em curto prazo.[45]

O objetivo de treinar as contrações rápidas, rítmicas e fortes dos músculos do assoalho pélvico, podendo ser uma única contração ou contrações repetidas, é desencadear o "reflexo períneo detrusor" ou "reflexo de inibição reciproca", que acontece a partir do recrutamento de neurônios motores (via nervo pudendo que é oriundo do centro sacral da micção), inibindo o sistema parassimpático, excitatório.[46]

Após a avaliação dos músculos do assoalho e descartada a sua hiperatividade, para iniciar o treinamento de contrações, o recurso ideal é o *biofeedback*. Trata-se de um aparelho de retrocontrole, onde o indivíduo visualiza a contração, o que torna a sessão mais motivadora, e, com o auxílio do fisioterapeuta, os exercícios são trabalhados com correções necessárias e com repetições para a aprendizagem motora.[47]

Na maioria dos tratamentos, o treinamento dos músculos do assoalho pélvico é associado à eletroestimulação, *biofeedback* e terapia comportamental.

A eletroestimulação envolve a aplicação de estímulos elétricos no assoalho pélvico, seja por meio de eletrodos externos (vaginais, retais, tibiais, etc.) ou internos (implantados por meio de cirurgia). A inibição vesical se faz à custa de dois reflexos medulares, ambos com fibras aferentes dos nervos pudendos. Há ativação de fibras eferentes dos nervos hipogástricos para o detrusor e para os gânglios pélvicos e, ao mesmo tempo, inibição de fibras eferentes dos nervos pélvicos no núcleo sacral da micção.[48]

O tipo de corrente mais utilizado para inibição vesical é a bifásica, com frequência de 4 Hz a 10 Hz, sendo 10 Hz a mais utilizada, duração de pulso de 200 μs a 500 μs, com a intensidade o máximo tolerável em ponto sensitivo. Na técnica intracavitária, o tempo de tratamento é de 20 minutos, duas vezes na semana, entre 20 e 24 sessões. Na técnica transcutânea ou percutânea do nervo tibial, o tempo de aplicação é de 30 minutos, podendo ser realizada uma vez por semana ou até diariamente.[49,50] A técnica transcutânea de nervo tibial é um perfil de tratamento que pode ser realizado em domicílio com a orientação prévia do fisioterapeuta.

Na eletroestimulação intravaginal, o eletrodo é inserido até o terço médio da vagina; o eletrodo é de uso individual. Na técnica transcutânea do nervo tibial são utilizados dois eletrodos autoadesivos de superfície: um retromaleolar (maléolo medial) e o outro 10 cm acima, também na linha medial. Na eletroestimulação percutânea, o eletrodo é do tipo agulha, seguindo a mesma colocação do eletrodo autoadesivo. Já na neuromodulação sacral, os eletrodos são colocados diretamente na raiz nervosa sacral, por meio de procedimento minimamente invasivo.[49,50]

Os efeitos colaterais da eletroestimulação externa são mínimos, entre eles: dor, desconforto, irritação da mucosa vaginal. Em nosso meio, Bellette *et al.* avaliaram a segurança e a eficácia da aplicabilidade da eletroestimulação do nervo tibial transcutâneo, e, além dos efeitos sobre a qualidade de vida, concluíram que é uma alternativa segura e eficaz para o tratamento da bexiga hiperativa.[51]

Toxina botulínica

É uma neurotoxina produzida pelo *C. botulinum* e é considerada a mais potente toxina biológica existente. Trata-se de uma proteína de cadeia dupla, unidas entre si por pontes dissulfeto. Tem sido indicada em casos refratários de bexiga hiperativa, com nível um de evidência clínica e grau de recomendação A, tanto em casos neurogênicos quanto não neurogênicos.[52,53]

Seu principal mecanismo de ação é na fibra eferente motora. A toxina inibe a liberação de acetilcolina na fenda pré-sináptica por meio da clivagem de proteínas específicas do chamado complexo SNARE, o que impede a fusão das vesículas que contêm o neurotransmissor com a membrana das células. Esse mecanismo tem como efeito clínico a paralisia flácida da musculatura.[52,54]

Além da ação nas fibras eferentes, a toxina também age em fibras aferentes, inibindo a liberação de diferentes neurotransmissores, e no próprio urotélio, reduzindo a expressão gênica de receptores vaniloides, purinérgicos e muscarínicos. O resultado clínico é a diminuição da pressão do detrusor e dos episódios de urgência miccional e de urge-incontinência, bem como o aumento das capacidades vesicais.[52,54,55]

Dentre os sete sorotipos de toxina botulínica existentes (A a G), dois são indicados para uso clínico: as toxinas A e B. A mais frequentemente utilizada é a toxina A, disponível em quatro formas comerciais: onabotulinum toxina (que é a mais utilizada); abobotulinum toxina; incobotulinum toxina e o Prosigne. Apesar de todas serem toxinas tipo A, não são equivalentes e diferem entre si em relação à estrutura molecular, potência e dose.[52,53]

Os estudos demonstram que a toxina botulínica promove melhora significativa dos sintomas, da qualidade de vida e dos parâmetros urodinâmicos. As taxas de sucesso são de cerca de 86%; contraindicações ou efeitos colaterais intoleráveis aos anticolinérgicos estão em torno de 60% nos casos de bexiga hiperativa refratária.[52,56]

Injeções repetidas têm mantido a mesma eficácia, mas é importante que se empregue a menor dose e o maior intervalo possível entre as injeções, para evitar o risco de desenvolvimento de anticorpos com consequente resistência ao tratamento.[52,56]

O procedimento é minimamente invasivo, feito em centro cirúrgico ou ambulatorialmente. Pode-se realizar anestesia local, regional, geral ou sedação. Opta-se por um ou outro dependendo das características de cada paciente e de cada serviço.[52,56,57]

As injeções da toxina são feitas necessariamente sob controle cistoscópico. Geralmente são aplicadas de 20 a 30 injeções, 1 mL em cada ponto injetado. Nos casos não neurogênicos, a dose mais utilizada de onabotulinum toxina A é de 100 unidades. Estudos mostram que doses acima de 150 U trazem poucos benefícios e aumentam consideravelmente o risco de retenção urinária na comparação com a dose de 100 U.[56,57]

É muito importante que a paciente saiba que a melhora clínica só vai começar a ser percebida cerca de 15 dias após o procedimento, com pico de ação em torno de um mês após a injeção. O efeito dura, em média, nove meses.[53,54,55]

A toxina é contraindicada em pacientes com *miastenia gravis*, esclerose lateral amiotrófica e alérgicas a albumina. Também em casos de retenção urinária aguda, uso concomitante de aminoglicosídeos, insuficiência respiratória grave e quando houver impossibilidade de cateterismo.[53-56]

A principal complicação é a retenção urinária. De acordo com dados da literatura, sua incidência varia de 8,3% a 72%, a depender da dose, da toxina utilizada e da definição de retenção urinária com ou sem necessidade de cateterismo (o que é extremamente variável entre os autores). De qualquer maneira, essa retenção é transitória e dose-dependente.[53,57] Outros efeitos colaterais são fraqueza muscular generalizada (rara), infecção urinária e hematúria (mais relacionadas ao procedimento do que diretamente à toxina botulínica).[53-56]

Neuromodulação sacral

Consiste na aplicação de um estímulo elétrico em uma via nervosa, o qual modula a atividade preexistente em outra via, por meio de interações sinápticas.[58,59]

Esse estímulo nervoso promove alterações na permeabilidade da membrana celular, que, por sua vez, determina a secreção e liberação de diferentes neurotransmissores na fenda pré-sináptica, com consequente efeito excitatório ou inibitório, dependendo principalmente dos parâmetros elétricos empregados.[58,59]

As principais formas de neuromodulação são: periférica, cutânea e central. Nessa última modalidade, o eletrodo é implantado diretamente na raiz nervosa sacral, e é a tal forma que este tópico se refere.

O implante do eletrodo é realizado por procedimento minimamente invasivo e reversível. Uma de suas grandes vantagens é manter a integridade do trato urinário, diferentemente do que ocorre no tratamento cirúrgico convencional para os casos graves e refratários de bexiga hiperativa.[60]

O procedimento é feito em duas etapas, e a primeira é o chamado teste terapêutico. Atualmente ele é realizado com o eletrodo definitivo, visto que o eletrodo temporário que era utilizado anos atrás acompanha-se de taxas consideráveis de falsos-negativos, devido à sua maior possibilidade de migração.[60,61]

O implante é efetuado em centro cirúrgico, por via percutânea. O ideal é que seja feito com controle de radioscopia, para que o médico tenha certeza de que o eletrodo está bem posicionado (a posição mais recomendada é na raiz nervosa sacral S3). Essa fase é feita com anestesia local e sedação, uma vez que são feitos testes que necessitam da participação da paciente.[60,61] Essa fase de teste terapêutico dura até 21 dias e a paciente fica com o gerador externo.[60,61]

Quando a paciente apresentar melhora de pelo menos 50% dos sintomas, indica-se o implante definitivo, e o gerador é então posicionado no subcutâneo acima dos glúteos. A bateria tem vida média de cinco a oito anos.[60,61]

O mecanismo de ação não é completamente conhecido. Sabe-se que ocorre por ativação das fibras aferentes sacrais dos nervos pudendos. Tal estimulação, por sua vez, inibe eferentes parassimpáticos e ao mesmo tempo estimula eferentes simpáticos pré-ganglionares. Ocorre ainda inibição da transmissão ascendente de interneurônios medulares sacrais.[62]

Estudos demonstraram ainda que a neuromodulação também atua em fibras aferentes do tipo C e em regiões suprapontinas do sistema nervoso central.[62]

De acordo com os dados da literatura, as taxas de sucesso em pacientes com casos refratários de bexiga hiperativa não neurogênica variam de 56% a 85%, com seguimento de até 14 anos. A principal complicação é dor no local do implante, referida por até 42% das pacientes.[63]

A principal contraindicação é a resposta insatisfatória ao teste terapêutico. Outras contraindicações são: presença de outros dispositivos como marca-passos, comprometimento da cognição, anomalias ósseas do sacro, doença neurológica severa ou em rápida progressão e pacientes que sabidamente necessitarão de ressonância magnética.[63,64]

Tratamento cirúrgico

É opção de exceção, reservada aos casos intratáveis por outros métodos conservadores. Há cinco classes:

a) denervação sacral da bexiga, por meio de secção bilateral do nervo hipogástrio;

b) distensão vesical com destruição dos nervos e gânglios da parede da bexiga. Trata-se de método indicado no tratamento da cistite intersticial crônica, porém verificou-se que promove diminuição da espasticidade vesical por períodos variáveis de tempo;

c) ressecção parcial dos gânglios hipogástricos e dos nervos do paramétrio;

d) injeção de fenol no trígono vesical ou nos paramétrios, como alternativa à ressecção de gânglios e nervos. Os sintomas costumam retornar após um ano;

e) aumento cirúrgico da capacidade vesical, com interposição de segmento intestinal ou as autoampliações vesicais.[65]

REFERÊNCIAS BIBLIOGRÁFICAS

1. Abrams P, et al. The standardisation of terminology of lower urinary tract function: report from the standardization sub-committee of the International Continence Society. Neurourol Urody 2002;21(2):167-70.

2. Aylen, J. Open versus closed innovation: development of the wide strip mill for steel in the USA during the 1920's. R&D Manag 2010;40(1): 67-9.

3. Miller JJ, et al. Diagnosis and treatment of overactive bladder. Minerva Ginecol 2005; 57(5):501-12.

4. Milsom I, et al. How widespread are the symptoms of an overactivebladder and how are they managed? A population-based prevalence study. Br J Urol Int 2001; 87(9):760-8.

5. Stewart WF, et al. Prevalence of overactive bladder in women: results from the Noble Program. Int Urogynecol J 2001;12(3):S66-9.

6. Lee YS, et al. Prevalence of overactive bladder, urinary incontinence, and lower urinary tract symptoms: results of Korean EPIC study. World J Urol. 2011;29(2):185-90.

7. Sand PK, et al. Disruptive effects of overactive bladder and urge urinary incontinence in younger women. Am J Med 2006;119 (3A):16S-23S.

8. Davila GW, et al. The overactive bladder: prevalence and effects on quality of life. Clin Obstet Gynecol 2002;45 (01):173-12.

9. Norton P, et al. Urinary incontinence in women. Lancet 2006;367(9504):57-67.

10. Neves RC. Prevalência e grau de desconforto de bexiga hiperativa numa área urbana no nordeste brasileiro. 2008. 97 f. Dissertação (Mestrado em Biotecnologia em Saúde e Medicina Investigativa) - Fundação Oswaldo Cruz, Salvador, 2008.

11. Brown JS, et al. Urinary incontinence: does it increase risk for fall and fractures? J Am Geriatr Soc 2000;48(7):721-5.

12. Blanes L, et al. Urinary incontinence knowledge and attitudes in São Paulo. Ostomy Wound Management 2001;47(12): 43-51.

13. Goldberg RP, et al. Pathophysiology of the overactive bladder. Clin Obstet Gynecol 2002; 45(01): 182-8.

14. Chu FM, et al. Pathophysiology of overactive bladder. Am J Med 2006; 119(3 Suppl 1):3-8. Review.

15. Haab F. Discussion: Nitric oxide and bladder overactivity. Urology 2000; 55(5A Suppl):58-9.

16. Burnstock G. Release of vasoactive substances from endothelial cells by shear stress and purinegric mechanosensory transduction. J Anat 1999;194 (Pt 3):335-42.

17. Fry CH, et al. The cellular basis of contraction in human detrusor smooth muscle from patients with stable and unstable bladders. Urology 2002;59(5 Suppl 1):3-12.

18. Lecci A, et al. Tachykinins as modulators of the micturition reflex in the central and peripheral nervous system. Regul Pept 2001;101(1-3):1-18.

19. Cruz F. Vanilloid receptor and detrusor instability. Urology 2002;59 (Supp. 5A):51-8.

20. Andersson KE. Bladder activation: afferent mechanisms. Urology 2002;59(Supp. 5A):43-7.

21. de Groat WC, et al. The role of neuropeptides in the sacral autonomic reflex pathways of the cat. J Auton Nerv Syst 1983;7(3-4):339-50.

22. Gu J, et al. Vasoactive intestinal polypeptide in the normal and unstable bladder. Br J Urol 1983;55(6):645-9.

23. Takeda H, et al. Role of the β3-adrenoceptor in urine storage in the rat: comparison between the selective β3-adrenoceptor agonist, CL316,243, and various smooth muscle relaxants. J Pharmacol Exp Ther 2000; 293(03):939-45.

24. Blaivas JG, et al. Pubovaginal fascial sling for the treatment of complicated stress urinary incontinence. J Urol 1991;145 (6):1214-8.

25. Jung SY, et al. Urethral afferent nerve activity aaffects the micturition reflex; implication for the relationship between stress incontinence and detrusor instability. J Urol 1999;162(1):204-12.

26. Petrus PPE, et al. An integral theory of female urinary incontinence. Experimental and clinical considerations. Acta Obstet Gynecol Scand 1990;69(Suppl 153):7-11.

27. Peyronnet B, et al. Management of overactive bladder in women. Prog Urol 2015;25(14): 877-83

28. Gormley EA, et al. Diagnosis and treatment of overactive bladder (non-neurogenic) in adults: AUA/SUFU guideline amendment. J Urol 2015;193(5):1572-9.

29. Rodrigues P, et al. Involuntary detrusor contraction is a frequent finding in patients with recurrent urinary tract infections. Urol Int 2014;93(1):67-15.

30. Finney SM, et al. Antimuscarinic drugs in detrusor overactivity and the overactive bladder syndrome: motor or sensory actions? BJU Int 2006;98(3): 503-15.

31. Reynolds WS, et al. Comparative Effectiveness of Anticholinergic Therapy for Overactive Bladder in Women: A Systematic Review and Meta-analysis.Obstet Gynecol 2015;125(6): 1423-8.

32. Nabi G, et al. Anticholinergic drugs versus placebo for overactive bladder syndrome in adults. Cochrane Database Syst Rev 2006;(4):CD003781. Review.

33. Wagg A, et al. Persistence with prescribed antimuscarinic therapy for overactive bladder: a UK experience. BJU Int 2012;110(11):1767-11.

34. Gray SL, et al. Cumulative use of strong anticholinergics and incident dementia: a prospective cohort study. JAMA Intern Med 2015;175(3):401-11.

35. Hashim H, et al. Drug treatment of overactive bladder: efficacy, cost and quality of life considerations. Drugs 2004;64(15):1643-8.

36. Ouslander JG. Management of overactive bladder. N Engl J Med 2004;350(8):786-9.

37. Chapple CR, et al. The effects of antimuscarinic treatments in overactive bladder: an update of a systematic review and meta-analysis. Eur Urol 2008;54(3):543-11.

38. Hill S, et al. Long-term darifenacin treatment for overactive bladder in patients aged 65 years and older: analysis of results of a 2-year, open-label extension study. Curr Med Res Opin 2007;23(11):2697-105.

39. Santos JC, et al. Solifenacin: scientific evidence in the treatment of overactive bladder. Arch Esp Urol 2010; 63(3):197-3.

40. Cardozo L, et al. Solifenacin in the treatment of urgency and other symptoms of overactive bladder: results from a randomized, double-blind, placebo-controlled, rising-dose trial.BJU Int 2008;102(9):1120-5.

41. Haab F, et al. Long-term open label solifenacin treatment associated with persistence with therapy in patients with overactive bladder syndrome. Eur Urol 2005;47(3):376-84.

42. Chapple CR, et al. Solifenacin significantly improves all symptoms of overactive bladder syndrome. Int J Clin Pract 2006;60(8):959-64.

43. Capo' JP, et al. Efficacy and tolerability of solifenacin in patients aged ≥ 65 years with overactive bladder: post-hoc analysis of 2 open-label studies. Postgrad Med 2011;123(1): 94-7.

44. Gaspard L, et al. Pelvic floor muscles training, eletrical stimulation, bladder training and lifestyle interventions to manage lower urinary tract dysfunction in multiple sclerosis: a systematic review. Prog Urol 2014;(24)4:222-9.

45. Smith JH, et al. Conservative Management of urinary incontinece (men and woman) and pelvic organ prolapse. ICI Report from committee 12 Adult Conservative management. Paris, 2008.

46. Srikrishna S, et al. Management of overactive bladder syndrome. Postgrad Med 2007;83: 481-9.

47. Griffiths D, et al. Brain mechanisms urderlying urge incontincenca ant its Response to pelvic floor muscle training. J Urol 2015;194(3):708-11.

48. Okada N, et al. Functional electrical stimulation for detrusor instability. Int Urogynecol J 1999; 10(5):329-35.

49. Marques AA. Estimulação do nervo tibial posterior no tratamento da bexiga hiperativa - [Tese Doutorado]. Campinas: Faculdade de Ciencias Medicas; 2008.

50. Burton C, et al. Effectiveness of percutaneous posterior tibial nerve stimulation for overctive bladder: a systematic review and meta-analysis. Neurourol Urodyn 2012;31(8):1206-9.

51. Bellette PO, et al. Posterior tibial nerve stimulation in the management of overactive bladder: a prospective and controlled study. Actas Urol Esp 2009;33(1):58-64.

52. Apostolidis A, et al. Proposed mechanism for the efficacy of injected botulinum toxin in the treatment of human detrusor overactivity.Eur Urol 2006;49(4):644-9.

53. Marinkovic SP, et al. The management of overactive bladder syndrome. BMJ 2012; 344:e2365.

54. JH Seth, et al. Botulinum toxin-A for the treatment of overactive bladder: UK contributions. J Clin Urol 2013; 6(2):77-9.

55. Brubaker L, et al. Refractory idiopathic urge urinary incontinence and botulinum a injection.J Urol 2008;180(1):217-9.

56. Dowson C, et al. Repeated botulinum toxin type A injections for refractory overactive bladder: medium-term outcomes, safety profile, and discontinuation rates. Eur Urol 2012;61(4):834-9.

57. Duthie JB, et al. Botulinum toxin injections for adults with overactive bladder syndrome.Cochrane Database Syst Rev 2011;(12):CD005493.

58. Craggs M, et al. Neuromodulation of the lower urinary tract.Exp Physiol 1999;84(1):149-54.

59. Fandel T, et al. Neuromodulation in voiding dysfunction: a historical overview of neurostimulation and its application.Urol Clin North Am 2005;32(1):1-9.

60. Spinelli M, et al. New tined lead electrode in sacral neuromodulation: experience from a multicentre European study. World J Urol 2005;23(3):225-34.

61. Amend B, et al. How does sacral modulation work best? Placement and programming techniques to maximize efficacy.Curr Urol Rep 2011;12(5):327-34.

62. Blok BF, et al. Different brain effects during chronic and acute sacral neuromodulation in urge incontinent patients with implanted neurostimulators. BJU Int 2006;98(6):1238-43.

63. Al-zahrani AA, et al. Long-term outcome and surgical interventions after sacral neuromodulation implant for lower urinary tract symptoms: 14-year experience at 1 center. J Urol 2011;185(3):981-7.

64. Butrick CW. Patient selection for sacral nerve stimulation. Int Urogynecol J 2010;21(Suppl 2):S447-9.

65. Robinson D, et al. Overactive bladder: diagnosis and management. Maturitas 2012; 71(2): 188-95.

Capítulo 22

■ Fernanda C. A. de Araújo Pepicelli ■ Maria Augusta Tezelli Bortolini
■ Raquel Martins Arruda ■ Renata G. Martello dos Santos ■ Rodrigo de Aquino Castro

Incontinência Urinária Mista

■ CONCEITO

A Sociedade Internacional de Continência define a incontinência urinária mista (IUM) quando existe a queixa de perda involuntária de urina aos esforços associada à urgência miccional.[1] Entretanto, esse conceito não classifica os subgrupos da afecção: qual o sintoma predominante e com maior prejuízo à qualidade de vida da paciente.

Vale ressaltar que não existe uma definição única, clara e universalmente aceita de IUM. Tentativas de se definir a afecção de forma objetiva, clinicamente significante e reprodutível, não tiveram sucesso.[2]

■ EPIDEMIOLOGIA

De acordo com dados do programa NOBLE (*National Overactive Bladder Evaluation*), cerca de 5,2 milhões de adultos com mais de 18 anos apresentam sintomas de IUM nos Estados Unidos.[3] Entre as mulheres incontinentes, estima-se a prevalência dos sintomas mistos entre 30% e 50%.[4] A prevalência aumenta com o avançar da idade.[5]

Estudos epidemiológicos concluíram que as pacientes com IUM têm maior comprometimento na qualidade de vida em comparação com aquelas que apresentam queixa exclusiva de perda de urina aos esforços.[6]

Minassian *et al.* observaram a prevalência de 14,5% de sintomas mistos em mulheres incontinentes. Destas, 57% responderam apresentar sintomas graves, comparando-se com 36% destes sintomas referidos por mulheres com incontinência urinária de esforço e 37% entre as que referiram apenas urgeincontinência.

É importante ressaltar que a incidência e a prevalência da IUM variam de acordo com a população estudada e com os critérios utilizados em sua definição. Em estudo de 2009, Brubaker *et al.*[7] observaram pre-valência variando de 50% a 93% quando considerados critérios subjetivos de avaliação. Tal prevalência, entretanto, foi de 8% quando se considerou a avaliação objetiva pelo estudo urodinâmico.

■ FISIOPATOLOGIA

Existem diversas teorias que tentam elucidar a fisiopatologia da IUM.

Jung *et al.* demonstraram que a perfusão de solução fisiológica na uretra proximal e no colo vesical de ratas pode ativar fibras aferentes uretrais e desencadear o reflexo da micção (reflexo uretrovesical). Dessa forma, a presença de urina na uretra proximal (em consequência de diferentes graus de defeito esfincteriano uretral) poderia desencadear contrações vesicais reflexas manifestadas clinicamente como urgência miccional e urgeincontinência.[8,9]

Para Serels *et al.*,[10] o aumento da pressão abdominal, com consequente estiramento dos nervos pélvicos (parassimpáticos), determinaria contrações involuntárias do detrusor desencadeadas pelo esforço. Esses autores referiram desaparecimento da urgeincontinência em 75% das pacientes que se submeteram a *sling* vaginal para tratamento de incontinência urinária mista.

Adicionalmente, Swash[11] propôs que a hipermobilidade do colo vesical e da uretra proximal durante o aumento da pressão abdominal pode levar à denervação periférica do assoalho pélvico e consequente hiperatividade do detrusor.

Além disso, em pacientes com IUM e prolapso acentuado, a hiperatividade do detrusor pode ser secundária à obstrução infravesical.[12,13] Tal teoria encontra respaldo em estudos que demonstraram melhora importante ou desaparecimento da urgeincontinência com a correção do prolapso genital. Assim sendo, a hiperatividade vesical seria decorrente de alterações no músculo liso da bexiga e do aumento de ligações elétricas entre as células induzidas pela procidência da parede vaginal anterior.[12]

Para Petrus, os diferentes tipos de incontinência urinária são secundários às lesões no tecido conjuntivo (fáscias e ligamentos) da vagina e do assoalho pélvico. Essa teoria pode explicar por que a correção da incontinência urinária mista com os *slings* de uretra média levam ao desaparecimento dos sintomas de bexiga hiperativa em porcentagem significativa das pacientes.

■ DIAGNÓSTICO

O diagnóstico da IUM deve basear-se, primeiramente, em boa avaliação clínica,[15] com ênfase em alguns aspectos tais como: análise da mucosa vaginal, sinais de dermatite amoniacal e de atrofia por hipoestrogenismo, força de contração voluntária dos músculos do assoalho pélvico, sensibilidade do períneo e reflexos sacrais, tônus do esfíncter retal, mobilidade uretral e prolapso de órgãos pélvicos, uma vez que alterações anatômicas podem contribuir para o aparecimento dos sintomas.[16,17]

A investigação diagnóstica também deve incluir a medição do resíduo pós-miccional (de preferência pela ultrassonografia) e um diário miccional[16,17] para avaliar os padrões de micção, a frequência urinária, a ingestão de líquidos, o volume urinado e a quantidade de perdas durante o dia.[18]

O exame de urina 1 e a urocultura devem ser solicitados para descartar infecções urinárias como causa dos sintomas.[16]

Nos casos de IUM, o estudo urodinâmico torna-se importante ferramenta no auxílio do diagnóstico previamente aos procedimentos cirúrgicos.[15,17,19] No entanto, vários autores têm mostrado que o estudo urodinâmico, isoladamente, não prediz de forma adequada a resposta ao tratamento em pacientes com IUM.[20-22] O diagnóstico urodinâmico deve, portanto, ser interpretado conjuntamente com os sinais e sintomas, assim como com o diário miccional e demais exames clínicos, a fim de se obter um diagnóstico mais preciso.[19]

As recentes diretrizes da AUA/SUFU (*American Urological Association/Society of Urodynamics, Female Pelvic Medicine & Urogenital Reconstruction*) ressaltam que o estudo urodinâmico pode auxiliar o diagnóstico da IUM, mas não é absolutamente necessário, uma vez que o diagnóstico é essencialmente clínico. As diretrizes preconizam que (1) se pode realizar cistometria para verificar a fase de enchimento vesical, se há alteração na complacência, hiperatividade do detrusor ou outras anormalidades urodinâmicas, que podem estar acometendo pacientes com incontinência de urgência e em quais se esteja considerando realizar algum procedimento invasivo; (2) pode-se fazer estudos de fluxo-pressão em pacientes com incontinência de urgência após algum procedimento ou para avaliar se há obstrução vesical; (3) deve-se orientar as pacientes de que a ausência de hiperatividade do detrusor no estudo urodinâmico não a exclui como um fator causal para os seus sintomas.[23]

O exame videourodinâmico, que utiliza fluoroscopia e permite avaliação simultânea de estrutura e função do trato urinário inferior, seria o método de escolha para pacientes com sintomatologia mista.[17]

A uretrocistoscopia e a citologia urinária podem ser efetuadas na suspeita de condições patológicas da bexiga.[16]

Os questionários de qualidade de vida avaliam o impacto dos sintomas de incontinência urinária e são ferramentas úteis na avaliação e acompanhamento da IUM. O *3 Incontinence Questions* (3IQ), o *Female Urinary Incontinence Diagnosis* (QUID), *Stress and Urge Incontinence Quality of Life Questionnaire* (SUIQQ), e o *International Consultation on Incontinence Questionaire – short form* receberam grau A de recomendação da *International Consultation on Incontinence* e podem ser utilizados no diagnóstico da IUM.[17]

■ TRATAMENTO

Para o tratamento da IUM, é fundamental a caracterização e percepção do componente (de esforço ou de urgência) que causa maior sintoma e diminuição da qualidade de vida da paciente. De maneira geral, trata-se o principal componente da incontinência para posterior reavaliação e decisão da necessidade do tratamento do componente secundário.[24,25] Tem sido tradicionalmente aceito que a incontinência mista responde de forma menos favorável a uma única intervenção quando comparada a qualquer outra incontinência isolada.[26]

O tratamento deve ser inicialmente conservador,[24,25] incluindo mudanças de estilo de vida, procedimentos fisioterápicos e farmacológicos. Modificações comportamentais não estão associadas a eventos adversos e por si só podem oferecer significativa melhora na gravidade dos sintomas e qualidade de vida.[27,28] Estas incluem alterações comportamentais, tais como micção programada, restrição de líquidos quando apropriada, cessação do tabagismo, evitar cafeína, além do treinamento muscular do assoalho pélvico.[27,28]

A cirurgia para incontinência urinária mista não é contraindicada, mas tem uma taxa de cura menor do que em pacientes com incontinência de esforço pura.[29,30] Ainda não é possível considerar critérios pré-operatórios para prever quais pacientes terão melhor resultado.[31] É importante orientar e esclarecer a paciente de que o componente de urgência pode não melhorar com a cirurgia anti-incontinência de esforço.[25]

A IUM é problema complexo e difícil de tratar. O resultado positivo do tratamento depende de alívio de mais de um sintoma; o objetivo final é melhorar a qualidade de vida e, para isso, ele deve ser individualizado.

REFERÊNCIAS BIBLIOGRÁFICAS

1. Abrams P, et al. The standardisation of terminology of lower urinary tract function: Report from the standardisation Sub-Committee of the International Continence Society. Neurourol Urodyn 2002;21(2):167-78.

2. Brubaker L, et al. Mixed incontinence: comparing definitions in non-surgical patients. Neurourol Urodyn 2011;30(1):47-51.

3. Teh-Wei H, et al. Cost of urinary incontinence and overactive bladder in the United States: a comparative study. Urology 2004;63(3):461-8.

4. Milsom I, et al. How widespread are the symptoms of an overactive bladder and how are they managed? A population-based prevalence study. BJU Int 2001;87(9):760-8.

5. Minassian VA, et al. Urinary incontinence in women: variation in prevalence estimates and risk factors. Obstet Gynecol 2008;111(2 Pt 1):324-9.

6. Coyne KS, et al. The impact on health-related quality of life of stress, urge and mixed urinary incontinence. BJU Int 2003;92:731-8.

7. Brubaker L, et al. Mixed Incontinence: comparing definitions in women having stress incontinence surgery. Neurourol Urodyn 2009;28(4):268-73.

8. Jung SY, et al. Urethral afferent nerve activity affects the micturition reflex; implication for the relationship between stress incontinence and detrusor instability. J Urol 1999;162(1):204-8.

9. Fulford SC, et al. An assessment of the surgical outcome and urodynamic effects of the pubovaginal sling for stress incontinence and the associated urge syndrome. J Urol 1999;162(1):135-40.

10. Serels SR, et al. Surgical treatment for stress urinary incontinence associated with valsalva induced detrusor instability. J Urol 2000;163(3):884-9.

11. Swash M. The neurogenic hypothesis of stress incontinence. In Bock G, et al. Neurobiology of Incontinence. Chichester: wiley; 1990. p.156.

12. Brading AF. A myogenic basis for the overactive bladder. Urology 1997; 50(6A Suppl): 57-9.

13. Foster RT, et al. A prospective assessment of overactive bladder symptoms in a cohort of elderly women who underwent transvaginal surgery for advanced pelvic organ prolapse. Am J Obstet Gynecol 2007;197(1):82-19.

14. Petros P. The female pelvic floor--function, dysfunction and management according to the integral theory. 2nd ed. Heidelberg: Springer; 2006.

15. Gomelsky A, et al. Treatment of mixed urinary incontinence. Cent European J Urol 2011;64(3):120-6.

16. Feldner Jr PC, et al. Diagnóstico clínico e subsidiário da incontinência urinária. Rev Bras Ginecol Obstet 2006;28(1):54-9.

17. Bandukwala NQ, et al. Mixed urinary incontinence: what first? Curr Urol Rep 2015; 16(3):9.

18. Demaagd GA, et al. Management of urinary incontinence. P T 2012;37(6):345-361H.

19. Rosier PF. The evidence for urodynamic investigation of patients with symptoms of urinary incontinence. F1000Prime Rep 2013;5:8.

20. Colli E, et al. Are urodynamic tests useful tools for the initial conservative management of non-neurogenic urinary incontinence? A review of the literature. Eur Urol 2003;43(1):63-9.

21. van Brummen H, et al. The association between overactive bladder symptoms and objective parameters from bladder diary and filling cystometry. Neurourol Urodyn. 2004;23(1):38-42.

22. Digesu G, et al. Overactive bladder symptoms: do we need urodynamics? Neurourol Urodyn 2003;22(2):105-10.

23. Gormley EA, et al. Diagnosis and treatment of overactive bladder (Non-Neurogenic) in adults: AUA/SUFU guideline amendment. J Urol 2015;193(5):1572-8.

24. Khullar V, et al. Mixed incontinence: current evidence and future perspectives. Neurourol Urodyn 2010;29(6):18-9.

25. Abrams P, et al. Fourth International Consultation on Incontinence Recommendations of the International Scientific Committee: Evaluation and treatment of urinary incontinence, pelvic organ prolapse, and fecal incontinence. Neurourol Urodyn 2010; 29:213-9.

26. Dmochowski RR, et al. Mixed incontinence: definitions, outcomes, and interventions. Curr Opin Urol 2005;15:374

27. Sar D, et al. The effects of pelvic floor muscle training on stress and mixed urinary incontinence and quality of life. J Wound Ostomy Continence Nurs 2009;36(4):429-35.

28. Dumoulin C, et al. Pelvic floor muscle training versus no treatment, or inactive control treatments, for urinary incontinence in women. Cochrane Database Syst Rev 2010; (1):CD005654

29. Murray S, et al. Overactive bladder and mixed incontinence. Curr Urol Rep 2010; 11(6):385-92.

30. Sajadi KP, et al. Overactive bladder after sling surgery. Curr Urol Rep 2010; 11(6):366-71.

31. Katsumi HK, et al. Can we predict if overactive bladder symptoms will resolve after sling surgery in women with mixed urinary incontinence? Curr Urol Rep 2010; 11(5):328-37.

Capítulo 23

- José Tadeu Nunes Tamanini
- Claudia Cristina Takano
- Rodrigo Cerqueira de Souza

Fístulas

◼ DEFINIÇÕES

Fístula

Comunicação anormal entre duas superfícies epiteliais. Uma fístula pode se criar entre dois órgãos internos ocos ou entre um órgão interno oco e o epitélio externo do organismo.[1]

Fístula geniturinária

Comunicação da uretra, da bexiga e/ou do ureter com o útero, o colo do útero e/ou a vagina.

◼ HISTÓRICO

As Fístulas Geniturinárias (FGU) são afecções cujo reconhecimento data da antiguidade, há cerca de quarenta séculos. Em 1929 foi reportada a existência de uma grande Fístula Vesicovaginal (FVV) na múmia da rainha egípcia Henhenit (2055 a 2004 a.C.).[2,3] A associação dessas fístulas com o trabalho de parto obstrutivo foram inicialmente relatados em 1037 por Avicena.[3] Após a Idade Média, as primeiras referências sobre incontinência urinária e FVV foram descritas na literatura por Goldberg em 1616. Essa condição foi considerada doença incurável até 1852, quando o cirurgião americano James Marion Sims descreveu a técnica para sua correção, que consistia na rafia da lesão sem tensão com fios de sutura inertes (prata) e drenagem urinária, e foi realizada em uma série de escravas americanas, oferecendo pela primeira vez razoáveis chances de cura.[5] Apesar de o seu legado ser considerado controverso por muitos historiadores, o trabalho serviu como base para o desenvolvimento da moderna cirurgia de correção de FVV.[6]

◼ INCIDÊNCIA

A Organização Mundial da Saúde (OMS) estima 130 mil novos casos de FGU por ano em todo o mundo, principalmente nos países em desenvolvimento. A maioria advém de causas obstétricas, principalmente no trabalho de parto prolongado/obstrutivo.[7] Entretanto, como grande parte das mulheres nesses países não tem acesso à assistência médica, esse número deve estar subestimado.[8]

Fístulas não obstétricas

São as mais comuns em países desenvolvidos. Porém, respondem por aproximadamente 1% do total de FGU no mundo. São normalmente associadas a iatrogenia ou à violência sexual. As causas iatrogênicas são, em sua maioria, consequência de histerectomias.[10]

Brown et al.[9] observaram, nos Estados Unidos, diminuição da incidência de fístulas retovaginais (provavelmente pelo aumento do número de cesarianas) e estabilidade no número de FVV. Nesse estudo, a média de idade das 33.221 mulheres que foram operadas de FVV foi de 47,4 anos, e em geral eram brancas (76,3%); 4,6% delas morreram durante a hospitalização. A razão de mulheres que foram submetidas à cirurgia de FVV nos Estados Unidos se manteve estável nesse período, com 1,2/100.000 mulheres. Porém, é importante observar que o número de mulheres que teve fístulas do trato reprodutor feminino (incluindo as retovaginais e colovaginais) é cinco vezes maior que o de mulheres que se submeteram a tratamento cirúrgico para essas afecções. Isto se deve a métodos não cirúrgicos, terapêutica das doenças que causaram a fístula ou mesmo a achado incidental durante o tratamento de outras doenças.

Estudo britânico[11] avaliou o risco de complicações por FVV e fístula uretrovaginal de acordo com o tipo e indicação de histerectomia. Foram avaliadas 343.771 histerectomias realizadas no Reino Unido entre os anos 2000 e 2008. Verificou-se que o risco geral é de um caso a cada 788 cirurgias (IC 95% 718 a 868). Esse risco foi mais prevalente nas histerectomias radicais por câncer de colo do útero (1 a cada 87; IC 95% 61 a 128), e menor nas histerectomias vaginais por prolapso (1 a cada 3.861, IC 95% 2550 a 6161). Já nas histerectomias abdominais por doenças benignas (endometriose, mioma, alterações menstruais) esse risco foi de uma a cada 540 cirurgias, sendo que o risco foi menor em mulheres acima de 50 anos de idade (*OR* ajustada 0,61; IC 95% 0,38 a 0,98). Esse estudo demonstrou ainda que, mesmo com a diminuição de histerectomias (tratamentos conservadores para doenças benignas), o número de cirurgias para correção de fístulas se estabilizou, indicando que as taxas dessa complicação estão aumentando. Portanto, é complicação incomum, porém deve ser levada em consideração em programas de treinamento em cirurgia.

Uma revisão sistemática[12] comparando as diferentes técnicas de histerectomia (abdominal, vaginal, laparoscópica) não encontrou diferença de taxas de fístula entre elas. Porém, as publicações mostram que o número de traumas vesicais é significativamente maior na via laparoscópica. Meikle *et al.*[13] encontraram taxa de lesão vesical de 1,8% para histerectomia vaginal videoassistida contra 0,4% para histerectomia total abdominal (p = 0,01). Yi *et al.*[14] também encontraram maior incidência de lesões vesicais com a via laparoscópica.

Fístulas obstétricas

Ocorrem principalmente nos países em desenvolvimento. Sua incidência é muito pouco conhecida e o cálculo é baseado principalmente em estudos realizados em hospitais. Estima-se que ocorram 3 milhões de novos casos de fístulas obstétricas por ano, principalmente na África subsaariana.[9,16-18]

■ FATORES EPIDEMIOLÓGICOS ASSOCIADOS ÀS FÍSTULAS OBSTÉTRICAS

As fístulas incidem principalmente em países em desenvolvimento, nas primíparas menores de 20 anos de idade e habitualmente analfabetas e/ou com baixa escolaridade. Seu aparecimento está intimamente associado ao trabalho de parto prolongado. Na Etiópia, por exemplo, a duração média é de 3,9 dias, sendo que em 93% dessas pacientes que desenvolveram fístulas houve óbito fetal.[19-25]

■ ETIOLOGIA

Fístulas não obstétricas

1. **Iatrogênica:** principalmente durante cirurgias pélvicas (histerectomias).[9,10,11] Corpos estranhos intravesicais como *slings* sintéticos também são causas de fístulas geniturinárias iatrogênicas (Figura 23.1).

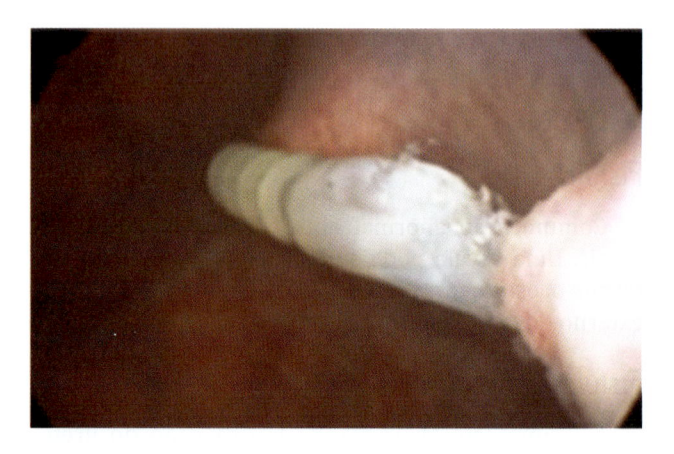

Figura 23.1 Visão cistoscópica de *sling* de polipropileno e silicone intravesical.

2. Trauma
   a) Relações sexuais;
   b) Violência sexual;
   c) Traumas acidentais;
   d) Mutilação genital.[9,26,27]
3. Infecções/inflamações
   a) Infecções granulomatosas;
   b) HIV;[28]
   c) Doença de Chron.
4. Congênitas
5. Malignidade
6. Radioterapia

Fístulas obstétricas

Parto prolongado é a causa predominante de fístulas obstétricas.[21-25]

Outras causas

a) Traumas de parto;
b) Parto vaginal instrumentado;

c) Cesariana;

d) Parto após mutilação genital (ao desfazer as aderências genitais);

e) Sinfisiotomia.

■ PATOGÊNESE

Fístulas não obstétricas

Resultam de lesões inadvertidas das vias urinárias (bexiga, ureter e/ou uretra) por lesão mecânica (perfuração desvascularização) ou lesão térmica (corte/coagulação) consequente a cirurgias ginecológicas.[29]

Fístulas obstétricas

A principal causa é o parto prolongado. Neste, o polo cefálico exerce pressão sob a pelve materna, levando à isquemia e consequente necrose tecidual. Após o nascimento, o tecido necrosado é absorvido e dias ou semanas depois ocorre a comunicação entre dois ou mais órgãos.[1]

Outras lesões genitais possíveis também podem ser causas de aparecimento de fístulas, tais como:

a) Rotura uterina;

b) Infecção puerperal;

c) Isquemia de outros órgãos pélvicos;

d) Sinfisiólise espontânea;

e) Dispareunia por oclusão parcial ou total da vagina (após a escarificação).

Outras lesões:

a) Lesões gastrintestinais;

b) Lesões do esfíncter anal (ocultas ou roturas perineais de terceiro e quarto graus);

c) Lesões musculoesqueléticas (de acordo com as posições durante o parto prolongado);

d) Lesões neurológicas (lesões lombossacrais, hérnias de disco vertebral, lesões do nervo fibular comum de acordo com a posição durante o parto).[1]

Consequências psicossociais da incontinência causada pelas FVV:

a) Isolamento social e lesões corporais;

b) Divórcio;

c) Depressão;

d) Problemas psiquiátricos;

e) Pensamentos suicidas.[1]

Classificação

Existem vários sistemas de classificação de FVV na literatura (Tabela 23.1). A primeira classificação descrita[30] incluía somente critérios anatômicos (uretra, vagina, colo vesical, corpo e assoalho da bexiga, útero), sendo mais simples e é bastante utilizada até hoje em nosso meio. Com o tempo, foram sendo acrescentados novos critérios em outras classificações, como o "grau" de lesão (estado do tecido vaginal e do esfíncter uretral), "tipo" (tamanho da lesão), e outras características anatômicas ("vesicovaginal", "justacervical", "mediovaginal").

Tabela 23.1 Exemplos de classificação de fístula encontrados na literatura

Sims, 1852	Mahfouz, 1929	Goh, 2004
1. Uretrovaginal: fístula confinada à uretra	Uretrovesical Vesicouretrovaginal	Tipo 1: borda distal da fístula > 3,5 cm do meato uretral externo Tipo 2: borda distal da fístula entre 2,5-3,5 cm do meato uretral externo
2. Colo vesical ou "raiz" da uretra: destruindo o colo vesical	Vesicovaginal Vesicocervical vaginal	Tipo 3: borda distal da fístula entre 1,5-2,5 cm do meato uretral externo Tipo 4: borda distal da fístula < 1,5 cm do meato uretral externo
3. Corpo e assoalho da bexiga	Vesicocervical Uterocervical	a. Tamanho < 1,5 cm no maior diâmetro b. Tamanho entre 1,5-3 cm no maior diâmetro c. Tamanho maior que 3 cm no maior diâmetro
4. Útero-vaginal: na qual a comunicação se dá com o corpo ou colo do útero	Uterovaginal	i. Nenhuma ou pouca fibrose (ao redor da fístula ou vagina), e/ou comprimento vaginal > 6 cm, capacidade vesical normal ii. Fibrose moderada ou severa (ao redor da fístula ou vagina), e/ou comprimento vaginal reduzido, e/ou capacidade vesical diminuída iii. Considerações especiais: pós-radiação, envolvimento ureteral, fístula circunferencial

Nenhuma das classificações foi efetivamente estudada com o intuito de associar o tipo de fístula à técnica corretiva e ao prognóstico. Goh *et al.* estabeleceram outra classificação, com vários parâmetros considerados (Tabela 23.1). Em 2008, publicaram um estudo no qual 987 mulheres africanas com fístula geniturinária obstétrica se submeteram a cirurgia por via vaginal, e o resultado da cirurgia foi associado à classificação inicial (Figura 23.2).

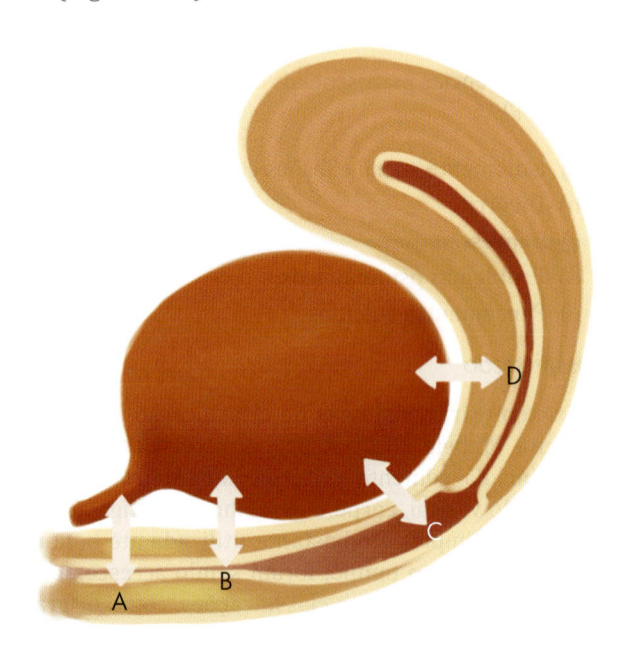

Figura 23.2 Classificação anatômica da fístula urogenital.

Concluíram que a maior possibilidade de falha cirúrgica ocorre nas classificadas como Tipo III (considerações especiais: pós-radiação, envolvimento ureteral, fístula circunferencial, reparo prévio); e que o maior risco de incontinência urinária pós-cirúrgica está relacionado às fístulas dos tipos 3 e 4 (borda distal da fístula a menos de 2,5 cm do meato uretral), e também às fístulas tipo III (Tabela 23.2).

Não há classificação de consenso que permita associar achados clínicos com o tipo de tratamento e prognóstico na recorrência da fístula, principalmente na incontinência urinária pós-cirurgia.

■ QUADRO CLÍNICO

O momento do surgimento dos sintomas difere de acordo com a etiologia e a localização da fístula. Quando é decorrente de causa cirúrgica, a Incontinência Urinária (IU) é mais comumente reconhecida na primeira semana após o procedimento, enquanto as fístulas induzidas por radiação frequentemente ocorrem anos após o término do tratamento. O tamanho e a localização determinam o grau de IU. Fístulas uretrovaginais proximais, FVV e fístulas ureterovaginais geralmente são acompanhadas de IU contínua. Pacientes com fístulas uretrovaginais distais, que estão além do esfíncter uretral, apresentam IU durante ou após a micção. FVV de pequeno diâmetro (puntiformes) são acompanhados de IU contínua, de pequena monta, podendo haver micções normais.[29] Tão ou mais importante que a própria IU é o grande impacto negativo das FGU na qualidade

Tabela 23.2 Classificação da fístula × resultado da cirurgia.		
	Corrigidas/falhas	Continentes/incontinentes após cirurgia
Total (n = 987)	960/27	731/229
Tipo de fístula	p = 0,77	p < 0,001
Tipo 1 (n = 356)	346/10	335/11
Tipo 2 (n = 182)	179/3	143/36
Tipo 3 (n = 171)	166/5	111/55
Tipo 4 (n = 278)	269/9	142/127
Tamanho da fístula	p = 0,35	p = 0,08
Tamanho a (n = 247)	241/6	215/26
Tamanho b (n = 245)	244/1	190/54
Tamanho c (n = 495)	475/20	326/149
Considerações especiais	p = 0,04	p < 0,01
i (456)	447/9	412/35
ii (137)	134/3	101/33
iii (394)	379/15	218/161

Fonte: Goh *et al.*, 2008.

de vida das pacientes, abrangendo a esfera familiar, de relacionamento pessoal, autoimagem e psicológica. Irritação vaginal, vulvar e perineal, dermatite amoniacal e odor são sintomas e sinais associados à FGU. Hematúria cíclica (menúria), diminuição da quantidade do fluxo menstrual associada a IU (síndrome de Youssef) (Figura 23.3) podem ser observadas em pacientes com fístulas vesicouterinas.[29]

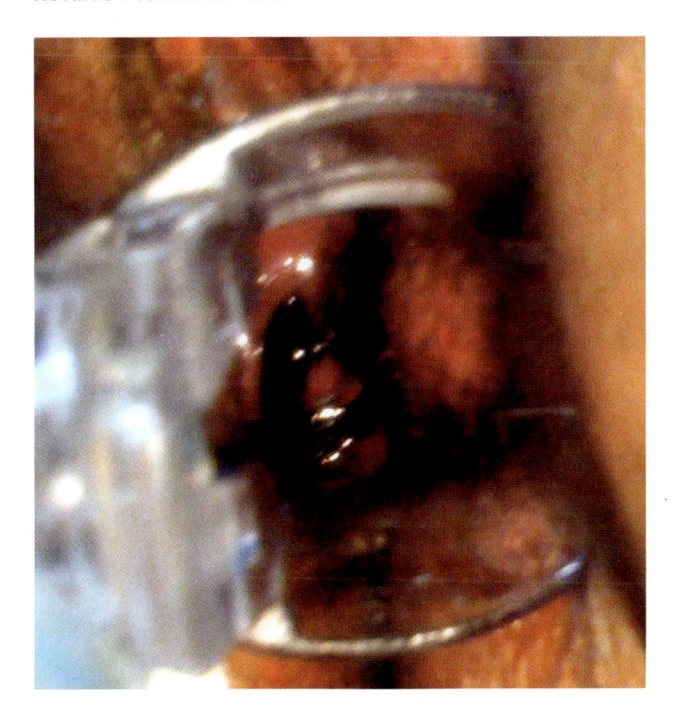

Figura 23.3 Saída de azul de metileno pelo orifício externo do colo do útero – síndrome de Youssef.

■ DIAGNÓSTICO

O exame especular pode mostrar urina no interior da cavidade vaginal. Fístulas grandes e complexas, como as de origem obstétrica, são facilmente identificadas e palpadas. FUG menores podem aparecer como uma área de depressão com inflamação circundante e/ou tecido de granulação.[32] O diagnóstico pode ser confirmado por enchimento vesical com solução com corante. A cavidade vaginal é então inspecionada diretamente para visualização da fístula. Se nenhuma alteração for identificada, pode-se proceder ao teste do "swab triplo" ou teste do tampão. Três conjuntos de gaze são colocados no terço superior, médio e inferior da vagina. Enche-se a bexiga com soro fisiológico misturado à solução de azul de metileno, e, após 30 min de deambulação, são retiradas as gazes, uma de cada vez.

A presença de corante na gaze indica FUG, no entanto, a ausência não a exclui completamente.[32] Mesmo quando o diagnóstico é óbvio, uma investigação urológica é mandatória, especialmente para afastar outras fístulas ou afecções coexistentes. Se houver suspeita de fístula ureterovaginal, pode-se dar à paciente 200 mg de fenazopiridina via oral algumas horas antes do teste, assim a urina oriunda dos ureteres terá cor alaranjada, facilitando a sua identificação.[33] Pacientes com FVV podem apresentar envolvimento do trato urinário superior em até 12% dos casos.[34] Fístula ureterovaginal deve ser sempre investigada com o auxílio de urografia excretora. A cistoscopia nem sempre é necessária, mas é recomendada, pois pode ajudar a identificar a localização da FUG, além de excluir corpo estranho ou cálculos (Figura 23.3). A ultrassonografia transvaginal e a histerossalpingografia podem auxiliar no diagnóstico de fístulas vesicouterinas (Figuras 23.4 e 23.5).

Fístulas geniturinárias complexas devem ser investigadas por exames de imagens como ultrassom e tomografia computadorizada.

A Figura 23.6 mostra CT com fístula vesicovaginal (sonda Foley na vagina).

A Figura 23.7 revela fístula vesicovaginal observada pela Tomografia Computadorizada 3D.

■ TRATAMENTO

O melhor tratamento para as FGU é o reconhecimento e reparo das lesões na cirurgia primária.

Se a complicação for diagnosticada nas primeiras semanas do pós-operatório, a sondagem vesical de demora pode resolver alguns casos de FVV, principalmente nas de pequeno débito. Da mesma forma, cateterização ureteral pode ajudar em fístulas ureterovaginais não complicadas.

Se essas manobras simples não resolverem, está indicado o tratamento cirúrgico. Há inúmeras técnicas descritas e a escolha depende do tipo de fístula, das características e preferências da paciente e da experiência e preferência do cirurgião.

Existe, ainda, controvérsia sobre o tempo ideal para se indicar a correção cirúrgica da FGU, que também depende das condições do tecido ao redor da fístula. Se a FGU for identificada enquanto os tecidos apresentam processo inflamatório agudo ou estão infectados, é recomendado um período de três a seis meses de espera até que o edema e o tecido de granulação se resolvam.

Com tecido saudável, o procedimento pode ser feito precocemente. Isto é verdadeiro principalmente em fístulas obstétricas, seja qual for o tipo de fístula. Após cirurgias ginecológicas, aguardar entre 6 e 12 semanas é suficiente para permitir melhor recuperação tecidual, melhorando as chances de sucesso.

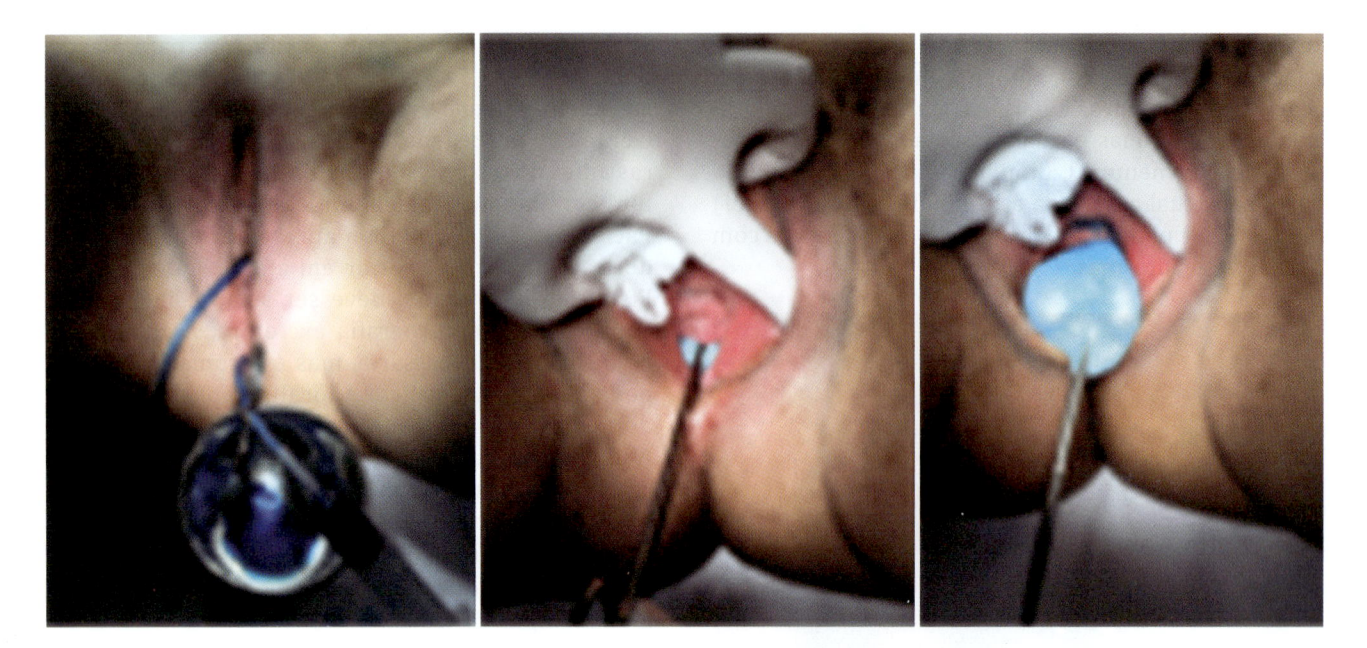

Figura 23.4 Teste de azul de metileno.

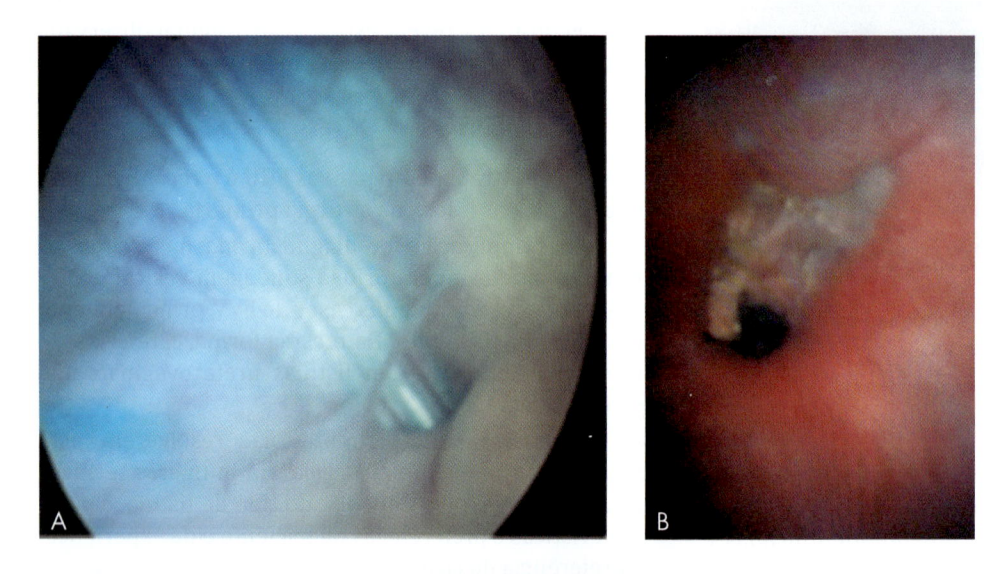

Figura 23.5 (A) e **(B)** Visão cistoscópica de fístula vesicovaginal.

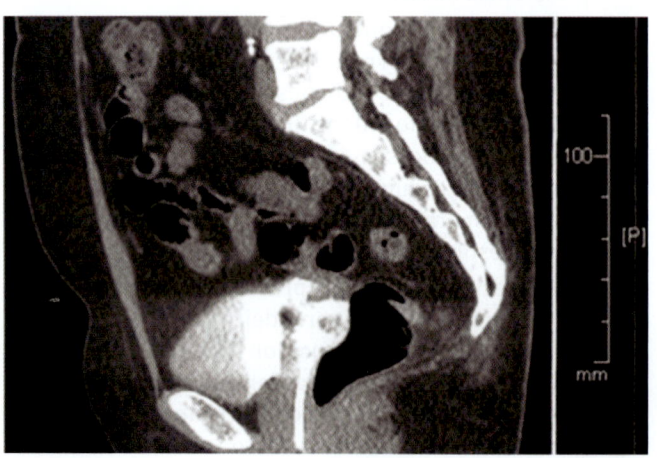

Figura 23.6 CT com fístula vesicovaginal (sonda Foley na vagina).

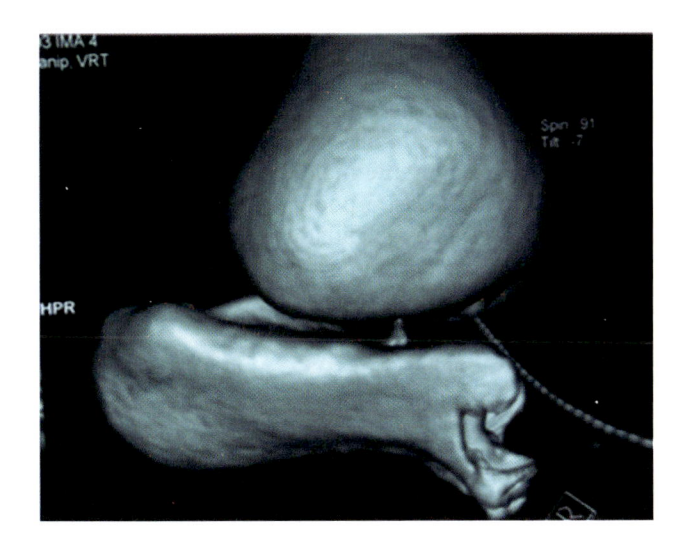

Figura 23.7 Fístula vesicovaginal observada pela Tomografia Computadorizada 3D.

Entretanto, durante o intervalo as pacientes ficam expostas às consequências físicas e emocionais provocadas pela incontinência urinária contínua. Dessa forma, a tendência atual é operar as FGU não complicadas e não infectadas antes de 12 semanas, obtendo-se também excelentes resultados.

Se a decisão for esperar, a manutenção de um cateter vesical de demora pode diminuir os sintomas e permitir fechamento espontâneo da lesão.[31] Excisão precoce e reparo das fístulas (após uma a duas semanas de perda urinária) têm se tornado mais comum.[35-37]

Já a época para corrigir fístulas ureterovaginais é controversa.[38,39] Mais comumente prefere-se a correção imediata, evitando-se fibrose extensa do uréter, angulação ou má regeneração da musculatura lisa.

Essa correção precoce só não seria realizada em duas situações: quando há fechamento espontâneo de lesão menor que 5 mm, tratada com cateterização ureteral de quatro a oito semanas,[40] com o cuidado de manter a drenagem vesical de demora por sete dias para evitar refluxo ureteral e antibioticoterapia profilática (nitrofurantoína, por exemplo).[41]

Também nos casos em que haja infecção aguda da pelve pode-se fazer nefrostomia percutânea para drenar a urina até a cirurgia ser possível; ou tentar a colocação de cateter ureteral via cistoscopia para facilitar a drenagem em casos de clampeamento de uréter, suturas ou áreas de fibrose.

Técnica cirúrgica

A técnica cirúrgica eleita deve ser aquela com a qual o cirurgião tenha maior habilidade e conforto.[42] Ape-

sar de não existir consenso sobre o manejo do trajeto fistuloso, sua manutenção é recomendada nas fístulas obstétricas, para evitar o aumento do diâmetro das mesmas.[43]

De maneira geral, a via de acesso vaginal é indicada em casos de FGU simples. Isto se deve a: recuperação mais rápida, menor perda sanguínea, menor tempo operatório, menor uso de analgésicos, e menor tempo de internação.[44]

Fístulas vesicovaginais

Cateterizar a fístula com sonda fina (Foley pediátrico, sondas de alívio ou gástricas etc.) para facilitar a dissecção. Pode-se também colocar pontos de tração laterais ao orifício fistuloso para ajudar na dissecção e diminuir a necessidade de aumentar a incisão (Figura 23.8).

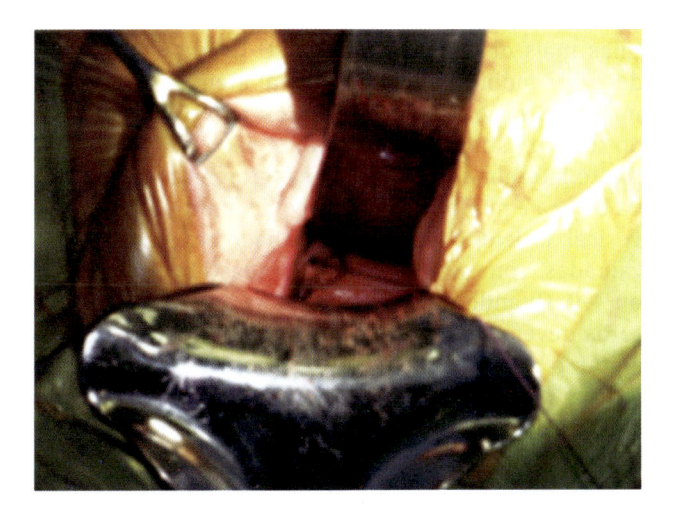

Figura 23.8 Técnica de Latzko: observar o trajeto fistuloso cateterizado.

Técnica de Latzko

Deve-se fazer incisão ao redor de toda a fístula, removendo-se a mucosa vaginal vizinha. Fazer mais de uma camada (normalmente duas) de suturas absorvíveis 2-0 ou 3-0, pontos interrompidos no sentido transverso, imbricando os tecidos e fechando todo o trajeto sem tensão. Suturas nas bordas laterais da fístula são colocadas, e também anterior e posteriormente. A seguir, aplicar pontos em "U" transversos, fixados além das bordas laterais da fístula – normalmente duas camadas são suficientes, mas podem ser necessárias três ou quatro. No fim do procedimento, pode haver pequeno encurtamento da vagina.

Suturas circunferenciais, longitudinais ou verticais devem ser evitadas, pois podem trazer os ureteres próximos à linha média e propiciar seu acotovelamento, além de isquemia e obstrução, o que facilita a formação de fístula ureteral posteriormente. As suturas circunferenciais também podem isquemiar as bordas da fístula.

Eventualmente, o fundo de saco posterior (saco de Douglas) pode ser incluído durante o reparo de fístulas de cúpula vaginal altas. O peritônio posterior é mobilizado do assoalho pélvico como uma aba de interposição na técnica de Latzko. O epitélio vaginal deve ser cuidadosamente reaproximado para fechar a escavação retouterina nessa técnica.

Uma modificação nessa técnica pode melhorar a chance de sucesso – a colocação de um retalho de mucosa vaginal sobre as suturas da fístula. Dissecar a mucosa vaginal ao menos 1 cm lateralmente às bordas da fístula e 2 cm distal, e nesse espaço colocar o retalho sobre a fístula suturada.[35,46]

Fechamento em camadas é recomendado para fístulas mais distais e complexas. O tecido circundante deve ser mobilizado com especial atenção para minimizar a tensão, e a seguir realizar a excisão completa do trajeto fistuloso. É importante não excisar o tecido muito lateralmente, evitando sangramento das bordas da bexiga e minimizando o risco de diminuir o volume vesical. O defeito da bexiga é fechado em uma ou duas camadas, com suturas interrompidas absorvíveis 3-0 ou 4-0. Quando a fístula é próxima ao trígono, as suturas devem ser colocadas de forma transversal, para evitar o acotovelamento dos ureteres. O tecido conjuntivo denso vaginal (fáscia endopélvica) e a vagina estão fechados sobre a bexiga usando suturas absorvíveis 2-0. O azul de metileno, índigo-carmim ou outros corantes podem ser instilados na bexiga para testar a integridade do reparo.[47]

Se a fístula estiver perto de um orifício ureteral, uma cistoscopia pode ser realizada após a conclusão do reparo para confirmar a permeabilidade ureteral. *Stents* ureterais (cateter "duplo J", por exemplo) podem ser colocados antes de se iniciar o reparo e removidos no final do processo, se não houver nenhum dano ureteral.

Solução de azul de metileno deve ser utilizada após o fechamento da primeira camada para assegurar sua impermeabilidade. Após duas ou três semanas de pós--operatório retira-se a sonda vesical.

Outros fatores causais de fístulas altas na cúpula vaginal incluem radioterapia, trabalho de parto longo e obstruído com cesariana ou histerectomia. Estas são tipicamente fístulas vesicovaginais, mas podem envolver uréter ou, raramente, a uretra. Uma comparação de reparação vaginal (Latzko) com a técnica de reparo abdominal em 91 mulheres não encontrou diferenças na satisfação sexual do paciente ou a qualidade de vida aos seis meses de pós-operatório.[48] Quando comparada com a técnica de reparo abdominal, a técnica vaginal foi associada significativamente com menor tempo cirúrgico, menor perda de sangue, e menor duração da hospitalização. No entanto, as fístulas que se desenvolvem após a cirurgia são geralmente maiores, com mais fibrose e cicatrização de tecidos, e podem exigir a laparotomia para reparo. Devido à morbidade associada à reparação abdominal, nos casos em que a via vaginal é viável, esta deve ser a primeira tentativa.

Via vaginal

Na técnica de Mackenrodt,[49] as abas vaginais são levantadas e preservadas para utilização na camada final de fechamento. Outros tipos de tecido também são muitas vezes utilizados para esse reparo. O enxerto de Martius é de tecido fibrogorduroso labial, mais comumente usado para reforçar reparos altos na cúpula vaginal.[50] Enxertos do músculo grácil também podem ser usados.[51] Esses enxertos dão suprimento sanguíneo e efeito selante para auxiliar no fechamento da fístula. Músculo glúteo e peritônio são outras fontes de interposição de tecido. Em uma série de 120 pacientes com fístulas vesicovaginais complexas submetidas a reparação com interposição de tecido (peritoneal, Martius ou vestibular), a taxa de cura foi de 95%;[52] muitas tinham tentativas anteriores que falharam.

Via abdominal

A via abdominal é indicada quando há contraindicações da via vaginal, isto é, em casos de estenose vaginal pós-radioterapia, localização supratrigonal ou quando existe necessidade de procedimentos ou cirurgias reconstrutivas concomitantes. A maioria das fístulas de grande porte é reparada com sucesso pela técnica transabdominal descrita por O'Connor[53] (Figura 23.9). Pode ser realizada por acesso extra ou intraperitoneal. Se a FGU estiver próxima aos orifícios ureterais, os ureteres devem ser cateterizados. O trajeto fistuloso é completamente excisado. A parede vaginal é fechada com uma camada de pontos com fios absorvíveis 2,0 e a parede vesical com duas camadas de sutura de fios absorvíveis (mucosa com pontos contínuos e muscular com pontos separados). As suturas vaginal e vesical não devem ser sobrepostas em paralelo. Retalhos de interposição podem ser colocados no espaço entre as suturas vesical e vaginal garantindo maior suprimento sanguíneo.[53,54] Técnicas cirúrgicas minimamente invasivas como as cirurgias laparoscópicas[55] e mais recentemente descritas, as técnicas robô-assistidas[56] apresentam resultados preliminares encorajadores. Entretanto, precisam de seguimento pós-operatório mais prolongado para serem bem avaliadas. De modo geral, a grande maioria das pacientes com FGU simples é curada após tratamento cirúrgico inicial.[42] Programas de cuidados especiais devem ser criados para pacientes que tiveram recidiva da FGU ou que permaneceram com incontinência urinária após a correção da fístula. Finalmente, para desenvolver comportamento ético e melhorar a qualidade dos cuidados oferecidos, principalmente às pacientes com fístulas de origem obstétrica, foi proposto um Código de Ética para cirurgiões que se dispõem a ajudar nessa causa. Essas regras realçam os princípios fundamentais da beneficência, do respeito pessoal à autonomia, bem como a dedicação ao senso de justiça e ao rigor técnico.[57]

■ CONCLUSÃO

Fístulas geniturinárias são condições que, apesar de pouco prevalentes em nosso meio, são devastadoras no comprometimento da qualidade de vida e da saúde física e mental. O tratamento cirúrgico é o mais amplamente utilizado, devendo-se lembrar que a melhor técnica ou via cirúrgica é aquela com a qual o cirurgião está mais familiarizado. Deve-se considerar que o primeiro tratamento cirúrgico é o que traz maiores chances de cura, e que deve ser realizado no período de até 12 semanas da instalação do quadro, salvo em casos de infecção local de difícil controle.

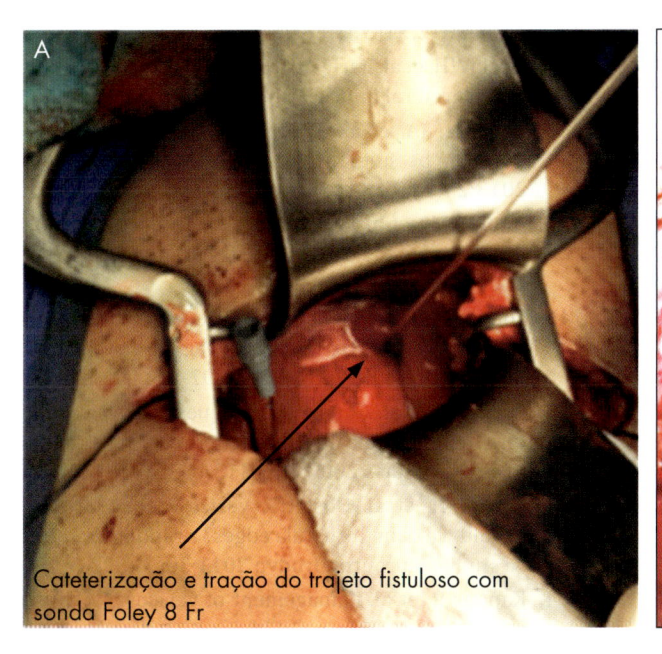

Cateterização e tração do trajeto fistuloso com sonda Foley 8 Fr

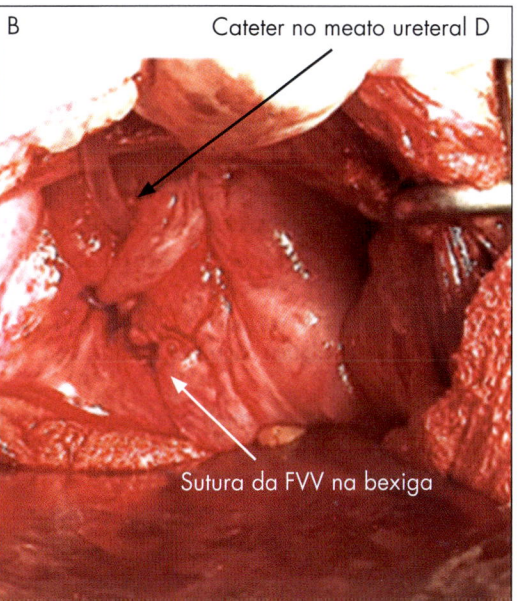

Cateter no meato ureteral D

Sutura da FVV na bexiga

Figura 23.9 Técnica de O'Connor.

REFERÊNCIAS BIBLIOGRÁFICAS

1. Elneil S, editor. Global competency-based fistula surgery training manual. Disponível em: London: FIGO/UNFPA; 2016.

2. Kohli N, et al. Meeting the challenge of vesicovaginal fistula repair: conservative and surgical measures. J Fam Pract 2003;15(8):16-9.

3. O´Dowd MJ, et al. Urology: the history of obstetrics and gynaecology. New York: Pathernon Publishing; 1994. p.491.

4. Kirshen, AJ, et al. History of urinary incontinence: Or, 400 years of incontinence-- are you any drier? J Am Geriatr Soc 1967;5(9):686-8.

5. Phaneuf LE. Genital fistulas in women. Am J Surg 1944;64(1):3-9.

6. Spettel S, et al. The portrayal of J. Marion Sims controversial surgical legacy. J Urol 2011; 185(6):2424-7.

7. Vangeenderhuysen C, et al. Obstetric fistulae: incidence estimates for sub-Saharan Africa. Int J Gynaecol Obstet 2001;73(1):65-6.

8. Wall LL. Obstetric vesicovaginal fistula as an international public-health problem. Lancet. 2006;368(9542):1201-3.

9. Goh JTW, et al. Classification of female genito-urinary tract fistula: a comprehensive review. Int Urogynecol J 2009; 20(5):605-10.

10. Hilton P, et al. The risk of vesicovaginal and urethrovaginal fistula after hysterectomy performed in the English National Health Service--a retrospective cohort study examining patterns of care between 2000 and 2008. BJOG 2012;119(12):1447-54..

11. Brown HW, et al. Lower reproductive tract fistula repairs in inpatient US women, 1979–2006. Int Urogynecol J 2012;23(4):403-10.

12. Nieboer TE, et al. Surgical approach to hysterectomy for benign gynaecological disease. Cochrane Database Syst Rev 2009;(3):CD003677

13. Meikle SF, et al. Complications and recovery from laparoscopy-assisted vaginal hysterectomy compared with abdominal and vaginal hysterectomy. Obstetrics and Gynecology 1997;89(2):304-8.

14. Yi YX, et al. Laparoscopic-assisted vaginal hysterectomy vs abdominal hysterectomy for benign disease: a meta-analysis of randomized controlled trials. Eur J Obstet Gynecol Reprod Biol 2011;159(1):1-18.

15. Miller S. Obstetric fistula: a preventable tragedy. J Midwifery Womens Health 2005;50(4):286-94.

16. Obi SN, et al. Decreasing incidence and changing aetiological factors of vesico-vaginal fistula in south-east Nigeria. J Obstet Gynaecol 2008;28(6): 629-34.

17. Ndiaye P, et al. Epidemiology of women suffering from obstetric fistula in Niger. Med Trop 2009; 69(1): 61-9.

18. Yeakey MP, et al. The lived experience of Malawian women with obstetric fistula. Cult Health 2009; Sex 11(5): 499-512.

19. Thomson AM. Women with obstetric fistula in Ethiopia. Midwifery 2007; 23(4):335-9.

20. Olusegun AK, et al. A review of clinical pattern and outcome of vesicovaginal fistula. J Natl Med Assoc 2009;101(6):593-112.

21. Kelly J. Ethiopia: an epidemiological study of vesico-vaginal fistula in Addis Ababa. World Health Stat Q 1995;48(1):15-7.

22. Murray C, et al. Urinary and faecal incontinence following delayed primary repair of obstetric genital fistula. BJOG 2002;109(7):828-31.

23. Thomson AM. Women with obstetric fistula in Ethiopia. Midwifery 2007; 23(4): 335-9.

24. Williams G. The Addis Ababa fistula hospital: an holistic approach to the management of patients with vesicovaginal fistulae. Surgeon 2007;5(1):54-8.

25. Zeidan A, et al. Destructive vaginal deliveries at a teaching hospital in Addis Ababa, Ethiopia. Ethiop Med 2007;45(1):39-45.

26. Rudnicki PM. Vaginal fistula surgery after traumatic births in Gimbie, West Ethiopia. Ugeskr Laeger 2006;168(20):1997-9.

27. Awonuga A, et al. Vesicovaginal fistula associated with cytomegalovirus infection in an HIV-infected patient. Gynecol Obstet Invest 2007;63(3):143-51.

28. Ferraro AMHMB, et al. Fístulas urogenitais. In: Reis RB, et al. Urologia moderna. São Paulo: Lemar; 2013. p.701.

29. Sims JM. On the treatment of vesico-vaginal fistula. Int Urogynecol J Pelvic Floor Dysfunc 1998;9(4):236-48.

30. Goh JTW. A new classification for female genital tract fistula. Aust N Z J Obstet Gynaecol 2004;44(6):502-4.

31. Wong MJ, et al. Urogenital Fistula. Female Pelvic Med Reconstr Surg 2012;18(2):71-8

32. Wall LL. Obstetric vesicovaginal fistula as an international public-health problem. Lancet. 2006;368(9542):1201-9.

33. Goodwin WE, et al. Vesicovaginal and ureterovaginal fistulas: a summary of 25 years of experience. J Urol 1980;123(3):370-4.

34. Singh O, et al. Urogenital fistulas in women: 5-year experience at a single center. Urol J 2010; 7:35-8.

35. Hadley HR. Vesicovaginal fistula. Curr Urol Rep 2002;3(5):401-7.

36. Garza Cortés R, et al. Laparoscopic treatment of genitourinary fistulae. Arch Esp Urol 2012;65(7):659-72. Review.

37. Liao CY, et al. Gynecological surgery caused vesicovaginal fistula managed by Latzko operation. Taiwan J Obstet Gynecol 2012;51(3):359-62.

38. Hoch WH, et al. Early, aggressive management of intraoperative ureteral injuries. J Urol 1975;114(4):530-2.

39. Boateng AA, et al. Vaginal repair of ureterovaginal fistula may be suitable for selected cases. Int Urogynecol J 2013;24(6):921-4.

40. Aungst MJ, et al. Ureteral stents and retrograde studies: a primer for the gynecologist. Curr Opin Obstet Gynecol 2009;21(5):434-41.

41. Tomlinson AJ, et al. A randomised controlled trial of antibiotic prophylaxis for vesico-vaginal fistula repair. Br J Obstet Gynaecol 1998;105(4):397-9.

42. Cohen BL et al. Current techniques for vesicovaginal fistula repair: surgical pearls to optimize cure rate. Current Urology Reports 2007;8(5):413-8.

43. Shaker H, et al. Obstetric vesico-vaginal fistula repair: should we trim the fistula edges? a randomized prospective study. Neurourol Urodyn 2011;30(3):302-5.

44. Kapoor R, et al. Management of vesicovaginal fistula: an experience of 52 cases with a rationalized algorithm for choosing the transvaginal or transabdominal approach. Indian J Urol 2007;23(4):372-6.

45. Latzko, W. Postoperative vesicovaginal fistulas: genesis and therapy. Am J Surg 1992; 48:211-5.

46. Romics I, et al. The diagnosis and management of vesicovaginal fistulae. BJU Int 2002;89(7):764-9.

47. Creanga AA, et al. Obstetric fistulas: a clinical review. Int J Gynaecol Obstet. 2007;99(Suppl 1):S40-6.

48. Miller EA, et al. Current management of vesicovaginal fistulae. Curr Opin Urol 2001;11(4):417-20.

49. Smith GL, et al. Vesicovaginal fistula. BJU Int 1999;83(5):564-9.

50. Nesrallah LJ, et al. The O'Conor technique: the gold standard for supratrigonal vesicovaginal fistula repair. J Urol 1999;161(2):566-9.

51. Margolis T, et al. Vesicovaginal fistula. Obstet Gynecol Surv 1994;49(12):840-8.

52. Lee RA, et al. Current status of genitourinary fistula. Obstet Gynecol 1988;72(3 Pt 1):313-8.

53. O'Connor VJ, et al. Suprapubic closure of vesicovaginal fistula. J Urol 1973;109(1):51-4.

54. Wong C, et al. Laparoscopic transabdominal transvesical vesicovaginal fistula repair. J Endourol 2006;20(4): 240-5.

55. Melamud O, et al. Laparoscopic vesicovaginal fistula repair with robotic reconstruction. Urology 2005;65(1):163-6.

56. Wall LL, et al. A code of ethics for the fistula surgeon. Int J Gynecol Obstet 2008; 101(1):84-7.

Capítulo 24 ■ José Tadeu Nunes Tamanini ■ Marina Silva Fernandes ■ Rodrigo Cerqueira de Souza

Hipoatividade Detrusora

■ INTRODUÇÃO

A hipocontratilidade detrusora é um tipo de distúrbio de esvaziamento. Entre as mulheres, esses distúrbios são menos estudados e compreendidos. As alterações de esvaziamento em seu conjunto são as disfunções miccionais.

As disfunções miccionais são de natureza complexa e têm difícil tratamento. Acometem ambos os sexos, em qualquer idade.[1] De maneira geral, decorrem de anormalidades de contração do músculo detrusor, de doenças que resultam em obstrução infravesical ou de ambas. A incidência de disfunção miccional em mulheres parece aumentar com o envelhecimento e varia de 6,8% a 61,7% em populações selecionadas – pesquisas essas baseadas apenas nos sintomas miccionais.[2] Lepor *et al.* estudaram a prevalência da disfunção miccional feminina em uma comunidade e revelaram que 40% das mulheres com 80 anos ou mais tinham sintomas de jato fraco comparadas a 10% das mulheres na faixa etária de 19 a 29 anos. Entretanto, outros sintomas como hesitação, intermitência, esvaziamento vesical incompleto e esforço abdominal foram mais prevalentes na população de mulheres mais jovens.[3] De acordo com resultados de estudos epidemiológicos de corte transversal (prevalência) realizados por meio da internet, incluindo 15.861 mulheres com mais de 40 anos nos Estados Unidos, Reino Unido e Suécia, observou-se que, entre as mulheres com sintomas de disfunção miccional, a "hesitação" foi o sintoma mais comumente relatado pelas entrevistadas (38,8%), seguido pela "sensação de esvaziamento vesical incompleto" em 27,4% e "jato fraco" em 20,1% dos casos.[4]

Os sintomas miccionais em mulheres são comuns, mas podem não as incomodar por muito tempo. Com o passar dos anos, a paciente pode apresentar piora desses sintomas e/ou complicações, como a infecção urinária de repetição, a incontinência por transbordamento ou ambos. Sabe-se que o impacto negativo das disfunções miccionais na qualidade de vida é muito grande. O estudo de Das *et al.* mostrou que as disfunções miccionais causam sério impacto negativo nas esferas social, física e psicológica, bem como no relacionamento pessoal.[5] Além disso, na maior parte das vezes, não há coincidência entre os sintomas subjetivos e as evidências objetivas de dificuldade miccional. Dietz *et al.*, em estudo de correlação entre sintomas e urofluxometria, demonstraram que somente hesitação, jato fraco e micção interrompida tinham associação forte com dados objetivos de disfunção miccional.[6]

Há décadas procura-se uma definição de consenso para essa condição. Stanton *et al.*, em 1983, definiram disfunção miccional em mulheres como "uma condição na qual a bexiga falha em esvaziar completamente após o término da micção". Além disso, a urofluxometria revela parâmetros como o fluxo máximo livre (Qmax) menor que 15 mL/seg com um volume residual maior que 200 mL.[7]

Em 2002, em artigo clássico de padronização da terminologia dos sintomas do trato urinário baixo, Abrams *et al.* declararam que a "micção normal é iniciada pela contração detrusora contínua e voluntária que leva ao completo esvaziamento em um espaço de tempo normal e adequado, na ausência de obstrução".[8] No mesmo artigo, a disfunção miccional é descrita como "um diagnóstico por sintomas e avaliação urodinâmica, definida como uma micção anormalmente baixa e/ou incompleta; sendo que as bases do diagnóstico são a urofluxometria com fluxo urinário anormalmente baixo e o resíduo pós-miccional alto – o diagnóstico deve ser baseado em exames repetidos para confirmar a anormalidade". Por fim, esse artigo define as possíveis causas para as disfunções miccionais: hipocontratilidade detrusora, detrusor acontrátil, obstrução uretral e apresentações alternativas (retenção urinária aguda e crônica).

Em artigo recente de revisão da padronização da terminologia dos sintomas do trato urinário baixo (STUB), proposta pela ICI-RS em 2013 (subcomitê de pesquisa e terminologia da ICI – *International Consultation on Incontinence*, grupo ligado à ICS – *International Continence Society*), constatou-se que não há consenso sobre o preciso diagnóstico e a definição das anormalidades miccionais que compõem a síndrome de disfunção miccional. Os sintomas de armazenamento e de esvaziamento podem coexistir, embora possam ter fisiopatologias diferentes.[9] Isso faz da disfunção miccional em mulheres um desafio de diagnóstico na prática clínica, bem como na escolha do melhor tratamento para cada caso em particular.

■ HIPOCONTRATILIDADE DETRUSORA

A ICS define hipocontratilidade detrusora como "a contração de reduzida força e/ou duração, resultando em esvaziamento prolongado e/ou falha em se obter completo esvaziamento vesical dentro de um tempo normal de micção".[8] Da mesma forma, o termo "acontratilidade detrusora" é definido como "a atividade detrusora que não pode ser demonstrada como contração durante estudo urodinâmico".[8]

Classificação

Não há nenhuma classificação aceita na atualidade. Não há, como na hiperatividade detrusora, a divisão entre "idiopática" e "neurogênica". Não existem sintomas em comum que definam uma "síndrome da bexiga hipoativa", há apenas a definição proposta em 2002, relatada anteriormente. Isso dificulta bastante a investigação da doença (ou doenças), pois realmente não há um sintoma correlacionando à hipoatividade detrusora com o real defeito no detrusor em nenhum estudo prospectivo (como ocorre com a urgência miccional na síndrome da bexiga hiperativa).[10]

Um potencial indicador para a bexiga hipoativa seria o resíduo pós-miccional maior que 40% da capacidade vesical (volume urinado mais resíduo). Porém, em que pese isso ser por muitos considerado anormal, não há ainda consenso quanto a esse valor percentual.

Há trabalhos que dividem a hipoatividade detrusora em "idiopática", que seria relacionada ao envelhecimento, sem outra causa detectável; e "secundária", relacionada a doenças relevantes, como o diabetes *mellitus*.[11]

Epidemiologia

Os sintomas do trato urinário baixo são um problema de saúde importante, criticamente relacionado com o envelhecimento. Porém, a contribuição da hipoatividade detrusora como causa permanece desconhecida.

O problema fundamental é que hipoatividade detrusora é um diagnóstico urodinâmico, o que torna a interpretação de dados epidemiológicos muito difícil e limita o conhecimento sobre incidência, prevalência, fatores de risco e história natural da condição.[10]

Os sintomas e sinais da hipoatividade detrusora não se distinguem em geral de outras disfunções do trato urinário. A hesitação, o fluxo fraco, o fluxo intermitente e a força para iniciar o fluxo são comuns com a obstrução de fluxo urinário. A fluxometria é usada para ajudar no diagnóstico da obstrução, mas não a distingue da hipoatividade detrusora.[12] O resíduo pós-miccional aumentado e a retenção urinária estão presentes em ambas.[13]

Retenção urinária crônica é outro termo controverso. Foi tradicionalmente aceito o conceito de que é o resíduo pós-miccional maior que 300 mL, mas a ICS a define como "bexiga não dolorosa, com resíduo urinário cronicamente alto".[8]

Em mulheres, a obstrução é pouco comum, ocorrendo em 2,7% dos estudos urodinâmicos da população geral.[14] Isso significa que quando há retenção urinária ou resíduo pós-miccional aumentado, existe maior probabilidade de hipoatividade detrusora. Na maioria das vezes, a obstrução vesical em mulheres é iatrogênica, principalmente após cirurgias de incontinência. Outra causa importante são os prolapsos de órgãos pélvicos, seguidos de estenose uretral, divertículos uretrais e miomas. Pode haver causas funcionais como a síndrome de Fowler. Essa síndrome, inicialmente descrita em 1985, é causa de retenção urinária de repetição em mulheres jovens. A retenção urinária nessas pacientes é muito debilitante, e a principal anormalidade encontrada é a falta de relaxamento da musculatura periuretral. Não há doença neurológica associada ao quadro, porém em até metade dos casos pode haver síndrome dos ovários policísticos.[15]

Em mulheres mais idosas, a prevalência da bexiga hipoativa varia entre 12% e 45%, sendo mais frequente nas institucionalizadas. Esses dados vêm de séries retrospectivas, e, considerando os diferentes tipos de definição utilizados em cada série, os resultados não podem ser extrapolados para a população geral – mas mostram que a hipoatividade detrusora é comum o suficiente nessas mulheres institucionalizadas para merecer atenção especial.[10]

■ ETIOLOGIA

O termo "bexiga hipoativa" refere-se à condição clínica da paciente, enquanto o termo "hipocontratilidade detrusora" refere-se ao diagnóstico urodinâmico da mesma disfunção miccional.

As causas ou fatores etiológicos relacionados à bexiga hipoativa são didaticamente subdivididos em: idiopática, neurogênica, miogênica e iatrogênica.[16] Dentre os fatores relacionados às causas idiopáticas, encontramos o próprio envelhecimento e causas desconhecidas em pacientes jovens (síndrome de Fowler, por exemplo). Os fatores causais neurogênicos são mais bem conhecidos e podem ser citados: doença de Parkinson, atrofias multissistêmicas, esclerose múltipla, síndrome de Guillain-Barré, hérnia discal, trauma raquimedular e doenças congênitas da coluna que afetam a medula espinal em vários níveis. Dentre os fatores causais miogênicos, podemos citar obstrução infravesical e sua consequente distensão vesical prolongada que pode estar associada ao quadro, bem como a presença de diabetes *mellitus*. As causas iatrogênicas também são bastante conhecidas e incluem as cirurgias pélvicas oncológicas, como prostatectomias, histerectomias e ressecções abdominoperineais. Dentre todas as anteriormente citadas, destacamos como as causas mais importantes e prevalentes: o envelhecimento, a obstrução infravesical e o diabetes *mellitus*.[16]

■ FISIOPATOLOGIA

A ocorrência de hipoatividade detrusora em vários grupos diferentes de pacientes sugere etiologia multifatorial,[17] mais que simplesmente envelhecimento natural. Os miócitos têm a capacidade intrínseca de se contraír na ausência de estímulo externo, e a hipoatividade pode estar relacionada a alterações nessa capacidade.[18] A alteração pode estar na matriz extracelular e foram descritas mudanças ultraestruturais relacionadas ao envelhecimento que podem levar aos sintomas do trato urinário baixo.[19,20,21] A hipoatividade detrusora foi tipificada por alterações como ruptura generalizada dos miócitos do detrusor e degeneração axonal,[19] o que foi correlacionado à contratilidade diminuída – definida neste trabalho como resíduo pós-miccional maior que 50 mL.[22] Não ficou claro se essas alterações estruturais são causa ou efeito dos fatores que resultam na hipoatividade detrusora, ou se não estão relacionados. A ruptura dos miócitos do detrusor pode provocar a diminuição da contratilidade por afetar o sistema de armazenamento/troca iônica, os mecanismos de excitação/contração, a estocagem de cálcio e a geração de energia. Assim, mesmo na presença de estímulo neuronal extrínseco normal, produz-se uma contração fraca e pouco eficiente.[23]

Disfunção do controle central dos reflexos da micção é outro mecanismo que pode levar à hipoatividade detrusora, alterando processos-chave da percepção, integração e esvaziamento.[17] Estudos de neuroimagem em humanos sugerem que áreas do tronco cerebral e córtex estão envolvidas no reflexo da micção. Essas áreas são a ínsula, o hipotálamo, a substância cinzenta periaquedutal e o centro pontino da micção.[24] De fato, quando há lesões no sistema nervoso, os sintomas e achados urodinâmicos variam de acordo com a localização e a extensão das lesões. Na esclerose múltipla, inicialmente há sintomas da síndrome da bexiga hiperativa, mas com o decorrer do tempo prevalecem os distúrbios miccionais mais complexos. A prevalência de hipoatividade detrusora em esclerose múltipla varia de 0% a 40%, sendo 25% em estágios tardios, com resíduo pós-miccional elevado.[25] Já em pacientes com acidente vascular cerebral, a hipoatividade detrusora foi encontrada em 40% dos casos, sendo mais comum em lesões pontinas do que em fronto parieto temporais.[26] Outras doenças centrais que podem causar hipoatividade detrusora são os tumores cerebrais e de medula espinal, a hidrocefalia, o trauma cerebral ou raquimedular etc. Alterações dos nervos eferentes resultando em menor estímulo neuromuscular podem provocar contrações detrusoras fracas ou ausentes. Isso pode ser visto em doenças como atrofia muscular progressiva e outras neuropatias autonômicas. A hipoatividade detrusora também pode ser devida a lesões neurais após cirurgias pélvicas radicais, com acometimento simpático e parassimpático. Mais da metade das mulheres que sofrem esse tipo de cirurgia têm algum tipo de disfunção miccional, ainda que temporária.[27] Nos casos de hipoatividade detrusora de origem não neurogênica, o exato papel da disfunção eferente é desconhecido. Diminuição da inervação autonômica é normal com o envelhecimento e pode contribuir com contrações detrusoras menos eficazes em indivíduos sem outras doenças neurológicas.[17,28]

Os sistemas aferente e eferente integram-se perfeitamente no controle neural, tanto na fase de enchimento vesical como na de esvaziamento. O sistema aferente controla o volume durante o enchimento e também a magnitude das contrações detrusoras durante o esvaziamento. A resposta uretral aferente durante o fluxo é importante para potencializar a contração detrusora.[29,30] Disfunções vesicais e uretrais aferentes podem levar à hipoatividade detrusora, reduzindo ou terminando prematuramente o reflexo da micção. Isso pode se manifestar como perda de eficiência da micção, como ocorre na cistopatia diabética.[17] Estudos ultraestruturais em biópsias de pacientes diabéticos mostraram degeneração axonal consistente com velocidade de condução diminuída nos nervos aferentes da parede vesical.[31] Há grande redução no número e tamanho dos neurônios sensoriais,[32] talvez associada à diminuição do fator de crescimento neural na bexiga e nas raízes lombossacrais dorsais.[33] Existem modificações não neuropáticas, como a diminuição do colágeno da parede vesical, aumentando a capacidade da bexiga.[34] A distensão da parede vesical diminui o fluxo sanguíneo,[35] e essa hipóxia subsequente induziria à hipertrofia da musculatura detrusora.[36] O estresse oxidativo subsequente precipitaria a redução na contratilidade do detrusor, observada em alguns estudos,[37] mas não em todos.[38]

Há poucos estudos que mostram as características da distensão vesical crônica para tentar desvendar seus mecanismos. Não se sabe, por exemplo, quais características são específicas ao diabetes *mellitus* e quais ocorrem somente pela distensão vesical. É um vasto campo de pesquisa ainda em aberto.

■ DIAGNÓSTICO

O estudo fluxo-pressão (EFP) durante o EUD é atualmente o único método para medir a função contrátil do detrusor. Há muita variação nos critérios urodinâmicos considerados como diagnóstico de hipoatividade detrusora, com atenção a dois detalhes: a maioria das medidas avalia a força de contração detrusora (e não a duração ou a velocidade de contração); e a estimativa da força é baseada no fluxo máximo (Qmax) e na pressão detrusora no fluxo máximo (pdetQmax). Para ambos os critérios, os valores-limite são baseados nos limites inferiores da população normal.[39] Como esses valores-limite podem não se aplicar a todos os grupos, alguns autores investigaram mulheres saudáveis de acordo com a idade,[40] porém com número amostral pequeno para conclusões definitivas.

Na avaliação urodinâmica, a função contrátil do detrusor é baseada na pressão detrusora necessária para expelir a urina através da uretra. Porém, é possível que esse método subestime a real contratilidade do detrusor. Várias tentativas vêm sendo realizadas para refinar essa avaliação. A mais utilizada é a "relação de esvaziamento da bexiga" (REB), a relação inversa entre pressão e fluxo,[41] assim caracterizada: se o fluxo urinário for interrompido, a pressão detrusora atinge seu valor mais alto possível (pressão isovolumétrica); e quando o fluxo máximo é permitido, a pressão atinge seu mínimo durante o fluxo máximo. Assim, a pdetQmax não corresponde ao máximo de força da contratilidade detrusora. Essa pode ser determinada por medida da pressão em tempo real durante interrupção do fluxo no EFP, ou análise matemática dos dados urodinâmicos – os mais conhecidos são os de Schäfer[42] e o fator Watts.[43]

Abrams descreveu o "índice de contratilidade vesical" (ICV). É baseado na "pressão isovolumétrica projetada" (PIP), um cálculo matemático que considera a PdetQmax e o Qmax. O ICV se divide em três grupos: forte (maior que 150), normal (entre 100 e 150) e fraco (menor que 100).[44] É relativamente simples de ser calculado, mas tem o mesmo defeito de todos os outros: o de não conseguir diferenciar a hipoatividade detrusora

da obstrução vesical. Dessa forma, não são úteis na prática clínica.

Pode-se fazer a medida direta da pressão detrusora isovolumétrica (Pdet iso) por obstrução mecânica do fluxo ou interrupção voluntária.[45] Há a possibilidade de oclusão somente no fluxo, e há obstrução contínua da uretra antes do início da micção.[46] Todas essas técnicas têm boa correlação entre si em mulheres idosas.[47] No entanto, a interrupção voluntária do fluxo tende a mostrar uma Pdet iso 20% menor que as oclusões mecânicas,[46] provavelmente pelo efeito inibitório reflexo no detrusor causado pela contração do esfíncter. Dessas três técnicas, a melhor parece ser a oclusão contínua antes do início da micção, pois é menos desconfortável para a paciente e permite a avaliação da duração da contração isovolumétrica. Porém, não mede o fluxo e pode ser dolorosa, além de pouco prática.

Em avaliações de mulheres com hipoatividade detrusora idiopática, foi visto que a "velocidade de encurtamento de detrusor" (Vdet) – que é uma medida matemática obtida considerando-se o fluxo médio e o volume urinado – diminui antes do que a pressão detrusora.[48] Assim, possivelmente há um processo em dois tempos para o desenvolvimento da doença. Foi então proposta, uma nova definição de bexiga hipoativa: "bexiga mais lenta e/ou mais fraca com ou sem contrações de micção fracamente sustentadas".[49]

O EFP (estudo fluxo/pressão) ambulatorial pode ter um papel no diagnóstico da hipoatividade detrusora. Um estudo de van Koeveringe *et al.*[50] mostrou que em 71% das pacientes sem contrações detrusoras demonstráveis no EFP normal havia atividade detrusora no estudo ambulatorial. A explicação provável é que, devido à ansiedade, a paciente contrai a musculatura pélvica e esfincteriana, o que reflexamente inibe a contração do detrusor.[51] Porém, não há técnica padronizada para o EFP ambulatorial.

Sendo um sistema integrado, a parte aferente deve estar intacta para perfeita função vesical. Assim, a investigação da sensação vesical é importante em pacientes com disfunções de esvaziamento. O mais comum é, durante a cistometria, perguntar as sensações de primeiro desejo, forte desejo etc. A sensação de primeiro desejo com volumes maiores tem sido considerada como sinal de disfunção sensorial, mas é muito criticada por ser subjetiva. Há estudos para tentar tornar essa avaliação mais objetiva, utilizando estimulação elétrica na parede vesical para avaliar a sensibilidade, mas são poucos e ainda inconclusivos.[10]

■ TRATAMENTO

O tratamento dessa condição visa primariamente a restabelecer um esvaziamento vesical voluntário e eficiente, capaz de diminuir o resíduo pós-miccional e, como consequência, reduzir a possibilidade de dano ao trato urinário superior.

O tratamento deve ser multifatorial. Tem que ser voltado às causas e etiologias específicas, mas também deve conter medidas comportamentais e suporte psicológico que garantam uma boa compreensão do quadro clínico e aceitação das limitações das técnicas disponíveis para tratamento. Assim, é de suma importância o trabalho conjunto de uma equipe multiprofissional composta de médicos, fisioterapeutas e psicólogos.

Do ponto de vista médico, o tratamento pode ser dividido em tratamento conservador e tratamento invasivo, a depender da presença ou não de uma causa estabelecida.

Prevenção

O imediato reconhecimento da retenção urinária após cirurgias de maior porte ou trabalho de parto prolongado podem evitar hiperdistensão do detrusor, que eventualmente leva à hipocontratilidade no futuro. As retenções urinárias são bastante prevalentes em salas de recuperação pós-anestésicas de cirurgias ortopédicas, proctológicas e ginecológicas. Por isso, a prevenção da retenção urinária deve começar já no pós-operatório imediato. Cirurgias pélvicas radicais que preservam a inervação pélvica são muito mais favoráveis ao restabelecimento da função vesical em curto a médio prazo.[52]

Terapia comportamental

A terapia comportamental deve ser oferecida como primeira opção de tratamento para mulheres com hipocontratilidade detrusora. Esse método engloba modificações do estilo de vida e treinamento vesical (micção em intervalos regulares) para evitar hiperdistensão vesical. Constantinou *et al.* mostraram que o enchimento vesical para um mínimo trabalho vesical é de 300 a 350 mL, alcançando a contração mais efetiva.[53] Micção auxiliada por manobra de aumento da pressão abdominal é uma opção para mulheres que podem e conseguem relaxar a musculatura do assoalho pélvico. Outra medida importante é a micção em dois ou três tempos, isto é, a paciente urina e, antes de terminar de vez o ato miccional, aguarda alguns minutos até voltar a ter o desejo miccional e urina novamente (o resíduo urinário). Isso pode ser repetido mais de uma vez, objetivando o esvaziamento vesical completo.

Cateterismo Intermitente Limpo (CIL)

Se a paciente apresenta resíduo urinário importante e repetitivo, o CIL está formalmente indicado. O intervalo de tempo entre as cateterizações poderá ser a cada quatro ou seis horas, sempre encorajando o paciente que o faça sem ajuda de cuidadores, se possível. O CIL é ainda o tratamento padrão para a hipocontratilidade detrusora, principalmente para cuidado a longo prazo.[54] O cateterismo vesical definitivo é a última alternativa para casos selecionados, quando o CIL é impossível de ser usado, sendo o cateter suprapúbico mais bem indicado em comparação com o cateter uretral.

Farmacoterapia

O tratamento medicamentoso inclui o uso de agonistas muscarínicos (betanecol) ou inibidores da colinesterase (distigmine). Entretanto, não há estudos que confirmem que essas drogas parassimpaticomiméticas realmente induzam ou reforcem a contração detrusora.[55] Outro alvo terapêutico seria a diminuição da resistência infravesical com o uso de alfabloqueadores, os quais podem facilitar a micção, mas também induzir à presença de incontinência urinária de esforço.

Neuromodulação sacral

Embora o exato mecanismo de ação da neuromodulação sacral não seja bem compreendido, vários mecanismos de ação têm sido postulados. A neuromodulação elétrica não está indicada em pacientes com lesão completa da medula espinal.[56]

Dessa forma, a neuromodulação sacral pode somente ser indicada em casos nos quais o detrusor ainda é capaz de contrair. Casos de bexigas cronicamente distendidas com infecção do trato urinário recorrente e bexiga fibrosada não são boas indicações para essa modalidade de tratamento.

Postula-se que o modo de ação da neuromodulação sacra em retenções urinárias crônicas não obstrutivas envolva os axônios somáticos aferentes nas raízes da medula espinal, levando à inibição dos reflexos de contração dos esfíncteres uretrais. Acredita-se que, com isso, restaura-se a sensibilidade normal da bexiga, causando micção normal espontânea.[57]

A neuromodulação sacral é considerada um tratamento minimamente invasivo para casos de retenção urinária feminina de causa não obstrutiva,[57] o qual oferece uma terapêutica efetiva e alternativa ao CIL ou ao cateterismo vesical definitivo. Após o implante do eletrodo da neuromodulação nas raízes sacrais, até 72% das mulheres com retenção urinária idiopática puderam urinar espontaneamente, com média de 100 mL para o resíduo pós-miccional, sendo que metade delas não necessitou continuar o CIL.[58] Em revisão sistemática e metanálise,[59] a taxa geral de sucesso para disfunção do trato urinário de origem neurogênica foi de 68% para a fase de teste e de 90% para a fase de implante definitivo.

Entretanto, os métodos e os dados variam amplamente até o momento, sem deixar clara a diferenciação entre as indicações para hipocontratilidade detrusora e hiperatividade detrusora. Mas não há dúvidas que até hoje esse é o método de escolha para o tratamento de hipocontratilidade detrusora em casos selecionados.

■ CONCLUSÃO

A hipocontratilidade detrusora é uma disfunção do trato urinário baixo comum, mas muito pouco compreendida, ocorrendo em um grupo heterogêneo de homens e mulheres e se manifestando devido a etiologias multifatoriais. Atualmente, seu diagnóstico é feito por meio de estudo urodinâmico,[60] e o tratamento inicial é com CIL, sendo o tratamento definitivo com neuromodulação sacral para casos selecionados, já que a farmacoterapia convencional é muito pouco eficiente.

REFERÊNCIAS BIBLIOGRÁFICAS

1. Olujide LA, et al. Female voiding dysfunction. Best Pract Res Clin Obstetr Gynaecol 2005; (19):807-28.

2. Groutz A, et al. Prevalence and characteristics of voiding difficulties in women: are subjective symptoms substantiated by objective urodynamics data? Urology 1999;54(2):268-72.

3. Lepor H, et al. Comparison of AUA symptoms index in unselected males and females between fifty- five and seventy-nine years of age. Urology 1993;42(1):36-41.

4. Coyne KS, et al. The prevalence of lower urinary tract symptoms (LUTS) in the USA, UK and Sweden: results from the epidemi- ology of LUTS (EpiLUTS) study. BJU Int 2009;104:352-60.

5. Das AK, et al. Improvement in depression and health related quality of life after sacral nerve stimulation therapy for treatment of voiding dysfunction. Urology 2004;64(1):62-68.

6. Dietz HP, et al. Symptoms of voiding dysfunction: what do they really mean? Int J Urogynaecol Pelvic Dysfunc 2004;16(1):52-55.

7. Stanton S, et al P. Voiding difficulties in the female: prevalence, clinical and urodynamic review. Obstetr Gynaecol 1983;61(2):144-147.

8. Abrams P, et al. The standardisation of terminology of lower urinary tract function: report from the standardisation sub-committee of the international continence society. Neuroulol Urodyn 2002;21(2):167-78.

9. Robinson D, et al. Defining female voiding dysfunction: ICI-RS 2011. Neurourol Urodyn 2012; 31(3):313-6.

10. Osman NI, et al. Detrusor underactivity and the underactive bladder: a new clinical entity? A review of current terminology, definitions, epidemiology, aetiology, and diagnosis. Eur Urol 2014;65(2):389-98.

11. van Koeveringe GA, et al. Detrusor underactivity: a plea for new approaches to a common bladder dysfunction. Neurourol Urodyn 2011;30(5):723-8.

12. Chancellor MB, et al. Bladder outlet obstruction versus impaired detrusor contractility: the role of outflow. J Urol 1991;145(4):810-2.

13. Abrams PH, et al. The assessment of prostatic obstruction from urodynamic measurements and from residual urine. Br J Urol 1979;51(2):129-34.

14. Massey JA, et al. Obstructed voiding in the female. Br J Urol 1988;61(1):36-9.

15. Fowler CJ, et al. Abnormal electromyographic activity of the urethral sphincter, voiding dysfunction, and polycystic ovaries: a new syndrome? BMJ 1988;297(6661):1436-8.

16. Raheem AA, et al. Voiding dysfunction in women: how to manage it correctly. Arab J Urol 2013;11(4):319-30.

17. Suskind AM, et al. A new look at detrusor underactivity: impaired contractility versus afferent dysfunction. Curr Urol Rep 2009;10(5):347-51.

18. Andersson KE, et al. Urinary bladder contraction and relaxation: physiology and pathophysiology. Physiol Rev 2004;84(3):935-86.

19. Elbadawi A, et al. Structural basis of geriatric voiding dysfunction. II. Aging detrusor: normal versus impaired contractility. J Urol 1993;150(1):1657-67.

20. Elbadawi A, et al. Structural basis of geriatric voiding dysfunction. III. Detrusor overactivity. J Urol 1993;150(5 Pt 2):1668-80.

21. Elbadawi A, et al. Structural basis of geriatric voiding dysfunction. IV. Bladder outlet obstruction. J Urol 1993;150(5 Pt 2):1681-95.

22. Elbadawi A, et al. Structural basis of geriatric voiding dysfunction. VI. Validation and update of diagnostic criteria in 71 detrusor biopsies. J Urol 1997;157(5):1802-13.

23. Brierly RD, et al. A prospective controlled quantitative study of ultrastructural changes in the underactive detrusor. J Urol 2003;169(4):1374-8.

24. Blok BF, et al. A PET study on brain control of micturition in humans. Brain 1997;120(Pt 1):111-21.

25. de Sèze M, et al. The neurogenic bladder in multiple sclerosis review of the literature and proposal of management guidelines. Mult Scler 2007;13(7):915-28.

26. Tibaek S, et al. Prevalence of lower urinary tract symptoms (LUTS) in stroke patients: a cross-sectional, clinical survey. Neurourol Urodyn 2008;27(8):763-71.

27. Chen GD, et al. Urinary tract dysfunction after radical hysterectomy for cervical cancer. Gynecol Oncol 2002;85(2):292-7.

28. Gilpin SA, et al. The effect of age on the autonomic innervation of the urinary bladder. Br J Urol 1986;58(4):378-81.

29. Feber JL, et al. Neurophysiological modeling of voiding in rats: urethral nerve response to urethral pressure and flow. Am J Physiol 1998;274(5 Pt 2):R1473-81.

30. Bump RC. The urethrodetrusor facilitative reflex in women: results of urethral perfusion studies. Am J Obstet Gynecol 2000;182(4):794-802.

31. Van Poppel H, et al. Diabetic cystopathy: Neuropathologicalexamination of urinary bladder biopsy. Eur Urol 1988;15(1-2):128-31.

32. Steers WD, et al. Alterations in neural pathways to the urinary bladder of the rat in response to STZ-induced diabetes.J Auton Nerv Syst 1994;47(1-2):83-94.

33. Sasaki K, et al. Diabetic cystopathy correlates with a long-term decrease in nerve growth factor levels in the bladder and lumbosacral dorsal root Ganglia. J Urol 2002;168(3):1259-64.

34. Eika B, et al. Comparison of urinary bladder function in rats with hereditary diabetes insipidus, streptozotocin--induced diabetes mellitus, and nondiabetic osmotic diuresis. J Urol 1994; 151(2):496-502.

35. Dunn M. A study of the bladder blood flow during distension in rabbits. Br J Urol 1975;47(1): 67-72.

36. Orsola A, et al. The decision to undergo DNA or protein synthesis is determined by the degree of mechanical deformation in human bladder muscle cells. Urology 2002;59(5):779-83.

37. Changolkar AK, et al. Diabetes induced decrease in detrusor smooth muscle force is associated with oxidative stress and overactivity of aldose reductase. J Urol 2005;173 (1):309-13.

38. Malmgren A, et al. Bladder function in rats with shortand long-term diabetes; effects of age and muscarinic blockade. J Urol 1989;142(6):1608-14.

39. Schäfer W, et al. A simplified graphic procedure for detailed analysis of detrusor and outlet function during voiding. Neurourol Urodyn 1989;8:405–7.

40. Pfisterer MH, et al. The effect of age on lower urinary tract function: a study in women. J Am Geriatr Soc 2006;54(3):405-12

41. Griffiths DJ. The mechanics of the urethra and of micturition. Br J Urol 1973;45(5):497-507.

42. Schäfer W. Basic principles and advanced analysis of bladder voiding function. Urol Clin North Am 1990;17:533–66.

43. Griffiths DJ. Assessment of detrusor contraction strength or contractility. Neurourol Urodyn 1991;10:1-18.

44. Abrams P. Bladder outlet obstruction index, bladder contractility index and bladder voiding efficiency: three simple indices to define bladder voiding function. BJU Int 1999;84(1):14-5.

45. Sullivan M, et al. Functional studies to assess bladder contractility. J Urol Urogynakol 2007;14:7–10.

46. Sullivan MP, et al. Continuous occlusion test to determine detrusor contractile performance. J Urol 1995;154(5):1834-40.

47. Tan TL, et al. Which stop test is best? Measuring detrusor contractility in older females. J Urol 2003;169(3):1023-7.

48. Cucchi A, et al. Development of idiopathic detrusor underactivity in women: from isolated decrease in contraction velocity to obvious impairment of voiding function. Urology 2008; 71:844–8.

59. Cucchi A, et al. Proposal for a urodynamic redefinition of detrusor underactivity. J Urol 2009; 71(5):844-8.

50. van Koeveringe GA, et al. The additional value of ambulatory urodynamic measurements compared with conventional urodynamic measurements. BJU Int 2010;105(4):508-13.

51. Siroky MB. Interpretation of urinary flow rates. Urol Clin North Am 1990;17(3):537-42.

52. Espino-Strebel EE, et al. A comparison of the feasibility and safety of nerve-sparing radical hysterectomy with the conventional radical hysterectomy. Int J Gynecol Cancer 2010;20(7): 1274-83.

53. Constantinou C, et al. Optimum bladder capacity for minimum bladder work in normal male micturition. Neurourol Urodyn 2002;21:349-50.

54. Grigoleit U, et al. Single-use intermittent catheterization. Urologe A 2006;45:175–82.

55. Barendrecht MM, et al. Is the use of parasympathomimetics for treating an underactive urinary bladder evidence--based? BJU Int 2007;99(4):749-52.

56. van Koeveringe GA, et al. Detrusor underactivity: a plea for new approaches to a common bladder dysfunction. Neurourol Urodyn 2011;30(5):723-8.

57. Elneil S. Urinary retention in women and sacral neuromodulation. Int Urogynecol J 2010;21 (Suppl. 2):S475–83.

58. Datta SN, et al. Sacral neurostimulation for urinary retention: 10-year experience from one UK centre. BJU Int 2008;101(2):192-6.

59. Kessler TM, et al. Sacral neuromodulation for neurogenic lower urinary tract dysfunction. Systematic review and meta-analysis. Eur Urol 2010,58(6):865-74.

60. Chapple CR, et al. The underactive bladder: a new clinical concept? Eur Urol 2015;68(3):351-3.

Capítulo **25**

■ **Augusta Morgado Ribeiro** ■ **Carlos Del Roy** ■ **Claudinei Alves Rodrigues**
■ **Marair Gracio Ferreira Sartori** ■ **Marcia Maria Dias** ■ **Marta Maria Kemp**
■ **Monica Leite Grinbaum** ■ **Paulo Cezar Feldner Jr.** ■ **Sergio Brasileiro Martins**
■ **Zsuzsanna Ilona Katalin de Jármy Di Bella**

Prolapso Genital

■ CONCEITO, EPIDEMIOLOGIA E FISIOPATOLOGIA

Define-se como sendo o deslocamento das vísceras pélvicas no sentido caudal, em direção ao hiato genital. É enfermidade decorrente do desequilíbrio entre as forças encarregadas de manter os órgãos pélvicos em posição normal e aquelas que tendem a expeli-los para fora da pelve. Podem-se detectar prolapso do útero, da parede vaginal anterior (cistocele), de alças intestinais (enterocele), da parede vaginal posterior (retocele) ou da cúpula vaginal nos casos de histerectomia prévia.[1]

É enfermidade comum que pode afetar intensamente a qualidade de vida, causando impacto psicológico, social e financeiro às doentes. As desordens do assoalho pélvico são responsáveis por aproximadamente 300.000 procedimentos cirúrgicos anuais nos Estados Unidos, com custos diretos de um bilhão de dólares.[2] A taxa de cirurgia varia entre 1,5 a 4,9 casos por 1000 mulheres/ano, com 11% de risco para submeter-se a algum procedimento cirúrgico para correção de prolapso durante a vida.[3]

O prolapso genital acomete preferencialmente mulheres multíparas e idosas.[4] Em nosso meio, Sartori *et al.*[5] observaram maior incidência com o aumento da idade. O pico de incidência situou-se entre 60 e 69 anos com elevada progressiva na idade média consoante o grau de prolapso. De acordo com estes autores, 74,2% das pacientes encontravam-se na pós-menopausa e 25,8% na menacme, sugerindo associação com o hipoestrogenismo.

É afecção rara em mulheres jovens, e apenas 2% dos prolapsos genitais sintomáticos ocorrem em nulíparas. Nesta eventualidade, devem ser investigadas alterações neurológicas congênitas, mais prevalentes nas jovens do que nas idosas.

A etiologia do prolapso genital é complexa e multifatorial, envolvendo lesões nos ligamentos, músculos, tecido conectivo e inervação da pelve.[6,7]

Os órgãos pélvicos estão suspensos pela fáscia endopélvica e sustentados pelo músculo levantador do ânus, conjunto este definido como diafragma pélvico. A fáscia endopélvica se liga lateralmente ao arco tendíneo (ATFP) e é composta por colágeno, elastina, músculo liso, fibroblastos e elementos neurovasculares.[8]

O levantador do ânus é o músculo mais importante do assoalho pélvico e tem papel fundamental no suporte dos vários órgãos. Esta em constante contração fazendo que este assoalho suporte o peso do conteúdo abdominopélvico quando há aumento da pressão abdominal. É composto pelos músculos pubococcígeo, puborretal e ileococcígeo.

DeLancey descreveu três níveis do suporte vaginal. O terço superior da vagina (2 a 3 cm) e o útero (nível I), são suspensos pelas condensações da fáscia endopélvica que são os ligamentos cardinais e uterossacros. No terço médio da vagina (nível II), a fáscia endopélvica se liga à parede vaginal anterior mais lateralmente ao arco tendíneo da fáscia pélvica ou linha branca e à fáscia superior do músculo levantador do ânus estendendo-se transversalmente entre a bexiga e o reto. Na bexiga e na uretra a fáscia endopélvica divide-se formando anteriormente o ligamento pubouretral. O suporte do compartimento vaginal anterior (bexiga e uretra) depende da integridade da fáscia endopélvica e da sua fixação ao arco tendíneo. A parede vaginal posterior é ligada à fáscia superior do músculo levantador do ânus formando a fáscia retovaginal. O terço inferior da vagina (nível III) funde-se anteriormente com a uretra distal, lateralmente com a porção medial do músculo levantador do ânus e posteriormente com o corpo perineal. O corpo perineal é o ponto central da fixação dos músculos perineais e fáscia, resultando em uma âncora de suporte para o esfíncter externo, músculo transverso superficial, músculo levantador do ânus, porção posterior da membrana perineal e septo retovaginal. Didaticamente, os três níveis são descritos separadamente, porém, há que se assinalar que eles são contíguos e, portanto, interdependentes. O tônus basal ativo dos músculos levantadores do ânus mantém o hiato genital fechado.[8]

Os fatores de risco para o prolapso genital podem ser classificados didaticamente em predisponentes, desencadeantes, promotores e descompensadores.[9]

Os fatores predisponentes são aqueles que dificilmente podem ser evitados ou mudados, tais como raça, estrutura pélvica, alterações musculares ou neurológicas, doenças do tecido conjuntivo e genético.

Fatores desencadeantes são aqueles que podem ser modificados e dificilmente serão evitados. Citam-se parto vaginal, número de partos, lesões neuromusculares, radiação e cirurgia. O parto é o maior fator desencadeante na disfunção do assoalho pélvico. Dentre os fatores materno-fetais, estariam envolvidos o formato, dimensão da pelve, macrossomia e a posição da cabeça fetal (occipito-posteriores). A utilização do fórcipe ou o prolongamento do segundo estágio do parto, levariam à compressão de nervos, a avulsões de músculos e nervos, assim como à ruptura do tecido conectivo[6]. Admite-se, ainda, que a histerectomia possa aumentar o risco para prolapso.[10]

Fatores promotores são, provavelmente, aqueles mais fáceis de serem modificados, porém o impacto atual deles no prolapso genital permanece inconclusivo. Citam-se constipação, obesidade, tabagismo, cirurgias, hipoestrogenismo e outras comorbidades. O aumento crônico e repetitivo da pressão abdominal favorece o desenvolvimento do prolapso genital (constipação, pneumopatias, obesidade, atividades profissionais).[6,11]

Com relação ao estado hormonal, o hipoestrogenismo invariavelmente é ligado à idade e torna difícil determinar se as mudanças anatômicas são simplesmente resultado da idade ou da deprivação hormonal, porém, vários estudos identificam a pós-menopausa como fator independente para risco de prolapso.

Os fatores descompensadores são aqueles extrínsecos ao assoalho pélvico, podem acarretar sua disfunção ou descompensação e estão mais relacionados ao envelhecimento. Há concordância na literatura de que a idade tem papel fundamental na etiologia do prolapso, porém, não isoladamente.[12]

Em nosso meio, Rodrigues *et al.*[13] avaliaram os fatores de risco para o desenvolvimento de prolapso genital em estudo caso-controle com 316 pacientes. Dentre os parâmetros analisados, as variáveis que se mostraram alteradas foram: idade, índice de massa corpórea, paridade, número de partos vaginais, cesarianas, parto à fórcipe, peso do recém-nascido e história familiar positiva para prolapso. Raça, idade da menopausa, tosse crônica e constipação intestinal não se mostraram diferentes entre os grupos. Após a regressão logística, somente três variáveis foram significativas: pelo menos um parto vaginal, macrossomia fetal e história familiar positiva. Consoante à via de parto, a cesariana mostrou-se como fator protetor.

■ DIAGNÓSTICO

Diagnóstico clínico

O diagnóstico do prolapso genital baseia-se principalmente na anamnese e exame físico, reservando-se os procedimentos complementares para a coexistência de afecções como a incontinência urinária ou para melhor avaliação dos órgãos pélvicos, nos casos de recidivas após tratamento cirúrgico e nos prolapsos complicados.[14]

Os sintomas são, geralmente progressivos e de longa duração, que se manifestam quando o prolapso ultrapassa o introito vaginal, sendo que no início a maioria dos casos é assintomática.[15]

Fatores como a posição ortostática e o aumento da pressão abdominal que acompanha a obesidade, tosse crônica e obstipação intestinal favorecem o aparecimento do sintoma de sensação de peso ou "bola" na vagina.

O prolapso genital é consequência da lesão da fáscia endopélvica e, conforme o compartimento lesado, diferentes sintomas podem ocorrer.[16] Assim, na lesão do compartimento anterior, além da "bola" na vagina, queixas como incontinência urinária, urgência miccional, interrupção do fluxo urinário e retenção urinária ou dificuldade de esvaziamento vesical são comuns. A incontinência urinária oculta pode ocorrer em 8% a 60 % das pacientes com prolapso genital. Além disso, mulheres incontinentes com prolapso genital apresentam menor função muscular e menor tempo de sustentação da contração perineal.[17]

Já a lesão do compartimento apical, além da queixa da "bola" na vagina pode cursar com dispareunia e sangramento, embora não seja comum.[18]

Por sua vez, a lesão da fáscia endopélvica posterior pode ocasionar obstipação intestinal e necessidade de manobra de redução do prolapso para a evacuação, além da "bola" na vagina. Além disso, algumas mulheres experimentam incontinência anal, que pode ser de flatos e até fezes.

O exame físico é de grande importância para a comprovação diagnóstica, para localização do defeito da fáscia endopélvica, além da investigação da incontinência urinária oculta com manobras de redução do prolapso.

Esta última situação é controversa, pois alguns autores desconsideram investigá-la se não existir perda de urina, enquanto outros associam esta avaliação a melhores resultado do pós-operatório.[19,20]

O principal achado do exame físico, além da protusão vaginal, é o aspecto liso da parede vaginal justamente na região onde houve o desgarramento da fáscia endopélvica.

O diagnóstico do prolapso genital é feito dividindo-se em compartimentos:[21]

1. **Compartimento apical:** os defeitos apicais ocasionam prolapso uterino, de cúpula vaginal e enterocele, resultantes da separação do complexo dos ligamentos uterossacros cardinais, fáscia pubocervical e fáscia retovaginal do anel pericervical.
2. **Compartimento anterior:** os defeitos anteriores originam as cistoceles e podem ser divididos em quatro tipos de defeitos:
   2.1. Defeito paravaginal ou lateral, geralmente associado a prolapsos maiores, em que se observa desgarramento lateral da fáscia endopélvica interessando o arco tendíneo;
   2.2. Defeito central, geralmente com diminuição ou ausência das rugosidades vaginais nesta região;
   2.3. Defeito transverso, de localização próxima ao anel pericervical;
   2.4 Defeito distal: menos comum e ocorre na região próxima à sínfise púbica.
   Entre os diagnósticos diferenciais dos prolapsos do compartimento anterior, podemos citar divertículo de uretra, cisto do ducto de Gartner e grandes cistos vaginais.[22]
3. **Compartimento posterior:** os defeitos posteriores estão relacionados à ruptura da integridade do septo ou fáscia retovaginal, que pode ocorrer na junção da fáscia com o corpo perineal, no arco tendíneo ou no anel pericervical, traduzido em abaulamento da parede posterior da vagina, manifestando-se como retocele e enterocele além das roturas perineais.

Ao se realizar o exame físico, há necessidade de classificar o prolapso genital para a instituição do melhor tratamento e, para tanto, foram criadas ao longo dos anos várias classificações.[21,23] A classificação POP-Q (*Pelvic organ prolapse quantification*) é a mais utilizada na atualidade e tem por princípio padronizar as informações e torná-las numéricas para fins de comparação antes e após tratamentos, além dos dados poderem ser interpretados mundialmente. Estes resultados são representados num sistema de estadiamento. A classificação POP-Q é recomendada pela *International Continence Societ (ICS), International Urogynecology Association (IUGA), American Urogynecologic Society (AUS) e Society of Gynecologic Surgeons (SGS)*.[21]

O anel himenal é o principal ponto de referência, sendo que os pontos mensurados além dele (para fora) serão positivos e os que estiverem para dentro serão negativos. Assim, pontos na altura do anel himenal serão pontuados como zero, e os demais em centímetros e com sinais negativos ou positivos para dentro ou fora, respectivamente, mensurados durante a manobra de Valsalva (Quadro 25.1).

Quadro 25.1 Pontos e medidas de referência da POP-Q.

- **Aa:** ponto localizado na linha média da parede vaginal anterior, a 3 cm proximal ao anel himenal, podendo variar de -3 a +3, sendo -3 sem nenhum prolapso e +3 representando o maior prolapso deste ponto.
- **Ba:** ponto do maior prolapso da parede vaginal anterior ao esforço. Pode ser coincidente com o ponto Aa ou mais externo ao Aa. Localiza-se entre Aa e C. No prolapso completo, Ba é igual a C.
- **Ap:** corresponde ao ponto Aa medido na parede posterior da vagina.
- **Bp:** corresponde ao ponto Ba, medido na parede posterior da vagina. Localiza-se entre o Ap e o ponto D, podendo ser coincidente com eles, a depender do grau de prolapso.
- **C:** é a medida entre o anel himenal e o ponto mais prolapsado do colo uterino ou da cúpula vaginal (histerectomizados) na manobra de Valsalva.
- **D:** é a medida entre o anel himenal e o ponto da inserção dos ligamentos uterossacros no anel pericervical na manobra de Valsalva, portanto não é mensurado nas mulheres histerectomizadas (representação gráfica na forma de um traço). A diferença entre os pontos C e D representa o comprimento do colo do útero.

As últimas três medidas são feitas no repouso e são consideradas medidas absolutas, portanto não necessitam de sinal positivo ou negativo. Na representação gráfica como jogo da velha, ocupam a segunda linha.

- **CVT:** é o comprimento total da vagina, medido no repouso, do anel himenal ao fórnice vaginal.
- **HG:** é o hiato genital, medido no repouso, da fúrcula vaginal ao introito vaginal.
- **CP:** é o corpo perineal, medido no repouso, entre a borda externa do esfíncter externo do ânus e o introito vaginal.

Os pontos e as medidas da classificaçãoo POP-Q podem ser descritos no formato de grade ou "jogo da velha" (Figura 25.2).

Uma vez feitas as medidas, procede-se o estadiamento conforme o compartimento mais prolapsado:

- **Estadio 0:** não há prolapso das estruturas pélvicas durante o esforço;
- **Estadio I:** ponto de maior prolapso acima de -1; ou seja o ponto de maior prolapso encontra-se a mais de 1 cm para dentro do anel himenal;
- **Estadio II:** ponto de maior prolapso entre -1 e +1; corresponde a maior crítica da classificação do POP-q, pois envolve desde prolapsos de pouca significância clínica até aqueles de 1 cm para fora do anel himenal, que são clinicamente significantes;
- **Estadio III:** ponto de maior prolapso além de +1 e até CVT-2; ou seja, é um prolapso significativo, porém não é completo, pois corresponde a prolapsos de até no máximo 2 centímetros a menos que o comprimento total da vagina;
- **Estadio IV:** ponto de maior prolapso entre CVT-2 até CVT, também denominados eversão completa da vagina ou prolapsos completos (Figura 25.3).

Por fim, a gravidade dos sintomas desencadeados pelo prolapso genital podem ser avaliados por questionários específicos, que não são métodos diagnósticos porém inferem o comprometimento de qualidade de vida devido aos prolapsos genitais.

Exames complementares

O estudo por imagem do assoalho pélvico pode ser útil na avaliação de prolapso dos órgãos pélvicos quando há discordância entre o exame físico e a anamnese, principalmente na circunstância de falha no reparo cirúrgico prévio. É medida de exceção, indicada principalmente em casos de prolapsos complexos. Pode-se avaliar o assoalho pélvico pela ressonância magnética ou pela ultrassonografia tridimensional. O estudo urodinâmico é válido para situações específicas associadas à incontinência urinária e ao prolapso genital.

Ressonância magnética

A ressonância magnética, embora seja onerosa, permite a visão global multiplanar da pelve não utilizando radiação ionizante, porém há necessidade de instilação de gel na vagina e no reto, o que torna o procedimento desconfortável.[10] Existem algumas linhas traçadas nas imagens da ressonância magnética que também estabelecem o estadiamento do prolapso genital, entre elas a linha pubococcígea (LPC), a linha HMO (leva em conta a borda inferior da sínfise púbica, a parede posterior da junção anorretal, o hiato anteroposterior e a própria linha LPC) e a linha médio-púbica (LMP).[24]

	Aa		Ba		C
	0		+1		8
	HG		CP		CVT
	3		4		8
	Ap		Bp		D
	-3		-3		8

Figura 25.2 Diagrama com exemplo de medidas de prolapso de parede vaginal anterior estadio II.

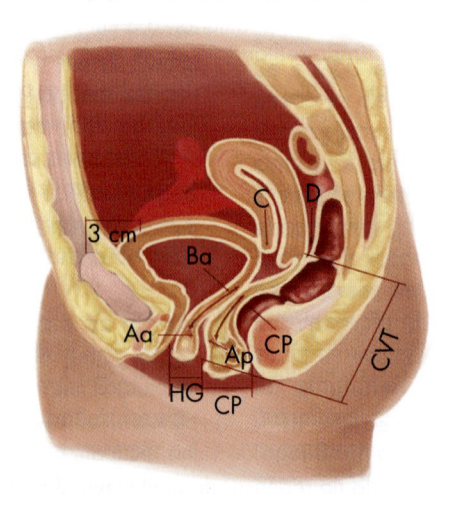

Figura 25.1 Pontos e medidas de referência da POP-Q.

HG: hiato genital; CP: corpo perineal; CVT+ comprimento vaginal total.

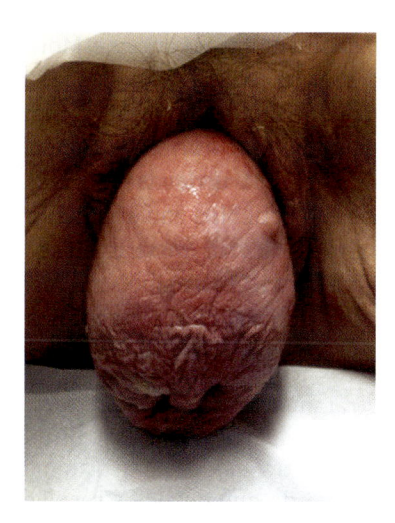

Figura 25.3 Prolapso genital estadio IV.

O estadiamento do prolapso genital utilizando a LPC é feito da seguinte forma:

- prolapso pequeno – 1 até 3 cm abaixo da LPC;
- prolapso moderado – 3 a 6 cm da LPC;
- prolapso acentuado – mais de 6 cm da LPC.

Por sua vez, o estadiamento do prolapso genital utilizando a LMP está descrito a seguir:

- estadio 0 – mais de 3 cm até CVT menos de 2 cm acima da LMP;
- estadio 1 – mais de 1 cm acima da LMP;
- estadio 2 – entre 1 cm acima e 1 cm abaixo da LMP;
- estadio 3 – mais de 1 cm abaixo da LMP;
- estadio 4 – completa eversão da vagina.

A ressonância pode ser feita de forma estática, e, mais recentemente, de forma funcional, solicitando-se manobras de Valsalva e expulsão do gel intravaginal e intrarretal.[25]

Ultrassonografia tridimensional do assoalho pélvico

A ultrassonografia do assoalho pélvico tem se tornado cada vez mais acessível para a investigação do prolapso genital. É exame indolor, de custo acessível e que pode ser realizado no esforço e nas manobras de contração perineal e de Valsalva. Muito tem se estudado para que se torne um exame preditor de pacientes com alto risco de recorrência, diante da avulsão do músculo pubovisceral (denominação ultrassonográfica dos feixes do músculo levantador do ânus) e no tamanho do hiato genital.[26] Essas imagens são facilmente obtidas com o transdutor convexo tridimensional, que inclusive possui os recursos de 4D, captando os movimentos em tempo real e permitindo bloco de imagens simultâneas.

A ultrassonografia permite fácil localização de implantes sintéticos e sua trajetória, complementando os dados obtidos no exame clínico, no qual se detecta apenas possível fibrose ou dor local. Além disso, o recurso de cortes tomográficos da imagem ultrassonográfica permite ótima avaliação, mais profunda do que é observado no exame clínico.[26]

Estudo urodinâmico

É muito comum a concomitância do prolapso genital com incontinência urinária. Nessas situações, deve-se caracterizar o seu tipo, sendo que nos casos de incontinência aos esforços, o tratamento simultâneo cirúrgico pode ou não ser realizado.

O estudo urodinâmico não deve ser solicitado rotineiramente nas situações de prolapso genital, salvo quando existir a associação da queixa de perda urinária ou quando se suspeita de incontinência oculta, quando existir queixa de perda urinária, quando se suspeita de incontinência oculta ou quando há perda de urina aos esforços durante a redução do prolapso genital.[27] Pacientes que tenham história de perda urinária aos esforços que desapareceu na evolução do prolapso genital devem ser orientadas sobre a possibilidade de incontinência urinária após o tratamento do prolapso genital.

Nos casos de prolapso genital acentuado, deve-se reduzir o prolapso com pessários vaginais para a feitura do estudo urodinâmico.

■ TRATAMENTO CLÍNICO

O tratamento do prolapso genital pode ser dividido em clínico e cirúrgico. O clínico pode ser expectante para as pacientes com prolapso que não ultrapassa o anel himenal e são assintomáticas. Já o tratamento fisioterápico não está bem estabelecido na literatura. Revisão da Cochrane concluiu que a fisioterapia para o assoalho pélvico apresenta algum benefício no tratamento e prevenção do prolapso genital.[28] Braekken *et al.*,[29] em estudo randomizado duplo cego com 109 mulheres com estadio I, II e III do POP-Q divididas em dois grupos, observaram que, após seis meses, 19% do grupo dos exercícios pélvicos sob supervisão fisioterápica diminuíram um estadio do POP-Q *vs.* 4% do grupo controle. Dois trabalhos realizados em nosso serviço, em pacientes com estadio II, demonstraram que os exercícios do assoalho pélvico e os hipopressivos, associados à contração da musculatura são efetivos no tratamento do prolapso inicial.[30,31]

Outra opção de tratamento conservador para as pacientes que não desejam ou têm contraindicação para a cirurgia é uso dos pessários vaginais.[32] São divididos em pessários de suporte e de preenchimento.

Os pessários são colocados em posição intravaginal para restaurar o suporte pélvico. Deve-se reavaliar a paciente com frequência para afastar ulcerações, infecção ou irritações vaginais. Trata-se de medida alternativa com taxas de sucesso variando entre 41% e 74%.[33,34] Powers et al[35] encontrou 62% de sucesso em pacientes com prolapso genital estadio III e IV. Ramsey et al[36] comparou a utilização de pessários para mulheres com prolapso genital e idade entre 65 e 75 anos (n = 154) e acima de 75 anos (n = 150); observou que a taxa de continuidade após 12 anos foi de 44,8% e 38%, respectivamente. Os autores encontraram 19% de erosão vaginal principalmente nas mulheres acima de 75 anos e as falhas foram mais prevalentes nas histerectomizadas, nas com cirurgia pélvica reconstrutiva ou nas com prolapso da parede vaginal posterior.

A indicação dos pessários vaginais é excelente alternativa terapêutica para as pacientes que não apresentam condições clínicas ou que não desejem cirurgia.

■ TRATAMENTO CIRÚRGICO

A indicação do tratamento cirúrgico baseia-se nos achados do exame físico, bem como no grau de prolapso e gravidade dos sintomas. O principal objetivo é restaurar a anatomia normal da vagina, preservando as funções urinárias, intestinais e sexuais das pacientes, ou seja, melhorando a qualidade de vida.[37]

O tratamento cirúrgico pode ser radical ou conservador a depender da idade, do desejo procriativo, do grau do prolapso, da eventual associação com outras afecções ginecológicas e das condições clínicas. Com a evolução cirúrgica e anestésica, pouquíssimas pacientes não apresentarão condições clínicas para cirurgias. Nas mulheres jovens e em idade reprodutiva que desejam procriar mas são muito sintomáticas em relação ao prolapso, indicam-se cirurgias conservadoras. Em todas as demais, preconizam-se cirurgias radicais.

Na conduta terapêutica do prolapso genital, a correção dos defeitos em todos os compartimentos é tempo obrigatório. A reconstituição tanto anatômica como funcional dos diafragmas pélvico e urogenital é fundamental para se alcançar bons resultados ao longo do tempo.

Importante ressaltar que, como a IUE não está obrigatoriamente associada ao prolapso uterino, quando presente, recomenda-se associar cirurgia específica para a sua correção.

O tratamento cirúrgico pode ser feito por cirurgias obliterativas, reconstrutivas ou compensatórias[38]. As cirurgias obliterativas (colpocleise total ou parcial) são aquelas que ocluem a vagina e estão reservadas para pacientes com comorbidade importante e sem desejo de manter a função sexual. De Lancey e Morley[39] relatam sucesso de 97% com essa modalidade cirúrgica.

Já as cirurgias reconstrutivas ou sítio-específicas são as que aproveitam os próprios tecidos da paciente para a restauração do suporte pélvico. As cirurgias compensatórias são aquelas em que se empregam enxerto biológico (autólogo ou heterólogo) ou material sintético em substituição aos tecidos deficientes.[38]

Devemos estar conscientes de que pacientes que vão se submeter à correção de prolapso de um compartimento, por vezes, têm outras afecções associadas, tendo que receber tratamentos cirúrgicos concomitantes, tais como histerectomia, correção de outros compartimentos e *slings* de uretra média para tratamento de IUE. Nossa opinião é a de que devemos resolver o máximo de distopias no mesmo tempo, evitando, assim, que a paciente tenha de voltar ao centro cirúrgico, receber nova anestesia e sinta frustração com o tratamento ao perceber que suas queixas não foram completamente solucionadas.

Prolapso da parede vaginal anterior

Colporrafia anterior

Foi descrita pela primeira vez por Howard Kelly em 1913, tendo como base a plicatura da fáscia pubocervical. Trata-se de cirurgia de fácil execução e com baixa taxa de complicações. Analisando séries de estudo retrospectivas quanto às taxas de sucesso dessa técnica, observa-se que variam de 80% a 100%.[40,41] Já em diferentes ensaios randomizados, encontraram-se resultados menos favoráveis, tais como 42% e 57%.[42,43] Entretanto, concordam os especialistas em que há grande variabilidade técnica na execução dessa cirurgia no que diz respeito à forma da incisão, camadas da mucosa vaginal dissecadas, extensão lateral da dissecção, tecidos envolvidos na plicatura, quantidade de tecido ressecado e, finalmente, na técnica empregada na sutura da mucosa, que poderia levar a diferentes resultados. Não se recomenda a plicatura da uretra, mesmo nos casos de incontinência urinária de esforço (IUE) associada ao prolapso da parede vaginal anterior. Nessa situação, estão indicados os *slings* de uretra média.

Correção do defeito paravaginal

Consiste na reinserção da fáscia pubocervical no arco tendíneo da fáscia pélvica (linha branca), que é um espessamento da fáscia do músculo obturador interno. A operação foi descrita por White;[44] e depois Richardson *et al*.[45] introduziram o conceito de múltiplos defeitos na fáscia de pubocervical. Estudos posteriores demonstraram taxa de sucesso entre 75% a 97% para a correção paravaginal, que pode ser realizada por via abdominal ou vaginal. No entanto, complicações importantes como obstrução ureteral bilateral, hemorragias intraoperatórias e hematoma retropúbico com necessidade de transfusões, abcesso vaginal, sintomas urinários pós-operatórios, incluindo IUE, neuropatias de longa duração e disfunções sexuais têm sido relatadas.[46,47]

Correção sítio-específica

Baseia-se no aproveitamento da própria fáscia pubocervical para a correção dos defeitos. Identifica-se a lesão fascial, que é reparada com suturas em bolsa ou em pontos separados.

Telas

O uso de telas sintéticas não deve ser o tratamento de primeira escolha para a correção do PPVA, sendo, atualmente, reservado para casos excepcionais, como recidivas ou prolapsos avançados nos quais não encontramos tecidos nativos para proceder a correção cirúrgica.

Prolapso da parede vaginal posterior

Colporrafia posterior

É a técnica mais empregada para a correção da retocele e frequentemente é feita concomitantemente à perineoplastia. Após incisão da mucosa vaginal expondo os feixes puboretais do levantador do ânus, realiza-se a correção da retocele com sutura da fáscia retovaginal com pontos de fio absorvível. A seguir, realiza-se sutura entre os feixes puborretais, com finalidade de corrigir a rotura perineal.

Correção sítio-específica

Identificam-se os defeitos na fáscia pré-retal e, aproximando-se as suas bordas, refaz-se a anatomia do septo retovaginal. As taxas de recidiva da retocele com esta técnica estão entre 8% e 18%.

Reparo do corpo perineal

O reparo no corpo perineal, centro tendíneo de importância capital para manutenção do equilíbrio de forças exercidas pelos músculos levantadores do ânus, pode fazer parte do tratamento do prolapso da parede vaginal posterior (Petrus, 1992).[48] É realizada a reconecção dos músculos da membrana perineal (bulbo cavernoso, esfincter externo do ânus e transverso superficial do períneo) ao centro tendíneo.

Prolapso do ápice da vagina

O tratamento do prolapso uterino acentuado normalmente vem acompanhado da descida do ápice vaginal, alcançando ou ultrapassando o introito vaginal,

motivado pela falha do mecanismo de suspensão e sustentação dos órgãos pélvicos.

Habitualmente, o tratamento é feito pela histerectomia vaginal e fixação da cúpula vaginal nos paramétrios cardinais e uterossacros. Porém, alguns autores defendem a manutenção do útero nas pacientes que não apresentam prole constituída ou que desejam preservar e seu útero.

A histeropexia com tecido nativo pode ser feita pela técnica de Manchester ou a fixação do útero nos ligamentos uterossacros ou no ligamento sacroespinhal. Já pela via abdominal, seja pela via convencional, laparoscópica ou robótica, as técnicas mais utilizadas para a preservação do útero são a suspensão pelo ligamento uterossacro ou sacrohisteropexia. Metanálise comparando a histeropexia com a histerectomia vaginal mostrou que as duas técnicas são efetivas.[49] Dietz et al.,[50] comparando as duas técnicas, observaram, após um ano, que 27% das mulheres do grupo histeropexia tinham POP-Q estadio II ou mais, comparadas com 11% do grupo histerectomia vaginal. No grupo da histeropexia com POP-Q estadio 4, todas apresentaram recorrência do prolapso.

Cirurgia de Manchester

A cirurgia de Manchester foi descrita em 1888 e foi indicada para alongamento hipertrófico do colo do útero. Atualmente, indica-se essa técnica para as pacientes que não possuem prole constituída ou para aquelas que desejam a manutenção do útero. A cirurgia consiste na amputação do cérvix, encurtamento e fixação dos ligamentos cardinais e uterossacros na porção lateral do coto cervical amputado. Apresenta elevadas taxas de cura ao redor de 95% e tem como principal complicação tardia a cistocele, infertilidade, abortos e o trabalho de parto prematuro.[51]

Histerectomia vaginal

É a cirurgia de escolha nos casos de prolapso uterino em paciente sem desejo reprodutivo. Trata-se de procedimento de baixa morbidade e mortalidade. As complicações mais comuns descritas na literatura são: hemorragia (2,6%), ITU (3,4%), lesão vesical (11,4%), lesão ureteral (0,1%), lesão intestinal (0,4%), doença tromboembólica (0,3%) e íleo paralítico (0,2%).

A fisiopatologia do prolapso genital acentuado envolve a descida do ápice vaginal. A realização só da histerectomia vaginal provavelmente não será suficiente para a cura do prolapso sem fixar a cúpula vaginal em alguma estrutura firme.[52,53]

A correção do prolapso do ápice da vagina, principalmente nas pacientes que possuem prolapso acentuado, pode ser feita por via vaginal, abdominal ou pela associação delas. Pela via vaginal, as técnicas mais usuais são a fixação no ligamento sacroespinhal, nos ligamentos uterossacros (McCall modificado), no músculo ileococcígeo e pela via abdominal, a colpossacrofixação convencional, laparoscópica ou a cirurgia robótica.

Suspensão íleo-coccígea

Consiste em fixar a fáscia retovaginal às fibras do músculo íleococcígeo, próximo à sua inserção na espinha isquiática, refazendo a anatomia do septo retal. A execução bilateral do procedimento parece diminuir o risco de recidiva de retocele ou enterocele. Serati et al., após seguimento de 60 meses em pacientes com prolapso de cúpula, obteveram 84% de cura objetiva e 87% de cura subjetiva.[54]

Fixação sacroespinhal (FSE)

A cúpula vaginal é suturada ao ligamento sacroespinhal, com fio inabsorvível ou de absorção lenta, sendo indicada na correção do prolapso de cúpula vaginal, ou como profilaxia ou tratamento após a finalização da histerectomia vaginal. As suturas são colocadas a 1 ou 2 cm da espinha isquiática, para evitar lesão neurológica ou vascular. Morgan, por meio de revisão sistemática, concluiu que a taxa de falha publicada na literatura é muito variável (e isto se deve a diferenças dos resultados anatômicos e a quais compartimentos são considerados). Quando adotado o critério grau 2 do sistema de Baden-Walker, as taxas de falha foram de 21,3% para o compartimento anterior, 7,2% para o apical e 6,3% para o posterior.[55]

Fixação nos ligamentos uterossacros

A fixação da cúpula vaginal nos ligamentos uterossacros pode ser feita por via intra ou extraperitoneal. A via intraperitoneal é preferida pela expressiva maioria dos autores, com bons resultados. Entretanto, quando o fórnice posterior for inacessível devido a obstruções por processos inflamatórios, endometriose profunda ou cirurgias anteriores, pode-se proceder a via extraperitoneal.[56]

Vários estudos demonstram que a suspensão da cúpula vaginal no momento da histerectomia vaginal ou no tratamento do prolapso de cúpula pela técnica de McCall modificada fornece bons resultados em longo prazo e a manutenção ou melhora na função sexual, intestinal e urinária.[57-59]

Colpossacropexia abdominal

A colpossacrofixação pode ser efetuada pela via abdominal convencional, por laparoscopia ou robótica. Após dissecção do espaço vesicovaginal e retovaginal, interpõem-se uma tela de polipropileno na cúpula vaginal ou no cervix uterino e fixa-se a extremidade superior no ligamento anterior do sacro.

Há a restauração do eixo vaginal, preservando o comprimento da vagina e a função sexual; acompanha-se de taxas de sucesso entre 73% e 100%. As principais complicações são lesão da artéria sacral média e erosão e extrusão da tela pelos tecidos em 3,4%.[60]

Maher et al.,[61] em revisão sistemática, concluíram que a colposacropexia por via abdominal acompanha menor taxa de recorrência do prolapso da cúpula vaginal e de dispareunia quando comparada à colpopexia sacroespinhal, porém, esses benefícios podem ser compensados pelo menor tempo operatório e de retorno para as atividades diárias além de menor custo.

Colpocleise

É procedimento obliterativo indicado nas pacientes com prolapso acentuado de cúpula vaginal ou do útero sem desejo na manutenção da atividade sexual ou em pacientes com comorbidades importantes. Naquelas com prolapso uterino acentuado, pode ser feita a histerectomia seguida da colpocleise ou a manutenção do útero e, depois, a colpocleise, conhecida como cirurgia de Le Fort. A cirurgia consiste na retirada de dois retângulos na parede anterior e posterior por dissecção romba; as áreas desnudas são suturadas com pontos absorvíveis (vycril 2-0), unindo a parede anterior e posterior e seguida pela perineorrafia com objetivo de estreitar a vagina. Quando houver IUE, pode ser associado algum procedimento anti-incontinência. As potenciais complicações incluem principalmente a infecção urinária e mais raramente os hematomas. As taxas de sucesso anatômico e na qualidade de vida alcançam 98%.[62,63]

Correção das distopias com uso de telas

Considerando-se que a literatura descreve, por vezes, como alta a taxa de recorrência do PPVA cirurgicamente tratado, variando de 30% a 70%,[3,64] não é surpreendente que o uso de próteses tenha sido sugerido para reforçar os tecidos nativos lesados e frágeis, provavelmente inapropriados para a correção do suporte do assoalho pélvico.

Grande variedade de materiais tem sido empregada no tratamento do prolapso genital. As telas são divididas em sintéticas e biológicas. Todavia, o material ideal ainda não foi encontrado.[65]

De acordo com o material, classificam-se em absorvíveis (ex: poligalactina, ácido poliglicólico), inabsorvíveis (ex: polipropileno, polietileno) ou mistas. O tipo de tela sintética recomendado é de polipropileno monofilamentar e macroporosa (tipo I). As principais complicações com as telas sintéticas incluem: infecção, formação de seromas, extrusão, erosão, fístulas, dor pélvica e retração cicatricial. Grande desvantagem das telas sintéticas decorre das taxas de erosão e de extrusão do material que podem chegar a 25%.

As telas biológicas podem ser autólogas ou heterólogas. Essas últimas, aloenxertos ou xenoenxertos. O material autólogo aumenta a morbidade intraoperatória e pode predispor a hérnias incisionais. As telas biológicas heterólogas, por sua vez, apesar do menor risco de erosão em comparação com as sintéticas, estão associadas ao risco de transmissão de príons, de vírus, como o HIV, e de zoonoses. Além disso, o potencial antigênico desses materiais pode desencadear reações imunológicas do tipo corpo estranho, com subsequente autólise e falha cirúrgica. As técnicas de preparo de algumas dessas telas podem comprometer as qualidades do material, com diminuição de sua resistência.

A maioria dos estudos publicados até 2007 sugere que o uso de telas sintéticas no tratamento do prolapso genital oferece melhores resultados anatômicos. Entretanto, Maher *et al*, em revisão sistemática seguida de metanálise, concluiram que o uso de telas sintéticas está associado a uma taxa maior de complicações, tais como sangramento, infecção, fístulas, dor pélvica, retração cicatricial e, principalmente, erosão, que pode atingir taxas de até 19%. Além disso, não se conseguiu demonstrar diferenças entre os tipos de reparo com relação ao sucesso subjetivo, qualidade de vida e taxas de reoperação para prolapso. A indicação de telas deve ser criteriosa. Especial atenção deve ser dada aos comunicados do FDA que, em 2008 e atualizado em 2011[66], fez importante alerta sobre sérias complicações adversas, tais como erosão, dor, infecção, maior sangramento intraoperatório, dispareunia, perfuração de órgãos, disfunções urinárias, problemas neuromusculares, cicatrizes e retrações vaginais, problemas emocionais e até mortes associadas à colocação transvaginal de telas. Assim sendo, o FDA não recomenda telas sintéticas por via transvaginal para o tratamento do prolapso genital.

Atualmente, existe pouca informação disponível sobre a conduta mais adequada nas erosões de telas. As opções incluem a terapia conservadora, repouso, cremes à base de estrogênios e de substâncias cicatrizantes, ou ainda a remoção transvaginal da tela e nova sutura da mucosa. Felizmente, a remoção da tela não causa necessariamente a recidiva do prolapso, caso já tenha se passado tempo suficiente para a formação de fibrose.

REFERÊNCIAS BIBLIOGRÁFICAS

1. Abrams P, et al. The standardisation of terminology of lower urinary tract function: report from the standardisation sub-committee of the International Continence Society. Am J Obstet Gynecol 2002;187(1):116-26.

2. Subak LL, et al. Cost of pelvic organ prolapse surgery in the United States. Obstet Gynecol 2001; 98(4):646-51.

3. Olsen AL, et al. Epidemiology of surgically managed pelvic organ prolapse and urinary incontinence. Obstet Gynecol 1997;89(4):501-6.

4. Hendrix SL, et al. Pelvic organ prolapse in the Women's Health Initiative: gravity and gravidity. Am J Obstet Gynecol 2002; 186(6):1160-6.

5. Sartori MG, et al. Distopia genital. In: Girão L, et al. Cirurgia vaginal e uroginecologia. Porto Alegre: Artes Médicas; 2001. p.201.

6. DeLancey JO, et al. Graphic integration of causal factors of pelvic floor disorders: an integrated life span model. Am J Obstet Gynecol 2008;199(6):610.e1-5.

7. Dietz V, et al. Functional outcome after sacrospinous hysteropexy for uterine descensus. Int Urogynecol J 2008;19(6):747-52.

8. DeLancey JO. Anatomic aspects of vaginal eversion after hysterectomy. Am J Obstet Gynecol 1992;166(6 Pt 1):1717-24.

9. Bump RC, et al. Epidemiology and natural history of pelvic floor dysfunction. Obstet Gynecol Clin North Am 1998;25(4):723-46.

10. Altman D, et al. Pelvic organ prolapse surgery following hysterectomy on benign indications. Am J Obstet Gynecol 2008;198(5):572.e1-6.

11. Jones KA, et al. Pathophysiology of Pelvic Organ Prolapse. Female Pelvic Med Reconstr Surg 2010;6(2):79-89.

12. Tinelli A, et al. Age-related pelvic floor modifications and prolapse risk factors in postmenopausal women (Review). Menopause 2010;17(1):204-12.

13. Rodrigues AM, et al. Risk factors for genital prolapse in a Brazilian population.Rev Bras Ginecol Obstet 2009;31(1):17-21.

14. Oliveira IM; et al. Prolapso de órgãos pélvicos: etiologia, diagnóstico e tratamento conservador, uma metanálise. Femina 2006;35(5):285-94.

15. Bent AE, et al. Uroginecologia e disfunções do assoalho pélvico. 5 ed. Rio de Janeiro: Guanabara Koogan;2006. p.59-76.

16. Girão MJB, et al. Ginecologia (prolapso genital). Barueri(SP): Manole; 2009. p.311-20.

17. Uustal Fornell E, et al. Factors associated with pelvic floor dysfunction with emphasis on urinary and fecal incontinence and genital prolapse: an epidemiological study. Acta Obstet Gynecol Scand 2004;83(4):383-9.

18. Glavind K, et al. Sexual function in women before and after surgery for pelvic organ prolapse.Acta Obstet Gynecol Scand 2015;94(1):80-5.

19. Van der Ploeg JM, et al. Transvaginal prolapse repair with or without the addition of a midurethral sling in women

withgenital prolapse and stress urinary incontinence: a randomised trial. BJOG 2015;122(7):1022-30.

20. Brubaker L, et al. Abdominal sacrocolpopexy with Burch colposuspension to reduce urinary stress incontinence. N Engl J Med 2006;354(15):1557-66.

21. Wein AJ. An International Urogynecological Association (IUGA)/International Continence Society (ICS): Joint Report on the Terminology for Female Pelvic Floor Dysfunction. J Urol 2011; 185(5):1812-6.

22. Hizli F, et al. Giant urethral caruncle presenting as genital prolapse. Urol J 2014;11(4):1841-3.

23. Araujo, MP; et al. A história da classificação do prolapso genital. Femina 2009;37(5):273-6.

24. Attenberger UI, et al. The value of dynamic magnetic resonance imaging in interdisciplinary treatment of pelvic floordysfunction. Abdom Imaging 2015;40(7):2242-7.

25. Javadian P, et al. How does 3D endovaginal ultrasound compare to magnetic resonance imaging in the evaluation of levator ani anatomy? Neurourol Urodyn 2017;36(2):409-413.

26. Dietz HP. Pelvic floor ultrasound in prolapse: what's in it for the surgeon? Int Urogynecol J 2011;22(10):1221-32.

27. van der Steen A, et al. Multicenter randomized controlled trials to assess the value of combining prolapse surgery and incontinence surgery in patients with genital prolapse and evident stress incontinence (CUPIDO I) and in patients with genital prolapse and occult stress incontinence (CUPIDO II). BMC Womens Health 2010;11;10:16.

28. Hagen S, et al. Conservative prevention and management of pelvic organ prolapse in women. Cochrane Database Syst Rev 2011;(12):CD003882.

29. Braekken IH, et al. Can pelvic floor muscle training reverse pelvic organ prolapse and reduce prolapse symptoms? An assessor-blinded, randomized, controlled trial. Am J Obstet Gynecol 2010;203(2):170.e1-7.

30. Resende AP, et al. Can hypopressive exercises provide additional benefits to pelvic floor muscle training in women with pelvic organ prolapse? Neurourol Urodyn 2112;31(1):121-5.

31. Stüpp L, et al. Pelvic floor muscle training for treatment of pelvic organ prolapse: an assessor-blinded randomized controlled trial. Int Urogynecol J 2011;22(10):1233-9.

32. Culligan PJ. Nonsurgical management of pelvic organ prolapse. Obstet Gynecol 2012; 119(4):852-60.

33. Handa VL, et al. Do pessaries prevent the progression of pelvic organ prolapse? Int Urogynecol J Pelvic Floor Dysfunct 2002;13(6):349-51.

34. Jones K, et al. Effect of pessary use on genital hiatus measurements in women with pelvic organ prolapse. Obstet Gynecol 2008;112(3):630-6.

35. Powers K, et al. Pessary use in advanced pelvic organ prolapse. Int Urogynecol J Pelvic Floor Dysfunct 2006;17(2):160-4.

36. Ramsay, S, et al. Natural history of pessary use in women aged 65 – 74 versus 75 years and older with pelvic organ prolapse: a 12-year study. Int Urogynecol J Pelvic Floor Dysfunct 2016;27(8):1201-7

37. Shull BL, et al. Preoperative and postoperative analysis of site-especific pelvic support defects in 81 women treated with sacrospinous ligament suspension and pelvic reconstruction. Am J Obstet Gynecol 1992;166(6 Pt 1):1764-8.

38. Weber AM, et al. Pelvic organ prolapse. Obstet Gynecol 2005;106(3):615-34.

39. DeLancey JOL, et al. Total colpocleisis for vaginal eversion. Am J Obstet Gynecol 1997; 176(6):1228-32.

40. Macer GA. Transabdominal repair of cystocele: a 20 year experience, compared with the traditional vaginal approach. Am J Obstet Gynecol 1978;131(2):203-7.

41. Walter S, et al. Urodynamic evaluation after vaginal repair and colposuspension. Br J Urol 1982;54(4):377-80.

42. Weber AM, et al. Anterior colporrhaphy: a randomized trial of three surgical techniques. Am J Obstet Gynecol 2001;185(6):1299-304.

43. Sand PK, et al. Prospective randomized trial of polyglactin 910 mesh to prevent recurrence of cystoceles and rectoceles. Am J Obstet Gynecol 2001;184(7):1357-62.

44. White GR. An anatomical operation for the cure of cystocele. Am J Obstet Dis Women Child 1912;65:286-90.

45. Richardson AC, et al. A new look at pelvic relaxation. Am J Obstet Gynecol 1976;126(5):568-73.

46. Mallipeddi PK, et al. Anatomic and functional outcome of paravaginal repair in the correction of anterior vaginal wall prolapse. Int Urogynecol J Pelvic Floor Dysfunct 2001;12(2):83-8.

47. Young SB, et al. Vaginal paravaginal repair: one-year outcomes. Am J Obstet Gynecol 2001; 185(6):1360-7.

48. Petros PE, et al. An integral theory and its method for the diagnosis and management of female urinary incontinence. Scand J Urol Nephrol 1993;153:1-93.

49. Gutman R, et al. Uterine-preserving POP surgery. Int Urogynecol J 2013;24(11):1803-13

50. Dietz V, et al. Functional outcome after sacrospinous hysteropexy for uterine descensus. Int Urogynecol J Pelvic Floor Dysfunct 2008;19(6):747-52.

51. de Boer TA, et al. The effectiveness of surgical correction of uterine prolapse: cervical amputation with uterosacral ligament plication (modified Manchester) versus vaginal hysterectomy with high uterosacral ligament plication. Int Urogynecol J Pelvic Floor Dysfunct 2009;20(11):1313-9.

52. Cruikshank SH. Sacrospinous fixation-should this be performed at the time of vaginal hysterectomy? Am J Obstet Gynecol 1991;164(4):1072-6.

53. Shull BL, et al. A transvaginal approach to repair of apical and other associated sites of pelvic organ prolapsed with uterosacral ligaments. Am J Obstet Gynecol 2000;183(6):1365-73.

54. Serati, M, et al. Iliococcygeus fixation for the treatment of apical vaginal prolapse: efficacy and safety at 5 years of follow-up.Int UrogynecolJ Pelvic Floor Dysfunct 2015;26(7):1007-12.

55. Morgan DM, et al. Heterogeneity in anatomic outcome of sacrospinous ligament fixation for prolapse: a systematic review. Obstet Gynecol 2007;109(6):1424-33.

56. Dwyer PL, et al. Bilateral extraperitoneal uterosacral suspension: a new approach to correct posthysterectomy vaginal vault prolapse. Int Urogynecol J 2008;19(2):283-92.

57. Wheeler TL, et al. Outcomes of vaginal vault prolapse repair with a high uterosacral suspension procedure utilizing bilateral single sutures. Int Urogynecol J Pelvic Floor Dysfunct 2007;18(10):1207-13.

58. Jeffery ST, et al. High uterosacral ligament vault suspension at vaginal hysterectomy: Objective and subjective outcomes of a modified technique. J. Obstet Gynaecol 2009; 35(3):539-44.

59. Doumouchtsis SK, et al. Long-term outcomes of modified high uterosacral ligament vault suspension (HUSLS) at vaginal hysterectomy. Int Urogynecol J 2011;22(5):577-84.

60. Nygaard IE, et al. (2004) Abdominal sacrocolpopexy: a comprehensive review. Obstet Gynecol 104(4):805-23.

61. Maher C, e al. Surgical management of pelvic organ prolapse in women. Cochrane Database Syst Rev 2013;(4):CD004014.

62. Hill AJ, et al. Perioperative adverse events associated with colpocleisisfor uterovaginal and posthysterectomy vaginal vaultprolapse. Am J Obstet Gynecol 2016;214(4):501.e1-6.

63. Zebede S, et al. Obliterative LeFort Colpocleisis in a Large Group of Elderly Women. Obstet Gynecol 2013;121(2 Pt 1):279-84.

64. Weber AM, et al. Anterior colporrhaphy: a randomized trial of three surgical techniques. Am J Obstet Gynecol 2001;185(6):1299-304.

65. Jakus SM, et al. Biologic and synthetic graft use in pelvic surgery: a review. Obstet Gynecol Surv 2008;63(4):253-66.

66. Food and Drug Administration. FDA safety communication: UPDATE on serious complications associated with transvaginal placement of surgical mesh for pelvic organ prolapse.Silver Spring (MD): FDA;2011. Available at: http://www.fda.gov/MedicalDevices /Safety/Alertsand-Notices/ucm262435.htm. [Retrieved July 27, 2011]

Capítulo **26**

■ **Sergio Brasileiro Martins** ■ **Claudinei Alves Rodrigues**
■ **Fernanda Cristiana Antunes de Araujo Pepicelli** ■ **Marina Silva Fernandes**
■ **Monica Leite Grinbaum** ■ **Nucélio Luiz de Barros Moreira**

Síndrome da Bexiga Dolorosa

■ CONCEITO

A síndrome da bexiga dolorosa, também referida como cistite intersticial, é uma doença crônica caracterizada por dor vesical, aumento da frequência, urgência e noctúria. Trata-se de afecção de difícil diagnóstico e tratamento, que compromete a qualidade de vida, tendo grande impacto emocional, ocupacional, doméstico, físico e sexual, tornando-se um obstáculo para trabalhar, dormir, viajar e exercer as atividades diárias normais.

A definição e a nomenclatura desta afecção têm sofrido mudanças nos últimos anos. Por isso, encontramos frequentemente termos que referem-se a ela como cistite intersticial (CI), síndrome da bexiga dolorosa (SBD), síndrome da dor pélvica crônica (SDPC). O termo cistite intersticial tem sido usado há mais de um século e é universalmente reconhecido, porém, implica no conceito que exista uma inflamação na parede vesical, o qual não é necessariamente um achado histopatológico.

Assim, a Sociedade Internacional de Continência (ICS) introduziu, em 2002, o termo bexiga dolorosa e definiu-a como dor suprapúbica relacionada com o enchimento vesical, acompanhado por outros sintomas tais como aumento das micções diurnas e noturnas na ausência de infecção ou outra morbidade. Mais recentemente, a *European Society for the Study of Interstitial Cystitis* (ESSIC) propôs nova definição para a síndrome da bexiga dolorosa como uma sensação desagradável (dor, pressão, desconforto) relacionada à bexiga, associada com sintomas do trato urinário baixo por mais de seis semanas, na ausência de infecção ou outras causas identificadas.[1]

■ EPIDEMIOLOGIA

A prevalência é muito variável nos estudos epidemiológicos, pela falta de consenso no diagnóstico, mas estima-se 300 casos em 100.000. É mais prevalente entre as mulheres (80% a 90%) do que entre homens (10% a 20%).[2] Pode ser observada também em crianças. Estudos mostram uma associação entre bexiga dolorosa e outras morbidades, tais como doenças inflamatórias intestinais, lúpus sistêmico, síndrome de Sjögren, síndrome do intestino irritável, fibromialgia, endometriose, abuso sexual, depressão e síndrome do pânico.[3,4]

■ FISIOPATOLOGIA

A etiologia da bexiga dolorosa é desconhecida. Provavelmente é multifatorial e por isso muitas teorias são propostas.

A fisiopatologia ainda não está totalmente compreendida. Existem várias teorias para explicar esta doença, entre elas:

Inflamação e ativação dos mastócitos

A resposta inflamatória própria do organismo rompe a integridade da superfície urotelial da bexiga e contribui para a liberação de fatores antiproliferativos e de mastócitos, além de ativar estímulos sensoriais e nervosos. O resultado desse processo é a dor suprapúbica. A ativação de linfócitos locais também resulta na ativação de outros mediadores inflamatórios como histamina e leucotrienos.[5,6]

Disfunção urotelial por defeito na disposição dos glicosaminoglicanos

Os glicosaminoglicanos são mucopolissacárides multifuncionais que se unem a uma proteína para formar os proteoglicanos. Essas substâncias se dispõem na superfície do urotélio, formando uma camada de proteção contra a aderência dos uropatógenos. Promovem ainda impermeabilidade a qualquer soluto nocivo ao urotélio.

629

Defeitos nesta camada podem permitir a penetração de macromoléculas irritativas tanto ao urotélio como à camada muscular e terminações nervosas.[7]

Metabolismo do óxido nítrico e da substância THP (Thamm-horsfall protein)

A regulação do óxido nítrico urinário e da enzima óxido nítrico sintetase tem importância na resposta imune na síndrome. A THP é uma proteína sintetizada no rim, abundante na urina e protege o urotélio contra agentes citotóxicos. Um defeito na THP pode estar associado ao surgimento da SBD.[8]

Mecanismos autoimunes

Um aumento significante da prevalência de anticorpos antinucleares nessas pacientes com SBD tem levado os pesquisadores a reforçar a teoria da autoimunidade.[9]

Predisposição genética

Estudo em mulheres com parentesco de primeiro grau mostrou alta prevalência da síndrome da bexiga dolorosa (17 vezes mais alta do que na população geral). No mesmo grupo, evidenciou-se alta concordância de CI/SBD entre gêmeos monozigóticos do que entre dizigóticos, sugerindo predisposição genética.[10]

■ DIAGNÓSTICO

O diagnóstico é eminentemente clínico, podendo ser solicitados exames complementares. Normalmente, o sintoma principal é caracterizado por dor vesical e/ou pélvica, associada a sintomas urinários de frequência/urgência que pioram com enchimento e aliviam com o esvaziamento vesical.

O primeiro critério diagnóstico para bexiga dolorosa foi feito em 1987 pelo *National Institute of Diabetes and Digestive and Kidney Diseases* (NIDDK). Foi criado por especialistas para pesquisas, convocando pacientes com perfil avançado da doença e, mesmo sem este propósito, o critério passou a nortear o diagnóstico de bexiga dolorosa. Foram criados critérios de inclusão e exclusão.

Em 2003, analisando uma base de dados de pacientes com cistite intersticial nos EUA, observou-se que 60% dos pacientes com diagnóstico de cistite intersticial feito por especialistas, não preenchiam os critérios do NDDK, pois eram muito rígidos e espelhavam doença avançada, privando o tratamento em pacientes com quadro clínico inicial. Desde então, o diagnóstico tem sido feito pela história clínica, exame físico e laboratorial, aplicação de questionários e diagnóstico diferencial com outras moléstias.

O diagnóstico de bexiga dolorosa é difícil e na maioria das vezes é de exclusão. Deve ser feito o diagnóstico diferencial com outras enfermidades e enfatizar a presença de sinais e sintomas específicos da bexiga dolorosa. A anamnese pode revelar dor associada a sintomas urinários irritativos (frequência, urgência e noctúria). Normalmente a dor piora ao enchimento e melhora com o esvaziamento vesical. A dor é o sintoma mais prevalente e pode ser constante ou intermitente na forma de queimação ou espasmos ao redor da bexiga, ou simplesmente uma pressão. Geralmente é localizada na região suprapúbica, podendo irradiar para a região inguinal, lombar, vaginal ou retal; não obstante, pode haver pacientes que não apresentam dor. Pode ser desencadeada ou intensificada após ingestão de certos alimentos, relação sexual, período pré-menstrual, estresse, e apresenta períodos de exacerbação e remissão. A frequência urinária aumenta, levando a paciente a urinar mais vezes durante o dia e à noite. Está relacionada com a quantidade de líquido ingerido e ocasionalmente com fatores climáticos. Pode-se observar, em casos graves, até 60 micções por dia. A característica típica do paciente com bexiga dolorosa é a necessidade de urinar várias vezes à noite em pequenos volumes.

O sintoma de urgência é comum e por vezes confunde-se com bexiga hiperativa. Normalmente, a urgência na bexiga dolorosa causa dor vesical, enquanto na bexiga hiperativa as pacientes têm receio de perder urina. Porém, pode-se ter a associação das duas afecções. As pacientes têm necessidade premente de urinar pela dor ou desconforto, podendo apresentar mal-estar e náuseas.

Os sintomas podem iniciar sem nenhuma razão aparente ou podem estar relacionados à histerectomia, outras cirurgias ginecológicas, infecção urinária ou a infecções recorrentes. Nos estágios iniciais, a doente pode apenas observar aumento da frequência e eventualmente exacerbação dos sintomas vesicais que simulam a infecção urinária. Os sintomas podem aumentar muito lentamente durante anos, enquanto em outros casos pioram rapidamente.

O exame físico pode auxiliar no diagnóstico, mas na maioria das vezes é normal. Deve ser feito com cuidado e delicadamente, visto que estamos lidando com pacientes que normalmente têm exacerbação da dor. Podemos encontrar sensibilidade aumentada na região trigonal (colo vesical/uretra), assoalho pélvico e levantador do ânus. Dor e nódulos nos fórnices posteriores da vagina podem diferenciar a endometriose da bexiga dolorosa.

Deve-se solicitar exame de urina e urocultura para afastar infecção urinária e a citologia oncótica nas pacientes com hematúria, idade acima de 40 anos e/ou fumantes, para descartar eventual processo neoplásico. Não existe nenhum marcador sanguíneo ou urinário que possua sensibilidade e especificidade para o diagnóstico de bexiga dolorosa.

O diário miccional pode ser útil para averiguar a severidade dos sintomas, frequência urinária (número de micções diurnas e noctúria) e resultados da terapêutica comportamental e medicamentosa.

A aplicação de questionários de qualidade de vida para bexiga dolorosa é muito utilizada para o diagnóstico e o tratamento. Os questionários mais comuns são o *O'Leary–Sant Interstitial Cystitis Symptom and Problem Index* (ICSI) e o *The Pelvic Pain, Urgency and Frequency* (PUF). Os dois questionários incluem questões sobre dor, urgência miccional, frequência, noctúria, sintomas que afetam as atividades diárias da paciente. O PUF inclui questões específicas sobre dispareunia.[11,12] Estes questionários ainda não possuem validação para a língua portuguesa.

Parsons criou um teste que leva o seu nome e visa a provocar sintomas dolorosos vesicais comparando a administração intravesical de solução salina (NaCl 0,9%) *vs.* cloreto de potássio (0,4M - KCl). Nas pacientes com bexiga dolorosa, a dor tenderia a se exacerbar devido à lesão na camada de glicosaminoglicana, havendo aumento da permeabilidade da mucosa vesical ao soluto (KCl). O valor clínico é discutível, visto as elevadas taxas de falsos positivos e negativos, além de tratar de processo invasivo; porém, em pacientes com diagnóstico inicial, ou para afastar outras afecções, o teste provocativo do potássio pode ser adjuvante no diagnóstico.

A cistoscopia ambulatorial sem a hidrodistensão geralmente não identifica alterações. Pode ser útil para afastar o carcinoma vesical, visualização da úlcera de Hunner, avaliar dor e a capacidade vesical durante o enchimento. Nas pacientes jovens, ela pode ser dispensada. A úlcera de Hunner, também conhecida como cistite intersticial clássica, é encontrada em 6% a 8% das pacientes, e normalmente está associada a sintomas mais graves. O termo histórico úlcera induz a erro e confusão, pois não se trata de verdadeira úlcera, mas sim de lesão inflamatória. Apresenta-se como área avermelhada, circunscrita, com pequenos vasos radiados junto à lesão central, com depósito de fibrina ou coágulos sob esta área. Já os achados de petéquias hemorrágicas ou glomerulações são observados após a hidrodistensão.

A hidrodistensão é uma sobredistensão vesical por pressão hidrostática, realizada sob anestesia geral ou bloqueio raquimedular. Tem objetivo diagnóstico e algumas vezes terapêutico. É obrigatória para diagnóstico na Europa. É feita sob infusão de soro fisiológico a 0,9% até atingir pressão vesical entre 60 e 100 cmH$_2$O, mantendo pressão por 2 a 3 min. Sob visão cistoscópica, observa-se se há úlcera de Hunner ou o aparecimento de glomerulações (petéquias). É importante ressaltar que nem todas as pacientes com bexiga dolorosa possuem glomerulações (petéquias) e nem toda paciente com petéquias

tem bexiga dolorosa. A capacidade máxima vesical sob anestesia pode ser determinada quando ocorre a saída de soro fisiológico pela ótica ou uretra e não se deve ultrapassar a infusão de 800 a 1.000 mL sob risco de rotura ou necrose vesical. É aconselhável manter cateter vesical até 12h após o procedimento e, se indicada a biópsia, esta deve ser feita depois do esvaziamento vesical.

Infelizmente, não existe um diagnóstico histopatológico patognomônico desta afecção. Os achados são inespecíficos, podendo ser encontrados no processo inflamatório crônico ulcerativo, infiltrado inflamatório com aumento dos mastócitos e fibrose intersticial. A histopatologia tem por objetivo afastar outras enfermidades. Rosamilia *et al.*, estudando biópsias em 34 pacientes com cistite intersticial *vs.* 35 controles, observaram que os achados histológicos eram indistinguíveis das biópsias de pacientes-controles em 55% dos casos de cistite intersticial.[13]

■ ESTUDO URODINÂMICO

Nas pacientes com bexiga dolorosa, o estudo urodinâmico (EUD) pode revelar o primeiro desejo miccional precoce (< 100 mL), urgência sensorial, dor ao enchimento e a capacidade vesical máxima diminuída (< 350 mL). Pode ser útil no diagnóstico diferencial da incontinência urinária de esforço e bexiga hiperativa nas enfermas com bexiga dolorosa. Foi observada a associação de bexiga dolorosa e hiperatividade do detrusor em 15% das pacientes. Não há consenso se toda paciente com suspeita de bexiga dolorosa deva submeter-se ao EUD.[14]

■ TRATAMENTO

O tratamento é empírico, visto que não temos uma etiologia definida e, por vezes, torna-se frustrante, tanto para a paciente como para o médico. Não raramente, temos de associar terapias, não com o objetivo de cura e, sim, na tentativa do controle da doença e melhora da qualidade de vida. O tratamento pode consistir na educação da paciente, modificação de sua dieta, mudanças comportamentais e redução do estresse e/ou tratamento medicamentoso oral, instilações vesicais ou injeções intramurais, distensão vesical, neuromodulação, eletroestimulação, fisioterapia e, eventualmente, cirurgia.

O tratamento visa a conscientizar a paciente sobre a doença e tem por objetivo aliviar os sintomas para melhorar sua qualidade de vida. Esclarecer que não há cura, que o tratamento é prolongado e é comum a combinação de terapias, os períodos de recaídas e a remissão da morbidade. São oferecidos seis passos de tratamento e devemos avaliar os benefícios, a severidade dos efeitos adversos, a reversibilidade e normalmente iniciar do menos invasivo para o mais invasivo; porém, quando há dor intensa ou piora rápida, podemos instituir os tratamentos mais invasivos.

Primeira linha de tratamento

Tratamento comportamental

A terapia comportamental tem por objetivo explicar à paciente sobre sua doença, orientar micções programadas, controle da ingesta de líquidos, fisioterapia para relaxamento do assoalho pélvico, controle do estresse, prática de técnicas de relaxamento, evitar exercícios ou atividades que pioram a dor suprapúbica, diminuição das horas de trabalho, podendo melhorar em 50% a qualidade de vida.

Quanto à dieta, deve-se orientar para evitar bebidas ácidas, café, chá, bebidas gaseificadas, adoçantes artificiais, bebidas alcoólicas, tomate, vinagre ou alimentos que a paciente reconheça agravar seus sintomas.

Segunda linha de tratamento

Tratamento medicamentoso oral

No tratamento oral devemos prescrever a menor dosagem possível e gradualmente aumentá-la. A sua vantagem é a facilidade de administração e não ser invasivo, porém tem como desvantagem sua ação sistêmica e, por isso, apresenta efeitos colaterais indesejados. Como os pacientes podem exibir vários sintomas concomitantes, temos por vezes que contar com a terapia multimodal, ou seja, associações de duas ou mais drogas.

Amitriptilina

A amitriptilina é antidepressivo tricíclico que age inibindo a atividade dos mastócitos pelo bloqueio dos receptores histamínicos; tem ação anticolinérgica central e periférica, e bloqueia a recaptação de serotonina e noradrenalina. Possui então ação ansiolítica, sedativa e analgésica extremamente indicadas nestas pacientes, além de diminuir a frequência urinária. É considerada tratamento padrão de primeira linha. Deve-se iniciar com doses diárias entre 10 e 25 mg ao jantar e aumentar a dose, podendo chegar a 75 mg. Seus efeitos colaterais incluem obstipação intestinal, boca seca, ganho de peso. Estudo randomizado envolvendo 271 mulheres após 12 semanas de tratamento demonstrou melhores resultados com dose acima de 50 mg/dia.[15]

Pentosan polissulfato de sódio (PPS/Elmiron®)

O pentosan polissulfato é um polissacarídeo que objetiva diminuir a permeabilidade urotelial e reparar a camada de glicosaminoglicana, porém somente 3% a 6% são excretados na urina. Estudos demonstraram ação an-ti-inflamatória. A doente apresenta melhora subjetiva na dor, urgência e frequência, mas não na noctúria quando comparado ao placebo. Trabalhos relatam que, mantendo-se o PPS até seis meses após o diagnóstico, melhora acentuadamente o quadro. Pode ser prescrito na dosagem de 100 mg 3×/dia. Efeitos colaterais são raros e relacionados à longa administração (cefaleia, náusea, diarreia). PPS é frequentemente prescrito em associação com amitriptilina ou hidroxizine, como terapia multimodal.

Hidroxizine

É um anti-histamínico e possui ação ansiolítica, sedativa, anticolinérgica, inibidora dos mastócitos, reduzindo a inflamação vesical neurogênica. Pode beneficiar pacientes alérgicas e parece ser mais efetivo quando associado ao pentosan polissulfato. Deve ser administrado na dose de 25 mg, que pode ser aumentada até 75 mg se a paciente não se queixar de efeitos colaterais (sedação intensa). Requer pelo menos três meses para os resultados serem observados.

Gabapentina

É medicação anticonvulsivante, também empregada no controle da dor neuropática. Fornece bons resultados nas pacientes com bexiga dolorosa com quadro de dor intensa, que não apresentaram melhora com as drogas convencionais e podem diminuir o uso dos opioides. Tem como efeito colateral entorpecimento e sonolência. Nestes casos, é interessante acompanhamento multidisciplinar com especialista em dor.

Terceira linha de tratamento

Nesta fase, o tratamento é reservado às pacientes que não sentiram melhora com as fases instituídas ou o quadro clínico se agravou. É tratamento invasivo por administração de medicamentos diretamente na bexiga ou/e cistoscopia com hidrodistensão em ambiente cirúrgico.

Terapia intravesical

Sua vantagem é a aplicação direta do medicamento em altas concentrações na parede vesical, diminuindo os efeitos colaterais. Tem como desvantagem principal a necessidade de cateterização vesical e o risco de infecção.

Dimetilssulfóxido (DMSO)

O tratamento com DMSO para bexiga dolorosa é aprovado nos EUA pelo FDA e na Europa. Possui atividade anti-inflamatória, analgésica, miorrelaxante e colagenolítica. A maioria das pacientes expira odor de alho minutos após a instilação. A solução vem diluída em salina a 50% e deve ser instilada após o esvaziamento vesical. Faz-se seis a oito instilações em intervalos semanais. A doente deve se movimentar e somente esvaziar a bexiga 20 a 30 minutos após a instilação. No início do tratamento pode se observar cistite transitória, disúria e piora do quadro em 15% das pacientes. Após esta fase inicial o tratamento é bem tolerado. Estudo controlado demonstrou que o DMSO foi superior ao placebo com 53% das pacientes que apresentaram melhora.[16] O DMSO pode ser associado a outras substâncias (coquetel) por seis a oito semanas.

- 50% DMSO 50 cc;
- Triancinolona 40 mg;
- Sulfato de heparina 10.000 a 20.000 UI;
- Bicarbonato de sódio 44 meqP.

Ácido hialurônico (Cystistat®)

É uma glicoproteína que atuaria na reparação da camada de glicosaminoglicana. O produto contém 50 mL com 40 mg de hialuronato de sódio. As instilações são semanais até haver melhora ou remissão da doença e a paciente deve manter o medicamento em sua bexiga por um intervalo de duas horas. Não havendo melhora, não deve ultrapassar 10 aplicações. Riedl et al., estudando 121 pacientes, obtiveram 85% de melhora.[17] Já com Nordling e Kallestrup, acompanhando 20 pacientes, somente 11 decidiram continuar o tratamento.[18] Normalmente, as instilações são bem toleradas, com leves sintomas irritativos.

Sulfato de condroitina

O sulfato de condroitina é outro glicosaminoglicano que tem como objetivo restaurar a parede vesical. É instilado 20 mL de sulfato de condroitina a 2% por seis semanas, podendo ser estendido por aplicações mensais por um ano. Pacientes devem reter a solução por 30 minutos e referem melhora de 47% a 73%.[19]

Outras drogas utilizadas no passado e até há pouco tempo como a resiniferatoxina, clorpactina e nitrato de prata não mostraram resultados comprovados por estudos de metanálise.

Hidrodistensão

A hidrodistensão pode ser diagnóstica e empregada como tratamento. Algumas teorias tentam explicar a melhora do paciente após a hidrodistensão. Uma explicação seria pela sobredistensão vesical que levaria à degeneração de fibras nervosas sensoriais e motoras não mielinizadas e, portanto, haveria melhora da dor pelo aumento da capacidade vesical. Outra teoria mais recente diz que haveria aumento na produção de mucina após trauma vesical, seguida da distensão. A maioria dos trabalhos indica cerca de 70% a 80% de eficácia,[20] que tende a desaparecer após uma média de seis meses.

Quarta linha de tratamento

Toxina botulínica

A toxina está indicada nos casos refratários ao tratamento convencional. A maioria dos aferentes nociceptivos está concentrada no trígono, que por sua vez, nas pacientes com bexiga dolorosa, está muito aumentada e participa da geração de dor e inflamação neurogênica. A toxina botulínica age diminuindo a liberação de neuropeptídeos, glutamato, substância P nas extremidades periféricas dos nervos sensoriais vesicais e, por consequência, leva a intenso efeito analgésico. O principal efeito colateral é a retenção urinária e, para tanto, antes de ser realizado o procedimento, a paciente deve ser ensinada sobre a autocateterização uretral. Pinto et al. trataram 26 mulheres sob sedação: injetaram 100 U de toxina botulínica em 10 locais do trígono (10 U/mL) e observaram melhora significativa na dor, frequência urinária e questionário de qualidade de vida após três meses. O tratamento permaneceu efetivo em 50% dos pacientes após nove meses.[21]

Neuromodulação/eletroestimulação

Pacientes com bexiga dolorosa têm hipersensibilidade à dor resultante da inflamação neurogênica e sensibilização central envolvendo as fibras C. A neuromodulação sacral é tratamento indicado para casos refratários e age balanceando o estímulo entre a víscera e os músculos somáticos da pelve, diminuindo a sensibilização das fibras C. A neuromodulação pode ser sacral ou do nervo pudendo. A neuromodulação sacral é o estímulo das raízes de S3 e S4 por um aparelho permanente implantado sob a pele e que modula a transmissão neural aferente, resultando no alívio da dor, supressão da hiperatividade do detrusor e a estabilização dos músculos pélvicos. Maher et al., estudando numerosos casos, mostraram significativa melhora na redução da frequência urinária e na dor vesical.[22]

A eletroestimulação ativa fibras aferentes mielinizadas, excitando circuitos inibitórios e bloqueando estímulos dolorosos. Os resultados são melhores quanto à dor, comparado com sintomas de frequência. Pode ser utilizada a eletroestimulação transcutânea ou a percutânea do nervo tibial.

Quinta linha de tratamento

Ciclosporina

A quinta linha de tratamento é aquela feita pela ciclosporina. É um imunossupressor que deve ser utilizado por quem tem experiência com a droga e o tratamento de seus efeitos colaterais (nefrotoxicidade, hipertensão, imunossupressão, queda de cabelos, hiperplasia gengival, parestesias, dor abdominal e muscular). A dose recomendada é 1,5 a 3 mg/kg/dia de 12/12h. Comparada com o Elmiron®, a ciclosporina mostrou melhores resultados, porém, com inúmeros efeitos colaterais e elevado número de abandono do tratamento.[23] Também tem sido indicada principalmente para portadoras de lesão de Hunner.[24]

Sexta linha de tratamento

O tratamento cirúrgico da SBD pode ser dividido em conservador e em grandes cirurgias que envolvem a cistectomia parcial ou total.

As pacientes com lesão de Hunner à cistoscopia podem se beneficiar com sua ressecção, diatermocauterização ou laser e com injeções de corticoides. Em algumas, a repetição do tratamento é necessária.[25,26] Em 103 pacientes com lesões de Hunner visíveis, um total de 299 ressecções transuretrais foram realizadas; 92 pacientes sentiram alívio dos sintomas.[27]

A remoção cirúrgica da bexiga é indicada em último caso, quando todas as tentativas terapêuticas falharam. Três grandes técnicas de ressecção vesical podem ser realizadas: cistectomia supratrigonal, cistectomia radical, incluindo a excisão da uretra. Todas estas técnicas requerem substituição com segmento intestinal (íleo, íleocecal, cólon direito ou cólon sigmoide).

REFERÊNCIAS BIBLIOGRÁFICAS

1. Hanno P, et al. Bladder Pain Syndrome International Consultation on Incontinence. Neurourol Urodyn 2009;28 (4): 274-86.

2. Hanno P, et al. Bladder Pain Syndrome International Consultation on Incontinence. Neurourol Urodyn 2010;29(1):191-8.

3. Alagiri M, et al PM. Interstitial cystitis: unexplained associations with other chronic disease and pain syndromes. Urology 1997;49 (Suppl):52-8.

4. Clauw DJ. The relationship between fibromyalgia and interstitial cystitis. J Psychiatr Res 1997;31(1):125-31.

5. Keay S, et al. Changes in human bladder epithelial cell gene expression associated with interstitial cystitis or antiproliferative factor treatment. Physiol Genomics 2003;14(2):107-15.

6. Srikrishna M, et al. Interstitial cystitis: diagnosis and management. Eur J Obstet Gynecol Reprod Biol 2012;161(1):1-8.

7. Lokeshwar VB. Urinary uronate and sulfated glycosaminoglycan levels: markers for interstitial cystitis severity. J Urol 2005;174(1):344-9.

8. Davis NF, et al. Interstitial cystitis/painful bladder syndrome: epidemiology, pathophysiology and evidence-based treatment options. Eur J Obstet Gynecol Reprod Biol 2014;175:30-7.

9. Silk MR. Bladder antibodies in interstitial cystitis. J Urol 1970;103(3):307-13.

10. Warren JW. Prevalence of interstitial cystitis in first-degree relatives of patients with interstitial cystitis. Urology 2004;63(1):17-21.

11. Parsons CL, et al. Increased prevalence of interstitial cystitis: Previously unrecognized urologic and gynecologic cases identified using a new symptom questionnaire and intravesical potassium sensitivity.Urology 2002;60(4):573-8.

12. O'Leary MP, et al. The Interstitial Cystitis Symptom Index and Problem Index. Urology 1997; 49(Suppl 5A):58-63.

13. Rosamilia A, et al. Pathology of interstitial cystitis. Int J Urol 2003;10(Suppl):S11-5.

14. Kirkemo A, et al. Associations among urodynamic findings and symptoms in women enrolled in the Interstitial Cystitis Data Base (ICDB) study. Urology 1997;49(5 Suppl):76-80.

15. Harris E. Effect of amitriptyline on symptoms in treatment naïve patients with Interstitial cystitis/painful Bladder Syndrome. J Urol, 2010;183(5):1853-9.

16. Perez-Marrero R, et al. A controlled study of dimethyl sulfoxide in intertitial cystitis. J Urol 1988;140(1):36-9.

17. Claus R, et al. Hyaluronan treatment of interstitial cystitis/painful bladder syndrome. Int Urogynecol J 2008;19(5):717-21.

18. Kallestrup EB. Treatment of interstitial cystitis with cystistat: a hyaluronic acid product. Scand J Urol Nephrol 2005;39(2):143-7.

19. Steinhoff G. The efficacy of chondroitin sulfate in treating interstitial cystitis. Eur Urol Suppl 2003;2(4):14-9.

20. Hsieh CH, et al. Treatment of interstitial cystitis with hydrodistention and bladder training. Int Urogynecol J Pelvic Floor Dysfunct 2008;19(10):1379-84.

21. Pinto, S et al Trigonal injection of botulinum toxin a in patients with refractory bladder pain syndrome/interstitial cystitis. Eur Urol 2010;58(3):360-5.

22. Zabihi N, et al. Short-term results of bilateral S2-S4 sacral neuromodulation for the treatment of refractory interstitial cystitis, painful bladder syndrome, and chronic pelvic pain. Int Urogynecol J Pelvic Floor Dysfunct 2008;19(4):553-7.

23. Sairanen J, et al. Cyclosporine A and pentosan polysulfate sodium for the treatment of interstitial cystitis: a randomized comparative study. J Urol 2005;174(6):2235-8.

24. Forrest JB, et al. Cyclosporine A for refractory interstitial cystitis/bladder pain syndrome: experience of 3 tertiary centers. J Urol 2012;188(4):1186-91.

25. Cox M, et al. Assessment of patient outcomes following submucosal injection of triamcinolone for treatment of Hunner's ulcer subtype interstitial cystitis. Can J Urol 2009; 16(2):4536-40.

26. Chennamsetty A, et al. Electrosurgical management of Hunner ulcers in a referral center's interstitial cystitis population. Urology 2015;85(1):74-8.

27. Peeker R, et al. Complete transurethral resection of ulcers in classic interstitial cystitis. Int Urogynecol J 2000;11(5):290-5.

Capítulo **27**

■ **Augusta Morgado Ribeiro** ■ **Sergio Brasileiro Martins** ■ **Claudinei Alves Rodrigues**
■ **Monica Leite Grimbaum** ■ **Eliana Viana Monteiro Zucchi** ■ **Paulo Cezar Feldner Jr.**
■ **Marair Gracio Ferreira Sartori**

Infecção do Trato Urinário Recorrente

■ CONCEITO, EPIDEMIOLOGIA E FISIOPATOLOGIA

Conceito

A infecção do trato urinário (ITU) é uma das causas mais comuns de infecção em mulheres, sendo também uma das principais causas de morbidade.

As ITUs podem ser classificadas como altas (pielonefrites) ou baixas (cistites) e são recorrentes quando ocorrem em três ou mais episódios em 12 meses ou dois episódios em seis meses. Em geral, as infecções recorrentes são sintomáticas e ocorrem após tratamento de quadro clínico prévio.

De acordo com o *American College of Obstetricians and Gynecologists (ACOG)*, as infecções recorrentes podem ser classificadas como recidivas, quando causadas pelo mesmo organismo de um quadro clínico prévio e após tratamento adequado; e como reinfecção, as infecções causadas por outros agentes, diferentes dos provocados no primeiro episódio, ou pelo mesmo agente, mas após tratamento adequado e documentação de urocultura negativa entre os episódios.[1]

Epidemiologia

O risco da mulher apresentar ITU durante a vida é de 50%, e, entre as mulheres acometidas por infecção primária, 25% delas sofrerão recorrência.

O microrganismo mais prevalente é a *Escherichia coli*, agente que aumenta a probabilidade de recorrência. Um estudo realizado com mulheres entre 17 e 82 anos sugere que as cistites por esta bactéria foram recorrentes em 53% das pacientes acima de 55 anos e em 36% das mais jovens.[2]

A maioria das recorrências acontece entre dois e três meses do episódio inicial, sendo grande parte dos casos por reinfecção e não por recidiva.

Etiologia e fisiopatologia

As ITU recorrentes (ITUR) parecem ter patogênese similar às infecções isoladas. Geralmente se originam por colonização da vagina e da uretra pela flora fecal que ascende à bexiga.

Mesmo após o tratamento de quadros iniciais de ITU, pequenas quantidades de bactérias da mesma cepa causadora podem permanecer no hospedeiro, permitindo recolonização e reinfecção. Contatos domiciliares também podem servir como reservatório de patógenos.

A *Escherichia coli* é o principal uropatógeno, responsável por 70% a 95% dos casos agudos e recorrentes, seguido por *Staphilococcus saprophyticus* (10% a 15%), *Klebsiella pneumoniae, Enterobacter aerogenes, Serratia marcescens* e *Proteus mirabilis*.[3]

Fatores de risco

Mulheres com quadro de recorrência de ITU possuem mais propensão à colonização vaginal por uropatógenos e estes, por sua vez, têm mais tendência de adesão às células uroteliais.[4]

Fatores de risco genéticos também têm papel importante nas ITUR, sendo estas mais comuns em mulheres com tipo sanguíneo fenótipo P1 ou fenótipos não secretores de antígenos dos grupos ABO. Células epiteliais que não secretam esses antígenos expressam receptores para *Escherichia coli* e apresentam melhor aderência a este patógeno. Pacientes com história materna de infecções urinárias de repetição e com quadros de infecção anteriores aos 15 anos também são mais propensas à recidivância.

Em mulheres na pré-menopausa, os principais fatores de risco são os comportamentais, entre eles: relações sexuais recentes ou novos parceiros sexuais, uso de diafragmas e espermicidas e de antibióticos recentes.

Aspectos como o índice de massa corporal (IMC), frequência urinária, padrões de higiene pós-micção, uso de duchas vaginais, de banheiras e de roupas justas não são fatores de risco cientificamente comprovados.

Mulheres jovens que apresentam contrações crônicas de assoalho pélvico (espasmos), também são mais propensas às infecções recorrentes devido às disfunções miccionais.

Modificações fisiológicas como degeneração tecidual, queda dos níveis de estrogênio e fatores mecânicos também podem predispor à ITU.

Na pós-menopausa, fatores como incontinência urinária, história de ITU na pré-menopausa, prolapso genital, esvaziamento vesical incompleto, antecedentes de cirurgias uroginecológicas e estado não secretor de antígenos ABO estão relacionados ao aumento de incidência de ITUR, e podem ser agravados nas pacientes institucionalizadas, sujeitas a cateterismo e com diagnóstico de demência ou em uso crônico de antibióticos.

■ DIAGNÓSTICO

O diagnóstico da ITU é baseado no quadro clínico, sendo recorrente quando ocorre três ou mais vezes em um ano ou duas vezes em seis meses.

A propedêutica subsidiária visa a confirmar a infecção, identificar o agente, verificar a sensibilidade antimicrobiana e pesquisar possíveis causas de ITU.

O exame de urina I permite identificar leucocitúria e hematúria. A presença de nitrito em geral está associada à infecção bacteriana. A urocultura e o antibiograma permitem identificar o agente e sua sensibilidade aos antibióticos, informação importante naquelas mulheres que já passaram por diversos tratamentos.

A ultrassonografia renal e de vias urinárias pode ajudar no diagnóstico de cálculos ou tumores de trato urinário (Figura 27.1) e permite identificar e quantificar o resíduo pós-miccional.

Na presença de hematúria persistente, em mulheres de risco para carcinoma de bexiga (acima de 50 anos de idade, fumantes) ou em casos de ITU após cirurgias pélvicas, recomenda-se a uretrocistoscopia (Figura 27.2).

■ TRATAMENTO

Medidas gerais

Visa a correção dos fatores de risco. Orientação para a ingesta de líquidos, micções frequentes e pós-coito podem ser úteis. Às mulheres sexualmente ativas, que utilizam diafragma ou espermicidas, deve-se oferecer outros métodos contraceptivos. Já nas pacientes com

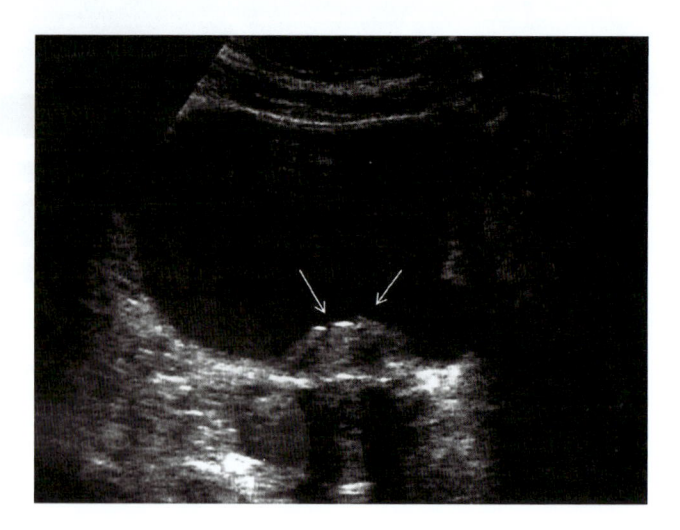

Figura 27.1 Ultrassonografia pélvica mostrando área sólida intravesical sugestiva de tumor de bexiga (setas).

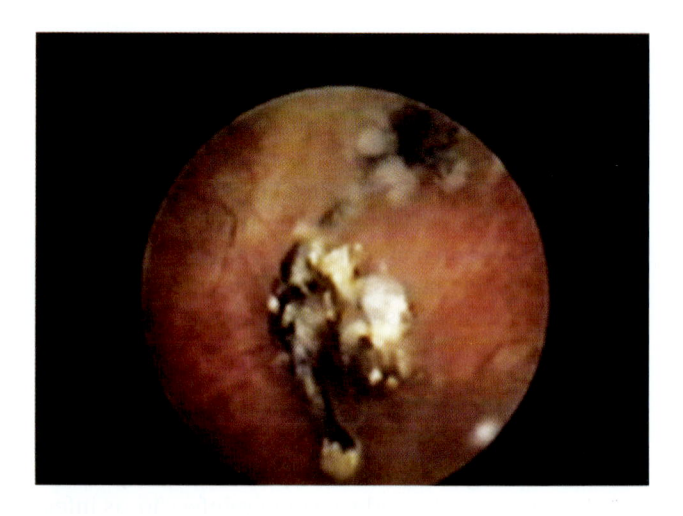

Figura 27.2 Cistoscopia mostrando fio de sutura na luz vesical em mulher com ITUR.

alterações anatômicas, prolapso genital, incontinência urinária (por esforço ou hiperatividade do detrusor), cálculos, doenças de base (diabetes), devem ser tratadas clinica ou cirurgicamente quando possível.

Quando essas medidas mostram-se ineficazes, pode-se indicar tratamento profilático (Figura 27.3).

Profilaxia antimicrobiana

Na ITUR, podemos estabelecer a profilaxia antimicrobiana que pode ser contínua, pós-coito ou autoiniciada para cistite. Antes de iniciar o tratamento profilático, devemos ter a certeza da cura da última infecção urinária, após urocultura negativa feita duas semanas após o término do tratamento.

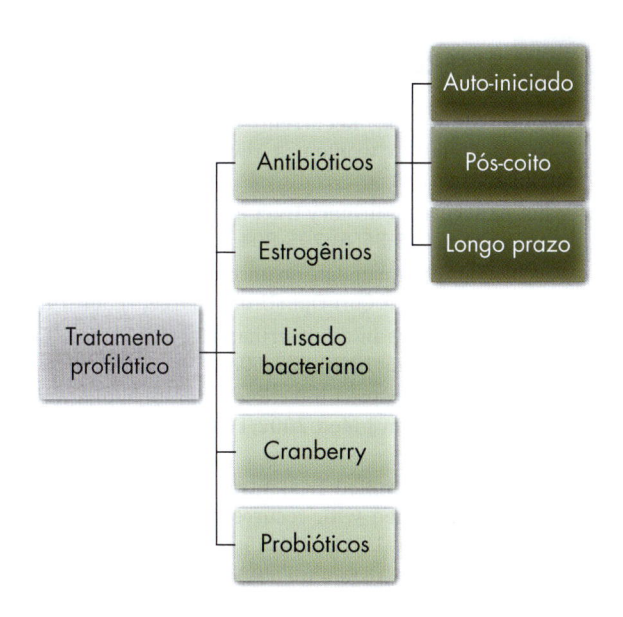

Figura 27.3 Tratamento profilático da ITUR.

Tratamento autoiniciado

Na realidade não se trata de profilaxia e, sim, tratamento. Pacientes que se encontram motivadas, com bom nível intelectual, boa relação médico-paciente e que não desejam tomar medicação contínua, podem se automedicar com antibióticos por três dias, como sulfametoxazol/trimetropim (SMX/TMP), norfloxacino ou ciprofloxacino. Tais pacientes devem entrar em contato com seu médico caso o quadro clínico não melhore em 48h. Está mais indicado para mulheres com menos de três episódios ao ano.

Profilaxia pós-coito

Nas pacientes que correlacionam atividade sexual com ITU, alguns estudos comparando a profilaxia antibiótica com placebo mostraram redução significativa (0,3 vs. 3,6 por paciente/ano). Podem ser prescritos nitrofurantoina, SMX/TMP, cefalexina ou fluorquinolonas. Vários estudos mostram que não há diferença significativa entre profilaxia contínua e pós-coital (Quadro 27.1).[5]

Quadro 27.1 Antibioticoterapia pós-coital para ITUR.	
Antibiótico	Dose
Nitrofurantoína	100 mg
Cefalexina	250 mg
SMX/TMP	400 mg/80 mg
Norfloxacino	400 mg

Profilaxia contínua

A profilaxia contínua pode ser recomendada por seis a doze meses e deve ser administrada à noite. Os resultados chegam a 95% de eficácia, entretanto 50% dos pacientes terão infecção urinária dentro de três meses da descontinuação do tratamento profilático.[5] As drogas mais prescritas são a nitrofurantoína, SMX/TMP ou fluorquinolonas, como é mostrado no Quadro 27.2.

Quadro 27.2 Antibioticoterapia profilática para ITUR.	
Antibiótico	Dose
Nitrofurantoína	100 mg/dia
SMX/TMP	400 mg/80 mg/3×/sem
Cefalexina	500 mg/3×/sem
Norfloxacino	400 mg/3×/sem
Ciprofloxacino	250 mg/3×/sem

Ao se medicar com nitrofurantoína, deve-se monitorar a função hepática a cada três meses. Há relatos de eventos hepáticos e pulmonares com o uso contínuo desse medicamento, como hepatite e fibrose pulmonar.

O uso contínuo de cefalosporinas, ou derivados de penicilina, pode facilitar a candidíase recorrente pela alteração da flora vaginal. Além disso, o uso contínuo de antibióticos pode desencadear resistência bacteriana.

Estrogênio na pós-menopausa

O hipoestrogenismo acarreta diminuição na concentração de *Lactobacillus* sp. com elevação do pH e maior chance de colonização de enterobactérias. Em estudo randomizado, duplo-cego e comparativo com placebo, a estrogenioterapia intravaginal reduziu a incidência de ITUR de 5,9 para 0,5 infecções por paciente/ano.[6] A administração de estrogênio vaginal em pacientes com hipoestrogenismo pode ser efetiva.[7]

Para pacientes sem contraindicação para estrogenioterapia, podemos aconselhar aplicações intravaginais de estriol, estrogênios conjugados ou promestriene por 10 a 14 dias consecutivos e fazer manutenção 1 a 2 vezes por semana. O estriol tem uma vantagem pela sua baixa potência e ação urogenital específica, diminuindo assim a proliferação endometrial.[8]

Cranberry

O suco de *cranberry* tem sido tomado por décadas para prevenir infecções. Sua ação seria inibir a aderência dos uropatógenos nas células uroteliais. Pode-se utilizar o *cranberry* na forma de sucos ou cápsulas. Ingerir suco duas a três vezes ao dia pode ser enjoativo e excessivamente calórico. Cápsulas de concentrado de cranberry são preferíveis. O princípio ativo do *cranberry* é a proantocianidina A, que impede a adesão bacteriana ao urotélio.[9] Pode ser recomendado a gestantes.

Imunoterapia

Pelos efeitos colaterais dos antibióticos e o aumento crescente das cepas bacterianas resistentes, os imuno-moduladores estão sendo estudados como nova alternativa para o tratamento da ITUR. O imunomodulador, também chamado de "vacina oral", contém extratos proteicos liofilizados de 18 cepas de *Escherichia coli* uropatógenas. O tratamento se faz pela administração de uma cápsula via oral diária por 90 dias, com reforço nos primeiros 10 dias dos meses sete, oito e nove. Estudos demonstraram redução dos episódios de ITU, menor leucocitúria, melhora dos sintomas e diminuição da necessidade de antibióticos.[10]

Lactobacilos vaginais

Os lactobacilos estão sendo testados para diminuir a colonização dos uropatógenos na vagina. Sua ação seria pela produção de peróxido de hidrogênio, de inibidores de crescimento bacteriano e manutenção do pH baixo, porém, a maioria dos estudos ainda não é convincente.

REFERÊNCIAS BIBLIOGRÁFICAS

1. Nosseir SB, et al. Recurrent uncomplicates urinary tract infections in women: a review. J Women Health 2012;21(3):347-9.
2. Aydin A. Recurrent urinary tract infections in women. Int Urogynecol J 2015;26(6):795-804.
3. Wegenlehner FM. An update on uncomplicated urinary tract infections in women. Curr Opin Urol 2009;19(4):368-74.
4. Nicolle LE. Update in adult urinary tract infection. Curr Infect Dis Rep 2011;13(6):552-60.
5. Nicolle LE. Urinary tract infection: traditional pharmacologic therapies. Am J Med 2002;113 (Suppl 1ª):35S-44S. Review.
6. Raz R, et al. A controlled Trial intravaginal estriol in postmenopausal women with recurrent urinary tract infections. N Engl J Med 1993;329(11):753-6.
7. Cardozo L, et al. A sistematic review of estrogens for recurrent urinary tract infections: Third reporto f the hormones and urogenital therapy committee. Int Urogynecol J Pelvic Floor Dysfunct 2001;12(1):15-20.
8. Raz R. Hormone replacement therapy or prophylaxis in postmenopausal women with recurrent urinary tract infection. J Infect Dis 2001;83(Suppl 1):S74-S81.
9. Raz, R, et al. Cramberry juice and urinary tract infection. Clin Infect Dis 2004;38(10):1413-9.
10. Bauer H W, et al. A long-term, multicenter Double-blind study of an Escherichia coli extract (OM-89) in female patients with recurrent urinary tract infections. Eur Urol 2005;47(4):542-8.

Dor Pélvica Crônica

- **Eduardo Shor**
- **Nucelio Luiz de Barros Moreira Lemos**

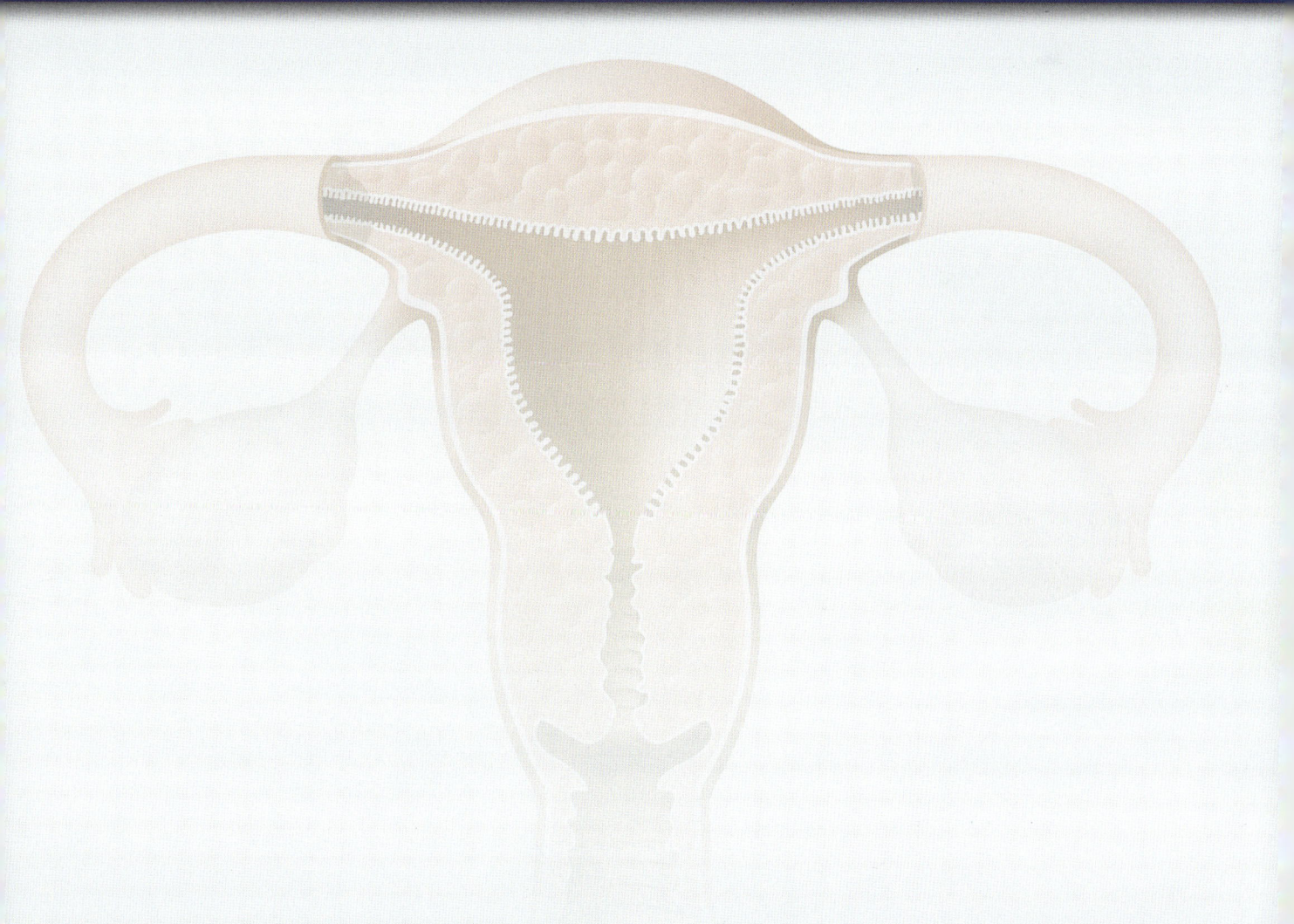

Capítulo **28**

- **Omero Benedicto Poli Neto** ■ **Augusta Morgado Ribeiro**
- **Marta Maria Kemp** ■ **Nucelio Luiz de Barros Moreira Lemos**

Neuroanatomia e Neurobiologia da Pelve

■ INTRODUÇÃO

A pelve é um segmento do corpo relativamente pequeno, mas concentra quantidade considerável de estruturas, dentre as quais: vísceras de diferentes sistemas, vasos, nervos, ligamentos, músculos, ossos, tecido subcutâneo, pele e anexos. A complexidade da organização estrutural e funcional de todo esse conteúdo se reflete na complexidade do componente neural que, por sua vez, tem papel fundamental na regulação coordenada de todas as funções viscerais e somáticas da região. Do ponto de vista histórico, a primeira descrição detalhada da neuroanatomia da pelve data do final do século XVIII e meados do século XIX, na Alemanha. Paralelamente ao que acontecia na Alemanha, reconhecia-se, na França, a importância dos processos regulatórios neurais distintos, somáticos e viscerais.[1]

Nos últimos anos, com o avanço multidisciplinar da neurociência, volume considerável de informações referentes à neuroanatomia e à neurobiologia da pelve tem sido divulgado. Obviamente, ainda estamos longe de desvendar toda a variabilidade da anatomia e da bioquímica associada às funções neurais na pelve, mas progressos consideráveis já foram alcançados.

Conhecer a anatomia dos principais constituintes é fundamental para preservar estruturas neurais vitais que estão envolvidas na percepção de agressões às estruturas, manter as funções motoras fundamentais para a estabilidade e sustentabilidade da pelve, e as funções reguladoras autonômicas como micção, evacuação e função sexual. Ademais, conhecer a localização dessas estruturas é fundamental para compreender sintomas e/ou complicações experimentadas por pacientes submetidas a cirurgias ginecológicas, por exemplo, cesárea, histerectomia, laparoscopia, dentre tantas.

■ NEUROANATOMIA PÉLVICA

Podemos dizer, de maneira didática, que a pelve apresenta dois conjuntos de nervos: os somáticos e os autonômicos. Existem ainda alguns nervos que, embora não inervem estruturas, passam por ela ou estão em áreas de risco quando se faz o acesso cirúrgico à pelve, e por isso serão mencionados.

Nervos somáticos

Os ramos posteriores dos nervos sacrais e coccígeos se dirigem à parede posterior da pelve e são responsáveis, principalmente, pela inervação sensitiva da região e pela inervação da musculatura de estabilização do dorso. Os ramos anteriores dos nervos espinhais L4 a S4 formam o plexo sacral, e os ramos anteriores de S4-5 e coccígeos formam o plexo coccígeo. Enquanto o plexo coccígeo é pequeno e fica lateralmente ao cóccix e sobre o músculo coccígeo (ou músculo isquiococcígeo), o plexo sacral é relativamente extenso e fica localizado sobre o músculo piriforme. Do plexo coccígeo originam-se nervos que se dirigem para o músculo do assoalho e para a pele da região posterior adjacente ao cóccix, e borda posterior do ânus. Do plexo sacral partem estruturas importantes, com amplos territórios de inervação: os nervos isquiático, glúteo superior, glúteo inferior (estes dois são, na maior parte dos casos, ramos extrapélvicos do primeiro), o nervo pudendo, e os nervos para os músculos levantadores do ânus.

A técnica de Neuronavegação Laparoscópica (LANN) foi descrita recentemente,[2,3] abrindo portas para o acesso à porção retroperitoneal do plexo lombossacral de forma segura e objetiva pela cirurgia minimamente invasiva. Desde então, diversas causas de aprisionamento de nervos foram descritas e um novo campo na medicina foi criado: a neuropelveologia.[4]

Nervos da parede anterior do abdome

Ilio-hipogástrico, Ilioinguinal e Genitofemoral

Esses são ramos sensitivos do plexo lombossacral, que adentram o espaço retroperitoneal, emergindo pela borda lateral do músculo psoas e seguindo anterior e distalmente para deixar o abdome pelos canais femoral e inguinal (Figura 28.1). O encarceramento fibrótico desses ramos está relacionado à alodinia, na região inguinal pós-herniorrafia.[5,6]

Nervo ilio-hipogástrico

Emerge do primeiro nervo lombar (L1), na porção superolateral do músculo psoas maior, cruza obliquamente a face anterior do músculo quadrado lombar em direção à crista ilíaca, quando perfura a face posterior do músculo transverso do abdome.

Nervo ilioinguinal

Menor que o anterior, emerge com este a partir de L1, da face lateral do músculo psoas maior, logo abaixo do nervo ilio-hipogástrico, percorrendo o mesmo caminho até deixar a cavidade abdominal ao longo do canal inguinal.

Nervo genitofemoral

Formado por fibras de L1 e L2, emerge na borda medial do músculo psoas, próximo à coluna vertebral, e segue oblíqua e distalmente sobre o músculo, logo abaixo do peritônio, deixando a cavidade abdominal pelo canal femoral.

Nervo femoral

Advém das divisões dorsais das raízes L2, L3 e L4, e tem a maior porção motora e sensitiva do plexo lombar. O nervo femoral entra no abdome através das fibras laterais do músculo psoas maior, na sua porção inferior, e continua distalmente entre ele e o músculo ilíaco, sob a sua fáscia, deixando a cavidade à mercê do canal femoral para inervar o músculo quadríceps femoral e a pele que recobre a face anterior da coxa (Figura 28.2).

Nervos do espaço obturatório

O espaço obturatório pode ser acessado pela abertura do peritônio parietal, entre os vasos ilíacos externos

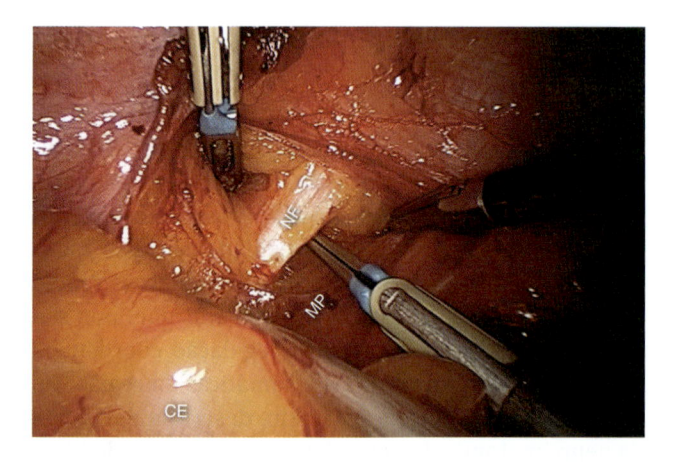

Figura 28.2 Nervo femoral. (NF) Nervo Femoral; (MP) Músculo Psoas; (CE) Cólon Esquerdo.

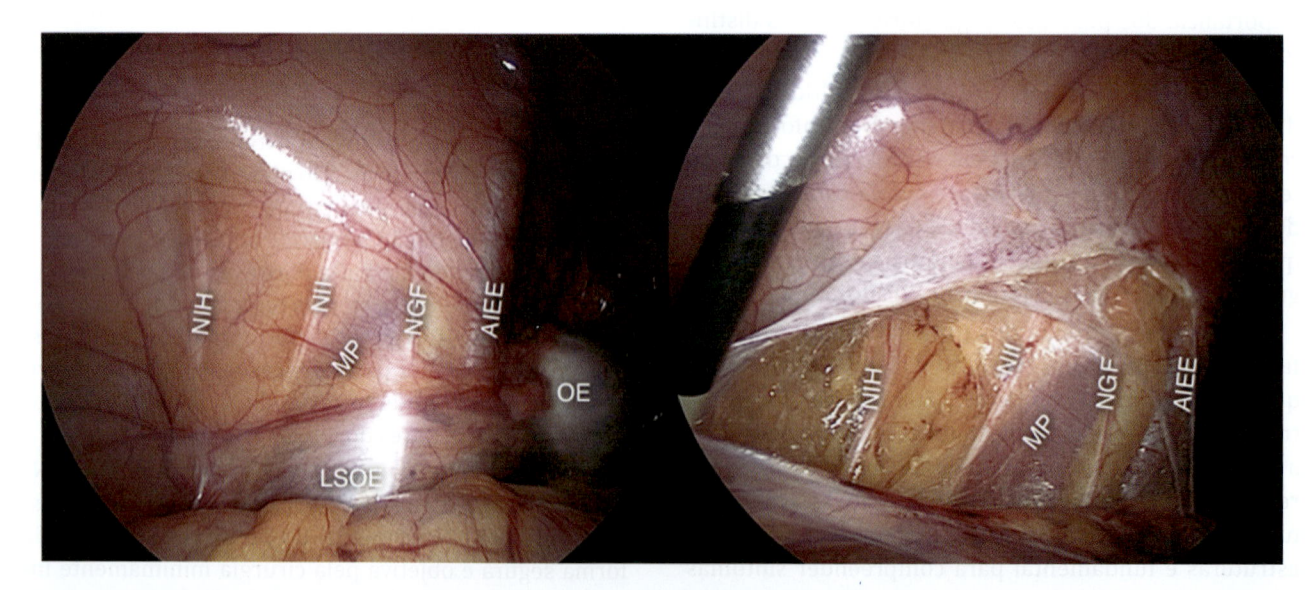

Figura 28.1 Nervos da parede anterior do abdome (NIH) Nervo Ilio-Hipogástrico; (NII) Nervo Ilioinguinal; (MP) Músculo Psoas Maior; (NGF) Nervo genitofemoral; (AIEE) Artéria Ilíaca Externa Esquerda; (LSOE) Ligamento Suspensor do Ovário Esquerdo; (OE) Ovário Esquerdo.

e o músculo psoas (Figura 28.3). Além de ser cruzado pelo nervo obturatório, o espaço abriga a confluência do tronco lombossacral e das raízes S1 a S4, que aí formam os principais troncos nervosos do plexo sacral – nervos ciático, pudendo, dos levantadores do ânus, glúteo superior e cutaneofemoral posterior. Os dois últimos, na maior parte dos casos, originam-se do ciático após sua passagem pelo forame isquiático maior, no espaço glúteo profundo.

ilíacos internos, que o separam do ureter. Caminha sobre a parede lateral da pelve menor, anteriormente aos vasos obturatórios até o canal obturatório, através do qual deixa a pelve emitindo ramos que inervam de forma sensitiva a pele medial da coxa e de forma motora os músculos adutores do quadril (Figura 28.4).

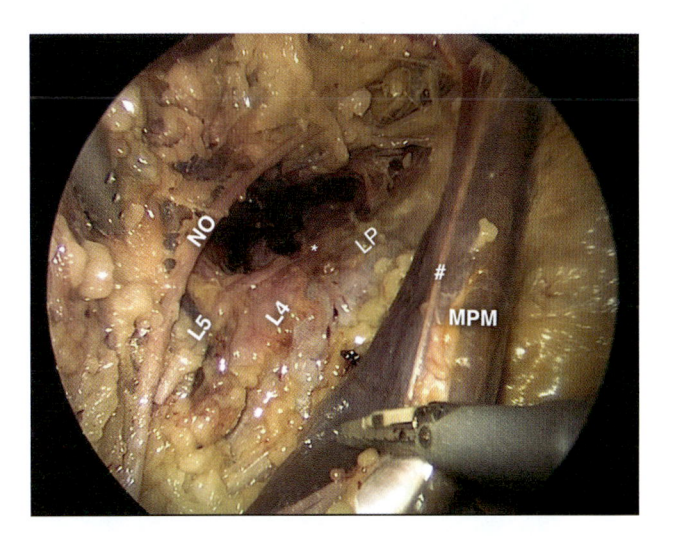

Figura 28.4 Nervo Obturatório (NO), Músculo Psoas Maior (MPM); Raízes L4 e L5 formando o Tronco Lombossacral (*); Nervo genitofemoral (#).

Tronco lombossacral

O tronco lombossacral é formado por ramos de L4 e L5. Emerge medialmente ao músculo psoas, e segue distalmente sobre L5 e a sinostose sacroilíaca em direção ao espaço obturatório, para unir-se às porções distais das raízes S1, S2, S3, dando origem ao nervo ciático (Figuras 28.5 e 28.6).

Nervo ciático

E o maior nervo do corpo, e no seu início apresenta 2 cm de espessura. É formado por fibras de L4 e L5 advindas do tronco lombossacral, e por fibras de S1, S2 e S3. Deixa a pelve através do hiato suprapiriforme do forame ciático maior, limitado anteriormente pela incisura isquiática do osso ilíaco, e posteriormente pelo músculo piriforme. O nervo emite ramos sensitivos para a região glútea superior, posterolateral da coxa, perna, tornozelo e pé, e ramos motores para os músculos extensores do quadril, abdutores e rotacionais, flexores do joelho, além de todos os músculos para o tornozelo e pé. Em algumas pessoas, os nervos glúteo superior, cutaneofemoral posterior e cutaneofemoral lateral emergem antes da saída do nervo ciático da pelve.

Figura 28.3 Desenvolvimento do Espaço Obturatório (VIE-Vasos Ilíacos Externos; MP-Músculo Psoas; NO-Nervo Obturatório).

Nervo obturatório

O nervo obturatório emerge dos ramos ventrais de L2, L3 e L4, da borda medial do músculo psoas maior, próximo à linha pectínea. Segue em sentido distal e passa posteriormente aos vasos ilíacos comuns, e lateralmente aos

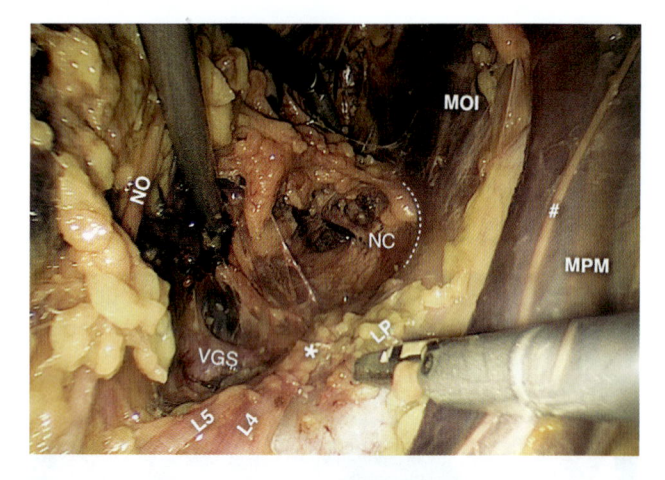

Figura 28.5 O nervo ciático (NC) é formado por fibras de L4 e L5 advindas do tronco lombossacral (*) e por fibras de S1, S2 e S3. Deixa a pelve através do hiato suprapiriforme do forame ciático maior, limitado anteriormente pela incisura isquiática do osso ilíaco (linha tracejada), e posteriormente pelo músculo piriforme. Nervo Obturatório (NO); Músculo Psoas (MP); Nervo Ciático (NC); Músculo obturador (MO).

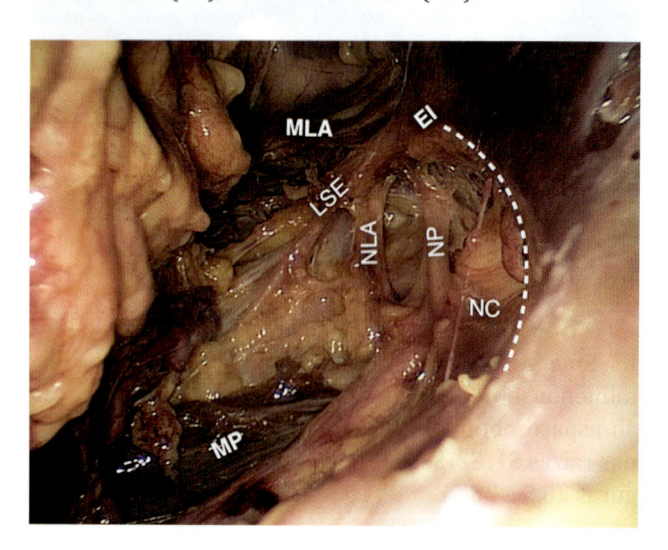

Figura 28.6 Nervo Pudendo (NP); Ligamento Sacroespinal (LSE); Espinha Isquiática (EI); Músculo Levantador do ânus (MLA); Nervo para o Músculo Levantador do Ânus (NLA); Nervo Ciático (NC); incisura isquiática (linha tracejada).

Nervo pudendo

Tem sua origem nos ramos ventrais de S2, S3 e S4, caminha entre os músculos piriforme e coccígeo, e deixa a pelve pela porção inferior do canal do pudendo ou canal de Alcock. O nervo emite ramos sensitivos para a região glútea inferior e pele da região perineal, e ramos motores para os músculos perineais e para as fibras anteriores do músculo levantador do ânus. As fibras posteriores do músculo levantador do ânus são inervadas pelo nervo do levantador do ânus, formado por ramos motores e sensitivos das raízes S3 e S4.[7-10]

Nervos autonômicos

Nervos dos espaços pressacral e pararretal

O plexo hipogástrico superior, formado por fibras do tronco simpático paraórtico, dá origem aos nervos hipogástricos. Estes caminham sobre a fáscia hipogástrica em direção anterior e distal. Após cruzar aproximadamente dois terços da distância entre o sacro e o cérvix uterino ou a próstata, suas fibras se ramificam novamente para encontrar os nervos esplâncnicos pélvicos (descritos a seguir), dando origem ao plexo hipogástrico inferior (Figura 28.7).

Os nervos hipogástricos carregam os sinais simpáticos que causam o relaxamento do músculo detrusor e a contração dos esfíncteres internos da uretra e do ânus, promovendo a continência. Eles também carregam aferência nociceptiva e proprioceptiva das vísceras pélvicas.[6,11]

O limite lateral do espaço pressacral é a fáscia hipogástrica, formada pelas fibras mediais da fáscia endopélvica, com origem na face anterior do osso sacro e, justamedialmente aos forames sacrais.[7] As raízes nervosas sacrais (que têm componentes somáticos – já descritos – e autonômicos) podem ser encontradas lateralmente a essa fáscia (Figura 28.8). Essas fibras deixam os forames sacrais e seguem em sentido anterior e distal, repousando sobre o músculo piriforme e cruzando os vasos ilíacos internos lateralmente para se reencontrarem formando os nervos do plexo sacral. Antes de cruzarem os vasos ilíacos internos, emitem os delgados ramos parassimpáticos denominados nervos esplâncnicos pélvi-

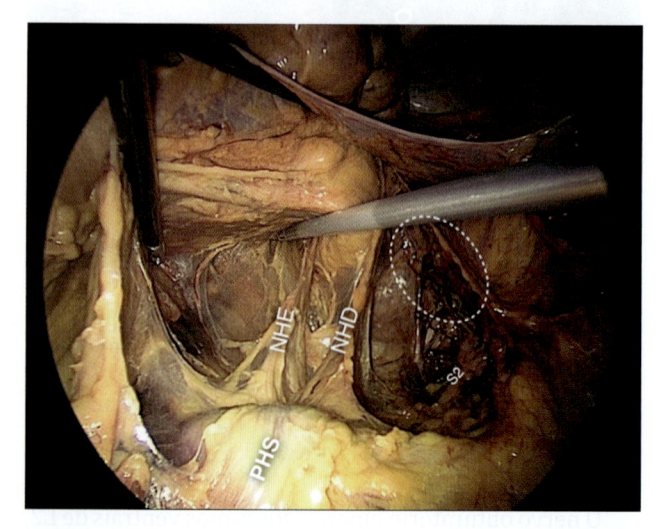

Figura 28.7 Os Nervos Hipogástricos Direito (NHD) e Esquerdo (NHE) unem-se aos nervos esplâncnicos pélvicos para formar o Plexo Hipogástrico Inferior (PHI). ou PHS.

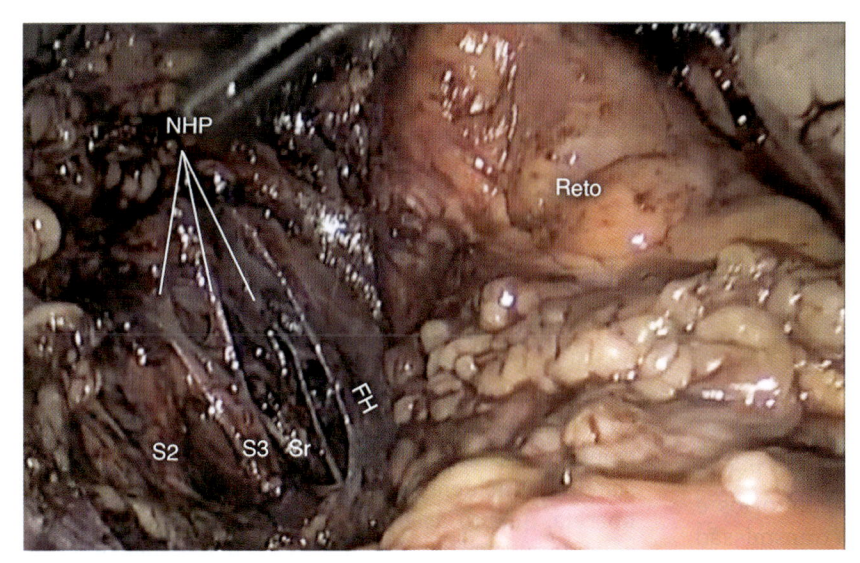

Figura 28.8 Raízes sacrais e Nervos Esplâncnicos Pélvicos (NHP) à esquerda.

cos, que promovem a contração do músculo detrusor e oferecem a inervação parassimpática extrínseca do cólon descendente, sigmoide e do reto.[6] Esses nervos também carregam os sinais aferentes nociceptivos das vísceras pélvicas. Os nervos esplâncnicos pélvicos se reúnem aos nervos hipogástricos para formar o plexo hipogástrico inferior na fossa pararretal. A anatomia dos nervos autonômicos da pelve pode ser explorada mediante a laparoscopia.[12]

■ CONTEXTUALIZAÇÃO DA DOR CRÔNICA

Dor, embora seja considerada um sinal vital, é um enorme problema no mundo todo. Acredita-se que um em cada cinco indivíduos sejam portadores de condições dolorosas persistentes, e que haja não só repercussões negativas na saúde em si, mas também sociais e econômicas significativas.[13] As mulheres são sabidamente mais acometidas por doenças que cursam com dor persistente do que os homens.[14] Alguns estudos demonstraram alta prevalência de dor persistente em mulheres do Brasil, incluindo aproximadamente 36% no Rio de Janeiro.[15] Dentre essas condições, a Dor Pélvica Crônica (DPC) emerge como um problema comum. Afeta principalmente mulheres na idade reprodutiva e é comumente negligenciada, em especial nos países em desenvolvimento.[16] É fundamental compreender que dor crônica ou persistente não é apenas um conjunto de episódios de dor aguda. É uma condição que tem mecanismos biológicos próprios e, muitas vezes, persiste na ausência do fator primário desencadeante.

Fisiologia da percepção de dor

Não se pretende, neste capítulo, esgotar o assunto, mas oferecer conteúdo inicial para que o profissional compreenda os mecanismos básicos envolvidos na percepção de dor e tenha noções dos eventos que ocorrem particularmente nos casos crônicos.[17]

A dor é um fenômeno essencial para manutenção da vida, por ser capaz de desencadear mecanismos de defesa do indivíduo contra eventos potencialmente danosos. Por outro lado, a dor persistente deixa de ser um elemento protetor e é, por si só, uma condição danosa. Ela engloba mecanismos fisiopatológicos próprios, que não são equivalentes à somatória simples de episódios múltiplos de dor aguda. Aliás, o desenvolvimento da dor crônica ou persistente depende da predisposição do indivíduo. Esta, por sua vez, depende de diversos fatores: sexo, gênero, idade, modulação endógena, predisposição genética, fatores psicológicos e ambientais.

■ VIAS PERIFÉRICAS

Podemos considerar os nociceptores como primeiros elementos das vias de percepção de dor. São estruturas específicas na terminação livre dos neurônios sensitivos (aferentes), localizadas em vísceras ou estruturas somáticas. Essas estruturas podem responder a estímulos mecânicos, térmicos e/ou químicos.

Já as fibras nociceptivas aferentes, que estão associadas a esses nociceptores, podem ser de dois tipos: A-delta e C. A última é mais fina e amielinizada, predominando nas vísceras. O impulso elétrico caminha mais rapidamente pelas fibras A-delta, por isso é comum a percepção de "duas dores": uma, precoce, decorrente da estimulação de fibras A-delta, e, outra, tardia, decorrente da estimulação de fibras C. O corpo neuronal associado a essas fibras fica localizado no gânglio de raiz dorsal. Esses neurônios, denominados neurônios primários, emitem expansão que se dirige à medula espinal, especificamente, o corno dorsal, onde farão sinapse com o neurônio secundário, já no sistema nervoso central.

O estímulo repetido das fibras C é o principal responsável pela sensibilização do SNC, e consequente hiperalgesia secundária, típica dos casos crônicos. Ainda, em condições persistentes, fibras do tipo A-beta, que normalmente são aferentes sensitivas não nociceptivas (vibração, toque suave, movimento), também podem conduzir estímulo doloroso.

■ VIAS CENTRAIS

A porção central se inicia no neurônio secundário, mas é importante saber que essa não é a única sinapse que o neurônio primário faz no corno medular. Existe uma série de interneurônios neste nível, inibitórios e excitatórios, que auxiliam na modulação da transmissão do estímulo nociceptivo.

Uma vez que se excite o neurônio secundário, o estímulo ascende em direção ao tálamo, onde está o neurônio terciário, responsável pela percepção, de fato, da dor. É importante enfatizar que, parte das fibras que ascende do neurônio secundário atinge o tronco cerebral (substância cinzenta periaquedutal e núcleo magno da rafe), que está envolvido na modulação da dor. Do neurônio terciário o estímulo atinge o córtex somatossensorial onde é percebida a localização e a intensidade da dor. Os neurônios terciários também estabelecem conexão com estruturas límbicas, incluindo a ínsula e o córtex cingulado anterior, que estão diretamente envolvidos na percepção dos componentes emocionais e afetivos da dor.

Tipos de dor

Do ponto de vista clínico, existem dois tipos principais de dor: a inflamatória e a neurogênica. A dor psicogênica também poderia ser classificada como dor neurogênica, visto que se origina no sistema nervoso central. De qualquer forma, essa é uma opinião pessoal. Não existe consenso neste quesito.

A dor inflamatória depende da estimulação de nociceptores periféricos. Pode ser dividida em somática e visceral. Como o nome sugere, ela depende de eventos inflamatórios e, portanto, costumam responder bem aos anti-inflamatórios não esteroidais.

A dor neurogênica, por sua vez, não depende da ativação dos nociceptores, mas é decorrente de comprometimento de quaisquer outros elementos das vias ascendentes de transmissão do estímulo doloroso. Existe, ainda, uma subdivisão nesse grupo, que alguns autores denominam dor neurogênica funcional. Eles se referem àqueles quadros de dor persistente, decorrente de uma disfunção do sistema modulador de dor, seja por hiperatividade do sistema excitatório, seja por hipoatividade do sistema inibitório.

Nas dores neurogênicas, os anti-inflamatórios são pouco efetivos. Drogas como opioides, antidepressivos tricíclicos, anticonvulsivantes, antagonistas dos receptores N-metil-D-aspartato (NMDA) são mais efetivos.

Definição da dor pélvica crônica

Dor pélvica crônica, (DPC) por sua vez, é definida pela IASP (International Association for Study of Pain) como a dor crônica ou persistente percebida em estruturas relacionadas à pelve (sistema digestório, urinário, genital, miofascial ou neurológico), frequentemente associada a consequências emocionais, sexuais, comportamentais e cognitivas negativas, assim como a sintomas sugestivos de disfunções daqueles sistemas. Incluem-se tanto dor cíclica, como dismenorreia, quanto acíclica. Do ponto de vista temporal, considera-se crônica a duração igual ou superior a seis meses. No entanto, seis meses é um período de tempo arbitrário, e por isso foi escolhido três meses, porém, não parece longo o bastante se incluirmos condições de dor cíclica. Assim, se a dor não for tipicamente aguda e os mecanismos de sensibilização central estiverem bem documentados (hiperalgesia, principalmente), ela pode ser considerada crônica, independentemente do tempo dos sintomas. É importante salientar, ainda, que ela pode estar associada a doenças clássicas bem-definidas (dor pélvica associada a doença específica) ou a nenhuma doença óbvia (síndrome da dor pélvica crônica), o que não torna a condição ilegítima.[18]

■ PREVALÊNCIA E ASPECTOS GERAIS

Acredita-se que a prevalência da DPC seja de ao menos 4%, embora possa chegar a 24%.[18] Está associada a vários fatores de risco, entre eles a realização de cirurgias abdominais, em especial cesáreas, doença inflamatória pélvica, abuso de drogas, violência ou abuso vivido na infância, dentre outros.[20] No Brasil os dados sobre prevalência são escassos, mas sugere-se que seja maior que 10%.[21]

Os custos diretos e indiretos desta condição superam 2 bilhões de dólares por ano. É responsável por cerca de 10% de todas as visitas ginecológicas, 40% a 50% de todas as laparoscopias ginecológicas, e 12% de todas as histerectomias.[22] Por outro lado, cerca de 20% das mulheres com DPC não passam por qualquer investigação diagnóstica, 60% delas não recebem diagnóstico específico, e parcela considerável não responde às modalidades terapêuticas ou apresenta recorrência dos sintomas em curto prazo de tempo.[23] Em vista da complexidade da condição, a organização de centros dedicados à atenção inter ou transdisciplinar e da sistematização da referência e contrarreferência são fundamentais para satisfatória assistência.[24]

■ FISIOPATOLOGIA

Vários são os mecanismos que corroboram para a manutenção e/ou a evolução da DPC e, com frequência, são comuns numa mesma paciente, independentemente da causa específica. Dentre eles, os mais importantes são: sensibilização central, inflamação neurogênica e sensibilidade cruzada.

Sensibilização central

Talvez esse seja o principal mecanismo das dores crônicas. Ele justifica a hiperalgesia queixada pelas mulheres com DPC, ou seja, a reação exacerbada a quaisquer estímulos dolorosos. Todavia, é reversível. De maneira simplista, podemos dizer que, na sensibilização central, os neurônios envolvidos no processo de percepção da dor apresentam atividade aumentada, seja em decorrência de maior excitabilidade da membrana, seja por melhor eficácia sináptica ou, ainda, por diminuição do tônus inibitório usualmente mantido por um sistema inato chamado sistema modulatório descendente de dor, localizado em diversas regiões do sistema nervoso central. Esse mecanismo evolui com mudanças na expressão fenotípica da circuitária envolvida (plasticidade neuronal), e pode persistir, mesmo na ausência do evento primário.[25]

Inflamação neurogênica

Atualmente tem-se dado ênfase ao papel da inflamação neurogênica na fisiopatologia da dor pélvica crônica. Para embasar essa hipótese parte-se do princípio, universalmente aceito, de que estímulos nocivos, por dano tecidual, podem aumentar a produção de substâncias promotoras de dor que estão presentes nas terminações dos nociceptores aferentes primários e são liberadas quando o nociceptor é estimulado. Por outro lado, quando uma fibra sensitiva é estimulada eletricamente, o impulso caminha não só em direção à medula espinhal (sentido ortodrômico), mas também no sentido inverso, para a periferia (sentido antidrômico). Quando esse estímulo antidrômico chega à periferia, há liberação de inúmeros mediadores inflamatórios, como óxido nítrico, substância P, CGRP (proteína relacionada ao gene da calcitonina), neuroquinina A e B, dentre outros. Esses elementos são os mediadores da inflamação neurogênica, caracterizada por vasodilatação, edema, e hiperalgesia.[26]

Sensibilização cruzada

Não é infrequente mulheres se queixarem de sintomas dolorosos oriundos, à primeira vista, de órgãos ou regiões múltiplas da pelve ou do abdome inferior. Ao menos parte desses sintomas pode ser explicada pela sensibilização cruzada. Esse fenômeno se baseia no fato de que o neurônio sensitivo secundário, localizado no corno dorsal da medula espinhal, recebe informações aferentes oriundas de diversas regiões da periferia, e projeta essas informações aos neurônios supraespinais. Ademais, os próprios neurônios medulares podem convergir as informações em áreas do tronco cerebral e do tálamo. Esse mecanismo permite que um estímulo doloroso originalmente oriundo do reto, por exemplo, seja percebido como uma dor oriunda da bexiga e vice-versa.[27]

REFERÊNCIAS BIBLIOGRÁFICAS

1. Burnett AL, et al. History of the neurobiology of the pelvis. Urology 1999;53(6):1082-9.
2. Possover M, et al. Anatomy of the sacral roots and the pelvic splanchnic nerves in women using the LANN technique. Surg Laparosc Endosc Percutan Tech 2007;17(6):508-12.
3. Zanatta A, et al. Laparoscopic dissection and anatomy of sacral nerve roots and pelvic splanchnic nerves. Journal of minimally invasive gynecology 2014;21(6):982-9.
4. Possover M, et al. Neuropelveology: New Groundbreaking Discipline in Medicine. Journal of minimally invasive gynecology 2015;22(7):1140-7.
5. Lemos M, et al. Laparoscopic approach to intrapelvic nerve entrapments. J Hip Preserv Surg 2015;2(2):7-12.
6. Possover M. Use of the LION procedure on the sensitive branches of the lumbar plexus for the treatment of intractable postherniorrhaphy neuropathic inguinodynia. Hernia 2013; 17(3):333-9.
7. Wallner C, et al. Evidence for the innervation of the puborectalis muscle by the levator ani nerve. Neurogastroenterol Motil 2006;18(12):1121-8.
8. Wallner C, et al. Innervation of the pelvic floor muscles: a reappraisal for the levator ani nerve. Obstet Gynecol 2006;108(3 Pt 1):529-36.
9. Grigorescu BA, et al. Innervation of the levator ani muscles: description of the nerve branches to the pubococcygeus, iliococcygeus, and puborectalis muscles. Int Urogynecol J Pelvic Floor Dysfunct 200;19(1):107-18.
10. Wallner C, et al. The contribution of the levator ani nerve and the pudendal nerve to the innervation of the levator ani muscles; a study in human fetuses. Eur Urol 2008;54(5):1136-42.
11. Vodusek DB, et al. Introduction. Handb Clin Neurol 2015;130:3-7.
12. Lemos N, et al. Laparoscopic anatomy of the autonomic nerves of the pelvis and the concept of nerve-sparing surgery by direct visualization of autonomic nerve bundles. Fertil Steril 2015;104(5):e11-2.
13. Goldberg DS, et al. Pain as a global public health priority. BMC public health 2011;11:770.
14. Sa KN, et al. Chronic pain and gender in Salvador population, Brazil. Pain 2008;139(3):498-103.

15. Gureje O, et al. Persistent pain and well-being: a World Health Organization Study in Primary Care. JAMA 1998;280(2):147-52.

16. Ahangari A: Prevalence of chronic pelvic pain among women: an updated review. Pain Physician 2014;17(2):E141-6.

17. Marchand S: The physiology of pain mechanisms: from the periphery to the brain. Rheum Dis Clin North Am 2008;34(2):285-9.

18. International Association for the the Study of Pain.;http://www.iasp-pain.org/files/Content/ ContentFolders/ Publications2/ClassificationofChronicPain/Part_II-F.pdf [acessado em 11 de novembro de 2015]

19. Latthe P, et al. WHO systematic review of prevalence of chronic pelvic pain: a neglected reproductive health morbidity. BMC public health 2006; 6;6:177.

20. Latthe P, et al. Factors predisposing women to chronic pelvic pain: systematic review. BMJ 2006;332(7544):749-54.

21. Silva GPOG, et al. High prevalence of chronic pelvic pain in women in Ribeirao Preto, Brazil and direct association with abdominal surgery. Clinics (Sao Paulo) 2011, 66(8):1307-12.

22. Mathias SD, et al. Chronic pelvic pain: prevalence, health-related quality of life, and economic correlates. Obstet Gynecol 1996, 87(3):321-9.

23. Cheong Y, William Stones R: Chronic pelvic pain: aetiology and therapy. Best Pract Res Clin Obstet Gynaecol 2006, 20(5):695-7.

24. Annerstedt M: Transdisciplinarity as an inference technique to achieve a better understanding in the health and environmental sciences. Int J Environ Res Public Health 2010, 7(6):2692-9.

25. Latremoliere A, Woolf CJ: Central sensitization: a generator of pain hypersensitivity by central neural plasticity. J Pain 2009, 10(9):895-7.

26. Wesselmann U: Neurogenic inflammation and chronic pelvic pain. World J Urol 2001, 19(3):180.

27. Brumovsky PR, Gebhart GF: Visceral organ cross-sensitization – an integrated perspective. Auton Neurosci 2010, 153(1-2):106-12.

Capítulo 29

- Gil Kamergorodsky
- Alexander Kopelman

Causas Ginecológicas

■ INTRODUÇÃO

A dor pélvica crônica (DPC) é importante problema de saúde pública em todo o mundo desenvolvido.[1-4] Dados do Reino Unido mostram que as doenças relacionadas à dor pélvica crônica afetam mais de 1 milhão de mulheres.[5] A DPC pode se apresentar em todas as idades, sendo que estudos sugerem que a prevalência aumenta com a idade (18,2/1.000 em crianças de 15 a 20 anos; 27,6/1.000 em mulheres acima de 60).[6,7]

No entanto, apesar de ser tão comum como a asma e a dor nas costas,[6,7] tem custo financeiro significativo para o indivíduo e para a sociedade.[1] Observamos, frequentemente, atraso no diagnóstico e tratamento. De fato, estudos sugerem que até 50% das mulheres não recebem um diagnóstico depois de muitos anos de acompanhamento.[2,4,6,7]

Uma variedade de afecções pélvicas está associada à DPC em mulheres, e pode ser de difícil diagnóstico, pois muitas vezes está relacionada a causas ginecológicas, outras vezes não.

Neste capítulo, descreveremos as causas ginecológicas relacionadas à DPC que incidem em cerca de 20% dos casos,[8] listados a seguir:

Extrauterinas

- Endometriose;
- Doença inflamatória pélvica;
- Massas pélvicas e anexiais;
- Síndrome do ovário residual;
- Aderências;
- Congestão pélvica;
- Distopias e prolapsos genitais.

Intrauterinas

- Adenomiose;
- Estenose do canal cervical;
- Pólipos, miomas, DIU.

Neste capítulo, ateremo-nos às causas extrauterinas não cobertas em outras seções deste tratado – endometriose, massas pélvicas e anexiais, prolapsos genitais, adenomiose, estenose do canal cervical, pólipos, miomas e DIU serão descritos em capítulos específicos.

■ CONGESTÃO PÉLVICA

A insuficiência venosa pélvica, definida como incompetência da veia ovariana, da veia ilíaca interna, ou de ambas, tem sido implicada como causa da síndrome da congestão pélvica (SCP) – dor pélvica posicional, associada a varicosidades pélvicas e vulvares.[9] Esta síndrome afeta mulheres em idade reprodutiva, que tiveram ao menos um filho. Não há relatos desta síndrome em mulheres na pós-menopausa.[10]

É difícil estabelecer a incidência da SCP na população, tendo em vista a falta de padronização dos critérios diagnósticos e até mesmo da suspeita clínica com mulheres apresentando outros sintomas de dor genital ou urológica; portanto, existe uma subnotificação desta afecção. De acordo com a literatura, mais de 10% da população apresenta varizes ovarianas e, destas, 60% podem desenvolver SCP[11,12] e a prevalência da SCP é de 10% a 30% em pacientes com DPC nas quais nenhuma outra doença pode ser identificada.[13]

A SCP caracteriza-se por dor pélvica há pelo menos três meses, caracterizada por sensação de peso, predominantemente unilateral, podendo ser bilateral, com piora antes ou durante as menstruações, principalmente na posição ortostática e aos esforços. A dor pode se exacerbar durante e após o coito, piorando na gestação e após múltiplos partos. Os sintomas se intensificam no final do dia e melhoram com a posição supina, podendo, porém, levar horas para desaparecer. Varicosidades em região vulvovaginal, glútea, perineal e de membros inferiores são achados frequentes.[14] A palpação direta e o toque vaginal bimanual mostram aumento de sensibilidade na região de ovários, útero e à mobilização do colo.[19]

A origem da insuficiência venosa pélvica relaciona-se à dilatação anormal nos territórios de interconexão venosos entre veias ilíacas e ovarianas.[15] A insuficiência venosa primariamente pode ocorrer por conta de incompetência ou ausência das válvulas venosas. Sua origem provavelmente é multifatorial e relacionada à insuficiência valvular, obstrução venosa e fatores hormonais.[15]

Secundariamente, pode estar relacionada a fenômenos compressivos, como a síndrome do Quebra-nozes, alteração anatômica na qual a artéria mesentérica superior e a aorta fazem um pinçamento da veia renal esquerda, com consequente refluxo na porção proximal dessa veia e na veia ovariana esquerda. Esta síndrome acomete, geralmente, mulheres com idade entre 20 e 40 anos, especialmente as multíparas, e o refluxo venoso gera varizes dos plexos venosos pélvicos superficiais e profundos, responsáveis pelo quadro clínico típico de dores crônicas no flanco esquerdo e abdominal, além de micro-hematúria.[16]

Vale reforçar que a influência hormonal da SCP é sugerida pela completa regressão dos sintomas na pós-menopausa, atribuída ao declínio na produção de estrogênio, que age como dilatador venoso.[17]

O diagnóstico de congestão venosa deve ser considerado entre as causas de dor pélvica crônica, principalmente após exclusão de outras causas mais comuns, como doença inflamatória, endometriose, cistite intersticial, tumores ou doença inflamatória intestinal.

Quanto aos exames complementares, a ultrassonografia, associada ao Doppler vascular, pode ser usada como exame de *screening*, desde que um preparo intestinal apropriado seja feito e o examinador seja experiente o bastante para identificar as estruturas vasculares envolvidas. A tomografia, assim como a angioressonância nuclear magnética, podem ser empregadas, oferecendo uma imagem de corte transversal e mostrando uma visão geral da anatomia vascular e dos tecidos adjacentes. A tomografia, pelo fato de envolver radiação, deve ser evitada em mulheres em idade reprodutiva.[18]

O método ouro para avaliação diagnóstica é a venografia, procedimento que envolve a cateterização das veias ovarianas direita e esquerda por via percutânea, com acesso na jugular ou femoral. A venografia é mé-

todo de escolha no diagnóstico das desordens venosas, fornecendo um mapa para posterior tratamento por meio de embolização ou escleroterapia.[19]

A laparoscopia não deve ser considerada como método diagnóstico na SCP por conta da maior invasibilidade e do efeito que a distensão da cavidade, assim como a posição de Trendelenburg, têm sobre as veias dilatadas.[19]

O tratamento pode ser medicamentoso, com agentes progestínicos, danazol, contraceptivos combinados, medicações flebotônicas, anti-inflamatórios e análogos de GnRH;[20-22] mostra-se efetivo e deve ser a primeira linha de tratamento, porém, vale ressaltar que seu uso em longo prazo, efeitos colaterais e a dificuldade de estudos para avaliação da eficácia também em seguimento em longo prazo são fatores limitantes e de possível insucesso.[19]

O método endovascular é a intervenção de escolha, por ser ambulatorial e minimamente invasivo e realizado, na maioria das vezes, sob anestesia local. É bastante efetivo e tem o intuito de ocluir ou ablar as veias incompetentes, oferecendo 70% a 85% de resolução dos sintomas.[19]

No caso da síndrome do Quebra Nozes, o tratamento é a inserção endovascular de um *stent* na veia renal esquerda.[16]

O método endovascular não é isento de riscos, podendo causar fenômenos tromboembólicos, embolização de vasos não programados e recorrência das varizes (1% a 2%).[23-25]

O tratamento cirúrgico é efetivo, mas reserva-se aos casos refratários às técnicas endovasculares ou quando há sintomas de compressão vascular de raízes sacrais, como urgência miccional, proctalgia ou ciatalgia (veja capítulo Causas Neuropáticas de Dor Pélvica e Perineal). O tratamento cirúrgico consiste na ressecção por via aberta, ou preferencialmente laparoscópica, da veia ovariana e das varizes pélvicas. Vale ressaltar que a histerectomia, acompanhada ou não de salpingooforectomia bilateral, muitas vezes associada ao procedimento, é de papel incerto, radical, e agrega riscos ao procedimento, principalmente relacionados à perda da função gonadal.

■ DOENÇA INFLAMATÓRIA PÉLVICA CRÔNICA E ADERÊNCIAS PÉLVICAS

As revisões iniciais apoiavam o papel das aderências pélvicas como sendo de contribuição significativa na dor pélvica crônica.[26,27]

As superfícies de tecidos e órgãos, ao perderem sua integridade, formam bandas de colágenos durante o processo de cicatrização. A presença deste novo tecido caracteriza as aderências. A estimativa da correlação entre mulheres com DPC e aderências varia muito na literatura médica.[26,27] Este processo decorre de qualquer agressão e surge em qualquer parte da cavidade abdominal; porém, considera-se que as aderências na pelve têm origem genital, dado que suas causas primárias, em grande parte, derivam de moléstias como a endometriose, doença inflamatória pélvica ou de intervenções cirúrgicas em órgãos genitais internos.[28]

Os motivos pelos quais as aderências pélvicas levam à DPC não estão completamente estabelecidos. Especula-se que a menor mobilidade das estruturas, a limitação do peristaltismo intestinal, a tração entre os órgãos e os estímulos das fibras aferentes C são os principais desencadeantes do desconforto.[29]

Investigações mais recentes demonstram uma fraca correlação entre as aderências e a dor pélvica crônica, muito menos que outros fatores, como, por exemplo, os psicossomáticos.[30] Poucos estudos bem desenhados correlacionam a adesiólise a bons resultados terapêuticos. Tentando oferecer uma solução para dor complexa, profissionais de saúde creditam às aderências a causa da dor, mesmo que o achado laparoscópico seja discreto, como endometriose mínima, doença inflamatória pélvica ou outras condições associadas a aderências. Esta explicação pode ocorrer mesmo se a dor referida estiver distante do seu último evento cirúrgico.[30]

Outro elemento que suscita questionamentos é a carência de correlação entre a quantidade e o grau das aderências com a intensidade da dor. A previsibilidade de surgir as aderências diante de determinada agressão iatrogênica, como cirurgias e radioterapias, também é muito falha. Dada a falta desta associação, esta imprevisibilidade, assim como a dificuldade de confirmação diagnóstica, mormente, alcançada apenas pela laparoscopia, a melhor alternativa é prevenir seu surgimento.[29]

Para esse fim, a principal atuação médica incide sobre suas causas, ou seja, diante da suspeita de endometriose, doença inflamatória pélvica, apendicite aguda, cistos ovarianos hemorrágicos extensos, entre outros, o tratamento deve ser iniciado o mais precocemente possível, para assim evitar o aparecimento das aderências ou ao menos diminuir sua quantidade e intensidade.[29]

Obviamente, sempre é interessante que, durante as intervenções, o cirurgião previna a formação de aderências com cuidados como indicação, sempre que possível, de cirurgias minimamente invasivas, com o gás aquecido, hemostasia adequada e remoção de tecidos necróticos. Caso haja necessidade de manipulação da cavidade, que seja retirado o talco das luvas, assim como uso de gazes e compressas umedecidas. Deve-se evitar excesso de corrente elétrica, no intuito de evitar promoção de áreas isquêmicas, que têm risco de formação de aderências vasculares, mais espessas e firmes que as avasculares. A prevenção também relaciona-se a uma antissepsia e profilaxia antibiótica adequadas.

O papel de substâncias que podem ser utilizadas para evitar a reformação das aderências, como soluções cristaloides, coloides e membranas, tem eficácia relativa e a literatura médica ainda carece de estudos de melhor evidência.[10]

Finalmente, outros tratamentos para controle das dores decorrentes das aderências pélvicas são as medicações para coibir os estímulos dolorosos. Sobressai-se a gabapentina, anticonvulsivante que também mostrou-se eficaz em diminuir a hipersensibilidade neuronal em neuralgias pós-herpéticas e por outras causas, e cuja eficácia já foi comprovada na síndrome de dor pélvica crônica. Similarmente, a amitriptilina tem o mesmo efeito, porém com menor eficácia e efeitos colaterais mais frequentes e desconfortáveis. Anti-inflamatórios não hormonais e os opioides também são alternativas terapêuticas. Possibilidade relevante é a acupuntura, que progressivamente se estabelece no meio médico.[31,10]

Aderências podem exercer algum papel na dor de algumas pacientes, mas a contribuição é provavelmente pequena e os procedimentos cirúrgicos, repetidos, supostamente no intuito de tratar a dor, podem também adicionar novas contribuições às síndromes dolorosas, como efeito do trauma cirúrgico, descontentamento pela falta de alívio de sintomas e o peso psicológico da persistência do estado de "doença" em pacientes submetidas a múltiplas intervenções, assim como risco de aumento da morbiletalidade relacionada a estas intervenções.[10]

■ SÍNDROME DO OVÁRIO REMANESCENTE

Uma situação mais complexa pode ocorrer se um fragmento de tecido ovariano for deixado durante uma ooforectomia.[32] Esta situação ocorre em casos onde dissecções complexas são requeridas, como em casos de quadro aderencial muito expressivo ou endometriose pélvica profunda. Com o passar do tempo, a estimulação do fragmento pelo hormônio folículo estimulante pode promover crescimento do fragmento transformado em massa sintomática, ao longo do curso dos vasos que suprem o ovário.

O mecanismo de dor relaciona-se ao crescimento da massa confinado em meio às aderências fibróticas. Classicamente, a paciente sente dor cíclica, normalmente unilateral, associada ou não à dispareunia (sugestiva de aderência do fragmento à cúpula vaginal), na ausência de sintomas vasomotores após a paciente ter sido submetida à ooforectomia bilateral.[32]

■ FATORES EMOCIONAIS

São evidentes os componentes emocionais relacionados à dor pélvica crônica. Ansiedade, depressão, distúrbios do sono são comuns entre pacientes com este quadro.[33]

O transtorno de estresse pós-traumático é um transtorno de ansiedade desencadeado pela exposição a um evento traumático e apresenta sintomas como fadiga crônica, diminuição do envolvimento em atividades, introversão e alterações da vida social, no trabalho ou funcionamento familiar. A síndrome de hipervigilância, perturbações da concentração e distúrbios do sono também são observados. De acordo com alguns estudos, 8% a 10% da população sofrem de estresse pós-traumático em algum momento durante a sua vida.[34]

Transtornos de estresse pós-traumático estão muitas vezes relacionados à agressão física ou sexual. A forte relação entre uma história de abuso sexual (geralmente no seio da família, pelo pai ou cônjuge, com trauma físico ou psicológico) e dor pélvica crônica tem sido destacada.[35] Essa relação também foi observada em outros contextos de dor, tais como cistite intersticial ou síndrome do intestino irritável.[36]

A prevalência de abuso sexual seria de 48% a 56% em mulheres que buscam assistência para a dor pélvica crônica, que é muito maior do que a frequência de abuso sexual na população geral.

A história de abuso sexual, trauma físico e mental, estresse e transtorno de estresse pós-traumático podem não só ser fenômenos geradores, mas amplificadores da dor e desempenham papel decisivo nos resultados do tratamento. Garantir a segurança da paciente (longe do perigo e do agressor, etc.), o tratamento completo da lesão orgânica quando identificada, bem como o tratamento do estresse pós-traumático propriamente dito, pode ser relevante para o sucesso terapêutico em pacientes com dor pélvica crônica.[37]

Aumentar a consciência da equipe dos profissionais de saúde sobre a importância de evitar procedimentos que podem ser considerados pela paciente nova forma de abuso ou agressão é também fator essencial.[37]

REFERÊNCIAS BIBLIOGRÁFICAS

1. Mathias SD, et al. Chronic pelvic pain: prevalence, health-related quality of life, and economic correlates. Obstet Gynecol 1996;87(3):321-7.
2. Zondervan KT, et al. Chronic pelvic pain in the community--symptoms, investigations, and diagnoses. Am J Obstet 2001;184(6):1149-51.
3. Grace VM, et al. Chronic pelvic pain in New Zealand: prevalence, pain severity, diagnoses and use of the health services. Aust N Z J Public Health 2004;28(4):369-75.
4. García-Pérez H, et al. Pelvic pain and associated characteristics among women in northern Mexico. Int Perspect Sex Reprod Health 2010;36(2):90-8.
5. Donaldson L. 150 years of the Annual Report of the Chief Medical Officer: on the state of public health 2008. London: DoH; 2009.
6. Zondervan KT, et al. Prevalence and incidence of chronic pelvic pain in primary care: evidence from a national general practice database. Br J Obstet Gynaecol 1999;106(11):1149-55.
7. Zondervan KT, et al. Prevalence and incidence of chronic pelvic pain in primary care: evidence from a national general practice database. Br J Obstet Gynaecol 1999;106(11):1149-55.
8. Nogueira AA, et al. Abordagem da dor pélvica crônica em mulheres. Rev Bras Ginecol Obstet 2006;28(12):733-8.
9. Koo S, et al. Pelvic congestion syndrome and pelvic varicosities. Tech Vasc Interv Radiol 2014;17(2):90-5.
10. Steege JF, et al T. Chronic pelvic pain. Obstet Gynecol 2014;124(3):616-29.
11. Belenky A, et al. Ovarian varices in healthy female kidney donors: incidence, morbidity, and clinical outcome. AJR Am J Roentgenol 2002;179(3):625-7.
12. Meneses LQ, et al. Using magnetic resonance phase-contrast velocity mapping for diagnosing pelvic congestion syndrome. Phlebology 2011; 26(4):157-61.
13. Fassiadis N. Treatment for pelvic congestion syndrome causing pelvic and vulvar varices. Int Angiol 2006;25(1):1-3.
14. Jung S, et al. Unusual causes of varicose veins in the lower extremities: CT venographic and Doppler US findings. Radiographics 2009;29(2):525-36
15. Abbott, Jason, et al. Laparoscopic excision of endometriosis: a randomized, placebo-controlled trial. Fertili 2004:82:878-9
16. Scultetus AH, et al. The nutcracker syndrome: its role in the pelvic venous disorders. J Vasc Surg 2001;34(5):812-9.
17. Fauconnier A, et al. Relation between pain symptoms and the anatomic location of deep infiltrating endometriosis. Fertil Steril 2002;78(4):719-26.
18. Arnoldussen CW, et al. Diagnostic imaging of pelvic congestive syndrome. Phlebology 2015;30(1):67-9.
19. Borghi C, et al. Pelvic congestion syndrome: the current state of the literature. Arch Gynecol Obstet 2016;293(2):291-301.
20. Beard RW, et al. Clinical features of women with chronic lower abdominal pain and pelvic congestion. BJOG: Int J Obst Gynaecol 1988;95(2):153-61.
21. Simsek M, et al. Effects of micronized purified flavonoid fraction (Daflon) on pelvic pain in women with laparoscopically diagnosed pelvic congestion syndrome: a randomized crossover trial. Clin Exp Obstetr Gynecol 2006;34(2):96-8.
22. Cheong YC, et al. Non-surgical interventions for the management of chronic pelvic pain. Cochrane Database Syst Rev 2014;(3):CD008797.
23. Bittles MA, et al. Gonadal vein embolization: treatment of varicocele and pelvic congestion syndrome. Semin Intervent Radiol 2008;25(3):261-70.
24. Hansrani V, et al. Trans-venous occlusion of incompetent pelvic veins for chronic pelvic pain in women: a systematic review. Eur J Obstet Gynecol Reprod Biol 2015;185:156-63.
25. Van der Vleuten CJ, et al. Embolization to treat pelvic congestion syndrome and vulval varicose veins. Int Gynecol Obstet 2012;118(3):227-30.

26. Howard FM. The role of laparoscopy in chronic pelvic pain: promise and pitfalls. Obstet Gynecol Surv 1993;48(6):357-87.

27. Hammoud A. Adhesions in patients with chronic pelvic pain: a role for adhesiolysis? Fertil Steril 2004;82(6):1483-91.

28. Pathogenesis, consequences, and control of peritoneal adhesions in gynecologic surgery: a committee opinion. Fertil Steril 2013;99(6):1550-5.

29. Monk BJ, et al. Adhesions after extensive gynecologic surgery: clinical significance, etiology, and prevention. Am J Obstet Gynecol 1994;170(5 Pt 1):1396-403.

30. Latthe P, et al. Factors predisposing women to chronic pelvic pain: systematic review. BMJ 2006;332(7544):749-55.

31. Nogueira AA, et al. Abordagem da dor pélvica crônica em mulheres. Rev Bras Ginecol Obstet 2006;28(12):733-40.

32. Steege JF. Ovarian remnant syndrome. Obstet Gynecol 1987;70(1):64-7.

33. Clemens JQ, et al. Mental health diagnoses in patients with interstitial cystitis/painful bladder syndrome and chronic prostatitis/chronic pelvic pain syndrome: a case/control study. J Urol 2008;180(4):1378-82.

34. Stein MB, et al. Full and partial posttraumatic stress disorder: findings from a community survey. Am J Psychiatry 1997;154(8):1114-9.

35. Leithner K, et al. Physical, sexual, and psychological violence in a gynaecological–psychosomatic outpatient sample: Prevalence and implications for mental health. Eur J Obstet Gynecol Reprod Biol 2009;144(2):168-72.

36. Riant TR, et al. Facteurs prédictifs et prévention des douleurs pelvipérinéales chroniques postopératoires. Prog Urol 2010;20:145-8.

37. Ploteau S, et al. New concepts on functional chronic pelvic and perineal pain: pathophysiology and multidisciplinary management. Discov Med 2015;19(104):185-92.

Causas Uroginecológicas

■ INTRODUÇÃO

A associação de sintomas vesicais com dores na região pélvica é bastante frequente. Estima-se que 43% das pacientes com sintomas de armazenamento ou esvaziamento vesical possuem dor pélvica e, inversamente, 63% a 93% de mulheres com dor pélvica crônica se queixam de sintomas do trato urinário baixo.[1, 2] Por isso, muitas vezes o diagnóstico é difícil e baseado em sintomas de exclusão.

■ SÍNDROME DA BEXIGA DOLOROSA

A síndrome da bexiga dolorosa é uma das afecções mais emblemáticas dentro da uroginecologia. Pacientes com essa doença apresentam grau de sofrimento intenso com péssima qualidade de vida.

Define-se bexiga dolorosa como uma sensação desagradável (dor, pressão, desconforto) relacionada à bexiga, associada a sintomas do trato urinário baixo, por mais de seis semanas, na ausência de infecção ou outras causas identificadas.[3] É comum a associação a outras afecções, tais como a síndrome do intestino irritável, da fadiga crônica, fibromialgia, depressão, alergias ou doenças autoimunes. A etiologia é desconhecida. Acredita-se que lesões sobre o urotélio alterando a camada de glicosaminoglicanas levem a uma permeabilidade do interstício aos íons, principalmente ao potássio, ocasionando ativação dos mastócitos com liberação de histaminas, havendo uma ativação das fibras C e uma resposta imunogênica alérgica, levando à injúria vesical e dor neuropática crônica.[4,5]

O diagnóstico basicamente é feito pela anamnese e se faz por exclusão com outras afecções. Pacientes com dor ou sensação de pressão, desconforto na região suprapúbica associada a aumento da frequência urinária ou à urgência miccional, que esvaziam a bexiga para aliviar a dor, devem ser investigadas para síndrome da bexiga dolorosa. Ao exame, devemos procurar pontos dolorosos (*trigger points*), afastar infecção urinária ou tumor vesical. Como exames subsidiários para o diagnóstico, ressaltam-se a citologia oncótica urinária, principalmente nas pacientes tabagistas e/ou com presença de microhematúria, o estudo urodinâmico e a cistoscopia.

No estudo urodinâmico, pode se observar primeiro desejo miccional precoce, sensação vesical anormal, capacidade vesical diminuída, dor com complacência normal. Podemos encontrar contração não inibida do detrusor em 12% a 20%.[6] Não é recomendado na rotina. A cistoscopia em ambulatório também é opcional e serve para excluir outras afecções, tais como carcinoma, cálculos, corpo estranho, lesão de Hunner e glomerulações. O diagnóstico diferencial deve ser feito com infecção urinária, infecções genitais, tuberculose, cistite decorrente de radioterapia e quimioterapia, obstrução infravesical e bexiga hiperativa.

O tratamento visa a conscientizar a paciente sobre a doença e tem por objetivo aliviar os sintomas e melhorar a qualidade de vida. Deve-se esclarecê-las de que não há cura, que o tratamento é prolongado e com frequência é necessário associar medicações. Períodos de recaídas e remissão da doença podem ocorrer. São oferecidos seis passos terapêuticos e devemos avaliar os benefícios, a gravidade dos efeitos adversos, a reversibilidade do tratamento e, normalmente, iniciar do menos para o mais invasivo.

A primeira linha de tratamento visa a orientar a paciente para reeducação vesical, ingestão de líquido, massagem, aplicação de calor e frio, tentar evitar ou diminuir o estresse. A orientação quanto à dieta é muito importante, devendo-se evitar frutas cítricas, vinagre, tomate, café, chás escuros, bebidas alcoólicas e gaseificadas. Trabalhos mostram que com estas atitudes há melhora em 50% dos casos.

Na segunda linha de tratamento, orientamos para fisioterapia para relaxar o assoalho pélvico, aliviar a dor, medicamentos orais e intravesicais. A melhora da dor está intimamente ligada à qualidade de vida e o uso de analgésicos (paracetamol, dipirona, fenazopiridina) está indicado para tirar a paciente da crise. Os opioides para controle da crise devem ser utilizados com parcimônia, pois o uso prolongado pode levar à dependência e, em alguns casos, devemos encaminhar a paciente para o especialista em dor.

Dentre os medicamentos por via oral, a amitriptilina é um dos mais utilizados. Tem ação anticolinérgica central e periférica, inibindo a atividade dos mastócitos e a recaptação da serotonina e noradrenalina. Possui ação sedativa muito interessante principalmente nas pacientes com noctúria intensa. Devemos iniciar com doses de 10 a 25 mg ao jantar, podendo-se chegar até 75 mg ao dia e, como efeito colateral, temos fadiga, ganho de peso e obstipação.[7]

A hidroxizina é uma droga antihistamínica com atividade sedativa e ansiolítica e deve ser utilizada principalmente nas pacientes com antecedentes alérgicos. A dose pode variar de 10 a 75 mg/dia. Outro medicamento é o pentosanpolissulfato de sódio, que atua na restauração da camada de glicosaminoglicana; é aprovado pelo FDA e deve ser usado na dose de 200 a 300 mg/dia. Em cinco estudos randomizados, duplo cego, três mostraram melhora significativa. Quanto mais precoce for o tratamento, melhores serão os resultados.

Quando não obtemos melhora com o tratamento oral, podemos associar drogas intravesicais. O dimetilsulfóxido tem ação anti-inflamatória, analgésica, relaxante muscular e colagenolítica e é aprovado pelo FDA. O frasco é diluído em 50% de solução salina, são feitas aplicações semanais por seis a oito semanas, sendo que a droga deve ser mantida por 10 minutos. A seguir, deve-se aplicar 2×/mês por três a 12 meses até a remissão dos sintomas.[8] Outra droga de uso intravesical é o ácido hialurônico, que vem em frascos de 50 mL, contendo 40 mg. Devemos utilizar no máximo 10 aplicações.

A terceira linha de tratamento é a cistoscopia realizada para hidrodistensão. Esta pode ser diagnóstica ou terapêutica, e possibilita 1/3 de melhora por alguns meses. A distensão vesical promove isquemia, levando à degeneração de nervos aferentes com diminuição da dor e aumento da capacidade vesical. A hidrodistensão é feita por meio de bloqueio raquimedular ou anestesia geral. Infunde-se soro fisiológico até atingir pressão intravesical de 60 a 80 cmH$_2$O, mantendo-a por dois a três minutos. Não ultrapassar 800 mL ou 10 minutos na capacidade máxima, com risco de rotura e/ou necrose vesical. Esvazia-se a bexiga e realiza-se a cistoscopia, podendo ser observada a presença de glomerulações ou petéquias, que são a representação dos vasos que se rompem, e a presença de lesão de Hunner; esta é descrita como uma área avermelhada, circunscrita com pequenos vasos radiados, junto a uma lesão central, com depósito de fibrina ou coágulos. O tratamento da lesão de Hunner pode ser feito por fulguração com cautério, laser ou com aplicações de triancinolona. Deve-se manter o cateter por algumas horas após o procedimento.[9]

A quarta linha de tratamento é neuroestimulação ou a aplicação de toxina botulínica. A neuroestimulação pode ser realizada pela via transcutânea no nervo tibial ou pudendo ou pela via sacral por intermédio da colocação de um neuromodulador. Sua ação se faz por estímulo de fibras aferentes, ativando os circuitos inibitórios das fibras C. Outro tratamento é a utilização da toxina botulínica, que inibe a liberação da acetilcolina na junção neuromuscular, diminuindo a contratilidade vesical. São feitas aplicações de 100 a 200 U no trígono e submucosa. Em revisão sistemática, oito estudos mostraram bons resultados. Há uma tendência para utilização da toxina em bexiga dolorosa refratária.[10]

A quinta linha de tratamento é a utilização da ciclosporina na dose de 1,5 a 3 mg/Kg/dia de 12/12h. Deve ser manuseada por quem tem experiência com a droga, pelos seus inúmeros efeitos colaterais.

A sexta e última linha de tratamento é a cistosplastia ou a derivação urinária com ou sem cistectomia e é reservada para aquelas pacientes onde todos os tratamentos foram decepcionantes. Obviamente, é um tratamento irreversível e só deve ser indicado após exauridas todas as tentativas de alívio da dor e anuência da paciente.

■ DOR PÉLVICA MIOFASCIAL

Define-se dor miofascial como uma forma complexa de disfunção neuromuscular consistindo de anormalidades motoras e sensoriais envolvendo o sistema nervoso central e periférico.[11]

A dor miofascial é regional, caracteriza-se por pontos de gatilho miofasciais e sua etiologia é desconhecida. Pode-se originar no assoalho pélvico ou nos músculos extrapélvicos, com irradiação para a região pélvica acometendo uretra, bexiga, intestino e afetando a atividade sexual. Pode se apresentar como nódulos em uma faixa de músculo tenso que produz dor. A dor pode ser local e/ou referida e a resposta de contração pode ser provocada quando essa região é palpada. A convergência somatovisceral que ocorre dentro da região pélvica nos mostra por que não somente o exame dos órgãos pélvicos, mas também dos músculos, fáscias e avaliação neurológica da região deve ser realizado em todas as mulheres com dor pélvica. Tem alta prevalência nas pacientes com bexiga dolorosa e vulvodínea.

■ TRATAMENTO

O tratamento da dor miofascial pode ser feito por:

1. Medidas conservadoras por relaxamento do assoalho pélvico e da musculatura ao seu redor. Podem ser realizadas concomitantemente medidas comportamentais, tais como *biofeedback* e eletroestimulação, calor local, manipulações manuais dos tecidos com libera-

ção dos pontos dolorosos, alongamentos e evitamento de manobras de Valsalva ou exercícios de Kegel;

2. **Medicamentoso:** relaxantes musculares como ciclobenzaprina e diazepínicos;

3. **Fisioterapia:** exercícios de alongamento e fisioterapia manual;

4. **Infiltração nos pontos de gatilho:** Os músculos nos quais podem ser feitas as infiltrações são ileococcígeo, pubococcígeo e puboretal, coccígeo, obturador interno e transverso superficial e profundo do períneo. Os anestésicos mais utilizados são a lidocaina 2%, bupivacaina 0,5% e ropivacaina 0,5 %;

5. **Toxina botulínica:** sua utilização é *off label* e alguns trabalhos mostram resultados encorajadores. Na revisão da Cochrane (2012), as evidências são inconclusivas para o seu emprego na dor miofascial.[12,13]

■ DOR PÉLVICA PROVOCADA POR TELAS

A utilização de telas suburetrais e telas para correção do prolapso genital vem sendo descrita desde a década de 1990. Embora evidências sugiram que as telas possam reduzir as taxas de recorrência do prolapso, as complicações pela sua utilização vêm aumentando. O FDA emitiu uma comunicação de segurança sobre as complicações com as telas.[14]

A taxa de dor pélvica após a colocação de telas é difícil de estimar. Abbott *et al.* (2014), avaliando 347 mulheres com complicações após colocação de telas, observaram 34,6% de dor pélvica.[15]

Muitas pacientes se queixam de dor na coxa ou na região do obturador ou na vagina. O exato mecanismo da dor é desconhecido. A retração da tela junto ao processo inflamatório local e fatores neurogênicos podem contribuir para o aparecimento da dor.

O tratamento destes casos pode ser conservador por meio de estrogênio local, drogas analgésicas e antinflamatórias, fisioterapia e injeções com analgésicos e corticóides nos pontos de dor. Nos casos em que não há melhora, está indicada a retirada da tela. A remoção das telas pode ser tecnicamente difícil e ser acompanhada de lesões uretrais, vesicais e retais. Deve-se tentar retirar a maior quantidade de tela possível.[16,17]

REFERÊNCIAS BIBLIOGRÁFICAS

1. Clemens J, Markossian T, Meenan R, O'Keeffe Rosetti M, Calhoun E (2007) Overlap of voiding symptoms, storage symptoms and pain in men and women. J Urol 178:1354–1358.

2. Van Os-Bossagh P, Pols T, Hop W, Bohnen A, Vierhout M, Drogendijk A (2003) Voiding symptoms in chronic pelvic pain. Eur J Obstet Gynecol Rep Biol 107:185–190

3. Bladder Pain Syndrome International Consultation on Incontinence; Philip Hanno, Alex Lin, Jorgen Nordling, Leroy Nyberg, Arndt van Ophoven, Tomohiro Ueda, Alan Wein; (Neurourol Urodyn, 2009; 28 (4): 274-86.

4. Vij M,Srikrishna, S, Cardozo Interstitial cystitis: diagnosis and management. Eur J Obstet Gynecol Reprod Biol. 2012 Mar;161(1):1-7. doi: 10.1016/j.ejogrb.2011.12.014. Epub 2012 Feb.

5. Lokeshwar VB, Selzer MG, Cerwinka WH, Gomez MF, Kester RR, Bejany DE, Gousse AE. Urinary uronate and sulfated glycosaminoglycan levels: markers for interstitial cystitis severity. J Urol. 2005 Jul;174(1):344-9.

6. Kirkemo A, Peabody M, Diokno AC, et al. Associations among urodynamic findings and symptoms in women enrolled in the Interstitial Cystitis Dta Base (ICDB) study. Urology 1997;49:76-80.

7. Effect of Amitriptyline on Symptoms in Treatment Naïve Patients With Interstitial Cystitis/Painful Bladder Syndrome: Harris E. Foster Jr., Philip M. Hanno, J. Curtis Nickel, Christopher K. Payne, Robert D. Mayer, David A. Burks et al.; Interstitial Cystitis Collaborative Research Network; J Urol, 2010;183(5);1853-1858.

8. Perez-Marrero R, Emerson LE, Feltis JT. A controlled study of dimethyl sulfoxide in intertitial cystitis. J Urol 1988;140:36-39.

9. Hsieh CH, Chang ST, Hsieh CJ, et al. Treatment of interstitial cystitis with hydrodistention and bladder training. Int Urogynecol J Pelvic Floor Dysfunct 2008; 19:1379.

10. Trigonal Injection of Botulinum Toxin A in Patients with Refractory Bladder Pain Syndrome/Interstitial Cystitis: Rui Pinto, Tiago Lopes, Bárbara Frias, André Silva, João Alturas Silva, Carlos Martins Silva, Célia Cruz, Francisco Cruz, Paulo Dinis; European Urology 2010; 58; 360–365.

11. Shah JP, Gilliams EA. Uncovering the biochemical milieu of myofascial trigger points using in vivo microdialysis: an application of muscle pain concepts to myofascial pain syndrome. J Bodyw Mov Ther 2008;12(4):371–84.

12. Graff-Radford SB. Myofascial pain: diagnosis and management.Curr Pain Headache Rep. 2004;8:463–7

13. Jeynes LC, Gauci CA. Evidence for the Use of Botulinum toxin in the chronic pain setting – a review of the literature. Pain Pract.2008;8:269–76.

14. US Food and Drug Administration. FDA safety communication: update on serious complications associated with transvaginal placement of surgical mesh for pelvic organ prolapse. July 13, 2011. Available at: http://www.fda.gov/MedicalDevices/Safety/AlertsandNotices/ucm262435.htm.

15. Abbott S, Unger CA, Evans JM, et al. Evaluation and management of complications from synthetic mesh after pelvic reconstructive surgery: a multicenter study. Am J Obstet Gynecol 2014;210:163.e1-8.

16. Ostergard DR (2010) Polypropylene vaginal mesh grafts in gynecology. Obstet Gynecol 116(4):962–966.

17. Manodoro S, Endo M, Uvin P, Albersen M, Vláčil J, Engels A,Schmidt B, De Ridder D, Feola A, Deprest J (2013) Graft-related complications and biaxial tensiometry following experimental vaginal implantation of flat mesh of variable dimensions. BJOG 120 (2):244–250.

Capítulo 31

■ **Giancarlo Cavalli Polesello** ■ **Marcelo Cavalheiro de Queiroz**
■ **Walter Ricioli Jr.**

Causas Ortopédicas

■ INTRODUÇÃO

As causas ortopédicas da dor pélvica crônica são motivo de confusão diagnóstica e terapêutica. Por esse motivo, a interação entre o especialista em abdome e pelve e o ortopedista é muito importante.

Do ponto de vista ortopédico, as principais algias que podem se mesclar com as de origem abdominopélvica são a síndrome da dor glútea profunda, o impacto femoroacetabular, pubalgias, e a dor facetária lombar.

A falta de diagnóstico associado às múltiplas possíveis causas podem gerar enorme confusão. Equívocos terapêuticos são comuns e não raramente observamos pacientes que procuram inúmeros especialistas e ficam sem solução e sem diagnóstico, carregadas com estresse físico e psicológico importantes.

Nesse contexto, analisaremos cada entidade separadamente e sua respectiva propedêutica e proposta terapêutica.

■ SÍNDROME DA DOR GLÚTEA PROFUNDA

É uma entidade pouco e confusamente diagnosticada, caracterizada por dor e disestesias na região da nádega, do quadril ou da coxa posterior, ou dor radicular não discogênica na área subglútea.

Progressos no conhecimento da anatomia da região e o conceito de bandas fibrosas causando sintomas pela diminuição da mobilidade do nervo ciático e sua compressão na área glútea profunda representam mudança radical no diagnóstico e na terapêutica desta algia.

Estando o indivíduo em decúbito dorsal horizontal, a flexão do quadril com o joelho estendido faz o nervo ciático sofrer uma excursão proximal de aproximadamente 28 mm. Essa flexão, associada à rotação interna, alonga o músculo piriforme e causa um estreitamento do espaço entre a sua borda inferior, gêmeo superior e o ligamento

sacrotuberoso.[1] Assim, qualquer anormalidade que altere essa excursão do nervo ciático pode ocasionar uma dor na região glútea profunda e sintomas neurológicos.

A multiplicidade de afecções que podem causar esse tipo de dor e o melhor conhecimento da anatomia fez com que o termo síndrome do piriforme fosse abandonado e tenha-se adotado o termo síndrome da dor glútea profunda, que é o mais correto, pois múltiplas causas podem provocar dor nessa região, dentre elas destacamos a compressão do nervo ciático pelo músculo piriforme, a presença de bandas fibrosas, alterações no músculo e tendão do obturador interno, dos músculos gêmeos e do músculo quadrado da coxa, alterações no espaço isquiofemoral, alterações nos tendões e músculos isquiotibiais na região posterior da coxa, alterações vasculares na região glútea profunda e do nervo pudendo.[1-3]

Com o desenvolvimento da endoscopia periarticular do quadril, na região glútea profunda, houve entendimento da fisiopatologia e dos mecanismos pelos quais essa compressão acontece nos mais diversos pontos.[2]

Observamos três regiões em que pode haver compressão causadora de dor glútea profunda.

Existem três corredores principais no espaço glúteo profundo:

O primeiro compreende o forame isquiático maior, com as estruturas que dele emergem:

- O nervo ciático;
- O nervo cutâneo femoral posterior;
- O nervo glúteo superior;
- O nervo glúteo inferior para o obturador interno;
- O nervo pudendo.

O segundo espaço situa-se no forame isquiático menor (cujos limites são a incisura isquiática menor, o ligamento sacroespinal e o ligamento sacrotuberal) e as estruturas em seu conteúdo são:

- Tendão do músculo obturador interno;
- Nervo para o músculo obturador interno;
- Vasos (artéria e veia) pudendos internos.

Os dois corredores acima mencionados são visualizados na Figura 31.1.

O terceiro espaço está no túnel isquiofemoral. Essa região é compreendida entre o trocânter menor e o ísquio. Nesse local pode ocorrer a compressão das estruturas entre esses ossos (Figura 31.2), correlacionada à dor lateral ao ísquio (impacto isquiofemoral).

Dores mediais ao ísquio podem ocorrer por compressão do nervo pudendo e também deve ser pensada como fonte de algia nesse local.

A variabilidade anatômica do posicionamento do ciático com relação ao músculo piriforme também pode ser fonte de dor, podendo ocorrer em até 16,9% da população (Figura 31.3).

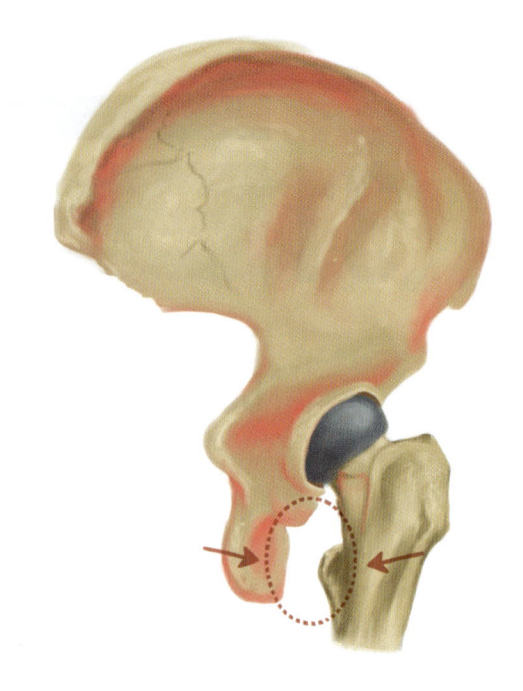

Figura 31.2 Vista posterior da região do quadril, identificando o túnel isquiofemoral, localizado entre as regiões do ísquio e trocânter menor (setas vermelhas).

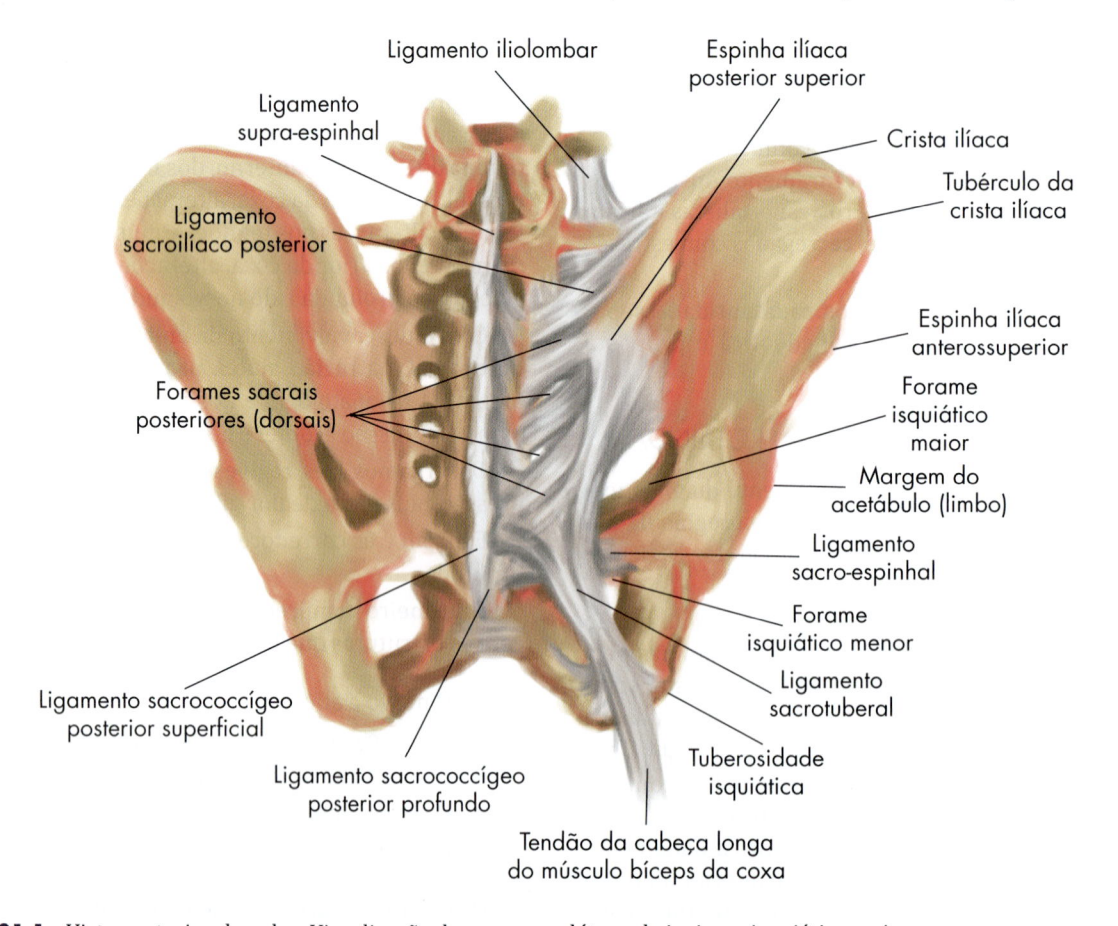

Figura 31.1 Vista posterior da pelve. Visualização dos espaços glúteos da incisura isquiática maior e menor.

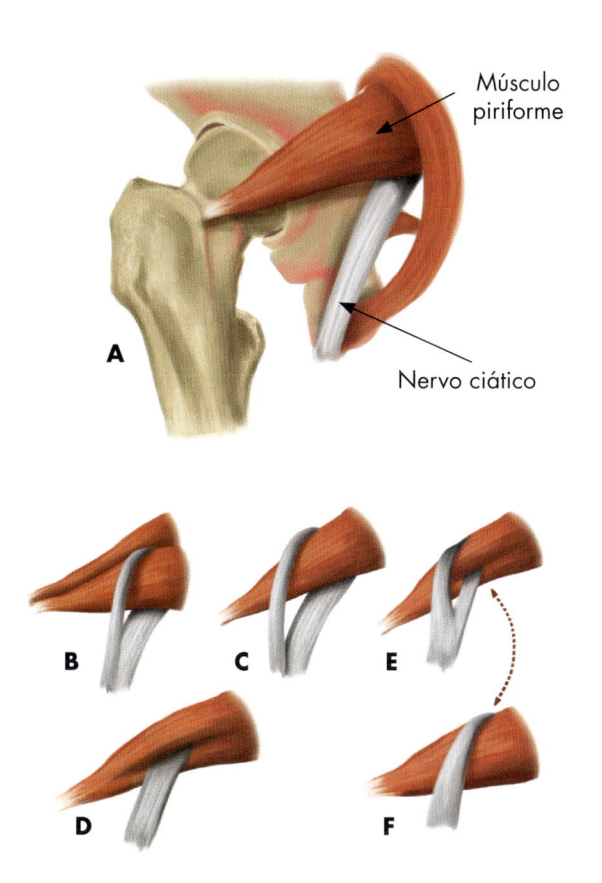

Músculo piriforme

Nervo ciático

A

B   C   E

D   F

Figura 31.3 Relação entre músculo piriforme e nervo ciático: **(A)** único e posterior; **(B)** dividido através e abaixo; **(C)** dividido acima e abaixo; **(D)** único entre as cabeças dos músculos; **(E)** dividido através e acima; **(F)** único acima.

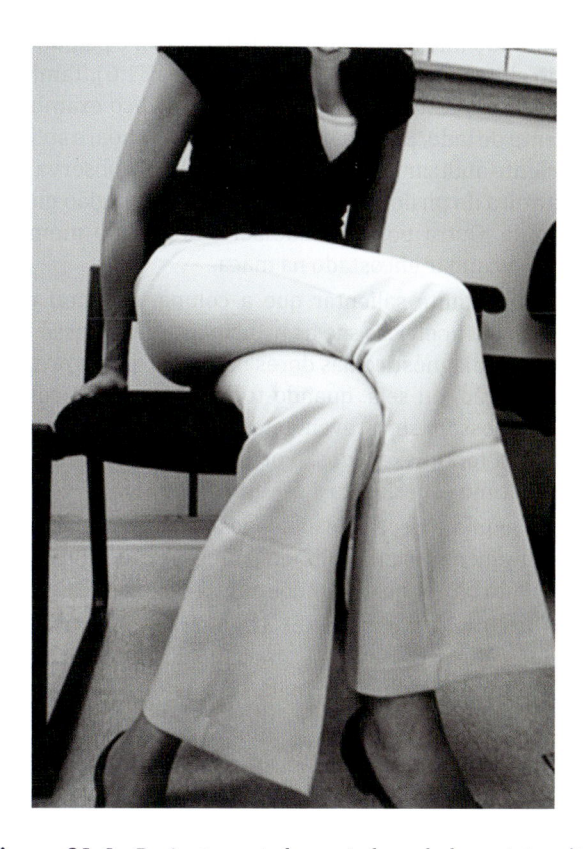

Figura 31.4 Paciente sentada, apoiada no lado assintomático; observar que a paciente não mantém apoio no lado afetado.

O exame clínico dessas pacientes é difícil, pois os sintomas são imprecisos; geralmente há uma gama de sintomas e dados semiológicos que acontecem de forma isolada ou em combinação, podendo confundir a dor glútea com outras da região lombar, intra ou extra-articular do quadril. Muitos dos sintomas não melhoram com os tratamentos, e muitas vezes as pacientes requerem altas doses de narcóticos para controlar a dor.

Mais comumente, os sintomas são de dor na nádega ou no quadril, e hipersensibilidade na região glútea e retrotrocantérica do tipo ciática unilateral (algumas vezes bilateral) e exacerbada com a rotação do quadril fletido e extensão do joelho. Observa-se, também, intolerância para sentar-se na mesma posição por mais de vinte ou trinta minutos (Figura 31.4). Claudicação, perda de força ou parestesias na região da extremidade afetada também podem estar presentes.

Muitas dessas pacientes já tiveram cirurgia espinal (Figura 31.5).

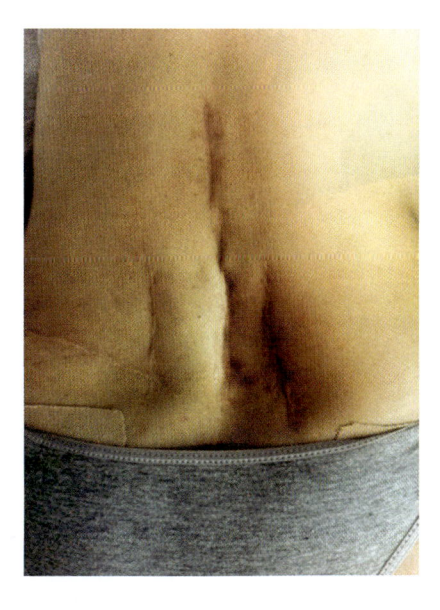

Figura 31.5 A ilustração apresenta várias incisões na coluna, devido a diagnóstico impreciso e, consequentemente, tratamento inadequado.

O médico deve examinar a paciente em posição sentada, rodando interno passivamente o quadril e palpando a região glútea profunda com a mão (Figura 31.6). Também pode fazer o teste de PACE, no qual o médico examina a paciente de lado, palpa a região glútea profunda, e solicita à paciente abduzir o membro (Figura 31.7), e observa se a contratura do piriforme vai provocar dor na região glútea profunda. Outra possibilidade seria abduzir o membro com o calcanhar encostado na maca.

É importante salientar que a coluna vertebral e as afecções intrapélvicas são as principais fontes desse tipo de dor, e o diagnóstico das dores na região glútea profunda é exceção, ou seja, quando todos os diagnósticos de dor que possam ser provenientes da pelve, do abdome e da coluna foram excluídos, o ortopedista provavelmente será o último especialista a ver essa paciente.[4]

Um amplo espectro de entidades patológicas pode não especificamente estar localizado na região glútea profunda e ser ponto de dor ou causar dor nessa região.

Esses pontos podem ser traumáticos e iatrogênicos, infecciosos, vasculares, ginecológicos, tumorais ou pseudotumorais. Por ser mais rara, a dor glútea profunda geralmente tem sido subdiagnosticada, inclusive nos exames de imagens tanto por conta da sua pouca sensibilidade como pelo maior conhecimento dos radiologistas em relação aos exames de coluna, sendo pouco considerado o fato de as alterações no nervo ciático poderem resultar de uma compressão intrapélvica ou extrapélvica dentro do espaço glúteo profundo.

Como diagnóstico por imagem, a ressonância magnética convencional é a escolha, sendo que as alterações da morfologia do nervo ciático são mais bem visualizadas na ponderação de T2 ou ESTIR, e podem estar relacionadas a lesão neural. Entretanto, o hipersinal no nervo ciático nem sempre indica sua doença, e além disso a presença de fibras neurovasculares é mais bem diagnosticada em reconstruções em três dimensões do que ao longo do trajeto do nervo usando reconstruções multiplanares. Ou seja: a ressonância magnética convencional da bacia ou do quadril pode não ser adequada para a visibilização do trajeto do nervo ciático e as possíveis interações com as estruturas potencialmente causadoras de dor glútea profunda. Para essa finalidade, é necessária a solicitação de uma neurografia do nervo ciático.[5]

Assim, os radiologistas devem estar cientes da anatomia e das condições patológicas nesse espaço, além de conhecer a forma de realizar a aquisição das imagens para neurografia do nervo ciático, conforme evidenciado na Figura 31.8.

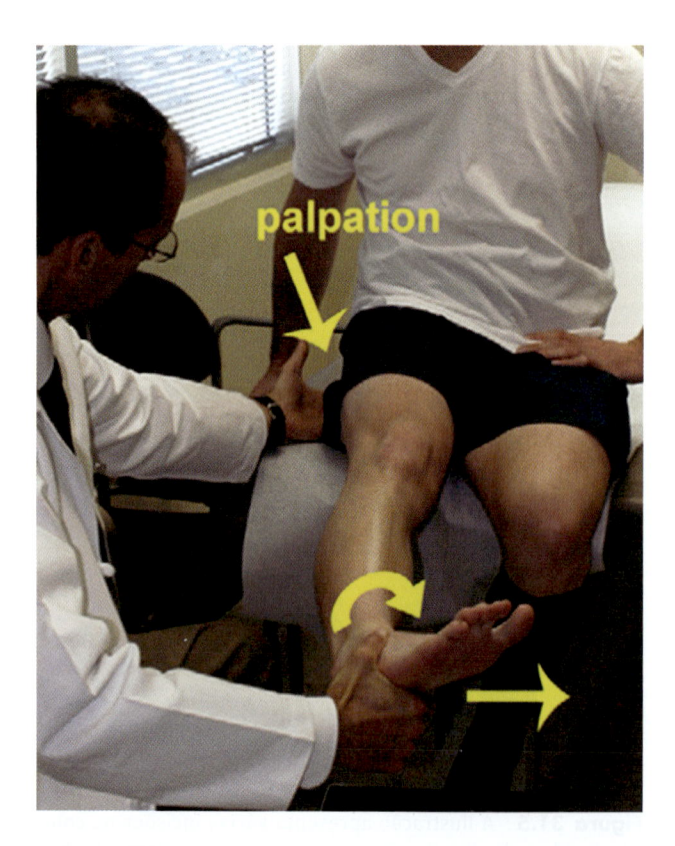

Figura 31.6 Manobra realizada com paciente sentado. (Foto cedida pelo Dr. Hal Martin).

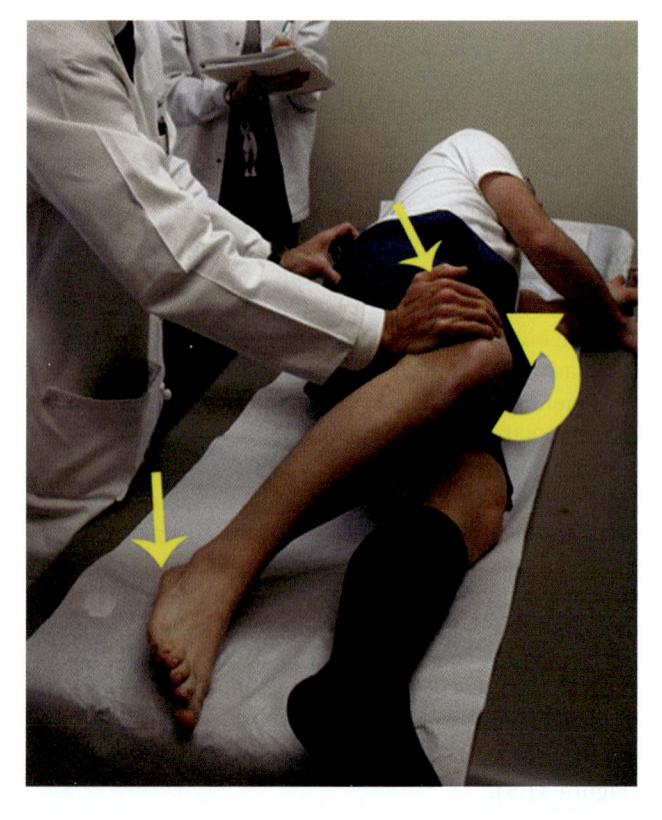

Figura 31.7 Manobra realizada com paciente em decúbito lateral (teste de PACE). (Foto cedida pelo Dr. Hal Martin).

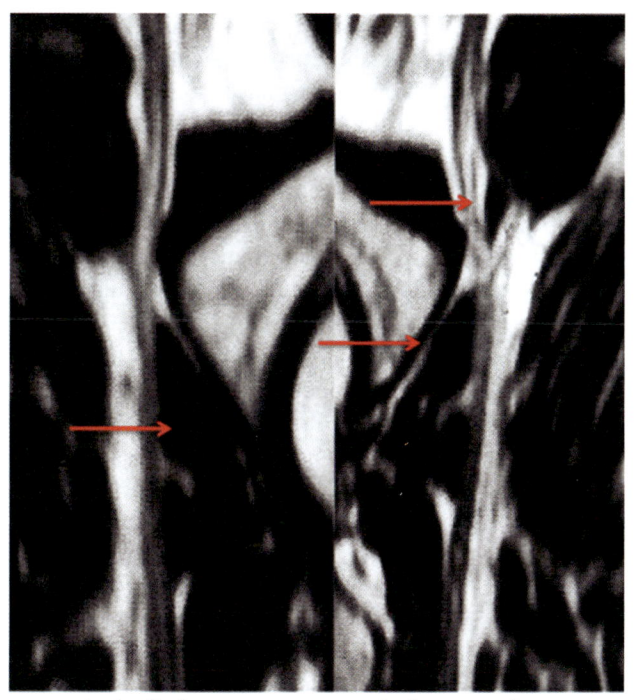

Lado direito   Lado esquerdo

O teste terapêutico com infiltração pode ser guiado por tomografia ou por ultrassonografia. As injeções guiadas são realizadas com a paciente em decúbito ventral, e se pode injetar anestésico e solução salina ou anestésico, solução salina e corticosteroides. É valioso o teste de diagnóstico, sendo também, em muitos casos, terapêutico.

Como tratamento, o desenvolvimento da endoscopia periarticular do quadril permitiu o conhecimento da fisiologia das compressões (Figura 31.9) que podem acontecer nessa região; muito foi aprendido com a endoscopia, além de permitir o tratamento quando o correto diagnóstico for realizado.[6]

Figura 31.8 Observe na neurografia por ressonância magnética a diferença entre os dois lados. No lado direito, toda massa do músculo piriforme está somente de um lado; enquanto, do lado esquerdo, dois terços estão de um lado e um terço do outro, mostrando claramente uma fenda no nervo, o que explica o quadro clínico.

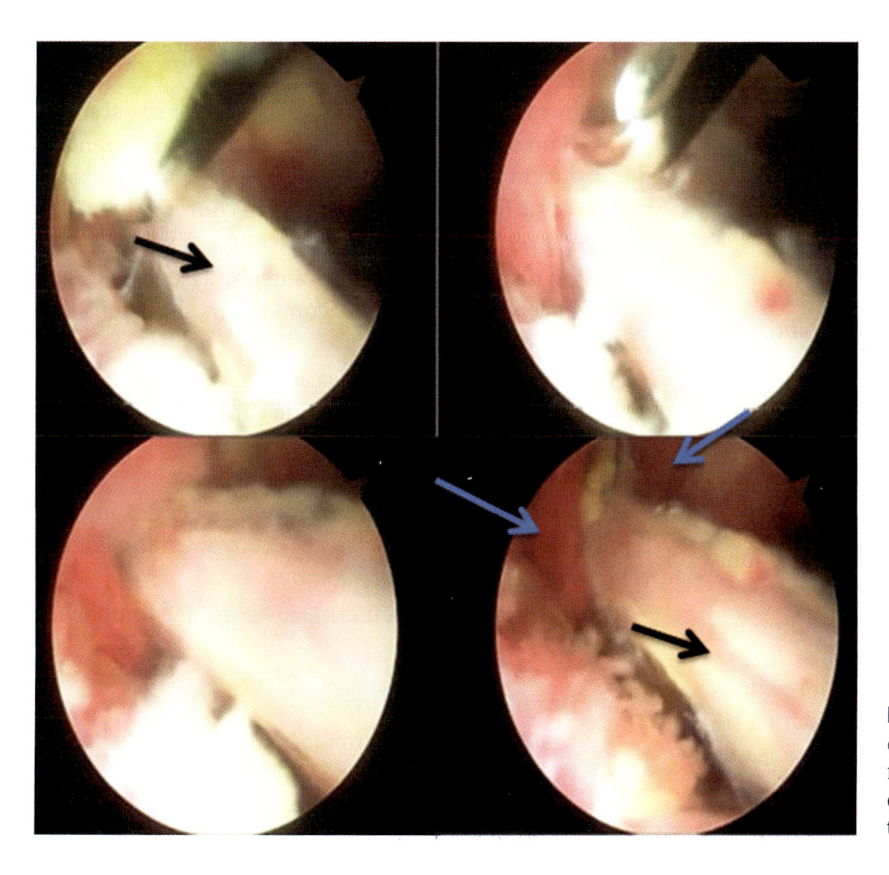

Figura 31.9 Endoscopia periarticular evidenciando na flecha preta o nervo ciático e na flecha azul o músculo piriforme. Observe que na última imagem é evidente a musculatura atravessando o nervo pelo meio.

Resumindo

A síndrome da dor glútea profunda é entidade que deve ser mais bem reconhecida. Sua etiologia é multifatorial, mas as duas principais e pouco diagnosticadas causas são: bandas fibrovasculares e compressão do nervo relacionado aos músculos rotadores externos do quadril, que podem incluir o piriforme.

A síndrome do piriforme, como antigamente chamada, pode ser citada como subgrupo da síndrome glútea profunda, significando que nem todas as síndromes da dor glútea profunda são síndrome do piriforme.

Os testes terapêuticos podem ser realizados para esclarecer o diagnóstico, e a imagem de ressonância magnética com neurografia é o exame de escolha e pode influenciar substancialmente o diagnóstico e o manejo dessas pacientes.

A descompressão endoscópica do nervo parece ser útil, pois melhora a função e diminui a dor dessas pacientes.

A anatomia local e as condições patológicas que causam dores nesse espaço podem confundir os especialistas, portanto os ginecologistas bem como os radiologistas devem estar cientes e informados quanto à sua existência.

■ DOR FACETÁRIA

A dor de origem facetária na coluna lombar é também causa comum de algia na região glútea profunda e deve ser não só pensada como também diagnosticada no diferencial das dores da região glútea profunda.[7,8]

A dor que provém das facetas da coluna vertebral lombar é uma causa comum de dor lombar baixa na população adulta.

Golthwaite foi o primeiro a descrever em 1911 e Gornley foi o autor ao qual foi creditado o termo síndrome facetária, em 1933.

A dor facetária é definida como a algia que começa de qualquer estrutura que é parte das facetas articulares lombares, incluindo a cápsula fibrosa, a membrana sinovial, a cartilagem hialina e o osso.[8]

A prevalência varia muito em diferentes estudos e menos de 5% até 90% das causas de dor na região lombossacral.

Com base em informações de estudos que foram feitos em pacientes selecionados na população, estima-se que a prevalência seja entre 5% e 15% dos indivíduos que têm dor lombar.[7] Como ela pode irradiar para a região glútea profunda, deve ser pensada como causa de dor nesse ponto.

Como a artrose é também uma causa proeminente de dor facetogênica, a prevalência aumenta com a idade da paciente. Em casos raros, a dor facetária pode ser resultado de eventos traumáticos específicos como traumas de alta energia ou a combinação de hiperflexão da coluna, extensão e distensão. Contudo, mais comumente, é o resultado de estresse repetitivo e cumulativo de microtraumas.[8]

Isso causa a inflamação, o que leva a faceta articular a ser preenchida por líquido inflamatório e inchar em demasia, resultando em alargamento da cápsula articular e, subsequentemente, geração de dor.

As inflamações subsequentes e alterações inflamatórias ao longo das facetas podem irritar as raízes nervosas, provocando ciatalgia, além de provocar alterações locais nos nervos (ver o nome dos nervos que envolvem as facetas) causando dor local da mesma forma e com isso confundindo os diagnósticos (Figura 31.10).

Igarashi *et al.* demonstraram que as citocinas inflamatórias liberadas na cápsula ventral das facetas articulares nas pacientes com degeneração da faceta articular por artrose podem ser responsáveis pela dor neuropática do indivíduo com estenose espinhal.[9]

Outros fatores predisponentes são espondilólises, espondilolistese, doença degenerativa do disco intervertebral, e idade avançada.

Como quadro clínico, a mais frequente queixa é dor lombar baixa, que também pode ser irradiada para coxa e virilha, o que torna a confusão diagnóstica bastante grande.

A dor originária da faceta superior pode se estender para o flanco, quadril, região lateral da coxa, enquanto a dor da faceta inferior pode irradiar para a porção posterior da coxa. Devem ser descartadas as dores originárias de órgãos retroperitoneais e pélvicos.[8]

A dor distal ao joelho é raramente associada à síndrome facetária, sendo mais comum em alterações dos discos intervertebrais.

O exame físico dessa afecção pode ser outro grande problema, porque não há nada característico para o diagnóstico, pelo fato de a dor facetária ser originária de elementos móveis da coluna.

Também é possível que a dor piore pela flexão e extensão, sendo sugestiva de afecções envolvendo a coluna vertebral baixa ou a coluna lombossacral.

Revél (i966) formulou critérios para dor lombar facetária:

- Dor não piora ao tossir;
- Dor não piora levantando-se da posição de flexão;
- Dor não piora por extensão/rotação;
- Dor não piora por hiperextensão;
- Dor melhora na posição supina.

Number 115
March-April, 1976

The Facet Syndrome

Vert Mooney, M.D. and James Robertson, M.D., F.R.C.S.

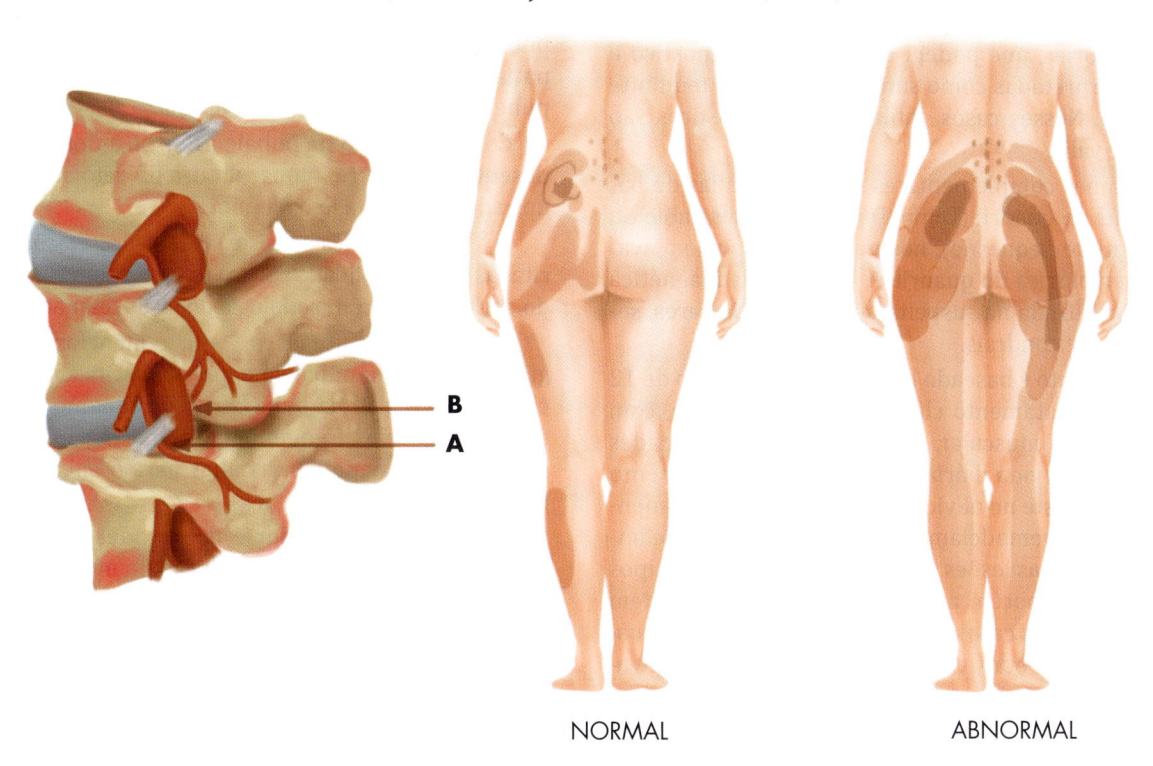

NORMAL   ABNORMAL

Figura 31.10 Artigo demonstrando imagens da dor facetária e área de irradiação da dor.

■ IMPACTO FEMOROACETABULAR

É uma das principais causas de dor anterior do quadril e inguinal em adultos. Existem evidências de que tenha papel importante na etiologia mecânica da osteoartrose do quadril.[11] É definido como resultado do movimento mecânico e hidrodinâmico de lesão articular, de um conflito entre o fêmur proximal e o rebordo acetabular. Pode ser causado por anormalidades da forma do quadril, no fêmur ou acetábulo, ou por amplitudes de movimento suprafisiológicas.[12] Os tipos descritos de conflito entre o fêmur e o acetábulo são o Pincer, Came e Combinado ou Misto (Figura 31.11).

A queixa mais frequente é de dor anterior ou inguinal, principalmente ao sentar-se, agachar-se, calçar sapatos e entrar e sair do carro. Pacientes do sexo feminino frequentemente relatam dispareunia, devido à posição de flexão, abdução e rotação externa dos quadris.

O princípio da dor pode ser relacionado a um episódio agudo ou ser insidiosa e intermitente, inicialmente com dor aos esforços.

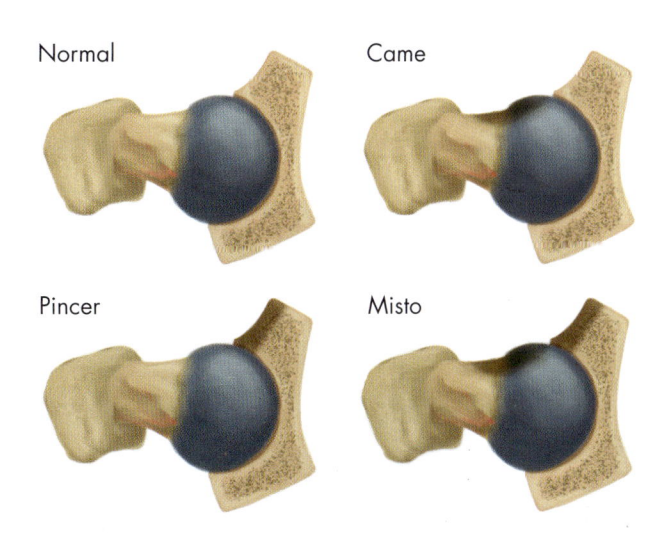

Figura 31.11 Imagens de impacto femoroacetabular, sendo o tipo CAME (causa femoral), a imagem superior à direita e nas imagens inferiores o impacto é decorrente do acetábulo (PINCER) e misto respectivamente da esquerda para a direita.

O achado característico no exame físico é a dor resultante da manobra de flexão de 90 graus do quadril associada à adução e rotação interna (Figura 31.12).

Geralmente, os pacientes possuem limitação da rotação interna com o quadril fletido em 90 graus.

É frequente a associação com dores extra-articulares compensatórias, que podem confundir o diagnóstico e serem interpretadas como simples bursite ou tendinite do quadril. Nesses casos, infiltrações diagnósticas são de grande valia.

Os exames complementares são radiografias de bacia e perfis do quadril (Dunn, Ducroquet, Crosstable ou falso perfil de Lequesne), nos quais o objetivo é a avaliação morfológica do quadril. A ressonância magnética deve ser realizada na suspeita de lesões articulares, sejam labiais ou condrais.

O tratamento é baseado na queixa. Um período de 12 semanas de tratamento clínico pode ser tentado, com fortalecimento muscular, modificação das atividades esportivas e da vida diária, e fisioterapia. O tratamento cirúrgico consiste no alívio do conflito ósseo, geralmente por meio do remodelamento ósseo das regiões de impacto e sutura das lesões labiais. Existem diversos tipos de abordagem, porém avanços nas técnicas permitem que boa parte dos casos seja abordada por via artroscópica. Resultados bons e excelentes podem ser alcançados em 92% dos casos em cinco anos.[13]

■ PUBALGIA

É causa frequente de dor pélvica, especialmente em esportistas (mais comumente naqueles esportes que exigem desvios rotacionais abruptos do tronco e hiperextensão dos quadris, e naqueles em que são necessários chutes).

É definida como uma síndrome que cursa com dor na região púbica e inguinal. Existe grande confusão diagnóstica, pois uma série de alterações pode causar esses sintomas e são frequentemente confundidos. Pela confusão diagnóstica, existe grande sinonímia: osteíte púbica, dor inguinocrural, síndrome do grácil, artropatia púbica, doença pubiana, síndrome dos adutores, osteopatia dinâmica da pube, tendo-osteocondrose da pube, pubeíte, pubialgia, sinfisite e hérnia.

Como definição na pubalgia, em si, a dor decorre do desequilíbrio entre a musculatura do reto abdominal e dos adutores na região da pube.

Já a osteíte púbica consiste, além das alterações supracitadas, de instabilidade pélvica na região anterior (podendo, inclusive, ter como etiologia doenças reumatológicas).

Em ambas as situações, a dor é mencionada na região anterior. Na pubalgia é mais especificamente direcionada na região da pube/virilha, enquanto na osteíte é localizada mais frequentemente na região da sínfise púbica. E ambas podem irradiar para o baixo-ventre, o períneo e adutores.

No exame físico, a dor é desencadeada à palpação dos pontos dolorosos e com adução do membro inferior do lado afetado contra a resistência. O apoio monopodal também pode causar desconforto e dor. Em alguns casos pode haver sinais de impacto femoroacetabular.[14]

Uma manobra útil para verificação de pubalgia pode ser a contração abdominal com o lado doloroso fletido, abduzido e rodado externamente com apoio da face plantar do pé afetado sobre o joelho contralateral (Figura 31.13).

No caso de osteíte púbica, a compressão lateral da pelve com o paciente em decúbito lateral pode desencadear dor na região da sínfise púbica. Forças de cisa-

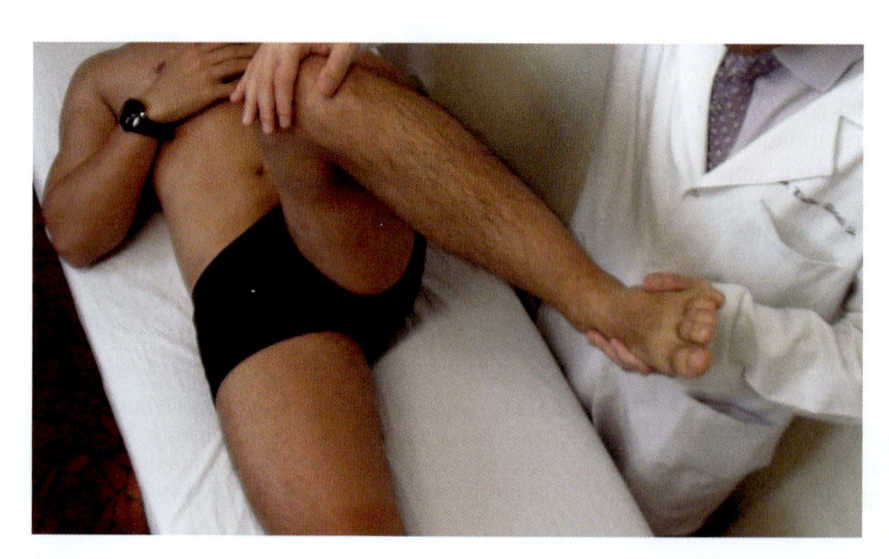

Figura 31.12 Manobra de avaliação do impacto anterior ou de lesão labial anterolateral (FADURI). A dor inguinal pode estar associada à lesão articular.

lhamento aplicadas (forças contrárias em cada um dos ramos públicos) também podem ser sintomáticas.

Radiografias simples, ultrassonografia, tomografia e ressonância magnética são exames que podem corroborar com a semiologia sem dificuldades, e diferenciar de uma hérnia inguinal.[15]

Infecções após procedimentos ginecológicos ou urológicos podem causar processo inflamatório local, embora sejam raras; sinais flogísticos intensos e exames laboratoriais alterados são observados nesses casos.[16]

A pubalgia é tratada basicamente com fisioterapia, porém a persistência dos sintomas, sem melhora com tratamento conservador, deve ser tratada de forma cirúrgica aberta ou endoscópica. Nos casos de osteíte púbica, a fusão da sínfise por meio de uma artrodese pode ser a única alternativa nos casos refratários.

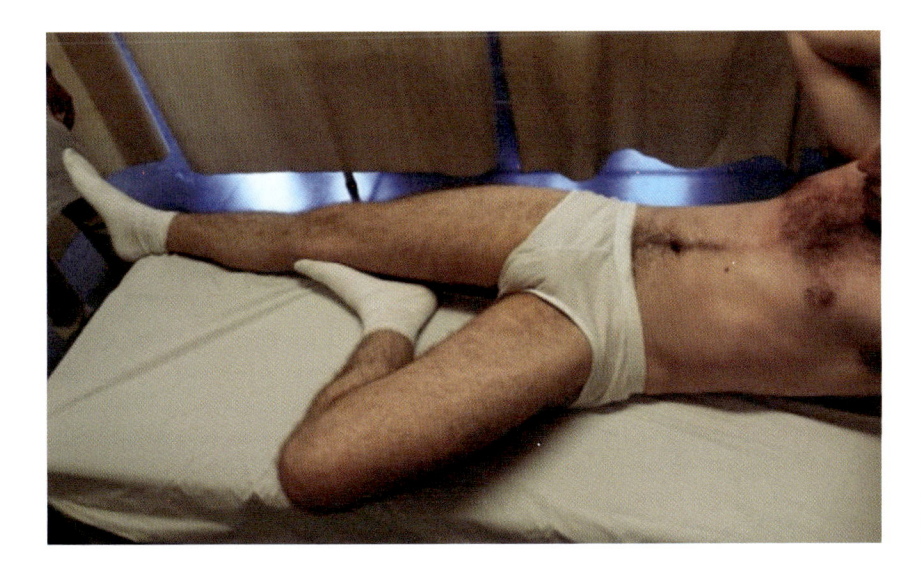

Figura 31.13 Manobra de abdução do lado da dor.

REFERÊNCIAS BIBLIOGRÁFICAS

1. Fishman LM, et al. Piriformis syndrome: diagnosis, treatment, and outcome-a 10-year study. Arch Phys Med Rehabil 2002;83(3):295-301.
2. Gomes BA, et al. Topographic anatomical study of the sciatic nerve relationship to the posterior portal in hip arthroscopy. Col Bras Cir 2014;41(6):440-8.
3. Khaled Meknas, et al. The internal obturator muscle may cause sciatic pain. Pain 2003 104(1-2):375-80.
4. Hussain A, et al. Interventional pain management for failed back surgery syndrome. Pain Pract 2014;14(1):64 78.
5. Williams EH, et al. MR neurography of neuromas related to nerve injury and entrapment with surgical correlation. AJNR Am J Neuroradiol 2010;31(8):1363-8.
6. Hal DM, et al. The Endoscopic treatment of sciatic nerve entrapment/deep gluteal syndrome. Arthroscopy. 2011 Feb;27(2):172-81.
7. Lamer TJ. Lumbar spine pain originating from vertebral osteophytes. Reg Anesth Pain Med 1999 Jul-Aug 24(4):347-51.
8. Maarten VK, et al. Pain Originating from the Lumbar Facet Joints. Pain Practice 2010;10(5):459-64.
9. Igarashi A, et al. Correlation between inflammatory cytokines released from the lumbar facet joint tissue and symptoms in degenerative lumbar spinal disorders.J Orthop Sci 2007; 12(2):154-60.
10. Revel M. Lumbar osteoarthritis. Rev Prat 1996; 46 (18):2212-7. Review.
11. Ganz R, et al. The etiology of osteoarthritis of the hip: an integrated mechanical concept. Clin Orthop Relat Res 2008;466(2):264-8.
12. Ito K, et al. Histopathologic features of the acetabular labrum in femoroacetabular impingement. Clin Orthop Relat Res 2004;(429):262-9.
13. Wettstein M, et al. Hip arthroscopy for femoroacetabular impingement. Orthopade 2006; 35(1):85-9.
14. Hegedus EJ, et al. A suggested model for physical examination and conservative treatment of athletic pubalgia. Phys Ther Sport 2013;14(1):3-11.
15. Khan W, et al. Magnetic resonance imaging of athletic pubalgia and the sports hernia: current understanding and practice. Magn Reson Imaging Clin N Am 2013;21(1):97-110. Review.
16. Nam A, et al. Management and therapy for sports hernia. J Am Coll Surg 2008;206(1):154-64.

Capítulo **32**

- Christine Plöger-Schor ■ Laíse Veloso Veras e Silva ■ Alexandra Raffaini Luba
- Márcia Lika Yamamura ■ Ysao Yamamura ■ Nucelio Luiz de Barros Moreira Lemos

Dor Miofascial

■ CONCEITO E EPIDEMIOLOGIA

A síndrome da dor miofascial se caracteriza por pontos-gatilho (PG) em músculos esqueléticos e/ou suas fáscias, seus tendões, suas origens e suas inserções. São descritos como áreas localizadas de tensão, onde é possível palpar fibras musculares mais rígidas no ventre da musculatura comprometida ou próximo a seus tendões. A apresentação clínica dos PG, quando estimulados, é de dor referida, disfunção motora e fenômenos autonômicos.[1]

A dor miofascial é considerada a causa mais comum dentre as de origem musculoesquelética. Estudos apontam que o diagnóstico é realizado em cerca de 30% em centros primários *versus* 85% a 93% em centros especializados. Dessa forma, muitos profissionais da área de saúde ainda não reconhecem os distúrbios musculares relacionados a queixas dolorosas, urinárias, evacuatórias e sexuais.[1,2]

■ ETIOLOGIA

Diversas teorias tentam explicar o surgimento da dor miofascial. A hipótese mais aceita para o desenvolvimento de um PG é a de que haveria excessiva liberação de acetilcolina na placa motora, causando contração sustentada do sarcômero, além da secreção de outras substâncias inflamatórias. Entende-se, então, que o nódulo muscular palpável em seu ventre seria um aglomerado de sarcômeros contraídos.[3]

Esses pontos hipersensíveis no ventre muscular interferem em sua função, tornando-o incapaz de se contrair e relaxar adequadamente. Os PG podem surgir após uma lesão na fibra muscular, por eventos traumáticos, ou podem ser causados por microtraumas repetitivos no músculo, como o excesso de sua ativação, também conhecido como *overuse*.

Existem duas formas de apresentação do PG: o ativo e o latente. O ativo é caracterizado por dor constante, que pode ser referida em local distinto ao estimulado; frequentemente é acompanhado de alteração autonômica, como ereção pilosa, sudorese e náusea, e pode ser sintomático, mesmo em repouso. Já o latente é assintomático e não costuma causar dor referida durante a palpação, apenas localizada. Alguns estudos associam disfunções musculares na presença de PG latentes com fraqueza e encurtamento. Apesar de assintomáticos, são facilmente ativados por tensão mínima, como, por exemplo, acidentes ou alongamentos excessivos.[1,4]

■ AVALIAÇÃO CLÍNICA E DIAGNÓSTICO

A avaliação da dor miofascial do assoalho pélvico inicia-se com detalhada anamnese, tentando especificar a natureza da queixa, o tempo de instalação e a evolução, bem como sua associação com disfunções urinárias, intestinais e sexuais. Devem ser valorizadas questões relacionadas às histórias ginecológica e obstétrica, aos hábitos urinários e evacuatórios e a episódio de trauma na região pélvica, bem como dor em outros grupos musculares extrapélvicos, que contribuam para o equilíbrio da região.[5]

Sabe-se que a dor miofascial possui forte relação com fatores psicológicos. Dessa forma, é imprescindível observar a paciente quanto ao seu atual estado da psique, presença de depressão ou outras comorbidades psíquicas, assim como história de trauma ou abuso sexual, além de incluir o acompanhamento psiquiátrico e psicológico.[5]

Por fim, é interessante saber se a paciente já se submeteu a algum tratamento anteriormente, que tipo de intervenção foi feita, como foi sua resposta e evolução, e se faz uso de algum analgésico.[5]

Finalizada a anamnese, segue-se o exame físico do assoalho pélvico, com a paciente em litotomia. Inicialmente, inspeciona-se a vulva, na busca de sinais que justifiquem a queixa álgica, como cicatrizes, lesões cutâneas e coloração da pele. Áreas hiperemiadas ou pálidas podem representar alteração vascular, ou presença de quadros inflamatórios, que podem cursar com alteração da sensibilidade local.

Durante a inspeção, deve ser dispensada atenção especial ao posicionamento do corpo perineal ou centro tendíneo do períneo. Em condições normais, esse ponto fibroso fica localizado em posição ligeiramente cefálica em relação às tuberosidades isquiáticas. Entretanto, quando há excessiva frouxidão do assoalho pélvico, o corpo perineal pode estar posicionado abaixo dessa referência óssea; por outro lado, quando há aumento acentuado da tensão muscular, o corpo perineal pode se situar em posição mais elevada em relação às mesmas estruturas ósseas.[6]

O teste do cotonete pode ser usado para identificar dor superficial em região de vestíbulo da vagina e pequenos lábios; alodinia ou hiperalgesia podem estar associadas à dor miofascial e PG em região de assoalho pélvico. O teste é feito com o auxílio de uma haste flexí-

vel com algodão na extremidade, com o qual tocam-se diferentes regiões na mucosa do vestíbulo da vagina e parte interna dos pequenos lábios. Se a paciente responder com dor em qualquer ponto, o teste é considerado positivo para hiperalgesia local ou vulvodínia. Sabe-se que essa situação comumente coexiste com alterações musculares relacionadas a pontos de tensão e alteração da mucosa. Nesta ocasião, deve-se também comparar a sensibilidade dos nervos lombossacrais bilateralmente, uma vez que as áreas de hiperalgesia e hipoestesia podem ser consequentes à neuropatia intrapélvica.[7]

Após a inspeção, avaliam-se habilidade de contração e relaxamento dos músculos do assoalho pélvico. Solicita-se que a paciente exerça uma contração voluntária e observa-se a resposta. Em situações de aumento de tensão, o relaxamento muscular pode faltar ou ser extremamente lento e incoordenado.[5]

A parte final do exame físico é a palpação muscular interna, com a introdução unidigital no canal vaginal (Figura 32.1). Dessa maneira, é possível avaliar o tônus mus-

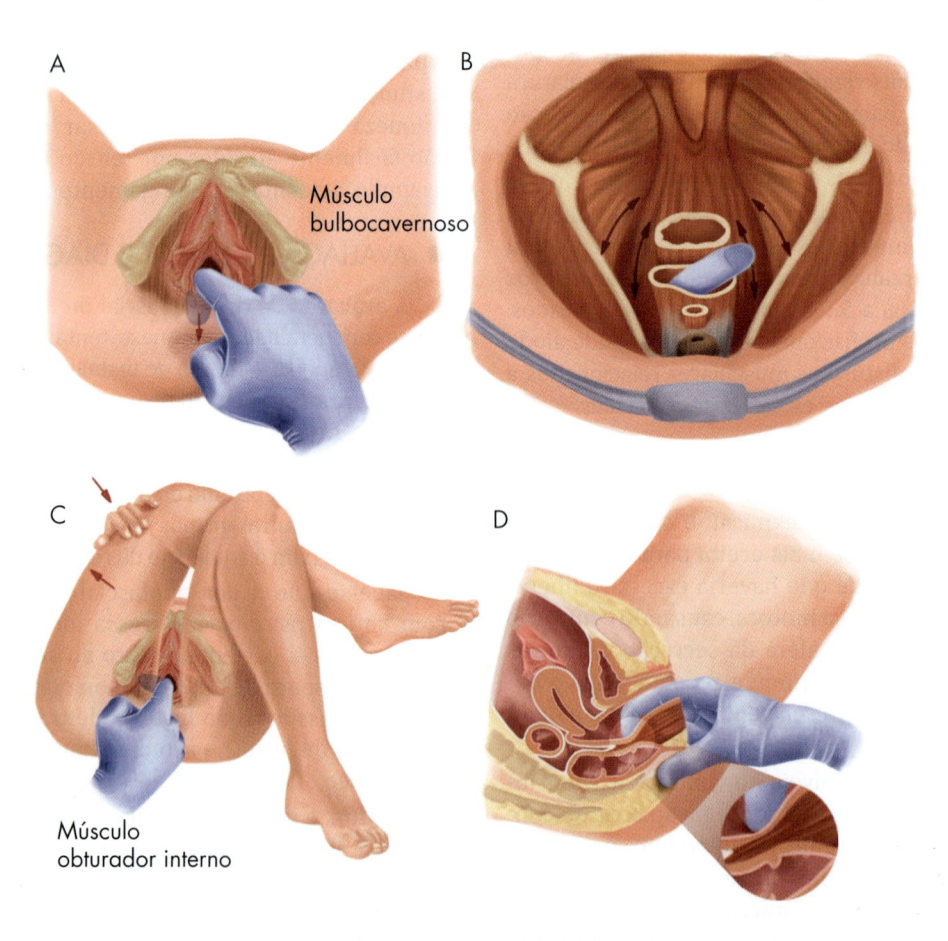

Figura 32.1 (A) Palpação do músculo bulbocavernoso. (B) Palpação dos músculos pubococcígio, puborretal e iliococcígio. (C) Manobra para a palpação do músculo obturador interno: solicita-se à paciente que cruze a perna homolateral ao músculo que se deseja palpar, força-se a adução do joelho e solicita-se à paciente que resista ao movimento; o músculo se contrai e fica evidente à palpação. (D) Palpação da placa do músculo levantador do ânus, na parede posterior da vagina, justalateralmente ao reto.

cular, a hiperatividade, a presença de PG e a dor. O toque vaginal deve ser efetuado de maneira cuidadosa, uma vez que pode ser doloroso, e provocar ansiedade e aumento da tensão pelo receio da dor, e não pelo estímulo álgico em si. Em mulheres com aumento grave do tônus muscular, o examinador percebe imediatamente um aperto ao redor do dedo e aumento da resistência muscular.[8]

O padrão para identificar o PG é o reconhecimento, durante a palpação, de um nódulo ou uma faixa tensa de tecido muscular, que reproduz resposta de contrações curtas e rápidas à compressão (sinal do salto), bem como dor local e/ou referida em órgãos pélvicos e em tecidos adjacentes. Geralmente, os PG têm menos de 1cm de circunferência, são dolorosos à compressão e podem causar dor referida em outra região, que não a estimulada.[5]

PG podem ser encontrados em qualquer região do ventre muscular do assoalho pélvico, bem como de músculos que participam da dinâmica pélvica, porém, são, com mais frequência, encontrados lateralmente, ao longo da inserção muscular no arco tendíneo do levantador do ânus e dos obturadores internos.[9]

O diagnóstico final é dado pela infiltração diagnóstica dos músculos que apresentem PG. A infiltração pode ser realizada às cegas, por meio da palpação, ou, preferencialmente, guiada pela ultrassonografia, para maior precisão. Também pode ser predicada no consultório ou, preferencialmente, em centro cirúrgico ambulatorial, com a paciente sob sedação com propofol. Utiliza-se solução de lidocaína 1% para infiltrar todos os ventres musculares dolorosos. Observando-se a redução imediata de, pelo menos, 50% da dor, considera-se a infiltração como positiva.

■ TRATAMENTO

Existem diversas abordagens para o manejo da dor miofascial, sendo a farmacoterapia e a fisioterapia as de primeira linha, seguidas de infiltrações, neuromodulação e bombas para infusão de fármacos.

Farmacoterapia

O tratamento da síndrome miofascial tem como objetivo inativar os PG e corrigir o desequilíbrio estrutural e mecânico. O tratamento deve abordar controle da dor nociceptiva e da disfunção simpática, identificar estressores emocionais e tratar complicações tardias.[10] Na maioria das vezes, a combinação das terapias farmacológicas, fisioterápicas e por agulhamento é realizada simultaneamente, para controle álgico.

No tratamento farmacológico, é importante considerar os sintomas associados à dor, o mecanismo de ação e o perfil de efeitos colaterais (Figura 32.2). Recomenda-se iniciar com dosagens mais baixas e aumentar lentamente, conforme os efeitos colaterais permitirem.

Anti-inflamatórios não hormonais

A informação sobre o uso de anti-inflamatórios não esteroidais (AINE) para SM é escassa na literatura. Os AINE tópicos têm se mostrado úteis na SM[10] e causam menos efeitos colaterais sistêmicos do que o tratamento por via oral.[11] Apesar da evidência limitada, os AINE são frequentemente utilizados no tratamento da dor miofascial, muitas vezes sem prescrição médica. Até que mais estudos esclareçam o risco e o beneficio dos AINE no tratamento da SM, devem ser realizadas a monitorização de seu uso a orientação aos pacientes sobre os efeitos colaterais e a frequência da utilização.[10]

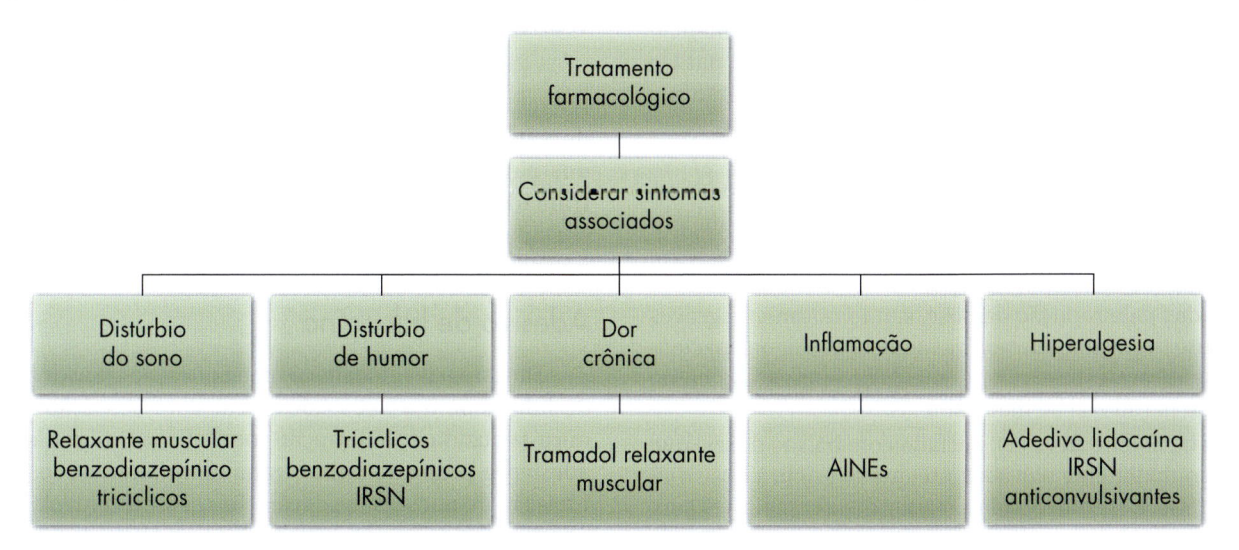

Figura 32.2 Algorítmo de seleção do fármaco de preferência no tratamento da dor miofascial. IRSN: inibidores da receptação de serotonina e noradrenalina; AINE: anti-inflamatório não esteroidal.

Fonte: adaptada de Borg-Stein&Iccarino.

Relaxantes musculares

Os relaxantes musculares são fármacos com diferentes mecanismos de ação, que atuam no sistema nervoso central interrompendo a dor nociceptiva.[12]

A ciclobenzaprina suprime espasmos musculares sem afetar a função muscular.[13] Seu mecanismo de ação não é totalmente conhecido, mas sua estrutura é semelhante à dos antidepressivos tricíclicos. É, frequentemente, utilizada para alívio da dor e auxilio do sono, por ter efeito sedativo.[10] Em 2009, foi realizada revisão da Cochrane, mostrando que, devido a estudos insuficientes, não há evidências que suportam seu uso na SM.[13] Entretanto, a ciclobenzaprina é comumente prescrita no controle das dores miofasciais, sendo bem tolerada, proporcionando analgesia e promovendo sono quando administrada à noite.[10]

O baclofeno é indicado para casos de espasticidade musculoesquelética, principalmente de etiologia neurológica central. Porém, como o efeito final é o relaxamento muscular, oferece efeito bastante satisfatório em quadros de dor de origem miofascial.

Deve ser contraindicado em casos de hipersensibilidade conhecida e usado com precaução em pacientes com insuficiência renal e epilepsia (por reduzir o limiar de convulsão).

Quando administrado por via oral, aumentou a incidência de onfalocele (hérnia ventral) em fetos de ratos com dose oral aproximadamente 13 vezes superior à máxima permitida (em mg/kg) para o ser humano. Essa anormalidade não foi observada em camundongos ou coelhos. Até o momento, não há estudos conclusivos sobre o uso por gestantes. Sabe-se que o baclofeno atravessa a barreira placentária e não deveria, assim, ser prescrito durante a gravidez, a não ser que o benefício potencial para a mãe supere o risco potencial para o feto. Em doses terapêuticas, passa para o leite materno, mas em quantidades tão pequenas que não se preveem efeitos indesejáveis ao lactente.

Os efeitos indesejáveis ocorrem principalmente no início do tratamento (por exemplo: sedação e sonolência), ou se a dose for rapidamente elevada. As reações adversas são transitórias e podem ser atenuadas ou eliminadas pela redução da dose, sendo raramente graves a ponto de levar à retirada da medicação. Alguns pacientes sentiram espasticidade muscular aumentada como reação paradoxal ao medicamento.

O baclofeno deve ser iniciado com baixas doses, que são gradualmente elevadas, até que se atinja a dose diária ótima. É recomendada a menor dose compatível com uma resposta ótima. Esta dose deve ser adaptada às necessidades da paciente. Quando ela é sensível a drogas, aconselha-se iniciar com dose diária mais baixa (5 ou 10 mg/dia) e elevá-la de maneira parcimoniosa.

Baclofeno é um antiespástico de ação medular altamente eficaz. Seu mecanismo de ação e suas propriedades farmacológicas o diferenciam de outros agentes similares: deprime a transmissão do reflexo monossináptico e polissináptico por meio da estimulação dos receptores ácido gama-aminobutírico (GABA) β. Essa estimulação, por sua vez, inibe a liberação dos aminoácidos excitatórios, glutamato e aspartato.[14]

Benzodiazepínicos

Clonazepam e diazepam são benzodiazepínicos que atuam como ansiolíticos, anticonvulsivantes e relaxantes musculares. Em 2000, um ensaio aberto com o uso do clonazepam em pacientes com SM demonstrou redução importante nos escores de dor, porém 20% dos pacientes abandonaram o estudo por causa dos efeitos colaterais intoleráveis, antes de se chegar a uma dose eficaz.[15] O efeito benéfico dos benzodiazepínicos na SM pode ser não somente pelo controle álgico, mas também pelo controle de sintomas comumente associados, como ansiedade e distúrbios do sono.[10] Sua desvantagem são os efeitos colaterais, como ataxia, fraqueza, disfunção cognitiva e disfunção de memória, sintomas de abstinência e tolerância.

Antidepressivos tricíclicos

Em revisão sistemática publicada em 2011, foi demonstrado o beneficio da amitriptilina em síndromes miofasciais de variadas origens.[16] Poucos estudos avaliaram a eficácia da nortriptilina para o controle álgico da SM.

Tramadol

O tramadol é um agonista opioide fraco e inibe a recaptação de serotonina e noradrenalina nos cornos dorsais da medula espinhal. Não há estudos publicados para apoiar o tramadol na SM.[10] Apesar disso, o tramadol vem sendo utilizado em dores crônicas associadas à dor miofascial secundária, com bom efeito no controle da dor.

Adesivo de lidocaína

O adesivo de lidocaína é uma aplicação transdérmica de lidocaína, um anestésico local, com absorção sistêmica reduzida e penetração local eficaz.[10] O uso desse adesivo é proposto como tratamento alternativo à infiltração de anestésicos locais. Em estudo controlado, o adesivo de lidocaína foi eficaz no tratamento da SM. Não reduziu a dor como a infiltração com anestésico local, mas os pacientes ficaram satisfeitos com seu efeito analgésico, e seu uso foi associado a menor desconforto, em relação à infiltração. Porém, seu efeito é limitado em dores miofasciais decorrentes de grupos musculares mais profundos.

FISIOTERAPIA

Durante a reabilitação da musculatura tensa e encurtada do assoalho pélvico, deve-se evitar, inicialmente, atividades que favoreçam ainda mais seu encurtamento, como os exercícios de fortalecimento que estimulam sua contração concêntrica. Pacientes que relatam dispareunia também precisam evitar o coito, até que algum progresso tenha sido alcançado com a terapia para normalizar o tônus e a atividade do assoalho pélvico.[17]

Restrições do tecido conjuntivo subcutâneo geralmente respondem à aplicação de digitopressão, por meio de técnicas de liberação, e fazendo com que a fibra muscular se torne cada vez mais homogênea à palpação.[17,18]

Existe moderada evidência científica que recomenda a aplicação de técnicas manuais para melhorar a intensidade da dor miofascial. A manipulação tecidual inclui liberação do PG, massagem e alongamento muscular.[18]

A massagem dos músculos do assoalho pélvico tem sido estabelecida como opção de tratamento desde a sua descrição por Thyele, em 1963. Sua técnica envolve uma massagem firme no músculo levantador do ânus, com movimentos de deslizamento na direção da origem e inserção, e pressão pontual nos PG, no limite da dor da paciente, além de movimentos perpendiculares à fibra.[9]

Ao se trabalhar com musculatura de difícil manipulação, o fisioterapeuta pode aplicar ainda a técnica de inibição recíproca, na qual associa-se a contração ao relaxamento secundário, seguido de alongamento muscular sustentado. A técnica em questão baseia-se na teoria de que, após uma contração forte da musculatura agonista, segue-se sempre um relaxamento máximo, momento adequado para se ganhar alongamento.[5]

O PG que não responder ao tratamento com terapia manual pode ser beneficiado com outros recursos, como calor superficial, eletroterapia, biofeedback, acupuntura/agulhamento seco e, ainda, injeção intramuscular de anestésico local, como a bupovacaína.[5,9,17]

Terapia física envolve modalidades suplementares úteis no tratamento da dor miofascial, uma vez que ajuda a controlar a dor muscular e o espasmo. O calor superficial é o recurso físico mais utilizado, pois promove o aumento do fluxo sanguíneo local e a distensibilidade tecidual, com consequente redução do espasmo e da dor. Entretanto, alguns estudiosos questionam a vasoconstrição que ocorre após a vasodilatação pelo calor, alegando que tal técnica poderia piorar a queixa dolorosa.

A eletroterapia, em especial a eletroestimulação nervosa transcutânea (TENS, sigla do inglês *transcutaneous electrical nerve stimulation*), é outra modalidade comumente utilizada com bons resultados. Promove melhora da circulação vascular, favorecendo a redução de mediadores inflamatórios produtos do sítio doloroso.[19] Os efeitos e a ação da TENS estão descritos posteriormente.

Hipertonia do assoalho pélvico pode cursar com incoordenação vésico-esfincteriana, na qual há aumento da pressão esfincteriana, ao mesmo tempo em que ocorre a contração detrusora, fazendo com que ocorram obstrução do fluxo de urina e, consequentemente, jato urinário fraco e aumento de resíduo miccional. Tal situação é comum em mulheres com aumento da tensão em assoalho pélvico e dor miofascial, com sintomas semelhantes aos da infecção do trato urinário, porém sem alteração dos exames de urina. Terapia manual e comportamental podem ser suficientes para solucionar o problema. A paciente deve ser instruída a relaxar completamente sua musculatura pélvica durante a micção, bem como a adotar um posicionamento adequado com pés apoiados.[20]

Outras questões musculares, como sinergismo, qualidade de contração e qualidade de relaxamento do assoalho pélvico podem ser trabalhadas com *biofeedback* manométrico ou eletromiográfico, porém há pouca evidência de seu uso nos casos dolorosos.

Terapias como osteopatia, quiropraxia, ultrassom terapêutico e crioterapia são citadas na literatura, porém sem estudos de qualidade para serem discutidas como opção de tratamento.[4]

ACUPUNTURA

Segundo a concepção da medicina tradicional chinesa-acupuntura (MTC-A), o corpo humano é percorrido por meridianos, nos quais circulam o *Qi* (energia), proveniente dos *Zang Fu* (órgãos e vísceras), responsáveis por todas as atividades do corpo. Nesse contexto, a região do assoalho pélvico relaciona-se com o trajeto dos meridianos principais do *Gan* (fígado) e do *Shen* (rins), bem como os trajetos dos meridianos tendinomusculares dos três *Yin* do pé [do *Gan* (fígado), *Shen* (rins) e do *Pi* (baço/pâncreas)].[21] Na patologia álgica do assoalho pélvico, devem ser consideradas as afecções do meridiano principal do *Gan* (fígado) e dos meridianos tendinomusculares dos três *Yin* do pé. Para o tratamento, devem ser utilizados os pontos CS-1 (*tianchi*), F-5 (*ligou*), VB-30 (*huantiao*), VC-18 (*yutang*), e circular o meridiano principal do *Gan* (*Fígado*) com os pontos F-2 (*xingjian*), F-3 (*taichong*) e CS-6 (*neiguan*).[21]

A indicação da acupuntura no tratamento da dor pélvica baseia-se em séries de casos, mas parece ser uma alternativa viável, dada a baixa invasibilidade e morbidade.[22]

■ TOXINA BOTULÍNICA

Caso as estratégias menos invasivas sejam pouco efetivas, as infiltrações dos músculos do assoalho pélvico com a toxina botulínica (TxB) são a próxima alternativa. Existem oito sorotipos diferentes de TxB, porém o mecanismo de ação é comum a todos: o bloqueio da transmissão colinérgica, por inibir a liberação de acetilcolina na junção neuromuscular (JNM).[23] Esse bloqueio leva à paralisia flácida, com diminuição dos sinais de hipertonia muscular. A ligação da TxB ao seu sítio específico (SNAP-25) leva à inibição irreversível da liberação de acetilcolina na JNM. No entanto, a paralisia causada pela toxina é reversível devido à regeneração do complexo SNARE (do inglês *soluble NSF attachment receptor*) e ao brotamento neuronal, reestabelecendo a conexão na JNM.[24]

A paralisia causada pela TxB reduz a dor associada à hipertonia muscular.[25,26] A ação da TxB se inicia em 2 a 5 dias, com pico em 2 semanas e duração média de ação entre 3 a 4 meses.[24]

Outros mecanismos de ação analgésica relacionados à TxB são a inibição do peptídeo associado ao gene da calcitonina, a inibição do glutamato, a redução da sensibilização central, a inibição de liberação de neurotransmissores do sistema nervoso autônomo, a diminuição da liberação de substância P e a ação anti-inflamatória.[24]

A administração de TxB na dor muscular pélvica e perineal deve ser realizada após infiltração diagnóstica com anestésico local. Quando o paciente refere alívio da dor superior a 50%, consideramos o diagnóstico estabelecido. A TxB está indicada se houver retorno do quadro álgico (Figura 32.3). Esses procedimentos devem ser efetuados, preferencialmente, sob orientação de algum método de imagem, como ultrassonografia ou fluoroscopia.

A técnica de infiltração dos músculos obturador interno e levantador do ânus é guiada por ultrassonografia com um probe convexo de baixa frequência. O procedi-

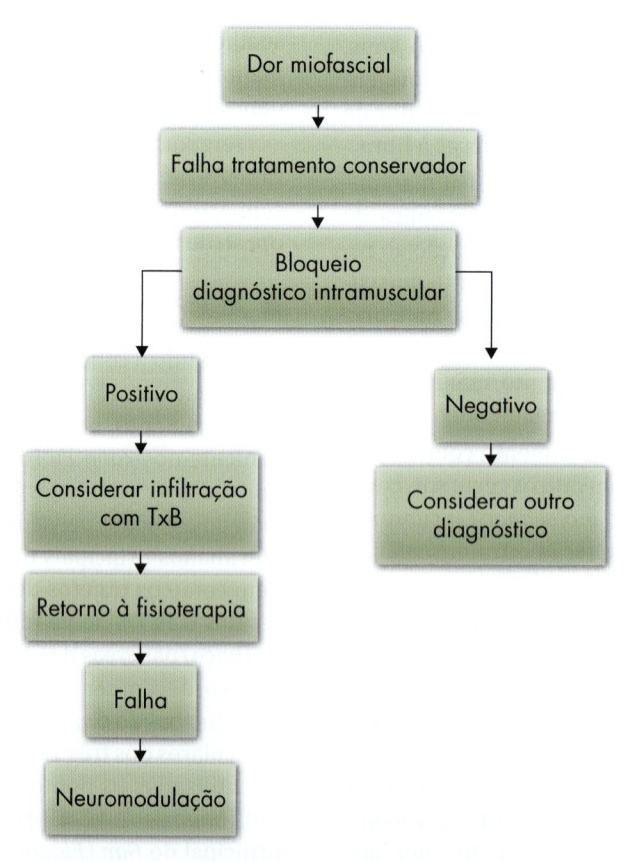

Figura 32.3 Fluxograma no atendimento da dor miofascial. TxB: toxina botulínica.

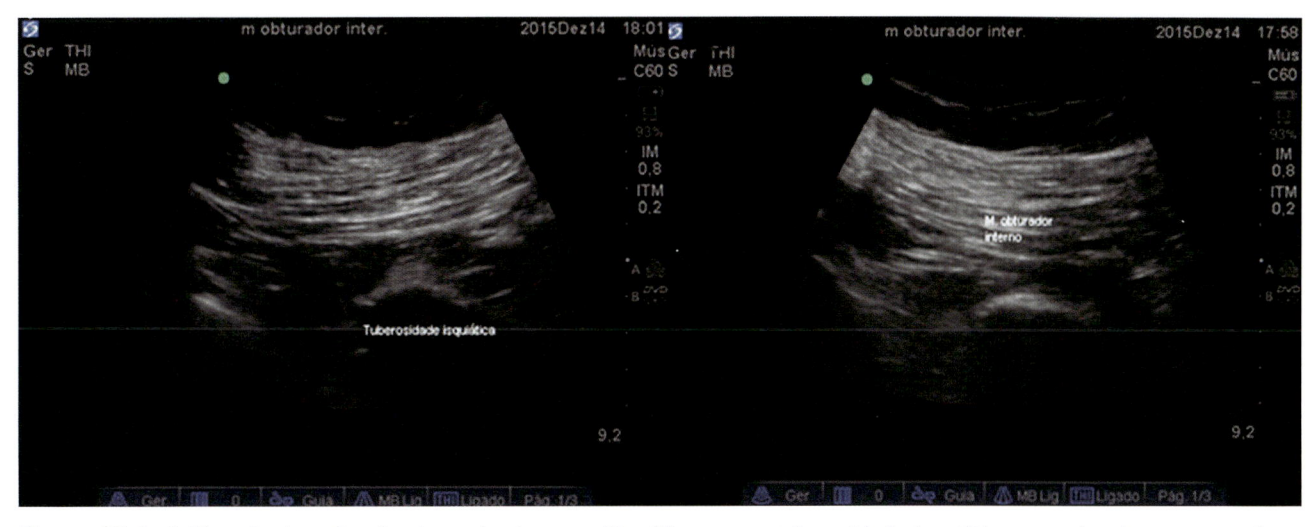

Figura 32.4 Infiltração do músculo obturador interno. Identificam-se a tuberosidade isquiática e o músculo contornando-a. O ultrassom possibilita a visualização da dispersão da solução administrada.[27]

mento é executado com o paciente em decúbito ventral horizontal, com acesso venoso e sob sedação consciente (Figura 32.4).[27]

O bloqueio de músculo psoas guiado por fluoroscopia é realizado com o paciente em decúbito ventral horizontal, com acesso venoso e sob sedação consciente. Identifica-se o corpo vertebral de L3-L4 com auxílio da fluoroscopia. A agulha 22 Gauge é introduzida lateralmente ao disco de L3-L4, sob a técnica de "visão em túnel". Em perfil, confirma-se a profundidade da agulha, que deve estar no terço anterior do corpo vertebral. Administra-se contraste não iônico, para confirmação do posicionamento da agulha e da dispersão da solução a ser injetada.

■ NEUROMODULAÇÃO SACRAL E PUDENDA

Em pacientes refratários à fisioterapia e à farmacoterapia, à acupuntura e às infiltrações de assoalho pélvico, a neuromodulação sacral e pudenda é uma opção.[28-38]

O método mais estudado para a neuromodulação é o implante percutâneo em S3, guiado por radioscopia. O procedimento é feito sob anestesia local, uma vez que a resposta sensitiva da paciente é importante para o bom posicionamento do eletrodo. Com a paciente em decúbito ventral, o terceiro forame sacral é identificado na incidência anteroposterior da radioscopia. O arco da radioscopia é, então, girado para o aspecto lateral e uma agulha isolada, condutora somente na ponta e em sua parte proximal, é inserida no forame. Uma vez constatado o bom posicionamento da agulha com a estimulação de teste (Tabela 32.1), um fio guia é passado, seguido por um dilatador, que permite a passagem do eletrodo quadripolar. O eletrodo quadripolar é conectado a uma extensão de teste, que é exteriorizada pela pele e conectada a um gerador de teste.

Durante a fase de teste, que dura cerca de 15 dias, observa-se a intensidade da dor em comparação àquela

Tabela 32.1 Respostas sensitivas e motoras esperadas na estimulação de teste intraoperatória, de acordo com o posicionamento da agulha/eletrodo.

Raiz	Resposta motora		Resposta sensitiva
	Pelve	Membro inferior	
S2	Contração do esfíncter anal	Rotação do quadril, flexão plantar do pé	Contração da base do Pênis ou da vagina
S3	Sucção do períneo*	Flexão plantar do hálux	Tração do reto com irradiação para o escroto/grandes lábios
S4	Sucção do períneo*	–	

* Acentuação do sulco interglúteo.

que a paciente sentia antes da implantação do eletrodo. Caso a redução da intensidade, segundo a Escala Visual Analógica, seja de 50% ou mais, a fase de teste é considerada positiva, e procede-se à implantação do gerador permanente.

Caso a neuromodulação sacral não seja efetiva, a pudenda passa a ser uma opção[39] com efetividade relatada de até 90%.[40]

O implante percutâneo para neuromodulação do pudendo foi descrito por Spinelli, em 2005. O nervo pudendo também pode ser alcançado pela laparoscopia, conforme descrito por Possover, em 2007. As vantagens da abordagem laparoscópica são o menor risco de deslocamento do eletrodo e a possibilidade da abordagem de toda a porção intra-abdominal do plexo lombossacro, e dos plexos hipogástricos superior e inferior.

Implante guiado por radioscopia com monitorização eletrofisiológica

Antes de iniciar o procedimento, a eletromiografia do nervo pudendo é realizada pelo eletrofisiologista, para tomada da referência da resposta do nervo naquela paciente.

Com a paciente em decúbito ventral, são traçadas uma linha horizontal, ligando os trocânteres maiores, e uma vertical, a partir do ápice da tuberosidade isquiática, paralela à linha média. O ponto de referência para a entrada da agulha é o cruzamento das duas linhas. A progressão da agulha é monitorada pela radioscopia e pela eletromiografia do esfíncter anal externo, até que se observe, na eletromiografia, um traçado igual àquele da eletromiografia de referência. O fio guia e o dilatador são, então, introduzidos, e novo teste de estímulo é realizado. O passo seguinte é a introdução do eletrodo quadripolar. Respostas compatíveis com a referência devem ser observadas em, no mínimo, três eletrodos (Figura 32.5).

Implante laparoscópico

O acesso laparoscópico ao nervo pudendo é praticado por meio do desenvolvimento do espaço obturador, entre o músculo psoas e os vasos ilíacos externos (Figura 32.6A). Procede-se à dissecção, seguindo a parede pélvica, até que sejam identificados o nervo ciático, o ligamento sacroespinal, a espinha isquiática, o nervo pudendo e sua entrada no canal de Alcock. O eletrodo é, então, introduzido no canal de Alcock (Figura 32.6C) e fixado à linha pectínea da pelve, por meio de suturas inabsorvíveis de poliéster (Figura 32.6D).

Tanto para o implante percutâneo quanto no implante laparoscópico, procede-se à fase de teste, da mesma maneira que no implante sacral.

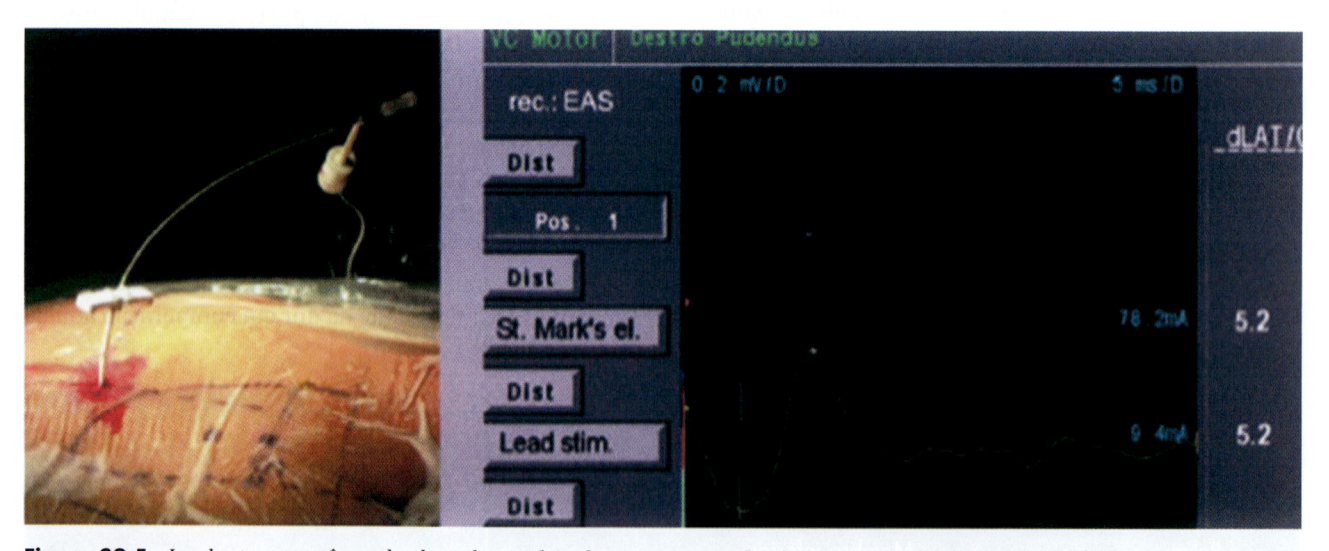

Figura 32.5 Implante percutâneo de eletrodo quadripolar no nervo pudendo com controle eletrofisiológico.[41]

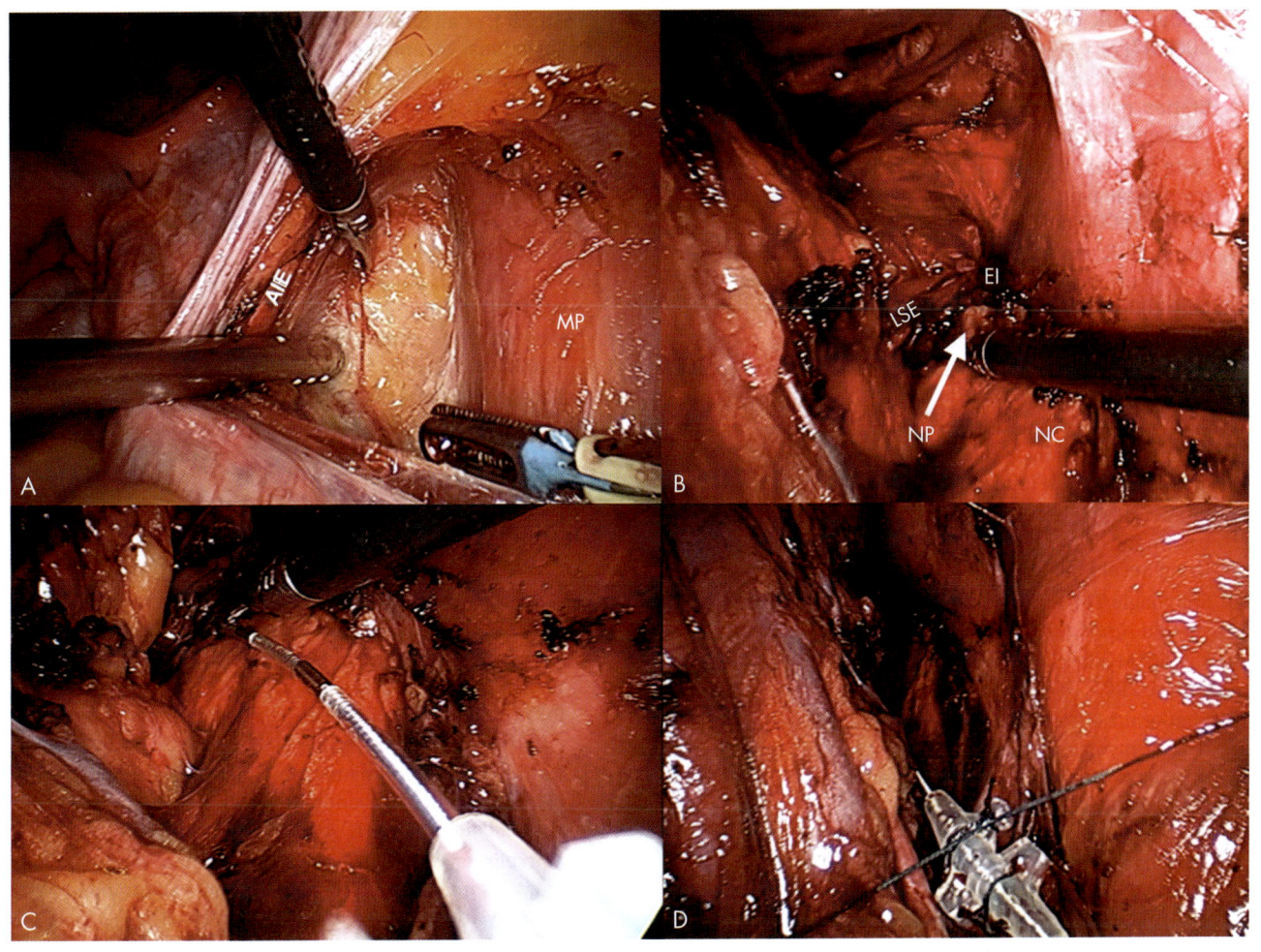

Figura 32.6 Implante laparoscópico do eletrodo pudendo. **(A)** Desenvolvimento do espaço obturatório; **(B)** identificação do nervo pudendo e a entrada do canal de Alcock; **(C)** introdução do eletrodo no canal de Alcock; **(D)** fixação do eletrodo na linha pectínea. MP: músculo psoas; LSE: ligamento sacroespinhal; EI: espinha isquiática; NP: nervo pudendo; NC: nervo ciático.

REFERÊNCIAS BIBLIOGRÁFICAS

1. Kotarinos RK. Myofascial pelvic pain: rationale and treatment. Curr Bladder Dysfunct Rep 2015;10(1):87-92.

2. Moldwin RM, et al. Myofascial trigger points of the pelvic floor: associations with urological pain syndromes and treatment strategies including injections therapy. Curr Urol Rep 2013;14(5):409-17.

3. Zhao L, et al. Effects of progressive muscular relaxation training on anxiety, depression and quality of life of endometriosis patients under gonadotrophin-releasing hormone agonist therapy. Eur J Obstet Gynecol Reprod Biol 2012;162(2):211-7.

4. Fleckenstein J, et al. Discrepancy between prevalence and perceived effectiveness of treatment methods in myofascial pain syndrome: results of a cross-sectional, nationwide survey. BMC Musculoskeletal Disorders 2010;11:32.

5. Pastore EA, et al. Recognizing myofascial pelvic pain in the female patient with chronic pelvic pain. J Obstet Gynecol Neonatal Nurs 2012;41(5):680-8.

6. Hartmann D. Chronic vulvar pain from a physical therapy perspective. Dermatologic Therapy 2010; 23(5):505-10.

7. Lemos N, et al. Laparoscopic approach to intrapelvic nerve entrapments. J Hip Preserv Surg 2015;2 (2):92-7.

8. Butrick CW. Pelvic floor hipertonic disorders: identification and management. Obstet Gynecol Clin North Am 2009;36 (3):707-9.

9. Srinivasan AK, et al. Myofascial dysfunction associated with chronic pelvic pain: management strategies. Curr Pain Headache Rep. 2007, Oct; 11(5): 359

10. Borg-Stein J, et al. Myofascial pain syndrome treatments. Phys Med Rehabil Clin N Am 2014;25(2): 357-9.

11. Castelnuovo E, et al. Cost-effectiveness of advising the use of topical or oral ibuprofen for knee pain; the TOIB

study [ISRCTN: 79353052]. Rheumatology (Oxford) 2008;47(7):1077-83.

12. Frontera W, et al. Delisa's physical medicine and rehabilitation principles and practice. Philadelphia: Lippincott Williams & Wilkins; 2010.

13. Leite FM, et al. Cyclobenzaprine for the treatment of myofascial pain in adults. Cochrane Database Syst Rev 2009;(3):CD006830.

14. Montané E, et al. Oral antispastic drugs in nonprogressive neurologic diseases: a systematic review. Neurology 2004;63(8):1357-9.

15. Fishbain DA, et al. Clonazepam open clinical treatment trial for myofascial syndrome associated chronic pain. Pain Med 2000;1(4):332-9.

16. Annaswamy TM, et al. Emerging concepts in the treatment of myofascial pain: a review of medications, modalities, and needle-based interventions. PMR 2011;3(10):940-8.

17. FitzGerald MP, et al. Rehabilitation of the short pelvic II: treatment of the patient with the short pelvic floor. Int Urogynecol J 2003; 14(4):269-75.

18. Spitznagle TM, et al. Myofascial pelvic pain. Obstet Gynecol Clin North Am 2014; 41(3):409-32.

19. Yap EC. Myofascial pain--an overview. Ann Acad Med Singapore 2007; 36(1):43-8.

20. FitzGerald MP, et al. Randomized multicenter feasibility trial of myofascial physical therapy for the treatment of urological chronic pelvic pain syndromes. J Urol. 2013; 189(1 Suppl):S75-85.

21. Yamamura Y, et al. Propedêutica energética--inspeção e interrogatório. São Paulo: Center-AO; 2010.

22. Zhu X, et al. Acupuncture for pain in endometriosis. Cochrane Database Syst Rev 2011;(9): CD007864.

23. Ho KY, et al. Botulinum toxin A for myofascial trigger point injection: a qualitative systematic review. Eur J Pain 2007;11(5):519-23.

24. Kharkar S, et al. Intramuscular botulinum toxin in complex regional pain syndrome: case series and literature review. Pain Physician 2011;14(5):419-24.

25. Jarvis SK, Abbott JA, Lenart MB, et al. Pilot study of botulinum toxin type A in treatment of chronic pelvic pain associated with spasm of the levator ani muscles. Aust N Z J Obstet Gynaecol 2004;44 (1):46.

26. Adelowo A, et al. Botulinum toxin type A (BOTOX®) for refractory myofascial pelvic pain. Female Pelvic Med Reconstr Surg 2013;19(5):288-92.

27. Smith J, et al. Sonographically guided obturador internus injections: techniques and validation. J Ultrasound Med 2012;31(10):1597-105.

28. Mayer RD, Howard FM. Sacral nerve stimulation: neuromodulation for voiding dysfunction and pain. Neurotherapeutics 2008;5(1):107-9.

29. Brookoff D, et al. Neuromodulation in intractable interstitial cystitis and related pelvic pain syndromes. Pain Med 2006;7(Suppl 1):S166-9.

30. Falco FJ, et al. Anterograde sacral nerve root stimulation (ASNRS) via the sacral hiatus: benefits, limitations, and percutaneous implantation technique. Neuromodulation 2002;6(4):219-25.

31. Peters KM, et al. Sacral neuromodulation for the treatment of refractory interstitial cystitis: outcomes based on technique. Int Urogynecol J Pelvic Floor Dysfunct 2003;14(4):223-9.

32. Martellucci J, et al. Sacral nerve modulation in the treatment of chronic pelvic pain. Int J Colorectal Dis 2012;27(7):921-8.

33. Butrick CW. Patient selection for sacral nerve stimulation. Int Urogynecol J 2010;21(Suppl 2):S447-50.

34. Carmel M, et al. Pudendal nerve neuromodulation with neurophysiology guidance: a potential treatment option for refractory chronic pelvi-perineal pain. Int Urogynecol J 2010;21(5):613-6.

35. Govaert B, et al. Sacral neuromodulation for the treatment of chronic functional anorectal pain: a single center experience. Pain Pract 2010;10(1):49-53.

36. Marcelissen T, et al. Sacral neuromodulation as a treatment for neuropathic clitoral pain after abdominal hysterectomy. Int Urogynecol J 2010;21(10):1305-9.

37. Rigaud J, et al. Neurostimulation techniques in the therapeutic management of chronic pelvic and perineal pain. Prog Urol 2010;20(12):1116-9.

38. Van Buyten JP. Radiofrequency or neuromodulation treatment of chronic pain: when is it useful? Eur J Pain Suppl 2008;2(Suppl 1):66-66.

39. Lemos N, et al. Laparoscopic implantation of neuromodulator for pelvic pain and urinary retention. In: Anais do ICS Meeting; 2014. Rio de Janeiro, 20 de outubro de 2014. (Abstract)

40. Peters KM, et al. Chronic pudendal symptoms. Neurourol Urodyn 2010;29(7):1267-71.

Capítulo **33**

- **Diego Adão Fanti Silva** ■ **Elesiário Marques Caetano Jr.**
- **Sarhan Sydney Saad**

Hérnias Abdominais

■ INTRODUÇÃO

A palavra "hérnia" origina-se do latim *hernia* e significa ruptura. No escopo da medicina, diversos compartimentos anatômicos do corpo humano estão sujeitos à perda da integridade dos seus limites, permitindo a protrusão do seu conteúdo através dessas falhas. Entre os compartimentos anatômicos mais suscetíveis a herniações destaca-se o abdome, cuja contenção musculoaponeurótica (parede abdominal) pode permitir a passagem do conteúdo celômico (vísceras e/ou gordura) através de múltiplos defeitos, tanto congênitos quanto adquiridos, caracterizando as hérnias abdominais.

O conhecimento das hérnias abdominais e seu tratamento datam da Antiguidade, com relatos de casos encontrados em papiros do Egito Antigo. Na atualidade, as hérnias da parede abdominal, principalmente as inguinais e as incisionais, são a principal causa de indicação cirúrgica em diversos serviços do Brasil e do mundo.[1] Essa demanda decorre da elevada incidência das hérnias abdominais em todas as faixas etárias, com destaque para a população masculina, adulta e ativa, que sofre com quadros de dor crônica, limitação funcional, baixa autoestima e absenteísmo. Esse cenário deixa claro que a hérnia abdominal é um problema de saúde pública, que se fará presente no dia a dia de todo médico, principalmente dos cirurgiões, seja de forma direta (cirurgia para correção da hérnia propriamente dita) ou indireta (necessidade de manejo da hérnia como diagnóstico diferencial ou durante uma abordagem da cavidade abdominal por outros motivos).

Considerando especificamente o público-alvo de cirurgiões do aparelho reprodutor feminino, as hérnias abdominais merecem estudo mais pormenorizado em três cenários complementares, sendo objetivo deste capítulo discutir: 1) as hérnias da região crural e pélvica como diagnóstico diferencial da dor pélvica crônica; 2)

o manejo seguro das hérnias da parede abdominal no acesso à cavidade celômica durante procedimentos ginecológicos, tanto por via laparotômica quanto por laparoscópica; e 3) as principais recomendações baseadas em evidências a respeito da técnica de fechamento da parede abdominal com o intuito de minimizar o risco de hérnias incisionais.

■ HÉRNIAS E DOR PÉLVICA

As hérnias abdominais apresentam-se, clinicamente, de três formas genéricas: 1) assintomáticas; 2) sintomáticas não complicadas; e 3) sintomáticas complicadas. As hérnias assintomáticas, em sua maioria, não são diagnosticadas e, quando são, caracterizam-se por pequenos abaulamentos não dolorosos ou achados de exames de imagem. As hérnias sintomáticas, se não complicadas, cursam com abaulamento redutível e dor na topografia da herniação, comumente relacionados ao esforço e apresentando melhora com o repouso. As hérnias sintomáticas e complicadas, por sua vez, podem apresentar-se com intensa dor local associada a abaulamento não redutível e parada da eliminação de gases e fezes, quadro esse denominado hérnia encarcerada. Se a herniação encarcerada não puder ser reduzida, seja com manobras clínicas ou cirúrgicas, a tendência é que ocorra comprometimento do suprimento sanguíneo do conteúdo herniado e, consequentemente, sua isquemia, caracterizando a hérnia estrangulada.

Se considerarmos as pacientes, com hérnias abdominais sintomáticas não complicadas, especificamente herniações em topografia crural (hérnia inguinal e hérnia femoral) e pélvica (hérnia obturadora e hérnia perineal), a principal queixa clínica será dor localizada em região de hipogástrio ou períneo. Esse quadro clínico, secundário à herniação crural ou pélvica, deve ser considerado no diagnóstico diferencial etiológico entre as doenças que compreendem a síndrome da dor pélvica crônica, sendo fundamental seu reconhecimento por parte do ginecologista para o tratamento adequado.

Na sequência, serão apresentadas as hérnias crurais e pélvicas, com maior ênfase às mais incidentes nesses grupos. A Tabela 33.1 mostra um resumo das hérnias discutidas neste tópico. Por se tratar de uma doença clássica na ciência cirúrgica, diversos epônimos estão vinculados ao universo das hérnias; no texto adiante, serão utilizados apenas os mais clássicos, quando oportuno. A Tabela 33.2 ilustra uma lista dos epônimos mais populares.

Hérnias crurais

As hérnias crurais, caracterizadas pelas hérnias inguinais e femorais, representam 75% das herniações abdominais, sendo mais frequentes em homens (oito homens para uma mulher).[2] Os principais fatores de risco para o seu desenvolvimento são o envelhecimento (pico de incidência dos 40 aos 60 anos de idade), tabagismo, aumento crônico da pressão intra-abdominal (tosse crônica, constipação), e história familiar.

A região crural é composta por músculos, fáscias, ligamentos, vasos e nervos, constituindo-se de uma anatomia complexa, que estabelece íntima relação com as estruturas do abdome, do períneo e dos membros inferiores. Embora a parede abdominal na região crural seja resistente, ela oferece alguns pontos anatômicos de possível fragilidade, que permitem a herniação do conteúdo abdominal. Essa região foi detalhadamente estudada e denomina-se orifício miopectíneo de Fruchaud (Figura 33.1), cujos limites são: arco dos músculos transverso e oblíquo interno (superior), crista pectínea ou pécten do pube (inferior), músculo iliopsoas (lateral) e borda lateral do músculo reto do abdome (medial).

Clinicamente, as hérnias crurais manifestam-se por dor na região de sua topografia (inguinofemoral), geral-mente de leve intensidade, em facada ou aperto, com duração de meses ou anos, piorando com os esforços físicos e cedendo ao repouso. Essa dor vem acompanhada por abaulamento na mesma região, também relacionada ao esforço, redutível espontaneamente ou com compressão, sem sinais flogísticos associados. Quando as hérnias crurais se complicam com encarceramento ou estrangulamento, a dor é mais intensa e o abaulamento torna-se irredutível e endurecido. Quando existe encarceramento completo de uma alça intestinal, além da dor, o paciente sente-se com náuseas, vômitos, distensão abdominal e parada da eliminação de flatos e/ou fezes (abdome agudo obstrutivo); quando existe infarto do conteúdo herniado, a pele sobrejacente costuma exibir sinais flogísticos e, na dependência da extensão da lesão tecidual, a paciente pode se apresentar com sepse e grave comprometimento sistêmico (abdome agudo vascular).

O diagnóstico se faz por meio da anamnese e do exame clínico na maioria das pacientes. Entretanto, para os casos duvidosos, seja por dificuldade em se caracterizar um abaulamento, seja pela dúvida quanto à etiologia da tumoração, os exames de imagem contêm acurácia elevada e devem ser solicitados. A Ultrassonografia (USG) de parede abdominal e a Tomografia Computadorizada (TC) de abdome e pelve são os exames mais frequentemente solicitados e esclarecedores. Esses exames também auxiliam na diferenciação entre uma hérnia encarcerada e uma estrangulada, quando da ausência de sinais flogísticos ou sistêmicos de infarto tecidual. O diagnóstico diferencial se faz com as doenças osteomusculares, aneurismas e pseudoaneurismas ilíacos e femorais, coleções e tumorações da parede abdominal (infecciosas ou neoplásicas), linfonodopatias (reacionais ou metastáticas), doenças tubo-ovarianas, endometriose profunda, cisto de Nuck, entre outras. Maior atenção deve ser dada às gestantes, em virtude da gama de etiologias para abaulamentos e dores na região do baixo ventre.

Tabela 33.1 Características das principais hérnias abdominais.				
Hérnia	Localização	Predomínio	Imagem	Risco de complicação
Crural				
Inguinal	Fossa ilíaca, acima do ligamento inguinal	Homem	USG	Baixo
Femoral	Raiz da coxa, abaixo do ligamento inguinal	Mulher	USG	Alto
Pélvica				
Obturadora	Face medial da coxa, terço proximal	Mulher	TC/RNM	Alto
Perineal	Triângulo urogenital	Mulher	TC/RNM	Baixo

USG: ultrassonografia; TC: tomografia computadorizada; RM: ressonância magnética.

Epônimo	Descrição
Poupart, ligamento	Ligamento inguinal
Cooper, ligamento	Ligamento pectíneo
Gimbernart, ligamento	Ligamento lacunar
Thompson, ligamento	Trato iliopúbico
Fruchaud, orifício	Orifício miopectíneo
Hasselbach, triângulo	Triângulo da hérnia inguinal direta (ligamento inguinal, vasos epigástricos inferiores e borda lateral do músculo reto do abdome)
Richter, hérnia	Herniação de um segmento da parede de alça intestinal, sem obstruir totalmente sua luz
Amyand, hérnia	Hérnia inguinal contendo o apêndice vermiforme com apendicite aguda (diagnóstico diferencial de hérnia inguinal encarcerada)
De Garengeot, hérnia	Hérnia femoral contendo o apêndice vermiforme com apendicite aguda (diagnóstico diferencial de hérnia femoral encarcerada)
Littré, hérnia	Presença do divertículo de Meckel dentro do saco herniário
Spieghel, hérnia	Hérnia localizada na linha semilunar, geralmente próxima à linha arqueada
Petit, hérnia	Hérnia do trígono lombar inferior
Grynfelt, hérnia	Hérnia do trígono lombar superior
Lichtenstein, técnica	Técnica mais utilizada na atualidade para hernioplastia inguinal, caracterizada por ser livre de tensão e sempre utilizar tela
Bassini, técnica	Técnica clássica para herniorrafia inguinal, com tensão e sem tela, em desuso
Shouldice, técnica	Técnica mais utilizada na atualidade para hernioplastia inguinal quando não se dispõe de tela ou existe alguma contraindicação para seu uso. É inferior à técnica de Lichtenstein
McVay, técnica	Técnica clássica para herniorrafia femoral, com tensão e sem tela, em desuso
Mayo, técnica	Técnica clássica para herniorrafia umbilical, com tensão e sem tela, em desuso
Ramirez, técnica	Técnica clássica para separação de componentes
Borráez, bolsa	Bolsa de peritoneostomia ou Bogotá
Palmer, ponto	Ponto localizado no hipocôndrio esquerdo para realização de pneumoperitônio por punção
Hasson, técnica	Técnica para realização de pneumoperitônio por via aberta (originalmente nome do trocarte utilizado)
Veress, técnica	Técnica para realização de pneumoperitônio por punção (originalmente nome da agulha utilizada)

Tabela 33.2 Epônimos e hérnias.

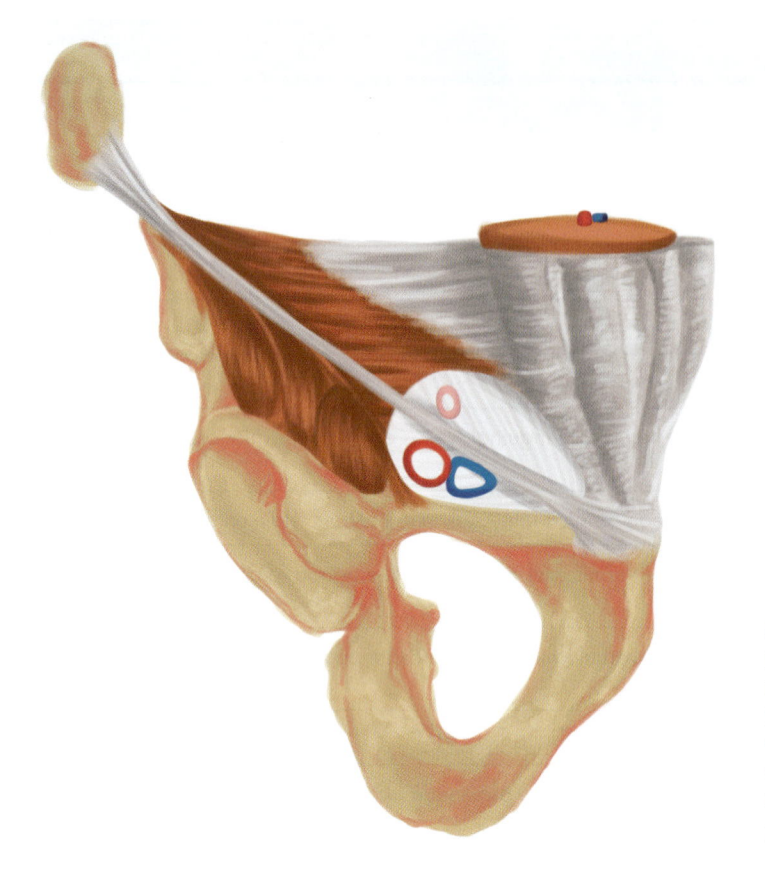

Figura 33.1 Orifício miopectíneo de Fruchaud, lado direito. Principal localização dos pontos de fragilidade da região crural, onde ocorrem as hérnias inguinais (direta e indireta), e a hérnia femoral. Círculo vermelho: artéria femoral. Círculo azul: veia femoral. Círculo rosa: conteúdo do canal inguinal (funículo espermático ou ligamento redondo do útero).

Fonte: Wantz GE.; 1991.[3]

O tratamento das hérnias crurais é eletivo nos casos não complicados. A hérnia complicada, entretanto, configura urgência cirúrgica.

A seguir serão discutidas as particularidades das hérnias inguinais e femorais, principais representantes das herniações do orifício miopectíneo de Fruchaud.

Hérnia inguinal

As hérnias inguinais correspondem a 95% das hérnias crurais, sendo a hérnia abdominal mais comum nas mulheres.[4] Na comparação de gêneros, a relação homem/mulher é de 9:1. Anatomicamente, podem ser divididas em hérnia inguinais indiretas ou diretas (Figuras 33.2 e 33.3). As hérnias inguinais indiretas, mais usuais (70% das hérnias inguinais nas mulheres), caracterizam-se pelo abaulamento que se dá lateralmente aos vasos epigástricos inferiores, geralmente relacionado à persistência do conduto peritoniovaginal ou alargamento do anel inguinal interno. Nas hérnias indiretas, o saco herniário encontra-se em íntimo contato com o ligamento redondo do útero, dentro do canal inguinal. As hérnias diretas, menos habituais (30% das hérnias inguinais nas mulheres), caracterizam-se pelo abaulamento que se dá medialmente aos vasos epigástricos

inferiores, em geral relacionado a uma fragilidade da parede posterior da região inguinal (*fascia transversalis*). Tanto as hérnias indiretas quanto as diretas localizam-se acima do ligamento inguinal.

O quadro clínico das hérnias inguinais é semelhante ao descrito genericamente para as hérnias crurais. O exame clínico e a propedêutica desarmada não permitem distinguir facilmente as hérnias indiretas das diretas, embora tal diferenciação não altere a condução dos casos. Porém, é fundamental caracterizar se o abaulamento se dá acima ou abaixo do ligamento inguinal, de modo a diferenciar as hérnias inguinais das femorais, respectivamente. Essa diferenciação tem importância porque as femorais, além de serem mais incidentes em mulheres, são as hérnias que sofrem o maior risco para encarceramento (40%) e, por conseguinte, estrangulamento.

Nas gestantes, existe uma tendência de as hérnias inguinais, antes subclínicas, tornarem-se sintomáticas conforme o aumento da pressão intra-abdominal. Embora persista o risco de complicação, acredita-se que o útero gravídico bloqueie o acesso do conteúdo abdominal aos anéis herniários, dificultando o encarceramento e o estrangulamento.

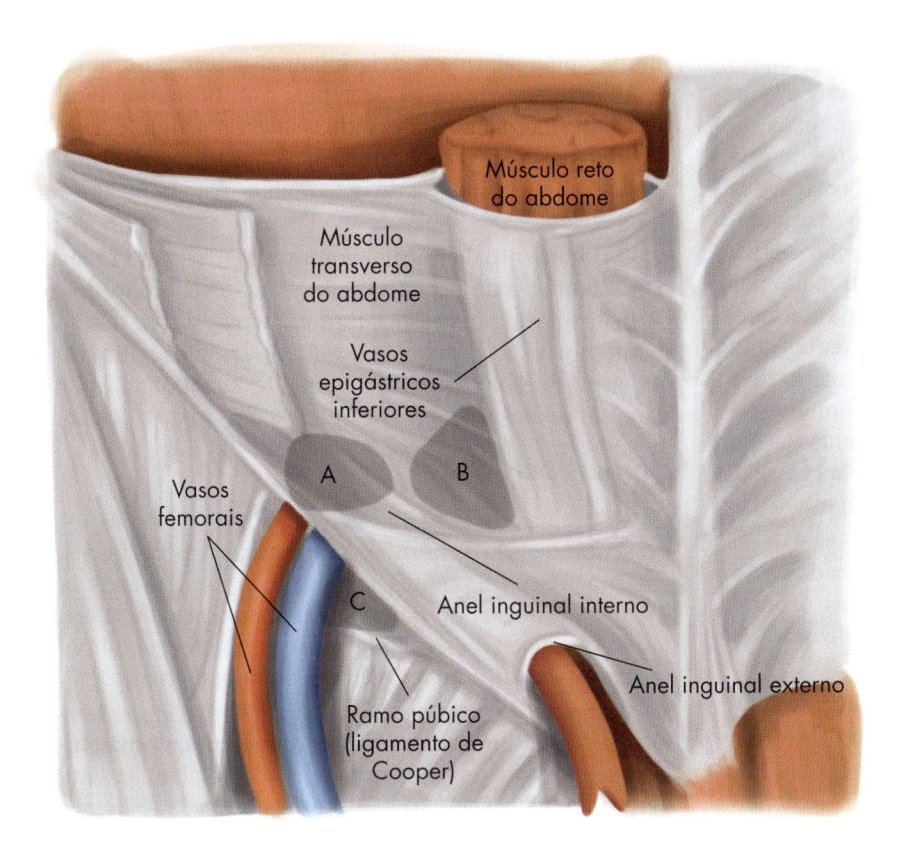

Figura 33.2 Hérnias crurais, vista externa da parede abdominal anterior, lado direito. **(A)** Hérnia inguinal indireta. **(B)** Hérnia inguinal direta. **(C)** Hérnia femoral.[2]

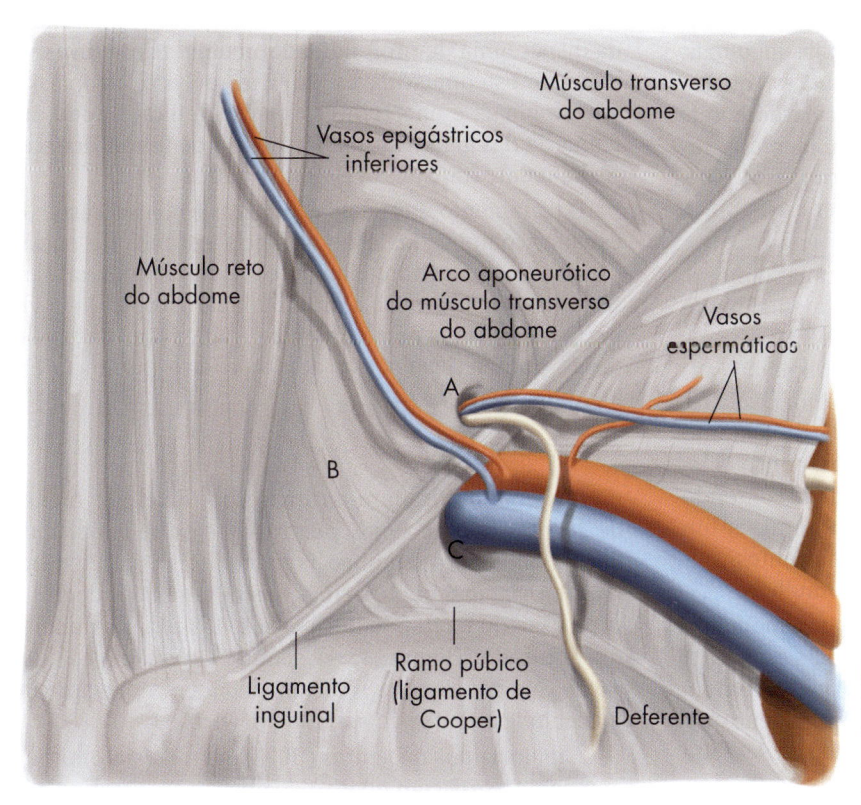

Figura 33.3 Hérnias crurais, visão interna (laparoscópica) da parede abdominal anterior, lado direito. **(A)** Hérnia inguinal indireta. **(B)** Hérnia inguinal direta. **(C)** Hérnia femoral.[2]

Com relação ao tratamento eletivo definitivo, as hérnias inguinais são corrigidas cirurgicamente, na quase totalidade dos casos, por técnicas sem tensão e com telas. A via aberta e a laparoscópica oferecem taxas semelhantes de recidiva, sendo atualmente a via laparoscópica a preferida, em virtude das menores taxas de dor no pós-operatório e do retorno mais precoce às atividades diárias. A técnica de Lichtenstein é a opção eletiva mais praticada mundialmente. Embora questionado por alguns especialistas em hérnias, a literatura atual permite o seguimento (*watch and wait*) dos pacientes com hérnia inguinal assintomática, haja vista a baixa taxa de complicações em curto prazo. Porém, nas mulheres, como existe a dificuldade em se diferenciar uma hérnia inguinal de uma femoral, opta-se sempre pela cirurgia. Nas gestantes, contudo, evita-se o reparo eletivo das hérnias inguinais.

Com relação às hérnias inguinais complicadas, não existe discussão, e essas devem ser operadas prontamente, em caráter de urgência, após estabilização da paciente.

Não é objetivo deste capítulo discutir as diversas técnicas de hernioplastia e os variados materiais protéticos que a literatura disponibiliza.

Hérnia femoral

As hérnias femorais correspondem a 5% das hérnias crurais, estando no segundo lugar de prevalência das hérnias abdominais (atrás apenas das hérnias inguinais). Diferentemente do que acontece com as hérnias inguinais, as femorais são mais frequentes nas mulheres (quatro mulheres para um homem). Embora as hérnias femorais sejam mais comumente encontradas em mulheres, as inguinais ainda são as mais prevalentes no grupo feminino, isto é, a hérnia crural mais comum da mulher é a inguinal, seguida da femoral.

A herniação femoral se dá através do canal femoral, localizado abaixo do ligamento inguinal, medialmente aos vasos femorais, na raiz da coxa (Figuras 33.2 e 33.3). O canal femoral é limitado pelo ligamento inguinal (anterior), ligamento pectíneo do pube (posterior), veia femoral (lateral) e ligamento lacunar (medial). Pelo fato de os seus limites serem estruturas rígidas, pouco elásticas, existe maior risco de encarceramento do conteúdo herniado, o que faz a correção da hérnia femoral ser um procedimento obrigatório para todos os pacientes, sintomática ou assintomática, em homens ou mulheres.

O quadro clínico das hérnias femorais é semelhante ao já descrito genericamente para as hérnias crurais. A particularidade da hérnia femoral se dá pelo fato de o abaulamento estar localizado abaixo do ligamento inguinal, embora essa diferenciação seja difícil de ser feita nas pacientes obesas ou com grandes sacos herniários.

O diagnóstico diferencial se faz principalmente com a linfonodomegalia da cadeia inguinal externa. Em quase metade das vezes, os pacientes com hérnia femoral apresentar-se-ão ao serviço de saúde via pronto-socorro, com quadro de encarceramento ou estrangulamento, tratando-se geralmente de uma mulher com mais de 40 anos de idade.

O tratamento da hérnia femoral é eletivo para todos os pacientes, e de urgência para os casos complicados. Os princípios da hernioplastia sem tensão e com tela se mantêm para as hérnias femorais. A clássica técnica de McVay vem sendo progressivamente abandonada por não usar prótese e expressar relativa tensão dos tecidos.

Hérnias pélvicas

As hérnias do assoalho pélvico, cujas principais representantes são as hérnias obturadoras e as perineais, embora pouco frequentes na população geral (menos de 1% das hérnias abdominais), têm maior incidência nas mulheres idosas. Caso negligenciadas, podem evoluir de forma catastrófica quando do seu estrangulamento.

Do ponto de vista de diagnóstico diferencial, as hérnias pélvicas apresentam comportamento sintomatológico semelhante às hérnias crurais (dor e abaulamento agravados pelo esforço), com a particularidade desses sinais e sintomas estarem localizados na topografia do assoalho pélvico (triângulo urogenital ou triângulo anal). Dessa forma, deve-se atentar à possibilidade, porquanto remota, das hérnias pélvicas como diagnóstico diferencial da dispareunia de profundidade, endometriose invasiva, doenças osteomusculares do anel pélvico, neoplasias vulvovaginais e anorretais, prolapso genital e retal, inflamação das glândulas de Bartholin e de Skene, doenças sexualmente transmissíveis, entre outras.

O tratamento das hérnias pélvicas é eletivo caso não estejam complicadas e de urgência em face de encarceramento ou estrangulamento. A via abdominal (intra ou extraperitoneal, aberta ou laparoscópica) e a via perineal, isoladas ou combinadas, são opções possíveis, desde que efetivadas por equipe com experiência em anatomia pélvica.

Hérnia obturadora

A hérnia obturadora é rara, responsável por menos de 1% do abdome agudo obstrutivo e exibe maior incidência no gênero feminino (seis mulheres para um homem), principalmente acima dos 60 anos de idade.[5] A protrusão do conteúdo herniário se faz através do forame obturador (Figura 33.4), sendo bilateral em 6% dos casos. Sua gênese está relacionada ao enfraquecimento musculoligamentar do assoalho pélvico.

A maioria dos pacientes (80%), quando sintomática, apresentar-se-á com quadro de obstrução intestinal. Os

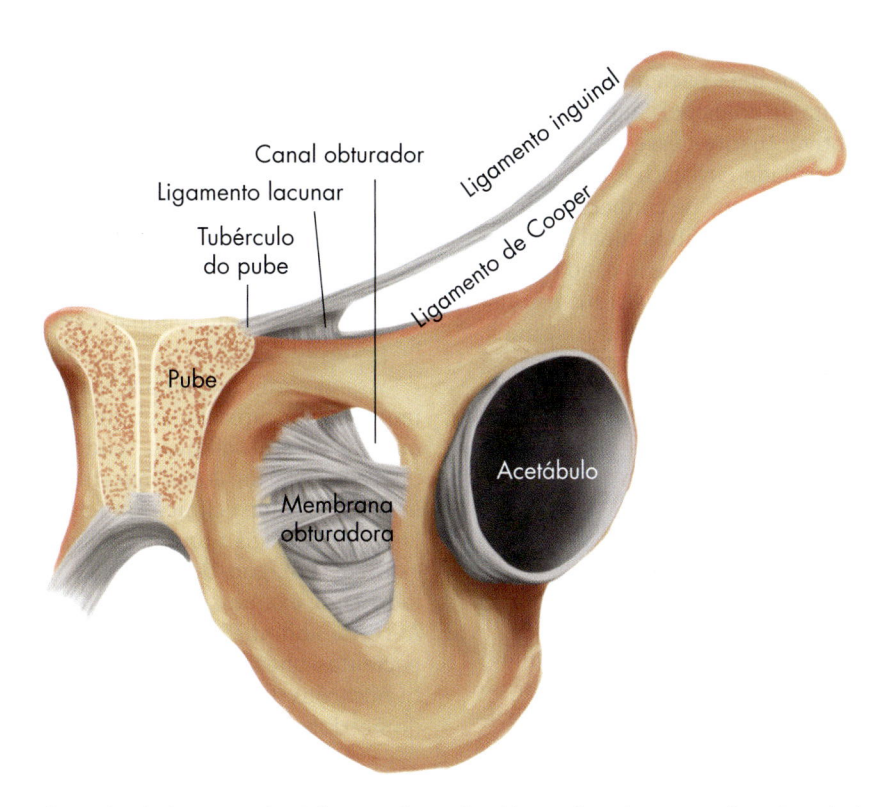

Figura 33.4 Forame obturador, lado esquerdo. O forame obturador é limitado pelos ramos do pube e do ísquio, sendo obliterado em sua maior parte pela membrana obturadora. A herniação ocorre no canal obturador, por onde passam vasos e nervos em direção ao membro inferior.

Fonte: Gray H.; 1918.[6]

demais pacientes, sintomáticos não complicados, irão referir dor e parestesia na face medial da coxa (sinal de Howship-Romberg, pela compressão do nervo obturador, presente em 50% das hérnias), podendo estar acompanhado por um abaulamento palpável em 20% das vezes. Pela dificuldade de o diagnóstico definitivo ser conclusivo apenas pela propedêutica clínica, diante da suspeita, deve-se lançar mão de exames de imagem, como a Tomografia Computadorizada (TC) e a Ressonância magnética (RM) de abdome e pelve.

A correção cirúrgica definitiva realiza-se por meio da rafia primária e com o uso de tela, por via direta ou combinada entre abdome e períneo.

Hérnia perineal

As hérnias perineais, também conhecidas como de Douglas, são raras e predominam em mulheres, tais como as hérnias obturadoras, principalmente entre as pacientes submetidas a ressecções perineais.[7] Outros fatores de risco incluem trauma e aumento crônico da pressão intra-abdominal (obesidade e ascite, por exemplo).

As hérnias perineais podem ser classificadas como anteriores ou posteriores, na dependência da topografia da sua protrusão, respectivamente nos triângulos urogenital e anal (fossa isquiorretal) (Figura 33.5).

A principal queixa clínica refere-se ao desconforto e abaulamento secundários à herniação perineal. Dor local, retenção urinária, constipação, polaciúria e tenesmo são alguns dos sintomas relatados. O diagnóstico diferencial se faz com neoplasias vulvares, vaginais e anorretais, além de cistocele, uterocele e retocele. Diferentemente das hérnias obturadoras, é pouco frequente o encarceramento nas hérnias perineais; quando complicadas, deve-se evitar a confusão diagnóstica com abscessos locais. O diagnóstico definitivo se dá por TC ou RNM.

A correção cirúrgica definitiva se efetiva por meio da rafia primária combinada com tela, por via simples ou combinada.

■ HÉRNIAS E ACESSO ABDOMINAL

As hérnias abdominais, por serem prevalentes na população geral – algumas delas mais incidentes no gênero feminino, como as hérnias umbilicais, femorais e perineais –, muito provavelmente farão parte do dia a dia de todo médico, principalmente nas especialidades cirúrgicas. Não será infrequente, desse modo, que o ginecologista se depare com uma paciente com hérnia abdominal e que necessita de uma abordagem cirúrgica por qualquer outro motivo. Diante desse cenário, o de uma paciente com necessidade cirúrgica e uma hérnia associada, faz-se necessário dispor de conhecimentos e estratégias para abordar a cavidade abdominal ou pélvica sem lesar o conteúdo do saco herniário e, ao mesmo tempo, já preparar a parede abdominal para sua reconstrução ao final do procedimento, minimizando os danos. Isso é ainda mais relevante para os casos de hérnias complexas, em que se torna fundamental haver prévio planejamento em parceria com a equipe de cirurgia de parede abdominal.

A seguir, discutiremos as hérnias abdominais no contexto do acesso à cavidade celômica. Inicialmente, serão mostradas as hérnias umbilicais, que são mais incidentes em mulheres e encontram-se localizadas em um ponto da parede abdominal frequentemente acessado, tanto por laparotomia quanto por laparoscopia. Ao final deste tópico serão discutidas as hérnias complexas e o melhor planejamento pré-operatório de acesso à cavidade abdominal.

Hérnia umbilical

As hérnias umbilicais representam aproximadamente 5% das hérnias abdominais, estando atrás apenas das hérnias inguinais e femorais em prevalência.[8] São mais comuns no gênero feminino, com uma relação de três mulheres para um homem. As hérnias umbilicais têm sua gênese na cicatrização incompleta da aponeurose na topografia da cicatriz umbilical, associada a aumento da pressão intra-abdominal, como na ascite, obesidade ou gestação.

Assim como as demais hérnias discutidas anteriormente neste capítulo, as umbilicais podem ser assintomáticas ou sintomáticas, sendo essas últimas passíveis de complicação, como encarceramento e estrangulamento. O quadro clínico caracteriza-se por dor e abaulamento na região umbilical, geralmente agravado pelo esforço. O diagnóstico é clínico e pode ser complementado com exames de imagem, principalmente a USG. A TC de abdome é útil nos casos duvidosos, como em pacientes obesas. O diagnóstico diferencial se faz com tumorações de partes moles, implantes neoplásicos, endometriose profunda, cisto de úraco, entre outros.

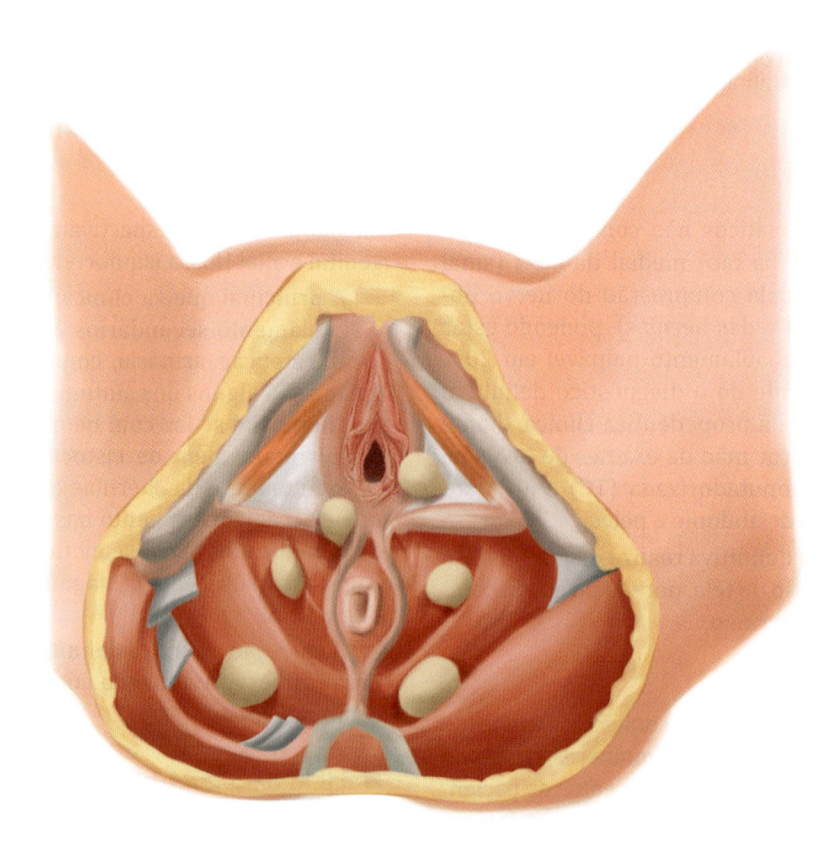

Figura 33.5 Hérnias perineais. A herniação pode ocorrer tanto no triângulo urogenital (hérnias perineais anteriores) quanto no triângulo anal (hérnias perineais posteriores).
Fonte: Netter FH; 2003.[9]

O tratamento é eletivo para as hérnias umbilicais sintomáticas não complicadas, e de urgência para as hérnias encarceradas ou estranguladas. Assim como nas hérnias inguinais, alguns especialistas defendem o seguimento clínico (*watch and wait*) nos pacientes com hérnia umbilical assintomática. A técnica cirúrgica respeita os princípios da rafia sem tensão, estando a tela reservada aos casos com anel herniário maior que 2 cm ou para as hérnias recidivadas. A clássica técnica de Mayo vem sendo abandonada pelo seu elevado índice de recidiva, secundário à tensão na linha de sutura.

Hérnia umbilical e laparotomia

Em uma paciente com hérnia umbilical, que será submetida a uma laparotomia longitudinal mediana, deve-se iniciar o procedimento com a tentativa de reduzir o conteúdo herniado após indução anestésica e relaxamento. A redução facilita identificar a aponeurose sadia e reduz o risco de lesão iatrogênica do conteúdo herniado. Para a incisão da pele, deve-se contornar a cicatriz umbilical pela esquerda da paciente, evitando-se a seção do ligamento redondo do fígado (principalmente em pacientes com hipertensão portal e recanalização da veia umbilical). Após a abertura da pele e do tecido celular subcutâneo, e dissecção dos planos até a aponeurose, deve-se liberar e contornar o ligamento umbilical com dissecção romba, perfazendo toda sua circunferência (Figura 33.6). Após esse isolamento, procede-se à abertura cuidadosa do ligamento umbilical próxima à sua base, de modo a identificar todo o perímetro do anel herniário, liberando as aderências do saco herniário. Uma vez isolado, o saco deve ser aberto e ter seu conteúdo reduzido, caso ainda não tenha sido feito. Com o anel herniário reconhecido, procede-se à abertura da aponeurose como habitual para a laparotomia longitudinal mediana, utilizando o anel como referência para incisão cranial e caudal. O envolvimento do anel dissecado na linha de incisão da aponeurose previne lesões de alças aderidas, facilita o fechamento posterior e evita múltiplas incisões no mesmo tecido aponeurótico.

Nas incisões transversas, oblíquas ou mesmo longitudinais paramedianas, aquém da cicatriz umbilical, pode-se reduzir o conteúdo herniado umbilical diretamente pela cavidade abdominal e, quando factível, proceder à hernioplastia pela face visceral do peritônio, sem a necessidade de nova incisão.

Hérnia umbilical e laparoscopia

A via laparoscópica exige o reconhecimento da hérnia umbilical quando da realização do pneumoperitônio, considerando que a maioria dos acessos se inicia pelo portal umbilical. A confecção do pneumoperitônio, seja pela técnica da punção (Veress), seja pela técnica aberta (Hasson), precisa sofrer algumas modificações para evitar lesão indevida do conteúdo herniado e facilitar o fechamento posterior da parede. Independentemente da técnica que será utilizada para o pneumoperitônio, sempre se deve iniciar a cirurgia com a tentativa de reduzir o saco herniário após relaxamento anestésico.

A técnica de punção pela agulha de Veress na linha média pode ser efetuada caudalmente à falha aponeurótica umbilical, pelo menos 5 cm distante dela, uma vez que pode haver aderência de alças no peritônio visceral nas adjacências do anel herniário. Outra possibilidade é a punção com agulha de Veress no ponto de Palmer, localizado no quadrante superior esquerdo (Figura 33.7).

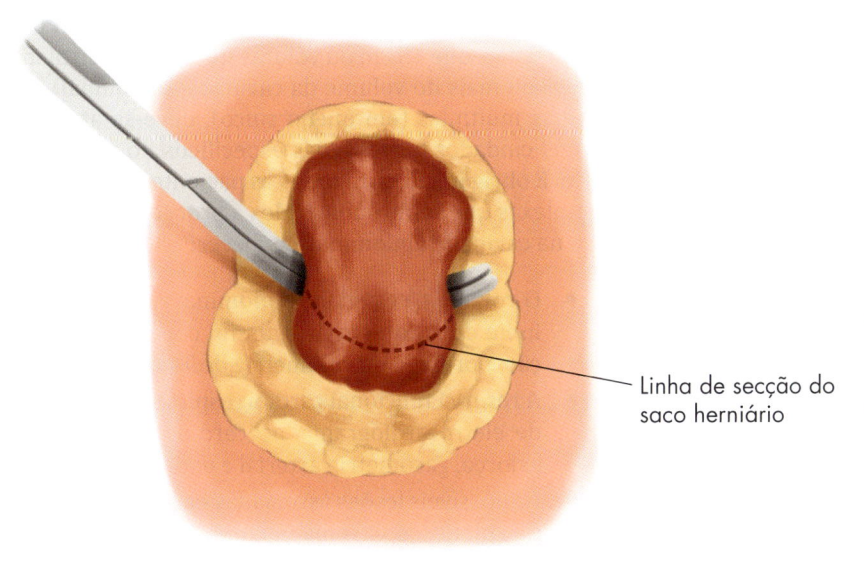

Linha de secção do saco herniário

Figura 33.6 Hérnia umbilical. Após dissecção do tecido celular subcutâneo em torno do ligamento umbilical (espessado por conter o saco herniário), a ponta da pinça Mixter contorna posteriormente o ligamento. A linha tracejada próxima à base indica o local da incisão para liberação do conteúdo e delimitação do anel herniário.

Fonte: Trahan MD.; 2010.[10]

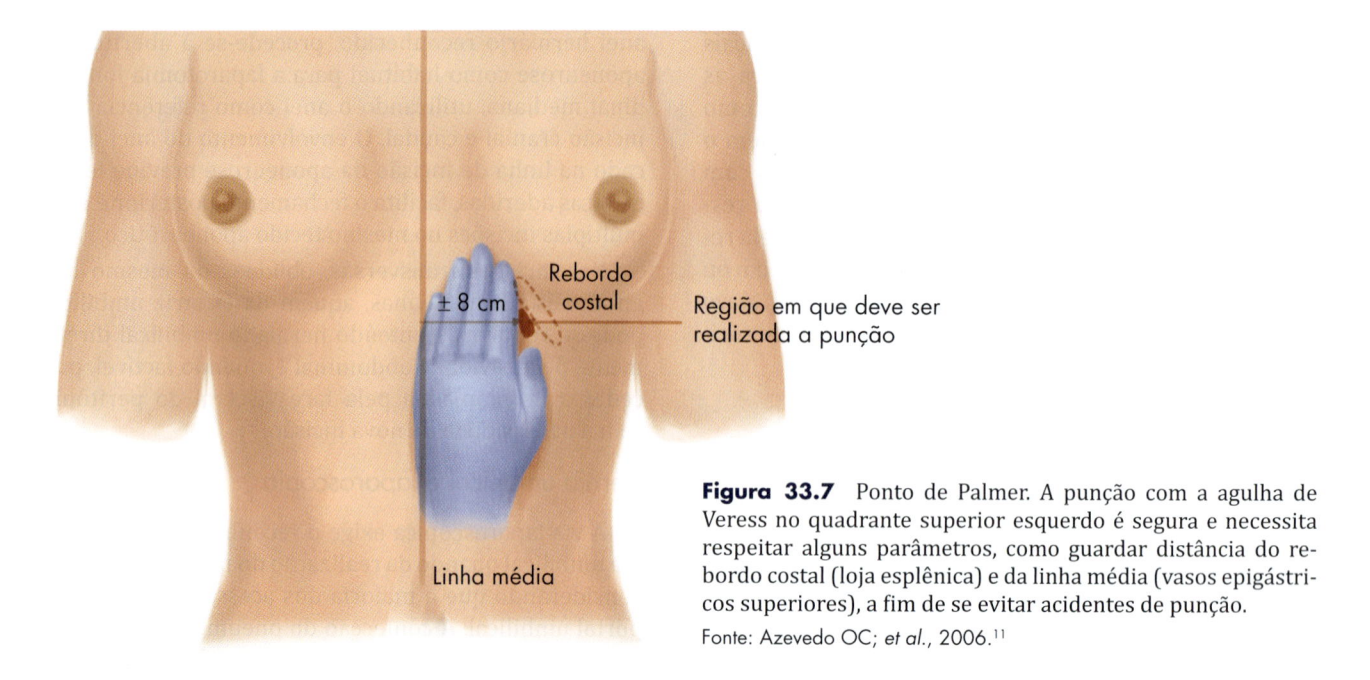

Rebordo costal

± 8 cm

Região em que deve ser realizada a punção

Linha média

Figura 33.7 Ponto de Palmer. A punção com a agulha de Veress no quadrante superior esquerdo é segura e necessita respeitar alguns parâmetros, como guardar distância do rebordo costal (loja esplênica) e da linha média (vasos epigástricos superiores), a fim de se evitar acidentes de punção.

Fonte: Azevedo OC; et al., 2006.[11]

A técnica aberta de Hasson é a preferencial para confecção do pneumoperitônio em pacientes com hérnia umbilical. Essa preferência se dá porque a dissecção direta da falha aponeurótica na região da cicatriz umbilical, semelhante ao que se faz na hernioplastia eletiva, reduz o risco de lesão visceral e já prepara o anel para a rafia posterior. A técnica aberta consiste na dissecção do ligamento umbilical em toda sua volta (Figura 33.6), possibilitando identificar o anel herniário por completo. O saco herniário, após isolado, deve ser aberto e ter seu conteúdo reduzido, de modo a permitir a introdução do trocarte através da falha aponeurótica existente. O pneumoperitônio é insuflado diretamente por meio do trocarte, tendo o cuidado de limitar o fluxo de gás a 2 L/min, uma vez que o trocarte não restringe o fluxo como faz a agulha de Veress. Caso necessário, pode-se confeccionar uma sutura temporária em bolsa, em torno do trocarte, para evitar escape de gás. Ao final da cirurgia, o trocarte é retirado e o orifício é fechado conforme a técnica da hernioplastia umbilical.

Hérnia complexa

As hérnias abdominais complexas, como as gigantes (ventrais ou incisionais), e as múltiplas, são um desafio para o acesso e o fechamento da cavidade abdominal. Sem planejamento prévio, a abertura da cavidade pode resultar em lesão iatrogênica de diversas vísceras abdominais, com risco de múltiplas ressecções de intestino delgado, fístula intestinal e vesical, entre outras. O fechamento das hérnias complexas sem planejamento, por sua vez, pode evoluir, a longo prazo, com altos índices de hérnia incisional. A curto prazo, o fechamento sob tensão extrema pode resultar em hipertensão intra-abdominal e síndrome compartimental abdominal, principalmente nos casos em que o conteúdo herniado é 25% ou mais volumoso do que a cavidade peritoneal residual. Em casos extremos, pode ocorrer de o conteúdo herniado não ser passível de redução, como nas hérnias gigantes com perda de domicílio, sendo necessário confeccionar uma peritoneostomia (bolsa de Bogotá ou de Borráez) ou adaptar um sistema de curativo a vácuo (curativo de Barker), quando disponível. Embora o curativo a vácuo apresente menor morbidade e maior índice de fechamento, se comparado à peritoneostomia, ambos são catastróficos num cenário de cirurgia eletiva.

Desse modo, diante de uma paciente com hérnia abdominal complexa, como as hérnias gigantes (anel herniário maior que 15 cm ou volume herniado equivalente a 25% ou mais do volume da cavidade abdominal) e as hérnias múltiplas (em queijo suíço), deve-se atentar a alguns cuidados e avaliações específicos no pré-operatório. É obrigatório, para todos as pacientes com hérnias complexas que serão submetidos a procedimento cirúrgico na cavidade abdominal, conhecer:

- O volume da cavidade abdominal residual e o volume do saco herniário, assim como sua proporção, por meio de volumetria de Tanaka;[12]
- A reserva funcional cardiorrespiratória, por meio de eletrocardiograma, ecocardiograma, teste de esforço, gasometria arterial e espirometria;
- As possíveis lesões associadas em cólon, por meio da colonoscopia, haja vista possível necessidade de ressecção (viscerorredução);

- O estado nutricional do paciente, por meio da avaliação por nutricionista;
- As possibilidades técnicas de acesso e fechamento, por meio da avaliação com equipe especialista em cirurgia de parede abdominal.

Entre algumas estratégias possíveis para o tratamento das hérnias complexas, com taxas de sucesso consideráveis, destacam-se a separação de componentes (técnica de Ramirez), o pneumoperitônio progressivo (PPP) e a fixação *inlay* de telas com revestimento. Embora não seja o foco deste capítulo pormenorizar essas técnicas cirúrgicas, é importante ressaltar que todas elas exigem planejamento antecipado, ocasionalmente meses antes da cirurgia. O profissional que reconheça essa necessidade consegue dispor da melhor estratégia multiprofissional e do melhor material cirúrgico, garantindo a assistência adequada e evitando procedimentos mórbidos, como a viscerorredução e a peritoneostomia num cenário de cirurgia eletiva.

■ HÉRNIAS E SÍNTESE DA PAREDE ABDOMINAL

As hérnias incisionais, consequentes à falha da cicatrização da aponeurose, podem ocorrer após qualquer incisão na parede abdominal, tanto laparotômica quanto laparoscópica. Sabendo-se que algumas incisões, técnicas de fechamento e características dos pacientes guardam maior ou menor relação com a incidência dessas hérnias, é fundamental reconhecer quais são as variáveis modificáveis no processo cicatricial, de modo a se reduzir o risco de herniação no pós-operatório.

A seguir, discutiremos as principais características das hérnias incisionais, assim como seus fatores de risco e proteção.

Hérnia incisional

As hérnias incisionais, um subtipo de hérnia ventral, ocorrem em até 15% das incisões abdominais. Esse valor sobe para 25% em pacientes com infecção de ferida operatória, um dos principais fatores de risco para hérnia incisional. O risco de complicações, como encarceramento e estrangulamento, encontra-se em torno de 10%.

O quadro clínico é típico, com dor e abaulamento, agravados pelo esforço, sob cicatriz de uma laparotomia prévia. Em geral, as hérnias incisionais surgem dentro dos primeiros dois anos de cirurgia, porém o risco perdura por até dez anos de pós-operatório. O diagnóstico pode ser complementado, quando necessário, com exames de imagem, a exemplo da USG e da TC. Diagnóstico diferencial se faz com tumor de partes moles, a exemplo dos seromas, hematomas, fibromas e granulomas de corpo estranho.

A cirurgia resume-se à rafia primária sem tensão, quando factível de fechamento, complementada com o uso de tela. Para as hérnias volumosas, cujos limites da aponeurose não são passíveis de fechamento primário, pode-se lançar mão de técnicas de ampliação da cavidade abdominal, como a separação de componentes e o PPP. A via laparoscópica vem ganhando preferência na literatura por oferecer menores taxas de infecção de ferida operatória, menor recorrência de herniação e recuperação mais rápida no pós-operatório. Deve-se ter em mente que mesmo se respeitando todos os princípios técnicos, a recidiva da hérnia incisional é alta, podendo chegar a 45% nos casos menos favoráveis.

Fatores de risco e proteção

Diversos são os fatores de risco e proteção relacionados às hérnias incisionais. A seguir, discutiremos sucintamente os fatores relacionados à incisão, à técnica e às características dos pacientes.

Com relação à orientação das incisões, é sabido que as longitudinais medianas cursam com duas vezes maior risco de hérnia incisional que as incisões transversas. Do mesmo modo, as incisões no andar superior do abdome apresentam maior risco de herniação que as do andar inferior. Assim, orienta-se que as incisões longitudinais medianas devam ser guardadas para as situações em que se necessita de grande exposição da cavidade peritoneal, ou acesso a quadrantes abdominais diferentes no mesmo ato operatório. Sempre que possível e viável, deve-se dar preferência às incisões transversas ou oblíquas, exatamente sobre o órgão a ser abordado. Exemplos de incisões transversas para acesso pélvico com menores taxas de hérnias incisionais (Figura 33.8): Pfannenstiel, Cherney, Maylard, Küstner, Turner-Warwick, Elliot-Babcock, Rockey-Davis, entre outras.

As variáveis técnicas de fechamento da cavidade abdominal também foram estudadas sob a óptica da medicina baseada em evidência.[13] Atualmente, orientam-se as seguintes medidas:

- Não fechar o peritônio isoladamente, como camada única, pela ausência de benefícios e provável maior risco de aderências e bridas;
- Realizar sutura contínua ao invés de em pontos separados (risco 40% menor de hérnia incisional). Alguns cirurgiões associam à sutura contínua pontos separados subtotais em "8" ou "X" (Smead-Jones), sem evidência clara de benefícios;
- Suturar a aponeurose como camada única (*single layer aponeurotic closure*), evitando-se pontos que envolvam muito tecido adjacente (sutura em massa, que era a opção anteriormente);

Parâmetros anatômicos

Incisões transversas

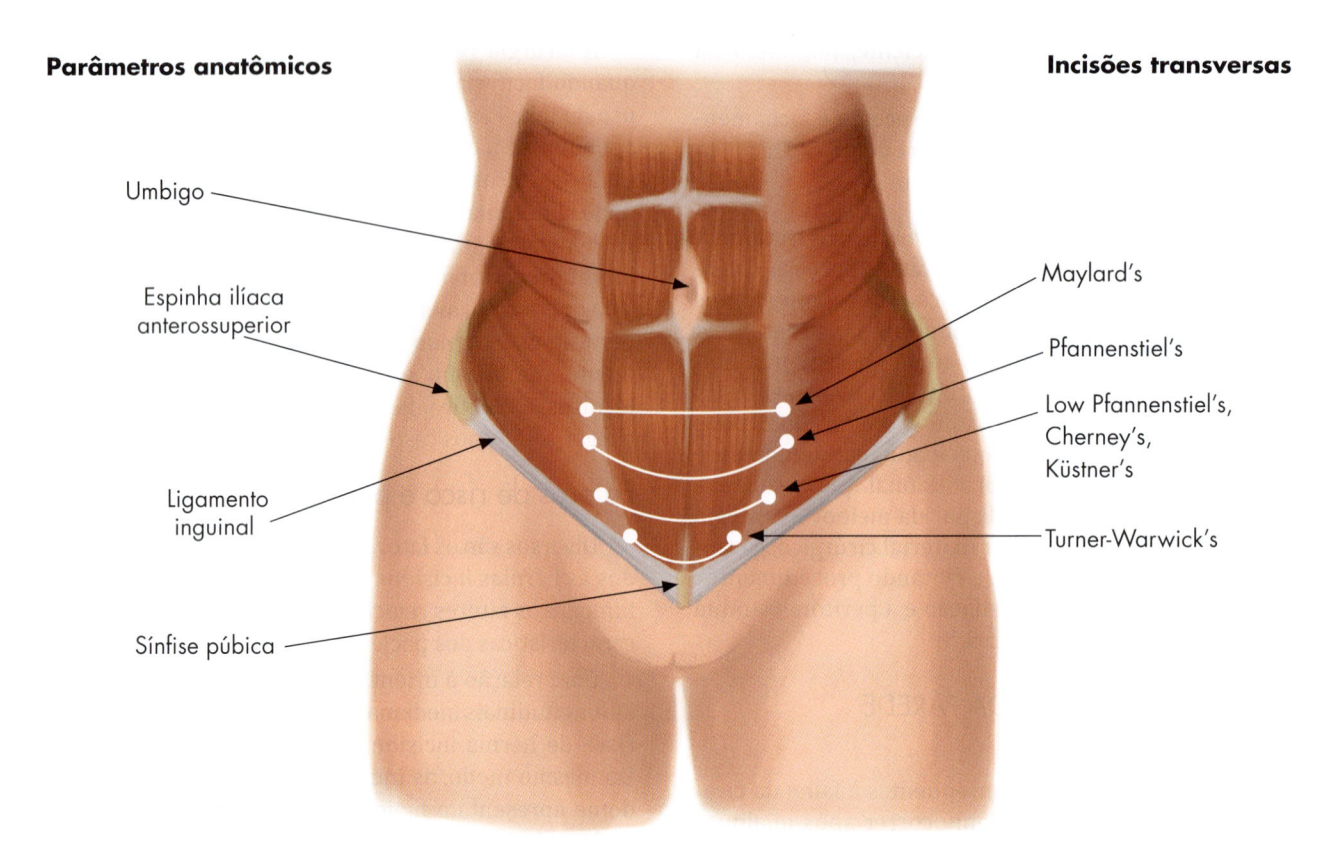

Umbigo

Espinha ilíaca
anterossuperior

Ligamento
inguinal

Sínfise púbica

Maylard's

Pfannenstiel's

Low Pfannenstiel's,
Cherney's,
Küstner's

Turner-Warwick's

Figura 33.8 Incisões abdominais transversas para acesso à pelve.
Fonte: Mert A.; 2015.[14]

- Respeitar uma relação de comprimento total de fio na incisão em relação ao comprimento total da incisão de, pelo menos, 4:1 (*suture length to wound length ratio* [SL/WL]);
- Abranger 5 a 8 mm de aponeurose a cada passada do fio, com intervalos de 5 mm conforme o avanço da linha de sutura (*small bites technique*);
- Preferência por fios de absorção lenta e monofilamentares (polidioxanona) em relação aos fios inabsorvíveis (polipropileno). Não utilizar fios de absorção rápida (poliglactina);
- Fechar todos os portais de trocarte que sejam maiores que 5 mm.

Por fim, quanto aos fatores de risco relacionados ao paciente, destacam-se como agravantes: infeção de ferida operatória, tabagismo, obesidade, idade acima de 60 anos, gênero masculino, neoplasia, desnutrição, anemia, doença pulmonar obstrutiva crônica, uso de corticosteroides ou imunossupressores, diabete melito e outras doenças imunossupressoras, ascite, peritonite purulenta ou fecal, cirurgia de urgência, entre outros.

O cirurgião que conhecer e respeitar as incisões mais adequadas para cada caso, os princípios técnicos de fechamento e os fatores de risco relacionados a cada indivíduo, certamente terá menores incidências de hérnia incisional entre os seus pacientes.

■ CONCLUSÃO

As hérnias abdominais são prevalentes e necessitam ser reconhecidas por todo profissional da saúde, principalmente os cirurgiões. O diagnóstico diferencial das hérnias abdominais dentro do espectro da dor pélvica previne perda de tempo e de recursos com tratamentos desnecessários, assim como reduz a morbimortalidade nas hérnias complicadas de difícil diagnóstico. A abordagem adequada das hérnias ventrais durante o acesso e o fechamento da cavidade abdominal, principalmente com planejamento prévio, previne lesão iatrogênica de vísceras e facilita o fechamento da aponeurose ao final da cirurgia. Quando conhecidos e respeitados os princípios de sutura de parede abdominal, aliados ao controle dos principais fatores de risco de má cicatrização aponeurótica, reduz-se a incidência de hérnias incisionais.

REFERÊNCIAS BIBLIOGRÁFICAS

1. Rutkow IM, et al. Demographic, classificatory, and socioeconomic aspects of hernia repair in the United States. Surg Clin North Am 1993;73(3):413-7.

2. Fitzgibbons RJ Jr, et al. Clinical practice. Groin hernias in adults. N Engl J Med 2015;372(8):756-9.

3. Wantz GE. Atlas of hernia surgery. New York: Raven Press; 1991.

4. Miserez M, et al. Update with level 1 studies of the European Hernia Society guidelines on the treatment of inguinal hernia in adult patients. Hernia 2014;8(2):151-8.

5. Mandarry MT, et al. Obturator hernia--a condition seldom thought of and hence seldom sought. Int J Colorectal Dis 2012;27(2):133-8.

6. Gray, H. Anatomy of the human body. The Bartleby.com edition; 1918.

7. Stamatiou D, et al. Perineal hernia: surgical anatomy, embryology, and technique of repair. Am Sur 2010;76(5):474-9.

8. Muschaweck U. Umbilical and epigastric hernia repair. Surg Clin North Am 2003;83(5):1207-9.

9. Netter FH. Atlas of Human Anatomy, 2003.

10. Trahan MD. Umbilical hernia. In: Townsend CM Jr, et al. Atlas of general surgical techniques. New York: Elsevier; 2010.

11. Azevedo OC, et al. Valor das provas de posicionamento da ponta da agulha de Veress em punção do hipocôndrio esquerdo na instalação do pneumoperitônio. Rev Col Bras Cir 2006;33(5):279-11.

12. Tanaka EY, et al. A computerized tomography scan method for calculating the hernia sac and abdominal cavity volume in complex large incisional hernia with loss of domain. Hernia 2010;14(1):63-8.

13. Muysoms FE, et al. European Hernia Society guidelines on the closure of abdominal wall incisions. Hernia 2015;19(1):1-11.

14. Mert A. Surgical incisions. Saúde Med 2015. p.1-22.

Capítulo **34**

Nucelio Luiz de Barros Moreira Lemos ▪ **Marta Maria Kemp** ▪ **Augusta Morgado Ribeiro**
Alexandra Raffaini Luba ▪ **Laise Veloso Veras e Silva** ▪ **Acary Souza Bulle de Oliveira**

Causas Neuropáticas

■ INTRODUÇÃO

Dor neuropática é uma das situações mais dramáticas da clínica médica. É causada ou iniciada por lesão ou por disfunção do sistema nervoso central ou periférico, autônomo ou somático. Caracteriza-se por sinais anômalos emitidos por membranas excitáveis, podendo ser causada por diversas entidades heterogêneas, diferindo-se em etiologia e local de lesão.

O termo neuropatia descreve a condição na qual há alteração morfológica ou bioquímica nos constituintes do nervo periférico. As neuropatias podem ser classificadas de acordo com o envolvimento principal, axonal ou desmielinizante, assim como com a forma de instalação clínica, podendo ser aguda, subaguda ou crônica.

Diversos mecanismos estão envolvidos no início da síndrome dolorosa, dentre eles: compressões ou secções nervosas, alterações infecciosas (como o herpes zoster) e metabólicas (como o diabetes), alterações autoimunes e doenças dos canais iônicos.

A pelve e o períneo são inervados por extensa rede nervosa do plexo lombossacral e do sistema nervoso autônomo. Por isso, é sede frequente de dor, muitas vezes resistente ao tratamento, com limitação importante da qualidade de vida

Este capítulo está focado na dor secundária ao encarceramento desses nervos, seus métodos diagnósticos e terapêuticos, bem como em alguns tipos de neuropatias primárias e viscerais.

■ NEUROPATIAS COMPRESSIVAS INTRAPÉLVICAS

A neuropatia compressiva ou síndrome do encarceramento nervoso é uma condição clínica causada pela compressão mecânica de nervos periféricos que leva à dor, à parestesia e à fraqueza muscular no(s) dermátomo(s) do(s) nervo(s) afetado(s).[1] Essa definição clássica se refere, no entanto, apenas ao encarceramento de nervos somáticos.

O encarceramento de nervos autonômicos, por sua vez, origina sintomas viscerais e vegetativos, como polaciúria, urgência, disúria, dor retal, cólicas abdominais e calafrios. Dessa forma, como os plexos intrapélvicos dão origem a nervos somáticos e viscerais, sua compressão gera dor nos respectivos dermátomos dos nervos somáticos, frequentemente associada a disfunções urinárias e/ou intestinais.

De maneira geral, os principais sintomas do encarceramento intrapélvico são:

- Ciatalgia associada a sintomas urinários como urgência, frequência ou disúria, sem causas ortopédicas óbvias;
- Dor glútea associada à dor perineal, vaginal ou peniana;
- Disúria;
- Disfunções sexuais como hiperorgasmia (orgasmos frequentes e/ou em situações inadequadas), disorgasmia (dor ao orgasmo), ejaculação dolorosa ou a disfunção erétil ou da lubrificação;
- Sintomas urinários refratários;
- Dor pélvica e perineal refratárias.

■ INVESTIGAÇÃO

Uma vez levantada a suspeita de acometimento nervoso intrapélvico, faz-se mandatória a caracterização da topografia da lesão que, na maioria das vezes, baseia-se na anamnese e no exame neurológico, nos quais caracteriza-se a combinação dos dermátomos acometidos e sintomas geniturinários e evacuatórios, a fim de topografar qual o nervo acometido. Assim, é essencial o inquérito detalhado dos sintomas para identificar a topografia das lesões, sendo a ressonância magnética com neurografia e tratografia um exame subsidiário confirmatório.[2]

A ressonância magnética, em muitos casos, permite a elucidação da etiologia da compressão (Figura 34.1).

A confirmação diagnóstica é realizada com o bloqueio seletivo da raiz suspeita, guiada por tomografia, radioscopia ou ultrassonografia. O bloqueio diagnóstico é capaz de relacionar uma estrutura nervosa com a dor sentida pela paciente e, dessa forma, nortear o diagnóstico topográfico. Dependendo do local da dor, é muito difícil estabelecer, com certeza, qual o nervo responsável pela queixa dolorosa apenas através da história clínica e do exame físico, por isso, o bloqueio dirigido é excelente ferramenta diagnóstica. Esses bloqueios, quando efetuados com a ajuda do ultrassom ou fluoroscopia, têm sua acurácia melhorada. (Figura 34.2). Uma vez que uma estrutura é suspeita de ser a causa do quadro doloroso, pode ser feito um bloqueio percutâneo com anestésico

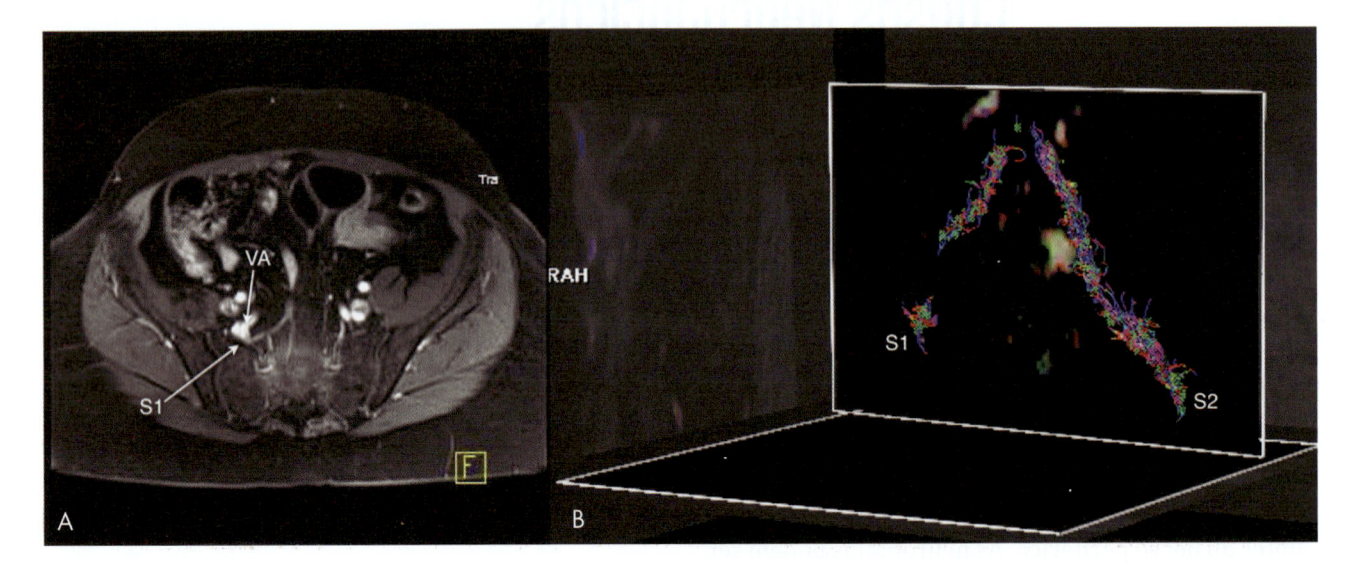

Figura 34.1 Ressonância magnética **(A)** revelando vaso anômalo (VA) em íntimo contato com S1. A tratografia **(B)** revela zona de inatividade metabólica no nervo (imagens cedidas por Suzan Menasce Goldman e Homero Faria).

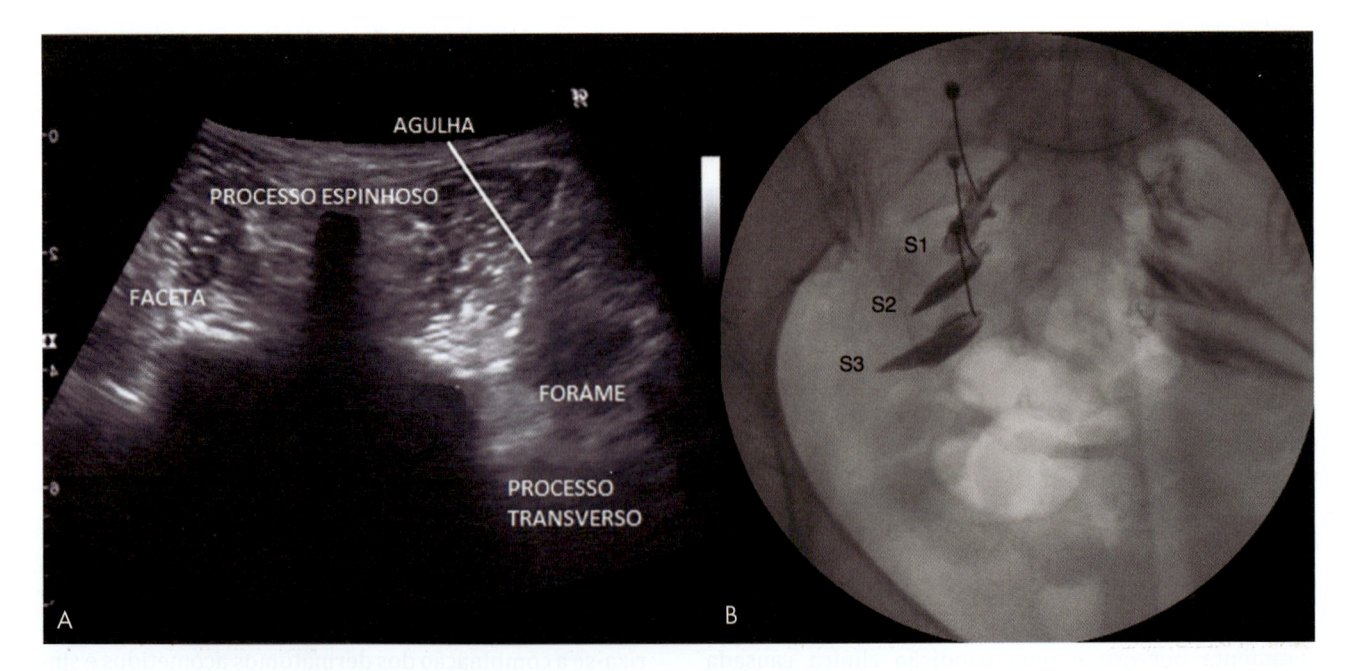

Figura 34.2 Bloqueio diagnóstico guiado por ultrassonografia **(A)** e radioscopia **(B)**.

local e, caso haja melhora de pelo menos 50% da dor, esse bloqueio é considerado positivo e essa estrutura é considerada como a fonte da dor.

■ ETIOLOGIA DOS ENCARCERAMENTOS PÉLVICOS

Endometriose

O acometimento do nervo ciático pela endometriose foi descrito pela primeira vez em 1955.[3] Desde então, no entanto, suas referências na literatura se limitavam a esparsos relatos ou pequenas séries de casos,[4-17] até que Possover *et al.* publicaram grandes séries desta apresentação da doença,[18,19] demonstrando que a baixa incidência deve-se, provavelmente, à falha no diagnóstico.[20]

Nos casos de encarceramento por endometriose, os sintomas costumam ser cíclicos, com piora nos períodos pré-menstrual[19] e menstrual, e melhora ou até desaparecimento no período intermenstrual.[19,21,22]

Além da anamnese e os exames ginecológico e neurológico acima descritos, a ressonância magnética se faz necessária para o estadiamento da endometriose e para diagnóstico diferencial entre ela e compressão vascular (descrita a seguir), que também causa sintomas cíclicos.

Uma vez realizado o diagnóstico topográfico pré-operatório, indica-se a laparoscopia com exploração de todos os segmentos suspeitos do plexo nervoso, com exérese radical de todos os focos de endometriose e processos fibróticos (Figura 34.3). A precisão do diagnóstico topográfico pré-operatório é, também, de suma importância para evitar dissecção desnecessária de ner-

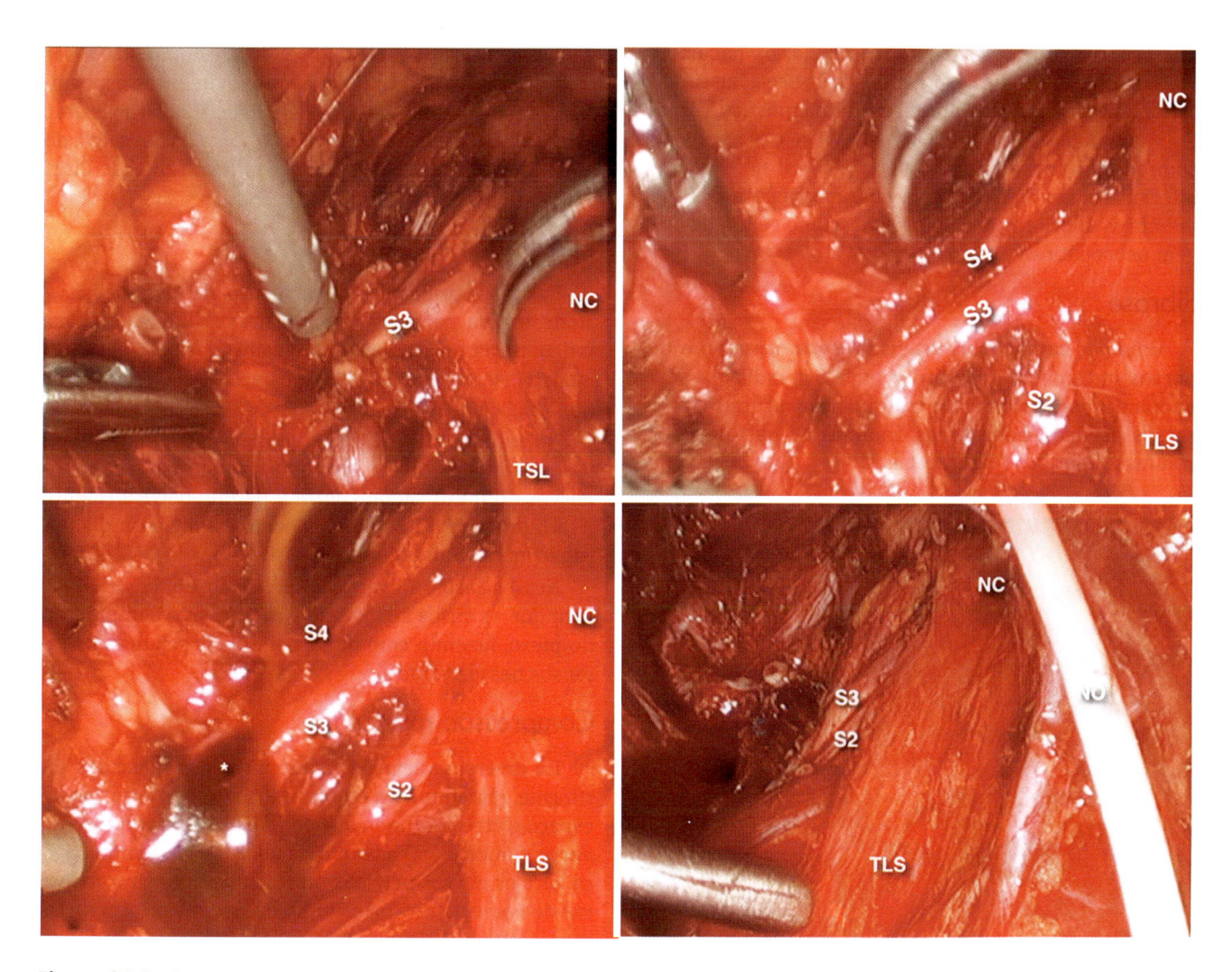

Figura 34.3 Encarceramento endometriótico do plexo sacral direito, com endometrioma (*) infiltrando a raiz S3. (TSL – Tronco Lombossacro; NC – Nervo Ciático; NO – Nervo Obturatório).

vos saudáveis o que pode, por si só, induzir fibrose e lesões perineurais.[2,19,21]

Como, além dos sintomas sugestivos de encarceramento nervoso, a doença normalmente apresenta sintomas clássicos da endometriose (dor pélvica cíclica, dispareunia e infertilidade, além dos distúrbios gastrointestinais),[23] é frequente que o ginecologista não se atente à ciatalgia ou dor perineal, ou a atribua a causas ortopédicas. Em outros casos, o quadro neuropático pode ser muito exuberante, fazendo com que a paciente sequer busque o auxílio do ginecologista ou seja encaminhada por ele ao ortopedista ou neurocirurgião. Em ambas as situações, o diagnóstico e, portanto, o tratamento, tendem a ser incompletos, acarretando persistência dos sintomas.[2,19,20]

Assim, a real epidemiologia do encarceramento de nervos intrapélvicos por endometriose é desconhecida, pois a comorbidade é amiúde negligenciada, na maioria das vezes subdiagnosticada e provavelmente muito mais comum que o relatado. Em média, os pacientes passam por quatro procedimentos cirúrgicos, buscando tratamento para a dor, até terem o diagnóstico correto.[2,19] Além disso, aproximadamente 40% das mulheres com endometriose referem dor unilateral no membro inferior[24] e, em 30% das com endometriose, a dor em membros inferiores foi comprovada como sendo de origem neuropática.[25]

Fibrose

Uma das causas mais usuais de encarceramento de nervos intrapélvicos, a fibrose pode ser induzida pela endometriose, decorrer de manipulação cirúrgica, abscessos pélvicos, hematomas, traumas de parto ou por traumas repetidos (Figura 34.4).[18,20]

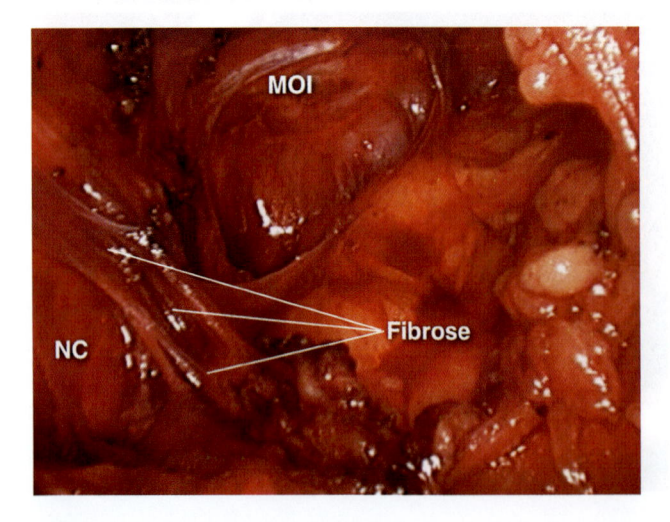

Figura 34.4 Encarceramento fibrótico do nervo ciático (NC) esquerdo. (MOI – Músculo Obturador Interno).

Os procedimentos que oferecem maior risco para promover fibrose, com consequente encarceramento de nervos, são os reconstrutivos para correção de prolapso de órgãos pélvicos.[19]

A endometriose também pode induzir à formação de fibrose retroperitoneal, encarcerando nervos. Se estes sintomas neuropáticos não forem identificados na consulta pré-operatória e os nervos encarcerados não forem descomprimidos durante a cirurgia, a persistência dos sintomas neuropáticos é quase certa. Como a ciatalgia é sintoma que raramente é atribuída a um problema abdominal, estas pacientes são, com frequência, taxadas como psiquiátricas, uma vez que não apresentam uma causa ortopédica para a dor.[2]

A mais conhecida forma de encarceramento nervoso intrapélvico é a neuropatia do pudendo, que foi descrita, por Amarenco *et al.*, em 1987, em ciclistas, secundária ao espessamento do ligamento sacrotuberal pelo trauma continuado no assento da bicicleta.

Nos encarceramentos fibróticos, a dor tende a ser contínua, às vezes com piora em movimentos específicos. Quando o ponto de compressão é palpável ao exame físico, o sinal de Tinel é positivo. No caso da neuralgia do pudendo, por exemplo, o ponto-gatilho do sinal de Tinel é a espinha isquiática.

Encarceramento vascular

Bastante conhecida como causa de dor cíclica, a síndrome da congestão pélvica leva à dor sem causa inflamatória, geralmente intensificada nos períodos menstrual, pré-menstrual e gestacional, e exacerbada por fadiga e ortostatismo.[26]

No entanto, ainda é pouco conhecido o fato de que os vasos dilatados ou malformados podem encarcerar os nervos do plexo sacral contra a parede pélvica (Figura 34.5), promovendo sintomas como ciatalgia ou disfunção urinária e intestinal refratárias.[19,20]

Nesses casos, a congestão pélvica pré-menstrual faz com que os vasos se dilatem e acentuem a compressão do plexo, fazendo com que os sintomas sejam mais intensos nesse período.

Compressão muscular

Há diversas variações anatômicas dos músculos piriforme, glúteo médio e obturador interno descritas no espaço glúteo profundo que podem encarcerar ramos do nervo ciático.[27-33] O advento da abordagem laparoscópica para os nervos pélvicos revelou que fibras intrapélvicas do músculo piriforme também podem encarcerar as raízes sacrais.[18] Usualmente, essas fibras têm origem no sacro, lateralmente aos forames sacrais; algumas pessoas, porém, apresentam fibras que se originam medialmente aos forames, envolvendo as raízes sacrais (Figura 34.6). Assim, a contração do músculo pode causar o pinçamento de tais raízes.

Diferenciar a síndrome do piriforme (dor glútea profunda) intra e extrapélvica pode ser desafiador. Os sintomas urinários e intestinais são bons parâmetros para localizar o encarceramento intrapélvico, mas estes sintomas não estão sempre presentes. Nestes casos, a ressonância magnética com a neurografia do ciático é essencial.

Neoplasias

Neoplasias primárias podem originar-se no plexo sacral (Figura 34.7). O Schwannoma, em especial, originado do envoltório de mielina dos nervos periféricos – lesão benigna e encapsulada e de crescimento lento –, é a mais comum das neoplasias primárias dos nervos periféricos e normalmente aparece como massa isolada em regiões aleatórias, sendo o plexo sacral um dos sítios mais frequentes.[34]

Quando corretamente diagnosticados, os Schwannomas do plexo sacral podem ser facilmente tratados por via laparoscópica, com mínima morbidade e rápida recuperação.[35]

Os tumores dos nervos da fossa obturatória, no entanto, podem ser confundidos com linfonodos ou lin-

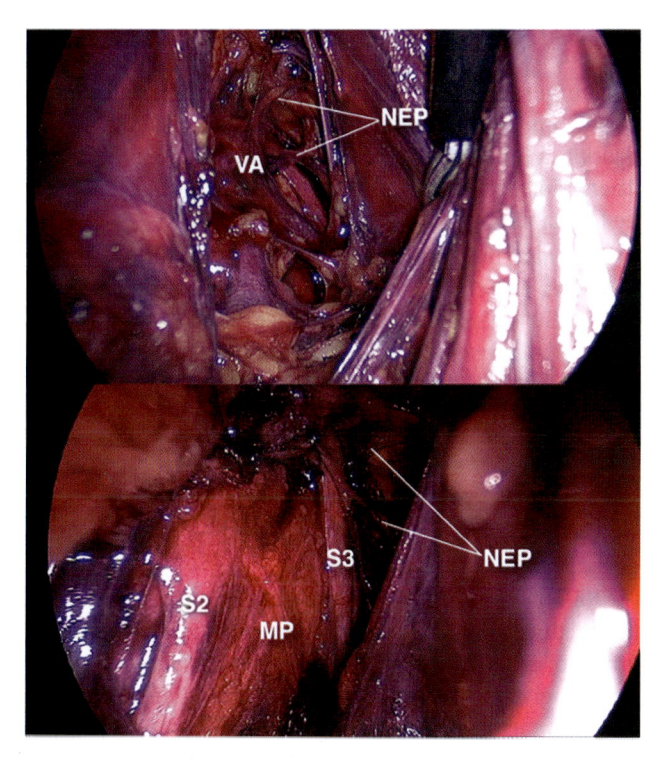

Figura 34.5 Compressão de S2 e S3 à esquerda por uma tributária varicosa (VA) da veia ilíaca interna. (MP – Músculo Piriforme; NEP – Nervos Esplâncnicos Pélvicos)

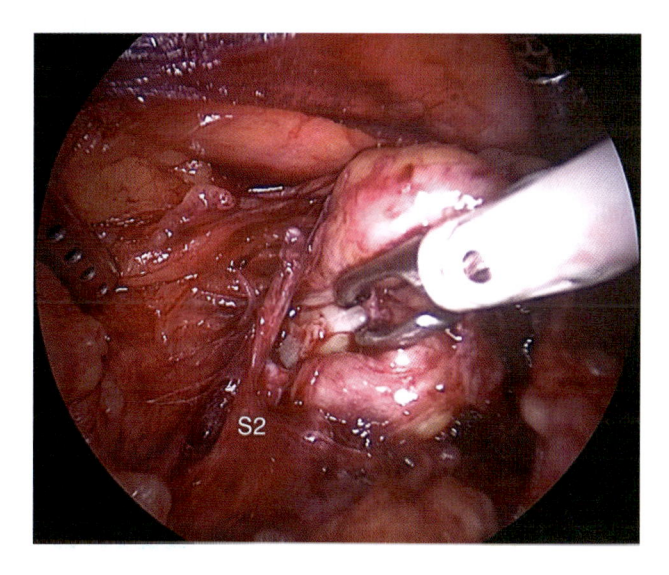

Figura 34.7 Schwannoma na raiz nervosa S2.

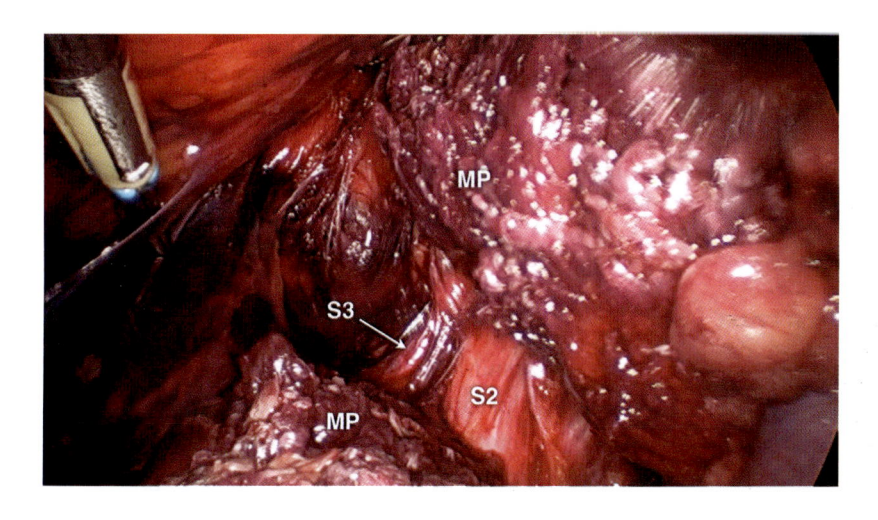

Figura 34.6 Encarceramento muscular – o músculo piriforme apresentava um feixe anômalo medial aos forames sacrais. O músculo foi seccionado (MP), revelando as raízes S2 e S3.

fomas. Nestes casos, a tomada de uma conduta radical pode levar a sérios déficits neurológicos preveníveis.[36]

Raramente esse tumor evolui para lesão maligna ou metastática. A RNM é o exame padrão para os diagnósticos diferenciais de acometimento nervoso e, identificada a lesão, a mesma deve ser retirada e encaminhada para anatomia patológica para confirmação diagnóstica.[37]

Dor neuropática primária, transecção nervosa e dor neuropática secundária

Todas as causas de neuropatias pélvicas descritas acima têm origem extraneural, mas as radiculopatias intrapélvicas também podem resultar de disfunções intrínsecas dos nervos.

As transecções dos nervos podem ser iatrogênicas, durante cirurgias, ou traumáticas, e podem induzir à formação de neuromas resultando em dor fantasma ou anestesia do dermátomo correspondente ao nervo afetado. O exemplo clássico de dor fantasma é a secundária a amputações de membro inferior, em que ramos dos nervos ciático e femoral são seccionados e o/a paciente, apesar de não mais o ter, relata dor no pé. De forma semelhante, a secção do nervo pudendo pode induzir dor e anestesia perineal, assim como atrofia unilateral dos músculos perineais, geralmente resultando em incontinência urinária e/ou fecal por perda de força nos esfíncteres externos da uretra e do ânus, e na porção anterior do músculo levantador do ânus.

Nos encarceramentos nervosos, a isquemia crônica leva a alterações citoarquiteturais (endoneurais) dos neurônios,[38] que podem não ter recuperação completa após tratamento cirúrgico e evoluir com dor neuropática. Quanto maior o tempo de encarceramento, maior a chance de aparecimento de dor neuropática após a liberação do nervo.[39-41]

A dor neuropática também pode resultar de distúrbios metabólicos (diabetes, hipotireoidismo, amiloidose, doença de Fabry) ou carenciais (beribéri, pelagra), de uremia, ou ter origem tóxica (álcool, organofosforados), medicamentosa (isoniazida, cloranfenicol, flagil, vincristina), infecciosa (HIV, tuberculose) ou inflamatória (síndrome de Guillain-Barré).

Por fim, em alguns casos, ainda que a topografia da lesão seja diagnosticada, a etiologia não é identificada.

Tratamento

Deve-se considerar, sempre, no tratamento, a causa da dor neuropática, a idade do paciente, as comorbidades e os efeitos indesejáveis frequentemente vistos com estas medicações. Muitas vezes, há necessidade de associar as várias formas terapêuticas. Não rara, ainda, é indicada a administração de medicamentos na região intratecal ou a feitura de tratamento neurocirúrgico funcional (simpatectomia, cordotomia anterolateral). Nas situações de dor crônica, recomenda-se readaptação social dos pacientes e o controle de suas aberrações psicocomportamentais.

Descompressão nervosa

Dado o risco de degeneração neuronal acima descrito, uma vez diagnosticada uma compressão nervosa, a descompressão mecânica é mandatória, no intuito de aliviar a pressão sobre o nervo e normalizar o fluxo sanguíneo.

Em geral, a descompressão deve ser cirúrgica, apesar de, em alguns casos de compressão muscular ou fibrótica, a fisioterapia pélvica, por meio de manobras de liberação miofascial e quiropraxia, resolver o sintoma de forma não invasiva.[42-44]

De maneira geral, após a descompressão cirúrgica, 30% das pacientes apresentam resolução total do problema, 50% têm redução de pelo menos 50% da intensidade da dor segundo a Escala Visual Analógica (EVA), 15% não relatam nenhuma alteração no quadro e 5% se queixam de piora da dor.[18,19,45]

Nos casos em que não há remissão completa, são necessários os tratamentos adjuvantes, descritos a seguir.

Tratamento farmacológico

Não há recomendações específicas para o tratamento de dores neuropáticas de origem intrapélvica, no entanto, esse tipo de dor faz parte do grupo de neuropatias periféricas, para o qual há maior evidência de tratamento farmacológico na literatura. Podem ser usados antidepressivos, anticonvulsivantes, anestésicos locais, antagonistas de N-metil-D-aspartato (NMDA), opioides, canabinoides, toxina botulínica, capsaicina, entre outros.[46-48] A maioria desses fármacos foi originalmente desenvolvida para outras condições (por exemplo depressão e epilepsia), e, posteriormente, foi verificada sua eficácia no controle da dor neuropática. Diferentemente da dor nociceptiva, a dor neuropática nem sempre tem tratamento com forte nível de evidência. Dentre os medicamentos recomendados para o seu controle, destacam-se:

- Anticonvulsivantes
  - Carbamazepina   400 a 1.600 mg/dia
  - Oxcarbamazepina   600 a 1.200 mg/dia
  - Difenil-hidantoína   300 a 400 mg/dia
  - Valproato de sódio   500 a 1.500 mg/dia
  - Lamotrigina   50 a 400 mg/dia
  - Topiramato   50 a 200 mg/dia

- Gabapentina   900 a 2.400 mg/dia
- Pregabalina   150 a 300 mg/dia
- Antidepressivos
  - Amitriptilina   50 a 150 mg/dia
  - Nortriptilina   50 a 150 mg/dia
  - Maprotilina   50 a 150 mg/dia
  - Duloxetina   60 mg/dia
- Neurolépticos
  - Flufenazina   2 a 20 mg/dia
  - Levomepromazina   25 a 500 mg/dia
  - Clorpromazina   50 a 600 mg/dia
- Antiarrítmicos
  - Lidocaína   5 mg/kg/h/6h
  - Mexiletina   600 mg/dia
- Relaxantes musculares de ação central
  - Baclofeno   10 a 30 mg/dia
- Opioides
  - Tramadol   100 a 300 mg/dia
  - Oxcodona   20 a 60 mg/dia
  - Sulfato de morfina   20 a 90 mg/dia
  - Metadona   150 a 400 mg/dia
  - Fentanil transdérmico   até 75 mg/dia
- Anestésicos locais
  - Capsaicina
  - Anti-inflamatórios

FISIOTERAPIA

Nas disfunções pélvicas decorrentes da compressão nervosa, os principais objetivos da fisioterapia são reduzir a dor, educar sobre a disfunção, informar sobre as mudanças necessárias no estilo de vida e treinar os músculos do assoalho pélvico. Este, inclui ensinar a maneira correta de contrair, a conscientização desse grupo muscular, a coordenação, o controle motor, a força, a resistência e o relaxamento da musculatura.[49,50]

Com o objetivo de reduzir a queixa dolorosa após descompressão nervosa cirúrgica, a crioterapia tem se mostrado como recurso terapêutico eficaz quando aplicada no canal vaginal. É recomendado encher um dedo de luva (ou um preservativo) com gelo e inserir na vagina por 12 a 15 minutos.[51]

A eletroestimulação também constitui recurso importante no tratamento da dor. De acordo com a forma de aplicação, estimula as fibras nervosas grossas mielinizadas de condução rápida, desencadeando, no nível central, os sistemas analgésicos descendentes de caráter inibitório sobre a transmissão nociceptiva conduzida pelas fibras não mielinizadas de pequeno calibre, reduzindo desta forma a dor.[52,53]

Técnicas de terapia manual para liberação miofascial devem ser aplicadas quando há sinais de tensão muscular do assoalho pélvico, com a presença de pontos gatilhos, decorrentes da dor provocada pela compressão nervosa. Sua técnica envolve massagem firme no músculo levantador do ânus com movimentos de deslizamento na direção da origem e inserção, pressão pontual nos pontos gatilhos no limite da dor, além de movimentos perpendiculares à fibra.[42]

As técnicas descritas para o fortalecimento e conscientização da musculatura do assoalho pélvico incluem *biofeedback* e eletroestimulação. Estes representam importante forma de prevenção e tratamento para as disfunções do assoalho pélvico.

O *biofeedback* é um dos recursos mais praticados pela fisioterapia uroginecológica, uma vez que não provoca efeitos colaterais. Essa técnica permite a conscientização objetiva da função, que encontra-se inconsciente no indivíduo, facilitando o aprendizado correto da contração muscular do assoalho pélvico. Pode ser utilizado ainda para treinamento e hipertrofia da musculatura. Além disso, o *biofeedback* auxilia na motivação da paciente durante o tratamento, melhorando a adesão ao programa de fisioterapia.[54,55]

A eletroestimulação, quando aplicada no canal vaginal, atua de forma passiva, possuindo efeito importante sobre o despertar proprioceptivo e estimulando, assim, o aprendizado correto da contração perineal. Além disso, tem mostrado resultados terapêuticos efetivos em pacientes com disfunção do assoalho pélvico, contribui para um treino de força e resistência muscular, aumenta o número de unidades motoras ativadas e gera hipertrofia das fibras. Esses benefícios alcançados promovem contração forte e rápida dos músculos, aumentam a pressão uretral e previnem a perda de urina durante o aumento abrupto na pressão intra-abdominal.[56]

TRATAMENTOS INTERVENCIONISTAS

Os procedimentos intervencionistas são opção importante para o tratamento das dores neuropáticas pélvica e perineal. Especialmente para as pacientes nas quais o tratamento conservador não trouxe o alívio esperado da dor, ou para aquelas cujos efeitos adversos das medicações são intoleráveis.

O bloqueio percutâneo de nervos específicos, além de servir para diagnosticar a estrutura nervosa responsável pela dor, também tem efeito terapêutico, conforme descrito anteriormente. Além do anestésico local, é possível usar corticoide de depósito, no intuito de prolongar o efeito analgésico. O volume de anestésico local injetado pode ser drasticamente reduzido, assim como a chance de complicações se os bloqueios forem guiados por ultrassom,[57,58] tomografia, fluoroscopia ou estimulador de nervo periférico.[59]

Caso o alívio da dor seja temporário, é possível aplicar técnicas mais duradouras como a radiofrequência, a crioablação ou a neurólise por agentes químicos, como o fenol.

No caso de neuralgia causada por encarceramento nervoso por um músculo, existe a possibilidade de infiltração desse músculo com anestésico local, num primeiro momento, seguido de fisioterapia específica.[60,61] Caso esse músculo volte a se contrair, resultando novamente em compressão nervosa, é possível injetar toxina botulínica, para um relaxamento mais prolongado. Essas técnicas estão melhor descritas no capítulo de dor miofascial.

A radiofrequência pulsada (RFP) é técnica alternativa à radiofrequência convencional e sua vantagem seria aliviar a dor por tempo mais prolongado e sem lesão neural. Durante a aplicação da RFP, é produzida uma corrente de alta frequência, em pulsos, e isso permite que o calor gerado no tecido se dissipe durante os períodos de latência, não ultrapassando 45°C, que seria uma temperatura neurodestrutiva.[62] Dessa forma, mantendo-se a temperatura em até 42°C, não há destruição neural e, por isso, pode ser aplicada inclusive em nervos mistos, ou seja, sensitivos e motores. O mecanismo de ação da RFP está relacionado ao campo elétrico formado, que alteraria a sinalização dolorosa de forma neuromodulatória, mas esse fato ainda não foi totalmente elucidado.[62,63] A RFP pode ser aplicada distalmente, no nervo responsável pela dor, ou proximal, em sua saída no forame intervertebral.

O bloqueio dos gânglios da raiz dorsal (GRD), correspondentes ao nervo responsável pelo quadro doloroso, pode ser efetuado com anestésico local, guiado por fluoroscopia. Caso o bloqueio alivie, ao menos, 50% da dor, é possível aplicar RFP, posteriormente.[55]

Neurólise com fenol já foi descrita em diversos alvos, especialmente para tratar dor oncológica, mas também para dor não oncológica e pode trazer alívio prolongado da dor. Deve-se tomar o cuidado de não injetar próximo a nervos motores, pelo risco de paralisia flácida. Neurite química é outra complicação possível, apesar de incomum.[64]

A crioablação é técnica que promove analgesia prolongada. A aplicação do frio no tecido bloqueia a condução nervosa de forma semelhante ao anestésico local. A analgesia de longa duração é pelo congelamento, que lesa a estrutura nervosa e causa degeneração Walleriana. No entanto, como a bainha de mielina e o endoneuro permanecem intactos, o nervo pode se regenerar após um período de tempo. Uma de suas vantagens, em relação a outras técnicas de neurólise, como o fenol, por exemplo, é a ausência de neurite após o procedimento.[59]

As principais complicações descritas com esses procedimentos são as mesmas de qualquer injeção: hematoma, infecção e lesão nervosa.

Neuromodulação

"O termo 'neuromodulação' abrange largo espectro de processos elétricos e químicos direcionados a diversos pontos do corpo humano, com o objetivo de atingir um efeito determinado".(*International Neuromodulation Society*, 2014).[65]

Um outro termo comumente empregado para estas terapias é *neuroestimulação*, que, a nosso ver, deve reservar-se a processos de estimulação nervosa, ao passo que "neuromodulação" refere-se à regulação da atividade nervosa, seja por meio tanto da estimulação quanto da inibição.

Assim, nos casos em que os tratamentos menos invasivos falham, a neuromodulação passa a ser a alternativa, por meio do implante laparoscópico ou percutâneo de eletrodos, a depender do nervo a ser modulado. Nos casos de neuropatia pós-descompressiva, o eletrodo deve sempre ser posicionado proximalmente ao ponto onde ocorreu o encarceramento do nervo, obviamente após a sua descompressão (Figura 34.8).[66-68]

■ CONCLUSÃO

A via laparoscópica trouxe novas possibilidades de acesso aos nervos pélvicos e, portanto, de tratamento das porções negligenciadas destes plexos, como as descompressões e a neuromodulação seletiva.

Ao se deparar com ciatalgia, dor glútea ou perineal, com ou sem origem óbvia na medula espinhal ou no espaço glúteo profundo, o médico deve sempre realizar o diagnóstico diferencial com os encarceramentos de porções dos plexos nervosos, especialmente quando houver concomitância com sintomas urinários e/ou intestinais.

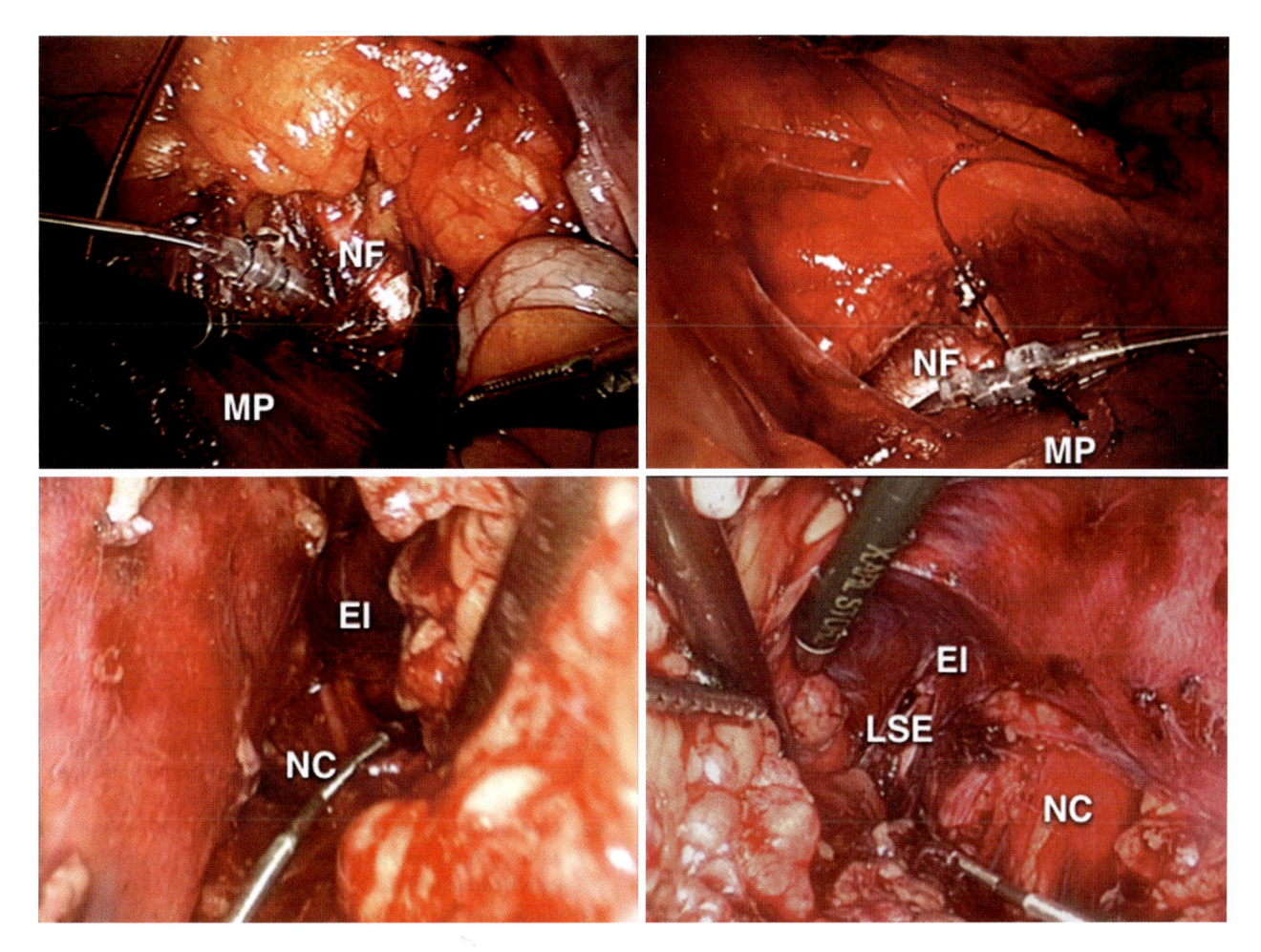

Figura 34.8 Implante laparoscópico de neuromoduladores para a reabilitação de pacientes com lesão medular. (MP – Músculo Psoas; NF – Nervo Femoral; NC – Nervo Ciático; EI – Espinha Isquiática; LSE – Ligamento Sacroespinal).

REFERÊNCIAS BIBLIOGRÁFICAS

1. Bouche P. Compression and entrapment neuropathies. Handb Clin Neurol. 2013; 115:311

2. Lemos N, et al, Kamergorodsky G, Schor E, Girão MJ. Recognition and treatment of endometriosis involving the sacral nerve roots. Int Urogynecol J. 2016 Jan; 27(1):147

3. Denton RO, Sherrill JD. Sciatic syndrome due to endometriosis and endoneurial involvement in rectovaginal endometriotic or of sciatic nerve. South. Med. J. 1995; 48:1027

4. Motamedi M, et al, Talebpoor M, Hajimirzabeigi A. Endometriosis of the lumbosacral plexus: report of a case with foot drop and chronic pelvic pain. Acta Neurol Belg. 2015 Dec; 115(4):851

5. Langebrekke A, Qvigstad E. Endometriosis entrapment of the obturator nerve after previous cervical cancer surgery. Fertil Steril. 2009 Feb; 91(2):622

6. Ekpo G, et al. Laparoscopic excision of endometriosis of the obturator nerve: a case report. J Minim Invasive Gynecol. 2007 Nov-Dec; 14(6):764

7. Possover M, et al. Laparoscopic neurolysis of the sacral plexus and the sciatic nerve for extensive endometriosis of the pelvic wall. Minim Invasive Neurosurg. 2007 Feb; 50(1):33-6

8. Reddy S, et al. Endometriosis of the superior gluteal nerve. Skeletal Radiol. 2007 Sep; 36(9):879

9. Possover M, Chiantera V. Isolated infiltrative endometriosis of the sciatic nerve: a report of three patients. Fertil Steril. 2007 Feb; 87(2):417.e17

10. Volpi E, et al. Laparoscopic neurolysis of the pelvic sciatic nerve in a case of catamenial footdrop. J Minim Invasive Gynecol. 2005; 12(6):525

11. Koga K, et al, Hirota Y, Yamada H, Akahane M, Kugu K, Taketani Y. Sciatic endometriosis diagnosed by computerized tomography-guided biopsy and CD10 immunohistochemical staining. Fertil Steril. 2005; 84(5):1508

12. Nehme-Schuster H, et al, Korganow AS. Alcock's canal syndrome revealing endometriosis. Lancet. 2005 1; 366(9492):1238

13. Vercellini P, et al. Evidence for asymmetric distribution of sciatic nerve endometriosis. Obstet Gynecol. 2003; 102(2):383-7

14. Papapietro N, et al. Cyclic sciatica related to an extrapelvic endometriosis of the sciatic nerve: new concepts in surgical therapy. J Spinal Disord Tech. 2002; 15(5):436

15. Calzada-Sierra DJ, et al. Bilateral cyclic sciatica caused by endometriosis. Apropos of a case. Rev Neurol. 1999 1-15; 29(1):34

16. Abrão MS, et al. Endometriosis in the presacral nerve. Int J Gynaecol Obstet. 1999 Feb; 64(2):173

17. Zager EL, et al, Torosian MH, Hackney DB. Catamenial mononeuropathy and radiculopathy: a treatable neuropathic disorder. J Neurosurg. 1998 May; 88(5):827

18. Possover M. Laparoscopic management of endopelvic etiologies of pudendal pain in 134 consecutive patients. J Urol. 2009 Apr; 181(4):1732

19. Possover M, Lemos N. Risks, symptoms, and management of pelvic nerve damage secondary to surgery for pelvic organ prolapse: a report of 95 cases. Int Urogynecol J. 2011; 22(12):1485

20. Lemos N, Possover M. Laparoscopic approach to intrapelvic nerve entrapments. J Hip Preserv Surg. 2015; 2(2):92

21. Lemos N, et al, Castro R, Schor E, Girão M. Sacral nerve infiltrative endometriosis presenting as perimenstrual right-sided sciatica and bladder atonia: case report and description of surgical technique. J Minim Invasive Gynecol. 2012; 19(3):396

22. Lemos N, et al. Vascular entrapment of the sciatic plexus causing catamenial sciatica and urinary symptoms. Int Urogynecol J. 2016; 27(2):317-319

23. Fedele L, et al. Phantom endometriosis of the sciatic nerve. Fertil Steril. 1999; 72(4):727

24. Missmer SA, Bove GM. A pilot study of the prevalence of leg pain among women with endometriosis. J Body Mov Ther. 2011 Jul; 15(3):304

25. Pacchiarotti A, et al. Pain in the upper anterior-lateral part of the thigh in women affected by endometriosis: study of sensitive neuropathy. Fertil Steril. 2013 Jul; 100(1):122

26. Ganeshan A, et al. Chronic pelvic pain due to pelvic congestion syndrome: the role of diagnostic and interventional radiology. Cardiovasc Intervent Radiol. 2007; 30(6):1105

27. Beaton LE, Anson BJ. The Sciatic Nerve And The Piriformis Muscle: Their Interrelation A Possible Cause Of Coccygodynia. J Bone Joint Surg Am. 1938; 20:686

28. Knudsen JS, et al. Piriformis Syndrome and Endoscopic Sciatic Neurolysis. Sports Med Arthrosc. 2016 Mar; 24(1):e1

29. Natsis K, Totlis T, et al. Anatomical variations between the sciatic nerve and the piriformis muscle: a contribution to surgical anatomy in piriformis syndrome. Surg Radiol Anat. 2014; 36(3):273

30. Güvençer M, et al. Variations in the high division of the sciatic nerve and relationship between the sciatic nerve and the piriformis. Turk Neurosurg. 2009; 19(2):139-44

31. Meknas K, et al. The internal obturator muscle may cause sciatic pain. Pain. 2003; 104(1-2):375-80

32. Indrekvam K, Sudmann E. Piriformis muscle syndrome in 19 patients treated by tenotomy: a 1- to 16-year follow-up study. Int Orthop. 2002; 26(2):101-3

33. Solheim LF, et al. The piriformis muscle syndrome. Sciatic nerve entrapment treated with section of the piriformis muscle. Acta Orthop Scand. 1981 Feb; 52(1):73

34. Andonian S, et al. Presacral cystic schwannoma in a man. Urology. 2003; 62: 551

35. Possover M, Kostov P. Laparoscopic management of sacral nerve root schwannoma with intractable vulvococcygodynia: report of three cases and review of literature. J Minim Invasive Gynecol. 2013; 20(3):394

36. Ningshu L, et al, Yuanqing Y, Xiaoqiang M, Rubing L. Laparoscopic management of obturator nerve schwannomas: experiences with 6 cases and review of the literature. Surg Laparosc Endosc Percutan Tech. 2012; 22(2):143

37. Mendeszoon MJ, et al. Schwannoma: a case report. The Foot and Anckle Online Journal. 2009; v2:n10

38. Rempel D, Dahlin L. Pathophysiology of Nerve Compression Syndromes: Response of Peripheral Nerves to Loading. J Bone Joint Surg Am. 1999; 81 (11): 1600

39. Yoshizawa H, et al. Chronic nerve root compression. Pathophysiologic mechanism of nerve root dysfunction. Spine (Phila Pa 1976). 1995; 20(4):397

40. Sommer C, et al. Pathology of experimental compression neuropathy producing hyperesthesia. J Neuropathol Exp Neurol. 1993; 52(3):223

41. Munger BL, et al. An experimental painful peripheral neuropathy due to nerve constriction. I. Axonal pathology in the sciatic nerve. Exp Neurol. 1992; 118(2):204

42. Srinivasan AK, et al. Myofascial dysfunction associated with chronic pelvic pain: management strategies. Curr Pain Headache Rep. 2007; 11(5): 359

43. Spitznagle TM, Robinson CM. Myofascial pelvic pain. Obstet Gynecol Clin North Am. 2014; 41(3): 409

44. FitzGerald MP, Kotarinos R. Rehabilitation of the short pelvic II:treatment of the patient with the short pelvic floor. Int Urogynecol J. 2003; 14:269

45. Lemos N, et al. Intrapelvic Nerve Entrapments – A Neglected Cause Of Perineal Pain And Urinary Symptoms In: 45th Annual Meeting of the International Continence Society, 2015, Montreal. Neurourology and Urodynamics. Wiley, 2015. v.34. p.S1 - S461

46. Finnerup NB, et al. Pharmacotherapy for neuropathic pain in adults: a systematic review and meta-analysis. The Lancet Neurology. 2015 Feb; 14(2):p 162

47. Haanpää M, et al. NeuPSIG guidelines on neuropathic pain assessment. Elsevier Pain. 2011 Jan; 152(1), p 14

48. Attal N, et al. EFNS guidelines on the pharmacological treatment of neuropathic pain: 2010 revision. 2010 April 7th. Available from: DOI: 10.1111/j.1468-1331.2010.02999.x

49. Bo K. Evidence-Based Physical Therapy for the Pelvic Floor. 2nd Ed. China: Elsevier; 2007

50. Weiss JM. Pelvic floor miofascial trigger points: manual therapy for interstitial cystitis and the urgency-frequency syndrome. J Urol. 2001; 166: 2226

51. Ribeiro AM, Moroni RM, Brito LMO, Brito LGO. Physical therapy in the management of pelviv floor muscles hypertonia in a woman with hereditary spastic paraplegia. Case

Reports in Obst Gynecol. 2014, Nov 12. Available from: http://dx.doi.org/10.1155/2014/306028. [Accessed 29th March 2016]

52. Robinson AJ, et al. Eletrofisiologia clínica: eletroterapia e teste fisiológico. 3 ed. Porto Alegre: Artmed; 2010

53. Fitzwaer JB, et al. Electrical stimulation in the treatment of pelvic pain due to levanto rani spasm. J Reprod Med. 2003; 48: 573

54. Fitz FF, et al, Costa TF, Sartori MGF, Girão MJBC, Castro RA. Efeito da adição do biofeedback ao treinamento dos músculos do assoalho pélvico para tratamento da incontinência urinária de esforço. Rev Bras Ginecol Obstet. 2012; 34 (11): 505

55. Moreno, AL. Fisioterapia em Uroginecologia. Manole; São Paulo: 2004

56. Palma, P (ed). Urofisioterapia aplicações clínicas das técnicas fisioterapêuticas nas disfunções miccionais e do assoalho pélvico. Campinas/SP: Personal Link Comunicações; 2009

57. Shanthanna H. Successful treatment of genitofemoral neuralgia using ultrasound guided injection: a case report and short review of literature. Case Rep Anesthesiol. 2014; 2014:371703

58. Peng PWH, Tumber PS. Ultrasound-Guided Interventional Procedures for Patients with Chronic Pelvic Pain – A Description of Techniques and Review of Literature. Pain Physician. 2008; 11:215

59. Trescot AM. Cryoanalgesia in Interventional Pain Management. Pain Physician. 2003; 6:345

60. Ingber RS. Iliopsoas myofascial dysfunction: a treatable cause of "failed" low back syndrome. Arch Phys Med Rehabil. 1989; 70(5):382

61. Lewit K. Manipulative Therapy in Rehabilitation of the Motor System. In: John P. Butler (ed). Myofascial Pain and Dysfunction. Volume 2. The Trigger Point Manual Butterworths, London. Lippincott Williams & Wilkins; 1985. p. 138, 276, 315)

62. Rozen D, Parvez U. Pulsed radiofrequency of lumbar nerve roots for treatment of chronic inguinal herniorraphy pain. Pain Physician. 2006; 9(2):153

63. Cahana A, et al, van Kleef M, Sluijter M. Pulsed Radiofrequency: Current Clinical and Biological Literature Available. Pain Medicine. 2006; 7(5):411

64. Weksler N, et al, Rozentsveig V, Rudich Z, Brill S, et al. Phenol neurolysis for severe chronic nonmalignant pain: is the old also obsolete? Pain Med. 2007; 8(4):332

65. International Neuromodulation Society, 2014

66. Possover M. Use of the LION procedure on the sensitive branches of the lumbar plexus for the treatment of intractable postherniorrhaphy neuropathic inguinodynia. Hernia. 2013;17(3):333

67. Possover M. Laparoscopic management of endopelvic etiologies of pudendal pain in 134 consecutive patients. J Urol. 2009; 181(4):1732

68. Possover M, Schneider T, Henle KP. Laparoscopic therapy for endometriosis and vascular entrapment of sacral plexus. Fertil Steril. 2013; 95(2):756

Capítulo 35

- Nucelio Luiz de Barros Moreira Lemos ■ Omero Benedito Poli Neto
- Augusta Morgado Ribeiro ■ Marta Maria Kemp ■ Sergio Podgaec ■ Eduardo Schor

Sistematização da Avaliação da Paciente com Dor Pélvica Crônica

■ INTRODUÇÃO

Segundo a *International Association for the Study of Pain* (IASP), a dor pélvica crônica (DPC) pode ser definida como persistente e é percebida em estruturas relacionadas à pelve (sistemas digestório, urinário, genital, miofascial ou neurológico), frequentemente associadas a consequências emocionais, sexuais, comportamentais e cognitivas negativas, assim como a sintomas sugestivos de disfunções daqueles sistemas. São incluídas neste quadro tanto a dor cíclica, como a dismenorreia, quanto a acíclica. Considera-se crônica quando a duração é ≥ 6 meses, embora o critério temporal seja arbitrário e não obrigatório, especialmente se houver evidência de sensibilização central (hiperalgesia, por exemplo, em sítios distantes do local da dor).[1]

A prevalência dessa condição é pouco conhecida e de difícil constatação, e acredita-se que possa variar de 4 a 24%.[2,3] No Brasil, esse número parece superar os 10%, apesar da escassez dos dados.[4,5] Sua ocorrência pode ser relacionada a alguns fatores de risco, como cirurgias abdominais prévias (como cesarianas), doença inflamatória pélvica, abuso de drogas e violência ou abuso na infância.[3]

A DPC é responsável por cerca de 10% das consultas ginecológicas, de 40% a 50% de todas as laparoscopias ginecológicas, e 12% de todas as histerectomias,[6] enquanto cerca de 20% das mulheres sequer passam por alguma investigação e 60% não recebem diagnóstico específico, não respondem à modalidade terapêutica prescrita ou, ainda, apresentam recorrência dos sintomas a curto prazo.[7]

Pela variedade de causas e dos sistemas possivelmente envolvidos na dor, e pela sua complexidade, ela deve ser abordada por uma equipe interdisciplinar, para que a investigação e a assistência sejam satisfatórias.[8,9]

As causas e os tratamentos podem ser muito variadas, com diferentes níveis de evidência para as condições com causalidade relacionada à DPC, bem como podem demandar abordagens de diversas complexidades, incluindo assistência tanto em Unidades Básicas de Saúde quanto em serviços terciários (Tabela 35.1).

O reconhecimento desse quadro requer habilidade do profissional ao qual a paciente se queixa, visto que mais de 50% das mulheres apresentam sintomas capazes de preencher critérios diagnósticos para mais de uma doença, sendo a história clínica e o exame físico dados fundamentais para o processo de sua identificação.[10] Neste capítulo, buscaremos facilitar esta tarefa, revisando os conceitos trabalhados ao longo dos demais capítulos desta seção e propor uma sistematização prática da abordagem da mulher com DPC.

■ CAUSAS RELACIONADAS AO SISTEMA GENITURINÁRIO

Endometriose

Não há critérios diagnósticos precisos, com boa capacidade preditiva. O sintoma mais comum é a dismenorreia, podendo estar associada à dispareunia e à infertilidade. Apresenta-se tipicamente por dismenorreia de caráter progressivo, até que se perdem as características de dor cíclica, tornando-se persistente. A intensidade da queixa nem sempre tem relação com a extensão da doença. Outras queixas podem estar associadas, como disquesia, disúria, polaciúria, hematúria, desconforto abdominal, alterações de hábito intestinal, hematoquesia, dor glútea, perineal e/ou ciática, associadas ou não ao período perimenstrual.

Tabela 35.1 Causas da dor pélvica crônica.

Ginecológicas	Gastrenterológicas	Urológicas	Musculoesqueléticas	Outras
Endometriose	▪ Doenças Inflamatórias Intestinais	▪ Cistite Intersticial	▪ Dor miofascial do assoalho pélvico	▪ Doenças infecciosas
Adenomiose	▪ Fissuras	▪ Infecção cronificada do trato urinário	▪ Motocondropatias	▪ Aderências pélvicas
Mioma uterino	▪ Constipação	▪ Hiperatividade detrusora	▪ Dor miofascial/ tendinites dos músculos do espaço glúteo profundo	▪ Infecção de implantes (por exemplo: telas)
Cânceres	▪ Abscessos	▪ Divertículo uretral	▪ Fibromiosites	▪ Distrofia simpática
Vulvovaginites	▪ Neoplasias	▪ Neoplasias da bexiga e uretra	▪ Sacroileíte	▪ Neuropatia do pudendo
Doença Inflamatória pélvica	▪ Prolapso retal		▪ Pubalgia	▪ Neuropatia dos plexos hipogástricos superior e inferior
Prolapsos genitais	▪ Síndrome do cólon Irritável		▪ Hérnias	▪ Tabes dorsalis
Dermatite urêmica	▪ Doença diverticular		▪ Artroses	▪ Porfiria
Hipoestrogenismo	▪ Proctalgia fugaz		▪ Coccigodínia	▪ Hiperparatireoidismo
	▪ Doenças parasitárias			▪ Anemia/traço falciforme
				▪ Abuso sexual
				▪ Transtornos psiquiátricos

Adaptada de: Stein.[11]

A avaliação deve ser complementada com exame físico cuidadoso, podendo contribuir com achados característicos, como nódulos retrocervicais ou no septo retovaginal, dolorosos, ou, ainda, massas abdominais ou pélvicas.

O diagnóstico é inicialmente clínico. Investigações complementares, como ultrassonografia pélvica transvaginal e de vias urinárias, com preparo intestinal ou ressonância magnética de abdome e pelve, devem ser indicadas apenas se houver queixas específicas ou alterações no exame físico que sugiram doença profunda ou avançada, ou se não houver falha de tratamento previamente instituído.

Caso não haja alterações nos exames subsidiários e nem sinais de gravidade, deve ser iniciado teste terapêutico, com contraceptivo hormonal cíclico ou contínuo, por, no mínimo, 3 meses, ainda em serviço primário, segundo critérios de uso preconizado pela Organização Mundial da Saúde. O quadro de dor também deve ser manejado, podendo ser usados anti-inflamatórios não esteroidais. Se não houver resposta clínica ou se houver achados relevantes aos exames (endometriomas maiores do que 4 cm, lesões intestinais, uretrais e/ou vesicais), a paciente deve ser encaminhada para avaliação com especialista, em serviço terciário.

Doença inflamatória pélvica

Trata-se de infecção em órgãos do trato reprodutivo superior, principalmente em tubas uterinas, com ou sem formação de abscessos. Sua incidência é pouco conhecida, pela dificuldade de diagnóstico e de sua documentação. Sua importância clínica advém de suas complicações no longo prazo, que incluem infertilidade, gravidez ectópica e a DPC.[12]

Seu diagnóstico reúne critérios clínicos e laboratoriais que podem ser divididos em maiores e menores. A associação de três critérios maiores com um critério menor ou um critério elaborado fecham o diagnóstico (Tabela 35.2).

Tabela 35.2 Critérios diagnósticos para doença inflamatória pélvica.

Critérios maiores

- Dor em abdome inferior
- Dor em palpação de anexos
- Dor à mobilização de colo uterino

Critérios menores

- Temperatura axilar maior que 37,8 °C
- Secreção vaginal ou cervical anormal
- Massa pélvica
- Mais de cinco leucócitos por campo de imersão em secreção de endocérvice
- Hemograma com leucocitose
- Proteína C-reativa ou velocidade de hemossedimentação elevada
- Comprovação laboratorial de infecção cervical pelo gonococo, clamídia ou micoplasma

Critérios elaborados

- Evidência histopatológica de endometrite
- Presença de abscesso tubo-ovariano ou de escavação retouterina por estudo de imagem
- Laparoscopia com evidência de doença inflamatória pélvica (hiperemia e edema de superfície tubária, aderências peritubárias e hidrossalpinge)

Sinais de gravidade, como febre, massa anexial ou abdominal, estado geral debilitado, náuseas e vômitos, febre e rigidez abdominal demandam encaminhamento para urgência ou especialista.

O tratamento do quadro deve ser de acordo com as preconizações do Ministério da Saúde, que apresenta alguns esquemas:

- **Esquema 1**: ceftriaxona 250 mg, intramuscular, dose única; doxicilina 100 mg, via oral, a cada 12 horas por 14 dias; e metronidazol 500 mg, via oral, a cada 12 horas por 14 dias;
- **Esquema 2**: ciprofloxacina 500 mg, via oral, a cada 12 horas, por 14 dias, ou ofloxacina 400 mg, via oral, a cada 12 horas, por 14 dias; doxiciclina 100 mg via oral a cada 12 horas, por 14 dias; e metronidazol 500 mg, via oral, a cada 12 horas por 14 dias.

Além da instituição de tratamento medicamentoso, deve-se orientar abstinência sexual no período e prevenção para doenças sexualmente transmissíveis, sugerir realizações de sorologias e tratamento do parceiro

com azitromicina 1 g, via oral, em dose única, associada a ciprofloxacino 500 g, via oral, dose única.

Condições associadas ao sistema urinário

As causas mais frequentes associadas são a síndrome da bexiga dolorosa (cistite intersticial), as infecções urinárias e a litíase de trato urinário.

Sintomas urinários irritativos (polaciúria, urgência e disúria), dor ao enchimento da bexiga, que melhora com esvaziamento, podem indicar condição de origem vesical. Em avaliações iniciais e em níveis primários de atenção à saúde, devem-se excluir infecções do trato urinário com análise de urina e urocultura. Caso haja confirmação desse diagnóstico, o tratamento deve ser instituído conforme protocolo local, sendo sugeridos esquemas terapêuticos com duração de 7 dias nos casos associados à DPC.

Se houver sintomas de urgência, com ou sem urge-incontinência, que sugiram quadro de bexiga hiperativa, sugere-se a prescrição de anticolinérgico (como a oxibutinina, 5 mg ao dia, com possibilidade de posterior ajuste de dose) de forma empírica, avaliando-se a melhora do quadro.

Se não houver resposta satisfatória aos testes terapêuticos, ou para mulheres com queixas associadas à exposição prévia à radioterapia de abdome inferior ou pelve, com hematúria, tabagistas ou com idade superior a 40 anos, devem ser solicitados exames complementares, como ultrassonografia de vias urinárias, e ser dado encaminhamento para serviços com especialidade de uroginecologia.

Causas relacionadas à parede abdominal, ao períneo ou ao assoalho pélvico

A DPC pode estar associada a dores somáticas (síndrome miofascial abdominal, espasmo de músculos do assoalho pélvico) ou neuropáticas (neuropatia ilioinguinal, ílio-hipogástrico ou pudendo, vulvodínea), que frequentemente estão associadas a procedimentos cirúrgicos abdominais ou perineais, ou a traumas locais.

Não há critérios específicos para o diagnóstico dessas condições. Alguns descritores com dor associada a formigamento, perda ou redução da sensibilidade local, hiperalgesia à escovação, dentre outros, podem sugerir origem neuropática, mas a sobreposição de sintomas é grande. Algumas doenças, como endometriose e aderências de parede abdominal, também podem cursar com sintomas similares.

O achado mais frequente é a presença de pontos-gatilho que deflagram dor, e pontos hipersensíveis em região hipogástrica, inguinal ou perineal (áreas inervadas pelo nervo pudendo: corpo perineal, parte posterior dos grandes lábios e região perianal). Se houver dúvidas com o exame físico, pode ser feito o teste de Carnett ou o bloqueio anestésico com 1 a 2 mL de anestésico sem vasoconstritor. O primeiro é realizado com a colocação do dedo do examinador sobre ponto doloroso e a solicitação à paciente para contrair o grupamento muscular em questão (simulando, por exemplo, um exercício de abdominal). A piora da dor com a manobra sugere acometimento do local examinado.

Esses casos devem ser encaminhados e seguidos em ambulatórios especializados, bem como ter sua investigação complementada com exames de imagem, para a exclusão de endometriomas ou de outras lesões expansivas ou hérnias de parede abdominal.

O tratamento consiste na injeção de 1 a 2 mL de solução anestésica sem agente vasoconstritor semanalmente, durante 4 a 6 semanas, ou emplastro de anestésico local a cada 12 horas durante 1 a 2 semanas. Além disso, a abordagem deve ser multidisciplinar e em centro terciário, com auxílio de fisioterapeutas e técnicas auxiliares. Se a dor for tipicamente neurológica, não se recomenda anti-inflamatório não esteroidal. Nestes casos, é possível associar antidepressivo tricíclico ou anticonvulsivantes, com resultados mais satisfatórios.

Condições associadas ao sistema digestório

As causas intestinais mais associadas à DPC são a constipação e a síndrome do intestino irritável; no Brasil, também deve ser considerada a parasitose intestinal. Na suspeita desta última, sugere-se o tratamento empírico, em atenção primária, dada a baixa sensibilidade do exame protoparasitológico de fezes. A avaliação de especialista e o encaminhamento para outros serviços de maior complexidade devem ser considerados quando houver sinais e sintomas de alarme para doenças graves.

Constipação

O diagnóstico é feito clinicamente, baseado nos critérios de Roma III, devendo incluir dois ou mais dos outros critérios, que devem ser cumpridos por 3 meses, tendo surgido há, pelo menos, 6 meses:[13,14]

- esforço durante pelo menos 25% das defecações;
- fezes encaroçadas ou duras em pelo menos 25% das defecações;
- sensação de evacuação incompleta em pelo menos 25% das defecações;
- sensação de obstrução/bloqueio anorretal em pelo menos 25% das defecações;
- manobras manuais para facilitar pelo menos 25% das defecações (evacuação digital e suporte de assoalho pélvico, por exemplo);

- menos de três evacuações por semana, (ou) evacuações raras sem o uso de laxante, (e) insuficiência de critérios para síndrome do intestino irritável.

A investigação deve incluir medicações que podem causar constipação (como opioides, anticolinérgicos, antidepressivos tricíclicos, bloqueadores de canais de cálcio, antipsicóticos, antiespasmódicos, antiácidos, suplementos de ferro, drogas antidiarreicas, anti-hipertensivos e anticonvulsivantes) e pesquisa de doenças metabólicas (diabetes, hipotireoidismo, hipercalemia, gravidez, doenças neurogênicas, esclerose sistêmica, dermatomiosite e amiloidose).

O tratamento deve ser iniciado em serviço primário com adequação de ingesta hídrica e dieta; recomendação de início de atividade física; possível introdução de restauradores de flora e recolonizadores de trato gastrintestinal; formadores de massa fecal; prescrição de lubrificantes ou agentes osmóticos, como óleo mineral e lactulose; contraindicação de agentes estimulantes, como *senea*, cáscara sagrada, fenolftaleína e óleo de rícino.

Deve-se solicitar a avaliação por especialista, caso não haja melhora ou existam outros sinais de gravidade, como início recente dos sintomas em mulheres com mais de 50 anos; sintomas graves nunca investigados; sangramento retal; febre, náuseas, vômitos ou perda de peso (5% do peso corporal nos últimos 6 meses); anemia; história familiar de câncer de intestino; polipose familiar ou doença intestinal inflamatória; doença celíaca e massa retal ou abdominal palpável. Exames subsidiários, como manometria anorretal, trânsito colônico e defecografia, devem ser considerados.[13]

Síndrome do intestino irritável

Essa síndrome pode se apresentar com diarreia, distensão abdominal, constipação ou mesmo uma combinação dos três eventos. Seu diagnóstico é clínico e deve ser feito baseado em dois ou mais critérios, que devem estar presentes nos últimos 3 meses, tendo se iniciado há pelo menos 6 meses. Corresponde à dor ou desconforto abdominal recorrente por pelo menos 3 dias por mês nos últimos 3 meses, associados a dois ou mais dos seguintes itens:

- melhora com defecação;
- início associado a mudança na frequência das fezes.

Além desses critérios, recomenda-se fazer diário alimentar, procurando associar a piora do quadro com ingesta de alguns alimentos, visto que frequentemente a síndrome se associa à intolerância láctea. O uso de medicações, como anti-inflamatórios e antibióticos, também pode estar relacionado à piora dos sintomas.

O tratamento visa ao alívio de sintomas e à prevenção de novos episódios. Deve ser conduzido com mudanças dietéticas, evitando-se alimentos que sabidamente pioram o quadro ou a distensão abdominal; e aumentando a ingesta de fibras. Recomendar a atividade física. A prescrição de antiespasmódicos e sua associação a anticolinérgicos (tratamento de primeira linha) ou bloqueadores de canal de cálcio (segunda linha) é recomendada, exceto se houver contraindicações formais (miastenia, megacólon, diarreia, taquiarritmia e glaucoma de ângulo fechado). Em casos de distensão abdominal, prescrever dimeticona. Se houver diarreia, sugerir aumento da ingesta de fibras solúveis, e a redução de açúcares e gorduras. Os antidepressivos tricíclicos podem ser considerados se houver distúrbios de sono e humor, por melhorarem a tolerância à dor e reestabelecerem o padrão de sono, além de reduzirem os sintomas depressivos e a mobilidade intestinal.[14]

A avaliação por um especialista torna-se necessária na ausência de melhora clínica ou na presença de sinais de gravidade, como anemia, afilamento de fezes, perda de peso não justificada, anorexia ou saciedade precoce, abdome tenso ou rígido ou defesa abdominal, diarreia aquosa persistente, diarreia sanguinolenta, náuseas, vômitos ou febre. Algumas drogas, como loperamida e relaxantes de ação colinérgica (mebeverina e trimebutina – drogas de terceira linha), devem ser de prescrição exclusiva pelo coloproctologista.[14]

Casos particulares

Dispareunia isolada

Há muitas causas de dispareunia isolada. Aquelas associadas a alterações de trofismo vaginal e vulvovaginites podem ser tratadas em serviços primários. Entretanto, se os sintomas forem intensos ou estiverem associados a vaginismo, endometriose profunda, vulvodínea e espasmo de assoalho pélvico, as paciente devem ser seguidas por equipes multidisciplinares especializadas, compostas por ginecologistas, fisioterapeutas, psicólogos e sexólogos.

Dismenorreia isolada

Se a dismenorreia for sintoma primário, sem outras causas aparentes, de características cíclicas e de intensida-

de leve a moderada, as mulheres podem ser acompanhadas em serviços primários e respondem bem à associação de anti-inflamatórios não esteroidais com contraceptivos hormonais, se não houver o desejo de gestação no momento. Na ausência de resposta clínica ou sinais de gravidade, um serviço especializado deve ser procurado.

Condições psicológicas: depressão, ansiedade e somatização

A associação de condições psicológicas e DPC é muito frequente, com prevalência que chega até a 60% e 70%. Não há evidência de que sejam a causa, mas talvez sejam consequência da dor, contudo há evidências de associação da depressão com dor crônica.[15]

O diagnóstico deve ser objetivo e realizado com auxílio de questionários simples e validados, como o instrumento psicométrico *Patient Health Questionnaire for Depression and Anxiety* (PHQ-4), que contém quatro questões. O escore obtido pode ser sugestivo de transtornos de humor, devendo a paciente ser encaminhada à avaliação psicológica. Outros instrumentos diagnósticos, como o *Self-Reporting Questionnaire* (SRQ), podem servir para identificar a somatização e os transtornos psicóticos, para identificação do quadro e início de tratamento específico.[15]

■ ATENDIMENTO À MULHER COM DOR PÉLVICA CRÔNICA

Uma vez que a paciente se apresenta à avaliação médica com a queixa de DPC, uma anamnese minuciosa deve ser feita e associada a dados de exame físico completo e direcionado aos sintomas. Para a elucidação do quadro, o profissional, seja ele ginecologista ou de qualquer outra especialidade, deve conhecer e investigar bem as causas relacionadas à DPC, para oferecer a conduta inicial adequada ou encaminhar a paciente à especialidade ou ao serviço de maior complexidade, conforme a demanda do quadro e as características dos sintomas, levando-se em conta o desejo reprodutivo.

Sugerem-se, a seguir, dois fluxogramas, para facilitar a compreensão e organizar a condução dos casos, considerando, inicialmente, DPC de características cíclicas e acíclicas (Figuras 35.1 e 35.2).

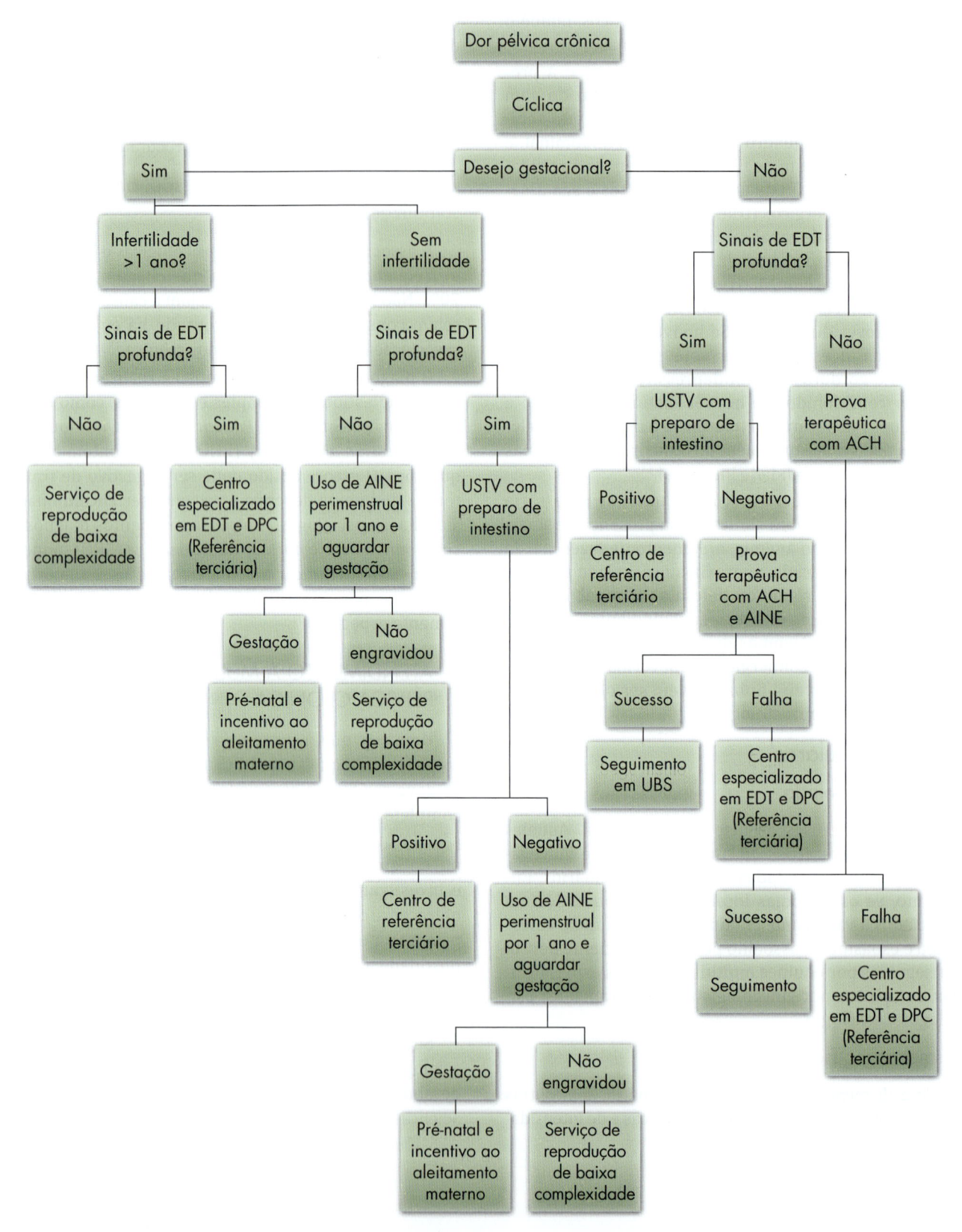

Figura 35.1 Atendimento à mulher com dor pélvica crônica (DPC) cíclica. EDT: endometriose; AINE: anti-inflamatório não esteroide; USTV: ultrassom trasnsvaginal; ACH: anticoncepcional.

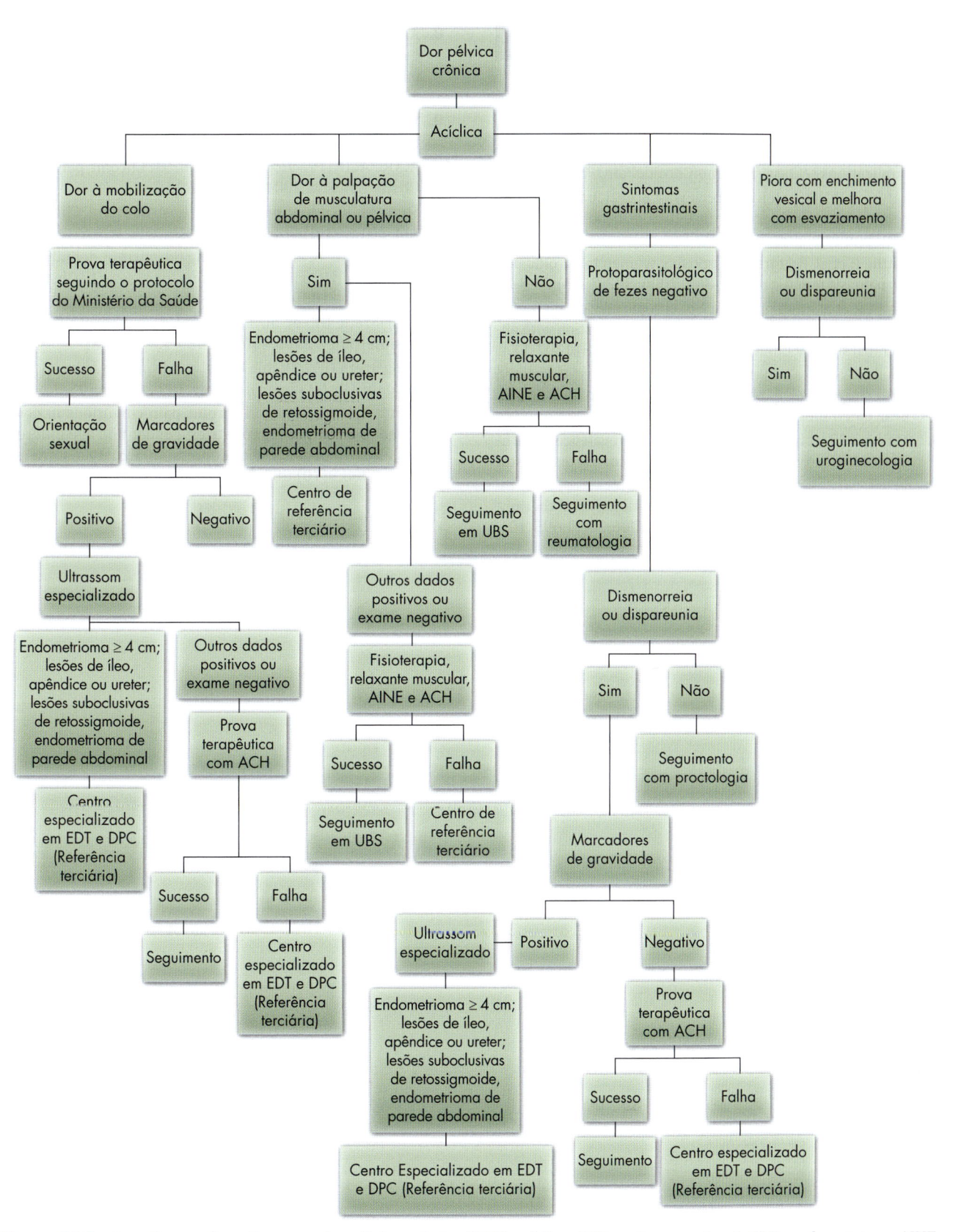

Figura 35.2 Atendimento à mulher com dor pélvica crônica (DPC) acíclica. ACH: anticoncepcional; EDT: endometriose; AINE: anti-inflamatório não esteroide; UBS: Unidade Básica de Saúde.

REFERÊNCIAS BIBLIOGRÁFICAS

1. International Association for the Study of Pain. Classification of chronic pain. Descriptions of chronic pain syndromes and definitions of pain terms. 2nd ed. Disponível em: http://www.iasppain.org/files/Content/ContentFolders/Publications2/ClassificationofChronicPain/Part_II-F.pdf

2. Latthe P. WHO systematic review of prevalence of chronic pelvic pain: a neglected reproductive health morbidity. BMC public health. 2006; 6:177.

3. Latthe P, et al. Factors predisposing women to chronic pelvic pain: systematic review. BMJ. 2006; 332(7544):749-54.

4. Silva GP, et al. High prevalence of chronic pelvic pain in women in Ribeirao Preto, Brazil and direct association with abdominal surgery. Clinics (São Paulo). 2011;66(8):1307-11.

5. Coelho LS, et al. Prevalence and conditions associated with chronic pelvic pain in women from São Luis, Brazil. Braz J Med Biol Res. 2014;47(9):818-25.

6. Mathias SD, et al. Chronic pelvic pain: prevalence, health-related quality of life, and economic correlates. Obstet Gynecol. 1996;87(3):321-9.

7. Cheong Y, et al. Chronic pelvic pain: aetiology and therapy. Best Pract Res Clin Obstet Gynaecol. 2006;20(5):695-101.

8. Annerstedt M. Transdisciplinarity as an inference technique to achieve a better understanding in the health and environmental sciences. Int J Environ Res Public Health. 2010;7(6):2692-9.

9. Severo SB, et al. Integrality and transdisciplinarity in multi-professional teams in collective health.

10. ACOG. ACOG Practice Bulletin No. 51. Chronic pelvic pain. Obstet Gynecol. 2004;103(3):589-92.

11. Stein SL. Chronic pelvic pain. Gastroenterol Clin North Am. 2013;42(4):785-800.

12. Williams RE, et al. Documenting the current definitions of chronic pelvic pain: implications for research. Obstet Gynecol. 2004;103(4):686-9.

13. Longstreth GF, et al. Functional bowel disorders. Gastroenterology. 2006;130(5):1480-7.

14. Longstreth GF. Irritable bowel syndrome and chronic pelvic pain. Obstet Gynecol Survey. 1994;49(7):505-9.

15. Tsang A, et al. Common chronic pain conditions in developed and developing countries: gender and age differences and comorbidity with depression-anxiety disorders. J Pain. 2008;9(10):883-7.

Endometriose

- **Alexander Kopelman**
- **Eduardo Schor**

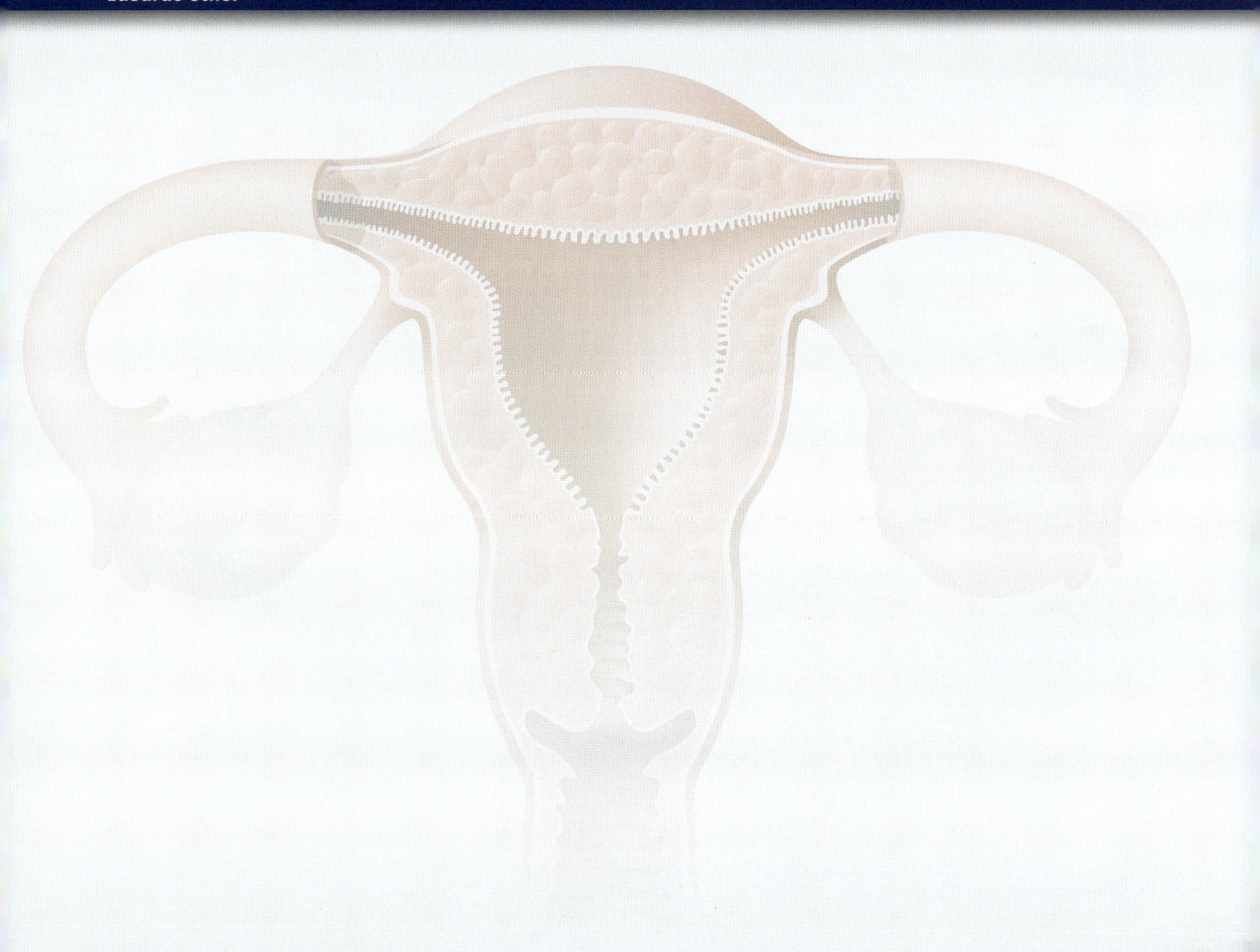

Capítulo **36**

- **Eduardo Schor** ■ **Geraldo Rodrigues de Lima**

Introdução

Endometriose é uma doença benigna, crônica, caracterizada pela presença de endométrio (estroma e glândulas) fora do útero. É doença relativamente comum, de caráter progressivo e, por vezes, recidivante.

Há algumas décadas, a endometriose era denominada interna, isto é, por existir dentro do próprio órgão (o miométrio); ou externa, quando o endométrio se encontrava fora do útero. Atualmente, por serem doenças distintas, a doença **miometrial passou a** ser denominada adenomiose, e a extrauterina, endometriose.[1]

Existem inúmeras teorias para explicar sua etiologia. Entre elas, consideraremos apenas a metaplásica, a canalicular, a imunológica e a endometrial, que veremos a seguir.

A metaplásica explica que o endométrio ectópico nasce de células embrionárias ou mesoteliais (células tronco) que se transformariam por algum estímulo (poderia ser até a menstruação) em células endometriais; estas, ao adquirirem receptores hormonais, e sob o estímulo de estrogênio e de fatores de crescimento, passariam a proliferar.

A teoria canalicular afirma que as células endometriais, por via transtubárea, chegam à pelve (menstruação retrógrada ou retromenstruação). Essa teoria foi difundida durante grande parte do século passado para explicar a maioria dos casos da doença, entretanto, na década de 1990 surgiram trabalhos mostrando que aproximadamente 80% das mulheres têm menstruação retrógrada. Como a ocorrência de refluxo menstrual diverge da prevalência da moléstia, algo mais seria necessário para explicar o aparecimento da endometriose em apenas parte das mulheres com menstruação retrógrada. Surgiram, então, as linhas de pesquisa atuais, sendo as mais importantes a endometrial e a imunológica.

A hipótese endometrial destaca que as células do endométrio eutópico possuem alterações intrínsecas que as capacitam para, quando alcançarem o peritônio, nele aderirem, digerirem a matriz extracelular e instalarem suprimento sanguíneo próprio (neoangiogênese). Inúmeros estudos já identificaram alterações de ciclo celular, além de expressão diferenciada de diversas proteínas, quando compararam a mucosa uterina de mulheres com e sem a doença, sendo que grande parte das alterações detectadas está relacionada à resistência do tecido à ação da progesterona.[2]

No que se refere à teoria imunológica, diversos trabalhos têm demonstrado que a patogênese da doença poderia estar relacionada à alteração na capacidade de células endometriais interagirem com o sistema imunológico peritoneal, fazendo com que dele escapem. Em geral, estas características endometriais incluem: modificação da expressão dos antígenos linfocitários humanos (HLA) da classe I, essenciais para reconhecimento imunológico; produção de antígenos (como HLA ou molécula de adesão intercelular-1), que competem com antígenos de superfície importantes para o reconhecimento imunológico; produção direta ou indireta de citocinas (como TGF-β e prostaglandina E2 (PGE2)), que inibem a função de populações linfoides específicas e induzem apoptose em células imunológicas.

Além disso, diversos autores reportaram disfunção na imunidade natural associada ao desenvolvimento da doença: disfunção funcional de populações linfoides periféricas e/ou peritoneais de células *natural killers* (NK) e macrófagos em pacientes com endometriose, o que favoreceria a implantação e o crescimento de implantes do endométrio.[3,4]

É melhor raciocinar com a participação de todas as teorias, particularmente a canalicular, a imunológica e a endometrial, pelo menos sob o ponto de vista clínico. Mais recentemente, levantou-se a hipótese de haver a doença já na vida intrauterina ou logo após o nascimento, fruto da estimulação endometrial pelos estrogênios placentários (retrofluxo), tentando explicar a precocidade e a gravidade futura da moléstia vistas em alguns casos. Entretanto, maiores evidências são necessárias para que esta hipótese seja comprovada.

Visto ser necessário o exame anatomopatológico para confirmação da moléstia, e sendo que grande parte das mulheres que têm a doença a desconhece, a sua real prevalência é ignorada; estima-se que de 3% a 10% das mulheres vão tê-la em algum momento da vida reprodutiva. Já naquelas com dor pélvica crônica e/ou infertilidade, a prevalência pode alcançar 50%, mesma porcentagem encontrada em adolescentes com dor pélvica crônica ou dismenorreia secundária. Apesar de não dispormos de dados estatísticos, há a impressão de que sua incidência esteja aumentada. Alguns fatores, como melhor capacidade de diagnóstico e de conhecimento sobre a doença, postergação da maternidade, além de possíveis poluentes ambientais, podem estar envolvidos na maior frequência da enfermidade.

Dentre os fatores de risco, salienta-se a herança familiar. Quando uma mulher tem endometriose, principalmente as formas mais graves, seus parentes de primeiro grau têm sete vezes mais a chance de desenvolvê-la. Embora muitos polimorfismos genéticos tenham sido associados à moléstia, ainda não se encontraram aqueles que teriam real valor semiótico. Outro fator de risco seria a nuliparidade; este fato justifica o aumento da incidência da doença, já que modernamente as mulheres cada vez têm menos filhos e postergam a primeira gestação para depois dos 30 anos. Outros fatores de risco devem ser mencionados, como menarca precoce e malformações uterinas de caráter obstrutivo.[6]

A idade em que mais se diagnostica a endometriose é entre 25 e 35 anos, porém cumpre salientar que o diagnóstico é, na maioria das vezes, tardio. Acredita-se, portanto, que a doença se inicia na transição entre a segunda e a terceira década da vida.[5]

Uma vez instalada a doença, as células endometriais começam a se proliferar intensamente, primeiro porque são mais predispostas, e, depois, pelo estado hiperestrogênico local. De fato, o foco endometrial torna-se verdadeira fábrica de estrogênios porque executa uma esteroidogênese local à custa da estimulação das enzimas para tanto necessárias (pela PGE_2 e pelo fator 1 de esteroidogênese – CSF_1). O estrogênio local, via receptores de estrogênio tipo β, estimula a COX-2 que aumenta a produção de PGE_2, que, por sua vez, ativa a esteroidogênese; daí o ciclo vicioso. Além dos estrogênios localmente sintetizados, chegam ali outros oriundos dos ovários, da conversão de androgênios no tecido adiposo e, ainda, de teores adicionais na pele na época da ovulação. O tecido endometriótico é rico em receptores de estrogênio tipo β.

Os elevados teores de PGE_2 são responsáveis pelo processo inflamatório, que se intensifica por aumento de interleucinas, metaloproteinases e de citocinas (IL-8, MCP_1); estas atraem os granulócitos, as células NK e os macrófagos. Há secreção local de vários fatores de crescimento que, junto aos estrogênios, reforçam a proliferação do endométrio ectópico e também a angiogênese local. Com mais vasos, maiores concentrações de estrogênios ali chegam, perpetuando o processo.[7]

A endometriose é geralmente encontrada na pelve, sendo os locais mais frequentes os ligamentos uterossacros, ovários, escavação vesicovaginal, escavação retovaginal, folha posterior do ligamento largo, útero, tubas uterinas e ligamentos redondos. Nas formas avançadas, pode acometer reto ou sigmoide, apêndice, bexiga, vagina, colo, septo retovaginal, ceco, íleo, canais inguinais, diafragma, pleura e nervos sacrais.

Os focos endometrióticos podem aparecer no umbigo e em cicatrizes da parede abdominal, principalmente após cesáreas e histerectomias, bem como em episiotomias, por implantação.

Inúmeras foram as tentativas de classificar os diversos graus da endometriose, bem como correlacionar o estadiamento com o prognóstico de fertilidade ou intensidade do sintoma álgico. Entretanto, até o momento não dispomos de uma classificação adequada. A mais utilizada é a proposta pela *American Society of Reproductive Medicine* e baseia-se em dados laparoscópicos.[8]

Mínima = só focos isolados na superfície peritoneal, sem aderências.

Leve = múltiplos focos, sem aderência.

Moderada = múltiplos focos superficiais e invasivos, com aderências envolvendo as tubas e os ovários.

Grave = moléstia disseminada, focos superficiais e invasivos, endometriomas dos ovários, aderências entre ovários, tubas e também a escavação retouterina obliterada.

Atualmente, independente da classificação americana, procuramos distinguir, de forma genérica, a endometriose em três tipos: a endometriose profunda (invasiva), que invade em 5 mm ou mais de profundidade ou acomete órgão ou ligamento; endometriose superficial, na qual não temos distorção da anatomia pélvica; e a doença cística ovariana (endometrioma).

A classificação clínica baseada em sintomas e sinais ao exame físico (leve, moderada e grave) é suficiente.

Os fatores de prevenção seriam a gestação precoce, múltiplas prenhezes e a amamentação plena e prolongada (hipoestrogenismo). A pílula anticoncepcional ainda não pode ser definida como fator protetor, salienta-se, ainda que o seu uso contínuo possa mascarar os sintomas, visto que a doença pode, em alguns casos, progredir em mulheres assintomáticas. Esta medicação diminui o número e a intensidade dos fluxos menstruais. Não administrar estrogênios puros após a menopausa em casos de endometriose diagnosticada na menacme, pois podem reacender focos desconhecidos. Manter o peso ideal, fazer exercícios físicos constantes, evitar o contato com dioxinas e pesticidas (consumir alimentos orgânicos e evitar peixes de água doce).[9,10]

Endometriose é uma moléstia crônica, por vezes de caráter progressivo, e possui diversas manifestações fenotípicas. Nos demais capítulos desta seção, discorreremos sobre os principais aspectos relacionados a esta enigmática doença, conhecida, por muitos, como a moléstia da mulher moderna.

REFERÊNCIAS BIBLIOGRÁFICAS

1. Brosens I, et al. History of endometriosis: A 20th-century disease. In: Giudice LC, et al. Endometriosis--science and practice. London: Wiley-Blackwell; 2012.

2. Bulun SE, et al. Molecular biology of endometriosis: from aromatase to genomic abnormalities. Semin Reprod Med. 2015;33(3):220-4.

3. Ahn SH, et al. Pathophysiology and immune dysfunction in endometriosis. Biomed Res Int. 2015;2015:795976.

4. Thiruchelvam U, et la. Natural killer cells: key players in endometriosis. Am J Reprod Immunol. 2015;74(4):291-301.

5. Janssen EB, et al. Prevalence of endometriosis diagnosed by laparoscopy in adolescents with dysmenorrhea or chronic pelvic pain: a systematic review. Hum Reprod Update. 2013;19(5):570-82.

6. Kobayashi H, et al. Understanding the role of epigenomic, genomic and genetic alterations in the development of endometriosis (review). Mol Med Rep. 2014;9(5):1483-505.

7. Vercellini P, et al. Endometriosis: pathogenesis and treatment. Nat Rev Endocrinol. 2014;10(5):261-75.

8. https://www.asrm.org

9. Halpern G, et al. Nutritional aspects related to endometriosis. Rev Assoc Med Bras. 2015;61(6):519-23.

10. Bonocher CM, et al. Endometriosis and physical exercises: a systematic review. Reprod Biol.Endocrinol. 2014;12:4.

Capítulo **37** ■ Alexander Kopelman ■ Eduardo Schor

Quadro Clínico e Diagnóstico

■ APRESENTAÇÃO CLÍNICA

Os sintomas que acompanham as mulheres com endometriose são conhecidos desde a primeira descrição detalhada desta doença. Em 1690, o médico alemão Daniel Shroen, no livro *Disputatio Inauguralis Medica de Ulceribus Ulceri*,[1] identificou úlceras inflamatórias distribuídas pelo "estômago" (peritônio), localizadas na bexiga, intestino, ligamento largo e cérvice, com tendência à formação de aderências. Percebeu nessas feridas constante crescimento em tamanho e vasculatura, podendo transformar-se em tumorações, sujeitas a sangramento – definiu o achado como sendo "uma desordem feminina, característica daquelas que são sexualmente maduras". Seguindo pelo século XVIII, outros pesquisadores europeus investigaram e constataram o que Shroen já havia relatado. Além da associação com abortamento e infertilidade, o médico escocês Duff (1769) descreve: "vem com a puberdade e distingue de uma simples menstruação (...), sintomas de inflamação da área uterina", e, "nos piores estágios, a doença afeta totalmente o bem-estar da mulher, todo seu espírito é quebrado, e ela já vive um medo dos sintomas como a dor distante, perda de consciência e convulsões", como descreveu Brotherson (1776).[7,3]

A tríade clássica de sintomas é composta pela dismenorreia, dispareunia de profundidade e infertilidade. A depender da extensão da doença, sintomas urinários, evacuatórios e osteomusculares também podem estar presentes.[4] Em decorrência desta sintomatologia exuberante, a qualidade de vida da mulher com endometriose é amplamente comprometida, afetando o âmbito profissional, social e conjugal.[5] Estudo realizado em vários centros ao redor do mundo divulgou um custo de 9.579 euros por mulher/ano, sendo 66% pela perda de produtividade e apenas 10% referente a gastos com medicamentos.[6]

É fundamental salientar que, em alguns casos, a endometriose pode ser assintomática. A maioria dos estudos não detectou correlação entre a intensidade dos sintomas com a extensão da doença.

Critérios epidemiológicos

Considerada doença estrogênio-dependente, a endometriose incide principalmente na mulher em idade reprodutiva, entre 15 e 45 anos. Estima-se em cerca de 176 milhões de mulheres acometidas no mundo nesta faixa etária.[7] Diversos estudos relatam que o atraso no diagnóstico é estimado em cerca de 7 a 10 anos, sendo que, durante todo este período, a ausência de diagnóstico e consequente ausência da terapêutica fazem com que a mulher conviva com sintomas álgicos de forte intensidade, levando à deterioração significativa da qualidade de vida. Em face desse cenário, o conhecimento do perfil epidemiológico é tão importante, tanto no que tange à suspeita diagnóstica precoce, quanto ao tratamento médico efetivo.

Com base nos mecanismos etiopatogênicos conhecidos atualmente, dois pontos auxiliam a explicar os achados epidemiológicos da endometriose: a menstruação retrógrada e a ação dos estrogênios.

Assim, a menarca precoce (< 11 anos) e o período intermenstrual mais curto (< 27 dias), ocasionando maior número de ciclos menstruais durante a vida, são relatados como importantes fatores de risco para a doença.[8] Seguindo este raciocínio, observa-se que a nuliparidade é, também, um dos principais fatores de risco.[9]

Associação positiva entre o consumo de álcool e cafeína com a endometriose também foi identificada.[10,11] Infere-se que tais hábitos sejam responsáveis por elevação dos níveis de estrogênios.[12] Por outro lado, entende-se que o tabagismo e a atividade física possam estar associados a menor risco pela diminuição da ação estrogênica.[8,13]

Avaliando a influência racial e genética, dois estudos[9,14] sugerem que mulheres negras apresentam menor risco do que as brancas, e orientais são as que têm maior risco para desenvolvimento da endometriose, entretanto estes dados carecem de comprovação populacional, sendo que atualmente acredita-se que não haja características raciais ou socioeconômicas que estejam relacionadas a maior risco. Autores, estudando a relação familiar, identificaram evidência de que mulheres com endometriose estão mais propensas a ter familiares de primeiro grau (mãe, irmã e filha) com a doença do que o grupo controle,[15-17] principalmente naquelas com a forma profunda. Também houve alta concordância de endometriose entre gêmeas idênticas.[18,19]

Dismenorreia

A dismenorreia sem dúvida é o sintoma mais importante da endometriose. Costuma apresentar caráter progressivo, podendo em longo prazo tornar-se incapacitante e pouco responsiva a analgésicos ou anti-inflamatórios. A intensidade do quadro álgico tende a ser mais significante quando existem implantes profundos (invasão superior a 5 mm), mas esta correlação direta com estadiamento ou aspectos anatômicos da doença não é obrigatória. Os sintomas podem começar antes do catamênio ou no primeiro dia de fluxo e costumam desaparecer ao término do período menstrual.

Deve ser cuidadosamente diferenciada da dismenorreia primária, que, apesar de periodicidade mensal semelhante, não possui caráter progressivo, tem ótima resposta, na diminuição do quadro álgico, aos analgésicos, antiespasmódicos, anti-inflamatórios ou contraceptivos hormonais, trazendo menor impacto na qualidade de vida. Já na cólica da endometriose, pela sua intensidade, encontramos, por vezes, sintomas somáticos como náuseas, cefaleia, mastalgia, irritabilidade e fadiga.

Desta forma, a cólica menstrual na adolescente deve ser considerada como queixa importante, e não subestimada pelo médico. Pode ser o primeiro indício da moléstia e oportunidade príncipe para instituir a terapêutica adequada. Independentemente do diagnóstico exato, a queixa *per se* já impõe tratamento médico. Chapron *et al.*[20] avaliaram fatores preditivos do desenvolvimento de endometriose confirmada por laparoscopia. Os autores reportam que a queixa de dismenorreia na adolescência mostrou correlação com maior risco de doença profunda. Além disso, identificaram como fator de risco para endometriose o histórico de faltas regulares às aulas, decorrentes de quadro álgico e uso prolongado de contraceptivos para tratamento da dismenorreia primária, caracterizando estes, em alguns casos, como possível mascarador da progressão da enfermidade.

Estudo canadense[21] envolvendo 1.051 adolescentes identificou que 10% dessa população apresentava dismenorreia intensa, suficiente para prejudicar significantemente suas atividades profissionais, e sugere que essa população seja cuidadosamente avaliada quanto à possibilidade de endometriose. Segundo o estudo, a prevalência da doença nesse grupo foi de 73%.

Caso haja resposta inadequada à terapêutica instituída, o seguimento na investigação diagnóstica com exames complementares, como ultrassonografia transvaginal especializada após preparo intestinal ou ressonância magnética, pode ser necessário. As revisões sistemáticas são contundentes em afirmar que não há superioridade (com significância estatística) de um exame sobre o outro, quando comparadas a sensibilidade e a especificidade, se a intenção é diagnosticar endometriose profunda.[22]

A dor periódica, menstrual, caso não tratada adequadamente, pode tornar-se contínua, sendo em muitos casos de caráter diário. Há prejuízo importante da vida profissional e social, com inúmeras faltas ao trabalho e visitas frequentes aos prontos-socorros. Estabelece-se, nesses casos, difícil manejo da terapêutica. Os comprometimentos osteomuscular e psicológico associados são amplamente encontrados. Lombalgia, posição antálgica, contrações musculares pélvicas, vaginismo, além de depressão e baixa autoestima, são comuns. Quando estes sintomas não são valorizados pelo ginecologista, há o seu agravamento. É um círculo vicioso, no qual a dor deixa de ser apenas física e localizada na pelve. Estende-se agora para a psique e generaliza-se pelo corpo. Por esses motivos, a visão de atendimento por equipe multiprofissional composta por fisioterapeuta, psiquiatra e psicólogo é fundamental.

Dispareunia de profundidade

Um sintoma que estabelece íntima relação com a extensão da endometriose é a dispareunia de profundidade. E, nesse caso específico, o exame físico é primordial. Com o toque vaginal bidigital podemos identificar mobilidade uterina diminuída, formações císticas anexiais, pontos dolorosos em ligamentos uterossacros, nodulações retrocervicais e tumores na vagina. Na complementação diagnóstica com exames de imagem, pode-se deparar com lesões estendendo-se para o retossigmoide.

O sintoma, da mesma forma como acontece com a dismenorreia, pode ser progressivo. No início, a mulher reporta apenas certo desconforto durante o coito. Com o progredir da moléstia, o desconforto torna-se dor, sendo no início posição específica, após algum tempo, a dor é intensa a ponto de haver necessidade de interromper a relação sexual, e por fim a mulher a evita. Sabe-se que boa qualidade de vida sexual faz parte do bem-estar das mulheres, e é fato que nas portadoras, principalmente de endometriose profunda, diversos aspectos relacionados à qualidade de vida sexual estão comprometidos.[23]

Infertilidade

É estimada uma prevalência entre 35% e 50% de endometriose nas mulheres com dor pélvica e/ou infertilidade.[24] Ela afeta sobremaneira a taxa de fecundidade mensal (TFM) em casais com endometriose e infertilidade (2% a 10%) em comparação com casais sadios (20% a 30%).

Diversos mecanismos foram sugeridos para explicar essa relação mais baixa. Inicialmente considerava-se a distorção anatômica com danos tubários e aderências anexiais como motivo principal. No entanto, vários estudos evidenciaram que há também alteração da foliculogênese, acarretando disfunção ovulatória e baixa qualidade oocitária, ambiente peritoneal hostil ao espermatozoide, dificuldade de implantação embrionária e defeitos da fase lútea, o que torna mulheres com doença superficial, sem alterações anatômicas, também subférteis.

Sintomas intestinais

Mesmo na ausência de comprometimento intestinal, alguns sintomas podem ser referidos. O principal é o aumento do hábito intestinal durante o fluxo menstrual. Este fato se deve à secreção de prostaglandinas pelos implantes ectópicos – esta citocina estimula a peristalse, ocasionando a queixa.

Já quando há comprometimento intestinal, os sintomas geralmente são mais exuberantes. Os mais encontrados são a disquezia (dor à evacuação), tenesmo, distensão abdominal, dor à eliminação de flatos ou fezes, sensação de esvaziamento incompleto, alteração do calibre das fezes e, dependendo do grau de invasão da lesão, hematoquezia cíclica (sangramento ao evacuar). A colonoscopia seguida de biópsia, além de auxiliar no diagnóstico de lesões sugestivas de invasão da mucosa intestinal pela endometriose, identifica eventuais afecções próprias do intestino grosso, como: diverticulite, doenças inflamatórias, pólipos e até câncer. Dessa forma, possibilita melhor entendimento da boa evolução ou não da sintomatologia decorrente do tratamento cirúrgico.

Sintomas urinários

Outro sintoma secundário ao comprometimento de órgão adjacente ao útero é o urinário. Independentemente do grau de invasão da parede vesical, sintomas de irritação vesical podem ser reportados, como sensação de esvaziamento incompleto, dor à repleção vesical, hematúria cíclica (menúria), polaciúria e disúria. Deve-se afastar outras doenças próprias das vias urinárias, sendo as mais comuns: infecção urinária, nefrolitíase,

cistite intersticial, bexiga hiperativa. A cistoscopia é o exame de escolha para verificar o comprometimento da mucosa vesical. A urorressonância traz informações valiosas para a análise tipográfica das lesões.

Sintomas de endometriose extrapélvica

Apesar de ser muito baixa a sua frequência, aproximadamente 0,6% dos casos,[25] a doença extrapélvica deve ser sempre lembrada como diagnóstico diferencial em algumas situações especiais, principalmente na mulher em idade reprodutiva.

A síndrome da endometriose torácica (SET) é uma de suas mais graves vertentes pelo desenvolvimento de endométrio ectópico no parênquima pulmonar, pleura parietal e visceral, diafragma e por vezes na árvore traqueobrônquica. Apresenta-se clinicamente como pneumotórax ou hemotórax catamenial, hemoptise à menstruação e nódulos pulmonares.

As nodulações de parede abdominal, dolorosas no período menstrual, associadas a sangramento da lesão, são sinais clássicos de endometriose em parede abdominal, com prevalência na literatura de 0,2% a 2,0%, e decorrentes de desenvolvimento extrapélvico em pacientes com antecedente de manipulação cirúrgica abdominal prévia, geralmente cesáreas.

Exame ginecológico

Em etapas iniciais da doença, o exame físico tende a ser pobre, por vezes podemos notar espessamento de ligamentos uterossacrais e dor à mobilização do colo. Já na doença profunda retrocervical, podemos palpar nódulos irregulares em fórnice vaginal posterior, atingindo ou não mucosa vaginal e dolorosos ao toque. Nesses casos pode haver redução da mobilidade uterina. Exame físico pode sugerir endometrioma do ovário quando notamos aumento no seu volume com consistência cística e redução de sua mobilidade. Lesões profundas que atingem a bexiga podem, quando volumosas, ser identificadas ao toque vaginal pela compressão da parede vaginal anterior.

Sinais de exame ginecológico que identificam doença profunda:

- Nódulo em fórnice posterior da vagina;
- Nódulo em ligamento uterossacro;
- Diminuição da mobilidade de órgãos pélvicos (retroversão uterina fixa);
- Aumento de volume de anexos (endometrioma).

Diagnóstico

Para o diagnóstico de endometriose, a videolaparoscopia sempre foi considerada padrão-ouro para confirmação anatomopatológica da doença. Pelos riscos inerentes aos procedimentos cirúrgicos e anestésico, bem como devido à alta prevalência da moléstia e à possibilidade de tratamento medicamentoso, a laparoscopia deixou de ser método propedêutico e passou a ser indicada apenas para fins terapêuticos.

A combinação da anamnese e do exame ginecológico minucioso, nas pacientes em que se identifiquem os sintomas e sinais descritos anteriormente, por vezes complementados com exames de imagem, permite-nos alta acurácia para o diagnóstico de endometriose.

Diversos estudos têm direcionado seus objetivos para encontrar um método diagnóstico menos invasivo para a doença e muitos têm sido testados visando a encontrar algum com maior reprodutibilidade e custos razoáveis. Amostras de sangue periférico, urina, endométrio, fluido menstrual, têm sido objeto de pesquisas. Mais de 100 possíveis moléculas foram consideradas, mas nenhuma, até o momento, mostrou possibilidade de uso clínico. A maioria dos estudos permanece em Fase I (descoberta pré-clínica), sendo poucos apenas os que avançam para a Fase II (validação retrospectiva).[26] O glicopeptídeo de superfície celular Ca-125 foi intensamente estudado, mas aos poucos perdeu importância por apresentar reduzida sensibilidade e especificidade. Atualmente, é de pouca valia tanto para diagnóstico quanto para auxílio na definição da conduta.[27]

Kitawaki et al.,[28] em 1999, avaliaram a expressão gênica e a imuno-histoquímica em biópsias endometriais, e encontraram forte relação entre a detecção da aromatase na mucosa uterina e o diagnóstico laparoscópico da enfermidade, com alta sensibilidade (91%) e especificidade (100%). Os pesquisadores ressaltaram a possibilidade de tal método ser utilizado no diagnóstico da moléstia. Entretanto, estudo prospectivo de Dheenadayalu et al., em 2002,[29] identificou que a expressão endometrial do gene p450 aromatase não é exclusividade das mulheres com endometriose, mas também se encontra em outras afecções pélvicas como leiomioma e adenomiose, sendo a sensibilidade para endometriose de 82% e especificidade de 59%, o que dificultaria seu uso clínico.

Em 2009, Al-Jefout et al.[30] compararam a presença de fibras nervosas no endométrio tópico de mulheres com e sem endometriose. Os resultados positivos atingiram sensibilidade de 98% e especificidade de 83%, mas foram criticados por exigir histeroscopia cirúrgica, método invasivo e por empregar técnicas laboratoriais, como imuno-histoquímica associada à fotomicrografia, ferramentas que não estão disponíveis na maioria dos laboratórios de histopatologia. Leslie et al.[31] verificaram a eficácia deste método utilizando coleta menos invasiva com cateter Pipelle de Cornier e análise por meio de técnicas convencionais de imuno-histoquímica em 68 pacientes que se submeteram à laparoscopia diagnóstica. A detecção de fibras nervosas endometriais apresentou correlação pobre com o diagnóstico laparoscópico da moléstia. Além disso, a utilização deste possível marcador exigiria biópsias de endométrio, o que o impediria de ser classificado como exame diagnóstico não invasivo.

Estudo realizado no Setor de Algia Pélvica e Endometriose da Unifesp, concluído em 2015, procurou identificar se há diferenças na expressão gênica no epitélio endocervical de mulheres com endometriose profunda,[32] com a perspectiva de criar um teste não invasivo para o diagnóstico da doença. Nove genes se hiperexpressaram em amostras de mulheres com endometriose, sendo cinco relacionados ao controle do ciclo celular, três ao controle de citocinas inflamatórias e um gene ao funcionamento de células dendríticas. Esse estudo aguarda validação com número maior de pacientes para confirmar seu potencial uso clínico.

Os exames de imagem possuem baixa sensibilidade e especificidade quando se trata de endometriose superficial. Entretanto, a ultrassonografia transvaginal com preparo intestinal, assim como a ressonância magnética de pelve com preparo adequado (incluindo gel endovaginal e endorretal), apresenta elevada acurácia como ferramenta diagnóstica para a endometriose ovariana (endometrioma) e profunda. Além disso, ambas são artifícios importantes no planejamento terapêutico cirúrgico e até mesmo clínico, além de auxiliar na abordagem de casais inférteis com a doença.

Em revisão sistemática,[33] na qual foram incluídos 49 estudos, envolvendo 4.807 mulheres, nenhum dos métodos de imagem avaliados foi capaz de detectar a endometriose com precisão suficiente, a ponto de substituir a cirurgia. No entanto, coube ao ultrassom transvaginal, com prévio preparo intestinal, revelar melhores resultados em relação à ressonância magnética quanto ao mapeamento pré-cirúrgico de endometriose profunda, avaliando com mais precisão lesões em ligamentos uterossacro, septo retovaginal e parede de vagina. Quando o sítio a ser avaliado foi o retossigmoide, tanto o ultrassom transvaginal, a ressonância magnética e o ultrassom transretal exibiram resultados semelhantes.

Cumpre salientar que os métodos de imagem são fundamentais para a programação terapêutica de mulheres com endometriose, porém não auxiliam no diagnóstico, sendo esse eminentemente clínico (Figura 37.1).

Após o diagnóstico clínico, procede-se ao exame ginecológico. Caso este seja normal ou levemente alterado, solicita-se uma ultrassonografia para diagnóstico diferencial entre doença peritoneal superficial e endometrioma, já que este último pode ser de difícil palpação. Após o resultado, e definido qual o tipo de doença, ini-

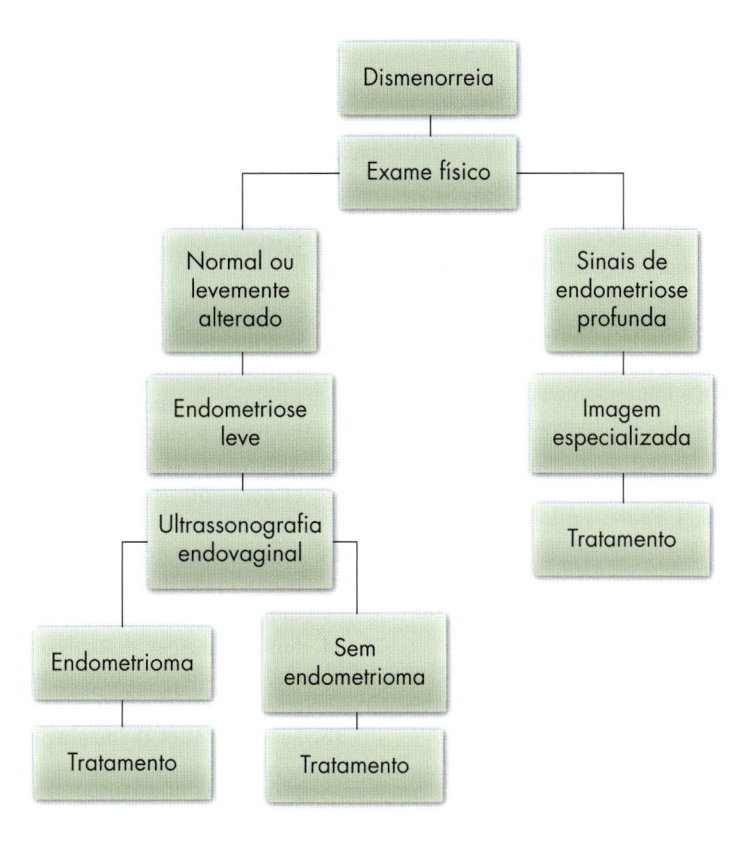

Figura 37.1 Fluxograma diagnóstico – Ambulatório Endometriose/Unifesp.

ciamos o tratamento. Em casos de alterações no exame físico que sugiram endometriose profunda, solicitamos mapeamento da pelve, por meio de exame de imagem especializado, visando a identificar acometimento intestinal ou periureteral. Após mapeamento da pelve, procedemos a terapêutica específica para doença profunda.

REFERÊNCIAS BIBLIOGRÁFICAS

1. Knapp VJ. How old is endometriosis? Late 17th and 18th – century European descriptions of the disease. Fertil Steril.1999; 72(1):10-4.
2. Duff A. Dissertatio inauguralis medica de metritide. Louvain: Haak; 1769. p.6-31.
3. Brotherson L. Dissertatio medica inauguralis de utero inflammatione ejusdem. Edinburgh: Balfour and Smellie; 1776. p.16-22.
4. Nnoaham KE, et al. Impact of endometriosis on quality of life and work productivity: a multicenter study across ten countries. Fertil Steril. 2011;96(2):366-373.e8.
5. D'Hooghe T, et al. Multi-disciplinary centres/networks of excellence for endometriosis management and research: a proposal. Hum Reprod. 2006;21(11):2743-8.
6. Simoens S, et al. The burden of endometriosis: costs and quality of life of women with endometriosis and treated in referral centres. Hum Reprod. 2012 May;27(5):1292-9.
7. Fassbender A, et al. Biomarkers of endometriosis. Fertil Steril. 2013 Oct;100(4):e19.
8. Rogers PA, et al. Defining future directions for endometriosis research: workshop report from the 2011World Congress of Endometriosis in Montpellier, France. Reprod Sci 2013; 20(5):483-99.
9. Adamson GD, et al. Creating solutions in endometriosis: global collaboration through the World Endometriosis Research Foundation. J Endometriosis 2010;2(1):3-6.
10. Darrow SL, et al. Menstrual cycle characteristics and the risk of endometriosis. Epidemiology. 1993;4(2):135-42.
11. Sangi-Haghpeykar H, et al. Epidemiology of endometriosis among parous women. Obstet Gynecol 1995; 85(6):983-92.
12. Grodstein F, et al. Infertility in women and moderate alcohol use. Am J Public Health. 1994;84(9):1429-32.
13. Grodstein F, et al. Relation of female and infertility to consumption of caffeinated beverages. Am J Epidemiol. 1993;137(12):1353-60.
14. Reichman ME, et al. Effects of alcohol consumption on plasma and urinary hormone concentration in premenopausal women. J Natl Cancer Inst. 1993;85(9):722-7.
15. Cramer DW, et al. The relation of endometriosis to menstrual characteristics, smoking, and exercise. JAMA. 1986;255(14):1904-8.
16. Hasson HM. Incidence of endometriosis in diagnostic laparoscopy. J Reprod Med. 1976;16(3):135-8.

17. Simpson JL, et al. Heritable aspects of endometriosis. I. Genetic studies. Am J Obstet Gynecol. 1980;137(3):327-31.

18. Coxgead D, et al. Familial inheritance of endometriosis in a British population: a case control study. J Obstet Gynecol 1993; 13(1): 42-4.

19. Moen MH, et al. The familial risk of endometriosis. Acta Obstet Gynecol Scand 1993;72(7):560-4.

20. Moen MH. Endometriosis in monozygotic twins. Acta Obstet Gynecol Scand. 1994;73(1):59-62.

21. Hadfield RM, et al. Endometriosis in monozygotic twins. Fertil Steril. 1997;68(5):941-2.

22. Chapron C, et al. Markers of adult endometriosis detectable in adolescence. J Pediatr Adolesc Gynecol. 2011;24(5 Suppl):S7-12.

23. Shah DK, et al. Scientific investigation of endometriosis among adolescents. J Pediatr Adolesc Gynecol. 2011;24:S18–9.

24. Nisenblat V, et al. Imaging modalities for the non-invasive diagnosis of endometriosis. Cochrane Database Syst Rev 2016;(2):CD009591.

25. Tripoli TM, et al. Evaluation of quality of life and sexual satisfaction in women suffering from chronic pelvic pain with or without endometriosis. J Sex Med 2011;8(2):497-503.

26. Eskenazi B, et al. Epidemiology of endometriosis. Obst Gynecol Clin North Amer 1997; 24(2): 235-58.

27. Scioscia M, et al. Distribution of endometriotic lesions in endometriosis stage IV supports the menstrual reflux theory and requires specific preoperative assessment and therapy. Acta Obstet Gynecol Scand 2011;90(2):136-9.

28. May KE, et al. Peripheral biomarkers of endometriosis: a systematic review. Hum Reprod Update. 2010;16(6):651-74.

29. Bast RC Jr, et al. CA 125: the past and the future. Int J Biol Markers 1998;13(4):179-87.

30. Kitawaki J, et al. Detection of aromatase cytochrome P-450 in endometrial biopsy specimens as a diagnostic test for endometriosis. Fertil Steril. 1999;72(6):1100-6.

31. Dheenadayalu K, et al. Aromatase P450 messenger RNA expression in eutopic endometrium is not a specific marker for pelvic endometriosis. Fe Fertil Steril. 2002;78(4):825-9.

32. Al-Jefout M, et al. Diagnosis of endometriosis by detection of nerve fibres in an endometrial biopsy: a double blind study. Hum Reprod. 2009;24(12):3019-24.

33. Leslie C, et al. Is the detection of endometrial nerve fibers useful in the diagnosis of endometriosis? Int J Gynecol Pathol. 2013;32(2):149-55.

34. Kopelman A, et al. Analysis of gene expression in the endocervical epithelium of women with deep endometriosis. Reprod Sci. 2016;23(9):1269-74.

35. Nisenblat V, et al. Imaging modalities for the non-invasive diagnosis of endometriosis. Cochrane Database Syst Rev 2016; (2):CD009591.

Capítulo 38

Eduardo Schor ▪ **Suzan Menasce Goldman** ▪ **Paulo Cossi**

Exames de Imagem em Endometriose

▪ INTRODUÇÃO

Os exames de imagem, nas últimas décadas, acrescentaram muito à propedêutica das pacientes com diagnóstico clínico de endometriose. São fundamentais na programação terapêutica, principalmente nas pacientes com suspeita de moléstia avançada.

Com a evolução dos aparelhos de ultrassonografia e ressonância magnética, além da maior capacitação de radiologistas para a área, o mapeamento da pelve para definição dos locais acometidos e extensão das lesões é preciso, sendo um dos principais elementos de conduta e permitindo avaliar se há acometimento intestinal e em que grau, bem como se há doença ureteral ou periureteral. Essas duas possibilidades de acometimento são fundamentais para a programação terapêutica, geralmente cirúrgica.

Cumpre salientar que os exames de imagem detectam apenas implantes profundos, não tendo sensibilidade adequada para doença superficial. Portanto, nao devem ser requisitados de forma rotineira em mulheres com suspeita clínica, porém com exame ginecológico normal, já que na doença profunda o exame físico, na maioria das vezes, é alterado e já permite a identificação da forma avançada da moléstia.

Portanto, na rotina do Setor de Endometriose da Unifesp, os exames de imagens são solicitados apenas quando há evidências de endometriose profunda ao exame físico. As alterações mais encontradas são:

- Diminuição da mobilidade de órgãos pélvicos (retroversão uterina fixa);
- Nódulo em fórnice posterior da vagina;
- Nódulo em ligamento uterossacro;
- Endometrioma (sua presença em mulheres com dor indica possibilidade de implantes profundos peritoneais).

Em mulheres com suspeita clínica de endometriose e exame ginecológico normal, não há necessidade de exames específicos, apenas solicitamos a ultrassonografia endovaginal para descartarmos pequenos endometriomas não identificados no exame ginecológico (Figura 38.1).

Dentre os exames de imagem específicos para mapeamento da pelve, destacamos a ressonância magnética e a ultrassonografia especializada com preparo intestinal. Já houve, na última década, muita discussão na literatura sobre qual método seria superior. Hodier-

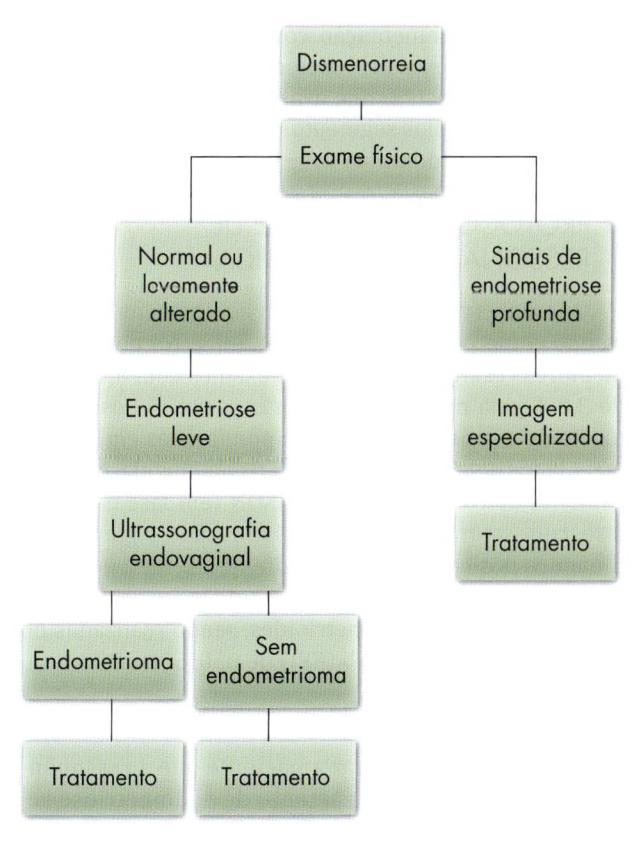

Figura 38.1 Fluxograma de avaliação da paciente com suspeita de endometriose.

namente, sabemos que ambos os métodos, desde que executados por profissionais capacitados para tanto, têm sensibilidade e especificidade semelhantes.

Portanto, a escolha entre ultrassonografia ou ressonância magnética deve ser feita baseada na disponibilidade do método.

■ INTRODUÇÃO

A ressonância magnética (RM) é método de imagem com importante papel no diagnóstico não invasivo da endometriose. Vários trabalhos demonstram alta sensibilidade e especificidade com *performances* que podem chegar a 98% no diagnóstico de lesões ovarianas e 96% na identificação de implantes profundos. A RM permite a seleção de pacientes que irão se beneficiar do tratamento clínico e acompanhamento ou ainda daquelas que serão encaminhadas para o tratamento cirúrgico.

A RM não utiliza radiação ionizante e apresenta excelente resolução espacial no estudo dos órgãos abdominopélvicos. Além disso, a aquisição de imagens multiplanares com a possibilidade de realização de sequências em alta resolução permite a avaliação tricompartimental (anterior, médio e posterior) da cavidade pélvica. Outra vantagem é na avaliação de aderências extensas nos casos de: envolvimento ureteral, sendo possível a complementação com urorressonância; envolvimento de plexos nervosos, quando se pode associar um estudo de tractografia; avaliação e identificação intestinal de múltiplos segmentos e, ainda, estudo específico da parede abdominal.

■ PROTOCOLOS DO EXAME DE RESSONÂNCIA MAGNÉTICA

Os exames devem ser feitos em equipamentos de alto campo como o de 1,5 Tesla (T) e 3,0 T. No entanto, os melhores resultados provêm de exames com aparelhos de 3,0 T pela melhor resolução espacial. O nosso protocolo de exame inclui imagens ponderadas em T2 TSE nos planos axial, sagital, coronal e com angulação do ligamento uterossacro; T1 GE DIXON (em fase e fora de fase, com saturação de água e saturação de gordura) e dinâmico pós-contraste em gradiente T1. As sequências em difusão (DWI) são opcionais e utilizadas no diagnóstico de neoplasias endometrioides, sendo realizadas no plano axial com valor de b (EPI) de 050, 500 e 800.

Preparo da paciente

É importante informar à paciente que a ressonância magnética para mapeamento de endometriose segue protocolo específico diferente de outros exames convencionais. O exame é efetuado em qualquer fase do ciclo menstrual. A paciente precisará fazer preparo intestinal na véspera, e no momento do exame será aplicado gel vaginal e retal para distensão das cavidades virtuais, salvo as exceções (pacientes virgens e adolescentes). As pacientes devem fazer uma dieta pobre em resíduo na véspera do exame, estar em jejum por seis horas e esvaziar a bexiga uma hora antes do exame. O preparo intestinal é feito com laxante oral (5 mg de picossulfato de sódio) oito horas antes e outro duas horas antes do horário do exame. No momento do exame, é aplicada uma solução retal de fosfato de sódio dibásico 0,06 g/mL e fosfato de sódio monobásico 0,16 g/mL. A infusão de gel pelas vias vaginal e retal é rotineiramente realizada, salvo contraindicações, sendo administrados 140 mL endovaginal e 240 mL pela via endorretal. No momento antes do exame, é administrado antiespasmódico por via intravenosa (10 mg de butilescopolamina) para reduzir o peristaltismo intestinal e as contrações uterinas; caso seja necessário, outras doses são administradas.

Avaliação das imagens

Para a avaliação precisa e metódica das imagens de ressonância magnética no mapeamento de endometriose, utilizamos um laudo estruturado. Para tal finalidade, os elementos anatômicos pélvicos são listados seguindo uma divisão anatômica em compartimentos anterior, médio, posterior e os denominados laterais (Quadro 38.1), baseada em aspectos funcionais e clínicos.

A endometriose profunda é caracterizada histologicamente pela hiperplasia fibromuscular que circunda glândulas endometriais ectópicas. O aspecto da imagem na endometriose pélvica depende do tipo de lesão, tais como: pequenos implantes infiltrativos, lesões sólidas profundas, endometriomas, endometriose visceral envolvendo as paredes retal e vesical, musculatura da parede abdominal, plexos nervosos e diafragma. Essas alterações apresentam-se como espessamentos irregulares e/ou nódulos sólidos teciduais hipointensos em sequências ponderadas em T2. No entanto, pode ocorrer a presença de focos hiperintensos de permeio à lesão hipointensa nas sequências ponderadas em T2 que correspondem às glândulas endometriais ectópicas dilatadas. Em imagens ponderadas em T1 com supressão de gordura, as lesões de endometriose podem ter intensidade de sinal alta ou baixa, dependendo da presença e da ausência de conteúdo de sangue, respectivamente. Os endometriomas apresentam-se como cistos hiperintensos em imagens ponderadas em T1 e com decaimento do sinal em T2. Alguns endometriomas podem mostrar restrição à difusão. O realce da lesão pelo meio de contraste intravenoso pode (ou não) ocorrer de acordo com as proporções da reação inflamatória, tecido glandular e grau de fibrose.

Quadro 38.1 Exemplo de laudo estruturado para mapeamento de endometriose pela ressonância magnética: descrição das principais estruturas anatômicas acometidas pelas lesões endometrióticas.

Compartimento anterior					
Parede abdominal	☐				
Bexiga	☐				
Escavação vesicouterina	☐				
Serosa uterina anterior	☐				
Compartimento médio/posterior					
Útero (adenomiose)	☐				
Serosa uterina posterior	☐				
Espaço retrocervical	☐				
Fórnice vaginal	☐				
Septo retovaginal	☐				
Parede vaginal	☐	Direita	☐	Esquerda	☐ Posterior
Reto	☐	Extensão	☐	Distância borda anal	☐ Camada
Sigmoide	☐	Extensão	☐	Distância borda anal	☐ Camada
Compartimento lateral					
Ovário (endometrioma)	☐	Direito	☐	Esquerdo	
Cápsulas ovarianas	☐	Direita	☐	Esquerda	
Tubas uterinas	☐	Direita	☐	Esquerda	
Espaço paracervical	☐	Direito	☐	Esquerdo	
Ligamento largo	☐	Direito	☐	Esquerdo	
Espaço parauterino	☐	Direito	☐	Esquerdo	
Espaço pararretal	☐	Direito	☐	Esquerdo	
Ligamento uterossacro	☐	Direito	☐	Esquerdo	
Ligamento redondo	☐	Direito	☐	Esquerdo	
Ureter	☐	Direito	☐	Esquerdo	
Íleo	☐				
Ceco	☐				
Apêndice	☐				

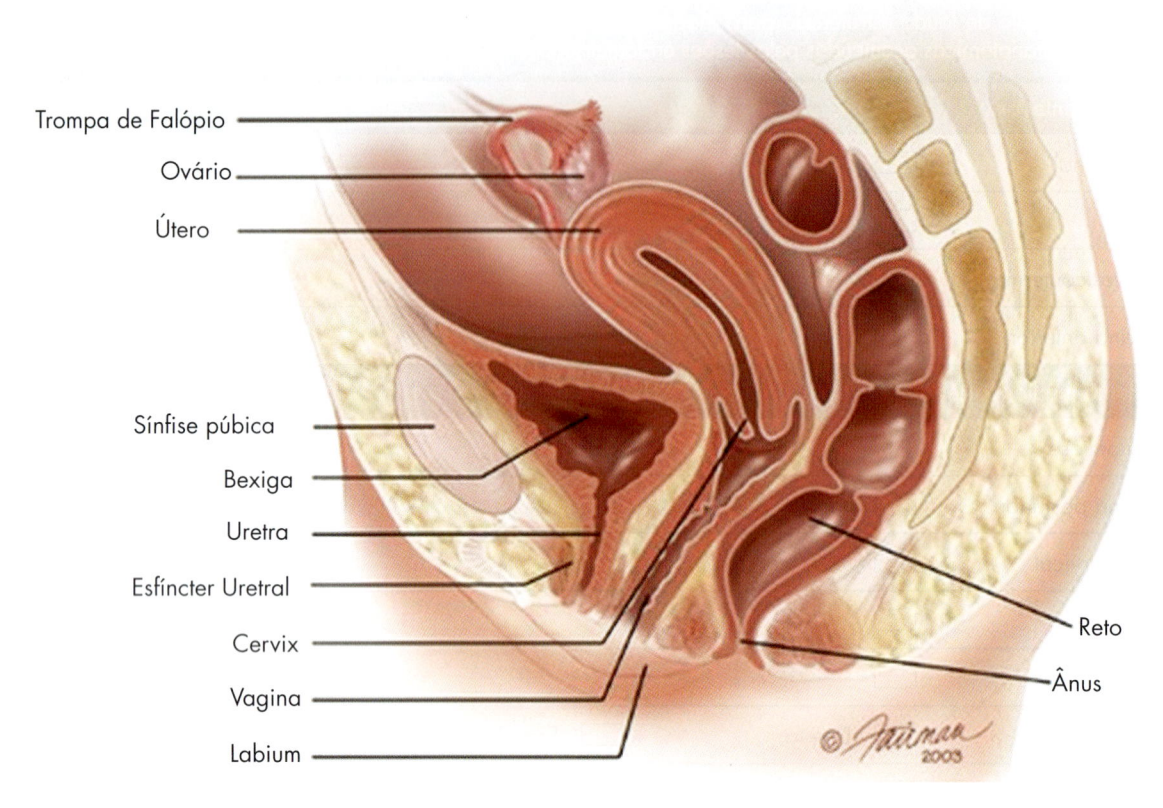

Trompa de Falópio
Ovário
Útero

Sínfise púbica
Bexiga
Uretra
Esfíncter Uretral
Cervix
Vagina
Labium

Reto
Ânus

Figura 38.2 Diagrama da pelve feminina no plano sagital. A linha divide a pelve em dois compartimentos: anterior e posterior.

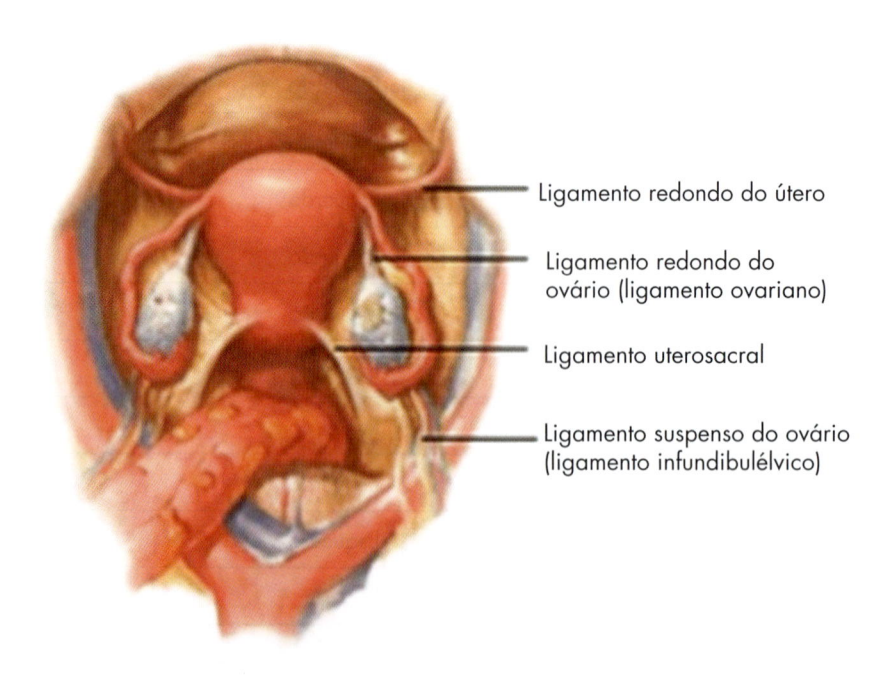

Ligamento redondo do útero

Ligamento redondo do ovário (ligamento ovariano)

Ligamento uterosacral

Ligamento suspenso do ovário (ligamento infundibulélvico)

Figura 38.3 Diagrama da pele feminina no plano coronal. Os compartimentos laterais e posteriores são representados pelos ligamentos pélvicos, espaço retrocervical, parede anterior do retossigmoide e escavação retouterina.

■ ASPECTOS DE IMAGEM

As lesões de endometriose profunda acometem, em ordem de frequência, os ovários, ligamentos largos e uterossacros, escavação anterior e posterior, serosa uterina, tubas uterinas, retossigmoide e bexiga.

Ligamentos uterossacros

O comprometimento dos ligamentos uterossacros é identificado como espessamento irregular ou como nó-dulos espiculados. Deve-se avaliar desde a sua inserção até os seus segmentos distais, que podem se apresentar espessados e com hipossinal em T2.

Ligamentos largos e redondo

O comprometimento dos ligamentos largos e redondo tem aspecto semelhante ao comprometimento do ligamento uterossacro. Em alguns casos, o ligamento redondo pode apresentar focos de hipersinal em T1.

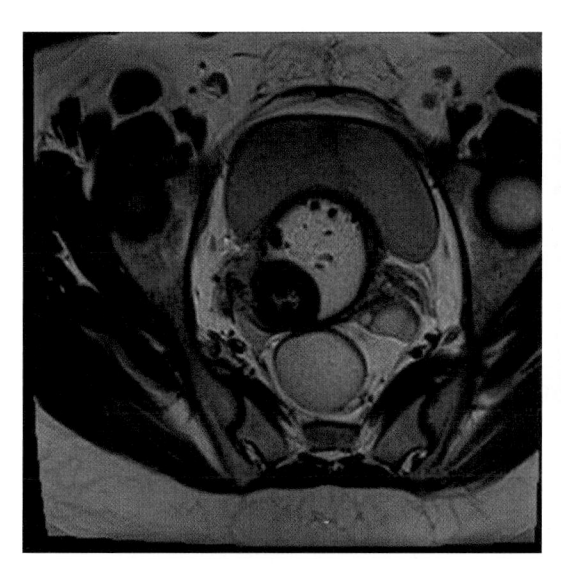
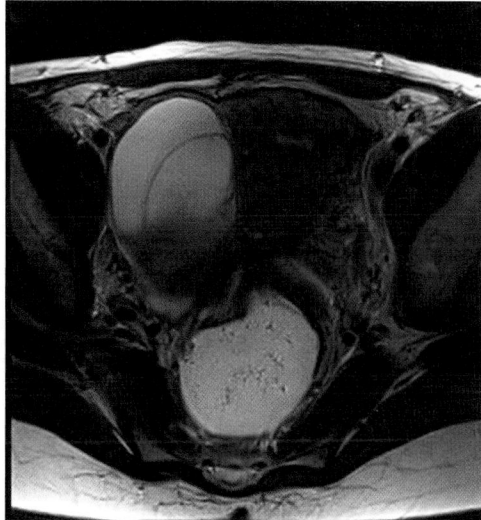

Figura 38.4 Imagens de RM nos planos axial ponderada em T2 mostram espessamento hipointenso bilateral do ligamento uterossacro com extensão posterior e acometimento da região retrocervical e reto.

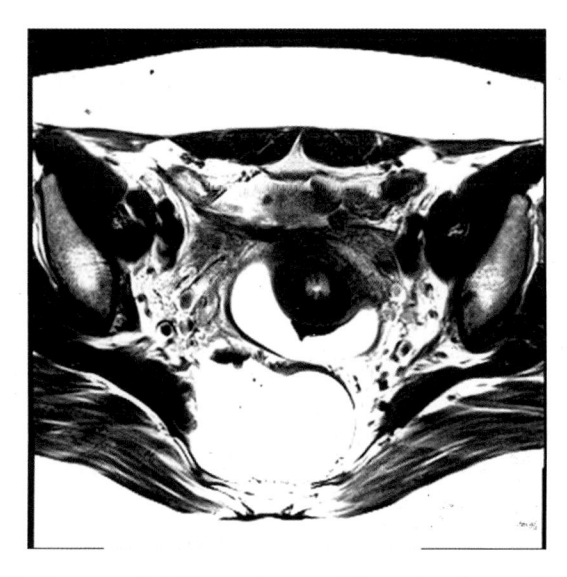
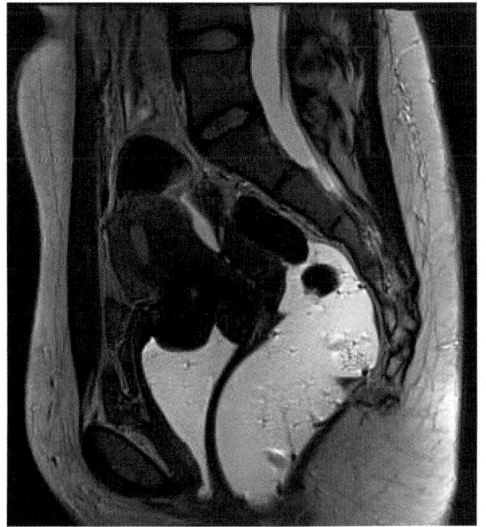

Figura 38.5 Imagens de RM nos planos axial ponderada em T2 mostram espessamento hipointenso do ligamento redondo direito.

Espaços paracervicais

O comprometimento dos espaços paracervicais é identificado por imagens hipointensas em T2, lineares, espiculadas, nodulares ou ainda em "placa", podendo conter focos de hipersinal em T1.

Vagina

A lesão mais frequente encontrada no corpo vaginal é a do tipo nodular, acometendo a parede posterior como extensão ao foco retrocervical; no entanto, lesões isoladas de contornos irregulares com baixa intensidade de sinal podem ser identificadas. O aspecto mais frequente é o de nódulo hipointenso em T2 e, em outros casos, nódulos heterogêneos com focos de hipersinal em T1 e T2.

Septo retovaginal

O septo retovaginal é bastante mencionado como acometido na endometriose, mas hoje percebemos que se trata mais frequentemente de lesões que se estendem das regiões retrocervical e retrovaginal. O aspecto típico dessas lesões é de nódulo hipointenso em T2 com focos de hipersinal em T2 e T1, semelhante na adenomiose, localizado abaixo do fórnice vaginal posterior e anterior ao reto.

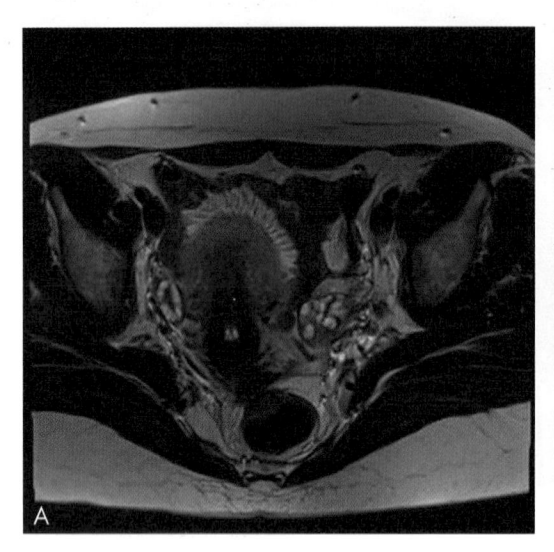
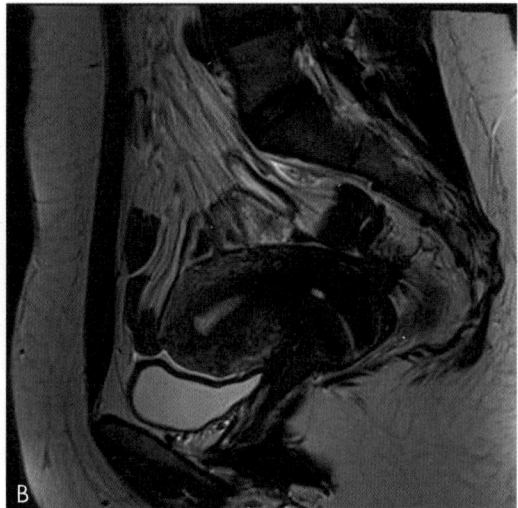

Figura 38.6 Imagens de RM ponderadas em T2 nos planos axial **(A)** e sagital **(B)** mostram lesão nodular espiculada hipointensa envolvendo a inserção dos ligamentos uterossacros e região retrocervical.

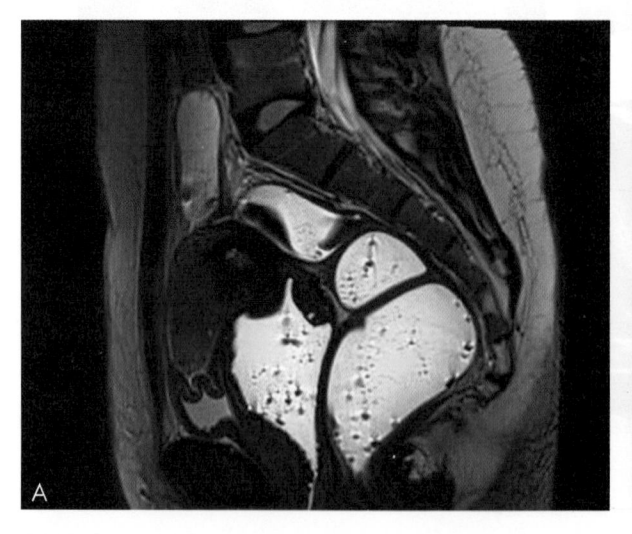
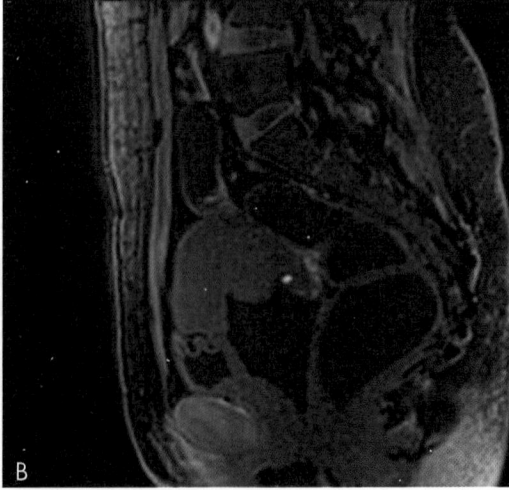

Figura 38.7 Imagens de RM ponderadas em T2 nos planos coronal **(A)** e sagital **(B)** mostram nódulo hipointenso com focos hiperintensos de permeio localizado na parede vaginal posterior projetando-se para o canal vaginal.

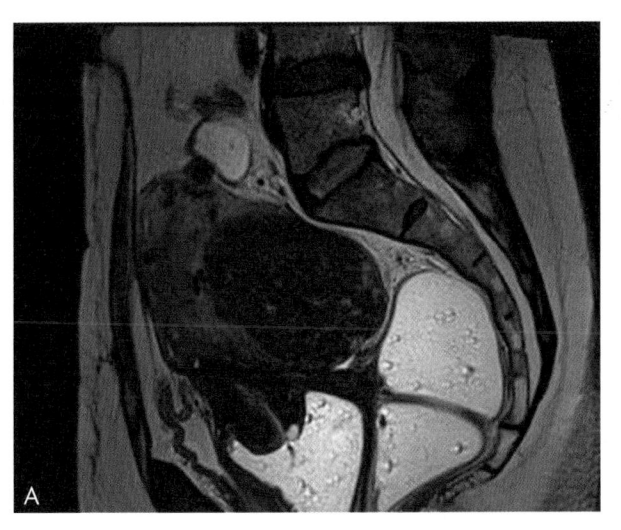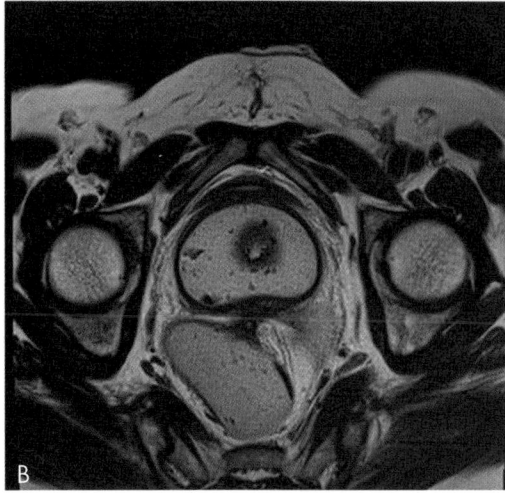

Figura 38.8 Imagens ponderadas em T2 nos planos sagital **(A)** e axial **(B)** evidenciam lesão nodular infiltrativa, de limites mal definidos; hipointensa acometendo a região retrocervical, fórnix vaginal, fundo de escavação retouterina, parede retal anterior e porção superior do septo retovaginal. Achados adicionais: mioma corporal posterior intramural com componente subseroso **(A)**.

Útero

A endometriose pode infiltrar a parede uterina anterior e posterior. Nessas regiões, geralmente as lesões são extensões de focos na escavação vesicouterina, bexiga ou região retrocervical. É fundamental avaliar a extensão desse comprometimento que tem geralmente aspecto "em manto" com hipossinal em T2.

Cápsulas ovarianas

Outro achado frequente em casos de endometriose é o comprometimento das cápsulas ovarianas. Nesses casos, os ovários encontram-se medializados e posteriorizados em direção ao tórus uterino, indicando processo fibroaderencial. Este envolve os ligamentos largos e pode promover o "bloqueio de cavidade" quando aderido ao reto/sigmoide.

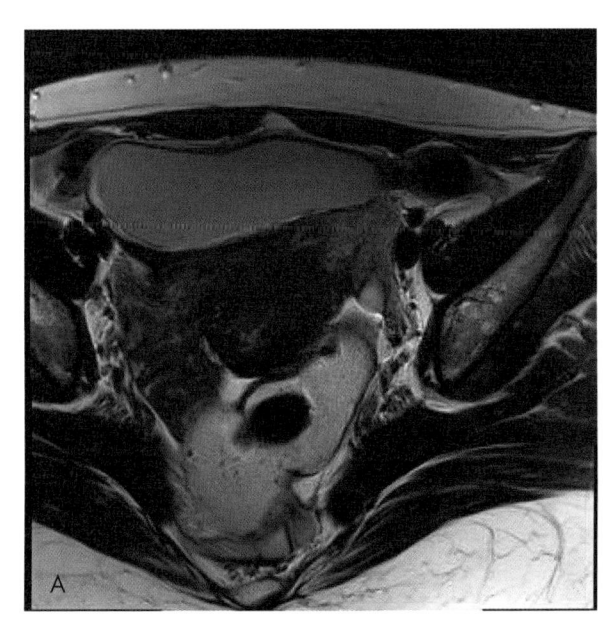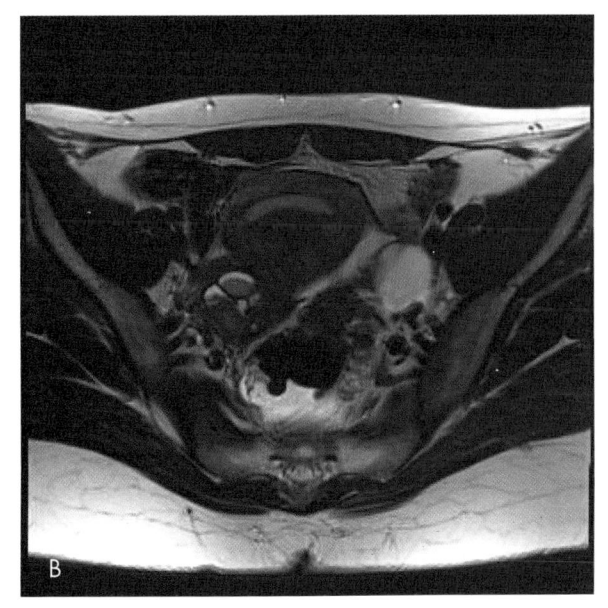

Figura 38.9 Imagens de RM ponderadas em T2 nos planos coronal **(A)** e sagital **(B)** mostram lesão em manto hipointensa recobrindo a superfície uterina posterior.

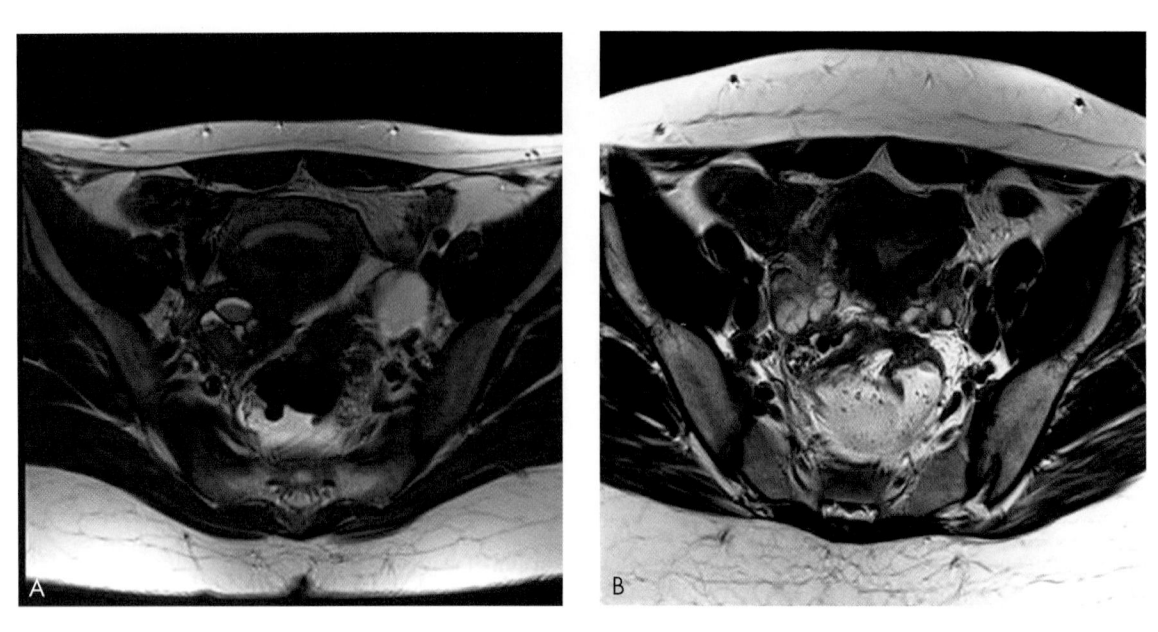

Figura 38.10 Imagens ponderadas em T2 no plano axial **(A)** evidenciam alteração posicional dos ovários que se encontram direcionados ao tórus uterino associados a endometriomas e espessamento hipointenso na região retrocervical.

Intestino

O envolvimento intestinal está presente em 12% a 37% dos casos de endometriose profunda, sendo o reto o segmento mais frequentemente acometido. A endometriose intestinal promove hiperplasia da camada da alça envolvida; deve-se informar corretamente o grau de profundidade acometido, bem como a extensão e a distância da borda anal e o grau circunferencial de acometimento. A imagem é de nódulo hipointenso em T2, no entanto, em alguns casos de endometriose ativa, podem estar presentes focos de hipersinal em T1. O uso de contraste EV está indicado pois delimita melhor o acometimento mucoso. O aspecto é semelhante nos casos de acometimento no íleo, ceco e apêndice.

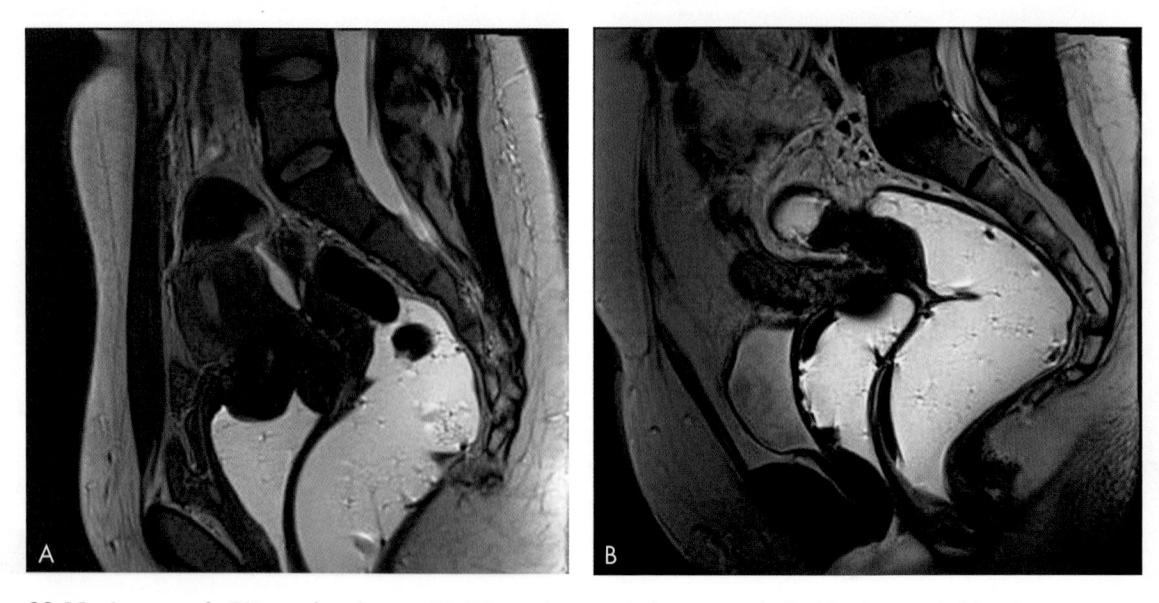

Figura 38.11 Imagens de RM ponderadas em T2 **(A)** no plano sagital mostram lesão hipointensa infiltrativa no reto causando retração do segmento intestinal.

Bexiga

O comprometimento vesical ocorre em cerca de 2% das mulheres; no entanto, em 6% a 12% esse pode ser o único sítio acometido. O aspecto de imagem mais frequente é o de nódulo irregular com hipossinal em T2 e, em alguns casos, com focos de hipersinal em T1. Deve-se também avaliar a extensão do foco, relação com o trígono e distância dos ureteres, além da camada envolvida.

Ureteres

Os ureteres devem ser identificados em todos os exames e deve-se identificar também se há ou não infiltração neles. As alterações são identificadas como focos ou nódulos de hipossinal em T2, geralmente transmural e levando à dilatação a montante. No entanto, a endometriose pode não infiltrar o órgão, mas se as lesões estiverem próximas aos ureteres, pode ser

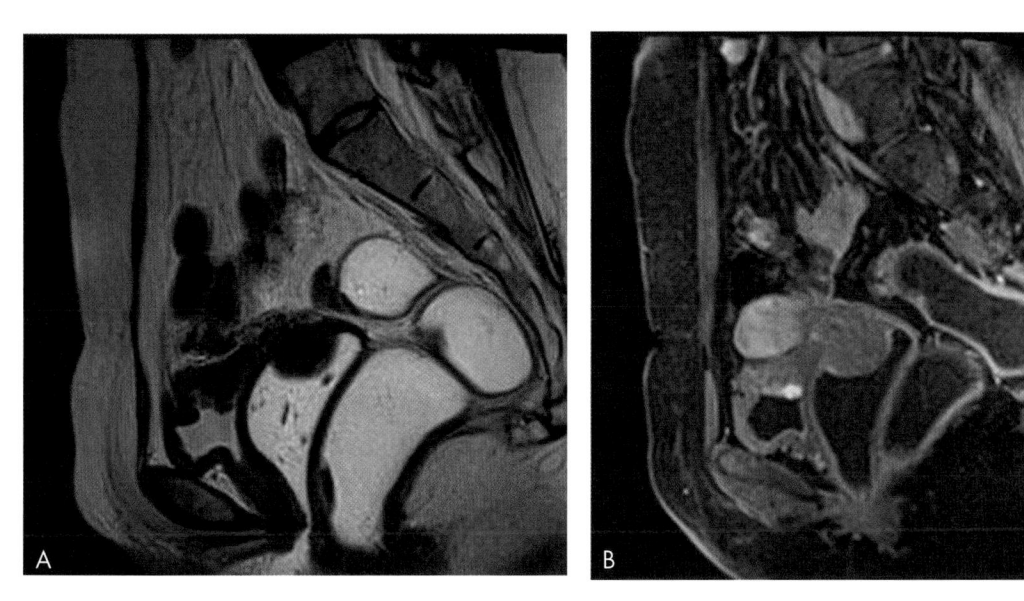

Figura 38.12 Imagens de RM ponderadas em T2 **(A)** e T1 **(B)** no plano sagital mostram nódulo hipointenso na parede vesical projetando-se para o lúmem; em T1, retratam focos hemorrágicos no interior da lesão da bexiga.

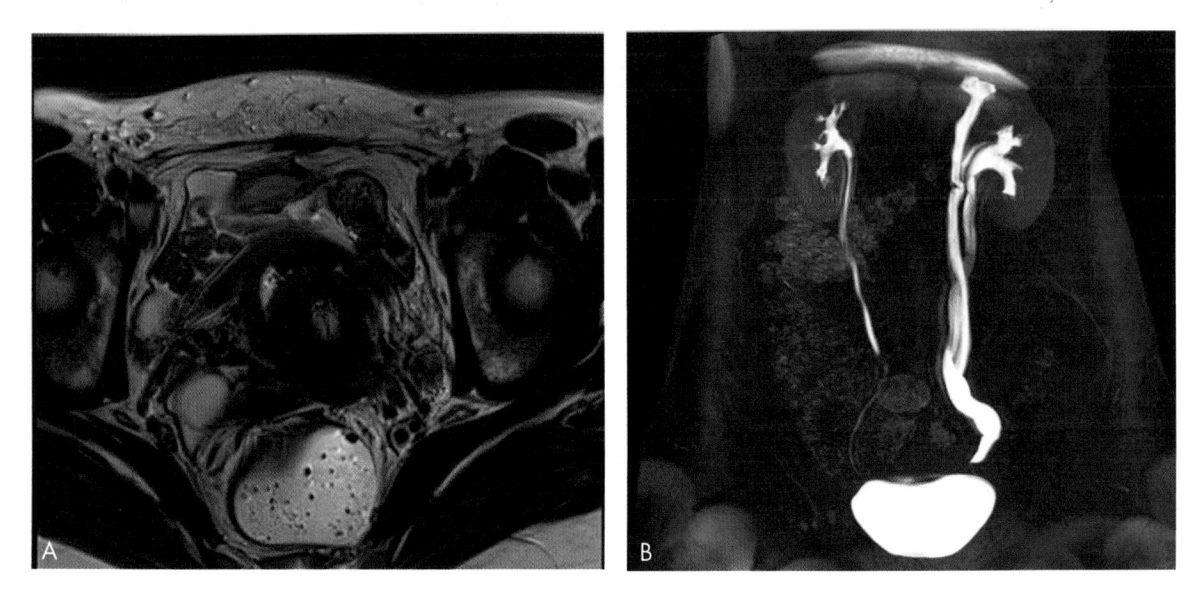

Figura 38.13 Imagens de RM ponderadas em T2 nos planos sagital **(A)** e coronal **(B)** eem T1 mostram lesão nodular hipointensa de limites mal definidos, envolvendo a porção pélvica do ureter esquerdo, determinando dilatação a montante.

necessária a programação cirúrgica com a passagem de duplo J. Portanto, é fundamental informar a distância da lesão endometriótica da parede ureteral, geralmente no nível do paramétrio.

Ovários

Os ovários estão entre os locais mais frequentemente acometidos na endometriose (20% a 40% de casos). As lesões ovarianas podem se apresentar como implantes superficiais associados a adesões fibróticas ou como cistos com componente hemorrágico (endometrioma). Os endometriomas podem ser únicos ou múltiplos e apresentam-se como cistos homogêneos hiperintensos em T1 com queda de sinal em T2; seu aspecto é descrito como "sombreamento" ou *shading*.

■ PAPEL DA ULTRASSONOGRAFIA NA PACIENTE COM ENDOMETRIOSE

A ultrassonografia transvaginal (USTV) tem sido proposta como a ferramenta de primeira linha na investigação da pelve feminina. Sua acurácia melhora substancialmente quando associada ao preparo intestinal, particularmente nas lesões de reto médio e baixo.[2] Também é determinante a expertise do operador e o emprego de aparelhos de alta resolução.

A US com transdutores de alta resolução com frequência de 5 MHz até 12 MHz, segunda harmônica de

tecido e associada ao preparo intestinal, tem melhorado substancialmente a acurácia do método.

Outras ferramentas ultrassonográficas, como Doppler colorido e de amplitude, bem como o recente emprego da US-3D, podem auxiliar no diagnóstico e estadiamento pré-operatório, tanto para o cirurgião quanto para a paciente.

Técnica do exame

No Brasil, a maioria dos serviços de imagem utiliza a técnica preconizada por Gonçalves *et al.*,[3] que consiste em administrar laxativo leve e enema retal. Em nossa rotina, recomendamos:

- Bisacodil 10 mg a 20 mg, em duas tomadas (10h e 16h), no dia anterior ao exame;
- Enema retal: fosfato de sódio monoidratado 130 mL, uma hora antes do exame;
- Dieta de pouco resíduos um dia antes do exame.
- Jejum: três a quatro horas antes do exame.

Rotina do exame ultrassonográfico

Antes do exame, a paciente é instruída a esvaziar a bexiga e ingerir três copos d'água.

Divide-se o exame em dois tempos: abdominal e transvaginal.

O tempo abdominal inicia-se com emprego de transdutor convexo de 3,5 MHz, para avaliação do andar

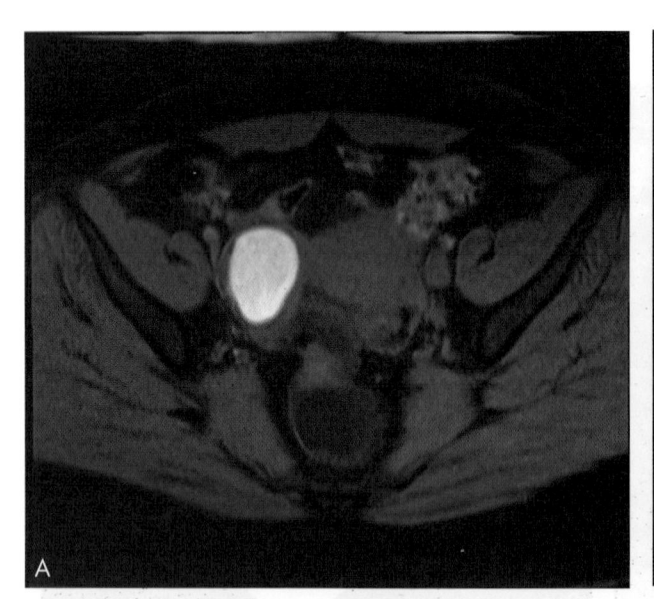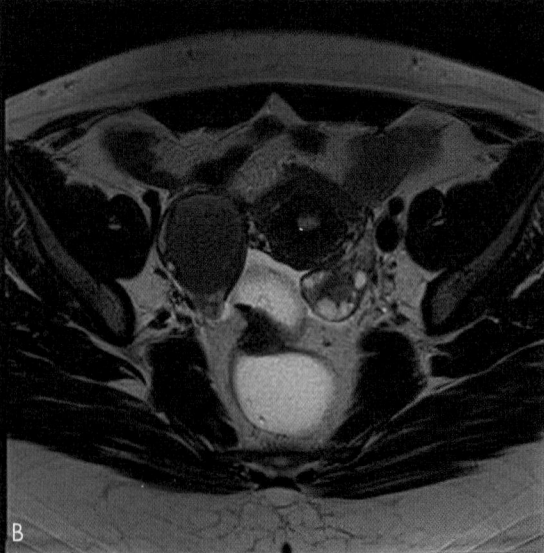

Figura 38.14 Imagens de RM ponderadas em T2 no plano axial e ponderada em T1 com supressão de gordura **(A)** e em T2 **(B)** mostram cisto no ovário direito apresentando hipersinal em T1 e sombreamento (*shading*) em T2, típicos dos endometriomas.

superior do abdome (rins, diafragma direito etc.). Utiliza-se também o transdutor linear de alta frequência de 7,0 a 12,0 MHz com intuito de avaliar o hipocôndrio direito (diafragma direito e região pericapsular do lobo hepático direito), fossa ilíaca direita (ceco, apêndice e íleo terminal), flanco e fossa ilíaca esquerda (cólon descendente e sigmoide).

Já no tempo vaginal, previamente realiza-se o toque vaginal na busca de possíveis pontos álgicos e nodulações – por exemplo, de fórnice vaginal ou de ligamentos uterossacrais – que possam nortear o exame.

Preconizamos avaliar a pelve dividindo-a em compartimentos em similaridade com os preceitos cirúrgicos, tendo o útero com referência central.

As características uterinas devem ser avaliadas, tais como volume, aspectos miometriais (em busca de sinais de adenomiose e/ou miomatose) e aspectos sonográficos do endométrio. Uma vez que a bexiga ainda encontra-se vazia, realiza-se a manobra do deslizamento da escavação retouterina, em busca de sinais de sua obliteração – (*sliding sign*).[4]

Na análise dos compartimentos laterais, além da volumetria dos ovários e contagem dos folículos antrais para averiguar a reserva, são aferidos sua mobilidade e posicionamento. Ligamentos redondos, tubas e peritônio das fossetas ováricas devem fazer parte dessa etapa.

O compartimento posterior, por ser o sítio com maior frequência de doença endometriótica profunda,[5] requer atenção especial. Avalia-se região retrocervical (tórus uterino, ligamentos uterossacros e fórnice vaginal posterior), retossigmoide (parede anterior e laterais), íleo, ceco e apêndice cecal (se presentes na pelve).

A avaliação do compartimento anterior está facilitada neste momento, pois há pequeno volume urinário na bexiga. Essa interface melhora significativamente a acurácia para pequenas lesões na reflexão vesicouterina. Também permite visualizar os ureteres na sua porção terminal.

Ao término, coloca-se gel intravaginal, cerca de 50 a 60 mL. Esse procedimento permite a clara visualização da região do septo retovaginal em toda a sua extensão (região que compreende a interposição do terço médio e distal da vagina com o reto) (Figura 38.15).

O gel intravaginal permite ainda a aquisição de volume 3D para posterior estudo da região retrocervical, fórnice e septo retovaginal (Figuras 38.16 e 38.17).

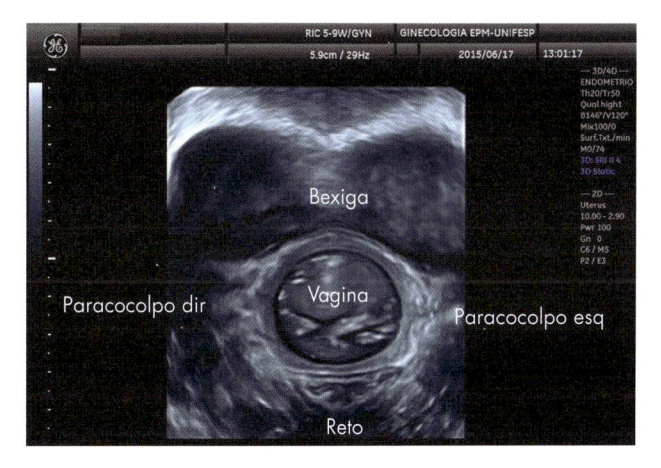

Figura 38.16 US-3D – Visão frontal (coronal) da vagina, reto, bexiga e região paracervical.

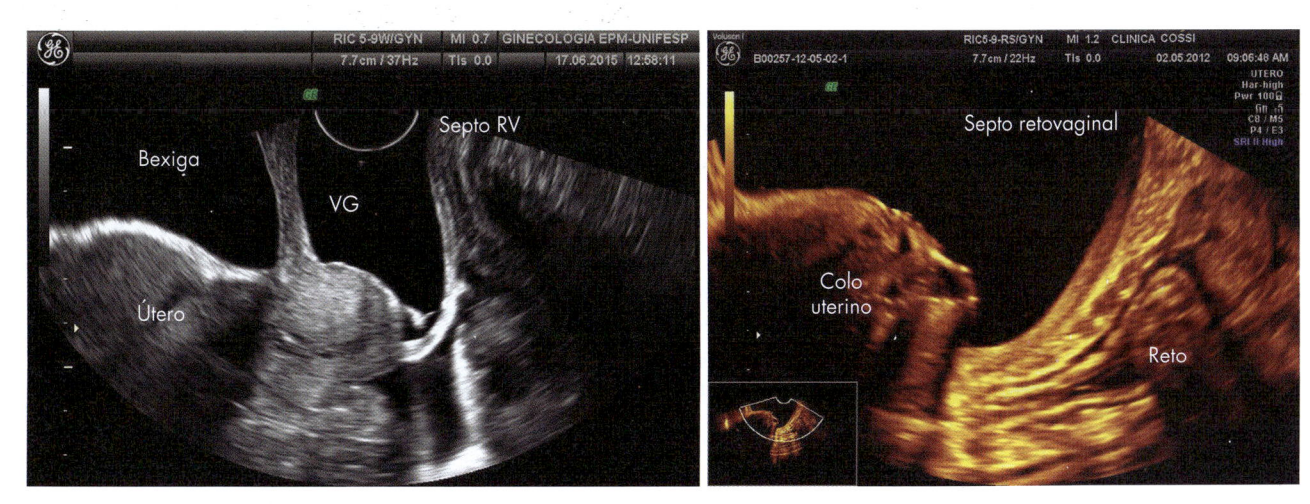

Figura 38.15 Gel intravaginal – permite clara visualização do septo retovaginal.

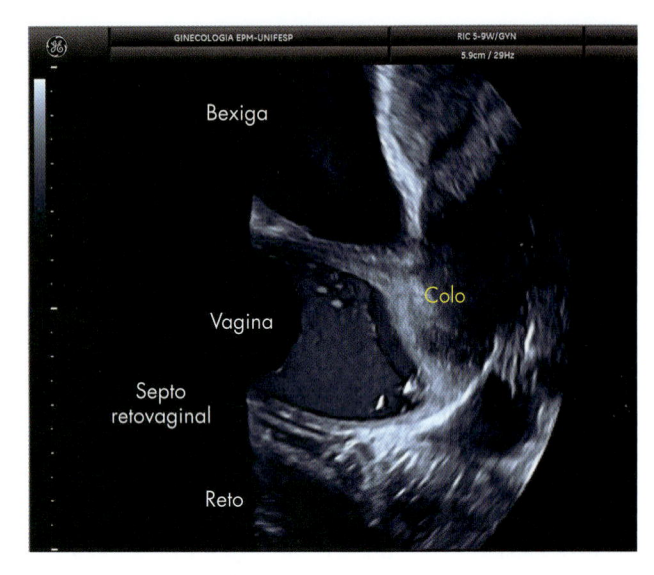

Figura 38.17 US-3D – Visão sagital da vagina, fórnice posterior, septo retovaginal, reto e reflexão vesicouterina.

■ ENDOMETRIOSE SUPERFICIAL

As características anatômicas das lesões superficiais não permitem, até o presente momento, delinear ou mesmo diagnosticar lesões peritoneais superficiais, como pequenas aderências e comprometimento da superfície ovariana. O achado de pequenos pontos ecogênicos periovarianos, menores do que 3 mm e sem sombra acústica, sugere endometriose superficial.[6] Podem ser também encontrados próximo ao período catamenial ou relacionados à cicatrização do processo ovulatório.

■ ENDOMETRIOSE OVARIANA

Mais de 90% dos endometriomas são pseudocistos, formados pela invaginação do córtex ovariano em um processo que ocorre devido a sucessivos refluxos menstruais sobre a superfície ovariana, promovendo sua retração. A subsequente proliferação e sangramento do tecido endometrial aprisionado leva à formação do endometrioma.[7] O interior do cisto é caracterizado pela fibrose, retração cortical, ilhas de tecido glandular e coágulos organizados.

Valentin, utilizando o conceito de padrão de reconhecimento ultrassonográfico (*pattern recognition*), relata sensibilidade de 92% e especificidade de 97% para o diagnóstico de endometriomas.[8] Em cerca de 51% das vezes, apresentam o padrão típico, ou seja, na maioria são cistos uniloculares mas podem conter até cinco lojas, com ecos uniformes de baixa impedância, semelhante a vidro fosco, sem ou com pouca vascularização. A USTV tem alta acurácia para o diagnóstico dos endometrio-

mas maiores do que 2 cm (Figura 38.18). Nos endometriomas chamados atípicos, encontram-se áreas sólidas ecogênicas, maiores de 3 mm, sem fluxo ao Doppler, que representam coágulos recentes ou depósitos de fibrina. Podem ser multiloculares com septações finas, nível líquido indicativo de sangramentos em tempos distintos (Figura 38.19).

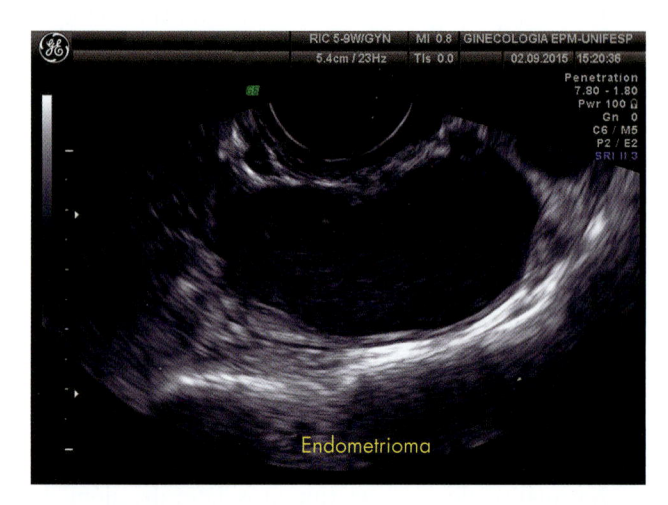

Figura 38.18 Endometrioma típico – ecos de baixa impedância, homogêneos, semelhante a "vidro fosco".

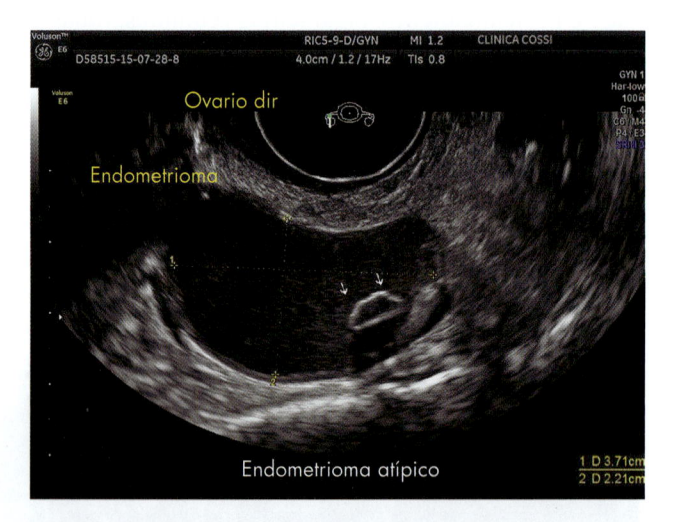

Figura 38.19 Endometrioma atípico – projeções sólidas, ecogênicas – coágulos ou depósito de fibrina.

Os endometriomas podem apresentar-se aderidos ao útero, assumindo um posicionamento medianizado e retrouterino, que, quando bilaterais, denominam-se *kissing ovaries*. Há forte associação desse sinal com comprometimento de ligamentos uterossacros e doença intestinal.[9]

O Doppler pode ser útil no diagnóstico diferencial de cistos hemorrágicos e corpo lúteo, onde o fluxo periférico é característico. Nos casos de diferenciação entre endometrioma e cistadenoma seroso, o Doppler é ferramenta importante, pois o conteúdo do endometrioma quando pressionado não se movimenta devido à sua alta densidade, ao contrário do que ocorre com conteúdo seroso. Esse sinal chama-se *acoustic streaming*.[10]

Projeções papiliformes ricamente vascularizadas no interior de um endometrioma são indicativas de processo neoplásico. Os tumores de células claras e o carcinoma endometrioide são as neoplasias mais frequentes, na ordem de 0,3% a 0,8%.

Segundo Guerriero *et al.*, cisto unilocular com ecogenicidade semelhante a vidro fosco, vascularização aumentada, componente sólido-líquido e projeções papiliformes ricamente vascularizadas devem ser classificados como não endometrioma.[11]

■ ENDOMETRIOSE PROFUNDA

A endometriose profunda é a forma mais severa da doença, associada a infertilidade e sintomas como dismenorreia, dispareunia, disúria, disquesia e dor pélvica crônica.[12] O toque vaginal bimanual pode sugerir nodulações dolorosas de doença profunda nos ligamentos uterossacros ou bloqueio da escavação, mas tem baixa acurácia para determinar a real extensão da doença.[13]

O conhecimento pré-operatório das características ecográficas – em particular, o exame realizado pela ultrassonografia transvaginal com preparo intestinal da doença endometriótica profunda, tais como posição anatômica, tamanho, número de lesões, grau de infiltração dos nódulos e porcentagem de comprometimento da circunferência da alça – fornece dados de relevância para o planejamento adequado da melhor abordagem cirúrgica.

É importante ter em mente os locais mais comuns da endometriose profunda na pelve e seu caráter multifocal. Os sítios mais frequentemente comprometidos são espaço retrocervical, vagina, intestino, bexiga e ureter.[14] Outras lesões são menos prevalentes, como septo retovaginal, cicatriz umbilical (nódulo de Villar), diafragma direito etc. Segundo estudo realizado por Chapron *et al.*, a média de lesões por paciente é de 1,8 (1 a 7 focos/paciente).

Compartimento anterior

O compartimento anterior está acometido em 6,6% das vezes, quando comparado ao posterior (93,4%), sendo que as lesões de bexiga são as mais frequentes (6,3%), seguidas das lesões ureterais (2,1 %).[14]

A bexiga ligeiramente cheia promove interface que permite a visualização de pequenas lesões de parede e

na reflexão vesicouterina. Também viabiliza a técnica do deslizamento do útero em relação à bexiga, para pesquisa de processos aderenciais e obliteração da reflexão vesicouterina.

O aspecto da lesão é de nódulo hipoecoico de formato arredondado, geralmente na linha mediana, com ou sem áreas císticas, que representam o componente glandular ou cistos hemorrágicos, com margens definidas ou irregulares, promovendo abaulamento para a luz da bexiga, sem penetrar a mucosa. Para a adequada avaliação pré-operatória, é importante que se defina se há (ou não) comprometimento do músculo detrusor (Figura 38.20) e a distância da lesão ao meato ureteral (Figura 38.21).

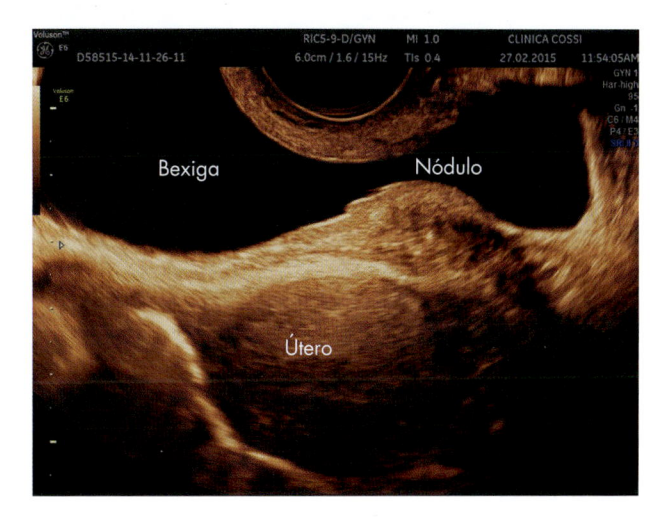

Figura 38.20 Nódulo sólido hipoecoico, com diminutas imagens císticas, paramediano esquerdo. Não há perda da interface do músculo detrusor e da mucosa vesical.

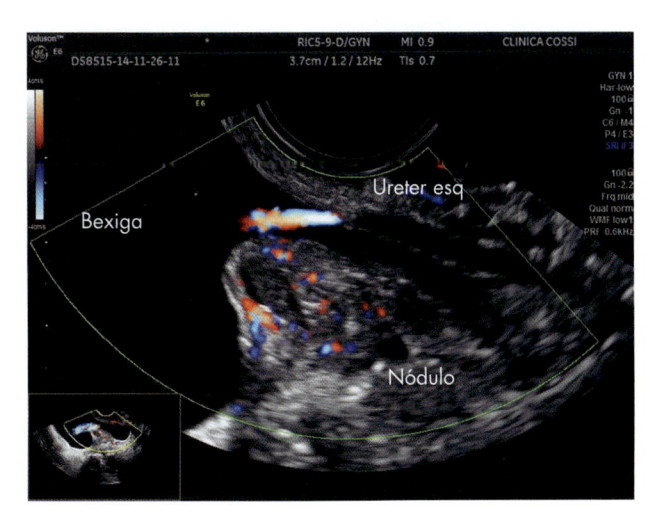

Figura 38.21 Nódulo de bexiga. Distância da lesão ao meato ureteral. Observa-se o ejaculado ureteral, com o uso do Doppler.

Geralmente as lesões de bexiga estão na porção posterior da cúpula, que corresponde à reflexão vesicouterina. O comprometimento do trígono vesical é raro e secundário à adenomiose da parede uterina; deve-se suspeitá-lo quando a lesão se encontra a menos de 1,0 cm do meato ureteral. A US-3D permite a reconstrução virtual do interior da bexiga (cistoscopia virtual) e subsequente análise volumétrica da lesão (Figuras 38.22 e 38.23).

A dilatação ureteral visualizada pela USTV apresenta-se como imagem tubular anecoica, sem fluxo ao Doppler, podendo (ou não) apresentar movimentos peristálticos. Nos casos de comprometimento extrínseco (80% dos casos), sem estenose, o diagnóstico é dificultado, porém se o nódulo de espaço retro ou paracervical for maior do que 3,0 cm, há grande probabilidade de a doença endometriótica comprometer o ureter.[15] A hipótese de envolvimento ureteral necessita de uma avaliação pormenorizada, pois são necessárias abordagens cirúrgicas específicas.

A prevalência da endometriose dos ligamentos redondos é de cerca de 13,8%.[16] Na avaliação do compartimento anterior, podemos notar o espessamento da porção proximal dos ligamentos redondos, que aparecem como nódulos hipoecoicos de aspecto arredondado ou estriado na parede anterior do útero e podem ser uni ou bilaterais (Figura 38.25).

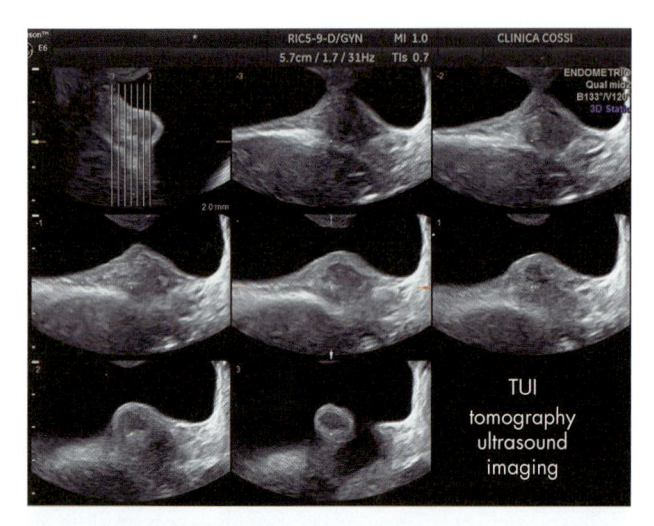

Figura 38.22 Nódulo de bexiga. Análise tomográfica, empregando US-3D TUI; permite a visão em múltiplos *slices* em todos os planos ortogonais.

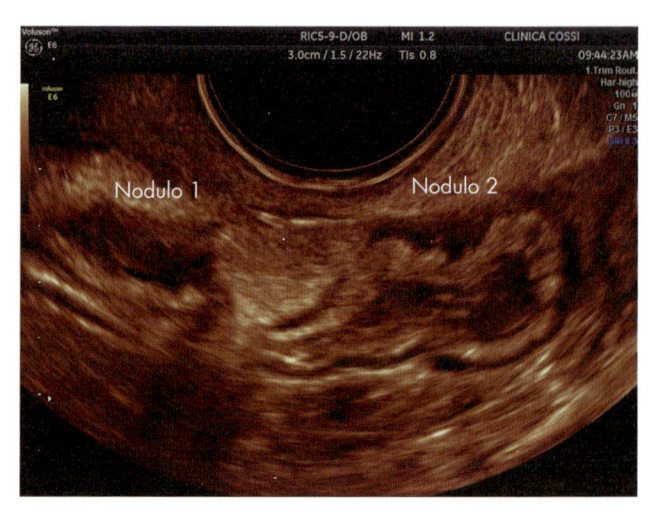

Figura 38.24 Endometriose de bexiga. Volumosa imagem infiltrando a parede vesical e projetando-se para o interior.

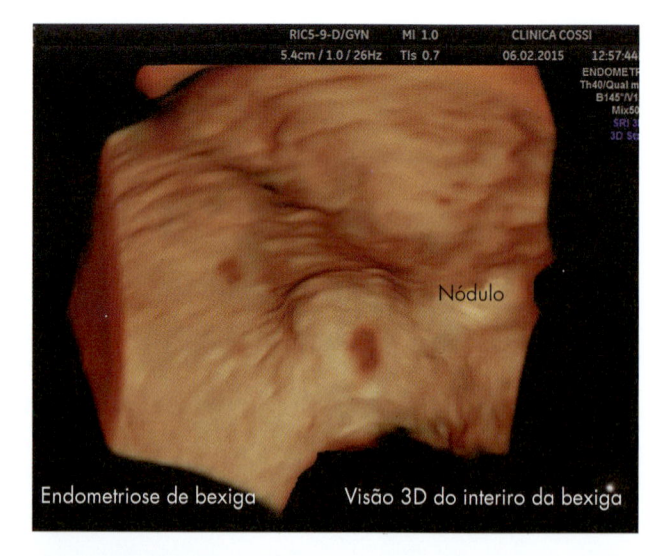

Figura 38.23 Visão 3D do interior da bexiga, utilizando tecnologia HDlive. Observa-se nódulo projetando-se da reflexão vesicouterina.

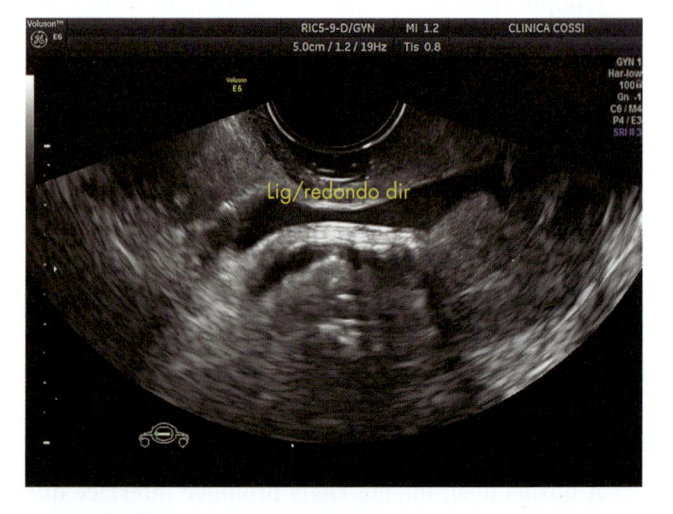

Figura 38.25 Ligamento redondo normal.

Compartimento posterior

O compartimento posterior é o mais usualmente acometido. Nessa topografia, os sítios de maior prevalência para endometriose pélvica profunda são região retrocervical, fórnice posterior da vagina, ligamentos uterossacros, tórus uterino, paramétrios, reto e junção retossigmoide. O acometimento do septo retovaginal é raro, no entanto, nesse caso, a doença é de pior prognóstico.

Região paracervical e retrocervical

É a região mais comumente acometida pela endometriose profunda, segundo Chapron *et al.*, com prevalência próxima de 53%.[14] Segundo Gonçalves *et al.*,[17] a USTV possui sensibilidade de 95% e especificidade de 98% para a identificação das lesões retrocervicais.

Aspectos ultrassonográficos das lesões retrocervicais e de septo retovaginal

As lesões retrocervicais geralmente são nodulações hipoecoicas de limites pouco precisos ou espessamento "em placa", por vezes com pequenas imagens císticas. Em pontos ecogênicos, podem sugerir focos hemorrágicos (Figura 38.26).

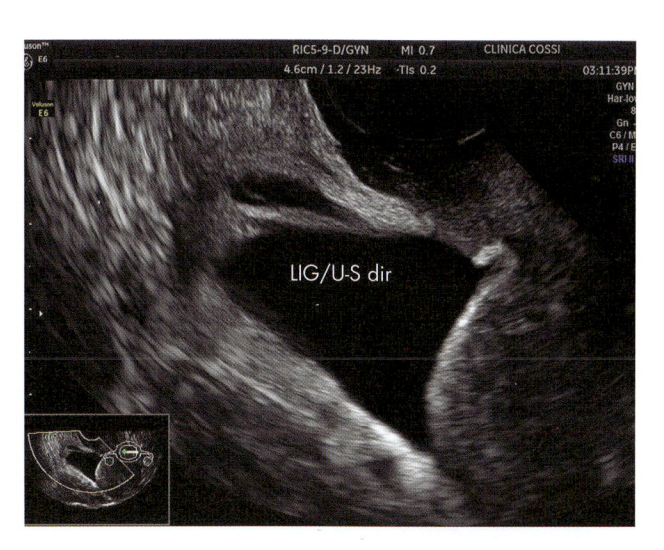

Figura 38.27 Ligamento uterossacro normal. Espessura inferior a 3,0 mm.

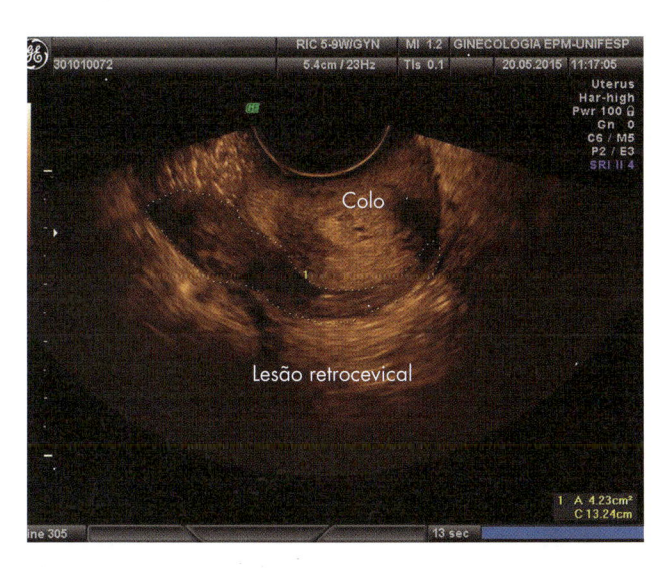

Figura 38.26 Lesão retrocervical – em manto. Observa-se perda da interface posterior do colo uterino. A lesão compromete toda a face posterior do colo e estende-se para o paramétrio direito.

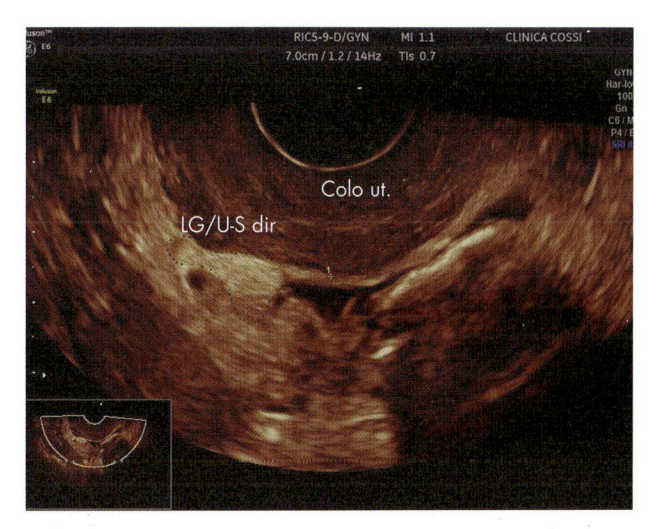

Figura 38.28 Ligamento uterossacro espessado, com nódulo hiperecoico.

Os ligamentos uterossacros são considerados acometidos quando sua espessura ultrapassa 3,0 mm. Podem conter nódulos regulares ou irregulares de contornos estriados e com ecotextura variável (Figura 38.27 e 38.28).

A USTV tem baixa acurácia para a detecção do comprometimento do septo retovaginal, no entanto, o uso de solução salina intravaginal (sonovaginografia) ou de gel melhora significativamente a sua avaliação. Alguns autores, como Guerriero *et al.*, preconizam o uso de uma maior quantidade de gel (12 mL) no preservativo, funcionando como uma janela acústica. O aspecto ultrassonográfico é de lesão hipoecoica de superfície irregular, às vezes espiculada, que se estende desde o fórnice posterior, comprometendo a arquitetura da parede vaginal e do reto baixo (perda dos limites) (Figura 38.29). Geralmente, distorce e infiltra a gordura pericólica (Figura 38.30).

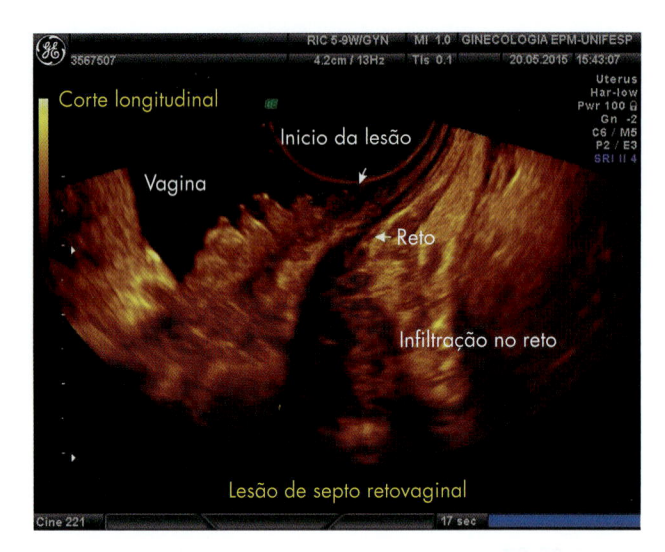

Figura 38.29 Endometriose de septo retovaginal; inicia-se a 4,0 cm do introito vaginal. Superfície irregular da parede posterior da vagina. Perda das interfaces: mucosa vaginal, septo retovaginal e reto.

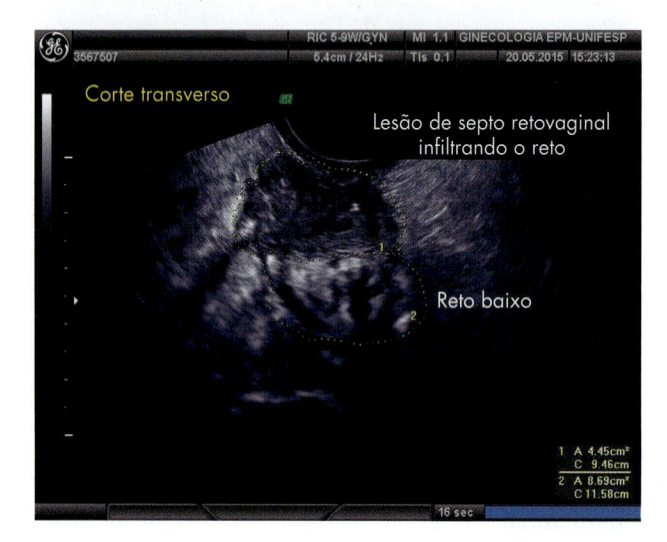

Figura 38.30 Endometriose de septo retovaginal; corte transverso demonstrando o comprometimento do reto baixo e infiltração da gordura pericólica.

Reto e junção retossigmoide

O reto e o sigmoide são os sítios mais amiúde acometidos na endometriose intestinal. Em estudo de Piketty *et al.*, analisando a frequência de doença endometriótica no intestino, o reto é acometido em 96% e o sigmoide em 39% dos casos. O reto em contiguidade com o tórus uterino, na sua parede anterior, é a localização mais comum.

O exame ultrassonográfico do segmento colônico requer alguns parâmetros essenciais para estabelecer acurado e exaustivo mapa das lesões intestinais, para que o time cirúrgico possa planejar a melhor estratégia.

É essencial que o ultrassonografista relate o grau de invasão da parede intestinal, a distância da lesão da borda anal, o grau de acometimento da lesão em relação à circunferência da alça e o número de lesões. Para tal, deve habituar-se com:

- Assinatura ultrassonográfica do segmento colônico *(Gut signature)*
  - Serosa ou adventícia: interface linear hiperecoica;

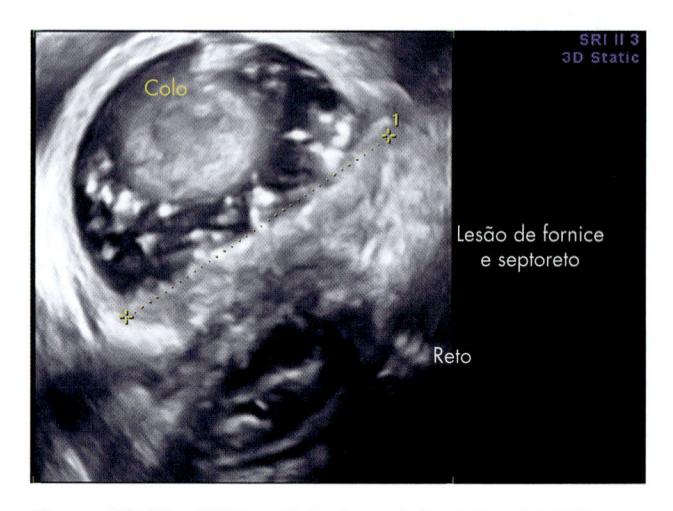

Figura 38.31 US3D – Visão frontal da vagina (parede posterior) e reto. Lesão em manto que compromete fórnice posterior e reto.

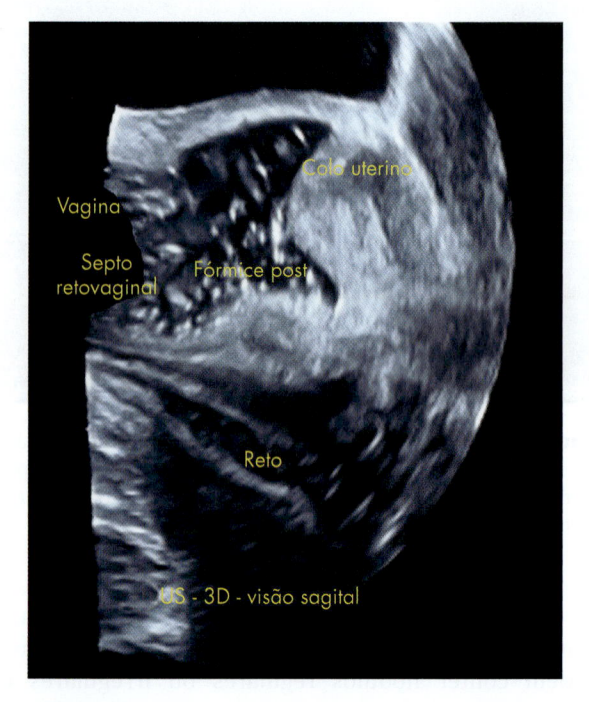

Figura 38.32 US3D – Visão lateral (corte sagital) da mesma lesão da Figura 38.31.

- Muscular própria externa e interna: duas camadas hipoecoicas entremeadas por fina interface ecogênica;
- Submucosa: hiperecoica;
- *Muscularis* mucosa: tênue linha hipoecoica, por vezes descontínua;
- Mucosa ou lâmina própria: hiperecoica;
- Interface da luz intestinal: fina linha hipoecoica, no entanto, pode-se alterar na dependência do conteúdo (Figura 38.33).

- Distância da lesão da borda anal

Gonçalves *et al.* propõem, após preparo intestinal, a visualização de pontos de referência no sentido de diminuir as limitações da USTV em determinar a distância da lesão até a borda anal, que são os seguintes:[2]

- Primeira curva do reto baixo: 3,0 cm da borda anal;
- Segunda curva do reto médio: 8,0 cm da borda anal;
- Reflexão peritoneal: 7,0 cm da borda anal. É importante determinar se a lesão encontra-se acima ou abaixo desse ponto.

Circunferência da alça em relação ao grau de comprometimento da lesão

Deve-se mensurar a circunferência da alça (C) e o diâmetro transverso (DT) da lesão e calcular a relação DT/C × 100, para que o resultado seja em porcentagem. Esse parâmetro é importante pois auxilia na tomada de decisão da abordagem cirúrgica do cólon, em que se

opta por retossigmoidectomia segmentar ou ressecção discoide com grampeador circular.

Aspectos ultrassonográficos das lesões de retossigmoide

Nódulos predominantemente sólidos e hipoecoicos, de formato irregular, podendo ter o formato alongado (em manto) (Figura 38.34) ou arciforme (retração – *Indian head sign*) penetrando e distorcendo a arquitetura da parede intestinal. O grau de invasão é variado. Deve-se mensurar os três diâmetros (longitudinal, anteroposterior e transverso).

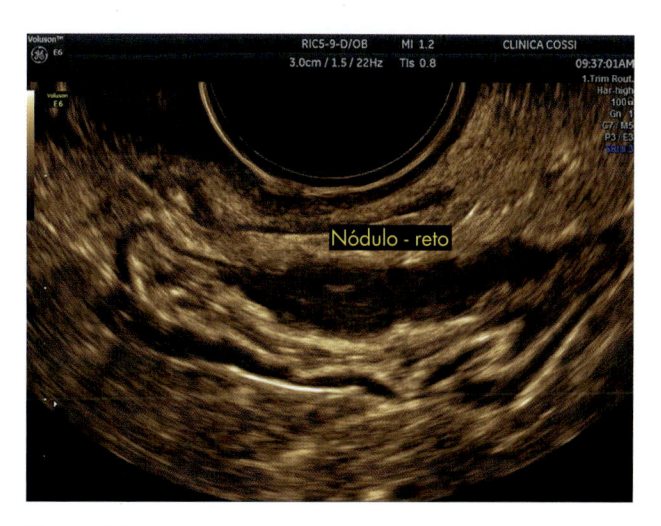

Figura 38.34 Lesão em manto do segmento colônico.

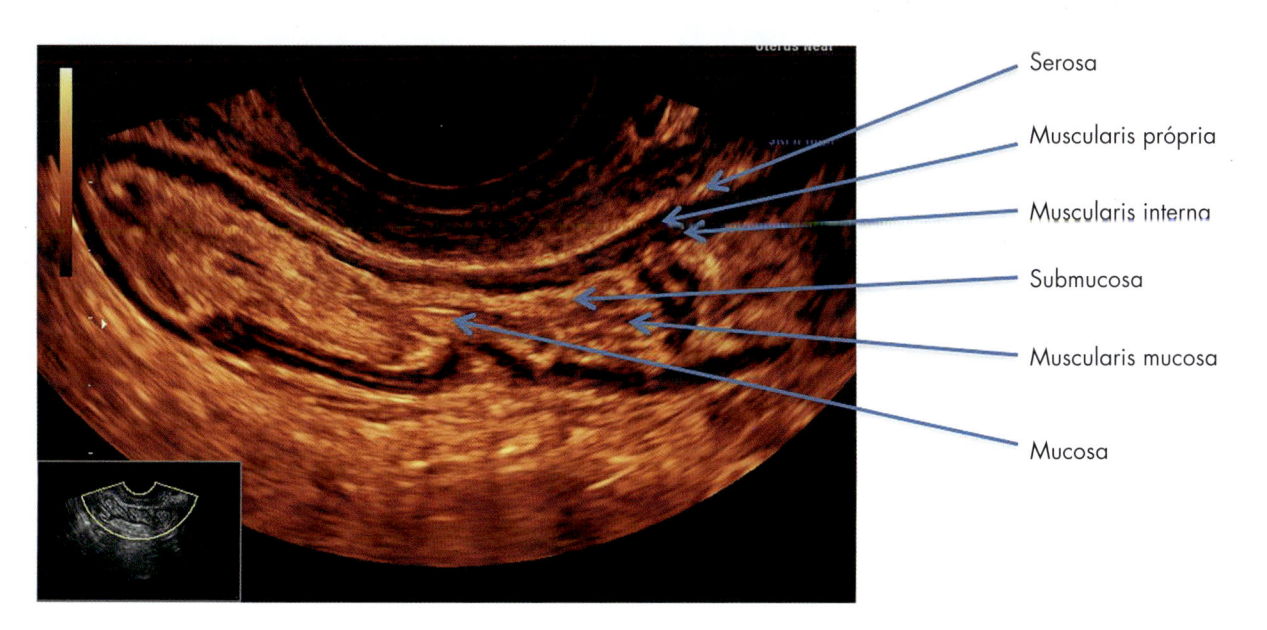

Figura 38.33 Assinatura ultrassonográfica do cólon.

Compartimento lateral

Fossa ilíaca direita

Em topografia de fossa ilíaca direita avaliam-se: apêndice cecal (mais frequentemente afetado – mais de 50% dos casos), ceco e íleo terminal. O achado ultrassonográfico mais encontrado no apêndice é de pequeno nódulo hipoecoico na porção distal (Figura 38.36). Nódulos no íleo são hipoecoicos de formato irregular, com as mesmas características dos nódulos de retossigmoide.

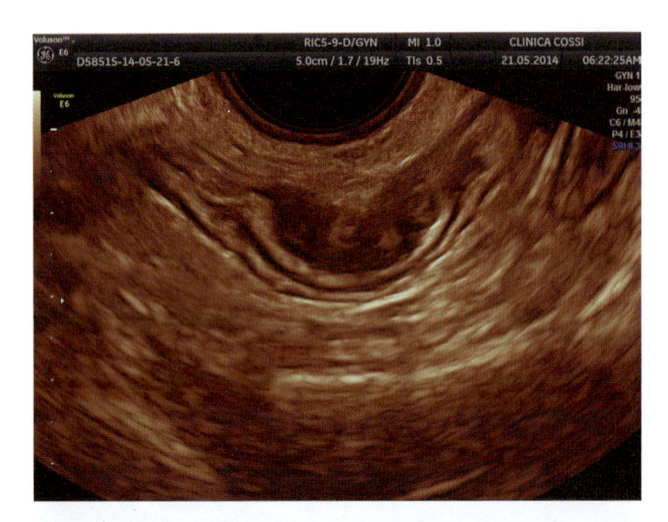

Figura 38.35 Lesão arciforme em formato de "C" do segmento colônico.

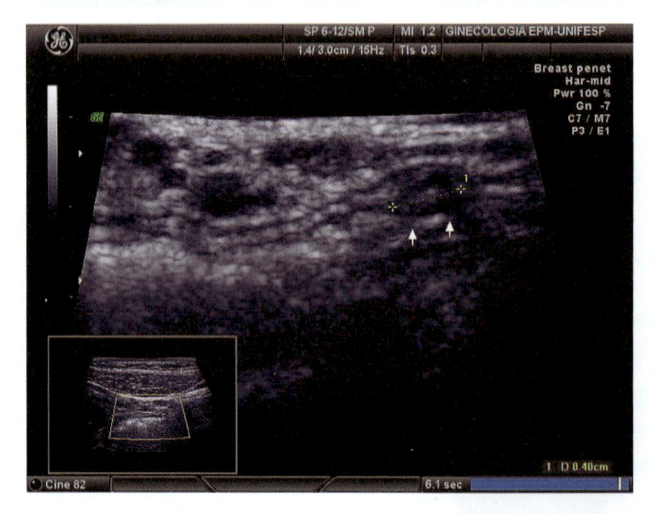

Figura 38.36 Lesão de apêndice; nódulo hipoecoico de 4,0 mm na porção terminal do apêndice cecal.

Tubas uterinas

Processos aderenciais podem alterar o trajeto tubário e ocasionar obstrução. Podem ser notados nódulos hipoecoicos ou hiperecoicos, mal delineados na parede (Figura 38.37). Normalmente as tubas estão dilatadas com paredes muito finas, septações finas e incompletas (pseudosseptada), com conteúdo líquido denso (*debris*). Podem conter pequenas projeções papiliformes, medindo de 2 a 3 mm. Não é comum estarem firmemente aderidas ao ovário com endometrioma – chamado de complexo tubo-ovariano (Figura 38.38). Apresentam pouca vascularização ao Doppler e índices de alta resistência.

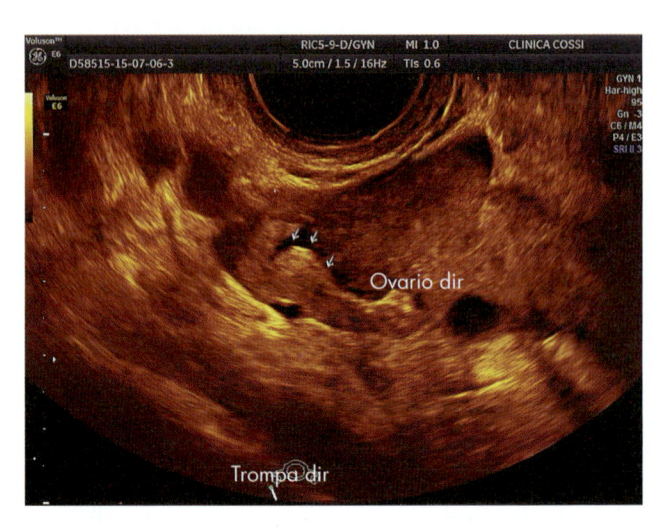

Figura 38.37 Nódulo hiperecoico sem limites em trompa.

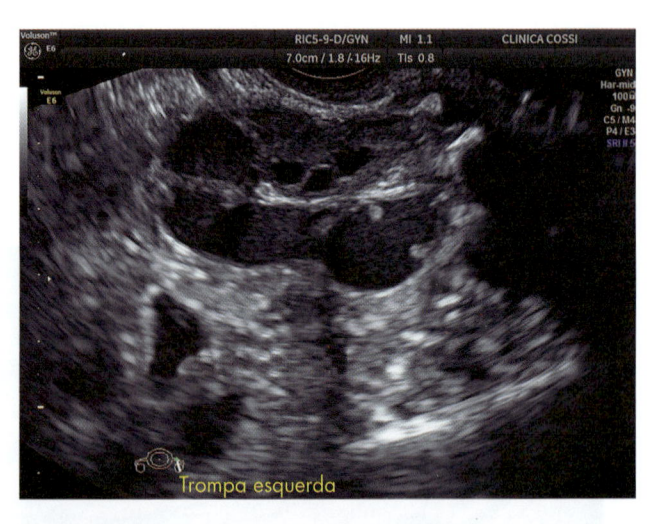

Figura 38.38 Trompa esquerda; conteúdo denso semelhante a "vidro fosco". Pseudosseptações e diminutas projeções sólidas na cápsula interna.

■ ADENOMIOSE

A adenomiose é doença ginecológica frequente, caracterizada pela infiltração de tecido (endometrial) glandular e estroma no miométrio, associada à hiperplasia muscular. Sua incidência não é bem estabelecida, mas é estimada entre 20% e 30% da população em geral e encontrada em 70% dos produtos de histerectomia. Champaneria *et al.*, em meta-análise, demonstram que a USTV e a RM têm alta acurácia como método não invasivo para o diagnóstico de adenomiose. Relatam que a USTV tem sensibilidade de 72% e especificidade de 81%, enquanto a RM tem de 77% e de 89% respectivamente[18] (Figura 38.39).

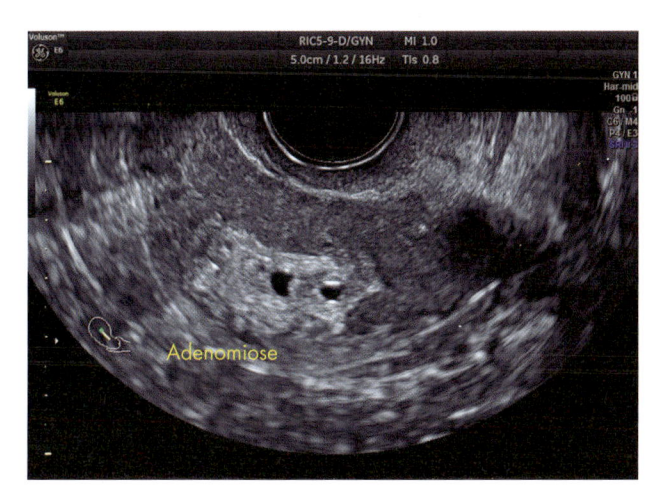

Figura 38.39 Adenomiose; área de maior ecogenicidade no miométrio e pequenos cistos concomitantes.

Com base na US2D, alguns achados são sugestivos de adenomiose:

- Formato globoso do útero, principalmente o fundo uterino;
- Assimetrias das paredes uterinas;
- Ecotextura miometrial heterogênea, com áreas de maior e menor ecogenicidade;
- Perda da interface endométrio-miométrio;
- Cistos de tamanhos variados no miométrio;
- Projeções estriadas hiperecoicas emergindo do endométrio.

O US-3D tem possibilitado novas abordagens no diagnóstico de doenças ginecológicas. Em particular na propedêutica para adenomiose, a possibilidade da visão do plano coronal permite individualizar a da junção endométrio-miométrio como área hipoecoica, circundando o endométrio (Figuras 38.40 e 38.41). Exacoustos *et al.* enumeram algumas características do US-3D para o diagnóstico de adenomiose com essa técnica:[19]

- Espessamento da junção endométrio-miométrio: valores > 8,0 mm;
- Diferença maior que 4,0 mm entre a espessura máxima e mínima da junção endométrio-miométrio;

- Disruptura da junção endométrio-miométrio: perda do limite do eco endometrial, com projeções hiperecoicas do endométrio. O uso de ferramentas 3D como VCI ou do *Inverse Mode* permitem facilmente a análise desse parâmetro.

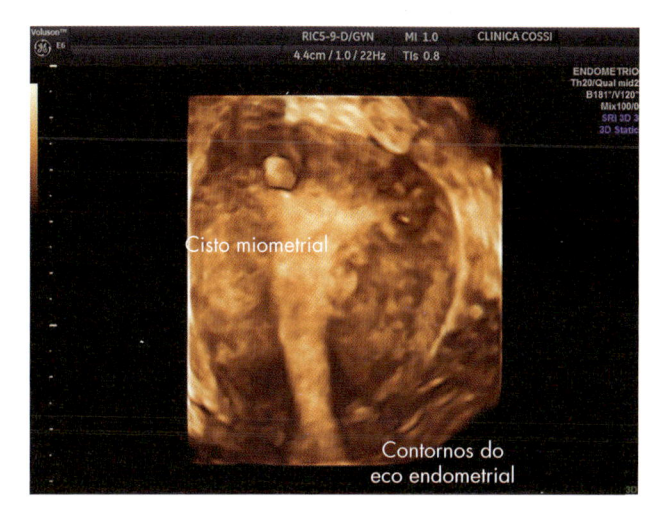

Figura 38.40 US-3D do útero – corte coronal. Perda dos limites do eco endometrial. Essa técnica permite a clara visualização da infiltração da interface endométrio-miométrio (zona juncional).

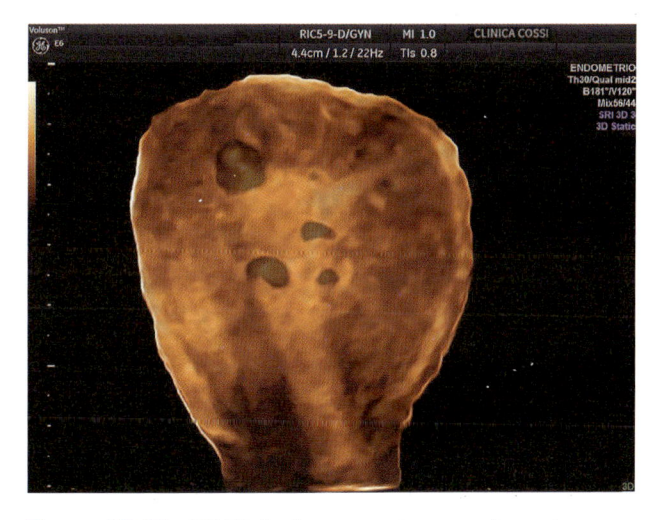

Figura 38.41 US-3D do útero – corte coronal com transparência. Permite a visualização de múltiplas imagens císticas infiltrando o miométrio.

ENDOMETRIOSE EXTRAPÉLVICA

A endometriose extrapélvica é rara; estima-se que a prevalência esteja próxima de 0,6%. Em razão de baixa frequência, a maioria dos relatos de casos descrevem a doença nos mais diversos órgãos, como pulmões, diafragma etc. Nesses casos, eventualmente a US pode ser uma ferramenta coadjuvante na propedêutica.

REFERÊNCIAS BIBLIOGRÁFICAS

1. Exacoustos C, et al. Imaging for the evaluation of endometriosis and adenomyosis. Best Pract Res Clin Obstet Gynaecol. 2014;28(5):655-81.

2. Goncalves MO, et al. Transvaginal ultrasonography with bowel preparation is able to predict the number of lesions and rectosigmoid layers affected in cases of deep endometriosis, defining surgical strategy. Hum Reprod. 2010;25(3):665-71.

3. Goncalves MO, et al. Transvaginal ultrasound for diagnosis of deeply infiltrating endometriosis. Int J Gynecol Obstet. International Federation of Gynecology and Obstetrics; 2009;104(2):156-60.

4. Reid S, et al. Prediction of pouch of Douglas obliteration in women with suspected endometriosis using a new real-time dynamic transvaginal ultrasound technique: the sliding sign. Ultrasound Obstet Gynecol. 2013;41(6):685-91.

5. Chapron C, et al. Anatomical distribution of deeply infiltrating endometriosis: surgical implications and proposition for a classification. Hum Reprod. 2003;18(1):157-61.

6. Wall DJ, et al. Echogenic foci in the ovary: are they predictive of endometriosis? J Ultrasound Med. 2011;30(3):391-5.

7. Guerriero S, et al. "Tenderness-guided" transvaginal ultrasonography: a new method for the detection of deep endometriosis in patients with chronic pelvic pain. Fertil Steril. 2007;88(5):1293-7.

8. Valentin L. Use of morphology to characterize and manage common adnexal masses. Best Pract Res Clin Obstet Gynaecol. 2004;18(1):71-89.

9. Ghezzi F, et al. "Kissing ovaries": a sonographic sign of moderate to severe endometriosis. Fertil Steril. 2005;83(1):143-7.

10. Edwards A, et al. Acoustic streaming: a new technique for assessing adnexal cysts. Ultrasound Obstet Gynecol. 2003;22(1):74-8.

11. Guerriero S, et al. The diagnosis of endometriomas using colour Doppler energy imaging. Hum Reprod. 1998;13(6):1691-5.

12. Koninckx PR, et al. Deep endometriosis: definition, diagnosis, and treatment. Fertil Steril. American Society for Reproductive Medicine; 2012;98(3):564-71.

13. Hudelist G, et al. Combination of transvaginal sonography and clinical examination for preoperative diagnosis of pelvic endometriosis. Hum Reprod. 2009;24(5):1018-24.

14. Chapron C, et al. Deeply infiltrating endometriosis: Pathogenetic implications of the anatomical distribution. Hum Reprod. 2006;21(7):1839-45.

15. Donnez J, et al. Ureteral endometriosis: a complication of rectovaginal endometriotic (adenomyotic) nodules. Fertil Steril. 2002;77(1):32-7.

16. Crispi CP, et al. Endometriosis of the round ligament of the uterus. J Minim Invasive Gynecol. 2012;19(1):46-51.

17. Abrao MS, et al. Comparison between clinical examination, transvaginal sonography and magnetic resonance imaging for the diagnosis of deep endometriosis. Hum Reprod 2007;22(12):3092-7.

18. Champaneria R, et al. Ultrasound scan and magnetic resonance imaging for the diagnosis of adenomyosis: systematic review comparing test accuracy. Acta Obstet Gynecol Scand. 2010;89(11):1374-84.

19. Exacoustos C, et al. Adenomyosis: three-dimensional sonographic findings of the junctional zone and correlation with histology. Ultrasound Obstet Gynecol. 2011;37(4):471-9.

Capítulo 39

■ Eduardo Schor ■ Fernando Y. Asanuma

Tratamento Clínico da Dor Pélvica

■ INTRODUÇÃO

Os primeiros tratamentos para a endometriose eram eminentemente clínicos e baseavam-se no regime de pseudomenopausa ou pseudo-gravidez. A premissa era causar a decidualização e, consequente, atrofia dos implantes ectópicos, por meio de altas doses de progesterona. Em casos refratários, e nos quais a mulher tinha baixa qualidade de vida, era indicado o manejo cirúrgico, na época a histerectomia e ooforectomia bilateral.

Entretanto, a partir da década de 80 do século passado, com a popularização da videolaparoscopia, criou--se o conceito de que o tratamento da doença deveria ser exclusivamente cirúrgico. Com a divulgação em larga escala dessa assertiva, o manejo medicamentoso da moléstia foi deixado de lado, sendo as mulheres com suspeita clínica de endometriose enviadas, sistematicamente, à cirurgia.

Esta mudança de conceito trouxe alguns problemas, como a impossibilidade de laparoscopia para todas as mulheres com suspeita da enfermidade, complicações relacionadas ao ato operatório, além do alto custo. Frente a isso, na última década o dogma de cirurgia "sempre" foi abandonado, sendo a laparoscopia reservada apenas a casos em que não há resposta, na melhora da qualidade de vida, ao tratamento clínico.

Infelizmente, o arsenal terapêutico não sofreu avanços durante esse período, sendo disponíveis apenas as drogas que atuam sobre o eixo hipotálamo-hipófise-ovariano, bloqueando a ovulação.[1]

Cumpre salientar que, quando falamos em tratamento, procuramos alívio dos sintomas. Não há medicação disponível que elimine ou reduza significativamente os implantes ectópicos de endométrio.

Previamente ao início do tratamento, a definição do tipo de endometriose se impõe, sendo que cada uma doença peritoneal superficial, profunda ou ovariana, merece abordagem específica.

Quando há moléstia profunda, antes da indicação devemos afastar moléstia periureteral ou possibilidade de oclusão intestinal, possibilidade a ser aventada quando encontramos doença em íleo terminal. Para tanto, os exames de imagem cumprem papel importante na avaliação propedêutica.

É fato que, quanto maior a quantidade de doença, menor a chance de sucesso com o tratamento medicamentoso. Na moléstia ovariana, a possibilidade clínica é reservada para aquelas que possuem cistos menores que 3 cm, estáveis em exames de imagem. Porém, sabemos que essa forma tem resposta pobre às medicações.

A seguir estão elencados os medicamentos disponíveis.

Anti-inflamatório não esteroidal (AINE)

Considerando-se que a endometriose é doença inflamatória crônica na qual as prostaglandinas têm papel na sua etiopatogenia, os anti-inflamatórios têm sido muito aconselhados na prática médica para o alívio da dor. Apresentam efeito favorável no controle dos sintomas, sendo recomendado o seu uso como adjuvante ao tratamento.[2] No entanto, apenas um estudo publicado[3] demonstrou eficácia do naproxeno no controle da dor relacionada à endometriose. Salienta-se que nenhuma classe de AINE mostrou-se superior à outra.

Contraceptivo hormonal combinado (ACH)

Em face da endometriose ser doença estrogênio-dependente, o intuito da terapia hormonal combinada é a de suprimir a síntese de estrogênio pela diminuição da secreção hipofisária de FSH e LH, resultando no bloqueio da esteroidogênese ovariana, induzindo à decidualização e posterior atrofia do tecido endometrial ectópico.

O alívio álgico é alcançado em 60% a 95% das pacientes,[4] porém com taxa de recorrência de 18% no primeiro ano após a parada da medicação.

Não há evidências de que o uso contínuo seja superior ao uso cíclico no tratamento da endometriose. Entretanto, ao induzir a amenorreia, observamos melhora da dor pélvica, sendo recomendada assim a forma contínua.[5] A dose do estrogênio utilizada, assim como o tipo de progestagênio presente no ACH, mostraram-se indiferente quanto à superioridade nas diferentes formulações.

Efeitos colaterais como náuseas, epigastralgia, cefaleia são comuns. Devem ser vigiadas alterações hepáticas e de lípides, além dos conhecidos, apesar de raros, efeitos trombogênicos.

Uma das principais consequências do uso contínuo de pílulas é o sangramento irregular, sendo o principal motivo de seu abandono. Para manejar esse evento, podemos modificar a dose de estrogênio (de baixa para media dose) ou fazer pausa para menstruação a cada três cartelas.

Os contraceptivos hormonais combinados são, via de regra, a primeira alternativa para as mulheres com endometriose peritoneal superficial.

Importante salientar que, mesmo na ausência de sintomas, pode haver progressão da endometriose com uso contínuo de contraceptivos, sendo, portanto, necessária a vigilância clínica e radiológica nos primeiros anos de terapêutica.

Progestagênio

Seu mecanismo de ação é semelhante ao do anticoncepcional combinado, ou seja, decidualização do tecido endometrial seguida por atrofia. Indícios recentes têm demonstrado sua efetividade na supressão das metaloproteinases da matriz, uma classe de enzimas importantes no crescimento e implantação do endométrio ectópico.

Não há diferenças entre os agentes progestínicos ou da dose específica seja mais eficaz, portanto, a escolha deve basear-se nos efeitos colaterais, adaptação da paciente e custo.[6]

Importante lembrar dos efeitos colaterais possíveis, como náuseas, ganho ponderal, retenção hídrica, distúrbios de humor e sangramento intermenstrual causado pelo hipoestrogenismo.

No caso específico do acetato de medroxiprogesterona por via intramuscular, sua eficácia também é comprovada, porém tem como adversidade a demora no restabelecimento da ovulação, e, portanto, da fertilidade, além da diminuição da densidade mineral associada quanto prescrita por longos períodos.

Recentemente, duas combinações hormonais têm-se mostrado promissoras. O sistema intrauterino liberador de levonorgestrel (SIU-LNG) possibilitou significan-te redução na dismenorreia, dor pélvica e dispareunia de profundidade.[7] Já o dienogest 2 mg/dia, por possuir grande seletividade aos receptores de progesterona, além de forte efeito progestinico no endométrio,[8] comprovou-se eficaz no controle da dor pélvica em relação ao placebo.[9] Outra ação que se lhe atribui é a diminuição da neoangiogênese das lesões, ocasionando uma atividade anti-inflamatória.[9] Entretanto, não dispomos de ensaios clínicos que demonstrem a superioridade deste composto progestínico em relação aos outros.

Danazol

O danazol é um progestagênico sintético que, por meio da supressão da secreção de GnRH, inibe diretamente a esteroidogênese, aumentando o *clearence* metabólico de estradiol e progesterona, produzindo um ambiente de hipoestrogenismo-hiperandrogenismo, hostil ao crescimento da lesão endometrioide. No entanto, não demonstrou ser mais eficaz que outros medicamentos disponíveis para tratamento da doença, além de provocar importantes efeitos colaterais arrenomiméticos como ganho ponderal, retenção hídrica, acne e hirsutismo.

Gestrinona

A gestrinona é um derivado da 19-nortestosterona com importantes propriedades androgênicas, antiprogestogênicas, antiestrogênicas e antigonadotrópicas. Ela causa dessa forma inativação celular e degeneração de implantes endometrióticos. Mostrou-se tão eficaz quanto o GnRH-a no tratamento da dor pélvica. Entretanto, apesar de semelhantes, seus efeitos colaterais são menos intensos que o do danazol.

Análogos do GnRH

Age suprimindo a esteroidogênese ovariana pela desensibilização dos receptores hipofisários do GnRH, resultando em baixos níveis de FSH e LH, proporcionando um estado de pseudomenopausa e amenorreia. É um medicamento considerado de segunda linha de tratamento, indicado principalmente nas falhas dos anticoncepcionais combinados e progestínicos. Causa importantes efeitos colaterais resultantes do hipoestrogenismo, sintomas semelhante ao climatério, como fogachos, ressecamento vaginal, redução da atividade de desejo sexual, disforia e diminuição importante da densidade mineral óssea. Com intuito de diminuir estes efeitos deletérios, é aconselhável a administração de medicação *add-back* (uso adicional hormonal) e recomenda-se seu uso restrito a seis meses. Os GnRH-a disponíveis são leuprolida, nafarrelina, gosserrelina, triptorrelina e buserrelina.

A terapia de adição hormonal é obrigatória em mulheres sob a ação do GnRH-a, podendo-se prescrever o estrogênio equino conjugado (0,625/dia), valerato de estradiol 1 mg ou tibolona 1,25/dia. Seu uso deve se iniciar 30 dias após a primeira aplicação do análogo.

Inibidor de aromatase

O tecido endometriótico, ao contrário do endométrio normal, em alguns casos exibe alto nível de atividade da enzima aromatase, que provoca alta concentração de estrogênio proveniente da conversão de androgênios circulantes, propiciando crescimento da endometriose e anulando os efeitos do bloqueio ovariano. Apesar de ainda não ser medicamento aprovado pelo FDA para o controle da dor oriunda da endometriose, pode ser aconselhado em casos de persistência do sintoma após bloqueio ovariano ou na pós-menopausa.

Outros

RU 486 (mifepristone), modulador seletivo do receptor de progesterona (SPRM), modulador seletivo de receptor de estrogênio (SERM), pentoxifilina e agentes inibidores do fator de necrose tumoral (TNF-α).

Uncaria tomentosa (Unha de Gato) é um dos fitoterápicos mais utilizados no mundo. Tem efeito anti-inflamatório, imunomodulador e antioxidante. Em trabalho realizado em nosso Setor, em conjunto com a Universidade Federal do Maranhão, observamos diminuição significativa de implantes de endometrioses experimentalmente induzidos em ratas. Na prática clínica, a dose é de 500 mg a cada oito horas.

■ TERAPIA NÃO MEDICAMENTOSA

Psicoterapia

O impacto psíquico secundário à endometriose tem sido exaustivamente estudado pela psicologia e medicina. Inúmeros trabalhos são encontrados na literatura, principalmente no que tange ao impacto na qualidade de vida da portadora de endometriose.

Em recente revisão da literatura, Culley (2013) analisou 42 trabalhos que empregaram tanto análise qualitativa, como quantitativa. Alguns pontos-chave foram escolhidos como embasamento do estudo: demora do diagnóstico, "QoL" (qualidade de vida) e atividades diárias, relações íntimas, planejamento da maternidade, educação e trabalho, saúde mental e bem-estar e, por fim, terapêutica médica.

Baseado em Jones[10] e Nhoaham,[11] verificou-se que os sintomas da endometriose, especificamente a dor, tinham impacto determinante na qualidade de vida e na dinâmica das atividades diárias (dormir, comer, locomo-

ver). Situações cotidianas e convívio social são prejudicados pelo prejuízo psíquico, ocasionando depressão, melancolia e raiva. Petrelluzzi[12] encontrou, avaliando mulheres com endometriose e dor pélvica crônica moderada, alto nível de estresse e menores escores no QoL relacionado à saúde mental.

A dor afeta significativamente a vida das mulheres com endometriose. O tratamento médico, seja clínico ou cirúrgico, em relação à dor, pode não ser suficiente, sendo recomendado intervenção psicológica concomitante em alguns casos.[13,14]

Acupuntura

A acupuntura inclui não somente o agulhamento. Auriculoterapia e moxabustão também podem ser utilizados. No mundo ocidental, esta terapêutica é especialmente empregada para tratar e prevenir condições musculoesqueléticas ou condições associadas à dor crônica e/ou recorrente.[18]

O método pode ser considerado como terapia adjuvante no tratamento da dor associada à doença (ASRM 2014). Seu princípio básico é restabelecer o meridiano, regulando o equilibrio entre Yin e Yang (a medicina chinesa acredita que este balanço determina a saúde da pessoa), melhorando a circulação do "Qi", reforçando a resistência do corpo contra a doença e eliminando fatores patogênicos.[15]

Liu,[16] em seu estudo, demonstrou eficácia de 77,14% da acupuntura na melhora da dismenorreia associada à endometriose após três ciclos menstruais consecutivos. Sua ação se faz no sistema nervoso central e ao liberar neurotransmissores específicos, atenuando os sintomas álgicos. Zeng,[17] utilizando agulhamento associado a moxabustão e agulhamento isolado, encontrou alívio da dor em ambos os métodos, ao avaliar 40 pacientes com endometriose. A eficácia da moxabustão foi de 95%, enquanto, no outro grupo, o resultado foi de 77,5%.

As controvérsias na literatura, em relação à acupuntura, são muito grandes. Diretriz publicada pela Sociedade Europeia de Medicina Reprodutiva e Embriologia (ESHRE), em 2014, não reporta melhora da dor com a medicina tradicional chinesa. Em sentido oposto, Zhu,[18] em revisão da Cochrane, mostrou moderada efetividade, com baixos efeitos adversos, no entanto requer tratamentos repetidos.

REFERÊNCIAS BIBLIOGRÁFICAS

1. Podgaec S.Manual de endometriose. São Paulo: Federação Brasileira das Associações de Ginecologia e Obstetrícia (FEBRASGO); 2014.

2. Dunselman GA, et al. ESHRE guideline: management of women with endometriosis. Hum Reprod. 2014;29(3):400-12.

3. Kauppila A, et al. Naproxen sodium in dysmenorrhea secondary to endometriosis. Obstet Gynecol. 1985;65(3):379-83.

4. Dmowski WP. Management of mild and moderate endometriosis. Contrib Gynecol Obstet. 1987;16:350-5.

5. Vercellini P, et al. Oral contraceptives and risk of endometriosis: a systematic review and meta-analysis. Hum Reprod Update. 2011;17(2):159-70.

6. Brown J, et al. Endometriosis: an overview of Cochrane Reviews. Cochrane Database Syst Rev. 2014;(3):CD009590.

7. Bayoglu Tekin Y, et al. Postoperative medical treatment of chronic pelvic pain related to severe endometriosis: levonorgestrel-releasing intrauterine system versus gonadotropin-releasing hormone analogue. Fertil Steril. 2011;95(2):492-6.

8. Harada T, et al. Dienogest: a new therapeutic agent for the treatment of endometriosis. Womens Health (Lond Engl). 2010;6(1):27-35.

9. Petraglia F, et alT. Reduced pelvic pain in women with endometriosis: efficacy of long-term dienogest treatment. Arch Gynecol Obstet. 2012;285(1):167-73.

10. Jones G, et al. The impact of endometriosis upon quality of life: a qualitative analysis. J Psychosom Obst Gyn 2004; 25(2):123-33.

11. Nnoaham KE, et al. Impact of endometriosis on quality of life and work productivity: a multicenter study across ten countries. Fertil Steril 2011; 96(2):366-373.e8.

12. Petrelluzzi KF, et al. Salivary cortisol concentrations, stress and quality of life in women with endometriosis and chronic pelvic pain. Stress 2008; 11(5):390-7.

13. Facchin F, et al. Impact of endometriosis on quality of life and mental health: pelvic pain makes the difference. J Psychosom Obstet Gynaecol. 2015; 36(4):135-41.

14. Treatment of pelvic pain associated with endometriosis: a committee opinion. Fertil Steril. 2014;101(4):927-35.

15. Kong S, et al. The complementary and alternative medicine for endometriosis: a review of utilization and mechanism. Evid Based Complement Alternat Med. 2014;2014:146383.

16. Liu YY, et al. "Efficacy of different methods of acupuncture in the treatment of endometriosis-associated dysmenorrhea."Hubei J Trad Chin Med 2009;3(7):53-4.

17. Zeng R, et al. Clinical study of 40 cases with warm acupuncture treating endometriosis. China J Chin Med 2010; 25(147):3423.

18. Zhu X, et al. Acupuncture for pain in endometriosis. Cochrane Database Syst Rev 2011;(9):CD007864.

Capítulo **40** ■ **Gil Kamergorodsky** ■ **Karen Gerencer**

Tratamento da Endometriose Ovariana

■ INTRODUÇÃO

A endometriose ovariana atinge cerca de 30% das mulheres com a moléstia[1] e é uma apresentação particularmente desafiadora, uma vez que seu avanço bem como a sua remoção podem reduzir a reserva folicular ovariana. Além disso, estudos mostram que o endometrioma do ovário pode atingir adolescentes, criando ameaça ao futuro reprodutivo. A fisiopatologia do endometrioma é complexa e, ao contrário dos cistos funcionais, no cisto endometriótico não há cápsula que o separe perfeitamente do tecido ovariano sadio. A progressão da doença pode se relacionar a aderências pélvicas e lesões intestinais criando dificuldades técnicas e maior possibilidade de acrescentar aderências pós-operatórias.

■ DIAGNÓSTICO

De forma similar às outras apresentações da endometriose, a ovariana pode ser diagnosticada após anamnese e exame físico. O toque vaginal bimanual permite sua palpação principalmente quando os endometriomas são volumosos. Dor à palpação, ovários fixos e com consistência cística são sinais comuns. O ultrassom transvaginal permite seu diagnóstico com alta sensibilidade e especificidade.

Estudos recentes mostraram que essa apresentação da doença se relaciona a lesões profundas intestinais em aproximadamente 50% das mulheres acometidas.[2] Dessa forma, devemos solicitar adequados exames de imagem visando a topografar a totalidade das lesões antes de quaisquer procedimentos cirúrgicos. Nesses casos, os exames que possuem melhor sensibilidade e especificidade para lesões profundas são a ressonância magnética e o ultrassom transvaginal com prévio preparo intestinal.

■ ENDOMETRIOMA E DOR PÉLVICA

Pacientes com dor pélvica apresentam resposta pobre aos tratamentos clínicos, o que faz da cirurgia a primeira opção terapêutica.[3,4] Porém, a indicação do procedimento deve ser precedida por adequada investigação clínica e de imagem, visando ao diagnóstico mais preciso, descartando concomitante lesão profunda intestinal. Além disso, é muito importante que o ginecologista afaste outras causas de dor pélvica, como síndrome da bexiga dolorosa, síndrome do intestino irritável etc.

■ ENDOMETRIOMA E INFERTILIDADE

Leone *et al.*[5] avaliaram, por meio de ultrassonografia, a incidência de ovulação no ovário afetado e não afetado pelo endometrioma. Foram analisados 1.199 ciclos menstruais de 244 mulheres, e a ovulação ocorreu de forma similar (49,7% *vs.* 50,3%, p = 0,92), demonstrando que a função ovulatória não é influenciada pelo endometrioma.

A cirurgia traz, segundo revisão de Vercellini,[6] importante melhora nas taxas de gestação (30% a 67%, média de 50%) no ano subsequente ao procedimento. Entretanto, estudos sugerem que tanto a presença do endometrioma como a sua excisão cirúrgica estão relacionados à diminuição da reserva folicular ovariana.[7,8] É importante que o clínico explique às pacientes os riscos de redução da função ovariana após a cirurgia e ainda sobre a possível perda do ovário. A cirurgia deve ser evitada em pacientes com cirurgias prévias. Devemos informar às doentes acerca da possibilidade de criopreservação de oócitos, que devem ser armazenados preferencialmente até os 35 anos.

Estudos recentes chamaram a atenção para os riscos de perda oocitária durante o tratamento cirúrgico da endometriose ovariana. A maioria dos estudos compararam a reserva gonadal antes e depois da cirurgia para tratamento do endometrioma e concluíram haver diminuição da contagem dos folículos antrais, menores índices de resistência e pulsatilidade, se compararmos com os ovários operados aos contralaterais não abordados.

A diminuição do hormônio antimulleriano ocorre uma semana após a cirurgia, e esse decréscimo parece ser definitivo.

Esse efeito é mais acentuado quando existem endometriomas com diâmetro maior a 5 cm, e, principalmente, quando são bilaterais, sugerindo que para esse grupo devem ser indicadas condutas mais conservadoras, pelo risco de insuficiência ovariana prematura.[9] O mesmo raciocínio pode ser considerado em pacientes com tratamento prévio de endometriomas ovarianos.

As pacientes que apresentam melhores condições para o tratamento cirúrgico são as que possuem endometrioma unilateral, com boa reserva ovariana e não submetidas a cirurgias prévias.[10]

Dessa forma, antes de indicar o procedimento cirúrgico, é muito importante a individualização do casal, reunindo informações sobre idade, reserva ovariana, permeabilidade tubária, presença (ou não) de dor pélvica, além da análise seminal do parceiro.

As pacientes que apresentam infertilidade comprovada por fator masculino ou tuboperitoneal, sem dor pélvica, têm indicação de fertilização assistida. Segundo a recomendação da ESHRE,[11] a cirurgia para remoção de endometriomas maiores que 3 cm não parece melhorar as taxas de gestação por FIV e, portanto, o procedimento com esse objetivo deve ser evitado.[12,13] A cirurgia pode ser considerada antes da fertilização em casos de dor ou dificuldade em acessar os folículos.

Em revisão sistemática, Hamdan et al.[14] também concluíram não haver diferenças nas taxas de gestação em mulheres com e sem endometriose ovariana, submetidas à FIV ou ICSI; contudo, a literatura mostra maior taxa de cancelamento de ciclos, o que pode gerar atraso na concepção. A cirurgia envolve riscos como sangramento, dor, infecção, lesão de vísceras, impacto negativo na reserva ovariana e, em casos extremos, ocorrência de insuficiência ovariana prematura. A não indicação pode também trazer eventos adversos, como risco de progressão da doença; malignidade oculta; infecção do endometrioma; captação oocitária ocultada pelos endometriomas e risco de cancelamento do ciclo.

A cirurgia para tratamento do endometrioma ovariano deve ser realizada em tempo único, evitando-se reabordagens. Estudos mostram que elas diminuem em cerca de 50% as chances de a paciente engravidar.[15]

■ TÉCNICA OPERATÓRIA

A técnica cirúrgica que traz menor taxa de recidiva é a excisão da pseudo-cápsula do cisto, quando comparada à sua fenestração e drenagem ou ablação. O principal cuidado cirúrgico da técnica excisional é a identificação correta do plano de clivagem, o que evita sangramentos intensos que obrigam cauterizações do parênquima e região do hilo ovariano.[16] A hemostasia cirúrgica pode trazer significativa diminuição da reserva ovariana.

Estudos avaliaram o hormônio antimulleriano no pós-operatório, comparando técnicas utilizadas para controle do sangramento ovariano após ooforoplastia. Ferrero et al.[17] compararam a sutura do parênquima ovariano após retirada do endometrioma com a cauterização por meio de corrente bipolar. Os resultados demonstraram que as duas técnicas promovem, de forma semelhante, redução significativa de reserva ovariana. Já outros mostram que o bipolar promove maior risco de redução folicular.[18]

Algumas técnicas alternativas foram propostas com o objetivo de evitar a redução do patrimônio folicular; combinam a excisão parcial da cápsula com fenestração e ablação da cápsula remanescente, visando a preservar principalmente a região do hilo ovariano.[19]

■ TRATAMENTO COM INJEÇÃO INTRACÍSTICA

Recentemente, alguns estudos começaram a avaliar a punção guiada por ultrassom com injeção intracística como opção terapêutica para o endometrioma ovariano. As substâncias mais testadas foram o metotrexato e o álcool.

O metotrexato foi escolhido devido a seu êxito no tratamento da prenhez ectópica mostrando poucos efeitos colaterais e baixa toxicidade gonadal. Agostini et al.[20] empregaram esse tratamento em endometriomas recorrentes. Em 14 mulheres tratadas, não houve complicação e, após seguimento de 20 meses, houve quatro (28,6%) recorrências. Shawki et al.,[21] por meio de estudo randomizado envolvendo 202 pacientes com endometriomas ovarianos, comparam a punção simples com o esvaziamento seguido por injeção de metotrexato (grupo-estudo). A taxa de sucesso no grupo-estudo foi de 80%, enquanto no grupo-controle foi de 54,7%. Os autores concluíram ser essa opção segura, pouco invasiva e eficiente para o tratamento dos endometriomas em casos selecionados. Investigaram o efeito do metotrexato in situ no desempenho reprodutivo e concluíram que não há diferença no número de oócitos captados, taxa de fertilização ou qualidade dos embriões obtidos do ovário puncionado, quando comparado à gônada contralateral.

Outro procedimento utilizado na punção do endometrioma é a escleroterapia pelo etanol. Wang et al.[22] realizaram estudo envolvendo 198 pacientes comparando a injeção de etanol a 95% com aspiração simples. A taxa de cura no grupo-estudo foi de 96%, enquanto no grupo-controle não houve cura. Atilgan et al.[23] avaliaram o volume ovariano após escleroterapia com álcool e identificaram redução significante no volume gonadal. Concluíram que essa opção deve ser selecionada com cuidado, principalmente quando ainda há desejo reprodutivo.

■ PÓS-OPERATÓRIO

A literatura médica mostra também taxas de recorrência dos endometriomas que variam de 7% a 30% após três anos de cirurgia e 40% a 50% após cinco anos.[24] Os principais fatores de risco são o tamanho do cisto, idade reduzida e estadios mais avançados da doença. A taxa de recidiva anual é próxima a zero, passados os cinco primeiros anos do procedimento cirúrgico.

O surgimento dos endometriomas parece estar relacionado à formação de folículos funcionais. Por isso, os esforços em evitar a recidiva foram pautados no bloqueio da ovulação. Os contraceptivos no pós-operatório colaboram na prevenção de recorrências[25] e, portanto, devem ser indicados quando não há desejo imediato de gravidez.

■ REFERÊNCIAS BIBLIOGRÁFICAS

1. Vercellini P, et al. Postoperative oral contraceptive exposure and risk of endometrioma recurrence. Am J Obstet Gynecol. 2008;198(5):504.e1-5.

2. Chapron C, et al. Associated ovarian endometrioma is a marker for greater severity of deeply infiltrating endometriosis. Fertil Steril. 2009;92(2):453-7

3. Anaf V, et al. Sigmoid endometriosis and ovarian stimulation. Hum Reprod. 2000 Apr;15(4):790-4.

4. Koninckx PR, et al. Deep endometriosis: definition, diagnosis, and treatment.Fertil Steril. 2012;98(3):564-71.

5. Maggiore UL, et al. Endometriotic ovarian cysts do not negatively affect the rate of spontaneous ovulation. Hum Reprod. 2015;30(2):299-307.

6. Vercellini P, et al. The effect of second-line surgery on reproductive performance of women with recurrent endometriosis: a systematic review. Acta Obstet Gynecol Scand. 2009;88(10):1074-82.

7. Jadoul P, et al. Surgical treatment of ovarian endometriomas: state of the art? Fertil Steril. 2012;98(3):556-63.

8. Chang HJ, et al. Impact of laparoscopic cystectomy on ovarian reserve: serial changes of serum anti-Müllerian hormone levels. Fertil Steril. 2010;94(1):343-9.

9. Busacca M, et al. Postsurgical ovarian failure after laparoscopic excision of bilateral endometriomas. Am J Obstet Gynecol. 2006;195(2):421-5.

10. de Ziegler, et al. Endometriosis and infertility: pathophysiology and management. Lancet. 2010;376(9742):730-8.

11. Dunselman GA, et al. ESHRE guideline: management of women with endometriosis. Hum Reprod. 2014;29(3):400-12.

12. Benschop L, et al. Interventions for women with endometrioma prior to assisted reproductive technology. Cochrane Database Syst Rev. 2010;(11):CD008571.

13. Donnez J, et al. Does ovarian surgery for endometriomas impair the ovarian response to gonadotropin? Fertil Steril. 2001;76(4):662-5.

14. Hamdan M, et al. The impact of endometrioma on IVF/ICSI outcomes: a systematic review and meta-analysis. Hum Reprod Update. 2015;21(6):809-25.

15. Berlanda N, et al. The outcomes of repeat surgery for recurrent symptomatic endometriosis. Curr Opin Obstet Gynecol. 2010;22(4):320-5.

16. Muzii L, et al. Histologic analysis of specimens from laparoscopic endometrioma excision performed by different surgeons: does the surgeon matter? Fertil Steril. 2011;95(6):2116-9.

17. Ferrero S, et al. Hemostasis by bipolar coagulation versus suture after surgical stripping of bilateral ovarian endometriomas: a randomized controlled trial.J Minim Invasive Gynecol. 2012;19(6):722-30.

18. Ata B, et al. Effect of hemostatic method on ovarian reserve following laparoscopic endometrioma excision; comparison of suture, hemostatic sealant, and bipolar dessication. A systematic review and meta-analysis. J Minim Invasive Gynecol. 2015;22(3):363-72.

19. Muzii L, et al. Combined technique of excision and ablation for the surgical treatment of ovarian endometriomas: the way forward? Reprod Biomed Online. 2010;20(2):300-2.

20. Agostini A, et al. In situ methotrexate injection for treatment of recurrent endometriotic cysts. Eur J Obstet Gynecol Reprod Biol. 2007;130(1):129-31.

21. Shawki HE. The impact of in situ methotrexate injection after transvaginal ultrasound-guided aspiration of ovarian endometriosemas on ovarian response and reproductive outcomes during IVF- cycles. Middle East Fertil Soc J 2012;17(2):82-8.

22. Wang LL, et al. Ultrasound-guided interventional therapy for recurrent ovarian chocolate cysts. Ultrasound Med Biol. 2011;37(10):1596-602.

23. Atilgan R, et al. Impact of intracystic ethanol instillation on ovarian cyst diameter and adjacent ovarian tissue. Eur J Obstet Gynecol Reprod Biol 2014;174:133-6.

24. Valle RF, et al. Endometriosis: treatment strategies. Ann N Y Acad Sci. 2003;997:229-39.

25. Ouchi N, et al. Recurrence of ovarian endometrioma after laparoscopic excision: risk factors and prevention. J Obstet Gynaecol Res. 2014;40(1):230-6.

Capítulo **41**

■ **Elesiário Marques Caetano Jr.** ■ **Sarhan Sydney Saad** ■ **Diego Adão Fanti Silva**

Tratamento Cirúrgico da Endometriose Intestinal

■ INTRODUÇÃO

A prevalência de endometriose é desconhecida. Vários autores têm estimado que acima de 15% de todas as mulheres em idade reprodutiva ou um terço das inférteis têm endometriose. A endometriose com acometimento intestinal ocorre entre 5% e 27% das doentes, sendo mais frequente no reto e no retossigmoide (70% a 93%), em geral associada a outro acometimento pélvico, sendo incomum o acometimento isolado do intestino.[1] No Brasil, segundo dados do IBGE, a endometriose afeta 15% da população, correspondendo a 6 milhões de brasileiras.

O tratamento cirúrgico dessa doença se apresenta como grande desafio, pois a endometriose provoca grande impacto na qualidade de vida em função da dor pélvica crônica, em mulheres em idade fértil, associada ao índice de 90% de lesões colorretais nos casos de acometimento intestinal, que pode cursar com morbidade no tratamento cirúrgico.[2-4]

■ CRITÉRIOS DE INDICAÇÃO DO TRATAMENTO CIRÚRGICO

A eficácia do tratamento clínico da endometriose com comprometimento intestinal é encontrada em publicações de casos isolados. O tratamento hormonal não apresenta resposta adequada, portanto o tratamento cirúrgico é o que apresenta resultado mais eficaz.[5,6]

O momento ideal para o tratamento cirúrgico é ainda controverso na literatura. Em geral, deve ser baseado principalmente nos sintomas da paciente, visando à melhora da qualidade de vida e à melhora das condições de fertilidade, com avaliação dos exames de imagem como ressonância magnética pélvica ou ultrassom transvaginal com preparo intestinal, colonoscopia ou mesmo a ecocolonoscopia. Esses exames podem auxiliar na avaliação pré-operatória do comprometimento intestinal, determinando a profundidade da lesão e lesões concomitantes em outras partes do trato digestivo, como apêndice e intestino delgado.

Devemos considerar também algumas diretrizes na gênese dos sintomas relacionados ao comprometimento intestinal pela endometriose, como a intensidade da dor pélvica não se relacionar diretamente à extensão do comprometimento cólon-retal. A paciente pode ser assintomática ou até mesmo apresentar quadro de obstrução intestinal como primeiro sintoma. Por estar frequentemente associado a órgãos pélvicos adjacentes, o sintoma pode apresentar várias manifestações.

A causa da dor na endometriose intestinal parece ser multifatorial. Sangramentos cíclicos dentro das lesões podem ser responsáveis pelo aumento da intensidade da dor, o que explica a melhora dos sintomas com tratamento que induzem à amenorreia. O processo de fibrose aderencial da endometriose levando à fixação do reto e sigmoide na cúpula vaginal pode determinar dor no ato da defecação ou mesmo durante a relação sexual. O tecido endometrial ectópico produz prostaglandinas e mediadores inflamatórios, tais como cininas, histaminas e interleucinas, que podem estimular terminações nervosas sensitivas, explicando a melhora da dor com anti-inflamatórios. A infiltração da parede intestinal pela endometriose ocorre, em geral, ao longo da inervação da parede do intestino, sendo encontrada maior infiltração da doença nos locais de concentração de nervos, havendo invasão perineural em 53% dos casos.[7] Outro fator que pode explicar a origem da dor na endometriose profunda se relaciona à densidade das fibras nervosas. Na endometriose intestinal, as densidades das fibras nervosas são maiores que em outros locais de endometriose profunda.[8]

Os implantes da endometriose ocorrem, em geral, na face antimesentérica. Tem início como lesões puntiformes que vão se agrupando, formando placas que podem variar de tamanho e profundidade. Podem ser múltiplos nódulos satélites em torno de um principal ou nódulos isolados; localizações múltiplas são observadas entre 15% e 35% dos casos.[9]

A infiltração ocorre inicialmente abaixo da serosa intestinal. Esse endométrio ectópico sofre alterações cíclicas, em resposta aos esteroides ovarianos, como o que ocorre com o endométrio uterino. Assim, as glândulas endometriais ectópicas produzem sangue, para o qual não existe nenhum caminho de escape normal. A atividade hormonal cíclica resulta na progressão e extensão desse processo para dentro da parede intestinal, com infiltração para dentro da luz intestinal. Apesar disso, o tecido endometrial raramente afeta ou rompe a camada mucosa do intestino, o que explica por que a perda sanguínea pelo intestino é sintoma incomum.[10]

Quando comparamos o endométrio tópico com o endométrio ectópico quanto aos estímulos hormonais, observamos existir uma resposta diferente, relacionada ao grau de diferenciação do tecido; tal fato tenta explicar porque a resposta ao tratamento medicamentoso é muito menor quando a endometriose acomete o intestino.[9]

O acometimento do ceco ou do apêndice cecal pode causar dor na fossa ilíaca direita. O implante do endométrio no apêndice pode originar crise apendicular aguda, com quadro de dor, febre, náuseas e leucocitose. A obstrução crônica da luz apendicular pode provocar a formação de mucocele ou processo inflamatório periapendicular, que pode se manifestar como massa em fossa ilíaca direita, sugerindo neoplasia. O acometimento do intestino delgado pode determinar quadro de dor abdominal, suboclusão ou mesmo obstrução intestinal.[11]

O objetivo do tratamento cirúrgico é melhorar a qualidade de vida. O procedimento cirúrgico indicado é aquele que possa remover todos os focos de endometriose visíveis, preservar a anatomia pélvica e as funções fisiológicas. Portanto, de acordo com as diretrizes internacionais da ESHRE,[12] recomenda-se que:

- A paciente deve estar envolvida em todas as decisões terapêuticas;
- O tratamento deve ser individualizado, considerando os sintomas, o impacto da doença e os efeitos do tratamento na qualidade de vida;

- A paciente deve ser encaminhada para centros ou grupos que tenham abordagem multidisciplinar, incluindo cirurgia minimamente invasiva avançada.

Para que o tratamento cirúrgico consiga execução adequada, devemos buscar na avaliação pré-operatória métodos que determinem diagnóstico o mais preciso possível. A história clínica detalhada e os sintomas clínicos podem direcionar os exames complementares. Nas pacientes com dor pélvica crônica, o exame ginecológico, o exame de toque retal e mesmo o combinado retal e vaginal podem mostrar nódulos endurecidos, especialmente nos ligamentos uterossacrais ou escavação retouterina. Útero fixo, retrovertido e sem cirurgia prévia é indício de endometriose. A sensibilidade do exame ginecológico para detectar lesões no retossigmoide pode chegar a 68%, e o exame realizado no período menstrual pode aumentar a sensibilidade diagnóstica.[13] Mas, devemos ter em mente que a história clínica e o exame físico apresentam limitações para estabelecer a localização, tamanho, número e extensão das lesões da endometriose intestinal, e essas informações são de extrema importância para o planejamento do tratamento cirúrgico. Os métodos de imagem, como a ressonância magnética e a ultrassonografia transvaginal, são de grande importância para a programação do tratamento cirúrgico,

A ultrassonografia transvaginal tem sido preconizada como o exame de imagem de primeira linha no estadiamento da endometriose profunda, em virtude de sua alta acurácia, menor custo e possibilidade de avaliar os demais sítios da doença, porém devemos lembrar que esse exame depende do aparelho e do operador.

A literatura tem definido que a acurácia da ultrassonografia transvaginal é semelhante à da ressonância magnética, porém a ultrassonografia transvaginal apresenta maior sensibilidade nas lesões de septo retovaginal, e a ressonância magnética, por sua vez, nas lesões fora da pelve e aderências. Quando incluímos o preparo intestinal na realização da ultrassonografia transvaginal, conseguimos aumentar a acurácia na definição do número de lesões intestinais, nível de comprometimento na parede do intestino e melhor determinação da distância da lesão à borda anal.[13,14] A ressonância magnética é um método de alto custo, presente em grandes centros, e algumas pacientes apresentam claustrofobia que pode dificultar a sua realização.

A realização de colonoscopia tem como finalidade estabelecer o diagnóstico de outras doenças intestinais, como doença inflamatória intestinal, pólipos ou mesmo tumores que possam aumentar a morbidade da cirurgia colorretal. Também pode avaliar a extensão, a profundidade da lesão, o grau de estenose e a distância da lesão da endometriose à linha pectínea. Nas pacientes assintomáticas, esses dados podem auxiliar a decidir se uma cirurgia deve ser feita imediatamente ou postergada. Podemos encontrar sinais indiretos de endometriose, como compressões extrínsecas com mucosa intacta ou mesmo abaulamento importante com irregularidade da mucosa, que podem significar comprometimento importante da serosa e comprometimento muscular da parede intestinal, porém o comprometimento da mucosa intestinal é raro.

■ PARÂMETROS ANATÔMICOS E CARACTERÍSTICAS HISTOLÓGICAS NA DETERMINAÇÃO DA ESCOLHA DO TRATAMENTO CIRÚRGICO

As lesões da endometriose intestinal apresentam um comprometimento fibroso em 80% das lesões e, portanto, o seu manejo pode ser extremamente trabalhoso. Nesse contexto, é importante avaliar o tratamento cirúrgico com cautela e considerar o risco de complicações graves e cirurgias muito complexas. Com esse entendimento, é importante definir parâmetros que são cruciais e definem qual o melhor tipo de procedimento a ser feito. Esses parâmetros são descritos a seguir:[15]

- **Número de lesões intestinais:** o envolvimento multifocal é a primeira e principal característica da endometriose profunda, quando ocorre o comprometimento da endometriose intestinal;
- **Tamanho da lesão da endometriose no intestino:** lesões maiores de 3 cm de diâmetro na parede intestinal, em geral, necessitam de ressecção segmentar. Devemos salientar que o tecido fibroso que fica ao redor da lesão deve ser considerado como parte da doença. Existem evidências de que receptores de estrogênio e progesterona estão presentes no tecido fibroso e também ao redor dele, sendo recomendada a remoção de todo tecido comprometido;
- **Extensão da circunferência intestinal comprometida:** o comprometimento circunferencial da lesão na parede intestinal, deve ser avaliado e, quando atinge aproximadamente 40% do diâmetro do órgão, pode determinar obstrução parcial da luz, e as remoções parciais da parede intestinal podem levar à estenose da luz do órgão determinando complicações no pós-operatório relacionadas à obstrução intestinal;
- **Profundidade das lesões:** a profundidade do comprometimento da parede intestinal tem grande importância para a escolha do tratamento cirúrgico. Das pacientes, com comprometimento intestinal 35% têm comprometimento da serosa

e da camada muscular e 6% têm comprometimento da mucosa;

- **Distância da lesão intestinal à borda anal:** o tratamento cirúrgico das lesões do reto médio e distal (inferiores a 8 cm da borda anal), tem associação com alta incidência de fístulas retais e também disfunções do reto e bexiga por lesões de plexos nervosos;
- **Classificação do padrão histológico da endometriose:** Lesões com infiltração profunda são significativamente associadas ao padrão glandular indiferenciado e com doenças em estadios mais avançados. Esse fator talvez tenha relação com a inabilidade desse tecido em responder à supressão hormonal;
- **Disseminação linfática:** a ocorrência de endometriose linfonodal é observada em 26% a 42% dos casos de endometriose profunda, sendo relacionada a casos com maior gravidade. Tem relação com tamanho da lesão na parede intestinal, porcentagem de parede comprometida e a profundidade do comprometimento. Esse fator tem relação com recidivas no pós-operatório.

A completa retirada da parede intestinal comprometida é mais efetiva, diminuindo o risco de recidiva da doença na dependência dos fatores descritos anteriormente – número de lesões, tamanho e profundidade dos nódulos intestinais, associados à fibrose, ao envolvimento circular da parede intestinal, linfonodos comprometidos e distância da lesão ao canal anal.

■ DIAGNÓSTICO LAPAROSCÓPICO

O método laparoscópico é efetivo para diagnóstico de endometriose, uma vez que detecta lesões típicas e atípicas, definidas pelo aspecto morfológico e confirmadas com biópsias de lesões superficiais. Devemos ressaltar que para o diagnóstico mais preciso é importante que o cirurgião saiba reconhecer as alterações morfológicas da endometriose.

A localização das lesões na parede anterior ou lateral do reto pode ocasionar retração e deformidade semelhantes ao anel de guardanapo (*napkin-ring*). Os nódulos na parede anterior do reto são mais comuns e sua extensão pode ser variável, podendo apresentar uma barreira transversa em que o reto é unido à vagina, o que pode levar à estenose da luz intestinal.

Para o diagnóstico da endometriose, o método laparoscópico está bem estabelecido pela *American Society for Reproductive Medicine* (ASRM). Avalia peritônio pélvico, ovários, tubas uterinas e obliteração da escavação retouterina, classificando a doença em graus por meio de escores. Essa classificação ignora o acometimento dos órgãos extrapélvicos.

O procedimento laparoscópico permite diagnosticar a doença nas esferas extraginecológicas e extrapélvica, especialmente para os seguimentos retossigmoide, íleo, colón direito e apêndice. Permite também fazer correlação dos sinais e sintomas do trato gastrintestinal e ginecológico com a presença de doença mais extensa ou agressiva.

O diagnóstico laparoscópico pode ser realizado antes da programação de um procedimento cirúrgico avançado. Com os exames de imagem possibilitando diagnóstico mais preciso, o procedimento laparoscópico se estabelece como uma via de acesso para procedimentos cada vez mais complexos realizados de forma minimamente invasiva.

■ PREPARO DA PACIENTE PARA O TRATAMENTO CIRÚRGICO

O preparo pré-operatório é fundamental para realização de procedimentos bem planejados, com equipes multidisciplinares (ginecologistas, urologistas, cirurgiões etc.).

A utilização da terapia hormonal como procedimento pré-operatório tem sido considerada por alguns cirurgiões, com finalidade de diminuir a vascularização das lesões, aumentando a possibilidade de seu tratamento e diminuindo o risco de conversão.

O preparo intestinal torna-se obrigatório, pelo alto grau de manipulação cirúrgica do reto no ato operatório. O preparo do cólon pode ser retrógrado com utilização de lavagem vigorosa para deixá-lo sem resíduos fecais. Podemos utilizar também o preparo intestinal com laxativos via oral, do mesmo modo como no preparo para a colonoscopia.

A utilização de antibioticoterapia profilática tem se tornado uma normativa, para diminuirmos o risco de processos infecciosos relacionados à manipulação do reto.

O posicionamento da paciente na mesa operatória tem como finalidade diminuir problemas durante o procedimento. As mesas devem propiciar vários movimentos durante a cirurgia, a fim de remover o intestino delgado do campo operatório; para isso, elas devem promover vários movimentos, se possível com dispositivos elétricos para facilitar o manuseio. Deve-se manter os membros superiores na extensão do tronco para facilitar o movimento do cirurgião e seus auxiliares. Os membros inferiores devem proporcionar mobilidade; assim, podem ser utilizadas botas cirúrgicas apropriadas para mesas operatórias.

As pacientes devem ser alertadas quanto à possibilidade de conversão de procedimento minimamente invasivo – como a laparoscopia – para uma laparotomia, a fim de tratar qualquer emergência inesperada.

Durante o ato cirúrgico, podemos contar com alguns artifícios, a fim de melhorar a nossa percepção cirúrgica da pelve e comprometimento do reto. Podemos utilizar o *probe* retal ou mesmo o toque retal realizado pelo cirurgião auxiliar, (isso pode ser feito em qualquer momento do ato cirúrgico).

O manipulador uterino tem como finalidade melhorar a exposição das estruturas pélvicas e definir a extensão do comprometimento pélvico; permite também avaliar a permeabilidade tubária.

Nas pacientes nas quais os exames de imagem já demonstram comprometimento do trato urinário, podemos introduzir o cateter no ureter de um ou ambos os lados; isso torna mais fácil sua identificação durante o procedimento cirúrgico. Durante o ato operatório, também podemos identificar o ureter e repará-lo com fita de algodão.

■ TIPOS DE PROCEDIMENTOS CIRÚRGICOS PARA TRATAR A ENDOMETRIOSE INTESTINAL

O manejo da cirurgia da endometriose com comprometimento intestinal deve considerar a remoção de todos os focos; portanto, podemos tanto remover nódulo da parede intestinal como extirpar seguimentos do intestino em locais diferentes. Podemos definir as seguintes técnicas cirúrgicas:

Remover parcialmente a parede sem comprometimento da mucosa (*shaving*)

Lesões superficiais que envolvem apenas a serosa ou superficialmente a muscular em pequena extensão podem ser ressecadas por *shaving*, usando-se tesoura ultrassônica ou bisturi elétrico monopolar; e preservando parcialmente a camada muscular. Essa técnica tem como agravante o risco de causar perfuração. A região submetida a esse tipo de ressecção deve ser testada com manobras de injeção de ar ou mesmo azul de metileno introduzido por via retal, a fim de detectar vazamentos. A possibilidade de recidiva com essa técnica pode chegar a 36%.[16]

Ressecção local da parede intestinal, manual ou grampeada

Quando os nódulos intestinais comprometem a camada muscular, precisamos remover toda a extensão da parede do intestino. Essa lesão pode ser reparada com sutura simples com fios absorvíveis ou permanente, conforme a experiência do cirurgião.

As lesões na parede anterior do reto podem ser removidas usando grampeadores intestinais, que podem ser lineares ou circulares. Esse procedimento deve ser realizado sempre com o cuidado de não promover diminuição da luz do reto. Após a delimitação do tamanho do nódulo, define-se qual tipo de grampeador a ser utilizado. No caso de lesão com tamanho inferior a 2 cm de diâmetro e extensão, podemos moldar o reto com auxílio de *probe* e fazer aplicação do grampeador linear, longitudinalmente ao órgão.[17]

A utilização de grampeador circular através do reto foi proposta por Gordon *et al.*[18] Ele é introduzido fechado através do ânus, até a área do foco de endometriose. Nesse ponto, realiza-se a sua abertura até que a ogiva ultrapasse totalmente a lesão. Com auxílio de pinças ou mesmo de sutura da lesão a ser removida, colocamos o nódulo da parede no interior do grampeador circular. O aparelho é fechado e a peça é removida no interior do grampeador pelo ânus. Pode ser realizada uma sutura de reforço na linha de grampeamento com a finalidade de melhorar a segurança do grampeamento e também para o diminuir risco de sangramento para a luz do reto. As Figuras 41.1 a 41.5 mostram fotos da técnica operatória.

■ RESSECÇÃO SEGMENTAR DO INTESTINO

A retirada de um seguimento do intestino é realizada geralmente pela via de acesso laparoscópica. A extensão da lesão e o seguimento a ser retirado são determinados pelos exames de imagem e pela avaliação no intraoperatório. O nível da anastomose término-terminal é definido de acordo com a distância da lesão ao ânus, como alta (superior a 8 cm), média (5 a 8 cm), baixa (inferior a 5 cm). A identificação adequada das estruturas anatômicas, como identificação do ureter, dos nervos pélvicos, dos plexos hipogástricos, do plexo sacral e dos nervos erigentes, é de fundamental importância para diminuir complicações graves decorrentes de lesões dessas estruturas. Pode ser utilizada a técnica de duplo grampeamento, com fechamento do reto logo abaixo do nódulo na parede do reto, com grampeador linear laparoscópico.

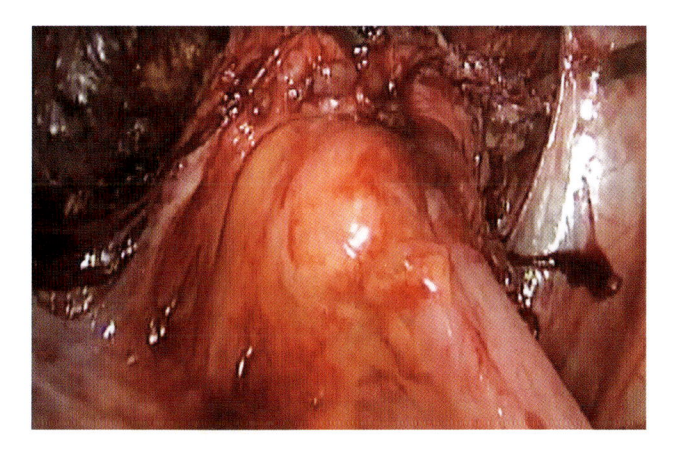

Figura 41.1 Nódulo de 3 cm em parede anterior do reto.

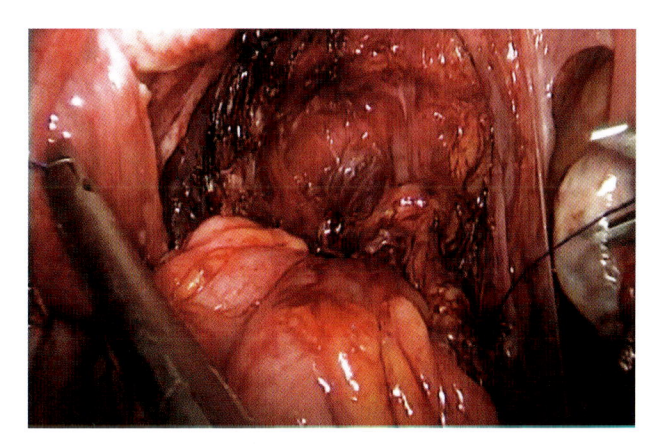

Figura 41.3 Invaginação do nódulo no eixo do grampeador circular introduzido através do reto.

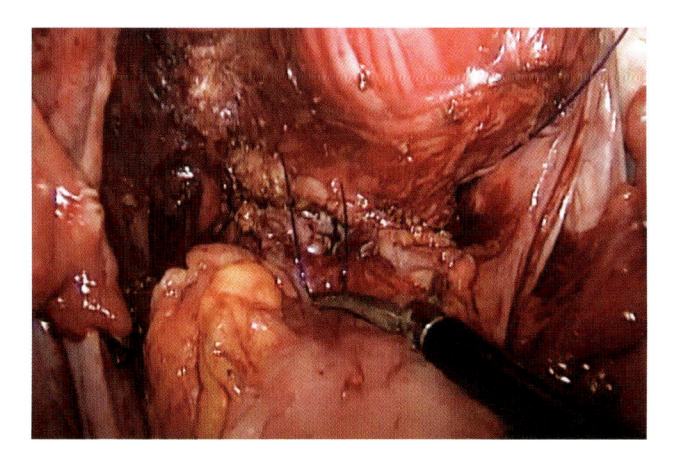

Figura 41.2 Sutura com fio de polipropileno 3-0 do nódulo da parede anterior do reto.

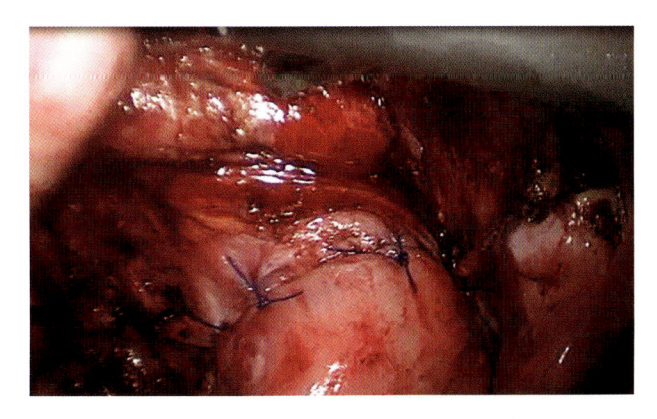

Figura 41.4 Sobressutura de polipropileno 3-0 na linha de grampeamento; aspecto final da remoção do nódulo.

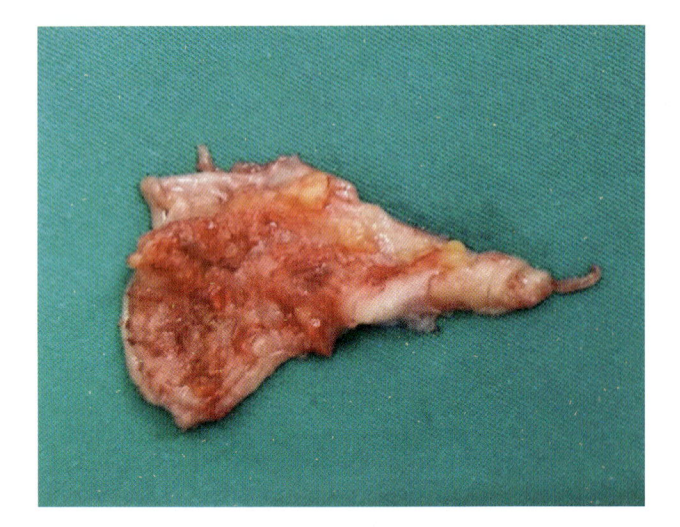

Figura 41.5 Peça removida pelo grampeador endoanal.

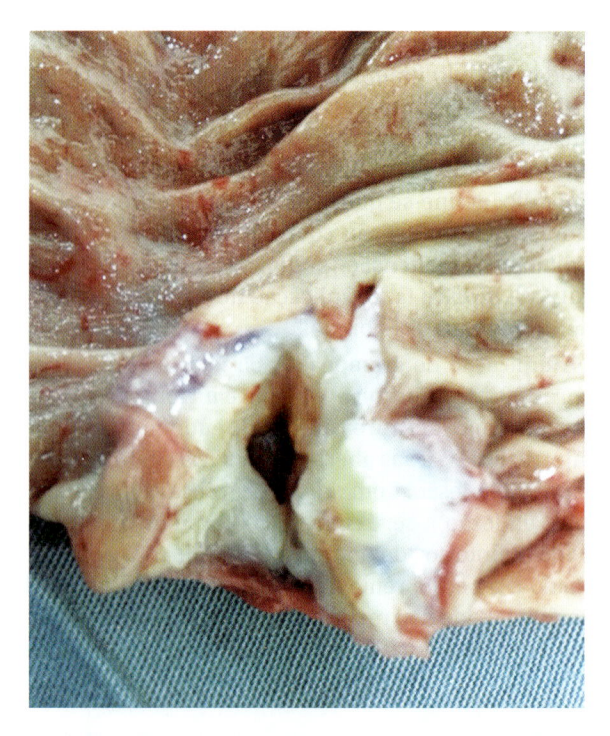

Figura 41.6 Nódulo na parede do reto preservando a mucosa.

A peça cirúrgica é removida através de uma incisão transversa próxima ao pube, sendo colocada a ogiva no intestino proximal. Através do acesso laparoscópico e a introdução do grampeador pelo reto, realiza-se a anastomose colorretal.

Outra alternativa para retirar a peça cirúrgica é através da vagina, por ser acesso favorável quando promovemos a remoção completa do útero, ou mesmo para diminuir o tamanho da incisão na parede abdominal.[19]

As ressecções mais frequentes são realizadas a aproximadamente 8 cm da borda anal, ou seja, abaixo da reflexão peritoneal, sendo que a maioria dos grupos não realiza derivação intestinal, seja através de colostomia ou de ileostomia de proteção. Em anastomoses abaixo de 5 cm da borda anal, existe a recomendação de utilizar uma derivação de proteção. As Figuras 41.6 e 41.7 mostram fotos da retossigmoidectomia laparoscópica.

■ RESULTADOS DO TRATAMENTO CIRÚRGICO

Tanto procedimentos menores quanto mais complexos podem apresentar complicações pós-operatórias no tratamento da endometriose profunda com comprometimento intestinal. Essas podem incluir: fístula colorretal (0% a 14%), hemorragia (1% a 11%), infecções (1% a 3%), conversão de laparoscopia para laparotomia (acima de 12%), disfunção urinária (1% a 71%) e disfunção intestinal (1% a 15%). Essa complicação tem como fatores determinantes alguns procedimentos no intraoperatório que podem ser minimizados, como abertura da vagina e do intestino no mesmo procedimento e uso excessivo de eletrocoagulação, que pode aumentar o risco de fístula

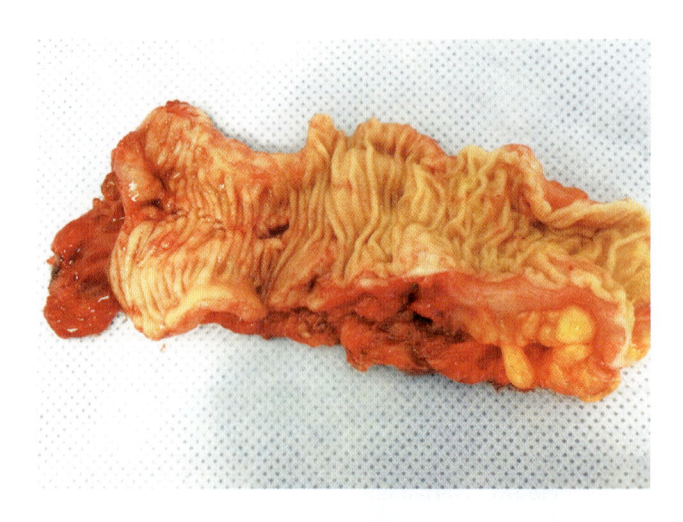

Figura 41.7 Produto de retossigmoidectomia por endometriose; notar área de subestenose.

retovaginal por necrose da parede vaginal ou intestinal. As lesões que comprometem o reto baixo, a 5 cm da borda anal, podem aumentar a incidência de fístulas.

A recidiva da endometriose profunda após procedimentos cirúrgicos representa um grande desafio, com índices após dois anos de seguimento que variam de 4% a 25%.[20]

Em revisão recente, o tratamento cirúrgico da endometriose profunda apresentou excelentes resultados

– acima de 85% de ausência de sintomas clínicos, com recorrência abaixo de 5%. A análise da recorrência dos sintomas pode ser considerada como resultado de uma recessão incompleta. A indicação de novo procedimento cirúrgico deve ser avaliada com cautela, analisando-se os riscos e benefícios de eventuais complicações graves. Os resultados podem ser melhorados em pacientes com idade acima de 40 anos, que não têm interesse na fertilidade, portanto podendo ser indicadas a histerectomia e a salpingo-oforectomia bilateral. Pode ser considerado também o tratamento clínico com hormônios. Para pacientes em que a fertilidade é a principal motivação para o tratamento, fica evidente que as tecnologias de assistência reprodutiva devem direcionar a melhora alternativa de tratamento, incluindo novo procedimento cirúrgico.[20]

■ CONCLUSÕES

O diagnóstico e o manejo da endometriose intestinal teve grande desenvolvimento nos últimos 20 anos, com o surgimento da laparoscopia e o entendimento da importância de remover todos os implantes da endometriose em pacientes sintomáticas. O desenvolvimento de dispositivos para anastomose intestinal, como os grampeadores, proporcionou melhores resultados para a realização de procedimentos cada vez mais complexos, com diminuição das complicações, preservando a fertilidade e melhorando significativamente a qualidade de vida.

A Figura 41.8 mostra o algoritmo do tratamento cirúrgico da endometriose profunda com comprometimento intestinal.

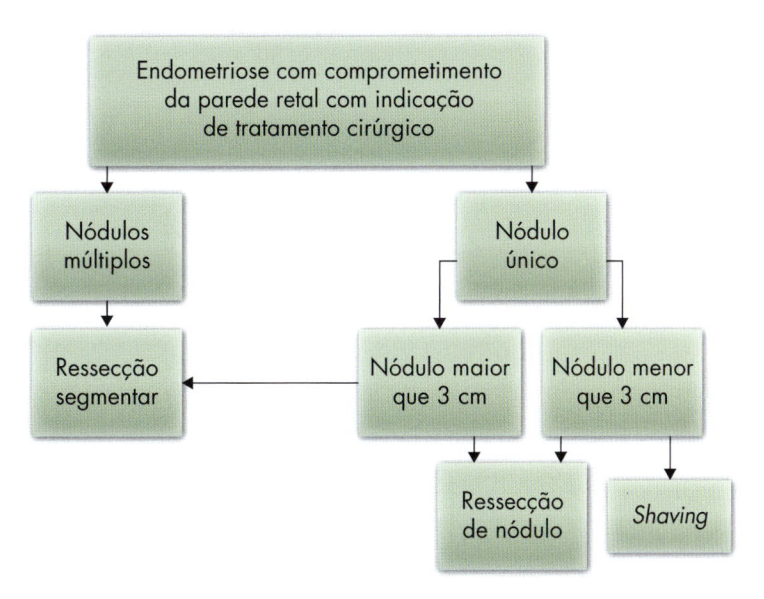

Figura 41.8 Algoritmo do tratamento cirúrgico da endometriose com comprometimento intestinal.

REFERÊNCIAS BIBLIOGRÁFICAS

1. Redwine DB. Ovarian endometriosis: a marker for more extensive pelvic and intestinal disease. Fertil Steril 1999;72(2):310–5.
2. Vercellini P, et al. The effect of surgery for symptomatic endometriosis: the other side of the story. Hum Reprod Update 2015;15(2):177-88.
3. Roman H, et al. Surgical management of deep infiltrating endometriosis of the rectum: pleading for a symptom-guided approach. Hum Reprod 2011;26(2):274-81.
4. De Cicco C, et al. Bowel resection for deep endometriosis: a systematic review. BJOG 2011;118(3):285-91.
5. Donnez J, et al. Large ovarian endometriomas. Hum Reprod [Internet]. 1996;11(3):641–6.
6. Chapron C, et al. Anatomical distribution of deeply infiltrating endometriosis: surgical implications and proposition for a classification. Hum Reprod 2003;18(1):157-61.
7. Anaf V, et al. Preferential infiltration of large bowel endometriosis along the nerves of the colon. Hum Reprod 2004;19(4):996-1002.
8. Wang G, et al. Rich innervation of deep infiltrating endometriosis. Hum Reprod. 2009;24(4):827-34.
9. Abrao MS, et al. Deeply infiltrating endometriosis affecting the rectum and lymph nodes. Fertil Steril 2006;86(3):543-7.
10. Kamergorodsky G, et al. Avaliação da classificação histológica da endometriose observada em implantes de mulheres portadoras de endometriose pélvica superficial e profunda. Rev Bras Ginecol Obs 2007;29(11):568-674.
11. Remorgida V, et al. Bowel endometriosis: presentation, diagnosis, and treatment. Obstet Gynecol Surv 2007;62(7):461–70.
12. Kennedy S. ESHRE guideline for the diagnosis and treatment of endometriosis. Hum Reprod 2005;20(10):2698-704.
13. Abrao MS, et al. Comparison between clinical examination, transvaginal sonography and magnetic resonance

imaging for the diagnosis of deep endometriosis. Hum Reprod. 2007;22(12):3092-7.

14. Goncalves MO, et al. Transvaginal ultrasonography with bowel preparation is able to predict the number of lesions and rectosigmoid layers affected in cases of deep endometriosis, defining surgical strategy. Hum Reprod 2010;25(3):665–71.

15. Abrão MS, et al. Deep endometriosis infiltrating the recto--sigmoid: critical factors to consider before management. Hum Reprod Update 2015;21(3):329-39

16. Brouwer R, et al. Rectal endometriosis: results of radical excision and review of published work. ANZ J Surg. 2007;77(7):562-71.

17. Kamergorodsky G, et al. Evaluation of pre- and post-operative symptoms in patients submitted to linear stapler nodulectomy due to anterior rectal wall endometriosis. Surg Endosc 2015;29(8):2389-93.

18. Gordon SJ, et al. Use of the CEEA Stapler to Avoid Ultra-Low Segmental Resection of a Full-Thickness Rectal Endometriotic Nodule. J Am Assoc Gynecol Laparosc 2001;8(2):312–6.

19. Abrao MS, et al. Treatment of rectosigmoid endometriosis by laparoscopically assisted vaginal rectosigmoidectomy. Int J Gynaecol Obstet 2005;91(1):27-31.

20. Abrão MS, et al. Deep endometriosis infiltrating the recto--sigmoid: critical factors to consider before management. Hum Reprod Update 2015;21(3):329-39.

Capítulo **42**

■ **João Pádua Manzano** ■ **Eduardo Yukio Tanaka** ■ **Alexander Kopelman**

Tratamento Cirúrgico da Endometriose no Trato Urinário

■ EPIDEMIOLOGIA

A endometriose no trato urinário é rara e possui incidência de aproximadamente 1% a 5,5%, acometendo bexiga, rim, ureter e uretra.[1-4] Entretanto, alguns investigadores sugerem ser endometriose no trato urinário mais comum do que se presume, principalmente nas pacientes com infiltração profunda da doença. Soriano *et al.* observaram acometimento ureteral em 14,2% de 315 pacientes com endometriose profunda,[5] semelhante a Gabriel *et al.*, que encontraram prevalência de endometriose no trato urinário de 19,5% em 221 pacientes nessa fase da doença.[6] Em recente revisão de 213 pacientes com infiltração profunda, 52,6% apresentaram lesão no trato urinário, sendo que quanto maior o tamanho do nódulo de endometriose retovaginal, maior a probabilidade de acometimento do ureter[7] (Figura 42.1).

De acordo com a literatura, a bexiga é o órgão mais envolvido, correspondendo a 85% dos casos de endometriose do trato urinário. O ureter é o segundo local mais frequente, correspondendo a 14% dos casos, sendo geralmente um achado anatomopatológico. Enquanto o rim e a uretra podem estar envolvidos em 2% a 4% e 0,1% a 0,4% dos casos, respectivamente.[1,8] Abrão *et al.* descreveram uma proporção de endometriose de 40:5:1 para bexiga, ureter e rim, respectivamente.[4]

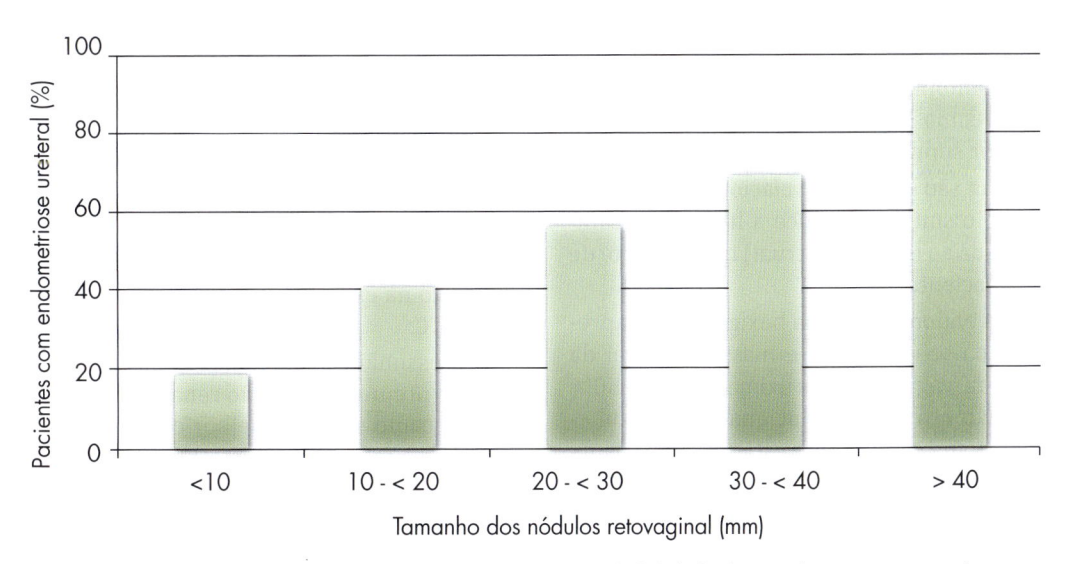

Figura 42.1 Correlação entre o tamanho do nódulo retovaginal e a probabilidade do envolvimento ureteral.

Fonte: Knabben. *Urinary tract endometriosis. Fertil Steril* 2015.

PATOGÊNESE

A endometriose no trato urinário pode ser dividida em duas entidades: a extrínseca e a intrínseca. A lesão extrínseca compromete a adventícia e o tecido conectivo ao redor (80%), enquanto a intrínseca envolve a camada muscular da mucosa e o epitélio (20%), sendo que ambas podem coexistir.[3]

A origem distinta da endometriose na bexiga e no ureter é controversa; ambas as entidades podem coexistir em aproximadamente 10% dos casos. Acredita-se que a teoria da menstruação retrógrada e implantação extrínseca esteja relacionada ao envolvimento ureteral, enquanto a endometriose vesical pode ser por implantações cirúrgicas prévias.[4] A endometriose vesical geralmente não é polipoide. Quando a lesão se apresenta polipoide, a falta de hipercelularidade estromal periglandular, atipia estromal e papilas estromais intraglandulares ajudam a distingui-la do adenossarcoma.[9]

A endometriose no ureter é geralmente descrita como uma lesão unilateral, sendo mais comum à esquerda do que à direita, confinada no terço distal e associada a outras lesões endometrióticas na pelve.[6] O envolvimento peritoneal, do ligamento uterossacral e dos ovários, pode provocar compressão da parede ureteral. Raramente, o envolvimento ureteral pela endometriose é intrínseco, resultando em estreitamento, fibrose e proliferação da musculatura.[10]

APRESENTAÇÃO CLÍNICA

Geralmente, a endometriose no trato urinário ocorre em mulheres com idade entre 25 e 40 anos. Entretanto, pode existir após a menopausa, estando relacionada à obesidade e à reposição hormonal, pela elevação dos níveis séricos de estrogênio.[1] A apresentação clínica caracteriza-se por sintomas de armazenamento do trato urinário inferior, como hesitação, diminuição do intervalo miccional, dor suprapúbica e disúria.

Esses sintomas são cíclicos e relacionados ao ciclo menstrual, sendo o sintoma clássico a hematúria catamenial (relacionada ao fluxo menstrual) que acomete de 16% a 35% das pacientes.[1,4,11,12]

Pacientes com endometriose na bexiga podem apresentar aumento na sensibilidade e massa palpável da parede anterior da vagina em aproximadamente 50% dos casos.[1] Os sinais e sintomas relacionados à endometriose na bexiga e sua prevalência estão resumidos na Tabela 42.1.

O envolvimento ureteral costuma ter apresentação inespecífica e insidiosa. Normalmente, os sintomas são relacionados a dismenorreia (90%), dispareunia (85%) a dor pélvica crônica. Cerca de 50% das pacientes não apresentam sintomas relacionados ao trato urinário, devendo-se suspeitar em casos de cólica renal crônica (5%), lombalgia (30%), disúria (30%), hematúria e atrofia renal assintomática.[13] Frequentemente, os implantes de endometriose são constatados apenas no intraoperatório. No entanto, de acordo com Stillwell, 50% das pacientes com envolvimento ureteral apresentavam algum sintoma.[14] Abrão et al. também relatam que 75% das doentes com acometimento ureteral tinham dismenorreia severa ou incapacitante, enquanto 38,5% das com endometriose na bexiga e 24,8% daquelas sem acometimento do trato urinário queixavam-se desse sintoma.[4]

| Tabela 42.1 Prevalência dos sinais e sintomas da endometriose na bexiga. ||
Sinais e Sintomas	Prevalência
Aumento da frequência miccional	41% a 71%
Urgência	41% a 78%
Disúria	14% a 21%
Dor suprapúbica	38% a 78%
Noctúria	50% a 75%
Incontinência urinária	21%
Hematúria	19% a 30%
Massa pélvica	50%

DIAGNÓSTICO

A maioria das pacientes com envolvimento vesical ou ureteral está classificada nos estágios III ou IV da doença, necessitando de investigação anatômica adequada dos órgãos pélvicos e do trato urinário superior. A Tomografia Computadorizada (TC) com fase excretora tardia fornece imagens de obstrução patológica e deve ser o exame de escolha nos casos de suspeita ou alteração do trato urinário, constatada na ultrassonografia. Mais de um terço dessas pacientes apresentam algum prejuízo na excreção renal quando têm lesão identificada na TC.[3]

A ressonância magnética é boa opção para as paciente com prejuízo da função renal, e alguns autores preconizam como sendo a melhor opção para avaliar o trato urinário e focos de endometriose na pelve.[15] Os focos de endometriose caracterizam-se por hipersinal nas imagens ponderadas em T1 e hipossinal nas ponderadas em T2. A endometriose vesical pode ser identificada como massa submucosa, com focos hemorrágicos e fibrose reativa.[16]

Quando há suspeita do envolvimento vesical, deve-se realizar cistoscopia rígida ou flexível e biópsia da lesão suspeita, uma vez que elas podem ser confundidas com carcinoma urotelial. Quando indicada, a cistoscopia confirma alguma anormalidade em 90% dos casos. No entanto, o material da biópsia pode ser insuficiente devido à natureza transmural da endometriose vesical.[17]

■ TRATAMENTO

A endometriose urológica isolada é rara, e, quando presente, a bexiga é o local mais acometido.[3] Dessa forma, o objetivo principal nas pacientes com endometriose vesical é aliviar os sintomas, restabelecer a funcionalidade, preservar a fertilidade e evitar a recorrência. Deve-se levar em consideração a idade, a extensão da doença, a gravidade dos sintomas, o impacto na função menstrual e a preservação das demais estruturas pélvicas. Da mesma forma, o tratamento das lesões ureterais tem os mesmos objetivos, mas com a particularidade de se dar ênfase à preservação da função renal e, quando possível, à manutenção da drenagem do trato urinário superior.[17]

Tratamento endoscópico

A ressecção transuretral da endometriose nas lesões vesicais não demonstrou bons resultados. Em virtude da natureza transmural da lesão, torna-se difícil a ressecção completa e segura dos nódulos de endometriose sem causar perfuração e lesão das estruturas intraperitoneais. Nessa modalidade de tratamento, são descritas altas taxas de recorrência de até 35%.[3,18] Schneider *et al.* descreveram pequena série de casos em que o tratamento endoscópico foi resolutivo em um terço dos casos (5 de 15) em uma média de seguimento de 20 meses.[19] Generao *et al.* descreveram um relato de caso com ablação ureteroscópica com *Holmium Laser*, seguida de terapia hormonal com leuprolide. Desta maneira, esta pode ser uma opção de tratamento mais conservador para as pacientes que não podem se submeter a procedimento mais invasivo, quando a lesão for no ureter proximal ou quando há uma preocupação com a preservação renal.[20]

Tratamento cirúrgico

Uma vez que o tratamento clínico não gera resultados expressivos, com altos índices de recorrência, além da morbidade associada ao longo uso dos medicamentos[21,22] e a via endoscópica desempenha papel importante para o diagnóstico e confirmação anatomopatológica, atualmente os melhores resultados são alcançados com a ressecção cirúrgica dos nódulos de endometriose.

Na maioria dos casos são lesões únicas na cúpula vesical, que são facilmente identificáveis pelo acesso transperitoneal e, portanto, passíveis de serem tratadas por laparoscopia com baixa morbidade e bons resultados a longo prazo.[3]

Cistectomia parcial laparoscópica

A via laparoscópica é a ideal e pode ser combinada à ressecção endoscópica com a faca de Collins, para proporcionar uma margem de segurança da lesão e do meato ureteral e facilitar a sutura laparoscópica subsequente. A colocação de uma sonda vesical de demora de três vias calibrosa (nº 20 Fr), para evitar possíveis entupimentos, permite ainda testar a sutura vesical instilando soro ou solução azul de metileno. Ao término da cirurgia, essa sonda deve ser mantida e permanecer por 7 a 14 dias para proporcionar a cicatrização vesical completa, livre de tensão.

O espaço retropúbico é acessado através de uma incisão transversa no peritônio, limitando-se lateralmente pelas artérias umbilicais obliteradas e medialmente pelo úraco, permitindo mobilização cranial e lateral da bexiga para realizar sua sutura após a ressecção do nódulo.

Fecha-se a bexiga com fio absorvível 2-0, com agulha cilíndrica, tanto mono quanto multifilamentar. A técnica de sutura contínua em uma única camada deve ser preferencialmente aplicada, uma vez que a sutura em duas camadas pode comprometer a capacidade vesical. Recomenda-se sempre a drenagem da cavidade abdominal, para diagnóstico de possíveis fístulas e sangramento, haja vista que são as principais complicações relatadas no pós-operatório imediato. No longo prazo, a paciente pode apresentar diminuição da capacidade vesical e sintomas de armazenamento do trato urinário inferior. Antibioticoprofilaxia cobrindo Gram-negativo e Gram-positivo é preconizada, da mesma forma que a tromboprofilaxia.

Manejo do ureter

O intuito de alcançar uma excisão completa dos nódulos de endometriose e assim evitar recidiva, faz com que o tratamento do envolvimento ureteral seja uma das cirurgias mais desafiadoras. Inicialmente, a colocação de cateter duplo J e a nefrostomia percutânea são medidas temporárias para desobstruir o ureter e para preservar a função renal, que pode estar comprometida, a depender do tempo de evolução da doença.

Frenna descreveu a seguinte classificação para endometriose ureteral:[23]

A. Endometriose provocando estenose severa;
B. Endometriose envolvendo circularmente o ureter, mas sem provocar estenose severa;
C. Endometriose na parede do ureter, mas sem envolver sua circunferência.

De acordo com esse autor, pacientes que se enquadram nas classificações B e C são candidatas a um manejo laparoscópico conservador pela ureterólise. Há seis séries de casos empregando essa técnica, envolvendo 96 pacientes em um seguimento de 2 a 50 meses, relatando apenas duas recorrências.[23-28] Entretanto, Antonelli *et al.* preconizam a ureterólise apenas nos casos de lesões não estenosantes, extrínsecas e isoladas no ureter, correspondendo a uma lesão Frenna tipo C. Segundo ele, as doentes que apresentam lesões mais extensas devem ser tratadas com ureteroneocistostomia.

Algumas pacientes podem ser submetidas à ressecção ureteral seguida de reconstrução término-terminal. Entretanto, esse procedimento possui uma série de ressalvas e seus resultados são inferiores à ureteroneocistostomia. Há diversos relatos de reconstrução com ureteroneocistostomia laparoscópica, pelas técnicas de Psoas-*hitch* ou Boari, inclusive relatos com duplicidade ureteral.[29]

Relembrando algumas características anatômicas, o ureter recebe ramos da artéria renal, aorta e artéria ovariana medialmente em sua porção proximal. Em sua porção distal, os ramos tornam-se mais laterais, provenientes das artérias vesicais e ilíaca interna. Portanto, sua porção medial, da altura do polo interior do rim até a bacia, é o trecho menos vascularizado e, portanto, o local de maior risco de isquemia.

Os princípios para a reconstrução ureteral, tanto na cirurgia aberta como na laparoscópica, são:

- Anastomose sem tensão;
- Exérese da borda ureteral desvitalizada;
- Espatulada ou anastomose oblíqua das margens ureterais;
- Sutura com fios absorvíveis e livre de vazamentos (fios 4-0 de poliglactina ou poliglecaprone);
- Derivação da anastomose com cateter duplo J;
- Preservar a adventícia e suprimento sanguíneo.

A ureteroureterostomia é boa opção no reparo dos terços médio e proximal do ureter quando a lesão for menor que 2 cm. O primeiro passo desse procedimento é a realização de uma ureterólise. A seguir, os ureteres são espatulados obliquamente por 5 mm. A colocação de cateter duplo J facilita o realinhamento e anastomose.

A ureteroneocistostomia é escolha das reconstruções quando se acomete o terço distal do ureter, tanto laparoscópica como aberta. Pode-se realizá-la sem a necessidade de manobras de alongamento do ureter, através de técnica Lich-Gregoir ou túnel extravesical.

Ureterólise laparoscópica

O procedimento inicia com a incisão do peritônio ao longo da parede pélvica. A seguir, identifica-se o ureter, isolando-o com uma dissecção romba até o ligamento uterossacro, tomando cuidado em minimizar o manuseio e preservar a adventícia, evitando a esqueletização excessiva, o que aumenta o risco de estenose no pós-operatório. Eventualmente, a ressecção das lesões de endometriose pode danificar a camada adventícia. Quando necessário, deve-se realizar uma ressecção do segmento ureteral acometido pela endometriose, seguido de reparo com fio absorvível 4-0 de poliglactina ou poliglecaprone. Nos casos em que for necessário o reparo do ureter, um cateter duplo J deve ser colocado e mantido por seis semanas.

As complicações da ureterólise laparoscópica no tratamento da endometriose são raras, com poucos relatos na literatura. Um estudo com 80 pacientes submetidos à ureterólise teve uma taxa de complicação de 3,7% (três casos) em um seguimento de longo prazo.[24] Essas três pacientes que evoluíram com fístula ureteral apresentavam envolvimento ureteral maior que 4 cm na cirurgia inicial.

Considerando a taxa de reintervenção como preditor de resultado, Caminni *et al.* apresentaram 96% livres de reintervenção em 12 meses, e 87% em 24 meses.[24] Séries menores mostraram taxas maiores de reintervenção ao redor de 15% a 30%.[30] Esses estudos tinham maior porcentagem de casos com grande volume de doença e acometimento intrínseco do ureter. Complicação precoce, como urinoma e fístula, e as complicações tardias, como estenose, foram tratadas tanto pela via convencional aberta quanto pela laparoscópica, e, em alguns casos, endoscópica, com colocação de cateter duplo J e nefrostomia.

Posteriormente, Frenna *et al.* publicaram uma série de 54 pacientes cujo índice de estenose foi de 5,5%. Outras complicações relatadas foram uma lesão de ureter com reparo no intraoperatório, duas colocações de duplo J devido à dissecção ampla do ureter, uma fístula ureterovaginal, e dois casos de retenção urinária transitória. O escore de controle de dor no pós-operatório foi elevado, com índice de satisfação de 76%.[23]

Em geral, a taxa de lesão ureteral em procedimentos laparoscópicos ginecológicos é ao redor de 0,2% a 2%, mas atingem 38% quando os casos são por endometriose.[31]

Não há estudos prospectivos randomizados demonstrando a superioridade da laparoscopia em relação à laparotomia na abordagem ureteral. Apesar de um tempo cirúrgico maior, ao redor de três a quatro horas, a técnica laparoscópica oferece benefícios, como menor morbidade e menor tempo de convalescença, tendo como tempo médio de internação 1,8 dias.[25] Ademais, a laparoscopia oferece vantagem em relação à amplificação da imagem, e melhor visualização das estruturas pélvicas.

Bosev *et al.* publicaram a maior casuística de ureterólise laparoscópica no tratamento da endometriose com 96 pacientes. Nessa série, 64% dos casos eram à esquerda e 10% bilaterais. Em um seguimento de 2 a 50 meses, não houve relatos de recorrência no trato urinário. Essa série conclui que a ureterólise laparoscópica é tratamento efetivo e seguro, mesmo para os casos com dilatação ureteral moderada ou severa.[28]

A colocação de cateter duplo J de rotina na ureterólise laparoscópica é controversa e alguns autores criticam-na, considerando um tempo cirúrgico desnecessário, que aumenta os custos, sem benefícios comprovados. Por outro lado, ele pode ajudar a identificar eventual violação da camada muscular do ureter e, assim, evitar uma complicação e reoperação posterior.

Camanni *et al.* mostraram baixo risco de fístula (3,7%) em sua série, não colocando rotineiramente o cateter de duplo J, e, ainda, inferem que provavelmente a colocação pré-operatória não evitaria esse tipo de complicação. Weingertner *et al.*[31] analisaram especificamente a necessidade de colocação do cateter duplo J em uma série de 145 pacientes com endometriose pélvica profunda, submetidos ao tratamento laparoscópico. Nessa série, apenas 11,7% necessitaram do cateter duplo J em algum momento do estudo. Em sete pacientes, o cateter duplo J foi colocado previamente à cirurgia, devido a hidronefrose, distorções ureterais em exame de imagem ou lesão ureteral em cirurgias prévias. No perioperatório, o implante do duplo J foi necessário em outros sete casos pela dissecção agressiva na ressecção da lesão, ressecção ureteral, dúvida sobre a integridade do ureter, dilatação ureteral que não foi previamente identificada, e, em um caso, de endometriose da bexiga com ressecção do trígono. No pós-operatório, três casos necessitaram do cateter duplo J, por fístula ureterovaginal, obstrução ureteral e dúvida sobre a integridade ureteral. No geral, cinco complicações maiores (duas fístulas vesicovaginais, três complicações ureterais) ocorreram, apesar da colocação do cateter duplo J, dentre os 145 pacientes operados. Por outro lado, a colocação do duplo J é procedimento relativamente simples e rápido, pode evitar uma operação desnecessária, e, deste modo, suas desvantagens são minimizadas. Não há necessidade de deixar a paciente sob profilaxia com antibióticos, como sugerido na maioria dos artigos, e a sua remoção é também procedimento simples e rápido, sob anestesia local. Cerca de 70% das lesões ureterais são diagnosticadas no pós-operatório[32] e grande parte delas poderia ser evitada se um cateter duplo J estivesse presente e a lesão identificada no intraoperatório.

Ressecção ureteral e reconstrução

De fato, a fístula urinária, a estenose ureteral e os distúrbios vesicais decorrentes da dissecção pélvica são complicações temidas no tratamento da endometriose; portanto, o tratamento menos invasivo é a primeira escolha nessa doença, mas, nos casos em que a ureterólise é insuficiente ou quando há recidiva, a ressecção da lesão e a reconstrução com ureteroneocistostomia é a melhor opção.[3,23,33] Quando a lesão for intrínseca, maiores que 3 cm ou nos casos de comprometimento da vascularização, também deve-se considerar a ressecção da lesão.[28,31]

A endometriose intrínseca é patologicamente distinta, e nem sempre possível de ser determinada no pré-operatório. O manejo conservador e a programação de uma segunda intervenção é estratégia a ser considerada nesses casos. Entretanto, alguns autores preconizam o tratamento definitivo com a excisão de lesões muito extensas e intrínsecas, seguido de reconstrução com ureteroneocistostomia, contrapondo-se ao tratamento conservador com ureterólise e terapia hormonal subsequente.[25]

Apesar de não ser possível antecipar o grau de acometimento, no intraoperatório deve-se analisar o comprimento e a localização do envolvimento do ureter pela endometriose para se definir a melhor reconstrução. A maioria dos casos envolve o terço distal, permitindo sua excisão seguida de reimplante direto na bexiga. Quando o segmento excisado é mais longo ou o segmento envolvido é proximal, manobras de alongamento para se anastomosar sem tensão são realizadas com uma bexiga psoica ou pela criação de um *flap* de bexiga (Boari). Na Tabela 42.2 relacionamos as técnicas de reconstrução com a extensão do ureter acometido:[34]

Tabela 42.2 Técnicas de reconstrução e extensão.	
Técnica	Extensão ureteral (cm)
Ureteroureterostomia	2 a 3
Ureteroneocistostomia	4 a 5
Psoas-*hitch*	6 a 10
Boari-*flap*	12 a 15
"Renal descensus"	5 a 8

A reconstrução do ureter médio e proximal, quando o segmento ressecado é curto (2 a 3 cm), pode ser realizada com ureteroureterostomia. Deve-se procurar uma dissecção para alcançar mobilidade suficiente para se fazer uma anastomose dos cotos do ureter sem tensão, com o intuito de se evitar estenose posterior. Ademais, deve-se ressecar a borda ureteral desvitalizada para não realizar anastomose em tecidos com vascularização inadequada, o que pode aumentar os riscos de fístula e estenose. A espatulação deve ser efetuada nos cotos proximal e distal, de modo que fiquem de lados opostos. Essa forma permite uma anastomose ampla, com menor chance de estenose. Nos casos em que o ureter estiver dilatado, ao invés de espatulá-lo pode-se realizar uma secção oblíqua da extremidade. As suturas devem ser feitas com fio absorvível e é recomendado manter um cateter duplo J por quatro a seis semanas, manter sonda vesical de demora por 24 a 48 horas, além da drenagem da cavidade abdominal. No intraoperatório, uma irrigação vesical com azul de metileno ajuda a identificar algum extravasamento da anastomose. A taxa de sucesso é alta, ao redor de 90%.[35] Em suspeita de fístula urinária, deve-se conferir se o cateter duplo J está bem colocado. Se o dreno intra-abdominal for de sucção, recomenda-se retirar o vácuo para não perpetuar a fístula. Descrito pela primeira vez em 1992, por Nezhat e a reconstrução pela via laparoscópica é factível e segura.[36] Os mesmos autores demonstraram bons resultados em uma série pequena de oito pacientes com apenas um caso de re-cidiva, em um curto seguimento de dois a seis meses.[25] Mais recentemente, a laparoscopia assistida pela robótica acrescentou uma série de vantagens como a visão tridimensional, ampliação da imagem, sete graus de movimento e eliminação de tremor da mão. No momento, pequenas séries e alguns relatos de casos demonstraram bons resultados.[37-40]

Nos casos de lesões localizadas no ureter distal, a feitura de anastomose término-terminal sem tensão torna-se difícil. Nesses casos, a elevação da bexiga pelas técnicas de Psoas-*hitch* ou Boari-*flap* deve ser considerada. Eventualmente, em ressecções pequenas e mais distais, uma ureteroneocistostomia é factível sem essas medidas e pode ser considerada se a anastomose não ficar sob tensão. Uma anastomose direta, sem tubularização e confecção de mecanismos antirrefluxo é aceitável, mas deve-se considerar o risco de ocorrer refluxo vesico-ureteral no pós-operatório. Uma revisão retrospectiva não comprovou diferença quanto ao risco de infecção e estenose nos grupos em que se realizou um mecanismo antirrefluxo em relação aos que não se fez.[41]

Quando necessário, o Psoas-*hitch* (Figura 42.2) é um método efetivo para corrigir as obstruções do ureter

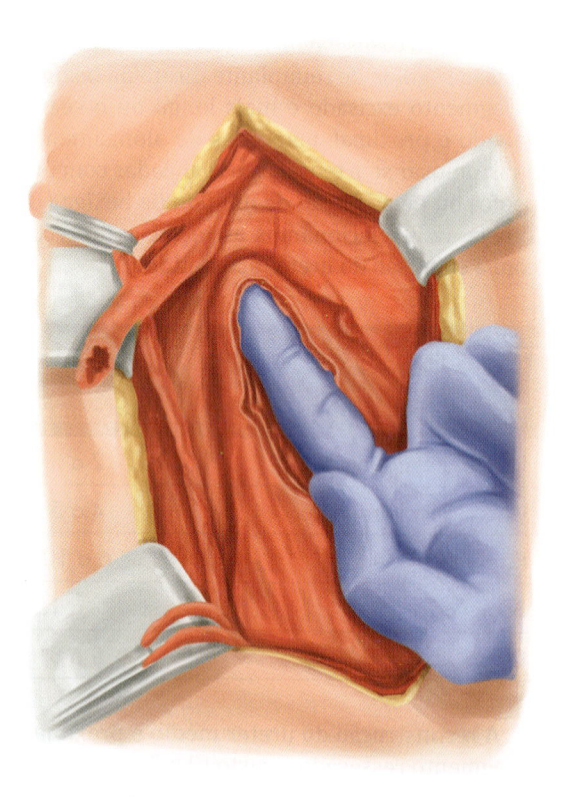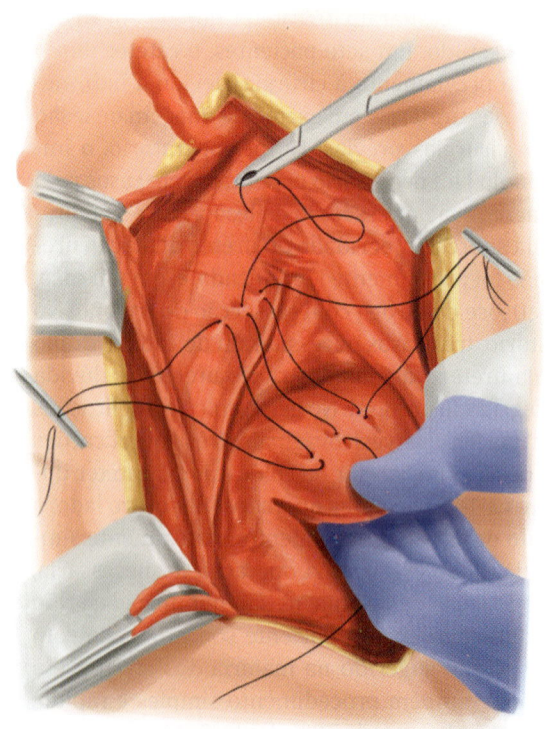

Figura 42.2 Psoas-*hitch*.
Fonte: Stein. *Psoas-hitch and Boari-flap utereroneocystostomy*. BJU Int. 2013.

distal, mas lesões que acometem ureter médio algumas vezes necessitam de uma associação com um Boari-*flap*. O procedimento consiste em liberar a bexiga de sua fixação do peritônio, seccionando os ligamentos ao seu redor, de modo a conseguir posicionar a cúpula vesical na altura dos vasos ilíacos. Se necessário, a ligadura das artérias vesicais superiores contralaterais acrescenta maior mobilidade à bexiga. Contraindicação para o Psoas-*hitch* é bexiga com paredes espessadas e contraída, pois apresentaria mobilidade limitada. A cúpula vesical é fixada no tendão do músculo psoas menor ou maior, com fios absorvíveis. Um cuidado deve ser dado para evitar lesar o nervo genitofemoral e femoral.

Quando o segmento do ureter acometido for longo ou quando a mobilidade é limitada, o Boari-*flap* (Figura 42.3) é alternativa útil. Essa técnica permite reconstrução de 12 a 15 cm, alcançando a pelve renal em algumas circunstâncias, principalmente no lado direito. O Boari-*flap* consiste em confeccionar um retalho tubular com um segmento retangular da bexiga e anastomosar ao ureter. Para isso, a base desse retalho deve ter cerca de 4 cm e sua extremidade pelo menos 3 cm, sendo o comprimento igual ao segmento ureteral que se deseja substituir. A fim de evitar o risco de isquemia desse retalho, a proporção do comprimento e da largura não deve ser superior à razão 3:1. Da mesma forma que o Psoas-*hitch*, o Boari-*flap* é procedimento inadequado nos casos de bexiga com baixa capacidade. A via laparoscópica para ambos os procedimentos foi realizada com sucesso,[42,43] assim como a via assistida por robô[39,44,45](Figura 42.4). No entanto, estudos clínicos desses procedimentos por via minimamente invasiva são escassos na literatura e a experiência relatada geralmente refere-se a resultado de curto e médio prazo.

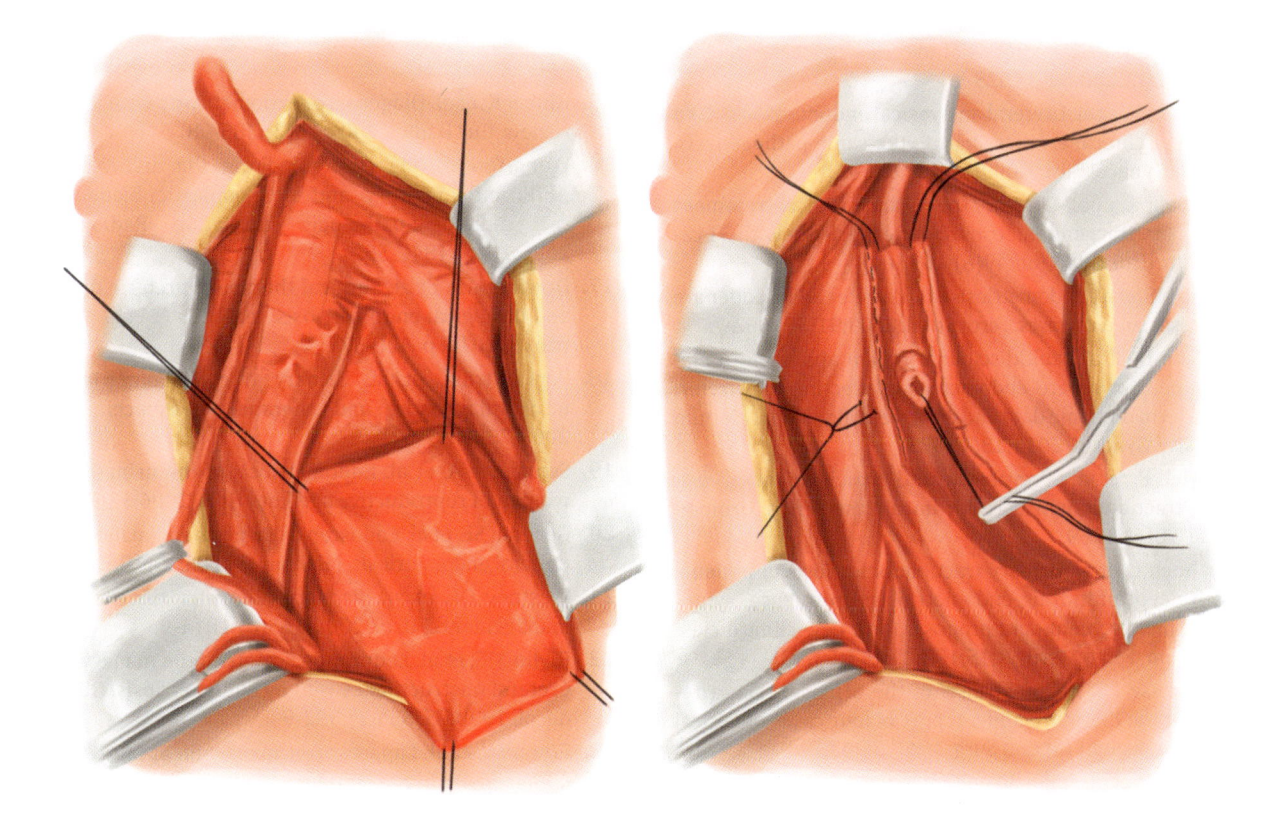

Figura 42.3 Boari-*flap*.
Fonte: Stein. *Psoas-hitch and Boari-flap utereroneocystostomy*. BJU Int. 2013.

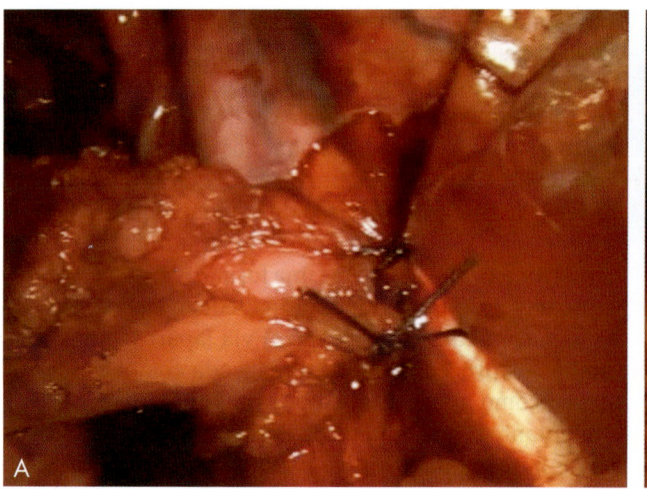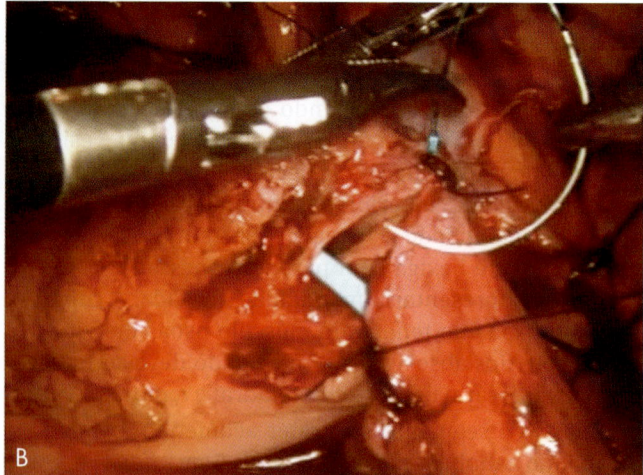

Figura 42.4 Psoas-hitch por laparoscopia. **(A)** Fixação da bexiga no tendão. **(B)** Reimplante à Gregoire.

REFERÊNCIAS BIBLIOGRÁFICAS

1. Comiter C V. Endometriosis of the urinary tract. Urol Clin North Am. 2002;29(3):625-9.

2. Berlanda N, et al. Ureteral and vesical endometriosis. Two different clinical entities sharing the same pathogenesis. Obstet Gynecol Surv. 2009;64(12):830-42.

3. Antonelli A, et al. Clinical aspects and surgical treatment of urinary tract endometriosis: our experience with 31 cases. Eur Urol. 2006 Jun;49(6):1093-8.

4. Abrao MS, et al. Endometriosis of the ureter and bladder are not associated diseases. Fertil Steril. 2009;91(5):1662-7.

5. Soriano D, et al. Multidisciplinary team approach to management of severe endometriosis affecting the ureter: long-term outcome data and treatment algorithm. J Minim Invasive Gynecol. 2011;18(4):483.

6. Gabriel B, et al. Prevalence and management of urinary tract endometriosis: a clinical case series. Urology. 2011;78(6):1269.

7. Knabben L, et al. Urinary tract endometriosis in patients with deep infiltrating endometriosis: prevalence, symptoms, management, and proposal for a new clinical classification. Fertil Steril. 2015;103(1):147-53.

8. Abeshouse BS. Endometriosis of the urinary tract: a review of the literature and a report of four cases of vesical endometriosis. J Int Coll Surg. 1960;34:43-8.

9. Parker RL, et al. Polypoid endometriosis: a clinicopathologic analysis of 24 cases and a review of the literature. Am J Surg Pathol. 2004;28(3):285-9.

10. Kurman RJ, et al. Blaustein's pathology of the female genital tract. 3rd ed. New York: Springer; 1987. p.516.

11. Chapron C, et al. Surgery for bladder endometriosis: long-term results and concomitant management of associated posterior deep lesions. Hum Reprod. 2010;25(4):884-9.

12. Maccagnano C, et al. Diagnosis and treatment of bladder endometriosis: state of the art. Urol Int. 2012;89(3):249-54.

13. Gustilo-Ashby AM, et al. Treatment of urinary tract endometriosis. J Minim Invasive Gynecol. 2006;13(6):559-65.

14. Stillwell TJ, et al. Endometriosis of ureter. Urology. 1986;28(2):81-7.

15. Kinkel K, et al. Diagnosis of endometriosis with imaging: a review. Eur Radiol. 2006;16(2):285-98.

16. Wong-You-Cheong JJ, et al. From the archives of the AFIP: inflammatory and nonneoplastic bladder masses: radiologic-pathologic correlation. Radiographics. 2006;26(6):1847-55.

17. Dowling AR, et al. Surgical therapies: ureteric dissection and urological endometriosis. In: Linda C. et al. Endometriosis. 2012. p. 426-37.

18. Pérez-Utrilla, et al. Urinary tract endometriosis: clinical, diagnostic, and therapeutic aspects. Urology. 2009;73(1):47-53.

19. Schneider A, et al. Endometriosis of the urinary tract in women of reproductive age. Int J Urol. 2006;13(7):902-4.

20. Generao SE, et al. Endoscopic diagnosis and management of ureteral endometriosis. J Endourol. 2005;19(10):1177-81.

21. Westney OL, et al. Bladder endometriosis: conservative management. J Urol. 2000;163(6):1814-9.

22. Rivlin ME, et al. Leuprolide acetate in the management of ureteral obstruction caused by endometriosis. Obstet Gynecol. 1990;75(3 Pt 2):532-9.

23. Frenna V, et al. Laparoscopic management of ureteral endometriosis: our experience. J Minim Invasive Gynecol. 2007;14(2):169-77.

24. Camanni M, et al. Laparoscopic conservative management of ureteral endometriosis: a survey of eighty patients submitted to ureterolysis. Reprod Biol Endocrinol. 2009;7:109.

25. Nezhat C, et al. Urinary tract endometriosis treated by laparoscopy. Fertil Steril. 1996;66(6):920–4.

26. Donnez J, et al. Ureteral endometriosis: a complication of rectovaginal endometriotic (adenomyotic) nodules. Fertil Steril. 2002;77(1):32-7.

27. Seracchioli R, et al. Importance of retroperitoneal ureteric evaluation in cases of deep infiltrating endometriosis. J Minim Invasive Gynecol. 2008;15(4):435-43.

28. Bosev D, et al. Laparoscopic management of ureteral endometriosis: the Stanford University hospital experience with 96 consecutive cases. J Urol. 2009;182(6): 2748-53.

29. Nezhat C, et al. Laparoscopic ureteroneocystostomy and vesicopsoas hitch with double ureter for infiltrative endometriosis: a case report. J Reprod Med. 2009;54(6):407-12.

30. Ghezzi F, et al. Outcome of laparoscopic ureterolysis for ureteral endometriosis. Fertil Steril. 2006;86(2):418-22.

31. Weingertner AS, et al. The use of JJ stent in the management of deep endometriosis lesion, affecting or potentially affecting the ureter: a review of our practice. BJOG. 2008;115(9):1159-64.

32. Ostrzenski A, et al. A review of laparoscopic ureteral injury in pelvic surgery. Obstet Gynecol Surv. 2003;58(12):794-9.

33. Chen H-Y, et al. Failure of laparoscopy to relieve ureteral obstruction secondary to endometriosis. Taiwan J Obstet Gynecol. 2006;45(2):142-9.

34. Stephen Y, et al. Management of upper urinary tract obstruction. In: Wein AJ, et al. Campbell-Walsh Urology. 10th ed. New York: Elsevier; 2011. p.1087.

35. Guiter J, et al. Re-establishment of urinary continuity by uretero-ureterostomy in renal transplantation. Apropos of 135 cases. J Urol (Paris). 1985;91(1):27-32.

36. Nezhat C, et al Laparoscopic repair of ureter resected during operative laparoscopy. Obstet Gynecol. 1992;80(3 Pt 2):543-9.

37. McClain PD, et al. Robotic reconstructive surgery for ureteral malignancy: analysis of efficacy and oncologic outcomes. J Endourol. 2012;26(12):1614-7.

38. Mufarrij PW, et al. Intracorporeal double-j stent placement during robot-assisted urinary tract reconstruction: technical considerations. J Endourol. 2012;26(9):1121-9.

39. Mufarrij PW, et al. Robotic reconstruction of the upper urinary tract. J Urol. 2007;178(5):2002-9.

40. Musch M, et al, Loewen H, Davoudi Y, Kroepfl D. Robot-assisted reconstructive surgery of the distal ureter: single institution experience in 16 patients. BJU Int. 2013;111(5):773-83.

41. Stefanović KB, et al. Non-antireflux versus antireflux ureteroneocystostomy in adults. Br J Urol. 1991;67(3):263.

42. Nezhat CH, et al. Laparoscopic ureteroneocystostomy and vesicopsoas hitch for infiltrative endometriosis. JSLS. 2004;8(1):3.

43. Fugita OE, et al. The laparoscopic Boari flap. J Urol. 2001;166(1):51-3.

44. Patil NN, et al. Robotic-assisted laparoscopic ureteral reimplantation with psoas hitch: a multi-institutional, multinational evaluation. Urology. 2008;72(1):47-51.

45. Schimpf MO, et al. Robot-assisted laparoscopic distal ureteral surgery. JSLS. 2009;13(1):44-9.

Capítulo **43**

■ **Nucelio Luiz de Barros Moreira Lemos** ■ **Augusta Morgado Ribeiro**
■ **Marta Maria Kemp**

Tratamento Cirúrgico da Endometriose: Comprometimento Nervoso

■ INTRODUÇÃO

A endometriose pélvica profunda (EPP) já foi descrita em praticamente todos os órgão pélvicos, incluindo os nervos do plexo lombossacral. Neste caso, além dos sintomas clássicos de dismenorreia, dispareunia de profundidade e dor pélvica crônica, a endometriose produz sintomas característicos dos encarceramentos intrapélvicos, descritos anteriormente. Outro problema nervoso associado à endometriose é a lesão iatrogênica dos nervos intrapélvicos, foco deste capítulo.

O tratamento radical da EPP por laparoscopia já é bem estabelecido e tem eficácia comprovada, principalmente nos casos mais sintomáticos,[1,2] sendo esta a filosofia cirúrgica adotada pela maioria dos centros de referência no Brasil e no mundo.[3] No entanto, durante os procedimentos radicais, pode ocorrer a lesão iatrogênica dos nervos autonômicos da pelve, acarretando disfunção urinária e anorretal em até 38,5% das pacientes, a depender do local das lesões.[4-7]

Possover *et al.*[8] foram os primeiros a descrever uma técnica para preservação nervosa durante o tratamento da EPP e a batizaram de técnica LANN (*laparoscopic neuronavigation*, em português "neuronavegação laparoscópica"), pois ela se baseia na neuroestimulação intraoperatória para identificação e dissecção dos nervos intrapélvicos. Os autores observaram drástica redução em sua taxa de retenção urinária, que caiu para 0,61%.

Desde então, vários grupos passaram a desenvolver e a adotar técnicas de neuropreservação, conservando a função autonômica da pelve, com taxas de cura e intervalo livre de doença equivalentes às do tratamento tradicional.[9-13]

A literatura demonstra a reprodutibilidade da dissecção intraoperatória e a exposição dos nervos pélvicos ao nível das fossas pararretais e paramétrios, com o objetivo de preservá-los por meio da visualização direta, de forma análoga à utilizada na preservação ureteral – dissecam-se os nervos em uma zona livre de doença, seguindo-os até onde estiverem em íntimo contato com foco da endometriose.[9,14,15]

Uma alternativa à exposição dos nervos é o uso de pontos de referência anatômicos, no intuito de evitar a dissecção em áreas que são, sabidamente, trajeto de nervos, como é o caso da retossigmoidectomia com preservação do mesorreto.[12]

A exposição laparoscópica do plexo hipogástrico inferior é factível para os cirurgiões treinados e com bom conhecimento da neuroanatomia pélvica. Além disso, a simples conscientização da presença dos nervos pélvicos e de seus pontos de referência já diminui sobremaneira o risco de lesão intraoperatória.[9] Assim, o objetivo deste capítulo é revisar a anatomia dos nervos autonômicos da pelve e descrever os passos da técnica LANN, bem como os pontos de referência para a preservação nervosa na cirurgia radical da EPP.

■ NEUROFISIOLOGIA DO ASSOALHO PÉLVICO

Neurofisiologia do trato urinário

O controle voluntário do trato urinário envolve uma série de estruturas do sistema nervoso central e periférico. Como o foco deste capítulo é a preservação dos nervos periféricos, nós nos concentraremos na descrição do papel dessas estruturas: o plexo hipogástrico superior (pré-sacral), os nervos hipogástricos, os nervos esplâncnicos pélvicos, o plexo hipogástrico inferior e os nervos pudendos.

A inervação simpática da uretra e da bexiga se origina nos gânglios para-aórticos de T10 a L3, formando o plexo hipogástrico superior que, por sua vez, dá origem aos nervos hipogástricos direito e esquerdo. Os estímulos parassimpáticos são carregados pelos nervos esplâncnicos pélvicos, originados de S2 a S4.[16,17] A inervação eferente somática do esfíncter estriado uretral e do músculo pubovaginal é carregada pelos nervos pudendos, enquanto as porções posteriores do músculo levantador do ânus são inervadas pelo nervo do levantador do ânus.[18,19]

As divisões somática e simpática do sistema nervoso promovem a continência, e a porção parassimpática é responsável pelo esvaziamento. Durante a maior parte do tempo, estímulos simpáticos basais são disparados constantemente pelos nervos hipogástricos, mantendo a contração tônica do esfíncter interno da uretra e o relaxamento do detrusor. Quando a bexiga se enche além de um determinado limiar, os receptores de estiramento no trígono vesical geram impulsos nervosos que são carregados pelos nervos hipogástricos à coluna torácica e daí ao centro pontino da micção; este, por sua vez, deflagra a micção, que ativa os núcleos parassimpáticos do cone medular, que disparam impulsos através dos nervos esplâncnicos pélvicos, os quais ativam os receptores muscarínicos da bexiga. Concomitantemente, o centro pontino da micção diminui a atividade dos nervos pudendos e suprime o estímulo simpático, causando o relaxamento dos esfíncteres externo e interno da uretra.[16,20,21]

Neurofisiologia anorretal

A continência fecal e a evacuação são mecanismos complexos, que envolvem os músculos do assoalho pélvico e os sistemas nervosos somático e autônomo (simpático e parassimpático).

A inervação simpática do cólon descendente, sigmoide e reto proximal provém dos nervos esplâncnicos lombares (L1-L3), que fazem sinapse no gânglio mesentérico inferior e seguem a irrigação arterial para as paredes intestinais. Já as fibras simpáticas do reto distal, canal anal e esfíncter anal interno têm a mesma origem, mas descem do gânglio mesentérico inferior para o plexo hipogástrico superior e formam os nervos hipogástricos compondo, a partir daí, o plexo hipogástrico inferior, acompanhando a fáscia do músculo pubococcígeo e adentrando o ânus, entre os esfíncteres interno e externo, para integrarem-se com o plexo mioentérico (de Auerbach). As áreas proximais à flexura esplênica do cólon são inervadas pelo vago.[22-24] A liberação de noradrenalina pelas fibras simpáticas causam contração do esfíncter interno do ânus e do canal anal.[25]

Os sinais parassimpáticos advêm dos nervos esplâncnicos pélvicos (S2-S4). Estes nervos cruzam uma curta distância nas fossas pararretais, para encontrarem-se com os nervos hipogástricos e formarem os plexos hipogástricos inferiores (esquerdo e direito), inervando os dois terços proximais do reto. A liberação de acetilcolina por essas fibras estimula o plexo mioentérico e a motilidade do reto.[17,26]

A inervação autonômica é feita pelos nervos pudendos (S2-S4), que inervam o esfíncter externo do ânus e as porções anteriores do músculo levantador do ânus, e pelo nervo do músculo levantador do ânus, que inerva as porções posteriores.[16,18,19]

■ ANATOMIA LAPAROSCÓPICA DOS NERVOS INTRAPÉLVICOS

Nervos dos espaços pressacral e pararretal

O plexo hipogástrico superior, formado por fibras do tronco simpático paraórtico, dá origem aos nervos hipogástricos. Esses nervos caminham sobre a fáscia hipogástrica em direção anterior e distal. Após cruzarem aproximadamente dois terços da distância, entre o sacro e o cérvix uterino ou a próstata, suas fibras se ramificam novamente para encontrarem os nervos esplâncnicos pélvicos (descritos a seguir), dando origem ao plexo hipogástrico inferior (Figura 43.1).

Os nervos hipogástricos carregam os sinais simpáticos que causam o relaxamento do músculo detrusor e a contração dos esfíncteres internos da uretra e do ânus, promovendo a continência. Eles também carre-

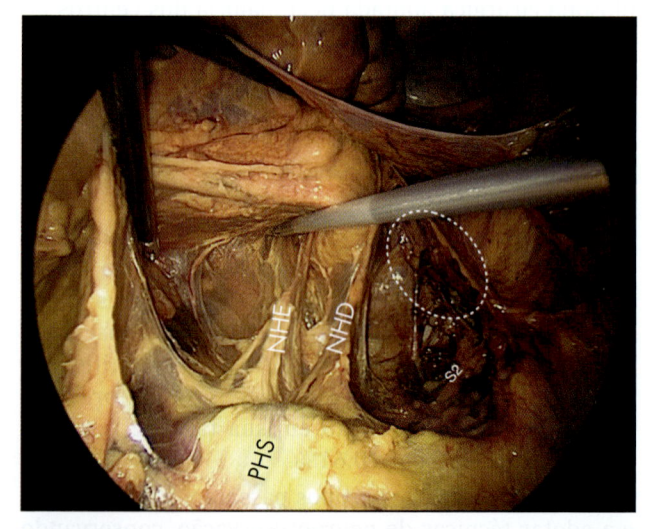

Figura 43.1 Oriundos do plexo hipogástrico superior (PHS), os nervos hipogástricos direito (NHD) e esquerdo (NHE) unem-se aos nervos esplâncnicos pélvicos para formarem o plexo hipogástrico inferior (círculo tracejado).

gam aferência nociceptiva e proprioceptiva das vísceras pélvicas.[27,28]

O limite lateral do espaço pré-sacral é a fáscia hipogástrica, formada pelas fibras mediais da fáscia endopélvica, com origem na face anterior do osso sacro e justamedialmente aos forames sacrais.[18] As raízes nervosas sacrais (que têm componentes somáticos – já descritos – e autonômicos) podem ser encontradas imediatamente laterais a essa fáscia (Figura 43.2). Tais fibras deixam os forames sacrais e seguem em sentido anterior e distal, repousando sobre o músculo piriforme e cruzando os vasos ilíacos internos lateralmente, para se reencontrarem, formando os nervos do plexo sacral. Antes de cruzarem os vasos ilíacos internos, emitem os delgados ramos parassimpáticos denominados nervos esplâncnicos pélvicos, que promovem a contração do músculo detrusor e oferecem a inervação parassimpática extrínseca do cólon descendente, sigmoide e reto.[29] Esses nervos também carregam os sinais aferentes nociceptivos das vísceras pélvicas. Os nervos esplâncnicos pélvicos se reúnem aos nervos hipogástricos para formarem o plexo hipogástrico inferior na fossa pararretal.[15]

■ PRESERVAÇÃO NERVOSA POR VISUALIZAÇÃO DIRETA, UTILIZANDO A TÉCNICA LANN

A técnica LANN se baseia no conceito de preservação dos feixes nervosos por meio de sua dissecção e exposição, a partir de porções proximais às lesões endometrióticas.[8] Esse conceito é similar ao utilizado na preservação dos ureteres, onde inicia-se a dissecção em uma área livre de doença, antes de sua entrada na área endometriótica, no intuito de facilitar a identificação nas regiões em que há distorção anatômica.[15]

Os nervos esplâncnicos pélvicos são finos feixes nervosos que podem ser facilmente confundidos com trabéculas conjuntivas retroperitoneais. Por isso, só podem ser identificados em sua origem dorsal no momento em que emergem das raízes sacrais. A técnica LANN consiste na estimulação nervosa intraoperatória para identificar as raízes sacrais.[8,15]

Para dissecar as raízes sacrais, deve-se incisar o peritônio na altura do promontório e desenvolver o espaço pré-sacral, cujo limite lateral é a fáscia hipogástrica. Ao abrir-se esta fáscia, encontra-se o músculo piriforme com as raízes sacrais sobre ele. Com a neuroestimulação intraoperatória, identificam-se as raízes pela resposta motora e, seguindo-as distalmente, identificam-se os nervos esplâncnicos pélvicos e o plexo hipogástrico inferior (Figura 43.2).[15,30]

Após a exposição dos nervos esplâncnicos pélvicos, a porção nervosa dos paramétrios e dos pilares vesicais pode ser identificada, permitindo o estabelecimento dos limites de ressecção parametrial segura.[8]

A magnificação da imagem, a facilitação da dissecção pela pressão positiva do pneumoperitôneo, que reduz significativamente o sangramento, e a luz direcionada, que permite melhor visualização de estruturas profundas, são fatores que favorecem o uso da laparoscopia na dissecção retroperitoneal, permitindo o desenvolvimento da técnica LANN e do conhecimento da neuroanatomia pélvica. Além disso, essa técnica se mostrou reprodutível e mais rápida que a ressecção tradicional.[15,27,31]

Vale ressaltar que tal estratégia funciona muito bem em pacientes com endometriose próxima, mas não infiltrando os nervos; no entanto, não é possível liberar os

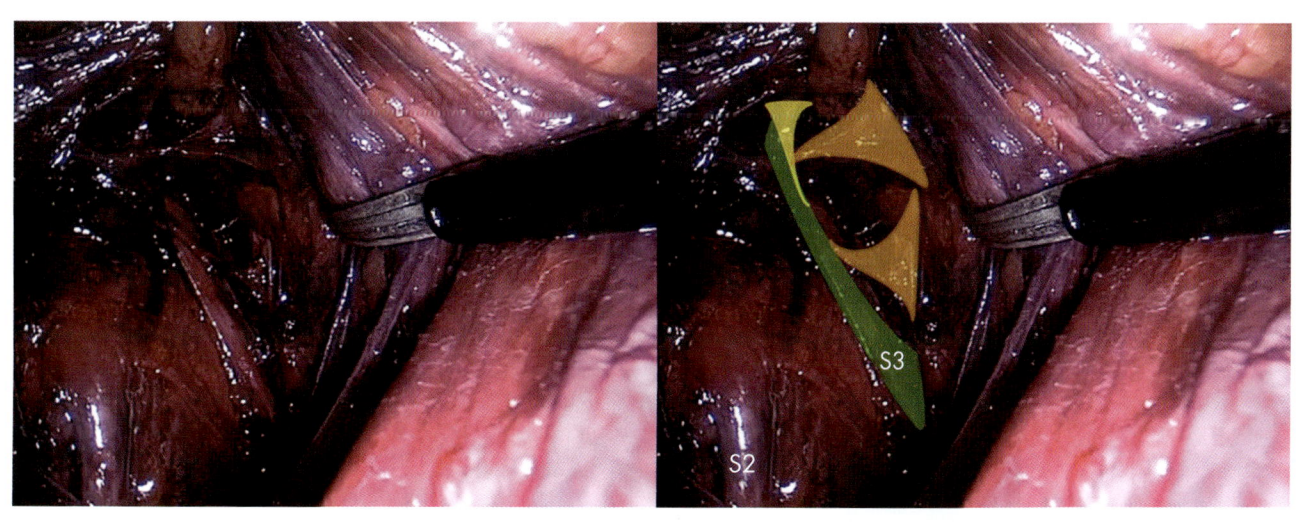

Figura 43.2 Nervos esplâncnicos pélvicos brotando de S3 do lado esquerdo. A referência à direita marca os feixes mais horizontais, para o reto, em bege, e as mais verticais, para a bexiga, em amarelo.

nervos esplâncnicos pélvicos envoltos pela endometriose, uma vez que esta produz firmes aderências que impossibilitam a dissecção dos nervos sem sua destruição, dado o diâmetro delgado destes. Nesses casos, recomendam-se a dissecção e a exposição bilateral dos nervos esplâncnicos pélvicos, na tentativa de estimar o tamanho do dano a ser infringido ao ressecar-se a endometriose. Essa situação deve ser discutida no pré-operatório com a paciente e, caso ela informe que prefere a disfunção urinária à dor, recomenda-se que ela seja treinada para o cateterismo intermitente e decida se esta é realmente sua opção. Na maioria dos casos com acometimento bilateral dos nervos esplâncnicos e plexo hipogástrico inferior, a remoção incompleta da doença parece ser a decisão mais sensata.[15]

■ PRESERVAÇÃO NERVOSA PELO USO DE REFERÊNCIAS ANATÔMICAS: TÉCNICA *NON-TOUCH*

A técnica LANN, descrita anteriormente, é a que requer maior treinamento do cirurgião, imagem de alta definição e neuroestimulação intraoperatória – condições nem sempre disponíveis. Nos casos em que essas condições não são atendidas, pode-se optar pelos pontos de referência, para evitar as áreas de maior densidade nervosa e, portanto, maior risco de lesão. Essas técnicas são chamadas *non-touch* (sem tocar), uma vez que envolvem a redução da radicalidade, com o objetivo de evitar as iatrogenias, em detrimento do aumento do risco de remanescência de focos de doença ativa. Vamos, agora, entender essas referências.

A Figura 43.3 mostra a visão peritoneal do escavação retouterina de uma paciente cujos nervos esplâncnicos foram dissecados. Observe a área de dissecção (perímetro tracejado) sob o peritôneo, abaixo da fáscia pré-sacral. A Figura 43.4 mostra a dissecção do nervo e plexo hipogástricos à esquerda, para facilitar a compreensão da anatomia retroperitoneal nesta região.

Por essas imagens, fica fácil entender que dissecções mais profundas na fossa pararretal, sem a prévia exposição do plexo hipogástrico inferior, são manobras de alto risco de lesão de nervos.[15]

Em dissecções do septo retovaginal, as dissecções laterais aos limites do reto podem lesar os nervos esplâncnicos pélvicos. O cirurgião deve, portanto, tentar realizar todas suas dissecções, utilizando a parede anterior do reto como limite.

■ RESSECÇÃO INTESTINAL E PRESERVAÇÃO NERVOSA

Nódulos intestinais podem ser removidos por diversas técnicas, incluindo o *shaving* (raspagem das camadas superficiais com tesoura fria ou harmônica), a nodulectomia, a ressecção em disco ou a ressecção segmentar.[32]

A primeira intervenção descrita para o tratamento da endometriose intestinal foi a nodulectomia,[1] antes do desenvolvimento dos grampeadores laparoscópicos. No entanto, muitos autores argumentam contra essa técnica, alegando que ela pode deixar doença residual e aumentar a taxa de recidiva de sintomas,[33] especialmente quando a infiltração se dá além da camada muscular interna.[34] Além disso, com o advento da sutura mecânica, as ressecções segmentares tornaram-se cada vez mais

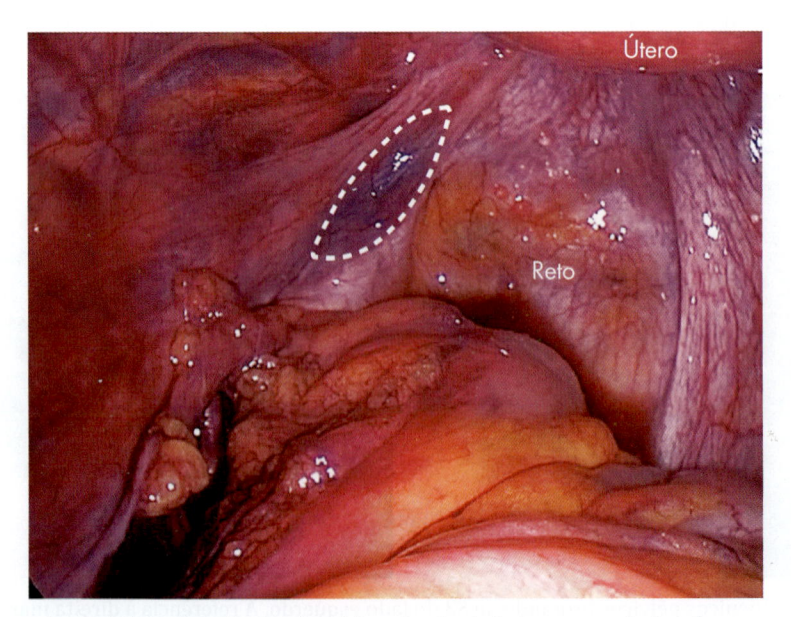

Figura 43.3 Visão transperitoneal da topografia do plexo hipogástrico inferior esquerdo (perímetro tracejado).

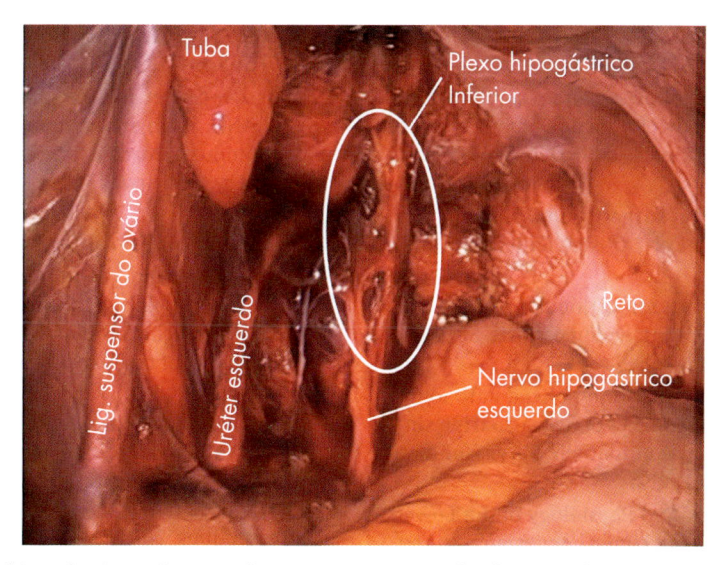

Figura 43.4 Nervo e plexo hipogástrico inferior após a peritoniectomia das fossas ovárica e pararrectal à esquerda.

factíveis e padronizadas no tratamento do câncer colorretal, tornando-se a técnica mais frequente também para o tratamento da endometriose intestinal.[35]

No entanto, quase 45% das pacientes relatam piora ou surgimento de disfunções anorretais após ressecções segmentares no tratamento da endometriose.[36] Isso pode decorrer da estenose da anastomose, desnervação retal, intussuscepção colorretal pela anastomose e lentificação pós-operatória do trânsito intestinal.[37] Por outro lado, a nodulectomia parece uma abordagem mais direcionada à doença benigna, uma vez que a endometriose, crê-se, infiltra a parede intestinal a partir da serosa, em direção à mucosa.

Desta forma, suas vantagens sobre a ressecção segmentar incluem, ao menos teoricamente, menor desvascularização e desnervação da parede do reto e do cólon sigmoide e descendente, uma vez que a dissecção na fossa pararretal, no mesorreto e no mesossigmoide é muito menor, diminuindo, portanto, o risco de lesão dos nervos esplâncnicos pélvicos e dos plexos hipogástricos inferiores, tanto por secção direta como por dissipação de energia.[37] Esse modelo explica porque Fanfani *et al* observaram risco de 14% de retenção urinária em pacientes submetidas à ressecção segmentar, enquanto nenhuma das pacientes submetidas à nodulectomia apresentaram tal intercorrência. Os escores de função intestinal também são melhores em pacientes submetidas à nodulectomia.[38] Assim, a nodulectomia deve ser mais preferida do que a ressecção segmentar, sempre que possível.[3,32,38,39]

REFERÊNCIAS BIBLIOGRÁFICAS

1. Nezhat C, et al. Laparoscopic disk excision and primary repair of the anterior rectal wall for the treatment of full-thickness bowel endometriosis. Surg Endosc. 1994 8(6):682-9.

2. Redwine DB, et al. Laparoscopic treatment of complete obliteration of the cul-de-sac associated with endometriosis: long-term follow-up of en bloc resection. Fertil Steril. 2001;76(2):358-63.

3. Koninckx PR, et al. Deep endometriosis: definition, diagnosis, and treatment. Fertil Steril. 2012 98(3):564-9.

4. Gabriel B, et al. Prevalence and outcome of urinary retention after laparoscopic surgery for severe endometriosis--does histology provide answers? Int Urogynecol J. 2012;23(1):111-21.

5. Fanfani F, et al. Discoid or segmental rectosigmoid resection for deep infiltrating endometriosis: a case-control study. Fertil Steril. 2010; 94(2):444-9.

6. Ballester M, et al. Urinary dysfunction after colorectal resection for endometriosis: results of a prospective randomized trial comparing laparoscopy to open surgery. Am J Obstet Gynecol. 2011; 204(4):303-9.e1

7. Dubernard G, et al. Urinary complications after surgery for posterior deep infiltrating endometriosis are related to the extent of dissection and to uterosacral ligaments resection. J Minim Invasive Gynecol. 2008; 15(2):235-9.

8. Possover M, et al. The LANN technique to reduce postoperative functional morbidity in laparoscopic radical surgery. J Am Coll Surg. 2005;201(6):913-9.

9. Kavallaris A, et al. Laparoscopic nerve-sparing surgery of deep infiltrating endometriosis: description of the technique and patients' outcome. Arch Gynecol Obstet. 2011;284(1):131-9.

10. Ceccaroni M, et al. Laparoscopic nerve-sparing transperitoneal approach for endometriosis infiltrating the pelvic wall and somatic nerves: anatomical considerations and surgical technique. Surg Radiol Anat. 2010; 32(6):601-8.

11. Spagnolo E, et al. Urodynamic evaluation and anorectal manometry pre- and post-operative bowel shaving surgical procedure for posterior deep infiltrating endo-

metriosis: a pilot study. J Minim Invasive Gynecol. 2014; 21(6):1080-11.

12. Mangler M, et al. Long-term follow-up and recurrence rate after mesorectum-sparing bowel resection among women with rectovaginal endometriosis. Int J Gynaecol Obstet. 2014;125(3):266-74.

13. Che X, et al. Is nerve-sparing surgery suitable for deeply infiltrating endometriosis? Eur J Obstet Gynecol Reprod Biol. 2014; 175:87-91.

14. Volpi E, et al. Laparoscopic identification of pelvic nerves in patients with deep infiltrating endometriosis. Surg Endosc. 2004; 18(7):1109-21.

15. Lemos N, et al. Laparoscopic anatomy of the autonomic nerves of the pelvis and the concept of nerve-sparing surgery by direct visualization of autonomic nerve bundles. Fertil Steril. 2015;104(5):p11-12.

16. DeGroat WC, et al. Anatomy and Physiology of the Lower Urinary Tract. In: Handbook of clinical neurology. 3rd ed. Oxford: Elsevier; 2015.

17. Mauroy B, et al. The female inferior hypogastric (= pelvic) plexus: anatomical and radiological description of the plexus and its afferences--applications to pelvic surgery. Surg Radiol Anat. 2007; 29(1):55-9.

18. Wallner C, et al. Innervation of the pelvic floor muscles: a reappraisal for the levator ani nerve. Obstet Gynecol. 2006; 108(3 Pt 1):529-32.

19. Grigorescu BA, et al. Innervation of the levator ani muscles: description of the nerve branches to the pubococcygeus, iliococcygeus, and puborectalis muscles. Int Urogynecol J Pelvic Floor Dysfunct. 2008;19(1):107-21.

20. Petros PE, et al. An integral theory of female urinary incontinence. Acta Obstet Gynecol Scand. 1990;69(Suppl 153):1-9.

21. Petros PE, et al. An integral theory and its method for the diagnosis and management of female urinary incontinence. Scand J Urol Nephrol Suppl. 1993; 153:1-93.

22. Chung EA, et al. Gastrointestinal symptoms related to autonomic dysfunction following spinal cord injury. Prog Brain Res. 2006;152:317-33.

23. Kinugasa Y, et al. Nerve supply to the internal anal sphincter differs from that to the distal rectum: an immunohistochemical study of cadavers. Int J Colorectal Dis. 2014;29(4):429-32.

24. Moszkowicz D, et al. Internal anal sphincter parasympathetic-nitrergic and sympathetic-adrenergic innervation: a 3-dimensional morphological and functional analysis. Dis Colon Rectum. 2012; 55(4):473-9.

25. Cook TA. The pharmacology of the internal anal sphincter and new treatments of ano-rectal disorders. Aliment Pharmacol Ther. 2001; 15(7):887-98.

26. Possover M, et al. Anatomy of the Sacral Roots and the Pelvic Splanchnic Nerves in Women Using the LANN Technique. Surg Laparosc Endosc Percutan Tech. 2007 Dec; 17(6):508-22.

27. Possover M, et al. The "Laparoscopic Neuro- Navigation" -- LANN: from a functional cartography of the pelvic autonomous neurosystem to a new field of laparoscopic surgery. Min Invas Ther & Allied Technol 2004; 13(5): 362-7.

28. Vodušek DB, et al. Introduction. Handb Clin Neurol 2015;130:3-7.

29. Possover M, et al. Laparoscopic management of sacral nerve root schwannoma with intractable vulvococcygodynia: report of three cases and review of literature. J Minim Invasive Gynecol. 2013; 20(3):394-9.

30. Possover M. Laparoscopic exposure and electrostimulation of the somatic and autonomic pelvic nerves: a new method for implantation of neuroprosthesis in paralysed patients? J Gynecol Surg – Endoscopy, Imaging, and Allied Techniques. 2004; 1:87-32.

31. Ceccaroni M, et al. Nerve-sparing laparoscopic eradication of deep endometriosis with segmental rectal and parametrial resection: the Negrar method. A single-center, prospective, clinical trial. Surg Endosc. 2012; 26(7):2029-34.

32. Abrão MS, et al. Deep endometriosis infiltrating the recto--sigmoid: critical factors to consider before management. Hum Reprod Update. 2015; 21(3):329-34.

33. Remorgida V, et al. How complete is full thickness disc resection of bowel endometriotic lesions? A prospective surgical and histological study. Hum Reprod. 2005; 20(8):2317-20.

34. Abrão MS, et al. Endometriosis lesions that compromise the rectum deeper than the inner muscularis layer have more than 40% of the circumference of the rectum affected by the disease. J Minim Invasive Gynecol. 2008; 15(3):280-5.

35. De Cicco C, et al, et al. Laparoscopic management of ureteral lesions in gynecology. Fertil Steril. 2009; 92(4):1424-7.

36. Dubernard G, et al. Quality of life after laparoscopic colorectal resection for endometriosis. Hum Reprod. 2006; 21(5):1243-9.

37. Armengol-Debeir L, et al AM. Pathophysiological approach to bowel dysfunction after segmental colorectal resection for deep endometriosis infiltrating the rectum: a preliminary study. Hum Reprod. 2011; 26(9):2330

38. Kamergorodsky G, et al FC, Asanuma FY, D'Amora P, Schor E, Girão MJ. Evaluation of pre- and post-operative symptoms in patients submitted to linear stapler nodulectomy due to anterior rectal wall endometriosis. Surg Endosc. 2015 Aug; 29(8):2389

39. Roman H, et al, Marpeau L, Costa C, Savoye G, et al. Bowel dysfunction before and after surgery for endometriosis. Am J Obst Gynecol. 2013; 209(6):p524

Capítulo **44**

■ **Alexander Kopelman** ■ **Eduardo Schor** ■ **Eduardo Leme Alves da Motta**

Endometriose e Infertilidade

■ INTRODUÇÃO

Apesar de ainda controversa, a relação entre endometriose e infertilidade é fato. Sabe-se que mulheres com infertilidade têm seis a oito vezes mais chance de estarem acometidas pela doença do que aquelas sem esse problema.[1] Em 2004, Akande *et al.*[2] encontraram taxa cumulativa de concepção em três anos significativamente menor nas mulheres com endometriose (36% contra 54% nas sadias). A taxa de fecundidade de casais em que as mulheres são saudáveis varia de 15% a 20% ao mês, enquanto nas com endometriose não tratada situa-se entre 2% e 10%.[3] Além disso, o diagnóstico de endometriose destaca-se entre as mulheres inférteis não só pela sua frequência (40% a 50%) mas também por ser entre todas as causas de infertilidade a que traz as maiores dificuldades de manejo. Uma metanálise mostrou índice de sucesso em fertilização *in vitro* nas mulheres com endometriose 50% menor que o índice de sucesso em mulheres com causas tubárias.[4] Entretanto, em recente estudo em aproximadamente 350 mil ciclos de FIV, os autores não encontraram diferença entre taxa de gestação quando compararam mulheres com endometriose (sendo apenas essa doença a indicação) com aquelas com outras indicações. Reportaram, porém, diminuição significativa na taxa de gravidez naquelas que tinham, além de endometriose, outros fatores de infertilidade associados (fator masculino, tubário ou outros).[5]

Inicialmente acreditava-se que a distorção anatômica encontrada principalmente nas formas avançadas da doença seria a única responsável pela infertilidade. Entretanto, mesmo nas fases iniciais da moléstia (na completa ausência de deformidade anatômica pélvica) encontra-se maior dificuldade para concepção. A partir dessa observação, alguns pesquisadores conseguiram encontrar outros mecanismos que explicam esse processo. Dentre esses, destacam-se os decorrentes do ambiente imunoinflamatório peritoneal, que acarretaria distúrbios ovulatórios, fagocitose de espermatozoides, defeitos na foliculogênese e alteração de motilidade tubária, além de dificuldade de implantação (disfunções endometriais durante a janela de implantação) e defeitos na fase lútea.[6]

São duas as opções de tratamento em pacientes com infertilidade e endometriose: ou técnicas de reprodução assistida ou cirurgia. Cumpre salientar que a Sociedade Europeia de Reprodução Humana e Embriologia (*European Society of Human Reproduction and Embriology – ESHRE*)[7] não recomenda o tratamento medicamentoso, já que ocasiona a supressão da função ovariana e não melhora a taxa de fertilidade (A). As técnicas de reprodução assistida (TRA) utilizadas no tratamento das mulheres com endometriose e infertilidade serão escolhidas, como descrito a seguir, de acordo com a idade da mulher, o tempo de infertilidade, histórico familiar, presença de dor pélvica, forma da doença, condições tubárias e condições dos espermatozoides. Deve-se ponderar também sobre riscos do procedimento escolhido, bem como sobre seu custo e chances de sucesso, para então decidir qual o primeiro a ser utilizado em cada caso.

Os principais são: inseminação intrauterina (IIU) e a fertilização *in vitro*, ou seja, FIV clássico ou ICSI.

Segundo a visão moderna da doença, a endometriose divide-se em três formas distintas: doença peritoneal superficial, peritoneal profunda e ovariana. Cada apresentação responde diferentemente aos tratamentos disponíveis e, por isso, foram avaliadas em separado neste capítulo.

■ ENDOMETRIOMA

Endometriomas são considerados uma forma comum de manifestação da endometriose, presentes em 20% a 40% das mulheres com indicação de reprodução assistida.[8]

A Sociedade Europeia de Reprodução Humana e Embriologia (ESHRE)[7] recomenda que seja feita excisão cirúrgica (cistectomia) se o endometrioma for maior ou igual a 4 cm, no intuito de confirmar o diagnóstico histológico, reduzir o risco de infecção, melhorar o acesso aos folículos e possivelmente melhorar a resposta ovariana durante o estímulo. A ESHRE orienta também que, caso o ovário já tenha sido abordado cirurgicamente, evitemos essa opção.

Estudos demonstraram que o tratamento laparoscópico dos endometriomas melhora as chances de gestação espontânea,[9,10] com taxas de gestação variando de 30% a 67%, com média global de 50%. Essas análises favorecem a opção inicial pela cirurgia.

Vale ressaltar que a conduta expectante pode também trazer prejuízos às pacientes. Entre esses, temos o possível atraso diagnóstico de um câncer oculto em estadio inicial – as maiores séries compreendem risco de 0,8% a 0,9%, sugerindo esse evento ser de ocorrência rara, mas não impossível.[11] Além disso, podem ocorrer infecções pélvicas após a punção do cisto (o sangue dos endometriomas é excelente meio de cultura) e o aumento volumétrico dos endometriomas nos ciclos de fertilização assistida, além da sua ruptura espontânea,[11] o que pode exigir cirurgia de urgência.

Quanto à necessidade de tratamento do cisto antes das TRA, estudos mostram que, em casos nos quais a paciente tem indicação de FIV, o tratamento cirúrgico prévio não eleva a taxa de sucesso do método.[12] Garcia-Velasco et al. também não encontraram diferente taxa de gestação entre 133 mulheres que se submeteram à laparoscopia para retirada do cisto antes da FIV (25,4%) e as 56 que foram encaminhadas diretamente para a FIV (22,7%),[13] sem tratamento.

Nesse sentido, em recente metanálise e revisão sistemática, as conclusões foram semelhantes, ou seja, não há diminuição nas taxas de sucesso da FIV em mulheres com endometrioma ou também naquelas que foram previamente operadas de endometriose ovariana. Cumpre salientar que, visto haver diminuição da reserva ovariana após a cistectomia, cada caso deve ser extremamente individualizado.[14]

Alguns estudos relatam que a cistectomia não traz efeitos prejudiciais à estimulação controlada ou nos resultados das técnicas de reprodução assistida, ao passo que outros mostram que a cistectomia pode reduzir a resposta à estimulação controlada ovariana.[15] Talvez um dos fatores que causam diminuição da reserva folicular seja a cistectomia. Alguns trabalhos julgam que não é a remoção da cápsula do endometrioma em si, mas sim a coagulação extensa do hilo ovariano a responsável pela diminuição de reserva assinalada em alguns estudos.[16]

■ ENDOMETRIOSE SUPERFICIAL

Existem poucos estudos sobre infertilidade em pacientes com endometriose superficial e técnicas de reprodução assistida, e seus resultados são controversos. Por isso, não há consenso sobre o melhor tratamento a ser adotado.

Apenas dois ensaios clínicos randomizados foram feitos comparando as taxas de fertilidade e fecundidade em pacientes submetidas à laparoscopia diagnóstica sem tratamento e à laparoscopia cirúrgica com ablação ou exérese de implantes endometrióticos. Em estudo canadense, 341 mulheres inférteis com endometriose nos estágios I/II foram seguidas por um período de 36 semanas após a cirurgia, e até 20 semanas de gestação nas pacientes que engravidaram. O trabalho era constituído por dois grupos, um em que as pacientes eram submetidas à laparoscopia cirúrgica, com ablação ou ressecção das lesões, e outro no qual foi realizada apenas laparoscopia diagnóstica, sem remoção ou cauterização dos implantes. A taxa de fecundidade foi significativamente maior nas 172 pacientes submetidas ao tratamento laparoscópico apenas cirúrgico (30,7%) em relação às 169 pacientes do grupo laparoscopia diagnóstica (17,7%).[17] No entanto, estudo italiano envolvendo número reduzido de pacientes (101), seguidas por um período de 52 semanas após a cirurgia, encontrou resultado similar entre os grupos (cirurgia ablativa contra laparoscopia diagnóstica). A taxa cumulativa de gestação foi de 24% nas 51 pacientes tratadas cirurgicamente e 29% nas 47 pacientes submetidas apenas ao procedimento diagnóstico.[18] Em revisão sistemática e metanálise sobre os dois estudos mencionados anteriormente, Jacobson et al. reportaram diferenças apenas em relação à taxa de nascimentos e gestações em curso, sendo essas significativamente maiores no grupo de pacientes que tiveram suas lesões removidas durante laparoscopia (OR 1,64 95% (CI) 1,05 a 2,57).[19]

O tratamento cirúrgico laparoscópico com ablação ou excisão de lesões endometrióticas e lise de aderências pode ser executado previamente a outras técnicas de reprodução assistida, devendo ser levados em consideração idade da paciente, tempo de infertilidade, dor pélvica e história familiar. Em pacientes jovens, a conduta expectante após a laparoscopia pode ser proposta.[20]

A indução ou estimulação da ovulação melhora as taxas de fertilidade em pacientes com endometriose superficial, uma vez que não tenham distorção da anatomia pélvica ou que não haja fator de infertilidade masculina[1](B), porém a taxa de gestação continua significativamente menor (6,5%) do que a de pacientes com infertilidade sem causa determinada (15%).[21]

De acordo com as diretrizes propostas pela Sociedade Europeia de Reprodução Humana e Embriologia (ESHRE), em pacientes com endometriose superficial, a inseminação intrauterina (IIU) com hiperestimulação ovariana controlada melhora as taxas de fertilidade, porém o papel da IIU sem estimulação é incerto.[7] É importante ressaltar que a estimulação ovariana pode fazer progredir a endometriose, e, por esse motivo, a hiperestimulação com IIU deve ser limitada a no máximo três a quatro ciclos, sendo então indicada a fertilização (*in vitro*).[1]

Em pacientes inférteis com endometriose superficial e com mais de 35 anos, pelo declínio da fertilidade e aumento da taxa de abortamento espontâneo, terapias mais agressivas devem ser propostas, entre elas o tratamento cirúrgico e IIU com hiperestimulação ou FIV, ou apenas o tratamento por meio de FIV.[20]

O impacto da FIV em pacientes com endometriose superficial é controverso. Alguns estudos relatam taxas de fertilidade semelhantes em pacientes com endometriose e com infertilidade de causa indeterminada ou com fator tubário, enquanto outros estudos mostram que pacientes com endometriose apresentam menores taxas de fertilidade, gestação e implantação, menor concentração do pico de estradiol e de número de oócitos captados.[1] As diretrizes da ESHRE recomendam FIV nos casos de infertilidade associada à endometriose superficial, principalmente nos casos em que há defeito tubário, fator masculino de infertilidade e/ou falha de outros tratamentos.[7]

Apenas um estudo prospectivo avaliou o impacto da cirurgia com remoção da endometriose leve sobre os resultados da FIV: um grupo foi composto de 399 mulheres que se submeteram à laparoscopia com remoção dos focos endometrióticos, enquanto 262 foram submetidas apenas à laparoscopia diagnóstica. A taxa de gravidez no grupo operado foi de 40,1%, enquanto no grupo-controle foi de 29,4% (p = 0,004).[21] Entretanto, os dados ainda são escassos para justificar a cirurgia prévia em mulheres com endometriose superficial.

■ ENDOMETRIOSE PROFUNDA

As alternativas eficazes de tratamento da infertilidade relacionada à endometriose profunda são a ressecção cirúrgica dos focos endometrióticos e o restabelecimento da anatomia pélvica ou fertilização *in vitro* (ICSI ou FIV).[22,23] Os estudos não conseguiram esclarecer qual dessas opções é significativamente mais eficaz ou, ainda, se a associação das duas supera os resultados atingidos por uma ou outra isoladamente.

Para definição de conduta, leva-se em consideração uma série de fatores:

- Idade da mulher;
- Qualidade do sêmen;
- Permeabilidade tubária (histerossalpingografia);
- Tempo de infertilidade;
- Presença de dor pélvica;

- Tratamentos anteriores relacionados à infertilidade;
- Particularidades de cada escolha (cirurgia/FIV);
- Ansiedade do casal.

Darai *et al.* encontraram taxa de gestação espontânea em 40,9% de 22 mulheres que se sujeitaram à ressecção colorretal videolaparoscópica por endometriose intestinal.[22] Em recente revisão de literatura, a taxa de gestação após tratamento cirúrgico da endometriose profunda foi de 44,6%.[24]

Um estudo prospectivo avaliou a eficácia do tratamento cirúrgico em mulheres que não alcançaram a gravidez após fertilização *in vitro*. De 19 pacientes com estadiamento III e IV que se submeteram à ressecção das lesões, 13 (68,4%) engravidaram espontaneamente ou após nova FIV.[25] Outro estudo prospectivo avaliou o efeito da cirurgia na infertilidade relacionada à endometriose profunda em 15 mulheres que não obtiveram êxito com a FIV. Após tratamento cirúrgico, 40% conseguiram engravidar.[26]

No único estudo prospectivo que comparou as técnicas citadas, Bianchi *et al.*[27] analisaram dois grupos em um total de 179 mulheres com infertilidade e endometriose profunda, com idade, teores séricos de FSH e estradiol basais semelhantes. No primeiro, as mulheres seriam convidadas a se submeter a tratamentos por FIV, enquanto o outro grupo se submeteria ao tratamento laparoscópico extenso seguido de FIV. Os resultados desse estudo demonstraram taxas de gestações significativamente maiores no grupo em que se realizou o tratamento cirúrgico previamente (41% contra 21% do grupo não cirúrgico). O grupo cirúrgico apresentava, em média, duas tentativas de FIVs prévias, sendo uma tentativa a média do outro grupo. Se essa maior média de tentativas reflete a existência de doença mais avançada nessas pacientes, podemos considerar a possibilidade de que esse resultado esteja subvalorizado, tornando-o ainda mais relevante. O resultado desse estudo mostrou que mulheres inférteis com diagnóstico de endometriose profunda infiltrativa devem se beneficiar do tratamento laparoscópico cirúrgico com excisão das lesões endometrióticas antes da FIV.

Trabalhos recentes mostram que o uso prolongado de análogo do GnRh em pacientes com endometriose profunda, antes do início da indução de ovulação, pode aumentar a fecundidade. Entre as pacientes com endometriose severa, a supressão hormonal pelo análogo de GnRh por seis meses resultou em maior número de oócitos recrutados, embriões transferidos e gestações, e ainda diminuiu os abortamentos pré-clínicos.[7,28,29]

A comissão de condutas da Sociedade Americana de Medicina Reprodutiva propõe que, em mulheres com infertilidade e endometriose profunda já operadas, o tratamento seja feito por meio da fertilização *in vitro*.[16]

A taxa de concepção e a resposta ovariana durante os ciclos de fertilização assistida não devem ser as únicas informações analisadas para que se decida (ou não) pela cirurgia, já que ela também envolve custos e não está isenta de complicações. As taxas de complicações maiores e menores são de 1,4% e 7,5%, respectivamente.[8]

■ CONCLUSÃO

Infelizmente, a literatura ainda é pobre quando procuramos informações conclusivas em relação ao melhor tratamento da infertilidade associada à endometriose. Os resultados são similares quando comparamos o tratamento cirúrgico com a fertilização *in vitro*. A opção cirúrgica implica em riscos cirúrgicos não desprezíveis, principalmente em face da endometriose profunda, porém, além de menor custo, traz a vantagem de possibilitar ao casal conseguir a gestação de forma espontânea.

Quando existe quadro álgico associado, hidrossalpinge ou endometriomas volumosos, a cirurgia torna-se a melhor alternativa. Por outro lado, quando a mulher apresenta idade avançada com reserva ovariana comprometida, cirurgia prévia, alterações tubárias ou causas masculinas, deve-se optar pelas técnicas de reprodução assistida.

Diante desse panorama, cabe ao médico a tarefa de apresentar as informações sobre as opções terapêuticas disponíveis para que os casais inférteis possam decidir sobre a melhor terapêutica.

■ REFERÊNCIAS BIBLIOGRÁFICAS

1. Ozkan S, et al. Endometriosis and infertility: epidemiology and evidence-based treatments. Ann N Y Acad Sci. 2008;1127:92-100.
2. Akande VA, et al. Differences in time to natural conception between women with unexplained infertility and infertile women with minor endometriosis. Hum. Reprod 2004;19(1):96-103.
3. Hughes E, et al. Ovulation suppression for endometriosis. Cochrane Database Syst. Rev 2007;(3):CD000155.
4. Barnhart K, et al. Effect of endometriosis on in vitro fertilization. Fertil Steril. 2002;77(6):1148-55.
5. Senapati S, et al. Impact of endometriosis on in vitro fertilization outcomes: an evaluation of the Society for Assisted Reproductive Technologies Database. Fertil Steril. 2016;106(1):164-171.e1.
6. Tavmergen E, et al. Long-term use of gonadotropin-releasing hormone analogues before IVF in women with endometriosis. Curr Opin Obstet Gynecol 2007;19(3):284-8.
7. Kennedy S, et al. ESHRE guideline for the diagnosis and treatment of endometriosis. Hum Reprod. 2005;20(10):2698-704.
8. Vercellini P, et al. Coagulation or excision of ovarian endometriomas? Am J Obstet Gynecol 2003;188(3):606-10. Review.
9. Chapron C, et al. Laparoscopic surgery is not inherently dangerous for patients presenting with benign gynaecologic pathology. Results of a meta-analysis. Hum Reprod 2002;17(5):1334-42.
10. Hart RJ, et al. Excisional surgery versus ablative surgery for ovarian endometriomata. Cochrane Database Syst Rev. 2008;(2):CD004992.
11. Stern RC, et al. Malignancy in endometriosis: frequency and comparison of ovarian and extraovarian types. Int J Gynecol Pathol 2001;20(2):133-9.
12. Demirol A, et al. Effect of endometrioma cystectomy on IVF outcome: a prospective randomized study. Reprod Biomed Online 2006;12(5):639-43.
13. Garcia-Velasco JA, et al. Removal of endometriomas before in vitro fertilization does not improve fertility outcomes: a matched, case-control study. Fertil Steril 2004;81(5):1194-7.
14. Hamdan M, et al. Impact of endometriosis on in vitro fertilization outcomes: an evaluation of the Society for Assisted Reproductive Technologies Database. Fertil Steril. 2016;106(1):164-171.e1.
15. Somigliana E, et al. Does laparoscopic excision of endometriotic ovarian cysts significantly affect ovarian reserve? Insights from IVF cycles. Hum Reprod 2003;18(11):2450-3.
16. Ata B, et al. Impact of endometriomas and their removal on ovarian reserve. Curr Opin Obstet Gynecol. 2015;27(3):235-41.
17. Marcoux S, et al. 1997. Laparoscopic surgery in infertile women with minimal or mild endometriosis. N Engl J Med. 1997;337(4):217-22.
18. Parazzini F. 1999. Ablation of lesions or no treatment in minimal-mild endometriosis in infertile women: a randomized trial. Gruppo Italiano per lo Studio dell'Endometriosi. Hum Reprod. 1999;14(5):1332-4.
19. Jacobson TZ, et al. Laparoscopic surgery for subfertility associated with endometriosis. Cochrane Database Syst Rev. 2010;(1):CD001398.
20. Practice Committee of the American Society for Reproductive Medicine. Endometriosis and infertility. Fertil Steril. 2012;98(3):591-8.
21. Opøien HK, et al. Complete surgical removal of minimal and mild endometriosis improves outcome of subsequent IVF/ICSI treatment. Reprod Biomed Online. 2011;23(3):389-95.
22. De Hondt A, et al. Endometriosis and assisted reproduction: the role for reproductive surgery? Curr Opin Obstet Gynecol. 2006;18(4):374-9.
23. Darai E, et al. Fertility after laparoscopic colorectal resection for endometriosis: preliminary results. Fertil Steril. 2005;84(4):945-50.
24. Daraï E, et al. Outcome of laparoscopic colorectal resection for endometriosis. Curr Opin Obstet Gynecol. 2007;19(4):308-13.

25. Littman E, et al. Role of laparoscopic treatment of endometriosis in patients with failed in vitro fertilization cycles. Fertil Steril. 2005;84(6):1574-8.

26. Daraï E, et al. Determinant factors of fertility outcomes after laparoscopic colorectal resection for endometriosis. J Obstet Gynecol Reprod Biol. 2010;149(2):210-4.

27. Bianchi PH, et al. Extensive excision of deep infiltrative endometriosis b efore in vitro fertilization significantly improves pregnancy rates. J Minim Invasive Gynecol. 2009; 16(2):174-80.

28. Surrey E, et al. Effect of prolonged gonadotropin-releasing hormone agonist therapy on the outcome of in vitro fertilization-embryo transfer in patients with endometriosis. Fertil Steril. 2002;78(4):699-704.

29. Sallam HN, et al. Long-term pituitary down-regulation before in vitro fertilization (IVF) for women with endometriosis. Cochrane Database Syst Rev 2006;(1):CD004635.

Capítulo **45**

■ **Alexander Kopelman** ■ **Fernando Y. Asanuma**

Endometriose Extrapélvica: Parede Abdominal, Pulmonar e Pleural

A endometriose extrapélvica já foi descrita na literatura em quase todos os órgãos, exceto no baço. No entanto, sua frequência é muito baixa, cerca de 0,6% dos casos da doença,[1] e as informações encontradas na literatura são escassas, baseadas em relatos de casos e séries pequenas, com curto tempo de seguimento.

Entretanto, apesar de pouco frequente, é diagnóstico diferencial que deve estar presente na prática clínica do ginecologista, visto que na maioria das vezes o não conhecimento desta manifestação da endometriose leva a diagnósticos equivocados e, por vezes, à terapêuticas desnecessárias.

■ ENDOMETRIOSE DE PAREDE ABDOMINAL (EPA)

A proliferação do tecido endometrial em cicatrizes cirúrgicas de incisões abdominais, dentre elas laparotomias, incluindo cesáreas, punções por trocartes laparoscópicos e herniorrafias, é denominada endometriose de parede abdominal. Sua incidência varia na literatura entre 0,2% e 2,0%. Seydel, em 1996,[2] relatou 78 casos de endometriose em cicatriz de cesárea, com frequência estimada de 1%-2% após cirurgia abdominal baixa. Singh *et al.*[3] após análise de 3.330 cesáreas encontraram 0,2% de incidência em 10 anos de seguimento. Neste sentido, Wilson *et al.*[4] estimaram uma incidência de 1,06% de EPA após histerectomia (12/1.129) e 0,03% em cicatriz de cesárea (1/3.736), similar ao achado de Minaglia,[5] que após 30 anos de seguimento reportou incidência de 0,08%. A teoria mais aceita como causa da EPA é a Teoria de Transporte, ou seja, inoculação direta ou transporte do tecido endometrial para a cicatriz cirúrgica ou tecidos adjacentes durante a cirurgia.

Em revisão de 20 artigos, com 455 pacientes, a associação de EPA com cicatriz cirúrgica pós-cesariana foi de 57% das pacientes afetadas, enquanto as histerectomias foram responsáveis por 11%.[6]

Em 95% das pacientes acometidas, o principal sintoma foi tumor abdominal palpável, doloroso (87%), principalmente durante o fluxo menstrual (57%), quando a nodulação se pronuncia em tamanho e ocorre piora do quadro álgico. Geralmente, desenvolve-se entre a pele e a fáscia abdominal, não tocando o peritônio.[7]

Manifestação pouco frequente, porém que merece destaque, é a endometriose de cicatriz umbilical. Em nosso serviço, pudemos observar este quadro em sete pacientes, sendo todas submetidas a tratamento cirúrgico excisional com posterior reconstrução do umbigo pela cirurgia plástica.[8]

O diagnóstico baseia-se na anamnese quando as queixas típicas e a história pregressa de manipulação cirúrgica abdominal, seja ela laparotômica ou laparoscópica, levam à suspeita clínica da enfermidade, que pode ser confirmada pelo exame físico. A ultrassonografia é método de imagem de grande validade diagnóstica e no auxílio do planejamento terapêutico, caracterizando o tamanho e a extensão da lesão. A ressonância magnética, pela sua melhor definição espacial, pode ser muito útil em lesões pequenas, e permite melhor distinção entre o comprometimento da musculatura e subcutâneo quando comparada à tomografia computadorizada.[9]

O diagnóstico diferencial deve ser feito com hérnias, granulomas de sutura, tumor desmoide, aprisionamento dos nervos ilioinguinal ou ilio-hipogástrico, além de carcinoma.

O tratamento medicamentoso, apesar da baixa eficácia, pode ser considerado, seguindo os mesmos preceitos da endometriose peritoneal, ou seja, a hormonioterapia. O tratamento definitivo é a ressecção cirúrgica, resultando em cura em mais de 95% e recorrência em 4,3% dos casos.[10] Alguns autores advogam a exérese com margem cirúrgica de 1,0 cm pelo risco de malignização da lesão endometrioide – entretanto essa possibilidade é extremamente rara (0,3% a 1,0%)[11-13] – e para evitar o aumento de recidiva. Nenhum trabalho científico comprovou diferença significativa.

A laparoscopia concomitante à ressecção da endometriose abdominal não é tempo obrigatório. Deve-se avaliar criteriosamente sua necessidade, segundo as mesmas indicações da endometriose peritoneal isolada.

■ SÍNDROME DA ENDOMETRIOSE TORÁCICA (SET)

Descrita como o conjunto de manifestações clínicas e radiológicas decorrentes do crescimento do endométrio ectópico, constituído tanto de estroma quanto de glândulas em diferentes proporções, no parênquima pulmonar, pleura parietal e visceral, diafragma e mais raramente na árvore traqueobrônquica. Tem quatro apresentações bem reconhecidas: pneumotórax, hemotórax, hemoptise catameniais e nódulos pulmonares.[14] No entanto, sua frequência é rara, estimada em 0,6%.[15]

Três teorias têm sido propostas para explicar os implantes endometriais intratorácicos: metaplasia celômica, embolização linfática ou hematogênica, além da menstruação retrógrada com migração transdiafragmática através de micróporos adquiridos ou congênitos.

A teoria de metaplasia celômica baseia-se no princípio de que os tecidos pleural, peritoneal e mesotelial compartilham a mesma origem embriológica que o endométrio tópico. Sob estímulos internos patogênicos (teoria da indução), estas células percursoras poderiam diferenciar-se (metaplasia) em células endometriais, levando à endometriose.

A teoria do transplante de endométrio com disseminação por via linfática ou embolização vascular explica-se pela microembolização de células endometriais decorrente de trauma ou manipulação de tecido.

A teoria do transplante ou menstruação retrógrada baseia-se na implantação de células endometriais por regurgitação transtubárea durante a menstruação. Tendo em vista o conceito de que os fluidos na cavidade peritoneal movimentam-se segundo certos padrões, ou seja, seguem um fluxo preferencial (ar, fluido peritoneal e pus) a partir da pelve para áreas subdiafragmáticas direitas, assim como a goteira paracólica direita,[16] entende-se o predomínio da doença do lado direito. Acredita-se também que a migração transdiafragmática do tecido endometrial pelo de micróporos congênitos e/ou por defeitos adquiridos no diafragma seja favorecida por gradientes de pressão toracoabdominal e efeito de "pistão" pelo fígado.[16] Tais defeitos adquiridos podem ser explicados por implantes endometriais localizados no diafragma, com resposta cíclica aos estímulos hormonais, ocasionando necrose local e pequenas fenestrações ou buracos, propiciando a disseminação da endometriose para a pleura e parênquima pulmonar.

No entanto, nenhuma dessas teorias é capaz isoladamente de explicar a fisiopatogenia da SET.[15] A combinação delas auxilia o seu entendimento.

Hemotórax catamenial

Em situações patológicas pode haver acúmulo de líquido no espaço pleural, ou seja, derrame pleural. São divididos didaticamente em transudatos e exsudatos. Cerca de 90% dos derrames pleurais têm como etiologia a insuficiência cardíaca, cirrose com ascite, infecções pleuropulmonares, neoplasias e embolia pulmonar. Na endometriose há sangue no líquido pleural, caracterizando o hemotórax. A frequência estimada é de 14% dos casos desta síndrome.[14] Sua ocorrência está relacionada ao período menstrual, consequente do estímulo hormonal no tecido endometrial ectópico presente na superfície pleural. Há sangramento dos implantes e, dependendo da quantidade, pode ocasionar o hemotórax.

A sintomatologia é de tosse, dor torácica e dispneia. Na suspeita diagnóstica, observa-se ao exame físico, quando os volumes são maiores de 300 mL, macicez à percussão e redução do murmúrio vesicular, do frêmito toracovocal e da expansibilidade torácica. Inicia-se investigação com radiografia de tórax em incidência posteroanterior e decúbito lateral, que pode identificar volumes maiores de 200 mL. A ultrassonografia é de grande valia na dúvida diagnóstica. O próximo passo é a definição da etiologia do líquido pleural através da toracocentese, com análise do líquido puncionado.

As ferramentas terapêuticas do hemotórax catamenial são limitadas. Na urgência, diante de desconforto respiratório pode ser necessária drenagem torácica. Diante de recidiva pode optar-se por pleurodese por meio da técnica de lesão física direta (abrasão), ou química (instilação de substâncias irritativas no espaço pleural como talco, doxiciclina, nitrato de prata e bleomicina). A medicação tem sido o meio preferencial de tratamento, deixando a pleurectomia para segundo plano.

Pneumotórax catamenial

O pneumotórax é definido como a presença de coleção de ar no espaço pleural, e na dependência de seu volume leva a alterações da ventilação e da perfusão pulmonar. O mais frequente tipo é o pneumotórax espontâneo. Mais comum em homens (4:1) e jovens entre 20 e 30 anos. Decorrente da ruptura de bolha subpleural congênita, comumente situados nos ápices pulmonares, e pouco mais comum à direita. Pode ocorrer em repouso, mas em 20% dos casos está relacionado a esforço físico. A sintomatologia é de dor torácica em pontada, associada à dispneia e tosse seca. Dentre as causas de pneumotórax secundário, temos: asma, DPOC, pneumonia, neoplasias, colagenases, etc.

A fisiopatologia do pneumotórax catamenial apresenta três teorias: 1) passagem transdiafragmática do ar originado do trato genital; 2) descamação do implante endometriótico da pleura visceral com subsequente vazamento de ar; 3) ruptura alveolar causada por constrição bronquiolar induzida por prostaglandinas ou por obstrução bronquiolar secundária a implante endometrial.[15]

A teoria da passagem de ar através do diafragma é reforçada pela observação de menor recorrência de pneumotórax catamenial em pacientes submetidas à ligadura tubárea.[17]

O pneumotórax catamenial é a mais frequente apresentação da SET, sendo responsável por 80% dos casos. Geralmente manifesta-se como pneumotórax recorrente no intercurso de 72 horas após início da menstruação.[15] No entanto, há relatos de pneumotórax sem relação com o catamênio. Na maioria das vezes é unilateral e acomete mais o lado direito.[18]

A sintomatologia é semelhante à do pneumotórax espontâneo, encontrando-se diminuição da expansibilidade torácica, timpanismo à percussão e murmúrio vesicular diminuídos ou abolidos. Na confirmação diagnóstica, solicita-se radiografia de tórax que identifica hipertransparência do hemitórax comprometido, desvio contralateral das estruturas mediastinais e rebaixamento da cúpula diafragmática ipsilateral. A tomografia computadorizada é o padrão-ouro, no entanto, é utilizada principalmente na avaliação do parênquima pulmonar, na busca da etiologia do pneumotórax.

A toracoscopia é considerada o método de escolha para avaliação cirúrgica de pacientes com pneumotórax catamenial. Anormalidades do diafragma têm sido achados muito comuns atualmente, com prevalência de 1,5% em pacientes operadas, sendo a região tendinosa a mais acometida. São descritas lesões que variam de milímetros a um centímetro, de cor acastanhada a arroxeada.[19,20]

Pela alta recorrência após tratamento medicamentoso (50% a 60%), há tendência de abordagem cirúrgica com resultados promissores (5% a 25%), segundo Joseph. O comprometimento diafragmático, seja por implante endometrial, seja por perfuração da membrana, é melhor tratado pela ressecção da lesão, seguido por sutura ou grampeamento via laparoscopia e toracoscopia assistido.[14]

Hemoptise catamenial

Definida como expectoração exclusivamente com sangue originada das vias aéreas inferiores. A hemoptise, em sua maioria (95% dos casos), é de pequena quantidade, não necessitando de atendimento de emergência. Entretanto, quando o volume excede 200 a 600 mL em 24 horas, é considerada maciça, e o risco de desenvolvimento de insuficiência respiratória secundária à aspiração de sangue é alto. No Brasil, os principais responsáveis são a tuberculose, bronquiectasias, bronquite, pneumonia e câncer de pulmão.

A hemoptise catamenial é evento extremamente raro. A fonte do sangramento encontra-se no implante endometrial localizado no parênquima pulmonar e mais raramente na árvore traqueobrônquica.[21] A tomografia computadorizada traz maiores informações para o diagnóstico, identificando opacidades bem definidas em vidro fosco, nodulações, cavidades de paredes finas e formações bolhosas.[22]

A cirurgia é reservada às situações de falha ou impossibilidade de tratamento medicamentoso. Nestes casos são feitos procedimentos preferencialmente via toracoscopia, mais conservadores, poupando o máximo de parênquima pulmonar e, quando isso não for possível, é indicada a lobectomia.

REFERÊNCIAS BIBLIOGRÁFICAS

1. Scioscia M, et al. Distribution of endometriotic lesions in endometriosis stage IV supports the menstrual reflux theory and requires specific preoperative assessment and therapy. Acta Obstet Gynecol Scand 2011; 90(2):136-9.

2. Seydel AS, et al. Extrapelvic endometriosis: diagnosis and treatment. Am J Surg. 1996; 171(2):239.

3. Singh KK, et al. Presentation of endometriosis to general surgeons: a 10 years experience. Br J Surg. 1995; 82(10):1349-51.

4. Wilson JR, et al. Endometriosis in obstetrics and gynecology. 7th ed. St Louis: Mosby; 1983. p.107-16.

5. Minaglia S, et al. Incisional endometriomas after cesarean: a case series. J Reprod Med. 2007; 52(7):630-4.

6. Horton JD, et al. Abdominal wall endometriosis: a surgeon's perspective and review of 445 cases. Am J Surg. 2008; 196 (2):207-12.

7. Mistrangelo M, et al. Surgical scar endometriosis. Surg Today. 2014;44(4):767-72.

8. Kokuba EM, et al. Reconstruction technique for umbilical endometriosis. Int J Gynaecol Obstet. 2006;94(1):37-40.

9. Balleyguier C, et al. Abdominal wall and surgical scar endometriosis. Results of magnetic resonance imaging. Gynecol Obstet Invest. 2003;55(4):220-4.

10. Horton JD, et al. Abdominal wall endometriosis: a surgeon's perspective and review of 445 cases. Am J Surg. 2008;196(2):207-12.

11. Honoré GM. Extrapelvic endometriosis. Clin Obstet Gynecol. 1999;42(3):699-711. Review.

12. Purvis RS, et al. Cutaneous and subcutaneous endometriosis Surgical and hormonal therapy. J Dermatol Surg Oncol. 1994; 20(10):693-5.

13. Heaps JM, et al. Malignant neoplasm arising in endometriosis. Obstet Gynaecol. 1990; 75(6):1023-8.

14. Joseph J, et al. Thoracic endometriosis syndrome: new observations from an analysis of 110 cases. Am J Med 1996; 100(2):164-70.

15. Alifano M, et al. Catamenial pneumothorax: a prospective study. Chest 2003; 124(3):1004-8.

16. Kirschner PA. Porous diaphragm syndromes. Chest Surg Clin North Am 1998; 8(2):449-72.

17. Muller NL, et al. Postcoital catamenial pneumothorax. Report of a case not associated with endometriosis and successfully treated with tubal ligation. Am Rev Respir Dis 1986; 134(4):803-4.

18. Bagan P, et al. Catamenial pneumothorax: retrospective study ofsurgical treatment. Ann Thorac Surg 2003; 75(2):378-81.

19. Korom S, et al. Catamenial pneumothorax revisited: clinical approach and systematic reviewof the literature. J Thorac Cardiovasc Surg 2004; 128(4):502-8.

20. Redwine DB. Diaphragmatic endometriosis. In: Surgical management of endometriosis. New York: Martin Dunitz Taylor& Francis Group; 2004. p.270-9.

21. Terada Yet al. A case of endobronchial endometriosis treated by subsegmentectomy. Chest 1999; 115(5):1475-8.

22. Volkart JR. CT findings in pulmonary endometriosis. J Comput Assist Tomogr 1995; 19(1):156-7.

Capítulo **46** — Thais Kock — Eduardo Schor

Seguimento Pós-operatório e Prevenção de Recidiva

INTRODUÇÃO

Um dos maiores desafios do seguimento pós-operatório é tentar prevenir a recidiva dos sintomas e da doença, visando a manter a qualidade de vida da paciente.

O acompanhamento pós-operatório baseia-se na avaliação sequencial dos sintomas, na detecção de possíveis sinais e sintomas decorrentes do procedimento cirúrgico (tais como disfunções urinárias, intestinais ou neuropáticas), mediante história clínica, exame ginecológico e complementação com procedimentos de imagem, caso necessários.

O tratamento cirúrgico da endometriose possui o objetivo de reduzir os sintomas álgicos e melhorar a fertilidade. Todavia, a taxa de recorrência pós-operatória é uma preocupação a ser considerada, pois pode atingir valores de 15% a 30% em três anos,[1] com necessidade de novo procedimento cirúrgico em metade dessas pacientes.[2]

O Sistema de Classificação Revisada de Endometriose da Sociedade Americana de Fertilidade (rAFS – *revised American Fertility Society*) é amplamente utilizado para determinação do grau de endometriose. Em estudo retrospectivo, Yun *et al.* avaliaram os componentes desta classificação e sua relação isolada com a taxa de recorrência. Endometriose em estágio avançado, idade precoce na época da cirurgia, endometriomas ovarianos bilaterais, rAFS *score* de aderência ovariana acima de 24 e obliteração à escavação retouterina demonstraram ser fatores de risco de resultados ruins, com maior taxa de recorrência. Não foi observada a relevância dos níveis pré-operatórios do CA 125 em relação à possível recorrência da doença.[3]

A recidiva deve ser combatida imediatamente após o tratamento. Não há métodos disponíveis para atuarmos nos fatores etiopatogênicos, tanto moleculares endometriais como imunológicos, restando, portanto, o bloqueio menstrual para evitarmos o fluxo retrógrado. Esse bloqueio pode ser alcançado com qualquer contraceptivo hormonal disponível prescrito de forma contínua. Os sangramentos irregulares por atrofia endometrial que podem ocorrer quando são utilizadas essas medicações continuamente podem ser evitados com interrupções a cada dois ou três meses.

Um estudo chinês acompanhou, por 28,6 meses, 307 pacientes que foram submetidas a tratamento cirúrgico de endometrioma ovariano. Foi encontrada taxa cumulativa de recorrência de 9,5% no primeiro ano, 21,9% no segundo e 29,2% no terceiro ano após cirurgia. Após avaliação de 21 potenciais fatores de risco para recorrência dos endometriomas, observou-se maior risco com pacientes que foram submetidas à cirurgia em idade mais jovem (OR = 0,953, 95% CI = 0,915–0,992, p = 0,020). Menor taxa de recorrência foi observada em pacientes submetidas à cistectomia associada à histerectomia com preservação uni ou bilateral do ovário (cirurgia semirradical) quando em comparação com a cirurgia conservadora (OR = 0,318, 95% CI = 0,107 – 0,951, p = 0,040) e com pacientes que apresentaram gestação após cirurgia (OR = 0,217, 95% CI = 0,102 – 0,460, P = 0,000). Esse estudo não encontrou diferença na taxa de recorrência de endometriomas com o uso de análogo de GnRH no pós-operatório.[4]

Também analisando fatores de risco para recorrência, Rizk *et al.* revisaram 67 artigos sobre recorrência de endometriose após histerectomia. Os principais fatores de risco para recorrência encontrados na literatura foram excisão incompleta de focos, punção seguida de drenagem de endometrioma ovariano, endometriose profunda/estágios avançados nos quais houve preservação dos ovários. Os autores observaram risco de recorrência de dor pélvica seis vezes maior e risco oito vezes maior de necessidade de reoperação em casos de preservação dos ovários após histerectomia.

Um estudo multicêntrico, prospectivo e randomizado, que envolveu três universidades na Itália, avaliou o impacto do uso de valerato de estradiol e dienogeste ou o uso de análogo de GnRH pós-operatório na prevenção de recorrência de dor pélvica em pacientes com endometriose. Ambos apontaram melhora da qualidade de vida e satisfação com a saúde e não houve diferença estatisticamente significativa quanto à eficácia e taxa de recorrência nos primeiros nove meses de acompanhamento pós-operatório.[6]

Já segundo Morelli et al., a administração de valerato de estradiol associado a dienogeste no pós-operatório de pacientes com endometriose mostrou-se ser mais efetiva na redução da dor pélvica e na taxa de recorrência da doença, todavia sem significância estatística quando em comparação com o sistema intrauterino liberador de levonorgestrel. Todavia, a taxa de satisfação da paciente foi significativamente maior no segundo grupo.[7]

O uso pós-operatório de sistema intrauterino de levonorgestrel pode ser considerado tão efetivo quanto o de contraceptivos orais cíclicos na prevenção de recorrência de endometriomas. O nível pós-operatório de CA 125, quando elevado, pode estar associado ao risco de recorrência (OR: 1,012, p = 0,010).[8]

Não há consenso quanto à melhor forma de tratamento considerando o impacto na preservação de fertilidade e as taxas de recorrência em pacientes com endometrioma ovariano e endometriose intestinal. Em estudo prospectivo, Roman et al. avaliaram a abordagem de endometriomas ovarianos com ablação por energia plasmática. Os autores não observaram influência na taxa de recorrência dos endometriomas em pacientes submetidas a tratamento cirúrgico concomitante por endometriose intestinal, sendo o único fator de risco identificado a bilateralidade dos endometriomas [OR: 3,3, 95% confidence interval (CI) 1,2 – 9,4].[9]

Em estudo de coorte, Nirgianakis et al. avaliaram 81 pacientes submetidas à ressecção segmentar por endometriose intestinal, considerando características clínicas e histológicas como possíveis fatores preditivos para recorrência da doença. Recorrência foi definida como necessidade de cirurgia subsequente pela recidiva de endometriose associada à dor e achado histológico compatível. Das 13 pacientes que apresentaram recorrência (16%), as principais variáveis encontradas como fatores de risco independentes foram margens intestinais positivas (OR = 6,5 IC = 1,8 a 23,5, p < 0,005), idade menor de 31 anos (OR = 5,6, IC 95% = 1,7–18,6, p = 0,005) e IMC ≥ 23 kg/m^2 (OR = 11,0, IC 95% = 2,7– 44,6, p = 0,001).[10]

A avaliação pré e pós-operatória de sintomas urinários e disfunção neurogênica deve ser considerada, principalmente em casos de endometriose profunda. A abordagem de lesões intestinais com ressecção colorretal pode ser um fator importante para desenvolvimento de neuropatia periférica pós-cirúrgica.[11]

O tratamento conservador de endometriose intestinal proporciona melhor função digestória quando comparado à ressecção colorretal.[12]

Em estudo retrospectivo australiano, Li et al. mostraram melhora da disfunção intestinal e urinária após tratamento cirúrgico conservador da endometriose profunda, o que pode ser explicado por diminuição do dano ao plexo hipogástrico.[13]

A endometriose profunda infiltrativa é frequentemente associada à adenomiose, doença que, por ter sintomatologia semelhante à da endometriose, pode contribuir para a intensidade dos sintomas pré e pós-operatórios. Pacientes com adenomiose associada apresentaram após cirurgia maiores taxas de dismenorreia, dispareunia e sangramento uterino anormal, sendo que os sintomas álgicos, apesar da melhora após laparoscopia, permanecem significantemente mais elevados, quando comparados a pacientes com endometriose profunda sem adenomiose.[14]

Outra causa relevante de persistência ou recidiva de sintomas no pós-operatório pode estar relacionada a alterações secundárias ocasionadas pela dor pélvica. Sabe-se que o tempo entre o início dos sintomas, o correto diagnóstico e o manejo da afecção pode acarretar inúmeras alterações, que, se não diagnosticadas, podem diminuir a taxa de remissão de sintomas após a cirurgia. Dentre as mais importantes destacam-se as alterações de origem miofascial (discutidas em outro capítulo).

De forma geral, acreditamos que o principal fator relacionado à prevenção de recorrência, ou persistência dos sintomas é a citorredução total pela cirurgia. A atuação na menstruação diminui a chance de recidiva dos sintomas. Os análogos do GnRh no pós-operatório ainda são controvertidos, mas, segundo metanálise de 2016, há indícios de que seu uso pelo período de seis meses diminui a taxa de recorrência (OR: 0,59 95% IC 0,38 a 0,90).[15]

Sendo assim, o acompanhamento multidisciplinar periódico da paciente por tratamento cirúrgico, com manutenção de tratamento medicamentoso pós-operatório, associado à avaliação individualizada da paciente e grau de endometriose mediante exame físico e exames complementares, contribuem para determinar o prognóstico pós-operatório e minimizar recidivas.

REFERÊNCIAS BIBLIOGRÁFICAS

1. Fritz MA, et al. Clinical gynecologic endocrinology and infertility. 8th ed. Lippincott Williams & Wilkins; 2011.

2. Cheong Y, et al. Laparoscopic surgery for endometriosis: how often do we need to re-operate? J Obstet Gynaecol 2008; 28(1):82-5.

3. Yun BH, et al. The Prognostic Value of Individual Adhesion Scores from the Revised American Fertility Society Classification System for Recurrent Endometriosis. Yonsei Med J 2015;56(4):1079-86.

4. Yuan M, et al. Risk factors for recurrence of ovarian endometriomas after surgical excision. J Huazhong Univ Sci Technol (Med Sci) 2014;34(2):213-19.

5. Rizk B, et al. Recurrence of endometriosis after hysterectomy. Facts Views Vis Obgyn 2014;6(4): 219-27.

6. Granese R, et al. Gonadotrophin-releasing hormone analogue or dienogest plus estradiol valerate to prevent pain recurrence after laparoscopic surgery for endometriosis: a multi-center randomized trial. Acta Obstet Gynecol Scand 2015; 94(6):637-45.

7. Morelli M, et al. Postoperative administration of dienogest plus estradiol valerate versus levonorgestrel-releasing intrauterine device for prevention of pain relapse and disease recurrence in endometriosis patients. J Obstet Gynaecol Res 2013;39(5):985-90.

8. Cho S, et al. Postoperative levonorgestrel-releasing intrauterine system versus oral contraceptives after gonadotropin-releasing hormone agonist treatment for preventing endometrioma recurrence. Acta Obstet Gynecol Scand 2014; 93(1):38-44.

9. Roman H, et al. Recurrences and fertility after endometrioma ablation in women with and without colorectal endometriosis: a prospective cohort study. Human Reprod 2015;30(3):558-68.

10. Nirgianakis K, et al. Laparoscopic management of bowel endometriosis: resection margins as a predictor of recurrence. Acta Obstet Gynecol Scand 2014; 93(12):1262-7.

11. Ballester M, et al. Evaluation of urinary dysfunction by urodynamic tests, electromyography and quality of life questionnaire before and after surgery for deep infiltrating endometriosis. Eur J Obstet Gynecol Reprod Biol. 2014;179:135-40

12. Roman H, et al. Postoperative digestive function after radical versus conservative surgical philosophy for deep endometriosis infiltrating the rectum. Fertil Steril. 2013;99(6):1695-704.

13. Li YH, et al. Bowel and bladder function after resection of deeply infiltrating endometriosis. Aust N Z J Obstet Gynaecol. 2014;54(3):218-24.

14. Lazzeri L, et al. Preoperative and Postoperative Clinical and Transvaginal Ultrasound Findings of Adenomyosis in Patients With Deep Infiltrating Endometriosis. Reprod Sci. 2014;21(8):1027-1033.

15. Zheng Q, et al. Can postoperative GnRH agonist treatment prevent endometriosis recurrence? A meta-analysis. Arch Gynecol Obstet. 2016;294(1):201-7.

Capítulo **47**

- Renato Moretti Marques ▪ Andressa Melina Severino Teixeira
- Eduardo Schor ▪ Sérgio Mancini Nicolau

Endometriose e Câncer

▪ ENDOMETRIOSE

A endometriose é doença benigna caracterizada pela presença de glândula e estroma endometrial fora da cavidade uterina. Apresenta relação de dependência com o estrogênio e promove processo inflamatório crônico nos tecidos acometidos. Ocorre em cerca de 10% das mulheres em idade reprodutiva, sendo um dos principais fatores para infertilidade e dor pélvica crônica.[1] A despeito de intensa pesquisa neste campo, a etiologia da implantação de tecido endometrial na cavidade peritoneal ainda não está adequadamente explicada.[2] Dentre as várias teorias explicando sua origem, a mais bem aceita é a da adesão e crescimento do tecido endometrial na cavidade peritoneal advindo de menstruação retrógada descrita por Sampson *et al.,* Outros aspectos são investigados, tal como a associação com mutações genéticas.[3]

Embora seja considerada condição benigna, algumas características vistas entre tumores malignos tais como invasão e dano do tecido adjacente, neovascularização e disseminação para órgãos distantes podem ser identificadas.[4]

▪ O CÂNCER DE OVÁRIO

O câncer de ovário é a mais letal neoplasia ginecológica. Cerca de 140.000 mortes anualmente no mundo são atribuídas a esta neoplasia.[5] No Brasil, a estimativa é de aproximadamente 6.500 casos novos ao ano, com mortalidade próxima a 50% em cinco anos.[6]

Estima-se que mais de 90% das neoplasias que acometem o ovário originam-se a partir da sua superfície. As mais frequentes categorias histopatológicas dos tumores malignos primários do ovário são os serosos de alto grau (70%), endometrioides (10%), de células claras (10%), mucinosos (3%), tumores mistos (6%) e tumores serosos de baixo grau.[7] Os tumores endometrioides e de células claras frequentemente apresentam-se nos estadios iniciais e, tipicamente, em sua forma bem diferenciada.[8]

Baseado em suas características clínicas, histopatológicas e genéticas, tipos distintos do câncer ovariano vêm sendo definidos. O tipo I inclui tumores de baixo grau serosos, endometrioides e de células claras. Geralmente diagnosticados em estágios iniciais, com progressão mais lenta. Apresentam provável origem em tumores *borderline* ou, suspostamente, lesões de endometriose. O tipo II, mais comum, engloba os tumores de alto grau serosos, endometrioides e de histologias mistas, com progressão rápida e comportamento agressivo. Sua provável origem ocorre no epitélio displásico das fímbrias da tuba uterina. O perfil genético-molecular de ambos também difere entre si. O tipo I relaciona-se com mutações no gene p53 em 95% dos casos, enquanto o tipo II com mutações em ARID 1A, BCL2, KRAS e PTEN.[9]

▪ FATORES DE RISCO EM COMUM

A endometriose compartilha de vários fatores de risco comuns ao câncer de ovário, tais como: menarca precoce, ovulações e menstruações incessantes (observado entre mulheres que tiveram a menarca precoce e a menopausa tardia), nuliparidade e infertilidade. Possuem ainda semelhantes fatores protetores, tais como laqueadura tubária, histerectomia, múltiplas gestações, amamentação, anticoncepcionais hormonais e atividade física.[10-13]

▪ ASSOCIAÇÃO DA ENDOMETRIOSE COM CÂNCER

De longa data questiona-se essa associação. Inúmeros estudos epidemiológicos descrevem relação com o câncer de ovário, de endométrio, de mama, colorretal, linfoma não Hodgkin e outros. Entretanto, pouco se sabe a respeito da relação entre endometriose e tumores não ovarianos.[14,15] A força da associação da endometriose com o câncer de ovário, medida pelo risco relativo (RR), é descrita por diferentes autores. Enquanto Brinton *et al.* descrevem RR mais moderado (RR 2,48), outros autores (Kobayashi *et al.* e Buis *et al.*, com RR de 8,95 e 12,4, respectivamente) relatam forte associação, mormente quando encontram-se endometrioma e infertilidade, assim como outros fatores de risco associados.[16-19] Estes estudos epidemiológicos demonstram força de associação moderada, mas com muitos fatores de confusão, não sendo possível definir uma relação de causalidade.

Em revisão publicada pelo *The Ovarian Cancer Association Consortium* foram avaliados 13 estudos caso-controles, envolvendo 13.226, 7.911 e 1.907 mulheres, sem doença, com tumores invasivos e *borderlines*, respectivamente. A história de endometriose foi detectada em 818, 738 e 168 mulheres nos respectivos grupos. A endometriose esteve associada a significativo incremento do risco de câncer endometrioide invasivo (RR = 1,98 a 2,04), carcinoma de células claras (RR = 3,05 a 3,59), tumor seroso invasivo de baixo grau (RR = 2,11).[20-22] Somigliana *et al.* encontraram prevalência de 35% e 27% de endometriose entre pacientes com tumores endometrioides e células claras, respectivamente, e apenas de 4% entre pacientes com tumores serosos.[23] Se, por um lado, a endometriose associada à malignidade foi mais frequente nos carcinomas serosos de baixo grau (RR 2,11; 95% IC 1,39 a 3,20, *p* < 0,0001), nenhuma associação foi observada entre os de alto grau ou mucinosos.[10]

■ FISIOPATOLOGIA

Apesar de suspeitada por Sampson *et al.* desde 1925,[21] a associação entre endometriose e câncer foi primeiro demonstrada por La Grenade e Silverberg em 1988.[24] Observou-se o desenvolvimento de carcinoma de células claras e endometrioide entre pacientes acompanhadas por endometriose atípica.

A principal teoria que explicaria a associação de malignidade com a endometriose dar-se-ia pelo desenvolvimento de tecido neoplásico maligno a partir de endometriose atípica do ovário.[24,25] Esta condição poderia ocorrer pela presença de células atípicas em hiperplasias glandulares endometriais ou pela existência de células atípicas tipo *hobnail* na endometriose ovariana.[10,26,27]

Apesar das evidências epidemiológicas, histológicas e clínicas que indiquem a endometriose como lesão pré-maligna em algumas situações específicas, ainda não existem dados concretos e definitivos que sustentem essa hipótese. Entretanto, não se pode ignorar a relação da endometriose com fatores ambientais, imunológicos, genéticos e histológicos comuns ao câncer de ovário e do peritônio.

■ FATORES DE RISCO PARA TRANSFORMAÇÃO MALIGNA

Alguns autores descrevem fatores relacionados ao processo de transformação maligna da endometriose.

Endometriose atípica

Assim como o endométrio tópico, a endometriose pode exibir graus de hiperplasia e atipia celular. Estudos sugerem que a endometriose atípica pode representar a transição entre a doença benigna e o câncer. Alguns autores demonstraram, histologicamente, esta transição pela análise de tecidos com endometriose e câncer intercalados por células atípicas.[24] Outros demonstraram uma associação cronológica: casos em que a paciente tinha uma biópsia de ovário com endometriose atípica e, anos mais tarde, adenocarcinoma de células claras no mesmo ovário.[28] Foi evidenciado, ainda, que pacientes com endometriose atípica expressaram maior incidência de câncer de ovário quando comparadas àquelas com endometriose sem atipias (100% de 14 casos comparados com 325 dos controles, p < 0,0001).[29] Em outro estudo, a prevalência de endometriose atípica chegou a 78% dos casos de câncer de ovário associados à endometriose.[30] Essas evidências corroboram o raciocínio de que possa existir uma progressão da endometriose para endometriose atípica e, subsequentemente, para a neoplasia maligna.

Alterações genéticas

Alterações genéticas no tecido endometriótico podem estar relacionadas ao desenvolvimento do câncer. Entre elas, a monoclonalidade, também presente em células malignas, e a perda de heterozigose, que sinaliza regiões com genes supressores de tumor inativados, demonstradas na endometriose atípica.[31,32]

Observam-se, ainda, mutações genéticas semelhantes entre os tumores ovarianos de baixo grau e endometriose. Mutações no gene PTEN foram identificadas em 20,6% dos endometriomas de ovário, 20% dos adenocarcinomas endometrioides e em 8% dos carcinomas de células claras, podendo sugerir a inativação do gene PTEN como evento precoce no processo de malignização ovariana.[33]

Estudo recente identificou mutações no gene ARID1A em adenocarcinoma endometrioide (30%) e de células claras (46%) associadas à endometriose. A mutação foi mais evidente em tecido endometriótico adjacente ao tumor.[34]

Acredita-se que hemorragias intracísticas no endometrioma possam induzir o estresse oxidativo pela ação do ferro e consequente alterações genéticas.[35] O acúmulo de mutações e de instabilidades genômicas são responsáveis por aberrações genéticas nos genes supressores p53 e PTEN no tecido endometriótico,[36-39] assim como a inativação dos genes de reparo do DNA, passos indispensáveis para o processo de malignização.

Inflamação

Há muito tempo a inflamação é associada ao processo de carcinogênese, como promotora e propagadora de alterações genéticas. Células envolvidas nos processos inflamatórios e citocinas estimulam os fatores de crescimento vascular, angiogênese, proliferação celular, inibição da apoptose e dano do DNA.[40] Autores identificaram níveis elevados de interleucina-6 e hormônio de crescimento tanto na endometriose quanto no adenocarcinoma de células claras do ovário. A fisiopatologia da endometriose está diretamente envolvida no processo inflamatório. Alguns sugerem que seria, esta, a conexão com o câncer.[41]

Idade

Pacientes com endometriose e câncer de ovário encontram-se em idade inferior àquelas que foram diagnosticadas apenas com câncer de ovário. As que apresentam as duas entidades têm idade mais elevada que aquelas que possuem apenas endometriose.

Localização

Acredita-se que o endometrioma ovariano possui risco aumentado de malignização pela exposição crônica do epitélio ovariano ao microambiente inflamatório. Entretanto, não se sabe se implantes de endometriose do septo retovaginal e peritoneal possam ter o mesmo comportamento. Outro aspecto a ser destacado é o tamanho do endometrioma. Quando de maior volume (≥ 9 cm no seu maior diâmetro), há maior risco de malignização, mormente na pós-menopausa.[42]

Hiperestrogenismo

Considera-se ainda como fator de risco a hiperestimulação estrogênica, endógena ou exógena. Reposição estrogênica sem contraposição progestínica e obesidade estão associadas à malignidade relacionada à endometriose (*Endometriosis-associated malignancy* – EAM).[43]

■ APRESENTAÇÃO CLÍNICA

O câncer ovariano relacionado à endometriose é visto entre mulheres mais novas (5 a 10 anos) do que naque-

las não acometidas pela moléstia. Geralmente é diagnosticada como tumor de baixo grau histológico, sem sinais clássicos do câncer ovariano epitelial e ainda nos estadios iniciais com consequente melhor prognóstico.[44]

■ CRITÉRIOS DIAGNÓSTICOS

Em 1925, Sampson *et al.,* baseados em critérios histopatológicos, postularam a possibilidade do tecido endometriótico sofrer transformação maligna levando ao câncer de ovário e de endométrio. Desenvolveu-se, então, os critérios diagnósticos de malignidade associada à endometriose (EAM).[45] Em 1953, Scott *et al.* acresceram mais um critério a essa lista, que, até hoje, é considerado um dos principais achados histopatológicos para relacionar a endometriose ao câncer de ovário:[21,22]

- Evidência de endometriose próximo ao tumor;
- Exclusão de outras origens da neoplasia maligna;
- Presença de glândulas endometriais envoltas por tecido semelhante ao estroma endometrial;
- Comprovação histopatológica de área de transição de tecido benigno endometriótico com modificações histológicas até sua transformação maligna.

Os EAM são mais comumente encontrados nos locais em que a endometriose profunda ocorre, tais como ovários, retossigmoide, cólon, septo retovaginal, peritônio pélvico, parede abdominal, cicatriz umbilical e pleura.

■ REDUÇÃO DE RISCO

Estudos avaliaram o impacto do tratamento da endometriose sobre o risco de desenvolver câncer de ovário. Um deles se mostrou interessante pois avaliou todos os cânceres de ovário diagnosticados entre pacientes com endometriose e os pareou randomicamente com pacientes sem o câncer. O estudo encontrou uma razão de chances ou *odds ratio* (OR) de 0,30 para mulheres que receberam ressecção completa dos focos de endometriose, o que significa que elas tiveram seu risco de câncer de ovário reduzido em 70%.[46] Questiona-se se estes casos já não eram menos graves e de mais fácil manejo cirúrgico e por isso já possuíam menor risco para o desenvolvimento de câncer, independentemente da ressecção da lesão.

Discute-se também a importância da salpingo-oforectomia profilática em pacientes com endometriose. Considerando-se o risco de desenvolvimento de câncer de ovário para uma mulher ao longo da vida como 1,4%, e 24% dos tumores sendo do tipo endometrioide ou de células claras, teríamos um risco de 0,34% na população geral e de 1% nas pacientes com endometriose, considerando um RR de 3. A redução do risco de desenvolvimento de câncer de ovário seria de 0,66% com o procedimento, o que não necessariamente se traduziria em redução de mortalidade, uma vez que os tumores relacionados à endometriose, ou tipo I, apresentam melhores taxas de sobrevida. Além disso, deve ser considerado o aumento do risco de doenças cardiovasculares e osteoporose causadas pela remoção dos ovários.[47]

■ CONCLUSÕES

Existem várias evidências que suportam a hipótese de que a endometriose possa progredir para câncer. Desde fatores de risco em comum e semelhanças no comportamento e fisiopatologia, até comprovação histológica de casos de endometriose atípica que parece demonstrar claramente a transição entre a doença benigna e o câncer. Outros estudos demonstram que o processo inflamatório crônico e algumas alterações genéticas, semelhantes em ambas as doenças, parecem exercer papel fundamental para essa progressão ocorrer.

Entretanto, as bases moleculares e genéticas que explicariam o processo de carcinogênese envolvendo a endometriose não estão totalmente esclarecidas. Os estudos disponíveis são limitados e em sua maioria clínicos, apenas relacionando a endometriose ao câncer de ovário. É necessário maior conhecimento clínico, histopatológico, molecular e genético, capazes de esclarecer a fisiopatologia, além de desenvolver testes diagnósticos e terapia direcionados a essa doença.

De fato, as pacientes que despertam maior preocupação quanto à transformação maligna de endometriose e deveriam ser acompanhadas com maior atenção são as com endometriose atípica, endometriomas maiores que 9,5 cm e após a menopausa, mormente quando em uso de terapia hormonal com estrogênio isolado.

■ REFERÊNCIAS BIBLIOGRÁFICAS

1. Giudice LC, et al. Endometriosis. Lancet 2004; 364 (9447): 1789-99. Review.
2. Giudice LC. Clinical practice. Endometriosis. N Engl J Med 2010; 362(25):2389-98.
3. Di W, et al. The search for genetic variants predisposing women to endometriosis. Curr Opin Obstet Gynecol 2007; 29(1):62-5.
4. Siufi Neto J, et al. Cellular, histologic, and molecular changes associated with endometriosis and ovarian cancer. J Minim Invasive Gynecol. 2014; 21(1):55-63.
5. Jemal A, et al. Global cancer statistics. CA Cancer J Clin 2011; 61(2):69-90.
6. Instituto Nacional do Cancer (INCA). Incidência de Cancer no Brasil – Estimativa 2016. Disponível: http://www.inca. gov.br/wcm/dncc/2015/estimativa-2016.asp (Acessado em 08 de março de 2016).
7. Prat J. Ovarian carcinomas: five distinct diseases with different origins, genetic alterations, and clinicopathological features. Virchows Arch. 2012; 460(3):237-49.
8. McCluggage WG. Morphological subtypes of ovarian carcinoma: a review with emphasis on new developments and pathogenesis. Pathology. 2011; 43(5):420-32.
9. Kurman RJ, et al. Molecular pathogenesis and extraovarian origin of epithelial ovarian cancer–shifting the paradigm. Hum Pathol 2011; 42(7):918-31.
10. Pearce CL, et al. Population distribution of lifetime risk of ovarian cancer in the United States. Cancer Epidemiol Biomarkers Prev 2015; 24(4):671-6.
11. Vercellini P, et al. The 'incessant menstruation' hypothesis: a mechanistic ovarian cancer model with implications for prevention. Hum Reprod 2011; 26(9):2262-73.
12. Eskenazi B, et al. Epidemiology of endometriosis. Obstet Gynecol Clin North Am 1997; 24(2):235-58.
13. Vercellini P, A et al. Oral contraceptives and risk of endometriosis: a systematic review and meta-analysis. Hum Reprod Update 2011; 17(2):159-70.
14. Kok VC, et al. The risks for ovarian, endometrial, breast, colorectal, and other cancers in women with newly diagnosed endometriosis or adenomyosis: a population-based study. Int J Gynecol Cancer. 2015; 25(6):968-76.
15. Ulrich U, et al. Interdisciplinary S2k guidelines for the diagnosis and treatment of endometriosis: short version – AWMF Registry No. 015-045, August 2013. Geburtsh Frauenheilk. 2013; 73(9):890-898.
16. Brinton LA, et al. Cancer risk after a hospital discharge diagnosis of endometriosis. Am J Obstet Gynecol. 1997; 176(3):572-9.
17. Buis CC, et al. Increased risk for ovarian cancer and borderline ovarian tumours in subfertile women with endometriosis. Hum Reprod. 2013; 28(12):3358-69.
18. Kobayashi H, et al. Risk of developing ovarian cancer among women with ovarian endometrioma: a cohort study in Shizuoka, Japan. Int J Gynecol Cancer. 2007; 17(1):37-43.
19. Hill AB. The environment and disease: association or causation? Proc R Soc Med 1965; 58:295-300.
20. Marques R, et al. Neoplasia invasora do ovário. In: Gonçalves W, editor. Ginecologia oncológica.. Rio de Janeiro: Atheneu; 2014.
21. Sampson JA. Endometrial carcinoma of the ovary arising in endometrial tissue in that organ. Arch Surg. 1925;10:1-6.
22. Scott RB. Malignant changes in endometriosis. Obstet Gynecol. 1953; 2(3):283-9.
23. Somigliana E, et al. Association between endometriosis and cancer: a comprehensive review and a critical analysis of clinical and epidemiological evidence. Gynecol Oncol 2006; 101(2):331-41.
24. LaGrenade A, Silverberg S G. Ovarian tumors associated with atypical endometriosis. Hum Pathol. 1988; 19(9):1080-4.

25. Fukunaga M, et al. Ovarian atypical endometriosis: its close association with malignant epithelial tumours. Histopathology. 1997; 30(3):249-55.

26. Clement PB. The pathology of endometriosis: a survey of the many faces of a common disease emphasizing diagnostic pitfalls and unusual and newly appreciated aspects. Adv Anat Pathol. 2007; 14(4):241-60.

27. Seidman JD. Prognostic importance of hyperplasia and atypia in endometriosis. Int J Gynecol Pathol. 1996; 15(1):1-9.

28. Moll UM, et al. Ovarian carcinoma arising in atypical endometriosis. Obstet Gynecol Mar 1990; 75(3 Pt 2):537-9.

29. Prefumo F, et al. Epithelial abnormalities in cystic ovarian endometriosis. Gynecol Oncol Feb 2002; 84(2):280-4.

30. Ogawa S, et al. Ovarian endometriosis associated with ovarian carcinoma: a clinicopathological and immunohistochemical study. Gynecol Oncol May 2000; 77(2):298-304.

31. Mayr D, et al. Does endometriosis really have premalignant potential? A clonal analysis of laser-microdissected tissue. FASEB J 2003;17(6):693-5.

32. Jiang X, et al. Allelotyping of endometriosis with adjacent ovarian carcinoma reveals evidence of a common lineage. Cancer Res 1998; 58(8):1707-12.

33. Sato N, et al. Loss of heterozygosity on 10q23.3 and mutation of the tumor suppressor gene PTEN in benign endometrial cyst of the ovary: possible sequence progression from benign endometrial cyst to endometrioid carcinoma and clear cell carcinoma of the ovary. Cancer Res 2000; 60(24):7052-6.

34. Wiegand KC, et al. ARID1A mutations in endometriosis-associated ovarian carcinomas. N Engl J Med Oct 14 2010;363:1532.

35. Yamaguchi K, et al. Contents of endometriotic cysts, especially the high concentration of free iron, are a possible cause of carcinogenesis in the cysts through the iron-induced persistent oxidative stress. Clin Cancer Res. 2008; 14(1):32-40.

36. Martini M, et al. Possible involvement of hMLH1, p16(INK4 a) and PTEN in the malignant transformation of endometriosis. Int J Cancer. 2002; 102(4):398-406.

37. Nezhat F, et al. Comparative immunohistochemical studies of bcl-2 and p53 proteins in benign and malignant ovarian endometriotic cysts. Cancer. 2002; 94(11):2935-40.

38. Vigano P, et al. Molecular mechanisms and biological plausibility underlying the malignant transformation of endometriosis: a critical analysis. Hum Reprod Update. 2006; 12(1):77-89.

39. Prowse AH, et al. Molecular genetic evidence that endometriosis is a precursor of ovarian cancer. Int J Cancer. 2006;;119(3):556-62.

40. Balkwill F, et al. Inflammation and cancer: back to Virchow? Lancet 2001; 357(9255):539-45.

41. Slater M, et al. Human growth hormone and interleukin-6 are upregulated in endometriosis and endometrioid adenocarcinoma. Acta Histochem 2006; 108(1):13-8.

42. Kobayashi H, et al. Ovarian endometrioma–risks factors of ovarian cancer development. Eur J Obstet Gynecol Reprod Biol. 2008; 138(2):187-93.

43. Zanetta GM, et al. Hyperestrogenism: a relevant risk factor for the development of cancer from endometriosis. Gynecol Oncol. 2000; 79(1):18-22.

44. Orezzoli JP, et al. Prognostic implication of endometriosis in clear cell carcinoma of the ovary. Gynecol Oncol. 2008; 110(3):336-44.

45. Yoshikawa H, et al. Prevalence of endometriosis in ovarian cancer. Gynecol Obstet Invest 2000;50(Suppl 1):117.

46. Melin AS, et al. Hormonal and surgical treatments for endometriosis and risk of epithelial ovarian cancer. Acta Obstet Gynecol Scand 2013;92(5):546-54.

47. Guo SW. Endometriosis and ovarian cancer: potential benefits and harms of screening and risk-reducing surgery. Fertil Steril 2015;104(4):813-30.

Capítulo 48

Vivian Ferreira do Amaral ■ Wagner Horst ■ Juliana Barros do Valle

Endometriose na Adolescência

INTRODUÇÃO

A Organização Mundial de Saúde (OMS) define adolescência como sendo o período da vida que se inicia aos 10 e termina aos 19 anos completos de idade. Para a OMS, a adolescência é dividida em três fases: a pré-adolescência (de 10 a 14 anos), adolescência (de 15 a 19 anos completos) e juventude (de 15 a 24 anos).[1]

No Brasil, o Estatuto da Criança e do Adolescente considera adolescência a faixa etária dos 12 até os 18 anos de idade completos, sendo referência, desde 1990, para criação de leis e programas que asseguram os direitos desta população.[2]

A endometriose pélvica é definida pela presença de tecido endometrial (glândula e/ou estroma) fora do seu local de origem.

Existem diversas teorias para explicar o desenvolvimento desta moléstia, porém nenhuma explica com unanimidade todos os casos. Por ser uma desordem multifatorial, os mecanismos responsáveis pela endometriose em adolescentes tendem a ser diferentes dos encontrados em adultas.[3]

Das teorias já conhecidas para a gênese da endometriose, há tendência na literatura para a "teoria dos resquícios müllerianos", que permanecem inalterados até a menarca. Com esse advento, os esteroides ovarianos são produzidos, podendo favorecer o início da doença.[3-4]

Alguns estudos descrevem casos de endometriose sintomática antes mesmo da primeira menstruação, sugerindo que os primeiros estímulos estrogênicos para desenvolvimento dos brotos mamários (telarca), além de resultar em mudança psíquica e de imagem corporal, podem significar um marco para o diagnóstico da endometriose.[3]

Essa afirmativa corrobora a hipótese de Brosens e Benagiano, que sugerem uma origem intrauterina para a doença, na qual células tronco endometriais estariam presentes na menstruação neonatal, um fenômeno ocorrido em cerca de 5% de recém-nascidas. As lesões seriam estimuladas com o início da atividade ovariana no período que antecede a menarca.[5]

Sabe-se também que pode haver um contribuinte genético e que parentes de primeiro grau de portadoras da doença têm uma prevalência de seis a nove vezes maior do que a população geral.

Sugere-se outras características importantes como a menarca precoce (antes dos 11 anos), ciclos menstruais com intervalo curto, especialmente os menores do que 27 dias.[6]

A presença de outros fatores não relacionados ao ciclo menstrual, como exposição a agressores ambientais, a alimentação inadequada e a história pessoal ou familiar de doenças autoimunes e inflamatórias, também aumenta o risco da doença, reforçando o seu aspecto multifatorial (Tabela 48.1).

Tabela 48.1 Fatores de risco da endometriose.

Fatores de risco[3]

- História familiar de endometriose;
- Menarca antes dos 12 anos de idade;
- IMC baixo;
- Exposição ao dietilestilbestrol;
- Exposição a agentes ambientais (por exemplo dioxinas);
- História familiar de alergias e/ou doenças inflamatórias;
- Ciclos menstruais curtos;
- Síndrome do intestino irritável;
- Outros: baixo peso ao nascer, malformações genitais, intervenções cirúrgicas.

Com relação à composição corporal das adolescentes, foi sugerido que o formato corporal tipo "ampulheta" (cintura fina com ombros e quadris largos) é característico da portadora de endometriose. Nestas, há preponderância de gordura corporal periférica.[3]

Chapron, em 2011, revisou o histórico de saúde de 229 mulheres com endometriose e evidenciou que alguns fatores de risco, quando presentes na adolescência, eram preditores de doença avançada. Deve-se dar atenção especial àquelas com histórico familiar da doença, com faltas frequentes à escola por conta das cólicas menstruais e àquelas com uso prolongado de contraceptivos hormonais para tratamento da dismenorreia.[7]

A endometriose é associada a diversos sintomas, sendo a algia pélvica (cíclica e não cíclica) o mais comum entre as adolescentes.[5-6]

Há alguns anos, pensava-se que essa fosse uma afecção exclusiva de mulheres adultas, no entanto, cerca de dois terços de mulheres com endometriose relatam o aparecimento dos sintomas antes de completarem 20 anos de idade, havendo relatos inclusive de casos anteriores à menarca.[5-8]

Embora seja conhecida e amplamente estudada há mais de um século, seu diagnóstico ainda pode demorar de 7 a 12 anos, conforme Sepulcri e Amaral.[9]

A propedêutica não invasiva se revela pouco útil para os estadios iniciais da doença, o que faz com que a grande maioria acabe sendo diagnosticada durante a investigação laparoscópica por dor pélvica, após alguns anos do início dos sintomas.[3-5]

Estima-se que 25% a 38% das adolescentes com dor pélvica crônica e 47% das meninas submetidas à laparoscopia para investigação desta dor tenham endometriose. Em estudo realizado em adolescentes nas quais não foi possível o controle da dor com contraceptivos orais ou anti-inflamatórios não esteroides e que foram submetidas à laparoscopia mostrou-se que este número pode chegar a 70%.[6]

■ DIAGNÓSTICO

A endometriose é a condição patológica mais comum na pelve de adolescentes com dor pélvica crônica além das aderências, cistos ovarianos e paratubários e malformações uterinas.[10] É importante o conhecimento dos sintomas com o intuito de reduzir o tempo até que se faça o diagnóstico, que pode levar de 5 a 12 anos e, pois, melhorar o prognóstico da doença.[9] O padrão da dor pode variar (cíclica ou não cíclica), diferente das mulheres adultas, cuja dor é mais frequentemente cíclica. Ao contrário da dismenorreia funcional, a dor associada à endometriose persiste após o fluxo e tende a aumentar ao longo do tempo, podendo ocorrer por todo o mês.

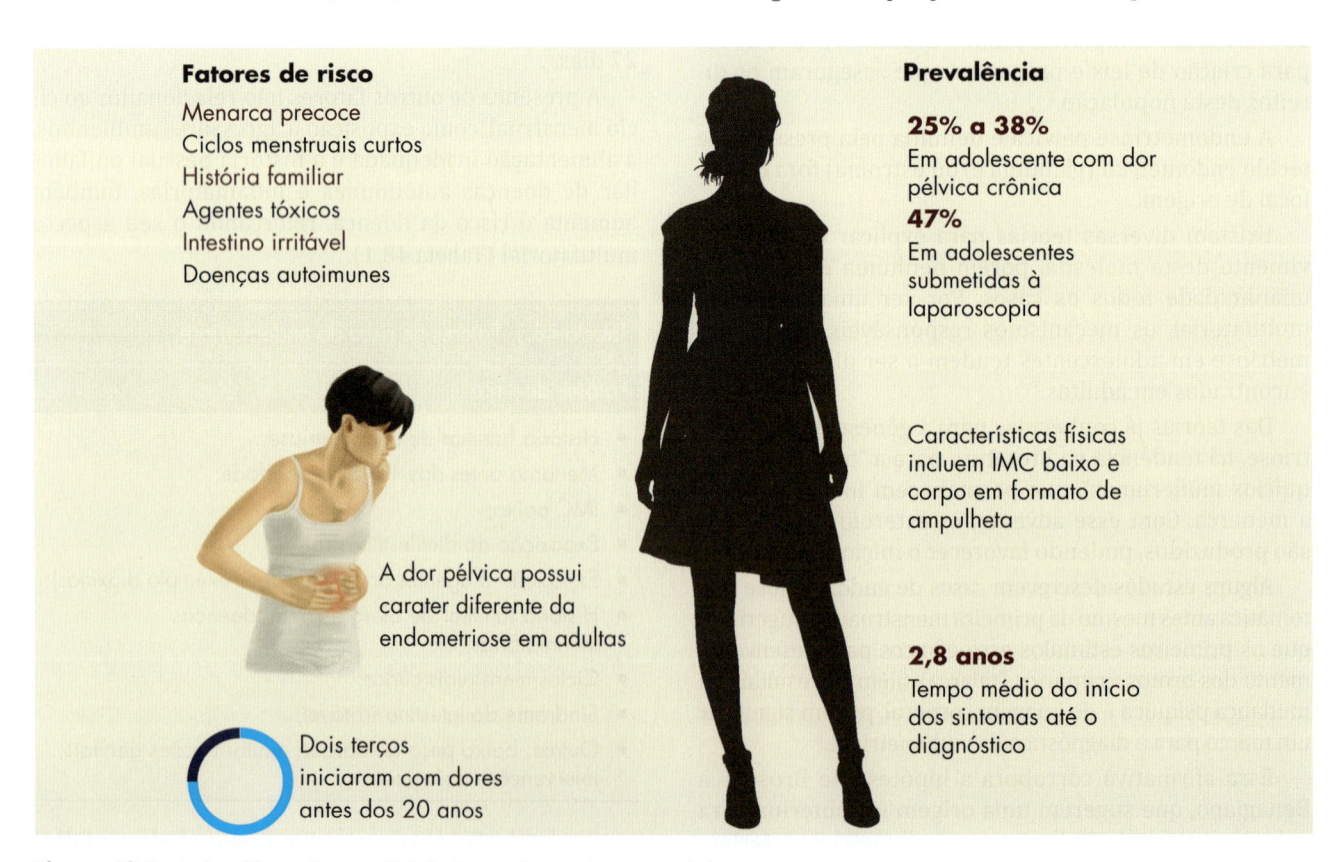

Fatores de risco

Menarca precoce
Ciclos menstruais curtos
História familiar
Agentes tóxicos
Intestino irritável
Doenças autoimunes

A dor pélvica possui carater diferente da endometriose em adultas

Dois terços iniciaram com dores antes dos 20 anos

Prevalência

25% a 38%
Em adolescente com dor pélvica crônica
47%
Em adolescentes submetidas à laparoscopia

Características físicas incluem IMC baixo e corpo em formato de ampulheta

2,8 anos
Tempo médio do início dos sintomas até o diagnóstico

Figura 48.1 Infográfico – Susceptibilidade a endometriose em adolescentes.

Sintomas vesicais ou intestinais são comuns nessa faixa etária, normalmente associados aos períodos menstruais.[10]

A intensidade da dor é variável. A associada à endometriose, pode ser incapacitante tanto em estadios mais leves quanto em doença extensa. Alguns questionamentos na primeira consulta relacionados aos fatores de risco preditivos são importantes, como indagar a idade da menarca, quando foi o primeiro episódio de dor, qual o período, localização (uni ou bilateral, se irradiada), características (intensidade de 0 a 10-EVA), duração (cíclica ou acíclica), se melhora com medicações (AINEs), se afeta as atividades escolares, atividade física ou eventos sociais, alterações urinárias e intestinais no período menstrual, dispareunia (quando tiver vida sexual ativa), história familiar de cistos ovarianos benignos, endometriose ou infertilidade. Fedele *et al.* não encontraram relação entre o estadiamento da endometriose, o local das lesões e a intensidade da dor.[11]

Outros achados ao exame físico podem variar. Goldstein *et al.* relataram exame pélvico normal em 17% das pacientes. Já Chatman e Ward não relataram anormalidades no exame ginecológico em apenas 7% das pacientes. Os endometriomas são menos comuns nesta faixa etaria.[12-13]

O exame físico deve ser o mais completo possível, com investigação de possíveis anomalias congênitas em todos os órgãos e sistemas.[3] Esta avaliação pode ser prejudicada nas adolescentes, sem prévia atividade sexual. É importante sempre excluir processos tumorais ou outras causas de dor pélvica.[9-14]

A avaliação ultrassonográfica com preparo intestinal prévio é frequentemente utilizada. Os cistos de endometriose (endometriomas), como se disse, são raramente visualizados em adolescentes.[15]

O diagnóstico definitivo da endometriose é determinado cirurgicamente pela visualização dos implantes à videolaparoscopia e posterior comprovação por análise histológica das lesões biopsiadas. A doença é estadiada segundo os critérios revisados da Sociedade Americana de Medicina Reprodutiva.[16]

Não há marcadores séricos com alta especificidade para o diagnóstico da doença, quer em graus mais leves ou extensos, que possam substituir o diagnóstico cirúrgico.

Há diversas pesquisas com enfoque nas formas não cirúrgicas para o diagnóstico da moléstia. A maioria dos pais tem receio de submeter suas filhas à cirurgia laparoscópica para diagnóstico e tratamento.[3]

■ TERAPÊUTICA

Tradicionalmente, o tratamento da dismenorreia pode ser realizado com AINHs ou ACHOs cíclicos por três ciclos,[17] observando o comportamento dos sintomas avaliados por diários de dor. Se não houver resposta, sugere-se a indução da amenorreia ou nova avaliação.

As pacientes e seus pais necessitam entender os prós e contras da cirurgia e do tratamento medicamentoso, e que a recorrência da doença é possível.[10]

O manejo da dor é o principal objetivo quando se trata de adolescentes com endometriose. Em adolescentes, é importante perceber que seis meses de dor podem interferir nas atividades escolares e sociais de forma significativa, então, muitas vezes, recomenda-se a videolaparoscopia.[15]

O segundo objetivo é a manutenção da fertilidade. A maioria das pacientes se preocupa com a demora no diagnóstico e com o fato de que, mesmo com o tratamento, a doença pode progredir e causar infertilidade.

Alguns estudos demonstram o alívio dos sintomas e melhora na qualidade de vida após a exérese cirúrgica das lesões de endometriose. Entretanto, a recorrência da moléstia parece ser maior em adolescentes do que em adultas, e, portanto, a associação cirúrgico-medicamentosa pode retardar esse processo. Não há, até o presente, estudo randomizado que compare a eficácia do tratamento medicamentoso em casos de dor com o cirúrgico nessa população.[15]

O tratamento medicamentoso visa a atrofiar o endométrio ectópico hormônio-dependente, enquanto a cirurgia visa a destruir permanentemente os focos ectópicos. Infelizmente, a duração do tratamento hormonal é limitada pelos seus efeitos colaterais. Da mesma forma, repetição de cirurgias podem ser prejudiciais à fertilidade.[14]

Tratamento medicamentoso

Anti-inflamatórios

São indicados como tratamento adjuvante na dor pélvica associada a endometrioses, além da dismenorreia primária. Podem ser utilizados por três ciclos, com o intuito de avaliar melhor a dor. Nem todas as pacientes encontram alívio da dor com esses medicamentos.[15]

Contraceptivos orais

São considerados a primeira escolha no tratamento de adolescentes. Existe, entretanto, pouca evidência científica tanto justificando este uso para endometriose, como prevenção quanto para tratamento da doença. Sendo ingeridos ciclicamente, os ACHOs diminuem o revestimento endometrial, reduzindo então a quantidade de tecido produtor de prostaglandinas. Além disso, suprimem a ovulação e subsequentemente os sintomas da fase lútea da endometriose.[10]

Progestagênios

Estes agentes causam pseudodecidualização do tecido endometrial ectópico e subsequente atrofia. Em humanos, 100 mg de acetato de medroxiprogesterona diariamente causa completa remissão da endometriose em 50% das pacientes, enquanto em apenas 12% foi notada no grupo que ingeriu placebo. Um alívio da dor de 90% foi observado nas pacientes que foram tratadas com progestagênios. Nenhum estudo de longo prazo avaliou a evolução das pacientes após parada do uso de medroxiprogesterona. Os estudos existentes seguiram as pacientes por período máximo de um ano.[14]

Os progestagênios por via oral devem ser aconselhados prioritariamente em relação aos injetáveis, pois, assim que um efeito colateral é percebido, podem ser descontinuados imediatamente.[15]

Danazol

O danazol é uma 17-α-etiniltestosterona derivada que cria um ambiente não cíclico, sendo tão eficaz no tratamento da endometriose quanto os análogos de GnRH. Diminui o volume de tecido endometrial ectópico e o torna não funcionante, por induzir um estado hiperandrogênico-hipoestrogênico.[10] O danazol reduz a sintomatologia dolorosa, mas os sintomas colaterais androgênicos irreversíveis são substanciais, como ganho de peso, depressão, diminuição das mamas, pele e cabelos oleosos, acne, hirsutismo, engrossamento da voz. Estes efeitos são intoleráveis para esta população, assim a medicação é contraindicada em adolescentes.[15]

Análogos do GnRH

Em adolescentes com idade ≥ 16 anos, que utilizaram anticoncepcional contínuo sem alívio da dor, os análogos do GnRh podem ser prescritos, associados à terapia *add back* (estrogênio ou estrogênio/progestagênio) e a suplementos de cálcio e vitamina D, para proteção da densidade mineral óssea e redução dos efeitos colaterais.

Os aGnRH criam um ambiente hipoestrogênico, hipogonadal, o qual não é propício ao crescimento do tecido endometrial. São efetivos no tratamento da dor pélvica secundária à endometriose. Os efeitos colaterais comuns atribuídos aos aGnRH são relacionados ao hipoestrogenismo. Incluem fogachos, insônia e ressecamento vaginal. Não devem ser utilizados indefinidamente devido às preocupações sobre seus efeitos na densidade óssea. Uma diminuição na densidade mineral óssea de 3% após seis meses de tratamento com aGnRH foi relatada na população adulta.[14] Pelo fato de que as adolescentes ainda não alcançaram sua densidade óssea máxima, um impacto mais sério nesta densidade deve ser esperado nas adolescentes em tratamento com aGnRH. Sabe-se que o maior aumento do tamanho e densidade óssea ocorre na puberdade. A recuperação da massa óssea pode não ser completa mesmo um ano após o uso do medicamento.[10] As pacientes com endometriose devem, então, ser encorajadas a executar estratégias como atividade física para perda de peso, aumentar a ingesta de cálcio e vitamina D, não consumir álcool e nem tabaco, os quais podem diminuir a perda óssea durante o tratamento com os análogos. Propst e Laufer oferecem tratamento com a GnRH somente para adolescentes com mais de 16 anos que já completaram sua maturação puberal, após tratamento cirúrgico.[10]

Tratamento cirúrgico

O cirurgião deve estar familiarizado com a aparência dos implantes de endometriose mais comumente visualizados à videolaparoscopia nesta faixa etária (ASRM, 1996).[16] São comuns os achados de lesões atípicas em adolescentes, como pápulas claras ou petéquias, lesões vermelhas ou vermelho-vivo, lesões esbranquiçadas e lesões glandulares. Sugere-se que as lesões vermelho-vivas sejam mais comuns em adolescentes; e as lesões claras e vermelhas parecem ser as mais dolorosas em adolescents com endometriose.[15]

Os defeitos peritoneais também são comuns e deve-se estar atento durante o procedimento cirúrgico. Em decorrência de as lesões claras serem difíceis de visualizar, Rauh e Laufer descreveram uma técnica de instilação de índigo carmim na pelve durante a cirurgia, e deve-se, após, inspecioná-la sobre a água.[18]

A visualização direta da pelve, mesmo cuidadosa, eventualmente não exclui a endometriose. Assim, alguns autores recomendam, mesmo sem evidências de lesões de endometriose na videolaparoscopia, realização de biópsia das escavações retouterina e/ou vesicovaginal nos casos de dor pélvica intensa a esclarecer.

Prevenção

Como a endometriose é de origem incerta, cuja patogenia é baseada em teorias, sua prevenção é baseada na melhora da imunidade, redução da inflamação, da exposição a agentes tóxicos e em postergar a puberdade e menarca.

Dentre os fatores envolvidos na patogenia desta doença, alguns podem ser regulados para fins de prevenção, como o fluxo intenso menstrual, o estímulo estrogênico, o estresse oxidativo e o metabolismo das prostaglandinas.[19]

A infância e adolescência oferecem uma ótima oportunidade para estratégias de prevenção. Para o tratamento das cólicas, que são motivo de queixas frequentes das portadoras, mudanças no estilo de vida, dieta e atividade física.[3-19]

Atividade física

O princípio da atividade física como protetora contra a doença baseia-se na redução dos niveis estrogênicos, já que a endometriose é uma condição dependente dele.

Sabe-se que a atividade física pode aumentar os níveis da globulina, carreadora de hormônios sexuais (SHBG), que reduz a biodisponibilidade estrogênica. Também pode atuar na diminuição da hiperinsulinemia e resistência insulínica, que têm sido relacionadas à doença.

Alguns estudos mostram a relação inversa de endometriose e atividade física. Revisão sistemática publicada em 2014 analisou os resultados de seis estudos envolvendo exercícios físicos e endometriose, e constatou que maior diminuição dos riscos ocorre naquelas praticantes de atividade física de alta intensidade regularmente (de duas a quatro horas por semana).[20-21]

Dieta

A dieta é dos dos pontos mais importantes a serem considerados na sua prevenção. Meninas com percentual de gordura aumentado tendem a desenvolver caracteres sexuais antes das demais, facilitando a ação do estrogênio naquelas que são suscetíveis.

A prevenção com base na alimentação adequada pode envolver a ingesta de nutrientes capazes de reduzir a inflamação e estresse oxidativo, além da redução da ingestão de elementos tóxicos envolvidos no surgimento da doença.

Alguns tipos de alimentos, se consumidos regularmente durante longos períodos de tempo, proporcionam o ambiente hostil necessário para o desenvolvimento da endometriose. Muitos deles devem ser evitados ou ingeridos com moderação, e outros devem ter sua ingestão estimulada, por promoverem melhora nos sintomas.[19]

Como exemplo, dietas ricas em vegetais, vitaminas, ômega 3 e magnésio diminuem o excesso de gordura corporal e a produção periférica de estrogênio. As vitaminas C e E podem ser úteis na remoção de radicais livres que têm sido vistos como corresponsáveis pelo crescimento e implantação de células endometriais no peritônio. Já o complexo B, principalmente a pridoxina (B6), acelera o metabolismo do estrogênio para uma forma inativa, além de converter ácido linoleico em ácido gama linoleico, cujo papel é importante pois rico em prostaglandinas anti-inflamatórias. Estas prostaglandinas inibem o crescimento do tecido endometrial.[22,23]

Alguns grupos de pesquisa têm mostrado o papel de poluentes, sobretudo a dioxina, no desenvolvimento desta doença. A dioxina é uma substância proveniente da combustão de produtos orgânicos e também encontrada em alimentos, e que tem sido relacionada, em modelos animais, com o desenvolvimento ou o agravamento da endometriose. Por esta razão, recomenda-se a escolha cautelosa dos alimentos, preferindo os orgânicos quando possível, a fim de evitar aqueles nos quais receberam mais agrotóxicos.[24]

Alimentos integrais e alguns vegetais como a couve, couve-de-bruxelas, couve-flor e brócolis contêm lignina, fibra que auxilia na remoção dos estrogênios corporais. Da mesma forma, a ingesta de fibras e probióticos intestinais também tem se mostrado útil na eliminação deste hormônio.[23-25]

Muito embora a prevenção da endometriose não seja possível em muitos casos, aproveitando das medidas expostas aqui podemos postergar o surgimento ou desacelerar sua atividade. Quando utilizadas em conjunto com a terapia já consolidada, podemos melhorar a qualidade de vida da paciente, diminuindo a gravidade da doença e melhorando seu futuro reprodutivo.

REFERÊNCIAS BIBLIOGRÁFICAS

1. Findley S. Age limits and adolescents. Paediatr Child Health. 2003;8(9):577-85.
2. Brasil Estatuto da criança e do adolescente: lei 8.069/1990.
3. Batt RE, et al. Endometriosis from thelarche to midteens: pathogenesis and prognosis, prevention and pedagogy. J Pediatr Adolesc Gynecol. 2003; 16(6):337-47.
4. Brosens I, et al. The perinatal origins of major reproductive disorders in the adolescent: Research avenues. Placenta 2015;36(4):341-8.
5. Brosens I, et al. Endometriosis in adolescents is a hidden, progressive and severe disease that deserves attention, not just compassion. Hum Reprod. 2013;28(8):2026-31.
6. Dun EC, et al. Endometriosis in Adolescents. J Soc Laparoendosc Surg. 2015;19(2):e2015.
7. Chapron C, et al. Questioning patients about their adolescent history can identify markers associated with deep infiltrating endometriosis. Fertil Steril. 2011;95(3):877.
8. Andres M. Endometriosis is an important cause of pelvic pain in adolescence. 2014;60(6):560.
9. Sepulcri RD, et al. Depressive symptoms, anxiety, and quality of life in women with pelvic endometriosis. Eur J Obstet Gynecol Reprod Biol. 2009;142(1):53-65.
10. Propst AM, et al. Endometriosis in adolescents. Incidence, diagnosis and treatment. J Reprod Med. 1999;44(9):751-9.
11. Fedele L, et al. Stage and localization of pelvic endometriosis and pain. Fertil Steril. 1990;53(1):155-9.

12. Goldstein DP, et al. Adolescent endometriosis. J Adolesc Health Care [Internet]. 1980;1(1):37-45.

13. Chatman DL, et al. Endometriosis in adolescents. J Reprod Med [Internet]. 1982;27(3):156-63.

14. Attaran M, et al. Endometriosis: still tough to diagnose and treat. Cleve Clin J Med. 2002;69(8):647-56.

15. Laufer MR, et al. Adolescent endometriosis: diagnosis and treatment approaches. J Pediatr Adolesc Gynecol. 2003;16(3 Suppl):S3-11.

16. ASRM. Revised American Society for Reproductive Medicine classification of endometriosis: 1996. Fertil Steril [Internet]. Elsevier; 1997;67(5):817-21.

17. Unger CA, et al. Progression of endometriosis in non-medically managed adolescents: a case series. J Pediatr Adolesc Gynecol [Internet]. 2011;24(2):e21-9.

18. Rauh-hain JA, et al. Increased diagnostic accuracy of laparoscopy in endometriosis using indigo carmine : a new technique. Fertil Steril [Internet]. 2011;95(3):1113-22.

19. Ballweg ML. Prevention of endometriosis: Modalities from science and clinical medicine. Endometr Risk Factors, Symptoms Manag. 2013;(December):1.

20. Garavaglia E, et al. Leisure and occupational physical activity at different ages and risk of endometriosis. Eur J Obstet Gynecol Reprod Biol. 2014;183:104-8.

21. Bonocher CM, et al. Endometriosis and physical exercises: a systematic review. Reprod Biol Endocrinol [Internet]. 2014;12-4.

22. Parazzini F, et al. Diet and endometriosis risk: A literature review. Reprod Biomed Online. 2013;26(4):323-36.

23. Harris HR, et al. Dairy-Food, Calcium, Magnesium, and Vitamin D Intake and Endometriosis: A Prospective Cohort Study. Am J Epidemiol. 2013;177(5):420-30.

24. Bellelis P, et al. Fatores ambientais e endometriose. Rev Assoc Med Bras. 2011;57(4):456-9.

25. Savaris AL, et al. Nutrient intake, anthropometric data and correlations with the systemic antioxidant capacity of women with pelvic endometriosis. Eur J Obstet Gynecol Reprod Biol [Internet]. 2011;158(2):314-22.

Capítulo **49** ▪ **Christine Plöger-Schor**

Fisioterapia na Paciente com Endometriose

Atualmente, a busca por sucesso profissional e pessoal tem motivado as mulheres jovens a experimentar a maternidade tardiamente, além de viverem em contexto de estresse, estarem mais expostas a poluentes e hormônios, e terem pouco tempo para prática de hábitos saudáveis. Diante dessas escolhas e tal exposição, a prevalência da endometriose, bem como de sua agressividade na pelve, vem crescendo de forma exponencial nos últimos anos. Um dos principais fatores relacionados à alta prevalência e profundidade da doença se deve ao retardo no seu diagnóstico. Atualmente, no Brasil, o período de tempo entre o início dos sintomas e o diagnóstico definitivo da moléstia é de aproximadamente sete anos.

Nesse intervalo de tempo, apesar da procura por assistência médica em diversas especialidades, e com sintomas que se manifestam pela tríade clássica da doença caracterizada por dismenorreia, dor ao coito e dor pélvica crônica (DPC), a paciente frequentemente permanece sem diagnóstico. Esse período de tempo com dor e sem tratamento adequado gera inúmeras alterações secundárias à doença como disfunções osteomusculares e emocionais.[1,2]

Diante disso, a dor se instala de forma progressiva e pode não responder adequadamente ao tratamento tanto medicamentoso quanto cirúrgico. A perpetuação e evolução da queixa dolorosa está associada a basicamente três eventos:[2]

- exacerbação do estímulo doloroso inicial por mudanças neuroplásticas no corno posterior da medula, com aumento de liberação de fator de crescimento neural e de substância P na periferia;
- dificuldade na localização exata da dor, devido ao reflexo víscero-visceral, no qual a sensibilidade é cruzada entre órgãos que dividem o mesmo segmento nervoso;

- o reflexo víscero-muscular, onde a dor de origem visceral causa alterações musculares como a síndrome miofascial por compartilharem a mesma segmentação nervosa. Esses sistemas, além de dificultarem a descoberta da origem da dor, também influenciam negativamente no seu tratamento.

A pelve abriga diferentes tecidos e sistemas, o que torna sua neurobiologia complexa. Dessa forma, a dor pode ser oriunda de estruturas e órgãos distintos ou da soma do acometimento de diversos sistemas.[1]

Apesar de ser comumente relacionada a uma única causa, a queixa dolorosa é, com frequência, produzida por uma soma de fatores, gerando a síndrome da dor pélvica crônica. O comprometimento de diversas estruturas dificulta de forma importante não somente o diagnóstico, mas também o tratamento da algia.[1,2]

A causa da dor acíclica em mulheres com DPC frequentemente é desconhecida. Cerca de 1/3 delas não possuem afecção ginecológica visível pela laparoscopia e, naquelas que apresentam endometriose, a correlação da doença com o sintoma doloroso não é clara, de forma que há perpetuação da queixa após tratamento cirúrgico.[2,3]

Diante disso, o tratamento fisioterapêutico de mulheres com endometriose tem despertado crescente interesse nos profissionais da saúde que assistem a essas pacientes.

O objetivo da fisioterapia nos casos de mulheres com endometriose divide-se em basicamente dois pilares: analgesia e reequilíbrio estrutural.

Estudo recente observou que alguns recursos fisioterapêuticos para analgesias apresentam boa aplicabilidade mesmo em mulheres sem alteração osteomuscular associada à queixa e com doença profunda.[4]

Em muitos casos de endometriose, há disfunções do sistema musculoesquelético secundários ao tempo de exposição dolorosa, com alterações posturais como hiperlordose lombar, hiperextensão de joelhos e anteriorização pélvica, também conhecida como *Typical Pelvic Pain Posture* – TPPP (alteração postural típica da dor pélvica), bem como espasmo do músculo levantador do ânus e síndrome do piriforme.[3,5,6]

As alterações musculoesqueléticas relacionadas à endometriose têm origem em desvios posturais, afecções musculares, articulares e ligamentares que afetam a pelve, quadril e membros inferiores.[7]

Para que haja estabilização da pelve, é necessário sinergismo entre os músculos retoabdominal, multífidos, diafragma e assoalho pélvico. Quando há desequilíbrio muscular, a disfunção vai se estabelecendo como evento em cascata. Amiúde, observa-se que em mulheres com dor durante ou após o coito, além de espasmo nos músculos do assoalho pélvico (MAP), queixam-se também de dor e encurtamento no músculo piriforme.[8,9]

Este conjunto de alterações pode ser explicado pelo princípio da "globalidade". As fáscias musculares são formadas por tecidos conjuntivos que envolvem os músculos (epimísio, endomísio e perimísio) de forma que se conectem uns aos outros, dando origem às cadeias musculares. Quando há alguma alteração muscular, esta é transmitida pelas fáscias aos músculos vizinhos e, consequentemente, para a cadeia da qual fazem parte; por essa razão, alterações em músculos específicos são transmitidas para o corpo todo. Em desequilíbrios posturais podem-se observar compensações em demais estruturas próximas ou distantes, demonstrando a relação das fáscias no princípio da globalidade.[7]

Na dor crônica, instala-se um círculo vicioso que favorece a perpetuação do quadro e das alterações posturais. Nesse círculo está envolvido o princípio de globalidade das fáscias e músculos, considerando que a dor leva à postura antálgica que acarreta alteração das fáscias musculares e, consequentemente, em alterações posturais intensificando a dor e, assim, sucessivamente.

Esse ciclo de perpetuação da dor também se repete em outras disfunções musculares como espasmos e pontos-gatilho (PG).[10]

A presença de PG ou espasmos musculares pode usualmente confundir o diagnóstico médico. Alguns sintomas relacionados às alterações musculares podem levar o médico a suspeitar de endometriose profunda com comprometimento intestinal e/ou vesical, explicado pelo reflexo víscero-muscular.[10,11]

Sintomas como aumento de frequência urinária, noctúria, urgência miccional, disúria, sensação de esvaziamento vesical e retal incompleto, sensação de bloqueio anorretal, bem como encoprese podem estar relacionados a disfunções nos músculos que compõem o assoalho pélvico.[6,10]

Além das alterações citadas, espasmos e PG nos músculos do assoalho pélvico (MAP) podem ocasionar dispareunia superficial e profunda, e dor local durante o exame ginecológico ou durante a prática de atividades como ciclismo, por exemplo.[12]

A persistência da DPC após tratamento da doença é encarada como recidiva ou transtorno emocional, e pouca atenção é dada a eventuais disfunções osteomusculares.[3]

Diante das evidências de que tais alterações comumente estão presentes em mulheres com endometriose, e visto que a dispareunia, queixa frequente das doentes, pode acarretar outras disfunções nos MAP, perpetuando a queixa mesmo após tratamento, é necessário que haja criteriosa avaliação a fim de identificar a correlação da queixa com disfunção muscular.

Avaliação fisioterapêutica

Deve ser detalhada e minuciosa, a fim de identificar as alterações osteomusculares e suas possíveis repercussões na fisiologia e biomecânica da pelve.[5]

Os objetivos são identificar alterações musculares posturais secundárias à endometriose e dor, verificar correlação desses distúrbios com a queixa álgica e avaliar disfunções de assoalho pélvico.[1]

Na anamnese, é de suma importância identificar se há algum fator de risco para alterações osteomusculares, e se na queixa existem características típicas de envolvimento dessas estruturas. Para um raciocínio do diagnóstico cinesiofuncional, são necessárias informações como queda (principalmente sobre os ísquios), histórico de fraturas na pelve e/ou cóccix, tempo de queixa, piora do sistema ao movimento ou ao carregar peso, piora ao final do dia, correlação da atividade laboral com a queixa, fatores de melhora como automassagem, repouso, compressas de calor, número de cirurgias pélvicas prévias, ganho exponencial de peso, histórico obstétrico e histórico sexual.

O exame físico é composto por avaliação postural, palpação muscular, teste de força muscular, testes ortopédicos específicos e avaliação dos MAP.[12]

Na avaliação postural, observam-se os desvios já citados anteriormente, relacionados a TPPP e, para isso, a paciente é vista em todos os planos (anterior, perfil, posterior). Para tanto, alguns recursos podem ser utilizados como simetrógrafo, fio de prumo, ou *softwares* específicos para esse fim.

Os músculos a serem avaliados são todos aqueles envolvidos na dinâmica pélvica e, dessa forma, é importante que a paciente esteja com essa musculatura relaxada durante a palpação. Para avaliação da musculatura da região dorsal, a paciente será posicionada em decúbito ventral ou lateral. Já para a avaliação da região ventral, a paciente deverá ficar em supino.[13]

Os músculos extrapélvicos que merecem atenção do fisioterapeuta são quadrado lombar, eretores da espinha, piriforme, glúteos, adutores, iliopsoas, retoabdominal, transverso abdominal e diafragma.

Essa musculatura também será avaliada em relação ao grau de força muscular, justamente pela estabilidade da pelve. Um músculo fraco pode trazer assimetria e descompensações articulares, e, desse modo, exacerbar a queixa inicial ou instalar nova disfunção dolorosa como fixação sacroilíaca, pubeíte e bursites.[11,13]

Os testes ortopédicos específicos destinam-se a sobrecarregar funcionalmente as estruturas articulares e ligamentares isoladas em termos de doença subjacente. Estes não constituem isoladamente um diagnóstico, mas sim uma avaliação biomecânica a ser utilizada como parte do exame clínico completo.

No caso de mulheres com endometriose, os testes são aplicados nas articulações sacroilíacas, quadril, sínfise púbica e coluna lombar e em déficits musculares, como fraqueza de glúteo médio, abdome, encurtamentos dos músculos iliopsoas, retofemoral, sartório e isquiotibiais. Durante todo o teste, deve observar-se a dificuldade da paciente em executá-lo devido ao quadro álgico, uma vez que eles não devem ser prejudiciais à condição atual da paciente.[1,2]

Após o exame da musculatura extrapélvica, avalia-se a musculatura intrapélvica por meio do exame ginecológico. A paciente deve ser posicionada em litotomia, com as pernas bem apoiadas, a fim de alcançar o melhor relaxamento muscular possível.[12]

No exame físico, observam-se cicatrizes, secreções, distopias e contração muscular subjetiva. A palpação é iniciada externamente com toque no centro tendíneo do períneo para verificar o tônus.

A palpação em busca de espasmos e PG pode ser uni ou bidigital. Introduz-se o dedo até o terço médio da vagina, cerca de 3 a 4 cm, e procuram-se regiões dolorosas e com aumento de tensão com deslizamento sobre o ventre muscular dos levantadores do ânus.[10]

Todo MAP é alcançado com essa avaliação, com exceção dos obturadores internos. Para a sua palpação, é necessário solicitar à paciente em posição de litotomia que realize uma flexão e rotação externa do quadril, apoiando o pé no joelho contralateral. A palpação deve ser feita na parede lateral da vagina do mesmo lado que a perna for rodada externamente. Dessa forma, os músculos do elevador do ânus se afastam e o obturador interno entra em contato íntimo com a vagina.

A avaliação dos obturadores internos é essencial, uma vez que disfunções nessa musculatura estão relacionadas à queixa de dispareunia de profundidade e dor em fossas ilíacas.[12]

É comum observarmos na avaliação dos MAP a queixa de dor referida em fossas ilíacas, região interna de coxas, cólica uterina e urgência miccional.[6,10]

Em seguida, avalia-se também a *performance* dos MAP, uma vez que fazem parte da estabilidade da pelve. Nessa avaliação, observam-se força (escala de Oxford), resistência, coordenação, consciência perineal (uso ou não de musculatura acessória), simetria de contração, velocidade de ativação e relaxamento e habilidade de relaxar adequadamente após contração máxima.[8,9]

Tratamento fisioterapêutico

Após a avaliação minuciosa, pode-se elaborar a proposta de tratamento, levando em consideração o perfil da mulher, o grau e o local da dor e limitação física.

Os princípios que procuram justificar a atuação do fisioterapeuta na reabilitação de disfunções musculoesqueléticas quando há dor, postura antálgica, desvios posturais e espasmos musculares baseiam-se na concepção de que é necessário restaurar o equilíbrio muscular e favorecer a coordenação motora.[11,13]

Os tratamentos propostos para mulheres com endometriose podem ter basicamente dois objetivos: analgesia e reequilíbrio muscular. Em mulheres com dor incapacitante, usualmente começa-se com técnicas analgésicas para depois se concentrar no fortalecimento e na reorganização muscular.

Para o tratamento fisioterapêutico voltado à analgesia, alguns recursos são citados na literatura, como a eletroestimulação nervosa transcutânea (TENS), termoterapia, liberação miofascial, massagem do tecido conjuntivo, microcorrentes, corrente interferencial e *biofeedback*.[13,4]

Na eletroterapia, a TENS é técnica de destaque nos tratamentos dolorosos, principalmente por se tratar de corrente indolor. A sua aplicação pode ter frequência (Hz), intensidade (mA) e duração de pulso (ms) variáveis, de acordo com o tempo da queixa dolorosa (crônica/aguda).[14,15]

Para que ocorra o alívio da percepção da dor, é necessária uma modulação na atividade do sistema nervoso central (neuromodulação). O mecanismo de ação da neuromodulação ainda é pouco conhecido, embora existam algumas teorias que tentem explicá-lo. A mais aceita é a Teoria das Comportas, em que o estímulo periférico proporcionado pela TENS induz uma atividade elétrica inibitória da percepção cerebral da dor. Sempre que há um estímulo doloroso em qualquer região do corpo, ele percorre as fibras nervosas finas (fibras A-delta e C) por via aferente até o corno posterior medular, trazendo ao cérebro a representação dolorosa. Segundo a teoria das comportas, o estímulo elétrico produzido pela TENS caminharia por vias mais calibrosas (fibra A-beta), e mais rápidas, e estimularia o corno posterior, não permitindo a chegada dos estímulos das vias finas por "ocupar" os receptores aferentes. Consequentemente, o estímulo doloroso não consegue ativar o sistema nervoso central, e o indivíduo tem diminuição da queixa.[4,14,15]

Além disso, há aumento dos níveis de endorfina endógena, perpetuando os efeitos da corrente, principalmente o estímulo de baixa frequência. Dessa forma, justifica-se também a aplicação dessa corrente em pacientes que não tenham alteração osteomuscular associada à queixa.[4,14,15]

A localização dos eletrodos pode ser próxima à região dolorosa ou em território da sua segmentação nervosa. O estímulo pode então ser realizado na vagina, baixo ventre, na raiz nervosa (lombar e sacral no caso da DPC) e no nervo tibial posterior.[4,14,15]

A liberação miofascial e a massagem do tecido conjuntivo também são indicadas, uma vez que, a partir da normalização da hiperatividade muscular, a realização de exercícios posteriores, como, por exemplo, exercícios de mobilização pélvica, reeducação postural e estabilização lombopélvica, pode ser executada de forma mais efetiva.[16,17]

Com a liberação miofascial, é possível liberar restrições das camadas profundas da fáscia, favorecendo estiramento de interligações fibrosas e trocas de viscosidade das camadas miofasciais de um músculo sobre outro. Essa liberação pode ser feita tanto em superfície como na vagina nos casos de dispareunia.[7,16,17]

A crioterapia e a termoterapia também podem ser empregadas de forma adjunta ao tratamento da dor. O gelo possui propriedades anestésicas e anti-inflamatórias, e, apesar de ser menos aceito do que o calor, fornece boa resposta terapêutica. O calor pode ser empregado a fim de aumentar o aporte sanguíneo local e reduzir a produção de metabólitos que perpetuam a contração muscular crônica, como nos casos de espasmos e PG. A indicação de um ou outro deve levar em consideração o perfil e a tolerância da paciente em relação às diferentes temperaturas.[17]

Para normalização da hiperatividade dos MAP, pode-se utilizar também o *biofeedback* – tanto o manométrico quanto o eletromiográfico. Ambos são acoplados a uma sonda e precisam ser posicionados dentro da vagina ou do reto, e o eletromiográfico apresenta a vantagem de possibilitar a captura de sinal de ativação muscular por meio de eletrodos de superfície. O treino nos casos de normalização da ativação é bem diferente daqueles empregados nas doentes com incontinências. Nesse caso, é importante que a paciente aprenda a relaxar a musculatura adequadamente antes do treino de fortalecimento. Esse tipo de tratamento também recebe o nome de *biofeedback* negativo.[12]

Uma vez que a queixa dolorosa deixa de ser incapacitante, é essencial reestabelecer o equilíbrio da cintura pélvica, porque esse desequilíbrio foi causador de dor ou de perpetuação da queixa após abordagem terapêutica da endometriose.[2,3]

Para estabilidade da pelve, existem algumas opções terapêuticas descritas na literatura, como a reeducação postural global, método pilates, cinesioterapia, osteopatia, terapia manual, fortalecimento dos MAP.

O Método Pilates é um programa de treinamento físico e mental que considera o corpo e a mente como uma unidade e explora o potencial de adaptação do corpo humano. Esta mudança tem como meta alcançar melhor funcionamento corporal e baseia-se no fortalecimento do centro de força.[18]

Baseando-se em princípios relacionados às noções de concentração, equilíbrio, percepção, controle corporal e flexibilidade, força e ao tônus muscular, o pilates configura-se pela tentativa do controle consciente dos músculos envolvidos nos movimentos. A técnica explora aplicação dos seis princípios básicos: concentração, controle, centro, fluidez nos movimentos, respiração e precisão.[18]

A Reeducação Postural Global (RPG) tem o objetivo de reequilibrar as cadeias musculares por meio de posturas, em que alguns grupos musculares são colocados em alongamento e outros em contração isométrica. Associadas às posturas, são realizadas algumas liberações miofasciais e respiração diafragmática. Nesse recurso, as assimetrias entre os hemicorpos também são trabalhadas para diminuir a sobrecarga articular, principalmente na pelve.[19]

A RPG é método com menor número de repetições e mais estático durante a sessão. Dessa forma, indivíduos com grau de ansiedade ou agitação mais elevados podem ter dificuldade em se concentrar no método.[19]

Outras opções terapêuticas como osteopatia, quiropraxia e terapia manual têm como objetivo realinhar as articulações. Essas técnicas, somadas a recursos de fortalecimento muscular, são importantes para que esse reajuste articular se mantenha. O motivo do desajuste articular nos casos das mulheres com endometriose provavelmente está associado ao desequilíbrio muscular estabelecido após o longo período de dor.[10,13]

O fortalecimento dos MAP é de suma importância nos casos das mulheres com endometriose, pois fazem parte dos estabilizadores da pelve. Nesse momento, os recursos que podem ser utilizados são diversos, como cones, exercício perineal, *biofeedback*, eletroestimulação (despertar perineal). A indicação de cada recurso depende de características próprias e musculares, como o grau de consciência da musculatura, força, resistência e coordenação.[6,8,9]

A atividade física regular também deve ser recomendada, porém importante ressaltar que se trata de um indivíduo com dor e com comprometimento musculoesquelético, assim, alguns cuidados podem ajudar na escolha da atividade ideal. Dar preferência a exercícios aeróbicos, em vez de exercícios excêntricos ou isométricos comumente praticados no condicionamento físico das academias, exercitar áreas do corpo não relacionadas à zona dolorosa e treino de baixa intensidade.[11]

■ CONSIDERAÇÕES FINAIS

A fisioterapia tem papel importante na dinâmica assistencial à mulher com endometriose com ou sem alteração osteomuscular. Essas merecem atenção de profissional habilitado para tratá-las e acompanhá-las.

A avaliação minuciosa e o tratamento adequado dessas disfunções são fundamentais para o restabelecimento da saúde e, consequentemente, da qualidade de vida.

REFERÊNCIAS BIBLIOGRÁFICAS

1. Gyang A, et al. Musculoskeletal causes of chronic pelvic pain: what a gynecologist should know. Obstet Gynecol 2013;121(3):645-50.

2. Stacy J, et al. Persistent pelvic pain: rising to the challenge. Aust N Z J Obstet Gynaecol. 2012;52(6):502-7.

3. Zhao L, et al. Effects of progressive muscular relaxation training on anxiety, depression and quality of life of endometriosis patients under gonadotrophin-releasing hormone agonist therapy. European Journal of Obstetrics & Gynecology and Reproductive Biology 2012; 162(2):211-5.

4. Kim SW, et al. Percutaneous posterior tibial nerve stimulation in patients with chronic pelvic pain: a preliminary study. Urol Int. 2007;78(1):58-62.

5. George SE, et al. Physical therapy management of female chronic pelvic pain: anatomic considerations. Clin Anat. 2013;26(1):77-88.

6. Moldwin RM, et al. Myofascial trigger points of the pelvic floor: associations with urological pain syndromes and treatment strategies including injection therapy. Curr Urol Rep. 2013;14(5):409-17.

7. Willard FH, et al.The thoracolumbar fascia: anatomy, function and clinical considerations. J. Anat 2012; 221(6):507-36.

8. Bi X, et al. Pelvic floor muscle exercise for chronic low back pain. J Int Med Res. 2013;41(1):146-52.

9. Kotarinos R. Myofascial pelvic pain. Curr Pain Headache Rep 2012;16(5):433-8.

10. FitzGerald MP, et al. Randomized multicenter feasibility trial of myofascial physical therapy for the treatment of urological chronic pelvic pain syndromes. J Urol 2013;189(Supplement):S75-S85.

11. Kotarinos RK. Myofascial pelvic pain: rationale and treatment. Curr Bladder Dysfunct Rep 2015; 166(6):2226-31.

12. Butrick CW. Pelvic floor hipertonic disorders: identification and management. Obstet Gynecol Clin North Am. 2009;36(3): 707-22.

13. Tettambel MA. Using integrative therapies to treat women with chronic pelvic pain. J Am Osteopath Assoc. 2007;107(10 Suppl 6):ES17-20.

14. Bernardes NO, et al. Use of intravaginal electrical stimulation for the treatment of chronic pelvic pain: a randomized, double-blind, crossover clinical trial. J Reprod Med. 2010;55(1-2):19-24.

15. Mira TAA, et al. Effectiveness of complementary pain treatment for women with deep endometriosis through Transcutaneous Electrical Nerve Stimulation (TENS): randomized controlled trial. Eur J Obstet Gynecol Reprod Biol. 2015;194:1-6.

16. FitzGerald MP, et al. Rehabilitation of the short pelvic II: treatment of the patient with the short pelvic floor. Int Urogynecol J. 2003;14:269-275

17. Carinci AJ, et al. Complementary and alternative treatments for chronic pelvic pain. Curr Pain Headache Rep. 2013;17(2):316-22.

18. Aladro-Gonzalvo AR, et al. Pilates-based exercise for persistent, non-specific low back pain and associated functional disability: a meta-analysis with meta-regression. J Bodyw Mov Ther. 2013;17(1):125-36.

19. Bonetti F, et al. Effectiveness of a 'Global Postural Reeducation' program for persistent low back pain: a non-randomized controlled trial. BMC Musculoskelet Disord. 2010 Dec 16;11:285.

Capítulo 50

■ **Gabriela Halpern** ■ **Alexander Kopelman**

Nutrição e Endometriose

■ ALIMENTAÇÃO × NUTRIÇÃO

É frequente a confusão dos conceitos de "alimentação" e "nutrição", uma vez que muitas vezes são considerados como um elemento único. É importante ressaltar que a alimentação é um ato voluntário, consciente, que implica numa escolha. Dá-se em função do consumo de alimentos, que têm sabor, forma, textura, aroma, além de resgatar memória e prazer, significações culturais, comportamentais e afetivas singulares.[1] A escolha dos alimentos depende de hábitos culturais, econômicos e políticos, acesso a eles, percepções sensoriais e de saúde, e hábitos pessoais e familiares.[2,3]

Por outro lado, o processo de nutrição é um ato involuntário, inconsciente, que requer trato digestório em equilíbrio, para que haja boa digestão, absorção, utilização e/ou excreção dos nutrientes ingeridos pela alimentação. A necessidade diária de nutrientes para cada indivíduo depende de sua genética, histórico de saúde e doença, idade, sexo, fatores ambientais e até de seu local de residência.[4]

A escolha dos alimentos (crus, minimamente processados, empacotados, pré-preparados, enlatados, densos ou pobres em nutrientes) é o princípio do processo de nutrição, uma vez que os alimentos escolhidos devem ser digeridos, absorvidos, a fim de serem utilizados pelo organismo; ou seja, a seleção dos alimentos determina a qualidade da dieta e influencia sua ação fisiológica.[3] Por exemplo, os alimentos menos processados são digeridos e absorvidos de forma mais lenta, enquanto os altamente processados (alimentos refinados, ricos em açúcar) são absorvidos de forma mais rápida e requerem alta demanda de hormônios e nutrientes para sua absorção.[3]

■ SAÚDE GASTROINTESTINAL

Ao se pensar em endometriose, é fundamental considerar a saúde gastrointestinal (boca, esôfago, estômago, fígado, vesícula biliar, pâncreas, intestino delgado e intestino grosso). A mucosa do trato gastrointestinal, com cerca de 400 m^2 de contato entre o meio externo (alimentos e inalantes) e meio interno (área absortiva), exerce importante papel à medida que garante a absorção de nutrientes e fitoquímicos para o bom equilíbrio hormonal, formação e reparo das células. Deve ser destacado, também, seu papel imunológico, como primeira linha de defesa contra doenças.[2,4]

Somente os nutrientes: aminoácidos, glicerídeos, ácidos graxos e fitoquímicos conseguem ultrapassar essa barreira quando a mucosa gastrointestinal está íntegra e saudável. Neste caso, as moléculas maiores (proteínas intactas) e organismos patogênicos são eliminados sem prejuízo ao organismo.[2,4]

A defesa da mucosa intestinal é desempenhada por três frentes: as *tight junctions*, junçoes laterais entre uma célula e outra, resultando em menor espaço para a passagem de moléculas maiores; o tecido linfoide associado ao intestino (GALT), que age como um sistema imune independente, apresentando os antígenos para as células especializadas, com posterior produção de IgA secretória, e IgE e IgG sistêmica, produzindo uma resposta inflamatória localizada. A terceira linha de defesa da mucosa gastrointestinal é a microbiota intestinal.[3,5]

O trato gastrointestinal humano contém cerca de 1.014 tipos de bactérias de mais de 500 espécies diferentes, que formam uma barreira física de proteção, além de competirem por substrato com micro-organismos invasores. Dentre suas funções importantes, é necessário destacar a hidrólise dos ésteres de colesterol, de androgênios, estrogênios e sais biliares. A microbiota intestinal saudável ajuda na digestão de alimentos e produção de vitamina K, B12, B1 e B2, além de ácidos graxos de cadeia curta (AGCC) que são parcialmente absorvidos e utilizados pelo homem como fonte de energia para o colonócitos.[5,6]

O uso frequente de antibióticos e anti-inflamatórios, o consumo abusivo de laxantes, excesso de consumo de alimentos processados em detrimento dos naturais; exposição a toxinas ambientais, estresse e má digestão (por mastigação inadequada ou ineficiente produção de ácido clorídrico em decorrência da idade ou de excesso de antiácidos), podem levar a alterações na microbiota intestinal.[3,5]

Essas alterações resultam em desequilíbrio entre as bactérias, com aumento na quantidade de bactérias patogênicas em detrimento das benéficas. Este processo é conhecido como disbiose e resulta em alteração da digestão e absorção de nutrientes; alteração na frequência e características das fezes, muitas vezes acompanhadas de outros desconfortos, como gases e empachamento.[5,6]

A ingestão dietética inadequada, associada ao desequilíbrio das bactérias intestinais, pode favorecer o afrouxamento das *tight junctions*, com aumento na permeabilidade intestinal; assim, moléculas maiores (proteínas intactas, aminoácidos grandes ou toxinas de bactérias) podem ultrapassar a barreira do intestino e atingir a circulação, iniciando uma resposta imune com consequente processo inflamatório.[7]

Considerando mulheres com endometriose, é possível que o uso de medicamentos para controle da dor possa piorar a permeabilidade intestinal e agredir a membrana que protege o intestino. Uma vez que o equilíbrio digestivo está comprometido, o sistema imune também trabalha de forma menos eficiente (mais sobrecarregado), favorecendo a instalação da doença.[3,5]

Alteração da microbiota e da permeabilidade intestinal, aliada ao menor consumo de nutrientes e altas exposições a um grande conteúdo de substâncias químicas, como os aditivos químicos (flavorizantes, aromatizantes, acidulantes), pesticidas e hormônios, acabam aumentando os níveis de radicais livres circulantes, favorecendo o estresse oxidativo e sobrecarregando ainda mais o organismo como um todo, principalmente fígado e intestino.[4]

Durante a progressão da endometriose, ocorrem alterações imunológicas que resultam em reações antígeno-anticorpo anormais, contribuindo para o aumento de agentes pró-inflamatórios.[8] Além disso, com o trato gastrointestinal mais sobrecarregado, pode haver prejuízo no funcionamento hepático, comprometendo o metabolismo de toxinas e aumentando ainda mais o processo inflamatório.

As enzimas hepáticas possuem habilidade de biotransformar substâncias tóxicas em metabólitos menos agressivos, mas, para tanto, requerem alguns nutrien-

tes: vitaminas A, B, E, inositol, colina, lecitina e aminoácidos (L-taurina, l-metionina, l-carnitina e l-glicina). O estradiol, ao passar pelo fígado, é convertido em sua forma menos tóxica, o estriol. Quando essa conversão não ocorre, o excesso de estradiol favorece a proliferação do tecido endometrial, o que aumenta o risco de endometriose.[9] Além disso, quando em excesso, o estrogênio estimula a formação de grandes quantidades de prostaglandinas (da série par), favorecendo a inflamação e, consequentemente, o estímulo álgico.[8,10]

■ ESTRESSE OXIDATIVO E DISRUPTORES ENDÓCRINOS

Inúmeras evidências apontam que o estresse oxidativo está envolvido tanto na etiopatogenia como na fisiopatologia da endometriose.[11] Mulheres com endometriose apresentam maior concentração de marcadores de peroxidação lipídica no sangue e fluido peritoneal, o que favorece a adesão de células e a ativação de macrófagos que, por sua vez, liberam espécies reativas de oxigênio e nitrogênio, gerando estresse oxidativo.[12]

Além do estresse oxidativo, fatores genéticos, ambientais e de estilo de vida parecem estar associados ao desenvolvimento e à manutenção da doença. Dentre os aspectos ambientais, vale destacar o efeito dos disruptores endócrinos e o aspecto nutricional, este ainda pouco estudado, mas evidências têm demonstrado seu impacto na origem e evolução da doença.[13-15]

O organismo humano atua com um complexo sistema envolvendo a ligação dos hormônios a seus receptores. É com base nesses processos que estão envolvidas as sinalizações de reprodução e desenvolvimento do embrião, entre outras funções. Qualquer ruptura neste equilíbrio pode levar a alterações fisiológicas no organismo como um todo.[14]

Um disruptor endócrino (xenobiótico) é uma substância ou mistura que altera a função do sistema endócrino e causa efeitos na saúde do organismo ou da população exposto a ele. Algumas substâncias são capazes de alterar o sistema reprodutor, sendo que os efeitos variam de acordo com o sexo e a idade do organismo alvo.[15,16]

Atualmente os disruptores (PCB, dioxinas, DDT e seus metabólitos, inseticidas, bisfenol A, ftalatos, parabenos, organotins, fitoestrogênios)[17] são encontrados em vários locais: na cadeia alimentar (alimentos ricos em gordura como carnes, leite e derivados), no meio ambiente, na agricultura, nos plásticos, desodorantes, cosméticos, embalagens e alimentos à base de soja.[16]

No sistema reprodutor feminino, os disruptores alteram o metabolismo e o transporte dos hormônios esteroides, interagem com os receptores dos hormônios tireoidianos; possuem ação estrogênica; atuam como agonistas do receptor alfa e/ou beta de estrogênio; afetam a biossíntese de hormônios esteroidais; inibem aromatase e modulam seletivamente o receptor estrogênico. Cada disruptor exerce alguma função no sistema reprodutor feminino, mas através da nossa ingestão alimentar e controle da exposição aos disruptores, podemos minimizar estes efeitos, contribuindo para melhor funcionamento endócrino.[16]

■ ALIMENTAÇÃO × ENDOMETRIOSE

O primeiro artigo científico que analisou o assunto foi publicado em 2004 por Parazzini et al.. Os autores avaliaram 504 mulheres entre 20 e 65 anos, por meio de questionário de frequência alimentar; identificaram que o maior consumo semanal de frutas e verduras estava inversamente associado ao risco de desenvolvimento da doença (verduras: RR 0,3; 95% CI 0,2-0,5, p = 0,002 e frutas: RR 0,6; 95% CI 0,4-0,8, p = 0,002). Em contrapartida, o consumo de carnes vermelhas, frios e embutidos foi identificado como fator de risco para o desenvolvimento da doença.[18]

Esse trabalho desempenha papel importante se considerarmos que as fibras encontradas em frutas e verduras, por não serem digeridas pelo trato gastrointestinal, avançam de forma intacta e, nesse percurso, além de ajudar a amolecer as fezes por absorver água e ajudar no peristaltismo, são responsáveis por absorver toxinas, colesterol e estrogênio, ajudando na sua eliminação e, consequentemente, no controle da endometriose.[4,14]

A necessidade de se consumir alimentos orgânicos fica evidenciada em estudo de Trabert et al., que, em 2011, identificaram que quanto maior o consumo de frutas (2 porções ou mais vs. 1 porção ou menos ao dia), maior o risco de desenvolvimento da doença (RR: 1,5, 95% CI 1,2-2,3, p = 0,04). Com relação às verduras, os autores não encontraram associação.[19] Esses dados podem ser justificados, considerando que atualmente são utilizados pesticidas (organoclorados, organofosfatos, bipiridinas) e dioxinas no cultivo de frutas – estes agrotóxicos geram espécies reativas de oxigênio e reduzem a capacidade antioxidante de frutas, verduras e legumes. Além de interferir na capacidade antioxidante das frutas, os organoclorados interferem nas rotas hormonais, agindo nos receptores de estrogênios e androgênios.[15]

Faz-se importante destacar que a presença de pesticidas e organoclorados em frutas não deve contraindicar o seu consumo. Trata-se de um alerta para os prescritores e consumidores, que devem preferir ingredientes orgânicos e retirar a casca de alimentos que são normalmente contaminados.

Lipídios

Os ácidos graxos poliinsaturados (encontrados em óleos vegetais, oleaginosas e peixes) exercem papel importante na manutenção da fluidez das membranas celulares. Níveis de eicosanoides derivados da conversão destes ácidos graxos podem influenciar nos processos fisiológicos como apoptose, proliferação celular e função das células imunológicas.[20]

Por outro lado, quando processada, a gordura tem sua estrutura alterada e não adere de forma tão eficiente à parede da célula, tornando-a permeável a substâncias químicas. Como consequência, pode ocorrer menor resistência peritoneal contra a adesão de implantes endometrióticos.[4]

Para corroborar este dado, o consumo de gordura trans (gordura processada) foi avaliado pelo Nurses Health Study II.[21] As mulheres que mais consumiam alimentos contendo gordura vegetal hidrogenada (margarina, alguns pães e biscoitos, salgadinhos, frituras, produtos industrializados) apresentaram 48% mais chance de desenvolver a doença do que as que menos consumiam (RR: 1,48 – 95% CI 1,17-1,88 p = 0,001). Este tipo de gordura está associado ao metabolismo de moléculas que participam de processos inflamatórios (TNF, receptor TNF, IL6, PCR).

Além dos alimentos processados, os alimentos de origem animal (carnes, leite, ovos) também contêm dioxinas – xenobióticos que agem como disruptores endócrinos,[15] gordura trans e ácido araquidônico (ômega 6), este, em excesso, aumenta as substâncias pró-inflamatórias.[20,21]

Ômega 6 e ômega 3

O ácido araquidônico, um ácido graxo poliinsaturado ômega 6 (ω6 – proveniente de alimentos de origem animal e decomposto a partir de óleos vegetais), é substrato para síntese de prostaglandinas e leucotrienos da série par (PGE e LTB4), com marcante ação inflamatória.[20]

Em contrapartida, o ômega 3 (ω3) – ácido eicosapentanoico (EPA) e docosahexanoico (DHA) – (óleo de peixe, óleo de chia e óleo de linhaça) é substrato para síntese de mediadores químicos de série ímpar (PGE3 e LTB5) com reduzida atividade inflamatória.[22,23]

Tanto o ômega 3 como o ácido araquidônico são sintetizados pela delta 5 e delta 6 desaturase, logo, por causa da maior afinidade, quanto mais ômega 3, menos substâncias inflamatórias serão sintetizadas.[22,23]

Há algumas décadas (período anterior à era da industrialização) a razão ω6:ω3 era em torno de 1:1 a 2:1 em função do maior consumo de vegetais e alimentos marinhos. Nos últimos anos, estes índices atingiram proporções entre 10:1 a 20:1 podendo chegar até 50:1, em decorrência do maior consumo de óleos vegetais refinados, menor consumo de alimentos de origem marinha e redução no consumo de frutas e verduras.[22]

A alteração na relação ω6:ω3 está associada a maior dor menstrual, além de desordens hormonais e autoimunes em mulheres com endometriose.[24] Savaris e Amaral identificaram que mulheres com endometriose apresentaram consumo tanto de ω3 como de ω6 menor do que o grupo controle e menor do que o recomendado. Hopeman et al. avaliaram mulheres em processo de fertilização in vitro (FIV) por várias causas. Ao analisarem a concentração sérica de ácidos graxos poliinsaturados, identificaram que mulheres com maior concentração sérica de ácido eicosapentanoico (EPA), da família do ômega 3, apresentavam 82% menos chance de ter endometriose do que as mulheres com níveis de EPA mais baixos.[25]

Alguns autores sugerem que a suplementação de ômega 3 pode atrasar o crescimento de implantes endometriais, reduzir a dor e a inflamação, além de melhorar a qualidade de vida de mulheres com endometriose em estágio III e IV (23). Netsu et al. identificaram que a suplementação com EPA (ácido eicosapentanoico) levou à redução na espessura do interstício do tecido endometrial, sugerindo que o processo inflamatório da endometriose deve estar concentrado nessa região.[24]

Radicais livres e antioxidantes

A fim de neutralizar os radicais livres, é importante considerar enzimas (superóxido dismutase, glutationa peroxidase e catalase) e nutrientes antioxidantes (vitaminas A, C e E, selênio, coenzima Q10, zinco, além de vitaminas do complexo B, magnésio, manganês, colina, inositol), encontrados em frutas, verduras e legumes, cereais integrais, grãos, castanhas e sementes, peixes e ovos.[4]

Nutrientes como cálcio, zinco, selênio, vitamina C, vitamina E e compostos bioativos dos alimentos (como fitoquímicos – carotenoides, flavonoides, indóis, isotiocianatos) influenciam a saúde, interferindo em processos intimamente relacionados à fisiopatologia da endometriose, como equilíbrio hormonal, sinalização celular, controle do crescimento celular, apoptose, entre outros.[26]

Medicamentos hormonais

Outro aspecto a ser considerado diz respeito ao uso frequente de medicamentos como contraceptivos orais, estrogênios e hormônios de reposição, que alteram o status de alguns nutrientes: diminuem a concentração de magnésio, zinco, ácido fólico, piridoxina, vitamina B12, niacina, riboflavina e vitamina C, mas aumentam as concentrações séricas de vitamina A e cobre.[20] Nestes casos, é importante planejar a alimentação diária e uma possível suplementação nutricional considerando esta situação.

Os polifenois (antocianinas, ácidos hidroxibenzoicos, flavonas, isoflavonas, lignanas, resveratrol) são compostos presentes nos alimentos que têm a capacidade de modular a atividade de enzimas, além de possuir intensa propriedade antioxidante.[27]

O resveratrol, polifenol encontrado na casca da uva escura e jabuticaba, mostrou ação antineoplásica, anti-inflamatória e antioxidante. A administração de 10 mg/kg/dia de resveratrol em um modelo de ratos (em comparação com solução salina) mostrou reduzir o tamanho do implante endometrial, reduzir os níveis do fator de crescimento endotelial vascular (VEGF) no plasma e fluido peritoneal, e da proteína quimiotática de monócitos (MCP-1) no fluido peritoneal. Além disso, aumentou a supressão de VEGF no tecido endometrial e favoreceu mudanças histológicas no foco da doença após o tratamento.[28]

Bayoqlu et al. avaliaram o efeito do resveratrol (30 mg/kg peso) em comparação com acetato de leuprolida (1,0 g/kg peso) em animais. Em ambos os grupos verificou-se redução no volume dos implantes endometriais, VEGF e marcadores inflamatórios (IL-6, IL-8, TNFα).[29] Não existem estudos sugerindo se o resveratrol presente nos alimentos, e em qual dosagem, poderia exercer tais efeitos benéficos em mulheres com endometriose.

O consumo de vegetais crucíferos (repolho, brócolis, couve flor, couve de Bruxelas) contribui com a maneira como o corpo metaboliza o estrogênio. Diindolmetano (presente nos vegetais crucíferos) tem como precursor o indol-3-carbinol liberado por ação enzimática, que ajuda na conversão da forma benéfica do estrogênio (2-hidroxi e 2-metoxiestrógeno) – envolvida na regulação do crescimento celular e apoptose.[3,9]

Estudo italiano avaliou mulheres com endometriose graus III-IV que foram submetidas à cirurgia para controle da doença. No pós-operatório foram divididas em grupos: placebo, uso de pílula GnRH, anticoncepcional à base de progestina ou dietoterapia com suplementação (vitaminas A, C, E, B6, cálcio, magnésio, selênio, zinco, ferro, óleo de peixe e probióticos) por seis meses. Foram avaliadas durante um ano após a cirurgia em relação à dor e qualidade de vida. Foi identificado que tanto o tratamento hormonal como as alterações dietéticas com suplementação nutricional foram efetivos no controle da dor, vitalidade e percepção de saúde quando comparados ao grupo placebo.[30]

Considerando a população do Nurses Health Study, os autores identificaram que alimentos (e não suplementos) ricos em tiamina, folato, vitamina C e vitamina E tinham relação com menor taxa de diagnóstico de endometriose. Acredita-se que os suplementos não exerçam o mesmo efeito dos alimentos, uma vez que na alimentação são encontrados vários nutrientes e compostos bioativos que interagem entre si.[31]

Vitaminas

As vitaminas A, C e E são nutrientes antioxidantes que previnem a peroxidação lipídica, fenômeno que contribui para o desenvolvimento e progressão de doenças crônicas com características inflamatórias.[32,33] Corroborando estes dados, Mier-Cabrera et al. verificaram uma redução nos marcadores de estresse oxidativo em pacientes com endometriose, com administração de dieta rica em vitaminas A, C e E durante quatro meses; e Santanam et al. identificaram redução nos marcadores inflamatórios e na dor pélvica crônica de mulheres que receberam suplementação de vitaminas C e E durante oito semanas, antes da excisão cirúrgica da endometriose.[33]

Entre os nutrientes, nos últimos anos, a vitamina D vem sendo extensamente estudada por sua ação anti-inflamatória, antiproliferativa e imunomoduladora[34] além de sua conhecida ação no metabolismo ósseo.

Linfócitos CD4+, CD8+, macrófagos e células dendríticas expressam receptores e enzimas que ativam e metabolizam a vitamina D, sugerindo que a 1,25-hidroxi-vitamina D (forma metabolicamente ativa) pode ser produzida localmente, desempenhando papel autócrino e parácrino no foco ou lesão da endometriose.[35] Mulheres com maiores níveis plasmáticos de 25-hidroxi-vitamina D plasmáticos apresentaram 24% menos risco de desenvolver a doença do que as no menor quintil.[36]

No endométrio, a forma ativa da vitamina D reduz a síntese de IL-6, TNF48 e prostaglandinas, suprimindo a expressão de COX-2. Além de aumentar a inativação das prostaglandinas pelo 15-hidroxiprostaglandina desidrogenase, altas concentrações de 1,25(OH)-D inibem a expressão do receptor de PG48.

Quando um grupo de mulheres com dismenorreia recebeu uma dose de 300.000UI de vitamina D antes do ciclo menstrual, verificou-se redução da dor e no uso de anti-inflamatórios não esteroidais (AINES) durante os dois meses de estudo, em comparação ao grupo placebo. A resposta foi melhor nas pacientes que referiram maior intensidade de dor no início do estudo.[37]

Ainda são poucos os estudos acerca dos aspectos nutricionais e o consumo alimentar relacionados à endometriose, entretanto, em uma série de moléstias crônicas o papel dos nutrientes na fisiopatologia e em seu tratamento recebe cada vez mais destaque.

■ CONCLUSÕES

A carência de micronutrientes é comum nas dietas ocidentais nas quais verifica-se omissão do desjejum, alto consumo de *snacks, fast food* e refrigerantes, ou seja, uma dieta com alto conteúdo energético e baixo conteúdo nutricional.[37] Ademais, a demanda nutricional nas mulheres com endometriose acaba sendo maior, por conta do processo inflamatório, estresse oxidativo e metabolismo dos medicamentos consumidos.

O tratamento nutricional deve ajudar a paciente a potencializar seu processo de desintoxicação, digestão e eliminação para garantir a absorção dos nutrientes ingeridos e favorecer a eliminação de xenobióticos e o excesso de estrogênio; contribuir com melhorias no processo inflamatório pelo aporte adequado de nutrientes, com intuito de reduzir as prostaglandinas, melhorando o quando álgico.

A orientação dietética deve ter como papel otimizar o metabolismo glicêmico (insulina/glicemia) e favorecer a obtenção do peso ideal, a fim de inibir a aromatase e reduzir o excesso de estrogênio circulante, normalizando os níveis de globulina carreadora de hormônios sexuais (SHBG).

É evidente que a alimentação não é composta por nutrientes, mas sim por alimentos, e entre as escolhas disponíveis é importante priorizar aqueles com boa qualidade nutricional. O ideal é que a alimentação seja composta por alimentos que sejam fonte de macronutrientes (carboidratos, proteínas e lipídios), micronutrientes (52 vitaminas e minerais) e fitoquímicos (antocianinas, carotenoides, resveratrol, catequinas, indois, entre outros).

Sugere-se que a paciente seja orientada a evitar o consumo de alimentos que sobrecarreguem o organismo e favorecer aqueles que contenham grande conteúdo nutricional: alimentos orgânicos, naturais e frescos: frutas coloridas, verduras verde-escuras e legumes, de preferência da safra. Que dê preferência aos alimentos integrais, com maior teor de fibras, incluindo sementes (abóbora, girassol, chia) e castanhas (do Brasil, caju, amêndoa, nozes), amendoim, grãos (feijão, ervilha, lentilha, grão de bico), cereais integrais, ovos, peixe com frequência, frango e carnes vermelhas com moderação.

Uma dieta saudável, ao contrário do que muitos podem imaginar, não se restringe à salada, mas contém alimentos frescos, coloridos, naturais, variados e em quantidades adequadas (sem excessos nem restrições), que certamente irão contribuir para melhor saúde, qualidade de vida e controle da doença.

REFERÊNCIAS BIBLIOGRÁFICAS

1. França AK, et al. Alimentação e nutrição. 2013.
2. Sult T. Digestive, absortive and microbiological imbalances. In: Jones DS, et al. Textbook of functional medicine. Gig Harbor (WA): Institute for Functional Medicine; 2010. p.327-37
3. Bland JS, et al. Clinical approaches to hormonal and neuroendrocine imbalances. In: Textbook of Functional Medicine. Gig Harbor (WA): Institute for Functional Medicine; 2010.p.581-668.
4. Shepperson Mills D, et al. Endometriosis: a key to healing and fertility through nutrition. 2 ed. London: Thorsons; 2002.
5. Almeida LB, et al. Disbiose intestinal. Rev Bras Nutr Clin 2009; 24(1):58-62.
6. Lipski E. Digestive wellness. 3rd ed. Philadelphia: Mc Graw-Hill; 2005.
7. Hays B. Hormonal imbalances. In: Textbook of functional medicine. Gig Harbor (WA): Institute for Functional Medicine; 2010.
8. Savaris AL, et al.. Nutrient intake, anthropometric data and correlations with the systemic antioxidant capacity of women with pelvic endometriosis. Eur J Obstet Gynecol Reprod Biol 2011;158(2):314-22.
9. Hall DC. Nutritional influences on estrogen metabolism. Applied nutritional Science reports, 2001
10. Bulun SE. Endometriosis. N Engl J Med 2009; 360(3):268-79.
11. Augoulea A, et al. Pathogenesis of endometriosis: the role of genetics, inflammation and oxidative stress. Arch Gynecol Obstet 2012; 286(1):99-104.
12. Mier-Cabrera J, et al. Women with endometriosis improved their peripheral antioxidant markers after the application of a high antioxidant diet. Reprod Biol Endocrinol. 2009, 28;7:54.
13. Parazzini F, et al. Diet and endometriosis risk: a literature review. Reprod BioMed Online 2013; 26(4):323-36.
14. Fjerbaek A, et al. Endometriosis, dysmenorrhea and diet--what is the evidence? Eur J Obstet Gynecol Reprod Biol. 2007;132(2):140-9.
15. Paris K, et al. Lien hypothétique entre l'endométriose et l'accumulation de xénobiotiques associés aux aliments génétiquement modifies. Gynécol Obstétr Fertil 2010; 38:747-9.
16. Caserta D, et al. Impact of endocrine disruptor chemicals in gynaecology. Hum Reprod Update 2008;14(1):59-72.
17. Balabanic D, et al. Negative impact of endocrine disrupting compounds on human reproductive health. Reprod Fertil Dev 2011; 23(3):403-9.
18. Parazzini F, et al. Selected food intake and risk of endometriosis. Hum Reprod. 2004;19(8):1755-9.
19. Trabert B, et al. Diet and risk of endometriosis in a population-based-case-control study. Br J Nutr 2011;105(3):459-54.
20. Paschoal V, et al. Suplementação funcional magistral: dos nutrientes aos compostos bioativos. São Paulo: Valeria Paschoal; 2008.
21. Missmer SA, et al. A prospective study of dietary fat consumption and endometriosis risk. Hum Reprod. 2010;25(6):1528-35.
22. Martin CA, et al. Ácidos graxos poliinsaturados ômega-3 e ômega-6: importância e ocorrência em alimentos. Rev Nutr, 2006 19(6):761-770.
23. Khanaki K, et al. Evaluation of the relationship between endometriosis and omega-3 and omega-6 polyunsaturated fatty acids. Iran Biomed J. 2012;16(1):38-44.
24. Netsu S, et al. Oral eicosapentaenoic acid supplementation as possible therapy for endometriosis. Fertil Steril. 2008;90(4 Suppl):1496-103.
25. Hopeman MM, et al. Serum polyunsaturated fatty acids and endometriosis. Reprod Sciences 2015; 22(9):1083-87.
26. Trujillo E, et al. Nutrigenomics, proteomics, metabolomics, and the practice of dietetics. J Am Diet Assoc. 2006;106(3):403-9.
27. Fonseca AB, et al. Nutrifito alimentos coadjuvantes dos fitoterápicos. In: Kalluf L. Fitoterapia funcional. São Paulo: Valeria Paschoal; 2008. p.224.
28. Ergenoglu AM, et al. Regression of endometrial implants by resveratrol in an experimentally induced endometriosis model in rats. Reprod Sci. 2013;20(10):1230-6.
29. Bayoqlu TY, et al. Is resveratrol a potential substitute for leuprolide acetatein experimental endometriosis? Eur J Ostett Gynecol Reprod Biol 2015;184:1-6.
30. Sesti F, et al. Hormonal supression treatment or dietary therapy versus placebo in the control of painful symptoms after conservative surgery for endometriosis stage III-IV. A randomized comparative trial. Fertil Steril, 2007;88(6):1541-7.
31. Darling AM, et alet al. A prospective cohort study of Vitamins B, C, E, and multivitamin intake and endometriosis. J Endometr 2013;5(1):17-25.
32. Gentilini D, et al. PI3K/Akt and ERK1/2 signalling pathways are involved in endometrial cell migration induced by 17beta-estradiol and growth factors. Mol Hum Reprod. 2007;13(5):317-23.
33. Santanam N, et al. Antioxidant supplementation reduces endometriosis related pelvic pain in humans. Transl Res 2013;161(3):189-98.
34. Sayegh L, et al. Vitamin D in endometriosis: a causative or confounding factor? Metabolism 2014; 63(1):32-9.
35. Lasco A, et al. Improvement of primary dysmenorrhea caused by a single oral dose of vitamin D: results of a randomized, double-blind, placebo-controlled study. Arch Intern Med 2012; 172(4):366-7.
36. Harris HR, et al. Dairy-food, calcium, magnesium, and vitamin D intake and endometriosis: a prospective cohort study. Am J Epidemiol 2013;177(5):420-9.
37. Cetin I, et al. Role of micronutrients in the periconceptional period. Hum Reprod Update 2010; 16(1):80-9.

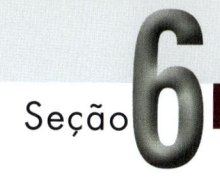

Ginecologia Oncológica

- Auro Del Giglio
- Cláudia de Carvalho Ramos Bortoletto

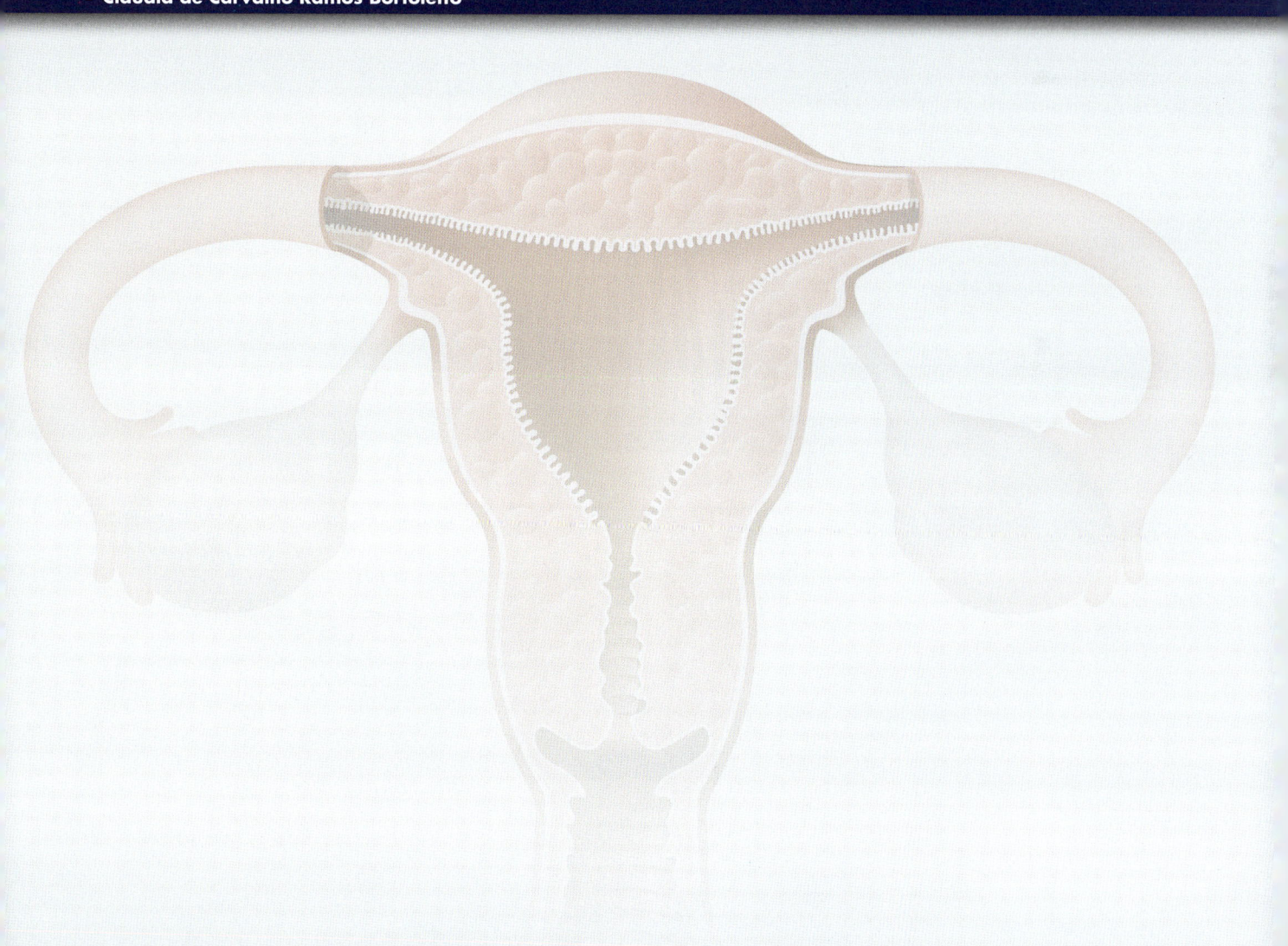

Ginecologia Oncológica

Auro Del Giglio

Claudia de Carvalho Ramos Bortoletto

Capítulo **51**

■ **Roberto Araujo Segreto** ■ **Helena Regina Comodo Segreto**

Princípios Básicos de Radioterapia em Ginecologia

■ INTRODUÇÃO

O uso terapêutico da radiação ionizante teve seu início logo depois da descoberta dos raios X por Roentgen em 1895, para tratamento de diversas doenças. No entanto, muitos efeitos adversos foram observados, uma vez que o conhecimento a respeito desse agente físico era escasso. A radioterapia é uma especialidade médica, que utiliza a radiação ionizante produzida em aparelhos ou emitida por radioisótopos para o tratamento de doenças benignas e especialmente as malignas.[1] O principal objetivo da radioterapia é tratar com acurácia o tecido doente e ao mesmo tempo preservar o tecido normal adjacente. Para isto, o desenvolvimento tecnológico tem sido de grande valia, pois os equipamentos atuais possibilitam a escolha de diferentes tipos de radiação, com diferentes energias, para tratamento de tumores, em suas diversas localizações anatômicas (superficiais ou profundas). Atualmente, na maioria dos centros estão disponíveis aparelhos para radioterapia com planejamento em 3D, que permite delinear a dose desejada ao redor do alvo. Esta técnica pode ser conformacionada, associada ou não à modulação do feixe de radiação (IMRT), para escalonamento da dose dentro do campo a ser irradiado. Além disso, a radioterapia guiada por imagem e o *gating* respiratório possibilitam liberação da dose de radiação conforme a inspiração e expiração do paciente. Nesse cenário, o conhecimento dos efeitos biológicos da radiação é de extrema relevância. Dessa forma, a radiobiologia tem contribuído com a radioterapia em três importantes áreas: ensaios preditivos de resposta à radiação, biologia molecular e fracionamento de dose. Tais estudos possibilitam a implementação de protocolos com diferentes fracionamentos, associação com a quimioterapia convencional e com drogas-alvo,

e a radioimunoterapia (radioterapia "alvo"), visando ao tratamento mais individualizado, maior sobrevida e qualidade de vida aos pacientes.[2-3]

■ RADIAÇÃO – PRINCIPAIS CARACTERÍSTICAS FÍSICAS

Do ponto de vista físico, as radiações podem ser classificadas em corpusculares e eletromagnéticas. As corpusculares são aquelas que possuem massa, como elétrons, prótons, nêutrons e partículas pesadas (íon carbono – 14C). As eletromagnéticas são ondas com diferentes comprimentos e a mesma velocidade, que é a da luz. São exemplos de radiação eletromagnética ionizante os raios X e raios gama. As radiações ionizantes promovem ejeção de elétrons da órbita dos átomos, produzindo íons. As não ionizantes, como laser, ultravioleta, entre outras, não possuem energia suficiente para ejetar elétrons dos átomos. Para radioterapia, tanto as radiações corpusculares quanto as eletromagnéticas estão disponíveis. Entre as corpusculares são empregados principalmente os elétrons, prótons e em alguns países os íons pesados (íons carbono – 12C). No entanto, as radiações eletromagnéticas são as mais utilizadas.[2-3]

■ RADIAÇÃO – MECANISMO DE AÇÃO

As radiações ionizantes podem interagir diretamente com componentes celulares como DNA, proteínas e lipídeos. A energia é absorvida pelo meio biológico, ejeta elétrons e estes provocam lesão nas células e tecidos. É o chamado efeito direto e constitui cerca de 30% do efeito das radiações eletromagnéticas. Podem também interagir com a água, que é um dos principais constituintes das células, produzindo radicais livres. Nesse caso, tem-se o efeito indireto, que corresponde a cerca de 70% do efeito biológico das radiações eletromagnéticas. No entanto, para as radiações corpusculares o efeito direto é mais relevante devido à alta densidade de ionização.[4-5-6]

■ RADIAÇÃO – RESPOSTA DAS CÉLULAS

As radiações podem provocar quebras em DNA e cromossomos, peroxidação lipídica, indução de genes, transdução de sinais, alteração da progressão do ciclo celular, entre outros. O DNA é um dos alvos mais importantes para os efeitos citotóxicos da radiação. Entre as alterações radioinduzidas, as quebras duplas do DNA são as mais prejudiciais, podendo levar as células à morte. Considera-se que as células apresentam a mesma quantidade de quebras duplas por gray de radiação (cerca de 1.000 quebras simples e 40 quebras duplas). O que diferencia a resposta ou a sensibilidade de diferentes células é a capacidade e a fidelidade do reparo. Entre os mecanismos de reparo do DNA, temos: enzimático, reparo de bases, reparo de nucleotídeos, reparo de erros de duplicação (*mismatch repair*) e o reparo de quebras duplas, que pode ocorrer por recombinação homóloga e não homóloga (*non-homologous end joining*). A recombinação não homóloga é o principal mecanismo de reparo de quebras duplas de células de mamíferos, no qual a enzima DNA-PK desempenha papel fundamental. A resposta do ciclo celular à radiação é também de grande relevância, pois as células irradiadas retardam a progressão do ciclo, induzem as barreiras – *checks points* –, ativam genes de reparo ou os mecanismos de morte celular dependendo do tipo de célula e da dose de radiação.

Quanto ao ciclo celular, a fase de mitose (M) é extremamente radiossensível, pois existe grande possibilidade de "fixação" da lesão. Acredita-se que esse fato ocorra devido à intensa compactação da cromatina. Isso aumenta a probabilidade de interação da radiação, além de dificultar o acesso de enzimas de reparo, provocando aberrações cromossômicas, morte celular e consequentemente aumento da radiossensibilidade. A fase de síntese (S) é a menos sensível à radiação, possivelmente pela duplicidade do conteúdo informacional, que facilita a atuação dos mecanismos de reparo. Na fase S, ocorre o "pico" de fosforilação da enzima DNA-PKcs, importante para o reparo das quebras duplas do DNA. A radiação provoca retardo nas fases G2/M do ciclo celular. Acredita-se que isto acontece para o reparo da lesão radioinduzida ocorrer antes da divisão celular. Observa-se que a falta de retardo em G2 está associada ao aumento da radiossensibilidade. Observa-se também o retardo nas fases G1/S do ciclo celular. Este controle na síntese (S) evita a replicação de DNA lesado. O retardo em G1 está associado à presença das proteínas p53 e p21 e pode resultar em reparo do DNA ou morte celular, dependendo do tipo de célula e da dose de radiação. A radiação pode induzir diferentes tipos de morte celular, entre esses ressaltamos a morte clonogênica e a morte programada, que pode ocorrer por apoptose, autofagia e via poli ADP ribose polimerase (PARP). A apoptose é um dos mecanismos mais estudados. A morte clonogênica ou falência reprodutiva caracteriza-se pela perda da capacidade de divisão celular. Nesse caso, a célula irradiada divide-se uma ou duas vezes e transmite aberrações letais para as "células-filhas", que perdem a capacidade de divisão. Por um tempo, essa célula mantém-se morfologicamente íntegra, porém estéril, sendo posteriormente fagocitada. A capacidade reprodutiva das células após irradiação é estudada com os ensaios preditivos de clonogenicidade e construção das curvas de sobrevivência. A apoptose é um tipo de morte celular programada, na qual há participação ativa da célula na sua própria morte. O padrão-ouro para identificação da apoptose é o morfológico e ultraestrutural. As principais características observadas são: grande compactação, marginalização e fragmentação da cromatina; rápida fagocitose dos corpos apoptóticos e ausência de reação inflamatória; ativação da cascata de caspase, em especial da caspase 3. Para ocorrer a apoptose, existe uma programação genética, com diversos genes envolvidos na indução do processo, como o TP53 e outros, e na inibição, como os membros antiapoptose da família Bcl-2, entre outros. Doses baixas de radiação são associadas a apoptose, e altas à morte não apoptótica. Isto acontece porque doses altas de radiação inibem qualquer processo ativo nas células, inclusive a apoptose.[4-5-6]

■ RADIAÇÃO – RESPOSTA DOS TECIDOS

A resposta radiobiológica varia entre os diferentes tecidos normais e entre os tecidos normal e doente. Está relacionada à capacidade da célula de reparar ou não as lesões radioinduzidas. Os tecidos de resposta rápida são aqueles que apresentam as manifestações clínicas de lesão em curto período de tempo depois da irradiação, como a pele, mucosas, tecido hemocitopoético, linfoide, aparelho digestivo e a maioria dos tumores.

Associam-se à resposta rápida destes tecidos a alta atividade mitótica (fase bastante radiossensível do ciclo celular) e a grande suscetibilidade à apoptose. Os tecidos de resposta lenta são aqueles que apresentam alterações em tempo mais prolongado após irradiação, como os tecidos ósseo, conjuntivo, muscular e nervoso, que possuem baixa atividade proliferativa. A resposta lenta está mais associada à perda de atividade metabólica, liberação de citiquinas e alteração vascular que leva à diminuição do oxigênio. Os tecidos de resposta rápida praticamente não reparam as lesões radioinduzidas, porém, pela alta capacidade mitótica, as células precursoras que escapam da morte conseguem se dividir e repopular o tecido, dependendo do volume irradiado e da dose de radiação. Os tecidos de resposta lenta são capazes de reparar as lesões radioinduzidas, dependendo também do volume irradiado e da dose de radiação. Tal capacidade, porém, é limitada e, quando ultrapassada, a lesão é estabelecida, uma vez que tais tecidos têm pequena atividade mitótica. Durante a radioterapia, são usadas habitualmente doses fracionadas de radiação (dose final alta), em campos localizados. É inevitável, no entanto, que parte do tecido normal seja incluído no campo de irradiação. Se a tolerância destes tecidos for ultrapassada, poderão ocorrer alterações importantes e irreversíveis que, uma vez estabelecidas, pouco se pode fazer para revertê-las. A dose de tolerância varia, dependendo das características biológicas do tecido, do volume de tecido irradiado, tipo de radiação e fracionamento da dose. Importante lembrar ainda que em 1985 as unidades radiológicas foram modificadas segundo o Sistema Internacional (SI), e a unidade de exposição Roentgen (R) foi substituída pelo Coulomb por quilograma (C/Kg), e a dose de radiação absorvida (rad) foi substituída pelo gray (1Gy = 100 rad).[4-5-6]

Uso clínico da radiação ionizante – radioterapia

A radioterapia requer abordagem multidisciplinar, na qual estão envolvidos radioncologistas, oncologistas clínicos e cirúrgicos, físicos, técnicos, enfermeiros e dosimetristas. Pode ser usada de forma paliativa, para alívio dos sintomas como dor, obstrução e sangramento, e curativa, para doenças malignas e benignas.

Indicações

Com relação aos tumores ginecológicos, a indicação da radioterapia se faz presente nos tumores de útero (corpo e colo), vagina e vulva com diferentes técnicas radioterápicas. É imprescindível a classificação do tumor em cada uma de suas localizações anatômicas e o estadiamento para decisão da melhor abordagem terapêutica e prognóstico. Pode ser usada de forma exclusiva, quando empregada isoladamente; associada à quimioterapia, com objetivo de promover melhor controle local e das metástases à distância; pré-operatória ou neoadjuvante, para reduzir grandes volumes tumorais e diminuir riscos de disseminação neoplásica pelo manuseio do tumor, intraoperatória, com doses altas e únicas no local a ser tratado; pós-operatória ou adjuvante, para esterilização do foco subclínico no local primário e em drenagem linfática. Após definidos a finalidade, estadiamento e forma de tratamento, procede-se ao planejamento no qual o volume a ser tratado e a técnica mais adequada serão estabelecidos.

■ RADIOTERAPIA – PLANEJAMENTO

Volume de tratamento

O ICRU 50 e o ICRU 62 (*International Commission on Radiation Units and Measurements*), 10, 11, publicados em 1993 e 1999, respectivamente, introduziram nomenclaturas e definições, bem como regras para prescrição de dose, que permitiram uniformização do método a ser empregado. Entre os principais termos definidos pelo ICRU, tem-se o *Gross tumor volume* (GTV), que é a área de tumor macroscópico determinada pelo exame clínico e de imagens; o *Clinical Target Volume* (CTV), que engloba o GTV e os possíveis sítios de doença subclínica; e o *Planning Target Volume* (PTV), que consiste no CTV com margens de segurança para que a dose de radiação prescrita seja realmente administrada ao tumor. Para adequada delimitação do CTV, o radioncologista, além de definir o volume tumoral visível ao exame clínico e de imagem, deve também ter conhecimento dos padrões de disseminação do mesmo, atentando principalmente ao risco de comprometimento de linfonodos e à chance de envolvimento microscópico dos tecidos adjacentes.[7-8]

Protocolos de radioterapia

A teleterapia ou radioterapia externa é a modalidade de tratamento em que a fonte de radiação está a uma certa distância do paciente. Como exemplo, temos as unidades de Cobalto-60 e os Aceleradores Lineares. Outra técnica de radioterapia é a braquiterapia. O termo "braquiterapia" provém do grego *brachys* (curto) e terapia (tratamento), e é definido como a utilização de radioisótopos em que a fonte de radiação é colocada em contato ou próxima à área que necessita receber o tratamento.[3] As duas técnicas podem ser utilizadas de forma isolada ou ainda em conjunto. Em tumores ginecológicos, como nos casos de neoplasias de colo uterino ou de endométrio, e sarcomas de partes moles, entre outros, a radioterapia externa e a braquiterapia podem ser usadas de forma combinada. Em algumas situações, pode-se utilizar a braquiterapia de modo exclusivo e no tratamento adjuvante de câncer de endométrio e de mama inicial.[9]

■ RADIOTERAPIA EXTERNA

Para a radioterapia externa, inúmeras técnicas podem ser empregadas. Há alguns anos, a radioterapia era realizada com a utilização de planejamento em duas dimensões (2D), com campos de irradiação baseados em referências ósseas e anatômicas. Geralmente os pacientes eram irradiados utilizando-se campos paralelos e opostos ou ainda quatro campos (anteroposterior, posteroanterior e laterolaterais). Um grande volume de tecido normal era irradiado e, consequentemente, ocorria um maior índice de complicações tanto agudas quanto tardias, o que limitava a dose final de radiação. O advento da tomografia computadorizada na década de 1970 possibilitou um avanço importante na radioterapia, com o desenvolvimento da radioterapia tridimensional conformacionada (3D-CRT) em 1983. Os sistemas de planejamento tridimensional permitem a utilização do *Beam's Eye View* (BEV), que possibilita aos médicos e físicos a verificação do volume irradiado do ponto de vista do feixe de radiação; a visualização de radiografias digitalmente reconstruídas (DRR); além da delineação do tumor e dos órgãos de risco adjacentes a este. Dessa forma, pode-se dizer que a radioterapia tridimensional permite ao radioncologista uma melhor definição do volume a ser tratado por meio da utilização da imagem da tomografia computadorizada. Além disso, o planejamento 3D permite a utilização de maior número de campos e avaliação das doses de radiação nos órgãos críticos; é também conhecido como histograma dose-volume (DVH).

No início da década de 1990, surgiram os primeiros equiamentos capazes de modular o feixe de radiação. Porém, tais aparelhos e sistemas de planejamento só passaram a ser utilizados rotineiramente na clínica a partir do ano 2000.[10]

A radioterapia com intensidade modulada (IMRT) é uma forma de radioterapia tridimensional em que um processo de otimização, auxiliado pelo computador, é usado para customizar uma distribuição não uniforme da fluência para se obter um objetivo específico dosimétrico e clínico.[11] A habilidade de se manipular de forma ótima a intensidade de feixes individuais de radiação possibilita um maior controle sobre a distribuição de dose no volume alvo, o que se traduz num maior controle local e menor toxicidade nos tecidos normais. O processo da radioterapia com intensidade modulada difere da 3D--CRT. Na radioterapia 3D conformacionada, o processo é denominado *forward planning* (plano direto), pois os parâmetros do feixe (ângulos, tamanho de campo, peso e filtros) são definidos primariamente e, posteriormente, o resultado da distribuição de dose é obtido. O plano de tratamento é então avaliado pelo médico e, quando necessário, tais parâmetros são mudados até a obtenção de um resultado considerado adequado. Na IMRT, é usado um processo denominado planejamento inverso (*inverse planning*). Nele, são definidos previamente os parâmetros clínicos e dosimétricos, e o *software* de otimização vai ajustar os parâmetros do feixe de forma a obter a distribuição de dose desejada. Inúmeras técnicas são descritas para a aplicação da IMRT. Uma das maiores limitações

da radioterapia externa é a necessidade da aplicação de margens de segurança generosas devido às incertezas geométricas.[12] Tais margens geralmente se sobrepõem aos órgãos de risco e, assim, limitam o escalonamento de dose. Com o objetivo de melhorar a acurácia e consequentemente reduzir as margens ao redor do alvo, a radioterapia guiada por imagem (IGRT) tem ganhado cada vez maior importância. A IGRT é definida como o aumento da precisão pela utilização frequente de imagens do alvo e do tecido sadio adjacente, obtidas previamente ao tratamento, permitindo dessa forma a adaptação do mesmo. Ela pode ser empregada com 3D-CRT ou com IMRT. Existem várias opções de IGRT: imagens com raios X de quilovoltagem, implante de marcadores fiduciais, ultrassom, tomografia convencional, tomografia com *cone beam* em quilo ou megavoltagem.[13]

■ BRAQUITERAPIA

Com relação à braquiterapia, esta pode ser dividida em intersticial, intracavitária e endoluminal. No caso da braquiterapia intersticial, a fonte de radiação é colocada diretamente no tecido a ser tratado, como na vulva e mama; na intracavitária, a fonte é posicionada dentro de uma cavidade, como o útero; enquanto na endoluminal a fonte é colocada dentro da luz do órgão, como esôfago ou brônquio.

Quanto ao tipo de implante, este pode ser classificado em temporário ou permanente. No caso dos implantes temporários, a fonte de radiação é deixada por um determinado período de tempo, usualmente de 24 a 168 horas, até se atingir a dose prescrita. Nos implantes definitivos, a fonte permanece no local definitivamente, levando em conta sua atividade inicial, de forma que a dose prescrita seja totalmente entregue até sua radioatividade decair a níveis negligíveis. Além disso, dependendo da dose de radiação por tempo, a braquiterapia é classificada em baixa (LDR), média (MDR) e alta taxa de dose (HDR). A baixa taxa de dose utiliza fontes que entregam no máximo 2 Gy/h. A alta taxa de dose emprega fontes que entregam mais de 12 Gy/h e é usada principalmente em tumores ginecológicos. Em comparação à baixa taxa de dose, oferece a possibilidade de realização do tratamento de forma ambulatorial, geralmente com 3 a 4 aplicações, propiciando maior conforto para a paciente, menor exposição à radiação aos profissionais envolvidos, e resultados semelhantes à baixa taxa de dose em termos de controle local, sobrevida e complicações para neoplasias uterinas.[14-16]

■ FRACIONAMENTO

Os chamados cinco "Rs" da Radiobiologia fundamentam o fracionamento. São eles: redistribuição, reparo da lesão subletal (RLSL), repopulação, reoxigenação e radiossensibilidade. Fracionando-se a dose de radiação, permite-se o reparo (RLSL) do tecido normal de resposta lenta e a repopulação das células do tecido normal de resposta rápida, entre as frações. Ao mesmo tempo, dividindo-se a dose em frações aumenta-se a lesão nas células tumorais em consequência da reoxigenação e redistribuição das células nas fases sensíveis do ciclo celular. O 5º "R" refere-se à radiossensibilidade do tecido irradiado e depende de suas características biológicas.[4]

- **Fracionamento Clássico:** Mais empregado em radioterapia e consiste em administrar doses de 1,8 a 2 Gy por fração, diariamente, cinco dias por semana. A dose total é determinada de acordo com a doença e pela tolerância do tecido normal adjacente.[5-6]

- **Hiperfracionamento:** Consiste em administrar doses menores por fração do que no fracionamento convencional e maior número de frações, sem alterar o tempo de duração do tratamento – geralmente são usadas frações de 1,15 a 1,25 Gy duas vezes ao dia. O intervalo entre as frações não deve ser menor do que quatro horas para dar tempo de ocorrer o reparo da lesão subletar no tecido normal de resposta lenta. É indicado quando a dose de radiação necessária para tratamento ameaça a tolerância do tecido normal de resposta lenta. Este esquema permite aumentar a dose final em 15% a 20% sem aumentar a quantidade de lesão no tecido normal de resposta lenta em comparação com o tratamento convencional.[5-6]

- **Fracionamento acelerado e hiperfracionamento acelerado:** A finalidade é encurtar o tempo total de tratamento e estão indicados para tumores de crescimento rápido. Geralmente são tumores cujo tempo potencial de dobra, Tpot (tempo de dobra de uma população celular que prolifera continuamente e não apresenta fração de perda de células), é menor que quatro dias. Radioterapia seis vezes por semana ou sete vezes em cinco dias representa esquema de fracionamento acelerado. O mais comum é fazer o tratamento convencional mais "*boost*" (fechar o campo de radiação e administrar fração de dose maior neste local). Quanto ao hiperfracionamento acelerado, pode-se administrar duas vezes por dia, dose por fração que esteja no limite superior do hiperfracionamento (1,25 Gy) e no limite inferior do fracionamento convencional, ou seja, menor que 1,8 Gy. Portanto, 1,6 Gy duas vezes por dia representa um esquema de hiperfracionamento acelerado. Este esquema de tratamento causa maior toxicidade ao tecido normal de resposta rápida. Inicialmente fazia-se uma pausa na metade do tratamento (*break*). Porém, observou-se repopulação do tumor e, assim, atualmente prefere-se diminuir a dose por fração e não fazer a pausa. O efeito tardio é praticamente o mesmo que para o fracionamento convencional.

- **Hipofracionamento:** Consiste em administrar dose alta por fração com a finalidade de inibir o reparo da lesão subletar, a resistência das células hipóxicas e em fase S do ciclo celular. Para este tipo de fracionamento é imprescindível dispor de tecnologia adequada para planejamento, irradiação do paciente e controle de qualidade do tratamento. Na radioterapia hipofracionada podem ser empregadas técnicas de estereotaxia e este protocolo de tratamento pode ser craniano ou extracraniano (radioterapia estereotáxica extracraniana – SBRT).[4-6]

SEQUELAS DA RADIOTERAPIA

Os efeitos agudos ocorrem durante e até três meses depois do tratamento e os mais frequentes são: náusea, vômito, diarreia, reação em pele e alterações hematológicas (leucopenia e plaquetopenia). Os efeitos subagudos e tardios são observados três meses depois do término do tratamento e os principais são: fibrose, alterações vasculares, insuficiência renal, pericardite, entre outros, dependendo do local irradiado. As sequelas dependem das características biológicas do tecido irradiado e de fatores relacionados à radiação como dose total, dose por fração e volume irradiado. Podem ser minimizadas realizando-se tratamento de boa qualidade desde o primeiro atendimento da paciente, planejamento, simulação, irradiação e seguimento clínico.[17-18]

REFERÊNCIAS BIBLIOGRÁFICAS

1. MacKee GM, et al. Cutaneous roentgen and radium therapy. In: MacKee GM, et al. X-rays and Radium in the treatment of diseases of the skin. Philadelphia: Lea & Febiger; 1946. p.13.
2. Eng TY, et al. The role of radiation therapy in benign diseases. Hematol Oncol Clin North Am. 2000;20:(2)523-9.
3. Perez CA, et al. The Discipline of Radiation Oncology. In: Perez CA, Brady LW. Principles and Practice of Radiation Oncology. 4nd ed. Philadelphia: Lippincott; 2004. p.1-95.
4. Hall J E, et al. Radiobiology for the radiologist. 7th ed. Philadelphia: Lippincott Willimas & Wilkins; 2012.
5. Segreto HRC. Radiobiologia. In: Salvajoli JV, et al. Radioterapia em oncologia. São Paulo: Atheneu; 2013. p.61.

6. Dias RS, et al. Princípios básicos em radioterapia. radiobiologia. In: Salvajoli JV, et al. Radioterapia em oncologia. São Paulo: Atheneu; 2013. p.73.

7. International Commission on Radiation Units and Measurements. Prescribing, recording and reporting photon beam therapy: ICRU report 50. Bethesda: ICRU; 1993.

8. International Commission on Radiation Units and Measurements. Prescribing, recording and reporting photon beam therapy (supplement to ICRU report 50). Bethesda: ICRU report 1999;62:1.

9. Subir N. Clinical aspects of high-dose rate brachytherapy. In: Perez CA, et al. Principles and practice of radiation oncology. 4nd ed. Philadelphia: Lippincott; 2004. p.610-35.

10. Webb S, et al. Innovative techniques in radiation therapy: editorial, overview, and crystal ball gaze to the future. Semin Radiat Oncol. 2006;16(4):193-8.

11. Mohan R, et al. Intensity modulated radiation treatment planning, quality assurance, delivery and clinical application. In: Perez CA, et al. Principles and practice of radiation oncology. 4nd ed. Philadelphia; Lippincott; 2004. p.314.

12. Intensity-modulated radiotherapy: current status and issues of interest. Int J Radiat Oncol Biol Phys. 2001; 51(4):880-914.

13. van Herk M. Different styles of image-guided radiotherapy. Semin Radiat Oncol. 2007;17(4):258-67.

14. Kim WC, et al. High versus low dose rate intracavitary irradiation for adenocarcinoma of the uterine cervix. Jpn J Clin Oncol. 2001;31(9):432-9.

15. Patel FD, et al. Low dose rate vs high dose rate brachytherapy in the treatment of carcinoma of the uterine cervix: a clinical trial. Int J Radiat Oncol Biol Phys. 1994;15;28(2):335-10.

16. Falkenberg E, et al. Low-dose-rate vs. highdoce-rate intracavitary brachytherapy for carcinoma of the cervix: The University of Alabama at Birmingham (UAB) experience. Brachytherapy. 2006;5(1):49-54.

17. National Cancer Institute. Common terminology criteria for adverse effects and Common Toxicity Criteria. Common Toxicity Criteria (CTC) v2.0. [acesso em 2013 fev 12]. Disponível em: http://ctep.cancer.gov/ protocoldevelopment/electronic_applications/docs/ctcv20_4-30-992.pdf

18. Emami B, et al. Tolerance of normal tissue to therapeutic irradiation. Int J Radiat Oncol Biol Phys 1991;21(1):109-21.

Princípios de Quimioterapia Sistêmica e Terapia-alvo Direcionada Aplicados a Tumores Ginecológicos

■ INTRODUÇÃO

O tratamento do câncer pode ser feito segundo diversas modalidades. A cirurgia, a radioterapia e a braquiterapia são exemplos de abordagens que visam ao controle local da doença. Outras estratégias, como a quimioterapia, a hormonioterapia, a imunoterapia, e mais recentemente as drogas-alvo moleculares, são empregadas para tratamento sistêmico do câncer.

O tratamento local exclusivo é empregado na minoria dos casos, onde o risco de doença disseminada é baixo.

Outras vezes, a doença é essencialmente disseminada e o tratamento local passa a ser menos importante. Este é o caso de pacientes que têm o diagnóstico firmado já com metástases. No entanto, em muitos destes casos o emprego de abordagem local como a radioterapia se faz necessário para alívio de sintomas.

Cada vez mais as diversas modalidades citadas são integradas, com o intuito de aumentar a curabilidade de um tipo específico de câncer ou simplesmente elevar a chance de conservação do órgão inicialmente envolvido. Em geral, modalidades terapêuticas como a cirurgia, a radioterapia e a quimioterapia procuram reduzir o número de células neoplásicas (citorredução). Há ainda outras modalidades de tratamento sistêmico, como a imunoterapia, que procura estimular a habilidade do sistema imune de eliminar ou controlar a multiplicação das células tumorais, e a hormonioterapia, que, em geral, pode reduzir o crescimento de tumores hormônio responsivos.

Recentemente, novas medicações com muito maior especificidade de ação passaram a integrar o arsenal terapêutico contra o câncer, buscando atuar em diferenças estruturais ou em passagens bioquímicas específicas de células tumorais.

Nesse contexto, inferimos que o conhecimento dos princípios das várias modalidades terapêuticas hoje em utilização é fundamental para entender como se faz o planejamento do tratamento de um tumor em particular.

Neste capítulo, procuraremos esboçar conceitos básicos sobre o tratamento sistêmico do câncer, com ênfase na quimioterapia antineoplásica (drogas citotóxicas que interferem basicamente no mecanismo de divisão celular).

■ PRINCÍPIOS DE QUIMIOTERAPIA CITOTÓXICA

O princípio básico da quimioterapia citotóxica é a ação predominante em células em divisão. Uma das peculiaridades das células tumorais é sua alta taxa de divisão, o que as faz mais sensíveis à quimioterapia. Infelizmente, outras células de tecidos normais, como as da mucosa do intestino, da medula óssea e dos folículos pilosos, em geral, também se dividem muito rapidamente. É fácil entender, portanto, alguns dos efeitos tóxicos frequentes de drogas quimioterápicas citotóxicas, como alopecia, mucosite e mielossupressão.

O processo de divisão celular é complexo e envolve uma série de etapas, como: a) duplicação dos cromossomos, que requer síntese de DNA mediante a produção e a incorporação sucessiva de nucleotídeos, envolvendo enzimas como a topoisomerase, que desenovela o DNA para permitir que cada uma de suas fitas sirva de modelo para a síntese de outras duas fitas complementares. Nessa etapa atuam os antimetabólitos e inibidores da topoisomerase. Os alquilantes e antibióticos também interferem no DNA, inviabilizando a correta duplicação das duas fitas; b) separação dos cromossomos recém--formados para as duas células-filhas mediante sua separação pelos microtúbulos que compõem o fuso mitótico. Nessa etapa, atuam os taxanos, que impedem a despolimerização dos microtúbulos, e os alcaloides da vinca, que impedem sua polimerização.

Recentemente, tem-se descrito um outro mecanismo importante de produção do dano celular (*citotoxicidade*) pela quimioterapia citotóxica: interferência no processo de morte celular programada da célula (apoptose). A apoptose é um mecanismo fisiológico pelo qual células senescentes disparam um mecanismo de morte celular programada, responsável pela sua eliminação. Mutações genéticas múltiplas, como é o caso das mutações dos genes p53 e bcl2, presentes em alguns tumores, podem diminuir a magnitude desse processo fisiológico, o que acarreta aumento do número de células tumorais. Algumas drogas quimioterápicas podem induzir a apoptose das células tumorais, além de seu efeito sobre os mecanismos da divisão celular.

As células em crescimento rápido são muito ativas do ponto de vista bioquímico. Essas células duplicam seu DNA para passá-lo às células-filhas. Para que isso ocorra, além de todas as reações para a síntese dos precursores do DNA estarem superativadas, outros processos, como a síntese de RNA e proteínas, também estão hiperativos. Deduz-se assim que a interferência nesses processos pode, de maneira seletiva, interferir no crescimento tumoral.

Quanto à sua finalidade, a quimioterapia pode ser classificada como terapêutica, adjuvante, neoadjuvante ou paliativa.

Chamamos de quimioterapia terapêutica aquela empregada em neoplasias onde a cirurgia é desnecessária. Normalmente, está indicada em neoplasias hematológicas, com grande sensibilidade a estes agentes, como a doença de Hodgkin, os linfomas não Hodgkin e as leucemias. Quando se administra quimioterapia em pacientes portadores de tumores muito quimiossensíveis, há grande e rápida destruição de células tumorais. A destruição celular maciça poderá liberar para o meio extracelular grande quantidade de íons e proteínas que poderão provocar problemas renais e metabólicos (*síndrome de lise tumoral*), caracterizada por hiperuricemia, hipercalemia, hiperfosfatemia e hipocalcemia.

A quimioterapia adjuvante é aquela realizada após a intervenção cirúrgica e tem por finalidade combater possíveis micrometástases. É parte integrante das estratégias de tratamento de doenças como o câncer de mama, de intestino e de ovário, e poderá aumentar a

curabilidade de pacientes com doenças avançadas, com alto risco de recorrência.

A quimioterapia neoadjuvante é realizada antes da cirurgia e tem por objetivo primário reduzir o volume tumoral, permitindo intervenção menos radical. A quimioterapia neoadjuvante também exercerá papel fundamental no controle de possíveis focos de micrometástases.

Por fim. fazemos uso da quimioterapia com finalidade paliativa sempre que a doença for disseminada e incurável, mas a diminuição do volume tumoral pelo tratamento sistêmico possa auxiliar no controle de sintomas ou ampliar o tempo de vida do paciente.

As doses das drogas quimioterápicas geralmente são calculadas com base na superfície corpórea, expressa em metros quadrados. Estas doses costumam refletir a quantidade máxima de cada droga que um indivíduo pode tolerar, com riscos controlados. Além disso, as sessões de quimioterapia devem ser realizadas de forma cíclica a cada 7, 14, 21 ou 28 dias, a depender do esquema empregado. O respeito aos intervalos preconizados é de fundamental importância, na medida em que as células tumorais necessitam de um tempo maior para se recuperarem dos efeitos tóxicos dos quimioterápicos do que as células normais do organismo. Assim, a cada ciclo esperamos que a população tumoral diminua.

Para a grande maioria dos quimioterápicos, o fator limitante tanto para a dose quanto para os intervalos entre ciclos é a mielotoxicidade.

A via de administração mais comumente empregada é a intravenosa. Recentemente, novas drogas vêm sendo desenvolvidas para uso oral, visando ao maior conforto e segurança. Em situações especiais podemos utilizar outras vias.

Uma vez administradas, as drogas quimioterápicas são metabolizadas e excretadas do corpo. Em geral, o processo de metabolização ocorre no fígado e a excreção nos rins. Portanto, deve-se sempre avaliar as funções desses órgãos antes da administração de agentes quimioterápicos. No caso de disfunção significativa destes órgãos, deve-se evitar a administração de certos agentes quimioterápicos ou diminuir suas doses de acordo com normas preestabelecidas.

Sempre que possível, procuramos combinar drogas ativas para um determinado tumor, porém com mecanismos de ação distintos. A isso damos o nome de poliquimioterapia, que tem por objetivo aumentar as taxas de resposta ao tratamento e evitar o escape de clones tumorais resistentes.

Deve-se sempre monitorar a resposta ao tratamento quimioterápico mediante parâmetros objetivos. Isto pode ser feito pela mensuração de massas palpáveis, com auxílio de exames de imagem ou de marcadores.

Nunca se deve administrar quimioterapia sem que haja claro benefício para o paciente, em razão da toxicidade dessa modalidade terapêutica. A decisão de continuar ou não com um tratamento ou mudá-lo cabe ao oncologista responsável. Sua decisão se baseará na magnitude da resposta obtida, na toxicidade provocada pelo tratamento, e dependerá também da vontade do paciente em prosseguir ou não com a quimioterapia.

■ TOXICIDADES DA QUIMIOTERAPIA

Várias são as toxicidades da quimioterapia. A gravidade da toxicidade induzida pelo tratamento oncológico pode ser graduada de forma padronizada, segundo escalas propostas pela Organização Mundial de Saúde (OMS) ou pelo *National Cancer Institute* dos Estados Unidos (<http://ctep.cancer.gov/forms/CTCAEv3.pdf>). Abordaremos a seguir as principais.

Sistema gastrintestinal

Náusea e vômitos

Em geral, estão diretamente relacionados à administração da quimioterapia. Acredita-se que a causa deste efeito colateral seja multifatorial. Influências psicológicas, interagindo com os efeitos diretos da quimioterapia em receptores no SNC e no trato gastrintestinal, seriam responsáveis pela indução de náuseas e vômitos. Influências psicológicas, como experiências anteriores desfavoráveis, são muito importantes, como ilustrado pelo fenômeno de *náusea antecipatória*. Nesses casos, o paciente pode ter náusea e vômitos no caminho do consultório do oncologista, mesmo antes da aplicação da quimioterapia. Atualmente, com o advento dos bloqueadores seletivos dos receptores 5-HT3 (receptores de serotonina), como o ondansetron (Zofran®) e o granisetron (Kytril®), atuantes nos receptores do trato gastrintestinal e do SNC, a incidência e a magnitude desses efeitos colaterais diminuiu muito. Mais recentemente, um inibidor da neuroquina-1 (aprepitanto, Emend®) foi introduzido com a interessante ação de diminuir a náusea tardia (que ocorre além das primeiras 24 horas da administração da quimioterapia). Deve-se lembrar, no entanto, que outras causas não relacionadas à quimioterapia, como obstrução intestinal, úlcera péptica, tumores ou metástases no SNC etc., também podem levar a náuseas e vômitos. Deve-se suspeitar de tais condições, especialmente nos casos em que esses sintomas ocorrem alguns dias após o término da quimioterapia.

Mucosite

Como foi discutido antes, as células do epitélio de revestimento do trato gastrintestinal dividem-se rapidamente. Isso as torna sensíveis à toxicidade de múltiplos agentes quimioterápicos citotóxicos, na forma de erosões que podem ocorrer no trato gastrintestinal, da boca ao ânus. Essas erosões causam dor na boca e no esôfago, dificultando a alimentação. Quando localizadas no intestino, podem levar a quadros diarreicos.

Mielossupressão

Esta toxicidade é comum e a mais temida em paciente com câncer. As células da medula óssea que produzem os leucócitos, hemácias e plaquetas do sangue periférico também se dividem muito rapidamente. Portanto, espera-se que a maioria dos agentes quimioterápicos atue sobre a medula óssea deprimindo a formação das células sanguíneas. O resultado é a leucopenia, anemia e trombocitopenia.

Geralmente, o pico da mielossupressão (nadir) ocorre entre o décimo e o décimo quarto dias após a administração da quimioterapia. É por essa razão que os ciclos de quimioterapia geralmente são administrados a cada 21 ou 28 dias. Deve-se sempre avaliar o hemograma antes de administrar novo ciclo de quimioterapia. Dessa maneira, assegura-se que o próximo ciclo só ocorrerá depois que a medula tiver se recuperado plenamente.

A consequência da diminuição dos leucócitos é maior predisposição a infecções, por isso qualquer tipo de febre durante o período de quimioterapia deve ser comunicada imediatamente ao médico responsável. A infecção em pacientes leucopênicos, quando não rapidamente tratada, pode levar à morte por sepsis em algumas horas. A presença de febre em um paciente que esteja recebendo quimioterapia, portanto, sempre deve fazer lembrar a possibilidade de neutropenia (granulócitos em número menor do que $1.000/mm^3$). Deve-se, então, prontamente avaliar e tratar o paciente com antibióticos de largo espectro.

Sugere-se a pacientes leucopênicos que evitem aglomerações, tomem cuidados especiais com sua higiene bucal, usando escovas de dente macias e evitando o uso de fio dental, não espremam furúnculos, usem barbeador elétrico e limpem a área perirretal delicadamente após cada evacuação, para evitar traumatismos nessa região extremamente contaminada do corpo.

A trombocitopenia induzida pela quimioterapia pode ser muito intensa e levar a sangramentos espontâneos, e é por isso que se recomenda a todos os pacientes que notifiquem imediatamente qualquer sangramento. Recomenda-se também que os pacientes evitem o uso de ácido acetilsalicílico ou qualquer outro tipo de medicação anti-inflamatória sem recomendação médica, pois essas medicações interferem na função das plaquetas. Além disso, pacientes trombocitopênicos devem evitar atividades violentas que possam causar sangramento ou trauma.

A anemia é o menos problemático dos efeitos decorrentes da mielossupressão, uma vez que é possível transfundir hemácias caso o paciente apresente anemia sintomática (fraqueza, tontura etc.), ou ainda utilizar eritropoietina, quando indicado.

Imunossupressão

Muitas das drogas quimioterápicas comumente utilizadas deprimem o sistema imune. Por exemplo, no tratamento de pacientes com linfomas utiliza-se ciclofosfamida e corticoides. Ambas as drogas também são utilizadas em pacientes com moléstias autoimunes, e o que se pretende com isso é levar a uma imunossupressão, com o objetivo de diminuir a progressão da doença. Portanto, em pacientes que recebem quimioterapia, além da diminuição do número de leucócitos, deve-se considerar também os efeitos imunossupressivos dessa modalidade terapêutica na gênese da predisposição a infecções geradas por patógenos oportunistas ou não oportunistas que esses pacientes manifestam.

Reações cutâneas

Extravasamento

Certas drogas, como vincristina, doxorrubicina, daunorrubicina, mostarda nitrogenada, mitomicina C e vimblastina, são vesicantes. Se inadvertidamente, durante a sua aplicação, ocorrer extravasamento para os tecidos adjacentes à veia, pode haver necrose dos tecidos. Essas reações podem ser sérias a ponto de requerer cirurgia plástica para a reconstituição dos danos causados pelo extravasamento das drogas.

A melhor maneira de evitar o extravasamento é sua prevenção, que se faz mediante cateteres centrais para a aplicação da quimioterapia. Esses cateteres são diretamente colocados em uma veia calibrosa, permanecendo nela até o fim dos ciclos de quimioterapia. Existem dois tipos de cateteres centrais: os dotados de um reservatório, como o *Portocath*, e os exterioráveis, como o de *Hickman*. Os cateteres do tipo *Portocath* localizam-se inteiramente abaixo da pele, permitindo ao paciente até mesmo nadar sem nenhum problema. No entanto, esses cateteres prestam-se quase exclusivamente à infusão de quimioterápicos, não sendo adequados para infusão de sangue e derivados ou grandes volumes de fluidos e antibióticos. Já os cateteres do tipo *Hickman* são exteriorizados. Esses, pelo seu maior calibre, prestam-se não só à infusão de quimioterápicos, mas também à de sangue e derivados, fluidos, antibióticos e nutrição parenteral. Portanto, em casos mais complexos, como a indução de um paciente com leucemia aguda, deve-se optar por um cateter do tipo *Hickman.*

O maior risco relativo à colocação de um cateter central é sua infecção/contaminação. A chance de infecção parece ser menor com os cateteres do tipo *Portocath* do que com os de *Hickman*. Para evitar sua obstrução, ambos os tipos de cateter têm de ser periodicamente tratados com heparina.

Alopecia

A perda dos cabelos é o efeito cutâneo mais comum da quimioterapia e traz importantes consequências psicológicas, principalmente para as mulheres. As drogas que mais comumente causam essa reação são doxorrubicina, paclitaxel e ciclofosfamida em doses mais altas. A alopecia causada por quimioterápicos, ao contrário da causada por radioterapia, é reversível.

Fotossensibilidade

Alguns agentes quimioterápicos podem sensibilizar a pele aos efeitos da luz solar. Esse tipo de reação já foi descrito, por exemplo, com o uso de dacarbazina, metotrexato, 5-fluorouracil, vimblastina e procarbazina. Pode-se evitar essa toxicidade através do uso de protetores solares e evitando a exposição à luz solar durante o tratamento. Além de alopecia e fotossensibilidade, a quimioterapia pode causar alterações cutâneas como hiperpigmentação das unhas, eritema e descamação de regiões palmares de pés e mãos (síndrome mão-pé), reações urticariformes etc.

Toxicidade cardíaca (cardiotoxicidade)

Daunorrubicina, doxorrubicina, trastuzumab, lapatinib e altas doses de ciclofosfamida podem causar toxicidade cardíaca. Sempre que se ministra doxorrubicina, por exemplo, deve-se ficar atento à dose total acumulada, evitando ultrapassar o valor de 450 mg/m^2, acima do qual o risco de cardiotoxicidade é expressivo.

Toxicidade geniturinária

O uso de altas doses de ciclofosfamida ou ifosfamida pode levar à cistite hemorrágica, com sangramento pela urina. Certas drogas, como cisplatina, mitomicina e altas doses de metotrexato podem lesar os rins. A lesão renal, por sua vez, pode comprometer a excreção do quimioterápico, aumentando ainda mais sua toxicidade.

Outra adversidade importante é a esterilidade. Esta depende das drogas utilizadas, da quantidade de quimioterapia, do tipo de câncer e da idade do paciente.

Em geral, a quimioterapia é contraindicada no primeiro trimestre da gravidez. Existem muitos casos de crianças saudáveis nascidas de mães que receberam quimioterapia durante o segundo e o terceiro trimestres. Portanto, para prevenir os efeitos teratogênicos das drogas quimioterápicas, ao ministrá-las para mulheres em idade fértil, deve-se assegurar que essas pacientes estejam orientadas acerca da necessidade de anticoncepção durante todo o período de tratamento. A quimioterapia pode interferir nos ciclos menstruais, podendo se tornar irregulares ou pararem completamente durante o tratamento. Há casos em que podem ocorrer ondas de calor típicas da menopausa. A interferência da quimioterapia na atividade sexual varia de indivíduo para indivíduo. Em alguns casos, a fadiga resultante do tratamento oncológico pode interferir no interesse sexual do paciente. Existem, porém, casos em que não há mudanças significativas.

Outros efeitos tóxicos

A bleomicina e a L-asparaginase podem causar reações de hipersensibilidade durante sua infusão. A bleomicina pode, ainda, causar febre e fenômenos vasculares. As drogas quimioterápicas também podem causar efeitos tóxicos para o fígado (metotrexato, mitramicina), problemas pulmonares (metotrexato, mitomicina, procarbazina, bussulfano, bleomicina), pancreatites (L-asparaginase, corticoides) e transtornos neurológicos como a surdez, causada pela cisplatina, neuropatia (sensação de formigamento nos membros), causada pela vincristina, vimblastina, paclitaxel, cisplatina etc.

Um problema muito sério que vem sendo descrito com maior frequência nos sobreviventes de câncer é a ocorrência de outros cânceres anos após o tratamento. Acredita-se que drogas quimioterápicas, como ciclofosfamida, mostardas nitrogenadas e etoposídeo, podem gerar lesões no material genético da célula, acarretando tumores secundários como as leucemias em indivíduos que sobrevivem por tempo suficiente ao câncer primário. É por essa razão que, hoje em dia, em pacientes com tumores curáveis, deve-se, se possível, evitar o uso de drogas quimioterápicas citotóxicas com alto poder carcinogênico.

■ RESISTÊNCIA À QUIMIOTERAPIA

Se analisarmos com cuidado o número de pacientes com tumores quimiossensíveis que se curam com quimioterapia, veremos que não obtemos êxito com todos os pacientes. Se acrescentarmos a eles os portadores de tumores menos quimiossensíveis, observamos que todos esses pacientes exibem graus diferentes de resistência à quimioterapia. Um dos mecanismos mais bem estudados dessa resistência refere-se à presença da glicoproteína P. Essa proteína localiza-se na membrana celular e é responsável pela eliminação de drogas quimioterápicas de dentro da célula neoplásica. Assim, a droga entra e é eliminada imediatamente antes de lesar a célula cancerosa. Um achado interessante é que a glicoproteína P é expressa em grande quantidade em órgãos como fígado e rins, que se dedicam a eliminar substâncias do corpo. Alguns tumores adquirem a expressão dessa proteína durante o tratamento quimioterápico, o que explica o fato de esses tumores, antes sensíveis a um tipo de quimioterapia, tornarem-se resistentes a ela.

A expressão da glicoproteína P não é a única maneira pela qual um tumor pode tornar-se resistente à quimioterapia. Existem outras maneiras, como uma hiperatividade dos mecanismos celulares de reparo do DNA. Nesses casos, o dano que as drogas quimioterápicas causam no DNA da célula tumoral é rapidamente reparado, evitando assim a sua morte.

As drogas citotóxicas disponíveis mais frequentemente utilizadas para uso clínico estão relacionadas a seguir. Para essa classificação utilizamos, de forma simplificada, o mecanismo de ação dos quimioterápicos, a saber:

1. Agentes antimetabólicos;
2. Agentes alquilantes;
3. Antibióticos;
4. Hormônios;
5. Inibidores da topoisomerase;
6. Antimitóticos (alcaloides da vinca);
7. Antimitóticos (taxanos).

REFERÊNCIAS BIBLIOGRÁFICAS

1. National Cancer Institute. Cancer Topics. Drug information Available from URL: http://www.cancer.gov/about-cancer/treatment/drugs. (Acessed 2016, Maio 09)
2. US Food and Administration, Center for Drug Evaluation and Research. Available from URL: http://www.fda.gov/Drugs/default.htm. (Acessed 2016, Maio 09)

Capítulo **53** ▪ **Priscila de Paulo Giacon**

Neoplasias Malignas de Ovário

■ EPIDEMIOLOGIA

Os tumores malignos do ovário podem ocorrer em todas as faixas etárias e variam conforme o tipo histológico. Nas mulheres mais jovens, por volta dos 20 anos, os subtipos predominantes são de linhagem germinativa; nas adultas entre 30 e 40 anos, os mais comuns são os tumores *borderline*, enquanto a maioria dos tumores invasivos aparece após os 50 anos.

O câncer de ovário epitelial ocupa o quinto lugar entre as causas de mortes por câncer em mulheres, e o primeiro em mortes por câncer do aparelho reprodutor feminino. Nos Estados Unidos, estimam-se 21.290 casos novos diagnosticados em 2015 e aproximadamente 14.180 mortes pela doença, de acordo com a *American Cancer Society*. No Brasil, estimam-se 6.150 novos casos em 2016, de acordo com o INCA.

A doença em estadio inicial é significativamente mais curável que em estadio tardio. A sobrevida em cinco anos de pacientes com câncer epitelial de ovário estadio I é de 95% na maioria dos centros oncológicos, enquanto em estadio III é de 30%. Dessas pacientes, dois terços têm recorrência, tornando a sobrevida livre de doença menor que 10%.[1]

Entre as europeias, a sobrevida média em cinco anos é de 37,1%.[2] Essa porcentagem pode aumentar para 90% se o câncer for diagnosticado em estadios iniciais, reduzindo a taxa de mortalidade.

O tipo epitelial é responsável por 95% das neoplasias ovarianas malignas.[3]

Uma em cada 70 mulheres pode ter câncer de ovário ao longo da vida (1,4%). O risco aumenta para 5% se houver um parente de primeiro grau com câncer de ovário (dos tipos epiteliais).

Aproximadamente metade das mulheres é diagnosticada com 63 anos ou mais, e mais de 70% delas já se encontram em estadio avançado da doença.

■ FATORES DE RISCO

Paridade é fator de proteção bem estabelecido para neoplasia maligna do ovário (Hankinson e Danforth, 2006). Mulheres com pelo menos uma gravidez de termo têm risco significantemente menor comparado a nulíparas, e cada gestação de termo diminui ainda mais o risco. Da mesma forma, o contraceptivo oral e a lactação também estão associados a menor risco. O uso de contraceptivo oral por cinco anos iguala o risco de câncer de ovário da nulípara ao da mulher que teve gestação a termo. Acredita-se que a estimulação do epitélio da superfície ovariana com ovulações ininterruptas, como nas nulíparas, predispõe à transformação maligna do tecido epitelial. Não há comprovação de aumento do risco de câncer de ovário em pacientes que usaram fármacos para estimulação da ovulação.[4]

Laqueadura tubária, salpingectomia e histerectomia também são fatores de proteção, reforçando outra teoria que sugere que os agentes carcinógenos ascendam aos ovários pelo trato genital, ou mesmo a teoria da origem tubária (nas fímbrias).

Obesidade e sobrepeso na adulta jovem são associados a maior risco de câncer de ovário, assim como para outros tumores hormônio-dependentes.[5]

História familiar de câncer de ovário ou mama é o fator de risco mais importante, embora a predisposição genética tenha sido identificada em apenas 5% das mulheres afetadas. A presença da doença em um parente de primeiro grau aumenta o risco da doença em 5%.

História familiar significativa de câncer de mama ou ovário na mesma família, inclusive em mulheres jovens ou na mesma mulher, pode estar relacionada à mutação genética hereditária dos genes conhecidos como BRCA1 e BRCA2, que pode ser herdada tanto da mãe quanto do pai, tornando a história familiar muito importante na definição do risco. Mulheres com mutação do gene BRCA1 têm risco de desenvolver câncer de mama na vida entre 56% e 87%, e risco de desenvolver câncer de ovário de 26% a 41%.[6] Já nas mulheres com mutação do gene BRCA2, a chance de se desenvolver câncer de ovário é 10%.[6]

Somente para essas pacientes com comprovado risco aumentado de desenvolver câncer de ovário durante a vida cabe oferecer salpingoforectomia como profilaxia da doença, quando há prole constituída. Discute-se ainda se as pacientes submetidas à ooforectomia por alto risco de câncer de ovário podem fazer reposição hormonal e, apesar da cirurgia, se ainda têm risco de apresentar tumores malignos peritoneais durante a vida.

Outra doença familiar que aumenta o risco de câncer de ovário é conhecida como síndrome de Lynch II, causada por mutação hereditária dos genes de reparo do DNA. Afeta famílias com história de câncer de cólon não polipoide hereditário, às vezes do mesmo lado do cólon, às vezes associados a outras neoplasias malignas, como endométrio, ovários ou trato gênito-unitário.

Há também a mutação hereditária em ARID1, que está associada com carcinomas de células claras e endometrioides.[7] Por fim, não esquecer que a endometriose ovariana pode se transformar em câncer (endometrioide e de células claras).

■ APRESENTAÇÃO CLÍNICA

A maioria das pacientes é assintomática na fase inicial da doença. Algumas apresentam alguns sintomas, como dor pélvica, desconforto abdominal leve, irregularidade menstrual e aumento da frequência urinária. E, no exame pélvico, chama atenção a presença de massa palpável na região anexial.

Algumas pacientes na fase inicial podem apresentar dor pélvica importante, que pode estar relacionada à torção anexial, hemorragia ou necrose tumoral, caracterizando situação de urgência cirúrgica e consequente realização do diagnóstico.

Sintomas inespecíficos como dispepsia, distensão abdominal, saciedade precoce, emagrecimento e constipação sugerem ascite ou envolvimento do omento, portanto, doença avançada.[6]

■ RASTREAMENTO

Não há evidência até o momento de nenhum método de rastreamento para câncer de ovário que tenha mostrado redução da mortalidade. Os estudos usando marcador tumoral CA 125, ultrassonografia pélvica e exame ginecológico pélvico não concluíram sensibilidade e especificidade aceitáveis.

Nas mulheres de alto risco (genético – mutação do BRCA, por exemplo), que não se submetem a salpingo-

forectomia bilateral profilática, o rastreamento com CA 125, o exame ginecológico pélvico e a ultrassonografia transvaginal podem ser considerados, apesar de também não terem efetividade comprovada até agora.[6]

■ DIAGNÓSTICO

Anamnese

Deve-se atentar a todas as queixas da paciente, como sangramento pós-menopausa, mudança de padrão menstrual na menacme, dor pélvica, obstipação intestinal ou diarreia, epigastralgia, empachamento, aumento do volume abdominal, entre outros. Tais sintomas, apesar de inespecíficos, direcionam o exame físico e a solicitação dos exames complementares.

Exame físico detalhado

O exame físico geral, sobretudo na doença avançada, pode evidenciar queda do estado geral; descoramento de mucosas; emagrecimento; presença de linfonodos em cadeias cervicais, supraclaviculares, axilares e inguinais; ascite e derrame pleural, nódulo umbilical (Sister Mary Joseph – também encontrado em tumores gástricos, pancreáticos, vesicais, colônicos e do apêndice cecal), além da possibilidade de fenômenos paraneoplásicos como poliartrite, dermatomiosite, fasceíte plantar, entre outras

É crucial a palpação abdominal em busca de massas ou nódulos. O toque vaginal e bimanual, com avaliação de fórnices e órgãos genitais internos, pode oferecer maiores informações sobre o volume, mobilidade e consistência das massas pélvicas, bem como sua localização.

No exame especular, a avaliação cervical e a coleta da citologia podem trazer informações adicionais no caso de positividade.

O toque retal, além de permitir avaliação da mucosa distal retal e pesquisa de sangramento, também auxilia a avaliação da mobilidade do tumor e consistência da massa. Por fim, permite avaliar presença de nódulos no recesso retouterino, o que pode sugerir aderências e presença de tumor nessa região.

Ultrassonografia transvaginal

Na suspeita de câncer de ovário baseada nos sintomas e exame físico, a ultrassonografia pélvica transvaginal é exame primordial nessa investigação, sendo inclusive mais sensível que a tomografia computadorizada na detecção de massas anexiais, descrevendo detalhes que já norteiam a conduta.[8]

É o exame de eleição na propedêutica inicial por ter baixo custo, fácil acesso, alta sensibilidade e valor preditivo negativo para malignidade de aproximadamente

100% nos casos de cistos simples. O valor preditivo positivo de malignidade advém de achados ultrassonográficos como:

- Tumor menor que 8 cm;
- Cápsula espessa;
- Septações grosseiras;
- Bilateralidade;
- Ecogenecidade mista;
- Tumor multiloculado;
- Vegetações intracísticas;
- Áreas sólidas;
- Ascite.[9]

O Doppler permite detectar regiões sob ação angiogênica e pode ser considerado ferramenta de auxílio na diferenciação entre neoplasias ovarianas malignas e benignas, em conjunto com os aspectos morfológicos ultrassonográficos. Esses achados, que caracterizam o tumor complexo, podem sugerir câncer e geralmente exigem cirurgia para o diagnóstico definitivo. Biópsia percutânea deve ser evitada, pelo risco de disseminar doença para cavidade e parede abdominais.

Marcadores tumorais

Apesar de estar aumentado em mais de 80% das pacientes com doença epitelial avançada, a dosagem sérica do CA125 por si só não tem sensibilidade ou especificidade suficientes para diagnosticar o câncer de ovário.[10]

Jamais deve ser solicitado isoladamente como rastreador de câncer de ovário em população de baixo risco, uma vez que pode se apresentar elevado em diversas condições fisiológicas, como gravidez e menstruação, e mesmo em doenças ginecológicas benignas como endometriose, adenomiose, mioma, doença inflamatória pélvica e até em neoplasias benignas. Também pode estar elevado em doenças malignas do pâncreas, pulmão, mama e trato gastrintestinal. Conclui-se entao, que apesar de scr útil no incremento do risco de malignidade, não é a alteração isolada do marcador que definiria a necessidade de intervenção cirúrgica, mas sim as características ultrassonográficas do tumor em conjunto com a anamnese.

No entanto, é conveniente que pacientes com massas complexas anexiais e aumento do CA125 (maior que 65) sejam encaminhadas para avaliação com médico experiente em ginecologia oncológica.

Por fim, o marcador possui maior utilidade como seguimento pós-operatório das pacientes, oferecendo possibilidade de avaliar resposta à quimioterapia e detectar recidivas precoces em pacientes previamente tratadas, sobretudo nos casos que já apresentavam elevação dos níveis séricos.[6]

O CEA e o CA19-9 também norteiam o diagnóstico e tratamento de tumores epiteliais de ovários, sugerindo carcinoma mucinoso ou tumores de trato gastrintestinal. Também não são específicos e podem estar aumentados em afecções benignas.

Há outros marcadores que também auxiliam na investigação, avaliação de resposta ao tratamento e pesquisa de recidivas nos tumores não epiteliais de ovário. São eles o beta-hCG, no caso dos tumores germinativos; a alfafetoproteína, nos tumores de seio endodérmico, estromais ou dos cordões sexuais; e o DHL, que pode se elevar no disgerminoma e teratoma imaturo. Há ainda a inibina B, que possui importante relação com tumores de células da granulosa, mas geralmente empregados na detecção de recidivas.

Há um novo marcador para câncer de ovário epitelial, que tem sido proposto para diagnóstico diferencial das massas ovarianas; é o HE4 (*human epididymis protein 4*). Ele permite uma melhor diferenciação entre benignidade e malignidade do que o CA125, principalmente em mulheres na pré-menopausa, uma vez que não se altera na menstruação, gravidez, endometriose ou com o uso de contraceptivo oral. Pode ser usado no seguimento de pacientes pós-tratamento e na monitorização da resposta à quimioterapia, sendo um bom indicador de recidiva precoce da doença.

Os marcadores HE4 e CA125 associados ao *status* menopausal constituem o índice de ROMA (*risk of malignancy algorithm*), formulado para mulheres com massa anexial na pré e pós-menopausa, utilizado principalmente para triagem da paciente ao especialista para tratamento cirúrgico adequado.[11]

Outros exames subsidiários

A tomografia computadorizada de pelve e abdome, apesar de não ser o exame de eleição na indicação cirúrgica, tem importância crucial no planejamento do procedimento. Pode agregar informações valiosas da cavidade abdominal – como a presença de carcinomatose e a avaliação de ressecabilidade – e auxiliar na decisão da via cirúrgica, não devendo ser abdicada. A tomografia de tórax, por sua vez, pode evidenciar, além de derrame pleural, presença de nódulos pulmonares ou linfonodomegalia torácica, interferindo na decisão da melhor opção terapêutica.

A ressonância magnética oferece detalhamento das características da massa pélvica e sua relação com órgãos adjacentes, proporcionando ao cirurgião maior objetividade na programação de enterectomias, estomias e ressecção de órgãos adjacentes. É muito útil também na avaliação detalhada de cistos complexos e seu seguimento, quando considerados não cirúrgicos.

Colonoscopia e endoscopia são reservados no pré-operatório, principalmente para pacientes em que os sintomas gastrintestinais, como dispepsia, epigastralgia, hematoquezia, melena, obstipação e dor abdominal são mais evidentes que o aumento de volume abdominal ou palpação de massa abdominal, para exclusão de doença ovariana metastática (tumores de Krukenberg). Também são muito úteis na avaliação de comprometimento intestinal pelo tumor de origem ovariana, evidenciando abaulamentos importantes, estenose ou mesmo invasão da mucosa intestinal.

Outros exames

O PET-CT avalia disseminação de doença, com maior indicação nas suspeitas inespecíficas à tomografia ou ressonância.

O enema de bário já foi utilizado para avaliação de comprometimento retal; hoje é substituído pela colonoscopia.

Já a mamografia exclui tumor mamário metastático.

■ CLASSIFICAÇÃO

É notório que o câncer de ovário não é uma doença homogênea, mas um grupo de doenças com morfologia e comportamento biológico diferentes.

São classificados de acordo com sua origem embrionária em epiteliais, germinativos ou estromais (ou do cordão sexual) e podem também ser metastáticos.

Carcinomas (tumores malignos de origem epitelial)

Compreendem aproximadamente 90% dos tipos de câncer.

Com base na hispatologia, na imunoistoquímica e na análise molecular, reconhecemos pelo menos cinco diferentes tipos de tumores epiteliais:

- Carcinoma seroso de alto grau: 70%;
- Carcinoma endometrioide: 10%;
- Carcinoma de células claras: 10%;
- Carcinoma mucinoso: 3%;
- Carcinoma seroso de baixo grau: menor que 5%.

Esses tipos somam 98% dos carcinomas; são muito diferentes, desde a epidemiologia, fatores de risco, lesões precursoras, formas de disseminação, eventos moleculares durante oncogênese, resposta à quimioterapia e prognóstico.[12,13]

Os subtipos mais raros são tumor de Brenner variante maligna, tumor epitelial misto indiferenciado e tumor indiferenciado.

Entre os tumores epiteliais malignos, 10% têm baixo potencial de malignidade; são os *borderline*. O subtipo histológico mais comum é o seroso, seguido do mucinoso, e há os menos comuns, como tumor de Brenner, endometrioide e transicional.

A taxa de sobrevida em cinco anos é bem maior comparada à dos tumores invasivos; nos estadios I, II e III, é maior que 95%; no estadio IV, é 77%. A sobrevida global em 10 anos chega a 85%. A média de idade é mais ou menos 10 anos antes do tumor invasor (40 a 50 anos), com rara disseminação linfonodal. São caracterizados pela proliferação epitelial atípica, sem invasão estromal. São fatores de pior prognóstico, com maior risco de recorrência e potencial de metastatização: estadiamento inicial, presença de implantes invasivos, variante micropapilar e doença residual.

Muito menos comuns são os tumores malignos das células germinativas e os tumores estromais do cordão sexual potencialmente malignos (10% a 15% dos tumores de ovário).

Tumores de células germinativas

Correspondem a 7% dos neoplasmas ovarianos e ocorrem principalmente na segunda e terceira décadas de vida.

Aproximadamente 70% são diagnosticados em estadios iniciais (estadio I); geralmente a apresentação é massa pélvica e dor, devido à distensão da cápsula pelo crescimento rápido do tumor, hemorragia e necrose.

Entre 5% e 10% dos casos, podem estar associados ao teratoma cístico benigno.

Disgerminoma (derivado da célula germinativa primordial)

Representam cerca de 40% dos tumores germinativos malignos; 5% dos casos estão associados a disgenesia gonadal ou gonadoblastoma. Aumentam DHL e podem aumentar discretamente a beta hCG.

Em 75% das pacientes que se apresentam em estadio I, somente 10% a 15% dos tumores são bilaterais, e a disseminação é preferencialmente linfática. Pacientes submetidas à ooforectomia unilateral no estadio IA apresentam sobrevida livre de doença em cinco anos de 95%. Mesmo para doença avançada tratada com cirurgia e quimioterapia, a taxa de sobrevida fica entre 85% e 90%.

Noventa por cento das recorrências ocorrem nos dois primeiros anos de seguimento.

Os tumores iniciais podem apresentar grande volume, mas o tamanho do tumor não altera o prognóstico.

Carcinoma embrionário

Muito raro (4%). Incide em mulheres muito jovens (idade média de 14 anos). Podem secretar estrogênio, portanto, as pacientes podem apresentar pseudopuberdade precoce ou sangramento vaginal irregular. Geralmente é unilateral, com lesões grandes, que podem secretar alfafetoproteína e hCG.

Teratoma imaturo (diferenciação embrionária)

Representa 20% dos tumores germinativos malignos e 1% dos teratomas. Incide principalmente na segunda década de vida, geralmente unilateral e sem alteração de beta-hCG ou alfafetoproteína.

Apresentam tecidos embrionários e fetais pouco diferenciados, e elementos neurais imaturos. A imaturidade celular classifica a graduação histológica. Apenas o IAG1 não tem indicação para quimioterapia adjuvante.

Coriocarcinoma (derivado do trofoblasto)

Coriocarcinoma ovariano não gestacional é extremamente raro. Incide em pacientes na pré-menarca e produz grande quantidade de hCG. Tem prognóstico muito ruim, pois a maioria das pacientes tem doença metastática na apresentação.

Tumor do seio endodérmico (derivado do saco vitelínico primitivo)

Representa 20% dos tumores malignos de células germinativas. Raramente é bilateral. A idade média de apresentação é 18 anos, e um terço das pacientes estão na pré-menarca.

Tumores estromais do cordão sexual

Derivam do cordão sexual e do mesênquima da gônada embrionária. Representam 5% a 8% de todas as neoplasias ovarianas e 2% dos casos de neoplasia maligna de ovário.

Tumor de células da granulosa

Representa 2% das malignidades ovarianas e 70% dos tumores do cordão sexual.

Divide-se em adulto e juvenil, sendo esse muito mais raro (5%). Pode ser usada a dosagem de inibina B como marcador tumoral, e a presença de corpúsculos de Call-Exner é característica que pode ser encontrada no exame histopatológico.

O subtipo adulto incide em mulheres na perimenopausa, entre 50 e 60 anos.

A maioria produz estrogênio e causa hemorragia vaginal, levando ao diagnóstico ainda em estadio I. Também por esse motivo, a incidência de hiperplasia endometrial concomitante é de 50%, e a de adenocarcinoma concomitante, de 5%.

É tumor de recidiva geralmente tardia; a sobrevida em 10 anos é de aproximadamente 90% e, em 20 anos,

cai para 75%. Na neoplasia com extensão extraovariana, a sobrevida em cinco anos gira em torno de 55%.

São fatores de pior prognóstico: estadio clínico, massa tumoral volumosa (maior que 10 a 15 cm), ruptura da cápsula ovariana e índice mitótico maior que 4 a 10 mitoses por campo, presença de atipia nuclear e ausência de corpúsculos de Call-Exner.

Tumor de células de Sertoli-Leydig

Incidem principalmente na terceira e quarta década de vida; 75% dos casos ocorrem antes dos 40 anos, mas podem acometer qualquer idade.

Frequentemente produzem androgênios, e aproximadamente 70% das pacientes apresentam virilização clínica ou amenorreia secundária.

Comporta-se como neoplasia de baixo grau, e a taxa de sobrevida em cinco anos é de 70% a 90%.

Tumores de células de Sertoli-Leydig pouco diferenciados, com presença de elementos heterólogos, estadio avançado e doença recorrente têm pior prognóstico.

Sarcomas

Extremamente raros e com prognóstico muito ruim, além de possibilidades terapêuticas restritas.

Metastáticos

Representam 5% a 8% das malignidades ovarianas e geralmente são bilaterais.

Podem ser metastáticos do próprio trato genital (endométrio e tuba principalmente e, mais raramente, do colo), da mama (especialmente de carcinoma lobular infiltrativo), do trato gastrintestinal (tumores de Krukenberg, sólidos, bilaterais, com células em anel de sinete) – esse representa 30% a 40% dos tumores metastáticos ovarianos.

■ ESTADIAMENTO

O estadiamento do câncer de ovário contempla também outros sítios primários, tubas uterinas e peritônio, que têm apresentação clínica e tratamento similares. O sítio primário deve ser designado quando determinado.

O novo estadiamento proposto foi consenso no encontro FIGO em 2012 (Tabela 53.1).

De acordo com esse novo estadiamento, os tumores restritos à pelve (estadio II), apesar de raros (menos que 10% dos casos), estão representados num grupo com possibilidade de doença curável. A divisão em subtipos IIB1 e 2, doença pélvica peritoneal macro ou microscópica, não está baseada em evidência, mas, como todo estadio II, recebe quimioterapia adjuvante; a subclassificação não é essencial.

Tabela 53.1	Estadiamento Câncer de Ovário (FIGO 2012).
Estadio	**Descrição**
I	Tumor limitado aos ovários ou tubas
IA	Tumor limitado a um ovário ou tuba, com cápsula intacta
IB	Tumor limitado aos dois ovários ou tubas, com cápsula intacta
IC	Tumor em um ou dois ovários ou tubas, com rotura de cápsula: **IC1:** rotura intraoperatória/extravasamento do tumor **IC2:** rotura pré-operatória ou comprometimento da superfície tumoral **IC3:** presença de células malignas no líquido ascítico ou lavado peritoneal
II	Extensão para órgãos pélvicos ou primário de peritônio
IIA	Extensão ou implantes no útero, ovários ou tubas
IIB	Extensão para outros órgãos pélvicos
III	Implantes peritoneais extrapélvicos ou metástase linfonodal, com confirmação histológica
IIIA	**IIIA1:** linfonodos retroperitoneais positivos **IIIA1 (i):** metástase até 10 mm no maior diâmetro **IIIA1 (ii):** metástase maior que 10 mm **IIIA2:** doença microscópica extrapélvica com ou sem linfonodos retroperitoneais positivos
IIIB	Implantes abdominais macroscópicos menores que 2 cm
IIIC	Implantes abdominais macroscópicos maiores que 2 cm, inclui extensão para cápsula do fígado ou baço, sem comprometimento do parênquima
IV	Metástases a distância
IVA:	derrame pleural com citologia positiva
IVB:	metástases para órgãos extra-abdominais, incluindo linfonodos inguinais e extrabdominais, e parênquima hepático ou esplênico

Já o estadio III, em que se apresentam 84% dos carcinomas serosos de alto grau (IIIC), contempla a metástase exclusiva de linfonodos retroperitoneais (sem envolvimento do peritônio). Embora representem menos de 10% dos casos, há evidências de que tenham melhor prognóstico.[14-16]

De 12% a 21% das pacientes estão no estadio IV.[14] Importante lembrar que metástase para omento, fígado e baço (IIIC) é diferente da metástase isolada do parênquima (IVB).

■ TRATAMENTO

Uma vez que houver suspeita de câncer de ovário, baseado no quadro clínico e exames de imagem (geralmente ultrassom transvaginal), a laparotomia exploradora está formalmente indicada para confirmação histológica, estadiamento e citorredução (ou *debulking*).

Pode ser realizada cistectomia ou anexectomia, de acordo com o risco de malignidade previsto.

O resultado anatomopatológico define a histologia do tumor, que pode ser primário ovariano maligno (linhagem epitelial, germinativa ou estromal), metastático ou mesmo de etiologia benigna (endometrioma, fibroma, teratoma maduro, entre outros).

No caso de tumor maligno ovariano, o estadiamento completo consiste na coleta do líquido ascítico ou lavado peritoneal, histerectomia, salpingoforectomia bilateral (contralateral, se houver anexectomia prévia), linfonodectomia retroperitoneal (pélvica e periaórtica), omentectomia, ressecção de áreas suspeitas e múltiplas biópsias do peritônio. É seguro realizar estadiamento com preservação do útero e ovário contralateral em pacientes nulíparas com desejo reprodutivo, desde que estejam presuntivamente no estadio I.[17,18]

O estadiamento traz informações relevantes que guiam a necessidade de adjuvância e seguimento pós-operatório, especialmente em casos iniciais. Em situação ideal, o estadiamento deve ser realizado no mesmo tempo cirúrgico da anexectomia; para tanto, é necessário médico patologista disponível para exame intraoperatório da peça cirúrgica (técnica de congelação). Há situações em que a paciente deverá ser submetida a novo procedimento cirúrgico para correto estadiamento, por exemplo, quando operada em situação de urgência, sem exame de congelação disponível ou com resultado inconclusivo, ou mesmo procedimento realizado por médico não capacitado para realização da cirurgia oncológica.

O *debulking*, ou citorredução primária, é valiosa terapêutica inicial, uma vez que pacientes com tumor residual menor do que 1 cm têm taxa de sobrevida mais alta do que aquelas com extensa doença inicial.[19]

Apesar de o tratamento cirúrgico inicial clássico compreender laparotomia com incisão mediana supra e infraumbilical, para exposição e exploração de todo o abdome, a laparoscopia vem ganhando espaço tanto para avaliar ressecabilidade, oferecendo menos morbidade cirúrgica para as pacientes que serão submetidas à neoadjuvância, quanto para cirurgias de estadiamento inicial ou reabordagem após resultado de anatomopatológico.

A extensão do estadiamento cirúrgico deve ser individualizada para cada paciente e tipo histológico do tumor, assim como o tratamento adjuvante.

No caso dos tumores epiteliais, que compreendem mais de 90% dos cânceres de ovário, o tratamento consiste em cirurgia de citorredução ótima e quimioterapia baseada em platina como primeira opção.

Como aproximadamente dois terços das pacientes são diagnosticadas em estadio avançado, nem todas são candidatas à citorredução como tratamento primário. Entre as que são submetidas à cirurgia, a ressecção de tumor pode ser completa (ausência de doença macroscópica), ótima (doença residual até 1 cm) ou subótima (doença residual maior do que 1 cm). Há ainda um grupo de pacientes não candidatas à citorredução devido ao risco intraoperatório elevado (idade avançada, comorbidades clínicas relevantes) ou de que a ressecção de doença aumente muito a morbidade perioperatória (abordagem multivisceral, derivações intestinais e urinárias, risco de hemorragia e infecção perioperatória).[20]

Para as pacientes não elegíveis para a citorredução ou com grande volume de doença residual presumível, a melhor proposta de tratamento é quimioterapia neoadjuvante, seguida de cirurgia para citorredução no intervalo (após três ciclos) ou ao término do esquema quimioterápico, após seis ciclos.

Em pacientes com doença inicial, após realização de cirurgia de estadiamento com ou sem preservação da fertilidade, o tratamento adjuvante com quimioterapia baseada em platina está indicado naquelas com alto risco de recorrência, que inclui qualquer tipo de doença a partir do estadio IC. Apesar do pior prognóstico – controverso –, quando há rotura da cápsula no intraoperatório, essa situação está contemplada no novo estadiamento IC1. Pacientes no estadio I, mas com doença grau 3 (pouco diferenciada) ou carcinoma de células claras também possuem indicação de tratamento sistêmico complementar. Quimioterapia baseada em platina pode reduzir o risco de recorrência nesse grupo, e a sobrevida livre de doença pode chegar a 80%.[7]

A quimioterapia de primeira linha para câncer epitelial de ovário baseia-se em carboplatina e paclitaxel. Esse esquema é tão efetivo quanto o emprego da cisplatina, com menos êmese, leucopenia e nefropatia. A associação do taxano à platina, em relação aos regimes anteriores com doxorrubicina ou ciclofosfamida, apresentou 30% de diminuição no risco de morte.[7]

São preconizados geralmente um total de seis ciclos, realizados a cada três semanas. A dose dos quimioterápicos pode ser realizada uma vez a cada ciclo (carboplatina AUC 5 a 6 e paclitaxel 175 mg/m^2) ou dividida em três semanas (carboplatina AUC 2 e paclitaxel 60 mg/m^2 nos D1, D8 e D15), preferível em paciente com muitas comorbidades.

Nas recorrências após seis meses de tratamento, caracterizando doença sensível à platina, podem ser usados esquemas alternativos como carboplatina com doxorrubicina lipossomal a cada quatro semanas (seis ciclos), ou carboplatina e gencitabina associadas ou não a bevacizumabe a cada três semanas por seis ciclos, mantendo bevacizumabe contínuo até progressão de doença, ou até monoterapia com carboplatina a cada três semanas por seis ciclos, dependendo das comorbidades e efeitos colaterais.

Na doença resistente à platina (recidiva menos de seis meses após tratamento), pode ser usado bevacizumabe com paclitaxel, doxorrubicina lipossomal ou topotecana, ou doxorrubicina lipossomal a cada quatro semanas, ou gencitabina, ou paclitaxel semanal, vinorelbina semanal, ifosfamida e ciclofosfamida oral. Em pacientes pouco sintomáticas, pode ser usada hormonioterapia com tamoxifeno.

É importantíssima a definição histológica do câncer nos tumores *borderline*, mais de 70% diagnosticados no estadio I. Deve ser oferecida cirurgia com preservação da fertilidade, inclusive cistectomia nos casos de pacientes com ovário único. Pode ser realizada amostragem linfonodal, mas sem impacto na sobrevida. Não há benefício em fazer quimioterapia nessas pacientes. Nos estadios avançados, o tratamento é a citorredução completa, assim como nas recidivas.

Os tumores ovarianos de células germinativas são muito raros e acometem mulheres jovens, sem prole constituída ainda, com diagnóstico geralmente em estadio inicial. Discute-se, inclusive, se há benefício em cirurgia de estadiamento completo nessas pacientes, pois a mudança do estadiamento ocorre em apenas 10% dos casos e, apesar da possibilidade de recidiva precoce em pacientes subestadiadas, não há implicação na taxa de sobrevida global.

O disgerminoma é o tipo histológico mais comum e também com menor taxa de recorrência. O tumor de seio endodérmico, o coriocarcinoma não gestacional de ovário e o carcinoma embrionário apresentam prognóstico pior e menores taxas de sobrevida global. Portanto, preconiza-se quimioterapia adjuvante para todos os estadios desses três tipos histológicos mais agressivos, para disgerminoma a partir do estadio IB e para teratoma imaturo a partir do estadio IAG2.

O esquema quimioterápico de primeira escolha é o BEP, composto por cisplatina, etoposide e bleomicina, repetido a cada três semanas, por três ou quatro ciclos, dependendo da qualidade da citorredução. Outro esquema que pode ser usado em pacientes sensíveis à platina (recorrência após quatro semanas da quimioterapia) é o TIP (paclitaxel mais ifosfamida mais cisplatina). Para doença resistente à platina, cabe o uso de gencitabina, paclitaxel e bevacizumabe.

É imprescindível sempre considerar a cirurgia com preservação de fertilidade nas pacientes com tumor de células germinativas, inclusive em estadios avançados, pois não há comprometimento nas chances de cura devido à excelente resposta à quimioterapia.[21]

O estadiamento cirúrgico dos tumores de cordão sexual também poupa útero e ovário contralateral nas pacientes sem prole constituída e em idade fértil. Nessas pacientes, não é recomendada a biópsia do ovário contralateral pois, nos ovários sem alterações macroscópicas, o risco de comprometimento não chega a 3% e interfere na fertilidade futura. O risco de metástase linfonodal é muito baixo, portanto pode não ser realizada linfonodectomia nessas pacientes sem aumentar o risco de recorrência.

Tratamento adjuvante com quimioterapia pode ser indicado desde o estadio IC até IV. No estadio IA, há indicação de adjuvância apenas nos casos de alto risco de recorrência (idade maior que 50 anos, tamanho do tumor maior que 10 cm, índice mitótico maior que quatro a 10 mitoses por campo, atipia nuclear, aneuploidia).

BEP é a adjuvância de escolha nos tumores do cordão sexual: três ou quatro ciclos, dependendo da qualidade da citorredução (ótima: três ciclos; subótima: quatro ciclos).

Na recidiva, nos casos que já foram tratados com BEP anteriormente, pode ser usado taxano com ou sem platina e bevacizumabe. Há espaço para hormonioterapia com inibidor de aromatase (anastrozol e letrozol) ou acetato de megestrol no tratamento desse tipo de câncer.

■ SEGUIMENTO

As pacientes devem ser reavaliadas a cada três meses com marcadores tumorais (quando alterados inicialmente) e exame físico, além de exame de imagem (preferencialmente tomografia computadorizada de pelve e abdome), de acordo com as queixas, o tipo histológico e o estadio inicial, nos dois primeiros anos após tratamento, de seis em seis meses até o quinto ano. Após o quinto ano, o seguimento é anual. Lembrar que os tumores com menor potencial de malignidade (tumor da granulosa e *borderline*) apresentam recidivas mais tardias, até 10 a 20 anos após o tratamento.

REFERÊNCIAS BIBLIOGRÁFICAS

1. Salani R, Bristow RE. Surgical management of epithelial ovarian cancer. Clin Obstet Gynecol. 2013;55:75–95.

2. Oberaigner W, Minicozzi P, Bielska-Lasota M, Allemani C, de Angelis R, Mangone L, Sant M, Eurocare Working Group Survival for ovarian cancer in Europe: the across-country variation did not shrink in the past decade. Acta Oncol. 2012;51(4:441–453).

3. Lacey JV, Sherman ME. Ovarian neoplasia. In: Robboy SL, Mutter GL, Prat J, editors. Robboy's Pathology of the Female Reproductive Tract. 2. Churchill Livingstone Elsevier; Oxford: 2009. p. p601.

4. Adami HO, Hsieh CC, Lambe M, Trichopoulos D, Leon D, Persson I, Ekbom A, Janson PO. Parity, age at first childbirth, and risk of ovarian cancer. Lancet. 1994;344 (8932:1250–1254.

5. Olsen CM, Green AC, Whiteman DC, Sadeghi S, Kolahdooz F, Webb PM. Obesity and the risk of epithelial ovarian cancer: a systematic review and meta-analysis. Eur J Cancer. 2007;43:690

6. Cannistra SA.. Cancer of the ovary. N Engl J Med 2004;351:2519-29.

7. Wiegand KC, Shah SP, Al-Agha OM, Zhao Y, Tse K, Zeng T, et al. ARID1 A mutations in endometriosis-associated ovarian carcinomas. N Engl J Med 2010;363(16):1532-43.

8. van Nagell JR, Jr, Hoff JT. Transvaginal ultrasonography in ovarian cancer screening: current perspectives.Int J Womens Health. 2013;6:25–33.

9. Sassone AM, Timor-Tritsch IE, Artner A, Westhoff C, Warren WB. Transvaginal sonographic characterization of ovarian disease: evaluation of a new scoring system to predict ovarian malignancy.Obstet Gynecol. 1991;78:70–76.

10. Bast RC., Jr 2010. Commentary: CA125 and the detection of recurrent ovarian cancer: A reasonably accurate biomarker for a difficult disease. Cancer 116:2850–2853

11. Granato T, Porpora MG, Longo F, Angeloni A, Manganaro L, Anastasi E. HE4 in the differential diagnosis of ovarian masses. Clin Chim Acta. 2015;446:147–155.

12. Prat J. Ovarian carcinomas: five distinct diseases with different origins, genetic alterations, and clinicopathological features. Virchows Arch. 2012;460:237–249.

13. Gilks CB, Prat J. Ovarian carcinoma pathology and genetics: recent advances. Hum Pathol.2009;40:1213–1223.

14. Heintz AP, Odicino F, Maisonneuve P, Quinn MA, Benedet JL, Creasman WT, et al. Carcinoma of the ovary. FIGO 26th Annual Report on the Results of Treatment in Gynecological Cancer. Int J Gynaecol Obstet. 2006;95(Suppl 1):S161–S192.

15. Onda T, Yoshikawa H, Yasugi T, Mishima M, Nakagawa S, Yamada M, et al. Patients with ovarian carcinoma upstaged to stage III after systematic lymphadenctomy have similar survival to Stage I/ II patients and superior survival to other Stage III patients. Cancer. 1998;83:1555–1560.

16. Prat J. FIGO Committee on Gynecologic Oncology. FIGO's staging classification for cancer of the ovary, fallopian tube, and peritoneum: abridged republication. J Gynecol Oncol. 2015;26:87–89.

17. Park JY, Kim DY, Suh DS, et al: Outcomes of fertility-sparing surgery for invasive epithelial ovarian cancer: Oncologic safety and reproductive outcomes. Gynecol Oncol 110:345-353, 2008

18. Satoh T, Hatae M, Watanabe Y, Yaegashi N, Ishiko O, Kodama S, et al. Outcomes of fertility-sparing surgery for stage I epithelial ovarian cancer: a proposal for patient selection. J Clin Oncol.2010;28:1727–1732

19. Bristow RE, Tomacruz RS, Armstrong DK, Trimble EL, Montz FJ. Survival effect of maximal cytoreductive surgery for advanced ovarian carcinoma during the platinum era: a meta-analysis. J Clin Oncol. 2002;20: 1248–59.

20. Heintz AP, Hacker NF, Berek JS, Rose TP, Munoz AK, Lagasse LD Cytoreductive surgery in ovarian carcinoma: feasibility and morbidity.Obstet Gynecol. 1986 Jun; 67(6):783-8.

21. Parkinson CA, Hatcher HM, Earl HM, et al. Multidisciplinary management of malignant ovarian germ cell tumours. Gynecol Oncol 2011;121:625–36.

Capítulo 54

- Renato Moretti Marques - Andressa Melina Severino Teixeira - Guilherme Bicudo Barbosa
- Donato Callegaro - Sérgio Mancini Nicolau - Rodrigo de Morais Hanriot

Câncer do Colo Uterino

EPIDEMIOLOGIA

O câncer do útero é a terceira neoplasia mais comum entre as brasileiras, ocupando a primeira posição na Região Norte do país, segundo estimativa do Instituto Nacional do Câncer (INCA). Em 2016, são previstos 16.340 novos casos no Brasil.[1] Mundialmente, é o quarto tipo de câncer mais prevalente. Cerca de 85% dos casos ocorrem em países em desenvolvimento, onde figura como uma das principais causas de morte por câncer.[2]

Essa neoplasia tem grande impacto socioeconômico porque atinge mulheres jovens, trazendo prejuízo em qualidade de vida, futuro reprodutivo e capacidade de retornar ao trabalho. Ela pode atingir mulheres a partir dos 25 anos, com pico de incidência entre 45 e 60 anos.[2]

FATORES DE RISCO

O desenvolvimento do câncer do colo tem íntima relação com a infecção persistente pelo papilomavírus humano (HPV) de alto risco oncogênico. Entre populações de alta prevalência da infecção pelo HPV, como no Brasil (taxa que varia de 21% a 48% entre mulheres[3]), encontra-se também alta incidência de câncer cervical.

Os tipos de HPV considerados de alto risco oncológico (16, 18, 31, 33, 35, 39, 45, 51, 52, 56, 58, 59 e 68) podem ser detectados em 99,7% das neoplasias invasoras do colo, principalmente os tipos 16 e 18, responsáveis por 70% dos casos.[4] A transmissão do HPV se dá por via sexual, portanto, pacientes com múltiplos parceiros e coitarca precoce estão mais expostas. O pico de infecção ocorre entre 20 e 29 anos, e a maioria tem resolução espontânea. No processo de carcinogênese, o genoma do vírus integra-se ao DNA das células basais e parabasais do epitélio metaplásico com subsequente expressão das oncoproteínas E6/E7. Estas causam alterações na regulação da proliferação celular ao inativar os genes supressores tumorais p53 e pRb (retinoblastoma), promovendo a ultrapassagem do ponto de checagem (*checkpoint*) do ciclo celular (fase G1/S) e, consequentemente, a não reparação de danos genéticos e retardo do processo apoptótico.

A forma mais eficaz de detecção precoce de lesões causadas pelo HPV e precursoras do câncer cervical é o exame citopatológico.[5] Segundo recomendações da *American Cancer Society* (ACS), o rastreamento deve ser feito, preferencialmente, entre 21 e 65 anos, trienalmente. É sugerida a realização a cada cinco anos do teste de detecção do DNA-HPV em pacientes entre 30 e 65 anos.[6] No Brasil, o Ministério da Saúde possui diretrizes semelhantes: mulheres com vida sexual ativa devem iniciar o rastreamento aos 25 anos e a coleta deve ser trienal após dois exames negativos. Ele deve ser interrompido aos 64 anos, após dois exames normais nos últimos cinco anos.[7]

A vacina contra o HPV vem contribuindo para a diminuição da prevalência desse câncer no mundo, principalmente em países desenvolvidos, em que a imunização em larga escala já vem sendo praticada.[8] No Brasil, ela foi incorporada ao calendário vacinal apenas recentemente, em 2014. De início, meninas de 9 a 11 anos receberam a vacina bivalente, que protege contra os subtipos 16 e 18, no esquema de duas doses. Em 2015, o esquema vacinal proposto pelo Ministério da Saúde foi estendido para meninas até 13 anos.[9] No âmbito privado, vacinam-se meninas e meninos a partir dos nove anos e sem estabelecer limite máximo de idade. São disponíveis vacinas bivalentes (16 e 18) e tetravalentes (6, 11, 16 e 18).

Outros fatores de risco relacionados ao câncer cervical, e que contribuem para infecção persistente pelo HPV, são: tabagismo, multiparidade, anticoncepcional, início precoce da vida sexual, múltiplos parceiros, história de doenças sexualmente transmissíveis e imunossupressão crônica.

■ PATOLOGIA

A Organização Mundial de Saúde (OMS) reconhece três categorias de tumores epiteliais de colo:

- **Carcinoma espinocelular (escamoso):** 70% a 80% dos casos;
- **Adenocarcinoma e adenoescamoso:** 10% a 15% dos casos;
- Outros tipos histológicos, incluindo o tumor neuroendócrino de pequenas células e carcinoma indiferenciado.

O carcinoma de células escamosas é responsável por 70% a 80% dos casos, enquanto o adenocarcinoma engloba 10% a 15%. Em países desenvolvidos, nota-se declínio do número de casos de carcinoma escamoso, provavelmente pelo rastreamento mais consistente pela citologia cervicovaginal. Entretanto, observa-se aumento dos casos de adenocarcinoma, talvez relacionado à dificuldade de detecção desses tumores, que se encontram ocultos no canal endocervical.[10]

■ SINTOMAS

Em estágios iniciais, o câncer do colo do útero pode ser assintomático. Quando não se manifesta por corrimento, sangramento intermenstrual (*spotting*) e pós-coital, geralmente não é percebido pelas pacientes. Um sintoma mais facilmente notado e característico desta neoplasia é o corrimento sanguinolento, fluido, também denominado "água-de-carne", muitas vezes com odor putrefato característico, causado pela proliferação de germes anaeróbios vaginais nos tecidos necróticos.

Em fases mais avançadas, os sintomas variam conforme a localização e o comprometimento locorregional pela neoplasia. Se ela comprime ou infiltra a parede vesical, podem ocorrer sintomas urinários irritativos, como cistite recorrente e urgência miccional, e obstrutivos, como oligúria e insuficiência renal. Da mesma forma, no envolvimento do trato digestório destacam-se a enterorragia, puxos, tenesmo, obstipação e obstrução intestinal.

A extensão da neoplasia, lateral e posteriormente para os paramétrios, pode acarretar, além de dor pélvica, obstrução ureteral, dor lombar, hidronefrose e perda da função renal.

A dor caracteristicamente encontrada nos casos de doença mais avançada pode advir do processo inflamatório/infeccioso parametrial ou por progressão da neoplasia para os paramétrios e linfonodos, acometendo o tronco lombossacral, nervos ciático e/ou obturatório, causando dor neuropática com irradiação para os membros inferiores, tipo lombociatalgia. As metástases em linfonodos pélvicos podem também obstruir a drenagem linfática, causando linfedema dos membros inferiores. Nos casos mais graves, pode haver trombose venosa profunda dos membros inferiores por obstrução mecânica do fluxo venoso. A tríade clássica do comprometimento da parede pélvica, que representa critério clínico absoluto de irressecabilidade cirúrgica, é definida por lombociatalgia, edema unilateral de membro inferior e hidronefrose.

Também representam sinais de gravidade a caquexia, inapetência, anemia grave e queda do estado geral.

■ DIAGNÓSTICO

O diagnóstico pode, pela acessibilidade ao colo uterino, ser facilmente efetuado por meio de biópsia sob visualização direta. Preferencialmente, deve ser guiada por colposcopia e realizada na periferia do tumor, pois as áreas centrais podem conter apenas tecido necrótico.

Os exames físico e ginecológico devem ser realizados de modo minucioso e registrados em prontuário médico, pois essas informações auxiliarão a definir o estadiamento da doença. Por meio do exame especular, aprecia-se as dimensões e características da lesão cervical, tais como vascularização, infecção secundária, aspecto ou conformação (p. ex: vegetante, ulcerada, polipoide, exofítica, endofítica, destruição da anatomia), retração e extensão para as paredes vaginais. O toque vaginal permite avaliar as características e o volume da massa, sua extensão aos fórnices e paredes vaginais (por vezes de difícil visualização colposcópica), assim como a mobilidade cervical. Deve ser feito com cautela, evitando traumas e hemorragias de grande monta. A avaliação do envolvimento parametrial é realizada pelo toque retal. Na sua parede anterior, é possível palpar a projeção cervical tumoral. Os tecidos fibroelástico lateral e posterior à projeção cervical correspondem aos paramétrios. O objetivo deste exame é perceber as retrações e/ou nódulos parametriais que denotem o envolvimento parametrial proximal (justacervical) ou distal (parede pélvica). Esse passo da propedêutica deve ser confirmado pelo profissional mais experiente da equipe, uma vez que a avaliação desses ligamentos é subjetiva e depende da vivência do examinador.

■ ESTADIAMENTO

O estadiamento da doença, definido pela Federação Internacional de Ginecologia e Obstetrícia (FIGO), é clínico, ou seja, reúne informações coletadas no exame pélvico e toque retal, realizado por ginecologista oncologista experiente.[11-12] Se houver dúvida em relação a qual é o estadio em que o tumor deve ser alocado, considera-se o menor estadio.[12] Por exemplo: tumor de 3,0 cm com dúvida se há ou não envolvimento parametrial, considera-se estadio IB1, ou seja, ausência de comprometimento parametrial.

Nos casos confinados ao colo sem lesões macroscópicas, procede-se a conização para definir se há invasão e sua extensão. A análise histopatológica do produto da conização, com margens livres e demonstrando lesão menor que 7 mm de extensão e 5 mm de profundidade caracteriza a doença microinvasiva.

Exames como a cistoscopia e retossigmoidoscopia somente deverão ser solicitados se houver suspeita de invasão vesical e/ou retal. A FIGO considera como obrigatória a avaliação do parênquima pulmonar com raios X de tórax. Pela pequena disponibilidade e baixa reprodutibilidade dos resultados dos exames complementares nos países de poucos recursos e de maior incidência do câncer do colo, estes, apesar de relevantes, não são considerados para estabelecer o estadio clínico da doença. Apesar de não participarem do estadiamento clínico, fatores prognósticos importantes, como o comprometimento linfonodal, devem ser considerados no planejamento terapêutico. Nos Estados Unidos, é rotina o emprego da tomografia computadorizada, ressonância magnética e até da PET-CT para definição do plano de tratamento (Tabela 54.1).[13]

Importante destacar que a invasão angiolinfática (IAL) não é considerada no estadiamento, mas deve ser lembrada no plano de tratamento.

Tabela 54.1 Tabela adaptada de FIGO CANCER REPORT 2015.[11]

Estadiamento câncer de colo uterino – FIGO 2009	
Estadio clínico	Descrição
I	Carcinoma limitado ao colo uterino.*
IA	Invasão estromal microscópica: máximo 5 mm de profundidade e 7 mm de diâmetro
IA1	Invasão do estroma em até 3 mm de profundidade e 7 mm de diâmetro
IA2	Invasão do estroma de 3 a 5 mm de profundidade e até 7 mm de diâmetro
IB	Lesões clínicas limitadas ao colo uterino ou lesões microscópicas maiores que o estadio IA
IB1	Lesões clínicas até 4 cm
IB2	Lesões clínicas maiores que 4 cm
II	Carcinoma que se estende além do colo uterino, mas não invade parede pélvica
IIA	Comprometimento de 2/3 superiores da vagina, sem comprometer paramétrio
IIA1	Lesões clínicas até 4 cm
IIA2	Lesões clínicas maiores que 4 cm
IIB	Comprometimento de um ou ambos os paramétrios, sem invadir parede pélvica
III	Tumor invade parede pélvica e/ou 1/3 inferior da vagina e/ou hidronefrose ou rim não funcionante
IIIA	Extensão ao 1/3 inferior da vagina e paramétrio, sem invadir parede pélvica
IIIB	Extensão à parede pélvica lateral e/ou hidronefrose ou rim não funcionante
IV	Tumor se estende além da pelve verdadeira e/ou mucosa de bexiga e reto
IVA	Invasão de órgãos pélvicos adjacentes (bexiga ou reto)
IVB	Disseminação para órgãos a distância (disseminação peritoneal, envolvimento supraclavicular e mediastinal, linfonodos para-aórticos, pulmão, fígado e ossos)

* O diagnóstico dos estadios IA1 e IA2 é baseado no exame microscópico do tecido excisado em peça de conização com margens livres.
Disponível em: <http://dx.doi.org/10.1016/j.ijgo.2015.06.004>. Acessado em: 06/01/2016.

■ ANATOMIA DO COLO E PADRÕES DE DISSEMINAÇÃO DA DOENÇA

O colo uterino é a porção mais distal e constrita do útero. Apresenta-se como um cone com o ápice voltado, geralmente, para a parede vaginal posterior. Seu limite proximal é a porção ístmica do útero. A cérvice se comunica com a vagina por meio do canal endocervical, e seu orifício externo encontra-se no topo da vagina. Suas relações com os tecidos adjacentes, tais como bexiga, ureter, vagina, reto e paramétrios, são íntimas. O trajeto do ureter passa inicialmente posterior, depois lateral e anteriormente à cérvice uterina até sua inserção na bexiga.

O câncer de colo dissemina-se, por continuidade, para vagina e corpo uterino, e por contiguidade, para paramétrios, paracolpos, bexiga e reto.

A principal via de disseminação é a linfática. O câncer cervical primeiro se dissemina para linfonodos regionais, para apenas depois metastatizar para órgãos a distância. A ordem anatômica de disseminação linfonodal segue, em geral, a seguinte sequência: linfonodos paracervicais → parametriais → obturadores → ilíacos internos → ilíacos externos → sacrais e Ilíacos comuns → periaórticos. Estudos em linfonodo sentinela mostram três principais primeiras estações de drenagem: linfonodos ilíacos externos (43%), obturadores (26%) e parametriais (21%).[11]

Os principais sítios de disseminação a distância são os linfonodos periaórticos, linfonodos mediastinais e supraclaviculares, pulmões, fígado e ossos.

■ EXAMES DE IMAGEM

Apesar de a FIGO definir o estadiamento do câncer do colo como clínico, ela orienta que exames de imagem podem ser de grande importância para identificar fatores prognósticos e planejar a estratégia terapêutica.

A ressonância magnética (RNM) com aplicação de gel vaginal e retal tem papel de destaque dentre os exames subsidiários. É considerada como método preferencial na avaliação locorregional da doença e tem alta sensibilidade ao aquilatar a invasão tumoral das paredes retal e vesical, dispensando, por vezes, exames invasivos como cistoscopia e retoscopia. É possível ainda mensurar corretamente o volume do tumor, extensão para fórnices vaginais e corpo uterino, envolvimento parametrial e propagação para parede pélvica.[13]

A tomografia computadorizada (TC) da pelve e do abdome, por ser exame que avalia densidades, apresenta grandes restrições na definição dos limites das partes moles/órgãos da pelve. Ela deve ser complementada com ultrassom transvaginal, na ausência da RNM.

A tomografia com emissão de pósitrons (PET-CT) analisa o metabolismo *in vivo* das células, utilizando-se do FDG (glicose), marcada com radioisótopo emissor de pósitrons (18-F). É útil para analisar disseminação linfática e a distância, e se destaca como o método mais acurado para detectar metástases linfonodais superiores a 10 mm em tumores localmente avançados e recorrentes.[11]

■ CRITÉRIOS PARA SELEÇÃO DO TRATAMENTO

Para mais fácil compreensão, classifica-se o câncer cervical em doença inicial (estadio IA1, IA2, IB1 e IIA1), doença localmente avançada (IB2, IIA2, IIB, IIIA, IIIB e IVA) e doença metastática (IVB). Em linhas gerais, para os casos de doença inicial, existem duas opções de tratamento: a cirurgia e a radioquimioterapia.[14] Em face de doença localmente avançada, opta-se por radioquimioterapia, e para doença metastática, a quimioterapia, reservando a radioterapia apenas para controle local.

Nos estadios iniciais, é importante selecionar as pacientes para a escolha do tratamento adequado. Por vezes, a soma de tratamentos aumenta a morbidade, sem correspondente ganho em sobrevida. Um estudo randomizado avaliou pacientes nos estadios IB-IIA que foram submetidas à cirurgia ou radioterapia como tratamento primário. As pacientes tratadas cirurgicamente que tiveram margens positivas, tumores volumosos ou linfonodos positivos foram submetidas à radioterapia adjuvante. As taxas de sucesso terapêutico foram semelhantes entre grupo cirurgia e radioterapia, porém as pacientes que foram submetidas às duas modalidades tiveram índice mais alto de complicações associadas ao tratamento.[15]

A maioria dos centros oncológicos considera a cirurgia como tratamento de eleição para os estadios iniciais. Ela possibilita melhor controle local da doença, redução das sequelas vaginais, intestinais e urinárias e preservação da função ovariana e sexual. Porém, tumores com fatores de pior prognóstico e com alto risco de recorrência, como grande volume (> 4,0 cm), invasão estromal profunda e invasão angiolinfática, podem necessitar de radioterapia adjuvante e devem ser avaliados com cautela.

Outros fatores que influenciam na escolha do tratamento são as condições clínicas e comorbidades da paciente, desejo de prole e a estrutura do Serviço de Oncologia. É importante destacar que a escolha do tratamento primário deve ser feita visando obter o melhor resultado oncológico com a menor morbidade possível.

■ MODALIDADES DE TRATAMENTO

Cirúrgico

Conização

O procedimento para exérese parcial do colo uterino com preservação dos paramétrios pode ser realizado com bisturi frio ou alça diatérmica. Objetiva a retirada da lesão com margens cirúrgicas livres de neoplasia. Diagnóstico da neoplasia microinvasora, estadios IA1 e IA2, deve ser dado, preferencialmente, em peças de conização. Ainda, é considerado como opção de tratamento no estadio IA1 sem invasão angiolinfática em pacientes desejosas de prole.

Histerectomia radical

A histerectomia radical consiste na retirada do útero conjuntamente com os tecidos parametriais e da porção superior da vagina, proporcionando a remoção do tumor com tecidos sadios à sua volta como margens cirúrgicas de segurança. A técnica foi descrita pelo cirurgião austríaco Wertheim, em 1912, para o tratamento dos tumores iniciais do colo uterino. Na metade do século passado, o americano Joe Meigs acresceu a linfonodectomia pélvica sistemática, sendo então conhecida como a cirurgia de Wertheim-Meigs.

Atualmente utiliza-se a classificação das histerectomias radicais de Querleu-Morrow.[16-17] Os autores dividiram a histerectomia em três classes de acordo com sua radicalidade, com base na ressecção e preservação nervosa em plano tridimensional: (A) histerectomia simples/extrafascial, (B) histerectomia radical modificada e (C) histerectomia radical.[17-18] Na classe A, há mínima ressecção de paramétrios. Na classe B, a ressecção é realizada no ponto em que o ureter cruza o paramétrio, onde é crucial construir a "tunelização" do ureter, para evitar danos a essa estrutura. Na categoria C, o paramétrio é ressecado lateralmente até a artéria ilíaca interna, o ligamento uterossacral, até o reto, e o ligamento pubovesical, até a bexiga. Essa categoria se subdivide em C1, com preservação dos nervos autônomos (nerve-sparing surgery), e C2, sem preservação.

A identificação e preservação das estruturas nervosas (plexo hipogástrico superior, nervos hipogástricos e esplâncnicos) são de suma importância para evitar danos nervosos que são definitivos e podem ocasionar hipossensibilidade retal e vesical, obstipação e atonia vesical, até, nos casos mais graves, bexiga neurogênica. Dá-se preferência à ressecção cirúrgica mais econômica em extensão parametrial do que sequelas permanentes.

Linfonodectomia pélvica

Tem os seguintes pontos de referência anatômicos: vasos ilíacos externos, vasos ilíacos internos, vasos ilíacos comuns, o ureter, o nervo genitofemoral, o músculo psoas lateralmente e o nervo obturador posteriormente. Em geral, são removidos linfonodos dentro dos limites de um triângulo imaginário que tem como vértices: o ponto em que há cruzamento do ureter com os vasos ilíacos (limite cranial), nervo obturador (limite posterior) e a veia circunflexa profunda do ílio, nas proximidades do forame inguinal (limite anterior e distal). Classifica-se ainda a linfonodectomia pélvica, conforme a publicação de Querleu e Morrow, em nível I e II, dissecção até a bifurcação dos vasos ilíacos e bifurcação da aorta, respectivamente.

Traquelectomia radical – cirurgia de Dargent

Em pacientes com desejo de futuro reprodutivo, é possível conduta conservadora, em casos selecionados. A cirurgia consiste na remoção do colo uterino, margens vaginais e paramétrios, preservando o corpo. Após a retirada dos tecidos, anastomosam-se a porção ístmica com a vagina. A linfonodectomia pélvica laparoscópica antecede o procedimento para excluir doença linfonodal, que, quando existente, contraindica essa cirurgia.

Considera-se a traquelectomia radical como alternativa terapêutica para pacientes jovens, com câncer cervical (adenocarcinoma e carcinoma espinocelular) nos estadios IA2 e IB1, desejosas de estabelecer prole, com tumores de até 2 cm de diâmetro, com envolvimento do canal endocervical limitado.

Pode ser praticada por via vaginal ou abdominal. Se, por um lado, a cirurgia por via abdominal permite ressecção mais radical dos paramétrios, não mostra melhores resultados do ponto de vista reprodutivo. A taxa de sucesso de gravidez após o procedimento atinge cerca de 59%, segundo revisão sistemática, entretanto, as taxas de abortos e trabalho de parto prematuro são elevadas.[18]

Linfonodo sentinela

Estudos recentes sugerem que a detecção e análise do linfonodo sentinela podem reduzir a necessidade da linfonodectomia pélvica em pacientes em estadios iniciais, respectivamente.[19] A técnica consiste na injeção, no colo, de corantes (azul patente ou verde indocianina) e de radiofármaco. Fatores importantes para a eficácia são o uso da laparoscopia na ressecção cirúrgica, a imuno-histoquímica e o ultraestadiamento (cortes finos) na análise anatomopatológica.

O mapeamento é mais eficaz em tumores menores que 2 cm, e só podem ser considerados se identificado bilateralmente.[20] Importante destacar que o cirurgião deve realizar a linfonodectomia completa se o mapeamento falhar, além de remover todos os linfonodos suspeitos independentemente do linfonodo sentinela.

Alguns centros nacionais já estão fazendo o mapeamento linfático.[19] Nesses serviços, é feita a pesquisa do linfonodo sentinela, com técnica combinada, de azul patente e radiofármaco. Realiza-se a identificação e remoção do linfonodo sentinela, seguidas de linfonodectomia pélvica.

Na Escola Paulista de Medicina, dá-se preferência à linfonodectomia pélvica antecedendo a histerectomia ou a traquelectomia radical. Linfonodos sentinelas, linfonodos grandes ou suspeitos são enviados para exame de congelação. Caso seja detectado o envolvimento linfonodal, a histerectomia ou traquelectomia radical são abandonadas, e a linfonodectomia é estendida para a região periaórtica. Se os linfonodos forem negativos, persiste a indicação da traquelectomia ou histerectomia radical.

Linfonodectomia periaórtica

Comparada com a avaliação radiológica (PET-CT), a remoção linfonodal cirúrgica é o método mais acurado para avaliar doença periaórtica.[21]

Estudos mostram que pacientes entre os estadios IB e IIB, com metástases linfonodais pélvicas e em linfonodos ilíacos comuns e tumores maiores que 2 cm, possuem maior incidência de metástases em linfonodos periaórticos. Pacientes com linfonodos aórticos positivos removidos e que receberam extensão do campo da radioterapia para essa região apresentaram melhores taxas de sobrevida, semelhantes às das pacientes sem metástases aórticas.[21-22]

Portanto, os protocolos defendem a execução de amostra linfonodal periaórtica (pelo menos até o nível da artéria mesentérica inferior) ou remoção de linfonodos suspeitos no momento da linfonodectomia pélvica, para pacientes com metástases linfonodais pélvicas.

Abordagem minimamente invasiva

O tratamento cirúrgico do câncer cervical por via laparoscópica e robótica vem demonstrando ser factível quando efetuado por cirurgiões bem treinados e experientes, além de altamente benéfico para as pacientes. Diversos estudos evidenciam que as técnicas minimamente invasivas estão associadas a menor volume de sangramento, menores incisões e menor tempo de hospitalização, sem comprometer os resultados oncológicos, quando comparadas à técnica laparotômica.

O estudo fase III LACC (*Laparoscopic Approach to Cervical Cancer, MD Anderson Cancer Center*),[23] em andamento, visa comparar os resultados para tratamento de câncer de colo entre as vias laparotômica, laparoscópica e robótica, e conta com a participação de centros oncológicos brasileiros (Hospital Israelita Albert Einstein – SP, Hospital de Câncer de Barretos – SP e Hospital Erasto Gaertner – PR).

Radioquimioterapia

A radioterapia (RT) é tratamento de escolha nos tumores avançados, mas pode também ser considerada como alternativa nos estadios iniciais, principalmente em paciente com contraindicações clínicas ao procedimento cirúrgico. A técnica indicada é a radioterapia conformada tridimensional (RTC-3D), que utiliza o recurso de uma tomografia computadorizada e reconstrução volumétrica tridimensional em sistema de planejamento computadorizado de todos os órgãos envolvidos no processo do tratamento irradiante. Essa técnica permite melhor conformação ao volume alvo e melhor precisão, posto que, em algumas situações de anteversão uterina, a omissão de tomografia de planejamento pode comprometer o correto volume irradiado, com falha de irradiação ao volume alvo e maior risco de recidiva. A técnica de intensidade modulada do feixe (IMRT) não está uniformemente disponível no país, porém permite redução do volume intestinal e vesical irradiados, abaixando as chances de enterite e cistite actínicas. Ela deve ser realizada em pelve, com dose de 45 Gy a 50 Gy, em frações de 1,8 Gy a 2 Gy/dia, e complementada com braquiterapia, que pode ser de baixa ou alta taxa de dose. Entretanto, a braquiterapia de alta taxa de dose permite maior proteção radiológica para a paciente e *staff* envolvido, maior conforto, sendo a técnica atualmente de escolha no Brasil. Nos casos de doença parametrial, é comum a aplicação de *boost* parametrial de 10 a 14 Gy, divididos em frações diárias de 2 Gy.

A quimioterapia praticada concomitantemente à radioterapia é chamada sensibilizante, pois melhora o desempenho do tratamento radioterápico. Ela é geralmente feita com cisplatina (40 mg/m^2) semanalmente durante a radioterapia externa ou cisplatina associada ao 5-fluorouracil (5-FU). Para pacientes que não toleram a cisplatina, a carboplatina pode ser uma alternativa. A radioquimioterapia evidenciou redução de 30% a 50% no risco de morte quando comparada à radioterapia isolada, além de melhorar o tempo livre de doença, de acordo com estudos randomizados.[24]

Pacientes na menacme com carcinoma cervical, preferencialmente escamoso, que são selecionadas para tratamento radioterápico podem ser submetidas à cirurgia de transposição ovariana para preservação da função hormonal. Nesse procedimento, os ovários são deslocados e fixados no peritônio abdominal anterior, acima da bifurcação das artérias ilíacas comuns e fora do campo de irradiação, além de marcados com material radiopaco (clipes vasculares) para sua correta identificação na tomografia de planejamento de radioterapia e minimização da dose recebida.

Tratamento de acordo com os diferentes estadios

Estadio IA1

O diagnóstico da doença microinvasora é efetuado pela conização com margens negativas. O cone com margens negativas e sem invasão angiolinfática pode ser considerado como curativo. Caso apresente margens positivas, o próximo passo é a reconização ou traquelectomia. Os preditores de doença residual são curetagem endocervical positiva, margem endocervical positiva e volume de doença.

Para as pacientes sem desejo reprodutivo ou com prole constituída, a histerectomia simples (classe A ou extrafascial) por via abdominal, laparoscópica ou vaginal é o tratamento de escolha.[12]

Estadio IA2

Como há risco de metástases linfonodais neste estadio, a linfonodectomia é necessária.[12]

Para pacientes sem desejo reprodutivo, indica-se a histerectomia radical modificada (Classe B de Querleu) com linfonodectomia pélvica.

Para pacientes com desejo reprodutivo, duas opções são possíveis: (1) conização com linfonodectomia pélvica laparoscópica; ou (2) traquelectomia radical vaginal, abdominal ou laparoscópica, com linfonodectomia pélvica.[12]

Estadio IB1 c IA2

Pacientes com desejo de prole podem ser tratadas com traquelectomia radical e linfonodectomia pélvica, se tumores menores que 2 cm.

Para as pacientes sem desejo de prole, realiza-se histerectomia radical (Classe C1 Querleu) com linfonodectomia pélvica. Como discutido anteriormente, preconiza-se que a linfonodectomia seja feita antes da histerectomia radical. Se linfonodos positivos pelo exame de congelação, abandona-se a histerectomia e executa-se a linfonodectomia aórtica. Posteriormente, a paciente é encaminhada para radioquimioterapia definitiva.[12-24]

Estadios IB2 e IIA2 – tumores *Bulky*

O tratamento de escolha é a radioquimioterapia. Alguns autores defendem a histerectomia após o tratamento radioquimioterápico. Porém essa conduta é bastante polêmica, pois estudos mostram melhora do controle local da doença à custa de piora da sobrevida global e

aumento de morbidade. Essa estratégia pode ser considerada em tumores de grande volume e sem comprometimento parametrial ou em casos de persistência do tumor após o tratamento. A via laparoscópica parece ter menores taxas de complicações perioperatórias.

Apesar de a quimioterapia neoadjuvante (para redução do tamanho tumoral e posterior tratamento cirúrgico ou radioterápico) não ser recomendada rotineiramente, estudos demonstram potenciais benefícios. Uma metanálise avaliou pacientes com estadio IB1 a IIA submetidas à quimioterapia neoadjuvante e mostrou redução de tumor e de metástases, porém sem ganho na sobrevida global.[25]

Doença localmente avançada

Esta categoria incluía, tradicionalmente, apenas enfermas nos estadios IIB-IVA. Atualmente, consideram-se ainda os estadios com doença volumosa, IB2 e IIA2, que possuem alto risco de recorrência e metástases linfonodais.

Para pacientes com doença localmente avançada, é importante incluir a ressonância magnética, para avaliar a relação do tumor com órgãos adjacentes, e o PET-CT, para detectar disseminação linfática e metástases a distância.

Discute-se ainda o papel do estadiamento cirúrgico com a linfonodectomia aórtica, mais fidedigno para identificação de doença linfonodal que os exames de imagem, entre pacientes com lesão linfonodal pélvica comprovada ou suspeita.

Para pacientes sem doença linfonodal, o tratamento de escolha é a radioterapia pélvica concomitante à quimioterapia com cisplatina semanal e braquiterapia. Para pacientes com doença linfonodal aórtica, deve-se estender o campo da radioterapia e considerar quimioterapia, visando melhorar as taxas de sobrevivência.

Doença metastática

Para pacientes estadio IVB, o tratamento é a quimioterapia baseada em cisplatina. Em casos selecionados, ela é empregada para controle local da doença e melhora dos sintomas.[12]

Terapia adjuvante pós-histerectomia radical

A terapia adjuvante é indicada a depender dos achados da peça cirúrgica. Pacientes em estadio inicial com linfonodos negativos, margens negativas e paramétrios negativos, sem outros fatores de risco, podem ser apenas observadas.

A radioterapia adjuvante tem o objetivo de diminuir o risco de recidiva do tumor. Os critérios maiores consistem na invasão parametrial, positividade linfonodal e margens cirúrgicas comprometidas. Esses elementos são considerados como de alto risco para recidiva e devem receber radioterapia pélvica com quimioterapia sensibilizante baseada em cisplatina, com ou sem a braquiterapia.

Outros fatores menores, quando combinados – tais como invasão angiolinfática, tamanho tumoral > 4 cm ou invasão estromal cervical > 1/3, comumente conhecidos como "critérios de Sedlis" – classificam as pacientes como de risco intermediário de recorrência. O estudo GOG 92 demonstrou diferença estatisticamente significante em relação ao intervalo livre de doença entre os grupos que se submeteram ou não à radioterapia no pós-operatório, 88% vs. 79%, respectivamente.[24] A esses fatores, soma-se o tipo histológico adenocarcinoma e a presença de margens exíguas. O tratamento adjuvante consiste da radioterapia pélvica, com ou sem a quimioterapia sensibilizante com cisplatina (Tabela 54.2).[12-24]

■ SEGUIMENTO

Segundo recomendações da Sociedade de Ginecologia Oncológica dos Estados Unidos (SGO), o seguimento deve ser realizado de três a seis meses nos primeiros dois anos, e a cada seis a doze meses pelos próximos três a cinco anos. De acordo com o risco de recorrência, as pacientes devem ser avaliadas mais ou menos frequentemente. A avaliação consiste em história clínica, exame físico e coleta anual da citologia cérvico e/ou vaginal. Importante destacar que a sensibilidade de detecção da recidiva por meio da citologia é baixa. As pacientes devem ser orientadas a cessar o tabagismo e ficar atentas aos sinais de recidiva tumoral, como corrimento vaginal, dor pélvica, anorexia, tosse persistente e inchaço nas pernas.

Exames de imagem são recomendados apenas ante suspeita de recorrência. Pacientes de alto risco de recidiva pélvica ou linfonodal devem ser seguidas com PET-CT de três a seis meses após o tratamento cirúrgico.

As pacientes devem ser orientadas quanto à sensação de secura vaginal e risco de estenose de vagina que podem ocorrer após o tratamento radioterápico. As alternativas para reduzir tais efeitos colaterais incluem relação sexual frequente, uso de lubrificantes e dilatadores vaginais. Os dilatadores podem ser usados de duas a quatro semanas após o término da radioterapia.[26] Considerar também os ostrogênios locais (excetuando-se nos adenocarcinomas).

Tabela 54.2 Tabela adaptada de FIGO CANCER REPORT 2015.[12]	
Resumo das condutas cirúrgicas para o câncer do colo	
Estadiamento	**Tratamento**
IA1	Conização a frio, se desejo de prole Histerectomia simples ou Classe A de Querleu vaginal ou laparoscópica
IA2	Traquelectomia radical, se desejo de prole ou Histerectomia radical modificada (Classe B de Querleu) + linfonodectomia pélvica (linfonodo sentinela).
IB1 e IIA1	Traquelectomia radical + linfonodectomia pélvica, se desejo de prole e tumor < 2 cm ou Histerectomia radical Classe C1/2 de Querleu + linfonodectomia pélvica + linfonodectomia para-aórtica (se linfonodos pélvicos positivos ou suspeita radiológica de comprometimento periaórtico)
IB2 e IIA2	Radioquimioterapia
Observações	▪ Em pacientes na pré-menopausa submetidas ao tratamento cirúrgico sem desejo reprodutivo, orienta-se a transposição ovariana, fixando-os fora do campo de radioterapia pélvica, preservando sua função hormonal e folicular. ▪ O mapeamento linfático – linfonodo sentinela pode ser considerado na doença inicial de pequeno volume sem invasão angiolinfática, estadio IA2 e IB1. Deverá ser realizado sempre com os dois marcadores – azul patente e o radiofármaco.

Disponível em: <http://dx.doi.org/10.1016/j.ijgo.2015.06.004>. Acessado em: 06/01/2016.

REFERÊNCIAS BIBLIOGRÁFICAS

1. Instituto Nacional do Cancer (INCA). Incidência de Cancer no Brasil – Estimativa 2016. Available: http://www.inca.gov.br/wcm/dncc/2015/estimativa-2016.asp (Acessado em 10 de Janeiro de 2016)

2. International Agency on Research on Cancer (IARC). GLOBOCAN 2012: Estimated Incidence, Mortality and Prevalence Worldwide in 2012. Disponível em: http://globocan.iarc.fr/Pages/fact_sheets_population.aspx (Acessado em 10 de Janeiro de 2016)

3. Fedrizzi EN. Epidemiology of the genital HPV infection. Rev Bras Pat Trato Gen Inf 2011;1(1):3.

4. Bosh FX, et al. Chapter 1: Human papillomavirus and cervical cancer-- burden and assessment of causality. J Natl Cancer Inst Monogr 2003;(3):3.

5. WHO guidelines. WHO guidelines for screening and treatment of precancerous lesions for cervical cancer prevention. Disponível em: http://apps.who.int/iris/bitstream/10665/94830/1/ 9789241548694_eng.pdf (Acessado em 10 de Janeiro de 2016).

6. Screening for Cervical Cancer: Clinical Summary of U.S. Preventive Services Task Force Recommendation. AHRQ Publication No. 11-05156-EF-3, March 2012. Disponível em: http://www.uspreventiveservicestaskforce.org/uspstf11/cervcancer/cervcancersum.htm (Acessado em 10 de Janeiro de 2016).

7. Diretrizes brasileiras para o rastreamento do câncer do colo do útero / Instituto Nacional de Câncer. Coordenação Geral de Ações Estratégicas. Divisão de Apoio à Rede de Atenção Oncológica. Rio de Janeiro: INCA; 2011.

8. Rambout L, et al. Prophylactic vaccination against human papillomavirus infection and disease in women: a systematic review of randomized controlled trials. CMAJ. 2007;177(5):469-79.

9. Campanha nacional de vacinação contra o HPV. Disponível em: http://portalarquivos.saude.gov.br/campanhas/hpv/. (Acessado em 10 de Janeiro de 2016).

10. Bray F, et al. Incidence trends of adenocarcinoma of the cervix in 13 European countries. Cancer Epidemiol Biomarkers Prev. 2005;14(9):2191.

11. Revised FIGO staging for carcinoma of the vulva, cervix, and endometrium. Int J Gynecol Obstet 2009;105 (2):103-9.

12. Bermudez A, et al. Figo cancer report 2015. Int J Gynecol Obstet 2015;131:S88-S95.

13. Downey K, et al. Imaging cervical cancer: recent advances and future directions. Curr Opin Oncol. 2011; 23(5):519-27.

14. ACOG practice bulletin. Diagnosis and treatment of cervical carcinomas. Obstet Gynecol. 2002;99(5 Pt 1):855-67.

15. American College of Obstetricians and Gynecologists. Int J Gynaecol Obstet. 2002;78(1):79-91.

16. Landoni F. Randomised study of radical surgery versus radiotherapy for stage Ib-IIa cervical cancer. Lancet. 1997 Aug 23;350(9077):535-42.

17. Querleu D, et al. Classification of radical hysterectomy. Lancet Oncol 2008; 9(3):297-102.

18. Cibula D, et al. New classification system of radical hysterectomy: emphasis on a three-dimensional anatomic template for parametrial resection. Gynecol Oncol. 2011;122(2):264-9.

19. Ottosen C. Trachelectomy for cancer of the cervix: dargent's operation. Vaginal hysterectomy for early cancer of the cervix stage IA1 and CIN III. Best Pract Res Clin Obstet Gynaecol. 2011;25(2):217-23.

20. Laparoscopy in uterine cervical cancer. Current state and literature review. Rev Col Bras Cir. 2015;42(5):345-51

21. Bats AS, et al. Contribution of lymphoscintigraphy to intraoperative sentinel lymph node detection in early cervical cancer: analysis of the prospective multicenter SENTICOL cohort. Gynecol Oncol. 2015;137(2):264.

22. Gold MA, et al. Surgical versus radiographic determination of para-aortic lymph node metastases before chemoradiation for locally advanced cervical carcinoma: a Gynecologic Oncology Group Study. Cancer. 2008;112(9):1954.

23. Rose PG, et al. Concurrent cisplatin-based radiotherapy and chemotherapy for locally advanced cervical cancer. N Engl J Med. 1999;340(15):1144-53.

24. Laparoscopic Approach to Cervical Cancer. NCT00614211. www.clinicaltrials.gov

25. Rotman M, et al. A phase III randomized trial of postoperative pelvic irradiation in Stage IB cervical carcinoma with poor prognostic features: follow-up of a gynecologic oncology group study. Int J Radiat Oncol Biol Phys. 2006;65(1):169-78.

26. Kim HS, et al. Efficacy of neoadjuvant chemotherapy in patients with FIGO stage IB1 to IIA cervical cancer: an international collaborative meta-analysis. Eur J Surg Oncol. 2013;39(2):115-22.

27. NCCN Guidelines Version 1.2016 Cervical Cancer. Disponível em: http://www.nccn.org/professionals/physician_gls/f_guidelines.asp (Acessado em 10 de Janeiro de 2016)

Capítulo **55**

Claudia de Carvalho Ramos Bortoletto ▪ Sérgio Mancini Nicolau

Carcinoma do Endométrio

■ INTRODUÇÃO

O carcinoma de endométrio (CE) é a quarta neoplasia maligna mais frequente em todo o mundo.

O Instituto Nacional do Câncer (INCA), em sua última publicação, estimou que, em 2014, 5.900 mulheres brasileiras teriam CE.

Já nos Estados Unidos, é a neoplasia maligna do trato genital mais incidente, sendo estimado que, em 2015, 54.870 mulheres serão diagnosticadas com CE e 10.170 evoluirão para o óbito pela doença.[1] Dessas pacientes, 70% encontram-se em estadios iniciais por ocasião do diagnóstico.

O entendimento da epidemiologia, da fisiopatologia e das estratégias de prevenção e de diagnóstico permitem que o ginecologista geral contribua com a identificação de mulheres de risco, com programas para sua redução, e ainda atue como agente facilitador no diagnóstico precoce dessa neoplasia.

■ EPIDEMIOLOGIA E FATORES DE RISCO

A incidência do CE está aumentando nos últimos anos, de par com a obesidade. Pela expressiva associação da neoplasia com essa doença metabólica, atualmente a principal causa de morte em mulheres diagnosticadas com CE não é ele, mas sim a doença cardiovascular.

É moléstia de mulheres com mais de 50 anos e a maioria se encontra na pós-menopausa. Quando em mulheres jovens e na pré-menopausa, usualmente associa-se a outros fatores de risco além da obesidade, como a anovulação crônica e a síndrome de Lynch.

Em 80% dos CE (tipo I), o principal fator de risco é a exposição contínua ao estrogênio endógeno ou exógeno, sem o antagonismo dos progestagênios. Assim, são considerados fatores de risco: a obesidade, o diabetes *mellitus*, os ciclos anovulatórios contínuos, os tumores secretores de estrogênio (em especial os tumores da granulosa do ovário), a nuliparidade, o uso de estrogênios em esquema isolado na pós-menopausa e o de tamoxifeno. A hipertensão arterial sistêmica é fator de risco associado por constituir, juntamente com a obesidade e o diabetes *mellitus*, a síndrome metabólica que se encontra em percentual elevado de mulheres com CE do tipo I.[2-3]

Considerada um dos mais relevantes fatores de risco para CE, a obesidade promove níveis elevados de estrogênios endógenos pela conversão periférica de androgênios no tecido adiposo, queda dos níveis de SHBG, alteração na concentração de fator de crescimento *insulina-like* e resistência periférica à insulina. O estudo de metanálise que envolveu três milhões de mulheres demonstrou que, a cada aumento de 5 kg/m^2 no IMC, foi observado significativo incremento no risco para CE.

A exposição contínua ao estrogênio, sem o antagonismo dos progestagênios, leva à hiperplasia endometrial com atipia, considerada a lesão precursora do CE do tipo I. De fato, estudo histopatológico do endométrio de mulheres que utilizaram estrogênio de forma isolada e contínua como terapia dos sintomas climatéricos demonstrou que, após um ano, até 50% possuíam hiperplasia.

O tamoxifeno também aumenta o risco de CE, mormente na pós-menopausa. Já na pré-menopausa, o agravamento do risco não foi estabelecido. O tamoxifeno também se associa ao aumento no risco de sarcomas uterinos. Entretanto, é importante que o clínico saiba que as usuárias de tamoxifeno não se beneficiam do rastreamento sistemático para CE, mas devem ser alertadas para a necessidade de avaliação frente a sangramentos.[4]

A maioria dos CE decorre de mutação gênica esporádica (95%). Mas cerca de 5% dessas mulheres têm doença genética associada. Nesses casos, o CE incide cerca de 10 a 15 anos antes, em mulheres na pré-menopausa.

Dentre as doenças genéticas destacam-se a síndrome de Lynch, cujo risco para CE é de até 60%, e a síndrome de Cowden, que confere 19% de risco.

Devido ao elevado risco relativo para CE, pacientes com síndrome de Lynch devem ter especial abordagem no que concerne ao rastreamento e à cirurgia para redução de risco.

■ FATORES PROTETORES

Contraceptivos hormonais combinados usados por pelo menos um ano diminuem o risco de CE. O benefício nessa redução correlaciona-se ao tempo de uso. Para pacientes consideradas de risco, como aquelas com anovulação crônica, preconizam-se progestagênios de maneira cíclica para proteger o endométrio.

■ HISTOPATOLOGIA

Existem dois subtipos que se diferenciam consoante à epidemiologia, aos fatores gênicos, ao tratamento e ao prognóstico:

- **Tipo I:** corresponde a 80% dos CE. São tumores endometrioides, compostos por elementos epiteliais glandulares e com ou sem metaplasia escamosa, grau 1 ou 2 de diferenciação, e associam-se à mutação do gene supressor de tumor PTEN (*phosphatase and tensin homolog*), à instabilidade microssatélite e à alteração no K-ras. Resultam da estimulação contínua do estrogênio sem a oposição da progesterona, e a hiperplasia endometrial com atipia é considerada sua lesão precursora. O uso do termo "hiperplasia com atipia" é preconizado pela Organização Mundial de Saúde (OMS) e é consagrado na prática clínica. Mas é importante saber que o *Internacional Endometrial Collaborative Group* denomina "neoplasia intraepitelial endometrial" a lesão precursora do CE. O ACOG (*American Congress of Obstetricians and Gynecologists*) recomenda o uso do termo "neoplasia intraepitelial endometrial", visto proporcionar melhor correlação clínico-patológica.[5]

  Apresentam os fatores de risco descritos previamente.

  Cursam com melhor prognóstico, visto que, por ocasião do diagnóstico, em percentual elevado a doença ainda está restrita ao útero;

- **Tipo II:** de alto grau, corresponde a 10% a 20% dos CE. São tumores não endometrioides, como o carcinoma de células claras, o seroso-papilífero, o carcinoma indiferenciado e, mais recentemente, o carcinossarcoma. Associam-se à superexpres-

são da proteína p53, à mutação do gene p53, além da superexpressão/amplificação do HER2 (erb-2, o receptor tipo 2 do fator de crescimento epidermal). Acometem mulheres em faixas etárias mais elevadas e não estão associados com a exposição ao estrogênio. Esse tipo inicia-se no endométrio atrófico, e seu prognóstico é ominoso, sendo responsável por 47% dos óbitos por CE. Cerca de metade das pacientes tem metástases peritoneais por ocasião do diagnóstico.

Recentemente, em 2014, o *The Cancer Genome Atlas* (TCGA), no último "Simpósio Sobre Avanços no Carcinoma de Endométrio", ressaltou que a diversidade no CE engloba quatro subtipos genômicos.[6]

A classificação histológica é preconizada pela OMS (Organização Mundial de Saúde) e pela ISGYP (*International Society of Gynecological Pathologists*):

1. Endometrioide (75% a 80%):
   a) adenocarcinoma ciliado;
   b) adenocarcinoma secretor;
   c) papilar ou viloglandular;
   d) com diferenciação escamosa: adenoacantoma, adenoescamosa;
2. Seroso (< 10%);
3. Mucinoso (1%);
4. Células claras (4%);
5. Escamoso (<1%);
6. Mistos (10%);
7. Indiferenciado;
8. Metastático.

■ QUADRO CLÍNICO DIAGNÓSTICO

O CE é sintomático em 90% das pacientes. Os sintomas dependem da faixa etária, mas, por incidir mais na pós-menopausa, o principal é o sangramento genital. Entretanto, o ginecologista geral deve saber que apenas 10% a 20% das pacientes que sangram na pós-menopausa apresentam CE e somente 5% a 15% têm hiperplasia endometrial.

Aproximadamente 20% dos CE surgem em mulheres na pré-menopausa, com menos de 50 anos. Nessas pacientes, a irregularidade menstrual, caracterizada por sangramento intermenstrual, fluxos abundantes e/ou com mais frequência, é o principal sintoma.

Pacientes com doença em estadios avançados podem ter sintomas similares àquelas com carcinoma avançado de ovário, como dor abdominopélvica, aumento do volume abdominal e alterações do hábito urinário e intestinal.

O exame físico deve ser minucioso, devendo-se prestar especial atenção ao sítio de onde provém o sangramento (vulva, vagina, cavidade uterina, colo, reto, uretra), à palpação dos linfonodos, ao exame da vagina e do colo uterino, ao tamanho e mobilidade do útero, à palpação de anexos, e aos parâmetros (em especial, em tumores que comprometam o istmo uterino – este pelo toque retal).

Toda paciente com sangramento uterino na pós-menopausa de origem endometrial deve ser submetida à ultrassonografia transvaginal (USG).

Na Disciplina de Ginecologia Oncológica da Escola Paulista de Medicina – Unifesp, considera-se que, na pós-menopausa, a espessura do eco endometrial normal à ultrassonografia transvaginal é de até 5 mm. Em mulheres sintomáticas, ou seja, com sangramento da pós-menopausa e que tenham eco endometrial superior a 5 mm, deve-se fazer histeroscopia diagnóstica, considerada como o exame padrão-ouro para endométrio.

Pacientes que apresentam sangramento da pós-menopausa recidivante, mesmo com eco endometrial normal à USG, devem sofrer histeroscopia diagnóstica. Essas pacientes com queixa de vários episódios de sangramento genital podem apresentar CE em 8% a 10% das vezes, em especial do tipo II (não estrogênio-dependente), mesmo com eco endometrial normal.

A citologia cervicovaginal raramente é positiva e, nesses casos, é indicativa de doença de alto grau, de doença avançada, com invasão miometrial profunda e com comprometimento linfonodal. A sensibilidade da citologia convencional e da em base líquida para o CE é de 40% e 60%, respectivamente.

Após o diagnóstico de CE, exames de imagem como ultrassonografia, TC, RNM e PET-CT são reservados para aquilatar doença extrauterina. A dosagem de CA 125 é interessante nas pacientes com doença avançada, em especial no monitoramento da resposta à terapêutica instituída.

Ainda, a SGO (*Society of Gynecologic Oncology*) recomenda que mulheres com CE devam ser rastreadas para síndrome de Lynch, caso preencham os seguintes critérios: tenham menos que 50 anos; tenham câncer colorretal ou demais neoplasias malignas associadas à síndrome de Lynch, sincrônicas ou metacrônicas; tenham CE com infiltração linfocitária periférica e indiferenciação em topografia ístmica em pacientes com menos de 60 anos; possuam um ou mais parentes de primeiro grau com tumores associados à síndrome de Lynch, sendo que um deles com diagnóstico do câncer com menos de 50 anos; tenham dois ou mais parentes de primeiro ou segundo grau com CE ou do cólon-reto independentemente da idade; tenham parentes de primeiro ou segundo grau com diagnóstico de alteração em genes de reparo do DNA.[7-8]

Essas pacientes deverão ser encaminhadas para o geneticista para aconselhamento e eventual feitura de testes genéticos.

■ RASTREAMENTO

A *American Cancer Society*, a ACOG (*American College of Obstetrics and Gynecology*) e o NCCN (*National Comprehensive Cancer Network*) não recomendam o rastreamento populacional do CE.

De fato, estudos do SEER (*Surveillance, Epidemiology and End Results Program*) demonstram que, mesmo após o uso disseminado da ultrassonografia transvaginal para avaliar o endométrio em mulheres na pós-menopausa, não houve diminuição da mortalidade pela doença. Portanto, até o momento, considerando-se não existir um método que diminua a mortalidade e que o CE é sintomático em 90% das doentes, não se deve fazer rastreamento populacional pela ultrassonografia.

Todavia, recomenda-se que toda mulher na pós-menopausa seja alertada pelo seu ginecologista ou clínico geral para, na vigência de sangramento genital, procurar conselho médico o mais rapidamente possível. Serviços médicos devem estar preparados para acolher e investigar prontamente as pacientes sintomáticas, fornecendo o diagnóstico em até oito semanas após o início dos sintomas. Respeitando-se o limite de oito semanas entre o início do sangramento da pós-menopausa e o diagnóstico de sua etiologia, na eventualidade de se tratar de CE, não existe piora do prognóstico.

Portanto, até agora não existe rastreamento populacional. O ginecologista deve concentrar seus esforços e recursos na identificação de mulheres de alto risco que necessitam ser sempre investigadas:

1. Mulheres com sangramento da pós-menopausa;
2. Mulheres com sangramento da pós-menopausa e com espessura fina do eco endometrial, mas que apresentam novos episódios de sangramento. Essas pacientes devem se submeter à histeroscopia diagnóstica face à existência de 8% a 10% de CE (tipo II);
3. Mulheres com síndrome de Lynch devem ser investigadas anualmente, por meio de histeroscopias a partir dos 35 anos. Quando a prole estiver completa, recomenda-se o aconselhamento quanto aos benefícios da histerectomia para redução de risco do CE.

Ainda, para mulheres operadas por câncer colorretal e que não desejam preservar a fertilidade, deve-se propor a histerectomia para reduzir risco.[8]

■ DISSEMINAÇÃO

O CE assesta-se mais amiúde na parede posterior e no fundo uterino e propaga-se por continuidade, por contiguidade, por via linfática e por via hematogênica.

■ ESTADIAMENTO E TRATAMENTO

O estadiamento[9] do CE é cirúrgico (Tabela 55.1).

Tabela 55.1 Estadiamento do carcinoma de endométrio (FIGO, 2010).

Estadio	Definição
I	Tumor limitado ao corpo uterino
IA	Tumor limitado ao endométrio ou com invasão do miométrio < 50%
IB	Tumor com invasão = ou > que 50% do miométrio
II	Tumor invade o estroma cervical, mas não se estende além do útero
IIIA	Tumor invade serosa e/ou anexos (extensão direta ou metástases)
IIIB	Tumor invade vagina ou paramétrios
IIIC1	Metástase em linfonodos pélvicos
IIIC2	Metástases em linfonodos para-aórticos, com ou sem linfonodos pélvicos positivos
IVA	Infiltração de mucosa de bexiga e/ou reto
IVB	Metástases a distância (inclui metástases para linfonodos inguinais, doença intraperitoneal, pulmão, fígado, osso)

Antes de submeter estas pacientes à cirurgia, deve-se atentar para comorbidades clínicas bastante frequentes, como obesidade, HAS e DM. A abordagem cirúrgica e a pós-operatória devem ser feitas muitas vezes com equipes multidisciplinares de clínicos e intensivistas.

A via de abordagem cirúrgica pode ser laparotômica, laparoscópica ou robótica.

Na Disciplina de Ginecologia Oncológica da Escola Paulista de Medicina – Unifesp, a cirurgia proposta é a histerectomia total com anexectomia bilateral, linfodonodectomia pélvica e para-aórtica. Embora a citologia peritoneal realizada no lavado peritoneal não seja contemplada no estadiamento da FIGO, preconiza-se esse procedimento, visto a associação entre citologia positiva e piora na sobrevida geral.[10]

A linfodonodectomia pélvica é definida como a remoção do tecido linfonodal continente aos seguintes limites: superior, no cruzamento do ureter com os vasos ilíacos comuns; inferoposterior, na fossa obturatória, expondo-se o nervo obturatório; anteroinferior, estendendo-se pelos vasos ilíacos externos até a identificação da veia circunflexa profunda. A linfonodectomia pélvica e para-aórtica deve ser sistemática e não se embasar na

palpação linfonodal, visto que apenas 10% dos linfonodos comprometidos por CE são detectados pelo exame pélvico.

Embora a literatura mostre controvérsias sobre a necessidade da linfonodectomia, em especial a para-aórtica, deve-se ressaltar que existe comprometimento de 57% a 67% dos linfonodos para-aórticos quando os linfonodos pélvicos são positivos. E cerca de 1% a 3,5% das pacientes têm linfonodos para-aórticos comprometidos, mesmo sendo os pélvicos negativos. Ainda, em pacientes de risco alto ou intermediário, a linfonodectomia pélvica e para-aórtica, quando comparada à restrita à pelve, associa-se a melhor sobrevida geral (84% e 69%, respectivamente).[11-12-13]

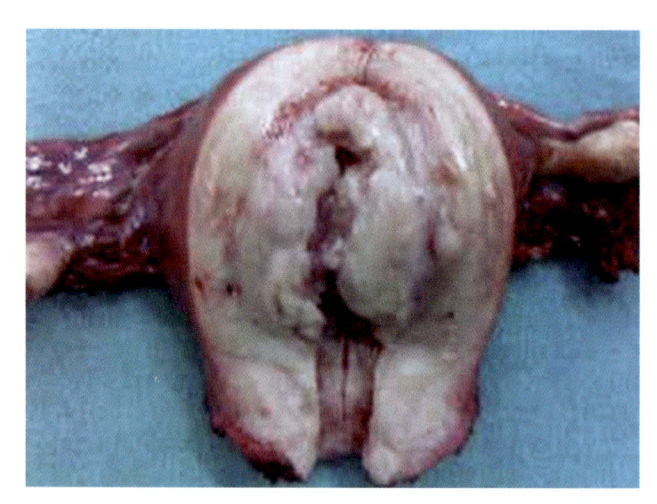

Figura 55.1 Adenocarcinoma endométrioide moderadamente diferenciado, com áreas de diferenciação escamosa, restrito ao endométrio, sem invasão miometrial, sem ILV (IA G2). A paciente tem 84 anos e completou cinco anos de seguimento pós-operatório em 2015, assintomática.

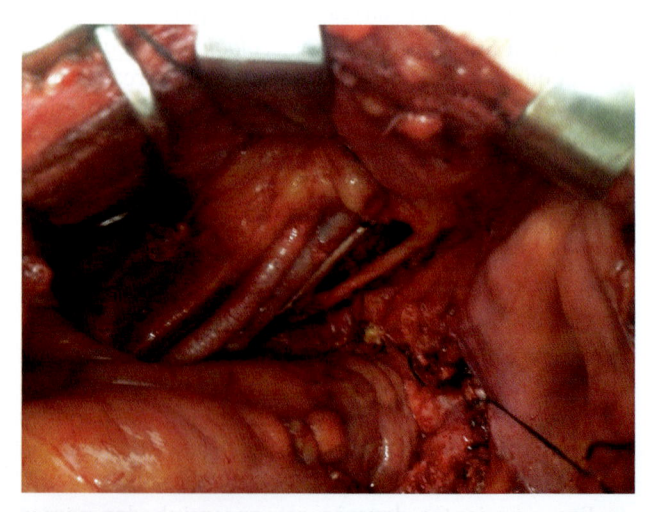

Figura 55.2 Linfonodectomia pélvica em paciente com adenocarcinoma de endométrio. Identificam-se os vasos ilíacos externos e o nervo obturatório. Caso da Dra. Claudia Bortoletto.

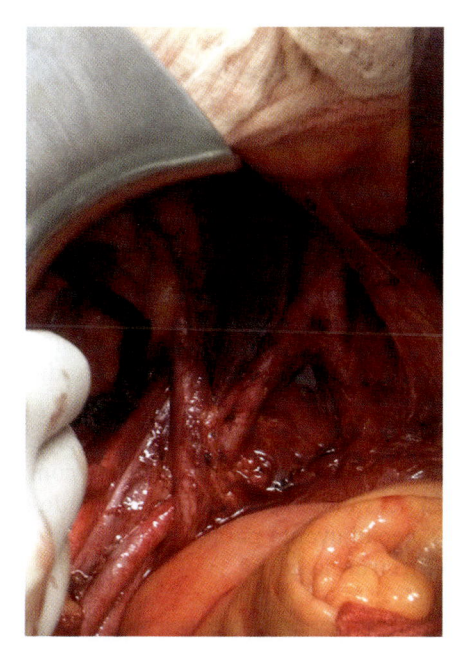

Figura 55.3 Linfonodectomia para-aórtica em paciente com adenocarcinoma endometrioide. Identificam-se a veia cava, a aorta, os vasos ilíacos comum e o ureter direito. Caso da Dra. Claudia Bortoletto.

A presença de patologista experiente na sala operatória é fundamental na análise da extensão da doença. A sensibilidade e a especificidade na avaliação da invasão miometrial, segundo metanálise de 2.567 mulheres, é de 75% e 92%, respectivamente. Entretanto, observa-se que a acurácia em determinar invasão miometrial é inversamente proporcional ao grau de diferenciação do tumor. Tumores G3 permitem acerto na profundidade de invasão miometrial da ordem de apenas 30%.

Além disso, o grau de diferenciação obtido na biópsia prévia e no exame de congelação, mesmo quando efetuado por patologistas experientes, é subestimado em cerca de 20% das vezes após a cirurgia definitiva.

Em casos bem selecionados, em doenças confirmadamente iniciais com tumores bem diferenciados, ou ainda, pacientes com risco cirúrgico elevado, é factível a prática de cirurgias mais conservadoras, abstendo-se da linfonodectomia sistemática pélvica e para-aórtica. Assim, segundo o NCCN, a abordagem seletiva dessas pacientes deverá ser feita em caráter de exceção, visando-se evitar o super tratamento e a morbidade associada à linfodonodectomia sistemática, em especial em pacientes com comorbidades clínicas.

São consideradas pacientes com baixo risco para metástases linfonodais aquelas com doença inicial caracterizada por invasão miometrial inferior a 50%, por tumores com menos de 2 cm e por tumores G1. Entretanto, ressalta-se que, muitas (senão na maioria das)

vezes, é impossível obter esta certeza completa antes ou durante a cirurgia.[14]

Pacientes com risco elevado de metástases linfonodais, como aquelas com carcinoma de alto risco (indiferenciado, células claras e seroso-papilífero), com invasão miometrial superior a 50% e tumores com mais de 2 cm, devem se submeter à linfonodectomia pélvica e para-aórtica de rotina.

As pacientes com CE do tipo II, mesmo na ausência de invasão miometrial, têm metástases linfonodais e doença peritoneal em 36% e 43% das vezes, respectivamente.

A técnica do linfonodo sentinela ainda é categoria 3 na cirurgia do CE, sendo reservada para pacientes de baixo ou moderado risco; ressalve-se, aqui, que os resultados ainda não são consagrados.[14-16]

A omentectomia deverá ser realizada naquelas pacientes com carcinoma de células claras e com carcinomas serosos.

A cirurgia conservadora, com preservação da fertilidade em doentes desejosas de prole, é ainda conduta de máxima exceção. As pacientes devem ser rigorosamente selecionadas, ter adenocarcinoma em estadio inicial (IA) e endometrioide. Solicitam-se exames que ratifiquem tratar-se de doença inicial e encaminha-se para consulta e aconselhamento com especialista em fertilidade. As pacientes devem ser corretamente informadas de que esse não é o tratamento padrão de CE e o acompanhamento deve ser rigoroso. A cirurgia definitiva, seguindo os preceitos oncológicos, deve ser feita após se cumprir o desejo reprodutivo. Em pacientes bem selecionadas, as taxas de gravidez bem-sucedida chegam a 30%.[14]

Em 10% a 15% das pacientes, a doença encontra-se avançada por ocasião do diagnóstico. Nessas pacientes, o tratamento é multimodal e engloba a cirurgia, quimioterapia, radioterapia e hormonioterapia. A cirurgia deve obedecer aos princípios da citorredução e, quando ótima, melhora o intervalo livre de doença e a sobrevida geral em pacientes com doença em estadios III e IV.

Deverá se dar especial atenção à cirurgia, completa ou de citorredução, respeitando-se todos os preceitos oncológicos, visto que ainda existe um percentual de mulheres com CE que seguramente são subestadiadas e, portanto, privadas de terapêutica mais completa. Feita a cirurgia em todas as pacientes com CE e sem contraindicação ao procedimento, é então possível estadiar corretamente e embasar a conduta pós-operatória na estratificação do risco de recidiva e na estimativa da sobrevida geral.

No estadio inicial, existem diferentes modelos para estratificação do risco. De forma geral, segundo a literatura, a avaliação do risco em estadio inicial deve considerar o grau de diferenciação, a invasão miometrial e a invasão linfovascular (ILV), fatores esses que se associam diretamente com a sobrevida geral e com o risco de recorrência. Consideram-se:

- **Baixo risco:** pacientes com tumores G1 restritos ao endométrio (IA), tumores G1 IA por invasão miometrial e sem invasão linfovascular. O risco de recidiva neste grupo, após o tratamento cirúrgico, é baixo;
- **Risco intermediário:** pacientes com tumores limitados ao útero (I): IA por invasão miometrial G1 com ILV; IA por invasão miometrial G2 ou G3 sem IVL e IB G1 ou G2, sem ILV;
- **Alto risco:** IA por invasão miometrial, G2 ou G3, com ILV; G3 com/sem ILV.

Nas Tabelas 55.2 e 55.3 encontram-se a classificação de risco e as condutas propostas.

O emprego da radioterapia como modalidade adjuvante é indicado consoante o risco de recidivas.[17-19] Os estudos PORTEC (*Post-Operative Therapy for Endometrial Carcinoma*) reportaram que:

1. Embora a RT diminua a recidiva locorregional, não há melhora da sobrevida;
2. A braquiterapia e a teleterapia equivalem-se no estadio inicial, no que concerne à sobrevida global.

Deve-se ressaltar que os estudos excluíram as pacientes com tumores G3 e com o antigo estadio IC.

Em mulheres com CE estadio III e IVA, deve ser realizada cirurgia de citorredução, se possível completa. Posteriormente, a adjuvância será procedida com RT e/ou QT. Existe a possibilidade de, individualizando-se o caso, propor QT neoadjuvante para pacientes sem condições clínicas para cirurgia inicial.

Tabela 55.2 Conduta após estadiamento cirúrgico no estadio I do carcinoma de endométrio.

| Estadio | | Grau de diferenciação | | |
		G1	G2	G3
IA < 50%	Fator de risco* Ausente	Observação	Observação/Braqui	Observação/Braqui
	Fator de risco Presente	Observação/Braqui	Observação/ Braqui/RT pelve (2B para RT pelve**)	Observação/ Braqui/RT pelve
IB ≥ 50%	Fator de risco Ausente	Observação/Braqui	Observação/Braqui	Observação/ Braqui/RT pelve (2B para Observação**)
	Fator de risco Presente	Observação/ Braqui/RT pelve	Observação/ Braqui/RT Pelve	Braqui/RT pelve (2B para QT**)

* Fatores de risco: idade, invasão linfovascular, tamanho do tumor, comprometimento do istmo ou glandular cervical.

** Categoria 2B: baseada em baixo nível de evidência. Existe consenso do NCCN de que a intervenção é apropriada.

Fonte: adaptado do NCCN, 2015.

Tabela 55.3 Terapia adjuvante no estadio II, III e IV do carcinoma de endométrio.

| Estadio | Grau de diferenciação | | |
	G1	G2	G3
II	Braqui e/ou RT pelve	Braqui + RT pelve	Braqui + RT pelve QT (2B para QT*)
IIIA	QT – RT ou RT Tumor-QT ou Braqui e RT pelve	QT – RT ou RT Tumor-QT ou Braqui e RT pelve	QT – RT ou RT Tumor-QT ou Braqui e RT pelve
IIIB, IIIC, IV	QT e/ou RT		

** Categoria 2B: baseada em baixo nível de evidência. Existe consenso do NCCN de que a intervenção é apropriada.

Fonte: adaptado do NCCN, 2015.

Pacientes com metástases a distância são candidatas à hormonioterapia com progestagênios, tamoxifeno ou inibidores de aromatase.

E, ainda, agentes biológicos como bevacizumabe e temsirolimus estão em estudo em pacientes com doença avançada ou com CE recidivado. Recentemente, no Congresso da ASCO-2015, resultados preliminares sobre o uso de bevacizumabe em pacientes com CE avançado ou recidivado mostraram aumento da sobrevida global em 36 meses de seguimento.[20]

SEGUIMENTO

O seguimento oncológico visa a incrementar a qualidade de vida e fazer o diagnóstico precoce de eventuais recidivas/metástases tumorais.[21-22] As pacientes comparecem em consulta a cada dois ou três meses nos dois primeiros anos, e posteriormente a cada seis meses até cinco anos. A frequência das consultas depende da estratificação de risco de recidiva.

No seguimento de pacientes com CE, adotam-se as seguintes condutas:

1. Consultas com o ginecologista. Anamnese e exame físico. Aproximadamente 70% das pacientes com recidiva são sintomáticas (sangramento genital e/ou pós-coito, dor abdominopélvica, alteração do hábito urinário e/ou intestinal, dor óssea, tosse persistente, perda de peso, edema de membros inferiores). No exame físico deve-se atentar para a palpação dos linfonodos, do abdome, exame especular, exame vaginal e retal. Lesões vaginais devem ser biopsiadas.

   A solicitação de exames de imagem não é rotina e deve ser individualizada. Utilizamos a citologia vaginal, segundo os preceitos do NCCN. Pacientes com exame físico, alterado e/ou com queixas devem ser investigadas por meio de propedêutica adequada (biópsias, RNM, TC, PET-CT);
2. Aconselhamento genético para pacientes com história familiar/pessoal de síndrome de Lynch;
3. Aconselhamento quanto às mudanças no estilo de vida, em especial, no tratamento ou profilaxia da obesidade. Pacientes com CE que persistem obesas após o tratamento têm maior índice de recidivas;
4. Monitorização dos efeitos adversos da cirurgia e da terapêutica adjuvante, em especial efeitos associados à RT/QT. A terapêutica estrínica dos sintomas climatéricos após o tratamento do CE em mulheres mais jovens permanece controversa. O NCCN preconiza a individualização, podendo-se cogitar o uso de estrogênio naquelas mulheres cujo CE é de baixo risco de recidiva, desde que o tratamento seja amplamente discutido com a paciente, expondo-se

os riscos/benefícios, bem como as alternativas não estrogênicas. De qualquer forma, preferir a associação de estrogênicos com progestagênios, tibolona e TSEC (*tissue selective estrogen complex*).

RECIDIVA

O período mais frequente para o aparecimento de recorrências engloba os três primeiros anos após o tratamento. Os principais sítios de recidiva são: vagina, pelve, abdome, pulmões, ossos, linfonodos inguinais, infra e supraclaviculares e cérebro. A apresentação clínica é variada, com doença recidivante em vagina, pelve e/ou metastática.

Recidivas isoladas (por exemplo, em pelve, vagina e linfonodos para-aórticos) ou ainda metástases isoladas são tratadas com cirurgia e/ou radioterapia. A cirurgia de exenteração pélvica tem indicação individualizada e será praticada em alguns casos selecionados.

Vários esquemas isolados ou combinados de quimioterapia são propostos, bem como o uso de hormonioterapia em situações específicas.

Para aquelas com doença fora da pelve, a terapêutica deverá ser individualizada.

SITUAÇÕES ESPECIAIS

1. A sincronicidade entre CE e carcinoma de ovário (CO) é encontrada em 5% das pacientes com CE e em 10% daquelas com câncer de ovário. Entretanto, nas mulheres com CE na pré-menopausa, a associação com CO pode ocorrer em até 30%.

   Suspeita-se de metástase de CE em ovários, quando o acometimento ovariano for bilateral, com implantes na superfície, com invasão linfovascular, em tumores G3 e na ausência de focos de endometriose.

   O tratamento inicial é cirúrgico, quer se trate de doença metastática ou sincrônica.

   Outra situação especial e muito rara é a metástase de CE em sítios extragenitais (mama, cólon e estômago);
2. Situação bastante delicada é o diagnóstico pós-operatório de CE em paciente que foi inicialmente operada por uma doença benigna, na maioria das vezes, mioma uterino. Essas pacientes geralmente são encaminhadas para os serviços de Ginecologia Oncológica, em especial aquelas que receberam histerectomias subtotais e tiveram seus anexos preservados. Caso tenha sido realizada histerectomia total e a peça cirúrgica revele de estadio IA, G1, com tumor menor que 2 cm e sem ILV, é possível solicitar exame de imagem (RNM) para avaliação de pelve e abdome. Na ausência de doença, a paciente deverá iniciar o

seguimento. Nas demais, indica-se o reestadiamento cirúrgico.

■ FATORES PROGNÓSTICOS E SOBREVIDA

Os principais fatores que interferem no prognóstico do CE são: o comprometimento linfonodal, a invasão miometrial e o grau de diferenciação.

Recentemente, uma variante do estudo PORTEC (*Post-Operative Radiation Therapy for Endometrial Cancer*) demonstrou que a invasão do espaço linfovascular expressiva foi o fator prognóstico independente mais contundente no risco de recidivas regionais, metástases a distância e sobrevida geral.[23]

Tumores bem diferenciados, restritos ao endométrio, têm baixíssimo risco de comprometimento linfonodal (< 5%). Quando são G1 ou G2 e invadem < 50% do miométrio, existe o risco de comprometimento de linfonodos pélvicos (5% a 9%) e para-aórticos (4%). Já pacientes com tumores G3 e/ou invasão miometrial profunda e/ou doença intraperitoneal têm risco de metástases em linfonodos pélvicos em 20% a 60% e para-aórticos em 10% a 30%.

A citologia peritoneal positiva não altera o estadiamento, mas existem estudos correlacionando sua positividade ao aumento das recidivas e à diminuição da sobrevida geral.

Os valores de receptores de progesterona estão diretamente relacionados à sobrevida livre de doença nos três primeiros anos, e a superexpressão do oncogene HER2/neu indica o pior prognóstico.

Na Tabela 55.4, encontram-se os percentuais de sobrevida em 5 anos consoante o estadiamento.

Tabela 55.4 Sobrevida em cinco anos consoante o estadiamento no carcinoma de endométrio (SEER, 1988-2006).

Estadiamento	Sobrevida 5 anos (%)
IA	90
IB	78
II	74
IIIA	56
IIIB	36
IIIC1	57
IIIC2	49
IVA	22
IVB	21

REFERÊNCIAS BIBLIOGRÁFICAS

1. American Cancer Society. Cancer Facts and Figures 2015. Disponível na internet. http://www.cancer.org/acs/groups/content/@editorial/documents/document/acspc-044552.pdf. (04 de outubro de 2015).

2. Felix AS, et al. Factors associated with Type I and Type II endometrial cancer. Cancer Causes Control 2010;21(11):1851-9.

3. MacCarrol ML, et al. Feasibility of a lifestyle intervention for overweight/obese endometrial and breast cancer survivors using an interactive mobile application. Gynecol Oncol 2015; 137(3):508-15.

4. Practice Bulletin No. 149: Endometrial Cancer. Obstet Gynecol 2015;125(4):1006.

5. Committee Opinion no. 631, May, 2015. Endometrial Intraepithelial Neoplasia. Disponível na Internet. http://www.acog.org/Resources-And-Publications/Committee-Opinions/Committee-on-Gynecologic-Practice/Endometrial-Intraepithelial-Neoplasia (Acessado 26 de setembro de 2015).

6. Olson S, et al. Symposium on advances in endometrial cancer epidemiology and biology Gynecol Oncol 2015; 138(3):497-500.

7. National Comprehensive Cancer Network. Guidelines Version 2.2015. Genetic/Familial High-Risk Assessment: Colorectal Disponível na internet. http://www.nccn.org (Acessado 27 de setembro de 2015)

8. ACOG. Practice Bulletin No. 147: Lynch Syndrome. Obstet Gynecol 2014;124(5):1042-54.

9. FIGO Committee on Gynecologic Oncology: FIGO staging for carcinoma of the vulva, cervix, and corpus uteri. Int J Gynaecol Obstet 2014;125(2): 97-102.

10. Garg G, et al. Positive peritoneal cytology is an independent risk-factor in early stage endometrial cancer. Gynecol Oncol; 2013;128(1):77-86.

11. Koskas M, et al. Staging for endometrial cancer: The controversy around lymphadenectomy. Can this be resolved? Best Practice & Research Clinical Obstet and Gynaecol 2015; 29(6):845-57.

12. Abu-Rustum NR, et al. The incidence of isolated paraaortic nodal metastasis in surgically staged endometrial cancer patients with negative pelvic lymph nodes. Gynecol Oncol.2009;115(2):236-9.

13. Barton DP, et al. Efficacy of systematic pelvic lymphadenectomy in endometrial cancer (MRC ASTEC Trial): a randomized study. Int J Gynecol Cancer 2009;19(8):1465-75.

14. National Comprehensive Cancer Network. Guidelines Version 2.2015. Uterine Neoplasms. Disponível na internet. http://www.nccn.org. (27 de setembro de 2015).

15. Tanner EJ, et al. Factors associated with successful bilateral sentinel lymph node mapping in endometrial cancer. Gynecol Oncol 2015; 138(3):542-7.

16. Ansari M, et al. Sentinel node biopsy in endometrial cancer: systematic review and meta-analysis of the literature. Eur J Gynaecol Oncol 2013;34:387.

17. Creutzberg CL, et al. Surgery and postoperative radiotherapy versus surgery alone for patients with stage- 1 endometrial carcinoma: multicentre randomised trial. PORTEC Study Group. Post Operative Radiation Therapy in Endometrial Carcinoma. Lancet 2000;355(9213):1404-11.

18. Creutzberg CL, et al. Nomograms for prediction of outcome with or without adjuvant radiation therapy for patients with endometrial cancer: a pooled analysis of PORTEC-1 and PORTEC-2 trials. Int J Radiat Oncol Biol Phys2015; 91(3):530-9.

19. Klopp A, et al. The role of postoperative radiation therapy for endometrial cancer: executive summary of an American Society for Radiation Oncology evidence-based guideline. Pract Radiat Oncol 2014;4(3):137-42.

20. Rimel BJ, et al. The American Society of Clinical Oncology 51st Annual Meeting 2015: An overview and summary of selected abstracts. Gynecol Oncol 2015; 138(2):227-34.

21. Salani et al. Posttreatment surveillance and diagnosis of recurrence in women with gynecologic malignancies: Society of Gynecologic Oncologists recommendations. AM J Obstet Gynecol 2011;204 (6):466-9.

22. Colombo N, et al. Endometrial cancer: ESMO Clinical Practice Guidelines for diagnosis, treatment and follow-up. Ann Oncol 2013;24 (6):33-42.

23. Bosse T, et al. Substantial lymph-vascular space invasion (LVSI) is a significant risk factor for recurrence in endometrial cancer.A pooled analysis of PORTEC 1 and 2 trials. Eur J Cancer 2015;51(13):1742-9.

Capítulo **56**

■ **Ana Flavia Araujo Litwinczuk** ■ **Cláudia de Carvalho Ramos Bortoletto**

Câncer de Vulva

■ INTRODUÇÃO

Entre as neoplasias malignas do trato genital feminino, o câncer de vulva é responsável por 3% a 5% dos casos e representa 1% de todas as neoplasias em mulheres, com uma taxa de incidência de um a dois casos por 100 mil mulheres.[1]

A maioria dos casos desse tipo de câncer ocorre em mulheres na pós-menopausa, sendo que a idade média ao diagnóstico é de 65 anos. Entretanto, nos últimos anos, tem se observado um aumento na incidência da doença em pacientes mais jovens e sexualmente ativas. Esse aumento está relacionado à mudança do comportamento sexual e à infecção pelo vírus HPV.[2]

■ ETIOLOGIA

A etiologia do câncer de vulva está relacionada com afecções crônicas não específicas (como líquen escleroso), doenças granulomatosas genitais, doenças sexualmente transmissíveis (como herpes simples), progressão de distrofias vulvares e, principalmente, associação ao papilomavírus humano (HPV).[3,4] Além disso, a imunossupressão crônica (pacientes transplantadas e pacientes com HIV e AIDS) e o tabagismo também estão sendo considerados cofatores para o desenvolvimento desse câncer.[5,6]

A partir da lesão precursora desse câncer, observa-se a existência de dois grupos com características distintas. O tipo 1 é representado por pacientes com mais de 60 anos, associado a afecções crônicas não específicas, sendo a mais comum o líquen escleroso, com baixa associação à infecção pelo HPV. Tem como lesão precursora a neoplasia intraepitelial bem diferenciada (NIV-D), com taxa de progressão para o câncer de 20%. Apresenta-se como lesões unifocais, queratinizadas, de grau histológico bem diferenciado e o comprometimento linfonodal é menos frequente.

Já o tipo 2 é representado por pacientes jovens (40 a 50 anos), que habitualmente apresentam *status* de imunossupressão crônica (pacientes com HIV ou AIDS, além daquelas transplantadas usuárias crônicas de imunossupressores). Sua lesão precursora é chamada de neoplasia intraepitelial vulvar pouco diferenciada ou clássica, independente da sua apresentação clínica (doença de Bowen ou papulose Bowenoide). Apresenta-se com lesões multifocais, com grau histológico pouco diferenciado e com alta associação à infecção pelo HPV. Tem taxa de progressão para o carcinoma escamoso de 11% e maiores índices de comprometimento linfonodal.

Os recentes avanços na imunização podem diminuir a incidência de NIV e câncer de vulva pela prevenção da infecção pelo HPV. Um estudo recente demonstrou a vantagem da vacina de HPV quadrivalente profilática contra lesões vulvares de baixo grau. Esses dados indicam uma eficácia de cerca de 100% para as lesões epiteliais vulvares especificamente associadas com subtipos de HPV 6, 11, 16 e 18 e uma eficácia de cerca de 75% para as lesões epiteliais vulvares associadas a qualquer tipo de HPV.[7] Outros estudos com vacinas bivalentes e quadrivalentes vêm sendo conduzidos e os resultados são esperados com otimismo.

■ TIPOS HISTOLÓGICOS

O carcinoma epidermoide é responsável por 90% a 95% de todos os casos, seguidos pelo melanoma, adenocarcinoma, carcinoma da glândula de Bartholin e os sarcomas.[8]

As neoplasias intraepiteliais da vulva do tipo não escamoso estão representadas por dois grupos: a doença de Paget e o melanoma *in situ*.

Quadro clínico

O sintoma mais relatado pelas pacientes com câncer de vulva ao diagnóstico é o prurido genital. Porém, outros sintomas também podem estar associados, como: ardência, sangramento genital, nódulo palpável, corrimento, disúria, sensação de desconforto local e dor.

Ao exame físico, observam-se os achados de lesões sobrelevadas, vegetantes, nódulos ou ulcerações.

O tumor localiza-se em 60% dos casos no lábio maior, em 20% dos casos no lábio menor, ou vestíbulo propriamente dito, 12% na região periclitoriana e em 6% na região perineal.[9] A Figura 56.1 apresenta lesão que acomete a região de fúrcula vaginal, lábios direito e esquerdo.

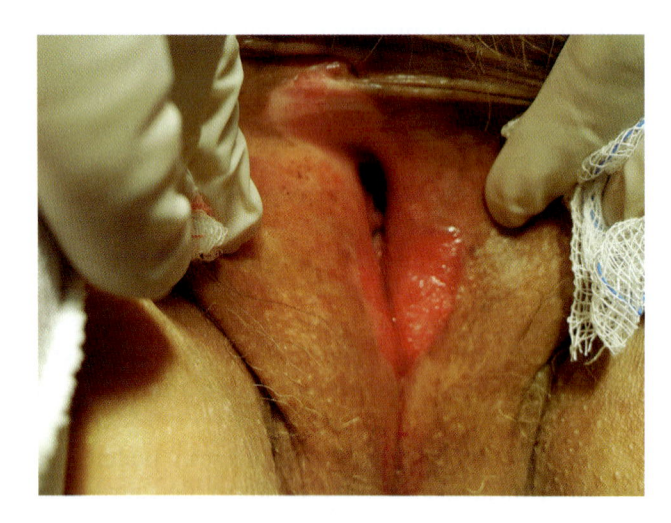

Figura 56.1 Lesão que acomete a região de fúrcula vaginal, lábios direito e esquerdo. A biópsia revelou tratar-se de carcinoma espinocelular de grandes células não queratinizante.

Fonte: imagem cedida pela Dra. Cláudia Bortoletto.

Diagnóstico

O diagnóstico desse câncer é geralmente tardio, uma vez que pacientes idosas relutam em buscar avaliação médica. Muitos estudos sobre o câncer de vulva relatam que pacientes podem demorar até 16 meses, desde o início dos sintomas, para procurar auxílio médico. Por isso, deve-se orientar mulheres assintomáticas a consultas ginecológicas rotineiras ou caso apresentem sintomas como prurido ou sangramento genital anormal, visando diagnóstico e tratamento precoces de doenças como essa neoplasia.

Ao exame físico ginecológico, observa-se lesões sobrelevadas, brancas ou hiperemiadas, ulceradas, com presença de nódulos ou vegetações.

Para auxiliar o diagnóstico, faz-se necessário a genitoscopia com aplicação de ácido acético (3% a 5%), observação ao colposcópio, seguida de biópsia dirigida de lesões suspeitas. Se houver disponibilidade, pode-se ainda complementar a vulvoscopia com o teste de Collins (aplicação de solução de azul de toluidina 1% a 2%). Entretanto, por apresentar relevante percentual de falsos-negativos e falsos-positivos, esse teste vem caindo em desuso. A avaliação com ácido acético do relevo do epitélio, feita de forma minuciosa, proporciona biópsias com alto percentual de acurácia.

O diagnóstico diferencial é feito com queratoses seborreicas, cistos de inclusão, cistos do ducto da glândula de Bartholin, hidroadenomas, líquen escleroso, condiloma acuminado, dentre outras alterações vulvares. É importante ressaltar que, frente ao diagnóstico de doença benigna, caso não ocorra melhora clínica após a introdução de terapêutica específica, cumpre-se a necessidade de biopsiar a lesão.

Vias de disseminação

O câncer de vulva dissemina-se por:

- Via direta para estruturas anatômicas adjacentes à lesão inicial: vagina, uretra, ânus;
- Via linfática, para linfonodos regionais. Estudos demonstraram que a embolização linfovascular pode acontecer precocemente. Em 10% dos tumores com menos de 1 cm e com invasão estromal inferior a 3 mm, ocorrem metástases em linfonodos inguinais;
- Via hematogênica: ocorre tardiamente, em pacientes com doença avançada.

Estadiamento

O principal fator prognóstico desse câncer é o *status* linfonodal. Na ausência de linfonodos comprometidos, a sobrevida global atinge 90% em cinco anos. Nos casos com linfonodos comprometidos, a sobrevida reduz para 60%, quando há comprometimento linfonodal unilateral, e para 20% a 30% quando bilateral.[10]

Porém, ao diagnóstico, a maioria dos casos de câncer são iniciais, sem comprometimento dos linfonodos regionais. Dados do Sistema Eletrônico de Editoração de Revistas (SEER) indicam que aproximadamente 61% de todos os cânceres vulvares estão confinados ao órgão, sem metástases para os linfonodos inguinofemoral.[11]

Em geral, os mais frequentes tipos histológicos do câncer apresentam disseminação linfonodal ordenada, com envolvimento dos linfonodos inguinais superficiais, depois para linfonodos profundos, e então para as cadeias pélvicas.

O estadiamento inicial desse câncer é clínico, entretanto, deve ser modificado ou confirmado com os achados histopatológicos (Quadro 62.1). Considera-se, além do tamanho e extensão locorregional do tumor, o *status* linfonodal, incluindo o número e o tamanho das metástases linfonodais, além das metástases a distância.

A incidência de metástases linfonodais está relacionada com a profundidade da invasão estromal, grau histológico e com envolvimento do espaço linfovascular.

Exames de imagem podem auxiliar no diagnóstico pré-operatório de doença metastática para os linfonodos regionais e são mais sensíveis que o exame físico e palpação inguinal isolados. Estas modalidades incluem: tomografia computadorizada, ressonância magnética, PET-CT e linfocintilografia.[12,13]

Importante notar que nem o estadiamento do câncer vulvar de 1988, nem o de 2009, pela FIGO, permite a inclusão de resultados de exames de imagem pré-operatórios.

Tratamento

O tratamento é predominantemente cirúrgico, inclusive para determinação do estadiamento. A adjuvância é feita principalmente pela radioterapia (RT), associada à quimioterapia sensibilizante, feita com cisplatina (QTs). A quimioterapia sistêmica (QT) pode ser utilizada como neoadjuvância ou, em casos muito avançados, tratamento paliativo.

A Figura 56.2 apresenta exemplo de vulvectomia posterior, com aspecto do pós-operatório imediato.

Na Figura 56.3, pode-se observar o fluxograma de tratamento, de acordo com o estadiamento FIGO 2009.

Quadro 56.1 Estadiamento segundo a FIGO 2009 para câncer de vulva.	
Estadio	**Descrição**
IA	Lesão ≤ 2 cm em extensão, confinado à vulva ou ao períneo e com invasão estromal ≤ 1 mm, sem metástases linfonodais.
IB	Lesão > 2 cm em extensão ou com invasão estromal > 1 mm, confinado à vulva ou ao períneo, sem metástases linfonodais.
II	Tumor de qualquer tamanho com extensão para estruturas perineais adjacentes (1/3 inferior da uretra, 1/3 inferior da vagina, ânus), sem metástases linfonodais.
IIIA	Tumor de qualquer tamanho, com ou sem extensão para estruturas perineais adjacentes (1/3 inferior da uretra, 1/3 inferior da vagina, ânus), com metástases linfonodais: (i) 1—2 linfonodos comprometidos (< 5 mm); (ii) 1 linfonodo comprometido (≥ 5 mm).
IIIB	Tumor de qualquer tamanho, com ou sem extensão para estruturas perineais adjacentes (1/3 inferior da uretra, 1/3 inferior da vagina, ânus), com metástases linfonodais: (i) 3 ou mais linfonodos comprometidos (< 5 mm); (ii) 2 ou mais linfonodos comprometidos (≥ 5 mm).
IIIC	Tumor de qualquer tamanho, com ou sem extensão para estruturas perineais adjacentes (1/3 inferior da uretra, 1/3 inferior da vagina, ânus), com linfonodos comprometidos extracapsular.
IVA	Tumor invade: (i) 1/3 superior de uretra e/ou mucosa vaginal, mucosa vesical, mucosa retal ou fixo à parede pélvica; (ii) linfonodo inguinofemoral ulcerado ou fixo.
IVB	Metástases a distância, incluindo linfonodos pélvicos.

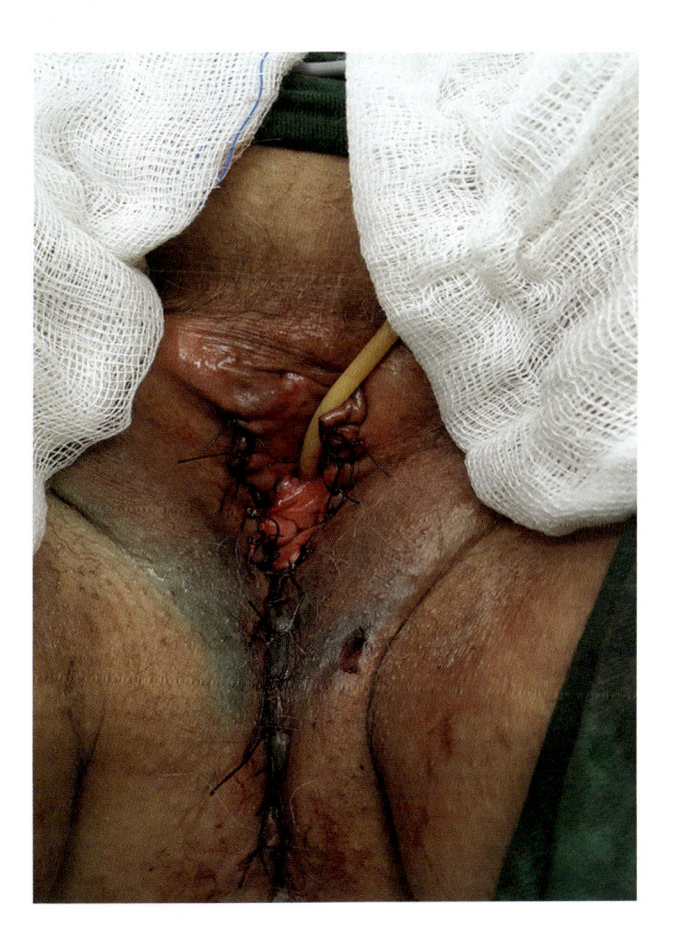

Figura 56.2 Vulvectomia posterior. Aspecto do pós-operatório imediato. A paciente apresentou boa evolução pós-operatória, com cicatrização completa da ferida operatória. O resultado anatomopatológico revelou tratar-se de carcinoma espinocelular estadio IB. Atualmente, está no primeiro ano de seguimento pós-operatório, sem queixas.

Fonte: imagem cedida pela Dra. Cláudia Bortoletto.

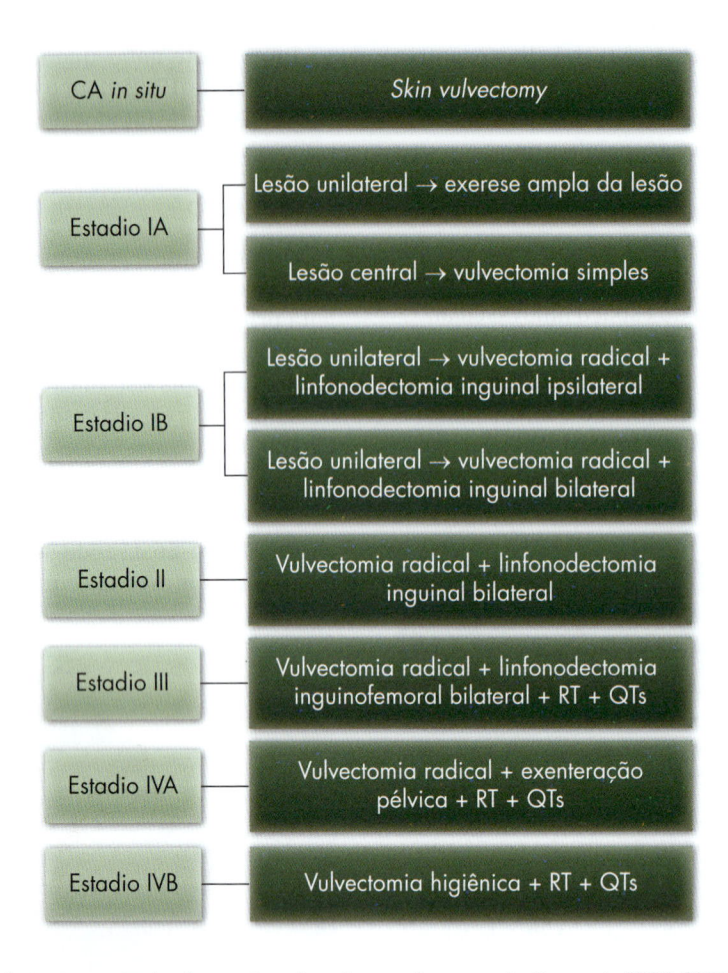

Figura 56.3 Fluxograma de tratamento de câncer de vulva, de acordo com estadiamento FIGO (2009).

Nos casos dos tumores iniciais, seguindo resultados dos estudos GOG 173 e GROINS V, há a possibilidade de pesquisa de linfonodo sentinela. Neste, utiliza-se a associação do azul de metileno ou azul patente com radioisótopo Tc-99. Deve ser aplicado em paciente com tumor unifocal, com menos de quatro centímetros, e sem história pregressa de radioterapia ou cirurgia inguinal. Essa técnica apresenta adequado valor preditivo negativo quando aplicada técnica de ultraestadiamento linfonodal.[14]

A Figura 56.4 apresenta exemplo de linfonodo sentinela em região inguinal de paciente com carcinoma espinocelular de vulva, após injeção do corante azul patente.

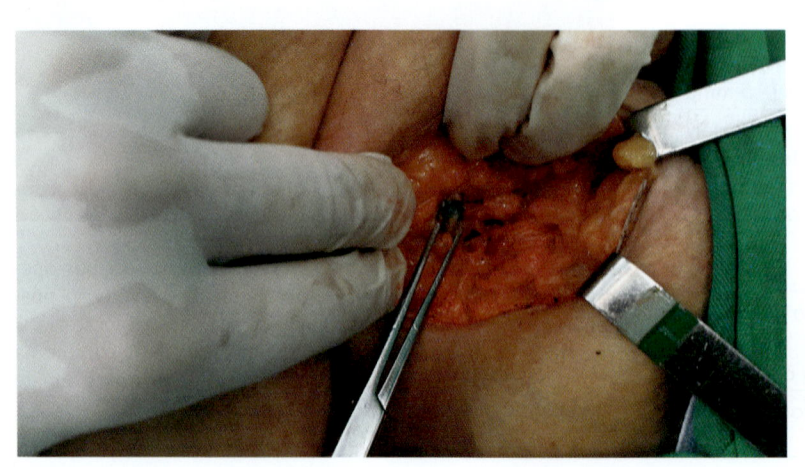

Figura 56.4 Linfonodo sentinela em região inguinal de paciente com carcinoma espinocelular de vulva, após injeção do corante azul patente.

Fonte: imagem cedida pela Dra. Cláudia Bortoletto.

Seguimento e prognóstico

O seguimento clínico, com vulvoscopia e exame pélvico, deve ser feito trimestralmente nos dois primeiros anos após o tratamento e semestralmente nos três anos subsequentes. Após esse período, deve receber alta da especialidade, sendo acompanhada anualmente em serviços de baixa complexidade.

Recidiva

O tratamento da recidiva depende da localização e da extensão tumoral. Prioriza-se, a depender das condições, a exérese cirúrgica. Em pacientes com recidiva locorregional em área não previamente irradiada, preconiza-se a exérese cirúrgica seguida por radioterapia ou por RT/QT.

Pacientes com recidiva locorregional já previamente irradiadas podem ser selecionadas, segundo critérios específicos rigorosos (extensão da doença, comorbidades associadas e *status* de *performance*), para exenteração pélvica.

REFERÊNCIAS BIBLIOGRÁFICAS

1. Siegel R, et al. Cancer statistics, 2012. CA Cancer J Clin 2012;62(1):10-29.
2. Lanneau GS, et al. Vulvar cancer in young women: demographic features and outcome evaluation. Am J Obstet Gynecol. 2009;200(6):645-9.
3. Duong TH, et al. Vulvo-vaginal cancers: risks, evaluaion, prevention and early detection. Obstet Gynecol Clin North Am. 2007;34(4):783-92.
4. van de Nieuwenhof HP, et al. Differentiated vulvar intraepithelial neoplasia is often found in lesions, previously diagnosed as lichen sclerosus, which have progressed to vulvar squamous cell carcinoma. Mod Pathol. 2011;24(2):297-101.
5. Brown JE, et al. Vulvar cancer in human immunodeficiency virus-seropositive premenopausal women: a case series and review of the literature. J Low Genit Tract Dis. 2005;9(1):7-15.
6. Hussain SK, et al. Cervical and vulvar cancer risk in relation to the joint effects of cigarette smoking and genetic variation in interleukin 2. Cancer Epidemiol Biomarkers Prev. 2008;17(7):1790-9.
7. Dillner J, et al. Four year efficacy of prophylactic human papillomavirus quadrivalent vaccine against low grade cervical, vulvar, and vaginal intraepithelial neoplasia and anogenital warts: randomized controlled trial. BMJ. 2010;341:c3493.
8. Di Saia PJ, et al. Clinical gynecologic oncology. 8th ed. Philadelphia: Elsevier Saunders; 2012. p. 219.
9. Wilkinson EJ, et al. Atlas of vulvar disease. 3rd ed. Philadelphia; Wolters Kluwer, Lippincott Willians & Wilkins; 2012.
10. Hacker NF. Revised FIGO staging for carcinoma of the vulva. Int J Gynaecol Obstet. 2009; 105(2):105-6.
11. Howlader N, et al. SEER Cancer Statistics Review, 1975-2008, National Cancer Institute. Bethesda, MD, http://seer.cancer.gov/csr/1975_2008/ (Acesso feito em 03 de outubro de 2015)
12. Cohn DE, et al. Prospective evaluation of positron emission tomography for the detection of groin node metastases from vulvar cancer. Gynecol Oncol. 2002; 85(1):179-84.
13. Rob L, et al. Further data on sentinel lymph node mapping in vulvar cancer by blue dye and radiocolloid Tc99. Int J Gynecol Cancer. 2007; 17(1):147-53.
14. Levenback C, et al. Sentinel node (SN) biopsy in patients with vulvar cancer: the Gynecologic Oncology Group (GOG) experience. Ann Surg Oncol. 2008;15(1):28-33.

Capítulo 57

■ Marco Antônio Pereira ■ Pedro Luiz Lacordia

Câncer de Vagina

■ INTRODUÇÃO

O câncer primário de vagina representa aproximadamente 1% a 3% de todas as neoplasias malignas do trato genital feminino. Pela raridade dessa doença, torna-se difícil a realização de estudos prospectivos randomizados.

De acordo com a Federação Internacional de Ginecologia e Obstetrícia (FIGO), o câncer de vagina deve ser classificado somente após a exclusão de origem cervical, uretral ou vulvar da lesão. Em pacientes com história prévia de carcinoma *in situ,* carcinoma invasivo de colo ou vulva, é necessário o intervalo livre de doença de 5 a 10 anos antes de ser considerado o diagnóstico de carcinoma primário de vagina.

O carcinoma de células escamosas é o mais frequente e outros tipos histológicos também podem ocorrer, tais como: melanoma; sarcoma e adenocarcinoma. Apesar da raridade do câncer primário de vagina, as doenças metastáticas malignas com extensão para a vagina não são incomuns. As metástases vaginais podem ocorrer por disseminação linfática ou hematogênica (p. ex. mama, ovário e rim) ou por extensão direta (colo, vulva e endométrio).

■ EPIDEMIOLOGIA E FATORES DE RISCO

Aproximadamente 1 em 100 mil mulheres serão diagnosticadas com câncer de vagina *in situ* ou invasivo, sendo mais comum entre mulheres idosas com ápice entre a 6ª e a 7ª décadas de vida.[1,2]

Mais de 90% dos casos são carcinomas de células escamosas e aproximadamente 5% são adenocarcinomas, sendo estes mais frequentes em mulheres jovens, com pico de incidência entre 17 e 21 anos. Os adenocarcinomas de células claras são raros e ocorrem mais comumente em pacientes com menos de 30 anos de idade, geralmente associados com a adenose de vagina.

A maioria dos casos de câncer de vagina estão relacionados com a infecção pelo papiloma vírus humano (HPV), tal como o câncer cervical. Em estudo caso controle com 156 mulheres com câncer vaginal *in situ* ou invasivo, mais de 50% eram positivas com anticorpos para os tipos 16 e 18.[3]

Fatores de risco:

- Infecção pelo papilomavírus humano (principalmente os tipos 16, 18, 31 e 33);
- As lesões HPV negativas geralmente ocorrem em pacientes idosas e frequentemente associadas à mutação da p53;
- Atividade sexual precoce, múltiplos parceiros, DST, tabagismo e imunossupressão;
- Infecção crônica da vagina pelo uso de pessários ou anéis;
- Radioterapia (10% das mulheres com diagnóstico de carcinoma primário de vagina têm história prévia de irradiação pélvica);
- Dietilbestrol (DES) – maior risco de gerar adenocarcinoma de vagina;
- Neoplasias intraepiteliais e carcinoma de colo uterino.

■ MANIFESTAÇÕES CLÍNICAS

O sangramento vaginal é o sintoma mais comum, porém cerca de 20% das pacientes são assintomáticas na ocasião do diagnóstico. O sangramento vaginal é frequentemente pós-coito ou pós-menopausa, e o corrimento vaginal pode estar presente em 30% dos casos.

Uma massa vaginal pode ser notada pela paciente. A retenção urinária, disúria, hematúria e urgência miccional ocorrem na presença de tumores avançados por compressão da parede anterior. Tumores que se desenvolvem na parede posterior podem produzir sintomas retais, tais como tenesmo, obstipação intestinal ou melena.

■ DIAGNÓSTICO

Os principais elementos no diagnóstico do câncer vaginal são: o exame pélvico, a citologia e a biópsia vaginal.

- **História:** devem ser incluídas questões associadas com o câncer vaginal, acima descritas em manifestações clínicas. O antecedente positivo de neoplasia cervical ou vulvar pode excluir o diagnóstico de câncer vaginal. Deve-se incluir as comorbidades médicas que podem impactar as decisões do tratamento;
- **Exame físico:** exame físico completo e minucioso deve ser realizado. Durante o exame especular, a vagina deve ser inspecionada em sua totalidade, incluindo a visualização de toda a sua circunferência e os fórnices vaginais por meio da delicada movimentação rotatória do espéculo. Os exames bimanual e retal são importantes para a identificação de massas pélvicas avaliar os paramétrios e o envolvimento das paredes pélvicas ou mesmo do reto. Em um trabalho de revisão, observou-se que 50% dos tumores ocorrem no terço superior da vagina, principalmente em sua parede posterior, 20% no terço médio e 30% no terço inferior.[2] As lesões se apresentam como massas, placas ou lesões ulceradas. As regiões inguinais devem ser examinadas para identificar possíveis linfonodos aumentados;
- **Colpocitologia oncológica (Papanicolau):** 20% dos casos de câncer vaginal são detectados incidentalmente pelo exame de rotina de citologia cérvico vagina;[1]
- **Colposcopia com biópsia:** possíveis lesões precursoras, em geral multifocais, devem ser avaliadas em toda a extensão da vagina, principalmente no terço superior, onde são mais frequentes. Em qualquer área suspeita, deverá ser realizada a biópsia após a utilização do ácido acético e a solução iodada de Lugol. O exame sob anestesia poderá ser necessária em pacientes com estenose significativa da vagina;
- **Retossigmidoscopia e cistouretroscopia:** realizadas para excluir invasão local do cólon e da bexiga nos casos de tumores avançados;
- **Exames de imagem:** os únicos exames de imagem preconizados no estadiamento do câncer de vagina pela Federação Internacional de Ginecologia e Obstetrícia (FIGO) são as radiografias de tórax e do esqueleto. Todavia, a tomografia computadorizada, a ressonância magnética e o PET-CT podem ser utilizados para estabelecer, com maior acurácia, a localização de lesões mais profundas, a presença de linfonodomegalias, comprometimento uretral e metástases hepáticas.[4,5]

■ DIAGNÓSTICO DIFERENCIAL

O sangramento vaginal pode ser causado pela atrofia vaginal em mulheres na pós-menopausa, na vigência de infecção vaginal ou mesmo em casos de trauma.

Uma massa vaginal também pode ser benigna, incluindo os cistos do ducto de Gartner, pólipos vaginais e adenose ou endometriose.

■ HISTOPATOLOGIA

O tumor primário de vagina compreende um grupo heterogêneo de neoplasias malignas.

- **Carcinoma de células escamosas**: mais de 90% dos carcinomas de vagina são desse tipo e aproximadamente 5% são adenocarcinomas. O carcinoma epidermóide acomete pacientes acima de 50 anos. Esses tumores podem ser nodulares, ulcerados, endofíticos ou exofíticos. Do ponto de vista histológico, são semelhantes aos tumores de células escamosas de outros sítios. O câncer vaginal está também associado com a infecção pelo papilomavírus humano (HPV), porém o epitélio vaginal é mais estável que o cervical, o qual está submetido a constante metaplasia, sendo menos suscetível aos vírus oncogênicos;
- **Adenocarcinomas**: representam aproximadamente todos os cânceres primários de vagina em mulheres jovens (menos de 20 anos de idade). Adenocarcinomas podem surgir de áreas de adenose vaginal, glândulas periuretrais e focos de endometriose. O adenocarcinoma de células claras é raro e dois terços dos casos estão relacionados ao uso materno do DES (dietilbestrol) durante a gravidez. A lesão ocorre principalmente no terço superior da vagina, em sua parede anterior, e aproximadamente 70% das pacientes são diagnosticadas no estadio I.

  A adenose de vagina é a lesão precursora do adenocarcinoma de células claras e o prognóstico é relativamente bom. A idade média é de 19 anos com variação dos sete aos 33 anos.
- **Sarcoma**: o leiomiossarcoma, os tumores mullerianos mistos malignos e o rabdomiossarcoma são os tipos de sarcomas primários de vagina que podem ser encontrados, sendo o rabdomiossar-

coma embrionário (sarcoma botrióide) o mais comum. Trata-se de tumor raro e muito agressivo, localizado, principalmente, na parede anterior da vagina. Mais de 90% dos casos ocorrem em meninas com idade inferior a cinco anos e dois terços são diagnosticados antes dos dois anos de idade. Esse sarcoma geralmente se apresenta como nódulos amolecidos que preenchem a vagina e podem se exteriorizar com aspecto de cacho de uvas. O prognóstico melhora com o tratamento multimodal, que inclui cirurgia, quimioterapia (vincristina, ciclofosfamida e actinomicina D) e radioterapia.

- **Melanoma:** o melanoma vaginal é raro e corresponde de 0,5% a 2% dos tumores malignos da vagina. Menos de 150 casos foram relatados;

Esses tumores ocorrem em pacientes com idade média aproximada de 60 anos (22 a 84 anos) e geralmente em mulheres caucasianas. O melanoma é localizado mais frequentemente na parede anterior e no terço inferior. O sintoma mais comum é o sangramento e se apresenta como uma massa ou placa escurecida, às vezes ulcerada. Os melanomas primários da mucosa urogenital podem ser extremamente agressivos com prognóstico sombrio, com recorrência local e metástase para o pulmão. A taxa de sobrevida em 5 anos usualmente é menor que 20%;

- **Leiomiossarcoma:** é outra variedade de tumor raro e corresponde a menos de 2% das neoplasias primárias de vagina. Apresenta-se como lesão submucosa do terço inferior;

- **Tumores metastáticos:** são frequentes na vagina, principalmente os derivados do colo do útero. Podemos encontrar, ainda, os adenocarcinomas metastáticos que têm origem no endométrio, seguidos de ovário, cólon, reto e, mais raramente, da mama

ESTADIAMENTO

O estadiamento clínico, determinado pela Federação Internacional de Ginecologia e Obstetrícia (FIGO),[6,7] é baseado nos achados de exame clínico, cistoscopia, proctoscopia e radiografia do tórax e esqueleto. Os resultados de biópsia ou punção aspirativa de nódulos inguinofemorais podem ser incluídos no estadiamento clínico.

Rotas de disseminação: os tumores vaginais invadem localmente e se disseminam por diversas rotas.

Diretamente para as estruturas pélvicas, como o paramétrio, a bexiga, uretra e reto. Eventualmente, a parede óssea pélvica pode estar envolvida.

A drenagem linfática da parte superior da vagina comunica-se com a do colo uterino, drenando inicialmente para os linfonodos pélvicos e para-aórticos; em comparação, os linfonodos do terço inferior da vagina drenam primariamente para os linfonodos inguinais e femorais, e secundariamente para os linfonodos pélvicos.

Disseminação hematogênica para outros órgãos, que incluem os pulmões, fígado e ossos é habitualmente manifestação tardia.

Estadio	Descrição
0	Carcinoma *in situ* (neoplasia *intraepitelial* vaginal) – NIVA
I	Tumor limitado à parede vaginal
II	Tumor que infiltra até o tecido subvaginal, mas não atinge a parede pélvica
III	Tumor que atinge a parede pélvica
IVA	Tumor que invade a mucosa da bexiga ou do reto e/ou estende-se além da pelve verdadeira
IVB	Presença de metástases a distância

Disponível em: <www.figo.org>

TRATAMENTO

Pela raridade, o tratamento do câncer vaginal é baseado em ensaios não randomizados e, por essa razão, o tratamento é semelhante ao do colo uterino e do canal anal.

O tratamento deve ser individualizado, e alguns fatores devem ser considerados no planejamento terapêutico, tais como:

- estadio clínico e tamanho da lesão (fatores importantes para o prognóstico);[2]
- presença ou ausência do útero;
- radioterapia pélvica prévia.

Estadio I

Carcinoma de células escamosas

Opções de tratamento para lesões superficiais menores que 0,5 cm

1. **Radioterapia:** estes tumores podem ser tratados conservadoramente com braquiterapia, porém alguns centros quase sempre iniciam o tratamento com radioterapia externa. Em lesões no terço inferior da vagina a radiação externa deve incluir os linfono-

dos pélvicos, os tecidos para-vaginais e os linfonodos inguinais.[8,9]

2. **Cirurgia**: excisão ampla ou vaginectomia total com reconstrução vaginal nos casos de tumor no terço superior. Quando há margens comprometidas, a radioterapia adjuvante deve ser realizada.[10]

Opções de tratamento para lesões superficiais maiores que 0,5 cm

1. **Cirurgia**: em lesões do terço superior da vagina, a vaginectomia e a linfadenectomia pélvica devem ser realizadas, e a neovagina pode ser realizada quando possível e se houver o desejo da paciente. Em lesões do terço inferior, a linfadenectomia inguinal deve ser realizada, e nos casos com margens comprometidas, a radioterapia adjuvante deve ser considerada;[10,11]

2. **Radioterapia**: radioterapia externa e/ou combinação da radioterapia intersticial e intracavitária na dose de 75 Gy. Nas lesões do terço inferior, a radioterapia de 45 a 50 Gy é realizada para os linfonodos pélvicos e inguinais.

Opções de tratamento para adenocarcinomas

1. **Cirurgia**: pela disseminação subepitelial, a vaginectomia total radical e a histerectomia com linfadenectomia são indicadas. A linfadenectomia pélvica é indicada nas lesões da metade superior da vagina, e a linfadenectomia inguinal, quando a lesão se encontra na metade inferior. Nos casos de margens comprometidas, a radioterapia adjuvante é frequentemente realizada.[11,12]

2. **Radioterapia intracavitária e intersticial**: como previamente descrito para o carcinoma de células escamosas. Nas lesões do terço inferior, a radioterapia de 45 a 50 Gy é realizada nos linfonodos pélvicos e inguinais;

3. **Terapia local combinada**: pode ser realizada em alguns casos selecionados, o qual incluem a excisão local extensa, amostragem linfonodal e radioterapia intersticial.

Estadio II

A radioterapia é o tratamento mais comum para essas pacientes.

Opções de tratamento para carcinomas de células escamosas e adenoacarcinomas

1. Combinação da braquiterapia e radioterapia externa é realizada na dose de 70 a 80 Gy. Nas lesões do terço inferior da vagina, é realizada a radioterapia pélvica inguinal na dose de 45 a 50 Gy;

2. Cirurgia radical: vaginectomia radical ou exenteração pélvica com ou sem radioterapia.[10,12]

Estadio III e IVA

Opções de tratamento para carcinomas de células escamosas e adenoacarcinomas

1. Radioterapia externa ou combinada com radioterapia intersticial e intracavitária, como exemplo, o esquema de radioterapia externa durante cinco a seis semanas, incluindo os linfonodos pélvicos, seguido de implante intersticial e/ou intracavitário numa dose total de 75 a 80 Gy e uma dose de 55 a 60 Gy na parede pélvica lateral;[8,13]

2. Cirurgia combinada com radioterapia é raramente indicada.[11,14]

Estadio IVB

Não há comprovação clínica de benefícios no tratamento realizado pela radioterapia e/ou cirurgia nas pacientes neste estadio.

Apesar da utilização dos mesmos esquemas quimioterápicos para o tratamento de pacientes com câncer do colo uterino, não há, ainda, evidências de benefícios com essas drogas para pacientes no estadio IVB. Isso se deve ao número de casos necessários para se propor protocolos quimioterápicos de eleição. Há ensaios de baixa qualidade relacionados a este tipo de tratamento e muitos são limitados por serem retrospectivos.

A combinação do uso do 5-Fluorouracil ou da Cisplatina e da radioterapia é indicada somente como uma extrapolação das estratégias utilizadas no tratamento do câncer do colo uterino.

Opções de tratamento (carcinomas de células escamosas e adenoacarcinomas)

1. Radioterapia (paliativa);

2. Radioterapia com quimioterapia.

■ COMPLICAÇÕES RELACIONADAS AO TRATAMENTO

De 10% a 15% das pacientes desenvolvem complicações relacionadas ao tratamento.[12] Estas incluem:

- Fístula retovaginal ou vesicovaginal;
- Cistite ou retite;
- Estenose vaginal ou retal;
- Necrose vaginal (raro).

No intuito de diminuir a estenose vaginal, as mulheres devem ser orientadas para o uso do dilatador vaginal, geralmente por uma semana, e após uma semana da última sessão de RT.

■ PROGNÓSTICO

A variável mais importante no prognóstico é o estadio no momento do diagnóstico, sendo diretamente relacionado ao grau de invasão, à localização e ao tamanho do tumor.[2,3]

A taxa de mortalidade é maior em pacientes com câncer vaginal nos estadios maiores que II e/ou tumores maiores que 4 cm.

As recidivas ocorrem, mais frequentemente, após um ano de tratamento. Em lesões superiores, a recorrência se dá localmente, e nas inferiores, em geral, ocorrem na parede pélvica ou a distância.

A sobrevida em cinco anos para todos os casos varia de 40% a 50%. Para o estadio I, varia de 71% a 87%; para o estadio II, de 50% a 78%; para o III, de 15% a 53%, e para o estadio IV, de 18%.

Alguns estudos avaliaram o papel preventivo das vacinas anti-HPV no controle das lesões precursoras de origem viral dos cânceres anogenitais, cujos resultados publicados têm sido bastante promissores.[15,16]

■ SEGUIMENTO

O seguimento é feito por meio dos sintomas, pelo exame físico e realização da citologia e colposcopia. Os exames de imagem não são recomendados como rotina, porém, a tomografia computadorizada e/ou a tomografia com emissão de pósitron (PET-CT) devem ser solicitadas na suspeita de recorrência.

De acordo com as recomendações da Sociedade de Ginecologia Oncológica (SGO),[17] as pacientes de baixo risco (estadio inicial, tratadas somente com cirurgia sem terapia adjuvante) devem ser avaliadas a cada seis meses nos dois primeiros anos, e anualmente após esse período. As pacientes de alto risco (doença avançada, tratamento primário com quimioterapia/radioterapia ou cirurgia com terapia adjuvante) devem ser seguidas a cada 3 meses nos dois primeiros anos, a cada seis meses entre o 3º e o 5º ano e anualmente após esse período.

REFERÊNCIAS BIBLIOGRÁFICAS

1. Siegel RL, et al. Cancer statistics, 2015. CA Cancer J Clin 2015; 65(1):5-29.

2. Shah CA, et al. Factors affecting risk of mortality in women with vaginal cancer. Obstet Gynecol 2009;113(5):1038-45.

3. Gadducci A, et al. Squamous cell carcinoma of the vagina: natural history, treatment modalities and prognostic factors. Crit Rev Oncol Hematol 2015; 93:211.

4. Gardner CS, et al. Primary vaginal cancer: role of MRI in diagnosis, staging and treatment. Br J Radiol 2015; 88:20150033.

5. Lamoreaux WT, et al. FDG-PET evaluation of vaginal carcinoma. Int J Radiat Oncol Biol Phys 2005; 62:733.

6. Current FIGO staging for cancer of the vagina, fallopian tube, ovary, and gestational trophoblastic neoplasia. Int J Gynaecol Obstet 2009; 105:3.

7. Hacker NF, et al. Vaginal cancer. In: Berek and Hacker's Gynecologic oncology. 6th ed. Philadelphia: Lippincott Williams & Wilkins; 2015. p.608.

8. Perez CA, et al. Definitive irradiation in carcinoma of the vagina: long-term evaluation of results. Int J Radiat Oncol Biol Phys 1988; 15 (6): 1283-90.

9. Frank SJ, et al. Definitive radiation therapy for squamous cell carcinoma of the vagina. Int J Radiat Oncol Biol Phys 2005; 62 (1):138-47.

10. Tjalma WA, et al. The role of surgery in invasive squamous carcinoma of the vagina. Gynecol Oncol 2001; 81(3): 360-5.

11. Stock RG, et al. A 30-year experience in the management of primary carcinoma of the vagina: analysis of prognostic factors and treatment modalities. Gynecol Oncol 1995;56(1):45-52.

12. Rubin SC, et al. Squamous carcinoma of the vagina: treatment, complications, and long-term follow-up. Gynecol Oncol 1985;20(3):346-53.

13. Chyle V, et al. Definitive radiotherapy for carcinoma of the vagina: outcome and prognostic factors. Int J Radiat Oncol Biol Phys 1996;35(5):891-905.

14. Boronow RC, et al. Combined therapy as an alternative to exenteration for locally advanced vulvovaginal cancer. II. Results, complications, and dosimetric and surgical considerations. Am J Clin Oncol 1987;10(2):171-81.

15. Mensoza N. et al. HPV Vaccine Update: New indications and Controversies. Skin Therapy Lett. 2011;16(8):1-3

16. Alemany L, et al. Large contribution of human papillomavirus in vaginal neoplastic lesions: a worldwide study in 597 samples. Eur J Cancer 2014; 50:2846-9.

17. Salani R, et al. Posttreatment surveillance and diagnosis of recurrence in women with gynecologic malignancies: Society of Gynecologic Oncologists recommendations. Am J Obstet Gynecol 2011; 204(6):466-78

Capítulo **58**

■ **Maria Gabriela Baumgarten Kuster Uyeda** ■ **Claudia Bortoletto**

Sarcomas Uterinos

■ DEFINIÇÃO

Sarcomas são incomuns e correspondem a menos de 1% das neoplasias malignas ginecológicas, e a 3% a 6% das do uterino.[1-5] Essa incidência tem aumentado, principalmente pelo envelhecimento populacional e melhor diagnóstico.[6] A casuística da Ginecologia Oncológica da Escola Paulista de Medicina corrobora com esse fato; entre janeiro de 2010 e fevereiro de 2015, observaram-se 15,4% dos casos de sarcomas.

Acometem 17,1 mulheres a cada 1 milhão, e embora tenham baixa incidência, são os tumores uterinos de pior prognóstico. Quando comparados ao carcinoma de endométrio, cursam com maior incidência de metástases precoces e menor sobrevida.[5,7]

O grupo é heterogêneo e deriva do tecido mesenquimal. Os tumores mesenquimais do útero são classificados em dois subtipos: tumores do músculo liso e tumores do estroma endometrial.

Os tumores do músculo liso são classificados em leiomiomas, tumores de músculo liso com potencial incerto de malignidade (STUMP, ou – *stromal tumors of uncertain malignant potential*) e leiomiossarcomas.

Os tumores do estroma endometrial são classificados em nódulo estromal, sarcoma do estroma endometrial e sarcoma endometrial indiferenciado.

O tipo histopatológico mais frequente, até a classificação de 2009, era o carcinossarcoma (8,2/1 milhão), seguido do leiomiossarcoma (6,4/milhão) e do sarcoma do estroma endometrial (1,8/milhão).

O carcinossarcoma não é mais classificado como sarcoma, fazendo parte do grupo de carcinomas do endométrio de alto grau (GIII), juntamente com o carcinoma seroso papilífero e o carcinoma de células claras.

Classificação histopatológica

São classificados em leiomiossarcoma, sarcoma do estroma endometrial, adenossarcoma, sarcoma indiferenciado (anteriormente denominado sarcoma do estroma endometrial de alto grau).

■ QUADRO CLÍNICO

O ginecologista deve saber que o quadro clínico é variável, e, por vezes, depende do tipo histopatológico.

De forma geral, o principal sintoma é o sangramento uterino anormal, que está presente em 70% a 95% das mulheres (sangramento intermenstrual na menacme e sangramento na pós-menopausa). Os demais sintomas são dor pélvica (30%) e aumento do volume uterino (50%).[8,9]

Pelo quadro clínico com sinais e sintomas comuns a outras doenças benignas do útero (tais como mioma, adenomiose, pólipo endometrial), alguns diagnósticos são concretizados apenas no pós-operatório pelo resultado do exame anatomopatológico definitivo.

Com o uso rotineiro de procedimentos laparoscópicos nas histerectomias e miomectomias, e com as terapêuticas como embolização de artérias uterinas no tratamento conservador do leiomioma uterino, há que se considerar a gravidade do morcelamento dos miomas e dos tratamentos conservadores, com piora do prognóstico destas pacientes.

Ao exame físico, aumento uterino e presença de massa abdômino-pélvica podem ser sugestivos de neoplasia. O crescimento rápido e progressivo do útero pode ser indicativo de malignidade.

Eventualmente, lesão de aspecto polipoide pode se exteriorizar pelo canal endocervical e orifício externo do colo do útero, expondo-se ao exame especular (ver Figura 58.1).[10]

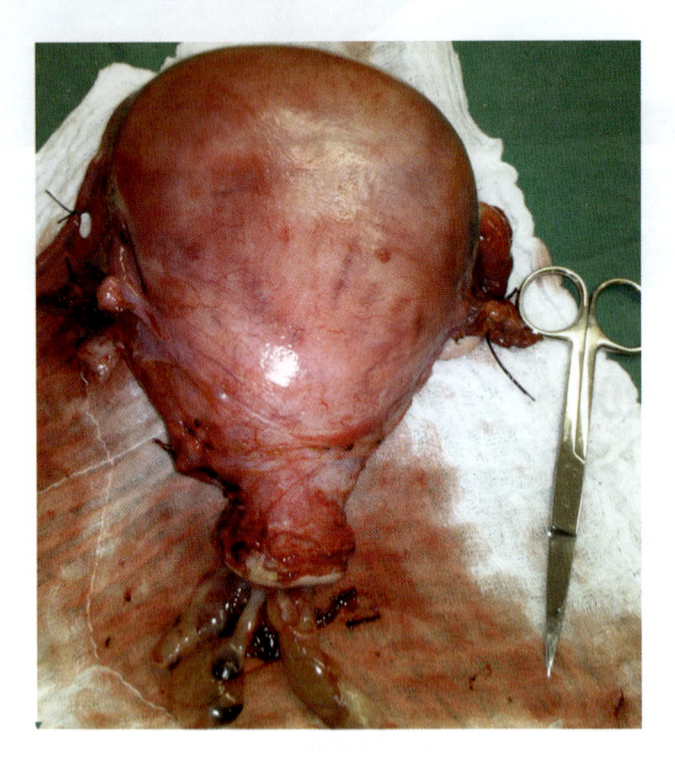

Figura 58.1 Exame especular apresentando lesão de aspecto polipoide exteriorizada pelo canal endocervical e orifício externo do colo do útero.

Adinamia, caquexia e emagrecimento podem ser sinais e sintomas de tumores mais avançados.

■ FATORES DE RISCO

Possui etiologia controversa. Correlaciona-se à radiação ionizante prévia em 10% a 25% dos casos,[4,11] com intervalo de 5 a 25 anos após a exposição, e com uso prolongado de tamoxifeno.[4,12]

Nos leiomiossarcomas e carcinossarcomas, a raça negra é fator de risco, além de piorar a sobrevida das doentes com carcinossarcomas.[13-15]

■ EXAMES DE INVESTIGAÇÃO E DIAGNÓSTICO

Assim como todos os cânceres, o anatomopatológico é imperativo para o diagnóstico.

Exames como ultrassonografia transvaginal, tomografia computadorizada, ressonância magnética, entre outros, podem sugerir o tumor, porém não oferecem certeza. Ajudam a planejar a cirurgia e estruturar a conduta.[2,16]

Dentre os achados possíveis nesses exames, temos o aumento uterino e/ou a presença de massa intrauterina que eventualmente invade o miométrio.

Pela disseminação tumoral ser predominantemente por via hematogênica, a investigação para estadiamento requer, além da cirurgia (pois trata-se de estadiamento cirúrgico), exames para avaliar pulmão e fígado.

■ TIPOS HISTOLÓGICOS

São tumores que podem ser homogêneos ou heterogêneos contendo o componente mesenquimal. Metade são carcinossarcomas, 25% a 30% são leiomiossarcomas, 10% a 15% são sarcomas do estroma endometrial e 8%, adenossarcomas.[7]

■ ESTADIAMENTO

O estadiamento é cirúrgico e diferente para cada tipo histológico FIGO (Tabela 58.1).[13,17]

O estadiamento do carcinossarcoma segue o estadiamento do carcinoma do endométrio.

■ SEGUIMENTO

O seguimento deverá ser realizado a cada três meses nos dois primeiros anos e a cada seis meses nos anos subsequentes, até completar cinco anos. O exame físico e a anamnese não dirigida (espontânea) são obrigatórios, porém, não há evidência na realização de outras técnicas propedêuticas.

Carcinossarcomas

É o tipo histológico mais frequente dentre os sarcomas,[2,18] porém, desde 2009, passou a ser classificado como carcinoma do endométrio de alto grau. Corresponde a 4% dos tumores malignos do corpo do útero,[2] porém é o responsável por 15% dos óbitos. São tumores extremamente agressivos, e no ato diagnóstico, 60% das pacientes já se apresentam com doença extrauterina.[19]

Consiste em tumor mulleriano misto, maligno, com componente epitelial de carcinoma de alto grau (como o endometrioide de alto grau, células claras ou seroso) e sarcomatoso homólogo (tecido tipo uterino) ou heterólogo (tecido extrauterino como rabdomiossarcoma, condrossarcoma).[19,20]

A faixa etária de maior incidência é 7ª e 8ª décadas de vida, acometendo de preferência as nulíparas.[19] A radiação pélvica prévia é fator de risco em 5% a 30% das pacientes.[21] A raça negra é fator de risco e traz pior prognóstico.[15]

A tríade clássica do quadro clínico é sangramento pós-menopausal, dor pélvica e material friável e sangrante se exteriorizando pelo colo do útero (Figura 58.2), com eventual necrose e eliminação do tecido pela vagina.[2,19,22]

Tabela 58.1 Estadiamento dos sarcomas uterinos.

Leiomiossarcoma e Sarcoma do Estroma Endometrial (FIGO – 2009)

Estadio	Descrição
I	Tumor limitado ao útero
IA	Tumor menor que 5 cm no maior diâmetro
IB	Tumor igual ou maior que 5 cm no maior diâmetro
II	Tumor com extensão à pelve
IIA	Envolvimento anexial
IIB	Envolvimento de outras estruturas pélvicas
III	Tumor invade tecidos abdominais
IIIA	Um sítio acometido
IIIB	Dois ou mais sítios acometidos
IIIC	Disseminação para linfonodos pélvicos e/ou retroperitoneais
IV	Reto, bexiga ou metástases a distância
IVA	Envolvimento de reto e/ou bexiga
IVB	Metástases a distância

Adenossarcoma (FIGO – 2009)

Estadio	Descrição
I	Tumor limitado ao útero
IA	Tumor limitado ao endométrio/endocérvice
IB	Tumor invade menos da metade do miométrio
IC	Tumor invade mais da metade do miométrio
II	Tumor com extensão à pelve
IIA	Envolvimento anexial
IIB	Envolvimento de outras estruturas pélvicas
III	Tumor invade tecidos abdominais
IIIA	Um sítio acometido
IIIB	Dois ou mais sítios acometidos
IIIC	Disseminação para linfonodos pélvico e/ou retroperitoneais
IV	Reto, bexiga ou metástases a distância
IVA	Envolvimento de reto e/ou bexiga
IVB	Metástases a distância

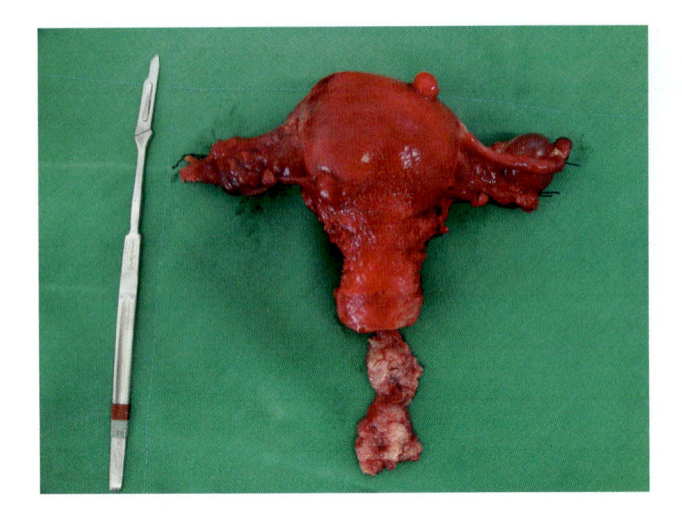

Figura 58.2 Tríade clássica do quadro clínico: sangramento pós-menopausa, dor pélvica e material friável e sangrante se exteriorizando pelo colo do útero.

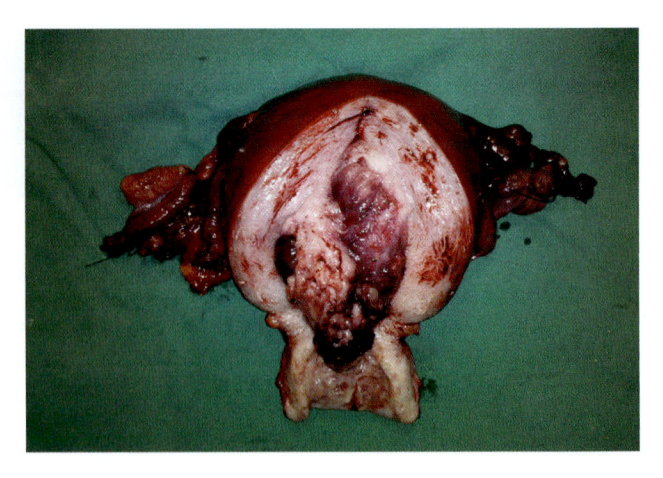

Figura 58.3 Sarcoma uterino, com acometimento linfonodal.

O diagnóstico é realizado por exame anatomopatológico de amostras obtidas por meio de biópsias intrauterinas, porém, por haver diversos componentes, o diagnóstico inicial pode não ser de carcinossarcoma, e sim de carcinoma de alto grau.[1]

A avaliação pré-operatória deve incluir exames de imagem para avaliação de doença extrauterina, que não é incomum, pela agressividade tumoral.[4]

O estadiamento é cirúrgico e se assemelha ao do carcinoma endometrial de alto grau,[13] assim como a adjuvância (quimio e radioterapia).

Em razão da raridade do tumor, não existem estudos prospectivos e baseados em evidência, portanto, o tratamento é baseado em pequenos estudos retrospectivos. No geral, o multimodal é o recomendado, porém o tratamento ótimo ainda está em discussão.

A cirurgia inclui coleta do lavado peritoneal (apesar de não alterar o estadiamento), histerectomia total, anexectomia bilateral, linfonodectomia pélvica e periaórtica – considerar a citorredução ótima em caso de múltiplos implantes.[4,19] O acometimento linfonodal gira em torno de 20% mesmo em estadios iniciais (I-II), como foi demonstrado pelo *Gynecologic Oncology Group* (GOG).[4,19,23,24] Figura 58.3.

A omentectomia pode ser realizada, mas não é considerada uma recomendação formal, a não ser que possua tumor macroscópico. Nesse caso, a exérese é necessária para a citorredução máxima.[17]

A quimioterapia é recomendada mesmo em estadios iniciais, em razão da agressividade tumoral.[1] Não há padronização ou evidências para a escolha dos quimioterápicos, porém a maioria dos especialistas empregam esquemas baseados em platina, não havendo diferença entre os regimes para doença inicial ou avançada.[25-30]

A radioterapia diminuiu o risco de recorrência local, porém não modifica a sobrevida[4,31] e não reduz o surgimento de doença a distância.[31] Essa adjuvância isolada não é recomendada por não ser suficiente.

Apesar de não existirem estudos fase III, em estudos não randomizados, a terapia combinada cirurgia + quimioterapia + radioterapia é a que parece trazer maior sobrevida e tempo livre de doença.[32] Porém, a ordem das terapêuticas ainda está em discussão, com opção do esquema "sanduíche", isto é, de intercalar as modalidades (QT/RT/QT).[33]

A terapia-alvo ainda não tem perspectiva, tornando-se objetivo para o futuro.

O prognóstico é bastante reservado, e em 50% das pacientes há recidivas, apesar da cirurgia e da adjuvância. A sobrevida em cinco anos é de 33% a 39%.[20,34]

■ LEIOMIOSSARCOMAS

São os sarcomas mais comuns desde a reclassificação dos carcinossarcomas como carcinomas endometriais.[35,36] Representam 1% dos tumores do corpo uterino.[37]

Advêm de células mesenquimais em sua grande maioria ou, raramente, de leiomiomas preexistentes. Acomete mulheres em torno da 5ª década de vida, entre 45 e 55 anos.[2]

O quadro clínico consiste em sangramento anormal, dor abdominopélvica e tumor palpável,[2,36] sinais e sintomas que não se diferenciam de doenças benignas; sendo assim, muitas vezes o diagnóstico é realizado em peças de cirurgias praticadas para mioma e neoplasias benignas em geral.[2,38] A Figura 58.4 apresenta um exemplo de leiomiossarcoma.

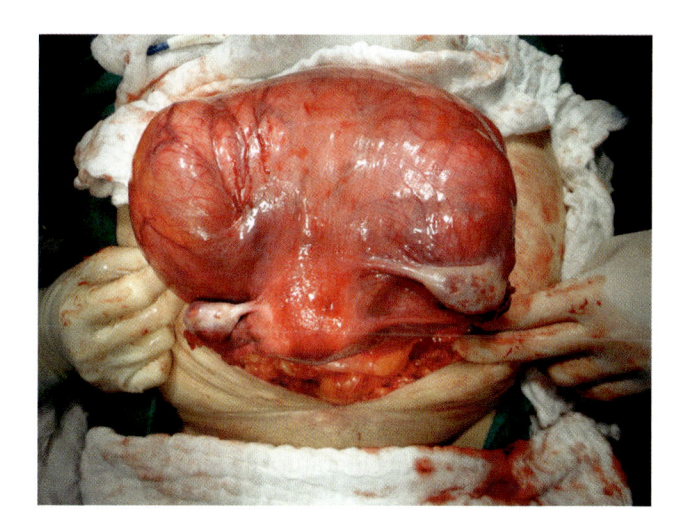

Figura 58.4 Leiomiossarcoma.

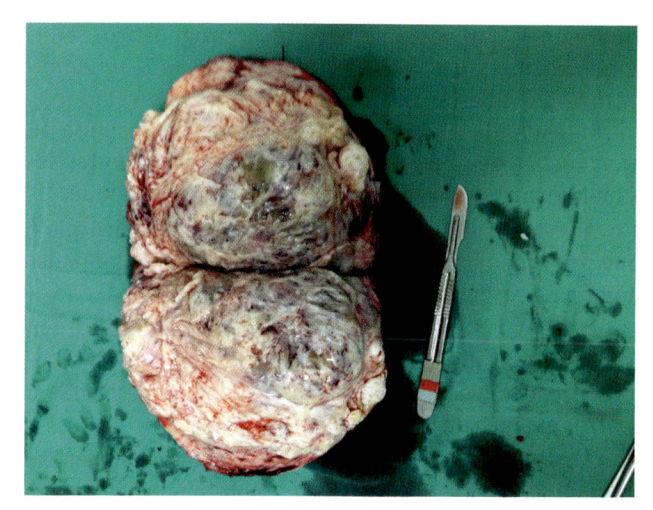

Figura 58.6 Exemplo de neoplasia.

O diagnóstico entre as neoplasias benignas e malignas é histológico, e a diferença entre elas é realizada por critérios microscópicos: atipia celular, índice mitótico (número de mitoses encontradas em 10 campos microscópicos de maior aumento) e necrose.[2,39] Esses critérios diferenciam leiomiomas, leiomiomas atípicos e leiomiossarcomas.[40] As Figuras 58.5 e 58.6 apresentam diferentes tipos de neoplasias.

Os exames de imagem mostram tumores uterinos volumosos sem imagens características, não sendo possível diferenciar as neoplasias benignas e malignas.[36]

A principal via de disseminação é hematogênica e o estadiamento completo deve incluir a pesquisa de metástases no fígado e pulmões.

O tratamento básico consiste na histerectomia total e salpingectomia bilateral, e em mulheres na pós-meno-

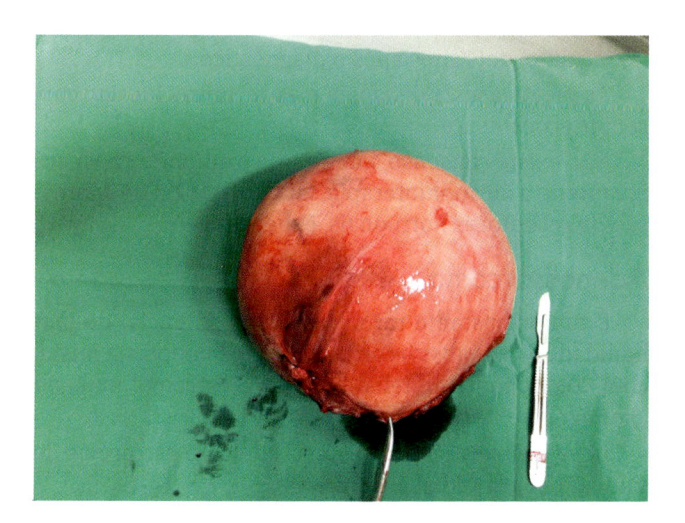

Figura 58.5 Exemplo de neoplasia.

pausa, associa-se à salpingoforectomia bilateral, porém é baixo o índice de metástases para os anexos.[41] A anexectomia em mulheres na pré-menopausa não melhora a sobrevida ou tempo livre de doença.[38]

A linfonodectomia não é sistemática, pois menos de 3% das pacientes apresentam acometimento linfonodal.[38,41,42] Executa-se, apenas, a exérese de linfonodos suspeitos, aumentados à palpação.[41,43]

Assim como a linfonodectomia, também não são recomendados de rotina a omentectomia, as biópsias peritoneais ou a coleta do lavado peritoneal.

Havendo doença disseminada, deve-se executar a histerectomia total com anexectomia bilateral e citorredução ótima com exérese de todos os implantes; isso melhora a sobrevida e o tempo livre de doença.[44,45]

Na vigência de doença irressecável, em que a citorredução ótima não é possível, não há benefício em realizar qualquer cirurgia, e quando inicializada, deverá ser adiada para depois do tratamento sistêmico.[44]

A prevalência de sarcomas uterinos em cirurgias de miomas gira em torno de 1/350 e 1/500[10,46], e, em caso de diagnóstico de leiomiossarcoma em peça cirúrgica de miomectomia ou histerectomia, há necessidade de atenção especial.[47]

Após miomectomia, está recomendada nova cirurgia, isto é, histerectomia total e avaliação da cavidade abdominal. Após histerectomia, investiga-se com imagem e reabordagem cirúrgica se houver evidência de doença residual. Se a histerectomia prévia for subtotal, recomenda-se nova cirurgia para traquelectomia (salpingoforectomia se na pós-menopausa) e avaliação da cavidade abdominal.[48]

O morcelamento da peça por laparoscopia ou por via vaginal aumenta o risco de disseminação peritoneal/

abdominal (sarcomatose) e piora o prognóstico, reduzindo a sobrevida.[49,50] A FDA (*U.S. Food and Drug Administration*) liberou um alerta sobre os morceladores, recomendando a não utilizá-los em caso de suspeita ou diagnóstico de câncer, e orientando que as pacientes sejam informadas do risco inesperado de malignidade.[51]

Alguns serviços sugerem que se faça nova cirurgia e investigação da cavidade abdominal se houve morcelamento no primeiro procedimento.[52]

O PET-CT é considerado instrumento muito útil em casos de diagnóstico pós-cirúrgico. Porém, não há estudos prospectivos avaliando sua utilidade em relação a outros exames de imagem.[53]

A radioterapia pode ser utilizada na adjuvância para reduzir as recorrências locais,[31,54] porém não há evidência em melhora de sobrevida global.[31] A quimioterapia também é tratamento adjuvante plausível, porém controverso, pois não melhora a sobrevida global quando comparada com apenas seguimento pós-cirurgia nos estadios iniciais. Portanto, em estadios iniciais, recomenda-se apenas seguimento clínico e por imagem.[31]

Em casos avançados (estadios III e IV), a quimioterapia é utilizada assim como em recidivas,[55] que chega a 50% dos casos.[56] Nas recidivas ressecáveis, a cirurgia está indicada.[36]

O prognóstico depende do estadiamento, e a sobrevida em cinco anos varia de 15% a 70%. As taxas de recorrência são elevadas por causa da agressividade do tumor, e o principal local de metástase é o pulmão.[57]

Sarcomas do estroma endometrial

Trata-se de tumor mesenquimal com potencial de malignidade. São considerados como sarcomas do estroma apenas os tumores de baixo grau histológico, recebendo os de alto grau histológico a nova denominação, ou seja, sarcoma do estroma endometrial indiferenciado.[2,58]

É o segundo sarcoma mais comum e predomina na perimenopausa e após a menopausa. Acomete mulheres acima dos 40 anos.[48,59]

O quadro clínico é o sangramento uterino anormal e a dor pélvica, porém cerca de 25% das mulheres são assintomáticas.[58]

Os exames de imagem fornecem poucas informações e não podem confirmar doença maligna.[58,60]

A histerectomia com anexectomia bilateral é o tratamento recomendado.[42,61,62] A linfonodectomia, a coleta do lavado e a omentectomia não devem ser executadas de rotina, pois a disseminação é principalmente hematogênica (disseminação linfática em apenas 6% dos casos).[58,59,63-66] Executa-se a exérese dos linfonodos, apenas se aumentados.

Assim como descrito para os leiomiossarcomas, o morcelamento da peça por laparoscopia ou por via vaginal aumenta o risco de disseminação peritoneal/abdominal e piora o prognóstico, reduzindo a sobrevida.[50,67]

A adjuvância não é realizada em estadio I, porém em estadios mais avançados a radioterapia, para controle local (pois não aumenta sobrevida global),[68] e a quimioterapia sistêmica são alternativas. Porém, por causa da raridade do tumor, não existem trabalhos prospectivos com evidência sobre efeitos na sobrevida.

A hormonioterapia pode ser recomendada para estadios II-IV.[69]

A recorrência pode acontecer, mas quando acontece é tardia. Há relatos na literatura de recorrência após 25 anos.

Pelo baixo grau de malignidade, são tumores de melhor prognóstico e mais indolentes quando comparados aos demais sarcomas.[5,70] A sobrevida em 10 anos atinge 65% a 76%.[71]

■ SARCOMA ENDOMETRIAL DIFERENCIADO

É o sarcoma do estroma endometrial de alto grau. É raro e seu comportamento clínico é pouco estudado, devido à pequena casuística. Por ser de alto grau, não expressa receptor hormonal e usualmente, por ocasião do diagnóstico, já se encontra avançado.

O quadro clínico é inespecífico, caracterizado por sangramento genital, tumor pélvico e algia pélvica. Geralmente são polipoides, com extensas áreas de necrose e hemorragia.

O tratamento envolve a cirurgia, se necessário citorredutora, seguida da individualização da radioterapia para controle local e quimioterapia sistêmica.

O principal fator prognóstico com relevância estatística parece ser a embolização angiolinfática. O prognóstico é bastante ominoso e o óbito ocorre geralmente em, no máximo, dois anos após o diagnóstico.

As metástases a distância e as recidivas locais ocorrem precocemente.

Não existe consenso sobre rádio e quimioterapia adjuvantes e a hormonioterapia, face à ausência de expressão de receptores hormonais, é ineficaz.

Adenossarcoma

É tumor bastante raro, com baixo potencial de malignidade. O adenossarcoma do útero é neoplasia mista, com componente epitelial benigno e estromal maligno (homólogo e de baixo grau).[72-74]

Deve-se investigar, na história clínica, o uso prévio de tamoxifeno e a radiação ionizante.

Esses tumores apresentam expressão para receptores de estrogênio e de progesterona em 90%. Atingem principalmente a 4ª e 5ª décadas de vida, acometendo pacientes na menacme e idade reprodutiva, e em menor percentual naquelas acima dos 60 anos de idade.[75,76]

Apresentam como principal sintoma o sangramento uterino anormal e, em alguns casos, sangramento pós--coito e corrimento genital.[77,78]

Eventualmente grande massa polipoide intracavitária pode "parir", se exteriorizando pelo orifício externo do colo uterino e assemelhando-se a miomas pediculados paridos ou pólipos endocervicais.[72,77] As Figuras 58.7 e 58.8 apresentam exemplos de adenossarcomas.

A maior parte dos adenossarcomas é diagnosticada em estadio I (cerca de 60% das pacientes).[76]

Invadem o miométrio em 15%, mas o comprometimento é profundo (superior a 50%) em apenas 5% das pacientes. Portanto, são considerados tumores de melhor prognóstico.

O tratamento consiste na histerectomia total e anexectomia bilateral pela grande quantidade de receptores hormonais presentes nessa neoplasia. Há discussão acirrada em pacientes jovens e/ou com desejo reprodutivo, pois a possibilidade de metástases em anexos é muito baixa,[79] ou seja, a anexectomia não é imperativa, mas deve ser discutido com a paciente o risco-benefício pelo risco de recorrência por estimulação hormonal.[77]

Não há necessidade de linfonodectomia sistemática pois o acometimento lifonodal não ultrapassa 3%.[76]

O tratamento adjuvante não tem grau de evidência e não é normalmente utilizado. Discute-se a possibilidade de braquiterapia em casos de invasão miometrial (fator que está associado à recorrência local).[77,80]

As recidivas ocorrem na vagina, na pelve e no abdome e podem ser tardias, o que justifica o acompanhamento por longo período de tempo. Em 70% dos casos, as recidivas correspondem a sarcomas puros.

Em uma das maiores séries de estudo desse tumor (n = 23), o principal fator prognóstico foi a necrose tumoral. O prognóstico é bom e em cinco anos varia de 69% em estadio I até 15% em estadio IV.[5,70,76]

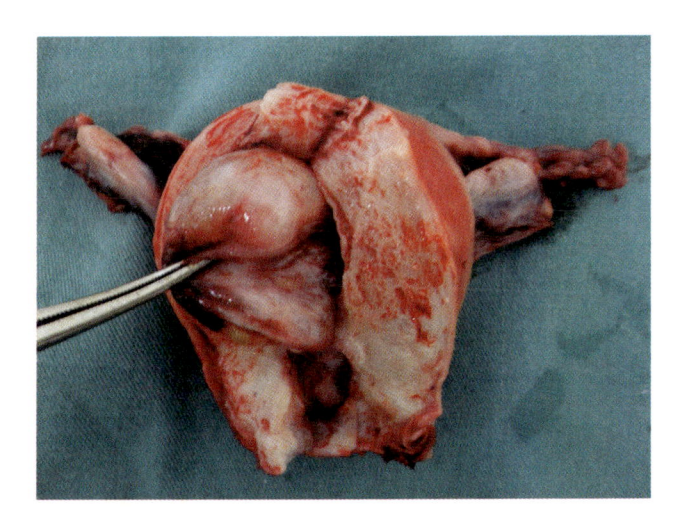

Figura 58.7 Exemplo de adenossarcoma.

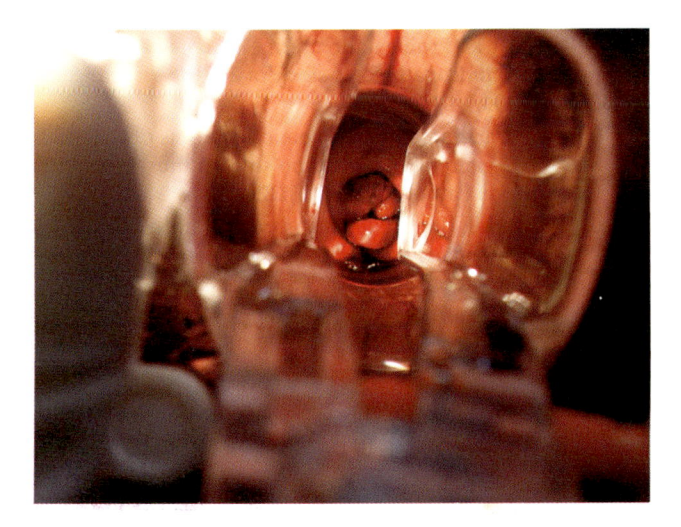

Figura 58.8 Exemplo de adenossarcoma.

REFERÊNCIAS BIBLIOGRÁFICAS

1. Cantrell LA, et al. Uterine carcinosarcoma: a review of the literature. Gynecologic oncology. 2015;137(3):581-8.

2. Wu TI, et al. Clinical presentation and diagnosis of uterine sarcoma, including imaging. Best practice & research Clinical obstetrics & gynaecology. 2011;25(6):681-9.

3. Siegel R, et al. Cancer statistics, 2013. CA: Cancer J Clinic 2013;63(1):11-30.

4. Sutton G. Uterine sarcomas 2013. Gynecol Oncol 2013;130(1):3-5.

5. D'Angelo E, et al. Uterine sarcomas: a review. Gynecol Oncol 2010;116(1):131-9.

6. Ueda SM, et al. Trends in demographic and clinical characteristics in women diagnosed with corpus cancer and their potential impact on the increasing number of deaths. Am J Obstetr Gynecol 2008;198(2):218 e1-6.

7. Gonçalves WJ. Ginecologia oncológica. São Paulo: Atheneu; 2014.

8. Nordal RR, et al. Uterine sarcomas in Norway 1956-1992: incidence, survival and mortality. Eur J Cancer 1997;33(6):907-11.

9. Liao Q, et al. Clinical and pathological analysis on 106 cases with uterine sarcoma. Zhonghua fu chan ke za zhi. 2001;36(2):104-7.

10. Parker WH, et al. Uterine sarcoma in patients operated on for presumed leiomyoma and rapidly growing leiomyoma. Obstetr Gynecol 1994;83(3):414-8.

11. Meredith RF, et al. An excess of uterine sarcomas after pelvic irradiation. Cancer. 1986;58(9):2003-7.

12. Uehara T, et al. Prognostic impact of the history of breast cancer and of hormone therapy in uterine carcinosarcoma. Int J Gynecol Cancer 2012;22(2):280-5.

13. Prat J. FIGO staging for uterine sarcomas. Int J Gynaecol Obstetr 2009;104(3):177-8.

14. Harlow BL, et al. The epidemiology of sarcomas of the uterus. J Nat Cancer Inst 1986;76(3):399-402.

15. Erickson BK, et al. Black race independently predicts worse survival in uterine carcinosarcoma. Gynecol Oncol 2014;133(2):238-41.

16. Rha SE, et al. CT and MRI of uterine sarcomas and their mimickers. AJR Am J Roentgenol 2003;181(5):1369-74.

17. Horn LC, et al. New FIGO staging for uterine sarcomas. Pathologe. 2009;30(4):302-3.

18. Yu T, et al. Outcome analysis in patients with uterine sarcoma. Radiat Oncol J. 2015;33(1):29-35.

19. Berton-Rigaud D, et al. Gynecologic Cancer InterGroup (GCIG) consensus review for uterine and ovarian carcinosarcoma. Int J Gynecol Cancer 2014;24(9 Suppl 3):S55-60.

20. Sreenan JJ, et al. Carcinosarcomas of the female genital tract: a pathologic study of 29 metastatic tumors: further evidence for the dominant role of the epithelial component and the conversion theory of histogenesis. Am J Surg Pathol 1995;19(6):666-74.

21. Amant F, et al. Endometrial carcinosarcomas have a different prognosis and pattern of spread compared to high-risk epithelial endometrial cancer. Gynecol Oncol 2005;98(2):274-80.

22. Barakat RR. Principles and practice of gynecologic oncology. 6th ed. Philadelphia: Wolters Kluwer/Lippincott Williams & Wilkins Heath; 2013.

23. Major FJ, et al. Prognostic factors in early-stage uterine sarcoma. Cancer. 1993;71(4 Suppl):1702-9.

24. Vorgias G, et al. The role of lymphadenectomy in uterine carcinosarcomas (malignant mixed mullerian tumours): a critical literature review. Arch Gynecol Obstetr 2010;282(6):659-64.

25. Thigpen JT, et al. Phase II trial of cisplatin in the treatment of patients with advanced or recurrent mixed mesodermal sarcomas of the uterus: a Gynecologic Oncology Group Study. Cancer Treat Reports 1986;70(2):271-4.

26. Muss HB, et al. Treatment of recurrent or advanced uterine sarcoma. A randomized trial of doxorubicin versus doxorubicin and cyclophosphamide (a phase III trial of the Gynecologic Oncology Group). Cancer. 1985;55(8):1648-53.

27. Sutton GP, et al. Phase II trial of ifosfamide and mesna in mixed mesodermal tumors of the uterus (a Gynecologic Oncology Group study). Am J Obstetr Gynecol 1989;161(2):309-12.

28. Sutton GP, et al. Phase II trial of ifosfamide and mesna in advanced ovarian carcinoma: a Gynecologic Oncology Group Study. J Clin Oncol 1989;7(11):1672-6.

29. Homesley HD, et al. Phase III trial of ifosfamide with or without paclitaxel in advanced uterine carcinosarcoma: a Gynecologic Oncology Group Study. J Clin Oncol 2007;25(5):526-31.

30. Powell MA, et al. Phase II evaluation of paclitaxel and carboplatin in the treatment of carcinosarcoma of the uterus: a Gynecologic Oncology Group study. J Clin Oncol 2010;28(16):2727-31.

31. Reed NS, et al. Phase III randomised study to evaluate the role of adjuvant pelvic radiotherapy in the treatment of uterine sarcomas stages I and II: an European Organisation for Research and Treatment of Cancer Gynaecological Cancer Group Study (protocol 55874). Eur J cancer. 2008;44(6):808-18.

32. Makker V, et al. A retrospective assessment of outcomes of chemotherapy-based versus radiation-only adjuvant treatment for completely resected stage I-IV uterine carcinosarcoma. Gynecol Oncol 2008;111(2):249-54.

33. Einstein MH, et al. Phase II trial of adjuvant pelvic radiation "sandwiched" between ifosfamide or ifosfamide plus cisplatin in women with uterine carcinosarcoma. Gynecol Oncol 2012;124(1):26-30.

34. Ferguson SE, et al. Prognostic features of surgical stage I uterine carcinosarcoma. Am J Surg Pathol 2007;31(11):1653-61.

35. Reichardt P. The treatment of uterine sarcomas. Ann Oncol 2012;23 Suppl 10:x151-7.

36. Hensley ML, et al. Gynecologic cancer intergroup (GCIG) consensus review: uterine and ovarian leiomyosarcomas. Int J Gynecol Cancer 2014;24(9 Suppl 3):S61-6.

37. Amant F, et al. Endometrial cancer. Lancet 2005;366(9484):491-505.

38. Giuntoli RL, et al. Retrospective review of 208 patients with leiomyosarcoma of the uterus: prognostic indicators, surgical management, and adjuvant therapy. Gynecol Oncol 2003;89(3):460-9.

39. Bell SW, et al. Problematic uterine smooth muscle neoplasms: a clinicopathologic study of 213 cases. Am J Surg Pathol 1994;18(6):535-58.

40. Chen L, et al. Immunohistochemical analysis of p16, p53, and Ki-67 expression in uterine smooth muscle tumors. Int J Gynecol Pathol 2008;27(3):326-32.

41. Goff BA, et al. Uterine leiomyosarcoma and endometrial stromal sarcoma: lymph node metastases and sites of recurrence. Gynecol Oncol 1993;50(1):105-9.

42. Gadducci A, et al. Uterine leiomyosarcoma: analysis of treatment failures and survival. Gynecol Oncol 1996;62(1):25-32.

43. Leitao MM, et al. Incidence of lymph node and ovarian metastases in leiomyosarcoma of the uterus. Gynecol Oncol 2003;91(1):209-12.

44. Park JY, Kim DY, Suh DS, Kim JH, Kim YM, Kim YT, et al. Prognostic factors and treatment outcomes of patients with uterine sarcoma: analysis of 127 patients at a single

institution, 1989-2007. Journal of cancer research and clinical oncology. 2008;134(12):1277-87.

45. Dinh TA, Oliva EA, Fuller AF, Jr., Lee H, Goodman A. The treatment of uterine leiomyosarcoma. Results from a 10-year experience (1990-1999) at the Massachusetts General Hospital. Gynecologic oncology. 2004;92(2):648-52.

46. Leibsohn S, d'Ablaing G, Mishell DR, Jr., Schlaerth JB. Leiomyosarcoma in a series of hysterectomies performed for presumed uterine leiomyomas. American journal of obstetrics and gynecology. 1990;162(4):968-74; discussion 74-6.

47. Mahnert N, Morgan D, Campbell D, Johnston C, As-Sanie S. Unexpected gynecologic malignancy diagnosed after hysterectomy performed for benign indications. Obstetrics and gynecology. 2015;125(2):397-405.

48. Einstein MH, Barakat RR, Chi DS, Sonoda Y, Alektiar KM, Hensley ML, et al. Management of uterine malignancy found incidentally after supracervical hysterectomy or uterine morcellation for presumed benign disease. International journal of gynecological cancer : official journal of the International Gynecological Cancer Society. 2008;18(5):1065-70.

49. Park JY, Park SK, Kim DY, Kim JH, Kim YM, Kim YT, et al. The impact of tumor morcellation during surgery on the prognosis of patients with apparently early uterine leiomyosarcoma. Gynecologic oncology. 2011;122(2):255-9.

50. Park JY, Kim DY, Kim JH, Kim YM, Kim YT, Nam JH. The impact of tumor morcellation during surgery on the outcomes of patients with apparently early low-grade endometrial stromal sarcoma of the uterus. Annals of surgical oncology. 2011;18(12):3453-61.

51. Committee UFaDAOaGDA. FDA Executive Summary: Laparoscopic power morcellation during uterine surgery for fibroids 2014. Available from: http://www.fda.gov/downloads/AdvisoryCommittees/CommitteesMeetingMaterials/MedicalDevices/MedicalDevicesAdvisoryCommittee/ObstetricsandGynecologyDevices/UCM404148.pdf.

52. Oduyebo T, Rauh-Hain AJ, Meserve EE, Seidman MA, Hinchcliff E, George S, et al. The value of re-exploration in patients with inadvertently morcellated uterine sarcoma. Gynecologic oncology. 2014;132(2):360-5.

53. Sung PL, Chen YJ, Liu RS, Shieh HJ, Wang PH, Yen MS, et al. Whole-body positron emission tomography with 18F-fluorodeoxyglucose is an effective method to detect extra-pelvic recurrence in uterine sarcomas. European journal of gynaecological oncology. 2008;29(3):246-51.

54. Mahdavi A, Monk BJ, Ragazzo J, Hunter MI, Lentz SE, Vasilev SA, et al. Pelvic radiation improves local control after hysterectomy for uterine leiomyosarcoma: a 20-year experience. International journal of gynecological cancer : official journal of the International Gynecological Cancer Society. 2009;19(6):1080-4.

55. Kanjeekal S, Chambers A, Fung MF, Verma S. Systemic therapy for advanced uterine sarcoma: a systematic review of the literature. Gynecologic oncology. 2005;97(2):624-37.

56. Wang WL, Soslow R, Hensley M, Asad H, Zannoni GF, de Nictolis M, et al. Histopathologic prognostic factors in stage I leiomyosarcoma of the uterus: a detailed analysis of 27 cases. The American journal of surgical pathology. 2011;35(4):522-9.

57. Zivanovic O, Jacks LM, Iasonos A, Leitao MM, Jr., Soslow RA, Veras E, et al. A nomogram to predict postresection 5-year overall survival for patients with uterine leiomyosarcoma. Cancer. 2012;118(3):660-9.

58. Amant F, Floquet A, Friedlander M, Kristensen G, Mahner S, Nam EJ, et al. Gynecologic Cancer InterGroup (GCIG) consensus review for endometrial stromal sarcoma. International journal of gynecological cancer : official journal of the International Gynecological Cancer Society. 2014;24(9 Suppl 3):S67-72.

59. Chan JK, Kawar NM, Shin JY, Osann K, Chen LM, Powell CB, et al. Endometrial stromal sarcoma: a population-based analysis. British journal of cancer. 2008;99(8):1210-5.

60. Amant F, Coosemans A, Debiec-Rychter M, Timmerman D, Vergote I. Clinical management of uterine sarcomas. The lancet oncology. 2009;10(12):1188-98.

61. Li N, Wu LY, Zhang HT, An JS, Li XG, Ma SK. Treatment options in stage I endometrial stromal sarcoma: a retrospective analysis of 53 cases. Gynecologic oncology. 2008;108(2):306-11.

62. Li AJ, Giuntoli RL, 2nd, Drake R, Byun SY, Rojas F, Barbuto D, et al. Ovarian preservation in stage I low-grade endometrial stromal sarcomas. Obstetrics and gynecology. 2005;106(6):1304-8.

63. Reich O, Winter R, Regauer S. Should lymphadenectomy be performed in patients with endometrial stromal sarcoma? Gynecologic oncology. 2005;97(3):982; author reply -3.

64. Barney B, Tward JD, Skidmore T, Gaffney DK. Does radiotherapy or lymphadenectomy improve survival in endometrial stromal sarcoma? International journal of gynecological cancer : official journal of the International Gynecological Cancer Society. 2009;19(7):1232-8.

65. Dos Santos LA, Garg K, Diaz JP, Soslow RA, Hensley ML, Alektiar KM, et al. Incidence of lymph node and adnexal metastasis in endometrial stromal sarcoma. Gynecologic oncology. 2011;121(2):319-22.

66. Shah JP, Bryant CS, Kumar S, Ali-Fehmi R, Malone JM, Jr., Morris RT. Lymphadenectomy and ovarian preservation in low-grade endometrial stromal sarcoma. Obstetrics and gynecology. 2008;112(5):1102-8.

67. Della Badia C, Karini H. Endometrial stromal sarcoma diagnosed after uterine morcellation in laparoscopic supracervical hysterectomy. Journal of minimally invasive gynecology. 2010;17(6):791-3.

68. Piver MS, Rutledge FN, Copeland L, Webster K, Blumenson L, Suh O. Uterine endolymphatic stromal myosis: a collaborative study. Obstetrics and gynecology. 1984;64(2):173-8.

69. Amant F, De Knijf A, Van Calster B, Leunen K, Neven P, Berteloot P, et al. Clinical study investigating the role of lymphadenectomy, surgical castration and adjuvant hormonal treatment in endometrial stromal sarcoma. British journal of cancer. 2007;97(9):1194-9.

70. Tanner EJ, Toussaint T, Leitao MM, Jr., Hensley ML, Soslow RA, Gardner GJ, et al. Management of uterine adenosarcomas with and without sarcomatous overgrowth. Gynecologic oncology. 2013;129(1):140-4.

71. Schick U, Bolukbasi Y, Thariat J, Abdah-Bortnyak R, Kuten A, Igdem S, et al. Outcome and prognostic factors in endometrial stromal tumors: a Rare Cancer Network study. International journal of radiation oncology, biology, physics. 2012;82(5):e757-63.

72. McCluggage WG. Mullerian adenosarcoma of the female genital tract. Advances in anatomic pathology. 2010;17(2):122-9.

73. Clement PB, Scully RE. Mullerian adenosarcoma of the uterus: a clinicopathologic analysis of 100 cases with a review of the literature. Human pathology. 1990;21(4):363-81.

74. D'Angelo E, Spagnoli LG, Prat J. Comparative clinicopathologic and immunohistochemical analysis of uterine sarcomas diagnosed using the World Health Organization classification system. Human pathology. 2009;40(11):1571-85.

75. Abeler VM, Royne O, Thoresen S, Danielsen HE, Nesland JM, Kristensen GB. Uterine sarcomas in Norway. A histopathological and prognostic survey of a total population from 1970 to 2000 including 419 patients. Histopathology. 2009;54(3):355-64.

76. Arend R, Bagaria M, Lewin SN, Sun X, Deutsch I, Burke WM, et al. Long-term outcome and natural history of uterine adenosarcomas. Gynecologic oncology. 2010;119(2):305-8.

77. Friedlander ML, Covens A, Glasspool RM, Hilpert F, Kristensen G, Kwon S, et al. Gynecologic Cancer InterGroup (GCIG) consensus review for mullerian adenosarcoma of the female genital tract. International journal of gynecological cancer : official journal of the International Gynecological Cancer Society. 2014;24(9 Suppl 3):S78-82.

78. Carroll A, Ramirez PT, Westin SN, Soliman PT, Munsell MF, Nick AM, et al. Uterine adenosarcoma: an analysis on management, outcomes, and risk factors for recurrence. Gynecologic oncology. 2014;135(3):455-61.

79. Michener CM, Simon NL. Ovarian conservation in a woman of reproductive age with mullerian adenosarcoma. Gynecologic oncology. 2001;83(2):424-7.

80. Zaloudek CJ, Norris HJ. Adenofibroma and adenosarcoma of the uterus: a clinicopathologic study of 35 cases. Cancer. 1981;48(2):354-66.

59

Capítulo **59** ▪ **Henrique Andrade Sayeg** ▪ **Sérgio Mancini Nicolau**

Câncer das Tubas Uterinas

▪ DEFINIÇÃO

A neoplasia das tubas uterinas é umas das mais raras dentre as do trato genital (Figura 59.1). Sua frequência entre os cânceres ginecológicos é de menos de 1% dos casos, sendo que, nos EUA, a média anual é de 3,3 mulheres por 1 milhão.[1]

Essa neoplasia possui íntima relação etiopatogênica com as de ovário, sendo que existem autores que, atualmente, a classificam como uma só entidade (tumor tubo-ovariano-peritoneal).[2]

▪ CLASSIFICAÇÃO

Para definir que o tumor é primário da tuba uterina, este deve se encaixar nos seguintes critérios:[3]

1. O tumor principal deve estar na tuba e se originar da endossalpinge;

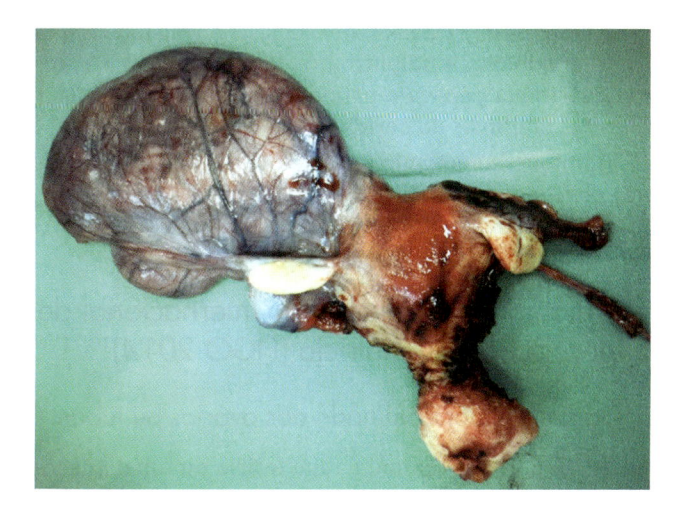

Figura 59.1 Tumor se originando em tuba uterina. Arquivo Dra. Maria Gabriela Baumgarten Kuster.

2. Histologicamente, deve reproduzir o padrão do epitélio da mucosa e ter um arranjo papilar;
3. Caso haja envolvimento da parede, há de se demonstrar a transição entre o epitélio benigno e o maligno;
4. Os ovários e o endométrio devem estar livres de doença ou com menos doença que a das tubas.

▪ TIPOS HISTOLÓGICOS

O principal tipo histológico é o adenocarcinoma seroso, podendo corresponder a até 80% dos casos. Os demais dividem-se entre tipos endometrioides, mistos, indiferenciados, de células claras, transicional e mucinosos.[3-5]

Com relação à diferenciação, entre 50% e 65% dos tumores são grau 3.[5]

▪ ETIOLOGIA – FATORES DE RISCO

Não se sabe ao certo a etiologia dessa neoplasia. Fatores hormonais, reprodutivos e genéticos podem estar relacionados com sua gênese, assim como nos tumores epiteliais do ovário.[6]

Nuliparidade é característica comum em um terço das pacientes com tumor da tuba uterina, e a infertilidade é achado usual. Estado inflamatório crônico das tubas também está associado.[3,6]

Dentre os fatores genéticos, o principal é a mutação no gene BRCA 1 e BRCA 2, sendo encontrada em 3% das portadoras dessa neoplasia. Isso significa um aumento de 120 vezes, em comparação com a população geral. Mutações no P53, K-ras e HER-2/neu também estão relacionadas a um aumento no risco das mulheres virem a ter esse tumor.

Dois terços das pacientes estão na pós-menopausa, sendo que a maior incidência dessa neoplasia se dá na sexta década de vida (Figura 59.2).[3,4,6-8]

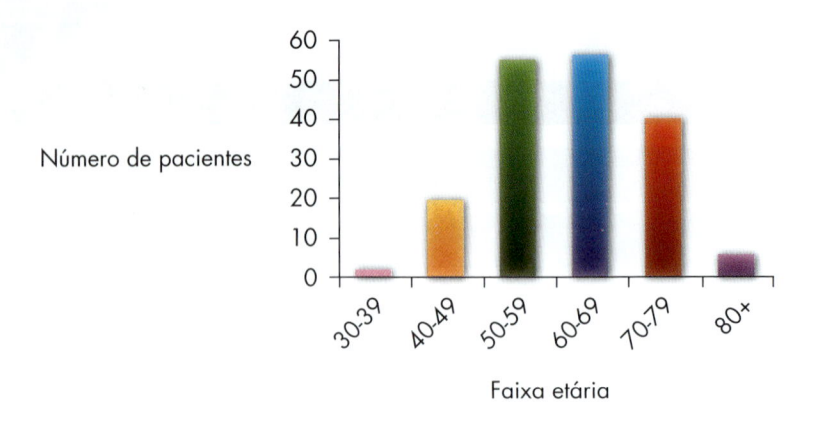

Figura 59.2 Gráfico mostrando incidência de tumores das tubas uterinas.[3]

■ QUADRO CLÍNICO

A principal tríade clínica, também conhecida como tríade de Latzko, pode estar presente em até 15% das pacientes com essa neoplasia e consiste:[3,5]

1. Corrimento – sangramento vaginal;
2. Dor pélvica;
3. Massa pélvica.

O quadro clínico pode ser bem variável e depende do quão avançada está a neoplasia, sendo que na maioria dos casos os sintomas são inespecíficos. Uma vez que a maior incidência se dá após os 50 anos, um dos principais sintomas é o sangramento vaginal após a menopausa. Outros sintomas relatados são dor abdominal, hidrorreia (corrimento aquoso, por vezes misturado a corrimento sanguinolento), massa pélvica, aumento da frequência urinária, perda de peso e obstipação intestinal.

A dor abdominal geralmente tem característica de cólica e costuma ser acompanhada de episódio de hidrorreia ou sangramento vaginal. Essa dor, em alguns casos, melhora após o sangramento ou eliminação de secreção aquosa.

Um raro sinal ao exame físico é a diminuição da massa pélvica associada ao corrimento aquoso, após expressão-palpação abdominal.

Constitui suspeita, também, quando a paciente apresenta constantemente uma alteração na citologia cervicovaginal, sendo esta discrepante dos resultados de outros procedimentos diagnósticos (histeroscopia, curetagens, biópsia de colo e colposcopia).[3,5,7,9]

■ ESTADIAMENTO – INVESTIGAÇÃO

O estadiamento da neoplasia das tubas uterinas é cirúrgico e é o mesmo do ovário.

Alguns exames de imagem podem auxiliar na investigação, porém o diagnóstico definitivo é sempre anatomopatológico. A ultrassonografia pélvica e/ou transvaginal pode evidenciar massa em região anexial, assim como a tomografia de abdome e pelve; também é importante realizar a RNM de abdome e pelve, sendo este um dos melhores exames para ajudar na diferenciação topográfica da massa pélvica e também para avaliar possíveis sítios metastáticos intra-abdominais. Cabe, ainda, uma boa avaliação torácica, podendo lançar mão de raios X de tórax ou de preferência a tomografia.

Embora não seja específico, o marcador tumoral CA 125 pode ser importante para o diagnóstico, uma vez que 80% das pacientes com tumor da tuba podem apresentar aumento em seus níveis. Esse marcador também é utilizado no seguimento e mais frequentemente como marcador de recorrência da doença, sendo que sua elevação normalmente precede o aparecimento de lesões, em exames de imagem, em três a quatro meses.

A cirurgia de estadiamento consiste em histerectomia total ou subtotal + salpingoforectomia bilateral + linfonodenectomia pélvica e para-aórtica + omentectomia + biópsias múltiplas do peritônio + lavado peritoneal.

A linfonodenectomia (até nível de veia renal esquerda) deve ser sistemática mesmo em casos iniciais, pois 42% a 59% das pacientes apresentarão doença em linfonodos.[3,5,6,9]

Estadiamento da Federação Internacional de Ginecologia e Obstetrícia (FIGO 2014)[10,11]

Estadio I – Tumor confinado aos ovários ou tubas

- ■ IA – tumor limitado a um ovário ou tuba. Ausência de tumor na superfície do ovário ou tuba. Ausência de células malignas no lavado peritoneal ou líquido ascítico;

- IB: tumor limitado a ambos os ovários (cápsula íntegra) ou tubas. Ausência de tumor na superfície do ovário ou tuba. Ausência de células malignas no lavado peritoneal ou líquido ascítico;
- IC: tumor limitado a um ou ambos os ovários ou tubas, com um dos seguintes:
  - IC1: rotura cirúrgica da cápsula com extravasamento de células positivas;
  - IC2: cápsula rota previamente à cirurgia ou tumor na superfície do ovário ou tuba;
  - IC3: células malignas presentes no lavado peritoneal ou liquido ascítico.

Estadio II – Tumor envolve um ou ambos os ovários ou tubas com extensão para a pelve, ou câncer peritoneal primário

- IIA: extensão e/ou implantes no útero, e/ou tubas, e/ou ovários;
- IIB: extensão a outros tecidos pélvicos intraperitoneais.

Estadio III – Tumor envolve um ou ambos os ovários, ou tubas, ou tumor peritoneal primário, com confirmação cito ou histológica de acometimento do peritônio fora da pelve, e/ou metástase para linfonodos retroperitoneais

- IIIA: metástase para os linfonodos retroperitoneais com ou sem doença microscópica envolvendo peritônio fora da pelve;
- IIIA1: somente linfonodos retroperitoneais positivos (cito ou histologicamente comprovados).
  - IIIA1(i). metástase menor ou igual a 10 mm na maior dimensão (notar que este valor é da dimensão tumoral, e não da dimensão linfonodal);
  - IIIA1(ii): metástase maior que 10 mm na maior dimensão;
- IIIA2: envolvimento peritoneal microscópico extrapélvico (acima da cavidade pélvica), com ou sem linfonodos retroperitoneais positivos;
- IIIB: metástases peritoneais macroscópicas além da cavidade pélvica, menores ou iguais a 2 cm no maior diâmetro com ou sem metástases para os linfonodos retroperitoneais;
- IIIC: metástases peritoneais macroscópicas além da cavidade pélvica maiores do que 2 cm no maior diâmetro, com ou sem metástases para os linfonodos retroperitoneais.[*]

Estadio IV – Metástases a distância excluindo-se as peritoneais.

- IVA: derrame pleural com citologia positiva;
- IVB: metástases para órgãos extra-abdominais (incluindo linfonodos inguinais e linfonodos fora da cavidade abdominal).[**]

A UICC (União Internacional para Controle do Câncer) tem como proposta a atualização do seu sistema de estadiamento (TNM) a partir do estadiamento da FIGO 2014, uma vez que sua edição vigente (sétima edição, lançada em 2009) leva em consideração o estadiamento FIGO (1988).[10-12]

A classificação ficará da seguinte maneira (com previsão de efetivação em janeiro de 2017):

- T1: tumor confinado aos ovários ou tubas;
- T1a: tumor limitado a um ovário ou tuba. Ausência de tumor na superfície do ovário ou tuba;
- T1b: tumor limitado a ambos os ovários (cápsula íntegra) ou tubas;
- T1c1: rotura cirúrgica da cápsula com extravasamento de células positivas;
- T1c2: cápsula rota previamente à cirurgia, ou tumor na superfície do ovário ou tuba;
- T1c3: células malignas presentes no lavado peritoneal ou líquido ascítico;
- T2: tumor envolve um ou ambos os ovários ou tubas com extensão para a pelve, ou câncer peritoneal primário;
- T2a: extensão e/ou implantes no útero, e/ou tubas e/ou ovários;
- T2b: extensão a outros tecidos pélvicos intraperitoneais;
- T3 e/ou N1: acometimento do peritônio fora da pelve, e/ou metástase para linfonodos retroperitoneais;
- T1/T2 N1: somente linfonodos retroperitoneais positivos.
- T1/T2 N1a: menor ou igual 10 mm;
- T1/T2 N1b: maior que 10 mm;
- T3a N0/N1: metástase peritoneal microscópica;
- T3b N0/N1: metástase peritoneal macroscópica menor ou igual a 2 cm;
- T3c N0/N1: metástase peritoneal macroscópica maior que 2 cm;
- M1: metástases a distância excluindo-se peritônio;
- M1a: derrame pleural com citologia positiva;
- M2b: Metástases parenquimatosas.

---

[*]   Inclui extensão do tumor para cápsula hepática e esplênica, sem envolvimento parenquimatoso de um dos órgãos.

[**]   Metástases parenquimatosas no fígado e/ou baço são estadio IVB.[10,11]

Tabela 59.1 Estadiamento UICC.			
Estadio IA	T1a	N0	M0
Estadio IB	T1b	N0	M0
Estadio IC1	T1c1	N0	M0
Estadio IC2	T1c2	N0	M0
Estadio IC3	T1c3	N0	M0
Estadio IIA	T2a	N0	M0
Estadio IIB	T2b	N0	M0
Estadio IIC	T2c	N0	M0
Estadio IIIA1	T1/T2	N1	M0
Estadio IIIA2	T3a	N0/N1	M0
Estadio IIIB	T3b	N0/N1	M0
Estadio IIIC	T3c	N0/N1	M0
Estadio IV	Qualquer T	Qualquer N	M1

Fonte: <http://www.uicc.org/sites/main/files/private/TNM_7_FIGO_OVARY_2014.pdf>.

■ TRATAMENTO

O tratamento da neoplasia das tubas uterinas segue os critérios do tratamento da neoplasia epitelial do ovário.

A principal modalidade de tratamento é cirúrgica e, dependendo do estadio da doença, faz-se adjuvância com quimioterapia.[13,14]

O tratamento cirúrgico primário dessa neoplasia consiste em histerectomia + salpingoforectomia bilateral + linfonodectomia pélvica e para-aórtica + omentectomia infracólica + exérese de qualquer lesão visível (citorredução ótima).[14]

A citorredução ótima primária está ligada à maior sobrevida e melhor prognóstico. Entretanto, quando esta não se fizer possível pelo avanço tumoral, deve-se recorrer à quimioterapia neoadjuvante e lançar mão da cirurgia após três ou seis ciclos de quimioterapia.[6,13-15]

Nas pacientes mais jovens e com desejo reprodutivo, pode-se realizar salpingoforectomia unilateral e preservar o útero naquelas com estadio IA ou IC.[3,5,16]

Com relação ao tratamento adjuvante, pacientes com estadio patológico maior ou igual IC devem receber quimioterapia. Deve-se propor tratamento adjuvante àquelas com tumor pouco diferenciado (G3), independentemente do estadio patológico.[5]

■ SEGUIMENTO

O seguimento oncológico para aquelas com resposta completa ao tratamento deve ser feito a cada três meses por dois anos, seguido de intervalos de seis meses até completar cinco anos e, posteriormente, avaliações anuais.

Em cada retorno deve ser realizado exame físico completo (incluindo exame ginecológico), devem ser solicitados marcadores tumorais (se inicialmente elevados) e exames de imagem conforme indicação clínica.[13]

■ PROGNÓSTICO

O prognóstico depende principalmente do estadio da doença e da quantidade de doença residual após tratamento cirúrgico primário (Figura 59.2).[5,17]

A sobrevida é semelhante à dos tumores epiteliais do ovário.

Tabela 59.2 Sobrevida global da neoplasia da tuba uterina. Manual AC Camargo.[5]	
Estadio I → IA 85%/IB 70%/IC 60%	
Estadio II → IIA 60%/IIB 50%/IIC 45%	
Estadio III → IIIA 30%/IIIB 40%/IIIC 20%	
Estadio IV → 88%	
Doença residual	Sobrevida (%)
Microscópica	40 a 60%
Macroscópica (citorredução ótima)	30 a 35%
Macroscópica (citorredução subótima)	5%

REFERÊNCIAS BIBLIOGRÁFICAS

1. E. Kalampokas, et al. Primary fallopian tube carcinoma. Eur J Obstet Gynecol Reprod Biol. 2013 Jul;169(2):155
2. Sørensen RD, et al. Serous ovarian, fallopian tube and primary peritoneal cancers: a common disease or separate entities – a systematic review. Gynecol Oncol. 2015 Mar;136(3):571

3. Philip J. et al. Clinical Gynecologic Oncology. 8 edição. Saunders. 2012; 357

4. Diniz, PM et al. Fallopian tube origin of supposed ovarian high-grade serous carcinomas. Clinics (Sao Paulo). 2011; 66(1): 73.

5. A.C. Camargo Cancer Center. Manual de Condutas em Ginecologia Oncológica. 2ª Ed. 2014

6. Pectasides, D, et al. Fallopian Tube Carcinoma: A Review. The Oncologist September 2006 vol. 11 no. 8 902

7. Britt, K. et al. The role of the fallopian tube in the origin of ovarian cancer. Am J Obstet Gynecol. 2013 Nov; 209(5): 409.

8. Przybycin CG, et al. Are all pelvic (nonuterine) serous carcinomas of tubal origin? 9 Am J Surg Pathol. 2010 Oct;34(10):1407

9. Durval Rosa Borges. Atualização Terapêutica – 2014/2015 - Diagnóstico e Tratamento. 25 Ed. 1813. 2014

10. Prat J; FIGO Committee on Gynecologic Oncology. Staging classification for cancer of the ovary, fallopian tube, and peritoneum. Int J Gynaecol Obstet. 2014 Jan;124(1):1

11. Prat J, et al FIGO staging for ovarian, fallopian tube and peritoneal cancer. Gynecologic Oncology. 2014, 133(3): 401.

12. 7 th ed TNM and Ovary, Fallopian Tube and primary peritoneal carcinoma FIGO 2014 at http://www.uicc.org/sites/main/files/private/TNM_7_FIGO_OVARY_2014.pdf

13. NCCN. Acessado em 29-9-2015. Website - http://www.nccn.org/

14. Elattar A, et al. Optimal primary surgical treatment for advanced epithelial ovarian cancer. Cochrane Database Syst Rev. 2011 Aug 10;(8):CD007565

15. da Costa Miranda V, et al. Neoadjuvant chemotherapy with six cycles of carboplatin and paclitaxel in advanced ovarian cancer patientsunsuitable for primary surgery: Safety and effectiveness. Gynecol Oncol. 2014 Feb;132(2):287

16. Morelli M, et al. Risk-reducing salpingectomy as a new and safe strategy to prevent ovarian cancer. Am J Obstet Gynecol. 2013 Oct;209(4):395

17. Salvador S, et al. The fallopian tube: primary site of most pelvic high-grade serous carcinomas. Int J Gynecol Cancer. 2009 Jan;19(1):58

Capítulo **60**
■ **Guilherme Bicudo Barbosa** ■ **Roney Cesar Signorini Filho**

Câncer Ginecológico e Gestação

■ CONSIDERAÇÕES GERAIS

A ginecologia oncológica pélvica abrange as neoplasias invasoras do trato genital feminino composta pelos tumores de vulva, vagina, útero, tubas e dos ovários. A coexistência desses tumores com o ciclo gravídico--puerperal é rara, de manejo distinto, num momento peculiar da vida. Estima-se que 1/1.000 gestações se associem à neoplasia maligna de qualquer etiologia. A maior incidência é a do câncer de mama e do colo do útero, responsáveis por quase 50% dos casos, seguidos de leucemia, linfoma e melanoma.

O diagnóstico do câncer, na maioria dos casos, antecede a gravidez e deve ser manejado de acordo com o estadiamento clínico, o desejo materno em preservar a gestação, o futuro reprodutivo, a experiência da instituição e sua condição de perinatologia.

Serão descritos neste capítulo os dois sítios tumorais pélvicos ginecológicos mais prevalentes na gestação e mais estudados na literatura médica, que são o câncer do colo do útero e as neoplasias malignas do ovário.

■ CÂNCER DO COLO ÚTERO

Epidemiologia

Acomete de 1 a 12 a cada 10 mil gestações, sendo ainda a neoplasia ginecológica maligna mais prevalente no ciclo gravídico-puerperal. Quase metade dos casos de câncer é diagnosticada no primeiro trimestre, 87% ainda em estadios iniciais (≤ IIA), 75% representados pelo carcinoma espinocelular.[1,2]

Assim como na paciente não grávida, a maioria dos casos está relacionada à infecção pelo HPV e pelas lesões precursoras do câncer de colo uterino (lesões intraepiteliais de alto grau), que incidem em 1% a 5% de todas as gestações. Grande parte dos procedimen-

tos diagnósticos e terapêuticos é executada da mesma forma do que na mulher não grávida, entretanto, existem algumas considerações especiais que explicaremos a seguir.[1-4]

Quadro clínico

As neoplasias intraepiteliais cervicais e os carcinomas microinvasores podem predispor a secreções vaginais anormais, corrimento fétido e sangramento transcoital. Aumento do fluxo menstrual e sangramentos intermenstruais são sintomas frequentes da doença em estadios iniciais. Pacientes com tumores mais avançados podem apresentar sangramento genital abundante, dor pélvica de difícil tratamento, puxo e tenesmo e linfedema de membros inferiores. Quadro de dor lombar com irradiação para hipogástrio sugere envolvimento parametrial com compressão ureteral e hidronefrose, podendo inclusive predispor à insuficiência renal aguda.[5]

Não raramente, a doença evolui de forma assintomática, detectada no rastreamento cervical rotineiro durante o pré-natal, ou mesmo no exame físico genital de primeiro trimestre.

Diagnóstico

Toda gestante deve atualizar seu rastreamento de câncer do colo do útero durante o pré-natal, conforme preconizado pelo Ministério da Saúde. A coleta da citologia oncológica cervicovaginal deve ser feita pelo ginecologista durante exame ginecológico. Uma vez que a junção escamocolunar (JEC) encontra-se mais exposta na maioria das gestantes, o material colhido apenas com espátula de Ayre é suficiente para representar elementos da zona de transformação. A coleta com escovinha não é contraindicada, porém em casos de insuficiência istmo-cervical conhecida ou suspeita, a coleta com a escova endocervical deve ser evitada. Há restrição absoluta para a curetagem endocervical.[1-4]

Toda gestante com rastreamento positivo para lesão intraepitelial de alto grau ou carcinoma invasor deve ser encaminhada à colposcopia. O exame pode ser praticado em qualquer época da gravidez, e a biópsia é segura. Apesar de não haver risco de eventos adversos, como abortamento e trabalho de parto prematuro, recomenda-se biopsiar apenas lesões sugestivas de invasão, frente ao risco de sangramento excessivo.[1,3-4]

Quando o diagnóstico de câncer é histologicamente confirmado, a gestante deve se submeter ao estadiamento clínico preconizado pela FIGO. Além de dimensionar o tumor cervical e biopsiar qualquer lesão vaginal suspeita, o oncologista deve proceder à avaliação dos paramétrios laterais pelo toque retal.[4]

Havendo disponibilidade, recomenda-se a ressonância magnética (RM) de pelve e abdome, nos EC ≥ IA2. Além de avaliar as vias urinárias e predizer o *status* linfonodal pélvico e periaórtico, oferece informações fidedignas sobre o volume do tumor, comprometimento parametrial – rotura do "anel fibroso cervical" (sequência ponderada em T2 sem contraste) –, e ainda a possibilidade de invasão vesical e retal.[4,5]

Propedêutica complementar

A conização só deve ser praticada com base na citologia e principalmente histologia sugestiva de doença invasiva, devendo ser postergada até a 14ª a 16ª semanas, seguida de cerclagem do colo uterino. Nos demais casos com indicação de conização clássica, como dissociação cito-colpo-histológica e lesão de alto grau não visualizada em sua integralidade, devem ser postergados até o puerpério. Esse procedimento possui morbidade de 4% a 15%, incluindo sangramento excessivo, aborto, prematuridade e rotura de membranas, aumentando os riscos com a idade gestacional.[2]

Quanto ao diagnóstico e estadiamento da doença, existem ressalvas quanto aos métodos radiológicos. Exames como urografia excretora, *gold standard* na avaliação das vias urinárias, e tomografia computadorizada de abdome devem ser evitados, principalmente no primeiro trimestre.

A maioria da propedêutica subsidiária pode ser substituída pela ressonância de abdome e pelve. A investigação vesical e proctológica mediante cistoscopia e retossigmoidoscopia pode ser executada sem restrições. Vale ressaltar que a FIGO recomenda esses exames a partir do estadio clínico IB2.[4,5]

Tratamento

O planejamento terapêutico deverá ser feito de acordo com o estadiamento clínico e tamanho do tumor, tipo histológico, desejo materno, idade gestacional, condições estruturais do centro de oncologia e das condições de suporte perinatais.[2]

Pacientes com doença microscópica, identificada apenas sob visão colposcópica, com biópsia conclusiva de carcinoma espinocelular ou adenocarcinoma invasores, devem se submeter à conização cervical clássica. O procedimento deve ser realizado até a 20ª semana, preferencialmente entre 14ª a 16ª semanas. Carcinomas microinvasores – estadiamento histopatológico IA1 ou IA2 em peças de conização – não requerem tratamento complementar, exceto avaliação linfonodal mercê de RM e reavaliação precoce no puerpério. Já os carcinomas francamente invasores (EC IB1), ou seja, invasão estromal > 5 mm e/ou extensão > 7 mm, devem ser conduzidos da mesma maneira que os tumores macroscópicos.[2,4-6]

Em via de regra, pacientes não gestantes no EC IB1 – tumor ≤ 4 cm e restrito ao colo do útero – devem se submeter à cirurgia de Wertheim-Meigs, isto é, histerectomia radical classe C de Querleu e linfonodectomia pélvica nível I e II, que consiste na abordagem dos vasos ilíacos internos, externos, fossa obturatória (nível I) e vasos ilíacos comuns e região pré-sacral (nível II). Com o advento da linfonodectomia laparoscópica, idealmente realizada até a 22ª semana, observou-se que, na ausência de metástases linfonodais, a progressão da doença no EC IB1 é desprezível. Portanto, o atraso para o tratamento radical definitivo, a ser praticado apenas no puerpério, não impactaria no prognóstico. Na ausência de estudos randomizados sobre o tema, há maior tendência em indicar algum tratamento local durante a gravidez nos tumores macroscópicos, como a traquelectomia seguida de cerclagem.[2,4-6]

Na maioria dos serviços de oncologia, o câncer do colo do útero no EC IB2 – tumor > 4 cm e restrito ao colo – é tratado com radioquimioterapia exclusivo. A realização de radioterapia na gravidez produz óbito fetal e abortamento, e, na mesma linha do EC IB1, a linfonodectomia prediz o prognóstico e pode auxiliar a tomada de decisão. Dessa forma, casos de EC IB2 diagnosticados na primeira metade da gestação, como alternativa, poderiam ser conduzidos com quimioterapia e seguimento clínico rigoroso, abdicando-se da linfonodectomia.[2]

No estadio I, o envolvimento linfonodal varia de 15% a 20%. Nesses casos, uma vez que representam doença metastática, são candidatos à quimioterapia sistêmica neoadjuvante até a maturidade fetal (34 semanas), interrupção da gravidez (cesárea) e radioterapia completa no puerpério.[2,4]

Algumas diretrizes recomendam a interrupção nos EC ≥ IB2, quando diagnosticados antes da 18ª semana, para que se possa fazer o tratamento radioquimioterápico. Já o consenso europeu preconiza a quimioterapia neoadjuvante até maturidade fetal e tratamento definitivo apenas se houver progressão da doença.[2]

Após a 22ª semana de gestação, na quase totalidade dos casos, a conduta é conservadora. EC IB1 são apenas acompanhados com exame clínico e RM. EC ≥ IB2 podem se beneficiar de quimioterapia neoadjuvante durante o pré-natal, seguimento rigoroso para avaliar progressão da doença e antecipação do parto. O tratamento definitivo, seja cirúrgico ou radioterápico, pode ser postergado até 30 a 60 dias de puerpério.[2]

Cesárea é a via de parto preferencial, principalmente nos casos de tumores volumosos. Em casos cujo tratamento oncológico definitivo é a histerectomia radical (Wertheim-Meigs), esta pode ser realizada concomitantemente ao parto cesáreo. Vale ressaltar que, tendo em vista a congestão pélvica e embebição gravídica tecidual, complicações precoces e sangramento intraoperatório seriam supostamente mais frequentes nessa fase do que no puerpério tardio. Contudo, a literatura é escassa nesse sentido e todo caso deve ser individualizado.[2,4,5]

O resumo das condutas oncológicas nos diferentes estadios clínicos e fases da gravidez está representado no Quadro 60.1.

Quadro 60.1	Condutas oncológicas nos diversos estadios clínicos do câncer do colo do útero, nas diferentes fases da gravidez.	
Estadio	< 20 semanas	> 20 semanas
IA1 P ≤ 3 mm E ≤ 7 mm	Conização (12ª a16ª semanas) Seguimento apenas Parto a termo – via obstétrica	Conização é indicada quando há alta suspeição de carcinoma francamente invasor Discutir parto cesáreo
IA2 P: 3 a 5 mm E ≤ 7 mm	Conização (12ª a 16ª semanas) RM: avaliação cervical/linfonodal Seguimento, se RM normal Parto a termo – via obstétrica	Conização é indicada quando há alta suspeição de carcinoma francamente invasor Discutir parto cesáreo
IB1 Tu ≤ 4 cm	1. Linfonodectomia laparoscópica (até 22ª semana): Se negativa: seguimento → Parto cesáreo a termo → Wertheim-Meigs Se positiva: quimioterapia → Parto cesáreo antecipado? → Radioterapia no puerpério 2. Alternativa radical: Interrupção da gestação ou Wertheim-Meigs "útero cheio"	Quimioterapia neoadjuvante Antecipação do parto? Parto cesáreo concomitante à cirurgia de Wertheim-Meigs (alternativa: 40 dias após o parto) Radioterapia adjuvante, se fatores de risco histológicos na peça do Wertheim-Meigs
IB2 Tu ≥ 4 cm	1. Interrupção da gestação → Radioquimioterapia* 2. Quimioterapia neoadjuvante → Parto cesáreo antecipado? → Radioterapia no puerpério (alternativa: havendo redução tumoral importante, considerar Wertheim-Meigs concomitante ao parto cesáreo) Linfonodectomia laparoscópica pode auxiliar a tomada de decisão	Quimioterapia neoadjuvante Antecipação do parto? Parto cesáreo Radioterapia exclusiva no puerpério, associada à QT sensibilizante (alternativa: havendo redução tumoral importante, considerar Wertheim-Meigs concomitante ao parto cesáreo)
II - IV	1. Quimioterapia neoadjuvante → Parto cesáreo antecipado? → Radioterapia no puerpério 2. Interrupção da gestação → Radioquimioterapia**	Quimioterapia neoadjuvante Antecipação do parto? Parto cesáreo Radioterapia exclusiva no puerpério, associada à QT sensibilizante

P: profundidade de invasão estromal; RM: ressonância; Tu: tumor; E: extensão da lesão invasora; QT: quimioterapia; *opção oncológica de melhor prognóstico; **opção oncológica de melhor prognóstico, embora se trate de doença avançada.

Prognóstico

A maioria dos estudos, embora observacionais, indica que a gestação não piora o prognóstico oncológico e a sobrevida global. Atrasos de até 12 semanas para o início do tratamento são aceitáveis.[2,5,7,8]

■ CÂNCER DE OVÁRIO

Epidemiologia

O câncer de ovário é uma condição raríssima. Não há recomendação ou protocolo internacional para o seu rastreamento na população de baixo risco, por exames periódicos para detectá-lo precocemente.

Na gestação, esse câncer incide em 1/12.000 nascimentos. Apenas 6% das massas anexiais diagnosticadas na gravidez são malignas. Os tumores germinativos benignos, ou teratomas maduros, são os mais frequentes de todas as formações císticas após 16 semanas de gestação, com apenas 2% de malignidade.[9]

As neoplasias ovarianas malignas mais comuns, em qualquer fase da vida da mulher, são as epiteliais. A gestante se inclui numa população mais jovem do menacme, logo após a infância, quando a incidência de câncer de ovário é ainda mais baixa e a linhagem germinativa se aproxima da epitelial. Considerando-se essa faixa etária pré-menopausal, dentre os cânceres, os tumores *borderline* do ovário, também denominados tumores epiteliais de baixo grau de malignidade, e os disgerminomas, de linhagem germinativa, são os mais prevalentes.[9,10]

Quadro clínico

Os principais sintomas são aumento do volume abdominal, incompatível com a idade gestacional, e dor, esta muitas vezes consequente à torção anexial incipiente, mais do que pela distensão da cápsula ovariana. Nos quadros álgicos, o diagnóstico diferencial mais importante é com cistos funcionais, como luteomas ou teca-luteínicos hemorrágicos. Vale ressaltar que, na maioria das vezes, o achado dos tumores ovarianos é incidental, por meio da ultrassonografia obstétrica de rotina do pré-natal.[10,11]

Casos avançados podem evoluir com distensão abdominal, secundária à ascite ou carcinomatose. Sintomas gastrintestinais inespecíficos, como cólicas, epigastralgia, empachamento, obstipação ou diarreia são comuns. Outros sintomas compressivos, como diminuição do volume urinário, polaciúria, puxo e tenesmo também podem coexistir.

Ao contrário da apresentação clássica do câncer de ovário, durante a gestação, a maioria dos casos é diagnosticada ainda em estadios iniciais. Frequentemente, o diagnóstico da neoplasia ocorre incidentalmente duran-te a cesariana, sem qualquer suspeita clínica ou ultrassonográfica prévia.[10]

Propedêutica

Apesar de a ultrassonografia, transvaginal ou abdominal, possuir alta sensibilidade na identificação das formações expansivas anexiais, tem especificidade limitada. Casos de baixo risco de malignidade, sobretudo massas císticas e uniloculadas, são acompanhados apenas com ultrassonografia seriada comparativa. Intensa vascularização periférica ao estudo Doppler – sinal "anel de fogo" – em cistos de 2,5 a 6 cm é altamente sugestiva de cisto de corpo lúteo.[12]

Nos tumores sólidos, complexos e de grande volume, tendo em vista a gestação, o impacto do diagnóstico presuntivo e a proposta terapêutica, recomenda-se a RM. O contraste com gadolínio, embora aumente a acurácia do método, é contraindicado no primeiro trimestre por ser considerado fármaco classe C. Porém, mesmo sem esse contraste, o exame possui alta sensibilidade e especificidade. Áreas císticas hiperintensas em T1 e T2, que perdem o sinal na sequência de supressão de gordura, podem diagnosticar até 92% dos teratomas. Tumores císticos uniloculados com hipersinal em T2 são altamente sugestivos de cistoadenomas serosos, bilaterais em 20% dos casos. Quando existem áreas sólidas intracísticas ou excrescências, deve ser cogitado tumor epitelial tipo *borderline*. A RM também pode auxiliar na identificação de doença extraovariana, como carcinomatose e linfonodomegalia, mesmo sem a infusão do contraste paramagnético.[9,13]

Não se recomenda a dosagem sérica de marcadores tumorais, pois, além de inespecíficos, encontram-se aumentados na gravidez normal. Contudo, não há valores de *cut-off* confiáveis que predizem malignidade nessas circunstâncias.

O diagnóstico incidental de tumores anexiais durante o ato operatório de cesariana também não é infrequente.[14]

Diagnóstico

Qualquer imagem ovariana suspeita de malignidade merece investigação, e as pacientes devem se submeter a um procedimento cirúrgico durante o pré-natal, preferencialmente entre 12 e 20 semanas.[14]

O diagnóstico de certeza se faz pela biópsia de congelação intraoperatória, preferencialmente, o que irá nortear a conduta cirúrgica e adjuvante definitivas.

Tratamento

A terapêutica depende muito da etiologia e da sintomatologia. Como a maioria dos cistos anexiais é decorrente de alterações ovarianas funcionais, com sintomas autolimitados, o pré-natal transcorre normalmente. Mais de 90% dos achados resolvem-se espontaneamente. No caso das neoplasias germinativas benignas, representadas pelos teratomas maduros ou cistos dermoides, uma vez que são habitualmente assintomáticas, não interferem na evolução da gravidez, parto e puerpério. O mesmo ocorre com os tumores epiteliais benignos, como os cistoadenomas. Os cistos tecaluteínicos e luteomas, secundários ao hiperestímulo do hCG, como na doença trofoblástica gestacional, gestação múltipla e no tratamento da infertilidade com gonadotrofinas, apesar de existirem sinais radiológicos mais complexos, possuem evolução benigna.[12]

É necessário um acompanhamento dos tumores benignos e assintomáticos durante a gravidez. O quadro não deve intervir na escolha da via de parto, mas deve ser abordado durante eventual cesariana. Recomenda-se, sempre que possível, "cistectomia" sob proteção com preservação ovariana e avaliação anatomopatológica intraoperatória pela técnica de congelação.

Cistos dolorosos refratários ao tratamento clínico, menores do que 10 cm, principalmente na suspeita de torção anexial, também devem ser tratados cirurgicamente. A via preferencial é a laparoscópica, por cirurgião intimamente habituado à condição gravídica e que conheça amplamente as técnicas alternativas de "primeira punção".[15]

Em tumores de grande volume, que exerçam efeitos abdominais compressivos ou restrição respiratória, pode-se indicar cirurgia, mediante a laparotomia mediana.

Vale ressaltar que se deve evitar a cirurgia no primeiro trimestre, em virtude da embriogênese e do maior risco de perda fetal.

Sempre que houver suspeita ultrassonográfica de neoplasia maligna, a cirurgia estará indicada. Nesses casos, a técnica consagrada é a laparotômica, com incisão mediana ampla. Inicia-se com a coleta de lavado peritoneal e anexectomia. Caso a biópsia de congelação seja conclusiva para malignidade, recomenda-se a omentectomia, biópsias peritoneais múltiplas e linfonodectomia pélvica e periaórtica, esta última a depender do tipo histológico sugerido na congelação. A biópsia do ovário contralateral rotineira não é necessária, exceto na evidência de doença macroscópica. A apendicectomia está indicada nos tumores epiteliais do tipo mucinoso. Os tumores epiteliais de baixo potencial de malignidade, lembrando que são os mais prevalentes na gestante, são tratados apenas com anexectomia, ou mesmo "cistectomia", omentectomia e biópsia de lesões suspeitas. A linfonodectomia não está indicada.[14,16]

Nos casos avançados (EC II e III), com possibilidade de citorredução completa principalmente antes de 24 semanas, a interrupção da gestação pela "histerectomia de útero cheio" deve ser amplamente discutida com a paciente. A maioria dos serviços de oncologia evita esse tipo de cirurgia radical durante a gestação, lembrando que o diagnóstico de certeza da doença extraovariana e factível de ressecção completa é intraoperatório. Após essa idade gestacional, já com diagnóstico histológico por biópsia cirúrgica ou percutânea, usualmente propõe-se quimioterapia neoadjuvante, aguardando-se a maturidade fetal.[14,16]

No pós-operatório, a depender do estadiamento patológico (≥ IC), é possível indicar quimioterapia adjuvante enquanto se aguarda a maturidade fetal, sendo o último ciclo realizado a três semanas do parto. Evitam-se, assim, complicações hematológicas como neutropenia e plaquetopenia. Embora segura durante a gravidez, essa opção terapêutica deve ser manejada por oncologista clínico experiente.[9,14,16]

Prognóstico

Tanto a cirurgia como a quimioterapia são bem toleradas na gravidez, desde que realizadas após o primeiro trimestre. Há eventual risco de perda fetal, embora ínfimo, sendo que não deve ser feita além da 20ª semana em situações eletivas.[14]

O risco de malformações associadas à quimioterapia é igual ao da população geral. As complicações clínicas se assemelham às da paciente não grávida, mas a programação deve contemplar a data do parto. Via de regra, contraindica-se ciclos após a 35ª semana. O prognóstico materno não é comprometido pelo estado gravídico, desde que o diagnóstico se faça em tempo hábil e o tratamento realizado por equipe multidisciplinar, experiente no binômio câncer e gravidez.[9,16,17]

REFERÊNCIAS BIBLIOGRÁFICAS

1. Ministério da Saúde. Instituto Nacional do Câncer (INCA). Diretrizes brasileiras para o rastreamento do câncer do colo do útero. Rio de Janeiro; 2011.

2. Morice P, al. Gynaecological cancers in pregnancy. Lancet. 2012;379(9815):558-11.

3. Hunter MI, et al. Cervical neoplasia in pregnancy. Part 1: screening and management of preinvasive disease. Am J Obstet Gynecol. 2008;199(1):3-9.

4. Han SN, et al. Cervical cancer in pregnant women: treat, wait or interrupt? Assessment of current clinical guidelines, innovations and controversies. Ther Adv Med Oncol. 2013;5(4): 211-9.

5. Hunter MI, et al. Cervical neoplasia in pregnancy. Part 2: current treatment of invasive disease. Am J Obstet Gynecol. 2008;199(1):10-19.

6. Favero G, et al. Invasive cervical cancer during pregnancy: laparoscopic nodal evaluation before oncologic treatment delay. Gynecol Oncol. 2010;118(2):123-8.

7. Pettersson BF, et al. Invasive carcinoma of the uterine cervix associated with pregnancy: 90 years experience. Cancer 2010;116(10):2343-7.

8. Lee JM, et al. Cervical cancer associated with pregnancy: results of a multicenter retrospective Korean study (KGOG-1006). Am J Obstet Gynecol. 2008;198(1):92-8.

9. Behtash N, et al. Ovarian carcinoma associated with pregnancy: a clinicopathologic analysis of 23 cases and review of the literature. BMC Pregnancy Childbirth. 2008; 20;8:3.

10. Gezginç K, et al. Ovarian cancer during pregnancy. Int J Gynaecol Obstet. 2011;115(2):140-7.

11. Dobashi M, et al. Ovarian cancer complicated by pregnancy: analysis of 10 cases. Oncol Lett. 2012;3(3):577-88.

12. Phelan N, et al. Management of ovarian disease in pregnancy. Best Pract Res Clin Endocrinol Metab. 2011;25(6):985-92.

13. Yacobozzi M, et al. Adnexal masses in pregnancy. Semin Ultrasound CR MR. 2012;33(1):55-9.

14. Marret H, et al. Guidelines for the management of ovarian câncer during pregnancy. Eur J Obstet Gynecol Reprod Biol. 2010;149(1):18-22.

15. Koo YJ, et al. Laparotomy versus laparoscopy for the treatment of adnexal masses during pregnancy. Aust N Z J Obstet Gynaecol. 2012;52(1):34-9.

16. Kwon YS, et al. Ovarian cancer during pregnancy: clinical and pregnancy outcome. J Korean Med Sci. 2010;25(2):230-7.

17. Cardonick E, et al. Maternal and fetal outcomes of taxane chemotherapy in breast and ovarian cancer during pregnancy: case series and review of the literature. Ann Oncol. 2012;23(12):3016-22.

Índice Remissivo